T0212845

DER HARN

SOWIE DIE ÜBRIGEN

AUSSCHEIDUNGEN UND KÖRPERFLÜSSIGKEITEN

II. TEIL

ISBN 978-3-642-89144-1   ISBN 978-3-642-91000-5 (eBook)
DOI 10.1007/978-3-642-91000-5
Softcover reprint of the hardcover 1st edition 1911

DER HARN

SOWIE DIE ÜBRIGEN

AUSSCHEIDUNGEN UND KÖRPERFLÜSSIGKEITEN

VON MENSCH UND TIER

IHRE UNTERSUCHUNG UND ZUSAMMENSETZUNG
IN NORMALEM UND PATHOLOGISCHEM ZUSTANDE

EIN HANDBUCH
FÜR ÄRZTE, CHEMIKER UND PHARMAZEUTEN SOWIE ZUM GE-
BRAUCHE AN LANDWIRTSCHAFTLICHEN VERSUCHSSTATIONEN

BEARBEITET VON

A. ALBU-BERLIN, A. C. ANDERSEN-KOPENHAGEN, I. BANG-LUND, F. BOTTAZZI-NEAPEL,
W. CASPARI-BERLIN, S. FRÄNKEL-WIEN, FR. GOPPELSROEDER-BASEL, L. HALBERSTAEDTER-
CHARLOTTENBURG, A. HEFFTER-BERLIN, M. JACOBY-BERLIN, A. LOEWY-BERLIN, P. MAYER-
KARLSBAD, J. MORGENROTH-BERLIN, C. NEUBERG-BERLIN, A. PAPPENHEIM-CHARLOTTENBURG,
C. POSNER-BERLIN, O. SCHUMM-HAMBURG, J. WOHLGEMUTH-BERLIN, R. VON ZEYNEK-PRAG

HERAUSGEGEBEN VON

Dr. CARL NEUBERG

UNIVERSITÄTSPROFESSOR UND ABTEILUNGSVORSTEHER AM TIERPHYSIOLOGISCHEN INSTITUT
DER KÖNIGL. LANDWIRTSCHAFTLICHEN HOCHSCHULE BERLIN

II. TEIL

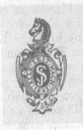

Springer-Verlag Berlin Heidelberg GmbH

Blut, Lymphe, Transsudate, Exsudate, Eiter, Cysten, Milch und Colostrum (exkl. Farbstoffe).

Von

Ivar Bang-Lund.

I. Blut.

Im folgenden werden zuerst die Formelemente des Blutes besprochen, und danach die Flüssigkeit, worin diese aufgeschwemmt sind. Zuletzt wird ein dritter Abschnitt dem Vollblut gewidmet.

A. Die Formelemente des Blutes.

1. Die roten Blutkörperchen.

Zwischen den kernlosen und kernhaltigen Blutkörperchen bestehen erhebliche Unterschiede auch in chemischer Beziehung. Dagegen sind unter den kernhaltigen bzw. kernlosen Körperchen die Unterschiede nicht so groß, daß man sie nicht unter einem gemeinsamen Gesichtspunkt behandeln und an den betreffenden Stellen auf einzelne Unterschiede aufmerksam machen kann.

Kernlose rote Blutkörperchen.

Hier interessiert ausschließlich die Chemie der Blutkörperchen. Die Form, Größe, Dicke, Durchmesser und Zahl der Erythrocyten werden also hier übergangen. (Siehe hierüber S. 1059.)

Darstellung. Für die meisten Untersuchungen ist es notwendig, die Blutkörperchen vom Serum bzw. Plasma zu befreien und in ein indifferentes Medium überzuführen. Hierbei ist aber ein wichtiger Punkt zu beobachten: Die Blutkörperchen besitzen keine einzige Lebenserscheinung, und wir können also gar nicht aus der bloßen Wahrnehmung unveränderter Eigenschaften auf unveränderte Vitalität schließen. Ganz grob hat man aus einem Intaktbleiben, einer fehlenden Hämolyse Schlüsse gezogen. Es ist aber ganz klar, daß schon beträchtliche Änderungen stattgefunden haben können, ohne daß dies z. B. notwendigerweise zur Hämolyse zu führen braucht. Und wir postulieren andererseits, die Blutkörperchen ganz unverändert so darzustellen, wie sie im zirkulierenden Blute vorkommen.

Zur Darstellung der Blutkörperchen wird gewöhnlich das defibrinierte Blut mit 0,85 proz. NaCl-Lösung verdünnt, dann werden die Blutkörperchen mit Hilfe der Zentrifuge gesammelt und in derselben Weise mehrmals mit Kochsalzlösung ausgewaschen. Daß aber solche Blutkörperchen keineswegs den im zirkulierenden Blute vorhandenen entsprechen, zeigt das Verhalten zum

Kobragift ganz unzweideutig. Nach Verweilen in Kochsalzlösung sind die Körperchen, in 8 proz. Rohrzuckerlösung übergeführt, für das Gift unempfindlich, während sie ohne vorhergehende Kochsalzbehandlung hierdurch aufgelöst werden[1]). Die Ursache dieses Unterschiedes ist leicht zu erweisen. Die Blutkörperchen enthalten Kohlensäure, welche in Rohrzuckerlösung einfach herausdiffundiert. Enthält aber die Lösung NaCl, welches in Lösung elektrolytisch und hydrolytisch dissoziiert ist, so tauscht sich die intracelluläre Kohlensäure mit der extracellulären Salzsäure aus. Demgemäß enthalten die Blutkörperchen nach NaCl-Behandlung nachweisbar mehr Chlor als im zirkulierenden Blute. Zweitens sind auch ihre physiologischen Eigenschaften durch die Salzsäurebeladung verändert worden. Dies Darstellungsverfahren ist also nicht unbedingt zu empfehlen, obwohl man es leider viel verwendet. Ebenso verhalten sich die Jodide, Bromide, Nitrate und Sulfate der Alkalien. Auch Rohrzuckerlösung ist als Waschflüssigkeit nicht unbedingt geeignet, indem z. B. die Salze der Rinderblutkörperchen schon relativ schnell herausdiffundieren. Bereits nach einigen Stunden ist der Salzgehalt sehr deutlich vermindert[2]). Hierzu kommt, daß die Blutkörperchen mehrerer Tiere, nämlich von Hund, Pferd, Katze u. a., bei Rohrzuckerbehandlung sich auflösen [Gürber[3])]. Andererseits dauert es beim größeren CO_2-Gehalt lange (bis 24 Stunden), bis alle CO_2 herausdiffundiert ist (nur für Rinderblut nachgewiesen). Dagegen kann man durch Verwendung einer 1,8—2 proz. Kaliumchromatlösung die CO_2 schnell entfernen, indem hier die CO_2 unter Bildung von Kaliumbichromat vom Kali aufgenommen wird ($2 K_2CrO_4 + CO_2 = K_2Cr_2O_7 + K_2CO_3$). Nach Chromatbehandlung lassen sich nun die Blutkörperchen mit unveränderten Eigenschaften in Kochsalzlösung überführen. Gegen die Verwendung von Chromat, welches anscheinend die Blutkörperchen unverändert läßt, kann man einwenden, daß Chromsäure und Chromate sonst starke Zellgifte sind. Demgemäß gebietet die Vorsicht, daß man von ihrer Verwendung zur Darstellung der Blutkörperchen Abstand nimmt. Also besitzen wir augenblicklich keine exakte Methode der Blutkörperchenreindarstellung.

Dagegen läßt sich nichts gegen die Verwendung einer isotonischen Natriumphosphatlösung, wodurch auch die CO_2 schnell entfernt werden kann, einwenden. Nach der Phosphatbehandlung kann man also die Körperchen ohne Schaden in Kochsalzlösung überführen. Da aber die reine NaCl-Lösung auch ein Zellgift ist, wäre es wohl richtiger, anstatt reiner NaCl-Lösung eine Ringersche Lösung[4]) zu verwenden. Im Prinzip dürfte demgemäß die Darstellungsmethode der unveränderten Blutkörperchen sich folgendermaßen gestalten. Das Blut wird mit mehreren (10—20) Volumen isotonischer Natriumphosphatlösung gemischt. Man zentrifugiert gleich, dekantiert und ersetzt die Flüssigkeit durch Ringersche Flüssigkeit. Nach Michaelis und Skwirsky[5]) verwendet man am besten eine Mischung von Mononatriumphosphat (1 Vol.) und Dinatriumphosphat (8 Vol.), welche genau dieselbe Reaktion wie das Blut selbst besitzt. Die Mononatriumphosphatlösung soll 27,4 g NaH_2PO_4 $+ 4 H_2O$ und die Dinatriumphosphatlösung 51,4 g $Na_2HPO_4 + 12 H_2O$ im Liter enthalten. Auch das sekundäre Phosphat mit 2 Mol. Krystallwasser ist nach Sörensen empfehlenswert.

---

1) Bang, Biochem. Zeitschr. **18**, 441 [1909].
2) Bang, Biochem. Zeitschr. **16**, 255 [1909].
3) Gürber, Salze des Blutes II. Teil. Habilitationsschrift Würzburg **1904**.
4) Die Ringersche Lösung enthält: 9 g NaCl, 0,24 g $CaCl_2$, 0,42 g KCl und 0,2 g $NaHCO_3$ in 1000 ccm Wasser.
5) Michaelis u. Skwirsky, Zeitschr. f. Immun.-Forschung **4**, 357 [1909].

Hierbei wird also keine Rücksicht auf die Kohlensäure genommen, welche aber eine variable Größe darstellt und übrigens nur unter bestimmten Vorsichtsmaßregeln bestimmt werden kann (siehe den Abschnitt „Gasanalyse"), ferner nicht auf Serumbestandteile. Es ist aber denkbar, ja zu einem gewissen Grade wahrscheinlich, daß Serumbestandteile, vor allem Lipoide, dem Teilungskoeffizienten nach zwischen Serum und Blutkörperchen verteilt sind. Nach der Entfernung des Serums müssen diese Substanzen nach und nach aus den Körperchen heraus diffundieren.

Permeabilität. Wie alle anderen tierischen und pflanzlichen Zellen sind die Blutkörperchen von einer Lipoidmembran begrenzt. Nur die Stoffe, welche in der Membran löslich sind, diosmieren, alle anderen nicht. Die permeablen Stoffe verteilen sich dem Teilungskoeffizienten nach auf die umgebende Lösung und Membran; aus der Membran diffundieren sie weiter, bis Gleichgewicht des Druckes in der Membran und auf den beiden Seiten derselben eingetreten ist. Wie die Untersuchungen von Köppe[1]), Hamburger und seinen Mitarbeitern[2]) und Hedin[3]) u. a. erwiesen haben, stimmen die Ergebnisse der Permeabilität bei Blutkörperchen mit den Befunden Overtons[4]) u. a. bei Pflanzenzellen und Tieren überein. Die Blutkörperchen sind also für folgende Verbindungen permeabel: Einwertige Alkohole, aliphatische Kohlenwasserstoffe und ihre Halogenderivate, Nitroäthane, einwertige Aldehyde, Ketone, Sulfonale, Aldoxime und Ketoxime, Fettsäuren, nicht aber für deren Salze, für einzelne Säureamide, einzelne mehrwertige Alkohole und einige ihrer Derivate. Von den mehrwertigen Alkoholen sind die zwei- und dreiwertigen noch permeabel, obwohl viel langsamer als die einwertigen. Sind aber noch mehrere Alkoholgruppen vorhanden, so wird die Permeabilität verschwindend klein. In Mannitlösungen u. dgl. können die Blutkörperchen ohne Schaden aufgeschwemmt werden, ohne daß etwas davon diffundiert. Wird eine Alkoholgruppe durch eine Aldo- oder Ketogruppe ausgetauscht, so bewirkt dies keine Änderung der Permeabilität. Die Zuckerarten sind impermeabel. In der letzten Zeit wird oft Rohrzuckerlösung (von 8%) als Aufschwemmungsmedium für Blutkörperchen verwendet, wenn ein elektrolytfreies Medium gewünscht wird. Aminosäuren sind impermeabel. Alle diese sind auch in Öl unlöslich bzw. der Teilungskoeffizient liegt sehr zuungunsten des Wassers gegenüber Öl. Aromatische Kohlenwasserstoffe, Phenole und ihre Äther, Terpentinöl, Campher und ätherische Öle, Acetanilid, Methacetin und Phenacetin. Alkaloide sind permeabel, nicht aber ihre Salze, ebenso Toxine, nicht aber ihre Salze [nur für Kobragift erwiesen[5])].

Die Schnelligkeit der Diffusion ist von der relativen Lipoidlöslichkeit abhängig. Je größer der Teilungskoeffizient zwischen Öl und Wasser ist und zugunsten des Öls liegt, um so schneller diosmiert die Verbindung. Ionen sind nach Overton, Gürber, Bang u. a. nicht permeabel, dagegen verteidigen Hamburger, Köppe, Höber u. a. die Auffassung, daß Anionen durchlässig sind, nicht aber Kationen. Als Beweise sind angeführt, daß Salze impermeabel sind. Wegen der elektrischen Anziehungskraft des impermeablen Kations soll das permeable Anion nicht hindurchgehen können. Werden aber die Blutkörperchen mit Kohlensäure beladen, so soll das CO_3-Ion herausgehen

---

[1]) Köppe, Archiv f. d. ges. Physiol. **67**, 189 [1897]; **107**, 187 [1905].
[2]) Hamburger, Osmotischer Druck und Ionenlehre, I. Wiesbaden **1902**.
[3]) Hedin, Skand. Archiv f. Physiol. **5**, 207, 328, 377 [1895]; Archiv f. d. ges. Physiol. **68**, 229 [1897]; **70**, 525 [1898].
[4]) Overton, Studien über die Narkose. Jena **1901**.
[5]) Bang, Biochem. Zeitschr. **18**, 441 [1909].

und eine entsprechende Menge elektronegative Cl-Ionen einwandern, ohne daß hierdurch irgendwelcher Unterschied des elektrischen Potentials entsteht (Hamburger). Diese Auffassung ist aber mit der Tatsache unvereinbar, daß die Blutkörperchen doch nicht ihre Phosphorsäureionen mit den Cl-Ionen des Serums austauschen, was doch auch ohne welchen Unterschied des elektrischen Potentials geschehen konnte. Weiter kann angeführt werden, daß Säuren permeabel sind, Basen aber nicht. Die Salze sind sowohl elektrolytisch als hydrolytisch dissoziiert, d. h. es kommen sowohl undissoziierte Salzmoleküle, Anionen und Kationen, als Säure- und Basenmoleküle vor. Die Säure kann aber wegen der Affinität zur Base nicht diosmieren. Hamburger erklärt zwar, daß die Basen permeabel sind. Seine Versuche aber sind von ihm falsch gedeutet und zeigen tatsächlich unzweifelhaft, daß eben die Basen nicht permeabel sind[1]). Weiter kann man durch Alkalizusatz zu säurebeladenen Blutkörperchen die Säure wieder herausziehen. Wenn andererseits CO_2-beladene Blutkörperchen in NaCl-Lösung die Kohlensäure mit HCl austauschen, bedeutet dies, daß die permeable Kohlensäure herausdiffundiert, sich mit Alkali verbindet, und eine entsprechende HCl-Menge kann folglich, weil permeabel, diosmieren. Einmal hineindiffundiert, reagiert die Säure mit dem im Innern befindlichen, sonst mit Eiweißkörpern verbundenem Alkali.

Man kann auch die Sache so darstellen, daß die CO_2 das intracelluläre Alkali aus seiner nicht ionisierten Verbindung mit Eiweiß frei macht. Die extracelluläre hydrolytisch dissoziierte Mineralsäure kann also so lange hineindiffundieren, bis Gleichgewicht der alkalischen Affinitäten beiderseits der Lipoidmembran eingetreten ist. Und tatsächlich findet man auch immer nach dem Umtausch der Säuren (CO_2 und Mineralsäure) bzw. nach eingetretenem Gleichgewicht eine alkalische Reaktion der Außenflüssigkeit.

Die Salze sind mit Ausnahme einiger Ammoniumsalze [NH_4Cl, $(NH_4)_2CO_3$] undurchlässig. Dagegen ist Wasser sehr leicht permeabel. Die Beweise für die Impermeabilität der Salze sind aber nicht ganz exakt. Werden Blutkörperchen in Salzlösungen übergeführt, so können sie entweder ihr Volumen unverändert beibehalten oder schrumpfen bzw. quellen, dem osmotischen Druck der Salzlösung entsprechend. Ist dieser Druck gleich demjenigen der Blutkörperchen, so bleiben diese unverändert (Isotonie), sonst diffundiert Wasser aus oder hinein, bis Gleichgewicht der Salzkonzentration in- und außerhalb der Blutkörperchen eingetreten ist. Dies geschieht, weil die impermeablen Salze das Wasser anziehen.

Es ist aber ganz klar, daß diese Erscheinung nicht notwendig zu bedeuten braucht, daß Wasser und nicht die Salze durchlässig sind. Setzen wir nämlich voraus, daß beide aber verschieden leicht durchlässig sind, Wasser z. B. 10 mal leichter als Salze, so werden bei Differenz der Salzkonzentration sowohl Wasser als Salze hindurchgehen, das Wasser aber viel schneller und desahlb kommt es dank dem Wasser schnell zum Gleichgewicht. Nachher existiert aber keine Veranlassung für die Salze zu diosmieren, oder richtiger, der Austausch der Salze kann später vor sich gehen, ohne daß weitere Veränderungen des Volumens eintreten.

Daß tatsächlich Salze durchlässig sind, haben Gürber[2]) und Bang[1]) erwiesen. Aus Blutkörperchen, in Rohrzuckerlösung aufgeschwemmt, diosmieren die intracellulären Alkalichloride sogar relativ schnell. Nach einer

---

[1]) Bang, Biochem. Zeitschr. **16**, 255 [1909].
[2]) Gürber, Salze des Blutes, II. Teil. Habilitationsschrift Würzburg **1904**.

halben Stunde bei 37° ist die Osmose gut nachweisbar (Bang). (Inwieweit aber auch extracelluläre Salze einzuwandern vermögen, ist noch nicht sicher erwiesen, und übrigens kaum untersucht worden.) Hierzu kann man aber bemerken, daß die Salzdiffusion möglicherweise eine Absterbungserscheinung darstellt, wie Overton[1]) es für den Muskel erwiesen hat. Hierfür spricht, daß die intra- und extracellulären Salze verschieden sind.

Methoden zur Untersuchung der Permeabilität gibt es mehrere. Hauptsächlich vier Methoden kommen in Betracht.

1. Die qualitative und quantitative chemische Analyse findet bei der Untersuchung auf Permeabilität der Säuren Verwendung. Nach CO_2-Durchleitung durch Blut in Salzlösungen kann man die alkalische Reaktion der Außenflüssigkeit direkt titrimetrisch bestimmen. Die Abnahme des Chlorgehaltes bei Kochsalzblut läßt sich ebenfalls leicht titrimetrisch feststellen; ebenso bei entsprechenden Bestimmungen anderer Halogene, Sulfate oder Nitrate (Hamburger).

Die Exosmose des Chlors aus Rohrzuckerblut kann auch analytisch nachgewiesen werden (Gürber).

2. Die Volumänderung der Blutkörperchen wird oft zur Feststellung der Iso- bzw. Hypo- oder Hypertonie verwendet. Hier kann man entweder die direkte mikroskopische Messung der Blutkörperchen oder den Hämatokrit benutzen.

Die Hämatokrituntersuchung gestaltet sich am besten nach Hedin[2]) folgendermaßen: Eine kleine Pipette von etwa 25 ccm Inhalt mit Gummischlauch wird bis zur Marke mit der Verdünnungsflüssigkeit gefüllt und diese in ein Porzellantiegelchen von 0,6—1 ccm Inhalt ausgeblasen. Unmittelbar darauf wird dieselbe Pipette durch gelindes Ansaugen mit Blut gefüllt, das ebenfalls in das Tiegelchen entleert wird. Der Inhalt des Tiegelchens wird mit einem Glasstabe gut durchgemischt und ein Teil desselben mit Hilfe eines Kautschukschlauches in ein Zentrifugeröhrchen aufgesogen. Das Hämatokritröhrchen wird aus einem Thermometerröhrchen hergestellt. Es ist 35 mm lang und 3—4 mm dick; es hat einen lichten Durchmesser von etwa 0,5 mm. Die Röhrchen werden in 100 gleiche Teile graduiert. Das mit der Blutmischung gefüllte Röhrchen wird in ein Gestell eingesetzt, das andere Rohr mit derselben oder einer anderen Blutmischung gefüllt und ebenfalls in das Gestell hineingesetzt. Das Gestell, welches für die meisten Handzentrifugen käuflich ist, wird an die Zentrifugenachse befestigt, wonach zentrifugiert wird, bis das Volumen der Blutkörperchen während einer Minute unverändert bleibt. Sind die Röhrchen in 100 Teile graduiert, so erhält man das Volumen in Prozenten, indem man die abgelesene Zahl mit 2 multipliziert.

Durch dieses Verfahren findet man nur das relative, nicht das absolute Volumen. Deswegen dürfte es besonders zu vergleichenden Untersuchungen verschiedener Salzkonzentrationen (bzw. Zuckerlösungen) brauchbar sein. Ein schwacher Punkt der Methode ist allerdings, daß das Serum bzw. Plasma nicht entfernt wird. Folglich müssen Umsetzungen der Serumsalze mit den zugefügten Salzlösungen stattfinden, was nicht gleichgültig ist. Bei Versuchen mit $(NH_4)_2SO_4$ z. B. bildet sich mit dem NaCl des Serums NH_4Cl, welches durchlässig ist; das hat zur Folge, daß das Volumen zu groß gefunden wird. Man würde also fehlerhaft annehmen, daß $(NH_4)_2SO_4$ durchlässig ist.

---

[1]) Overton, Archiv f. d. ges. Physiol. **92**, 115 [1902].
[2]) Hedin, Archiv f. d. ges. Physiol. **60**, 360 [1895].

3. Man kann den Druck der aufgenommenen Verbindung direkt messen, und zwar einfach, aber recht genau durch Überführung der beladenen Blutkörperchen in hypisotonische Lösungen. Schon bei einer recht geringen Verdünnung mit Wasser wird dann die Membran gesprengt, und Hämolyse ist die Folge. Durch Serienuntersuchungen und Vergleich mit den ursprünglichen Blutkörperchen bei denselben Verdünnungen kann man sogar recht geringe Differenzen der Drucke entdecken. Solche Versuche kann man in der Weise anstellen, daß mehrere Proben von 2 ccm der Blutaufschwemmung — am besten 5% Blut in Phosphat-NaCl-Lösung, Rohrzuckerlösung, ev. Lösungen anderer Salze oder in Anelektrolyten — mit der betreffenden Verbindung versetzt und nach einiger Zeit zentrifugiert werden; man pipettiert 0,4—0,6 —0,8—1,0—1,2—1,4 ccm Lösung ab, setzt genau dieselbe Menge Wasser hinzu, schüttelt um und zentrifugiert wieder. Schließlich wird der Hämolysegrad abgelesen, entweder einfach als schwache, mäßige, starke oder totale Hämolyse beurteilt oder colorimetrisch bestimmt. Besser ist es oft, nach der ersten Zentrifugierung die ganze Lösung abzugießen und durch eine vorher gemischte hypisotonische Salzlösung zu ersetzen. Dagegen kann man sich leicht täuschen, wenn man erst die Salzlösung hinzusetzt, und sie dann später mit Wasser entsprechend verdünnt. Hamburger rät, einen Tropfen Blut zu mehreren Proben verschiedener Salzlösung (2 ccm) zuzusetzen und die Hämolyse nach 5 Minuten durch Zentrifugierung zu bestimmen. Das Verfahren ist nicht empfehlenswert.

4. Die Volum- und Druckbestimmungen setzen voraus, daß die betreffende Verbindung jedenfalls langsamer als Wasser diffundiert. Ist dies der Fall, so kann man die beladenen Blutkörperchen in eine mit dem ursprünglichen Blute isotonische Lösung (von Salz oder Zucker) überführen; das Wasser muß dann augenblicklich hineindiffundieren, bis überall Gleichgewicht eingetreten ist. Folglich quellen die wasserreichen Blutkörperchen auf und platzen ebenfalls bei einer geringeren Verdünnung als die Kontrolle, weil mehr Wasser zur Bildung des Gleichgewichts aufgenommen werden muß. Diffundiert aber die betreffende Verbindung schneller als Wasser, so wird sie nach Überführung in ein neues Medium selbst einfach herausdiffundieren[1]. Die meisten organischen Verbindungen und besonders alle indifferente Narkotica (Alkohole diffundieren langsamer als Wasser) stellen solche Körper dar. Alle diese, welche besonders leicht in der Membran und in Lipoiden überhaupt löslich sind, besitzen auch die Eigenschaft, daß sie ihrerseits Lösungsmittel für Lipoide sind. In kleineren Quantitäten werden sie von der Lipoidmembran (und intracellulären Lipoiden) gelöst, bei größerer Menge werden umgekehrt die Lipoidstoffe der Membran einfach herausgelöst, und es muß Hämolyse eintreten. Hämolyse kann also unter Umständen ein Kriterium für die Permeabilität der hämolytischen Substanz darstellen.

5. Zuletzt, aber nicht als unwichtigste Methoden kommen die physikalisch-chemischen Arbeitsmethoden in Betracht. Hierüber wird auf Kapitel „Physikalisch-chem. Untersuchung" S. 1396 ff. verwiesen.

Die Blutkörperchen bestehen im wesentlichen aus folgenden Bestandteilen. a) Stroma 5—8%; b) Hämoglobin 30—33%; c) Enzyme; d) Zucker 0,1%; e) Extraktivstoffe; f) Salze 0,7—0,8%; g) Wasser 59—64%.

---

[1] In dieser Weise läßt sich also feststellen, welche Verbindungen schneller oder langsamer als Wasser diffundieren.

a) Das Stroma.

Die Gerüstsubstanz ist kein einheitliches, chemisches Gebilde, sondern besteht aus Lipoidstoffen und Eiweißkörpern. Daß ein Teil der Salze und des Wassers mit Stromabestandteilen verbunden vorkommen, ist sicher. Die Lipoidmembran gehört wahrscheinlich zum Stroma. Deshalb wird hier erst von der Darstellung der Stromata die Rede sein, und später soll über die Stromabestandteile berichtet werden.

Stromadarstellung.

1. Zur Isolierung der Stromata hat zuerst Wooldridge[1]) ein Verfahren angegeben. Die mit physiologischer 0,85 proz. NaCl-Lösung ausgewaschenen Blutkörperchen werden mit 5—6 Vol. Wasser versetzt und dann wird zur vollständigen Lösung ein wenig Äther hinzugefügt. Die Leukocyten werden jetzt durch Zentrifugierung entfernt (zentrifugiert man zu lange oder hat die Zentrifuge eine zu große Umdrehungszahl, werden auch viele Stromata ausgeschleudert). Jetzt setzt man zur Lösung sehr vorsichtig eine 1proz. $KHSO_4$-Lösung, bis sie etwa so dickflüssig wird wie das ursprüngliche Blut. Die ausgeschiedenen Stromata können nun durch Filtration oder Zentrifugierung gesammelt werden.

Es ist aber recht schwer zu beurteilen, wann die Lösung so ,,dickflüssig wie das ursprüngliche Blut" wird, und gelingt dies nicht, wird auch die Ausbeute an Stromata schlecht. Der Verfasser hatte mit dieser Methode schlechte Erfolge. Übrigens ist der Ätherzusatz keineswegs gleichgültig, indem hierdurch Lipoidstoffe herausgelöst werden.

2. Pascucci[2]) versetzt den Blutkörperbrei mit 15—20 Vol. einer $1/5$-gesättigten $(NH_4)_2SO_4$-Lösung, läßt die Blutscheiben sich absetzen, dekantiert und zentrifugiert anhaltend. Der Bodensatz wird bei Zimmertemperatur auf flachen Porzellantassen ausgebreitet und ,,rasch" eingetrocknet. Jetzt zieht man mit Wasser den Blutfarbstoff aus und die Stromata bleiben zurück. Unterläßt man aber das Trocknen, so gelingt das Verfahren nicht, da die Stromata dann mit dem Farbstoff herausgelöst werden. Das Trocknen des stark salzhaltigen Blutkörperchenbreies geht bei Zimmertemperatur gar nicht rasch, selbst wenn man für einen raschen Luftwechsel Sorge trägt, sondern erfordert jedenfalls bei der Verwendung von $1/2$ l Blut 2—3 Tage. Weiter muß man sehr oft umrühren, weil sich sonst feste Krusten bilden, welche die weitere Verdunstung ganz verhindern. Inzwischen entwickeln sich reichlich Schimmelpilze. Dies Verfahren dürfte keineswegs empfehlenswert sein.

3. Nach Dautwitz und Landsteiner[3]) hämolysiert man das Blut mit Toluol (500 ccm Rinderblut und 150 ccm Toluol). Die mit viel Blutfarbstoff verunreinigten Stromata gehen als Magma in die obere toluolhaltige Schicht über und können durch Schütteln mit Wasser gereinigt werden. Schließlich wird die Emulsion durch ein Gemisch von 300 ccm Äther und 150 ccm Alkohol niedergeschlagen. Es ist klar, daß beträchtliche Verluste an Lipoidstoffen hierdurch entstehen.

4. Als ein einfaches und bequemes Verfahren kann der Verfasser[4]) folgende Methode empfehlen: 20 ccm Blut werden mit 10 Vol. 0,85 proz. NaCl-Lösung

---

[1]) Wooldridge, Archiv f. Anat. u. Physiol., physiol. Abt. **1881**, 387.
[2]) Pascucci, Beiträge z. chem. Physiol. u. Pathol. **6**, 543 [1905].
[3]) Dautwitz u. Landsteiner, Beiträge z. chem. Physiol. u. Pathol. **9**, 431 [1907].
[4]) Nicht veröffentlichte Untersuchung.

zentrifugiert. Man dekantiert so vollständig wie möglich und setzt 200 ccm destilliertes Wasser zu dem Brei. Jetzt wird CO_2 während 5 Minuten durchgeleitet, wodurch die Stromata (ebenso wie Blutkörperchen in salzfreiem Medium) vollständig agglutiniert werden. Man zentrifugiert, dekantiert und wäscht mit Wasser aus. Hierdurch werden die Stromata als blaßrotes Gelee erhalten. Man kann auch viel größere Blutquantitäten benutzen, wenn die Proportionen sonst beibehalten werden. Tatsächlich ist die saure Reaktion wohl auch das wesentliche bei Wooldridges und Pascuccis Methoden [$(NH_4)_2SO_4$-Lösung reagiert oft sauer)]; daß aber Kohlensäure, wenn möglich, vorzuziehen ist, bedarf keiner Begründung. Will man die Leukocyten und Blutplättchen los werden, so dürfte eine Filtration nach der Hämolyse durch Wasser zweckmäßig sein. Dies gelingt auch nach Abderhalden und Deetjen[1]) vermittels Durchsaugens durch eine längere, nicht zu fest gepreßte Watteschicht.

Nach Pascucci u. a. bestehen die Stromata (Pferd- und Rindsblut) zu ca. $1/3$ aus Lipoiden und zu $2/3$ aus Eiweißkörpern und Salzen (0,8—0,9%).

Die Lipoide

der Stromata sind dieselben wie bei den Blutkörperchen in qualitativer und quantitativer Beziehung, d. h. die gesamten Lipoide bleiben bei der Wasserhämolyse bei dem Stroma (kleine, aber chemisch undefinierbare Mengen können in der Lösung bleiben). Die Lipoide lassen sich weit besser aus Stromata als aus den eiweißreichen und also relativ viel lipoidärmeren Blutkörperchen darstellen. Genau untersucht sind die Lipoide aber hier noch nicht, und unsere Kenntnis derselben ist also sehr lückenhaft.

Zur Darstellung[2]) der Lipoide wurden die getrockneten Stromata im Soxhlet-Apparat mit Äther erschöpft. Im Ätherextrakt befinden sich Neutralfett, Fettsäuren, Cholesterin, ein Teil der Phosphatide, Lipochrome und Riechstoffe. Dank den Lipoiden gehen auch andere, wahrscheinlich eiweißartige Körper in Lösung, welche an sich ätherunlöslich sind. Hierzu kommen auch Verbindungen, welche zwar ätherunlöslich, aber doch in Benzol oder Alkohol löslich sind. Durch eine folgende Alkoholextraktion kann man die übrigen Phosphatide nebst den Cerebrosiden herauslösen (Chloroform wird auch verwendet, was nicht empfehlenswert ist).

Aus dem primären Ätherextrakt werden nach Abdestillation des Äthers Cholesterin, Fette und kleine Mengen anderer Lipoide, besonders Phosphatide durch Aceton herausgelöst; der Rückstand, welcher hauptsächlich Phosphatide enthält, wird am besten mit Alkohol extrahiert; die in Äther und Alkohol löslichen Phosphatide, welche wesentlich dem Lecithin wohl entsprechen, gehen in Lösung. Die zurückbleibenden werden durch Äther herausgelöst (Kephalin). Zurück bleiben noch Spuren von Lipoiden nebst koagulierten braungefärbten Substanzen, welche die Hauptmasse bilden und nicht näher charakterisiert worden sind. Die in Alkohol und Äther unlöslichen Lipoide werden durch kochendes Benzol langsam herausgelöst (Lysinogen).

Der (sekundäre) Alkoholextrakt enthält entschieden größere Phosphatidquantitäten als der Ätherextrakt. Diese Phosphatide sind von den vorher erwähnten verschieden. Sie entsprechen hauptsächlich Sphingomyelin und vielleicht Aminomyelin. Die Natur der Cerebroside ist nicht näher fest-

---

[1]) Abderhalden u. Deetjen, Zeitschr. f. physiol. Chemie 53, 280 [1907].
[2]) Bang u. Forssman, Beiträge z. chem. Physiol. u. Pathol. 8, 249 [1906]. — Pascucci, Beiträge z. chem. Physiol. u. Pathol. 6, 543 [1905]. — Bang, Chemie u. Biochemie der Lipoide, Wiesbaden 1911.

gestellt, sondern das Vorkommen solcher Körper ist ganz allgemein (durch Zuckerreaktion) erwiesen. Da sämtliche Substanzen in kaltem Alkohol recht schwer löslich sind, wird kochender Alkohol zur Extraktion verwendet; nach dem Abkühlen scheiden sich Phosphatide und Cerebroside aus. Durch Pyridin u. a. Lösungsmittel[1]) kann man auch hier wahrscheinlich die Phosphatide von den Cerebrosiden trennen (die Cerebroside sind in Pyridin löslich).

Wenn man die Lipoide aus den Blutkörperchen selbst darstellen will, werden hierzu am besten eingetrocknete Körperchen verwendet[2]). Allerdings lassen sich auch aus Blutkörperchenaufschwemmungen durch Schütteln mit Äther reichlich Lipoide extrahieren. Dagegen kommen hier Substanzen des sekundären Alkoholextraktes vor, welche von den anderen Körpern schwer trennbar sind.

Die einzelnen Lipoide lassen sich in drei Gruppen einrangieren, wovon die erste P- und N-haltige Stoffe, die andere N-haltige aber P-freie Körper umfaßt, während die dritte Gruppe aus N- und P-freien Lipoidstoffen besteht, welche also nur C, H und O enthalten. Die erste Gruppe enthält Phosphatide, von welchen zahlreiche Individuen bekannt sind. Sie werden nach dem relativem Gehalt von N und P eingeteilt. Im Blute kommen nur Monaminomonophosphatide (1 N : 1 P) und Diaminomonophosphatide (2 N : 1 P) vor, jedenfalls sind andere Phosphatide hier nicht gefunden. Die zweite Gruppe besteht aus Cerebrosiden. Da die Cerebroside des Blutes nicht genügend charakterisiert sind, wird diese Gruppe übergangen. Erwähnt sei nur, daß diese Körper aus Fettsäuren, N-haltigen Verbindungen, wahrscheinlich Aminofettsäuren und Zucker (Galaktose) bestehen. Sie sind also Glucoside. Eben aus dem Nachweis eines solchen gebundenen Zuckers hat man (Pascucci) das Vorkommen der Cerebroside im Blut bzw. Stroma gefolgert. Die dritte Gruppe umfaßt Fette, Fettsäuren, Cholesterin und andere Körper. Die Existenz der Fettsäuren und des Neutralfettes im Blute wurde bis vor kurzem geleugnet. Trotzdem kommen nach Forssman und Bang beide in ganz geringer Menge vor. Näher untersucht sind diese Verbindungen hier nicht worden.

Die Monaminomonophosphatide der Stromata sind Lecithin und Kephalin. Beide kommen in relativ geringer Menge vor und stehen sicher in Quantität weit hinter den Diaminophosphatiden zurück.

Lecithin.

$$O = P{<}^{O-CH_2-CH_2 \cdot N(CH_3)_3OH}_{\substack{OH \\ O \cdot CH_2 \cdot CH \cdot OR \cdot CH_2OR}} = C_{43}H_{80}NPO_9 \,{}^3).$$

R = Fettsäureradikale. Sie sind nicht exakt identifiziert worden.

Eigenschaften. Lecithin (aus Herzmuskel, inwieweit das Blut-Lecithin hiermit übereinstimmt, ist unbekannt) bildet orangegelbe Massen halbspröder Konsistenz, die sich einigermaßen zerteilen lassen. Es fühlt sich etwas klebrig an. Es ist sehr hygroskopisch und nimmt Wasser auf, bis es dünnflüssig wird und hat einen eigentümlichen Geruch. Leicht löslich in organischen Solvenzien mit Ausnahme von Methylacetat und Aceton. Löst sich klar in Wasser bei Gegenwart von gallensauren Alkalien. Mit viel Wasser bildet Lecithin eine trübe, schleimige Lösung. Es wird hieraus durch Säuren und Salze von Ca, Mg u. a. niedergeschlagen.

---

[1]) Rosenheim u. Tebb, Quaterly Journ. of experim. Physiol. 1, 297 [1908]; 2, 319 [1909].

[2]) Bang, Ergebnisse d. Physiol. 6, 131 [1907].

[3]) Erlandsen, Zeitschr. f. physiol. Chemie 51, 71 [1907].

Schmelzpunkt ca. 60°. Gibt die Pettenkofersche Reaktion mit konz. Schwefelsäure und Rohrzucker (bzw. Furfurol). (Purpurrote Färbung, Reaktion auf Ölsäure, Linolensäure und Gallensäuren.) Ist leicht autoxydierbar schon durch Verweilen an der Luft ($C_{43}H_{80}NPO_9 + O_2 = C_{43}H_{80}NPO_{11}$). Lecithin wird leicht
durch Alkalien und Säuren verseift. Es bilden sich dann Cholin, Fettsäuren und
Glycerinphosphorsäure, welch letztere von Säure schnell weiter hydrolysiert wird.
Die Verseifung findet schon, obwohl langsam, bei Einwirkung von Wasser
allein statt. Besonders schnell aber geht die Verseifung in abs. alkoholischer
Lösung durch Natriumalkoholat zu Ende. Inwieweit Lecithin von Steapsin
hydrolysiert wird, ist unsicher. Kalaboukoff und Terroine, welche
allein mit nativem Lecithin arbeiteten, fanden keine Verseifung hierdurch,
wohl aber P. Mayer[1]) mit Handelslecithin. Lecithin besitzt die Fähigkeit,
mit einer großen Zahl anderer Substanzen zu reagieren. Nur in sehr wenigen
Fällen entstehen gut definierbare Verbindungen nach stöchiometrischen Gesetzen. Von solchen sind die $CdCl_2$- und $PtCl_4$-Verbindung bekannt. Diese
werden jedoch unter Fettsäureabspaltung gebildet. Sie sind in
Alkohol unlöslich und finden deswegen zur Trennung des Lecithins von anderen
Körpern Verwendung. Dagegen ist aber einzuwenden, daß die meisten Phosphatide mit $CdCl_2$ (und $PtCl_4$) ähnliche schwerlösliche Verbindungen eingehen,
von welchen das Lecithin-$CdCl_2$ nicht getrennt werden kann. Zwar hat Thudichum[2]) ein Verfahren hierzu ausgearbeitet, dagegen haben Erlandsens Untersuchungen erwiesen, daß Thudichums Methode auf falschen Voraussetzungen
beruht. Trotzdem wird — mit Unrecht — das Prinzip noch oft verwendet.

Mit vielen anderen Körpern reagiert Lecithin (gewöhnlich wird zu diesen Versuchen ein Phosphatidgemisch — sogar oft zersetzte Phosphatide — verwendet,
und es ist nicht sicher, daß eben das Lecithin hierbei die führende Rolle spielt),
so mit Zuckerarten, Eiweißkörpern, Toxinen, Salzen, anderen Lipoiden usw.
Diese Verbindungen haben keine konstante Zusammensetzung und sind aller
Wahrscheinlichkeit nach als Adsorptionserscheinungen zu deuten, oder die
betreffenden Körper lösen sich einfach in dem Phosphatidgemisch. Daß hierbei
möglicherweise spezielle Affinitäten in Betracht kommen, muß zugegeben
werden. Hier haben wir also an dissoziierbare Verbindungen zu denken. Besonders eingehend sind die Lecithin-Zuckerverbindungen studiert worden.
Solche sollen im Blutserum vorkommen. Wir kommen später (beim Serum)
auf diese zurück.

Von den Spaltungsprodukten des Lecithins sind die Fettsäuren nicht genügend charakterisiert. Sicher ist, daß zwei Fettsäureradikale vorkommen;
wahrscheinlich ist, daß das eine Stearinsäure darstellt, und nicht unwahrscheinlich ist, daß das andere mit Ölsäure oder einer anderen ungesättigten Säure der
Ölsäurereihe identisch ist. Das Spaltprodukt Glycerinphosphorsäure ist
beim Harne (S. 284) besprochen; ebenso das Alkaloid Cholin (S. 551).
Es ist möglich, daß noch andere N-haltige Verbindungen im Lecithin vorkommen. Es ist auch nicht ausgeschlossen, daß mehrere Lecithine existieren
und daß Lecithin von verschiedenen Tierarten oder auch von verschiedenen
Zellgebieten desselben Tieres nicht identisch ist. Die alte Annahme, daß
Lecithin in allen Zellen vorkomme, ist aller Wahrscheinlichkeit nach unrichtig.
Was man als Lecithin der Pflanzen beschrieben hat, ist nicht mit dem
tierischen Lecithin identisch. Es wäre deswegen richtig, diese Bezeichnung
für die Pflanzenphosphatide ganz fallen zu lassen.

---

[1]) P. Mayer, Biochem. Zeitschr. 1, 39 [1906].
[2]) Thudichum, Die chemische Konstitution des Gehirns, Tübingen 1901.

Kephalin.

$$C_{42}H_{82}NPO_{13}\ {}^{1}).$$

Hauptsächlich die Fettsäureradikale des Kephalins sind von denen beim Lecithin verschieden. Anstatt Cholin soll hier die entsprechende Monomethyl- verbindung vorliegen. Das Kephalin stimmt mit dem Lecithin in den meisten Eigenschaften überein, ist aber zum Unterschied von Lecithin schwer löslich in Alkohol (das Verhalten zum kochenden Alkohol wird verschieden angegeben. Nach des Verfassers Erfahrungen ist das Kephalin der Blutkörperchen in heißem Alkohol löslich). Kephalin verbindet sich mit $CdCl_2$ und $PtCl_4$; es ab- sorbiert viele organische und anorganische Körper stark. Kephalin ist autoxydabel; es kommt ziemlich allgemein in den Zellen vor und zwar in größerer Menge als Lecithin. Es ist hygroskopisch, bildet aber eine festere und leichter pulverisier- bare Masse als Lecithin. Mit Wasser quillt Kephalin und bildet kolloidale Lösungen. Von den Spaltungsprodukten des Kephalins sind die Fettsäuren die interessan- testen; sie sind auch für die Identität dieses wie der übrigen Phosphatide maßgebend. Von den zwei Fettsäureradikalen des Kephalins ist die eine Stearinsäure, die andere, Thudichums Kephalinsäure, dagegen eine un- gesättigte Säure, nach den neuesten Untersuchungen Linolsäure[2]). Be- merkenswert ist ferner, daß nach der Verseifung nicht Glycerinphosphorsäure, sondern eine Fettsäureglycerinphosphorsäure entsteht, so daß nur die eine Fettsäure und die Base abgespalten werden; Thudichum hatte dieses schon längst erwiesen, während seine Nachfolger die Existenz dieser Ver- bindung lange bezweifelt haben.

Lysinogen.

Als eine dritte vielleicht zu den Phosphatiden gehörende Verbindung kann das von Forssman und Bang[3]) dargestellte Lysinogen gerechnet wer- den. Das Lysinogen ist nicht rein dargestellt worden, sondern aus seiner physiologischen Wirkung erkannt, indem es nach Injektion an Kaninchen eine artspezifische Hämolysinbildung hervorruft. Das Lysinogen bleibt nach Er- schöpfung des Ätherextraktes mit Aceton, Alkohol und Äther zurück und kann aus dem Rückstande durch kochendes Benzol herausgelöst werden. Nach Takaki[4]) ist das Lysinogen wasserlöslich, nach Forssman[5]) diffundiert es durch Kollodiummembrane. Takaki hat für das soweit wie möglich gereinigte Lysinogen einen Gehalt an P, N, Aschebestandteilen und Zucker erwiesen. Es ist klar, daß diese Befunde nicht bestimmte Folgerungen auf die Natur der wirksamen Verbindung erlauben.

Sphingomyelin

$$C_{52}H_{104}N_2PO_9 + H_2O\ {}^{6})$$

bildet mit dem Kephalin die Hauptphosphatide des Gehirns. Mit Cerebrosiden verunreinigtes Sphingomyelin dürfte mit dem „Protagon" identisch sein. Da also Protagon kein Individuum, sondern eine Mischung darstellt, ist man wohl berechtigt, überall wo das Vorkommen von Protagon nachgewiesen ist, auf

---

[1]) Thudichum, Die chemische Konstitution des Gehirns. Tübingen 1901. — Koch, Zeitschr. f. physiol. Chemie 36, 134 [1902]. — Thierfelder u. Stein, Zeitschr. f. physiol. Chemie 53, 370 [1907].

[2]) Parnas, Biochem. Zeitschr. 20, 411 [1909].

[3]) Bang u. Forssman, Beiträge z. chem. Physiol. u. Pathol. 8, 249 [1906].

[4]) Takaki, Beiträge z. chem. Physiol. u. Pathol. 11, 274 [1908].

[5]) Forssman, Biochem. Zeitsch. 9, 330 [1908].

[6]) Thudichum, Die chemische Konstitution des Gehirns. Tübingen 1901.

die Existenz von Sphingomyelin zu schließen; dies ist eben bei den Blut-körperchen der Fall. Das Protagon ist schon von Hoppe-Seyler[1]) als Stroma-bestandteil beschrieben. Forssman und Bang[2]) haben dieses Phosphatid aus Blutkörperchen auch tatsächlich dargestellt.

Das Sphingomyelin kommt als ätherunlösliche Verbindung in dem sekun-dären Alkoholextrakt vor und wird, als in kaltem Alkohol schwer löslich, bei der Abkühlung ausgeschieden. Im Gegensatz zu den schon erwähnten Phosphatiden ist Sphingomyelin nicht autoxydabel und enthält auch keine ungesättigte Fettsäure. Über die Zusammensetzung ist noch wenig bekannt. Die Existenz von Glycerinphosphorsäure und überhaupt von Glycerin im Molekül wird bezweifelt. Sphingomyelin bildet mit $CdCl_2$ (und $PtCl_4$) Doppelverbindungen. Es kann wahrscheinlich nicht wie Lecithin und Kephalin adsorbierend wirken; es krystallisiert aus Alkohol.

Cholesterin.

$$C_{27}H_{46}O.$$

Cholesterin geht quantitativ in den Ätherextrakt über und läßt sich aus dem konz. Ätherextrakt durch Aceton mit anderen Körpern extrahieren. Aus dem konz. Acetonextrakt krystallisiert Cholesterin aus. Ganz rein läßt sich das Cholesterin durch Verseifung des Acetonextraktes darstellen. Die Seifen sind mit Ausnahme der Ölseife ätherunlöslich, während das unveränderte Cholesterin leicht herausgelöst wird. Da die Ölseife (und Glycerin) wasserlöslich ist, ist die Trennung des Cholesterins von dieser einfach. Zuletzt kann man das Cho-lesterin aus Alkohol umkrystallisieren. Der Gehalt an Cholesterin ist bei den Blutkörperchen ungefähr ebenso groß wie an Gesamtphosphatiden (ca. 0,34% der feuchten Blutkörperchen).

Über die Eigenschaften und das Verhalten des Cholesterins siehe ausführlich S. 518—525.

Außer dem Cholesterin selbst kommen im Organismus (auch im Blut-serum) schwer verseifbare Cholesterinester vor. Es hat Interesse, das ge-trennte Vorkommen von beiden nachweisen zu können. Dies geht bei Gegen-wart von Fett nicht durch Verseifung mit Alkali, da hierdurch das Gesamt-cholesterin bestimmt wird. Eine sichere und einfache Methode zur Unter-scheidung der freien Cholesterine und der Cholesterinester bietet die Digi-toninmethode von Windaus. Er wies nach, daß Digitonin (ein krystalli-siertes Saponin der Digitalis purpurea) eine schwer lösliche und schwer zer-störbare Verbindung mit Cholesterin eingeht. Da die Cholesterinfettsäureester in Ätheralkohol löslich sind, was die Digitonincholesterinverbindung nicht ist, so ist die Trennung von beiden gegeben. Bei der praktischen Ausführung der Methode wird das Cholesterin in Alkoholäther gelöst. Hierzu wird die alkoholisch-wässerige Digitoninlösung hinzugesetzt; der Niederschlag entsteht alsbald. (Näheres s. S. 522 u. 525).

Ester des Cholesterins mit höheren Fettsäuren wie Palmitin-, Stearin- und Ölsäure kommen präformiert im Organismus ziemlich ver-breitet vor. Alle diese und besonders die Palmitin- und Stearinsäureester sind in Alkohol schwer löslich oder unlöslich. Sie sind doppelbrechend und spielen die Hauptrolle bei der Bildung der (morphologisch) myelinartigen Substanzen. Wichtig ist, daß diese, wie fast alle Cholesterinester, „flüssige Krystalle" bilden. Ferner sei noch erwähnt, daß die Cholesterinfettsäureester

---

[1]) Hoppe-Seyler, Med.-chem. Untersuchungen 1866—71, 140.
[2]) Bang u. Forssman, Beiträge z. chem. Physiol. u. Pathol. 8, 249 [1906].

im Gegensatz zum Cholesterin selbst von Wasser benetzt werden und sogar bedeutende Wassermengen aufnehmen können (hauptsächlich die Ölsäureverbindung). Wie gesagt, werden sie, obwohl schwerer als. die Neutralfette, von Alkali verseift.

Aus dem Ätherextrakt kann man nach Forssman und Bang durch Aceton einen Körper extrahieren, welcher im Gegensatz zu den übrigen acetonlöslichen Verbindungen wasserlöslich ist. Der Körper, welcher koktostabil und leicht löslich in Alkohol, Chloroform, Benzol u. a. ist, wird äußerst leicht von Säuren und Alkalien zerstört. Die wichtigste Eigenschaft dieser Verbindung, deren chemische Konstitution und Zusammensetzung unbekannt ist, besteht darin, daß sie das artspezifische Hämolysin zu neutralisieren vermag.

Eine ähnliche, aber acetonunlösliche Verbindung, welche den natürlich vorkommenden Immunkörper neutralisiert, haben Landsteiner und seine Mitarbeiter[1]) gefunden.

Mit den besprochenen Körpern sind die bekannten Lipoide der Blutkörperchen erschöpft. Voraussichtlich existieren aber hier noch andere. Die gesamten Lipoide kommen aller Wahrscheinlichkeit nach zusammen vor. Hierbei spielt das gegenseitige Lösungsvermögen eine Rolle. Eben die Lipoidmembran besteht aus einem derartigen Gemische. Daneben finden sich auch die Lipoidstoffe im Inneren vor und zwar in viel größerer Menge als in der Membran. Es ist nicht unwahrscheinlich, daß sie zum Teil mit Eiweiß verbunden sind. Andererseits können sie auch selbst eine besondere Phase bilden.

Betreffs der Lipoidmembran hat man[2]) die Hypothese aufgestellt, daß sie ein Mosaik verschiedener Körper bilden sollte, welche also jeder für sich an einer begrenzten Stelle vorkäme. Diese Auffassung ist aber mit großen Schwierigkeiten verbunden und besonders vom chemischen Gesichtspunkte aus schwer zu akzeptieren. Auf der anderen Seite zeigen die Experimente, daß die Durchlässigkeit verschiedener Körper von der Gegenwart bestimmter Verbindungen der Lipoidmembran abhängig sein muß. Z. B. ist Wasser leicht permeabel, dagegen sind mit Osmiumsäure behandelte Blutkörperchen absolut für Wasser undurchlässig[3]). Also kann das Cholesterin der Lipoidmembran jedenfalls nichts mit der Osmose des Wassers zu tun haben, wohl aber die ungesättigten Phosphatide. Ebenfalls sind Blutkörperchen, die mit einem Bestandteil des Kobragiftes verbunden[4]) sind, für Wasser impermeabel. Entfernt man aber den Körper, kehrt die Permeabilität wieder zurück. Wenn weiter die Blutkörperchen für Säuren, nicht aber für Alkalien oder Basen überhaupt durchlässig sind, so ist es klar, daß hauptsächlich die chemische Affinität hierfür in Betracht kommt, was weiter bestimmte Verbindungen der Lipoidmembran voraussetzt, welche die Permeabilität bedingen.

Die Eiweißkörper

der Stromata sind nach Wooldridge[5]) Globulin und Nucleoalbumin. Halliburton und Friend[6]) vermißten Albumine und Albumosen. Nach Halliburton kommt ein Nucleoproteid nicht vor. Die Angaben sind dringend einer Nachprüfung bedürftig.

---

[1]) Dautwitz u. Landsteiner, Beiträge z. chem. Physiol. u· Pathol. 9, 431 [1907].
[2]) Nathansohn, Jahrb. f. wissensch. Bot. 39, 607 [1904].
[3]) v. Dungern u. Coca, Münch. med. Wochenschr. 1905.
[4]) Noguchi, Journ. of experim. Medizin 1905.
[5]) Wooldridge, Archiv f. Anat. u. Physiol., physiol. Abt. 1881, 387.
[6]) Halliburton u. Friend, Journ. of Physiol. 10, 532 [1889].

b) Hämoglobin.

Da die Blutfarbstoffe anderswo (Kapitel Harn- und Blutfarbstoffe, S. 920—948) besprochen werden, kommt hier nur die Darstellung des Hämoglobins in Betracht. Folgende Methoden stehen zur Verfügung.

1. Ausgewaschene Blutkörperchen — als Brei — werden in nicht zu viel Wasser gelöst; dann setzt man fast ebensoviel Äther hinzu, schüttelt durch und fitriert. Die bis auf 0° abgekühlte Lösung wird mit $1/_4$ ihres Volumens Alkohol, der ebenfalls auf 0° abgekühlt ist, gemischt[1]. Man läßt die Mischung einen bis mehrere Tage stehen. Meerschweinchen-, Ratten-, Eichhörnchen- und Hunde-oxyhämoglobin bilden sich in der Regel nach dem Schütteln mit Äther so schnell, daß beim nachherigen Filtrieren ein meist nicht geringer Teil auf dem Filter sich ausscheidet. Ist dies der Fall, löst man sie mit nicht zuviel Wasser bei 30—40°, filtriert schnell, läßt wieder erkalten, fügt $1/_4$ Vol. stark abge-kühlten Alkohol hinzu und läßt bei 0° stehen. Auf diese Weise können auch die gebildeten Krystalle mehrmals umkrystallisiert werden. Zur vollständigen Entfernung anderer Eiweißkörper ist mehrmaliges Umkrystallisieren nötig. Die Krystalle der leicht krystallisierbaren Blutsorten von Pferd, Meer-schweinchen, Eichhörnchen, Ratten und Hund sind in Wasser relativ schwer löslich, und man muß dieselben längere Zeit bei 30—40° zur Auflösung digerieren. Andererseits lösen sich die Krystalle der schwer krystallisierenden Blutsorten von Mensch, Rind, Schwein, Katze, Gans und anderen Vögeln schon bei Er-wärmung der Mischung auf Zimmertemperatur.

2. Nach Hofmeister und seinen Mitarbeitern[2] kann man große Mengen Oxyhämoglobinkrystalle (allerdings mit Salzen und Methämoglobin verunreinigt) durch Verwendung von $(NH_4)_2SO_4$ darstellen. Blutkörperchenbrei wird mit dem doppelten Volumen Wasser verdünnt, abgekühlt, mit Äther (50—70 ccm auf 1 l) gut durchgerührt und mit ebenfalls abgekühlter gesättigter Ammonium-sulfatlösung (auf 1 l 700 ccm) unter fortwährendem Umrühren nach und nach vermischt. Nach einigen Stunden filtriert man die untenstehende, dunkelrote Flüssigkeit durch abgekühlte Papierfilter in der Kälte und läßt das Filtrat in Porzellanschalen bei Zimmertemperatur stehen. Nach drei Tagen ist die Krystallisation beendigt, die Krystalle werden abgesaugt, zur Reinigung wieder in möglichst wenig Wasser gelöst und wieder mit $(NH_4)_2SO_4$-Lösung (80 ccm auf 100 ccm) versetzt. Da man die Verunreinigung durch Methämo-globin nicht beseitigen kann (und sie ist sehr beträchtlich), so ist das Verfahren nicht zur Darstellung von Oxyhämoglobinkrystallen besonders empfehlenswert.

3. Das nach des Verfassers Erfahrungen eleganteste und bequemste Ver-fahren ist Gürbers[3] Dialysationsmethode, welche auch in den schwierigsten Fällen sichere Erfolge leistet. Schon bei der Dialyse gegen Wasser erstarrt Pferdeblutcruor zu einer festen Masse, die aus prachtvoll ausgebildeten Hämo-globinkrystallen besteht. Und durch Dialyse gegen verdünnten Alkohol (20%) kann man leicht alle zugänglichen Säugetierblutarten zur Krystalli-sation bringen. Besonders für Rinderblut ist das Verfahren sehr geeignet. Der Cruor muß nicht zu konzentriert sein und wird am besten vor Verdunstung geschützt. Hier braucht man nicht die Lösungen abzukühlen.

---

[1] Nach des Verfassers Erfahrungen ist es vorteilhafter, den Blutkörperchenbrei gleich der abgekühlten Mischung von Wasser und Alkohol zuzuzetzen. Man braucht hier nicht eine Koagulation durch unvorsichtigen Zusatz des Alkohols zu befürchten.

[2] Hofmeister, Zeitschr. f. physiol. Chemie **28**, 182 [1899].

[3] Gürber, Salze des Blutes, II. Teil. Habilitationsschrift Würzburg **1904**.

c) Die Enzyme und Toxine

der Blutkörperchen finden im Kapitel „Antikörper des Blutes" Berücksichtigung (s. S. 1044).

d) Zucker und übrige reduzierende Stoffe.

Während der Gehalt der Blutflüssigkeit an Traubenzucker seit lange bekannt ist, lauteten die Angaben über einen etwaigen Gehalt der Blutkörperchen negativ, bis Rona und Michaelis[1]) und Hollinger[2]) einen manchmal
mit dem Serum übereinstimmenden, in anderen Fällen sehr deutlich verschiedenen Blutzuckergehalt nachgewiesen haben. Bei Hyperglukämie wurde
allgemein ein stark vermehrter Blutzuckergehalt gefunden[3]), was sehr überraschend ist, weil die Blutkörperchen nicht für Traubenzucker permeabel sind.
Michaelis und Rona führten Zucker in das zirkulierende Blut ein (alimentäre Glucosurie) und konnten so die Blutkörperchen mit Zucker beladen.
Setzte man aber extravaskulär Zucker zum Blute (difibriniertem Blut) hinzu,
so diffundiert der Zucker nicht hinein [Michaelis und Rona[4])].

Nach Michaelis und Rona sowie Rona und Takahashi[5]) sind Blutkörperchen
von Mensch und Hund zuckerhaltig, während dieselben von Kaninchen und Rind keinen
Zucker enthalten. Nach Lyttkens und Sandgren[6]) verhält sich die Sache aber ganz
anders. Zwar enthalten die Blutkörperchen reduzierende Stoffe, dagegen jedenfalls die des
Menschen und Kaninchens sowie des Pferdes, Rindes, Schafes, Schweines, Meerschweinchens
und der Katze[7]) keinen Traubenzucker. Als Traubenzucker berechnet, entsprechen
die reduzierenden Stoffe der Menschenerythrocyten der Gesamtreduktion des Serums.

Zur Bestimmung des Zuckers[1]) werden Blutkörperchen mit NaCl-
Lösung wiederholt ausgewaschen, mit bekannten Mengen von destilliertem
Wasser in einen vorher tarierten Kolben gespült und ihre Menge durch
Wägung festgestellt. Dann werden etwa je 50 g Blutkörperchen auf ca.
2000 ccm mit Wasser aufgefüllt. Zu der lackfarbenen Flüssigkeit wird eine
auszuprobierende Menge Eisenoxydlösung (kolloidale Eisenoxydlösung ist
käuflich) zugegeben, 10 Minuten stehen gelassen und dann noch eine geringe
Menge eines Elektrolyten in Substanz zugefügt, wonach man kräftig 1—2 Minuten schüttelt. Hierdurch wird das Eisenoxyd als Hydrat ausgeflockt und
zugleich alles Eiweiß mit niedergeschlagen (ca. 10 g Kochsalz oder 2 g Na_2SO_4
genügen). Am besten wählt man ein Sulfat, weil die zweiwertigen Anionen
gegen das kathodische Eisenhydroxyd viel wirksamer sind als die einwertigen.
Von den verschiedenen Sulfaten ist im allgemeinen $MgSO_4$ das beste, insofern es nachher wegen seiner großen Löslichkeit das Einengen auf sehr kleine
Volumina ermöglicht. Dagegen wird eine nachträgliche Reduktion und Vergärung mit Hefe durch Mg sehr gehemmt. In solchen Fällen ist Na_2SO_4
zu empfehlen (K_2SO_4 ist weniger löslich). Der Zusatz von Eisenoxydlösung
soll so weit getrieben werden, daß ein abfiltriertes Pröbchen nur noch ganz
wenig Hämoglobin enthält. Dann wird die Flüssigkeit durch mehrere sehr
große Faltenfilter abfiltriert und ein möglichst großer aliquoter Teil verarbeitet. Hier wird die Entfernung des Hämoglobins durch nochmaligen Zusatz von kleineren Mengen Eisenlösung (und Salz) ohne Schwierigkeit beendigt; wieder wird ein möglichst großer aliquoter Teil abfiltriert, das nun

---

[1]) Michaelis u. Rona, Biochem. Zeitschr. 16, 60 [1909].
[2]) Hollinger, Biochem. Zeitschr. 17, 1 [1909].
[3]) Hofmeister, Zeitschr. f. physiol. Chemie 28, 182 [1899].
[4]) Michaelis u. Rona, Biochem. Zeitschr. 18, 514 [1909].
[5]) Rona u. Takahashi, Biochem. Zeitschr. 30, 99 [1910].
[6]) Lyttkens u. Sandgren, Biochem. Zeitschr. 26, 382 [1910]; 31, 151 [1911].
[7]) Lyttkens u. Sandgren, Unveröffentlichte Untersuchung.

wasserklare, eiweißfreie Filtrat bei leicht essigsaurer Reaktion auf ein möglichst kleines Volumen eingeengt derart, daß der zugegebene Elektrolyt gerade ganz in Lösung bleibt und der Zucker polarimetrisch bestimmt. Eine eventuell vorhandene Wirkung des zugesetzten Elektrolyten wie auch die der Säure auf die Drehung wurde durch Kontrollversuche geprüft, und in Übereinstimmung mit den in der Literatur vorhandenen Angaben ist gefunden, daß sie diese nicht oder nicht in irgendwie nennenswerter Weise beeinflussen. Da das Blut, z. B. von Kaninchen, linksdrehende Substanzen enthält (nach Rona und Michaelis sollen solche nicht in nennenswerter Menge im Hundeblut vorkommen), muß auch die Drehung der vergorenen Lösung oft bestimmt werden. Die polarimetrische Bestimmung solcher kleinen Zuckerquantitäten ist aber höchst unsicher. Die einzig zuverlässige Methode ist die Titration vor und nach der Gärung.

Da die Filtration des massigen Eisenniederschlages und das Einengen des großen Filtrates ziemlich zeitraubend ist, fragt es sich, ob man nicht das Verfahren vereinfachen kann. Aller Wahrscheinlichkeit nach läßt sich auch hier für Blutkörperchen allein die Blutzuckerbestimmungsmethode des Verfassers für das Gesamtblut verwenden, welche jedenfalls weit schneller zum Ziele führt (siehe später). Man kann auch die Körperchen mit Wasser verdünnen, das Eiweiß durch Kochen mit Essigsäure entfernen; aus dem stark konzentrierten Filtrat werden Spuren von Eiweiß und andere Verunreinigungen durch Eisen und NaCl entfernt (siehe bei Lyttkens und Sandgren).

Man kann auch den Zuckergehalt der Blutkörperchen durch Blutzuckerbestimmung des Vollblutes und des Serums aus der Differenz berechnen (ein allerdings recht unsicheres Verfahren). Vgl. weiter S. 1003—1007.

e) Extraktivstoffe.

Von solchen enthält das Blut unter anderen Harnstoff, Kreatin und Kreatinin, Ammoniak, Carbaminsäure, Gallensäuren u. a., für welche sämtlich die Blutkörperchen permeabel sind. Demgemäß muß man auch ihre Existenz in den Blutkörperchen folgern, obwohl sie hier nicht nachgewiesen worden sind.

f) Salze.

Im Gegensatz zum Blutserum mit seinem Reichtum an Natrium und Chloriden wird den Blutkörperchen ein starkes Überwiegen des Kaliums und der Phosphate zugesprochen. Die Blutkörperchen von Schwein und Pferd sollen nach Bunge[1]) und Abderhalden[2]) überhaupt kein Natrium enthalten und bei den Blutkörperchen anderer Tiere soll der Gehalt an Kalium meistens stark überwiegen. Thelen[3]) fand jedoch für die Blutkörperchen vom Rind Na und K in fast äquivalenten Mengen, während der Natriumgehalt der Pferdeblutkörper gering und der Schweineblutkörper sehr gering war. Die Schwierigkeiten der Bestimmung sind nun allerdings nicht gering und machen die divergierenden Befunde erklärlich. Erstens liegt die Möglichkeit einer Verunreinigung mit umgebenden Serum bzw. Salzlösung vor. Zweitens kommt, wie oben erwiesen, ein Austausch der Salze und besonders der Säurekomponenten von den Blutkörperchen und umgebender Lösung vor und drittens, wenn man die Erythrocyten in Lösungen von Anelektrolyten aufschwemmt, die Exosmose der intracellulären Salze. Dies Moment macht sich vielleicht auch bei Verwendung

---

[1]) v. Bunge, Zeitschr. f. Biol. 12, 191 [1876].
[2]) Abderhalden, Zeitschr. f. physiol. Chemie 23, 521 [1897]; 25, 65 [1898].
[3]) Thelen, Diss. Würzburg 1897.

von Salzlösungen geltend. Also ist es schwer, die physiologische Salzkonzentration der Blutkörperchen exakt zu fixieren — und die Angaben über die Isotonie sind auch aus denselben Gründen wenig zuverlässig — und noch schwieriger dürfte die Bestimmung der einzelnen Komponenten der Salze, d. h. der Säuren und der Basen sein.

Sorgfältige Untersuchungen über die Blutsalze hat Gürber[1]) ausgeführt. Pferdeblut wurde mit Rohrzuckerlösung ausgewaschen, bis die (agglutinierten) Blutkörperchen vollständig vom Serum befreit worden waren. Die Waschflüssigkeit gab keine Chlorreaktion und die Flammenreaktion auf Natrium fiel negativ aus (erst nach 10 Stunden trat die Natrium- und Chlorreaktion jetzt wieder in der Zuckerlösung auf, ein Zeichen, daß die Chloride jetzt aus den Blutkörperchen herausdiffundiert waren). Der Cruor ist jetzt sehr zähflüssig (wie Teer). Er wird mittels Filtrierpapier getrocknet. Bei der Aschenanalyse mußte das wirkliche Wasservolumen des Cruors in Rechnung gezogen werden.

Bei der Aschenbestimmung wird der Cruor (nach Gürber, bei Pferdeblutkörperchen) direkt verascht und die Asche mit Wasser extrahiert. Hierbei zeigt sich — wie erwartet — daß der Chlorgehalt geringer ausfällt, als wenn etwas $CaCO_3$ zugesetzt wird (ohne Zusatz 0,85 Cl; mit $CaCO_3$ 1,55 auf 1000 g Blutkörperchen). Dagegen blieb der Gehalt an K und Na mit und ohne $CaCO_3$ unverändert. Die Phosphorsäuremenge war aber geringer ohne Zusatz von $CaCO_3$ (1,38 und 1,80 g).

Betreffs der Bestimmung der Aschenbestandteile wird also der Cruor (nach Feststellung des Wasservolums) mit $CaCO_3$ verascht und mit Wasser extrahiert. In einem aliquoten Teile des Wasserauszugs wird eine Chlortitration ausgeführt. Der wasserunlösliche Teil wird in Salzsäure gelöst und mit Wasser auf das nämliche Volumen des Wasserextraktes gebracht. Man benutzt einen ähnlichen Teil wie beim Wasserextrakt zur Chlortitration und vereinigt nachher Wasser- und HCl-Extrakt. Die Lösung wird stark eingeengt, durch Ammoniak und Ammoniumacetat das Eisen und die Hauptmenge der Phosphorsäure gefällt (und im Filtrate, wenn kein $CaCO_3$ zugesetzt wurde, das Calcium durch Ammoniumoxalat; gewöhnlich bekommt man aber nur Spuren). Im Filtrate wird zur Fällung der Magnesia mit Phosphorsäure und Ammoniak übergesättigt: Es entsteht ein nicht wägbarer Niederschlag. Dann wird Ammoniummagnesiumchlorid hinzugefügt und der Niederschlag mit der Eisenfällung vereinigt. Hierauf wird die Gesamtphosphorsäure abgeschieden und bestimmt. Das Filtrat wird in bekannter Weise von Schwefelsäure befreit, die in der Asche zu bestimmen wenig Wert hat (das Eiweiß enthält ja Schwefel) und auf Kalium und Natrium verarbeitet. Man bestimmt erst die gesamten Chloride und daraus das Kalium als Kaliumplatinchlorid. Siehe übrigens beim Harn (S. 64, 71 u. 153).

Eine wertvolle Ergänzung der Aschenanalyse stellt nach Gürber die Dialysemethode dar. Das Cruor wird in dem doppelten Volumen Wasser gelöst und quantitativ in einen Dialysierapparat übergeführt. Zweckmäßig verwendet man hierzu Pergamentschläuche. Gürber erwähnt besonders Pergamentsäcke, die extra zu solchen Zwecken hergestellt, sehr widerstandsfähig und absolut dicht sind und welche infolge der großen osmotischen Durchlässigkeit ihres Papiers eine rapide Dialyse gestatten. Die Schläuche werden durch starke Bunsenklemmen aus Reinnickel, die das fächerartig zusammengefaltete offene Ende der Säcke zupressen, verschlossen. Das Dialysierwasser

---

[1]) Gürber, Salze des Blutes, II. Teil. Habilitationsschrift Würzburg 1904.

und das Cruor erhalten ferner einen reichlichen Zusatz von Thymol, welches zugleich beim späteren Einengen des Dialysats entfernt wird. Die Dialyse wird 50—60 Stunden fortgesetzt. Durch Bestimmung des Rohrzuckergehaltes[1]) wird die Menge der Zwischenflüssigkeit im Cruor gefunden, die bei der Berechnung der Analysen auf reine Blutkörperchenmasse berücksichtigt wird.

Im Dialysat wird das Alkali direkt titrimetrisch bestimmt, weiter das Chlor durch Silberlösung. Calcium und Magnesium werden wie gewöhnlich bestimmt (sowohl Ca als Mg kommen bei Pferdeblutkörperchen nur spurenweise vor und diese Spuren sind möglicherweise Verunreinigungen [aus dem Glase usw.]). Phosphorsäure wird durch Ammoniummagnesiumchlorid gefällt. Weiter ermittelt man Schwefelsäure und zuletzt Kalium und Natrium nach bekannten Methoden.

Dies Verfahren ermöglicht erstens die Bestimmung des Alkalis bzw. der Alkalicarbonate. Die Analysen zeigten, daß solche tatsächlich nicht vorkommen. Weiter wird erwiesen, daß Schwefelsäure in reichlicher Menge vorhanden ist (0,3 g, 0,288 g, 0,265 g in 1000 g Blutkörperchen). Die Menge der Alkalichloride war dieselbe wie bei der Aschenanalyse mit $CaCO_3$. Die Blutkörperchen enthalten also Kochsalz und Kaliumchlorid. Die Menge der Phosphorsäure und der Alkalien war dagegen geringer im Dialysat, als die Aschenanalysen es verlangten. Also kommen die Alkalien in Blutkörperchen teils in ionisierter Form und teils an nicht diffusible Stoffe, d. h. Eiweißkörper, fest gebunden vor, was man erwarten konnte. Die Unterschiede sind aber geringer als vermutet (K 3,06—3,37, 2,87—3,12, 3,01—3,20; Na 0,284—0,275, 0,258—0,250, 0,275—0,265). Gürber nimmt mit Recht an, daß eine hydrolytische Spaltung der Alkalieiweißverbindungen teilweise stattgefunden hat und daß demgemäß die Unterschiede zu klein ausgefallen sind. Weiter wurde mit Sicherheit die Gegenwart von Natrium erwiesen. Seine Menge ist ungefähr $1/10$ von der des Kaliums. Interessant ist ferner, daß die Hauptmenge der Phosphorsäure in nicht diffusibler Form kolloidal gebunden vorkommt (0,225—1,56[2]), 0,329—1,34, 0,195—1,80). Gürber hebt hervor, daß man sogar die abdialysierte Menge als sekundär hydrolytisch abgespalten ansehen darf. Daß die Phosphorsäure hauptsächlich als Bestandteil von Phosphatiden oder Nucleoalbuminen vorkommen sollte, ist ganz unwahrscheinlich. Gürber nimmt an, daß die Phosphorsäure an Hämoglobin kolloidal gebunden ist und führt als Stütze hierfür an, daß nach Krystallisation des Hämoglobins ein beträchtlich größerer Anteil der Phosphorsäure ins Dialysat übergeht. Weiter spricht für eine solche Möglichkeit die Tatsache, daß die vorhandenen Metalle bei weitem nicht ausreichen, um die bei der Dialysenanalyse und in der Asche gefundenen Säuren zu binden. Hierzu kommt dann weiter, daß ein nicht geringer Teil der Metalle mit Eiweiß verbunden ist.

Die Salze der Blutkörperchen sind demgemäß KCl, NaCl, K_2SO_4 und Na_2SO_4. Der durchschnittliche Cl-Gehalt war 1,60 $^0/_{00}$, folglich ist der KCl-Gehalt 0,25% und NaCl-Gehalt 0,068% (alles Na als NaCl berechnet). Die K_2SO_4-Konzentration ist ca. 0,05%. Der osmotische Druck der Salze entspricht etwa 0,3% NaCl, und wenn folglich die Blutkörperchen mit einer 0,85 proz. NaCl-Lösung isotonisch sind, müssen andere Stoffe wesentlich zur Bildung des Druckes beitragen. In erster Linie hat man hierbei an den Quellungsdruck der Kolloide, d. h. der Eiweißkörper, zu denken. Die Richtigkeit dieser Auffassung wird durch folgende Tatsachen wesentlich gestützt.

---

[1]) Die Blutkörperchen waren mit Rohrzuckerlösung ausgewaschen.
[2]) Aschenanalysen ohne $CaCO_3$.

Im Gegensatz zu dem osmotischen Drucke sinkt der Quellungsdruck viel rascher bei Verdünnung. Bei geringerem Wassergehalt ist der Quellungsdruck im Gegenteil größer als der osmotische. Demgemäß nehmen trockene Kolloide aus gesättigten Salzlösungen Wasser aus diesen auf (Overton). Blutkörperchen in Rohrzuckerlösung verlieren relativ schnell ihre Salze durch Diffusion. Solche Blutkörperchen können sogar in eine 0,25—0,30 proz. NaCl-Lösung überführt werden, ohne daß sie platzen, während sonst schon bei ca. 0,50% NaCl Farbstoff austritt. (Die Differenz 0,25% NaCl entspricht ungefähr der intracellulären Salzkonzentration.) Dagegen behalten solche salzarmen Blutkörperchen ihre Volumen in isotonischer Rohrzucker- oder NaCl-Lösung unverändert. Hier muß der Quellungsdruck allein die Isotonie bewirken.

Die Richtigkeit dieser Auffassung, daß der Quellungsdruck der Eiweißkörper in erster Hand für die Isotonie der Blutkörperchen verantwortlich ist, zeigen Untersuchungen mit hämoglobinarmen Blutkörperchen. Durch Injektion von Phenylhydrazin beobachteten Morawitz und Pratt[1] im Verlaufe der hervorgerufenen Anämie (bei Kaninchen) sehr bald eine erhebliche Vermehrung der Resistenz der Blutkörperchen gegen Verdünnung, während die Resistenz gegen Haemolytica geringer war. Itami und Pratt[2] beobachteten einen schnellen Wechsel der Resistenz unter verschiedenen experimentellen Bedingungen. Nach Aussetzen der Injektion von Phenylhydrazin trat in einigen Tagen eine vollständige Restitution ein. Andererseits konnte man nach den Injektionen sogar eine gewisse Resistenz gegen Aqua destillata nachweisen. Was aber sehr wichtig ist, die Resistenzveränderungen steigen und sinken synchron mit dem Hämoglobingehalte. Bei Anämien nach Aderlaß war aber die Resistenz unverändert oder wenig vermehrt. Itami und Pratt erklären die Resistenzsteigerung aus einer Vermehrung der Stromabestandteile, wodurch die Blutkörperchen „pachyderm" werden sollen. Das Stromasediment wurde auch nach der Phenylhydrazinvergiftung (nach Hämolyse durch Saponin) 10—15 mal größer als normal gefunden. Dies besagt aber sehr wenig, da die Stromata normalerweise sich äußerst unvollständig sedimentieren (ohne Säure); eine eventuell vorkommende Agglutination der vergifteten Stromata kann sehr wohl die Unterschiede erklären. Es wäre auch befremdlich anzunehmen, daß die Stromabestandteile so rasch sich verändern sollten und immer mit dem vorhandenen Hämoglobingehalte übereinstimmen. Dagegen ist es sehr gut verständlich, daß das Hämoglobin als Kolloid einen Quellungsdruck ausübt, und daß demgemäß der Quellungsdruck der Blutkörperchen hauptsächlich von dem der Eiweißkörper abhängig ist, was auch sehr gut mit den obenerwähnten Tatsachen vereinbar ist.

Ich komme deswegen zu der Folgerung (im Gegensatz zu der bis jetzt allgemein akzeptierten Auffassung), daß die Salze der Blutkörperchen normal nur eine untergeordnete Bedeutung für die Isotonie derselben besitzen und daß in erster Linie der Quellungsdruck des Hämoglobins diese beherrscht. Zahlenmäßig kann man das Verhältnis so ausdrücken, daß von dem Gesamtdruck der Blutkörperchen ca. $1/3$ dem Salzdruck und etwa $2/3$ dem Quellungsdruck entspricht.

Gegenüber den sehr genauen Analysen Gürbers darf man den älteren Aschenanalysen der Blutkörperchen einen nur geringeren Wert beimessen, weil hier gröbere Fehlerquellen vorliegen. (Die Analysen stellen gewöhnlich Differenzen aus Bestimmungen des Gesamtblutes und des Serums dar.) Wenn

---

[1] Morawitz u. Pratt, Münch. med. Wochenschr. **1908**, Nr. 35.
[2] Itami u. Pratt, Biochem. Zeitschr. **18**, 302 [1909].

ich im folgenden **Abderhaldens** Werte zusammenstelle, bemerke ich dazu ausdrücklich, daß unbedingt **Gürbers** Analysen den Vorzug in bezug auf die Aschenbestandteile verdienen. Und da **Gürbers** Analysen nur Pferdeblutkörperchen betreffen, sind fortgesetzte Untersuchungen über andere Blutsorten wünschenswert.

	Schweine-blut-körperchen	Rinder-blut-körperchen	Pferdeblut-körperchen a	b	Hunde-blut-körperchen	Menschenblut-körperchen Mann	Weib
Blutkörperchen in 1000 Blut. . . .	435,09	325,5	397,7	400[1])	442,8	513,02	396,24
Wasser	272,2	192,65	243,87	—	277,71	349,69	272,56
Feste Stoffe. . . .	162,89	132,85	153,84	—	165,10	163,33	123,68
Hämoglobin. . . .	142,2	103,10	125,8	—	145,6	Orga-	
Eiweiß	8,35	20,89	20,05	—	2,36	nische	
Zucker	—	—	—	0,04[2]) (?)	—	Stoffe	
Cholesterin	0,213	1,100	0,26	—	0,56	159,59	120,13
Phosphalide	1,504	1,220	1,93	—	1,02	—	—
Fett	—	—	—	—	—	—	—
Fettsäuren	0,027		0,02	—	—	—	—
Natron	—	0,7266	—	0,11[3])	1,27	0,24	0,65
Kali	2,157	0,2351	1,32	1,30[3])	0,11	1,59	1,41
Magnesia	0,0656	0,0056	0,04	—	0,03		
Kalk	—	—	—	—	—	—	—
Chlor	0,642	0,5901	0,18	0,64[3])	0,60	0,90	0,36
Schwefelsäure . . .	—	—	—	0,12[3])	—	—	—
Phosphorsäure . .	0,8956	0,2392	0,98	—	0,67	—	—
Anorganische Phosphorsäure	0,7194	0,1140	0,76	0,63[3])	0,54		

In bezug auf Zucker, Fett und Fettsäuren, Natrium, Chlor u. a. wird auf das früher Gesagte verwiesen. Die große Differenz des Cl-Gehaltes beim Mann und Weib zeigt mit großer Wahrscheinlichkeit, daß die betreffenden Blutsorten eine verschiedene CO_2-Menge enthielten, welche durch HCl ersetzt worden ist.

Kernhaltige rote Blutkörperchen

enthalten außer den oben besprochenen Bestandteilen der kernlosen Blutkörperchen noch die Bestandteile des **Kernes**. An dieser Stelle soll erwähnt werden, daß **Hoppe-Seyler**[4]) und **Jaquet**[5]) das **Vogelbluthämoglobin phosphorhaltig** fanden (Gänsehämoglobin 0,77% P_2O_5, Hämoglobin aus Huhn 0,20% P_2O_9). Nach **Inoko**[6]) ist das Gänsebluthämoglobin eine Verbindung von **Nucleinsäure** und **Hämoglobin**, was Verfasser[7]) bezweifelt hat, indem andere Nucleinsäureverbindungen neben dem Hämoglobin vorhanden sind und die Möglichkeit einer Verunreinigung mit diesen also vorhanden ist. Überhaupt ist es recht zweifelhaft, ob Phosphor als Bestandteil des Vogelhämoglobins tatsächlich vorkommt.

[1]) Gürbers Zahlen sind zum Vergleich auf 400 ccm Blutkörperchen umgerechnet.
[2]) Michaelis u. Rona, Biochem. Zeitschr. **18**, 514 [1909].
[3]) Gürber, Salze des Blutes, II. Teil. Habilitationsschrift Würzburg **1904**.
[4]) Hoppe-Seyler, Med.-chem. Untersuchungen **1868**, 370.
[5]) Jaquet, Zeitschr. f. physiol. Chemie **14**, 289 [1890].
[6]) Inoko, Zeitschr. f. physiol. Chemie **18**, 57 [1894].
[7]) Bang, Beiträge z. chem. Physiol. u. Pathol. **5**, 317 [1904].

Zur Darstellung der Kernmasse[1]) werden die wiederholt mit Kochsalzlösung ausgewaschenen Blutkörperchen in Wasser von 40° unter Umschütteln gelöst. Nach einiger Zeit fügt man $1/4$ Vol. 3,6 proz. NaCl-Lösung hinzu, zentrifugiert, suspendiert die abgesetzte Masse wieder in 46° warmem Wasser unter Umschütteln, fügt dieselbe Menge Kochsalzlösung hinzu und zentrifugiert. Man wiederholt dies Verfahren, bis die Masse ein farblos glasiges Aussehen ohne rote Streifen hat und keinen Blutfarbstoff mehr abgibt. Jetzt bringt man sie wieder in Wasser zum Aufquellen, setzt das doppelte Volumen Alkohol hinzu, zentrifugiert, wäscht mit Alkohol aus, entwässert mit abs. Alkohol und treibt dann zuletzt den Alkohol durch Äther aus. Die ganzen Manipulationen dürfen bis zum Einbringen in Alkohol nicht mehr als 3 Tage in Anspruch nehmen. Es empfiehlt sich, die Kernmassen nachts über nicht mit Wasser allein, sondern nach Zusatz von NaCl-Lösung an einem kühlen Platze aufzubewahren (Plenge). Das Verfahren gibt keine quantitative Ausbeute, indem Kernbestandteile durch die Verwendung von Wasser herausgelöst werden. Einfacher dürfte vielleicht das vom Verfasser[2]) angegebene Verfahren sein. Die ausgewaschenen Blutkörperchen werden von einer höchst verdünnten Natronlauge (weniger als 0,1°/₀₀ NaOH) gelöst; aus dieser Lösung schlägt Chlorcalcium die Kernbestandteile in Form eines voluminösen Niederschlages nieder.

Aus diesem Niederschlage läßt sich der charakteristische Kernbestandteil, das Histonnucleinat[2]), leicht darstellen, indem man die Fällung mit 5 proz. NaCl-Lösung extrahiert und das Filtrat mit mehreren Volumen Wasser verdünnt; eine nicht unbedeutende Substanzmenge schlägt sich dann nieder.

Das Histonnucleinat ist als Alkaliverbindung leicht in Wasser löslich und wird durch Zusatz von schon sehr geringen Salzmengen ausgeschieden. Sogar die Alkalichloride bewirken eine Fällung bei einer Konzentration von 0,1—0,2%. Bei einem größeren Zusatz von Neutralsalz (1,7—2,2% NaCl) klärt sich die Lösung wieder vollständig. Das Nucleinat wird weiter schon von sehr geringen Mengen der zweiwertigen Metallsalze niedergeschlagen. Von $CaCl_2$ genügen schon 0,01%. Diese Fällung löst sich glatt in 2—5 proz. Kochsalzlösung. Die neutrale Nucleinatlösung wird auch durch Essigsäure gefällt (es ist zweifelhaft, ob die native Verbindung unverändert ausgefällt wird). Salzsäure bewirkt Zersetzung in Histonchlorid und Nucleinsäure. Bei Sättigung der Lösung mit Kochsalz in Substanz wird das Histonnucleinat gespalten. Das Histon wird ausgefällt (als Histonchlorid) und das nucleinsaure Alkali bleibt in Lösung. Nach Ackermann besteht die nach Plenges Methode dargestellte Kernmasse nach Erschöpfung mit Alkohol zur Entfernung der Lipoide aus 42,1% Nucleinsäure und 57,8% Histon, wenn man den P- und N-Gehalt der Kernmasse zugrunde legt. Extrahiert man die Masse mit verdünnter Salzsäure, so geht das Histon in Lösung, während die Nucleinsäure mit einer geringen Menge eiweißartiger Substanz (wahrscheinlich Histon) zurückbleibt. (Ebenso verhält sich das nucleinsaure Protamin.) Die Nucleinsäure des Nucleinats, welche durch Spaltung entweder mit Kochsalz oder Alkali bzw. Baryt dargestellt werden kann (Mineralsäuren bewirken auch Spaltung, doch wird die Nucleinsäure weiter verändert), dürfte aller Wahrscheinlichkeit nach identisch mit der Thymus- oder Spermanucleinsäure sein.

---

[1]) Ackermann, Zeitschr. f. physiol. Chemie **43**, 299 [1904/05].
[2]) Bang, Beiträge z. chem. Physiol. u. Pathol. **5**, 317 [1904].

Das Histon der Vogelblutkörperchen wurde zuerst von Kossel[1]) durch Extraktion der Kernmasse mit verdünnter Salzsäure gewonnen. Das Histon geht in Lösung und wird mit Ammoniak hieraus niedergeschlagen. Dies Histon zeigt sämtliche Histonreaktionen[2]) in typischer Weise: 1. Es wird von NH_3 niedergeschlagen, ist dagegen in einem großen Überschuß von NH_3 wieder löslich und wird aus dieser Lösung durch Ammoniaksalz wieder ausgeschieden. Histon wird auch von Alkalien und Erdalkalien gefällt. Der Niederschlag ist leicht im Überschuß des Fällungsmittels löslich. 2. Mit Salpetersäure erfolgt Fällung, welche beim Erwärmen verschwindet, um beim Erkalten wiederzukehren. 3. Histon wird durch Kochen ausgeschieden, nicht aber koaguliert. Die Fällung löst sich leicht in Säuren. Das Histon selbst ist nämlich in Wasser unlöslich. Dagegen bildet es lösliche Verbindungen mit Säuren. Beim Kochen fällt das freie Histon nieder; ebenfalls durch NH_3. Bei der Lösung durch Alkali kommen die Säuregruppen (die Carboxyle) des Histons in Betracht. Hier tritt also das Histon als Säure auf. 4. Das Histon wird von den Alkaloidreagenzien bei neutraler Reaktion niedergeschlagen. 5. Mit Eiweißlösungen und Albumosen gibt das Histon Fällungen, welche sowohl aus Eiweiß wie Histon bestehen.

Eine Histonlösung wird weiter von den Neutralsalzen $(NH_4)_2SO_4$, $MgSO_4$ und NaCl ausgesalzen; Schwermetallsalze fällen, Alkohol ebenfalls. Die Biuret-Xanthoprotein- und Millonsche Probe sind positiv; letztere jedoch nur schwach. Die Zusammensetzung ist nach Kossel bei dem durch NH_3 und durch Alkohol hervorgerufenen Niederschlag verschieden. Der NH_3-Niederschlag enthält: 52,31% C, 7,09% H, 18,46% N (S nicht bestimmt). Alkoholniederschlag: 50,67% C, 6,99% H, 17,93% N, 0,5% S. (Der letztere war augenscheinlich [mit etwas Nucleinsäure?] verunreinigt.) Die durch Hydrolyse entstehenden Aminosäuren sind noch nicht erforscht; Leucin und Tyrosin kommen vor.

2. Die weißen Blutkörperchen.

Bekanntlich unterscheidet man unter den weißen Blutkörperchen zwischen Lymphocyten, kleinen protoplasmaarmen Zellen, und den polynucleären Leukocyten, welche auch in größerer Menge als Lymphocyten vorkommen. In chemischer Hinsicht kann man jedoch keine durchgreifenden Unterschiede zwischen beiden erkennen. Übrigens ist es nur wenig, was man überhaupt von ihrer chemischen Natur kennt, da die Reindarstellung derselben als Ausgangsmaterial mit großen Schwierigkeiten verknüpft und die zu erhaltende Quantität nur gering ist. Da die Eiterzellen zum größten Teile mit den weißen Blutkörperchen identisch sind (man faßt sie bekanntlich als ausgewanderte weiße Blutkörperchen auf), könnten die für jene gewonnenen Resultate auf die Leukocyten des Blutes übertragen werden, jedoch mit der wesentlichen Einschränkung, daß die Eiterzellen denaturierte abgestorbene Zellen sind, welche der Autolyse unterlegen haben. Dagegen dürften experimentell dargestellte Exsudate, z. B. nach intraperitonealer Injektion von Aleuronat an Kaninchen ein zweckmäßiges Material zu einem solchen Studium bilden, da man hierbei frische Zellen und in genügender Menge beschaffen kann und zudem unter bestimmten Versuchsbedingungen spezifische Blutkörperchen (Lympho- und Leukocyten) erzeugen kann. Derartige Ver-

---

[1]) Kossel, Zeitschr. f. physiol. Chemie 8, 511 [1884].
[2]) Bang, Zeitschr. f. physiol. Chemie 27, 463 [1899].

suche sind zu diesem Zwecke noch nicht angestellt worden. Hamburger[1]) empfiehlt zur Erzeugung eines Exsudats die Injektion von 2 ccm (nicht mehr) einer gesättigten Kochsalzlösung unter die Schulterhaut des Pferdes. Nach 3—4 Tagen entsteht eine sehr bedeutende Schwellung, welche beim Eröffnen ein schönes, dickes, ausgiebiges Exsudat liefert. Das Tier wird dadurch nicht krank. Einigermaßen rein lassen sich die weißen Blutkörperchen aus Blut darstellen, am besten aus Oxalat- oder Kaninchenblut, da die Fibrinkoagula sonst eine reichliche Menge der Leukocyten einschließen und das difibrinierte Blut also viel weniger davon enthält. Bekanntlich hat auch A. Schmidt die verminderte Zahl derselben auf einen Zerfall der weißen Blutkörperchen bei der Koagulation bezogen, eine Auffassung, welche wohl jetzt ziemlich allgemein aufgegeben worden ist. Daß aber einige Blutkörperchen relativ schnell extravasculär zugrunde gehen, ist wohl nicht unwahrscheinlich.

Bei der Zentrifugierung des Blutes setzen sich die Leukocyten als eine Art Speckhaut über der roten Schicht der Erythrocyten ab. Sie können mit einem Spatel abgeschabt werden. Beim Schütteln mit Kochsalzlösung lassen sie sich einigermaßen von den Erythrocyten trennen, da die weißen Blutkörperchen zusammengeklebt sind. Bei einer kurzen Zentrifugierung setzen sie sich jetzt vollständig ab. Bei Filtration gehen die roten Körperchen durch das Filter, die zusammengeklebten weißen bleiben zurück. Hamburger und Hekma[2]) lassen das defibrinierte Blut freiwillig sedimentieren und nehmen die obere trübe Schicht (Serum + weißen und roten Blutkörperchen) mit der zweiten Schicht (Speckhaut aus weißen Blutkörperchen) fort. Jetzt wird die abpipettierte Mischung zentrifugiert, aber nicht zu lange, weil sonst die Leukocyten zu sehr zusammenkleben (ca. 5 Minuten mit 6—800 Touren pro Minute). Das Sediment wird in Kochsalzlösung aufgeschwemmt. Nach $1/2$—1 Stunde haben die roten Blutkörperchen sich abgesetzt und die trübe obenstehende Flüssigkeit enthält wesentlich nur Leukocyten, welche amöboide Bewegungen und Phagocytose zeigen. Thierfelder[3]) empfiehlt als Ausgangsmaterial die bei Leukämikern während der Agone sich bildenden Fibringerinnsel, welche wegen Reichtums an Leukocyten milchig oder eitrig trübe sind.

Die Leukocyten bestehen aus denselben Bestandteilen wie die übrigen Zellen, d. h. sie enthalten außer Wasser und Salzen Eiweißkörper, Lipoide und Kohlenhydrate. Hierzu kommen weiter verschiedene Enzyme, welche im Kapitel „Blutfermente" S. 1044 u. ff. ihre Erwähnung finden. Außerdem kommt die wichtige Rolle der Phagocytose hinzu, möglicherweise auch die Bildung von Antikörpern. Überhaupt sind die Leukocyten in erster Linie als Sekretionszellen zu betrachten. Da indessen die Sekretion nicht wie sonst gewöhnlich vom Nervensystem beherrscht wird, müssen die Leukocyten besonders einem direkten Erregungsmodus angepaßt sein.

Die in den Leukocyten vorhandenen Salze sind nicht untersucht worden. Aller Wahrscheinlichkeit nach sind die Kalisalze hier wie überall überwiegend. Die Permeabilitätsverhältnisse, welche von Hamburger[1]) und seinen Schülern studiert worden sind, stimmen mit denjenigen der roten Blutkörperchen überein. CO_2 bewirkt eine bedeutende Steigerung des Gehalts an diffusiblem Alkali in der Leukocytenaufschwemmung. Die Leukocyten zeigen Quellung mit Säure und Schrumpfung mit Alkali wie die

---

[1]) Hamburger, Osmotischer Druck und Ionenlehre I, 402, Wiesbaden. 1902.
[2]) Hamburger u. Hekma, Biochem. Zeitschr. 3, 88 [1907].
[3]) Thierfelder, Hoppe-Seylers Handbuch der physiol. u. pathol.-chem. Analyse, 8. Aufl., Berlin 1909, S. 672.

roten Blutkörperchen: Die Säure geht durch, verbindet sich mit dem nicht ionisierten Alkali im Innern, und ein größerer osmotischer Druck ist die Folge. Umgekehrt wird Alkali als nicht permeabel eine Exosmose von Säure bewirken. Die Leukocyten quellen durch hypisotonische und schrumpfen durch hyperisotonische Lösungen. Die prozentuale Größe der Quellung und Schrumpfung stimmt mit der überein, die auch die roten Blutkörperchen in entsprechenden Lösungen zeigen. Bei der Volumenänderung beteiligt sich der Kern in gleichem prozentualen Grade wie der Zellkörper. Hieraus läßt sich die Folgerung ziehen, daß die weißen wie die roten Blutkörperchen eine Lipoidmembran besitzen müssen. Diese Lipoidmembran zeigt genau dieselbe Permeabilität wie die bei den roten vorhandene. Was also dort darüber bemerkt worden ist, hat auch hier seine Gültigkeit. Besonders soll erwähnt sein, daß eine Durchleitung von CO_2 durch eine Leukocytenaufschwemmung in Salzlösungen ein Auftreten von Soda in der Außenflüssigkeit bewirkt: Die Membran ist für Säuren durchlässig. Wenn Kochsalzlösung benutzt wird, kann man direkt titrimetrisch eine Verminderung des Chlorgehaltes nach CO_2-Durchleitung nachweisen: Salzsäure ist eingedrungen. Interessant ist, daran zu erinnern, daß das antibakterielle Vermögen der Exsudatflüssigkeit unter dem Einfluß von CO_2 bedeutend zunimmt. Der Einfluß der CO_2-Beladung auf die Chemotoxis war im allgemeinen gering. Wo sie aber vorkommt, war sie meist von beträchtlicher Natur. Die Phagocytose wird dadurch ein wenig beeinflußt. — Die Aufnahmefähigkeit der Phagocyten wird durch reichliche CO_2-Beladung verringert. Eine Änderung der Salzkonzentration des Mediums (Hyper- und Hypisotonie) bewirken nach Hamburger und Hekma[1]) eine Verminderung der Phagocytose der Leukocyten gegenüber Kohle. Die Lipoide der Leukocyten dürften mit denjenigen der Eiterzellen übereinstimmen. Diese sind Phosphatide, Cerebroside und Cholesterin. Daß Neutralfett jedenfalls oft vorkommt, ist sicher.

Die Kohlenhydrate sind hauptsächlich nur Glykogen, welches aber auch fehlen kann und dementsprechend keinen primären Bestandteil der Leukocyten darstellen kann. Das Glykogen wird mikrochemisch nachgewiesen, und zwar bei gehärteten Leukocytenpräparaten durch die Jodreaktion. Eiweißkörper machen die wesentlichen Zellbestandteile aus. A. Schmidt glaubte hier Serumalbumin gefunden zu haben und schließt hieraus auf die Bildung der Serumeiweißkörper in den Leukocyten. Dies ist sicher unrichtig. Aller Wahrscheinlichkeit nach enthalten die Leukocyten wie die anderen Zellen des Organismus keine Albumine oder Globuline. Dagegen geben die Leukocyten — wenigstens gewisse — mit Alkalien oder konz. NaCl-Lösung eine schleimig aufquellende Masse, welche mit der in Eiterzellen vorkommenden sog. hyalinen Substanz Rovidas identisch zu sein scheint. Diese Substanz ist aber sicher kein einheitlicher Körper, sondern eine Mischung von Proteinen u. a. Körpern. Die wesentlichsten Eiweißkörper der Leukocyten stellen die Nucleoproteide dar. Durch Wasser läßt sich ein Nucleoproteid (oder mehrere) extrahieren, welches durch Essigsäure oder Chlorcalcium niedergeschlagen werden kann, und welches mit sehr verdünntem Alkali eine schleimige Lösung bildet. Mit Salzsäure läßt sich wohl ein Albuminat, aber kein Histon extrahieren, und das Nucleoproteid kann folglich kein Histonnucleinat („Nucleohiston") darstellen[2]). Überhaupt kann man aus den Leukocyten kein Histon isolieren. Ganz entscheidend sind jedoch die Versuche nicht,

---

[1]) Hamburger u. Hekma, Archiv néerand. des Sc. exact. et naturell. **13**, 379 [1908].
[2]) J. Bang, Beiträge z. chem. Physiol. u. Pathol. **4**, 366 [1903].

da auf der einen Seite relativ wenig Untersuchungsmaterial verwendet wurde und andererseits die Lymphdrüsen tatsächlich etwas, obwohl nur wenig Histon (ca. 0,4%) enthalten. Dagegen läßt sich mit Bestimmtheit folgern, daß die Leukocyten nicht mit Thymuszellen identisch sein können, da die letztgenannten reichlich Histon (ca. 1,6%) enthalten.

Über die quantitative Zusammensetzung der Blutleukocyten ist nichts bekannt. Es ist nicht angängig, die Ergebnisse der Analysen von Thymus- und Lymphdrüsenzellen ohne weiteres auf Blutleukocyten zu übertragen.

3. Die Blutplättchen.

Zur Darstellung[1]) der Blutplättchen, welche mit großen Verlusten verbunden ist, wird am besten Fluornatriumblut 1—1½ Stunden zentrifugiert (ca. 1600 Umdrehungen in der Minute). Die roten Blutkörperchen haben sich völlig abgesetzt, über ihnen findet sich eine weiße Schicht aus Leukocyten und Blutplättchen. Das darüberstehende Plasma, welches weißlich getrübt oder auch fast klar sein kann, wird abgehebert und nochmals 3—4 Stunden bei einer Umdrehungszahl von ca. 2000 in der Minute zentrifugiert. Der Bodensatz besteht in günstigsten Fällen ausschließlich aus Plättchen. Er haftet fest am Boden und kann durch Behandlung mit Kochsalzlösung vom Plasma befreit werden.

Zur mikroskopischen Untersuchung können die Plättchen nach Deetjen[2]) isoliert werden, indem man Blut aus der Fingerbeere entnimmt, auf einem Deckgläschen auffängt und dieses auf einen Objektträger bringt, auf dem man zweckmäßig zwei dünne Glasfäden parallel nebeneinander aufgelegt hat. Nun schwemmt man sofort das Blut fort, indem man von der einen Seite mit einer Pipette physiologische Kochsalzlösung zufließen läßt und von der entgegengesetzten Seite mit Filtrierpapier aufsaugt. Sowohl die roten wie die weißen Blutkörperchen werden fortgespült, nur die Blutplättchen bleiben vermöge ihrer Klebrigkeit wenigstens zum großen Teil am Glase haften.

Auf diese Weise dargestellte Blutplättchen zerfallen nach wenigen Minuten. Sie werden rasch unregelmäßig in Form, eine hyaline Substanz tritt aus, die Kernsubstanz wird körnig und verteilt sich zum Teil im Protoplasma. Schließlich sieht man nur blasse Gebilde.

Dagegen kann man durch Zusatz von Hirudin oder Witte-Pepton die Plättchen längere Zeit konservieren. Am besten wirkt nach Deetjen hierbei ein Zusatz von geringen Mengen ungesättigter Kohlenwasserstoffe, besonders von Amylen (Hexylen, Allylchlorid, Allylsenföl, Crotonaldehyd u. a. sind auch brauchbar). Diese Kohlenwasserstoffe werden erst nach längerem Aufbewahren an der Luft aktiv durch Bildung von Peroxyden. Demgemäß kann man ebensogut Terpentinöl, Leinöl oder am besten Wasserstoffsuperoxyd benutzen. Eine 0,005 proz. Lösung von Perhydrol gibt besonders gute Resultate. Bei Gegenwart von Salzen, besonders von kleinen Mengen Mangansulfat (0,5 g zu 100 ccm Blut) wird auch der Zerfall sehr verzögert. Man kann auch die Plättchen konservieren, wenn man Deckglas und Objektträger aus Quarz verwendet und vollkommen alkalifreies Wasser benutzt. Schon eine äußerst geringe Alkali- (und Säure-) Menge genügt zur Auflösung der Plättchen. Hirudinbehandelte Plättchen zerfallen nicht durch diese Alkalieinwirkung. Dagegen schützt die Peptonbehandlung gegen Alkali nicht.

---

[1]) Morawitz, Deutsch. Archiv f. klin. Medizin 79, 224 [1904].
[2]) Deetjen, Zeitschr. f. physiol. Chemie 63, 1 [1909].

Die Blutplättchen sind blasse,. farblose, klebrige Scheibchen von runder Form, mit einem Durchmesser von 2—3 μ. Sie bestehen aus Kern und Protoplasma und besitzen amöboide Bewegungen (Deetjen). Diese Lebenserscheinungen zeigen sie auch nach Behandlung mit Hirudin, Peroxydase und Salzen, während sie durch Witte-Pepton gelähmt werden. Sie müssen auch eine ähnliche Begrenzungsmembran (Lipoidmembran) wie die übrigen Formelemente besitzen, indem sie unter dem Einfluß hypisotonischer Lösungen quellen. Der spontane Zerfall soll nach Deetjen von dem Auftreten eines autolytischen Enzyms verursacht werden. Mehrere Forscher und besonders Deetjen setzen den Zerfall der Plättchen mit der Blutkoagulation in Verbindung. Es ist auch interessant, daß dieselben Körper, welche den Zerfall verhindern, auch die Blutkoagulation aufheben, z. B. Mangansalze, was vorher unbekannt war. Dagegen kann die Peroxydase nicht die Koagulation verhindern, und diese Inkongruenz macht allerdings die Auffassung Deetjens ziemlich zweifelhaft. Wenn weiter Deetjen den Zerfall der Blutplättchen nach Entnahme des Blutes mit dem Verlust von CO_2 in Verbindung setzt, so dürfte es zweifelhaft sein, ob tatsächlich dies der Hauptgrund ist.

B. Plasma und Serum.

Bekanntlich unterscheidet sich Plasma von Serum durch den Gehalt an Fibrinogen, während andererseits das Serum Fibrinferment enthält, was dem Plasma fehlt. Hierzu kommt ferner das Fibringlobulin, welches in Serum vorkommt, während seine Existenz im Plasma als solches jedenfalls nicht über jedem Zweifel steht. Im folgenden soll erst Plasma und nachher Serum besprochen werden, und bei Plasma vorzugsweise der charakteristische Bestandteil, das Fibrinogen und sein Umwandlungsprodukt, das Fibrin, dann die übrigen Eiweißkörper, welche noch im Serum vorkommen. Die übrigen Plasmabestandteile finden beim Serum Erwähnung.

1. Isolierung von Plasma.

Da die Koagulation des Blutes ein Fermentprozeß ist, welcher in der Umbildung des Fibrinogens in Fibrin besteht, muß die Isolierung des unkoagulierten Plasmas eine Aufhebung der Fermentwirkung voraussetzen. Bei schwer gerinnbaren Blutsorten wie Pferdeblut genügt die Abkühlung auf 0° hierzu, indem bekanntlich die Enzymwirkungen bei dieser Temperatur sehr verlangsamt, obwohl nicht völlig aufgehoben werden. Beim Pferdeblut tritt aber bei 0° die Koagulation erst nach 2—3 Tagen ein. Wird das Blut in hohen Zylindern aufgefangen und bei 0° stehen gelassen, so kann man nach einigen Stunden (die Pferdeblutkörperchen senken sich rasch) ein klares Plasma abgießen. So von den Formelementen befreit (eventuell erst durch eine folgende Zentrifugierung), hält sich das Plasma lange, d. h. ein paar Tage, unverändert. Bei der Abkühlung wird also nicht nur die Fermentäußerung, sondern auch die Fermentbildung verzögert. Bei schneller gerinnendem Blute tritt die Fermentation so rasch ein, daß eine Abkühlung nicht genügt. Hier kann man die Koagulation auf zwei prinzipiell verschiedene Weisen verhindern: entweder durch Hemmung der Fermentwirkung oder durch Unterdrückung der Enzymbildung. Das erste Verfahren läßt sich durch Zusatz einer reichlichen Salzmenge zum Blute erzielen. Nach Zentrifugierung erhält man ein Salzplasma, welches schon nach Verdünnung mit Wasser koaguliert.

Gewöhnlich findet hierzu $MgSO_4$ (1 Vol. gesättigte Lösung zu 3 Vol. Blut) Verwendung. Die zweite Methode, die Aufhebung der Fermentbildung, kann man in verschiedener Weise realisieren. Nach Morawitz, Fuld und Spiro u. a. setzt sich die Fibrinfermentbildung aus mehreren Prozessen zusammen: Das aktive Ferment besteht aus zwei Komponenten, Trombogen und Trombokinase, von welchen das Trombogen im zirkulierenden Blute vorkommt, während die Trombokinase bei der Koagulation gebildet — richtiger abgesondert — wird. Zur Bildung des Vollferments sind ferner Kalksalze notwendig: Trombogen mit Trombokinase bildet Protrombin, welches durch Kalksalze zu Trombin umgewandelt wird. Man kann folglich die Bildung des Vollferments verhindern, entweder durch Entfernung der löslichen Kalksalze, z. B. durch Oxalat (das Blut muß 0,1% neutrales Ammoniumoxat enthalten) — Oxalatplasma (Rinderblut eignet sich nicht gut zur Darstellung von Oxalatplasma, da das Plasma sehr hämoglobinhaltig wird) oder durch Citrat — Citratplasma mit 0,2 bis 0,3% neutralem citronensauren Alkali. Oder man kann auch die Kinasebildung verhindern am besten durch Hirudin (1 mg machen 20 ccm Kaninchenblut ungerinnbar) oder durch Witte-Pepton, das am besten durch intravenöse Injektion bei Hunden, (0,3 g getrocknetes Witte-Pepton als 10% Peptonlösung in 0,4% NaCl-Lösung per 1 kg Hund) angewendet wird. Nach 15 Minuten ist das Blut ungerinnbar. Beim Kaninchen ist Pepton unwirksam. Hirudin wirkt sowohl extravasculär als auch nach Injektion. Schließlich kann man durch Auffangen des Blutes in Fluornatrium (bis 0,3%) die Koagulation verhindern, wahrscheinlich auch durch Einwirkung auf die Kinase (Arthus).

Zuletzt kann man die Koagulation verhindern, wenn man das Blut in paraffinierten Gefäßen auffängt. Beim Vogelblut genügt es, eine Berührung des Blutes mit dem Wundsekret zu verhindern. Auch hier fehlt die Trombokinase.

Das so gewonnene Plasma ist eine klare, bernsteingelbe, gegen Lackmus alkalische Flüssigkeit, welche im Gegensatz zum Serum zur Gerinnung gebracht werden kann. Dank seinem Gehalte an Fibrinogen gibt es bei Sättigung mit Kochsalz in Substanz einen markanten Niederschlag. Serum gibt nur einen höchst unbedeutenden.

2. Die Eiweißstoffe des Plasmas und des Serums.

Fibrinogen.

Zur Darstellung des Fibrinogens kommt hauptsächlich Oxalatplasma in Betracht. Das Blut, wenn möglich Pferdeblut, läßt man direkt aus der Ader in ein mit der berechneten Menge Na- oder NH_4-Oxalatlösung beschicktes Gefäß spritzen. Man zentrifugiert und läßt das abgeheberte Plasma 24 Stunden bei 0° stehen, filtriert von dem jetzt entstandenen unbedeutenden Niederschlag und versetzt das Filtrat mit dem halben Volumen gesättigter Kochsalzlösung. Nach Filtration von dem geringfügigen Niederschlag wird das Filtrat mit so viel NaCl-Lösung versetzt, daß auf 1 T. Plasma 2 T. NaCl-Lösung kommen. Der zähe Niederschlag sammelt sich (gewöhnlich oben) und läßt sich durch Dekantation und Filtration von der Flüssigkeit trennen. Man löst die Fällung, welche noch feucht sein muß, in Wasser (Fibrinogen ist als ein Globulin allerdings an sich in Wasser unlöslich, dagegen schließt der Niederschlag genügend Salze für Lösung ein), fällt mit dem gleichen Volumen gesättigter NaCl-Lösung und wiederholt das Verfahren nochmals. Löst man jetzt den scharf abgepreßten

Niederschlag in Wasser und dialysiert gegen ganz schwache (0,003 %) Natronlauge, so erhält man eine salzfreie Fibrinogenlösung, aus der durch Alkohol das (denaturierte) Fibrinogen abgeschieden werden kann (Hammarsten). Nach Huiskamp[1]) enthält die Fibrinogenlösung noch Fibringlobulin als Verunreinigung oder in lockerer Verbindung mit dem Fibrinogen. Um es zu entfernen, versetzt man die Lösung mit 2 Vol. gesättigter Fluornatriumlösung. Das Fibringlobulin bleibt in Lösung. Das niedergeschlagene Fibrinogen löst sich jetzt kaum in verdünnter Kochsalzlösung bei Zimmertemperatur (dagegen bei 40°). Man löst den Niederschlag in 0,05% Ammoniak, neutralisiert die mit NaCl versetzte Lösung und wiederholt die Fällung. Nach Reye[2]) gewinnt man Fibrinogen durch Fraktionierung mit Ammoniumsulfat (12 T. Plasma mit 30 T. Wasser und 16 T. gesättigter Ammonuimsulfatlösung = 27 Volumproz. $(NH_4)_2SO_4$-Lösung). Hierdurch wird das Fibrinogen quantitativ ausgefällt, während Hammarstens Methode mit großen Verlusten arbeitet. Über die Reinheit des Fibrinogens nach Reye liegt jedoch keine hinreichend große Erfahrung vor. (Auch Reyes eigene Angaben sind unvollständig.)

Fibrinogen ist ein typisches Globulin: es ist in Wasser unlöslich, dagegen in verdünnten Salzlösungen leicht löslich und scheidet sich nach Entfernung der Salze (durch Dialyse) wieder aus. Fibrinogen ist eine schwache Säure und kann auch durch äußerst verdünnte Laugen ohne Gegenwart von Salz gelöst werden. Bei vorsichtigem Zusatz von Säuren, auch Kohlensäure, wird es wieder ausgeschieden, löst sich dagegen im Überschuß von Säuren und wird beim noch größeren Zusatz wieder ausgefällt (Hellers Probe). Eine Fibrinogenlösung koaguliert beim Erhitzen schon bei 52—55° [Hammarsten[3])], nach Fredericq[4]) bei 55—56°. Eine Fibrinogenlösung wird quantitativ durch Sättigung mit NaCl, $1/2$-Sättigung mit $MgSO_4$ oder $1/4$-Sättigung mit $(NH_4)_2SO_4$ ausgefällt. Eine salzfreie, möglichst alkaliarme Fibrinogenlösung wird von Chlorcalcium gefällt, und der Fibrinogenkalk wird bald unlöslich, eine Tatsache, die für die Untersuchung des Fibrinfermentes wichtig ist. Das durch Aussalzen, Verdünnung mit Wasser oder durch Säure ausgeschiedene Fibrinogen verliert bald seine Löslichkeit. Wenn man das Fibrinogen einige Zeit unverändert beibehalten will, muß man es also in Form einer Lösung aufbewahren. Das Fibrinogen ist also ein sehr labiler Körper. Schon eine relativ geringe Menge Säure oder Alkali denaturiert es sogleich. Eine Identitätsreaktion ist außer Koagulationstemperatur und Verhalten zu Neutralsalzen, welche nicht ganz spezifisch sind (Myosin u. a. Eiweißkörper verhalten sich ganz identisch), die Eigenschaft, mit Fibrinferment Fibrin zu bilden.

Fibrinogen von verschiedenen Tieren ist nicht ganz identisch. Fibrinogen ist rechtsdrehend. Pferdeblutfibrinogen $[\alpha]_D = -52,5°$ [Mittelbach[5])].

Pferdeblutfibrinogen hat nach Hammarsten die Zusammensetzung 52,93% C, 6,90% H, 16,66% N, 1,25% S. Der Schwefel ist nur zum Teil als Cystin vorhanden (Mörner). Es ist zu bemerken, daß Hammarstens Fibrinogen auch Fibringlobulin enthält, welches eine andere elementare Zusammensetzung besitzt. Die obigen Angaben der Zusammensetzung sind also einer Nachprüfung bedürftig.

1) Huiskamp, Zeitschr. f. physiol. Chemie 44, 182 [1905].
2) Reye, Diss. Straßburg 1898.
3) Hammarsten, Malys Jahresber. d. Tierchemie 1876, 15.
4) Fredericq, Bulletin de l'Acad. de Belg. 2, 64 [1877].
5) Mittelbach, Zeitschr. f. physiol. Chemie 19, 289 [1894].

Der Gehalt des Blutes an Fibrinogen ist ca. 0,4%, d. h. viel kleiner als an den übrigen Eiweißkörpern. Bei gewissen Krankheiten, wie Phosphorvergiftung und Pyämie, kann das Fibrinogen im Blute ganz fehlen. Anderseits kann eine Vermehrung vorkommen, namentlich bei mit gewissen Bakterien, besonders Eiterstaphylokokken, immunisierten Tieren, bei Pneumonie und im allgemeinen bei Krankheiten, die mit starker Leukocytose einhergehen.

Fibringlobulin

befindet sich in Lösung a) nach Koagulation einer Fibrinogenlösung nach Hammarsten mit Fibrinferment, b) nach Ausfällung einer solchen Lösung mit Natriumfluorid nach Huiskamp, c) nach Ausfällung der Fibrinogenlösung mit Essigsäure [Frederikse[1])]. Zuletzt kann man durch Erhitzen die beiden trennen, da Fibringlobulin erst bei etwa 64° koaguliert.

Das Fibringlobulin besitzt dieselben Fällungsgrenzen für Neutralsalze wie Fibrinogen. Es wird von NaCl bei Sättigung und bei $1/4$-Sättigung mit $(NH_4)_2SO_4$ quantitativ ausgeschieden. Dagegen wird es nicht im Gegensatz zum Fibrinogen durch Fluornatrium bei $2/3$-Sättigung gefällt. Sonst verhält sich das Fibringlobin wie ein typisches Globulin. (Essigsäure wirkt allerdings nicht fällend.)

Die Zusammensetzung ist nach Hammarsten 52,70% C, 6,98% H, 16,06% N (Schwefel wurde nicht bestimmt), also vom Fibrinogen ganz verschieden.

Fibrin (Faserstoff).

Fibrin, das Umwandlungsprodukt des Fibrinogens durch Fibrinferment, ist ein koagulierter Eiweißkörper. Es scheidet sich bei der Koagulation in elastischen, faserigen Massen aus, wenn das Blut oder die Fibrinogenlösung während der Gerinnung geschlagen wird, bei der spontanen Koagulation als weniger elastische und nicht besonders faserige Klümpchen. Das durch Schlagen des Blutes gewonnene Fibrin ist stets von eingeschlossenen Blutkörperchen — roten und weißen — verunreinigt. Weiter nimmt das Fibrin reichlich verschiedene Enzyme — proteolytische und Oxydationsenzyme, Antikörper u. a. auf; Salze werden auch eingeschlossen. Das Blutfibrin (nicht aber reines) ist stets kalkhaltig. Man kann durch Auswaschen die Verunreinigungen nicht vollständig los werden, und reines Fibrin läßt sich wohl nur aus reiner Fibrinogenlösung mit Hilfe des Fibrinferments (nach H. Schmidts Methode) darstellen.

Fibrin ist in Alkohol, Äther und Wasser unlöslich. Das nicht erhitzte und nicht mit Alkohol behandelte Fibrin löst sich langsam unter Quellung in nicht zu verdünnten (und nicht zu konzentrierten) Lösungen neutraler Salze, wie Natrium- und Kaliumacetat, 2—10proz. NaCl und KCl, NaBr, KBr, NaJ, KJ, chlorsaurem Kali u. a. auf, und zwar z. T. dank eingeschlossenen Fermenten. Bei 40° geht die Auflösung schneller. Hierbei entstehen nach Green und Dastre zwei Globuline, welche nicht mit Fibrinogen identisch sind. Leukocytenhaltiges Fibrin liefert hierbei Albumosen und Peptone. Der Faserstoff verschiedener Tiere löst sich mit verschiedener Geschwindigkeit in Salzlösungen. Besonders leicht löslich ist Schweineblutfibrin. Fibrin von ungleicher Reinheit oder aus Blut von verschiedenen Gefäßbezirken kann auch eine etwas ungleiche Löslichkeit zeigen.

---

[1]) J. J. Frederikse, Zeitschr. f. physiol. Chemie 19, 143 [1894].

In ganz verdünnter Lauge (0,1% KOH oder NaOH) oder in verdünnten Mineralsäuren (0,1% HCl) quillt das Fibrin stark, löst sich aber nur sehr langsam auf. Ein Zusatz von nicht zu geringer Menge Neutralsalz verhindert diese Quellung.

Die Zusammensetzung des Fibrins ist nach Hammarsten 52,68% C, 6,83% H, 16,91% N, 1,10% S.

Serumglobulin.

Daß das im Blute vorkommende Serumglobulin kein einheitlicher Körper ist, steht fest. Abgesehen von Fibrinogen muß man zwischen Fibringlobulin und Serumglobulin unterscheiden. Beide kommen im Plasma und Serum vor. Im Plasma kann man durch Sättigung mit NaCl das Fibrinogen und Fibringlobulin niederschlagen. In Lösung bleibt jedenfalls das allermeiste Serumglobulin. Das Serum gibt auch bei Sättigung mit NaCl einen unbedeutenden Niederschlag von Fibringlobulin. Inwieweit die anderen Serumglobuline von NaCl überhaupt gefällt werden, ist nicht erwiesen. Ob diese selbst einheitliche Körper darstellen, ist nicht entschieden. Nur so viel ist zweifellos, daß eine Trennung der eventuell vorkommenden Serumglobuline nicht gelungen ist. Zwar kann man durch Fraktionierung mit Salzen [$(NH_4)_2SO_4$-Lösung] und Fällung mit verdünnten Säuren das Globulin in mehreren Fraktionen aufteilen, dagegen ist es höchst unsicher, daß diese Fraktionen mehreren chemischen Individuen entsprechen. Zur Darstellung des Serumglobulins kann man das Serum mit mehreren Volumen Wasser verdünnen, wobei ein geringer Niederschlag von Globulin entsteht. Leitet man CO_2 hindurch, setzt vorsichtig Essigsäure, Salzsäure oder nach des Verfassers Erfahrungen noch besser Oxalsäure hinzu, so vermehrt sich der Niederschlag. Hierdurch wird aber nur ein kleiner Teil, ca. $^1/_{10}$, des Serumglobulins ausgefällt. Quantitativ kann man, wie Hammarsten zuerst gezeigt hat, das Globulin durch Sättigung mit $MgSO_4$ niederschlagen oder auch durch Halbsättigung mit $(NH_4)_2SO_4$ (Hofmeister und Schüler). Nach Marcus[1]) ist der wasserlösliche Teil (welcher also nicht durch Essigsäure fällbar ist), von dem wasserunlöslichen Teil des Globulins verschieden. Die wasserunlösliche Fraktion sollte weiter schon bei 28—30 Volumproz. $(NH_4)_2SO_4$-Lösung ausgefällt werden (Euglobulin), während der wasserlösliche Teil erst bei 36—44 Volumproz. ausgeschieden wurde (Pseudoglobulin), [Hofmeister und Pick[2]]. Die Untersuchungen von Freund und Joachim[3]), Hammarsten[4]), Porges und Spiro[5]) zeigten aber, daß sowohl die Euglobulin- wie die Pseudoglobulinfraktion wasserlösliches und wasserunlösliches Globulin enthalten. Da nun weiter beide dieselbe chemische Zusammensetzung, dieselbe Gerinnungstemperatur, dasselbe Drehungsvermögen und gleichen Brechungskoeffizienten besitzen, ist man nicht berechtigt, aus den Fraktionsgrenzen gegen $(NH_4)_2SO_4$ allein zwei Typen aufzustellen. Übrigens hat Haslam[6]) gezeigt, daß die fraktionierte Fällung mit $(NH_4)_2SO_4$ eine zur Trennung der verschiedenen Globuline wenig geeignete Methode ist. Hammarsten hat weiter dargetan, daß man durch geeignete Reinigung ein wasserlösliches Globulin in ein wasserunlösliches umwandeln kann und vice versa ein wasserunlösliches in ein wasserlösliches. Hammarsten deutet an,

---

1) Marcus, Zeitschr. f. physiol. Chemie 28, 559 [1899].
2) Hofmeister u. Pick, Beiträge z. chem. Physiol. u. Pathol. 1, 360 [1902].
3) Freund u. Joachim, Zeitschr. f. physiol. Chemie 36, 407 [1902].
4) Hammarsten, Ergebnisse d. Physiol. 1, 346 [1902].
5) Porges u. Spiro, Beiträge z. chem. Physiol. u. Pathol. 3, 277 [1903].
6) Haslam, Journ. of Physiol. 32, 267 [1905].

daß andere Serumbestandteile die Löslichkeit des Globulins verändern können und führt an, daß Casein, ein ganz wasserunlöslicher Körper, durch Verunreinigung mit Serumbestandteilen wasserlöslich wird. (Dagegen wird das Nucleoproteid des Serums ausgeschieden.) K. Mörner[1] hat gezeigt, daß eine Beimischung von den — tatsächlich in Serum vorkommenden — Seifen die Löslichkeit des Globulins erheblich ändern kann. Dasselbe dürfte auch mit anderen Serumlipoiden, besonders mit Phosphatiden, der Fall sein. Noguchi[2] hat gezeigt, daß gerade die Phosphatide mit dem Globulin niedergeschlagen werden, und zwar ungleichmäßig in den verschiedenen Fraktionen. Bekanntlich werden auch die Fermente, Antifermente, Antitoxine u. a. mit dem Globulin niedergeschlagen und befinden sich vorzugsweise in der Euglobulinfraktion.

Bernert[3] konnte aus dem Globulin 1% Lecithin (s. Phosphatid) durch heißen Alkohol extrahieren.

Tatsächlich kann man also nur zwischen Fibringlobulin und dem eigentlichen Serumglobulin unterscheiden. Dagegen kommt auch ein anderer Bestandteil konstant in der Globulinfraktion und zwar in dem wasserunlöslichen Teil vor, nämlich ein Nucleoproteid, wahrscheinlich aus den Leukocyten oder Blutplättchen herstammend. Wenn man also ein möglichst reines Serumglobulin darstellen will, muß man für die Entfernung sowohl des Fibringlobulins als des Nucleoproteids Sorge tragen. Da das Nucleoproteid nach Verdünnung mit Essigsäure wahrscheinlich quantitativ ausgeschieden wird, ist dies auch sehr einfach, denn der Nucleoproteidniederschlag ist in verdünnten Salzlösungen unlöslich, während das Globulin hierdurch herausgelöst wird. Ebenfalls ist das Nucleoproteid viel schwerer im Überschuß von Essigsäure löslich als Serumglobulin, was auch zur Trennung benutzt werden kann. Man hat aber keine Garantie, daß alles Nucleoproteid hierdurch ausgeschieden wird (vgl. die Befunde für das Casein).

Ein möglichst reines Serumglobulin kann also aus Serum in der Weise dargestellt werden, daß man erst das Serum mit $(NH_4)_2SO_4$-Lösung bis $1/4$-Sättigung versetzt. Die kleine Fibringlobulinfällung wird abfiltriert und das Filtrat mit neutralem $(NH_4)_2SO_4$ halbgesättigt. Der Globulinniederschlag wird mit halbgesättigter $(NH_4)_2SO_4$-Lösung ausgewaschen, bis keine positive Eiweißreaktion im Filtrate mehr vorhanden ist. Der Niederschlag löst sich dank dem Salzgehalt in Wasser. Man filtriert, verdünnt mit Wasser, bis Essigsäure oder CO_2 eine schwache Fällung gibt, fällt mit Säure, filtriert nach einiger Zeit, löst das ausgeschiedene Globulin in verdünnter Salzlösung auf. Aus den vereinigten Filtraten kann das Globulin durch $(NH_4)_2SO_4$ ausgefällt werden. Nach Haslam ist, wie bemerkt, die Genauigkeit der $(NH_4)_2SO_4$-Methode überhaupt unsicher. Dagegen ist die $MgSO_4$-Methode nach Hammarstens sorgfältigen Untersuchungen exakt. Die Globuline werden auch vom gleichen Volumen bei 32° gesättigter Na_2SO_4-Lösung quantitativ ausgefällt. Dies Verfahren verdient entschieden Beachtung.

Serumglobulin stellt in feuchtem Zustande eine schneeweiße, gar nicht zähe oder elastische Masse dar, welche regelmäßig Fibrinferment enthält. Eine neutrale Globulinlösung wird durch Sättigung mit Kochsalz nur unvollständig und bei $2/3$-Sättigung nicht gefällt. Es ist fraglich, ob eine vom Fibringlobulin befreite Globulinlösung überhaupt durch Kochsalz gefällt wird. Sie wird durch

[1] K. Mörner, Zeitschr. f. physiol. Chemie 34, 253 [1902].
[2] Noguchi, Journ. of experim. Med. 1907.
[3] Bernert, Archiv f. experim. Pathol. u. Pharmakol. 49, 32 [1903].

Dialyse oder Säure nur unvollständig niedergeschlagen, dagegen von $MgSO_4$, $(NH_4)_2SO_4$, und Na_2SO_4 gefällt. Die Gerinnungstemperatur ist bei einem Gehalte der Lösung von 5—10% NaCl etwa 75° (69—75°). Die spezifische Drehung einer salzhaltigen Lösung ist $[\alpha]_D = -47,8°$. Die Zusammensetzung ist 52,71% C, 7,01% H, 15,85% N, 1,11% S. Nach K. Mörner ist sämtlicher Schwefel als Cystin vorhanden. Die elementare Zusammensetzung stimmt mit der von Fibringlobulin ziemlich genau überein. Serumglobulin enthält eine Kohlenhydratgruppe [K. Mörner[1]]. Langstein[2] fand 1,3% reduzierende Substanz als Dextrose berechnet. Abderhalden, Bergell und Dörpinghaus[3] fanden nur 0,1% reduzierende Substanz. Die Möglichkeit, daß diese Kohlenhydrate — Glucose und Glucosamin — aus Beimengungen des Globulins herstammen, ist nicht ganz von der Hand zu weisen. Andererseits ist es nicht unmöglich, daß das Globulin durch eine andere zuckerhaltige Eiweißsubstanz verunreinigt ist, wahrscheinlich durch ein Mucoid, welches tatsächlich im Serum vorkommt [Eichholz[4])[5])].

Der Gehalt des Blutes an Serumglobulin ist bei verschiedenen Tieren variabel. Menschenblut enthält durchschnittlich nur 2,8%, Pferdeblut 4,8%, Blut vom Hund 2,2%, vom Schaf 3,0%, vom Schwein 3,0%. Vogel- und Amphibienblut enthalten noch viel weniger Globulin (wie Eiweiß überhaupt). Der Gehalt kann übrigens bei derselben Tierart bedeutend schwanken. Beim Hungern und bei Infektionen steigt der Globulingehalt relativ und absolut, ebenso bei vielen Immunisierungsvorgängen (auf Kosten des Albumins) wie im Diphtherieheilserum, bei Immunisierungen mit Ricin und Bakterienkulturen.

Serumalbumin

scheint ein Gemenge von mindestens zwei Eiweißstoffen zu sein. Teils hat man durch fraktionierte Fällung mit $(NH_4)_2SO_4$ mehrere Albumine mit abweichenden Fällungsgrenzen geglaubt darstellen zu können (Kauder); teils hat man auf Grund der verschiedenen Gerinnungstemperaturen drei verschiedene Albumine angenommen (Halliburton). Beide Ansichten sind wohl nicht mehr haltbar. Dagegen kann man ganz bestimmt zwischen einem krystallisierbaren und einem nicht krystallisierbaren Albumin im Plasma und Serum unterscheiden. Inwieweit beide tatsächlich auch chemisch differente Körper sind, oder nicht vielmehr die nicht krystallisierbare Fraktion Verunreinigungen den Mangel dieses Vermögens verdankt, ist noch nicht unentschieden. Die Frage nach der einheitlichen Natur des Serumalbumins ist also noch offen.

Zur Darstellung des Gesamtalbumins wird erst das Serum vom Globulin durch Sättigung mit $MgSO_4$ bei 30° befreit. Das Filtrat wird, bei quantitativer Arbeit mit dem Waschwasser (bei 30° gesättigte $MgSO_4$-Lösung) zusammen, nach Abkühlung von dem auskrystallisierten Salze durch Filtration getrennt und mit Essigsäure bis zu 1% versetzt. Das Albumin fällt aus. Der Niederschlag wird in Wasser gelöst, neutralisiert und durch Dialyse von den Salzen befreit. In fester Form kann das native Albumin durch Eintrocknen der Lösung bei gelinder Wärme oder Ausfällung mit reichlich Alkohol, welcher so rasch als möglich entfernt werden muß, erhalten werden (Johannson).

---

[1]) K. Mörner, Zeitschr. f. physiol. Chemie 34, 253 [1901/02].
[2]) Langstein, Monatshefte f. Chemie 24, 445 [1903]; 25, 453 [1904]; 26, 531 [1905].
[3]) Abderhalden, Bergell u. Dörpinghaus, Zeitschr. f. physiol. Chemie 41, 450 [1904].
[4]) Eichholz, Journ. of Physiol. 23, 176 [1898].
[5]) Bywaters, Biochem. Zeitschr. 15, 322 [1909].

Man kann auch erst mit $(NH_4)_2SO_4$ zur Hälfte sättigen und im Filtrate das Albumin durch Sättigung mit demselben Salz ausfällen.

Weiter kann man nach Entfernung des Globulins durch Na_2SO_4 das Albumin durch Sättigung mit Na_2SO_4 bei 37° ausfällen. Filtriert man bei derselben Temperatur und stellt nach dem Auswaschen den Filterniederschlag bei 4—5° hin, so krystallisiert nach Impfung das Salz reichlich aus, und eine salzarme (ca. 5% Na_2SO_4 enthaltende), sehr eiweißreiche Lösung läuft hindurch, indem das Albumin sich jetzt löst.

Krystallisiert ist Pferdeblutalbumin zuerst von Gürber[1]) erhalten. In bezug auf das Blut von Hund, Katze, Ochse, Hammel sind die Bemühungen vergebens gewesen. Gruzewska[2]) gibt an, auch aus dem Blut von Meerschweinchen, Katze und Ochse krystallisiertes Albumin erhalten zu haben. Gürber gewann auch krystallisiertes Albumin aus Kaninchenblut, was jedoch anderen Autoren nie gelang. Nach der Verbesserung von Pemsel[3]) wird Pferdeblutserum mit dem gleichen Volumen gesättigter $(NH_4)_2SO_4$-Lösung versetzt, nach mehrstündigem Stehen vom Niederschlag abfiltriert und zum globulinfreien Filtrat 1% Schwefelsäure bis zur beginnenden bleibenden Trübung hinzugefügt (auf 100 ccm 10—14 ccm). Beim Stehen, am besten nach Inagaki[4]) bei 40°, scheiden sich die Krystalle ab. Stets aber krystallisiert nur ein Teil des Serumalbumins. Das Umkrystallisieren erfolgt aus wässeriger Lösung durch Zusatz von $(NH_4)_2SO_4$ und Säure (oder $(NH_4)_2SO_4$ allein). Beim ersten und zweiten Umkrystallisieren erfolgt keine vollständige Lösung in Wasser, später löst sich das Albumin vollständig, obwohl langsam [Cohn[5])]. Nach Cohn kann man das Albumin beliebig oft umkrystallisieren, eine mehrmalige Umkrystallisierung ist auch notwendig, um die Verunreinigungen zu beseitigen (sogar nach fünf Umkrystallisierungen ist das Albumin noch nicht rein). Auch nach sieben Umkrystallisationen waren des Verfassers Präparate nicht ganz rein geworden, obwohl die Krystalle tadellos schienen. Um ein salzfreies Präparat zu erhalten, wird die wässerige Lösung in heißen Alkohol gegossen und das Koagulum mit Wasser ausgewaschen.

Das krystallinische Serumalbumin dürfte eine Verbindung mit Schwefelsäure sein [K. Mörner[6]), Inagaki]. Das durch Alkohol koagulierte Albumin hat dieselbe Zusammensetzung wie das amorphe. Die mittlere Zusammensetzung war 53,05% C, 6,85% H, 16,04% N, 1,79% S (Hammarsten), und für das krystallisierte 53,08% C, 7,1% H, 15,93% N, 1,9% S (Michel). Der Schwefel ist wahrscheinlich ausschließlich in Form von Cystin vorhanden (K. Mörner). Das Serumalbumin ist klar in Wasser löslich, gerinnt in 1% salzarmer Lösung bei 50°, durch Kochsalzzusatz wird die Koagulationstemperatur erheblich erhöht (bis auf 84°). Eine Lösung von Serumalbumin ist noch nie mit Sicherheit ganz frei von Mineralsalzen erhalten worden. Eine möglichst salzarme Lösung gerinnt weder beim Kochen noch nach Zusatz von Alkohol, welcher es ohne Veränderung fällt, zum Unterschiede von Ovalbumin, welches koaguliert wird. Amorphes Serumalbumin zeigt eine Rotation $[\alpha]_D = -60,05°$, das krystallisierte $[\alpha]_D = -61$ bis $61,2°$. Serumalbumin ist viel resistenter als Ovalbumin gegen Mineralsäuren. Doch wird es mit größerer oder geringerer Schnelligkeit

[1]) Gürber, Sitzungsber. d. phys.-med. Gesellschaft zu Würzburg 1894, 143.
[2]) Gruzewska, Compt. rend. de la Soc. de Biol. 128, 1535 [1899].
[3]) Pemsel, Bei Krieger. Diss. Straßburg 1899.
[4]) Inagaki, Verhandl. d. phys.-med. Gesellschaft zu Würzburg. N. F. 38, Nr. 1 [1905].
[5]) Cohn, Zeitschr. f. physiol. Chemie 43, 42 [1904/05].
[6]) K. Mörner, Zeitschr. f. physiol. Chemie 34, 243 [1902].

je nach der Temperatur und Konzentration der Säuren in Azidalbumin umgewandelt. Bei Zimmertemperatur wird es erst bei 14—15 proz. Salzsäure
nach 1 Stunde in Azidalbumin und Albumosen übergeführt, beim Erhitzen
dagegen schon durch 1% HCl rasch denaturiert. Alkalien bewirken schnelle
Bildung von Alkalialbuminat; verdünntes Ammoniak ist unwirksam, Soda
ebenfalls.

Erwärmt man eine Serumalbuminlösung mit einer bestimmten geringen
Menge Alkali vorsichtig auf 60°, so geht nach Moll[1]) das Albumin zum Teil in
Substanzen über, welche in bezug auf Wasserlöslichkeit, Fällungsgrenzen und
Schwefelgehalt (ein Teil des Schwefels wird abgespalten) mit Globulin (Eu- und
Pseudoglobulin) übereinstimmen. Inwieweit diese Substanzen tatsächlich mit
Serumglobulin identisch sind, ist ungewiß. In diesem Falle dürfte man bei
Albumin dieselben Spaltungsprodukte und in derselben Quantität wie beim
Globulin finden. Das Albumin aber enthält so wenig Zucker (Glucosamin), daß
die Möglichkeit nicht von der Hand zu weisen ist, das gefundene Glucosamin
entstamme einer Verunreinigung. Dies ist um so mehr zu beachten, als mehrmals umkrystallisiertes Albumin keine Molischsche Reaktion mehr gibt.
Allerdings könnte auch beim Globulin der Zucker von Verunreinigungen herstammen (s. oben). Ein Vergleich des prozentischen Gehaltes an Spaltungsprodukten zeigt aber erhebliche Unterschiede der Konstitution zwischen beiden,
wie die folgende Tabelle lehrt. Hier sind auch die Spaltungsprodukte des
Fibrinogens angeführt.

	Serum-albumin[2])	Serum-globulin[3])	Fibri-nogen[4])
Glykokoll	0	3,52	3,0
Alanin	2,68	2,22	3,6
Leucin	20,00	18,70	15,0
Asparginsäure . . .	3,12	2,54	2,0
Glutaminsäure	7,7	8,5	10,4
Cystin.	2,3	1,51	1,17
Prolin.	1,04	2,76	3,6
Phenylalanin . . .	3,08	3,84	2,5
Tyrosin	2,1	2,5	3,5

Die Differenzen zwischen Albumin und Globulin sind so groß, daß man
eine einfache Umwandlung des einen in das andere kaum annehmen kann.
Beachtenswert sind weiter die Unterschiede zwischen Fibrinogen und Serumglobulin.

Menschenblut enthält mehr Albumin als Globulin (1,5 : 1 nach Hammarsten). Bei Tieren ist das Verhältnis schwankend. Pferdeblut enthält mehr
Globulin als Albumin (4,9% gegen 2,8%). Der Gehalt variiert übrigens auch
bei denselben Tierarten. Bei Krankheiten ist der Albumingehalt oft vermindert
und der Globulingehalt vermehrt (auf Kosten des Albumins?). Nach Aderlässen steigt der Albumingehalt.

[1]) Moll, Beiträge z. chem. Physiol. u. Pathol. 4, 563 [1904]; 7, 311 [1906].
[2]) Abderhalden, Zeitschr. f. physiol. Chemie 37, 495 [1902/03]; 46, 194 [1905].
[3]) Abderhalden, Zeitschr. f. physiol. Chemie 44, 22 [1905]; 46, 194 [1905]. —
K. Mörner, Zeitschr. f. physiol. Chemie 34, 267 [1901/02].
[4]) Abderhalden u. Voitinovici, Zeitschr. f. physiol. Chemie 52, 371 [1907].

Glutolin

nennt Faust[1]) einen Eiweißkörper, welchen er für eine Zwischenstufe zwischen Eiweiß und Glutin hält. Es wurde aus der Globulinfraktion durch Halbsättigung mit $(NH_4)_2SO_4$ erhalten, war in Neutralsalzlösungen unlöslich, dagegen in Ammoniak und Alkalien löslich und konnte aus diesen Lösungen wieder durch Säure abgeschieden werden. Hieraus ist ersichtlich, daß das $(NH_4)_2SO_4$ saure Reaktion hatte, und der Verdacht taucht auf, daß es sich um ein Umwandlungsprodukt des Serumglobulins durch Säure und Alkali handelt [Spiro[2]), Hammarsten[3])]. Man könnte a priori denken, daß das Nucleoproteid ein Bestandteil des Glutolins war. Die Zusammensetzung spricht aber nicht hierfür: 57,21% C, 7,24% H, 17,47% N 0,64% S.

Nucleoproteid aus Blutserum.

Zu der Darstellung wird entweder durch 20 fach verdünntes Pferdeblutserum Kohlensäure hindurchgeleitet, die Fällung durch Zentrifugierung abgeschieden und der Niederschlag mit der fünffachen Menge 1proz. NaCl-Lösung vorsichtig übergossen. Nach 6 Stunden wird das in Lösung gegangene Globulin entfernt, der schleimige, fadenziehende Bodensatz in 1proz. NaCl-Lösung unter Zusatz einer Spur von Soda gelöst und die Flüssigkeit mit Essigsäure gefällt [Pekelharing[4])]. Da das Nucleoproteid beim Stehen des Serums oder Plasmas größtenteils spontan ausgeschieden wird, kann man auch die folgende Methode[5]) benutzen. Das Blut wird zentrifugiert, das Plasma bzw. Serum gesammelt, aufs neue zentrifugiert und filtriert. Danach läßt man das Plasma oder Serum 48 Stunden im Eisschranke stehen. Ohne Ausnahme hat sich ein Niederschlag gebildet, welcher durch Zentrifugieren gesammelt werden kann und das Nucleoproteid darstellt.

Pekelharings Nucleoproteid ist im Wasser und in Salzlösungen unlöslich, in Soda und verdünntem Alkali löslich. Durch Behandlung mit Alkohol verliert es diese Löslichkeit. Es wird durch Sättigung mit $MgSO_4$ und Halbsättigung mit $(NH_4)_2SO_4$ ausgefällt. Schwer löslich im Überschuß von Essigsäure, wird es durch Calciumchlorid ausgefällt (auch aus Blutserum, Huiskamp). Die meisten Eiweißreaktionen sind beim Nucleoproteid positiv, die von Adamkiewicz-Hopkins ist negativ. Beim Kochen mit Salzsäure werden Purinbasen abgespalten. Der Gehalt an Nucleinsäure dürfte klein sein, weil die Zusammensetzung die folgende war: 51,85% C, 7,24% H, 14,03% N, 0,08% P.

Der Plasmaniederschlag ist teilweise in Wasser löslich und wird aus der Lösung durch $CaCl_2$ ausgefällt, auch durch Essigsäure. Diese Fällung bildet mit 0,1 % Natronlauge eine schleimige Lösung. Die Verbindung enthielt kein Histon und stimmte übrigens mit den aus den Leukocyten dargestellten Nucleoproteiden überein. Mindestens zwei Substanzen kommen in dem Niederschlage vor. Die Auffassung, daß die Nucleoproteide aus dem Zerfall von Leukocyten herstammen (und wahrscheinlich mit „Rovidas hyaliner Substanz" identisch sind), findet in den Beobachtungen Liebermeisters[6]) eine Bestätigung, daß leukocytenreiche Sera weit mehr Nucleoproteid enthalten als Normalsera. Das Nucleoproteid enthält Fibrinferment,

[1]) Faust, Archiv f. experim. Pathol. u. Pharmakol. **41**, 309 [1898].
[2]) Spiro, Zeitschr. f. physiol. Chemie **28**, 174 [1899].
[3]) Hammarsten, Ergebnisse d. Physiol. **1**, 337 [1902].
[4]) Pekelharing, Untersuchungen über das Fibrinferment. Amsterdam **1892**.
[5]) Bang, Beiträge z. chem. Physiol. u. Pathol. **4**, 331 [1903].
[6]) Liebermeister, Beiträge z. chem. Physiol. u. Pathol. **8**, 439 [1906].

wahrscheinlich als Verunreinigung. (Die Enzyme werden eben von kolloidalen Niederschlägen aufgenommen.)

Serummucoid

befindet sich im eingeengten Filtrat des koagulierten Blutserums (Zanetti[1]). Durch Sieden mit Salzsäure soll das Mucoid eine reduzierende Substanz und einen Teil des Schwefels als Schwefelsäure abspalten. Nach K. Mörner[2] handelt es sich beim Serummucoid um verändertes Globulin, während Eichholz[3] und besonders Bywaters[4] für die Anwesenheit eines Glucoproteids, d. h. Mucoids, eingetreten sind. Nach Bywaters[5] ist das Serummucoid in siedendem Wasser löslich und durch Alkohol fällbar. Es enthält 11,6% N und 1,8% S und liefert ca. 25% Glucosamin [Bywaters[5]]. Zur Darstellung des Mucoids wird Serum enteiweißt, das Filtrat dialysiert, stark eingeengt und mit Alkohol niedergeschlagen. Die Zusammensetzung ist nach Bywaters 47,62% C, 6,85% H, 11,64% N, 1,75% S.

Albumosen und Peptone.

Die ältere allgemein verbreitete Auffassung, daß das Blut unter normalen Verhältnissen Albumosen-Peptone enthalte, ist durch die Untersuchungen von Neumeister und Salkowski erschüttert worden und hat augenblicklich etwas von ihrem aktuellen Interesse verloren, seitdem man weiß, daß die Eiweißkörper im Darm bis zu abiureten Produkten abgebaut werden können. Die Frage kann noch nicht als gelöst angesehen werden, trotz zahlreicher mit den verschiedensten Methoden ausgeführten Untersuchungen der letzten Jahre. Die prinzipielle Schwierigkeit ist die Entscheidung, inwieweit eventuell nachgewiesene Albumosen-Peptone präformiert im Blute vorkommen oder erst künstlich durch die Methode der Enteiweißung und folgende Konzentration der Lösung gebildet werden. Denn meistens sind zwar Albumosen-Peptone nachgewiesen worden, in so kleiner Menge aber, daß man diese Spuren sehr wohl als sekundär gebildete Albumosen oder ungeronnenes Eiweiß ansehen darf.

Abderhalden und Oppenheimer[6], Abderhalden, Funk und London[7], Morawitz und Dietschy[8] konnten keine Albumosen im Plasma nachweisen, während Embden und Knoop[9], Langstein[10], v. Bergmann und Langstein[11], F. Kraus[12] und Freund[13] zumeist eine positive Biuretreaktion fanden. Bywaters[14] Auffassung hat wohl das Richtige getroffen, daß die Albumosen hauptsächlich dem Serummucoid entsprechen. Embden und Knoop koagulierten das Blut durch längeres Kochen mit 10 proz. saurem Kaliumphosphat und engten das Filtrat ein. Hierbei ist jedoch eine sekundäre Albumosenbildung zu befürchten. Besonders bei Verwendung von Vollblut, da das Globin

1) Zanetti, Malys Jahresber. d. Tierchemie **27**, 31 [1897].
2) K. Mörner, Zeitschr. f. physiol. Chemie **34**, 207 [1901/02].
3) Eichholz, Journ. of Physiol. **23**, 176 [1898].
4) Bywaters, Journ. of Physiol. **35**, 1 [1906].
5) Bywaters, Biochem. Zeitschr. **15**, 322 [1909].
6) Abderhalden u. Oppenheimer, Zeitschr. f. physiol. Chemie **42**, 155 [1904].
7) Abderhalden, Funk u. London, Zeitschr. f. physiol. Chemie **51**, 269 [1907].
8) Morawitz u. Dietschy, Archiv f. experim. Pathol. u. Pharmakol. **34**, 88 [1906].
9) Embden u. Knoop, Beiträge z. chem. Physiol. u. Pathol. **3**, 120 [1903].
10) Langstein, Beiträge z. chem. Physiol. u. Pathol. **3**, 373 [1903].
11) v. Bergmann u. Langstein, Beiträge z. chem. Physiol. u. Pathol. **4**, 27 [1903].
12) F. Kraus, Zeitschr. f. experim. Pathol. u. Pharmakol. **13**, 52 [1906].
13) Freund, Archiv f. experim. Pathol. u. Therapie **4**, 1 [1907].
14) Bywaters, Biochem. Zeitschr. **15**, 344 [1909].

besonders leicht zerlegt zu werden scheint, wie Morawitz und Dietschy zeigten. Diese Forscher fingen das Blut (250 ccm) in 5 l auf 80° erhitzter physiologischer Kochsalzlösung auf, die mit etwas Kaliumphosphat schwach angesäuert war. Das Filtrat wurde auf ca. 1 l auf dem Sandbade eingeengt, mit Zinksulfat und etwas verdünnter Schwefelsäure gesättigt, der Niederschlag mit wasserfreiem Alkohol ausgezogen und dann mit einem Wasserextrakt die Biuretreaktion angestellt. Vollblut bzw. hämoglobinhaltiges Serum ergab positive, Plasma negative Biuretreaktion. Abderhalden und Mitarbeiter koagulierten das Blut nach Verdünnung mit 10 Vol. 10 prozentiger NaCl-Lösung, säuerten mit Essigsäure schwach an, kochten auf und untersuchten das Filtrat auf Biuret- reaktion, ev. nach Behandlung mit Mastix und Konzentration. Langstein koagu- lierte das mit 0,8 prozentiger Kochsalzlösung verdünnte Serum, konzentrierte das Filtrat und fällte mit Alkohol. Der Niederschlag gab sämtliche Eiweißreaktionen. Einige Male gelang es Kohlenhydrate abzuspalten, manchmal nicht. Freund benutzte Sättigung mit NaCl, Ansäuerung mit Essigsäure und Aufkochen oder Fällung mit $ZnSO_4$. Hohlweg und Meyer[1]) erzielten eine nach ihrer Auf- fassung vollständige Entfernung des koagulablen Eiweißes aus Serum wie folgt: 50 ccm Serum mit 50 ccm einer Mischung von gleichen Teilen 1 proz. Essigsäure und 5 proz. Monokaliumphosphat wird mit 300 ccm Wasser und 400 ccm gesättigter Kochsalzlösung durch Kochen koaguliert. Das Filtrat zeigte erst nach Konzentration bis auf $1/10$—$1/20$ positive Biuretreaktion. — Einige Forscher haben also einen nicht koagulablen Eiweißkörper nachweisen können, andere nicht. Daß dies Eiweiß aber aus Albumosen besteht, ist unentschieden. Denn die Gegenwart des Seromucoids ist meistens nicht berücksichtigt worden. Betreffs der Methodik kann wohl keines der Verfahren eine absolute Zu- verlässigkeit beanspruchen. Die schwachen Punkte sind das lange Kochen bei saurer Reaktion und die langdauernde Konzentration des Filtrates bei 100°.

Da man jetzt annimmt, daß das meiste Eiweiß schon im Darm bis zu abiureten Produkten abgebaut wird, kann man mit Wahrscheinlichkeit davon ausgehen, daß das Blut normal höchstens Spuren von Albumosen enthält. Da- gegen enthält das Blut unter abnormen Verhältnissen sicher Albumosen. Nolf[2]) fand nach reichlicher Einführung von Albumosen in den Darm einen Übergang derselben ins Blut. Borchardt[3]) konnte bei Fütterung von Hunden mit Elastinalbumosen und Elastin eine Albumose, Hemielastin, die durch besondere Eigenschaften ausgezeichnet ist, im Blute und Harn nachweisen. Ähnliche Ergebnisse lieferte Fütterung mit Bence-Jones Eiweißkörper [Borchardt und Lippmann[4])]. Anderseits setzen die Beobachtungen über Albumosurie ein Vorkommen von Albumosen im Blute voraus (obwohl auch Albumosen bisweilen erst im Harntraktus gebildet werden). Nolf[5]), Schumm[6]) und Erben[7]) haben auch unter pathologischen Verhältnissen mit Sicherheit Albu- mosen im Blute gefunden. Brugsch[8]) fand bei Nephritikern dagegen nur minimale Spuren.

---

[1]) Hohlweg u. Meyer, Beiträge z. chem. Physiol. u. Pathol. **11**, 381 [1908].
[2]) Nolf, Bull. Acad. Roy. Belg. **1903** u. **1904**.
[3]) Borchardt, Zeitschr. f. physiol. Chemie **51**, 507 [1907].
[4]) Borchardt u. Lippmann, Biochem. Zeitschr. **25**, 6 [1910].
[5]) Nolf, Extr. des Arch. de Biol. **20** [1903].
[6]) Schumm, Beiträge z. chem. Physiol. u. Pathol. **4**, 453 [1903].
[7]) Erben, Zeitschr. f. klin. Medizin **50**, 441 [1903].
[8]) Brugsch, Med. Klinik **1906**, Nr. 12.

Proteinsäuren.

Browinski[1]) hat nach der von Bondzynski und seinen Mitarbeitern ausgearbeiteten Methodik im Serum Antoxyproteinsäure, Alloxyproteinsäure, Oxyproteinsäure und Urochrom nachgewiesen. Zur Bestimmung wurde 1 l Serum mit 5 Vol. Wasser durch Ansäuern mit Essigsäure und Kochen vom Eiweiß befreit. In dem konzentrierten Filtrat wurden die Proteinsäuren nach den für die Harnuntersuchung ausgearbeiteten Methoden nachgewiesen. Ca. 1% des Total-N und 5—10% des unkoagulablen N kamen als Proteinsäure-N vor.

Blutserum

ist eine klare, klebrige Flüssigkeit, welche gegen Lackmus etwas stärker alkalisch als Plasma reagiert. Das spez. Gew. ist beim Menschen 1,027—1,032, durchschnittlich 1,028. Die Farbe ist bernsteingelb beim Pferd, blaßgelb bei Menschen-, Rinder- und Kaninchenserum. Aus defibriniertem Blute dargestellt, ist Serum regelmäßig von gelöstem Hämoglobin rötlich gefärbt. Das Serum ist gewöhnlich klar; nach fettreicher Mahlzeit kann es trübe oder milchig weiß sein. Der Gehalt des Serums an Eiweiß schwankt bei Säugetieren in der Regel von 7—10%. Der Eiweißgehalt ist bei ihnen meistens höher als bei Vögeln und niederen Tieren. Den kleinsten Wert erhielt Halliburton[2]) beim Frosch mit 2,5%.

Zur Serumdarstellung läßt man am besten das Blut durch ruhiges Stehen gerinnen. Die ganze Masse erstarrt dann zu einer Gallerte, welche sich nach und nach zusammenzieht und ein klares Serum herauspreßt. Zur Darstellung größerer Mengen empfiehlt es sich, das Blut in einem größeren Gefäß gerinnen zu lassen. Nach 24 Stunden stellt man ein kleineres leeres Gefäß auf die Blutmasse und setzt nach und nach etwas Wasser zu. Man kann hierdurch bequem beträchtliche Serummengen gewinnen.

Aus defibriniertem Blute kann man das Serum durch Zentrifugierung darstellen. Man defibriniert das Blut, indem man es während der Gerinnung in Bewegung hält, z. B. durch Schlagen mit einem Glasstabe oder Schütteln mit Schrotkugeln (bzw. Glasperlen). Mittels Kolieren durch ein Tuch wird das Fibrin entfernt.

3. Die N-haltigen Krystalloide des Blutserums bzw. Plasmas.

Die N-haltigen Kolloide bestehen aus den Eiweißkörpern des Blutserums, wozu die Proteinsäuren gerechnet wurden. Diese Einteilung entspricht nicht ganz der gewöhnlichen, nach welcher man dem Total-N den Rest-N gegenüberstellt. Den Rest-N bilden nämlich die nichtkoagulablen N-haltigen Verbindungen, also auch Seromucoid, Albumosen und Proteinsäuren. Der Reststickstoff wird aus der Differenz des Total-N und des N im Eiweißniederschlage berechnet. Da man aber keine ganz zuverlässigen Methoden zur quantitativen Ausfällung der genuinen Eiweißkörper besitzt und da der Rest-N von nur geringer Größe ist, so können sogar recht geringe Mengen ungeronnenes Eiweiß sich hier sehr bemerkbar machen. Hingegen ist es viel einfacher, die Krystalloide von den Kolloiden zu trennen als die Kolloide unter sich. Es scheint auch rationeller, sämtliche Kolloide für sich den Krystalloiden gegen-

---

1) Browinski, Zeitschr. f. physiol. Chemie **58**, 134 [1908/09].
2) Halliburton, Journ. of Physiol. **7**, 319 [1886].

überzustellen, als einige Kolloide neben anderen Kolloiden + den Krystalloiden. Dies trifft um so mehr zu, als die Kolloide die Eiweißkörper darstellen und die Krystalloide die übrigen N-haltigen Verbindungen.

Zur Trennung der Kolloide von den Krystalloiden kommen mehrere Methoden in Betracht. Man kann das mit Wasser verdünnte Serum bzw. Plasma nach Ansäuern mit Salzsäure mit einem Metallsalze, z. B. Sublimat, fällen (Phosphorwolframsäure in saurer Lösung dürfte nicht zur direkten Ausfällung empfehlenswert sein, hingegen wohl bei einer Kombination mit der Koagulation durch Kochen). Hierdurch werden sicher die Eiweißkörper niedergeschlagen, und in Lösung bleiben die Aminosäuren, Harnstoff und Carbaminsäure, Ammoniak u. a., während die Harnsäure, Kreatin und Kreatinin und Gallensäuren jedenfalls teilweise mit niedergerissen werden. Eine für alle Fälle brauchbare Methode ist also dies Verfahren nicht. 2. Man fällt mit mehreren Volumen Alkohol. Hierbei werden aber jedenfalls Aminosäuren teilweise gefällt, und andererseits bleibt immer etwas Eiweiß in Lösung, wahrscheinlich dank den Phosphatiden, welche das Vermögen besitzen, etwas Eiweiß in alkoholischer (und ätherischer) Lösung zu halten. Das Verfahren ist also keiner allgemeinen Anwendung fähig. 3. Die dritte, bis jetzt zu diesem Zweck nur wenig gebrauchte Methode ist die Ausflockung der Eiweißkörper durch anorganische Kolloide. Besonders empfehlenswert ist die Eisenmethode von Michaelis und Rona[1]), während die Kaolinmethode weniger brauchbar ist, da Hämoglobin hierdurch nicht niedergeschlagen wird. Mastix ist auch von denselben Verfassern empfohlen worden. Dies Verfahren ist jedoch weniger brauchbar, da Albumosen nur unvollständig gefällt werden. Auch ist das Verfahren weit umständlicher. Die Enteiweißung nach der Eisenmethode gestaltet sich folgendermaßen:

50 ccm Serum oder Plasma werden mit 10—12 Vol. Wasser verdünnt und mit 40 ccm Ferr. oxyd. dial. (käufliche Lösung) tropfenweise unter lebhaftem Umschütteln versetzt. Damit ist die Enteiweißung vollendet. Die wasserklare, eiweiß- und eisenfreie Flüssigkeit kann sofort abfiltriert werden. Da das Eisenoxydhydrat die Farbstoffe vollständig mitreißt, kann die Flüssigkeit bei schwach saurer Reaktion bis auf 10—15 ccm eingeengt werden, ohne sich im geringsten Maße zu trüben oder sich dunkler zu färben. Die Einhaltung der gegebenen Mengenverhältnisse ist zum guten Gelingen der Enteiweißung durchaus erforderlich. Durch diese Methode werden die Kolloide, d. h. Eiweißkörper und Proteinsäuren, quantitativ ausgefällt und sämtliche Krystalloide, vielleicht mit Ausnahme der Glykocholsäure (und Harnsäure?) bleiben in Lösung. Da nun weiter die Methode bequemer als jede andere ist, verdient sie entschieden für viele Zwecke Berücksichtigung. Selbstverständlich kann man sie auch mit der Koagulationsmethode durch Kochen kombinieren (was nach des Verfassers Erfahrungen vorteilhaft ist, da man hier das Blut nicht so stark zu verdünnen braucht).

Aminosäuren.

Daß Aminosäuren zu den normalen Blutbestandteilen gehören, geht unzweifelhaft aus den Tatsachen hervor, daß einerseits die Eiweißkörper im Darm bis zu Aminosäuren bzw. Peptiden abgebaut und als solche resorbiert werden (obwohl eine Umwandlung in der Darmwand nicht ganz ausgeschlossen ist); auf der anderen Seite kommt in Betracht, daß nach Embden Aminosäuren

---

[1]) Michaelis u. Rona, Biochem. Zeitschr. 7, 329 [1908].

im normalen Harne vorkommen sollen. Es scheint dann logisch zu folgern, daß sie sich auch im Blute vorfinden. Unter normalen Verhältnissen scheint aber die Menge im Blute zu klein zu sein, daß sie mit den heutigen Methoden mit Sicherheit nicht nachgewiesen — jedenfalls nicht genauer charakterisiert werden können. Dagegen erscheint die Sörensensche Methode zur Bestimmung der Aminosäuren im Harne — die Formoltitrierung — wohl auch brauchbar zur Bestimmung derselben im Blut, wenn man vorher die Eiweißkörper durch Salzsäure + Sublimat oder Eisen entfernt hat. Nach einer Berechnung von v. Bergmann und Langstein[1]) kann die Resorption von 30 g N die Stickstoffmenge im Blute nur um ca. 0,005% erhöhen, wenn man davon ausgeht, daß die Resorption 3—4 Stunden dauert und die Abbauprodukte ebenso schnell in den Organen gebunden wie sie resorbiert werden.

Zum Nachweis der Aminosäuren wird das enteiweißte Blut mit β-Naphthalinsulfochlorid nach E. Fischer oder α-Naphthylisocyanat nach Neuberg (s. beim Harn) behandelt. v. Bergmann[2]) und Howell[3]) erhielten mit der Naphthalinsulfochloridmethode Körper, deren Menge zu einer genaueren Charakterisierung unzureichend war. Bingel[4]) hat im normalen Rinderblut das Vorhandensein von Glykokoll nachgewiesen. Deswegen soll Bingels Verfahren hier Erwähnung finden.

5 l Rinderblut werden mit 5 l Wasser, 10 l 2 proz. Salzsäure und 10 l 5 proz. Sublimat versetzt und nach kurzem Stehen filtriert. Nach Entfernung des Quecksilbers durch H_2S werden 6 l Flüssigkeit, entsprechend 1 l Blut bei 60° auf 500 ccm eingeengt und mit 33 proz. Natronlauge alkalisch gemacht. Die ausgeschiedenen Phosphate werden entfernt und das Filtrat mit 100 ccm einer 5 proz. ätherischen β-Naphthalinsulfochloridlösung 9 Stunden geschüttelt, wobei nötigenfalls etwas Natronlauge zugefügt wird. Nach Abtrennung des Äthers und Abfiltrierung unlöslicher Verbindungen ruft Salzsäure eine ziemliche Fällung hervor, welche in Äther aufgenommen wird. Der bis zur annähernden Chlorfreiheit gewaschene Äther wird unter Zusatz von etwas Wasser abdestilliert und der ölige Rückstand in NH_3 gelöst und mit reichlichen Äthermengen ausgeschüttelt. Die wässerige Lösung wird mit Salzsäure gefällt und wieder in Äther aufgenommen usw. wie oben. Der nach Abdestillieren des Äthers bleibende Rückstand wird in 30 ccm Wasser unter Erwärmen teilweise gelöst und heiß filtriert. Die erkaltende Flüssigkeit wird mit einigen Krystallen von β-Naphthalinsulfoglykokoll geimpft, und die Glykokollverbindung krystallisiert dann aus. Der Rückstand wird noch einmal auf Glykokoll verarbeitet. Die noch unreine Naphthalinsulfoglykokollverbindung wird umkrystallisiert. Die Ausbeute aus 10 l Blut betrug nach der ersten Umkrystallisierung 0,35 g. Bingel macht darauf aufmerksam, daß schon die Hippursäuresynthese in der Niere nach Bunge und Schmiedeberg das Vorhandensein von Glykokoll im Blute wahrscheinlich macht.

Obwohl Bingels Ausbeute gar nicht quantitativ war, muß jedenfalls die Menge des Glykokolls im Blute sehr gering sein. Unter solchen Umständen ist es interessant, daß die Niere Aminosäuren oder Glykokoll normalerweise durchläßt. Die Niere besitzt also nicht ein Vermögen, Aminosäuren zurückzuhalten, wie es für den Zucker der Fall ist. Jedenfalls muß man davon ausgehen, daß bei einer größeren Aminosäuremenge im Harn auch die Quantität im Blute

---

1) v. Bergmann u. Langstein, Beiträge z. chem. Physiol. u. Pathol. 4, 27 [1903].
2) v. Bergmann, Beiträge z. chem. Physiol. u. Pathol. 4, 40 [1903].
3) Howell, Amer. Journ. of Physiol. 17, 273 [1906].
4) Bingel, Zeitschr. f. physiol. Chemie 58, 382 [1908].

vermehrt ist. So konnten auch Neuberg und Richter[1]) bei akuter gelber Leberatrophie aus ca. 350 ccm Blut mehr als 2 g Aminosäuren, darunter Leucin, Tyrosin und Lysin, isolieren. v. Bergmann[2]) fand bei akuter gelber Leberatrophie ebenfalls den Reststickstoff stark vermehrt. Interessant ist ferner, daß Neuberg und Strauß[3]) bei Nierenkrankheiten Aminosäuren, darunter Glykokoll, nachgewiesen haben. Letsche[4]) konnte im Alkoholextrakt aus normalem Serum keine Aminosäuren nachweisen, was wohl anzeigt, daß sein Verfahren hierzu weniger brauchbar war.

Der Aminosäurengehalt im Blute variiert wahrscheinlich mit dem Ernährungszustande, wenigstens ist die Menge des Reststickstoffes auf der Höhe der Verdauung größer als im Hunger (v. Bergmann und Langstein, Hohlweg und Meyer).

Betreffs Eigenschaften, Verhalten, Zusammensetzung, Konstitution und Nachweis der Aminosäuren wird auf die entsprechenden Abschnitte beim Harn hingewiesen.

Harnstoff

wurde zuerst im Blute von Simon und Prout beobachtet. Analysiert haben den aus Blut dargestellten Harnstoff zum ersten Male Verneuil und Dollfuß. Er stellt einen konstanten Bestandteil des Blutes dar, obwohl er in seiner Menge in hohem Grade vom Ernährungszustande abhängig ist. Schöndorff[5]) gibt den Gehalt im Blute auf 0,023%—0,0505%, bei reichlicher N-haltiger Nahrung auf 0,15% an, Kaufmann bei Pferdefleisch zu 0,032—0,052%. Gottlieb[6]) fand 0,01% im Hunger, nach Fleischfütterung 0,03—0,06%, v. Jaksch[7]) für normales Blut 0,05—0,06%. Barcrofts[8]) sowie Javals und Adlers[9]) Analysen stimmten hiermit überein. Bei pathologischen Zuständen kann der Harnstoffgehalt bedeutend steigen, besonders bei Nephritiden und Urämie. v. Rzentkowski[10]) fand bei Urämie 0,336% Rest-N oder „Retentions-N", wovon der größte Teil auf Harnstoff (80—90%) entfällt [Strauß[11])]. Übrigens besteht kein direkter Zusammenhang zwischen Urämie und Höhe des Rest-N.

Das Blut der Selachier ist nach v. Schröder sehr reich an Harnstoff und die Menge kann sogar 2,6% betragen. Baglioni[12]) hat gezeigt, daß dieser hohe Harnstoffgehalt von großer Bedeutung als notwendige Lebensbedingung für das Herz und wahrscheinlich für alle Organe und Gewebe ist. Da der Harnstoff für Blutkörperchen permeabel ist, kommt er gleichmäßig in Blutkörperchen und im Plasma vor. Zur Bestimmung kann man also entweder Gesamtblut oder Serum brauchen, im letzteren Falle hat man auf Vollblut umzurechnen. Die Methodik ist überall dieselbe.

Zum Nachweis und für die Bestimmung des Harnstoffes im Blute stehen mehrere Methoden zur Verfügung. 1. Nach Hoppe-Seyler[13]) wird

---

[1]) Neuberg u. Richter, Deutsche med. Wochenschr. **1904**, 499.
[2]) v. Bergmann, Beiträge z. chem. Physiol. u. Pathol. **4**, 40 [1903].
[3]) Neuberg u. Strauß, Berl. klin. Wochenschr. **1906**, Nr. 9.
[4]) Letsche, Zeitschr. f. physiol. Chemie **53**, 31 [1907].
[5]) Schöndorff, Archiv f. d. ges. Physiol. **63**, 192 [1895]; **74**, 307 [1899].
[6]) Gottlieb, Archiv f. experim. Pathol. u. Pharmakol. **42**, 238 [1899].
[7]) v. Jaksch, Leyden-Festschrift **1901**, I.
[8]) Barcroft, Journ. of Physiol. **29**, 181 [1903].
[9]) Javal u. Adler, Compt. rend. de la Soc. de Biol. **61**, 235 [1906].
[10]) Rzentkowski, Virchows Archiv **179**, 405 [1905].
[11]) Strauß, Die chronischen Harnkrankheiten usw. Berlin **1902**.
[12]) Baglioni, Centralbl. f. Physiol. **13**, 385 [1905].
[13]) Hoppe-Seyler, Thierfelders Handbuch der physiol.-chem. Analysen. Berlin **1909**, S. 651.

das Blut bzw. Plasmaserum mit 3—4 Vol. Alkohol gut gemischt und 24 Stunden bei Zimmertemperatur stehen gelassen. Man filtriert dann, wäscht den Rückstand mehrmals mit Alkohol aus und engt die vereinigten Filtrate zur Entfernung der Hauptmenge des Alkohols bei ca. 50° oder im Vakuum ein. Nach dem Erkalten säuert man mit Essigsäure stark an, fügt Chloroform hinzu, schüttelt gut durch und trennt im Scheidetrichter beide Flüssigkeiten. Die Chloroformlösung wird mit Wasser gut gewaschen und die Waschflüssigkeit mit der übrigen alkoholisch-wässerigen Lösung vereinigt (durch das Chloroform werden Phosphatide, Seifen, Cholesterin u. dgl. aufgenommen und entfernt). Die wässerig-alkoholische Lösung wird nun durch Abdampfen bei mäßiger Temperatur vom Alkohol befreit, nach dem Erkalten mit Schwefelsäure stark sauer gemacht und zur Entfernung von Peptonen, Kreatinin und etwa vorhandenen Basen mit Phosphorwolframsäure gefällt, solange ein Niederschlag entsteht. Man wäscht den Niederschlag wiederholt mit schwefelsäurehaltigem Wasser aus, übersättigt die vereinigten Filtrate mit Barytwasser, entfernt den Überschuß durch Kohlensäure, filtriert, dampft ein und scheidet den Harnstoff mit salpetersaurem Quecksilberoxyd in derselben Weise wie bei der Harnstofftitrierung ab, indem statt Natriumcarbonat zum Neutralisieren der freiwerdenden Schwefelsäure Barytwasser dient und die Flüssigkeit bis zum Ende sauer erhalten wird. Schließlich wird mit Barytwasser genau neutralisiert, der Niederschlag abfiltriert, einige Male mit kleinen Mengen Wasser gewaschen, samt dem Filter in etwas Wasser zerteilt und mit Schwefelwasserstoff das Quecksilber entfernt. Die Lösung soll jetzt, außer vielleicht etwas salpetersaurem Baryt, nur salpetersauren Harnstoff enthalten [Letsche[1]) fand störende Verunreinigungen]. Sie wird zur Austreibung des H_2S auf dem Wasserbade erwärmt und nach Zusatz von $BaCO_3$ bei mäßiger Temperatur zur Trockne verdampft, der Rückstand mit abs. Alkohol extrahiert und filtriert. Um kleine Mengen von salpetersaurem Baryt, die sich möglicherweise in Alkohol gelöst haben, zu entfernen, fügt man das gleiche Volumen Essigäther hinzu, filtriert vom Niederschlage ab und verdunstet zur Trockne. Wiederholt man das Verfahren mehrmals, so ist der salpetersaure Baryt völlig entfernt und beim Verdunsten krystallisiert Harnstoff aus, dessen Menge durch die Wage direkt ermittelt werden kann. Nach Letsche[1]) ist der Harnstoff noch nicht rein, sondern enthält ölige Beimengungen und N-reiche Substanzen, welche durch Lösen in Wasser entfernt werden können. Nach der Modifikation von Gottlieb[2]) kann man die Masse in wenig Alkohol lösen und mit einer ätherischen Lösung von Oxalsäure verdunsten; der Rückstand wird mit Äther zur Entfernung der öligen Beimengungen (gelingt nicht nach Letsche) und überschüssiger Oxalsäure ausgewaschen, dann in Wasser gelöst und die an Harnstoff gebundene Oxalsäure titrimetrisch durch $n/_{20}$-Barytlösung ermittelt. 1 ccm Barytlösung entspricht 3 mg Harnstoff. Da der oxalsaure Harnstoff in Äther etwas löslich ist, ist dem erhaltenen Harnstoffwert für je 10 ccm Waschflüssigkeit 0,1 mg zuzuaddieren. Salkowski[3]) löst die Masse in Alkohol, dunstet ein, setzt aber anstatt Oxalsäure Salpetersäure (spez. Gew. 1,2) hinzu, sammelt den Niederschlag nach 24stündigem Stehen in der Kälte auf einem (über Schwefelsäure getrockneten) aschefreien und glatten Filter und wäscht kurz mit eiskalter Salpetersäure. Man befreit das Filter durch Ausbreiten auf Filtrierpapier von überschüssiger Salpetersäure, bringt es in

[1]) Letsche, Zeitschr. f. physiol. Chemie 53, 31 [1907].
[2]) Gottlieb, Archiv f. experim. Pathol. u. Pharmakol. 42, 238 [1899].
[3]) Salkowski, Arbeiten a. d. Pathol. Inst. zu Berlin. Hirschwald 1906, S. 581.

den Trichter zurück, wäscht mit abs. Alkohol und mit Äther, trocknet und wägt. An dem gefundenen Wert (Harnstoffnitrat) ist eine Korrektur anzubringen, wenn die Prüfung eine Beimengung von Natriumnitrat und Hypoxanthinnitrat (das letzte braucht man beim Blute nicht zu berücksichtigen) ergibt. Zur Prüfung auf Natriumnitrat bringt man das Filter mit Harnstoffnitrat in einen gewogenen Platintiegel und erhitzt vorsichtig. Bleibt ein merkbarer Rückstand, dampft man ihn mit konz. Schwefelsäure ab, führt das Mononatriumsulfat durch wiederholtes Erhitzen mit Ammoniumcarbonat in Natriumsulfat über und wägt. Das gefundene Natriumsulfat wird auf Natriumnitrat umgerechnet (71 T. Natriumsulfat entsprechen 85 T. Natriumnitrat), und dieser Wert ist von dem oben erhaltenen Wert für Harnstoffnitrat abzuziehen. Einfacher scheint es, das Harnstoffnitrat in Wasser zu lösen und nach Gottlieb acidimetrisch zu bestimmen. Die Prüfung hat eigentlich nur dann Zweck, wenn Hypoxanthin vorhanden ist. Da aber Hypoxanthin in abs. Alkohol ganz unlöslich ist und zudem durch die Phosphorwolframsäure schon vorher ausgefällt worden ist, dürfte auch sonst die Gefahr einer solchen Beimengung ziemlich minimal sein. Abgesehen davon, daß diese Methode sehr umständlich und zeitraubend ist, muß man berücksichtigen, daß manche Sorten Phosphorwolframsäure auch Harnstoff niederschlagen können. Jedenfalls ist es notwendig, diesen Niederschlag gut auszuwaschen. Letsche fand in diesem Niederschlag keinen Harnstoff.

Die Eisenmethode von Michaelis und Rona dürfte wahrscheinlich zur Harnstoffbestimmung gute Dienste leisten, indem hierdurch Phosphatide und andere Kolloide bequem entfernt werden. Besonders vorteilhaft ist sie zur Reinigung des Alkoholextraktes. Anstatt des Ausschüttelns mit Chloroform und der Fällung mit Phosphorwolframsäure löst man das eingeengte Alkoholextrakt in wenig Wasser (20—30 ccm), setzt 2—5 ccm Ferr. oxyd. dialysat. hinzu, schüttelt durch und befreit die Lösung durch ein paar Kubikzentimeter gesättigter $MgSO_4$-Lösung vom Eisen. Man bekommt ein absolut klares Filtrat, welches wahrscheinlich gleich (nicht über 60°) eingedunstet und mit Alkohol ausgezogen werden kann. Schließlich konnte man den Harnstoff aus abs. alkoholischer Lösung mit Oxalsäure oder Salpetersäure niederschlagen.

2. Schöndorff[1]) benutzt das von Pflüger-Bleibtreu ausgearbeitete Verfahren zur Bestimmung des Harnstoffs im Harne mit einigen Modifikationen. Das Blut wird nach Verdünnung mit Phosphorwolframsäure und Salzsäure ausgefällt, genau wie für Harn (S. 637) beschrieben worden ist. Von dem Filtrate nimmt man eine Quantität, welche 5 oder 10 ccm Blut entspricht und erhitzt mit Phosphorsäure bzw. alkalischer Chlorbariumlösung auf 150°. Die Mengen Ammoniak und Kohlensäure sollen sich wie 2 : 1 verhalten, wenn Harnstoff vorhanden ist (s. übrigens beim Harne).

3. Barcroft bestimmt den Harnstoff in 1 ccm Blut nach Extraktion mit 100 ccm Alkohol, Konzentration des Filtrates und Anstellung der Hypobromidmethode. Das Verfahren ist nicht exakt.

4. Die Folinsche Methode zur Harnstoffbestimmung eignet sich nicht zur Bestimmung des Harnstoffes im enteiweißten Blut bzw. im Alkoholextrakt, wegen des Gehaltes an Zucker (s. beim Harne). Dagegen könnte sie mit dem Verfahren von Mörner-Sjöquist zusammen wohl gute Dienste leisten. Am besten wäre es, den Alkoholextrakt nach Zusatz von Äther mit der Barytmischung (siehe S. 639) zu fällen und das Filtrat nach Entfernung des Äther-

---

[1]) Schöndorff, Archiv f. d. ges. Physiol. 62, 1 [1896]; 74, 307 [1899].

Alkohols in Wasser zu lösen und zu neutralisieren, mit kolloid. Eisenhydroxyd zu reinigen und das eingetrocknete Filtrat nach Folin zu behandeln. Besonders mit der Eisenmethode kombiniert, könnte dies Verfahren vorteilhaft sein. Die Eigenschaften, Verhalten, Zusammensetzung und Konstitution des Harnstoffes sind beim Harne mitgeteilt (siehe S. 631).

Kreatin und Kreatinin.

Während Kreatinin noch nicht mit Sicherheit im Blute nachgewiesen worden ist [Gottlieb und Stangassinger[1]) fanden durchschnittlich 0,0004%], stellt das Kreatin einen normalen Blutbestandteil dar. Als permeabel für Blutkörperchen, befindet sich das Kreatin gleichmäßig auf Blutkörperchen und Plasma verteilt. Der Gehalt wurde von Voit[2]) zu 0,03—0,07% bestimmt. Letsche vermißte Kreatin. Gottlieb und Stangassinger fanden durchschnittlich 0,02% Kreatin. Interessant ist unter diesen Umständen, daß Kreatin nicht im Harne erscheint, während umgekehrt das Kreatinin einen konstanten Bestandteil des Urins darstellt. Übrigens verdienen diese Angaben entschieden eine genaue Nachprüfung mit modernen Methoden. Eine Vermehrung des Kreatingehaltes soll nach alten Angaben von Jaccoud bei Nephritis vorkommen. Stangassinger[3]) fand merkwürdigerweise, daß der Gehalt an Gesamtkreatinin beim Stehen des Blutes wesentlich vermehrt wird. Hierbei wird vorzugsweise Kreatinin gebildet. Das Blut würde also unbekannte Muttersubstanzen des Kreatins und Kreatinins enthalten.

Nachweis und Bestimmung des Kreatins im Blute sind dieselben wie in den Muskeln. Nach Enteiweißung fällt man das Filtrat mit Bleiessig unter Vermeidung eines Überschusses, filtriert, entfernt das Blei durch H_2S, filtriert wieder und dampft bei mäßiger Temperatur auf ein kleines Volumen ein. Man läßt die Lösung eine Woche an einem kühlen Orte stehen, filtriert die ausgeschiedenen Krystalle ab und wäscht sie mit 88 proz. Alkohol aus. Die Krystalle sind jedoch nicht rein, sondern mit Salzen verunreinigt. Besser, und wenn keine Krystallisation eintritt, notwendig ist es, die Lösung mit 2,5—3% Salzsäure zu verdünnen und durch 3—4stündiges Kochen auf dem Wasserbad das Kreatin in Kreatinin zu überführen (Näheres hierüber findet man beim Harne, vgl. S. 614). Das Kreatinin wird dann mit Phosphorwolframsäure ausgefällt, der Niederschlag mit Barytwasser zerlegt, der überschüssige Baryt durch Kohlensäure entfernt und das eingetrocknete Filtrat mit Alkohol extrahiert. Beim Verdunsten des Filtrates krystallisiert das Kreatinin teilweise aus. Durch die Barytbehandlung wird ein Teil des Kreatinins in Kreatin umgewandelt. Zur Bestimmung des Kreatins und Kreatinins wird nach Stangassinger[3]) das Blut durch Kochen enteiweißt und im konzentrierten Filtrat das Kreatinin nach Folin bestimmt (s. beim Harn). Das Kreatin wird durch Kochen mit 2,2% HCl wie gewöhnlich (s. beim Harn) in Kreatinin übergeführt und als solches colorimetrisch nach Folin bestimmt. Stangassinger macht darauf aufmerksam, daß die Lösung beim Kochen mit Salzsäure rötlich bis deutlich rot gefärbt wird, was unter Umständen für die colorimetrische Bestimmung hinderlich sein kann (Bildung von Indoxyl?). Es ereignet sich auch, daß allein die Konzentration des Filtrates Mißfärbungen bewirken kann. Viel vorteilhafter dürfte deswegen eine Enteiweißung nach Michaelis-Rona (mit der Eisen-

---

[1]) Gottlieb u. Stangassinger, Zeitschr. f. physiol. Chemie **55**, 322 [1908].
[2]) Voit, Zeitschr. f. Biol. **4**, 93 [1868].
[3]) Stangassinger, Zeitschr. f. physiol. Chemie **55**, 295 [1908].

methode) sein, indem man hier auch nach der stärksten Konzentration eine absolut klare Lösung erhält. Inwieweit aber dieselbe auch nach Inversion mit Salzsäure farblos bleibt, ist nicht untersucht worden. Dagegen hat man mit Unrecht die vom Zucker herstammende Fehlerquelle bei der Bestimmung des Blutkreatins bisher nicht berücksichtigt. Traubenzucker gibt nach v. Klercker mit Alkali und Pikrinsäure eine ähnliche Farbe wie Kreatinin (möglicherweise sind die Spuren des „präformierten Kreatinins" nichts als Zucker). Es wird also notwendig sein, das Filtrat erst zu vergären, ehe man die Untersuchung auf Kreatinin anstellt.

Ammoniak

bildet einen konstanten Bestandteil des Blutes. Es ist regelmäßig zwischen Körperchen und Plasma verteilt. Nach Nencki, Pawlow und Zaleski[1]) sowie Salaskin[2]) ist der NH_3-Gehalt des Blutserums im hohen Grade von dem Ernährungszustande abhängig; er beträgt durchschnittlich ca. 1 mg für 100 ccm Blut. Im Pfortaderblut soll während der Verdauung der NH_3-Gehalt zuweilen um das 4—5fache höher sein. Die absoluten Werte sind wahrscheinlich zu hoch, da eine durch die Methodik bedingte Abspaltung von NH_3 aus Harnstoff vorlag. Nach Horodynski, Salaskin und Zaleski[3]), welche mit der verbesserten Nenckischen Methode arbeiteten, beläuft sich der Gehalt im Hundeblut auf 0,41 mg in 100 ccm Blut. Auch diese Verfasser fanden einen bedeutenden, 3—4 mal höheren Gehalt im Pfortaderblut. Folin[4]) fand ca. 0,5 mg in 100 ccm Blut. Schittenhelm[5]) ungefähr dieselben Werte, welche wahrscheinlich dem normalen Gehalt entsprechen. Für Menschenblut fand Winterberg[6]) 0,9 mg in 100 ccm Blut.

Über das Verhalten des NH_3 im Blute unter pathologischen Verhältnissen ist nichts bekannt. Zur Bestimmung des Ammoniaks im Blute ist Folins Methode zu empfehlen.

50 ccm Blut werden in einem Areometerzylinder von etwa 45 cm Höhe und 5 cm Durchmesser abgemessen und der Zylinder in Eis gut eingepackt; sodann werden 16 g Natriumchlorid, 25 ccm Methylalkohol (wegen des Schäumens) und zuletzt 2 g getrocknetes oder 5 g krystallisiertes Natriumcarbonat zugesetzt, ein kräftiger Luftstrom durchgeleitet, und die Durchleitung 5 Stunden lang fortgesetzt; nach den ersten 2 Stunden muß aufs neue Methylalkohol zugesetzt werden. Während der letzten 15 Minuten der Luftstrombehandlung oder nachher muß die Vorlage in Wasser von 30—35° eingetaucht werden, damit die aufgenommene Kohlensäure mit dem Luftstrom entfernt werden kann. Sonst erfolgt die Bestimmung wie beim Harne. Das Blut muß frisch sein. Grafe[7]) hat erwiesen, daß ein Abkühlen nicht notwendig ist. Auch tritt bei 37° keine Zersetzung des Eiweißes und Harnstoffes ein. Grafe und Schittenhelm destillieren bei 37° bzw. 43° im Vakuum (ca. 20 mm) das Ammoniak über. Das geht jedoch nicht schneller als nach Folin. Dagegen geht nach Grafe eine Substanz über, welche beim Erwärmen der Vorlage bis 30—35° NH_3 abspaltet. Es scheint mir, daß

---

[1]) Nencki, Pawlow u. Zaleski, Archiv f. experim. Pathol. u. Pharmakol. **37**, 26 [1896].

[2]) Salaskin, Zeitschr. f. physiol. Chemie **25**, 128 [1898].

[3]) Salaskin u. Zaleski, Zeitschr. f. physiol. Chemie **35**, 246 [1902].

[4]) Folin, Zeitschr. f. physiol. Chemie **37**, 161 [1902/03].

[5]) Schittenhelm, Zeitschr. f. physiol. Chemie **39**, 73 [1903].

[6]) Winterberg, Wien. klin. Wochenschr. **1897**.

[7]) Grafe, Zeitschr. f. physiol. Chemie **48**, 300 [1906].

diese Modifikationen keine Verbesserung darstellen und zudem eine weit kompliziertere Apparatur fordern. Dagegen dürfte eine kleine Modifikation, die im hiesigen Institut immer bei der NH_3-Bestimmung im Harn nach Folin verwendet wird, empfehlenswert sein, nämlich, daß die Luft vorher durch starke Schwefelsäure geleitet wird, um die Luft vom NH_3 zu befreien. Zweckmäßig könnte man auch zur Schwefelsäure etwas Methylalkohol zusetzen. Carbaminsaures Ammoniak, das von Drechsel im Blute nachgewiesen ist, hat nach Nolf[1] wahrscheinlich keine größere physiologische Bedeutung und bildet sich vermutlich einfach nach den Gesetzen des chemischen Gleichgewichtes.

Harnsäure.

Inwieweit die Harnsäure einen konstanten Blutbestandteil darstellt, ist unentschieden. Letsche vermißte sie im Pferdeblut (was weniger besagt; er konnte auch keine Aminosäuren nachweisen, Pferdeharn enthält auch nur Spuren von Harnsäure). Abeles[2] fand sie im Menschenblut. Bei nucleinreicher Nahrung ist sie sicher im Blute nachweisbar [Weintraud[3]]. Ebenfalls hat schon Garrod mit Sicherheit Harnsäure im Blute bei Gicht nachgewiesen, was Klemperer[4], Magnus-Levy[5] u. a. bestätigten. Nach Magnus-Levy[6] ist das Vorkommen besonders ausgesprochen bei Leukämie; ebenfalls bei Pneumonie und Nephritis. Im Vogelblut soll sie regelmäßig auftreten.

Die Harnsäure kommt nach Gudzent[7] im Blut als Mononatriumurat vor. Sie ist eine stärkere Säure als Kohlensäure und treibt diese aus. Gudzent hat weiter angegeben, daß das Mononatriumurat in zwei tautomeren Formen vorkommt, wovon die eine unbeständige, aber relativ leichter lösliche (a), in die beständige, aber schwerer lösliche Form (b) mit der Zeit übergeht (Löslichkeit des a-Salzes in 100 ccm Blutserum 18,4 mg, des b-Salzes nur 8,3 mg). Zirkuliert also das Natriumurat genügend lange im Blut, kommt nur die b-Form vor und demgemäß kann das Blut unter Umständen eine übersättigte Lösung des Urats darstellen. Die verschiedene Löslichkeit der beiden Urate gibt auch nach Gudzent die Erklärung für die verschiedenartigen Angaben über die Löslichkeit der Harnsäure im Blute (die Werte schwanken zwischen 0,28 bis 0,01 g in 1 l Serum), wie sie Klemperer, v. Noorden[8], Taylor[9] u. a. veröffentlicht haben. Es ist ein Irrtum, wenn diese Forscher die Löslichkeit der Harnsäure im Blut glauben bestimmt zu haben, da sie in Wirklichkeit die Konzentration des gebildeten Natriumurates ermittelten. Weiter bildet sich erstens das leichtlösliche Urat und zudem als übersättigte Lösung. Erst später tritt unter Bildung der beständigen schwerlöslichen Form das Gleichgewicht ein. Gudzent löste z. B. Harnsäure in Serum. Nach einer Stunde waren 0,23 g in Lösung, nach 22 Stunden nur 0,09 g. Aus diesen Gründen ist nach Gudzent die Anschauung von einer löslichen Komplexverbindung der Harnsäure in Serum, vielleicht in Verbindung mit Nucleinsäure [Kossel und Goto[10]],

---

1) Nolf, Zeitschr. f. physiol. Chemie 23, 505 [1897].
2) Abeles, Wien. med. Jahrb. 1887, 479.
3) Weintraud, Berl. klin. Wochenschr. 1895, 405.
4) Klemperer, Deutsch. med. Archiv 1895, 655.
5) Magnus - Levy, Zeitschr. f. klin. Medizin 36, 353 [1899].
6) Magnus - Levy, Virchows Archiv 152, 107 [1898].
7) Gudzent, Zeitschr. f. physiol. Chemie 63, 455 [1909].
8) v. Noorden, Handb. d. Pathol. d. Stoffwechsels 2, 163 [1906].
9) Taylor, Journ. of biol. Chemistry 1, 177 [1906].
10) Goto, Zeitschr. f. physiol. Chemie 31, 381 [1900].

Minkowski[1]), Taylor u. a.] hinfällig. Durch Dialyseversuche wurden nämlich nur Harnsäuresalze gefunden. [Siehe jedoch die Bemerkungen von
Bechhold und Ziegler[2]) gegen Gudzent.]

Zum Nachweise und zur Bestimmung der Harnsäure im Blute
kann man nach v. Schröder[3]) das Serum oder Blut mit 5 Vol. Wasser verdünnen und das Eiweiß durch Kochen und Essigsäure entfernen (besser wäre
wohl hierzu das Verfahren z. B. von Hohlweg und Meyer, siehe S. 992). Das
Filtrat wird zur Trockne eingedampft und der Rückstand in heißem Wasser aufgenommen. In der trüben Flüssigkeit wird durch Zusatz von etwas $MgSO_4$ und
Natriumcarbonat ein Niederschlag erzeugt, wodurch eine schnelle Filtration
erzielt wird. Das klare Filtrat wird wie beim Harne mit Magnesiamischung und
Silbernitrat gefällt, der Niederschlag mit Ammoniak zur Entfernung des Chlor-
silbers ausgewaschen und durch H_2S zerlegt. Man dampft jetzt, ohne zu filtrieren,
nach Zusatz von etwas verdünnter Essigsäure ein, kocht den Rückstand unter
Zusatz von ein paar Tropfen Sodalösung mit heißem Wasser aus und filtriert
sofort in ein etwas Essigsäure enthaltendes Becherglas. Nach starker Konzentration und Stehen an einem kühlen Orte tritt Krystallisation ein. Die
Krystalle werden gewogen und mit der Murexidprobe auf Harnsäure geprüft.

Nach Brugsch und Schittenhelm[4]) kocht man das Blut mit 2—5%
Kalilauge (was in Betracht der Empfindlichkeit der Harnsäure gegen Alkali
bedenklich scheint) und koaguliert durch Neutralisation mit Essigsäure. Das
Koagulum wird wieder in Kalilauge gelöst usw. In den vereinigten Filtraten
wird die Harnsäure nach Krüger und Schmied bestimmt. Ist noch Eiweiß
beigemengt, so löst man die Fällung in Alkali und wiederholt die Fällung
nach Krüger-Schmied.

Man kann das Eiweiß nicht durch die Eisenmethode entfernen, da aller
Wahrscheinlichkeit nach die Harnsäure hierbei mit niedergerissen wird.

Weitere N-haltige Verbindungen.

Purinbasen sind im Blute nicht nachweisbar.

Letsche hat mehrere hochmolekuläre N-haltige Säuren im Blute
nachgewiesen, deren Natur noch nicht geklärt worden ist.

Phosphatide kommen im Blutserum ungefähr in derselben Quantität
wie in den Blutkörperchen vor (Abderhalden). Ihre chemische Natur ist
jedoch nicht sichergestellt und ihre Bestimmung war nur eine indirekte, aus
dem Gehalt des Äther- und Alkoholextraktes an organischer Phosphorsäure
berechnet. Bei einer zukünftigen Untersuchung derselben kann man die bei
Blutkörperchen angeführte Methodik benützen. Letsche hat „Jecorin" nachgewiesen. Die Gesamtmenge der Phosphatide im Serum dürfte ca. 0,1—0,3%
ausmachen, sie ist übrigens sehr schwankend. Bei der diabetischen Lipämie
soll ihre Menge wesentlich vermehrt sein. Hier kommen nach Klemperer
und Umber[5]) auch Cholesterin und Cholesterinester vor.

Cholin findet sich bisweilen im Serum. Der Nachweis ist jedoch nicht
exakt geführt (eine Verwechslung mit Ammoniumplatinchlorid ist sehr naheliegend).

Cerebroside kommen wahrscheinlich normaliter vor.

---
[1]) Minkowski, Kongr. f. inn. Medizin 1900, 438.
[2]) Bechhold u. Ziegler, Biochem. Zeitschr. 24, 146 [1910].
[3]) v. Schröder, Ludwig-Festschrift 1887, 89.
[4]) Brugsch u. Schittenhelm, Zeitschr. f. experim. Pathol. u. Ther. 4, 440 [1907].
[5]) Klemperer u. Umber, Zeitschr. f. klin. Medizin 61, 145 [1907]; 65, 340 [1908].

Phosphorfleischsäure, deren Individualität noch nicht außer jedem Zweifel steht, ist von Panella[1]) gefunden worden (0,36% beim Hund, 0,28% beim Kaninchen).

Hippursäure ist in minimalen Mengen zugegen.

Indol ebenfalls in Spuren [Hervieux[2])].

Gallenbestandteile kommen bei Ikterus im Blute vor, normalerweise nicht. Gallenfarbstoffe lassen sich durch Alkohol extrahieren. Das weitere Verfahren ist wie beim Harne (siehe S. 948 u. ff.). Die gallensauren Alkalien gehen auch in den Alkoholextrakt über. Man verdunstet, extrahiert Fett und Phosphatide mit Äther und löst den Rückstand in Wasser. Die oft infolge Gegenwart von Seifen opalescierende Lösung wird filtriert, und die Gallen- säuren werden durch Bleiessig und ein wenig Ammoniak niedergeschlagen. Der ausgewaschene Niederschlag wird mit Alkohol einige Zeit gekocht und heiß filtriert. Das Filtrat wird mit einigen Tropfen Sodalösung eingedampft, wobei gallensaure Alkalien und Bleicarbonat gebildet werden und der Rück- stand mit Alkohol abs. extrahiert. Durch einen Überschuß von Äther werden aus dem Filtrate die gallensauren Alkalien niedergeschlagen und können durch die Pettenkofersche Probe identifiziert werden. Wenn der Gehalt an Gallensäuren gering ist, gibt Äther keine Fällung, und man muß dann die Pettenkofersche Probe mit dem Alkoholextrakt direkt anstellen. Nach Hammarsten ist die Probe jedoch nicht ganz zuverlässig und man soll demgemäß den Rückstand mit einigen Tropfen Benzol, welches die Fett- säuren leicht, die Gallensäuren schwer extrahiert, behandeln.

4. Die stickstofffreien Substanzen des Blutplasmas bzw. Serums.

Die Kohlenhydrate.

Die ersten Angaben über Kohlenhydrate im Blut stammen von Tiede- mann und Gmelin[3]). Der Blutzucker wurde von Magendie[4]), Claude Bernard[5]) und Pickhardt[6]) als Traubenzucker identifiziert. Otto[7]) zeigte zuerst, daß außer Traubenzucker auch andere reduzierende Körper vorkommen. Strauß[8]) hat Fructose nachgewiesen. Inwieweit Isomaltose [Pavy und Siau[9])] oder Pentose [Lépine und Boulud[10])] vorkommen, ist eine offene Frage. Tatsächlich existiert eine nicht gärungsfähige Zuckerart, welche die sog. Pentosenreaktionen gibt. Nach N. Andersson[11]) entfällt auf diese Sub- stanz etwa $\frac{1}{4}$ von der Gesamtreduktion beim Kaninchenblut. Im Menschen- serum bewirkt sie $\frac{4}{10}$ der Gesamtreduktion (Lyttkens und Sandgren). Interessant ist, daß diese Fraktion bei Hyperglykämie auch stark vermehrt gefunden wird (Andersson). Jacobsen[12]), Henriques[13]) und Bing[14])

[1]) Panella, Arch. di Farmacol. e Terapeut. 1902, 439.
[2]) Hervieux, Compt. rend. de la Soc. de Biol. 56, 622 [1904].
[3]) Tiedemann u. Gmelin, Die Verdauung nach Versuchen 1, 184 [1826]; zit. nach Morawitz, Oppenheimers Handbuch der Biochemie 2, 86 [1908].
[4]) Magendie, Compt. rend. de la Soc. de Biol. 23, 189 [1846].
[5]) Claude Bernard, Mem. de la Soc. de Biol. 1, 121 [1849].
[6]) Pickhardt, Zeitschr. f. physiol. Chemie 17, 217 [1892].
[7]) Otto, Archiv f. d. ges. Physiol. 35, 495 [1885].
[8]) Strauß, Fortschritte d. Medizin 1902.
[9]) Pavy u. Siau, Journ. of Physiol. 26, 282 [1901].
[10]) Lépine u. Boulud, Compt. rend. de la Soc. de Biol. 143, 500 [1906].
[11]) N. Andersson, Biochem. Zeitschr. 12, 1 [1908].
[12]) Jacobsen, Skand. Archiv f. Physiol. 6, 262 [1895].
[13]) Henriques, Zeitschr. f. physiol. Chemie 23, 244 [1897].
[14]) Bing, Skand. Archiv f. Physiol. 9, 336 [1899].

identifizierten diese Substanz mit Jecorin oder Lecithinglucose. Letsche hat auch das sog. Jecorin aus dem Blute darstellen können. Inwieweit aber diese Phosphatidverbindungen präformiert im Blute vorkommen, ist sehr zweifelhaft und besonders die Identität des Jecorins, welches außer Zucker, Phosphatide auch S und Na enthält, dürfte höchst problematisch sein. Eine andere ähnliche Verbindung, die sog. „Lecithinglucose“, ist synthetisch aus dem Phosphatidgemisch des „Handelslecithins“ dargestellt. Hier findet offenbar eine Adsorption des Zuckers statt, von einer wahren chemischen Verbindung ist jedenfalls keine Rede. Es ist sehr wahrscheinlich, daß ähnliche Verbindungen bei der Darstellung des Blutzuckers gebildet werden. Lecithinglucose ist von Henriques[1]) im Blute nachgewiesen. Gepaarte Glucuronsäuren scheinen regelmäßig im Blute vorzukommen [P. Mayer[2]), Lépine und Boulud[3])]. Die Menge dieser Körper soll nach Lépine und Boulud zuweilen sehr erheblich sein und den größten Teil der Kohlenhydrate ausmachen, was sicher übertrieben ist. Diese Forscher nehmen im Blute noch andere Zuckerquellen an. Dieser „virtuelle“ Zucker soll weder reduzieren noch drehen. Bei der Passage durch die Lungen soll der virtuelle Zucker in gewöhnlichen übergehen. Sicher ist, daß man mit Lépine nach Inversion mit Säuren eine Vermehrung der gärungsfähigen, reduzierenden Substanzen im Serum nachweisen kann. Nach amylaceenreicher Nahrung sollen dextrinähnliche Körper im Blute auftreten, ebenso werden kleine Mengen Glykogen gefunden [Pflüger[4])], die aber nach Dastre[5]) nicht im Plasma, sondern in dem Leukocitin enthalten sind. Der Zucker befindet sich, wenigstens zum größten Teil, in freigelöstem Zustande im Blute und kann durch Dialyse aus dem Blute entfernt werden. Ganz ausgeschlossen ist jedoch nicht, daß ein Teil an Eiweiß gebunden ist. Lépine und Boulud konnten bei einer kurzen Dialyse nur aus 12 Stunden altem Blut, nicht aber aus frischem, den Zucker entfernen, eine Beobachtung, welche die älteren Angaben über die Diffusion des Zuckers etwas beeinträchtigt. Unveröffentlichte Untersuchungen von Lyttkens und Sandgren sprechen entschieden dafür, daß ein Teil des Zuckers wahrscheinlich mit Eiweiß verbunden vorkommt. Die Frage ist also noch nicht ganz entschieden.

Wie man auch voraussehen kann, findet man durch Titration einen etwas größeren Zuckergehalt als polarimetrisch, wie es beim Harne auch der Fall ist, da hier wie dort auch andere reduzierende Substanzen als Glucose vorhanden sind.

Für den Nachweis und besonders die Bestimmung des Zuckers in Serum und Vollblut ist es durchaus notwendig, nur frisches Blut zu benützen, da der Zuckergehalt, wie schon Cl. Bernard fand, mehr oder weniger rasch abnimmt, und der Zucker oft nach einiger Zeit ganz verschwunden ist. Dieser Vorgang wird Glykolyse genannt. Man muß weiter beachten, daß diese Glykolyse in der ersten Zeit ($\frac{1}{2}$—1 Stunde) nach der Entnahme am stärksten ist und weiter während der Isolierung des Zuckers bei der Bestimmung verschwinden kann. Die Glykolyse scheint durch ein lösliches glykolytisches Enzym bedingt zu sein (s. übrigens S. 1050), dessen Wirksamkeit bei +54° vernichtet wird. Die Glykolyse ist bei verschiedenen Blutsorten höchst schwankend.

---

[1]) Henriques, Zeitschr. f. physiol. Chemie **23**, 244 [1897].
[2]) P. Mayer, Zeitschr. f. physiol. Chemie **32**, 518 [1901].
[3]) Lépine u. Boulud, Compt. rend. de l'Acad. des Sc. **133, 135, 136, 138, 141.**
[4]) Pflüger, Archiv f. d. ges. Physiol. **91**, 119 [1902].
[5]) Dastre, Compt. rend. de la Soc. de Biol. **47**, 242 [1895].

Zum Nachweise des Blutzuckers in Serum oder Vollblut ist das alte Verfahren Cl. Bernards entschieden das einfachste. Das Blut wird hier über Natriumsulfat aufgefangen, und zwar mischt man gleiche Gewichtsteile Natriumsulfat und Blut (ca. 10 g von jedem genügt) in einer Porzellanschale. Man erwärmt die Mischung unter stetigem Umrühren bis zum Kochen und erhitzt weiter, bis die rote Farbe ganz verschwunden ist. Jetzt bringt man die Masse auf ein Filter und drückt vorsichtig mit dem Glasstabe oder einem Spatel ab. Es filtriert dann genügend Flüssigkeit durch, daß man ein paar Zuckerproben anstellen kann. Wenn man nach dem Kochen so viel Wasser als Ersatz des verdampften Wassers hinzufügt, bis das ursprüngliche Gewicht der Mischung wiederhergestellt wird, kann man auch dies Verfahren zur quantitativen Bestimmung des Zuckers benützen. (Hierzu ist aber mehr Blut, etwa 30—50 ccm, notwendig.) Kontrollversuche unter Verwendung der Nutsche zeigten ca. 10% geringere Werte als Bangs Methode. Von den übrigen Methoden zur Bestimmung des Zuckers ist das Verfahren von Michaelis und Rona[1]) zu empfehlen. Hier werden, wie oben erwähnt, nach Verdünnung mit 10—15 Vol. Wasser alle Kolloide durch dialysiertes Eisenoxydhydrat niedergeschlagen. 30—40 g Blut werden mit Wasser auf 1 l aufgefüllt und hierzu etwa 3 ccm Eisenlösung gegeben. Nach 10 Minuten setzt man 1—1,5 g $MgSO_4$ in Substanz hinzu, schüttelt 1—2 Minuten und filtriert; das Filtrat wird bei schwach saurer Reaktion stark konzentriert. Der Zucker wird polarimetrisch oder titrimetrisch bestimmt.

Nach Schenck[2]) werden 50 ccm Blut + 50 ccm Wasser mit 100 ccm 2 proz. HCl und 100 ccm 5 proz. Sublimat versetzt. Man filtriert am nächsten Tage, entfernt das Quecksilber durch H_2S und den Schwefelwasserstoff durch einen Luftstrom. Nach Abstumpfen der sauren Reaktion engt man im Vakuum ein und füllt mit Wasser zu 50 ccm auf.

Nach Bang[3]) extrahiert man den Zucker durch Alkohol unter Verwendung der Zentrifuge; der Alkohol wird verjagt, der Rückstand in Wasser gelöst und die Verunreinigungen (hauptsächlich Phosphatide und Fett) durch Kaolin, oder noch besser durch Eisen entfernt [Erlandsen[4])]. Im Filtrate wird der Zucker am besten titrimetrisch bestimmt. Der wesentliche Vorteil dieser Methode ist, daß die Verdampfung der alkoholischen Lösung viel weniger Zeit in Anspruch nimmt als Michaelis' und Ronas Verfahren. Auch ist die Flüssigkeit ärmer an Verunreinigungen, welche die Titration stören können. Das Verfahren hat sich im hiesigen Institut gut bewährt. Folgende Verbesserung[5]) dürfte empfehlenswert sein. Das Blut bzw. Serum wird mit 2 Vol. Alkohol vermischt und auf einer Nutsche filtriert (indem man eine kleine Porzellanplatte verwendet) und der Rückstand scharf abgesaugt. Die Masse wird dann wieder zweimal mit Alkohol gut vermischt und der Alkohol abgenutscht. Die vereinigten Filtrate werden auf dem Wasserbade stark konzentriert, der Rückstand in wenig Wasser aufgenommen und durch Ferr. oxyd. dialysat. gereinigt. Im Filtrate kann der Zucker nach den gewöhnlichen Methoden bestimmt werden. Die ganze Prozedur dauert höchstens $^1/_2$ Stunde. Die Proportionen zwischen Blut und Alkohol sind 10—30—50 ccm Blut + 150 ccm Alkohol. Der Rückstand wird mit 50 + 50 ccm Alkohol ausgewaschen.

---

[1]) Michaelis u. Rona, Biochem. Zeitschr. **7**, 332 [1908]; **14**, 479 [1908].
[2]) Schenck, Archiv f. d. ges. Physiol. **55**, 203 [1894].
[3]) Bang, Biochem. Zeitschr. **7**, 327 [1908].
[4]) Erlandsen, Biochem. Zeitschr. **23**, 329 [1910].
[5]) Bang, Lyttkens u. Sandgren, Zeitschr. f. physiol. Chemie **65**, 497 [1910].

Wenn man nur den Zucker und nicht die Gesamtreduktion bestimmen will, dürfte übrigens das Verfahren von Bang und Bohmannsson[1]) gute Dienste leisten: anstatt Eisen benutzt man Blutkohle (einen gestrichenen Teelöffel) und 5 ccm 25 proz. HCl auf 20 ccm Zuckerlösung. Hierdurch bekommt man eine Lösung, welche sich noch schärfer nach Bangs Methode titrieren läßt. Weder die titrimetrische noch die polarimetrische Bestimmung geben den wahren Gehalt an Traubenzucker an. Die einzig zuverlässige Methode hierzu ist die Bestimmung des Zuckers durch die Differenz vor und nach der Gärung, am besten durch Titration.

Wenn man die übrigen reduzierenden Substanzen untersuchen will, muß man erst den Traubenzucker vergären. Danach kann man die Pentose-Isomaltose durch die Phloroglucin- bzw. Orcinprobe und Osazonprobe nachweisen und ev. durch Titration nach Bang bestimmen (Andersson). Die Anwesenheit von Glucuronsäure bzw. ihren Verbindungen kann man direkt ohne Gärung durch Tollens Probe wahrscheinlich machen (vgl. jedoch hierzu S. 435 u. 449).

Die polarimetrische Bestimmung gibt beim Blut nicht ganz exakte Werte, da hier auch andere drehende Stoffe vorliegen.

Die normale Zuckerkonzentration des Serums ist nach Erfahrungen im hiesigen Laboratorium bei Kaninchen höher als beim Vollblut (beinahe das Doppelte), nämlich 0,22%, und im Menschenserum nur 0,06% [Lyttkens und Sandgren]. Auf Vollblut umgerechnet — wie auch direkt experimentell gefunden — ist der Gehalt an Traubenzucker beim Kaninchen 0,13—0,14%, davon als freier Zucker 0,09—0,10% und als „virtueller" Zucker etwa 0,03—0,05%. Beim Menschen ist der Gehalt an Traubenzucker 0,03—0,04% auf Vollblut berechnet und gefunden, also ebenso groß wie im normalen Harn. Die Blutkörperchen enthalten keinen Zucker. Nach Michaelis und Rona ist bei Menschen und Hunden die Konzentration des Zuckers im Serum und Vollblut ungefähr dieselbe. Nach Hollinger[2]), Frank[3]), Rona und Takahashi[4]) verteilt sich der Zucker gleichmäßig aus Serum und Körperchen[5]).

Der Gehalt an Gesamtzucker im Vollblut ist normaliter ziemlich konstant und von der Nahrungsaufnahme unabhängig, nämlich durchschnittlich 0,1% (0,08—0,12%). Unter pathologischen Verhältnissen kann er jedoch bedeutent ansteigen (Hyperglucämie). Bei Hyperglucämie findet man einen Blutzuckergehalt von 0,20—0,50%, gewöhnlich zwischen 0,2—0,3%. Bei Kaninchen kommt auch hier der Zucker nur im Serum vor. Der Gehalt ist bei Hyperglucämie durchschnittlich 0,5%. Beim Menschen und Hunde soll die erhöhte Zuckermenge ziemlich gleichmäßig zwischen Blutkörperchen und Plasma verteilt sein (Michaelis und Rona). Die Momente, welche zu einer Hyperglucämie führen, sind prinzipiell zwei: a) Mißverhältnis zwischen Glykogenbildung und Zuführung von Zucker zu der Leber, entweder weil bei normaler Glykogenbildung abnorm viel Zucker zugeführt wird (alimentäre Hyperglucämie und Glucosurie) oder weil die Glykogenbildung darniederliegt. b) Mißverhältnis zwischen der Zuckerbildung aus Glykogen und der physiologischen Hemmung derselben. Die Regulation der Zuckerbildung ist gestört.

---

[1]) Bang u. Bohmannsson, Zeitschr. f. physiol. Chemie **63**, 443 [1909].
[2]) Hollinger, Biochem. Zeitschr. **17**, 1 [1909].
[3]) Frank, Zeitschr. f. physiol. Chemie **76**, 139 [1910].
[4]) Rona u. Takahashi, Biochem. Zeitschr. **30**, 99 [1910].
[5]) Fortgesetzte Untersuchungen im Institut des Verfassers haben das Ergebnis geliefert, daß das Blut kleiner Tiere, wo auch die Verbrennung intensiver ist, reich an Traubenzucker ist, während das Blut größerer Tiere in dieser Beziehung mit dem Menschenblut übereinstimmt.

Andererseits kann auch der Blutzuckergehalt vermindert werden, wenn eine abnorme Zuckerausscheidung durch die Nieren vorkommt und die Kohlenhydratdepots erschöpft sind. Einen interessanten Fall hat Erlandsen[1]) bei Adrenalin-Phlorhizinglucosurie gefunden, wo der Blutzuckergehalt nur 0,02% betrug.

Milchsäure.

Fleischmilchsäure kommt regelmäßig im Blute vor — als permeabel muß sie sowohl auf die Blutkörperchen wie aufs Plasma verteilt sein. Ihre Menge ist nach Araki[2]) 0,1—0,2%. Gaglio[3]) fand bei Hunden nach Eiweißfütterung 0,3—0,5%, nach 48stündigem Fasten dagegen nur 0,17—0,21%. Starke Muskelarbeit bewirkt erhebliche Ansteigung [Irisawa[4])]. Araki hat gezeigt, daß Sauerstoffmangel, z. B. durch Kohlenoxydvergiftung, eine Vermehrung herbeiführt. Da hierbei ein gesteigerter Eiweißzerfall im Körper vorhanden ist, hat man das Eiweiß als Muttersubstanz der Milchsäure angesehen. Denkbar ist auch, daß eine unvollständige Oxydation der Kohlenhydrate zur Milchsäurebildung führt. Zuntz[5]) hat bei Sauerstoffmangel im Hochgebirge die Anwesenheit saurer Stoffwechselprodukte im Blute gefunden. Bei Vögeln bewirkt Leberexstirpation eine Vermehrung der Milchsäure im Blute [Minkowski[6])]. Diese Milchsäure hat jedoch aller Wahrscheinlichkeit nach eine andere Genese als bei Säugetieren. Die Milchsäure kommt sowohl in den Blutkörperchen wie im Plasma vor.

Zum Nachweis und zur Bestimmung der Milchsäure im Blute wird das Blut bzw. Serum nach Verdünnung mit mehreren Volumen Wasser durch Kochen und Schwefelsäure koaguliert (die Eisenmethode ist hier unbrauchbar). Das Filtrat und das damit vereinigte Waschwasser wird mit Baryt neutralisiert und nach Filtration zum Sirup eingedampft. Der Rückstand wird mit abs. Alkohol vollständig extrahiert. Der Alkohol wird völlig abdestilliert und der neutrale Rückstand mit Äther zur Entfernung des Fettes ausgeschüttelt. Dann nimmt man das Residuum in wenig Wasser auf, setzt das gleiche Volum mäßig verdünnter Phosphorsäure hinzu, bringt die Mischung in eine große Flasche und schüttelt darin mit großen Mengen Äther, welche die Milchsäure bei häufiger Erneuerung der Äthermengen allmählich vollständig, zugleich aber auch etwas Phosphorsäure, aufnehmen. Aus den vereinigten Ätherextrakten wird der Äther abdestilliert. Man löst den Rückstand in Wasser, kocht einige Zeit mit Zinkcarbonat, filtriert, wäscht mit heißem Wasser aus und dampft das Filtrat auf dem Wasserbad auf ein kleines Volumen ein und läßt zur Krystallisation stehen. Durch Zusatz von Alkohol zur Mutterlauge und Stehenlassen werden weitere Krystalle erhalten. Zum sicheren Nachweis ist unbedingt eine Analyse des Salzes notwendig, welche auch die Art der vorliegenden Milchsäure erweist. Weiteres über Milchsäurebestimmungen siehe S. 252—254.

Zur direkten Bestimmung der Milchsäure im Blut nach Jerusalem[7]) wird das Blut durch Kochen mit Kaliumbiphosphat enteiweißt und das Filtrat mit Phosphorwolframsäure und Schwefelsäure behandelt. Unter Zusatz von NH_3 wird das Filtrat stark eingeengt und mit Permanganat vorsichtig in saurer Lösung oxydiert. Das gebildete Acetaldehyd wird mit einem Luftstrom in die Vorlage übergetrieben, wo es mit Jod behandelt wird. Der unverbrauchte Überschuß von Jod wird schließlich titrimetrisch bestimmt.

1) Erlandsen, Biochem. Zeitschr. 24, 1 [1910].
2) Araki, Zeitschr. f. physiol. Chemie 19, 422 [1894].
3) Gaglio, Archiv f. Anat. u. Physiol., physiol. Abt. 1886, 400.
4) Irisawa, Zeitschr. f. physiol. Chemie 17, 340 [1893].
5) N. Zuntz, Archiv f. Anat. u. Physiol., physiol. Abt. 1905, Suppl. 416.
6) Minkowski, Archiv f. experim. Pathol. u. Pharmakol. 21, 41 [1886].
7) Jerusalem, Biochem. Zeitschr. 12, 379, 390 [1908]; vgl. jedoch S. 253.

Einer späteren Berichtigung v. Fürths[1]) zufolge ist die Methode Jerusalems mit Fehlern behaftet. Zum Nachweis der Milchsäure kommen Uffelmanns und ganz besonders Hopkins und Fletschers Methode in Betracht (s. hierüber beim Harn S. 250—252).

Acetonkörper.

Aceton soll nach Halpern und Landau[2]) in ganz geringer Menge schon im normalen Blute vorkommen. In größerer Menge tritt es beim Diabetes auf. Aus dem reichlichen Vorkommen des Acetons in der Exspirationsluft kann man folgern, daß hier das Blut eine übersättigte Acetonlösung darstellt. Mit Aceton zusammen kommen auch Acetessigsäure und β-Oxybuttersäure vor, bisweilen in so reichlicher Menge, daß das Blut sauer reagieren kann [v. Jaksch[3]), Naunyn[4])]. Alle diese Stoffe kommen angeblich sowohl im Plasma wie in Blutkörperchen vor, doch sind die Salze dieser Säuren sicher nicht durchgängig. Betreffs der Bestimmung oder des Nachweises der Acetonkörper kann auf die Methoden der Harnuntersuchung hingewiesen werden, da sie im Prinzip damit übereinstimmen.

Oxalsäure

ist von Garrod[5]) im Blute bei Gicht gefunden worden. Übrigens können auch alle stickstofffreien Verbindungen des Harns wie Oxalsäure, Ätherschwefelsäuren usw. und ebenso körperfremde Verbindungen im Blute auftreten.

Fette und Cholesterin.

Fett kommt regelmäßig im Blute vor, größtenteils als Emulsion. Während der Gehalt an Zucker konstant ist und Aminosäuren nur spurenweise auftreten, variiert der Fettgehalt innerhalb weiten Grenzen. Die Ursache hiervon ist, daß Zucker und Eiweiß schon von der Leber aufgenommen werden, während das Fett erst in den verschiedenen Fettgeweben deponiert wird und demzufolge längere Zeit im Blut zirkuliert. Es kann auch das Fett wegen seiner Unlöslichkeit in großen Mengen im Blute vorkommen, ohne daß die Nieren hierdurch für Fett durchlässig werden. Der Gehalt des Blutes an Fett ist sehr variabel. Im Hunger beträgt die Menge etwa 0,1—0,7%. Nach reichlicher Fettaufnahme kann sie auf das Zehnfache steigen. Zu derselben oder noch größerer Höhe steigt der Fettgehalt bei Mobilisierung der Fettdepots, wie es bei Diabetes und Kachexien der Fall ist [bei Diabetes ist bis 18% Fett gefunden worden. Fischer[6])]. Wie bemerkt, kommt das Fett größtenteils als feine Emulsion wie im Chylus vor (ein Teil jedoch in wasserlöslicher Form). Wenn vermehrt, erteilt es dem Blutserum eine milchweiße Farbe. Sowohl reine Fetttropfen wie Eiweißlecithin[7]) und Eiweißcholesterinesterverbindungen[8]) können solches milchähnliche Aussehen des Serums bewirken. (Das ist besonders bei Transsudaten gefunden.) Eine Klärung tritt durch Schütteln mit Äther nur nach

---

[1]) v. Fürth, Biochem. Zeitschr. **24**, 267 [1910].
[2]) Halpern u. Landau, Zeitschr. f. experim. Pathol. **3**, 466 [1906].
[3]) v. Jacksch, Über Acetonurie und Diaceturie. Berlin **1885**.
[4]) Naunyn, Der Diabetes mellitus. Wien **1907**, 2. Aufl.
[5]) Garrod, zit. nach Morawitz, Handbuch der Biochemie **2**, 89 [1908].
[6]) Fischer, zit. nach Morawitz, Handbuch der Biochemie **2**, 89 [1908].
[7]) Bernert, Archiv f. experim. Pathol. u. Pharmakol. **49**, 32 [1903]. — Joachim, Münch. med. Wochenschr. **1903**, 1915.
[8]) Wolff, Beiträge z. chem. Physiol. u. Pathol. **5**, 208 [1904].

Zusatz von Natronlauge ein. Nach Letsche scheint es, als ob nur ein geringer Teil in Form von Neutralfett vorhanden ist, während der größte Teil als Fettsäureester des Cholesterins oder als Phosphatide vorhanden ist. Williams und Wilson[1]) sowie Klemperer und Umber[2]) berichten, daß bei diabetischer Lipämie eine starke Vermehrung der Phosphatide und des Cholesterins vorliegt und daß also auch hierbei wahrscheinlich die Ester überwiegen. Bei der Lipämie nach reichlicher Fettaufnahme ist aber sicher der allergrößte Teil als Neutralfett vorhanden. Faust[3]) hat gezeigt, daß auch freie Fettsäuren, besonders Ölsäure, als Seifen vorkommen. Übrigens sind auch die Seifen konstante Bestandteile des Blutserums. Sie kommen zum Teil frei, zum Teil aber auch mit Eiweißkörpern verbunden vor. Nach Hoppe-Seyler[4]) ist der Cholesteringehalt des Blutes ca. 0,3%. Hürthle[5]) zeigte, daß vorwiegend Olein- und Palmitinsäureester des Cholesterins vorliegen. Nach Letsche ist aber auch freies Cholesterin zugegen. Weiter enthält das Serum Spuren von Glycerin und Cholin, welche beide von den Phosphatiden herstammen. Nach Tangl und Weiser[6]) enthält Pferdeblutplasma 0,095 g Glycerin. Das Neutralfett kommt vorwiegend im Serum vor, es ist also nicht für die Blutkörperchenmembran permeabel. Dies ist für Tristearin und Tripalmitin ganz richtig. Dagegen ist Triolein durchlässig. Wenn es trotzdem nur zum geringsten Teil hindurchgeht, so dürfte dies von seiner Affinität zu Bestandteilen des Blutserums (besonders Tripalmitin und Tristearin) abhängig sein. Ebenso verhalten sich die Cholesterinester und Seifen, welch letztere auch in Blutkörperchen in etwas größerer Proportion existieren. Dies wirkt befremdend. Es ist aber Tatsache, daß Fett sich recht schwer in Phosphatiden und Cholesterin löst.

Zum Nachweis und zur Bestimmung der Lipoide im Serum werden 20—50 g Serum mit 3—4 Vol. abs. Alkohol versetzt. Unter wiederholtem Umrühren bleibt die Mischung bis zum nächsten Tage bedeckt stehen, dann filtriert man und wäscht mit abs. Alkohol aus. Der Rückstand, welcher Fett, Cholesterin und Phosphatide enthält, wird im Soxhlet-Apparat mit Äther extrahiert. Der nach Verdunsten des Ätherextraktes zurückgebliebene Rückstand wird auf freie Fettsäuren geprüft (eine Probe in Äther-Alkohol gelöst, entfärbt eine alkoholische, durch ganz wenig Alkali gerötete Phenolphthaleinlösung). Sind solche vorhanden, dunstet man nach Zusatz von verdünnter Sodalösung vorsichtig auf dem Wasserbade ein und extrahiert mit Äther. In der ätherischen Lösung werden die Phosphatide durch P-Bestimmung nachgewiesen und bestimmt (man kann auch durch Aceton die Phosphatide vom Fett und Cholesterin trennen). Eine Trennung des Cholesterins vom Fett ist quantitativ nur nach Verseifung möglich. Dies trifft jedenfalls für die Cholesterinester zu, während das freie Cholesterin durch die Digitoninprobe von Windaus erkannt werden kann. Ev. kann man durch Ermittelung der Säurezahl und anderer „Zahlen" das Fett näher charakterisieren (s. S. 1167). Das alkoholische Filtrat enthält ebenfalls Fett (hauptsächlich Olein), Phosphatide und etwas Cholesterin. Es wird wie oben weiter behandelt.

1) Williams u. Wilson, Biochem. Journ. 2, 20 [1907].
2) Klemperer u. Umber, Zeitschr. f. klin. Medizin 61, 145 [1907].
3) Faust u. Schmincke, Archiv f. experim. Pathol. u. Pharmakol., 1908. Suppl.-Bd.; (Schmiedeberg-Festschrift) S. 171.
4) Hoppe-Seyler, Med.-chem. Untersuchungen 1, 140 [1866].
5) Hürthle, Zeitschr. f. physiol. Chemie 21, 331 [1895/96].
6) Tangl u. Weiser, Archiv f. d. ges. Physiol. 115, 152 [1906].

Neuberg.

Indessen kommen im Blutserum auch Lipoide vor, welche sowohl in Alkohol wie Äther schwer löslich sind. Durch kochenden Alkohol werden sie jedenfalls zum Teil herausgelöst. Es empfiehlt sich also, den Rückstand nach Ätherbehandlung weiter längere Zeit mit kochendem Alkohol zu extrahieren. Liebermann[1]) hat gezeigt, daß zugesetzte Phosphatide besonders schwer aus Blutserum herausgelöst werden können. Ebenso verhalten sich die Cholesterinester. Auch andere Methoden werden benutzt. Eine Alkohol-Chloroformextraktion bietet entschieden größere Vorteile [Rosenfelds Methode[2])], obwohl auch gegen diese Einwände gemacht worden sind[3]). Übrigens kann man auch das Serum bei mäßiger Temperatur eintrocknen und weiter mit Äther, dann Alkohol und zuletzt mit heißem Alkohol erschöpfen. Die Extrakte werden dann, wie bei den Blutkörperchen erwähnt, weiter untersucht. Besonders wenn man die Phosphatide des Serums näher studieren will, ist diese Methode zu empfehlen.

Nach des Verfassers Erfahrung ist jedoch die Erlandsensche Methode beim Serum wie beim Blut überhaupt entschieden die beste:

Man trocknet ein, extrahiert mit Äther und später mit Alkohol. Die ätherische Lösung enthält Fett, Cholesterin und die ungesättigten Phosphatide, der sekundäre Alkoholextrakt die gesättigten Phosphatide (vgl. bei Bang, „Chemie u. Biochemie der Lipoide").

Die Cholesterinester werden nach Hürthle in der Weise erhalten, daß man, wie oben, zuerst mit 3 Vol. Alkohol in der Kälte, dann mit Alkohol mehrere Tage bei 30—40° und zuletzt wiederholt mehrere Tage bei derselben Temperatur mit einer Mischung von Äther und Alkohol extrahiert. Aus dem zweiten Alkoholauszug scheidet sich in der Kälte der relativ leichtlösliche Ölsäureester aus und aus dem Äther-Alkoholextrakt der Palmitinsäureester mit etwas Ölsäureester zusammen). Hepner[4]) empfiehlt eine Modifikation dieser Methode.

Die Cholesterinester krystallisieren. Sie sind doppeltbrechend und bilden, wie früher bemerkt, flüssige Krystalle. Sie sind schwerer verseifbar als Neutralfett. Sie geben die Cholesterinreaktionen in etwas modifizierter Weise. Der Ölsäureester wurde schon von Boudet unter dem Namen Serolin aus dem Blut isoliert und beschrieben. Es krystallisiert in langen, dünnen Nadeln. Schmelzp. 41—45°. $[\alpha]_D = -18,48°$.

Die Farbstoffe des Blutserums sind noch nicht genügend erforscht; die Riechstoffe auch nicht. Riechstoffe der Nahrung gehen ins Plasma über.

5. Das Wasser und die Salze des Blutserums.

Der Wassergehalt des Blutplasmas ist trotz der großen Variationen der Ein- und Ausfuhr unter normalen Verhältnissen recht konstant. Zwei Momente sind hierbei von Bedeutung. Erstens die Wasseraufnahme bzw. Abgabe der Gewebe und zweitens die Elimination durch die Nieren [bzw. die Haut[5])]. Nach einer größeren Wasseraufnahme wird gleich das meiste Wasser seitens der Gewebe aufgenommen, nach und nach wird das Wasser unter entsprechender Abgabe durch die Nieren ausgeschieden. Nach Engel wird das meiste Wasser in den Muskeln gespeichert. Ganz ebenso verhalten

[1]) Liebermann, Archiv f. d. ges. Physiol. 54, 573 [1893].
[2]) Rosenfeld, Centralbl. f. inn. Medizin 21, 288 [1906].
[3]) Y. Shimidzu, Biochem. Zeitschr. 28, 239 [1910].
[4]) Hepner, Archiv f. d. ges. Physiol. 73, 595 [1898].
[5]) R. Magnus, Archiv f. experim. Pathol. u. Pharmakol. 44, 68 [1900]. — Engels, Archiv f. experim. Pathol. u. Pharmakol. 51, 346 [1904].

sich übrigens die Salze. Selbst nach intravasculärer Injektion steigt nach Bock[1]) z. B. der Kaliumgehalt des Blutes höchst unwesentlich und erst nach und nach geht das Kalium durch die Niere (das Salz sogar etwas schneller als das Wasser). Nach Wahlgren[2]) sind die Wasser- und Salzdepots nicht identisch. Die Lungen besitzen ein großes Speicherungsvermögen für Chloride. Unter pathologischen Verhältnissen kann der Wassergehalt großen Schwankungen unterliegen. Die Wasserverluste des Körpers können so groß sein, daß die Gewebe nicht die Verluste des Blutes an Wasser ersetzen können, z. B. bei Cholera. Auf der anderen Seite tritt viel öfter eine Hydrämie, eine Vermehrung des Wassers, ein. Dies ist nach einem größeren Aderlaß leicht erklärlich, da das Wasser (und die Salze) viel schneller als die organischen Bestandteile ersetzt werden. Bei starkem Verbrauch an organischen Bestandteilen, d. h. Eiweißkörpern, wie bei schweren Anämien, Inanitionszuständen und Fieber tritt auch, obwohl nicht konstant, eine Hydrämie auf; ebenfalls bei Nierenkrankheiten, besonders bei chronischer parenchymatöser Nephritis, wo der Eiweißgehalt des Serums bis 4% sinken kann. Die Ursache hierfür ist nicht ganz klar. Normal beträgt der Wassergehalt ca. 91% des Plasmas.

Die Salze

verhalten sich größtenteils wie das Wasser. Sie zeigen bei derselben Tierart und überhaupt in der Säugetierreihe sehr gleichmäßige Werte. Dagegen sind sie im Serum und Plasma nicht quantitativ dieselben. Ein Teil des Calciums, Magnesiums und der Phosphorsäure wird nämlich mit dem Fibrin niedergeschlagen. In Serum überwiegen die Natriumsalze sehr gegenüber den Kaliumsalzen und von den Natriumsalzen das Kochsalz, welches die Hauptmasse oder ca. 60—70% sämtlicher Mineralstoffe ausmacht oder durchschnittlich 0,59%. Das Kochsalz wie die Chloride überhaupt kommen nach Gürber[3]) im heutigen physikalisch-chemischen Sinne gelöst im Blutserum vor. Von den übrigen Natriumsalzen sind die Carbonate Natriumcarbonat und Bicarbonat zu nennen. Die relative Proportion zwischen diesen beiden ist selbstverständlich schwankend. Als Durchschnitt wird angegeben 0,351% $NaHCO_3$ [Adler[4])]. Demgegenüber fand Gürber eine wesentlich geringere Menge bei der Dialysenmethode. Rosenschein[5]) fand ähnliche Verhältnisse bezüglich des Kalks, woraus folgt, daß das titrierbare Alkali oder die Alkalicarbonate und der Kalk nicht in der Menge in diffusibler Form, d. h. als Salze, frei gelöst im Serum enthalten sein können, wie die Ascheanalyse es unrichtig angibt. Dagegen geht aus diesen Befunden hervor, daß ein Teil der Alkalimetalle und des Kalks im Serum an das kolloidale Eiweiß gebunden ist. Dies ist auch deshalb wahrscheinlich, weil die Globuline des Serums zum Teil durch Alkali in Lösung gehalten werden, d. h. als Eiweißalkaliverbindungen (ebenso verhält sich das Nucleoproteid). Interessant ist ferner, daß Rosenschein den Nachweis erbrachte, daß unter einer Atmosphäre Kohlensäuredruck fast der ganze Kalk diffusibel wird. Durch die Konkurrenz der Kohlensäure und des Eiweißes muß schließlich die Kohlensäure überwiegen. Diese Verhältnisse stimmen also ganz mit den Verhältnissen der Blut-

1) Bock, Archiv f. experim. Pathol. u. Pharmakol. 57, 191 [1907].
2) Wahlgren, zit. nach Morawitz, Oppenheimers Handbuch der Biochemie 2, 105 [1908].
3) Gürber, Verhandl. d. phys.-chem. Gesellschaft zu Würzburg N. F. 28 [1895].
4) Adler, Journ. of Amer. Assoc. [2] 9, 752 [1908].
5) Rosenschein, Diss. Würzburg 1899.

körperchen überein, wo auch durch CO_2 das an Hämoglobin gebundene Alkali freigemacht wird. Weiter erwies Gürber das Vorkommen von Sulfaten im Serum und das Fehlen der früher so hoch eingeschätzten freien Phosphorsäure. Die Salze des Serums sind also demzufolge NaCl 0,59%, KCl 0,04%, $NaHCO_3$ 0,3% [1]) und Spuren von Natriumsulfat, während demnach der Kalk (und das Magnesium sowie die Phosphorsäure) hauptsächlich in nicht ionisierter Form sich vorfinden. Dies hat eine gewisse praktische Bedeutung, nämlich für die Darstellung des „künstlichen Serums", der sog. physiologisch-isotonischen Lösung, daß man also die Eiweißalkali- und Eiweißphosphorsäureverbindungen mit den entsprechenden Salzen ($CaCl_2$ 0,04%, $MgCl_2$ 0,025% und NaH_2PO_4 0,0126%) richtig ersetzt. Zwar wird die Wirkung ungefähr dieselbe, wie die physiologische Untersuchung zeigt. Dagegen kann man unmöglich sagen, daß man genau das Säure-Basengemisch des Serums dargestellt hat (dies abgesehen davon, daß die Sulfate in der physiologisch-isotonischen Lösung fehlen). Und es ist nicht ausgemacht, daß z. B. das $NaHCO_3$ die Eiweißalkaliverbindung ersetzen kann. Noch weniger trifft dies für das $CaCl_2$ bzw. die Eiweiß-kalkverbindung zu.

Zur Bestimmung der Salze ist nach Gürber die Aschenanalyse nicht gut brauchbar. Gürbers Verfahren, die Dialysemethode, ist bei den Blutkörperchen ausführlich dargestellt worden, worauf hier verwiesen wird (s. S. 972).

Von den übrigen Mineralbestandteilen sind Spuren von Kupfer, Eisen, Mangan, Kieselsäure, Fluor, Jod und Arsen nachgewiesen. Jod soll in organischer Bindung vorkommen (Bourcet). Arsen findet sich nur im Menschenblut.

Die Reaktion ist bekanntlich gegen Lackmus alkalisch. Durch Messung der OH-Ionenkonzentration hat es sich aber herausgestellt, daß die Konzentration fast genau dieselbe wie in destilliertem Wasser ist und daß also das Blut tatsächlich fast neutral ist. Die Eiweiß-Alkaliverbindungen erlauben einen vermehrten Übergang von Säuren ins Blut, ohne daß die Reaktion hierdurch geändert wird.

Die Gefrierpunktsdepression des Säugetierblutes entspricht nahezu einer 0,9 proz. NaCl-Lösung. Bugarski und Tangl fanden die Gesamtzahl der gelösten Moleküle und Ionen im Serum gleich 0,320 Mol. pro 1 l Serum. $^3/_4$ von diesen sind Elektrolyte und von den Elektrolyten bestehen wieder $^3/_4$ aus NaCl. Von den Nichtelektrolyten sind Zucker und Harnstoff in erster Linie zu nennen.

Über Änderungen des Salzgehaltes unter pathologischen Verhältnissen ist nur wenig bekannt und das bezieht sich hauptsächlich auf das Kochsalz. Für Nephritis ist eine Anreicherung des Blutes mit Kochsalz beschrieben. Vidal und Javal[2]) fanden dabei bis 0,8% NaCl im Blutserum. Bei Fieber, und besonders bei Pneumonie, beobachtet man häufig im Blut (und Harn) eine Verminderung der Chloride. Diese wandern dann aus dem Blute in die Gewebe. Während die Salzkonzentration in der Säugetierreihe ziemlich konstant ist ($\Delta = 0,56°$), findet man bei niederen Tieren oft einen geringeren Wert, z. B. beim Frosch ($\Delta = 0,46°$). Andererseits zeigen die wirbellosen Meerestiere den gleichen Druck und dieselbe Salzkonzentration wie das umgebende Meereswasser sowie Schwankungen mit dem Salzgehalte des Wassers. Bei niederen

---

[1]) Die Na-bicarbonatmenge ist, wie bemerkt, nicht konstant. Bei größerer CO_2-Aufnahme steigt die Menge des Carbonats teils auf Kosten des Kochsalzes, indem die freigemachte HCl vom Eiweiß aufgenommen wird, und teils auf Kosten der Eiweiß-Alkaliverbindungen.

[2]) Vidal u. Javal, Sem. méd. No. 27, 313 [1905].

Fischen (Selachiern) ist auch der osmotische Druck des Blutes gleich dem des umgebenden Wassers, bei höheren Fischen (Teleostiern) niedriger ($\Delta = 1,0°$) [Botazzi[1])]. Bei Fischen, die sowohl im Süßwasser wie im Meere leben (Aale), findet man bei Süßwasseraufenthalt eine niedrigere Salzkonzentration ($\Delta = 0,41°$) als beim Aufenthalt im Meere ($\Delta = 0,55°$) [Deckhuisen[2])]. Die Ursache hiervon ist vielleicht zum Teil in der Permeabilität der Haut für Wasser zu suchen. Jedenfalls hat Overton[3]) für den Frosch beim Aufenthalt in Fluß-wasser erwiesen, daß Wasser durch die Haut aufgenommen und in gleicher Quantität durch die Nieren ausgeschieden wird. Es passiert also ein Wasser-strom den Froschkörper, was auch den niedrigen osmotischen Druck des Froschblutes erklären kann.

Diese wahre Alkalescenz darf nicht mit der Menge des Serums an titrier-barem Alkali verwechselt werden. Durch diese Alkalescenzbestimmung wird nämlich nur der Gehalt des Gesamtalkalis, das mit Kohlensäure und mit Ei-weiß verbunden ist, bestimmt. Diese Bestimmung wird entweder einfach durch Titration mit Säure ($^n/_{25}$-Weinsäure) [Loewy[4])] vorgenommen oder man kann auch nach Hamburger[5]) zuerst die Eiweißkörper durch Alkohol (2 Vol.) niederschlagen und im Filtrate nach Entfernung des Alkohols und Auflösung in Wasser auf (sog. diffusibles) Alkali titrieren. Schließlich kann man nach Gürber dialysieren und im Dialysat das Alkali titrimetrisch bestimmen. Rechnet man die Werte auf das Gesamtvolum (Dialysat und Dialyseinhalt) um, so hat man das diffusible Alkali des verwendeten Serums.

C. Vollblut.

Das Blut ist eine heller oder dunkler rote, dickflüssige, klebrige, selbst in dünnen Schichten undurchsichtige Flüssigkeit von salzartigem Geschmack und eigentümlichem Geruch, welcher nach Zusatz von Schwefelsäure deutlicher hervortritt. Die Riechstoffe sind zum Teil ätherlöslich.

Das spezifische Gewicht zeigt Schwankungen von 1,045—1,075, durch-schnittlich aber ist es beim Manne 1,058, beim Weib etwas niedriger. Das spe-zifische Gewicht wird am besten mit dem Pyknometer bestimmt. Für chemische Zwecke kann es auch mit kleinen Blutmengen nach Hammerschlag[6]) bestimmt werden. Man füllt ein kleines Becherglas von 10 cm Höhe und 5 cm Weite mit einem Gemisch von Chloroform und Benzol, dessen spezifisches Gewicht mit dem vermuteten spezifischen Gewicht des Blutes übereinstimmt und läßt einen Tropfen, z. B. aus einem Stiche in die Fingerbeere, hineinfallen. Steigt er an die Oberfläche, versetzt man unter leichtem Umschwenken mit Benzol, fällt er zu Boden, fügt man umgekehrt Chloroform zu, bis er gerade schwimmt. Jetzt wird das spezifische Gewicht der Mischung durch ein Aräo-meter ermittelt. Man muß rasch arbeiten (nicht mehr als 1—2 Minuten dürfen bis zum richtigen Schwimmen des Tropfens verstreichen) [Zuntz[7])].

Das Blut reagiert gegen Phenolphthalein neutral, gegen Lackmus und Lackmoid alkalisch. Zum Nachweis zerreibt man das Blut mit überschüssigem,

[1]) Botazzi, Arch. ital. de biol. 28, 61 [1897].
[2]) Deckhuisen, Archiv néerland. 10, 121 [1905].
[3]) Overton, Verhandl. d. phys.-med. Gesellschaft zu Würzburg N. F. 36, 277 [1904].
[4]) Loewy, Archiv f. d. ges. Physiol. 58, 462 [1894].
[5]) Hamburger, Archiv f. Anat. u. Physiol., physiol. Abt. 1898, 1.
[6]) Hammerschlag, Zeitschr. f. klin. Medizin 20, 444 [1892].
[7]) N. Zuntz, Archiv f. d. ges. Physiol. 66, 539 [1897].

gepulvertem (neutralem!) Ammoniumsulfat, hält ein rotes Lackmuspapier in den Brei und spritzt mit Wasser ab. Es hinterbleibt ein blauer Fleck. Bei Acidose kann das Blut hierbei eine saure Reaktion aufweisen.

Es findet eine Wechselwirkung der Säuren zwischen Plasma und Blutkörperchen statt. Durch die Einwirkung von Kohlensäure wird sowohl im Plasma wie in den Blutkörperchen das an Eiweiß gebundene Alkali freigemacht und geht mit CO_2 eine Verbindung ein. Weiter aber tauscht sich die intracelluläre CO_2 mit der extracellulären (d. h. der hydrolytisch aus NaCl entstandenen) Salzsäure um. Das Serum bzw. Plasma wird also reicher an titrierbarem Alkali. Auch wird durch CO_2-Einwirkung ein Teil des Kochsalzes im Serum direkt umgesetzt und die gebildete HCl diffundiert in die Blutkörperchen hinein. Dem größeren osmotischen Druck entsprechend, quellen die Blutkörperchen unter Wasseraufnahme, und das Serum wird folglich konzentrierter. Unter dem Einflusse des Sauerstoffes (oder richtiger nach dem Verlust von CO_2) nehmen die Blutkörperchen ihre ursprüngliche Form wieder an, und die obigen Veränderungen gehen zurück.

Die Farbe des arteriellen Blutes ist hellrot, des venösen Blutes dunkel blaurot, entsprechend dem Gehalt an Oxyhämoglobin bzw. reduziertem Hämoglobin. Doch enthält arterielles Blut auch etwas reduziertes Hämoglobin und auch CO_2 und das venöse umgekehrt etwas Oxyhämoglobin. Da der Blutfarbstoff ausschließlich den Blutkörperchen angehört, ist das Blut auch in dünnen Schichten undurchsichtig oder „deckfarbig". Werden die Körperchen aufgelöst und das Hämoglobin von der Flüssigkeit gelöst, wird das Blut durchsichtig und verhält sich wie eine „Lackfarbe". Zentrifugiert man das Blut sehr scharf, so sammeln sich die Blutkörperchen zu einer homogenen Masse ohne Zwischenflüssigkeit. Hier wird das Licht nicht reflektiert und demgemäß sieht die Blutkörperchenmasse lackfarbig aus. Besonders deutlich tritt diese Erscheinung beim Rohrzuckerblute hervor, wenn die Blutkörperchen agglutinieren. Man bekommt dann einen dunkelschwarzroten, teerartigen Brei, welcher beim Schütteln mit Kochsalzlösung aber deckfarbiges Blut ergibt.

Die auffallendste Eigenschaft des Blutes ist die Gerinnung, welche gewöhnlich wenige Minuten nach dem Verlassen des Blutgefäßes erfolgt. Durch verschiedene Eingriffe läßt sich der Eintritt der Gerinnung beschleunigen oder verzögern bzw. verhindern. Beschleunigend wirkt Erhöhung der Temperatur, Bewegung des Blutes wie Schlagen, Einbringen von feingepulverter Kohle oder von Platinmohr, Zufügen von Gewebeauszügen (zymoplastischen Substanzen). Weiter gerinnt das Blut um so schneller, je verdünnter, wasserhaltiger es ist (daher die schnelle Gerinnung nach Blutverlusten). Die Gerinnung wird verzögert durch Abkühlen, Verminderung des Sauerstoff- und Vermehrung des Kohlensäuregehaltes (venöses Blut und besonders Erstickungsblut gerinnt langsamer als arterielles). Säuren, Alkalien und Ammoniak verhindern selbst in geringer Menge die Gerinnung. Ebenso wirken konzentrierte Lösungen von Neutralsalzen und Salzen der alkalischen Erden, ferner Oxalate, Citrate und Fluoride, Zucker- oder Gummilösung, Glycerin, viel Wasser, Hühnereiweiß, Hirudin, Albumosen, Schlangengift, Bakterientoxine.

Das Koagulum ist um so fester, elastisch zäher, je wasserreicher und je ärmer an Blutkörperchen, roten und farblosen, das Blut ist. Ein wasserarmes Blut oder ein an Formelementen reiches, liefert ein lockeres, leicht zerdrückbares Koagulum.

Von den verschiedenen Bestandteilen des Blutes ist die Bestimmung der Formelemente die wichtigste. Dies wird praktisch durch Bestimmung des

Volumens der roten Blutkörperchen erreicht. Für klinische Zwecke ist die Bestimmung des relativen Blutkörperchenvolumens durch die Hämatokritmethode zu empfehlen. Dies Verfahren ist früher beschrieben (s. S. 960). Hedin und Daland haben auch gefunden, daß unter physiologischen Verhältnissen eine annähernd konstante Relation zwischen dem Volumen der Blutkörperchenschicht im Hämatokrit und der Anzahl der Körperchen besteht.

Gewichtsanalytisch läßt sich auch das Verhältnis zwischen Formelementen und Blutflüssigkeit finden, wenn man von einer Substanz ausgeht, welche dem Plasma allein angehört, und wenn man dann ihre Quantität im Plasma allein und zweitens im Vollblut bestimmt. Eine einfache Berechnung ergibt dann die Menge des Plasmas im Blut. Als solche Substanzen sind vorgeschlagen Natrium (Bunge), welches jedoch auch in den Blutkörperchen vorkommt, Zucker (Otto) und Fibrin [Hoppe-Seyler[1])], welch letzteres allein brauchbar ist. Zur Bestimmung des Fibrins benutzt man ein kleines Becherglas, welches mit einer Kautschukkappe verschlossen ist. Durch einen kleinen Röhrenansatz in der Mitte dieser Kappe steckt man den Stiel eines ruderförmigen Fischbeinstäbchens, dessen unterer breiter Teil fast den Boden des Glases berühren soll. Dieser Apparat wird getrocknet und gewogen. Man nimmt die Kappe ab, fängt das Blut, 10 bis 30 ccm, darin unmittelbar aus der Ader auf, zieht die Kautschukkappe über, schlägt das Blut ca. 10 Minuten lang und wägt nach dem Erkalten. Nachdem das Gewicht des Blutes ermittelt ist, füllt man das Becherglas mit Wasser, rührt stark um und läßt das Fibrin sich absetzen und gießt ab. Das Fibrin wird dann wiederholt mit einer neuen Portion Wasser und einigen Tropfen Kochsalzlösung ausgewaschen, auf ein kleines, gewogenes Filtrum gebracht und wieder ausgewaschen. Schließlich wäscht man das Fibrin mit siedendem Alkohol und Äther aus, trocknet bei 110° im Luftbade und wägt nach dem Erkalten über Schwefelsäure. (Der Zusatz von NaCl zum Waschwasser bewirkt Lösung des Globulins und macht die Flüssigkeit besser filtrierbar.)

Zur Bestimmung des Fibrins im Plasma nimmt man eine entsprechende Portion aus dem in Eis stehenden Plasma mit einer Pipette heraus und verfährt wie oben. Diese Fibrinbestimmungsmethode eignet sich nur bei solchem Blut, das langsam gerinnt und dessen Blutkörperchen sich schnell senken, wie Pferdeblut, und bei Menschenblut während Entzündungskrankheiten.

Eine andere, von Hoppe-Seyler angegebene Methode besteht darin, daß man einerseits die Gesamtmenge Hämoglobin und Eiweiß in einer Blutportion und andererseits die Menge Hämoglobin und Eiweiß in den mit Kochsalzlösung gewaschenen Blutkörperchen in einer anderen gleichgroßen Blutportion bestimmt. Die Differenz der Eiweißmenge entspricht dem Eiweiß, welches im Serum enthalten war. Bestimmt man also in einer besonderen Portion Serum desselben Blutes das Eiweiß, so läßt sich die Menge des Serums leicht berechnen. Die Brauchbarkeit dieser Methode ist durch Kontrollversuche mit Natriumbestimmungen nach Bunge bestätigt worden. Beide geben aber nur ungefähre Resultate.

Die Relation zwischen Blutkörperchen und Plasma kann selbst bei derselben Tierart unter verschiedenen Verhältnissen bedeutend variieren. In den meisten Fällen überwiegt aber das Plasma, welches bisweilen $2/3$ des Blutes ausmacht. Für Menschenblut sind beim Manne durchschnittlich ca. 48%

---

[1]) Hoppe-Seyler-Thierfelder, Physiol.-chem. Analyse, 8. Aufl., Berlin 1909, S. 680.

Blutkörperchen und 52% Plasma und beim Weibe 35% bzw. 65% gefunden
worden.

Das Blut als Ganzes enthält 77—82% Wasser mit 18—23% festen Stoffen,
von welchen 17—22% organische sind. Die organischen bestehen mit Abzug
von 6—12% Extraktivstoffen aus Eiweiß und Hämoglobin. Der Gehalt an
letzterem ist beim Menschen 13—15%. Bei Hund, Katze, Schwein und Pferd
ist der Hämoglobingehalt derselbe. Bei Rind, Stier, Schaf, Ziege und Kaninchen etwas niedriger (Abderhalden).

Die Bestimmung der übrigen Bestandteile im Gesamtblut geschieht nach den
bei der Besprechung der Blutkörperchen und des Serums erwähnten Prinzipien.

Zu erörtern ist noch die Bestimmung der Gesamtblutmenge. Sie
erfolgt entweder nach Welcher[1]) colorimetrisch, indem man davon ausgeht,
daß der Blutfarbstoff ausschließlich im Blute vorkommt. Bestimmt man also
in einer kleinen Probe Blut den Hämoglobingehalt und entblutet dann das
ganze Tier und erschöpft die Organe mit Wasser, vereinigt Blut und Waschwasser und bestimmt schließlich hier den Hämoglobingehalt, so läßt sich
die Blutmenge berechnen.

Viel einfacher und ebenso genau ist das Verfahren von Haldane und
Schmidt[2]), welches beim Lebenden ausgeführt wird. Im wesentlichen besteht das Verfahren darin, daß nach Einatmen einer gemessenen Quantität
Kohlenoxyd in einer gegebenen Blutmenge das aufgenommene Kohlenoxyd
bestimmt wird. Nach dieser Methode bestimmt, soll die Blutmenge bei Männern
durchschnittlich ca. $\frac{1}{19}$ (mit Schwankungen von $\frac{1}{16}$—$\frac{1}{30}$) von dem Körper-
gewichte und bei Frauen $\frac{1}{22}$ des Körpergewichtes (Oerum u. a.) betragen.

II. Lymphe.

Gewöhnlich unterscheidet man zwischen Chylus und Lymphe. Bei
nüchternen Tieren existiert aber kein Unterschied und nach Nahrungsaufnahme unterscheidet sich der Chylus von der Lymphe nur durch seinen Reichtum an äußerst feinverteiltem Fett, welches ihm ein milchähnliches Aussehen
verleiht und zu dem alten Namen Milchsaft Veranlassung gegeben hat. Andererseits kann bisweilen die Lymphe selbst so reich an Fett werden, daß sie dem
Chylus ähnlich wird (Hensen, Lang). Die Hungerlymphe ist fast wasser-
hell oder nur schwach opalescierend. Das spezifische Gewicht ist niedrig (1,016
bis 1,023). Lymphe schmeckt salzig und besitzt einen etwas faden Geruch. Sie
reagiert alkalisch, aber noch schwächer als das Blut. Wie das Blut besteht die
Lymphe aus Formelementen und Plasma.

Die Formelemente sind dieselben wie im Blute: Leukocyten und
rote Blutkörperchen. Die Menge der letzteren ist aber nur unbedeutend,
während Leukocyten in größerer Menge als im Blute vorkommen. Ihre Anzahl ist übrigens variabel.

Lymphplasma variiert sehr in der Zusammensetzung. Qualitativ kommen
dieselben Verbindungen wie im Blutplasma vor, quantitativ sind aber die
Unterschiede recht erheblich. Für die Eiweißkörper wird Albumin in ungefähr derselben Menge wie im Plasma gefunden (ca. 3—4%). Die Globuline
aber, und besonders das Fibrinogen, sind nur in geringer Menge vorhanden
(0,04—0,2%), weshalb auch die Lymphe, die zudem auch wenig Fibrinferment
enthält, nur langsam und unvollständig gerinnt. Sie gerinnt auch nicht auf

---

[1]) Welcher, Prager Vierteljahrsschr. 4, 11.
[2]) Haldane u. Schmidt, Journ. of Physiol. 25, 331 [1899/1900].

einmal vollständig wie das Blut, sondern es treten wiederholt neue Gerinnungen auf. Der Fibrinogengehalt ist ca. $1/6$ von dem des Blutes. Etwa $1/8$—$1/10$ des Total-N kommen auf die Extraktivstoffe und Harnstoff. Zucker kommt in ungefähr derselben Menge wie im Blute vor. Glykogen ist auch, und zwar in den Leukocyten, nachgewiesen. Harnstoff findet sich ungefähr in derselben Menge wie im Blute vor. Phosphatide und Cholesterin sind in ungefähr derselben Quantität wie im Blute vorhanden. Die Substanzen, welche die größten Variationen zeigen, sind die Fette und das Wasser. Besonders in Ductus thoracicus ist der Fettgehalt sehr variabel. Bei Hunger ist er nur von 0,06—0,26% gefunden, während der Fettgehalt der chylösen Lymphe bis 4,7% gefunden ist [Munk und Rosenstein[1])]. Munk fand immer, auch nach Fütterung mit Seifen, die Menge der fettsauren Salze im Chylus recht gering. Allerdings ist sie immer größer als im Blute. Nach anderen Autoren sollen aber nach Fütterung mit Seifen und sogar Neutralfett die Seifen im Chylus nicht unbedeutend vermehrt werden (Faust u. a.). Diese Frage kann also noch nicht als entschieden angesehen werden.

Der Wassergehalt schwankt etwas mehr als beim Blute. Er wird zu 90—96% angegeben (beim Blute ca. 80% H_2O). Es ist anzunehmen, daß nach reichlicher Wasseraufnahme der Überschuß von Wasser in die Gewebelymphe aufgenommen wird. Bei Injektion von hyperisotonischen Salzlösungen ins Blut soll Wasser aus der Gewebelymphe ins Blut eintreten, während umgekehrt bei Injektion von hypotonischen Lösungen Wasser an die Gewebelymphe abgegeben werden soll [Sollmann u. a.[2])]. Die Salzkonzentration der Lymphe ist 0,7—0,8%.

Die Mineralstoffe in 1000 T. (chylöser Lymphe) waren nach Munk und Rosenstein: 5,83 NaCl, 2,17 Na_2CO_3, 0,28 K_2HPO_4, 0,28 $Ca_3(PO_4)_2$, 0,09 $Mg_3(PO_4)_2$ und 0,025 $FePO_4$. Carlson, Green und Luckhardt[3]) haben durch vergleichende Untersuchungen der NaCl-Menge in Blutserum und in Lymphe von Pferd und Hund gefunden, daß die Lymphe regelmäßig etwas reicher an Kochsalz ist.

Unter gewissen Umständen führt die Organlymphe toxische, differente Stoffwechselprodukte mit sich [Asher und Barbera[4])]. Übrigens enthält sie Enzyme, wahrscheinlich auch Antienzyme und die übrigen Antikörper des Blutes. Toxine gehen in die Lymphe über [Ransom[5])]. Im ganzen kann man die Lymphe gegenüber dem Blut als eine Flüssigkeit charakterisieren, welche einen geringeren Gehalt an Kolloiden und einen ihm gleichen Gehalt an Kristalloiden aufweist.

Die Lymphe aus verschiedenen Organbezirken hat eine etwas verschiedene Zusammensetzung. Besonders reich an Eiweiß ist die Leberlymphe. Den größten Zuckergehalt (bis 0,5%) enthält die Lymphe der Ductus thoracicus (ebenso wie den größten Fettgehalt). Hier findet man auch die größte Quantität Phosphatide und Cholesterin.

Die Methodik der Lymphuntersuchung ist genau dieselbe wie beim Blut. Es genügt also, auf das Blut zu verweisen. Zur Beschaffung von Lymphe dient hauptsächlich die Anlage einer Fistel des Ductus thoracicus am Halse. Starling[6]) hat darauf hingewiesen, daß nach Obstruktion der Aorta und

---

[1]) Munk u. Rosenstein, Virchows Archiv **123**, 230, 284 [1891].
[2]) Sollmann, Archiv f. experim. Pathol. u. Pharmakol. **46**, 1 [1901].
[3]) Carlson, Green u. Luckhardt, Amer. Journ. of Physiol. **22** [1908].
[4]) Asher u. Barbera, Zeitschr. f. Biol. **36**, 154 [1898].
[5]) Ransom, Zeitschr. f. physiol. Chemie **29**, 349 [1900].
[6]) Starling, Journ. of Physiol. **16**, 224 [1894].

Vena cava inferior Leberlymphe, beim Verschluß der Porta Darmlymphe in den Ductus thoracicus fließt. Paschutin[1]) und Emminghaus[2]) ist es gelungen, Extremitätenlymphe zu gewinnen. Tomsa[3]) hat die Hodenlymphe untersucht. Besonders wichtig für das Studium der Lymphe war die Untersuchung der Lymphe aus varicös erweiterten, rupturierten Lymphgefäßen des Oberschenkels, wo die Darmlymphe abfloß (Gübler und Quevenne, Lang, Munk und Rosenstein, Hamill). Owen-Ree[4]) untersuchte den Chylus eines Hingerichteten.

III. Transsudate, Exsudate und Eiter.

Die serösen Häute werden normal von einer Flüssigkeit durchfeuchtet, welche mit der Lymphe so ziemlich übereinstimmt. Man kann sie ja geradezu als eine Lymphhöhlenflüssigkeit betrachten. Mit Ausnahme der Flüssigkeit in der Perikardiehöhle und der Cerebrospinalflüssigkeit, reicht die Flüssigkeitsmenge nicht für die chemische Analyse aus. Allerdings kann man auch die Augen- und Gelenkflüssigkeit hierzu rechnen, welche auch chemisch untersucht werden können.

Unter krankhaften Verhältnissen kann aber bekanntlich ein reichlicher Übertritt von Flüssigkeit in die serösen Höhlen stattfinden. Diese Flüssigkeit nennt man Transsudat. Das pathologische Transsudat stimmt wohl mit der physiologisch normalen Flüssigkeit der betreffenden Höhle überein. Sicher ist dies nicht überall bewiesen, da man bis jetzt noch keine exakt physiologische Flüssigkeit aus Pleura oder Peritoneum untersucht hat.

Zwischen Transsudat und Exsudat sind die Grenzen unscharf. Die echten Transsudate sind arm an Leukocyten und liefern wenig oder fast kein Fibrin. Die entzündlichen Exsudate sind reicher an Formelementen, d. h. Leukocyten, und liefern viel Fibrin. Steigt der Leukocytengehalt noch stärker an, so hat man den Eiter, welcher kein Fibrin liefert, und zwar aus dem Grunde, weil die Koagulation und folgende Fibrinolyse schon eingetreten ist, was auch bei den Exsudaten vorkommen kann (oder es ist auch das Fibrinogen autolytisch verändert worden). Daß die Lymphhöhlenflüssigkeiten nicht einer reinen Transsudation der Lymphe entsprechen können, zeigt ihre Zusammensetzung ganz unzweifelhaft, welche nicht ganz mit der Lymphe und nicht untereinander übereinstimmt.

Herzbeutellymphe.

Diese Flüssigkeit ist citronengelb, etwas klebrig und reicher an festen Bestandteilen als die übrigen Transsudate (3,7—5%) mit 2,3—2,5% Eiweiß [v. Gorup-Besanez[5]), Wachsmuth[6]) und Hoppe-Seyler[7])]. Sie soll reicher an Faserstoff sein als andere Transsudate, was nach Hammarsten[8]) kaum begründet ist. Bei Menschen sind 80% des Eiweißes Serumalbumin und der Rest Globulin und sehr wenig Fibrinogen (0,03% Fibrin) [Hammarsten[8])]. Der Salzgehalt beträgt 0,76—0,87%; Chlornatrium überwiegt

[1]) Paschutin, Arbeiten a. d. physiol. Anstalt Leipzig 7, 147 [1872].
[2]) Emminghaus, Arbeiten a. d. physiol. Anstalt Leipzig 8, 51 [1873].
[3]) Tomsa, Sitzungsber. d. Wiener Akad. 46, 185 [1863].
[4]) Owen-Ree, zit. nach Hammarsten, Lehrbuch, 7. Aufl., 1910, S. 324.
[5]) v. Gorup-Besanez, Lehrbuch der physiol. Chemie, 4. Aufl. 1862, 401.
[6]) Wachsmuth, Virchows Archiv 7, 330 [1854].
[7]) Hoppe-Seyler, Physiol. Chemie S. 605.
[8]) Hammarsten, Lehrbuch der physiol. Chemie, 7. Aufl. 1910, 333.

bei weitem und ist in gleicher Menge wie in der Lymphe vorhanden. d-Milch-säure ist auch gefunden. Die Menge der Extraktivstoffe beläuft sich auf 0,1—0,2%. Ein Fall von Chylopericardium ist untersucht (Hasebroeck). Die

Cerebrospinalflüssigkeit

ist immer farblos, wasserklar mit schwach salzigem Geschmack und frei von Formelementen. Das spez. Gew. ist niedrig, 1,007—1,008. Die Reaktion gegen Lackmus ist schwach alkalisch. Feste Bestandteile sind etwas über 1% vorhanden, davon entfällt nur $1/5$ auf organische Substanz, der Rest auf Mineralstoffe. Nach Halliburton[1]) ist das Eiweiß ein Gemenge von Glo-bulin und Albumosen. Über das Vorkommen von Albumosen sind aber die Meinungen geteilt. Andere Forscher haben sie vermißt. Der Eiweißgehalt ist nur etwa 0,02%, er soll übrigens in Krankheiten recht bedeutend wechseln können. Frenkel-Heiden[2]) fand bei progressiver Paralyse 0,9—3% und bei tuberkulöser Meningitis 0,7—2,8% Eiweiß. Bei allgemeiner Paralyse fand Halliburton ein Nucleoproteid. Albumin wurde bei verschiedenen Krank-heiten gefunden [Halliburton, Panzer[3]) u. a.]. Nach einigen Verfassern soll normaliter lediglich Albumin vorkommen. Die von Kranken herstam-mende Cerebrospinalflüssigkeit ist sehr oft getrübt durch Leukocyten, Erythro-cyten und Endothelien, mitunter sieht sie Eiter ähnlich. Bisweilen ist ihr reichlich Blut beigemengt; in solchen Fällen kann sie gerinnen.

Harnstoff kommt oft, nicht aber immer vor, Cholin bei Krankheiten [Halliburton und Mott[4]), Donath[5]), O. Rosenheim[6])], Cholesterin nicht normal, sondern bei vielen Krankheiten [Pighini[7])]. Milchsäure ist in vielen pathologischen Fällen gefunden worden. Glucose findet sich wohl immer; der Gehalt ist derselbe wie im Blut, bei Diabetes ist ihre Quantität vermehrt. Verschiedene Enzyme sind nachgewiesen, ebenso Antikörper.

Der Salzgehalt ist von Zdarek[8]) bei Menschen zu 0,84% gefunden, welcher mit den Befunden in Trans- und Exsudaten übereinstimmt. Auch die Proportion zwischen Na und K und ebenfalls die Relation zwischen wasser-löslichen und unlöslichen Aschenbestandteilen stimmen mit den nämlichen bei Trans- und Exsudaten überein. Der Gehalt an NaCl ist 0,70%, an KCl 0,04%. Bei Krankheiten, namentlich bei akuten, soll bisweilen der Kalium-gehalt vermehrt sein.

Humor aqueus.

Die Eigenschaften decken sich mit denen der Cerebrospinalflüssigkeit. Der Humor aqueus ist wasserklar, dünnflüssig; spez. Gew. 1,003—1,008. Der Gehalt an festen Stoffen ist etwas über 1%, wovon Eiweiß ca. 0,1%. Die Eiweißkörper sind Serumalbumin, Globulin, Spuren von Fibrinogen und Mucin. Humor aqueus besitzt schwach alkalische Reaktion und gerinnt nicht. Traubenzucker ist nachgewiesen. Harnstoff ebenfalls. d-Milchsäure soll auch vorkommen. Der Salzgehalt ist wie bei Cerebrospinalflüssigkeit 0,80 bis 0,85%, davon Kochsalz ca. 0,7%.

1) Halliburton, Text-Book London **1891**, 355.
2) Frenkel-Heiden, Biochem. Zeitschr. **2**, 188 [1907].
3) Panzer, Wiener klin. Wochenschr. **1899**, 805.
4) Halliburton u. Mott, Lancet **1901**, 1077.
5) Donath, Zeitschr. f. physiol. Chemie **39**, 526 [1903]; **42**, 141 [1904].
6) O. Rosenheim, Journ. of Physiol. **35**, 463 [1906/07].
7) Pighini, Zeitschr. f. physiol. Chemie **61**, 508 [1909].
8) Zdarek, Zeitschr. f. physiol. Chemie **35**, 201 [1902].

Bei pathologischen Zuständen steigt das spez. Gew. auf 1,022 infolge Vermehrung der festen Bestandteile, vor allem der Eiweißstoffe. Auch die Salze sind dann vermehrt.

Synovia

ist jedenfalls kein reines Transsudat. Sie wird aber allgemein zu den Transsudaten gezählt.

Synovia ist eine klebrige, fadenziehende, gelbliche, von zerfallenen Zellen getrübte Flüssigkeit von alkalischer Reaktion. Außer den bei den Transsudaten genannten Körpern kommt regelmäßig ein Mucin vor [Umber[1]), v. Holst[2])]. In pathologischer Synovia fand Hammarsten[3]) ein Nucleoalbumin oder Nucleoproteid, Salkowski[4]) eine P-freie, mucinähnliche Substanz, welche jedoch kein Mucin war. Salkowski nennt sie „Synovin". Die Darstellung dieses Mucins ist die gewöhnliche: Man schlägt mit Essigsäure nieder (es wird nicht von überschüssiger Essigsäure, wohl aber von HCl gelöst), löst wieder in Alkali und fällt aufs neue. Die Eigenschaften sind wie die der Mucine. Nach Umber ist die Orcinprobe positiv, nach v. Holst negativ. Die Zusammensetzung der Synovia ist nicht konstant. Unter Einfluß der Bewegung der Gelenke wird die Synovia konzentrierter und klebriger. Synovia ist reicher an festen Bestandteilen als die obengenannten Transsudate (3% feste Bestandteile, davon ca. 1,5% Eiweiß und 0,24% Mucin; Salzgehalt 1,1%. Nach Bewegung der Gelenke waren die Werte 5%—3,5%—0,56% und 1,0%).

Vergleichende Zusammensetzung der Lymphe und physiologischen Transsudate.

	(Hunger)-Lymphe	Perikardial-flüssigkeit	Cerebro-spinal-flüssigkeit	Humor aqueus	Synovia (vom ruhenden Tier)
Wasser . . .	ca. 95,0 %	96,1 %	99,0 %	98,7 %	97,0 %
Feste Stoffe .	„ 5,0 %	3,9 %	1,0 %	1,3 %	3,0 %
Eiweiß	„ 3,5 %	2,8 %	0,02 %	0,02 %	1,6 %[5])
Albumin . . .	„ 2,8 %	2,2 %	—	—	—
Globulin . . .	„ 0,65 %	0,6 %	—	—	—
Fibrin	„ 0,05 %	0,02 %	—	—	—
Asche	„ 0,87 %	0,86 %	0,86 %	0,80 %	1,1 %

Pathologische Transsudate.

Pleuraflüssigkeit. Aus den zahlreichen Analysen verschiedener Verfasser geht hervor, daß bei Hydrothorax das spez. Gew. ca. 1,013 ist und daß der Eiweiß- und Salzgehalt mit den physiologischen Transsudaten (Perikardialflüssigkeit) übereinstimmt (Wasser 96%, Eiweiß 1—2,9%, Asche 0,76%). Das Peritonealtranssudat (Ascitesflüssigkeit) ist ebenso zusammengesetzt. Bei kachektischen Zuständen oder hydrämischer Blutbeschaffenheit ist das spez. Gew. oft noch niedriger (1,006—1,010—1,015). Der

---

[1]) Umber, Zeitschr. f. klin. Medizin 48, 364 [1904].
[2]) v. Holst, Zeitschr. f. physiol. Chemie 43, 145 [1904/05].
[3]) Hammarsten, Autoreferat Malys Jahresber. d. Tierchemie 12, 480 [1882].
[4]) Salkowski, Virchows Archiv 131, 304 [1893].
[5]) Hierzu kommen 0,24% Mucin.

Eiweißgehalt ist gering (gewöhnlich weniger als 2%). Mucoide sollen nach Paijkull[1]) regelmäßig vorkommen. Der Salzgehalt ist etwas höher als bei Hydrothorax (0,98%). Die Ascitesflüssigkeit hat oft ein milchähnliches Aussehen. Hydroperikardium stimmt mit der physiologischen Perikardialflüssigkeit überein. Die Hydrocelenflüssigkeit ist von den vorgehenden etwas verschieden. Sie ist dunkler gefärbt, hat ein verhältnismäßig hohes spez. Gew. (1,016—1.026) und ist reicher an festen Stoffen (ca. 6%). Sie ist auch reicher an Eiweiß als die anderen. Sie ist aber öfters von entzündlicher Natur. Die Spermatozelenflüssigkeit stimmt wieder besser mit den Transsudaten überein. Spez. Gew. 1,006—1,010. Feste Stoffe ca. 1,3%. Sie ist arm an Eiweiß und enthält Spermatozoen und Zelldetritus.

Die Transsudate der Unterhautzellgewebe (Anasarka) sind sehr arm an Eiweiß und stimmen mit der Zusammensetzung der Cerebrospinalflüssigkeit überein.

Bei zunehmendem Alter der Transsudate kann der Eiweißgehalt, wahrscheinlich infolge Resorption von Wasser, ansteigen. Hier findet man zuweilen krystallisiertes Cholesterin.

Die Eiweißkörper der Transsudate sind Serumalbumin, Serumglobulin und sehr wenig Fibrinogen. Albumosen kommen nicht vor. Sie gerinnen nicht spontan, wohl aber zumeist nach Zusatz von Blutserum oder defibriniertem Blut. Über die Relation zwischen Globulin und Albumin sind zahlreiche Untersuchungen publiziert. Die Relation schwankt bedeutend, scheint aber in jedem Fall dieselbe wie in dem Blutserum des betreffenden Individuums zu sein [Joachim[2]), Hoffmann[3]) und Pigeaud[4])].

Die Extraktivstoffe sind Harnstoff und Zucker (Glucose, Lävulose sind auch gefunden). Ferner sind beobachtet: Phosphatide, Cholesterin, Cholesterinester, Fett, d-Milchsäure, Harnsäure, Purinbasen, Kreatin, Inosit.

Exsudate.

Exsudate entstehen im Anschluß an Entzündungen, akute oder chronische, oder an Tumorbildungen mit Reizwirkung. Die Exsudate sind reicher an Eiweiß als Transsudate und reicher an Leukocyten. Das spez. Gew. ist deswegen höher. Sie koagulieren spontan extra corpus, aber nicht immer, weil auch intravitale Koagulation mit folgender Fibrinolyse vorkommt. Besonders bei den chronischen Exsudaten hat eine Autolyse stattgefunden. Hier begegnet man Albumosen und Nucleinsubstanzen, wobei letztere von den Leukocyten herstammen.

Pleuraexsudate. Besonders bei akuter Pleuritis ist das spez. Gew. hoch 1,020—1,030 (Hammarsten). Der Gehalt an Eiweiß beträgt 3—7%. Feste Stoffe sind zu 6—7%, aber bisweilen bis zu 9—10% zugegen (Hammarsten). Von den Eiweißkörpern variieren die Verhältniszahlen zwischen Albumin und Globulin außerordentlich. Doch soll das Globulin und besonders das Euglobulin stark vermehrt sein. (Joachim fand ⁵/₆ des Eiweißes als Globulin.)

Mucoide Substanzen (Serosamucin) sind von Paijkull nachgewiesen; ebenfalls Nucleoalbumin und Nucleoproteide (Paijkull). Für Pleuraexsudate

---

[1]) Paijkull, Malys Jahresber. d. Tierchemie **22**, 558 [1893].
[2]) Joachim, Archiv f. d. ges. Physiol. **93**, 558 [1903].
[3]) Hoffmann, Archiv f. experim. Pathol. u. Pharmakol. **16**, 133 [1883].
[4]) Pigeaud, Diss. Leyden 1886.

hat Paijkull folgende Verteilung der Eiweißkörper angegeben: Serumalbumin 3,0%, Globulin 2,3%, Serosamucin 0,24% und Nucleoproteid 0,09%.

Darstellung des Serosamucins nach Paijkull. Die durch Kochen nach Essigsäurezusatz enteiweißte Flüssigkeit wird neutralisiert, eingeengt, mit Alkohol gefällt; der Niederschlag wird in Wasser gelöst, dialysiert und mit Essigsäure gefällt. Der Niederschlag ist das Mucoid. Aus dem Filtrat scheidet sich nach Neutralisation auf Zusatz von Alkohol eine Mucinalbumose aus, welche sich stets in viel reichlicherer Menge als das Mucoid findet. Das Mucoid ist in Wasser unlöslich, gibt mit wenig Alkali eine nicht schleimige Lösung. Es wird von Essigsäure gefällt und erst bei einem großen Überschuß wieder gelöst. Die Mucinalbumose verhält sich wie eine Albumose. Das Mucoid ist nicht mit dem der Gelenke identisch. Das Nucleoproteid bzw. Nucleoalbumin wird am besten, nachdem die Salze durch Dialyse entfernt worden sind, durch Essigsäure von etwa 5% niedergeschlagen. Der P-haltige Niederschlag löst sich nicht im Überschuß von Essigsäure. Zur Entscheidung, ob Nucleoproteid oder Nucleoalbumin vorliegen, untersucht man nach Hydrolyse mit 2% Salzsäure auf die Gegenwart von Purinbasen (Niederschlag mit ammoniakalischer Silberlösung; wegen Anwesenheit von AgCl muß man stark ammoniakalisch machen). Ein Nachweis des P ist immer unerläßlich.

Die Meinungen über das Nucleoproteid bzw. Mucoid sind sehr geteilt. Moritz[1]), Staehelin[2]) und Umber[3]) erklären die Substanz für P-frei, während Rivalta[4]) ein phosphorhaltiges Pseudoglobulin resp. Nucleoabumin fand. Nach Umber soll aus Serosamucin nur äußerst wenig reduzierendes Kohlenhydrat abspaltbar sein. Nach Joachim ist Serosamucin mit Globulin identisch, eine Ansicht, die jedenfalls nicht für alle Fälle richtig sein kann.

Der Reststickstoff ist so zusammengesetzt wie im Blute. Harnstoff und Aminosäuren machen $3/4$ aus; Harnsäure und Ammoniak kommen wie im Blut vor. Der Fett-, Phosphatid- und Cholesteringehalt zeigt große Schwankungen. Bei chylöser Pleuritis sind 1—2% Fett und Cholesterin gefunden. Der Zuckergehalt ist der gleiche wie in den physiologischen serösen Flüssigkeiten.

Die Mineralstoffe sind qualitativ und quantitativ wie in den Transsudaten.

Peritonealexsudate werden bei den chronischen idiopathischen, tuberkulösen und carcinomatösen Peritonitiden gefunden. Sie sind stroh- oder citronengelb, von Leukocyten und roten Blutkörperchen getrübt, bzw. eventuell eiterähnlich. Auch hier ist der Eiweißgehalt gegenüber dem serösen Transsudat vermehrt (bei idiopathischer und tuberkulöser Peritonitis 3—3,7%, bei krebsiger Peritonitis 3,5—5,9%). Sie gerinnen oft spontan. Mucoide, welche nach Sieden mit Säuren reichlich reduzierende Substanzen liefern, fand Hammarsten bei tuberkulöser Peritonitis und Cirrhosis hepatis syphilitica. Beimengungen von Pseudomucin aus einem Ovarialcystome kommen vor. Nucleoproteide sind gefunden worden. Das spez. Gew. ist 1,030 oder mehr. Auch ohne Gegenwart von viel Fett kann eine Peritonealflüssigkeit ein chylöses Aussehen haben („pseudochylöse" Ergüsse). Man hat dies in irgendwelche Beziehung zu dem Phosphatidgehalte gesetzt. In einem Falle handelte es sich um Cholesterinölsäureester, welcher mit dem Euglobulin verbunden war

[1]) Moritz, Diss. München 1886.
[2]) Staehelin, Münch. med. Wochenschr. 1902, 1413.
[3]) Umber, Münch. med. Wochenschr. 1902, 1169.
[4]) Rivalta, Biochem. Centralbl. 2, 529 [1904].

[Wolff[1])]. Einen ähnlichen Fall hat der Verfasser[2]) untersucht. Beide entstammten einer carcinomatösen Peritonitis. Die Darstellung dieser Verbindung ist einfach. Man fraktioniert durch Ammoniumsulfatlösung und kocht die Euglobulinfraktion mit Alkohol aus. Der Cholesterinester geht in Lösung und krystallisiert nach dem Erkalten wieder aus. Albumosen kommen nicht oft vor.

Extraktivstoffe und Mineralsubstanzen sind dieselben wie bei Pleuritis.

Hautblasenflüssigkeit. Der Inhalt von Brand- und Vesicatorblasen sowie Blasen des Pemphigus chronicus ist als Exsudat zu betrachten. Solcher Blaseninhalt ist demnach reich an Eiweiß (besonders bei Vesicatorblasen). K. Mörner[3]) fand in einer Brandblase 5% Eiweiß, darunter 1,4% Globulin und 0,01% Fibrin.

Eitrige Exsudate.

Der Übergang zwischen Eiter und Exsudat ist ein gradueller. Gewöhnlich sind jedoch die Unterschiede genügend markant. Diese Unterschiede bestehen in erster Linie im Reichtum des Eiters an Formelementen, Leukocyten. Zweitens enthält die Flüssigkeit, das Eiterserum, kein Fibrinogen. Es gerinnt also im Gegensatz zu den Trans- und Exsudaten weder spontan, noch nach Zusatz von defibriniertem Blut. Die Ursache hierfür sind die autolytischen Fermente. Die Flüssigkeit ist schon geronnen, und das gebildete Fibrin ist wieder aufgelöst (oder es ist auch das Fibrinogen stark verändert). Die autolytischen Enzyme bewirken auch das konstante Vorkommen von Albumosen und Peptonen, welche aus den genuinen Eiweißkörpern und den Eiterkörpern herstammen. Albumin und Globulin sind jedoch auch vorhanden. Die autolytischen Fermente stammen von den Leukocyten und Eiterzellen her; diese sind nämlich abgestorbene Zellen. Die im Eiterserum konstant vorkommenden Nucleoproteide können auch als Zerfalls- oder Absonderungsprodukte der Leukocyten betrachtet werden. Die Autolyse bewirkt eine Maceration derselben. Die Autolyse geht nun auch hier weiter als bis zur Bildung von Albumosen bezw. Peptonen. Wie z. B. bei der Leberautolyse werden besonders in stagniertem Eiter auch Aminosäuren reichlich angetroffen, so Leucin und Tyrosin in erster Linie. Freie Fettsäuren und namentlich flüchtige fette Säuren sind vielleicht weitere Abbauprodukte der Aminosäuren[4]). Die Ammoniakbildung ist recht beträchtlich (0,03 bis 0,06%) [Winterberg[5])]. Das proteolytische Enzym (Optimum 50—58° C) kommt nur den Formelementen zu. Zentrifugiert man den Eiter, so zeigen die Eiterstellen starke Autolyse. Eiterserum, Blutplasma und Serum hemmen die Autolyse. Der Eiter ist eine gelbgraue oder gelbgrüne, rahmähnliche Masse von schwachem Geruch und fadem, süßlichem Geschmack. Das spez. Gew. schwankt zwischen 1,020—1,040, ist aber durchschnittlich 1,030—1,031. Die Reaktion des frischen Eiters ist alkalisch, kann aber besonders in stagniertem Eiter sauer werden (Bildung von Glycerinphosphorsäure, Milchsäure und flüchtigen Fettsäuren). Durch Fäulnis mit Ammoniakbildung kann er umgekehrt stärker alkalisch werden. Der Eiter besteht aus Eiterserum und Eiterzellen, deren Menge übrigens sehr variieren kann.

---

1) Wolff, Beiträge z. chem. Physiol. u. Pathol. **5**, 208 [1904].
2) Nicht veröffentlichte Untersuchung.
3) K. Mörner, Skand. Archiv f. Physiol. **5**, 272 [1895].
4) Neuberg u. Rosenberg, Biochem. Zeitschr. **7**, 178 [1907].
5) Winterberg, Zeitschr. f. klin. Medizin **35**, 389 [1898].

Das Eiterserum wird nach Mischer[1]) am bequemsten nach Verdünnung mit 1 Vol. gesättigter Na_2SO_4-Lösung und 9 Vol. Wasser durch Zentrifugierung von den Eiterzellen befreit. Das Eiterserum ist blaßgelb, grünlichgelb oder bräunlichgelb gefärbt. Es enthält hauptsächlich dieselben Bestandteile wie Blutserum, außerdem aber ein Nucleoproteid (Pyin), welches mit dem Nucleoproteid aus Exsudaten und Blutserum bzw. Plasma identisch sein dürfte. Nur kommt es hier in weit reichlicherer Menge vor. Das Eiterserum enthält kein Fibrinferment (welches auch mit der Zeit aus dem Blutserum verschwindet). Die Zusammensetzung ist etwa 90,5% Wasser, 9,5% feste Stoffe, 7,7% Eiweiß, 0,78% Mineralstoffe. Die Verteilung der Mineralstoffe entpricht der in den Transsudaten; der NaCl-Gehalt beträgt 0,67—0,69%. Zucker ist besonders bei Diabetikern gefunden.

Die Eiterkörperchen sind Leukocyten, und was über die chemische Natur der Leukocyten angegeben worden ist, trifft auch für die Eiterzellen zu. Die Gallertbildung durch Zusatz von 10proz. NaCl-Lösung oder Alkali (die Eiterprobe) findet auch bei den Blutleukocyten statt. Durch Kochen mit Alkali wird Thymonucleinsäure abgespalten. Histon kommt nicht vor (Bang). Außer Eiweißkörpern finden sich Phosphatide, Cerebroside, Cholesterin, Fett und Seifen, Purinbasen sowie Glykogen vor. Kossel und Freytag[2]) haben aus Eiterzellen zwei wohlcharakterisierte zu den Cerebrosiden gehörende Substanzen Pyosin ($C_{57}H_{110}N_2O_{15}$) und Pyogenin ($C_{65}H_{128}N_2O_{19}$) dargestellt. Hoppe-Seyler fand in 100 T. organischer Substanz 5,2% Cerebrin.

Die Mineralstoffe der Eiterzellen sind Kalium, Natrium, Calcium, Magnesium und Eisen. Ein Teil des Alkalis findet sich in Form von Chloriden, die Hauptmenge ist aber als Phosphate (wenn nicht mit den Eiweißkörpern verbunden) zugegen. Merkwürdigerweise ist zehnmal soviel Na wie K gefunden.

In mehreren Fällen hat man verschiedene Farbstoffe beobachtet. Dieselben rühren von der Gegenwart von Mikroorganismen (B. pyocyaneus) her. (Pyocyanin ist blau und krystallisiert; Pyoxanthose ist gelb, entsteht aus Pyocyanin durch Oxydation.)

Der Nachweis und die Bestimmung der Bestandteile in Lymphe, Transsudat und Exsudat sowie in Eiter geschehen nach den beim Blute besprochenen Methoden.

IV. Inhalt von Cysten.

Lymph- bzw. Chyluscysten

sind eigentlich nur Erweiterungen, die durch krankhafte Veränderungen der Lymphgefäße zustande kommen. Solche Varices enthalten Lymphe, welche dem Chylus im Aussehen und Zusammensetzung ähnlich oder mit ihm identisch ist. Der Eiweiß- und Fettgehalt übertrifft in der Regel den der Lymphe. Auch hat die Nahrung Einfluß auf die Zusammensetzung. Nach Zdarek beträgt der Durchschnitt: Wasser 89,4%, feste Stoffe 10,6%, daneben Eiweiß 7,2% und Asche 0,84%. In einer Chyluscyste des Mesenteriums fand Schumm[3]) 35,8% Fett und eine reichliche Menge Kalkseifen.

---

[1]) Mischer, Hoppe-Seylers med.-chem. Untersuchungen. Berlin 1871, S. 441.
[2]) Kossel u. Freytag, Zeitschr. f. physiol. Chemie 17, 431 [1893].
[3]) Schumm, Zeitschr. f. physiol. Chemie 49, 266 [1906].

Ovarialcysten.

a) **Die serösen Cysten** (Hydrops follicularium Graafii) enthalten eine vollkommen seröse Flüssigkeit, welche von anderen serösen Transsudaten nicht wesentlich verschieden ist.

b) **Die Kolloidalcysten** bzw. Mucoid-Cystome. In kleinen Cysten ist der Inhalt halbfest, durchsichtig oder opalescierend wie eine Gallerte. In größeren Cysten findet man eine zähe, dickflüssige, fadenziehende Masse von graugelber, grauweißer oder schokoladenbrauner Farbe und relativ hohem spez. Gew. (1,015—1,030). (In anderen Fällen enthalten die Cysten, welche aus den Pflügerschen Epithelschläuchen sich entwickeln, eine seröse Flüssigkeit; sie werden dann selbstverständlich nicht zu den Kolloidcysten gerechnet.) Die Reaktion ist schwach alkalisch oder beinahe neutral. Der Gehalt an festen Stoffen ist schwankend, gewöhnlich zwischen 5—7—10 %. Von Formelementen sind gefunden rote und weiße Blutkörperchen, fettig degenerierte Epithelzellen, Zelldetritus, Cholesterinkrystalle und Kolloidkörperchen. Die **Eiweißkörper** sind Serumalbumin, Serumglobulin, aber kein Fibrinogen, Albumosen und Peptone sowie als charakteristische Eiweißkörper verschiedene **Mucoide**, welche die physikalische Beschaffenheit des Cysteninhalts bedingen. Diese Kolloide sind **Kolloid, Paramucin** und **Pseudomucin**. Davon stellt das **Kolloid** keine chemisch charakterisierte Substanz dar, sondern nur einen bestimmten physikalischen Zustand des Cysteninhaltes. Es ist eine gallertähnliche in Wasser und Essigsäure nicht lösliche Masse, welche von Alkali gelöst und durch Essigsäure nicht wieder gefällt wird. Kolloid wird als ein verändertes Mucin angesehen. Bisweilen findet man auch Kolloide, die mit sehr verdünntem Alkali eine mucinähnliche Lösung geben. Ein von Panzer[1]) analysiertes Kolloid hatte die Zusammensetzung: 47,27% C, 5,86% H, 8,40% N, 0,79% S, 0,54% P. Es enthielt 93% Wasser und 6,43% Asche. Von einer Reindarstellung ist natürlich keine Rede. Panzers Kolloid lieferte kein Glucosamin, sondern Chondroitinschwefelsäure. Nach Hammarsten[2]) ist deren Vorkommen aber kein konstantes.

Paramucin wurde von Mitjukoff[3]) eine Kolloidsubstanz genannt, welche als halbfeste, hellgelbe, wasserlösliche Gallerte in manchen Ovarialcysten gefunden wird. Durch Behandlung mit salzsäurehaltigem Wasser zum Schrumpfen gebracht, läßt sich die Masse durch salzsäurehaltigen Alkohol, Alkohol und Äther pulverisieren. Zusammensetzung: 51,76% C, 7,76% H, 10,70% N, 1,09% S. In Wasser unlöslich, quillt sie mit Alkali zunächst gallertartig und löst sich im Überschuß. Die Lösungen verhalten sich wie Mucinlösungen. Paramucin reduziert die **Fehling**sche Mischung auch ohne vorangegangene Hydrolyse. (Nach Hammarsten ist dies auch beim Pseudomucin der Fall.) Nach Spaltung mit Salzsäure ist die Reduktion viel stärker (etwa 10% Zucker entsprechend). Die Substanz wird von Essigsäure niedergeschlagen; durch Einwirkung von Alkohol und Salzsäure geht diese Eigenschaft verloren, wird aber nach dem Kochen mit Säure wieder gewonnen [Leathes[4])].

Mitjukoffs Paramucin scheint ein ungenügend gereinigtes Pseudomucin gewesen zu sein.

---

1) Panzer, Zeitschr. f. physiol. Chemie **28**, 363 [1899].
2) Hammarsten, Lehrbuch der physiol. Chemie, 7. Aufl., Wiesbaden **1910**, S. 593.
3) Mitjukoff, Archiv f. Gynäkol. **49**, 278 [1895].
4) Leathes, Archiv f. experim. Pathol. u. Pharmakol. **43**, 245 [1900].

65

Pseudomucin kommt nach Hammarsten[1]) in zähflüssigem, schleimigem Ovarialcysteninhalt vor und wird durch Alkohol als faseriges, sich um den Glasstab windendes Gerinnsel ausgefällt. Zur Darstellung muß das koagulable Eiweiß durch Sieden unter Essigsäurezusatz zuerst entfernt werden. Das Filtrat wird stark konzentriert und mit Alkohol niedergeschlagen. Der Niederschlag wird in Wasser gelöst und ein Teil auf Dextrin oder Glykogen geprüft. (Man invertiert mit Speichel und prüft dann auf Zucker.) Vorhandenes Glykogen wird dadurch gespalten; dann wird die Lösung nochmals mit Alkohol gefällt. Man löst dann wieder in Wasser auf und setzt Essigsäure hinzu, um etwa vorhandenes Mucin auszufällen. Das Filtrat enthält das Pseudomucin. Leichtes weißes Pulver: 49,44—50,00% C, 6,84—7,11% H, 10,26—10,30% N, 1,25% S (auf aschefreie Substanz berechnet). Asche 1,1—1,4%. Es löst sich in Wasser zu einer opalescierenden, schleimigen Lösung, welche vorzugsweise dem flüssigen Inhalt der Ovarialcystome seine typische, fadenziehende Eigenschaft verleiht. Pseudomucin gibt mit Essigsäure keine Fällung (wohl aber eine Trübung). Die Lösungen gerinnen beim Sieden nicht; sie werden von Gerbsäure, Ferrocyankalium und Essigsäure, Salpetersäure und basischem Bleiacetat niedergeschlagen. Nach dreistündigem Kochen mit 3proz. Salzsäure wird ca. 30% reduzierendes Kohlenhydrat erhalten [Zängerle[2])]. Verschiedene Präparate ergaben jedoch wechselnde Mengen. Zängerle wies mittels des Benzoylverfahrens Glucosamin nach. Nach Neuberg und Heymann[3]) ist Glucosamin das einzige Kohlenhydrat. welches bei der Spaltung entsteht.

Metalbumin und Paralbumin sind zwei von Scherer beschriebene Substanzen aus Ovarialcysten. Metalbumin ist mit Pseudomucin identisch. Paralbumin ist ein Gemisch von Pseudomucin mit wechselnden Mengen Eiweiß. Pseudomucin kann in Ascitesflüssigkeit bei Gegenwart einer Ovarialcyste und deren Berstung vorkommen. Die übrigen Bestandteile der Kolloidcysten sind Extraktivstoffe, ferner Cholesterin, Harnstoff, Fett 0,2—0,4% und Cholesterinfettsäureester. Die Salze sind die gewöhnlichen (gegen 1%).

c) Die intraligamentären, papillären Cysten enthalten als Hauptbestandteile die Eiweißkörper des Blutserums. Das spez. Gew. ist meistens recht hoch, 1,032—1,036, mit 9—10% festen Stoffen.

d) Die Parovarialcysten sind seröse Cysten.

Thyroideacysten.

„Struma cystica" ist der Inhalt von cystös degenerierten Drüsengängen der Thyroidea. Nach Hoppe-Seyler findet sich in den kleinen Drüsenräumen fast· kein Eiweiß, sondern vorzugsweise Mucin. In den größeren dagegen kommt viel Eiweiß vor (7—8%). Hier findet man weiter regelmäßig Cholesterin, bisweilen sehr reichlich. Krystalle von Calciumoxalat sind nicht selten. Der Inhalt ist oft durch Methämoglobin braun gefärbt. Bei Kolloidentartung hat man angeblich „Kolloid" gefunden, d. h. denaturiertes Mucin. Inwieweit dies Kolloid mit demselben aus Ovarialcysten identisch ist, dürfte fraglich sein. Auch dort sind, wie bemerkt, verschiedene Kolloide beschrieben worden. Diese Cysten enthalten bisweilen Bilirubin.

Bei cystöser Degeneration der Fibrome (Uterusfibrome) hat Sollmann[4]) Pseudomucin und Kolloid (Paramucin) gefunden. Diese ver-

---

[1]) Hammarsten, Zeitschr. f. physiol. Chemie 6, 194 [1882].
[2]) Zängerle, Münch. med. Wochenschr. 1900, 414.
[3]) Neuberg u. Heymann, Beiträge z. chem. Physiol. u. Pathol. 2, 201 [1902].
[4]) Sollmann, Amer. Gynecology. March. 1903.

halten sich etwas anders als die entsprechenden Substanzen aus Ovarial-cysten. Die

Flüssigkeit der Echinokokkencysten.

enthält keine Eiweißstoffe, aber Traubenzucker, Inosit, Bernsteinsäure und Chlornatrium. Die

Retentionscysten

der verschiedenen Organe zeigen gewöhnlich dieselben Eigenschaften wie die betreffenden Sekrete. Nur ist im allgemeinen der Wassergehalt etwas geringer. Z. B. zeigt der Inhalt von Milchcysten, Pankreascysten u. a. die Eigenschaften und Zusammensetzung von Milch, Pankreassaft u. dgl. [Eine von Dorner[1]) untersuchte Pankreascyste enthielt kein Trypsin oder Trypsinogen, dagegen die anderen Pankreasenzyme. Der Eiweißgehalt war hoch (2,4%), die Reaktion fast neutral.] Sind sie alt, so können verschiedene Änderungen infolge Autolyse stattfinden. Etwas mehr Interesse bieten die Dermoid-cysten dar. Nach Ludwig[2]) und v. Zeynek[3]) kommen hier Stearin-, Palmitin-, Olein- und Myristinsäure nebst ein wenig Arachinsäure vor. Weiter wurden Cetylalkohol und eine cholesterinähnliche Substanz gefunden. Atheromcysten enthalten unter anderem krystallisiertes Cholesterin.

V. Die Milch.

Es soll zuerst die am gründlichsten untersuchte Milch, die Kuhmilch, besprochen werden und dann folgen die übrigen, wichtigeren Milchsorten.

A. Die Kuhmilch.

Wie alle Milch ist die Kuhmilch eine Emulsion von Fettkügelchen, die in einer Flüssigkeit mit Wasser, Salzen, Eiweißkörpern und Milchzucker suspendiert (Milchplasma) sind. Hierzu kommen noch spärliche Leukocyten (Colostrum-körperchen), einzelne blasse kernhaltige Zellen, Zellendetritus, Schmutzpartikeln u. dgl. Die Milch ist undurchsichtig, weiß, weißlichgelb oder in dünneren Schichten etwas bläulichweiß von schwachem faden Geruch und mildem, schwach süßlichem Geschmack. Der Gefrierpunkt ist 0,54—0,59°, durchschnittlich 0,56° und die molekulare Konzentration 0,298.

Das spez. Gew. bei +15° schwankt zwischen 1,028—1,034. In der abgerahmten Milch ist es höher, 1,032—1,036. Umgekehrt ist das spez. Gew. um so niedriger, je höher der Fettgehalt ist. Da die Milch keine homogene Flüssigkeit darstellt, so läßt sich ihr spez. Gew. nur mit Hilfe des Pyknometers genau bestimmen. Annähernde, aber praktisch brauchbare Werte gibt auch die Areometerbestimmung. Für diesen Zweck sind besondere Areometerspindeln, auf deren Skala nur die spez. Gew. von 1,015—1,040 berücksichtigt sind, im Gebrauch (Lactodensimeter). Die Milch muß immer vor der Bestimmung des spez. Gew. sorgfältig durchgeschüttelt werden.

Die Reaktion ist amphoter und die Milch reagiert demgemäß sowohl auf rotes als blaues Lackmuspapier. Die Stärke des sauren und alkalischen Anteiles variiert bei verschiedenen Tieren, ferner mit der Zeit der Lactationsperiode

---

[1]) Dorner, Zeitschr. f. physiol. Chemie **61**, 244 [1909].
[2]) Ludwig, Zeitschr. f. physiol. Chemie **23**, 38 [1897].
[3]) v. Zeynek, Zeitschr. f. physiol. Chemie **23**, 40 [1897].

und mit der Portion der Melkung. Die wirkliche Reaktion der Kuhmilch ist nach der elektrometrischen Bestimmung von Foà wie die der tierischen Säfte im allgemeinen fast ganz neutral. An der Luft verändert sich die Milch und ihre Reaktion wird mehr sauer dank der Milchsäurebildung durch Einwirkung von Mikroorganismen auf den Milchzucker.

Ganz frische Milch koaguliert nicht beim Sieden, sondern liefert eine aus Casein und Kalksalzen bestehende Haut, welche nach der Entfernung sich wieder erneuert (das Wasser verdampft so schnell von der Oberfläche her, daß das Casein als Gel ausgeschieden wird). Colostrum koaguliert dagegen beim Kochen. In dem Maße, wie die bakterielle Säurebildung fortschreitet, ändert sich das Verhalten beim Kochen. Bei dem ersten Stadium gerinnt die Milch nicht beim Kochen allein, sondern erst nach vorausgegangener Kohlensäuredurchleitung. In dem zweiten Stadium gerinnt sie beim Sieden allein. Dann gerinnt sie durch Kohlensäure allein und zuletzt, wenn eine genügende Säurebildung stattgefunden hat, spontan bei Zimmertemperatur zu einer festen Masse. Bei dieser sog. Gerinnung wird aber das Casein nicht koaguliert, sondern unverändert ausgeschieden. Dagegen werden das Lactalbumin bzw. Lactoglobulin durch Sieden und Säure koaguliert. Zur Entscheidung der Frage, ob der beim Erhitzen entstehende Niederschlag aus Casein oder Albumin besteht, kann man die Milch mit einigen Tropfen einer Lösung von Mononatriumphosphat bis zu schwach saurer Reaktion versetzen. Schüttelt man um und kocht, so wird eine durch Anwesenheit von Albumin bedingte Gerinnung auch jetzt erfolgen, während das Casein sich dabei nicht ausscheidet.

Bei der spontanen Gerinnung durch Milchsäurebildung zieht sich besonders in der Wärme das Caseingerinnsel zusammen und eine gelbliche oder grüngelbe Flüssigkeit, Milchserum oder saure Molke, scheidet sich aus.

Die Milch kann auch anderen Gärungen unterliegen. Durch Hüppes Milchsäurebakterien bildet sich hauptsächlich die inaktive Gärungsmilchsäure und außerdem etwas Bernsteinsäure. Bei anderen Gärungen können Essigsäure, Buttersäure u. a. entstehen. Bei der Kefirgärung[1]) bilden sich Milchsäure, Alkohol und reichliche Mengen Kohlensäure. Die Eiweißkörper werden angeblich teilweise in Albumosen und Peptone umgewandelt. Der Gehalt an Milchsäure ist schwankend (1—2%). Ebenso der Alkoholgehalt (1—3,5%). Eine eigentümliche Gärung ist die Gerinnung der Milch zu einer dicken, zähen, schleimigen Masse (dicke Milch). Diese Veränderung der Milch rührt von besonderen Mikroorganismen her und ist übrigens nur sehr unvollständig erforscht worden. Wird frische Milch mit Lab versetzt, so gerinnt sie, besonders bei Körpertemperatur rasch zu einer festen Masse (Käse), aus welcher allmählich eine gelbliche Flüssigkeit (süße Molke) ausgepreßt wird. Diese Gerinnung geschieht ohne Änderung der Reaktion und hat nichts mit der Säuregerinnung zu tun. Das Milchserum enhält die ganze Menge des Milchzuckers. Bei nicht zu rascher Labwirkung kann man ein Stadium beobachten, in welchem die Milch beim Erhitzen gerinnt (Metacaseinreaktion). Sowohl bei der Lab- wie der Säuregerinnung schlägt sich alles Fett mit dem Casein nieder. Dasselbe ist der Fall, wenn man die Eiweißkörper durch Eintragen von Salzen ausscheidet. Setzt man Natronlauge zur Milch, so nimmt das Gemisch allmählich, schneller beim Erwärmen, bis auf 50° eine gelbe, rötliche und dann schön rote Farbe an[2]). Mit Hilfe der Zentrifuge kann man eine (wenn auch nicht vollständige) Trennung der Formelemente vom Plasma erreichen (auch

[1]) A. Ginzberg, Biochem. Zeitschr. 30, 1, 25 [1910].
[2]) Krüger, Zeitschr. f. physiol. Chemie 56, 293 [1906/07].

schon beim ruhigen Stehen steigt ein großer Teil der Kügelchen an die Oberfläche). Durch die Zentrifugierung setzen sich die Fettkügelchen an die Oberfläche, während die Colostrumkörperchen (Leukocyten) mit den Schmutzpartikeln einen spärlichen Niederschlag bilden. Diese Leukocyten zeigen keine
amöboide Bewegungen und sind abgestorben. In ihren chemischen Eigenschaften stimmen sie mit den Leukocyten des Blutes überein. Bei Entzündungen der Milchdrüse ist ihre Anzahl stark vermehrt. Die Milch kann eventuell ganz eitrig werden.

Die Milchkügelchen bestehen aus äußerst kleinen Fetttröpfchen, deren
Anzahl von 1—6 Millionen in 1 ccm betragen soll. Sie haben recht verschiedene
Größen (Diameter von 2,4—4,6 μ und mehr, durchschnittlich aber 3,7 μ).
Alles Fett findet sich in diesen Fettkügelchen vor. Der Inhalt ist bei gewöhnlicher Temperatur nicht völlig flüssig. Außer Fett enthalten die Fettkügelchen
verschiedene Lipoide, Phosphatide und Cholesterin in kleiner Menge und Lipochrom. Sie sind mit einer feinen Eiweißhülle, der sog. Haptogenmembran,
überzogen. Aus diesem Grunde läßt sich das Milchfett nicht direkt durch
Äther ausschütteln, sondern erst nachdem die Eiweißmembran durch Natronlauge aufgelöst worden oder durch Einwirkung von Säure verändert worden
ist. Während man früher allgemein annahm, daß die Kügelchen durch Mole-
kularattraktion sich mit einer Caseinmembran umgeben, hat besonders Storch[1])
erwiesen, daß die Membran aus einer besonderen schleimigen Substanz besteht.
Diese Substanz ist schwer löslich, enthält etwa 14% N und liefert beim Erhitzen mit Säuren eine reduzierende Substanz. Storch zeigte durch Färbung
mit gewissen Farbstoffen, daß diese Substanz wie eine Membran die Fettkügelchen umhüllt. Durch Untersuchungen von Abderhalden und Völtz[2]) dürfte
wohl, trotz widersprechender Angaben von verschiedenen Forschern, Storchs
Angabe insofern sichergestellt sein, daß nicht Casein, sondern eine davon
verschiedene Eiweißsubstanz die Haptogenmembran bildet. Bei Hydrolyse
des Proteinstoffs erhielten diese Forscher nämlich Glykokoll, welches sowohl
in dem Casein wie in dem Lactalbumin fehlt.

Zur Isolierung der Fettkügelchen kann man nach Abderhalden und
Völtz eine reichliche Menge Wasser über die Milch schichten. Die leichten
Fettkügelchen steigen dann durch das Wasser an die Oberfläche. Bei der
Passage durch das Wasser werden sie vom Milchplasma befreit. Wiederholt
man das Verfahren, so erhält man reine Fettkügelchen.

Nach Stone und Sprague[3]) enthält die Milch 6000—10 000 Leukocyten pro cmm.

Das Milchfett, der Inhalt der Fettkügelchen, ist ein Gemisch von Tripalmitin, Tristearin und Triolein, dem in kleinen Mengen Triglyceride von
Myristin-, Laurin-, Arachin- und Dioxystearinsäure beigemengt sind. Außerdem Buttersäure, Capronsäure nebst Spuren von Capryl- und Caprinsäure.
Nach Riegel[4]) hat man gemischte Triglyceride von flüchtigen und nicht-
flüchtigen Fettsäuren anzunehmen. Die Menge der flüchtigen Fettsäuren
beträgt nach Duclaux[5]) etwa 7%, davon sind 3,7—5% Buttersäure und
3,33% Capronsäure. Das nichtflüchtige Fett[6]) besteht zu $^3/_{10}$—$^4/_{10}$ aus Triolein

[1]) Storch, Malys Jahresber. d. Tierchemie 27, 273 [1897].
[2]) Abderhalden u. Völtz, Zeitschr. f. physiol. Chemie 59, 13 [1909].
[3]) Stone u. Sprague, Journ. of med. researsch. 20, 235 [1909].
[4]) Riegel, Molkerei-Ztg. Hildesheim 18, 263 [1904].
[5]) Duclaux, Compt. rend. de l'Acad. des Sc. 104.
[6]) Bezügl. des Übergangs körperfremder Fette in die Kuhmilch vgl. O. Lemmer-
mann u. F. Moszeik, Landwirtschaftl. Jahrbücher von H. Thiel 32, 626 [1904].

und sonst hauptsächlich aus Tripalmitin. Die Zusammensetzung ist übrigens nicht konstant.

Die Bestimmung des Fettes fällt praktisch mit der Bestimmung der ätherlöslichen Substanzen zusammen. Von den vielen vorgeschlagenen Verfahren sollen hier nur die zwei folgenden beschrieben werden.

1. Man bringt 5—10 ccm der gut gemischten Milch tropfenweise auf reinen, ausgeglühten Sand, der sich in der Papierhülse des Soxhletschen Extraktionsapparates befindet, trocknet längere Zeit bei 100° und extrahiert nun mit Äther. Die ätherische Lösung wird dann unter Nachspülen mit Äther in ein gewogenes Becherglas übergeführt und verdunstet. Der Rückstand wird im Exsiccator getrocknet und gewogen.

2. Nach Soxhlet führt man das Fett in ätherische Lösung über und bestimmt das spez. Gew. und die Temperatur dieser Lösung. Aus einer Tabelle läßt sich der Fettgehalt ablesen. Gegenüber Hoppe-Seylers Methode, welche auf demselben Prinzip basiert ist, hat Soxhlets Verfahren den Vorteil aufzuweisen, daß der Äther nicht während des Versuches verdampfen kann, so daß die Konzentration immer unverändert bleibt.

In einer Flasche wird die Milch mit Alkali zum Freimachen des Fettes behandelt (200 T. Milch und 10 ccm Kalilauge). Siderski[1] empfiehlt anstatt Kalilauge konz. Schwefelsäure zu nehmen (100 ccm Milch auf 50 ccm Säure). Man fügt 60 ccm Äther (welcher vorher eventuell mit Schwefelsäure 1 : 3 behandelt worden ist) hinzu, schüttelt erst $\frac{1}{2}$ Minute und später einige Augenblicke, läßt dann noch eine Viertelstunde stehen, währenddessen die Abscheidung der Ätherschicht durch einige drehende Bewegungen beschleunigt werden kann. Fettarme Milch erfordert längere Zeit hierzu. Jetzt wird die Ätherlösung mittels eines Gebläses in ein mit Kühlwasser umgebenes geschlossenes Gefäß übergetrieben, welches das Areometer enthält. Man liest den Teilstrich des Areometers und die Temperatur ab. Der Apparat wird von J. Greiner in München hergestellt.

Zur Fettbestimmung in größerem Maßstabe eignet sich vorzüglich die volumetrische Methode von De Laval (Lactokrit).

Die Phosphatide kommen sowohl in den Fettkügelchen wie im Plasma vor. Sie sind noch nicht genauer charakterisiert worden. Ihre Bestimmung ist eine indirekte, sie beruht nämlich auf einer P-Bestimmung des Chloroformextraktes der Milch [Nerking und Haeusel[2]]. Der Gehalt als Lecithin berechnet betrug in Kuhmilch 0,06% bei 3,0% Fett.

Im Milchplasma sind nachgewiesen: Casein, Lactalbumin und Lactoglobulin (Albumosen und Peptone fehlen in frischer Milch). Milchzucker, Extraktivstoffe (Harnstoff, Kreatin und Kreatinin, Orotsäure, Phosphatide, Cholesterin, Fettsäuren, Citronensäure, Nucleon[?]), Fermente, Salze und Wasser.

Casein.

Casein ist ein Nucleoalbumin, das nur in der Milch gefunden ist. Es besitzt die allgemeinen Eigenschaften der Nucleoalbumine und zudem die charakteristische Fähigkeit, mit Lab bei Gegenwart von Kalksalzen zu gerinnen. Die Zusammensetzung des Kuhmilchcaseins ist nach Hammarsten 53,0% C, 7,0% H, 15,7% N, 0,8% S und 0,85% P. Die spezifische Drehung ist nach Hoppe-Seyler etwas schwankend: —75 bis 91°. Long[3] fand

---

1) Siderski, Annales de Chim. analyt. appl. 13, 22 [1908].
2) Nerking u. Haeusel, Biochem. Zeitschr. 13, 348 [1908].
3) Long, Journ. Amer. Chem. Soc. 28, 372 [1907].

$[\alpha]_D = -95,2°$ bei möglichst geringem Alkaligehalt. Mit steigendem Alkaligehalt wächst die Drehung. Nach synthetischen Versuchen von Neuberg und Pollak[1]) ist Casein als eine substituierte Phosphaminsäure, d. h. als ein Derivat der Aminophosphorsäure $NH_2 \cdot PO(OH)_2$, aufzufassen.

Das trockene Casein stellt ein weißes Pulver dar, welches weder in Wasser noch in verdünnten Neutralsalzlösungen merkbar löslich ist. Nach Arthus[2]) wird es dagegen von einer 1 proz. Lösung von NaFl, NH_4OH und KOH ziemlich leicht gelöst. Nach Robertson[3]) löst es sich auch in den Alkalisalzen einiger flüchtigen Fettsäuren. Es hat, wie alle Eiweißkörper, saure und basische Eigenschaften. Nach Laqueur und Sackur[4]) ist es eine vierbasische Säure und kann demnach Caseinate von verschiedener Zusammensetzung bilden. Es ist eine starke Säure und kann Kohlensäure aus Carbonaten unter Bildung von Caseinat austreiben. Die Verbindungen des Caseins mit Alkalien und Erdalkalien sind wasserlöslich. Löst man Casein in Kalkwasser und setzt vorsichtig stark verdünnte Phosphorsäure bis zur neutralen Reaktion hinzu, so entsteht reichlich Calciumphosphat, ohne daß irgendeine Fällung des Caseins eintritt. Eine Caseinkalklösung ist opalescierend und nimmt besonders beim Erwärmen das Aussehen fettarmer Milch an. Es ist auch nicht zu bezweifeln, daß die weiße Farbe der Milch hauptsächlich von Caseinkalk (und Calciumphosphat) herrührt. Söldner[5]) hat zwei Kalkverbindungen mit 1,55% bzw. 2,36% CaO dargestellt.

Eine neutrale Caseinlösung gerinnt nicht beim Sieden, sondern überzieht sich wie die Milch mit einer Haut. Bei Behandlung mit etwas stärkerem Alkali wird sie schnell denaturiert und gerinnt nun nicht mehr mit Lab. Eine Caseinlösung wird von vielen Metallsalzen sowie von Zink- und Aluminiumsalzen gefällt. Von kalksalzhaltigem Kochsalz oder Magnesiumsulfat in Substanz wird es mit unveränderten Eigenschaften ausgefällt. Ebenso bei Halbsättigung mit $(NH_4)_2SO_4$.

Eine Caseinlösung wird durch Zusatz von Säure gefällt, indem das freie Casein ausgeschieden wird. Gleichzeitig anwesende Neutralsalze wirken der Ausfällung entgegen. Die Fällung durch Essigsäure ist nicht ganz quantitativ, andererseits löst sich das Casein nur schwer im Überschuß von Essigsäure auf. Dagegen wird das Casein schon von 1 proz. Salzsäure aufgelöst und in dieser Lösung tritt das Casein, dank seiner basischen Aminogruppen, als Base auf. Die Lösung enthält also auch ein Caseinsalz, nämlich Caseinchlorid, welches stark dissoziiert ist. Aus dieser Lösung kann man das Caseinchlorid mit unveränderten Eigenschaften durch kleine Mengen Neutralsalze quantitativ niederschlagen. Der Niederschlag ist in Wasser und verdünntem Alkohol löslich. Auf diese Weise läßt sich bequem reines Caseinchlorid als ein weißes Pulver darstellen (unveröffentlichte Untersuchung des Verfassers). Nach Laxa[6]) verbindet sich Casein mit Milchsäure zu Lactaten; mit 1 proz. Milchsäure entstehen wasserunlösliche, bei größerem Milchsäuregehalt lösliche Lactate (mit 7,5% Milchsäure). Lösliche und unlösliche Lactate entstehen bei der Milchsäuregärung der Milch. (Das Casein bildet also trotz seiner ausgesprochen sauren Eigenschaften ein Analogon zu dem stark basischen Histon. Das Histon

1) Neuberg u. Pollak, Biochem. Zeitschr. 26, 529 [1910].
2) Arthus, Thèses presentées à la faculté des Sc. de Paris. 1. Thèse Paris 1893.
3) Robertson, Journ. of biol. Chemistry 2, 317 [1906/07].
4) Laqueur u. Sackur, Beiträge z. chem. Physiol. u. Pathol. 3, 193 [1902].
5) Söldner, Landwirtsch. Versuchsstationen 35, 354 [1888].
6) Laxa, Milchwirtsch. Centralbl. 1, 538 [1906].

bildet zwar vorzugsweise mit Säuren Salze, kann aber auch von Alkali gelöst werden, indem das Histon hier als Säure auftritt. Das Histonchlorid gibt mit Alkali und das Histonalkali mit Säuren Niederschläge von freiem Histon. Ebenfalls kann man aus einer Lösung von Caseinchlorid das freie Casein durch Alkali und umgekehrt dasselbe aus Caseinalkali durch Säuren niederschlagen.)

Eine Caseinchloridlösung gerinnt nicht beim Sieden. Die Hellersche Probe ist positiv. Sie wird von Lab genau wie eine Caseinalkalilösung in Paracasein umgewandelt. Setzt man nachher etwas Salz zu, so wird das Paracasein ausgeschieden, während das Molkeneiweiß in Lösung bleibt. Laxa[1]) ist zwar bei der Untersuchung von Casein- und Paracaseinlactat zu der Auffassung gekommen, daß Paracasein durch Milchsäure zu Casein zurückgebildet wird, welches wieder durch Lab koaguliert werden kann; Hammarsten[2]) macht aber mit Recht darauf aufmerksam, daß dies wahrscheinlich eine Pepsinwirkung mit Bildung von Pseudonuclein darstellt. Tatsächlich wird eine Caseinchloridlösung durch Lab zwar in Paracasein umgewandelt, eine Ausscheidung des Paracaseins findet aber nicht statt. Die Säurebindung des Caseins ist auch von L. van Slyke und D. van Slyke[3]) und Long[4]) untersucht worden. Beim Trocknen auf 100° wird das Casein nach Laqueur und Sackur (l. c.) in zwei Körper gespalten, von denen der eine, das Caseid, in verdünnten Alkalien unlöslich, der andere, das Isocasein, darin löslich ist. Das Isocasein soll eine etwas stärkere Säure als Casein sein.

Eine Caseinlösung gerinnt bei Gegenwart von Kalksalzen mit Lab. Zwei Vorgänge treten hierbei auf. Erstens wird das Casein durch das Lab in Paracasein umgebildet und zweitens verbindet sich das gebildete Paracasein mit Kalk zu einer unlöslichen Paracaseinkalkverbindung oder zu Käse. Der Kalk hat nichts mit der Paracaseinbildung durch Lab zu tun, welche ebensogut ohne Gegenwart von Kalk stattfindet. Dies ist sehr leicht experimentell zu beweisen. Man bestimmt in einer Milchprobe die Koagulationszeit für eine gewisse Menge von Lab. In einer anderen Probe durch Ammoniumoxalat von Kalk befreiter Milch setzt man dieselbe Menge Lab zu und wartet die für die Labwirkung genügende Zeit ab. Nachher wird das Lab durch Kochen zerstört. Setzt man jetzt zu der anscheinend unveränderten Milch genügend CaCl$_2$ hinzu, so tritt augenblicklich Koagulation ein.

Nach des Verfassers[5]) Untersuchungen entstehen durch die Labwirkung nach und nach verschiedene Paracaseine mit immer größerer Affinität zu Kalksalzen. Die ersten Glieder werden schon in der Milch lange vor der Koagulation gebildet. Wegen der Konkurrenz mit anderen Körpern der Milch kann erst das weitere Umbildungsprodukt dieser Paracaseine sich der Kalksalze bemächtigen.

Der bei der Milchgerinnung gebildete Käse enthält außer Paracaseinkalk reichliche Mengen Calciumphosphat. Inwieweit allein die löslichen Kalksalze oder auch das Calciumphosphat von Bedeutung sind, ist nicht sicher. Caseinkalklösungen gerinnen nicht mit Lab allein, sondern erst nach Zusatz von löslichen Kalksalzen. Dagegen fand van Dam[6]), daß die Menge des an Casein gebundenen Kalkes für die Gerinnung maßgebend ist.

Nach der Gerinnung einer Caseinlösung mit Lab bleibt immer eine geringe Menge Eiweiß, das Molkeneiweiß, in der Lösung zurück (Hammarsten).

[1]) Laxa, Milchwirtsch. Centralbl. 1, 538 [1906].
[2]) Hammarsten, Lehrbuch der physiol. Chemie, 7. Aufl., Wiesbaden 1910, S. 617.
[3]) L. van Slyke u. D. van Slyke, Amer. Chem. Journ. 38, 358 [1908].
[4]) Long, Journ. Amer. Chem. Soc. 29, 1334 [1908].
[5]) Bang, Skand. Archiv f. Physiol. 25, 105 [1911].
[6]) van Dam, Zeitschr. f. physiol. Chemie 58, 295 [1908/09].

Dieses Molkeneiweiß ist vom Casein verschieden (13,2% N nach Köster, gegenüber 15,7% N bei Casein), ist P-frei und wird als eine Albumosesubstanz aufgefaßt, welche bei der Gerinnung gebildet wird. Inwieweit aber das Molkeneiweiß gleichzeitig mit dem Paracasein gebildet wird, wobei also die Gerinnung des Caseins einer Spaltung desselben in Paracasein und Molkeneiweiß entspricht oder erst sekundär durch Proteolyse des Paracaseins oder Caseins (unabhängig der Gerinnung) gebildet wird, ist unentschieden. Für die letzte Auffassung spricht, daß man [Petry[1]), Slowtzoff[2]), van Herwerden[3])] bei fortgesetzter Einwirkung des Labs eine weitere Umbildung des Paracaseins beobachtet hat. Ferner ist der gebildete Bruchteil an Molkeneiweiß bei der Gerinnung nicht konstant. Drittens ist zu bemerken, daß das Lab wohl immer proteolytische Fermente vom Typus des Erepsins enthält, welche also auch bei neutraler Reaktion das Casein und Paracasein weiter verdauen können. Andererseits fand Schmidt-Nielsen[4]) nach Einwirkung von Lab während 15 Minuten 3% Molkeneiweiß, nach 6stündiger Einwirkung dagegen nur 4,25%. van Dam[5]) fand, daß bei gleicher Acidität die Verdauung des Paracaseins und die Labwirkung verschiedener Labpräparate vollkommen parallel gingen. Von einer Pepsinwirkung war keine Rede. Er nimmt entgegen Petry u. a. an, daß das Lab selbst und kein unbekanntes proteolytisches Enzym die Verdauung bewirkt. Werncken[6]) fand schon nach kurzer Einwirkung des Labs auf neutrale Caseinlösungen eine positive Tryptophanreaktion; er nimmt eine Spaltung des Caseins in Paracasein und Molkeneiweiß an.

Das Paracasein ähnelt sehr dem Casein. Eine Paracaseinlösung wird von geringen Mengen Kochsalz niedergeschlagen und wird durch alle Fällungsmittel leichter als Casein gefällt. Die Übergänge zum Casein sind hier graduell.

Bei der Pepsinverdauung des Caseins bildet sich außer löslichen Albumosen und Peptonen ein Pseudonuclein, welches sich ausscheidet. Der Phosphor ist zwischen dem Pseudonuclein und den löslichen Stoffen verteilt. Der Phosphorgehalt des Pseudonucleins ist übrigens schwankend. Mit steigender Menge Pepsinsalzsäure (Salkowski) oder auch Pepsin allein mit konstantem Salzsäuregehalt ist die Menge des Pseudonucleins kleiner und seine Bildung kann eventuell ausbleiben. Ein Teil des Phosphors spaltet sich bei anhaltender Verdauung als Orthophosphorsäure ab, während ein anderer Teil in organischer Bindung zurückbleibt. Salkowski[7]) hat eine phosphorreiche Säure isoliert, welche als „Paranucleinsäure" bezeichnet wird. Die Säure gibt noch Eiweißreaktionen. Die Paranucleinsäure enthielt 4,05% P. Reh[8]) hat durch Fraktionierung mit Uranylacetat eine „Polypeptidphosphorsäure" mit 6,9% P dargestellt. Dietrich[9]) hat später gezeigt, daß Rehs Säure noch ein Gemisch darstellt, aus welchem ihm die Trennung mehrerer „Caseonphosphorsäuren" gelang. Die schwerlöslichste Säure enthielt 10% P und 4,5% N und gab ein krystallisierbares Kalksalz. Sie enthielt Lysin, Prolin und Glutaminsäure.

1) Petry, Beiträge z. chem. Physiol. u. Pathol. 8, 339 [1906].
2) Slowtzoff, Beiträge z. chem. Physiol. u. Pathol. 9, 149 [1907].
3) van Herwerden, Zeitschr. f. physiol. Chemie 52, 184 [1907].
4) Schmidt-Nielsen, Hammarsten-Festschrift, Wiesbaden 1906.
5) van Dam, Zeitschr. f. physiol. Chemie 61, 147 [1909].
6) Werncken, Zeitschr. f. Biol. 52, 47 [1908].
7) Salkowski, Zeitschr. f. physiol. Chemie 32, 245 [1901].
8) Reh, Beiträge z. chem. Physiol. u. Pathol. 11, 1 [1908].
9) Dietrich, Biochem. Zeitschr. 22, 120 [1909].

Bei der Pepsin- und Trypsinverdauung des Caseins wird ein mit anhaltender Verdauung zunehmender Teil des P. als Phosphorsäure abgespalten. Tyrosin wird schnell losgelöst, die Glutaminsäure ganz allmählich [Abderhalden und Voegtlin[1])].

Mit Pankreaslab gerinnt Milch. Bisweilen tritt hierbei ein eigentümliches Gerinnsel, „Pancreatic casein", auf.

Betreffs der rationellen Zusammensetzung des Kuhcaseins ist folgendes bekannt[2]): Ammoniak 1,84%, Alanin 0,9%, Valin 1,0%, Leucin 10,5%. Asparaginsäure 1,2%, Glutaminsäure 10,7—11,1%, Cystin 0,07%, Serin 0,43%, Prolin 3,1%, Oxyprolin 0,23%, Phenylalanin 3,2%, Tyrosin 4,5%, Tryptophan 1,5%, Arginin 4,84%, Lysin 5,80%, Histidin 2,59%, Diaminotrioxydekansäure 0,75%. Andere noch ungenügend untersuchte Spaltungsprodukte wie Dioxyaminokorksäure, Caseansäure u. a. fand Skraup[3]). Beachtenswert ist, daß Glykokoll und Glucosamin fehlen. Die Stickstoffverteilung im Casein ist: 1,61% Amid-, 10,31% Monamino-, 3,49% Diamino- und 0,21% Melaninstickstoff [Osborne und Harris[4])].

Die Caseine von verschiedenen Tierarten sind nicht identisch. Abgesehen von der biologischen Spezifizität unterscheiden sie sich durch chemische Eigenschaften und Zusammensetzung.

Die Darstellung des Caseins geschieht nach Hammarsten. Die Milch wird mit 4 Vol. Wasser verdünnt und mit Essigsäure bis etwa 0,1% versetzt. Das Casein scheidet sich aus und wird durch Dekantation und Filtration von Milchzucker u. a. löslichen Stoffen befreit; es enthält aber alles Fett. Zur Entfernung desselben wird es in Wasser mit Hilfe von möglichst wenig Alkali gelöst und dann filtriert. Man gießt so lange das Filtrat aufs Filter zurück, bis die Lösung annähernd klar durchgeht. Man fällt wieder mit Essigsäure, wäscht gründlich aus und entfernt die letzten Spuren von Fett durch Alkohol und Äther. Da die Filtration sehr langsam vonstatten geht, empfiehlt es sich, die Filtration bei möglichster Kälte vorzunehmen. Zur Darstellung des Caseins kann man auch die Caseinfällung durch Essigsäure in reichlicher Menge verdünnter, etwa 0,2% Salzsäure unter Erwärmen lösen und filtrieren. Die Filtration geht zwar nicht viel rascher als bei alkalischer Caseinlösung. Das saure Filtrat fault aber nicht, was die alkalische Lösung schnell tut. Im Filtrate kann man das freie Casein durch Alkali niederschlagen. Zur Reinigung der Caseinlösungen von schwer abzutrennenden Fettspuren empfiehlt es sich, etwas Kieselgur zuzusetzen. Nach dem Schütteln läuft das Filtrat dann klar durch.

Die Bestimmung des Caseins. a) 20 ccm Milch werden mit Wasser auf 400 ccm verdünnt. Man setzt tropfenweise Essigsäure hinzu, bis ein flockiger Niederschlag sich bildet, leitet dann $1/_4$—$1/_2$ Stunde Kohlensäure hindurch und läßt bis zum nächsten Tage stehen. Es ist zweckmäßig, drei Portionen in Arbeit zu nehmen und diejenige, bei welcher die Abscheidung am besten gelungen ist, weiter zu verarbeiten. Man bringt den Niederschlag auf ein N-freies Filter, wäscht erst mit Wasser und später mit Alkohol und Äther aus: Das Casein

---

[1]) Abderhalden u. Voegtlin, Zeitschr. f. physiol. Chemie 53, 315 [1907].
[2]) E. Fischer, Zeitschr. f. physiol. Chemie 33, 151 [1901]; 39, 155 [1903]. — E. Fischer u. Abderhalden, Zeitschr. f. physiol. Chemie 42, 540 [1904]. — Abderhalden, Zeitschr. f. physiol. Chemie 44, 23 [1905]; 53, 19 [1907]. — Harl, Zeitschr. f. physiol. Chemie 33, 356 [1901]. — K. Mörner, Zeitschr. f. physiol. Chemie 34, 285 [1901/02]. — Hopkins u. Cole, Journ. of Physiol. 27, 418 [1902].
[3]) Skraup, Zeitschr. f. physiol. Chemie 42, 274 [1904].
[4]) Osborne u. Harris, Journ. Amer. Chem. Soc. 25, 323 [1903]; vgl. Th. Gümbel, Beiträge z. chem. Physiol. u. Pathol. 5, 297 [1904].

wird mit dem Filter nach Kjeldahl verascht. Der gefundene Stickstoffwert
× 6,37 ergibt die Caseinmenge.

b) Man verdünnt 10 ccm Milch mit 30—50 ccm Wasser, erwärmt vorsichtig auf dem Wasserbade auf 40°, fügt 1 ccm konz. Kalialaunlösung hinzu
und wartet unter Umrühren ab, ob eine flockige Fällung und rasches Absitzen
stattfindet. Andernfalls fügt man noch ½ ccm Alaunlösung hinzu, rührt
um, wartet ½ Minute und fährt in dieser Weise fort, bis Koagulation und Abscheidung erfolgt. Die Temperatur soll andauernd 40° betragen. Ein kleiner
Überschuß von Alaun schadet nichts. Man bringt die Fällung auf ein Filter
und behandelt es weiter nach a.

Die Ergebnisse beider Methoden stimmen überein.

Lactalbumin

hat nach Sebelien[1]) folgende Zusammensetzung: 52,19% C, 7,18% H,
15,77% N, 1,73% S. Es ist von Wichmann[2]) krystallinisch erhalten (durch
ein ähnliches Verfahren wie beim Serumalbumin). Es hat die Eigenschaften
der Albumine und steht dem Serumalbumin sehr nahe, unterscheidet sich aber
durch eine bedeutend niedrigere spezifische Drehung, die = —37° ist. Die
Koagulationstemperatur liegt je nach der Konzentration und dem Salzgehalt
bei +72° bis +84°.

Zur Darstellung des Lactalbumins sättigt man die Milch mit Magnesiumsulfat bei 30° (Casein und Globulin werden ausgeschieden), fällt das Filtrat
durch Zusatz von 0,5—1% Essigsäure und filtriert ab. Der abgepreßte Niederschlag wird in wenig Wasser gelöst, genau neutralisiert und anhaltend gegen
destilliertes Wasser dialysiert. Nach dem Eindunsten in einer flachen Schale
bei 30—40° auf ein kleines Volumen fällt man mit Alkohol. Der mit Alkohol-
Äther ausgewaschene Niederschlag stellt ein weißes Pulver dar.

Lactoglobulin

gewann Sebelien aus Kuhmilch, indem erst das Casein durch Sättigung
mit Kochsalz in Substanz ausgefällt wurde. Bei Sättigung des Filtrats mit
$MgSO_4$ wird das Lactoglobulin ausgeschieden. Soweit bekannt, stimmen seine
Eigenschaften mit Serumglobulin überein.

Bestimmung der Gesamtproteine in der Milch.

a) Nach Sebelien werden 5—10 ccm Milch mit 9 Vol. Wasser verdünnt,
mit etwas Kochsalzlösung versetzt und in der Kälte mit Alménsscher Gerb-
säurelösung (4 g Gerbsäure + 8 ccm 25 proz. Essigsäure + 190 ccm 40—50 proz.
Alkohol) im Überschuß (etwa 7 bzw. 15 ccm) gefällt. Der Niederschlag wird
nach dem Auswaschen nach Kjeldahl analysiert (s. oben die Bestimmung
des Caseins). Der gefundene N × 6,37 gibt den Proteinstoffgehalt.

b) Verfahren nach Ritthausen[3]) und Munk[4]). 10 ccm Milch werden mit
90 ccm Wasser verdünnt, neutralisiert, erhitzt und mit 1—2 ccm Alaunlösung
versetzt; dann werden, wenn die Flüssigkeit eben ins Sieden gerät, 2—5 ccm
Kupferoxydhydratbrei zugegeben und einige Minuten im Sieden erhalten. (Den
Kupferoxydhydratbrei stellt man nach Stützer dar: 100 g $CuSO_4$ in 5 l Wasser

---

[1]) Sebelien, Zeitschr. f. physiol. Chemie 9, 453 [1885].
[2]) Wichmann, Zeitschr. f. physiol. Chemie 27, 575 [1899].
[3]) Ritthausen, Journ. f. prakt. Chemie N. F. 15, 329 [1877].
[4]) Munk, Virchows Archiv 134, 501 [1893].

+ 2,5 g Glycerin werden mit verdünnter Natronlauge gefällt. Man filtriert das Hydrat ab, wäscht mit glycerinhaltigem Wasser aus und verdünnt den Filterrückstand mit 10% Glycerin enthaltendem Wasser, bis eine gleichmäßige, mit der Pipette aufsaugbare Masse entsteht.) Der sich schnell absetzende Niederschlag wird warm filtriert, mit heißem Wasser ausgewaschen und nach Kjeldahl behandelt.

Lactose.

Betreffs Konstitution, Eigenschaften, Nachweis und Bestimmung des Milchzuckers wird auf die betreffenden Angaben beim Harn verwiesen. Hier soll nur die Darstellung und Bestimmung in der Milch erörtert werden.

Zur Darstellung der Lactose geht man von den süßen Molken nach der Ausscheidung des Käses aus. Das Eiweiß entfernt man durch Koagulation in der Hitze und verdunstet das nochmals vom Calciumphosphat abfiltrierte Filtrat zum Sirup; nach einiger Zeit scheiden sich Krystalle aus, welche nach Umkrystallisierung unter Zusatz von Tierkohle reiner Milchzucker sind.

Zur Bestimmung des Milchzuckers in der Milch werden 50 ccm Milch mit 25 ccm neutraler Bleizuckerlösung versetzt und unter Verwendung eines ca. 30 ccm langen Glasrohres als Rückflußkühler einmal aufgekocht. Nach dem Erkalten wird durch ein trockenes Filter in ein trockenes Gefäß filtriert und das Filtrat polarisiert. Zur titrimetrischen Bestimmung kann man das Filtrat nach Entfernung des Caseins durch Essigsäure und des Albumins bzw. Globulins durch Kochen direkt verwenden. Man kann auch die Gesamtproteine nach Ritthausen - Munk entfernen. Die Eisenmethode kann hierbei gute Dienste leisten.

Nach Sebelien[1]) liefert die titrimetrische Bestimmung immer geringere Werte als die polarimetrische Bestimmung. Sebelien folgert, daß auch andere, stärker rechtsdrehende Substanzen als Milchzucker vorliegen und meint, daß eine von diesen eine Pentose sei, welche aber in nur sehr kleiner Menge (0,025 bis 0,035%) vorkommen soll. Ritthausen vermutet das Vorkommen von Dextrin in der Milch.

Nucleon

soll nach Siegfried[2]) in der Milch vorkommen. Zur Darstellung desselben entfernt man zuerst Casein und Eiweiß durch Essigsäure und Kochen und dann das Calciumphosphat durch Ammoniak. Im Filtrat schlägt man das Nucleon in der Hitze durch Eisenchlorid unter Abstumpfen der sauren Reaktion nieder. Der abgesaugte, mit Wasser, Alkohol und Äther gewaschene Niederschlag, Carniferrin genannt, soll die Eisenverbindung des Nucleons sein, welches hieraus jedoch nicht regeneriert werden kann. Bei der Spaltung des Nucleons sollen Gärungsmilchsäure und eine besondere Säure, die Orylsäure, entstehen.

Orylsäure, $C_{18}H_{28}N_4O_8$, geht aus dem Carniferrin bzw. Nucleon der Milch durch Spaltung mit Baryt [Balke[3])] hervor. Sie bildet ein gelbweißes Pulver, das frisch dargestellt leicht löslich in Wasser und sehr hygroskopisch ist. Bei längerer Aufbewahrung verliert sie teilweise die Wasserlöslichkeit; sie ist in Alkohol schwer löslich, in Äther unlöslich und reagiert stark sauer.

Zinksalz $C_{18}H_{26}N_4O_8Zn$. Silbersalz $C_{18}H_{25}N_4O_8Ag_3$. Auch die Salze sind amorph. Wird durch Salzsäure bei 130° gespalten, wobei Leucin entsteht.

---

1) Sebelien, Hammarsten-Festschrift 1906, Nr. 17.
2) Siegfried, Zeitschr. f. physiol. Chemie 28, 524 [1899].
3) P. Balke, Zeitschr. f. physiol. Chemie 22, 259 [1896/97].

Orotsäure, $C_5H_4N_2O_4$, ist eine zweibasische Säure, welche aus den enteiweißten Molken durch basisches Bleiacetat ausgefällt und als krystallisiertes
Monokaliumsalz erhalten werden kann [Biscaro und Belloni[1])]. Diese
Autoren sehen die Orotsäure als ein Harnstoffderivat an, während Wheeler,
Johnson und Johns[2]) es für wahrscheinlicher halten, daß sie ein Pyrimidin-
derivat, eine Uracilcarbonsäure, ist. Die Säure ist wenig löslich in Wasser,
wenig löslich oder unlöslich in organischen Solventien. Zersetzt sich bei
260°. Mit Kaliumpermanganat liefert sie Harnstoff.

Harnstoff, Kreatin und Kreatinin können aus enteiweißter Milch
nach bekannten Methoden dargestellt werden.

Die Bestimmung des Reststickstoffs in der Milch geschieht indirekt,
indem man von dem N-Gehalt der ganzen Milch den Eiweiß-N subtrahiert. Man
kann auch nach Entfernung der Gesamtproteide (am besten nach Ritthausen-
Munk) das Filtrat auf ein kleines Volumen einengen und in diesem den N
nach Kjeldahl bestimmen.

Friedheim[3]) fand bei der Untersuchung des Molkenstickstoffs einen
höheren N-Gehalt in der Labmolke als in der Säuremolke. Die Labmolke
enhält ca. 10% des Gesamtstickstoffs (Labmolke enthält Molkeneiweiß, welches
nicht in der Säuremolke vorkommt).

Die Fermente, Toxine und Antitoxine der Milch werden hier übergangen. Die

Milchsalze

sind nicht mit der Milchasche identisch, indem Phosphate und Sulfate aus
den organischen P- und S-Verbindungen gebildet werden; andererseits geht
das Ammoniak weg. Die Gesamtasche beträgt bei der Kuhmilch 0,7%.
Der ungefähre Gehalt an einzelnen Aschenbestandteilen ist folgender: K_2O
0,17%, Na_2O 0,05%, CaO 0,17—0,20%, MgO 0,02%, Fe_2O_3 0,001%,
Cl 0,1%, P_2O_5 0,24—0,28%. Die Alkalien und das Chlor sind frei gelöst
vorhanden. Das Calcium und Magnesium kommen größtenteils in nicht
diffusibler Form vor [von Mg ist ungefähr die Hälfte, von Ca $\frac{1}{3}$ diffusibel.
Nach Michaelis und Rona[4]) sind 40—50% des Kalks diffusibel.] Ein
Teil des Calciums und Magnesiums ist an Casein gebunden. Der Rest ist
unter den Säuren verteilt, wovon der größte Bruchteil mit der Phosphorsäure
verbunden ist. Von der Phosphorsäure ist ungefähr $\frac{1}{3}$ organisch gebunden,
ca. 0,18% scheinen präformiert vorzukommen. Nach Söldner[5]) ist ungefähr die Hälfte der Phosphorsäure diffusibel. Wird Kohlensäure hindurchgeleitet, so wird ein neuer Teil der Phosphorsäure freigemacht und diffusibel.
In dem Milchserum überwiegen die Basen über die Mineralsäuren. Der
Überschuß der ersteren ist an die organischen Säuren gebunden, welche
einer Menge von etwa 0,25% Citronensäure entsprechen (Söldner). Hierzu
kommt noch das sauer reagierende Casein. Die Salze werden nach den gewöhnlichen Methoden bestimmt (s. oben beim Blut). Das Eisen kommt
zum Teil in nicht ionisierter Form vor. Gelegentlich sind Rhodanide gefunden[6]).

---

[1]) Biscaro u. Belloni, Chem. Centralbl. **1905**, II, 63, 64.
[2]) Wheeler, Johnson u. Johns, Amer. Chem. Journ. **37**, 392 [1907].
[3]) Friedheim, Biochem. Zeitschr. **19**, 132 [1909].
[4]) Michaelis u. Rona, Biochem. Zeitschr. **21**, 114 [1909].
[5]) Söldner, Landwirtsch. Versuchsstationen **35**, 354 [1888].
[6]) Stoecklin u. Crochette, Compt. rend. de l'Acad. des Sc. **150**, 1530 [1910].

In Verbindung mit der Zusammensetzung der Milch werden Mittelwerte für abgerahmte Milch und einige Milchpräparate angeführt:

	Wasser	Feste Stoffe	Eiweiß	Fett	Zucker	Milch-säure	Salze
Abgerahmte Milch .	90,7	9,3	3,1	0,7	4,8	—	0,7
Rahm	65,5	34,5	3,6	26,8	3,5	—	0,6
Molken	93,2	6,8	0,9	0,2	4,7	0,3	0,7
Buttermilch	90,3	9,7	3,6	0,9	3,7	0,3	0,7

Die quantitative Zusammensetzung der Kuhmilch kann großen Schwankungen unterliegen. Durchschnittlich enthält jedoch die Milch nach König folgende Zusammensetzung: Wasser 87,2%, feste Stoffe 12,8%, davon Casein 3,0%, Albumin-Globulin 0,5%, Fett 3,7%, Zucker 4,9% und Salze 0,71%.

B. Menschenmilch.

Die Frauenmilch reagiert wie die Kuhmilch amphoter mit weniger großen Ausschlägen nach beiden Seiten als diese. Das spez. Gew. stimmt mit der Kuhmilch überein — gewöhnlich liegt es zwischen 1,028 und 1,034. Der Gefrierpunkt ist im Mittel 0,589°, die molekulare Konzentration etwa 0,318.

Die Frauenmilch soll eine geringere Anzahl Fettkügelchen als die Kuhmilch enthalten. Dagegen sollen die Fettkügelchen bei Menschenmilch größer sein. Das Fett stellt eine gelblichweiße Masse dar, deren spez. Gew. 0,966 beträgt. Schmelzp. 34°, Erstarrungsp. 20,2° [Ruppel[1]]. Das Fett ist nach Ruppel und Laves[2]) verhältnismäßig arm an flüchtigen Säuren. Von den nicht flüchtigen besteht die Hälfte aus Triolein.

Der markanteste Unterschied zwischen Frauen- und Kuhmilch betrifft das Casein. Das Frauencasein ist schwieriger mit Säuren und Salzen auszufällen. Nach Engel[3]) erfolgt die Ausfällung bei Zusatz einer bestimmten, eng begrenzten Quantität (2—3 ccm) $^{n}/_{10}$-Säure für 10 ccm Milch. Dies trifft besonders für Salzsäure, Oxalsäure und Milchsäure zu, während bei Phosphorsäure und Essigsäure etwas größere Mengen erforderlich und die Grenzen der optimalen Wirkung nicht so eng sind. Bei zu großem Säurezusatz löst sich das Casein sofort wieder auf. Die Acidiätswerte, die man für die Frauenmilch nötig hat, sind viel höher als für die Kuhmilch. Andererseits erfordert Eselsmilch ungefähr die doppelte Menge Säure wie die Frauenmilch [Friedheim[4])]. Das Frauenmilchcasein fällt durch Säure in feineren Flocken aus als das Kuhmilchcasein. Es soll weiter nicht regelmäßig mit Lab gerinnen. Nach Bienenfeld[5]) soll Frauenmilch überhaupt nicht labungsfähig sein. Die Labung bei saurer Lösung ist nur eine Säurefällung. Dagegen fanden Engel und Friedheim bei saurer Reaktion durch die Labwirkung viel mehr Reststickstoff in der Molke. Die Nichtgerinnung soll übrigens nach Fuld und Wohlgemuth[6]) von einem geringen Gehalte der Milch an Kalksalzen und Casein herrühren; die Frauenmilch ist nach diesen Verfassern prinzipiell der Labung fähig, was der Verfasser bestätigen kann.

[1]) Ruppel, Zeitschr. f. Biol. **21**, 1 [1894].
[2]) Laves, Zeitschr. f. physiol. Chemie **19**, 369 [1894].
[3]) Engel, Biochem. Zeitschr. **13**, 89 [1908].
[4]) Friedheim, Biochem. Zeitschr. **19**, 132 [1909].
[5]) Bienenfeld, Biochem. Zeitschr. **7**, 262 [1908].
[6]) Fuld u. Wohlgemuth, Biochem. Zeitschr. **8**, 376 [1908].

Das Casein aus Menschenmilch kann von Magensaft gefällt werden, löst sich aber leicht im Überschuß davon. Nach Kobrak[1]) spaltet sich Pseudonuclein ab, nach Zaitschek[2]) dagegen nicht (vgl. was bei Kuhcasein hierüber mitgeteilt ist). Weil die Koagula sehr feinflockig sind, dürfte das Frauenmilchcasein leichter verdaulich sein als Kuhcasein. Hierbei spielt aber auch die Caseinkonzentration eine große Rolle. Eine $1/2$ proz. Kuhcaseinlösung wird flockig gefällt, eine 3 proz. dagegen als derbes Gerinnsel.

Frauenmilchcasein hat nach Makris[3]) folgende Zusammensetzung: 52,35% C, 7,27% H, 14,65% N, + S (P nicht bestimmt). Nach Wroblewski[4]) 52,24% C, 7,32% H, 14,97% N, 0,68% P, 1,12% S, 1% Asche. Nach Bergell und Langstein[5]) 52,63% C, 6,94% H, 14,34% N, 0,85% S, 0,27% P.

Betreffs der rationellen Zusammensetzung ist zu bemerken, daß Frauencasein 4,71% Tyrosin enthält. Die Molischsche Probe soll nach Röhmann stark positiv sein. (Bei Kuhcasein ist sie schwach.) Nach Abderhalden und Langstein[6]) liefert Frauenmilchcasein: 1,2% Alanin, 1,3% Valin, 8,8% Leucin, 1% Asparaginsäure, 11% Glutaminsäure, 2,8% Phenylalanin, 4,6% Tyrosin und 2,85% Prolin.

Zur Darstellung des Frauencaseins eignet sich nicht die Methode des Kuhcaseins (Ausfällung durch Essigsäure + Kohlensäure). Nach J. Schmidt[7]) gelingt die Ausscheidung, wenn man nach dem Essigsäurezusatz $1/2$ Stunde CO_2 bei 40° einleitet.

Kobrak (l. c.) dialysiert zuerst und fällt dann mit Essigsäure. Friedheim (l. c.) macht darauf aufmerksam, daß der Mißerfolg in der Regel von einem zu geringen Säurezusatz bedingt ist, da das Frauencasein viel mehr Essigsäure als Kuhcasein zur Ausfällung verlangt. Friedheim verdünnt die Milch fünfmal und setzt zu 100 ccm verdünnter Milch anfangs 60—80 ccm $n/10$-Essigsäure (bzw. 25—30 ccm $n/10$-HCl). Da die Flockengröße für die Filtrierbarkeit von Bedeutung ist, empfiehlt Engel (l. c.) die Milch erst einige Stunden auf 3—4° abzukühlen und dann erst in der Wärme bei 40° die Säure zuzusetzen. Das Casein fällt dann grobflockig aus und kann leicht abfiltriert werden.

Opalisin kommt nach Wroblewski[8]) in Frauenmilch in relativ reichlicher Menge vor. Es wird aus dem Filtrate der Caseinfällung durch Aussalzen erhalten. Seine Zusammensetzung ist: 45,0% C, 7,3% H, 15,1% N, 4,7% S, 0,8% P. Es ist in Wasser sehr wenig löslich, löst sich dagegen in Alkalien. Die Lösungen opalescieren und werden weder beim Kochen noch durch Dialyse gefällt. Essigsäure fällt Opalisin aus, der Niederschlag ist im Überschuß nicht völlig löslich. Opalisin enthält wenig bleischwärzenden Schwefel, reduziert nicht nach dem Kochen mit Säuren und spaltet bei der Pepsinverdauung Pseudonuclein ab. Die Individualität dieser Substanz steht nicht über jedem Zweifel.

Außerdem enthält die Frauenmilch Lactalbumin.

Der Gehalt der Frauenmilch an Milchzucker ist größer als bei der Kuhmilch. Dasselbe ist mit dem Nucleon der Fall. Nach Wittmaack[9]) enthält die Frauenmilch 0,124% Nucleon, die Kuhmilch nur 0,057%. Nach

1) Kobrak, Archiv f. d. ges. Physiol. 80, 69 [1900].
2) Zaitschek, Archiv f. d. ges. Physiol. 104, 550 [1904].
3) Makris, Diss. Straßburg 1876.
4) Wroblewski, Malys Jahresber. d. Tierchemie 1894, 211.
5) Bergell u. Langstein, Jahresber. f. Kinderheilk. 68, 568 [1908].
6) E. Abderhalden u. L. Langstein, Zeitschr. f. physiol. Chemie 66, 8 [1910].
7) J. Schmidt, Malys Jahresber. d. Tierchemie 1884, 175.
8) Wroblewski, Zeitschr. f. physiol. Chemie 26, 308 [1899].
9) Wittmaack, Zeitschr. f. physiol. Chemie 22, 567 [1897].

Valenti[1]) soll die Menge in der Frauenmilch noch größer sein. Nach Siegfried[2]) beträgt der Nucleonphosphor bei Kuhmilch 6%, bei Frauenmilch dagegen 41,5% des Gesamtphosphors, was jedoch nicht mit Sikes[3]) Analysen übereinstimmt. Die Kuhmilch ist viel reicher an Casein und Calciumphosphat als Frauenmilch. Die Relation $P_2O_5 : N$ ist nach Schloßmann[4]) in Frauenmilch 1 : 5,4 und in Kuhmilch 1 : 2,7. Die Frauenmilch ist ärmer an Salzen, namentlich an Kalk (CaO ist hier 0,03% gegen 0,2 bei Kuhmilch vorhanden). Weiter soll sie ärmer an Citronensäure sein.

Ein anderer Unterschied bildet die Umikoffsche Reaktion, welche für Frauenmilch spezifisch ist. Diese Probe wird so ausgeführt, daß 5 ccm Milch mit 2,5 ccm Ammoniak von 10% 15—20 Minuten auf 60° erhitzt werden. Die Mischung ist dann violettrot. Kuhmilch gibt eine gelblichbraune Farbe. Nach Sieber[5]) soll die Relation zwischen Milchzucker, Citronensäure, Kalk und Eisen für das Stattfinden der Reaktion maßgebend sein.

Der Phosphatidgehalt der Frauenmilch ist nach Koch ungefähr derselbe wie der von Kuhmilch (ca. 0,08%). (Nerking und Haeusel fanden 50% weniger Phosphatid.) Koch[6]) hat sowohl Lecithin wie Cephalin (in etwa gleicher Menge) nachgewiesen. Cholesterin fand Tolmatscheff: 0,025 bis 0,039%. Bei Ikterus sollen Gallenbestandteile in die Frauenmilch übergehen. Die Salze der Frauenmilch sind qualitativ dieselben wie die der Kuhmilch, dagegen quantitativ davon verschieden. Die Analyse von Bunge[7]), Söldner und Camerer[8]) ergaben: 0,078—0,088% K_2O, 0,023—0,036% Na_2O, 0,033 bis 0,038% CaO, 0,006—0,007% MgO, 0,0004—0,0006% Fe_2O_3, 0,044—0,059% Cl, 0,031—0,047% P_2O_5. Nach Hunaeus[9]) nimmt der Kalkgehalt während der Lactation ab.

Die quantitative Zusammensetzung der Frauenmilch ist recht schwankend. Die Menge des Eiweißes ist 1—2%, im allgemeinen ca. 1,5%, davon Casein ca. 0,5%. Der Fettgehalt beträgt wie in der Kuhmilch 3—4%. Milchzucker ist 5 bis 8%, durchschnittlich 6% vorhanden. Die Menge der Salze beläuft sich auf 0,2—0,4%.

Hexenmilch nennt man das Sekret der Milchdrüsen der Neugeborenen beider Geschlechter unmittelbar nach der Geburt. Sie hat dieselbe qualitative Zusammensetzung wie die Milch, zeigt aber in quantitativer Hinsicht bedeutende Abweichungen.

Die Milch einer 62jährigen Frau hat S. Fränkel[10]) untersucht. Ihre Zusammensetzung war normal.

C. Ziegenmilch

hat eine etwas mehr gelbliche Farbe als Kuhmilch und einen anderen ausgesprochenen Geruch (die Capron-, Caprylsäurezahlen sind hoch) und Geschmack. Reaktion und spez. Gew. sind wie bei Kuhmilch. Fettgehalt und Eiweißgehalt sind wie bei Kuhmilch oder etwas höher, der Milchzuckergehalt geringer. Sie

---
[1]) Valenti, Arch. di Farmacol. 7, 447 [1908].
[2]) Siegfried, Zeitschr. f. physiol. Chemie 22, 575 [1897].
[3]) Sikes, Journ. of Physiol. 34, 464 [1907].
[4]) Schloßmann, Archiv f. Kinderheilk. 46, 1 [1905].
[5]) Sieber, Zeitschr. f. physiol. Chemie 30, 101 [1900].
[6]) Koch, Zeitschr. f. physiol. Chemie 47, 327 [1907].
[7]) Bunge, Zeitschr. f. Biol. 10, 295 [1874].
[8]) Söldner u. Camerer, Zeitschr. f. Biol. 39, 63 [1900]; 44, 61 [1902].
[9]) Hunaeus, Biochem. Zeitschr. 22, 442 [1909].
[10]) S. Fränkel, Biochem. Zeitschr. 18, 34 [1909].

läßt sich wie Kuhmilch durch Lab ohne weiteres zur Gerinnung bringen und spaltet sich nach Friedheim durch Säure und Lab wie jene. Ziegenmilch-casein soll nach Burr[1]) im Gegensatz zum Kuhmilchcasein nicht in Ammoniak löslich sein. Nach Fischer[2]) enthält die Ziegenmilch 88,1% Wasser, 11,9% feste Stoffe, Eiweiß 3—3,5%, Fett 3,47%, Milchzucker ca. 4% und Aschengehalt 0,7—0,8%. Die Zusammensetzung zeigt große Schwankungen. König[3]) hat etwas andere Werte angegeben (Casein 3,2%, Albumin 1,1%, Fett 4,8%, Milch-zucker 4,5%, Asche 0,8%). Nach Wittmaack (l. c.) ist der Nucleongehalt wie in der Frauenmilch. Nach Nerking und Haeusel (l. c.) ist der Phosphatid-gehalt 0,048%, wie in Frauenmilch.

Die Schafmilch steht der Ziegenmilch nahe.

D. Eselinnenmilch

soll nach älteren Angaben der Menschenmilch sehr ähnlich sein. Nach neueren Untersuchungen zeigt jedoch die Zusammensetzung erhebliche Unterschiede von dieser. Dagegen stimmen die Caseine der beiden Milchsorten mitein-ander bei Labung und Säurefällung ziemlich überein. Nach Schloßmann[4]), Ellenberger[5]) u. a. ist der mittlere Gehalt an Casein ca. 1% und an Albumin 0,5% wie in der Menschenmilch. Friedheim fand höhere Werte. Das Casein ist in Wasser und Neutralsalzlösungen schwer löslich, leichter als Kuhcasein in Säuren löslich und soll bei der Pepsinverdauung kein Pseudonuclein liefern. Die Eselsmilch läßt sich durch Lab zur Gerinnung bringen. Die absolute Säuremenge, die man zur Fällung des Eselsmilchcaseins braucht, ist weit höher als bei der Frauenmilch und beträgt fast das Doppelte. Die zweck-mäßigste Verdünnung zur Ausfällung ist die vierfache. Zu 100 ccm verdünnter Milch soll man 150—180 ccm $n/_{10}$-Essigsäure oder 50—60 ccm $n/_{10}$-Salzsäure setzen (Friedheim). Der Nucleongehalt ist derselbe wie bei der Frauen-milch, der Phosphatidgehalt viel geringer (Nerking und Haeusel). Der Fett-gehalt ist viel geringer als in der Frauenmilch, Zucker und Salze sind etwa in derselben Menge zugegen.

E. Die Stutenmilch

steht einigermaßen der Eselsmilch nahe. Sie reagiert alkalisch, enthält ca. 1% Casein und 0,8% Albumin. Die Milch soll nur unvollständig durch Lab gerinnen und weiter durch Pepsinsalzsäure ohne Rückstand verdaut werden. Nach Biel[6]) ist aber das Casein der Stuten- und Kuhmilch dasselbe, und das verschiedene Verhalten soll nur durch äußere Verhältnisse, wie Salzgehalt, Kon-zentration usw., bedingt sein. Tatsächlich gerinnt diese Milch glatt mit Kälber-lab. Des kleinen Caseingehaltes wegen entsteht kein zusammenhängendes Ge-rinnsel. Der Fettgehalt ist gering, der Zuckergehalt so wie in Menschenmilch. Die Salze stimmen qualitativ und quantitativ mit der Eselsmilch ziemlich über-ein. Da dies auch mit dem Eiweiß, Fett und Milchzucker der Fall ist, ähneln sich diese beiden Milchsorten, wie man auch erwarten konnte. Kumys erhält man aus Stutenmilch durch Alkohol- und Milchsäuregärung des Milchzuckers[7]).

[1]) A. Burr, Milchztg. 36, 219 [1907].
[2]) Fischer, Zeitschr. f. Untersuchung d. Nahrungs- u. Genußmittel 15, 1 [1908].
[3]) König, Chemie der menschlichen Nahrungsmittel, 3. Aufl. Berlin 1889.
[4]) Schloßmann, Zeitschr. f. physiol. Chemie 22, 197 [1896].
[5]) Ellenberger, Archiv f. Anat. u. Physiol., physiol. Abt. 1899, 33; 1902, 313.
[6]) Biel, Studien über die Eiweißstoffe des Kumys und Kefirs. St. Petersburg 1886.
[7]) A. Ginzberg, Biochem. Zeitschr. 30, 1, 25 [1911].

F. Die Büffelmilch

hat nach Friedheim einen erheblich höheren Fett- und Stickstoffgehalt als die Kuhmilch, dagegen scheint der Caseingehalt derselbe wie bei Kuhmilch zu sein (5,5% Fett und 4,25% Eiweiß). Das Casein erfordert etwas mehr Säure zur Ausfällung als bei Kuhmilch und wird durch Lab als festes Gerinnsel ausgeschieden. Baintner und Irk[1]) fanden ganz andere Werte (Eiweiß 20,6%, Fett 4,6%, Zucker 2,13% und Asche 0,93%).

Die Milch der Fleischfresser, der Hündinnen und Katzen soll sauer reagieren. Die Zusammensetzung der Milch von diesen Tieren schwankt jedoch mit der Zusammensetzung der Nahrung.

Um einen Vergleich der Zusammensetzung der Milch von verschiedenen Tierarten zu geben, sind im folgenden einige Tabellen zusammengestellt. Die erste (hauptsächlich nach König) betrifft die Menge der verschiedenen Stoffe in der Milch, die zweite die Verteilung der Salze nach Raudnitz[2]) und die dritte die elementare Zusammensetzung des Caseins bei verschiedenen Tieren. Da die Milch überall eine wechselnde Zusammensetzung zeigt, können die Zahlen nicht als allgemein gültige Ausdrücke für die Zusammensetzung der Milchsorten gelten, sondern mehr als Beispiele.

Milch von	Wasser	Feste Stoffe	Eiweiß	Fett	Zucker	Asche
Kuh	87,2	12,8	3,5	3,7	4,9	0,71
Mensch	88,3	11,7	1,5—1,7	3,8	6,0	0,2
Ziege	86,9	13,1	3,7	4,1	4,5	0,86
Schaf	83,5	16,5	5,7	6,1	4,0	0,66
Esel	90,0	10,0	2,1	1,5	6,3	0,30
Pferd	90,1	9,9	1,9	1,1	6,7	0,31
Kaninchen . . .	59,4	30,6	15,5	10,5	2,0	2,6
Schwein	82,4	16,7	6,1	6,4	4,0	1,1
Hund.	75,4	24,6	9,9	9,6	3,2	0,73
Katze	81,6	18,4	9,1	3,3	4,9	0,86
Renntier	68,2	31,8	10,4	17,1	2,8	1,5
Lama.	86,5	13,5	3,9	3,2	5,6	0,8
Kamel	86,5	13,5	4,0	3,1	5,6	0,8
Meerschweinchen. .	41,1	58,9	11,2	45,8	1,3	0,6
Elefant	67,9	32,1	3,1	19,6	8,9	0,65
Delphin	48,7	51,3	—[3])	43,8		0,46
Walfisch	69,8	30,2	9,4	19,4	Spuren	0,99[4])

	Mensch	Pferd	Kuh	Ziege	Schaf	Schwein	Hund	Kaninchen	Meerschweinchen	Esel
K_2O . . .	0,077	0,104	0,17	0,13	0,09	0,1	1,04	0,25	0,07	0,084
Na_2O . . .	0,021	0,014	0,05	0,06	0,08	0,08	0,08	0,19	0,07	0,033
CaO . .	0,032	0,123	0,17-0,2	0,19	0,24	0,25	0,45	0,89	0,24	0,106
MgO . .	0,006	0,012	0,02	0,015	0,015	0,016	0,019	0,05	0,024	0,013
Fe_2O_3 . .	0,005	0,0015	0,001	0,003	0,004	0,004	0,002	0,002	0,0013	0,001
P_2O_5 . .	0,047	0,131	0,24-0,28	0,28-0,78	0,3-0,8	0,3-0,79	0,51	0,99	0,288	0,135
Cl	0,043	0,03	0,1	0,1	0,13	0,07	0,16	0,13	0,10	0,031

---

[1]) Baintner u. Irk, Biochem. Zeitschr. **18**, 112 [1909].
[2]) Raudnitz, Ergebnisse d. Physiol. **2**, 193 [1903].
[3]) Eiweiß + Milchzucker = 7,6.
[4]) Scheibe, Münch. med. Wochenschr. **1909**, 55.

Casein von	C	H	N	S	P	Autor
Kuh	53,0	7,0	15,7	0,8	0,85	Hammarsten
Mensch	52,24	7,32	14,97	1,12	0,68	Wroblewski
Ziege	52,9	6,86	15,48	0,7	0,76	Tangl[1])
Schaf	52,92	7,05	15,71	0,72	0,81	,,
Esel	52,57	7,01	16,28	0,59	1,06	,,
Pferd	52,36	7,09	16,44	0,53	0,88	,,
Büffel	52,88	7,81	15,78	0,83	0,77	,,

VI. Colostrum

nennt man das Milchsekret, welches unmittelbar vor der Geburt und den ersten Tagen nach der Entbindung ausgeschieden wird. Dieses hat eine von der gewöhnlichen Milch stark abweichende Zusammensetzung und ist besonders reich an Albumin. Übrigens ändert sich die Zusammensetzung der Milch auch später in der Lactationsperiode, und zwar in derselben Richtung, indem der Albumingehalt immer abnimmt, obwohl die Änderungen hier viel kleiner sind.

Kuhcolostrum ist gelblich, bisweilen alkalisch, oft aber auch sauer. Besonders vier Unterschiede gegenüber gewöhnlicher Milch sind hervortretend. Das spez. Gew. ist bedeutend höher: 1,046—1,080, dem größeren Gehalte an festen Stoffen entsprechend, es kommen zahlreiche Colostrumkörper vor und die Milch gerinnt beim Kochen, nicht aber mit Lab allein.

Die Colostrumkörper sind Leukocyten, kernhaltige, granulierte Zellen von 25—50 μ Durchmesser. Die übrigen Formelemente sind Fettkügelchen und Fettkörnchen. Das Fett hat einen höheren Schmelzpunkt und ist ärmer an flüchtigen Fettsäuren als das Fett der gewöhnlichen Milch. Der Gehalt an Phosphatiden und Cholesterin ist größer. Das Colostrum ist ärmer an Casein und viel reicher an Albumin als gewöhnliche Milch. Dagegen ist es ärmer an Zucker. Die Zusammensetzung war nach Winterstein und Strickler[2]): 82,8% Wasser, 17,2% feste Stoffe, 9,1% Gesamteiweiß, davon 3% Casein, 2,4% Fett, 2,9% Milchzucker, 0,68% Asche. König gibt höhere Mittelwerte an: 17,6% Eiweiß, davon 4% Casein. Winterstein und Strickler fanden weiter 0,04% Cholesterin.

Frauencolostrum hat ein spez. Gew. von 1,040—1,060, einen entsprechend größeren Reichtum an Albumin und eine mehr gelbliche Färbung als die Milch. Schon nach wenigen Tagen wird die Farbe weißer, der Eiweißgehalt nimmt ab und die Anzahl der Colostrumkörper wird geringer. Der Eiweißgehalt beträgt in den zwei ersten Tagen wesentlich mehr als 3%. Die Jodzahl des Fettes ist in den ersten Tagen höher als später.

Ziegencolostrum. Siegfelds[3]) Analysen ergaben: spez. Gew. 1,036, 28,2% feste Stoffe, 8,4% Gesamteiweiß (davon 3,7% Casein), 14% Fett, 2,9% Zucker und 0,99% Asche. Außerdem enthielt das Colostrum 0,04% Cholesterin und 0,09% Phosphatide. Nach Hohlfeld[4]) ist der Eiweißgehalt in den ersten drei Tagen am höchsten.

Bei der Untersuchung der nach der Geburt gelieferten Milch von Meerschweinchen und Hunden fand Hohlfeld keinen Unterschied gegenüber der gewöhnlichen Milch dieser Tiere.

[1]) Tangl, Archiv f. d. ges. Physiol. **121**, 534 [1908].
[2]) Winterstein u. Strickler, Zeitschr. f. physiol. Chemie **47**, 58 [1906].
[3]) Siegfeld, Milchwirtsch. Centralbl. **2**, 360 [1906].
[4]) Hohlfeld, Archiv f. Kinderheilk. **46**, 161 [1907].

Fermente, Antifermente, Antikörper des Blutes.

Von

Martin Jacoby-Berlin.

Das Blut enthält zahlreiche Fermente und Antifermente. Zum Teil gehören die Fermente den Formelementen des Blutes an, zum Teil finden sie sich im Serum. Man hat proteolytische, amylolytische Enzyme, Katalase u. a. angetroffen. Schon im normalen Blute beobachtet man Enzyme, aber auch nach experimentellen Eingriffen und bei Krankheitszuständen treten Enzyme neu im Blute auf. Auch Antifermente finden sich im normalen Blutserum, ihre Menge kann durch pathologische Bedingungen und experimentell Änderungen erfahren.

Proteolytische Blutfermente.

Proteolytische Enzyme lassen sich im Blute schon durch die Autolyse des Gesamtblutes nachweisen. Preti[1]) hat im Laboratorium von Salkowski die Zusammensetzung von Kalbsblut vor und nach mehrtägiger Digestion untersucht. In zwei Flaschen werden je 500 ccm defibriniertes Kalbsblut gebracht, dem 5 ccm Toluol zugefügt wird. Chloroform ist ungeeignet, da es im Brutschrank nach Beobachtungen von Salkowski Blut koaguliert. Eine Probe wird so für 72 Stunden in den Brutschrank gestellt, eine andere sofort mit 2,5 l Wasser verdünnt und nach Ansäuerung mit einer ganz geringen Menge verdünnter Schwefelsäure aufgekocht. Die Probe im Brutschrank wird mehrfach geschüttelt und nach Abschluß der Digestion ebenfalls angesäuert und aufgekocht. Nach dem Aufkochen läßt man die Proben zunächst abkühlen, stellt dann durch Wasserzusatz das Volumen von 3 l (mit dem Niederschlag gerechnet) her und filtriert endlich durch ein trockenes Filter. Vom Filtrat werden 2000 ccm bis auf etwas weniger als 800 ccm eingedampft, dann die Flüssigkeit auf 800 ccm aufgefüllt und nun die einzelnen aus der folgenden Tabelle erkennbaren N-Fraktionen bestimmt.

Tabelle.

	500 ccm Blut sofort koaguliert	500 ccm Blut nach 72 stündiger Autolyse koaguliert
Gesamter nichtkoagulabler N	0,2128	0,4088
Monaminosäuren-N	0,0739	0,1523
Albumosen-N	0,0515	0,1164
Purinbasen-N	0,0123	0,0067

[1]) Luigi Preti, Zeitschr. f. physiol. Chemie **52**, 485—495 [1907].

Auch die isolierten, roten Blutkörperchen zeigen Autolyse. Um das sicherzustellen, ist es notwendig, die roten Blutkörperchen sorgfältig vom Serum und den weißen Blutzellen zu trennen. Zu diesem Zwecke wird nach Schippers[1]) Pferdeblut in einer sauberen Flasche defibriniert und dann 20—24 Stunden im Eisschrank aufbewahrt. Sobald die Blutkörperchen sich abgesetzt haben, wird sehr vorsichtig eine zweimal rechtwinklig gebogene Glasröhre, die sich an einem Ende in eine dünne Capillare verjüngt, bis auf den Boden der Flasche gesenkt. Das andere Ende wird mit einer sterilen Wulffschen Flasche in Verbindung gebracht. Mittels der Luftpumpe wird die Flasche evakuiert. Man sieht dann bald, wie ein dicker Brei von roten Blutkörperchen in die Flasche, die man zweckmäßig vorher zum Teil mit physiologischer Kochsalzlösung gefüllt hat, hineintropft. Die Blutkörperchenaufschwemmung, die am besten zwei Drittel 0,9 proz. Kochsalzlösung enthält, wird nun etwa 10 Minuten auf einer gut arbeitenden Zentrifuge ausgeschleudert. Die obenstehende Flüssigkeit wird dann abpipettiert, die Prozedur zweimal nach erneutem Zusetzen von Kochsalzlösung wiederholt. Die Reinigung der roten Blutkörperchen ist beendet, wenn die obenstehende Flüssigkeit kein Eiweiß mehr enthält. Mikroskopisch findet man dann zwischen den roten Blutzellen auch keine Leukocyten mehr.

Zu den Autolyseversuchen wurden von diesen Aufschwemmungen je 25 ccm mit 150 ccm destillierten Wassers und 20 ccm Toluol gemischt. Die Kontrollproben wurden eine halbe Stunde auf 90° C erhitzt. Bei der Bearbeitung wurde der Inhalt einer Flasche mit 60 ccm Wasser in eine Porzellanschale gespült und zum Sieden erhitzt. Dann wurden 3 ccm Essigsäure (6%) zugesetzt. Nach dem Abkühlen werden 150 ccm Aceton zugefügt. Nach 48 Stunden wird filtriert, das Filter zweimal nachgewaschen mit einem Gemisch von 60 ccm Wasser und 25 ccm Aceton. Dann wird das Aceton abdestilliert, die zurückbleibende Flüssigkeit eingeengt und schließlich auf 50 ccm aufgefüllt. Dann werden je 10 ccm nach Kjeldahl verarbeitet.

Dieses Verfahren ist auch zur Untersuchung der Autolyse des Gesamtblutes geeignet. Das Aceton wurde zur Enteiweißung des Blutes nach einem Vorschlage von Steensma verwandt. Es erleichtert die Entfernung des Blutfarbstoffes, ohne unkoagulablen Stickstoff im Niederschlag zurückzuhalten. Nach Kontrollversuchen von Schippers geschieht das allerdings in geringem Grade doch, aber nicht so sehr, daß man nicht brauchbare Vergleichswerte erzielt.

Nach den Versuchen von Schippers entstehen bei der Autolyse des defibrinierten Blutes Leucin und Tyrosin. Essigsäure fördert die Blutautolyse. Das Blutserum allein autolysiert nicht. Das bei der Autolyse des Blutes wirksame Prinzip erträgt einstündiges Erhitzen auf 60° C, wird aber durch kurzes Erhitzen auf 90° vernichtet. Schippers beobachtete, daß bei der Digestion von gekochtem Blut allmählich auch bei sicherem Ausschluß von Bakterienwirkung Eiweiß zerfällt. Diese Tatsache ist mir auch von dem Eiweiß der verschiedensten Organe aus den bei der Autolyse notwendigen Kontrollproben bekannt.

Autolyse des Blutes haben früher bereits Erben und Schumm beobachtet. Erben[2]) hat auch gezeigt, daß sich im leukämischen Blute ein Ferment findet, das bei saurer Reaktion, und ein Ferment, das bei alkalischer Reaktion Fibrin

---

[1]) J. C. Schippers, Biochem. Zeitschr. 28, 418—426 [1910].
[2]) Franz Erben, Beiträge z. chem. Physiol. u. Pathol. 5, 461—462 [1904].

verdaut. Zum Nachweis wird ein Plasmaleukocytengemisch von leukämischem Blute mit Alkohol gefällt. Der Niederschlag wird abfiltriert und mit Glycerin extrahiert. Dieses Extrakt verdaut bei Chloroformzusatz Fibrin gut in 3%/$_{00}$ Sodalösung, langsamer und schlechter, aber doch merklich in 3%/$_{00}$ Salzsäurelösung. Das Serum des leukämischen Blutes zeigt keine fibrinolytische Wirkung.

Anhangsweise sei erwähnt, daß Fuld und Spiro[1]) eine Labwirkung des Pferdeserums feststellten, welche durch Chlorcalciumzusatz sich verstärken läßt. Das Enzym wird mit der sogenannten Euglobulinfraktion (also bei 28 bis 30% Ammonsulfatsättigung) ausgesalzen.

Polypeptidspaltende Blutfermente.

Die polypeptidspaltenden Fermente des Blutes sind besonders von Abderhalden und seinen Mitarbeitern studiert worden. In der Hauptsache haben wir hier zu besprechen, wie man die einzelnen Bestandteile des Blutes in möglichst isolierter Beschaffenheit zur Prüfung auf Fermentwirkungen darstellt[2]).

Frisches Pferdeblut, das mit 0,1% Ammonoxalat ungerinnbar gemacht ist, wird bei 3000 Umdrehungen in der Minute 15 Minuten lang zentrifugiert. Das Plasma und die oberste Schicht des Blutkörperchenbreies werden abgehoben und die untere, feste Blutkörperchenschicht mit 0,9 proz. Kochsalzlösung verrührt. Nach wiederholtem, 15 Minuten dauernden Zentrifugieren wird die abgeschiedene Kochsalzlösung abgehoben und der Prozeß noch zweimal wiederholt. Man erhält so die roten Blutkörperchen möglichst frei vom Plasma, den weißen Blutzellen und den Blutplättchen. Ganz frei von Leukocyten ist allerdings der Blutkörperchenbrei so nicht zu erhalten. Die so isolierten roten Blutkörperchen spalten d, l-Alanylglycin, Glycyl-l-tyrosin, d, l-Alanylglycyl-glycin und Glycyl-d, l-leucin.

Von den letzten noch anhaftenden Leukocyten und Blutplättchen befreiten Abderhalden und Deetjen[3]) die roten Blutzellen mittels Filtration durch eine längere, nicht zu fest gepreßte Watteschicht. Leukocyten und Blutplättchen filtrieren langsamer als die roten Blutkörperchen, da sie von den Wattefasern zurückgehalten werden. Das erste Filtrat enthält meistens bereits nur rote Blutkörperchen. Nötigenfalls wiederholt man die Filtration. Die so gereinigten Blutkörperchen spalten Glycyl-l-tyrosin. Das betreffende Ferment scheint ziemlich empfindlich zu sein. Werden die roten Blutkörperchen nicht sofort verarbeitet, sondern ihre Lösung eine Reihe von Tagen aufbewahrt oder älteres Blut zu ihrer Darstellung verwandt, so zeigt sich eine deutliche Abschwächung der Fermentwirkung, ja sie kann sogar ganz aufgehoben sein. Einen wirksamen Extrakt kann man durch Auslaugen von bei niederer Temperatur eingetrockneten Blutkörperchen mit Wasser erhalten. Auch die roten Blutkörperchen von Hunden, Hammeln, Kaninchen, sowie von Rindern[4]) spalten Glycyl-l-tyrosin.

---

[1]) E. Fuld u. K. Spiro, Zeitschr. f. physiol. Chemie **31**, 132—155 [1900]; vgl. auch J. Bang, Beiträge z. chem. Physiol. u. Pathol. **5**, 395—396 [1904].

[2]) E. Abderhalden u. H. Deetjen, Zeitschr. f. physiol. Chemie **51**, 334—341 [1907].

[3]) E. Abderhalden u. H. Deetjen, Zeitschr. f. physiol. Chemie **53**, 280—293 [1907].

[4]) E. Abderhalden u. W. H. Manwaring, Zeitschr. f. physiol. Chemie **55**, 377—383 [1908].

Um die Blutplättchen des Pferdes zu isolieren, zentrifugierten Abder-halden und Deetjen das abgehobene Plasma zunächst 15 Minuten bei 1500 Umdrehungen und hoben dann wieder das Plasma von dem erhaltenen Sediment ab. Das so von den letzten Resten roter und namentlich weißer Blutzellen befreite Plasma wird dann noch 30 Minuten bei 3000 Umdrehungen zentrifugiert. So gelangt man zu einem Sediment, das nur Blutplättchen enthält. Die Blutplättchenfraktion spaltet deutlich Glycyl-l-tyrosin, und zwar viel kräftiger als rote Blutzellen. Das peptolytische Ferment der Blutplättchen scheint gegen 0,9 proz. Kochsalzlösung ziemlich empfindlich zu sein. Wäscht man sie mit dieser Kochsalzlösung, so verlieren sie bald ihre Fähigkeit, Glycyl-l-tyrosin zu spalten.

Blutplasma und Serum des Pferdes[1]), des Menschen[2]) und des Rindes[3]) spaltet Glycyl-l-tyrosin nicht oder nur so wenig, daß das wirksame Ferment aus zerfallenen Blutzellen oder aus Blutplättchen abgeleitet werden kann. Andere Peptide werden intensiver gespalten. Um resorbierte Magendarm-fermente kann es sich bei den Plasmafermenten nicht handeln, da Trypsin und Erepsin gerade Glycyl-l-tyrosin besonders kräftig spalten. Wie das Plasma des Pferdes, Menschen und Rindes verhält sich auch das Hundeplasma, während Plasma und Serum des Kaninchens Glycyl-l-tyrosin rasch zerlegen[4]). Meer-schweinchenserum spaltet außer Glycyl-l-tyrosin auch die verschiedensten Peptone, wozu die anderen Sera nicht ohne weiteres imstande sind[5]). Bei der Isolierung der Peptide und ihrer Spaltungsprodukte aus dem Serum erwachsen aus dem Eiweißreichtum des Serums Schwierigkeiten. Das Eiweißkoagulum muß gründlich mit Wasser ausgekocht und scharf abgepreßt werden. Das l-Tyrosin und das Glycyl-l-tyrosin neigen dazu, mit dem Eiweiß zusammen auszufallen. Die Enteiweißung kann auch mit Mastix oder Kaolin erfolgen.

Injizierten Abderhalden und Pincussohn Kaninchen und Hunden Eiereiweiß oder Blutserum, so spaltete das Plasma der Tiere nach einiger Zeit rascher Polypeptide. Besonders deutlich kommt das bei Versuchen mit Hunde-blutplasma zum Ausdruck. Kaninchen sind für diese Versuche weniger ge-eignet, weil ihr Plasma an und für sich schon Polypeptide spaltet und es nicht so leicht ist, ihr Plasma resp. Serum absolut frei von Blutfarbstoff zu gewinnen.

Abderhalden und seine Schüler[6]) haben das Serum von Tieren unter-sucht, die in mannigfaltiger Weise vorbehandelt worden waren. Ferner wurde das Serum pathologisch veränderter Individuen mit dem normaler verglichen. Bei diesen Versuchen wurde die Methode insofern vereinfacht, als die Unter-suchung auf gespaltene Polypeptide optisch vorgenommen wurde. Da das

---

[1]) E. Abderhalden u. B. Oppler, Zeitschr. f. physiol. Chemie **53**, 294—307 [1907].

[2]) E. Abderhalden u. P. Rona, Zeitschr. f. physiol. Chemie **53**, 308—314 [1907].

[3]) E. Abderhalden u. J. S. Mc Lester, Zeitschr. f. physiol. Chemie **55**, 371—376 [1908].

[4]) E. Abderhalden u. L. Pincussohn, Zeitschr. f. physiol. Chemie **61**, 200—204 [1909].

[5]) E. Abderhalden u. L. Pincussohn, Zeitschr. f. physiol. Chemie **64**, 433—435 [1910].

[6]) E. Abderhalden u. W. Weichardt, Zeitschr. f. physiol. Chemie **62**, 120—128 [1909]. — E. Abderhalden u. L. Pincussohn, Zeitschr. f. physiol. Chemie **62**, 243—249 [1909]; **64**, 100—109 [1910]. — E. Abderhalden u. K. B. Immisch, Zeitschr. f. phy-siol. Chemie **64**, 423—425 [1910]. — E. Abderhalden u. A. Israel, Zeitschr. f. phy-siol. Chemie **64**, 426 [1910]. — E. Abderhalden u. J. G. Sleeswyk, Zeitschr. f. phy-siol. Chemie **64**, 427—428 [1910]. — E. Abderhalden u. C. Brahm, Zeitschr. f. phy-siol. Chemie **64**, 429—432 [1910].

Gemisch des Serums mit dem Polypeptid eine andere Drehung im Polarisations-
apparate gibt als das Gemisch des Serums mit den Spaltungsprodukten der
Polypeptide, so kann die Spaltung durch einfache Ablesungen verfolgt werden.
Man mischt eine Lösung des Peptids mit Serum, bringt das Serum in ein Polari-
sationsrohr und untersucht, indem das Rohr von einem Mantel umgeben ist,
der mit auf 37° erwärmtem Wasser gefüllt ist. Will man für diese Versuche
Kaninchen, deren Vorbehandlung ja besonders einfach ist, heranziehen, so muß
man die Blutentnahme mit besonderer Vorsicht vornehmen. Sie erfolgt aus
der Carotis nach Einbindung einer Kanüle. Das Blut wird in einem entfetteten,
sterilen Zylinder aufgefangen. Der nach wenigen Minuten gebildete Blut-
kuchen wird mit einer Platinnadel vorsichtig gelöst. Nach 15stündigem Stehen
im Eisschrank wird das klare Serum abgegossen und nochmals zentrifugiert.

Die im Serum nach Eiweißzufuhr nachgewiesenen Fermente sind nicht
spezifisch auf den eingeführten Eiweißkörper eingestellt.

Anhangsweise sei bemerkt, daß nach Versuchen von Abderhalden und
Brahm auch nach subcutaner Zufuhr von Kohlenhydraten mit der optischen
Methode sich Fermente im Serum beobachten lassen, die auf Kohlenhydrate
gerichtet sind. Früher schon hatte Weinland[1]) das direkt nachgewiesen.

Die Fermente der Leukocyten.

Mancini[2]) hat in Hofmeisters Laboratorium eine Methode der Isolierung
der weißen Blutzellen beschrieben, welche eine gesonderte Untersuchung der
Leukocytenfermente ermöglicht. „Man läßt größere Mengen Oxalatblut vom
Pferde — nicht unter 30 l — 20 Stunden in hohen, 7—8 l fassenden Glas-
zylindern bei niederer Temperatur absitzen, entfernt dann vorsichtig und
möglichst vollständig das überstehende Plasma, das den größten Teil der Blutplättchen mit wenig Leukocyten enthält. Danach ist es meist nicht schwierig,
die oberste, vorzugsweise aus Leukocyten bestehende weiße Schicht des Bodensatzes in den stark geneigten Zylindern fast ohne Beimengung von Erythrocyten abzuschöpfen. Der so erhaltene, wenig blutig gefärbte Leukocytenbrei
läßt sich nun leicht durch Suspendieren in viel physiologischer (0,9 proz.)
Kochsalzlösung und rasches, dabei stets nur kurz dauerndes Zentrifugieren
von den beigemengten roten Blutkörperchen befreien, da unter diesen Verhältnissen die Leukocyten sich zu Klumpen zusammenballen und bald am
Boden absetzen. In den meisten Fällen ließ sich durch 15—20maliges Auf-
rühren mit Kochsalzlösung, Zentrifugieren und Abgießen der überstehenden
Flüssigkeit ein schneeweißes Präparat erhalten."

Zur Fernhaltung von Fäulnis dient ein Zusatz von Toluol zu der Waschflüssigkeit (1 : 1000). Um die Gerinnung des Leukocytenbreies und die dadurch
bedingte Erschwerung der Zentrifugierung zu verhindern, fügt man außerdem
zu der Waschflüssigkeit 1 T. Ammoniumoxalat auf 10 000 T. der Kochsalzlösung.

Der so erhaltene Leukocytenbrei ist frei von roten Blutkörperchen, läßt
aber unter dem Mikroskop die Anwesenheit von Blutplättchen in spärlicher
Zahl erkennen. In dem Gemisch findet sich chemisch Calciumoxalat, mikroskopisch aber nicht Krystalle des Salzes. Die Ausbeute beträgt etwa 30 ccm

---

[1]) E. Weinland, Zeitschr. f. Biol. **47**, 279—288 [1905].
[2]) St. Mancini, Biochem. Zeitschr. **26**, 140—148 [1910].

feuchte Leukocyten pro 30 l Pferdeblut. Die so isolierten Leukocyten zeigten in schwach salzsaurer Lösung (0,2%) bei Prüfung mit Fibrin keine proteolytische Wirkung. Proteolytische Wirkung in toluolhaltiger, neutraler Lösung gegenüber frischem Fibrin tritt nicht oder sehr spät ein. Hingegen ist sie sehr ausgesprochen, wenn der Leukocytenbrei für ganz kurze Zeit mit $1/10$ Normalschwefelsäure zusammengebracht, dann durch die äquivalente Menge Lauge genau zurückneutralisiert wird. Zugesetztes Fibrin geht dann rasch, spätestens in 40 Stunden in Lösung. Eine gelatineverflüssigende Wirkung ist nicht vorhanden. Erepsinwirkung ist weder vor noch nach der Aktivierung mit Säure nachweisbar. Diastatische Fermente sind vorhanden; Glykogenlösung, mit Leukocyten versetzt, zeigt nach 6 Stunden, Stärkelösung nach 12 Stunden Reduktion. Deutliche fettspaltende Wirkung gegenüber Mandelölemulsion ist nicht vorhanden, Aktivierung mit Säure ist darauf ohne Einfluß. Die Leukocyten üben eine geringe, aber unzweifelhafte Labwirkung aus. Beim Zusammenbringen mit flüssig erhaltenem Gansplasma erzeugen frische Leukocyten in wenigen Minuten starke Gerinnung. Von Oxydasewirkungen ist die Reaktion mit p-Phenylendiamin und α-Naphthol sowohl bei frischen wie bei über Schwefelsäure getrockneten Leukocyten sehr ausgesprochen. Andere Oxydasen, sowie ein glykolytisches Ferment ist nicht nachweisbar.

Auch mit der Müller-Jochmannschen Löffler-Serumplattenmethode [1]) können leukocytenhaltige Blutproben resp. isolierte Blutzellen auf die Anwesenheit von proteolytischen Fermenten geprüft werden (Dellenbildung nach 24 Stunden bei 55°). Diese Methode ergibt beim Menschen, Affen und Hunden positive Resultate, versagt aber bei anderen Säugern. Auch bei den Tieren mit positiver Reaktion ist sie im wesentlichen an die Anwesenheit polynucleärer Leukocyten gebunden.

Fermente kann man auch aus Eiter gewinnen. Wenn nicht besondere Rücksicht auf Sterilität dabei genommen wird, muß man daran denken, daß beobachtete Enzymwirkungen durch Bakterienfermente hervorgerufen sein können. Aber auch im sterilen Eiter sind die Fermente vorhanden. E. Meyer[2]) isolierte aus Eiter Oxydasen, indem er größere Mengen Eiter (500—600 ccm) langsam und unter stetem Umrühren in die 3—4fache Menge 96proz. Alkohols eingoß. Nach längerem Stehen wurde filtriert, der Rückstand wiederholt mit Alkohol und Äther zuerst in der Kälte, dann bei Bruttemperatur extrahiert. Der Rückstand wurde vorsichtig getrocknet, zerrieben und in 1—2 l Wasser unter Chloroformzusatz verteilt. Die Suspension blieb längere Zeit bei Brutschranktemperatur, wurde öfters geschüttelt und schließlich filtriert. Das Filtrat wurde bis zur $8/10$-Sättigung mit Ammonsulfat versetzt, nach 24 Stunden der entstandene geringe flockige Niederschlag abfiltriert und mehrmals mit destilliertem Wasser ausgezogen. Das erhaltene Extrakt wurde durch Filtrieren geklärt und dann mit dem dreifachen Volumen 96proz. Alkohols versetzt, wobei sich nach längerem Stehen ein kaum bemerkbarer Niederschlag bildete. Der Niederschlag wurde abfiltriert und mit destilliertem Wasser extrahiert. Diese Lösung gab starke Guajacreaktion. Diese Fermentlösung, die keine Eiweißreaktion zeigt, kann kürzere Zeit ohne Schädigung auf 73° erhitzt werden. Das Ferment oxydiert auch Phenolphthalin zu Phenolphthalein. Siedehitze zerstört das Enzym oder eigentlich nur eine Komponente des Enzyms, da nach Zusatz von Wasserstoffsuperoxyd das Ferment wieder aktiv wird.

---

[1]) E. Müller u. G. Jochmann, Münch. med. Wochenschr. 53, 1393—1395 [1906].
[2]) E. Meyer, Münch. med. Wochenschr. 50, 1489—1493 [1903].

Jochmann und Lockemann[1]) gewannen sterilen Eiter durch Terpentininjektion beim Menschen. Der Eiter war reich an polynucleären Leukocyten. Um das proteolytische Ferment aus den Eiterzellen zu gewinnen, wurde der Eiter zunächst 24—48 Stunden in einen Wärmeschrank bei 55° gebracht, dann mit ungefähr der fünffachen Menge eines Gemisches von 2 T. Alkohol und 1 T. Äther verrührt. Der abfiltrierte Niederschlag wird auf Ton getrocknet, mit Glycerin und Wasser verrieben und das Gemenge schließlich abgesaugt. Das klare Filtrat wird in die 5—6fache Menge eines Alkoholäthergemisches unter Umrühren allmählich eingegossen. Der Niederschlag, der getrocknet werden kann, enthält das Enzym.

Die Katalase der Blutzellen.

Das Blut des Menschen und der daraufhin untersuchten Tiere vermag Wasserstoffsuperoxyd zu zersetzen. Senter[2]) hat das betreffende Enzym aus defibriniertem lackfarbenen Blute dargestellt, indem er nach Entfernung der Stromata durch Zentrifugieren das Blut mit Alkohol fällte. Zu dem Zwecke mischt man zunächst 1 Vol. Blut mit 10 Vol. kohlensauren Wassers, entfernt die Stromata durch Zentrifugieren und versetzt die Lösung mit gleichen Teilen 99proz. Alkohols. Dabei wird das Ferment ausgefällt, während das Hämoglobin in Lösung bleibt. Extrahiert man den Alkoholniederschlag 1—2 Tage mit Wasser bei 0°, so erhält man eine sehr wirksame Lösung der Blutkatalase, die Senter Hämase nennt. Die Bestimmung des Enzyms erfolgt durch Titration mit Kaliumpermanganat. Der Fehler der Methode kommt bei der geringen notwendigen Substanzmenge nicht in Betracht. Von den Eigenschaften der Hämase ist besonders bemerkenswert ihre große Empfindlichkeit gegenüber der Blausäure.

Die Glykolyse des Blutes.

Claude Bernard hat gefunden, daß der Zuckergehalt des Blutes beim Stehen des Blutes außerhalb des Körpers abnimmt, Lépine hat diese Erscheinung genauer untersucht. Fluornatrium scheint die Zuckerzerstörung zu verhindern, Chloroform und Toluol sie vielleicht auch herabzusetzen. Das Serum scheint nicht glykolytisch zu wirken, die Glykolyse nur an die Zellen gebunden zu sein[3]).

Die Diastase des Blutserums.

Das diastatische Ferment des Blutserums kann nach der Wohlgemuthschen Methode bestimmt werden, ohne daß die Anwesenheit der Serumsubstanzen stört. Weder durch Glykolyse noch durch die Spaltungsprodukte der Stärke noch durch etwa im Serum vorhandenes Glykogen werden Fehler bedingt[4]).

Moeckel und Rost[5]) bestimmen die Diastase im Serum, indem sie den durch Diastasewirkung abgespaltenen Zucker nach Bertrand titrieren. Auch

[1]) G. Jochmann u. G. Lockemann, Beiträge z. chem. Physiol. u. Pathol. 11, 449—457 [1908].
[2]) G. Senter, Zeitschr. f. physikal. Chemie 44, 257—318 [1903].
[3]) F. Umber, Zeitschr. f. klin. Medizin 39, 13 [1900]. — N. Sieber, Zeitschr. f. physiol. Chemie 39, 484—512 [1903]; 44, 560—579 [1905].
[4]) J. Wohlgemuth, Biochem. Zeitschr. 9, 1—11 [1908].
[5]) K. Moeckel u. F. Rost, Zeitschr. f. physiol. Chemie 67, 433—485 [1910].

hier wird durch Glykolyse kein Fehler verschuldet, da sie ja anscheinend nur durch Fermente von Blutzellen bedingt wird. Jedoch ist die Methode umständlicher als die Wohlgemuthsche. Moeckel und Rost enteiweißen nach Abschluß der Digestion die Stärkeserumgemische, indem sie eine Mischung von 10 ccm Ferrum oxydatum dialysatum und 40 ccm Wasser zu den angewandten 20 ccm einer 2 proz. Stärkelösung und den 0,5—5 ccm Serum fügen. Um die Ausflockung der Kolloide vollständig zu gestalten, fügt man noch ein erbsengroßes Stück Seignettesalz hinzu. Man füllt mit destilliertem Wasser auf 100 ccm auf, läßt noch ca. 2 Minuten stehen, schüttelt etwas durch, worauf man durch ein Faltenfilter in einen Erlenmeyerkolben filtriert. In 20 ccm des klaren Filtrates wird, nachdem man sich davon überzeugt hat, daß alles Eiweiß entfernt ist, der Zucker nach Bertrand bestimmt.

Die Diastase ist im antiseptisch aufbewahrten Blutserum sehr haltbar, der Gehalt des Plasmas und des Serums ist nicht verschieden. Die geringsten Mengen an Blutdiastase hat nach den Untersuchungen von Wohlgemuth[1]) das Blut der Rinder und Ziegen, etwas mehr das Blut des Kaninchens, während Hund und Meerschweinchen die höchsten Werte liefern. Der Diastasegehalt des Menschenblutes ist schwankend, aber immer kleiner als der des Hundes. Moeckel und Rost geben eine Tabelle über den Diastasegehalt des Blutserums, in welcher der Mensch mit dem kleinsten, das Schwein mit dem größten Wert figuriert:

Mensch, Kaninchen, Hammel, Ziege, Rind, Katze, Meerschweinchen, Hund, Schwein.

Die Ernährung hat keinen wesentlichen Einfluß. Auch im Hunger ändert sich der Diastasegehalt des Blutes nicht. Unterbindung der Ausführungsgänge des Pankreas führt zu einer erheblichen Vermehrung der Diastase im Blut[2]). Nach Wynhausen[3]) ist der Durchschnittswert des diastatischen Fermentes im Blute von Diabetikern nur unwesentlich niedriger als bei anderen Kranken. Im allgemeinen zeigt bei hohem Zuckergehalt des Harns die Blutdiastase die niedrigsten Werte; einige Male konnte entsprechend der Abnahme des Harnzuckers ein Steigen der Blutdiastase konstatiert werden.

Moeckel und Rost haben neben der Diastase auch die Maltase des Serums untersucht. Zu dem Zwecke fügen sie zu 5 ccm Serum 0,2 ccm Toluol und 5 ccm einer 10 proz., unter Erwärmen hergestellten Lösung von Maltose. Nach dem Enteiweißen wird das Filtrat polarisiert. Ist Traubenzucker entstanden, so ändert sich die Drehung des Gemisches. Nach subcutaner Pilocarpininjektion steigt beim Hunde parallel der Diastasegehalt und der Maltasegehalt des Blutserums.

Invertase des Blutserums.

Bei jungen Hunden fand Weinland[4]) nach länger dauernder subcutaner Zufuhr von Rohrzucker Invertin im Blutserum, während es normal nur im Dünndarm sich findet. Zur Prüfung auf Invertin wurde z. B. 20 ccm Serum mit 10 ccm Rohrzuckerlösung (in NaCl-Lösung 0,9%) von 32,75% zusammengebracht, mit Toluol versetzt und in den Brutschrank gebracht. Nach 24 Stunden wurde das Gemisch auf dem Wasserbade mit 3,5 ccm 30 proz. Eisenchlorid-

[1]) J. Wohlgemuth, Biochem. Zeitschr. **21**, 381—422 [1909].
[2]) R. Ehrmann u. J. Wohlgemuth, Biochem. Zeitschr. **21**, 423—431 [1909].
[3]) O. J. Wynhausen, Berl. klin. Wochenschr. **47**, 1281 [1910].
[4]) E. Weinland, Zeitschr. f. Biol. **47**, 279—288 [1905].

lösung und 3,0 g essigsaurem Natrium aufgekocht. Im Filtrat ist Trommers Probe stark positiv. Auf Zusatz von essigsaurem Natrium (3 Teile) und salzsaurem Phenylhydrazin (2 Teile) fällt nach 15 Minuten dauerndem Erhitzen auf dem Wasserbade reichlich ein in heißem Wasser unlösliches Osazon aus, das unter dem Mikroskop als Glucosazon zu erkennen ist. In einem Kontrollversuch mit 10 ccm Serum ohne Zusatz von Rohrzucker ließ sich weder durch die Trommersche Probe noch polarimetrisch Zucker nachweisen. Abderhalden[1]) hat in Gemeinschaft mit Brahm und mit Kapfberger diese Versuche neuerdings bestätigt und erweitert.

Bestimmung des Fibrinfermentes im Serum.

Wir haben gesehen, daß nach den Untersuchungen von Mancini die Leukocyten Fibrinferment enthalten. Stellt man aus dem Blut das Serum dar, so findet sich in ihm das Fibrinferment, welches imstande ist, den löslichen Eiweißkörper Fibrinogen in das unlösliche Fibrin umzuwandeln. Wohlgemuth[2]) hat neuerdings ein Verfahren ausgearbeitet, welches ähnlich den zahlreichen neueren Fermentbestimmungsmethoden es ermöglicht, in Reihenversuchen den Gehalt des Serums an Fibrinferment zu bestimmen. Früher stellte man fest, wie lange eine Fibrinfermentflüssigkeit nötig hat, um eine Fibrinogenlösung zur Gerinnung zu bringen. Nach Wohlgemuth ermittelt man die kleinste Menge Ferment, die in einer bestimmten Zeit unter sonst gleichen Bedingungen gerade ausreicht, um ein Quantum Fibrinogen zur Gerinnung zu bringen.

Das „Fibrinferment" wird so dargestellt, daß man frisches Blut aus der Ader entnimmt, durch Schlagen mit einem Glasstab defibriniert und daraus durch Zentrifugieren oder Abstehenlassen das Serum gewinnt.

Um die Menge des Ferments resp. seine Wirksamkeit zu bestimmen, beschickt man eine Reihe von Reagensgläsern mit absteigenden Mengen des ganz frisch gewonnenen Serums, gleicht die Differenzen mit entsprechenden Quantitäten einer einprozentigen kalkfreien Kochsalzlösung aus und fügt nun zu jeder Portion je 2 ccm einer Fibrinogenlösung hinzu. Als Fibrinogenlösung verwendet Wohlgemuth das von Alexander Schmidt angegebene Magnesiumsulfatplasma. Das Plasma wird hergestellt, indem man das Blut unter Kautelen auffängt, welche seine Gerinnung verhindern. Zu diesem Zwecke läßt man in 1 T. einer Magnesiumsulfatlösung, die durch Lösung von 1 T. des Salzes in 3 T. Wasser bereitet wird, mittels einer Kanüle aus der Carotis oder Femoralis eines Kaninchens oder eines Hundes 3 T. Blut einfließen. Unter starkem Abkühlen mischt man gut durch und trennt durch scharfes Zentrifugieren das Plasma von den Blutkörperchen. Dieses Plasma kann wochenlang, ohne eine wesentliche Abnahme seines Fibrinogengehaltes zu erleiden, im Eisschrank aufbewahrt werden.

Hat man die Lösungen zum Versuche gemischt, so bringt man die ganze Versuchsreihe für 24 Stunden in den Eisschrank. Die fermentative Gerinnung entsteht nämlich auch bei niederer Temperatur, während gleichzeitig der schädigende Einfluß höherer Temperaturen auf das Ferment selbst hintenangehalten wird. Am nächsten Tage prüft man die Proben so, daß man, ohne

---

[1]) E. Abderhalden u. C. Brahm, Zeitschr. f. physiol. Chemie 64, 429—432 [1910].
— E. Abderhalden u. G. Kapfberger, Zeitschr. f. physiol. Chemie 69, 23—94 [1910].

[2]) J. Wohlgemuth, Biochem. Zeitschr. 25, 79—83 [1910].

zu schütteln, nur durch horizontales Neigen eines jeden Röhrchens feststellt, von welchem Fermentgehalt an eine Gerinnung stattgefunden hat. Ein Wohlgemuthsches Beispiel demonstriert einen solchen Bestimmungsversuch:

In jedem Röhrchen 2 ccm Plasma

Serummenge	Gerinnung
1,0	komplett
0,5	,,
0,25	,,
0,125	,,
0,062	fast komplett
0,032	partiell
0,016	etwas
0,008	,,
0,004	—

Die Berechnung geht dann von der Serummenge aus, welche gerade noch deutlich Gerinnung hervorruft; in dem gewählten Beispiel also 0,008. Demnach kann also 1 ccm des Serums 125 mal diese Wirkung hervorrufen. Wohlgemuth drückt das so aus, daß das geprüfte Serum 125 Fibrinfermenteinheiten (Ff = 125) enthält.

Nach verschiedenen Eingriffen (z. B. Injektion von Witte - Pepton, Phosphorvergiftung, anaphylaktischer Chok usw.) wird das Blut schwer gerinnbar oder ungerinnbar. Dabei kommen ziemlich verwickelte Bedingungen in Frage. Ohne Zweifel ist auch bei vielen pathologischen und experimentellen Zuständen die Wirksamkeit des Fibrinfermentes im Blute vermehrt. So fiel mir schon vor Jahren auf, daß bei Kaninchen, welche hoch gegen Ricin immunisiert waren, die Gerinnung des Blutes besonders leicht erfolgt[1]). „Bereits einige Zehntel Kubikzentimeter des Serums der Tiere genügten, um normales, durch citronensaures oder auch oxalsaures Natron ungerinnbar gemachtes Blut zur langsamen, aber ziemlich vollständigen Gerinnung zu veranlassen. Die antitoxisch wirksame, durch Ammonsulfat isolierte Fraktion des Serums verhielt sich ebenso. Kontrollversuche mit normalem Serum zeigten, daß vielleicht auch große Mengen desselben bei der Mischung mit ungerinnbar gemachtem Blute eine Andeutung des Gerinnungsphänomens hervorrufen; jedenfalls aber ist der quantitative Unterschied gegenüber Antiricinserum ein enormer, da von diesem schon Bruchteile eines Kubikzentimeters genügten, um ziemlich vollständige Gerinnung zu erzielen". Wie wir gesehen haben, ist neuerdings eine Zunahme der proteolytischen Blutenzyme nach den verschiedensten Injektionen beschrieben worden. Da nun nach Pawlow wahrscheinlich Proteolyse und Gerinnung des Blutes in enger Beziehung stehen, so wäre in den betreffenden Fällen auch auf Zunahme des Gerinnungsfermentes zu achten.

Die Antifermente des Blutserums.

Neben den Fermentwirkungen verfügt das Blut, und insbesondere das Blutserum, auch über Hemmungswirkungen gegenüber Fermenten. Man be-

---

[1]) M. Jacoby, Beiträge z. chem. Physiol. u. Pathol. 1, 51—77 [1901].

zeichnet die Substanzen, denen diese Hemmungswirkung anhaftet, als Antifermente und spricht je nach dem Ferment, das gehemmt wird, von Antilab, Antipepsin, Antitrypsin usw. Antifermente findet man im normalen Serum des Menschen und der Tiere, ihre Menge kann durch spezifische und unspezifische Vorbehandlung der Tiere vermehrt werden. Wir werden von mehreren Antifermenten das wesentlichste über ihr Vorkommen und ihre Eigenschaften berichten. Nachweis und Bestimmung ergibt sich im allgemeinen aus den für die Prüfung auf Fermente ausgearbeiteten Untersuchungsmethoden, die an anderer Stelle des Handbuches beschrieben werden.

Das Antilab.

Antilab findet sich im Serum des Menschen und vieler Tiere, z. B. beim Schwein und Pferd. Nach Fuld[1]) wird es im Serum der Schafe, Ziegen und Kühe vermißt. Bei Ziegen, die mit tierischem Lab längere Zeit immunisatorisch vorbehandelt waren, fand Morgenroth[2]) Antilab im Serum. Dieses Antilab war unwirksam gegen pflanzliches Lab[3]). Nach Korschun[4]) findet sich im normalen Pferdeserum eine coctolabile Hemmungssubstanz für die Labwirkung, die nicht dialysiert und eine coctostabile Substanz, welche durch Dialyse entfernt wird.

Bei saurer Reaktion wird das Lab durch das Serum-Antilab nicht in seiner Wirkung beeinträchtigt. Die inaktive Lab-Antilabverbindung wird durch geeignete Säuremengen wieder aktiv gemacht.[5]) Morgenroth[6]) fand, daß die in Betracht kommenden Säuremengen Antilab zerstören. Über das Verhalten des Serum-Antilabs gegen Lösungsmittel findet man Angaben bei Kawashima[7]).

Das Antipepsin.

Bis in die neueste Zeit fand man nur selten und auch dann nur eine spärliche Antipepsinwirkung im Serum. Es zeigte sich, daß nur die Versuchsanordnung zum Nachweis nicht geeignet war[8]). Bei passender Anstellung der Versuche findet man einen ausgesprochenen Parallelismus zwischen Antipepsin und Antilab im Serum. Nachdem ich gezeigt hatte, daß Säure die Antilabwirkung stört, lag es nahe, daß auch das Antipepsin nur bei neutraler Reaktion dem Pepsin entgegenwirkt. In der Tat konnte ich das beobachten, Cantacuzène und Jonescu-Mihajesti[9]) sowie Morgenroth[10]) haben meine Angaben durchaus bestätigt.

Um die antipeptische Wirkung des Serums zur Anschauung zu bringen, ist es notwendig, die Verdauung von der Antikörperwirkung streng zeitlich zu trennen. Das läßt sich folgendermaßen erreichen: Man bringt Fibrinflocken in eine Pepsinlösung. Die Flocken beladen sich dann mit Ferment. Läßt man

---

[1]) E. Fuld, Ergebnisse d. Physiol. [1] 1, 488—504 [1902].
[2]) J. Morgenroth, Centralbl. f. Bakt. 26, 349 [1899].
[3]) J. Morgenroth, Centralbl. f. Bakt. 27, 721 [1900].
[4]) S. Korschun, Zeitschr. f. physiol. Chemie 36, 141 [1902].
[5]) M. Jacoby, Biochem. Zeitschr. 1, 53—74 [1906]; 8, 40—41 [1908].
[6]) J. Morgenroth, Berl. klin. Wochenschr. 46, 758 [1909].
[7]) K. Kawashima, Biochem. Zeitschr. 23, 186—192 [1909].
[8]) M. Jacoby, Biochem. Zeitschr. 2, 247—250 [1906]; 4, 21—24 [1907].
[9]) J. Cantacuzène u. C. Jonescu-Mihajesti, Compt. rend. de la Soc. de Biol. 65, 273—274 [1908].
[10]) J. Morgenroth, Berl. klin. Wochenschr. 46, 758 [1909].

nun auf solche Fermentflocken Serum einwirken und setzt erst nach Entfernung des Serums Säure zu, so unterbleibt die Verdauung.

Auf Grund dieser Beobachtungen hat dann Oguro[1]) in meinem Laboratorium eine Methode zum quantitativen Nachweise des Antipepsins ausgearbeitet. Es ergab sich, daß einige Zeit, nachdem Serum bei Brutschranktemperatur auf Pepsin eingewirkt hat, die Verdauung auch bei nachträglichem Zusatz von Salzsäure unterbleibt. Und zwar läßt sich ganz quantitativ die kleinste Menge Serum ermitteln, welche die Verdauungswirkung einer bestimmten Pepsinquantität neutralisiert. Zur Pepsinprüfung eignet sich dabei nach Oguro die Carminfibrin-, Ricin- und Gelatineprobe. Ein Versuch Oguros demonstriert eine Antipepsinbestimmung.

Eine Reihe von Reagensgläschen wurden mit 0,4 ccm von 0,1 proz. Pepsinlösung und einer aufsteigenden Menge (von 0,1—1,0 ccm) von zehnfach verdünntem Pferdeserum versetzt und mit 0,85 proz. Kochsalzlösung auf 2,4 ccm aufgefüllt und dann 30 Minuten lang in den Brutofen gebracht. Danach wurden jedem Gläschen bohnengroße Carminfibrinflocken und 0,5 ccm $n/_{10}$-Salzsäure zugesetzt und wieder in den Brutofen gebracht.

Tabelle.

Pepsinlösung (1:1000) ccm	Pferdeserum (1:10) ccm	0,85 proz. Kochsalzlösung ccm	$^1/_{10}$ n-Salzsäure ccm	Carmin-Fibrinflocken	Nach 30 Minuten	Nach 1 Stunde	Nach 2 Stunden	Nach 4 Stunden
0,4	0	2,0	0,5		deutlich rot und trüb	Fibrinflocken meistenteils verdaut	Verdauung noch mehr fortgeschritten ziemlich rot u. mäßig trüb	Fibrinflocken vollständig verdaut deutlich rot und trüb
0,4	0,1	1,9	0,5		keine Rötung	bißchen rot und trüb		
0,4	0,2	1,8	0,5		"	keine Rötung und Trübung	"	"
0,4	0,3	1,7	0,5	ca. bohnengroß	"	"	keine Rötung und Trübung	"
0,4	0,4	1,6	0,5		"	"	"	etwas rot keine Rötung
0,4	0,5	1,5	0,5		"	"	"	"
0,4	0,6	1,4	0,5		"	"	"	"
0,4	0,7	1,3	0,5		"	"	"	"
0,4	0,8	1,2	0,5		"	"	"	"
0,4	1,0	1,0	0,5		"	"	"	"

Das Pferdeserum enthält nach Oguro mehr Antipepsin als das Serum des Menschen und des Kaninchens.

Das Antitrypsin.

Antitrypsin findet sich im Serum des Menschen und vieler Tiere. In Versuchen von K. Meyer[2]) ergab sich folgende Reihe, in welcher der Mensch über das meiste Antitrypsin im Serum verfügt. Mensch, Ziege, Hammel, Schwein,

---

[1]) Y. Oguro, Biochem. Zeitschr. **22**, 266—277 [1909].
[2]) K. Meyer, Biochem. Zeitschr. **23**, 68—92 [1909].

Rind, Hund. Auch im Pferdeserum findet sich eine nicht unwesentliche Menge von Antitrypsin.

Man kann auf Antitrypsin mit den verschiedensten Trypsinmethoden prüfen. Am meisten wurde die Plattenmethode von Müller-Jochmann und die Caseinmethode von Groß-Fuld angewandt. Der Hemmung der Verdauungswirkung des Trypsins geht die Hemmung der Labwirkung des Trypsins parallel[1]). Die antitryptische Wirkung des Serums ist nicht artspezifisch, d. h. eine Serummenge vom Menschen, welche eine bestimmte Dosis eines Hammeltrypsins neutralisiert, tut es auch gegenüber der entsprechenden Dosis eines Schweinetrypsins, wenn man gleiche Wirkungsstärken der Fermente vergleicht[2]). Das Antitrypsin des Serums scheint nach Untersuchungen Meyers nur gegen das fertige Trypsin gerichtet zu sein, und nur das fertige Trypsin scheint immunisatorisch zur Antitrypsinbildung zu führen.

Der Antitrypsingehalt des menschlichen Serums ist gewissen Schwankungen ausgesetzt. Ziemlich erhebliche antitryptische Wirkung fanden Brieger und Trebing[3]) häufig bei Carcinom. Da aber die Autoren und zahlreiche Nachprüfer auch bei anderen Individuen, namentlich bei Kachektischen, einen erhöhten Antitrypsingehalt des Serums fanden, ihn umgekehrt nicht selten bei Carcinom vermißten, so ist das Antitrypsin nicht diagnostisch verwertbar. Nach Krause und Klug[4]) steigt auch der Antitrypsingehalt des Serums bei Immunisierung mit Toxinen parallel der Zunahme der spezifischen Antikörper.

Andere Antifermente des Blutserums.

(Antiemulsin, Antilipase, Antiurease.)

Hildebrandt[5]) hat bereits 1893 immunisatorisch bei Kaninchen Antiemulsin im Serum erzeugt. Beitzke und Neuberg[6]) wiesen nach, daß das Antiemulsin an die Globulinfraktion des Serums gebunden ist. Dieselbe Serumfraktion hatte in Versuchen derselben Autoren die Fähigkeit, aus d-Glucose und d-Galaktose das entsprechende Disaccharid synthetisch zu bilden. Über weitere Synthesen unter dem Einfluß von Antiemulsin siehe S. 446.

Die Herstellung eines Antilipaseserums durch Behandlung von Kaninchen mit Steapsin, die Schütze[7]) zuerst gelang, ist mit Schwierigkeiten verbunden, da die Tiere die Einspritzungen schlecht vertragen.

Eine Antiurease fand Moll[8]) im normalen Kaninchenserum. Die Hemmungswirkung des Normalserums wird weder durch einstündiges Erhitzen auf 65°, noch durch sechsstündiges auf 56° zerstört. Nach Vorbehandlung von Kaninchen mit einer Micrococcus ureae Pasteuri-Bouillon nahm, wenn auch nicht regelmäßig, die Antifermentwirkung des Serums zu. Wird das Immunserum eine Stunde auf 65° erhitzt, so sinkt seine Antiureasewirkung auf die des Normalserums zurück. Die Antifermentwirkung wird festgestellt, indem man in der mehrfach besprochenen Weise Serum und Ferment in Gegen-

---

[1]) M. Jacoby, Biochem. Zeitschr. 1, 53—74 [1906].
[2]) K. Meyer, Biochem. Zeitschr. 23, 68—92 [1909].
[3]) L. Brieger u. J. Trebing, Berl. klin. Wochenschr. 45, 1041 u. 1349 [1908].
[4]) M. Krause u. A. Klug, Berl. klin. Wochenschr. 45, 1454 [1908].
[5]) H. Hildebrandt, Virchows Archiv 131 [1893].
[6]) H. Beitzke u. C. Neuberg, Virchows Archiv 183, 169—179 [1906].
[7]) A. Schütze, Deutsche med. Wochenschr. 1904.
[8]) L. Moll, Beiträge z. chem. Physiol. u. Pathol. 2, 344—354 [1902].

wart eines Antisepticums mischt. Moll verwandte Fluornatrium. Außerdem wurde natürlich Harnstoff als zu zersetzendes Substrat zugefügt. Der Harnstoff wurde nach Mörner-Sjöquist bestimmt. Die nachstehende Tabelle zeigt die Wirksamkeit des Normal- und des Immunserums.

Tabelle (Antiureasewirkung).

Versuche Nr.	Fermentwirkung				Fermentwirkung bei Gegenwart von Normalserum				Fermentwirkung bei Gegenwart von Fermentserum[1])			
	In 10 ccm Ü-Lösung g +U	In 10 ccm Ü-Lösung nach 72stündiger Digestion mit 0,2 g Ferment bei 35° g +U	Zersetzt wurden g +U	Zersetzt in Prozenten	In 10 ccm Ü-Lösung g +U	In 10 ccm Ü-Lösung nach Zusatz von 2 ccm Normalserum nach 72stündiger Digestion mit 0,2 g Ferment g +U	Zersetzt wurden g +U	Zersetzt in Prozenten	In 10 ccm Ü-Lösung g +U	In 10 ccm Ü-Lösung nach Zusatz von 2 ccm Fermentserum nach 72stündiger Digestion mit 0,2 g Ferment g +U	Zersetzt wurden g +U	Zersetzt in Prozenten
3	0,2004	0,0291	0,1713	85	0,2004	0,1179	0,0825	40	—	—	—	—
4	—	—	—	—	0,2004	0,1254	0,0726	37	—	—	—	—
5	—	—	—	—	0,2004	0,1278	0,0762	36	—	—	—	—
6	—	—	—	—	0,2004	0,0900	0,1104	55	0,2004	0,1436	0,0531	26
7	0,1974	0,0093	0,1881	95	0,1974	0,0968	0,1006	58	—	—	—	—
8	—	—	—	—	0,1974	0,0586	0,1388	70	—	—	—	—
9	—	—	—	—	0,1974	0,1204	0,0770	38	—	—	—	—
10	0,1968	0,0116	0,1852	94	0,1968	0,0230	0,1738	88	0,1968	0,1243	0,0725	36
11	—	—	—	—	0,1968	0,0072	0,1896	96	—	—	—	—
12	0,1923	0,0062	0,1861	97	0,1923	0,0733	0,1190	61	0,2052	0,1192	0,0854	42
13	—	—	—	—	0,1923	0,0687	0,1236	64	0,2052	0,0745	0,1307	63
14	—	—	—	—	0,1923	0,1055	0,0868	45	—	—	—	—
15	0,2052	0,0207	0,1845	90	0,2052	0,0679	0,1373	67	—	—	—	—
16	—	—	—	—	0,2052	0,0432	0,1620	78	—	—	—	—
17	—	—	—	—	0,2052	0,0675	0,1377	67	—	—	—	—
18	—	—	—	—	0,2052	0,0798	0,1254	61	0,2052	0,1284	0,0768	37

Die Antitoxine und Bakteriolysine im Blutserum.

Schon das normale Blutserum vermag oft in kleinem Umfange Toxine zu neutralisieren. Nach überstandenen Infektionskrankheiten, namentlich aber nach planmäßiger Immunisierung von Menschen oder Versuchstieren kann es zu erheblicher, antitoxischer Wirkung des Blutserums kommen. So ist z. B. das Diphtherieheilserum das Serum von Pferden, die mit allmählich steigenden Dosen von Diphtherietoxin behandelt worden sind. Das Serum kommt als Heilmittel in unverändertem Zustand zur Verwendung, nur wird etwas Phenol zur Konservierung hinzugefügt. Die Wirksamkeit wird in Einheiten danach angegeben, wieviel Toxin das Serum entgiften kann. Eine Isolierung und Reindarstellung der Antikörper ist bisher nicht möglich, wohl aber kann man die Antitoxine mit bestimmten Fraktionen aus dem Serum absondern. So gehen sie bei der Aussalzung mit Ammonsulfat zusammen mit den Eiweißkörpern in den Niederschlag, bei weiterer Fraktionierung kann man sie meistens

---

[1]) Fermentserum = Serum derselben Kaninchen nach wiederholten subcutanen Fermentinjektionen.

Neuberg.

mit den Globulinen oder sogar mit Teilfraktionen der Globuline ausfällen. Da sie nicht oder nur äußerst langsam dialysieren, kann man sie auch durch Dialyse von anhaftenden Krystalloiden befreien. Ganz ähnlich wie die Antitoxine verhalten sich die stabilen Anteile der Lysine, die sogenannten Immunkörper. Der labile Anteil, das Komplement, kann im gefrorenen Zustande, indem man es z. B. in den Frigo-Apparat stellt, längere Zeit konserviert werden[1]).

Neuerdings liefert Merck-Darmstadt sogar auf Filtrierpapier angetrocknetes Meerschweinchenserum. In dieser Form ist das Komplement nach Untersuchungen von v. Dungern und Hirschfeld durch Monate haltbar und kann z. B. bei der Ausführung der Wassermannschen Reaktion angewandt werden.

---

[1]) Literatur im Handbuch der Technik und Methodik der Immunitätsforschung, herausgeg. von Kraus u. Levaditi (vgl. die Aufsätze von E. P. Pick u. M. Jacoby). Jena, Gustav Fischer, 1907/09.

Die mikroskopische Untersuchung des Blutes.

Von

A. Pappenheim-Berlin.

A. Die Methodik und Technik der Blutpräparatfärbung.

Die mikroskopische Untersuchung des gefärbten Blutes setzt drei vorbereitende Manipulationen voraus:

1. Die Herstellung des Bluttrockenpräparates.
2. Die Fixation.
3. Die Färbung.

1. Die Herstellung des Bluttrockenpräparates.

a) Objektträgerpräparate.

Zur Herstellung des Objektträgerpräparates geht man folgendermaßen vor: Ein mittelgroßer Blutstropfen, am besten aus der Fingerbeere, wird mittels eines gereinigten Objektträgers an einer seiner beiden schmalen Seiten abgenommen, alsdann der Objektträger, beladen mit diesem Tropfen, auf eine feste plane Unterlage (Tisch) hingelegt. Alsdann setzt man die schmale Seite eines zweiten, gesäuberten Objektträgers unmittelbar vor den Tropfen in einem spitzen Winkel auf den ersten Objektträger auf, daß der Tropfen hinter dem zweiten Objektträger in dem spitzen Winkel zwischen den beiden Objektträgern, also zwischen dem zweiten aufgesetzten und dem Anfangsstück des ersten Objektträgers, zu liegen kommt; und zwar wird der zweite Objektträger so dicht vor die Tropfenperipherie gesetzt, daß er diese direkt berührt und der Tropfen infolgedessen längs der Kante des aufgesetzten Objektträgers auseinanderfließt.

Dann bewegt man den zweiten aufgesetzten Objektträger mit dem zerflossenen Blutstropfen schleifend längs der langen Fläche des ersten liegenden Objektträgers nach dessen zweitem schmalen Ende zu, so daß dabei das im Winkel zwischen den beiden Objektträgern befindliche, auseinandergeflossene Blut in schmaler Schicht mitgeschleppt wird. Jede Quetschung und jeder Druck ist dabei vermieden.

b) Deckglaspräparate.

Die Herstellung der Deckglaspräparate erfordert als Instrumentarium eine sog. einfache Ehrlichsche Blutpinzette. Diese hat flache, innen glatte und ungerillte Branchen.

Für die Herstellung von Deckglaspräparaten breitet man sich zuvor mit Hilfe der Pinzette eine größere gerade Anzahl von gereinigten Deckgläschen

auf einem weißen sauberen Bogen Papier neben dem Patienten (am Kranken-
bett auf dem Bettischchen oder der Bettdecke) aus.

Zur eigentlichen Herstellung der Deckglastrockenpräparate geht
man dann so vor, daß man ein in der Pinzette gefaßtes Deckglas an den austretenden Blutstropfen führt und mit ihm dessen oberste Kuppe abnimmt;
dann führt man es in der Pinzette zurück zu der Papierunterlage, von der
man es genommen, und läßt es hier, mit dem Tropfen nach unten, auf ein
zweites Deckglas so fallen, daß seine eigene eine Hälfte sich mit einer Hälfte
des zweiten Gläschens kreuzt, und der sich zwischen beiden Gläschen kapillär
ausbreitende Tropfen so mindestens je eine Hälfte jedes der beiden Deckgläser
benetzt. Hat sich so der Tropfen zwischen den beiden Glaslamellen gut ausgebreitet, dann hebt man das noch zusammenhaftende Deckglaspaar mittels
der Pinzette an dem einen freien hervorstehenden Deckglaseckchen hoch
und führt es in die linke Hand, legt die Pinzette nieder und zieht mit der
rechten Hand an der anderen vorstehenden Ecke die beiden Gläschen voneinander ab.

2. und 3. Die Fixation und Färbung.

Bei der von uns geübten einzigen[1]) Färbungsmethode, der sog. **kombi-
nierten May-Giemsafärbung nach Pappenheim,** vollzieht sich Fixation und
Färbung in zwei Etappen ein und derselben Prozedur.

Da die betreffende hierbei benutzte Farblösung in methylalkoholischer
Lösung erhältlich ist, aber nur in wässeriger färbt, so benutzen wir die genuine
alkoholische Lösung **nur** zur Fixation und fixieren das Präparat durch
bloßes Einlegen in diese.

Der Färbungsakt selbst wird erst eingeleitet durch weiteres Hinzufügen
von Wasser, d. h. durch Verwandeln der alkoholischen Lösung in eine alkoholisch-wässerige.

Der ganze Fixations- und Färbungsakt hat folgendes Prinzip:

Es werden zwei käufliche und überall vorrätig erhältliche Farbgemische
benötigt, die Eosin-Methylenblaulösung (aus saurem Eosin und basischem
Methylenblau) nach May-Grünwald in methylalkoholischer Lösung, und
die alkoholisch-glycerinige Romanowskylösung (enthaltend Eosin,
Methylenblau und Methylenazur) nach Giemsa (im Handel ist jetzt die
sog. neue Vorschrift). Man färbt mit der ersteren vor und färbt mit der
zweiten nach.

Die käufliche sehr konzentrierte Giemsalösung muß vor dem Gebrauch für denselben jedesmal frisch präpariert und extemporiert werden durch Herstellen einer verdünnten wässerigen Lösung.

---

[1]) Diese Färbung macht, da sie panoptisch ist, alle anderen früheren Färbungen
(wie Hämatoxylin-Eosin, Methylenblau-Eosin nach Jenner oder May-Grünwald,
Triazid nach Ehrlich oder Pappenheim, Methylgrün + Pyronin nach Pappenheim),
die nicht panoptisch waren, überflüssig. Die früheren Färbungen zeigten nicht alles,
täuschten falsche genetische Beziehungen vor und ließen nicht alle jetzt bekannten
Zellformen differenzieren. Unsere Methode zeigt und differenziert alles, verbindet somit
alle Einzelvorzüge der früheren Methoden ohne deren Nachteile; ist also universal. Allerdings erscheint die neutrophile Körnung nicht so scharf, wie bei Triazid, und die eosinophile
nicht so leuchtend, wie bei Jenner. Dafür stellt sie aber noch eine besondere neue
azurophile Substanz dar, was keine frühere Färbung tat, ferner die Kerne ebenso scharf wie
Hämatoxylin, also viel besser wie alle anderen älteren Anilinfärbungen, und die Plasmabasophilie, die bei Triazid ganz ausfällt, ebenso gut und schön, wie bei Jenner und
Methylgrün + Pyronin.

Die für unsere Zwecke brauchbare Lösung muß von der genannten neuen Vorschrift enthalten 15 Tropfen Farbgemisch (mit Kubikzentimeterpipette zu entnehmen) auf 10 ccm aqua dest. (im kleinen Meßzylinder).

Der Färbungsakt selbst vollzieht sich nach folgender Vorschrift:

a) Fixation des Trockenpräparates durch Behandeln mit der alkoholischen May-Grünwaldlösung . . . . 3 Min.

b) Färben in dieser Lösung durch Zusatz einer gleichen Menge aqua dest. . . . . 1 Min.

c) Abgießen (ohne abzuwaschen) und Nachbehandeln bzw. Umfärben und Nachfärben mit der frisch präparierten wässerigen Giemsalösung . . . . 15 Min.

d) Gründliches Abwaschen.

e) Trocknen (nicht über der Flamme, weil dadurch die Azurrotfärbung leidet).

f) Einlegen in neutralen (!) Canadabalsam oder Dammarlack.

Objektträgerpräparate färbt man am besten in Farbtrögen oder Petrischalen, Deckgläschen in Kornettpinzetten oder Blockschälchen.

Bei dieser Färbung verbindet sich die brillante Schönheit der May-Grünwaldfärbung ohne deren Nachteile (mangelhafte Konstrukturen; keine Azurophilie) mit den Vorzügen der Romanowskyfärbung nach Giemsa.

Die Kernstrukturen und Kernreste erscheinen rötlich-violett.

Das Plasma der lymphoiden Zellen schön lichtblau.

Die lymphatische Azurkörnung leuchtend purpurrot, desgleichen das Chromatin der Malariaparasiten.

Die myeloische Azurkörnung mit einem Stich ins Violettbräunliche (ebenso die körnige Zentralsubstanz der Blutplättchen).

Die Neutralkörnung variierend von bräunlich bis bläulichrosa.

Die eosinophile Körnung kräftig ziegelrot bräunlich.

Die Mastkörnung ultramarin mit einem Stich ins Violette.

Die roten Blutkörperchen schön kupfrig rosa.

Die polychromatischen Formen überwiegend bläulich.

Die basophile Punktierung der Erythrocyten kräftig kobaltblau.

B. Die mikroskopische Untersuchung des gefärbten Bluttrockenpräparates.

Das normale Blut.

Normalerweise führt das Blut folgende morphologische Elemente:

1. Rote Blutkörperchen oder Erythrocyten.
2. Blutplättchen.
3. Farblose Blutkörperchen oder Leukocyten.

Die roten Blutkörperchen erscheinen als kreisrunde homogen-strukturlose Scheiben gleichmäßiger Größe, die sich diffus in dem sauren Farbstoff unseres Farbgemisches (Eosin) matt orange-rosa färben.

Die Blutplättchen sind einzeln oder zu Haufen auftretende kleinste Protoplasmaklümpchen, die dieselbe Farbreaktion geben, wie das Protoplasma der lymphoiden Leukocyten, d. h. schwach hellblau mit dem blauen basischen Farbstoff gefärbt erscheinen und dabei eine azurrote Körnelung im Innern aufweisen.

Die Leukocyten lassen folgende Arten resp. Typen erkennen:

a) **Mononucleäre lymphoide Zellen** mit basophilem (blauem) Protoplasma, das oft eine inkonstante purpurrote gröbere oder feinere Azurkörnung aufweist.

Sie zerfallen:

1. **In die kleinen Lymphocyten.**

Diese haben einen dunkel färbbaren, mehr oder weniger rundlichen, oft einen Nucleolus führenden Kern, der höchstens an einer Stelle abgeflacht oder eingekerbt sein kann und gewöhnlich den größten Teil des Protoplasmas erfüllt.

2. **Die großen Monocyten.**

Diese führen ein voluminöses, meist schwach basophiles Protoplasma um einen großen, unregelmäßig konturierten, zumeist gebuchteten, stets nucleolenfreien Kern mit unregelmäßig verwaschener, relativ matt färbbarer Kernstruktur.

b) **Polynucleäre echt granulierte Zellen** mit oxyphilem Protoplasma. Sie haben alle eine komplizierte, segmentierte oder polymerisierte Kernfiguration.

3. **Die neutrophilen Leukocyten.**

Sie führen eine feine dichte violett bis rosa gefärbte Körnung im deutlich oxyphilen Zelleib.

4. **Die eosinophilen Leukocyten.**

Sie führen eine große, gleichmäßig rundliche, stark oxyphile (braunrote) Körnung im schwach oxyphilen Zelleib.

5. **Die Mastzellen.**

Sie führen eine grobe unregelmäßige basophile (blauviolette) Körnung im schmalen, fast farblosen Zelleib.

Das prozentuelle Zahlenverhältnis dieser verschiedenen Leukocytenarten zueinander ist normalerweise angeblich folgendes:

Lymphocyten	20—22%	} 22—28%
Monocyten	2—6 %	
Neutrophile	70—75%	
Eosinophile	2—4 %	} 72—80%
Mastzellen	0—1 %	

Das pathologische Blut.

I. Die roten Blutkörperchen.

Veränderungen der Erythrocyten treten, wenn wir von der Malariaparasiteninvasion absehen, ausschließlich bei anämischen Affektionen auf und sind somit das Symptom für ein bestehendes anämisches Syndrom. Die meisten und klinisch wichtigsten Anämien beruhen auf einer venenösen oder durch belebtes Virus verursachten degenerativ-erythrolytischen Intoxikation des Blutes, eventuell verbunden mit regenerativer Reaktion von seiten des Erythroblastenapparates des Knochenmarkes.

Entsprechend zerfallen auch die morphologischen Veränderungen der Erythrocyten in degenerative (hämolytische) und in regenerative (Jugendformen). Da auch die neu auftretenden Jugendformen von der intoxikativen

Degeneration befallen werden können, findet man nicht nur im selben Blut nebeneinander Degenerations- und Jugendformen, sondern oft auch Symptome beider Vorgänge gemischt in einer Zelle (degenerierte Jugendformen, junge Degenerationsformen, Formen pathologischer Regeneration). In den sog. aplastischen wie auch den pseudoaplastischen Anämien findet man nur Degenerationsformen; es fehlen die Regenerationsformen.

a) Degenerationsformen.

1. Die Blutkörperchen zeigen ungleichmäßige Größe (Anisocytose). Neben abnorm großen Makrocyten findet man abnorm kleine Mikrocyten. Die Formen mittlerer normaler Größe heißen Normocyten.
2. Die Blutkörperchen zeigen unregelmäßige Formen (Keulen, Birnen usw.). Poikilocytose und Schistocytose.
3. Die Blutkörperchen zeigen abnorm geringen Hb-Gehalt (Hypocytochromie). Sie färben sich nur äußerst blaß rosa.

   α) Entweder besteht eine diffuse Blässe gleichmäßig auf dem ganzen Blutkörperchen (anämische Oligochromämie), oder

   β) es besteht partielle Hb-Freiheit im Zentrum des Blutkörperchens und ein Rest von Hb-Farbstoff findet sich nur auf der peripherischen Circumferenz, welcher Rest unter Umständen von normaler oder aber auch von herabgesetzter Farbenintensität sein kann. (Chlorotische Oligochromämie.)

      Bei sog. Chloroanämie können auch anämische Degenerationsformen chlorotisch erscheinen.

4. Die Blutkörperchen zeigen abnorm hohen Hb-Gehalt (Hypercytochromie).

Bestehende Poikilocytose ist stets auch mit Anisocytose verbunden, doch gibt es Anisocytose ohne Poikilocytose.

Sowohl die anisocytotischen wie auch die poikilocytotischen Blutkörperchen sind entweder hypochrom — das ist der Fall bei den gewöhnlichen sekundären und symptomatischen Anämien; oder sie sind hyperchrom — das ist der Fall bei den sog. perniziösen Abarten der sekundären und symptomatischen Anämien.

Chlorotische Oligochromämie findet man meist nur bei normal großen und normal gestalteten Erythrocyten.

In seltenen Fällen aber erscheinen auch Makrocyten, Mikrocyten und Poikilocyten chlorotisch (Chloranämie).

b) Jugendformen und Zeichen der Jugendlichkeit und Unreife.

1. Die Erythrocyten enthalten einen Kern oder Kernrest.

   α) Kernhaltige Normocyten bezeichnet man als „Normoblasten".

   β) Kernhaltige Makrocyten bezeichnet man schlechthin als „Megaloblasten".

      Kernhaltige Erythrocyten überhaupt, also Megaloblasten und Normoblasten zusammen heißen „Erythroblasten".

      Die Megaloblasten sind gewöhnlich oligochrom (und leicht polychromatisch), die Normoblasten meist oder vielfach orthochromatisch und pleiochrom. Normoblasten finden sich in allen Arten von Anämie (mit Ausnahme der Chlorose), Megaloblasten nur bei den sog. perniziösen Formen von Anämie.

Die Kernreste sind kleine runde Singularkörper, die die violettrote Farbreaktion des Chromatins geben und im übrigen strukturlos sind (Jollykörper).

Sie sind das Zwischen- oder unmittelbare Vorstadium der vollständigen karyolytischen Entkernung, d. h. des Übergangs eines, seltener megaloblastischen, meist normoblastischen Erythroblasten in einen Erythrocyten.

2. Die Blutkörperchen enthalten eine basophile (blaue) Punktierung ihres Protoplasmaleibes.

Diese besteht in einer multiplen groben oder feineren bald rundlichen, bald ovalen, bald stäbchenförmigen Sprenkelung.

Sie findet sich sowohl in kernlosen Erythrocyten wie in kernhaltigen Erythroblasten, Megaloblasten wie Normoblasten, oft bei ganz intaktem Kern, ferner auch in Erythrocyten mit Kernresten.

Sie ist ein Vor- oder Zwischenstadium der kompletten Entfernung der Plasmabasophilie jener lymphoiden basoplasmatischen Vorstufen (Hämoblasten oder Erythrogonien), aus denen die Hb-haltigen Erythroblasten und Erythrocyten hervorgehen.

Die basophile Punktierung findet sich, kombiniert mit sonstigen anämischen Blutsymptomen, bei den verschiedensten toxischen, besonders den perniziösen Anämien, ferner auch bei den Chloroanämien[1]).

Als alleiniges und nahezu einziges anämisches Symptom findet sie sich besonders bei der chronischen Bleivergiftung (als Zeichen einer Stimulation der Knochenmarksfunktion), wo sie als solches geradezu von pathognomonischer Bedeutung ist.

3. Die Blutkörperchen zeigen eine mehr oder weniger starke diffuse basophile (bläuliche) Verfärbung ihres Protoplasmas (Polychromophilie).

Auch diese Erscheinung findet sich bei kernlosen wie kernhaltigen, normomorphen wie pathomorphen, ja sogar auch bei basophil punktierten roten Blutkörperchen. Mit anderen Worten die basophile Punktierung tritt nicht nur in orthochromatischen Rotzellen auf, sondern kann auch mit Polychromasie kombiniert sein.

Die Polychromasie ist die einfachste anämische Erscheinung. Sie findet sich schon bei der geringsten funktionellen regenerativen Reizung des erythroblastischen Knochenmarkes, gewissermaßen schon innerhalb der physiologischen Breite.

Sie kann also völlig isoliert als einziges Symptom und dann oft nur in ganz geringer numerischer Extensität und zellindividueller Intensität auftreten, wo sie dann, d. h. ohne sonstige anämische Symptome, nur für eine regenerative Blutvermehrung (vermehrten Blutnachschub) nach stattgehabter Bluteinschmelzung (Hämorrhagien) spricht. Als solche findet sie sich besonders auch im Blute jugendlicher Individuen. Sonst aber findet sie sich natürlich auch als begleitende Teilerscheinung von hoher Extensität und Intensität bei den schwersten Anämien neben sonstigen anämischen Symptomen.

---

[1]) Unter Chloroanämien verstehen wir Kombinationen anämischer Symptome mit bloßer Chlorose des Blutes, unter Chloroleukämien aber leukämische Chloromatosen.

II. Die Blutplättchen.

Sie erscheinen stark vermehrt und vergrößert, u. a. besonders bei der Chlorose, wo man sie also in dieser Kondition neben sonstigen chlorotischen Blutsymptomen findet.

Dagegen findet man sie im hämatologischen Syndrom der perniziösen Anämie außerordentlich spärlich oder womöglich ganz fehlend.

III. Pathologische Morphologie der Leukocyten.

a) Jugendformen.

Jugendformen können in selteneren Fällen auftreten schon bei den gewöhnlichen Leukocytosen (seltener Lymphocytosen), treten aber stets auf bei den myeloleukämischen und lympholeukämischen Hyperleukocytosen.

1. Die Mutterzellen der kleinen Lymphocyten, die bei chronischen, besonders auch akuten Lympholeukämien im Blut auftreten, sind die sog. lymphoblastischen Makrolymphocyten.

Sie erscheinen wie gleichmäßig vergrößerte Lymphocyten, bieten also völlig den Charakter und Habitus der Lymphocyten, speziell auch hinsichtlich der Azurkörnung und des Lymphocytenkerns dar, nur daß sie in allen Dimensionen vergrößert erscheinen.

Von den großen Monocyten unterscheiden sie sich also durch den strenger rundlichen Kern und durch das gewöhnliche Auftreten von 1—2 unscharfen Nucleolen in diesem.

2. Auch die polynucleären Leukocyten haben ihre eigenen Vorstufen. Hier muß man die ontogenetischen Jugendstadien dieser Zellformen des normalen Blutes von ihren phylogenetischen Vorarten unterscheiden.

In den myeloleukämischen Hyperleukocytosen treten beide Unreifeformen, die unmittelbaren ontogenetischen Vorstufen und die phylogenetischen Vorarten stets im Blute auf, bei den einfachen Leukocytosen, speziell in deren höchsten Graden, allenfalls nur die ersteren.

α) Die ontogenetische Vorstufe der verschieden gekörnten polynucleären Leukocyten ist der betr. (neutrophile oder eosinophile) sog. Myelocyt.

Es ist dies eine ganz ebenso gekörnte Zelle von gleichem (oxyphilem) Protoplasmaverhalten wie ein polynucleärer Leukocyt, bloß daß sie nur einen mehr oder weniger rundlichen oder einfach gebuchteten, auf alle Fälle trotz eventueller Kernlappung deutlich einheitlichen Kern führt.

Metamyelocyt heißt das Zwischenstadium in der Entwicklung vom obengenannten Myelocyt weiter zum polynucleären Leukocyt des normalen Blutes.

In dieser Körnchenzelle ist der Kern zwar gebuchtet und auch oft fast schon ganz ebenso schlank und grazil gestaltet wie im polynucleären Leukocyten, aber noch nicht bis zu seiner vollständigen Komplexität ausgestaltet und entwickelt. Speziell sind die gebuchteten oder polymorphen Kernlappungen hier ohne Fadenbrücken.

Der Metamyelocyt ist also die unmittelbare morphologische Entwicklungsvorstufe des polynucleären Leukocyten, der als solcher schon bei den geringsten Graden leukocytotischer Reizung im Blute auftritt. Der polynucleäre Leukocyt ist also nur ein blutreifer, gealterter, ausgereifter, funktionstüchtiger Myelocyt.

β) **Die phylogenetischen Vorarten** der granulierten Leukocyten sind die artlichen Vorstufen des Myelocyten, also gewissermaßen unfertige Myelocyten.

Der **lymphoide Myelocyt** oder eigentliche **Leukoblast** ist eine meist schwach basophile lymphoide Zelle mit Myelocytenkern, frei von neutrophiler oder eosinophiler Körnung, allenfalls wie die sonstigen normalen und pathologischen Lymphoidzellen versehen mit (myeloischer) azurophiler Körnung.

Dieser Leukoblast unterscheidet sich vom Makrolymphocyt besonders durch das Fehlen von Nucleolen und eine, wenn sie auftritt, viel gröbere und dunklere Azurkörnung.

Nucleolenfrei ist nun allerdings ja auch der Monocyt. Von ihm unterscheidet sich der Leukoblast nur durch die besondere Myelocytenstruktur des Zellkernes, durch die gröbere myeloische Azurkörnung und die weniger starke und weniger hochgradige Kernbuchtung und eine oft vorhandene geringe Tendenz des Cytoplasma zur schwachen Oxyphilie (leichter Lilaton des Protoplasma).

Zwischen Leukoblast (ungekörnter Myelocyt) und oxyplasmatischem gekörnten Myelocyt steht der neutrophile und eosinophile **Promyelocyt**.

Es ist dieses gewissermaßen ein Myelocyt, der seine Körnelung in einem basophilen Protoplasma führt, bzw. es ist in gewissem Sinne ein gekörnter Leukoblast.

γ) Schließlich findet man in Myeloleukämien als allertiefste Urform der myeloidzelligen Entwicklung noch eine lymphoide basophile ungekörnte Zellform, welche wir als die **gemeinsame Stammform** der Lymphocyten, Leukocyten und Monocyten ansehen. Es ist dieses der sog. **Großlymphocyt** oder besser **Lymphoidocyt.**

Eine stark basophile, oft mit Azurkörnung versehene Zellform, welche eine ganz eigene, von allen anderen Zellarten abweichende Kernstruktur oft mit mehreren scharfen (bis zu 4) Nucleolen besitzt.

Durch diese besondere Kernstruktur unterscheidet sich diese Zellart sowohl von großen Lymphocyten wie auch von Leukoblasten und Monocyten.

Während sie nachweislich durch alle Übergänge in die schwächer basophilen Leukoblasten übergeht, hat sie mit den kleinen und großen Lymphocyten einen gewissen äußerlichen Lymphocytencharakter der Zelle (Schmalleibigkeit) und des Kerns gemeinsam, der in einer hochgradigen Tendenz des Kerns zur Rundlichkeit und in einem oftmals ziemlich reichlichen Gehalt an scharf umschriebenen Nucleolen besteht.

Diese Zellen sind es, welche in den akuten myeloischen Leukämien oft fast bis zur Isoliertheit prävalieren (Myeloblastenleukämien der Dualisten).

Wie die Makrolymphocyten die Mutterzellen der normalen kleinen Lymphocyten sind, so produzieren auch diese großen Lymphoidocyten eine Tochterart **kleiner pathologischer Knochenmarkslymphocyten** (Lymphocytoidzellen), die den normalen Lymphocyten außerordentlich ähnlich sind. Es sind das Zellformen, die

einen Typ der sog. Sternbergschen Leukosarkomzellen ausmachen, die sich also bei gewissen Formen von Leukämie finden,
die aber, wie die neueren Untersuchungen zeigen, keineswegs stets
auf sarkomatöser Basis beruhen.

δ) Als Riedertypen bezeichnet man große und kleine Lymphoidocyten und Mikrolymphoidocyten mit einer atypisch polymorphen leukocytoiden Kernformation. Auch sie finden sich besonders gern bei akuten und gelegentlich auch sarkoiden Myeloleukämien als besonderer Typ von Leukosarkomzellen. Sie sind
das Zeichen einer sehr überstürzten perakuten Zellbildung mit
bloßer Zellvermehrung ohne Differenzierung, bei der schon die
artlich unreifen Zellen allein im Kern altern und eine ontogenetische Reifung erstreben, ohne daß das Plasma phyletisch mitreift.

b) Degenerationsformen.

Hierher rechnet man, von sonstigen eigentlich direkten Degenerations-
typen (wie den bei allen akuten Leukämien auftretenden Klein-Gumprecht-
schen Kernschatten der Makrolymphocyten und Lymphoidocyten) abgesehen,
besonders die sog. Reizungs- oder Plasmazellen.

Es sind das Umwandlungsprodukte der verschiedensten kleinen und großen
Lymphoidzellen des normalen und pathologischen Blutes, speziell der kleinen
und großen Lymphocyten, Leukoblasten und Lymphoidocyten, vermutlich aber
auch der Monocyten.

Sie zeichnen sich aus durch abnorm starke Basophilie des Zelleibes,
die wohl stets frei ist von azurophiler Körnung, dafür aber oftmals kleinste
Vakuolen (vermutlich Fettbehälter im Protoplasma) führen.

Der Kern ist je nach der Genese der betr. Generationsform bald lymphocytär, bald leukoblastisch, bald lymphoidocytär.

Eine spezifische und elektive Plasmazellenleukocytose kommt nicht vor,
vielmehr begleiten diese Zellformen das leukocytotische Auftreten ihrer Ur-
sprungszellen. Genauer sind die Gesetze ihres Erscheinens nicht erforscht; sie
dürften bei den verschiedensten entzündlichen, speziell auch granulomatösen
Reizungen des hämatopoetischen Apparates gebildet werden. Da sie auch bei
leukämischen Leukocytosen auftreten (speziell die lymphoidocytären Formen),
ja sogar hier oft an Zahl prävalieren, so würde das für den entzündlichen Charakter auch der betr. Leukämien sprechen.

C. Semiologie und hämatologische Differentialdiagnostik der wichtigsten symptomatischen Blutveränderungen aus dem Bluttrockenpräparat.

I. Mikroskopische Veränderungen[1]) am roten Blut.

Solche finden sich (abgesehen von der parasitären Infektion der Körperchen durch Malariaerreger) im Blut allein bei den verschiedenen sekundär-
anämischen Affektionen von seiten des medullären Erythroblastenapparates.

---

[1]) Veränderungen der Zahl und des absoluten Hb-Gehaltes, die mit anderen
hämatologischen Methoden als denen der Mikroskopie festzustellen sind, finden sich in
Form von Herabsetzung bei Anämie, in Form von Erhöhung bei Polyglobulie.

Man findet bei diesen anämischen Affektionen, abgesehen von einer verminderten Zahl (Oligocythämie) und absoluter Verringerung des Hb-Gehaltes (Oligochromämie), eine gegen die Norm veränderte Morphologie der roten Blutkörperchen.

Und zwar finden sich stets als konstantestes Symptom verschiedene morphologische Degenerationen der Form und Größe, wie Anisocytose und Poikilocytose.

Während bei der Chlorose eine spezifische Verminderung des Hb-Gehaltes das einzige morphologische Symptom von seiten der Erythrocyten ist, treten bei den eigentlichen Anämien (primär hämolytischer Natur) im engeren Sinne, seien sie nun einfach sekundärer oder perniziös sekundärer Natur, außerdem noch die genannten morphologischen Degenerationen auf.

Hier bei den Anämien findet man nun aber weiter auch oft, aber keineswegs notwendig, neben der stets bestehenden morphologischen Degeneration die verschiedensten Formen von Blutkörperchenunreife als Zeichen der regenerativen Bestrebung des Erythroblastenapparates. Solche sind Kernhaltigkeit (Erythroblastose), ferner Polychromophilie und basophile Punktierung der kernlosen Normocyten, sowie der degenerativen Makro- und Poikilocyten und der kernhaltigen Erythroblasten.

Das Auftreten der genannten Jugendformen spricht für funktionelle Aktivität oder Plastizität des Knochenmarkes; ihr Fehlen im Blut nicht dagegen; d. h. also nicht für aplastische Anämie, obwohl selbstredend die sog. aplastischen Formen der einfachen und perniziösen Anämien stets ohne Auftreten von Jugendformen im Blut einhergehen.

Man unterscheidet im übrigen die eigentlichen Anämien in einfache und perniziös-sekundäre Formen.

Bei den **einfachen Anämien** besteht Hypocytochromie der einzelnen Erythrocyten normaler und anisocytotischer, eventuell auch poikilocytotischer Form.

Wenn Jugendformen auftreten, so finden sich alle Arten mit Ausnahme der Megaloblasten.

Die **perniziösen Formen der Anämie** erkennt man an dem hämatologischen Symptomenbild, bestehend in Hypercytochromie der normalen und pathomorphen kernlosen Erythrocyten, sowie daran, daß unter den Jugendformen auch Megaloblasten auftreten.

Bisher sind echte Megaloblasten (nicht zu verwechseln mit großen Normoblasten) noch nicht mit Sicherheit im Syndrom einer einfachen schweren Anämie beobachtet worden.

Das Auftreten von Megaloblasten spricht also gegen einfache schwere Anämie im hämatologischen Sinne, ihr Fehlen nicht gegen die perniziöse Form. Also kann bei reaktiver (nicht aplastischer) perniziöser Anämie sowohl Erythroblastose im allgemeinen, wie Megaloblastose im besonderen im Blute fehlen (ebenso wie bei sog. aplastischer Anämie). Die Poikilocytose findet sich bei einfachen wie perniziösen Anämien nur erst in deren höheren Graden. Es resultiert also als Mindestsymptom einer perniziösen Anämie von seiten der roten Blutkörperchen eine Hypercytochromie degenerativer Anisocyten. Das rote Blutbild der perniziösen Anämie unterscheidet sich also von dem der einfachen Anämie konstant nur durch die Hypercytochromie, eventuell auch noch durch das gelegentliche Auftreten von Megaloblasten.

Bei der **Chlorose** besteht ein circumscript zentraler Farbstoffmangel (Anochromämie) der einzelnen normal großen roten Blutkörperchen geringeren oder größeren Grades.

Oft aber ist die Chlorose auch noch mit anämischen Symptomen degenerativer (Anisocytose, Poikilocytose) oder regenerativer (Polychromophilie, basophile Punktierung) Natur verbunden (Chloranämie).

Bei der Bleivergiftung findet man oft als einzigstes Blutsymptom, also ohne sonstige obligatorische Erscheinungen von Anämie, regenerative basophile Punktierung neben gewöhnlicher Polychromophilie.

Vermutlich spricht dieses Symptom weniger für das Bestehen einer Anämie, da ja sonstige degenerative Symptome fehlen, als für eine funktionelle Knochenmarksstimulation ähnlich der der Eisen-, Arsen- und Quecksilberwirkung.

Polychromophilie, diese einfachste und banalste Form der Rotblutjugendlichkeit, kann natürlich die verschiedensten Formen anämischer Regeneration begleiten.

Als einzigstes Symptom ohne sonstige anämische Erscheinungen findet sie sich als erstes Zeichen der Blutverjüngung schon bei einfachsten Hämorrhagien (wie Menorrhöe) als Zeichen bloßer funktioneller Irritation des Erythroblastenapparates, ohne daß gleich eine ausgesprochene Anämie zu bestehen braucht.

Zusammenfassung.

Chlorose. Spezifische zentrale Anochromämie der normalen Erythrocyten, oft Blutplättchenvermehrung und Vergrößerung sowie Leukocytose.

Einfach sekundäre Anämie. Stets Anisocytose mit Hypochromie, in den höheren Graden auch hypochrome Poikilocytose. Polychromophilie geringen oder größeren Grades ist stets vorhanden. In den reaktiven Fällen können auch noch basophile Punktierung und Normoblasten auftreten. Deren Fehlen spricht nicht sicher für Aplasie des Markes. Ferner Blutplättchenvermehrung und Vergrößerung, oft absolute neutrophile Leukocytose.

Chloroanämie ist Kombination von Chlorose und einfacher Anämie.

Perniziöse Anämie. Hyperchromie bei Anisocytose und in schweren Fällen auch Poikilocytose. In reaktiven Fällen können alle Arten von Jugendformen, speziell auch Megaloblasten auftreten. Ihr Fehlen spricht aber nicht sicher für die aplastische Form. Ferner Blutplättchenmangel, relative Lymphocytose bei normaler Leukocytenzahl oder rechts verschobener Leukopenie.

II. Mikroskopische Veränderungen am Leukocytenbestandteil des Blutes.

Solche finden sich im Blut als symptomatischer Ausdruck der verschiedenen (funktionell-irritativen oder hyperplastischen) Alterationen des lymphatischen sowie des medullären Leukoblastenapparates. Hier treten besonders Veränderungen der Zahl und der Zahlenverhältnisse, sowie der Qualität (atypische Formen in Gestalt von Jugendstadien) in die Erscheinung.

Die hier in Betracht kommenden Blutsymptome sind die sekundären Leukocytosen und Lymphocytosen als Ausdruck einer reaktiven sekundären (vom Blut aus oder auch direkt toxisch angreifend wirkenden) Irritation des hämopoetischen Apparates, und die lymphadenoide und myeloide Blutleukämie als symptomatische Begleiterscheinung einer direkten primären idiopathischen Hyperplasie des lympho- und leukopoetischen Apparates.

Das gewöhnlichste Anzeichen einer einfachen Leukocytose und die gewöhnlichste Erscheinungsform auch einer Blutleukämie ist allerdings die quantitativ numerische Vermehrung der Leukocytenzahl.

Da aber auch sowohl funktionelle Irritationsprozesse wie leukämische Alterationen des blutbildenden Apparates ohne Vermehrung der Leukocytenzahl im Blut bestehen können [leukopenische Form der Leukocytosen (subleukämische), aleukämische Form der Leukämie (Pseudoleukämie)], so hat man das wesentlichste Blutanzeichen dieser Prozesse mehr in der Qualität des mikroskopisch leukocytären Blutbildes zu suchen. In beiden Affektionen wird nämlich das Auftreten von Jugendformen im Blut beobachtet. Das etwaige Auftreten von Jugendformen ist also das eigentlich spezifische Symptom für das Bestehen einer einfachen oder leukämischen Leukocytose. Der Unterschied ist aber der: Bei den Leukocytosen kann es, namentlich in höheren Graden, zum Auftreten von Jugendformen kommen; bei den Leukämien kommt es stets zum Auftreten von solchen.

Bei den **Leukocytosen** kommt es, wenn überhaupt Jugendformen auftreten, nur zu mehr oder weniger spärlichem Auftreten der unmittelbaren ontogenetischen Vorstufen der reifen polynucleären Leukocyten und der gewöhnlich mehr oder weniger breitleibigen Lymphocyten, also dort in erster Linie zum Auftreten von Metamyelocyten und allenfalls Myelocyten, hier zum Auftreten äußerst schmalleibiger, quasi nacktkerniger Lymphocyten.

Bei den **Leukämien** kommt es stets und sogleich zu einem massenhaften Auftreten von Jugendformen, und zwar nicht nur der genannten ontogenetischen Vorstufen, sondern stets auch noch der noch tiefer stehenden phylogenetischen Vorarten: bei den Myeloleukämien also zum Auftreten von Promyelocyten, Leukoblasten, Lymphoidocyten, eventuell zahlreicher einkerniger Mastzellen; bei den Lympholeukämien zum Auftreten von lymphoblastischen Makrolymphocyten und lymphoidocytärer Stammzellen.

Je akuter die betr. Leukämie verläuft, um so mehr prävalieren die phylogenetischen Unreifeformen vor den ontogenetischen Jugendformen.

Außerdem können, was bei den Leukocytosen nie der Fall ist, noch je nach der Individualität des Falles verschiedene Atypien der Zellbildung als Zeichen überstürzter ontogenetischer Zellreifung und unvollkommener Differenzierung beobachtet werden, so besonders bei der **Myeloleukämie** polynucleäre Zwergleukocyten und Zwergmastzellen, oder polynucleäre Riesenleukocyten, polynucleäre ungekörnte (aber oxyplasmatische) Leukocyten, polynucleäre basoplasmatische (ungekörnte) Leukocyten (Leukoblasten mit Kernpolynuclearität) und polymorphkernige Lymphoidocyten oder sog. Riederzellen. Oft werden auch Mitosen gefunden, was bei Leukocytosen nie der Fall ist.

Vielfach fehlen Mastzellen ganz, oft außerdem auch noch die Eosinophilen, ein Beweis, daß das Auftreten dieser Zellen kein notwendiges Ingredienz der Myeloleukämien ist. In noch akuteren Fällen bleiben auch die neutrophilen Zellen fort, und es restieren allein Leukoblasten und Lymphoidocyten, welche Fälle dann rein hämatologisch von den akuten Lympholeukämien, die vorwiegend mit Makrolymphocyten und lymphoblastischen Zellen einhergehen, schwer, kaum oder gar nicht zu unterscheiden sind.

Bei den **Lympholeukämien** beobachtet man außer amitotischen Zellteilungen von Atypien vor allen Dingen lymphocytäre Riederformen (polymorphkernige Lymphocyten), bei denen der Typus der Kernpolymorphie etwas von dem der myeloischen Riederformen abweicht.

Oft gehen Lympholeukämien mit einer begleitenden myeloischen Reizungsleukocytose und infolgedessen auch Myelocytose einher.

Als ein ziemlich zuverlässiges Unterscheidungsmittel zwischen akuter Lympholeukämie und akuter myeloischer isolierter Stammzellenleukämie kann gelegentlich, wenn es vorhanden ist, das Auftreten von neutrophilen promyelocytären Weiterentwicklungsformen bei der Myeloleukämie angesehen werden, welche, als phylogenetisch unreife Zellen, bei einer Lympholeukämie mit konkomittierender Reizungsleukocytose nie beobachtet werden, da ja die Leukocytose sich über das Stadium der Myelocyten hinaus nie weiter nach links verschiebt. Es kann also eine funktionelle Myelocytose eine hyperplastische lympholeukämische Hyperlymphocytose begleiten, während eine hyperplastische lymphoidocytäre Leukämie auch mit einer wuchernden Bildung von Promyelyten und deren Übertritt ins Blut einhergehen kann.

Zusammenfassung.

Leukocytose. Vermehrte Zahl der normalen polynucleären Leukocyten oder Lymphocyten, eventuell mit Auftreten der unmittelbaren ontogenetischen Vorstufen dieser.

Das Auftreten dieser Vorstufen spricht auch ohne vermehrte Zahl, ja sogar bei verminderter Leukocytenzahl (Leukopenie) für das Bestehen einer funktionell leukocytotischen Reizung.

Leukämien. Das wichtigste und nie fehlende Symptom ist das Auftreten artlich unreifer Vorstufen der Leukocyten und Lymphocyten, also vor allen Dingen der Leukoblasten, Makrolymphocyten und Stammzellen.

Alle anderen Symptome können fehlen, obwohl sie in den meisten Fällen die gewöhnlichen sind.

Hierher gehören vor allem die vermehrte Zellzahl, das Auftreten atypischer Zellformen und bei der Myeloleukämie ein komplett gemischtzelliges Blutbild von der Zusammensetzung des Knochenmarkes mit allen Stadien der Zellentwicklung, während in den reinen Fällen von Lympholeukämie das Blutbild uniform und monoton lymphocytär ist.

Wie es aber atypische Myeloleukämien ohne Mastzellen und Eosinophile, also weniger gemischtzelliger als vielmehr lymphoidzelliger Natur gibt, so gibt es umgekehrt auch Lympholeukämien kombiniert mit Leuko- und Myelocytose.

Wie sich zu den verschiedenen einfachen und perniziösen Anämien sekundärer und symptomatischer Natur oftmals noch, ganz unabhängig von ihnen, eine begleitende Leukocytose oder Lymphocytose gesellt, so sind die verschiedenen Leukämien ihrerseits oft auch noch mit begleitenden einfachen oder perniziösen sekundären Anämien und deren hämatologischen Symptomen vergesellschaftet. Man nennt dieses Syndrom dann eine Leukanämie.

D. Die numerischen Verhältnisse der Blutkörperchen und die Blutkörperchenzählung.

Die Feststellung der Zahlenverhältnisse der Blutkörperchen ist oft von wertvollster diagnostischer Bedeutung.

Man hat festzustellen:

1. Die absolute Zahl
   a) der roten Blutkörperchen } in 1 cmm Blut.
   b) der weißen Blutkörperchen

2. Das Verhältnis Weiße : Rote.

3. Das relative Prozentverhältnis der verschiedenen normalen und ev. pathologischen Leukocytentypen zueinander.

I. Methodologie und Technologie.

a) Die Methodik und Technik der absoluten Zahlfeststellung.

Man benötigt hierzu als Instrumentarium eine Thoma - Zeißsche Mischpipette für rote Blutkörperchen.

Desgleichen eine solche für weiße Blutkörperchen.

Drittens eine Bürkersche Zählkammer am besten mit Türkscher Netzteilung.

Schließlich Mischflüssigkeit für rote und desgleichen solche für weiße Blutkörperchen.

Ich verwende und empfehle als Mischflüssigkeit zur Zählung der roten Blutkörperchen physiologische Kochsalzlösung, die mit etwas Toluidinblau zur Kenntlichmachung der nicht mitzuzählenden Leukocyten versetzt ist. Dagegen als Mischflüssigkeit zur Zählung der Weißen 3% Essigsäure (welche die roten zerstört, die weißen aber erhält), und mit einem kleinen Zusatz von Methylgrün zur besseren Hervorhebung der Kerne versehen ist.

Beide **Mischpipetten** sind capillar und graduiert zwecks verschiedener Abstufung der Mischverdünnung.

Beide Mischpipetten führen hinter der graduierten Capillare eine Ampulle, in der die Mischung mit der Verdünnungsflüssigkeit vorgenommen wird.

Die Handhabung des Apparates ist so gedacht, daß zuerst der hervorquellende Blutstropfen in die graduierte Capillare bis zu einer bestimmten Marke aufgesogen und dann, nach Säuberung der Pipettenspitze von anhaftendem Blute, Verdünnungsflüssigkeit in die Ampulle nachgesogen wird, und zwar ebenfalls bis zu einer hinter der Ampulle befindlichen Marke.

Da dem Apparat eine Gebrauchsanweisung beiliegt, erübrigt es sich, hier im Detail auf die Theorie desselben einzugehen.

Hier sei nur für die Praxis bemerkt, daß äußerlich beide Pipetten einander sehr ähnlich sehen; bei beiden sind die graduierten Capillaren mit den Zahlen 0,5 und 1 markiert. Es ist aber die Capillare für weiße Blutkörperchen bedeutend weiter (erfordert also auch einen größeren Tropfen Blutes) und dient infolgedessen zu Verdünnungen des Blutes nur auf das 10- (Marke 1) bzw. 20fache (Marke 0,5). Infolge der viel größeren Anzahl der roten Blutkörperchen gegenüber den weißen in der gleichen Raumeinheit bedürfen aber die roten Blutkörperchen, um mit demselben Maßstab bzw. der gleichen Zählkammer wie die weißen bestimmt zu werden, auch einer entsprechend viel größeren Verdünnung. Die bedeutend dünnere Mischpipette für die roten Blutkörperchen gestattet daher Verdünnungen auf das 100fache (wenn Blut bis auf Marke 1 aufgesogen) bzw. auf das 200fache (wenn Mischflüssigkeit einem bis zur Marke 0,5 aufgesogenen Blut hinzugefügt wird).

Zur äußerlichen Erkennung und Unterscheidung der beiden Pipetten mag es dienen, daß die Pipette für weiße Blutkörperchen hinter der Ampulle die Marke 11, die für rote hinter der Ampulle die Marke 101 trägt.

Im ersten Fall nämlich kann die bis zur Marke 1 aufgesogene Bluteinheit auf das 10fache, im zweiten Fall auf das 100fache verdünnt werden, und daraus folgt, daß die halbe bis zur Marke 0,5 aufgesogene Blutmenge im ersten Fall um das 20fache, im zweiten Fall um das 200fache verdünnt wird.

Die **Bürkersche Kammer** ist so eingerichtet, daß sie zwei voneinander durch eine horizontale Brücke getrennte Zählfelder, ein oberes also und ein unteres enthält, die beide die gleiche Netzteilung führen.

Man kann diese beiden Felder zu Kontrollzählungen für dieselbe Blutart benutzen oder auch das eine Feld für rote Blutkörperchen, das andere zur Bestimmung der Leukocytenzahl.

Man beschickt die Kammer, die aus der Grundform eines hohl geschliffenen Objektträgers (ursprüngliche Thomasche Kammer) hervorgegangen ist, so, daß man auf die trockene Kammer zuerst das dafür bestimmte Deckglas auflegt und dann von der gut durchgemischten Blutprobe oben und unten je einen Tropfen unter das Deckglas von der oberen oder unteren Seitenöffnung her in die Kammer eintreten läßt.

Die (Türksche) Netzteilung[1]) einer solchen Kammer besteht aus senkrecht sich schneidenden Linien, durch die Quadrate gebildet werden.

Im Zentrum findet sich ein großes Zentralquadrat, welches durch horizontale und vertikale Dreifachrandlinien in 16 Quadrate zweiter Ordnung geteilt ist (große Quadrate im engeren Sinne). Jedes dieser (eigentlich großen) Quadrate ist wieder durch Horizontal- und Vertikallinien in 16 Quadrate dritter Ordnung geteilt (kleine Quadrate).

Rechts und links, oben und unten von diesem Zentralquadrat, sowie an den vier Ecken befinden sich ebensolche große Quadrate erster Ordnung, im ganzen also 8 außer dem zentralen neunten, die durch Zweifachrandlinien nur eine Einteilung in die 16 großen Quadrate zweiter Ordnung erkennen lassen, keine mehr in kleine Quadrate.

Während die zentrale Gradnetzteilung, die bis zu den kleinen Quadraten durchgeführt ist, für die Zählung der roten Blutkörperchen reserviert ist, kann man die Zählung der weißen Blutkörperchen, welch letztere ja viel spärlicher im Blute enthalten sind, an den weniger eingeteilten größeren Quadraten vornehmen.

Man hat nun durch **Auszählen** die Durchschnittszahl der in einem kleinen Quadrat (oder auch größeren Quadrat zweiter Ordnung) gelegenen Blutkörperchen durch Durchmustern einer möglichst großen Reihe von solchen Quadraten zu bestimmen.

Die so erhaltene Durchschnittszahl, multipliziert mit der Verdünnungszahl des Blutes (10 oder 20 bei Leukocyten, 100 oder 200 bei Erythrocyten) und mit einer Konstanten 4000, dem sog. Kammerindex, ergbt die Anzahl der betreffenden weißen oder roten Zellen pro 1 cmm Blutes.

Man zählt am besten unter dem Mikroskop bei mittlerer objektiver und okularer Vergrößerung und bei halb geschlossener Blende. Man sei bemüht, stets eine möglichst große Menge von Quadraten (kleinen bei den Roten, größeren bei den Leukocyten) durchzuzählen und aus dieser das Mittel zu bestimmen. Für die **definitive Ausrechnung** pro 1 cmm kann folgende **Universalformel** sowohl für die Roten wie für die Weißen gelten, welche die Durchschnittszahl für die in einem kleinen Quadrat gelegenen Zellen zugrunde legt:

$$\frac{\text{Gezählte Zellzahl} \cdot \text{Verdünnung} \cdot \text{Kammerindex (4000)}}{\text{Zahl der großen Quadrate} \cdot 16}.$$

Bei der Berechnung und Aufnahme der Zahl der in einer Reihe größerer Quadrate vorhandenen roten Blutkörperchen verfährt man derart, daß man die in den einzelnen kleinen Quadraten gelegenen roten Zellen feststellt, deren jedes größere Quadrat ja 16 enthält.

Die zu berechnende Durchschnittszahl für ein kleines Quadrat findet sich also, wenn man die erhobene ausgezählte Zellzahl durch die mit 16 multiplizierte Zahl der großen Quadrate dividiert.

Bei der Feststellung der Leukocytenzahl zählt man nur schlechtweg die in einem größeren Quadrat gelegenen Zellen; da aber jedes größere Quadrat imaginär = 16 kleinen Quadraten anzunehmen ist, so hat man nicht eigentlich den Durchschnitt der Zellen in einer größeren Reihe größerer Quadrate zu bestimmen, sondern in Wahrheit dadurch, daß man die letztere Divisorzahl mit der Konstanten 16 multipliziert, die Anzahl der Leukocyten, die theoretisch auf ein kleines Quadrat kommen würden. Man hat also die durchge-

---

[1]) Ist der **Bürker**schen Netzteilung für die gewöhnliche Praxis vorzuziehen. Man kann aber übrigens **Bürker**sche Kammern auch mit der gewöhnlichen ursprünglichen **Thoma**schen Netzteilung käuflich (auf Bestellung) erhalten.

Neuberg.   68

zählte Anzahl großer Quadrate mit 16 zu multiplizieren und die erhobene ausgezählte Zellzahl mit diesem Produkt der Zahl der großen Quadrate, multipliziert × 16 zu dividieren.

Heiße die in einer größeren Reihe größerer Quadrate erhobene Zellsumme N, die Verdünnungs- oder Mischungszahl M, der Kammerindex C, die Zahl der durchgezählten großen Quadrate x, und sei 16 die Konstante der kleinen Quadrate $= c$, so ist die in 1 cmm Blut enthaltene Zellzahl für Rote und Weiße

$$\frac{N}{x \cdot c} \cdot M \cdot C \, .$$

Da $C = 4000$ und $c = 16$, so lautet die Formel

$$\frac{N \cdot M \cdot 4000}{x \cdot 16} \, .$$

Da $4000 : 16 \left(\dfrac{C}{c}\right) = 250 \left(= \dfrac{1000}{4}\right)$, so kann man auch, speziell für die **Berechnung der Leukocyten**, den gesuchten Wert pro 1 cmm unter **Elimination der Konstanten 16 aus der Durchschnittszahl für ein großes Quadrat** erheben, der gefunden wird durch eine Formel, welche dann lautet:

$$\frac{N \cdot M}{x} \cdot 250 \, .$$

Jedenfalls ergibt sich für die praktische Bequemlichkeit, daß man nicht nötig hat, durch eine besondere vorangehende Berechnung erst die Durchschnittszahl für ein großes oder kleines Quadrat zu bestimmen und dann diese in einer nachträglichen Berechnung mit der Verdünnungszahl und dem Kammerindex 4000 zu multiplizieren, sondern daß es einfacher und bequemer ist, alle diese Berechnungen auf einmal vorzunehmen und den Formelbruch durch Hebungen auf eine möglichst einfache Berechnungszahl zu reduzieren.

Da man eine größere Anzahl von größeren Quadraten à 16 kleinen Quadraten durchzählen soll, so ist es klar, daß es sich empfiehlt, eine durch 4 teilbare Zahl x von großen Quadraten durchzuzählen.

Als Minimum einer einigermaßen brauchbaren Zählung könnten vier große Quadrate gelten.

Wo man es sich zum schlechten Prinzip gemacht hat, nie mehr als nur vier große Quadrate auszuzählen, x also stets gleich 4 ist, reduziert sich obige Formel stets und prinzipiell auf den Wert

$$\frac{N \cdot M \cdot 1000}{16} \, .$$

Hinzuzufügen wäre noch, daß man für gewöhnlich die Zahl der Roten bei einer Verdünnung auf 200, die der Weißen bei einer Verdünnung auf 10 feststellen soll. In den seltenen Fällen von Polycythämie ist die Zählung der Roten bei noch stärkeren Verdünnungen vorzunehmen [0,4 : 100; 0,3 : 100; 0,2 : 100 (Verdünnungszahl 500); 0,1 : 100 (Verdünnungszahl 1000)]. In höheren Graden von Anämie ist stets nur auf das 100fache zu verdünnen. Desgleichen sind die Auszählungen der Leukocyten bei leukämischem Blut bei Verdünnungen von 20 oder darunter vorzunehmen.

b) Die Bestimmung der relativen Leukocytenzahlen.

Diese bestimmt man aus dem gefärbten Bluttrockenpräparat.

Man geht derartig vor, daß man für jeden zu bestimmenden, im Blut vorhandenen normalen bzw. zu erwartenden pathologischen Zelltyp eine Rubrik in einem Listenschema anlegt, und in diese Rubriken die betreffenden Zellzahlen der einzelnen mikroskopischen Gesichtsfelder einträgt.

Die prozentuale Ausrechnung ist hiernach sehr einfach.

Man bestimmt die Gesamtsumme aller in die einzelnen Rubriken eingetragenen, also ausgezählten Leukocyten.

Wenn in dieser Gesamtsumme S die Anzahl n einer bestimmten Zellrubrik vorhanden war, dann findet sich die gesuchte Prozentzahl x der betreffenden Zellart nach dem bekannten Ansatz der Regeldetrie ($S : n = 100 : x$) so, daß man n mit 100 multipliziert und durch S dividiert.

Man soll, um richtige Werte zu erhalten, in einer größeren Zahl von Präparaten eine möglichst große Zahl von Gesichtsfeldern durchmustern, mit anderen Worten eine möglichst große Zahl von Zellen durchzählen.

Für den Fall, daß man es so einrichtet, daß die durchgezählte Zellzahl $S = 500$ ist, findet sich die gesuchte Prozentzahl x durch Multiplikation von n mit 2 und Division dieses Produktes durch 10. Also

$$x = \frac{n \cdot 100}{500} = \frac{n \cdot 100 \cdot 2}{1000} = \frac{n}{5} = \frac{2\,n}{10}.$$

II. Die Zahlenverhältnisse des normalen Blutes.

1. Die Zahl der roten Blutkörperchen pro 1 cmm beträgt beim Manne 5 000 000, beim Weibe 4—5 000 000.

2. Die Zahl der Leukocyten beträgt 5 bis höchstens 10 000; Zahlen über 10 000 dürften schon pathologisch sein. Die höheren Grade des physiologischen Verhaltens werden meistens während der Verdauung erhoben.

3. Das normale Verhältnis $W : R$ liegt somit zwischen 1 : 500 bis 1 : 1000 (0,001—0,002).

4. Das prozentuale Verhältnis der verschiedenen normalen Leukocytenformen zueinander beträgt:

Kleine und größere Lymphocyten	20—23%
Monocyten	2— 5%
Polynucleäre Neutrophile	73—75%
„ Eosinophile	2— 4%
„ Mastzellen	0— 1%

III. Die numerischen Veränderungen des pathalogischen Blutes (pathologische Zahlenverschiebungen) und ihre diagnostische Bedeutung.

a) Zahlveränderungen der roten Blutkörperchen.

1. Eine abnorme Vermehrung der absoluten Zahl nennt man Polycythämie. Sie ist das Kardinalsymptom der Plethora vera oder Polyglobulie oder sog. myelopathischen Splenomegalia polycythaemica (Erythrämie) (Vaquezsche

Krankheit). Es findet sich aber auch eine nur relative regionäre oder auch allgemeine symptomatische Erythrocytose in verdünnter Höhenluft bei niedrigem Barometerdruck, bei Stauungsprozessen, angeborener Cyanose usw. (Gaisböcksche Krankheit).

2. Eine Verminderung der roten Zahl oder sog. Oligocythämie ist neben der absoluten durch Hb-Bestimmung festzustellenden Oligochromämie das Kardinalsymptom jeder Anämie.

b) Zahlveränderungen an den weißen Blutkörperchen.

α) Veränderungen der absoluten Zahl.

1. Eine Vermehrung der absoluten Zahl (Hyperleukocytose) ist, wenn sie, wie meist in solchen Zuständen, vorhanden, eins der häufigsten und frappantesten Symptome der einfachen funktionellen sekundären Leukocytosen, die die konstitutionellen Intoxikationen (Krebs) und allgemeinen bakteriellen Infektionen (Sepsis, Perityphlitis usw.) des hämatopoetischen Apparates begleiten und zweitens das wenn auch nicht wesentlichste, so doch praktisch symptomatologisch wichtigste Symptom, der leukämischen Blutveränderung.

Es ist aber eine absolute Hyperleukocytose nicht das wesentlichste Symptom und Anzeichen einer bestehenden leukocytotischen Reizung oder leukämischen Hyperplasie des hämopoetischen Gewebes, da dieses Blutsymptom auch bei bestehender Affektion des Gewebes fehlen kann, sondern nur, wenn vorhanden, ein Symptom von akzidentellem Interesse, das lediglich besagt, daß die betreffende Gewebsaffektion auch eine quantitative Blutveränderung gesetzt hat. Es gibt nämlich auch nicht gar so selten leukocytotische und leukämische Gewebsveränderungen, (im Blut ev. an gesetzten qualitativen Veränderungen zu erkennen), die mit quantitativ sehr geringfügigen oder gar fehlenden Zahlenveränderungen, ja selbst mit einer Verringerung der normalen Leukocytenzahl (Typhusleukopenie, aleukämische Pseudoleukämie) einhergehen können.

Die Differentialdiagnose beider Prozesse aus dem Blut kann, selbst wenn Hyperleukocytose vorhanden, nicht durch die bloße Zählung gestellt werden, da es außerordentlich hochgradige Leukocytosen einerseits und relativ geringfügige leukämische Blutzahlen andererseits gibt. Vielmehr liegt die diagnostische Entscheidung in der Qualität des mikroskopischen Blutbildes, welche bei der einfachen Leukocytose eine einseitige elektive Vermehrung stets einer bestimmten Art der präformierten reifen Bluttypen (Leukocyten, Lymphocyten, Monocyten) und allenfalls gelegentlich ein Auftreten ihrer unmittelbaren Jugendvorstufen erkennen läßt, während bei den Leukämien, den lymphatischen wie den myeloischen, das wesentlichste und konstanteste Symptom das Auftreten atypischer Vorarten der reifen Blutzellen ist, wohingegen die reifen Lymphocyten und Leukocyten sogar in den akuten Fällen ganz fortbleiben können.

2. Eine Verminderung der absoluten Zahl bezeichnet man als Hypoleukocytose oder Leukopenie. Eine solche findet sich besonders bei Typhus und Masern und ist hier von differentialdiagnostischem Wert gegenüber Perityphlitis und Röteln.

Sie ist aber nichts prinzipiell Gegensätzliches gegenüber der Hyperleukocytose, auch wo sie von vornherein, wie beim Typhus, als Leukopenie auftritt, sondern nur graduell von ihr unterschieden, da viele Hyperleukocytosen in höheren Graden und bei chronischer Dauer in Leukopenie übergehen können, was, wenn es mit dem Auftreten von Jugendformen einhergeht, ein für Überanstrengung und beginnende Erschöpfung des Knochenmarks sprechendes ungünstiges Symptom ist.

β) Verschiebungen der relativen Prozentzahlen.

1. Eine relative Neutrophilie oder neutrophile Polynucleose findet sich bei den meisten allgemeinen Intoxikationen und bakteriellen Infektionen, einschließlich des Typhus, besonders auch bei Lymphdrüsengranulomatose.

Sie ist begleitende Parallelerscheinung der meisten und gewöhnlichen absoluten funktionellen Leukocytosen bzw. es kommen die funktionellen Leukocytosen meistens durch einseitige relative Vermehrung der Neutrophilen zustande, die über die normale und absolute Zahl hinaus schließlich zu einer Vermehrung der absoluten Zahl führt.

Hieraus folgt, daß absolute Hyperleukocytose, bedingt durch Neutrophilie, stets auch mit relativer Neutrophilie einhergeht. Andererseits gibt es natürlich relative Neutrophilie bei normaler oder verringerter absoluter Zahl; letztere ist aber auch nur ein Symptom der gleichen neutrotaktischen Gewebsreizung und von gleichartiger symptomatischer Bedeutung wie die absolute neutrophile Hyperleukocytose und von ihr nur graduell in accidentibus unterschieden.

Mit anderen Worten, daß eine neutrophile absolute Hyperleukocytose entsteht, ist gewissermaßen nur zufällig; es kann eine entsprechende Gewebsreizung nicht nur ohne jede quantitative (auch qualitative bei Auftreten von Jugendformen) Veränderung bestehen, sondern sogar bei bestehender relativer Neutrophilie mit absoluter Leukopenie einhergehen. Das wesentliche Symptom für eine neutrotaktische Reizung ist, wenn eine Blutveränderung überhaupt vorhanden ist, die relative Neutrophilie, die sich bei normaler absoluter Zahl, bei Hyperleukocytose, wie bei Leukopenie finden kann. Die Vermehrung oder Verminderung der absoluten Zellzahl ist von nur sekundärer Bedeutung für die Diagnose einer bestehenden neutrotaktischen Reizung. Die neutrophile Leukopenie ist also nur eine Abart und Sonderfall der neutrophilen Leukocytose.

Die funktionell chemotaktischen Leukocytosen sind zumeist einseitig unicellulär. Eine relative Neutrophilie mit oder ohne Verminderung der absoluten Zahl geht daher meist auf Kosten der Lymphocyten und Eosinophilen, geht also dann mit relativer Lymphopenie und Eosinopenie einher. Die relative Verminderung einer Zellzahl ist unspezifisch und ohne Bedeutung und steht natürlich zu der absoluten Leukopenie nicht in dem gleichen Verhältnis einer relativen Zellvermehrung zur absoluten Leukocytose; findet sich doch relative Zellvermehrung als Teilerscheinung auch bei absoluter Leukopenie und ist absolute Leukopenie eine Begleiterin der relativen Vermehrung; es hat also absolute Leukopenie mit relativer Verminderung direkt nichts zu tun.

Eine gleichzeitige Vermehrung aller granulierten Zellelemente findet sich nur bei der typischen gemischtzelligen Leukämie.

2. Eine relative Eosinophilie ist schlechthin Ausdruck der eosinophilen Leukocytose. So hohe Grade, daß sie zur absoluten Vermehrung der Leukocyten führte, scheinen zumeist nicht vorzukommen. Auch bei absoluter Leukopenie ist Eosinophilie bisher nicht beobachtet worden.

Sie findet sich bei Asthma, auch außerhalb der Anfälle, und bei vielen Arten von Helminthiasis (Cysticercus, Echinococcus, nicht Ascariden und Bandwürmer), wo sie besonders bei Trichinosis von differentialdiagnostischer Bedeutung gegenüber der Meningitis werden kann.

3. Einseitige Lymphocytose findet sich bei den verschiedensten funktionellen und hyperplastischen Reizungen des lymphatischen Apparates. In den letzteren hyperplastischen Fällen meist verbunden mit dem Auftreten von Mutterlymphocyten. Auch bei Lymphosarkomen, die leukämisch werden, kann sich solche relative und absolute Lymphocytose finden. Auch bei tuberkulösen und luetischen Erkrankungen der Schleimhäute kann Lymphocytose bestehen, während bei den entsprechenden granulomatösen Affektionen der Lymphdrüsen gewöhnlich Neutrophilie beobachtet wird. Eine relative Lymphocytose ist auch oft die Begleiterin der perniziösen Anämien.

4. Die Monocytose ist oftmals Begleiterin von Lymphocytose (bei Morbus Banti), in selteneren Fällen von Polynucleose. Bei Malaria scheint sie sogar öfters isoliert vorzukommen.

Speichel, Mageninhalt, Pankreassaft, Darmsekrete, Galle, Sperma, Prostataflüssigkeit, Sputum, Nasensekret, Tränen, Schweiß und Fisteln der betr. Organe.

Von
Julius Wohlgemuth-Berlin.

I. Speichel.

Der Speichel ist ein Gemenge von Sekreten dreier Drüsen, die sich am Eingange des Verdauungstractus finden, der Glandula parotis, der Glandula sublingualis und Glandula submaxillaris. Da je nach der Beteiligung der drei Drüsenpaare an der Sekretion die Speichelbeschaffenheit und -zusammensetzung schwankt, muß eine kurze Besprechung der einzelnen Drüsensekrete der des Gesamtspeichels vorausgeschickt werden.

Der Speichel der Parotis, dessen Abgabe sowohl vom Zentralnervensystem wie von manchen chemischen Reizen, die von der Mundhöhle aus wirken, unterworfen ist, stellt ein dünnflüssiges Sekret dar, das wenig Eiweiß enthält und kein Mucin. Der Gehalt an festen Stoffen schwankt zwischen 5,0 und 16,0⁰/₀₀. Hoppe-Seyler analysierte den Parotisspeichel eines 3jährigen Kindes und fand 99,316% Wasser, 0,684% feste Stoffe, 0,34% organische Stoffe und 0,344% anorganische Stoffe. Das spez. Gewicht beträgt 1003—1012. Nach Külz[1]) enthält menschlicher Parotisspeichel 0,84—1,46% Sauerstoff, 2,3—3,8% Stickstoff und 66,7% Kohlensäure, wovon 62% fest gebunden sind. — Seine Reaktion ist alkalisch; beim Stehen an der Luft überzieht er sich mit einer im wesentlichen aus Calciumcarbonat und etwas organischer Substanz bestehenden Haut oder wird allmählich trübe. — Rhodankalium ist wohl häufig, aber nicht immer in ihm nachzuweisen. Diastase ist im menschlichen Parotisspeichel immer vorhanden, fehlt dagegen stets beim Hunde. Beim Pferde findet sich nach den Untersuchungen von Goldschmidt[2]) nicht fertige Diastase, sondern das Zymogen derselben.

Der Sublingualisspeichel des Menschen ist schleimig, klar, enthält Mucin, diastatisches Ferment, Rhodankalium und scheint bezüglich seiner Alkalescenz stärker zu sein als das Sekret der Submaxillaris. Seine Zusammensetzung ist nach der Pawlowschen Schule in hohem Grade abhängig von der psychischen

---

1) R. Külz, Zeitschr. f. Biol. **23**, 321 [1886].
2) H. Goldschmidt, Zeitschr. f. physiol. Chemie **10**, 273 [1886].

Erregung und von der Art der in die Mundhöhle eingeführten Stoffe. Bei Reizung der Chorda liefert die betreffende Drüse des Hundes ein durchsichtiges, sehr zähes Sekret, das zahlreiche Speichelkörperchen enthält. Nach Heiden- hain[1]) finden sich in ihm 27,5%/$_{00}$ feste Bestandteile.

Beim **Submaxillarisspeichel** hat man zwischen Chorda- und Sympathicus- speichel zu unterscheiden. Der auf Reizung der Chorda abgesonderte Submaxil- larisspeichel des Hundes ist reichlich und dünnflüssig und hat nach Eck- hard[2]) einen Gehalt von 12,0—14,0%/$_{00}$ an festen Bestandteilen. Nach Nolf[3]) beträgt der Gehalt an Salzen 3,3—6,5%/$_{00}$, an organischen Stoffen 4,1—11,5%/$_{00}$. Der Gefrierpunkt schwankt zwischen $\varDelta = -0,193°$ und $-0,396°$, und der osmotische Druck ist durchschnittlich wenig höher als die Hälfte des osmo- tischen Druckes des Blutserums. — Das nach Reizung des Sympathicus ab- gesonderte Sekret ist dagegen sehr spärlich, dafür dickflüssig und reich an festen Bestandteilen (16—28,0%/$_{00}$), besonders an Mucin, und hat dement- sprechend ein spez. Gew. von 1,0075—1,018. Bezüglich seiner Alkalescenz ist der Submaxillarisspeichel schwächer als der Sublingualis; er enthält wenig Speichelkörperchen, dafür Eiweiß, Mucin, diastatisches Ferment und Rhodan- kalium. Letztere beide Bestandteile fehlen beim Hunde. — Das Sekret der Submaxillaris läßt sich ebenso wie das der Parotis durch Einführung einer Kanüle in den Ausführungsgang oder durch Anlegen einer Fistel gewinnen.

Gemischter Speichel.

Bei der wechselnden Zusammensetzung der einzelnen Drüsensekrete ist es verständlich, wenn die Angaben über die Zusammensetzung des gemischten Speichels sich vielfach widersprechen.

Der gemischte Speichel des Menschen ist eine farblose, schwach schäumende, etwas fadenziehende Flüssigkeit, die, je nachdem vorher Nahrungsaufnahme stattgefunden hat oder nicht, getrübt ist von Nahrungsresten, Epithelzellen, Schleim- und Speichelkörperchen. Man kann ihn meist ganz klar gewinnen, wenn man mit vornüber gebeugtem Kopf den Mund weit öffnet und jede Schlingbewegung vermeidet; nach kurzer Zeit fließt dann ein teils tropfbares, teils fadenziehendes Gemenge ab, das, anfänglich fast klar, beim Stehen an der Luft sich trübt oder mit einem feinen Häutchen, bestehend aus Calcium- carbonat und geringer organischer Beimengung, sich überzieht.

Die **Menge** des während 24 Stunden abgesonderten Speichels ist schätzungs- weise von Bidder und Schmidt[4]) auf 1400—1500 g berechnet worden. Beim Kauen eines trockenen Brötchens (11 g) beobachtete ich bei einer Patientin mit einer Oesophagusfistel, durch die sämtliche Speisen wegen einer kompletten Oesophagusstriktur nach außen entleert wurden, die Produktion von 48 g Speichel. Tuczek[5]) berechnet beim Menschen für 1 g Drüse die Abgabe von 13 g Sekret während des Kauens; beim Rinde kommen durchschnittlich 8 g und beim Pferde 14,5 g Sekret auf 1 g Drüse. — Will man größere Mengen Speichel von Tieren gewinnen, so kann man die Sekretion anregen durch Vor- halten von Essigsäure, durch Injektion von Pilocarpin oder mittels Durch- schneidung der Chorda tympani.

---

[1]) R. Heidenhain, zit. nach Hammarsten, Lehrb. d. physiol. Chemie 1910, S. 423.
[2]) C. Eckhard, zit. nach Hammarsten, Lehrb. d. physiol. Chemie 1910, S. 423.
[3]) P. Nolf, zit. nach Malys Jahresber. d. Tierchemie 31, 494 [1901].
[4]) G. Bidder u. Schmidt, Die Verdauungssäfte und der Stoffwechsel, Leipzig 1852, S. 13.
[5]) Fr. Tuczek, Zeitschr. f. Biol. 12, 534 [1876].

Die **Reaktion** des Speichels ist meist alkalisch (gegen Lackmus), doch ist die Stärke der Alkalescenz großen Schwankungen unterworfen. Nach Chittenden und Ely[1]) entspricht sie etwa einer 0,8$^0/_{00}$ Na_2CO_3-Lösung, nach Cohn[2]) einer 0,2$^0/_{00}$. Man hat auch verschiedentlich saure Reaktion im Speichel beobachtet, besonders einige Stunden nach der Nahrungsaufnahme, doch ist dieser Befund ein verhältnismäßig seltener. Bestimmt wird die Alkalescenz nach der Hamburgerschen Schule [van der Molen und Offringa[3])] durch Titration mit $^1/_{10}$n-Salzsäure gegen Methylorange, nach Röse und Berg[4]) gegen sehr empfindliches Lackmuspapier. Nach der noch herrschenden Diskussion in dieser Frage scheint Methylorange genauere Werte zu liefern als Lackmuspapier.

Das **spezifische Gewicht** schwankt zwischen 1002 und 1008, je nach dem Gehalt an festen Bestandteilen. Die Gefrierpunktserniedrigung beträgt im Mittel $\varDelta = -0,2°$.

Zusammensetzung. An festen Bestandteilen finden sich im Speichel Eiweiß, Mucin, von Mineralstoffen Chloralkalien, Bicarbonate von Alkalien, Calciumphosphat, Nitrat, Ammoniak und Spuren von Sulfat, ferner Rhodankalium. Der Nachweis und die quantitative Bestimmung aller dieser Substanzen geschieht nach den im Kapitel „Harn" niedergelegten Vorschriften. — Wie sehr die Zusammensetzung des Speichels schwankt, geht aus folgender Tabelle hervor, die Hammarstens Lehrbuch entnommen ist. Die Zahlen beziehen sich auf 1000 Gewichtsteile Speichel.

	Berzelius	Jacubowitsch	Frerichs	Tiedemann und Gmelin	Herter	Lehmann	Hammerbacher
Wasser	992,9	995,16	994,1	988,3	994,7		994,2
Feste Stoffe	7,1	4,84	5,9	11,7	5,3	3,5—8,4 in filtriertem Speichel	5,8
Lösliche organische Stoffe (Ptyalin älterer Forscher)	3,8	1,34	1,42	—	3,27	—	1,4
Schleim und Epithel .	1,4	1,62	2,13	—	—		2,2
Rhodankalium	—	0,06	0,10	—	—	0,064—0,09	0,04
Salze	1,9	1,82	2,19	—	1,30	—	2,2

Nach Hammerbacher[5]) enthalten 100 Teile Asche von menschlichem Speichel 45,714% Kali, 9,593% Natron, 5,011% Kalk (und Spuren von Eisenoxyd), 0,155% Magnesia, 6,380% Schwefelsäure, 18,848% Phosphorsäure und 18,352% Chlor.

An Salzen enthalten 100 Teile Asche 38,006% Chlorkalium, 13,908% schwefelsaures Kalium, 21,278% 3basisch phosphorsaures Kali, 16,917% 3basisch phosphorsaures Natron, 9,246% 3basisch phosphorsauren Kalk, 0,388% 3basisch phosphorsaure Magnesia.

Besonders reichlich finden sich Sulfate, sowie bemerkenswerterweise freie Schwefelsäure im Speichel von Dolium Galea (Faßmuschel); die Analyse dieses Sekretes ergab bis zu 4,8% gebundene und 1,96% freie Schwefelsäure [W. Preyer[6])].

1) R. H. Chittenden u. Ely, Amer. Chem. Journ. **4**, No. 2 [1882].
2) M. Cohn, Deutsche med. Wochenschr. **1900**, 327.
3) R. Molen u. Offringa, Biochem. Zeitschr. **15**, 350 [1909].
4) C. Röse u. Berg, Zeitschr. f. physiol. Chemie **61**, 432 [1909].
5) Fr. Hammerbacher, Zeitschr. f. physiol. Chemie **5**, 302 [1881].
6) W. Preyer, Sitzungsber. d. niederrhein. Gesellschaft f. Natur- u. Heilk., Bonn **1866**, S. 6.

Außer den genannten Bestandteilen hat man bei Diabetes Zucker, bei Nephritis Harnstoff und bei Urämie Harnsäure im Speichel beobachtet. Ebenso kann man nach innerlicher Verabfolgung von Jod- resp. Brompräparaten Jodkalium bzw. Bromkalium im Speichel wiederfinden. Auch der Nachweis dieser Substanzen geschieht nach den beim Harn gegebenen Vorschriften.

Von **Fermenten** finden sich im menschlichen Speichel Diastase und Maltase. Bei typischen Carnivoren (Hund) fehlen sie vollkommen, im Speichel der Pferde sind sie als Proferment enthalten.

Bezüglich der Quantitäten an Diastase geht aus den Untersuchungen von Wohlgemuth[1]) hervor, daß sie großen Schwankungen unterworfen sind. In der Mehrzahl der Fälle hat sich aber herausgestellt, daß sie nach der Nahrungsaufnahme größer sind als im nüchternen Zustand, und daß der Mann mehr Diastase in seinem Speichel hat als die Frau. Die Werte schwanken zwischen $D_{60'}^{40°} = 156—500$ resp. $D_{24h}^{40°} = 3120—5000$. Ibrahim[2]) fand für den Speichel des Kindes mit der Methode von Wohlgemuth Werte, die schwanken zwischen $D_{24h}^{40°} = 100—200$.

Die **quantitative Bestimmung der Diastase** geschieht am bequemsten nach der Methode von Wohlgemuth[3]).

Sie wird in der Weise ausgeführt, daß man eine Reihe von Reagensgläsern mit absteigenden Mengen Speichel beschickt, zu jeder Fermentportion 5 ccm einer 1 proz. Stärkelösung — hergestellt aus löslicher Stärke von Kahlbaum und destilliertem Wasser — zufügt und jedes Gläschen sofort in ein Gefäß mit Eiswasser bringt, in dem sich ein Glas oder besser noch ein Drahtkorb zur Aufnahme der Gläschen befindet. Diese Abkühlung bezweckt fürs erste, jede Fermentwirkung hintanzuhalten. Danach wird das Gefäß mit sämtlichen Gläschen in ein Wasserbad von 38—40° übertragen und 30 Minuten bis 1 Stunde bei dieser Temperatur belassen. Nach Ablauf der Frist kommen sämtliche Gläschen auf ein paar Minuten wieder in das Eiswasser, um die Fermentwirkung in allen gleichzeitig zu unterbrechen, werden etwa bis fingerbreit vom Rande mit gewöhnlichem Wasser aufgefüllt und endlich mit je 1 Tropfen $1/10$ n-Jodlösung versetzt. Dasjenige Gläschen, welches noch unveränderte Stärke enthält, wird blau, resp. wenn sich in ihm noch Erythrodextrin findet, rotblau, d. i. blauviolett; dasjenige Gläschen, in dem die Stärke vollkommen abgebaut worden ist bis zum Achroo- resp. Erythrodextrin, wird gelb resp. rotgelb.

Als unterste Grenze der Wirksamkeit (limes) gilt dasjenige Gläschen, in dem zuerst die blaue Farbe erkennbar ist; meist hat es eine violette Farbe. Mitunter begegnet man aber Röhrchen, bei denen neben einem stark roten Ton ein blauer kaum oder nur äußerst schwach zu erkennen ist. In diesen Fällen also, in denen man schwankt, welches Röhrchen schon als unterste Grenze aufzufassen ist, tut man gut, noch 1 Tropfen der Jodlösung hinzuzufügen und beobachtet nun beim Umschütteln, ob der blaue Farbenton bestehen bleibt oder in Rotbraun übergeht. Im ersten Falle würde dieses Röhrchen schon als limes anzusehen sein, im anderen dagegen erst das nächstfolgende.

Aus der vor dem Limes-Röhrchen stehenden Portion wird dann die Fermentwirkung so berechnet, daß man die Anzahl Kubikzentimeter einer 1 proz. Stärkelösung bestimmt, die durch 1,0 ccm Speichel in der nämlichen Zeit bis zum Dextrin abgebaut wird. Hat man beispielsweise den Versuch auf 30 Mi-

---

[1]) J. Wohlgemuth, Biochem. Zeitschr. **9**, 10 [1908].
[2]) J. Ibrahim, Zeitschr. f. physiol. Chemie **64**, 95 [1910].
[3]) J. Wohlgemuth, Biochem. Zeitschr. **9**, 1 [1908].

nuten bei einer Temperatur von 38° ausgedehnt und gefunden, daß 0,05 ccm Speichel gerade noch genügten, um 5 ccm Stärke vollkommen bis zum Dextrin abzubauen, so würde sich hieraus für 1 ccm Speichel berechnen

$$D_{30'}^{38°} = \frac{1}{0,05} \cdot 5 = 100.$$

Will man die ganze diastatische Kraft in 1 ccm Speichel bestimmen, so muß man den Versuch auf 24 Stunden ausdehnen und die Gläschen nach Zugabe von Toluol verschlossen im Brutschrank halten. Im übrigen verfährt man genau so wie oben angegeben.

Zum Nachweis der **Maltase** verfährt man so, daß man 10 ccm Speichel versetzt mit 20 ccm einer 5 proz. Maltoselösung, mit Toluol überschichtet und in den Brutschrank stellt. Nach 24 Stunden wird aus dem Gemisch das Eiweiß und Mucin durch Aufkochen unter schwachem Ansäuern mit Essigsäure entfernt und in dem Filtrat der entstandene Traubenzucker mittels der Phenylhydrazinprobe nachgewiesen (s. Urin S. 354).

Man kann auch den Nachweis der Maltasewirkung so führen, daß man sich der polarimetrischen Methode bedient und feststellt, ob in dem Gemisch eine Änderung in dem Drehungsvermögen der Lösung nach Verlauf von 24 Stunden eingetreten ist. Da das spezifische Drehungsvermögen der Maltose weit größer ist als das des Traubenzuckers, so muß, falls eine Maltasewirkung tatsächlich stattgefunden hat, die Lösung nach Beendigung des Versuches schwächer drehen als zu Beginn.

Ebenso kann man sich des Reduktionsverfahrens bedienen, um die Bildung von Traubenzucker aus Maltose festzustellen. Man verfährt dann wie oben, bestimmt nach 24 Stunden das Reduktionsvermögen des Fermentgemisches und vergleicht es mit seinem ursprünglichen Reduktionsvermögen. Ist Maltase vorhanden gewesen, so muß die Lösung nachher ein verstärktes Reduktionsvermögen aufweisen; denn 100 Gewichtsteile Maltose haben das gleiche Reduktionsvermögen wie 66,8 Gewichtsteile Glucose.

II. Mageninhalt.

1. Magensaft.

Der Magensaft ist das Sekretionsprodukt der Fundus-, Pylorus- und Schleimdrüsen des Magens. Je nach der Art der Nahrung und des psychischen Reizes wird dieses Sekretgemisch in mehr oder weniger großer Menge entleert und zeigt eine verschiedene Zusammensetzung. Um Magensaft in reinem Zustande und unverdünnt zu gewinnen, d. h. frei von jeglicher Beimengung von Speichel und Nahrungsbestandteilen, kann man so vorgehen, daß man einem Tier eine Magenfistel und gleichzeitig eine Oesophagusfistel anlegt und ihm dann, nachdem es sich wieder erholt hat, zu fressen gibt. Die gekauten und heruntergeschluckten Speisen gelangen dann nicht in den Magen, sondern werden nach außen wieder entleert; der Magen aber secerniert ein Sekret, das hauptsächlich als Effekt reflektorischer Reize anzusehen ist (Scheinfütterungssaft). — Legt man Wert darauf, einen Magensaft zu bekommen, der von Drüsen abgesondert wird während der Magenverdauung, so bedient man sich am zweckmäßigsten des von Pawlow und Chigin modifizierten Heidenhainschen Verfahrens, das in der Anlegung eines Magenblindsackes besteht, dessen Hohlraum von der Magenhöhle vollkommen getrennt ist, während die nervösen Bestandteile mit dem Hauptmagen in ungelöster Verbindung stehen.

Füttert man nun das Tier (Hund), so secerniert der Magenblindsack ein Sekret, das, je nachdem man Brot, Fleisch oder Fett verabfolgt hat, mehr oder weniger groß an Menge und reich an Salzsäure und an Fermenten ist.

Der so gewonnene Magensaft ist eine meist klare, mitunter durch etwas Schleim getrübte, gut filtrierende Flüssigkeit mit einem Gehalt an freier Salzsäure beim Hunde von 0,5—0,6% und bei der Katze von ca. 0,52% HCl.

Das spezifische Gewicht reinen Magensaftes ist 1,001—1,010, dementsprechend der Gehalt an festen Bestandteilen nur gering.

Von organischen Substanzen enthält der frische Hundemagensaft neben etwas Schleim einen ganz komplizierten chlorhaltigen eiweißartigen Körper, der beim Sieden gerinnt und sich aus ihm abscheidet, wenn man den Magensaft stark abkühlt. Aller Wahrscheinlichkeit nach ist dieser Körper identisch mit den ultramikroskopischen Granula (Bickel). Nach Schoumow - Simanowski[1]), Nencki und Sieber[2]) ist diese Substanz der Träger der Fermentwirkungen des Magensaftes und liefert bei der hydrolytischen Spaltung Nucleoproteid, Albumose, Nucleinbasen, Pentose, Lecithin und Chlor, Phosphorsäure und Eisen. Sie gewannen den Körper in der Weise, daß sie frischen Scheinfütterungssaft 24 Stunden im Pergamentschlauch dialysierten und den trüben Schlauchinhalt bei 0° 15 bis 20 Stunden stehen ließen und abzentrifugierten.

Je nachdem der Rückstand nun sofort getrocknet oder vorher noch mit Alkohol behandelt wurde, zeigte er folgende Zusammensetzung bezüglich seiner anorganischen Bestandteile:

	Pepsinniederschlag sofort getrocknet	Pepsinniederschlag mit Alkohol gewaschen und dann getrocknet
Chlor	im Mittel 0,475%	0,188%
Phosphor	,, ,, 0,104%	im Mittel 0,059%
Eisen	,, ,, 0,16 %	,, ,, 0,115%
Asche	—	,, ,, 0,399%

Für reinen Scheinfütterungssaft geben sie im Mittel an: 0,306% festen Rückstand, 0,41% Phosphor und 0,42% Eisen. — Rosemann[3]) fand im Scheinfütterungssaft 0,422% feste Stoffe, darunter 0,132% Mineralstoffe und 0,29% organische Substanz. Die Asche bestand zum allergrößten Teil aus Chloralkalien. Der Gehalt an Stickstoff schwankte zwischen 0,036 und 0,054%, der an HCl betrug etwa 0,56%.

Auch vom Menschen hat man Scheinfütterungssaft, der auf die gleiche Weise wie vom Hunde gewonnen war, auf seine einzelnen Bestandteile untersuchen können. So gab Bickel[4]) den Salzsäuregehalt reinen menschlichen Magensaftes mit 0,42%, Sommerfeld[5]) mit 0,4026% an. In der Asche eines solchen Magensaftes fand Albu[6]) 22,65% Na_2O, 35,62% K_2O und 49,73% Cl; die Menge der in Wasser unlöslichen Salze betrug 2,39%.

Das **spezifische Gewicht** des Magensaftes ist niedrig, 1,001—1,010.

---

[1]) E. O. Schoumow - Simanowski, Archiv f. experim. Pathol. u. Pharmakol. **33**, 336, [1893].
[2]) M. Nencki u. N. Sieber, Zeitschr. f. physiol. Chemie **32**, 290 [1901].
[3]) R. Rosemann, Archiv f. d. ges. Physiol. **118**, 464 [1907].
[4]) A. Bickel, Kongreß f. inn. Medizin **1906**, 481.
[5]) G. Sommerfeld, Biochem. Zeitschr. **9**, 352 [1908].
[6]) A. Albu, Archiv f. experim. Pathol. u. Therap. **5**, 17 [1908].

Die **Gefrierpunktserniedrigung** des reinen Magensaftes zeigt beträchtliche Schwankungen, wobei das Blindsacksekret nach den Untersuchungen von Bickel[1]) und Schloß[2]) sich bald als blutisotonisch, hypo- und auch hypertonisch erweist, während der Scheinfütterungssaft vom Menschen sowohl [Bickel, Sommerfeld, Kaznelson[3])] wie vom Hund (Sasaki[4]), Rosemann) keine so großen Schwankungen zeigt und selten bluthypertonisch ist.

Auch die **elektrische Leitfähigkeit** schwankt ganz beträchtlich und dabei keineswegs immer gleichsinnig mit den Schwankungen im Gefrierpunkt. Als Beispiel hierfür sei eine von Bickel[5]) angegebene Tabelle angeführt, aus der die Veränderungen im Gefrierpunkt und im elektrischen Leitungsvermögen deutlich hervorgehen; die Bestimmungen sind ausgeführt an einem Blindsacksekret, das in einzelnen Portionen nacheinander aufgefangen wurde.

1. Portion $\varDelta = -0,73°$ $\varkappa = 0,04075$ 25° C, | 1. Portion $\varDelta = -0,71°$ $\varkappa = 0,03585$ 25° C,
2. Portion $\varDelta = -0,55°$ $\varkappa = 0,03458$ 25° C, | 2. Portion $\varDelta = -0,54°$ $\varkappa = 0,04330$ 25° C,
3. Portion $\varDelta = -0,53°$ $\varkappa = 0,03761$ 25° C, | 3. Portion $\varDelta = -0,79°$ $\varkappa = 0,04639$ 25° C.

Die **Oberflächenspannung** des reinen Magensaftes schwankt nach S. Kascher[6]) innerhalb enger Grenzen; dasselbe gilt auch für verschiedene, im Verlauf einer Sekretionsperiode abgesonderte Saftportionen.

2. Ausgeheberter Mageninhalt.

In der Regel ist der Mageninhalt, den man zur Untersuchung bekommt, kein reiner Magensaft, sondern ein Gemisch von Magensaft mit Speichel und Speiseresten, die, je nachdem man das Ewald-Boassche Probefrühstück (40 g Weißbrot und 400 ccm Tee) oder die Leubesche Probemahlzeit (1 Teller Rindfleischsuppe, $^1/_3$ Pfund gekochtes Rindfleisch, 50 g Kartoffelpüree und 1 Brötchen) vorher verabfolgt hat, variieren.

A. Makroskopische Prüfung.

Das Ausgeheberte unterwirft man zunächst einer makroskopischen Prüfung, bei der man zu achten hat auf Menge, Farbe, Geruch und Konsistenz. Die Menge des Ausgeheberten beträgt nach einem Probefrühstück meist 20—30 ccm, doch kann man mitunter (motorische Insuffizienz) noch bis 200 ccm aushebern. — Die Farbe desselben ist meist schwach gelblich (Gallenfarbstoff), sehr oft ist auch das Filtrat ganz farblos. — Normaliter soll das frisch Ausgeheberte keinen irgendwie auffallenden Geruch zeigen. Ist ein fäkulenter Geruch vorhanden, so deutet das auf abnorme Zersetzungsvorgänge hin (ulcerierendes Magencarcinom, Ileus, Magenkolonfistel), während ein stechender Geruch auf flüchtige Fettsäuren schließen läßt. — Bezüglich der Konsistenz ist zu sagen, daß das aus einem normal funktionierenden Magen Ausgeheberte eine gleichmäßig breiige Masse darstellt, in der keine gröberen unverdauten Brocken mehr zu erkennen sind. Sind solche noch vorhanden und finden sich außerdem noch größere Schleimmengen, so deutet das allein schon auf eine Störung in der Magenfunktion hin. Den gleichen Schluß kann man ziehen, wenn das Ausgeheberte eine Dreischichtung zeigt.

---

1) A. Bickel, Arbeiten a. d. Pathol. Institut zu Berlin **1906**.
2) G. Schloß, Berl. klin. Wochenschr. **1907**, Nr. 2.
3) Kaznelson, Diss. Berlin 1907.
4) S. Sasaki, Berl. klin. Wochenschr. **1905**, Nr. 44.
5) A. Bickel, Oppenheimers Handbuch der Biochemie **3**, 1. Hälfte, 76 [1908].
6) S. Kascher, Diss. Berlin **1907**.

B. Chemische Untersuchung des ausgeheberten Mageninhaltes.

α) Qualitativer Nachweis der sauren Bestandteile.

Er wird vorgenommen an dem Filtrat des Ausgeheberten. Dieses reagiert normaliter sauer gegen Lackmus. Doch zeigt es mitunter auch alkalische Reaktion, wenn nämlich große Mengen Darminhaltes in den Magen übergetreten sind und sich dem Mageninhalt beigemengt haben.

Die saure Reaktion des Mageninhaltes beruht in erster Reihe auf der Gegenwart von Salzsäure, dann von Phosphaten, mitunter auch von flüchtigen Fettsäuren und von Milchsäure.

a) Salzsäure.

Sie findet sich im Ausgeheberten in freier und in gebundener Form. Die normalen Werte für freie Salzsäure schwanken im Mageninhalt nach Probefrühstück zwischen 20 und 30 resp. zwischen 0,08—0,12% HCl, nach Probemahlzeit zwischen 30 und 40 resp. zwischen 0,10 und 0,15% HCl. Ergibt die Untersuchung höhere Werte für freie Salzsäure als 30 resp. 40, so hat man es mit einer Hyperacidität, im entgegengesetzten Falle mit einer Subacidität zu tun.

Zum qualitativen Nachweis der freien HCl kann man sich folgender Methoden bedienen:

1. Congopapier wird durch freie HCl intensiv blau gefärbt (freie Milchsäure kann auch eine leicht blaue Farbe hervorrufen).

2. Methylorange (Dimethylamidoazobenzol 1 : 1000,0). Eine alkoholische Lösung von Methylorange wird bei Gegenwart von freier Salzsäure intensiv rot.

3. Methylviolett (0,5 : 1000,0). Bei Zusatz von einigen Tropfen dieser Lösung zu einem freie HCl enthaltenden Mageninhalt tritt stahlblaue Färbung ein.

4. Tropäolin 00 (0,25 : 1000,0). Man bringt 4—5 Tropfen der Tropäolinlösung mit ebensoviel Tropfen des Mageninhaltfiltrats auf den Deckel eines Porzellantiegels, läßt die Mischung sich ausbreiten und erwärmt vorsichtig. Dabei tritt, wenn freie HCl vorhanden, violette bis lilarote Färbung ein. — Statt der Tropäolinlösung wird vielfach auch das weniger haltbare Tropäolinpapier zum Nachweis der freien Salzsäure verwandt. Schon aus der Intensität der Färbung kann man ersehen, ob viel oder wenig freie Salzsäure im Mageninhalt vorhanden ist. Bei sehr hohem Salzsäuregehalt färbt sich das Papier dunkelbraun, bei normalen HCl-Mengen nimmt es einen hellbraunen Farbenton an und bei Subacidität fehlt die Braunfärbung ganz. Trocknet man das Papier, so geht die braune Farbe in eine violette über.

5. Reaktion mit Günzburgschem Reagens (1 T. Vanilin, 2 T. Phloroglucin, 30 T. Alkohol). Man verfährt in der gleichen Weise wie sub 4 und erhält dann eine purpurrote Färbung. Diese Reaktion ist außerordentlich empfindlich und hat den Vorzug vor all den anderen, daß sie selbst mit konz. Milchsäure negativ ausfällt. Zu beachten ist nur, daß das Reagens nicht lange unverändert haltbar ist.

6. Boassche Resorcinprobe[1]). Das hierzu erforderliche Reagens hat folgende Zusammensetzung: Resorcin resublim. 5,0, Sacchar. alb. 3,0 und Spirit. dilut. ad. 100,0. Hiervon werden einige Tropfen mit der gleichen Menge Mageninhalt auf einen Porzellantiegel gebracht und vorsichtig über freier Flamme erhitzt. Bei Gegenwart freier Salzsäure entsteht ein roter Spiegel. Organische Säuren geben diese Reaktion nicht.

---

[1]) J. Boas, Centralbl. f. klin. Medizin 9, 817 [1888].

b) Saure Phosphate.

Nach Leo[1]) verfährt man so, daß man zu einigen Kubikzentimetern des Mageninhaltes etwas gepulvertes reines Calciumcarbonat zusetzt, verreibt und nun mit Lackmuspapier die Reaktion prüft. Ist dieselbe sauer, so ist damit die Anwesenheit saurer Phosphate bewiesen. — Barberio[2]) findet indes neuerdings die Methode nicht ganz einwandsfrei.

c) Flüchtige Fettsäuren (Essigsäure, Buttersäure).

Sie finden sich normaliter nicht im Magen, sondern sind im Ausgeheberten nur bei abnormen Zersetzungsvorgängen anzutreffen.

Zu ihrem Nachweis wird ein Teil des Ausgeheberten erhitzt und die Dämpfe mit angefeuchtetem Lackmuspapier auf saure Reaktion geprüft. Oder man extrahiert den Mageninhalt mit Äther, trennt ihn ab und verdunstet ihn; der Rückstand reagiert sauer und zeigt den charakteristischen Geruch nach Butter- und Essigsäure.

Will man Essigsäure und Buttersäure gesondert nachweisen, so verfährt man zunächst zum Nachweis der Essigsäure folgendermaßen:

1. Der Ätherrückstand wird mit wenig Wasser aufgenommen, mit schwacher Sodalösung neutralisiert und mit 1 Tropfen Liquor ferri sesquichlorati versetzt. Es tritt eine intensiv rote Färbung auf, beim Kochen verschwindet sie und es bildet sich ein braunroter Niederschlag von basisch essigsaurem Eisenoxyd.

2. Man erwärmt den Ätherrückstand mit etwas Schwefelsäure und Alkohol. — Geruch nach Essigäther.

Um Buttersäure zu identifizieren, löst man den Ätherrückstand in ein paar Tropfen Wasser auf und fügt ein kleines Stück Chlorcalcium hinzu. Dabei scheidet sich die Buttersäure in kleinen Öltröpfchen von charakteristischem Geruch ab.

d) Milchsäure.

Sie findet sich im Magen vorwiegend als Gärungsmilchsäure und ist ebenfalls das Produkt bakterieller Zersetzungen. Ihre Anwesenheit ist charakteristisch für Carcinom und darum ihr Nachweis von großer diagnostischer Bedeutung.

Der qualitative Nachweis geschieht in der Weise, daß man ca. 10 ccm des Mageninhaltfiltrates in einem kleinen Scheidetrichter mit etwa 40 ccm Äther, der vollkommen frei von Alkohol sein muß, schüttelt, den abgetrennten Äther verdunstet, mit Wasser aufnimmt und ihn tropfenweise zum Uffelmannschen Reagens (1 proz. Phenollösung und einige Tropfen Eisenchlorid) zugibt. Bei Gegenwart von Milchsäure schlägt die blauviolette Farbe um in eine zeisiggelbe. Die Färbung beruht auf der Bildung von milchsaurem Eisen.

Man kann auch so verfahren, daß man nach Strauß 5,0 ccm Mageninhalt mit der 4 fachen Menge Äther ausschüttelt, nach dem Absetzen des Mageninhaltes denselben abfließen läßt und nun zu dem im Schütteltrichter vorhandenen Äther Wasser zusetzt. Dann werden 2 Tropfen einer 10 proz. Eisenchloridlösung zugefügt und energisch geschüttelt. Ist der Milchsäuregehalt höher als 0,5°/₀₀, so beobachtet man eine intensiv grüngelbe Farbe, bei einem geringeren Gehalt tritt nur eine schwache grüne Farbe auf.

Noch einfacher gestaltet sich das Verfahren, wenn man sich eine dünne wäßrige Eisenchloridlösung herstellt (1 Tropfen Eisenchlorid auf 20 ccm dest. Wasser), dieselbe auf zwei gleich weite Reagensgläser zu gleichen Teilen verteilt und nun die eine Portion mit dem Ätherextrakt des Mageninhaltes vorsichtig überschichtet. Es bildet sich dann bei Gegenwart von Milchsäure an der Berührungsstelle zwischen Äther und Eisenchloridlösung ein grüngelber Ring.

[1]) H. Leo, Centralbl. f. d. med. Wissensch. **1889**, 481.
[2]) B. Barberio, Deutsche med. Wochenschr. **34**, 104 [1908].

Zu berücksichtigen ist, daß noch eine Reihe anderer Substanzen, wie Alkohol, Phosphate, Zucker die Eisenchlorid-Reaktion geben können, darum ist die vorherige Ausschüttelung des Mageninhaltes mit Äther unerläßlich, will man jeglichen Irrtum ausschließen.

β) Quantitative Bestimmung der sauren Bestandteile.

a) Gesamtacidität (G.-A.).

Ein mit der Pipette abgemessenes Quantum (nicht weniger als 2 ccm) des Mageninhaltfiltrates wird mit 1—2 Tropfen Phenolphthalein (0,5 : 100) versetzt, mit destilliertem Wasser etwas verdünnt und mit $^n/_{10}$-NaOH bis zum Eintritt des roten Farbenumschlages titriert.

Wären beispielsweise für 5 ccm Filtrat zur Neutralisation 2,5 ccm $^n/_{10}$-NaOH notwendig gewesen, so hätten 100 ccm Filtrat $= \dfrac{100}{5} \times 2,5 = 50$ ccm $^n/_{10}$-NaOH verbraucht. Demnach wäre die Gesamtacidität $= 50$ oder G.-A. entspräche einer 0,1825 proz. Salzsäure.

b) Salzsäure.

Freie Salzsäure.

Ein mit der Pipette abgemessenes Quantum (nicht weniger als 2 ccm) des Mageninhaltfiltrates wird in der gleichen Weise mit $^n/_{10}$-NaOH titriert entweder gegen Congorot oder Methylorange resp. Dimethylaminoazobenzol als Indicator. Die Berechnung für freie HCl ist die gleiche wie zuvor.

Über ein neues Verfahren zur Bestimmung der freien Salzsäure auf capillaranalytischem Wege siehe bei Holmgren[1]).

Gebundene Salzsäure.

Wie oben auseinandergesetzt, ist im normalen Mageninhalt neben der freien Salzsäure noch gebundene vorhanden. Die Menge derselben wechselt, je nachdem der Mageninhalt reich oder arm an eiweißhaltigen Substanzen ist, welche die Salzsäure mit Beschlag belegen. Die gebundene Salzsäure zu bestimmen hat nur einen Wert, wenn man einen Mageninhalt zur Untersuchung bekommt, dem die freie Salzsäure fehlt und wenn man feststellen will, ob der Magen noch eine geringe Saftmenge abgeschieden hat oder nicht. Ist gebundene Salzsäure nachweisbar, so darf man annehmen, daß noch funktionsfähiges Drüsengewebe vorhanden ist, im anderen Falle, daß ein völliges Versiegen der Saftsekretion vorliegt.

Quantitativ bestimmt wird die gebundene Salzsäure nach Töpfer[2]) oder nach Leo[3]) oder nach Cohnheim und Krieger[4]), nachdem man zuvor etwa vorhandene organische Säuren durch Schütteln mit Äther aus dem Ausgeheberten entfernt hat.

1. Verfahren nach Töpfer. Dieses Verfahren beruht auf der Eigentümlichkeit von alizarinsulfosaurem Natron, indifferent gegen gebundene Salzsäure zu sein, dagegen mit allen anderen sauren Bestandteilen des Magensaftes in Reaktion zu treten.

Man verwendet am zweckmäßigsten nicht weniger als 10 ccm Filtrat, setzt 2—3 Tropfen einer 1 proz. Lösung von alizarinsulfosaurem Natron zu

---

[1]) J. Holmgren, Biochem. Zeitschr. **14**, 181 [1908]; Deutsche med. Wochenschr. **1911**, Nr. 6. — Vgl. auch Baumstark, Zeitschr. f. Balneologie **4**, 91 [1911].
[2]) R. Töpfer, Zeitschr. f. physiol. Chemie **19**, 104 [1894].
[3]) H. Leo, Zentralbl. f. d. med. Wissensch. **1889**, 481.
[4]) O. Cohnheim u. Krieger, Münch. med. Wochenschr. **1900**, 12.

und titriert so lange mit $^1/_{10}$ n-NaOH, bis die ursprünglich gelbe Farbe in Violett übergeht. Man subtrahiert dann die so gefundene Menge $^1/_{10}$ n-NaOH von der für G.-A. erhaltenen Menge $^1/_{10}$ n-NaOH und erhält auf diese Weise die Quantität $^1/_{10}$ n-NaOH, die der gebundenen Salzsäure entspricht.

$$\text{Hat man beispielsweise gefunden für G.-A.} \ldots \ldots = 50$$
$$\text{bei der Titration mit alizarinsulfosaurem Natron} \; . \; . = 30$$
$$\text{so beträgt die gebundene Salzsäure} \ldots \ldots \ldots = 20$$

So einfach auch diese Methode in ihrer Ausführung zu sein scheint, so erfordert sie doch ein gutes Farbenunterscheidungsvermögen, da der Farbenwechsel nicht sehr scharf erfolgt.

2. **Verfahren nach Leo.** Dies Verfahren beruht darauf, daß man in einer gemessenen Menge die Gesamtacidität in Gegenwart von Calciumchlorid bestimmt, dann zu einer neuen gleichgroßen Portion Calciumcarbonat zusetzt und abermals in Gegenwart von Chlorcalcium titriert und so die sauren Phosphate bestimmt. Dieser Wert, subtrahiert von dem Werte für G.-A., ergibt den Wert für die gesamte Salzsäure. Bestimmt man nun noch in einer dritten Portion die freie Salzsäure, so kann man durch Subtraktion dieses Wertes von dem für die Gesamtsalzsäure gefundenen die Größe der gebundenen Salzsäure berechnen.

Im besonderen verfährt man so, daß man 10 ccm Mageninhaltfiltrat versetzt mit 5 ccm konz. Chlorcalciumlösung und mit $^1/_{10}$ n-NaOH gegen Phenolphthalein als Indicator titriert; der so gefundene Wert entspricht der Gesamtacidität (G.-A.).

Alsdann verreibt man weitere 15 ccm Filtrat mit ca. 1,0 g getrocknetem pulverisierten Calciumcarbonat, filtriert durch ein aschefreies Filter, entfernt mittels Durchleiten von Luft die Kohlensäure aus dem Filtrat und bestimmt in 10 ccm dieses Filtrates nach Zusatz von 5 ccm konz. Chlorcalciumlösung durch Titration mit $^1/_{10}$ n-NaOH gegen Phenolphthalein als Indicator abermals die Acidität. Die gefundene Zahl gibt die Menge der Phosphate an. Subtrahiert man diesen Wert von dem Werte für die G.-A., so bekommt man den Wert für Gesamtsalzsäure.

In einer neuen Portion bestimmt man nun noch die freie Salzsäure in der üblichen Weise und findet durch Subtraktion dieses Wertes von dem für die Gesamtsalzsäure ermittelten die Menge der gebundenen Salzsäure. Hierfür ein Beispiel:

$$\text{Gesamtacidität} \ldots \ldots \ldots \ldots \ldots \ldots = 70$$
$$\text{Phosphate} \ldots \ldots \ldots \ldots \ldots \ldots = 15$$
$$\text{Gesamtsalzsäure} \ldots \ldots \ldots \ldots \ldots \ldots = 55$$
$$\text{Freie Salzsäure} \ldots \ldots \ldots \ldots \ldots \ldots = 30$$
$$\text{Gebundene Salzsäure} \ldots \ldots \ldots \ldots \ldots = 25$$

3. **Verfahren nach Cohnheim und Krieger.** Es beruht darauf, daß fast alle Eiweißkörper in saurer Lösung durch Phosphorwolframsäure gefällt werden, und daß die dabei frei werdende Säure durch Kalk gebunden wird. Dadurch wird die Gesamtacidität der Lösung um so viel geringer, als der durch Kalk gebundenen Salzsäure entspricht.

Im speziellen verfährt man so, daß man in 10 ccm Mageninhaltfiltrat zunächst die freie Salzsäure und die Gesamtacidität in der üblichen Weise quantitativ bestimmt. Dann wird eine zweite Portion von 10 ccm Filtrat in einem Becherglas mit etwa 30 ccm einer Lösung von phosphorwolframsaurem

69

Kalk — 4 g Phosphorwolframsäure in 100 ccm Wasser gelöst, in der Hitze mit $CaCO_3$ neutralisiert und dann filtriert — versetzt, der dabei entstehende Niederschlag abfiltriert und im Filtrat die Gesamtacidität bestimmt. Die Differenz der Werte für Gesamtacidität vor und nach der Fällung mit phosphorwolframsaurem Kalk entspricht der im Mageninhalt gebundenen Salzsäure.

Diese Methode ist so indes nur anwendbar, wenn sich im Mageninhalt freie Salzsäure findet. Ist diese nicht vorhanden, so muß man durch Zusatz einer genügend großen Menge an $1/10$ n-HCl für einen Überschuß an freier Salzsäure sorgen und zuvor nicht die Gesamtacidität, sondern das Salzsäuredefizit bestimmen. Bei der Berechnung ist dann der Wert für das Salzsäuredefizit von dem für die gebundene Salzsäure gefundenen Wert abzuziehen.

c) Salzsäuredefizit.

Unter dem Salzsäuredefizit versteht man diejenige Menge Salzsäure, die für die absolute Sättigung der im Mageninhalt vorhandenen Eiweißkörper erforderlich ist. Da der Mageninhalt nach einem Probefrühstück oder nach einer Probemahlzeit stets eine mehr oder weniger große Menge an Eiweißkörpern enthält, so ist zur Sättigung dieser ein ganz bestimmtes Quantum Salzsäure notwendig. Reicht die Menge der produzierten Salzsäure nicht aus, um alle Eiweißkörper mit Salzsäure zu sättigen, so spricht man von einem Salzsäuredefizit des Mageninhaltes. Man bestimmt dasselbe in der Weise, daß man zu 10 ccm Mageninhaltfiltrat 1—2 Tropfen Methylorange zusetzt und nun so viel $1/10$ n-HCl aus einer Bürette zufließen läßt, bis der Farbenumschlag in Rot erfolgt; dieser zeigt an, daß nunmehr freie Salzsäure vorhanden ist. Die Menge der verbrauchten HCl entspricht genau der Größe des Salzsäuredefizits. Wird also bis zur Erreichung des Farbenumschlages viel Salzsäure verbraucht, so ist das Salzsäuredefizit ein großes; und umgekehrt wird wenig verbraucht, so ist es ein kleines. In der Regel ist die Menge der gebundenen Salzsäure in einem Probefrühstück gleich 20, d. h. das aus dem Magen nach einem Probefrühstück Ausgeheberte enthält für gewöhnlich so viel Eiweißkörper, daß für 100 ccm des filtrierten Mageninhaltes 20 ccm $1/10$ n-Salzsäure mit ziemlicher Konstanz zur Sättigung dieser Eiweißkörper notwendig sind.

d) Gesamtsalzsäure.

Man kann die Gesamtsalzsäure bestimmen entweder mit Hilfe des sub 2b angegebenen Titrationsverfahrens nach Töpfer oder mit der Methode von Sjöquist.

1. **Titrationsverfahren nach Töpfer.** 10 ccm Filtrat werden mit 2—3 Tropfen einer 1 proz. Lösung von alizarinsulfosaurem Natron versetzt und mit $1/10$ n-NaOH bis zum violetten Farbenumschlag titriert. Die verbrauchte Menge NaOH entspricht der Menge der sauren Produkte mit Ausnahme der gebundenen Salzsäure. Subtrahiert man diesen Wert von dem in einer besonderen Portion bestimmten Werte für Gesamtacidität, so erhält man die Menge der gebundenen Salzsäure. Zu diesem Werte den Wert für freie Salzsäure hinzuaddiert, gibt die Menge der Gesamtsalzsäure. Beispiel:

$$
\begin{aligned}
&\text{Gesamtacidität} &= 50\\
&\text{Titration nach Töpfer} &= 35\\
&\left\{\begin{array}{l}\text{Gebundene Salzsäure} \\ \text{Freie Salzsäure}\end{array}\right. &\begin{array}{l}= 15 \\ = 30\end{array}\\
&\text{Gesamtsalzsäure} &= 45
\end{aligned}
$$

2. Methode von Sjöquist.[1]) 10 ccm Filtrat werden in einer Platinschale mit 0,5 g absolut reinem Bariumcarbonat verrieben, auf dem Wasserbad zur Trockne eingeengt und nun auf freier Flamme gelinde geglüht, bis die Kohle zum größten Teil verascht ist. Nach dem Erkalten wird die Asche wiederholt mit kleinen Mengen heißen Wassers so lange extrahiert, bis das Filtrat keine Chlorreaktion mehr gibt. Die gesamte Filtratmenge soll nicht mehr als 50—60 ccm betragen, andernfalls muß sie auf dem Wasserbad bis auf 50 ccm vorsichtig eingeengt werden. In dem Filtrat ist nun sämtliche Salzsäure des Magensaftes gebunden an Barium enthalten; der Bariumgehalt ist somit ein direktes Maß für den Gehalt an Salzsäure. — Um das Barium quantitativ zu bestimmen, wird das Filtrat mit einigen Tropfen Salzsäure angesäuert, bis zum beginnenden Sieden erhitzt, mit 4—5 ccm vorher erhitzter verdünnter Schwefelsäure versetzt und dann auf dem Wasserbad weiter so lange erhitzt, bis sich das Bariumsulfat klar absetzt. Alsdann wird der Niederschlag quantitativ auf ein aschefreies Filter gebracht, so lange mit destilliertem Wasser gewaschen, bis das Filtrat frei von Salzsäure und Schwefelsäure ist, mit Alkohol und Äther behandelt, das Filter in einem Platintiegel verascht, geglüht und nach dem Erkalten gewogen. Die Menge der Gesamtsalzsäure berechnet man, indem man den für Bariumsulfat gefundenen Wert mit 0,3123 multipliziert.

Diese Bestimmung läßt sich auch mittels Titration ausführen. Man hat dann folgendermaßen vorzugehen: Das Filtrat von der Kohle, die wässerige Chlorbariumlösung, wird mit Ammoniak und Ammoniumcarbonat versetzt, das ausgeschiedene Bariumcarbonat abfiltriert, gewaschen und in verdünnter Salzsäure gelöst. Die Lösung wird dann auf dem Wasserbad zur Trockne eingedampft, mehrmals mit Wasser übergossen und wieder zur Trockne abgedampft, bis sämtliche Salzsäure entfernt ist. Nun wird der Rückstand mit Wasser aufgenommen und unter Zusatz von Kaliumbichromatlösung mit Silberlösung von bekanntem Gehalt in der üblichen Weise titriert. Aus der Menge der verbrauchten Silberlösung ergibt sich die Menge des in der Lösung enthaltenen Chlors.

e) Saure Phosphate.

Saure phosphorsaure Salze finden sich unter normalen Verhältnissen nur in geringen Mengen im Ausgeheberten. So beträgt ihr Wert nach einem Probefrühstück = 3—7 ccm $1/10$ n-NaOH; bei stagnierendem Mageninhalt ist er aber mitunter beträchtlich größer.

Man bestimmt die Menge der sauren Phosphate, indem man die Gesamtsalzsäure subtrahiert von dem Wert für die Gesamtacidität. Enthält der Mageninhalt keine organischen Säuren, so entspricht dieser Wert den sauren Phosphaten. Sind dagegen organische Säuren vorhanden, so entfernt man sie, bevor man die Titration ausführt, durch Ausschütteln mit Äther.

Alles Nähere ergibt sich aus dem sub d 1 Gesagten.

Neben sauren Bestandteilen finden sich im normalen Mageninhalt nicht selten auch basische Bestandteile. So hat Rosenheim[2]) bei einer Reihe von normalen Fällen in allen Phasen der Verdauung im Magen eine geringe Menge Ammoniak (0,1—0,15 $^0/_{00}$) nachweisen können. — Von den sonstigen anorganischen Bestandteilen wie K und Na ist bereits oben bei der Zusammensetzung des Magens die Rede gewesen. Ihr Nachweis geschieht nach den im Kapitel „Harn" angegebenen Vorschriften.

---

[1]) J. Sjöquist, Zeitschr. f. physiol. Chemie **13**, 1 [1887]; Zeitschr. f. klin. Medizin **32** [1887].
[2]) Th. Rosenheim, Centralbl. f. klin. Medizin **13**, 817 [1892].

γ) Bestimmung der Enzyme.

Ein wesentlicher Bestandteil des Mageninhaltes sind die Fermente. Normaliter begegnet man 4 Fermenten im Ausgeheberten, dem Pepsin, dem Lab, dem Plasteinferment und der Lipase. — Bei Fällen von Magencarcinom hat man neuerdings auch ein peptolytisches Ferment gefunden.

Pepsin.

Pepsin ist in jedem normalen Mageninhalt anzutreffen, während es sich in der Magenschleimhaut noch als Proferment findet. Die Quantitäten des Pepsins wechseln ganz beträchtlich, doch kann man sagen, daß jeder Saft, der freie Salzsäure enthält, auch peptisch wirksam ist. Fehlt die freie Salzsäure, so kann im Ausgeheberten trotzdem Pepsin vorhanden sein, auch wenn es nicht gelingt, eine peptische Wirkung mit dem nativen Filtrat zu erzielen. Man braucht dann nur mit Salzsäure schwach anzusäuern und dann einen Verdauungsversuch anzustellen. Gänzliches Fehlen von Pepsin im Ausgeheberten beobachtet man äußerst selten; meist handelt es sich dann um Fälle von Achylia gastrica oder Atrophie der Magenschleimhaut oder Magencarcinom.

1. Qualitativer Nachweis.

Um Pepsin im Magensaft resp. -inhalt qualitativ nachzuweisen, bringt man in 5—10 ccm Filtrat, von dessen Gehalt an freier Salzsäure man sich vorher überzeugt hat, eine kleine Scheibe von geronnenem Hühnereiweiß oder eine Fibrinflocke und stellt das Gläschen in den Brutschrank oder in ein Wasserbad von 38°. Nach kurzer Zeit muß das Eiweiß, falls die Lösung Pepsin enthält, gänzlich oder zum mindesten teilweise verdaut sein.

Statt des gewöhnlichen Fibrins kann man sich mit Vorteil auch der Grütznerschen Carminfibrinflocke bedienen und beobachtet dann an der Rotfärbung der Flüssigkeit, ob von dem Fibrin etwas verdaut ist oder nicht. Doch erfordert diese Probe eine Kontrolle mit einer Carminfibrinflocke und der entsprechenden Salzsäure.

2. Quantitative Methoden der Pepsinbestimmung.

Man kennt deren eine große Zahl. Hier sollen nur diejenigen mitgeteilt werden, die sich bei praktischen sowohl wie bei wissenschaftlichen Untersuchungen bewährt haben und bequem auszuführen sind.

a) **Die Mettsche Methode.** Es werden Glasröhrchen von 1—2 mm Durchmesser und 20—25 cm Länge durch Ansaugen mit flüssigem Eiereiweiß unter Vermeidung von Luftbläschen gefüllt, in ein heißes Wasserbad von 90° gebracht, 10 Minuten darin belassen und dann herausgenommen. Um das in den Röhrchen geronnene Eiweiß vor Veränderungen zu schützen, werden die beiden Enden durch Paraffin oder Wachs oder Siegellack luftdicht abgeschlossen. — Die Eiweißröhrchen sind gleich nach ihrer Herstellung für die Pepsinbestimmung verwendbar. Sie werden in kleine Stücke von etwa 2 cm Länge geschnitten, wobei man darauf zu achten hat, daß die Bruchflächen nicht schräg, sondern senkrecht zur Achse verlaufen, und sofort in den zu untersuchenden Magensaft getan, nachdem man sich vorher davon überzeugt resp. dafür gesorgt hat, daß er genügend freie Salzsäure enthält. Als Gefäß kann man sich eines verschließbaren Schälchens oder eines Fläschchens bedienen. Dann wird das Gefäß in den Brutschrank gestellt und nach Verlauf von 24 Stunden mittels einer Lupe und eines Meßinstrumentes festgestellt, wieviel Millimeter Eiweißsäule von jeder Seite her verdaut worden sind. Aus mindestens 4 solcher Werte wird dann das Mittel berechnet und die Pepsinkonzentration entsprechend dem Schütz - Borissowschen Gesetz, demzufolge die Pepsinmengen sich verhalten wie die Quadrate der verdauten Eiweißsäulen, in der Weise bestimmt, daß man die gefundene Zahl ins Quadrat erhebt. Hat sich also als Mittelzahl 5,0 mm ergeben, so wäre die Pepsinmenge in diesem Falle = 25.

Man hat nun beobachtet, daß bei Benutzung von unverdünntem Magensaft nicht so gute Resultate erzielt werden, als wenn man den Saft zuvor verdünnt. Nierenstein und Schiff[1] schlagen deshalb eine Verdünnung des Magensaftes auf das 16fache vor und diese Verdünnung auf ihren Gehalt an Pepsin zu prüfen. — Will man also mit der 16fachen Verdünnung arbeiten, so setzt man zu 1 ccm nativem Magensaft resp. -inhalt 15 ccm $1/20$ n-Salzsäure, bringt in diese Probe die Mettschen Röhrchen und verfährt im übrigen genau wie vorhin. Die Berechnung der Pepsinmenge wird so ausgeführt, daß man die Zahl der verdauten Millimeter quadriert und mit 16 multipliziert. Wären beispielsweise im Durchschnitt verdaut worden 1,0 mm, so wäre der Pepsingehalt $1^2 \cdot 16 = 16$. Normaliter werden von gut wirksamen Magensäften 4—8 mm verdaut.

b) **Methode von Volhard-Löhlein.**[2] Das Prinzip der Methode beruht darauf, daß, wenn man Casein in Salzsäure löst und es durch Natriumsulfat wieder ausfällt, das Filtrat eine bestimmte Menge HCl enthält. Ist ein Teil des Caseins verdaut worden, so nimmt bei einer abermaligen Fällung mit Natriumsulfat die Menge des Caseins ab, mithin die Menge der Salzsäure im Filtrat zu. Dieser Zuwachs an Salzsäure im Filtrat geht parallel mit der Pepsinmenge.

100 g Casein werden in 1 l Aqua destillata unter Schütteln eingeweicht, 80 ccm $1/10$ n-Natronlauge zugefügt, auf 2000 ccm aufgefüllt und bis zur vollkommenen Lösung erwärmt. In die Verdauungsflasche — Volhard hat für diesen Zweck ein besonderes, mit Marken versehenes Glasgefäß angegeben — mißt man 11 ccm $1/10$ n-Salzsäure, füllt auf 150 ccm auf, setzt 100 ccm Caseinlösung zu, gibt eine gemessene Menge des zu untersuchenden Magensaftes hinzu und füllt auf 300 ccm auf. Dann setzt man die Verdauungsflasche auf 1 Stunde in den Brutschrank und unterbricht darnach die Verdauung durch Zusatz von 100 ccm 20 proz. Glaubersalzlösung. Alsdann wird in 100 ccm Filtrat die Acidität mit $1/10$ n-Natronlauge gegen Phenolphthalein als Indicator bestimmt und von dem gefundenen Wert die Acidität der Stammlösung subtrahiert; außerdem ist natürlich noch der Säurewert des zugesetzten Magensaftes abzuziehen.

c) **Methode von Jacoby-Solms.**[3] Sie beruht darauf, daß eine trübe Ricinlösung durch die verdauende Wirkung des Pepsins aufgehellt wird.

Die Ricinlösung wird in der Weise hergestellt, daß 0,5 g Ricin in 50 ccm einer 5 proz. Kochsalzlösung aufgelöst werden; das Filtrat hiervon, das leicht getrübt ist, wird zum Versuch in folgender Weise verwandt.

Der zu untersuchende Magensaft wird mit Wasser verdünnt, und zwar bei Superaciditäten auf das 100—1000fache, bei Anaciditäten auf das 10—20fache und bei normalen Mägen auf das 100—10000fache. Dann werden auf 5 Reagensgläschen je 2 ccm der Ricinlösung gegeben, zu jeder Ricinportion 0,5 ccm

[1] E. Nierenstein u. A. Schiff, Archiv f. Verdauungskrankh. 8, 559 [1903].
[2] F. Volhard, Münch. med. Wochenschr. 1903, 49. — W. Löhlein, Beiträge z. chem. Physiol. u. Pathol. 7, 120 [1906].
[3] M. Jacoby - Solms, Biochem. Zeitschr. 1, 53 [1908]; Zeitschr. f. klin. Medizin 64, 159 [1908].

$n/_{10}$-HCl und dann zunächst vom gekochten Magensaft in das 1. Gläschen 1,0 ccm, in das 2. 0,9, in das 3. 0,8, in das 4. 0,5 und in das 5. 0 ccm. Alsdann wird die Verteilung der Magensaftverdünnung in der Weise vorgenommen, daß in das 1. Gläschen 0,0 ccm, in das 2. 0,1 ccm, in das 3. 0,2 ccm, in das 4. 0,5 ccm und in das 5. 1,0 ccm kommen. Sämtliche Gläschen werden sodann verschlossen und auf 3 Stunden in den Brutschrank gestellt. Nach Ablauf der Frist werden sie herausgenommen und nachgesehen, bei welcher Verdünnung das Gemisch eine vollkommen klare Lösung darstellt.

Bezüglich der Berechnung der Pepsinmengen sei hervorgehoben, daß Jacoby - Solms unter 100 Pepsineinheiten den Pepsingehalt eines Kubikzentimeters Magensaft verstehen, bei dem nach 3stündigem Aufenthalt im Brutschrank 1 ccm einer 100fachen Magensaftverdünnung die Ricinlösung gerade aufhellt.

Bei Gesunden mit normaler Sekretion beträgt der Pepsingehalt nach Solms 100, nach Witte[1]) 100—200 Pepsineinheiten. In Fällen von Sub- und Anacidität sind die Pepsinwerte herabgesetzt, bei Superacidität sehr häufig, aber nicht immer gesteigert.

d) Methode von Fuld-Levison.[2]) Die Methode beruht darauf, daß eine saure Lösung von Edestin durch Zusatz von Kochsalz getrübt wird, während seine peptischen Verdauungsprodukte durch Kochsalz nicht gefällt werden.

Ausgeführt wird die Methode so, daß eine Reihe von Reagensgläsern mit absteigenden Mengen des zu prüfenden Magensaftes resp. -inhaltes beschickt werden, und daß zu jeder Portion 2 ccm einer Auflösung von 1 T. Edestin in 1000 T. Salzsäure von der Acidität 30 zugesetzt werden. Die Gläschen bleiben $1/_2$ Stunde bei Zimmertemperatur stehen und werden nach Ablauf der Frist mit 0,3 ccm gesättigter Kochsalzsösung (ca. 30%) versetzt. Dasjenige unterste Gläschen, das auf Zusatz von Kochsalz noch klar geblieben ist, dient zur Berechnung der Pepsinkonzentration.

Die Berechnung wird in folgender Weise durchgeführt: Nehmen wir an, daß dasjenige unterste Gläschen, das noch klar geblieben ist, 0,25 ccm der 20fachen Verdünnung des Magensaftes enthält, so würde sich verhalten

$$0,25 : (20 \times 2) = 1 : x, \quad \text{demnach} \quad x = \frac{1 \cdot (20 \times 2)}{0,25}$$

$$\underset{\substack{\text{Ver-}\\\text{dün-}\\\text{nung}}}{\big|} \quad \underset{\substack{\text{ccm}\\\text{Edestin-}\\\text{lösung}}}{\big|} \quad \underset{\substack{\text{ccm}\\\text{Magen-}\\\text{saft}}}{\big|}$$

$$= 160 \text{ Pepsineinheiten.}$$

Normaler Magensaft enthält, mit der Edestinmethode untersucht, 100 bis 200 Pepsineinheiten, bei Hyperacidität wurden Werte bis zu 300 beobachtet, bei Subacidität Werte von 20, 10 und noch weniger. Es empfiehlt sich darum, in diesen Fällen mit unverdünntem Mageninhalt zu arbeiten.

Magensäfte, von Hunden mit Pawlowschem Magenblindsack stammend, enthielten Pepsinwerte, die zwischen 400 und 1600 schwankten.

e) Methode von Groß.[3]) Dieses Verfahren beruht darauf, daß Casein aus saurer Lösung durch Zusatz von essigsaurem Natron ausgefällt wird, während die Abbauprodukte des Caseins in Lösung bleiben.

Die für die Methode erforderliche Caseinlösung wird in der Weise hergestellt, daß 1 g Caseinum purissimum (Grübler) in 1 l Salzsäure (16 ccm HCl vom spez. Gew. 1,124 + 986 ccm H_2O) auf dem Wasserbad gelöst wird. Von

---

[1]) A. Witte, Berl. klin. Wochenschr. **1907**, 1338.
[2]) E. Fuld-Levison, Biochem. Zeitschr. **6**, 473 [1907].
[3]) G. Groß, Berl. klin. Wochenschr. **1908**, Nr. 13.

der auf 39—40° vorgewärmten Lösung werden je 10 ccm in eine Reihe von Reagensgläsern gebracht, die mit absteigenden Mengen des zu untersuchenden Mageninhaltfiltrates beschickt werden. Sämtliche Gläschen kommen dann sofort in den Thermostaten und werden dort 15 Minuten belassen. Nach Ablauf der Frist werden zu jedem Gläschen einige Tropfen einer konzentrierten Lösung von essigsaurem Natron zugegeben und nun beobachtet, wo die erste Trübung auftritt.

Als Einheit der verdauenden Kraft bezeichnet Groß diejenige Saftmenge, die in 15 Minuten 10 ccm der Caseinlösung glatt verdaut. Für den normalen Magensaft fand er eine Stärke von 33 Einheiten.

Lab (Para-chymosin).

Lab resp. Chymosin ist im Mageninhalt als Proferment enthalten bei Abwesenheit von freier Salzsäure, als Ferment überall dort, wo freie Salzsäure zugegen ist. Es stammt zum allergrößten Teil aus den Fundusdrüsen, während die Pars pylorica sehr arm an Lab ist.

1. Qualitativer Nachweis.

Man führt ihn so aus, daß man zu 5 ccm Milch in einem Reagensglas 0,5—1,0 ccm des Magensaftes resp. -inhaltes zusetzt und das Röhrchen in den Brutschrank oder ein entsprechend temperiertes Wasserbad bringt. Ist Labferment in beträchtlicher Menge vorhanden, so tritt schon nach spätestens 10 Minuten Gerinnung ein.

Bleibt die Gerinnung aus, so kann das darauf beruhen, daß das Lab sich als Proferment in der zu untersuchenden Lösung befindet. Man säuert dann die Lösung mit ein paar Tropfen $1/10$ n-HCl schwach an und bringt nun die Milch, der man noch einige Tropfen 1 proz. Chlorcalciumlösung zugefügt hat, mit dem schwach angesäuerten Filtrat zusammen. Tritt jetzt Gerinnung ein, so ist in dem Mageninhalt Labzymogen enthalten.

2. Quantitative Bestimmung.

a) **Methode von Morgenroth.**[1]) Eine Reihe von Reagensgläsern wird mit absteigenden Mengen der zu untersuchenden Flüssigkeit versetzt, zu jeder Portion 10 ccm frisch gewonnene Milch zugefügt, durchgeschüttelt und nun sämtliche Gläschen auf 24 Stunden in den Eisschrank gebracht. Nach Ablauf der Frist werden sie herausgenommen und in ein Wasserbad von 38° auf 5 Minuten übertragen, dann herausgenommen und nun festgestellt, in welchem Gläschen eine komplette, in welchem eine partielle Gerinnung eingetreten ist und wo die Gerinnung ausgeblieben ist.

b) **Methode von Blum und Fuld.**[2]) Um die Fehlerquelle auszuschalten, welche die wechselnde Labfähigkeit der Marktmilch mit sich bringt, verwenden Blum und Fuld das Milchpulver von Ekenberg Co. (London, Victoriabuildings). Und um ferner die im besonderen von Fuld[3]) angestellten Versuche über die Schädigung des Parachymosins durch Bruttemperatur zu umgehen, stellen sie ihre Versuche bei Zimmertemperatur in folgender Weise an:

10 Gewichtsteile dieses Pulvers werden unter Umrühren in 90 T. Wasser gelöst und mit 1 ccm 20 proz. Chlorcalciumlösung versetzt. Sodann wird auf

---

[1]) J. Morgenroth, Centralbl. f. Bakteriol., Parasit. u. Infekt. **26**, 349 [1899].
[2]) F. Blum u. E. Fuld, Berl. klin. Wochenschr. **1905**, 44; Zeitschr. f. klin. Medizin **58**, 505 [1905].
[3]) E. Fuld, Berl. klin. Wochenschr., Festschr. f. Ewald. **1907**.

eine Reihe von Reagensgläsern der Magensaft resp. -inhalt in absteigender
Menge verteilt, zu jeder Portion 5 ccm der Milchmischung zugefügt und sämtliche Gläschen auf 2 Stunden in ein Wasserbad von 20° gebracht. Alsdann
werden sie auf 5 Minuten in ein Wasserbad von 38° übertragen, um die Gerinnung vor sich gehen zu lassen, und festgestellt, in welchem Gläschen noch
ein Gerinnsel vorhanden ist.

Nach Blum und Fuld gelten als normale Werte für menschlichen Mageninhalt 3000—7000, als herabgesetzte die unter 3000 und als erhöhte die über
7000. — Für reinen Magensaft vom Hunde, gewonnen aus einem „kleinen
Magen" nach Pawlow, schwanken nach Blum und Boehme[1]) die Labwerte
zwischen 1000 und 6000.

Plasteinferment von Danilewsky.[2])

Es findet sich in erster Reihe im Magenschleimhautextrakt, ist aber auch
im Magensaft angetroffen worden und hat die Fähigkeit, in konzentrierten
Albumosenlösungen Niederschläge zu bilden. Diese Eigenschaft des Magensaftes ist noch wenig untersucht und geklärt. Menschlicher Magensaft resp.
-inhalt ist bisher überhaupt noch nicht daraufhin geprüft worden. Man führt
die Untersuchung so aus, daß man 2—4 ccm Magensaft resp. -filtrat mit 10 ccm
einer 10 proz. Albumosenlösung zusammenbringt und das Gemisch auf 24 Stunden in den Brutschrank stellt. Plasteinbildung ist vorhanden, wenn sich ein
dicker Niederschlag im Reagensglas findet.

Lipase.

Lipase findet sich im reinen Magensaft und im Ausgeheberten in mehr
oder weniger großer Menge. Sie stammt aus dem Fundus und kann aus der
Fundusschleimhaut mit Glycerin extrahiert werden. Es existiert von ihr ebenso
wie vom Lab und Pepsin eine Vorstufe, ein Zymogen; im sauren Magensaft
findet sie sich jedoch stets als wirksames Ferment.

Nachweis der Fettspaltung. Der Nachweis der Fettspaltung geschieht nach
der Methode von Volhard[3]) in der Weise, daß 10 ccm einer Eigelbemulsion,
die bereitet ist aus 3 Eigelb und 100 ccm Wasser, mit 5 ccm Magensaft resp.
Mageninhaltfiltrat bei Brutschrank- oder Zimmertemperatur 6—12 Stunden
digeriert werden. Danach wird das Gemisch mit Äther extrahiert und in einem
aliquoten Teil des Extraktes unter Zusatz der gleichen Menge säurefreien
Alkohols die Säure mit $1/_{10}$ n-Natronlauge gegen Phenolphthalein als Indicator
titrimetrisch bestimmt. Ein anderer Teil des Ätherextraktes wird zur Verseifung mit 10 ccm $1/_{10}$ n-Natronlauge versetzt und bleibt 24 Stunden bei
Zimmertemperatur stehen. Alsdann werden mit 10 ccm Normalschwefelsäure
die Fettsäuren in Freiheit gesetzt und ihre Menge titrimetrisch mit $1/_{10}$ n-
Natronlauge bestimmt.

Mit dieser Methode fand Zinsser[4]) im normalen menschlichen Mageninhaltfiltrat eine Fettspaltung von durchschnittlich 24,5%, bei Achylia
gastrica eine solche von durchschnittlich 45,8%, bei Hyperacidität nur
etwa 15%.

---

[1]) F. Blum u. Boehme, Beiträge z. chem. Physiol. u. Pathol. **9**, 74 [1907].
[2]) W. Danilewsky, zit. nach Lawrow, Zeitschr. f. physiol. Chemie **51**, 1 [1907].
[3]) F. Volhard, Münch. med. Wochenschr. **1900**, 141 u. 194; Zeitschr. f. klin. Medizin
42, 414 [1901].
[4]) A. Zinsser, Beiträge z. chem. Physiol. u. Pathol. **7**, 31 [1906].

Peptolytisches Ferment.

Dasselbe wurde von Neubauer und Fischer[1]) in carcinomatösem Mageninhalt gefunden. Es stammt aus dem Carcinom und hat die Fähigkeit, aus einem Tryptophanpeptid das Tryptophan in Freiheit zu setzen. Da aber auch Blut und Pankreassaft dieses Ferment enthalten, so muß man sich zunächst davon überzeugen, daß beide im Ausgeheberten nicht zugegen sind. Dann filtriert man und überzeugt sich weiter, daß das Filtrat keine Rotfärbung mit Bromwasser gibt. Sind alle diese Proben negativ ausgefallen, so ist der Magensaft zur Anstellung der Fermentprobe geeignet.

Die Fermentprobe wird folgendermaßen ausgeführt: Ca. 10 ccm des Filtrates vom Ausgeheberten werden mit wenig Glycyltryptophan versetzt, mit Toluol überschichtet und in den Brutschrank gestellt. Ist man nicht im Besitz von Glycyltryptophan, so verwendet man zweckmäßig das „Fermentdiagnostikum" von der Firma Kalle & Co., A.-G., Biebrich a. Rh., die das Peptid in gebrauchsfertigem Zustand abgibt, und zwar in Gläschen, die das erforderliche Quantum Glycyltryptophan gelöst und mit Toluol überschichtet enthalten. Es ist dann nur nötig, den filtrierten Magensaft bis zu einer dem Gläschen eingeprägten Marke zuzusetzen und das Gläschen in den Brutschrank zu stellen. Nach 24 Stunden nimmt man mit einer Pipette 2—3 ccm unter der Toluolschicht heraus, bringt sie in ein Reagensrohr und setzt einige Tropfen 3 proz. Essigsäure zu. Dann läßt man aus einer mit Brom gefüllten Flasche ganz vorsichtig Bromdämpfe in das Reagensrohr hineinfallen, so daß man im oberen Teile des Reagensrohres eine leichte Braunfärbung erkennt, und schüttelt durch. Färbt sich die Lösung rosa, so ist freies Tryptophan vorhanden, die Probe also positiv. Ein Überschuß von Brom bringt die Färbung momentan wieder zum Verschwinden. Zeigt sich keine Rosafärbung, so setzt man in der eben beschriebenen Weise weiterhin vorsichtig Bromdämpfe zu und beobachtet weiter, ob Rosafärbung eintritt; man fährt in dieser Weise fort, bis schließlich auf weitere Bromzugabe eine leicht gelbliche Färbung des Reagensrohrinhaltes eintritt. Dann ist sicher ein Überschuß von Brom vorhanden, und die Probe ist als negativ zu bezeichnen. Die Hauptsache ist, daß die Bromdämpfe möglichst vorsichtig zugesetzt werden, da die Reaktion sehr empfindlich ist, und beim geringsten Überschuß von Bromdämpfen die Rosafärbung so schnell entsteht und wieder verschwindet, daß sie selbst dem geübten Auge entgehen kann. — Ist die Probe nach 24 Stunden negativ ausgefallen, so kann man nach weiteren 24 Stunden nochmals nachsehen. Neubauer und Fischer möchten aber Spaltungen, die nicht innerhalb der ersten 24 Stunden erfolgen, keine entscheidende Bedeutung zuerkennen, sondern empfehlen in diesen Fällen die Probe mit neu gewonnenem Magensaft zu wiederholen.

Statt mit Bromdämpfen kann die Reaktion zweckmäßig auch mit verdünnter Chlorkalklösung angestellt werden. Man stellt sich eine solche durch Verdünnung der zur Indicanprobe verwendeten halbgesättigten Lösung auf das Fünffache her; da alte Chlorkalklösungen oft zersetzt sind, so ist es ratsam, sich vorher von ihrer Wirksamkeit zu überzeugen, z. B. durch Zusatz eines Tropfens zu einer Jodkaliumlösung (Gelbbraunfärbung durch freiwerdendes Jod). Diese verdünnte Chlorkalklösung wird mit einer Tropfpipette tropfenweise zugesetzt; auch hier verrät sich eingetretene Spaltung des Glycyltryptophans durch Rosafärbung, die durch Überschuß des Reagens ebenfalls wieder zum Verschwinden gebracht wird.

---

[1]) O. Neubauer u. H. Fischer, Deutsches Archiv f. klin. Medizin **97**, 499 [1909].

Soweit über diese Methode Erfahrungen vorliegen, scheint ihr Wert für die Diagnose des Magencarcinoms zweifelhaft zu sein. L. Kuttner und G. Pulvermacher[1]), A. Albu und H. Ley[2]) sowie Pechstein[3]) kamen zu dem Ergebnis, daß die Reaktion für das Vorhandensein eines Tumors nicht spezifisch ist.

δ) Anormale Bestandteile.

Von anormalen Bestandteilen findet man im Mageninhalt außer den bereits besprochenen organischen Säuren (Milchsäure, flüchtige Fettsäuren) mitunter große Mengen Schleim, Blut, Eiter, Galle, Urobilin, Schwefelwasserstoff, Indol.

Schleim in großen Mengen — in kleinen Quantitäten gehört er zu den regelmäßigen Bestandteilen des normalen Magensekrets — ist meist auf einen Magenkatarrh zurückzuführen. Auch carcinomatöser Mageninhalt ist in der Regel abnorm reich an Schleim. — Große Beimengungen von Schleim erkennt man nach Boas[4]) am besten beim Umgießen des Mageninhaltes von einem Gefäß ins andere, wobei die Kohärenz und Klebrigkeit am besten in Erscheinung tritt. Ein solcher Mageninhalt filtriert äußerst schlecht oder auch gar nicht. Der chemische Nachweis des Schleims geschieht wie beim Urin (s. S. 771).

Blut. Das Vorkommen von Blut im Mageninhalt ist, wenn es nicht aus dem Rachen oder aus dem Munde, sondern aus dem Magen stammt, von großer diagnostischer Bedeutung und darum sein Nachweis von größter Wichtigkeit. Große Mengen von Blut im Mageninhalt verleihen ihm ein kaffeesatzartiges Aussehen wegen der Umwandlung des Hämoglobins in salzsaures Hämatin (Magengeschwür, ulcerierendes Carcinom). In diesen Fällen begegnet der Blutnachweis weiter keinen Schwierigkeiten. Erst bei den sog. okkulten Magenblutungen, die stets dort vorkommen, wo sich ulcerierende Stellen in der Magenschleimhaut finden, kann der Blutnachweis recht schwierig werden.

Man verwendet zum Nachweis des Blutes im Ausgeheberten die Guajacprobe, die Aloinprobe und die Benzidinprobe.

Sämtliche Reaktionen sind eingehend beschrieben im 5. Kapitel: Faecesuntersuchungen.

Eiter. Größere Eitermengen kommen sehr selten im Magen vor (Gastritis phlegmonosa, Magenabsceß), sind dann aber schon makroskopisch erkennbar.

Galle findet sich häufig im Mageninhalt, besonders dann, wenn man den Patienten bei nüchternem Magen aushebert und ihn exprimieren läßt. Das Ausgeheberte sieht dann gelb, mitunter auch grün aus. Der chemische Nachweis der Galle geschieht wie beim Urin, s. S. 750.

Urobilin. Gegenwart von Urobilin färbt den Mageninhalt rosa. Es findet sich sehr selten im Ausgeheberten und ist bisher nur bei hochgradiger Hyperacidität beobachtet worden. Nach Meinel[5]) hängt das Auftreten von Urobilin im Magen zusammen mit dem Übertritt von Galle aus dem Darm in den Magen und dem langen Verweilen der Galle im stark sauren Mageninhalt. Braunstein[6]) führt den Urobilingehalt des Mageninhaltes auf den Urobilingehalt der Galle zurück.

---

[1]) L. Kuttner u. G. Pulvermacher, Berl. klin. Wochenschr. **1910**, Nr. 45.
[2]) A. Albu u. H. Ley, Berl. klin. Wochenschr. **1910**, Nr. 47.
[3]) H. Pechstein, Berl. klin. Wochenschr. **1911**, Nr. 9.
[4]) J. Boas, Diagnostik und Therapie der Magenkrankheiten **1903**, S. 242.
[5]) B. Meinel, Centralbl. f. inn. Medizin **1903**, 13 u. 18.
[6]) A. Braunstein, Zeitschr. f. klin. Medizin **50**, 159 [1907].

Tryptophan findet sich unter normalen Verhältnissen nach den Untersuchungen von Erdmann und Winternitz[1]) nie im ausgeheberten normalen Mageninhalt, häufig jedoch bei Magencarcinom, selten bei Ulcus. Als Ursache des Auftretens des Tryptophans nehmen sie bakterielle und fermentative Zersetzungsvorgänge an, die sich im Mageninhalt abspielen. Ähnliche Beobachtungen machte Gläßner[2]). Nach den Untersuchungen von Neubauer und Fischer[3]) sind Tryptophan enthaltende Magensäfte sehr selten.

Die Prüfung auf Tryptophan geschieht mit Bromwasser in der beim Harn angegebenen Weise.

Schwefelwasserstoff wurde zum ersten Male von Boas[4]) im Mageninhalt beobachtet bei einem Falle von gutartiger Pylorusstenose und ist seitdem häufiger festgestellt worden.

Der chemische Nachweis geschieht am leichtesten in der Weise, daß man ein mit alkalischer Bleizuckerlösung getränktes Filtrierpapier in das den Mageninhalt enthaltende Gefäß hält. Bei Gegenwart von Schwefelwasserstoff färbt es sich in kurzer Zeit schwarz.

Indol haben Albu und Neuberg[5]) bei einem Fall von Fistula gastrocolica carcinomatosa mit Sicherheit nachweisen können.

Der Nachweis geschah so, daß der fäkulent riechende Mageninhalt zur Bindung des Schwefelwasserstoffes mit Kupfersulfat versetzt wurde und das Filtrat vom Schwefelkupfer im Dampfstrom destilliert wurde. Das Destillat zeigte den typischen Indolgeruch und gab sämtliche Reaktionen auf Indol.

Gase. Die normaliter im Magen vorkommenden Gase dürften zum größten Teil von der verschluckten Luft, dem verschluckten Speichel und von den durch den Pylorus aus dem Darm zurückgetretenen Darmgasen herrühren. Beim Hunde fand Planer[6]) in dem Gasgemisch des Magens 23—33% Kohlensäure, 66—68% Stickstoff und 0,8—6,1% Sauerstoff. Bezüglich der Kohlensäure hat Schierbeck[7]) festgestellt, daß sie zum Teil von der Magenschleimhaut selbst geliefert wird. Im nüchternen Zustand entspricht ihre Tension im Magen 30—40 mm Hg. Nach Nahrungsaufnahme steigt sie beträchtlich an und kann einen Tensionswert von 130—140 mm Hg zeigen. Die Tensionskurve der Kohlensäure nimmt in den verschiedenen Phasen der Verdauung den nämlichen Verlauf wie die Aciditätskurve; sie wird herabgesetzt durch Nicotin, bedeutend gesteigert durch Pilocarpin. Schierbeck schließt hieraus, daß die Kohlensäure im Magen ein Produkt der Tätigkeit des secernierenden Drüsengewebes ist. — Bei Stagnation der Nahrung begegnet man neben der CO_2, N und O noch anderen gasförmigen Gärungsprodukten, wie H, CH_4, die in erster Reihe von Hoppe-Seyler[8]) und von Kuhn[9]) eingehend untersucht wurden. Ersterer fand, daß noch bei einem Gehalt von 0,2% HCl große Mengen von Wasserstoffgas gebildet wurden. — Über den Nachweis und die quantitative Bestimmung der Gase s. Kapitel 1287—1321.

---

[1]) E. Erdmann u. R. Winternitz, Münch. med. Wochenschr. **1903**, 983.
[2]) G. Gläßner, Berl. klin. Wochenschr. **1903**, 599.
[3]) O. Neubauer u. H. Fischer, Deutsches Archiv f. klin. Medizin 97, 499 [1909].
[4]) J. Boas, Deutsche med. Wochenschr. **1892**, 49.
[5]) A. Albu u. C. Neuberg, Biochem. Zeitschr. 1, 541 [1906].
[6]) G. Planer, zit. nach Hammarsten, Lehrb. d. physiol. Chemie **1910**.
[7]) N. P. Schierbeck, Skand. Archiv f. Physiol. 5, 1 [1893].
[8]) G. Hoppe-Seyler, Deutsches Archiv f. klin. Medizin 50, 82 [1892].
[9]) Fr. Kuhn, Deutsches Archiv f. klin. Medizin 51, 572 [1892].

3. Erbrochener Mageninhalt.

Von Wichtigkeit ist es, das ganze erbrochene Material zur Untersuchung zu bekommen.

Man prüft es auf seine Reaktion und untersucht zunächst makroskopisch auf Beimengungen anormaler Bestandteile, wie Eiter, Blut, Schleim, Galle usw. Von Interesse ist ferner, ob das Erbrochene größere Mengen grober unverdauter Nahrung enthält und namentlich, ob sich in ihm noch Reste von Mahlzeiten des vorhergehenden Tages finden. Beim Magencarcinom beispielsweise, das vielfach mit häufigem Erbrechen einhergeht, ist die eingeführte Nahrung meist unverändert und in große Mengen Schleim eingebettet, wenn das Carcinom bei der Kardia oder deren Umgebung sitzt. Das Erbrochene hat dann in der Regel einen faden Geruch; ist das Carcinom schon verjaucht, so verbreiten die ausgeheberten oder ausgebrochenen Massen einen widerwärtigen, äußerst üblen Geruch. Handelt es sich um ein Carcinom in der Pylorusgegend, so ist das Erbrochene meist säuerlich und übelriechend und enthält Speisereste, die schon mehr oder weniger in Umwandlung begriffen sind. Ist ihnen Blut beigemengt, so zeigt das Erbrochene kaffee- oder schokoladenfarbenes Aussehen.

Der makroskopischen Inspektion folgt die chemische Untersuchung, die bezüglich der einzelnen Bestandteile in der gleichen Weise vorgenommen wird, wie sie in dem Vorhergehenden beschrieben wurde. Die Deutung von beigemengten Blutmengen beansprucht große Vorsicht, da das Blut auch aus dem Rachen, der Mundhöhle, dem Oesophagus oder der Luftröhre stammen kann. Bezüglich der Untersuchung auf Gegenwart von Giften siehe Harn S. 791.

III. Pankreassaft.

Das Sekret der Pankreasdrüse wird meist durch zwei, mitunter auch durch drei Gänge in den Darm entleert. Die Art, wie die Sekretion erfolgt, ist bestimmten Gesetzen unterworfen. Diese Gesetzmäßigkeit ist eingehend von Pawlow[1]) und seinen Schülern an Hunden, denen man eine Pankreasfistel angelegt hatte, erforscht worden mit dem Resultat, daß nicht allein die Nahrungsaufnahme als solche eine beim hungernden Tier völlig zum Stillstand gekommene Sekretion wieder in Gang bringt, sondern daß je nach der Art der verabfolgten Nahrung mehr oder weniger Saft in den gleichen Zeiträumen sezerniert wird. Es zeigte sich, daß die Saftproduktion am stärksten ist nach Brotnahrung, schwächer nach Fleisch und am geringsten nach Fett. — Auch die Qualität des Saftes ist nach der Pawlowschen Schule von der Nahrung abhängig insofern, als je nach der Art der Nahrung der Gehalt an den drei im Pankreassaft vorkommenden Enzymen Trypsin, Diastase, Lipase sich ändert. Doch ist diese Frage noch nicht in allen ihren Punkten klargestellt, zumal bei ein und derselben Nahrung der Saft, wie Mazurkiewicz[2]) gezeigt hat, großen Schwankungen bezüglich seiner Zusammensetzung unterworfen sein kann. — Beim Menschen liegen die Verhältnisse bezüglich der Saftmengen nach den Untersuchungen von Wohlgemuth[3]) ganz ähnlich. Auch hier wurde nach Brot die stärkste, nach Fleisch eine schwächere und nach Fett die schwächste

---

[1]) J. P. Pawlow, Die Arbeit der Verdauungsdrüsen, Wiesbaden **1898**; Ergebnisse d. Physiol. **1**, Abt. 1.

[2]) W. Mazurkiewicz, Archiv f. d. ges. Physiol. **121**, 75 [1908].

[3]) J. Wohlgemuth, Berl. klin. Wochenschr. **1907**, Nr. 2.

Sekretion beobachtet. Doch ergab sich für die Fermentkonzentration nur die eine Gesetzmäßigkeit, daß je mehr Saft produziert wurde, um so geringer die Fermentmenge war, und je weniger Saft, um so reicher der Fermentgehalt war. — Andererseits sind auch Beobachtungen an Menschen mit Pankreasfisteln gemacht worden, bei denen die einzelnen Nahrungssorten ganz anders wirkten. So fanden Gläßner und Popper[1]) bei ihren Patienten umgekehrt nach Kohlenhydraten die geringste Saftmenge und am meisten nach Eiweiß und Fett; und Ellinger und Cohn[2]) konnten überhaupt keine Regelmäßigkeit in der Sekretion des menschlichen Pankreas feststellen. Worauf diese Abweichungen beruhen, ist schwer zu sagen; möglich, daß der Allgemeinzustand des betreffenden Individuums oder die bei dem Organ gesetzte Verletzung und die Art der Fistelbeschaffenheit von Einfluß auf die ausgeschiedenen Saftmengen ist.

Führt man Öl in den Magen ein, so tritt rückläufig Darminhalt, also Pankreassaft, in den Magen über. Diese von Boldyreff[3]) namentlich an Hunden gemachte Beobachtung hat man sich zunutze gemacht, um beim Menschen Pankreassaft zu gewinnen. Man verfährt so, daß man dem Patienten 200 g Öl mittels Schlundsonde in den Magen gießt und nach $1/2$—$3/4$ Stunde aushebert; dann bekommt man mit dem Öl eine trübe wässerige Lösung, die meist alkalisch reagiert und die Fermente des Pankreas in wirksamer Form enthält. Bei Hyperaciden empfiehlt es sich, zum Abstumpfen der Säure mit dem Öl gleichzeitig einen Teelöffel voll Magnesia usta zu geben.

Der aus der Drüse kommende native Saft ist eine klare, farb- und geruchlose Flüssigkeit vom spez. Gew. 1010—1030 beim Hunde; es schwankt je nach dem Ernährungszustande des Tieres; der nüchtern entleerte Saft ist spezifisch leichter als der nach Nahrungsaufnahme. Menschlicher Pankreassaft hat ein spez. Gew. von 1,0070—1,0075—1,0098.

Die **Gefrierpunktserniedrigung** reinen Hundepankreassaftes schwankt zwischen — 0,57° und — 0,63°; demnach scheint der Saft blutisotonisch zu sein. Wesentliche Schwankungen im Verlauf der Sekretion nach Nahrungsaufnahme haben sich nicht gezeigt. — Beim Menschen beträgt $\Delta = -0,46°$ bis —0,49°.

Die **Reaktion** des Pankreassaftes ist stark alkalisch gegen Lackmus sowohl wie gegen Phenolphthalein. Gläßner[4]) fand bei der Titration mit $1/10$ n-H_2SO_4 gegen Phenolphthalein für 10 ccm Saft 1,0—5,0 ccm erforderlich, Ellinger und Cohn nur 0,8—1,6 ccm $1/20$ n-Säure, Wohlgemuth[5]) 0,9—3,1 ccm $1/10$ n-Säure und Schumm[6]) 10,3—11,7 ccm $1/10$ n-Säure zur Neutralisation erforderlich, was einer Alkalescenz von 0,5—0,7% Na_2CO_3 entsprechen würde.

Die in 24 Stunden produzierte **Menge** an Pankreassaft wird für den Menschen von Gläßner, der den Saft bei seinem Fall direkt aus dem Ductus Wirsungianus auffangen konnte, auf 500—800 ccm angegeben. Alle anderen Angaben hierüber sind nicht zuverlässig, da der Saft aus traumatischen Fisteln aufgefangen wurde und diese immer nur einen aliquoten Teil des Saftes nach außen entleerten. — Nach Pawlow und seinen Mitarbeitern beträgt beim Hunde die pro Kilo Körpergewicht in 24 Stunden entleerte Menge Saft aus einer permanenten Fistel 21,8 ccm.

---

1) G. Gläßner u. A. Popper, Verhandl. d. Kongr. f. inn. Medizin in Wien 25, 420 [1908].

2) A. Ellinger u. M. Cohn, Zeitschr. f. physiol. Chemie 45, 28 [1905].

3) W. N. Boldyreff, 6. Intern. Physiol.-Kongreß, Brüssel 1904.

4) G. Gläßner, Zeitschr. f. physiol. Chemie 40, 465 [1903].

5) J. Wohlgemuth, noch nicht publizierte Resultate.

6) O. Schumm, Zeitschr. f. physiol. Chemie 36, 298, [1902].

Die **Zusammensetzung** menschlichen Pankreassaftes ist aus folgender Tabelle ersichtlich:

In 100 Teilen	Schumm	Gläßner		Wohl-gemuth[1])
		a	b	
Wasser	98,4551	98,7292	98,7516	98,6981
Trockensubstanz . . .	1,5449	1,2708	1,2494	1,3019
Asche	0,8547	0,5662	0,6976	0,9474
N-Gehalt.	0,0804	0,0983	0,0842	0,0813
Koagul. Eiweiß . . .	0,099	0,1744	0,1276	0,0932
Organische Stoffe . .	0,6902	0,7046	0,5518	—
Spez. Gew. . . . . . :	1,0098	1,00748	1,00755	1,00891

Von stickstoffhaltigen Produkten wurden gefunden Albumin, Globulin, Albumosen, Peptone, ferner geringe Menge purinbasenhaltiger Substanzen.

Beim Hundepankreassaft ist von **Babkin** und **Sawitsch**[2]) festgestellt, daß der Gehalt an festen Stoffen sich umgekehrt verhält wie die Absonderungsgeschwindigkeit. Den niedrigsten Gehalt an festen Bestandteilen hat der nach Salzsäure sezernierte Saft 0,9—3,74%, den höchsten der nach Vagusreizung 9,0%. Der Saft nach Nahrungsaufnahme hat einen Gehalt an festen Stoffen von 6,0 bis 7,0%. — Der Pankreassaft vom Pferd hat 0,9—1,55% feste Stoffe, der vom Schaf 1,43—3,69%, der des Kaninchens 1,1—2,6% und der der Taube 1,2—1,4%.

Die Zusammensetzung der Asche des menschlichen Pankreassaftes beträgt nach **Schumm** für Cl 0,1801%, für K 0,0249%, für Na 0,3301%. — Ferner finden sich in der Asche Phosphorsäure, Magnesium, Calcium.

Außer den genannten Stoffen enthält der Pankreassaft regelmäßig ein wenig Leucin, Fett und Seifen.

Die Bestimmung sämtlicher eben besprochener Substanzen geschieht nach den für die entsprechenden Bestandteile des Harns und der serösen Flüssigkeiten angegebenen Verfahren.

An *Fermenten* finden sich im Pankreassaft Trypsin, Lab, Erepsin, peptolytisches Ferment, Diastase, Lipase. Außerdem besitzt der Pankreassaft hämolytische Eigenschaften.

Trypsin.

Es findet sich im reinen Pankreassaft ausschließlich als Zymogen und geht erst bei der Berührung mit der Darmschleimhaut (Enterokinase) in den aktiven Zustand über. Im Reagensglas aktiviert man das Trypsinogen am zweckmäßigsten entweder mit Enterokinase (**Pawlow**), d. h. mit Darmschleimhautextrakt resp. -preßsaft oder durch Zusatz von Calciumchlorid (**Delezenne**). Für die Aktivierung mit Calciumchlorid dürfte nach E. **Zunz**[3]) das Optimum sein 0,2 ccm einer 20 proz. CaCl$_2$-Lösung auf 2 ccm Saft. — Auch durch Stehenlassen an der Luft nimmt der anfänglich inaktive Saft aktive Eigenschaften an.

Der **qualitative Nachweis** geschieht wie bei dem Pepsin, s. o.

Die **quantitative Bestimmung** des Trypsins kann geschehen nach

1. dem Verfahren von **Mette**, s. o.
2. dem Verfahren von **Volhard**, s. o.
3. dem Verfahren von **Fuld - Groß**[4]).

---

[1]) J. **Wohlgemuth**, noch nicht publizierte Resultate.
[2]) B. P. **Babkin** u. W. **Sawitsch**, Zeitschr. f. physiol. Chemie **56**, 321 [1908].
[3]) E. **Zunz**, Ann. de la Soc. roy. des sciences méd. et natur. de Bruxelles **16**, 1 [1907].
[4]) E. **Fuld - G. Groß**, Archiv f. experim. Pathol. u. Pharmakol. **58**, 213 [1908].

Dieses wird in der Weise ausgeführt, daß man von dem vorher aktivierten Saft absteigende Mengen auf eine Reihe von Reagensgläsern verteilt und zu jedem Gläschen 2 ccm einer $1^0/_{00}$ Caseinlösung (1 g Casein purissimum gelöst in 10 ccm $^1/_{10}$ n-NaOH, neutralisiert mit $^1/_{10}$ n-HCl, aufgefüllt mit destilliertem Wasser auf 1000) zugibt. Darauf kommt die Reihe auf 1 Stunde in den Brutschrank oder in ein Wasserbad von 38°, wird nach Ablauf der Frist herausgenommen, abgekühlt und nun durch Zusatz von 6 Tropfen eines 1 proz. essigsauren Alkohols (1 T. Essigsäure, 50 T. Alkohol, 49 T. Wasser) zu jedem Gläschen festgestellt, in welchem Gläschen das Casein verdaut und in welchem ein Teil unverdaut geblieben ist, d. h. beim Zusatz der Essigsäure sich getrübt hat. Aus der kleinsten Fermentmenge, die noch gerade ausreichte, um die ganze Caseinmenge zu verdauen, berechnet man die tryptische Kraft des Saftes.

Reiner menschlicher Pankreassaft, aus einer Fistel stammend, hat, mit dieser Methode bestimmt, nach Wohlgemuth[1]) einen Trypsingehalt von durchschnittlich 250, beim Hunde einen solchen von 125—250.

4. Dem Verfahren von Müller - Jochmann[2]).

Auf Petrischalen mit koaguliertem Blutserum wird je 1 Tropfen des nativen Saftes und der entsprechenden Verdünnungen (10fach, 50fach, 100fach usw.) gebracht und die Schalen in einen Wärmeschrank von 55—60° gebracht. Nach Verlauf von 1—2 Stunden wird kontrolliert, welche Verdünnung noch eine Delle in der Serumplatte zu erzeugen imstande war, und hiernach die verschiedenen Säfte untereinander verglichen.

Lab.

Lab findet sich ebenso wie Trypsin im Pankreassaft als Proferment und wird in gleicher Weise wie Trypsin durch Enterokinase oder Kalksalze in die aktive Form übergeführt. Die Bedingungen hierfür sind die gleichen wie beim Trypsin.

Im Pankreassaft des Hundes wurde Lab nachgewiesen von Pawlow und Parastschuk[3]), im Pankreassaft des Menschen von Wohlgemuth[4]). In einem anderen Falle konnten Gläßner und Popper[5]) kein Lab neben Trypsin nachweisen.

Der qualitative und quantitative Nachweis geschieht in der gleichen Weise wie mit Magensaft, siehe S. 1095.

Auch hier ist es zweckmäßig, den Saft vorher zu neutralisieren.

Erepsin.

Erepsin ist neuerdings ebenfalls im Pankreassaft konstatiert worden. Nachgewiesen wird es in der Weise, daß man 3—5 ccm Pankreassaft mit ca. 3 ccm einer 2 proz. Lösung von Wittepepton oder von Amphopepton (Kühne) oder von Pepsinpepton (Cohnheim), versetzt die Mischung unter Toluol im Brutschrank aufbewahrt und nach 12 resp. 24 Stunden kontrolliert, ob die Lösung noch eine positive Biuretprobe gibt oder nicht. Der negative Ausfall derselben beweist die Gegenwart von Erepsin.

Peptolytisches Ferment.

Von E. Fischer und Abderhalden[6]) wurde die Beobachtung gemacht, daß Hundepankreassaft imstande ist, Polypeptide zu spalten, und von Abder-

---

[1]) J. Wohlgemuth, noch nicht publizierte Resultate.
[2]) E. Müller u. G. Jochmann, Münch. med. Wochenschr. **1906**, 267.
[3]) J. P. Pawlow u. S. W. Parastschuck, Zeitschr. f. physiol. Chemie **42**, 415 [1904].
[4]) J. Wohlgemuth, Biochem. Zeitschr. **2**, 350 [1907].
[5]) G. Gläßner u. A. Popper, l. c.
[6]) E. Fischer u. E. Abderhalden, Zeitschr. f. physiol. Chemie **51**, 264 [1907].

halden und seinen Mitarbeitern, daß auch im menschlichen Pankreassaft sich ein peptolytisches Ferment findet.

Als einfachstes Mittel zum Nachweis peptolytischer Fermente empfehlen Abderhalden und Schittenhelm[1]) neuerdings Seidenpepton. Man bringt den zu untersuchenden Saft mit einigen Kubikzentimetern einer schwachen Seidenpeptonlösung und etwas Toluol zusammen und beobachtet nun, ob unter dem Einfluß der Brutschrankwärme Tyrosin abgespalten wird oder nicht. Ist in der Lösung ein wirksames Ferment vorhanden, so bemerkt man schon nach kurzer Zeit am Boden des Gefäßes Tyrosinkrystalle.

Diastase.

Das diastatische Ferment ist im frischen Pankreassaft fast ausschließlich in aktiver Form enthalten.

Sein Nachweis geschieht am besten und schnellsten mit der Methode von Wohlgemuth. S. Speichel, S. 1082.

Mit dieser Methode bestimmt, schwankt die diastatische Kraft von menschlichem Pankreassaft zwischen $D_{1^h}^{38°} = 1250$—2500 oder zwischen $D_{24^h}^{38°} = 12000$ bis $40\,000$. Für Hundepankreassaft findet man ebenfalls Werte zwischen $D_{1^h}^{38°} = 1250$—2500 oder $D_{24^h}^{38°} = 4000$—$40\,000$.

Es existieren noch eine Reihe anderer Methoden zur quantitativen Bestimmung der Diastasen, sie können aber, da sie in ihrer Ausführung viel umständlicher sind, ohne eine größere Genauigkeit zu besitzen, hier übergangen werden.

Lipase (Steapsin).

Das fettspaltende Ferment findet sich im nativen Pankreassaft nur zum Teil in aktiver Form und kann durch Zusatz von Darmsaft oder Calciumchlorid vollends aktiviert werden.

Durch Zusatz von gallensauren Salzen wird die Pankreaslipase in ihrer Wirkung auf das 10fache und mehr gesteigert. Diese Steigerung in der Wirkung beruht in der Eigenschaft der Galle, Fette zu emulgieren und sie dadurch für die Lipase leichter angreifbar zu machen.

Der qualitative und quantitative Nachweis der Lipase geschieht in der gleichen Weise wie bei dem fettspaltenden Ferment des Magensaftes (siehe S. 1096) mit Hilfe einer Eigelbemulsion oder unter Benutzung einer 1 proz. wässerigen Monobutyrinlösung oder einer 2 proz. wässerigen Lecithinemulsion. (Vgl. jedoch S. 965).

Hämolyse.

Der Pankreassaft besitzt auch, wie Wohlgemuth[2]) für den Menschen und gleichzeitig Neuberg und Reicher[3]) für den Hund zeigen konnten, die Fähigkeit, rote Blutkörperchen der eigenen sowohl wie einer anderen Tierart zu lösen. Meist ist seine hämolytische Kraft nur eine schwache.

Der Nachweis geschieht in der Weise, daß der zu untersuchende Saft zunächst gegen Lackmuspapier genau neutralisiert und dann in absteigenden Mengen mit je 2 ccm einer 5 proz. Aufschwemmung von roten Blutkörperchen zusammengebracht wird. Alsdann kommen die Gläschen auf 2—3 Stunden in Bruttemperatur und die nächsten 20 Stunden in den Eisschrank. Am nächsten Tage kontrolliert man, ob und in welchem Gläschen Hämolyse stattgefunden hat.

---

[1]) E. Abderhalden u. A. Schittenhelm, Zeitschr. f. physiol. Chemie 59, 230 [1909].
[2]) J. Wohlgemuth, Kongr. f. inn. Medizin, Wiesbaden 1907; Biochem. Zeitschr. 4, 271 [1907]; Berl. klin. Wochenschr. 1908, Nr. 24.
[3]) C. Neuberg u. K. Reicher, Biochem. Zeitschr. 4, 281 [1907].

IV. Darmsekrete.

In der Darmwand befinden sich drei verschiedene Drüsenarten, die Brunnerschen Drüsen, die Lieberkühnschen Drüsen und die Drüsen des Dickdarms und des Enddarms, die ihr Sekret in die Darmhöhle absondern.

Während das Sekret der letztgenannten hauptsächlich aus Schleim besteht und keine fermentativen Wirkungen zu entfalten vermag, ist das Sekret der beiden anderen reich an anorganischen Bestandteilen und an Fermenten.

Die **Brunnerschen Drüsen** liefern ein dünnflüssiges Sekret, das zum Teil mit Schleim durchsetzt ist. Nach Ponomarow[1]) wird es kontinuierlich und unabhängig von der Nahrungszufuhr sezerniert, mechanische Reizung steigert die Sekretion, noch mehr das Einführen von Öl. Die Reaktion des Saftes ist alkalisch; Näheres ist über seine Zusammensetzung nicht bekannt. — An Fermenten enthält er ein dem Pepsintypus entsprechendes, das zuerst von Grützner[2]) festgestellt wurde und das späterhin Ponomarew, Gläßner[3]) und besonders Abderhalden und Rona[4]) genauer untersuchten, ferner Diastase und Invertase. Während über die beiden letztgenannten keine genaueren Daten in der Literatur existieren, hat man von dem proteolytischen Ferment festgestellt, daß es ausschließlich bei saurer Reaktion wirkt. Nach Ponomarow liegt das Optimum seiner Wirksamkeit bei etwa 0,1% Salzsäure.

Der qualitative wie quantitative Nachweis kann in der gleichen Weise geschehen wie der des Pepsins, s. S. 1092.

Nach den Beobachtungen von Scheunert und Grimmer[5]) enthalten die Brunnerschen Drüsen von Rind, Pferd, Schwein und Kaninchen wohl diastatisches, aber kein proteolytisches Ferment.

Weit genauer hat man das Sekret der **Lieberkühnschen Drüsen** untersuchen können, da man durch Anlegung von Darmfisteln nach der Methode von Thiry-Vella und von Pawlow mit Leichtigkeit verhältnismäßig große Mengen des Sekretes bekommen kann. Bei ihnen erfolgt die Sekretion anscheinend in bestimmten Zeitintervallen, doch sind die Angaben darüber, ob sie nach der Nahrungsaufnahme stärker ist als im nüchternen Zustand, einstweilen widersprechend. Am Menschen beobachteten Hamburger und Heckma[6]) die stärkste Sekretion in der Nacht und am Nachmittag zwischen 5 und 8 Uhr, die geringste zwischen 2 und 5 Uhr nachmittags. Das würde mit den Beobachtungen von Boldyreff[7]) am Hunde übereinstimmen, während Delezenne und Frouin[8]) die größten Sekretmengen beim Hunde während der Verdauung beobachteten. Eine anregende Wirkung auf die Sekretion üben aus: Magensaft, Salzsäure, Darmsaft, Darmschleimhautextrakt, Seifen, Chloral, Äther und von Salzen NaCl und Na_2SO_4, deren Wirkung wieder durch Kalksalze gehemmt wird. Auch mechanische Reizung wirkt steigernd; das wurde sowohl am Hunde, wie auch am Menschen beobachtet. Doch ist dieser Saft

---

[1]) Ponomarew, Botkins Krankenhausztg. Nr. 49 [1902] (russisch), zit. nach Malys Jahresber. d. Tierchemie **32**, 470 [1902].

[2]) P. Grützner, Archiv f. d. ges. Physiol. **12**, 285 [1877].

[3]) G. Gläßner, Beiträge z. chem. Physiol. u. Pathol. **1**, 105 [1902].

[4]) E. Abderhalden u. P. Rona, Zeitschr. f. physiol. Chemie **47**, 359 [1906].

[5]) E. Scheunert u. W. Grimmer, Intern. Monatsschr. f. Anat. u. Physiol. **23**, 335 [1906].

[6]) H. J. Hamburger u. Heckma, zit. nach Malys Jahresber. d. Tierchemie **32**, 468 [1902].

[7]) W. Boldyreff, Zeitschr. f. physiol. Chemie **50**, 394 [1906/07].

[8]) C. Delezenne u. A. Frouin, Compt. rend. de la Soc. de Biol. **56**, 319 [1904].

nach Boldyreff sehr arm an Fermenten. — Über die täglich sezernierten Saftmengen hat man sich bisher kein Urteil bilden können. — Der reine menschliche Darmsaft ist opalescierend, dünnflüssig, reagiert alkalisch und hat nach Turby und Manning[1]) ein spez. Gewicht von 1,0069, seine Gefrierpunktserniedrigung beträgt nach Hamburger und Heckma — 0,62°. Der Gehalt an festen Bestandteilen beträgt 1,0—1,39% [Nagano[2])], der Alkaligehalt schwankt zwischen 0,17 und 0,25% Na_2CO_3, der Chlorgehalt zwischen 0,67 und 0,86%. — Der Darmsaft des Hundes ist nach Röhmann[3]) in den oberen Teilen des Dünndarms schleimig, gallertähnlich, in den unteren mehr dünnflüssig, sein spez. Gewicht schwankt zwischen 1,010 und 1,0107. Der Gehalt an festen Stoffen beträgt 1,22—2,41%, an Kochsalz 0,48—5,0%, an Soda 0,4 bis 0,5%. — Den Darmsaft vom Schaf untersuchte Pregl[4]) und fand ein spez. Gewicht von 1,0143, eine Alkalescenz von 0,454% Na_2CO_3, einen Gehalt an festen Stoffen von 2,985%, davon an Eiweiß von 1,8097%, an Albumose und Mucin von 0,1274%, an Harnstoff von 0,229% und an sonstigen organischen Bestandteilen von 0,313%.

An

Fermenten

enthält der Darmsaft Lipase, Erepsin, peptolytisches Ferment, Nuclease, Enterokinase, Diastase, Invertase, Maltase, Lactase, Fibrinferment und Hämolysin.

Die **Lipase** ist mit Sicherheit von Boldyreff im reinen Darmsaft nachgewiesen; sie kommt nur in den oberen Darmabschnitten vor, nicht in den unteren.

Über den Nachweis der Lipase s. S. 1096 u. 1104.

Erepsin [Cohnheim[5])] findet sich in bei weitem größerer Menge in der Darmschleimhaut, als dem Darmsaft [Salaskin[6])]. Das Jejunum soll reicher an Erepsin sein als die unteren Darmpartien; doch schwanken die Verhältnisse bei einzelnen Tieren sehr. So fand Vernon[7]) bei der Katze und beim Igel das Duodenum reicher an Erepsin als das Jejunum und Ileum, umgekehrt bei Kaninchen das Ileum reicher als das Duodenum.

Der Nachweis des Erepsins geschieht so, daß man den zu untersuchenden Darmsaft (5—10 ccm) mit 2—5 ccm einer nach der Vorschrift von Cohnheim hergestellten Peptonlösung oder einer 2 proz. Wittepeptonlösung oder einer 2 proz. Amphopeptonlösung (Kühne) versetzt und unter Toluol 24—48 Stunden im Brutschrank hält. Von Zeit zu Zeit entnimmt man Proben und macht die Biuretreaktion. Ein Schwächerwerden der Biuretreaktion beweist die Anwesenheit von Erepsin.

Peptolytisches Ferment beobachteten Abderhalden und Teruuchi[8]) im Dünndarmsaft, Wohlgemuth und Wakabayashi[9]) im reinen Dickdarmsaft des Hundes. Der Nachweis geschah teils mit Glycyltryptophan, teils mit Glycyltyrosin.

Nuclease ist bisher im reinen Darmsaft des Hundes nachgewiesen von Wohlgemuth und Wakabayashi[9]).

1) H. Turby u. T. D. Manning, Centralbl. f. d. med. Wissensch. **52**, 945 [1892].
2) J. Nagano, Mitteil. a. d. Grenzgeb. d. Med. u. Chir. **9**, 393 [1902].
3) F. Röhmann, Archiv f. d. ges. Physiol. **41**, 411 [1887].
4) Fr. Pregl, Archiv f. d. ges. Physiol. **61**, 359 [1895].
5) O. Cohnheim, Zeitschr. f. physiol. Chemie **33**, 451 [1901].
6) S. Salaskin, Zeitschr. f. physiol. Chemie **35**, 418 [1902].
7) H. M. Vernon, Journ. of Physiol. **30**, 330 [1903].
8) E. Abderhalden u. Y. Teruuchi, Zeitschr. f. physiol. Chemie **49**, 1 [1906].
9) J. Wohlgemuth u. T. Wakabayashi, Bickels intern. Beiträge **2**, 519, 521 [1911].

Der Nachweis geschah in der üblichen Weise, und zwar so, daß zu 5 ccm Saft 1,0—0,5 g thymonucleinsaures Natron, gelöst in 10 ccm Wasser, zugesetzt wurden und nach Zugabe von Toluol das Gemisch auf 24 resp. 48 Stunden in den Brutschrank gestellt wurde. Danach wurde aufgekocht, eingeengt, filtriert und aus dem Filtrat die unzersetzt gebliebene Nucleinsäure mit Alkohol unter Zusatz von Natriumacetat ausgefällt. Das Filtrat wurde nach dem Verdunsten des Alkohols mit Ammoniak aufgenommen, abermals filtriert und durch Fällen mit ammoniakalischer Silberlösung die Purinbasen niedergeschlagen. Dann wurde der Niederschlag abfiltriert, gewaschen, mit Salzsäure zersetzt, eingeengt und die Anwesenheit von Purinbasen mit ammoniakalischer Silberlösung teils mit der Kupfersulfat-Bisulfitmethode nachgewiesen.

Weitere Einzelheiten betreffs der Isolierung von Purinbasen s. Harn S. 711.

Der Nachweis der Nuclease kann nach Pighini[1]) und Neuberg[2]) bequem durch polarimetrische Untersuchung erfolgen. Eine 2 proz. Lösung von hefenucleinsaurem Natrium dreht so stark links, wie einer 2,9 proz. Glucoselösung entspricht (Neuberg). Das Drehungsvermögen ändert sich unter dem Einfluß der Nuclease recht deutlich. Diese Methode ist indes nur anwendbar, wenn man vollkommen klaren Darmsaft zur Verfügung hat.

In den Faeces des Menschen hat Ury eine Nucleasewirkung beobachtet. Siehe Kapitel Faeces S. 1270.

Enterokinase ist nach Heckma im ganzen Darmrohr zu finden, am reichlichsten jedoch im Duodenum und im oberen Teil des Jejunums.

Ihr Nachweis kann nur geführt werden an der Hand von tryptisch inaktivem Pankreassaft. Dieser erlangt durch Zusatz von Darmsaft, der Enterokinase enthält, proteolytische Eigenschaft.

Diastase ist zwar nach Boldyreff überall im Darm vorhanden, aber nur in spärlicher Menge. Wohlgemuth, der verschiedentlich reinen Darmsaft von Hunden untersuchte, fand mit seiner Methode für den Dünndarmsaft Werte, die zwischen $D_{24^h}^{38^0} = 20$—156 schwankten, für den Dickdarmsaft $D_{24^h}^{38^0} = 10$—40.

Der Nachweis geschieht am besten mit der Methode von Wohlgemuth, s. S. 1082.

Invertase kommt nach Boldyreff ebenfalls überall im Darme des Hundes vor, doch fehlt sie in der Dünndarmschleimhaut von Kalb und Rind.

Der Nachweis wird in der Weise geführt, daß man den Darmsaft mit 5% Rohrzucker versetzt und unter Toluol in den Brutschrank stellt. Alsdann wird von Zeit zu Zeit ein aliquoter Teil entnommen und die Trommersche Probe angestellt. Ein positiver Ausfall derselben beweist die Spaltung des Rohrzuckers und damit das Vorhandensein von Invertase.

Maltase ist ebenfalls im Dünndarmsaft und in der Dünndarmschleimhaut gefunden worden.

Ihr Nachweis geschieht mit dem auf S. 1083 angegebenen Verfahren.

Lactase findet sich nach Röhmann und Lappe[3]), Pautz und Vogel[4]) und ferner Weinland[5]) im Darm junger Tiere und auch bei erwachsenen Säugetieren, wenn sie Milch in der Nahrung erhalten. Orban[6]) fand Lactase im Dünndarm junger Kaninchen, dagegen nicht bei erwachsenen Tieren.

Der Nachweis der Lactase wird in der gleichen Weise geführt wie der der Maltase. Man versetzt den Dünndarmextrakt resp. den Saft mit Milchzucker,

---

[1]) G. Pighini, Zeitschr. f. physiol. Chemie **70**, 85 [1911].
[2]) C. Neuberg, Biochem. Zeitschr. **30**, 505 [1911].
[3]) F. Röhmann u. J. Lappe, Berichte d. Deutsch. chem. Gesellschaft **28**, 2506 [1895].
[4]) W. Pautz u. J. Vogel, Zeitschr. f. Biol. **32**, 303 [1895].
[5]) E. Weinland, Zeitschr. f. Biol. **38**, 16 [1899].
[6]) R. Orban, Prager med. Wochenschr. **1899**, Nr. 33.

digeriert im Brutschrank und beobachtet nun entweder, ob die Drehung sich ändert, oder prüft mittels Phenylhydrazin, ob Glucose abgespalten worden ist.

Fibrinferment ist sowohl im reinen Dünndarmsaft wie im reinen Dickdarmsaft des Hundes nachgewiesen worden [Wohlgemuth und Wakabayashi[1])].

Hämolysin ist ebenfalls im Darmsaft enthalten, seine Wirkung wird durch Lecithin nicht verstärkt [Wohlgemuth und Wakabayashi[1])].

V. Galle.

Die Galle setzt sich zusammen aus dem Sekret der Leberzellen und dem der Epithelzellen, welche die Gallenwege und die Gallenblase auskleiden.

Das Sekret der Epithelzellen besteht beim Menschen im wesentlichen aus einem Gemisch von echtem Mucin und mucinähnlichem Nucleoalbumin [Hammarsten[2]), Wahlgreen[3])], und zwar scheint das Mucin ausschließlich aus den Gallenwegen zu stammen, während das Nucleoalbumin von der Gallenblasenschleimhaut produziert wird. Rindergalle dagegen, sowie die Blasengalle von Hund, Schaf, Eisbär, Fischen u. a. enthält höchstens Spuren von echtem Mucin [Paijkull[4]), Hammarsten]. Die Gegenwart dieses Schleimgemenges bewirkt, daß die an sich dünnflüssige Galle zäh und dickflüssig wird, und außerdem nimmt das Sekret infolge der Beimengung von in Zerfall begriffenen Epithelzellen und Pigmentkalk ein trübes Aussehen an.

Das **spezifische Gewicht** der Blasengalle schwankt beim Menschen zwischen 1008 und 1040, beim Rinde zwischen 1016 und 1037; ihre Reaktion ist stark alkalisch.

Die **molekulare Konzentration** beträgt nach Brand[5]) — 0,535° bis — 0,560° nach Bonani[6]) ebenfalls — 0,55° bis — 0,56°, nach Straub[7]) — 0,54° bis — 0,57°.

Die **Farbe** der menschlichen Galle, wie man sie unmittelbar nach dem Tode von Hingerichteten erhielt, war goldgelb mit einem Stich ins Bräunliche. Sonst schwanken die Farben mehr zwischen Goldgelb, Gelbbraun, Braungrün, Grasgrün.

Die Angaben über die **Menge** der im Laufe von 24 Stunden abgesonderten Galle beim Menschen sind keineswegs zuverlässig. Sie schwanken zwischen 700—800 ccm und 860—1130 ccm [Mayo-Robson[8]), Hammarsten, Brand]. — Auch beim Hunde hat man große Unterschiede gefunden. So berechnet Dastre[9]) für einen 20 kg schweren Hund täglich im Durchschnitt 250 ccm, Colin pro Stunde 8—15 g. Die pro Tag ausgeschiedene Gallenmenge bestimmt Colin für das Schaf zu 330 g, für das Pferd 5000—6000 g, für das Rind 2000—5000 g; pro Kilogramm Körpergewicht berechnen Bidder und Schmidt die Gallenmenge bei der Katze zu 15 g, beim Hunde zu 20 g, beim Schaf zu 25 g, beim Kaninchen zu 13,7 g.

Die Gallenabsonderung ist, wie Stadelmann[9]) und seine Schüler gezeigt haben, großen Schwankungen unterworfen und darum das Studium ihrer Ge-

[1]) J. Wohlgemuth u. T. Wakabayashi, Bickels intern. Beiträge **2**, 519 [1911].
[2]) O. Hammarsten, Ergebnisse d. Physiol. **4**, 6 [1905].
[3]) V. Wahlgreen, Malys Jahresber. d. Tierchemie **32**, 508 [1902].
[4]) L. Paijkull, Zeitschr. f. physiol. Chemie **12**, 196 [1888].
[5]) J. Brand, Archiv f. d. ges. Physiol. **90**, 491 [1902].
[6]) A. Bonani, Malys Jahresber. d. Tierchemie **32**, 508 [1902].
[7]) W. Straub, Berl. klin. Wochenschr. **1902**, Nr. 12.
[8]) Mayo-Robson, zit. nach Stadelmann, Der Ikterus, Wiesbaden **1897**.
[9]) Dastre, Colin, Bidder u. Schmidt, zit. nach Stadelmann, Der Ikterus, Wiesbaden 1897.

setzmäßigkeit außerordentlich erschwert; die Angaben hierüber sind durchaus schwankend. Nach Heidenhain[1]) zeigt die Kurve der Sekretionsgeschwindigkeit beim Hunde zwei Maxima, das erste zwischen der 3. und 5. Stunde, das zweite zwischen der 13. und 15. Stunde nach der Nahrungsaufnahme. Von den Nahrungsbestandteilen regt nach Pawlow[2]) und Barbèra[3]) Fleisch am stärksten die Gallensekretion an, dann folgt Fett und dann die Kohlenhydrate.

Als **spezifische Bestandteile** enthält die Galle Gallenfarbstoffe und Gallensäure und von anderen Körpern Seifen, Neutralfette, Cholesterin, Lecithin und Phosphatide, Harnstoff, Ätherschwefelsäuren, Spuren von gepaarten Glucuronsäuren (?), Fermente und verschiedene Mineralstoffe, von denen später die Rede sein wird.

Die **Zusammensetzung** der menschlichen Galle geht aus folgenden, von Hammarsten[4]) mitgeteilten Zahlen hervor.

1000 T. Galle entsprechen:

	Lebergalle			Blasengalle	
Feste Stoffe	25,200	35,260	25,400	170,32	160,2
Wasser	974,800	964,740	974,600	829,68	839,80
Mucin und Farbstoffe . .	5,290	4,290	5,150	41,91	44,37
Taurocholat	3,034	2,079	2,180	27,40	19,34
Gallensäure und Alkalien .	9,310	18,240	9,040	96,97	87,23
Glykocholat	6,276	16,161	6,860	69,57	67,89
Fettsäuren und Seifen . .	1,230	1,360	1,010	11,17	10,58
Cholesterin	0,630	1,600	1,500	9,86	8,70
Lecithin . . . . . . }	0,220	0,574	0,650	2,230	1,41
Fett . . . . }		0,956	0,610	1,90	6,50
Lösliche Salze	8,070	6,760	7,250	2,88	3,02
Unlösliche Salze	0,250	0,490	0,210	2,22	2,36

Für die Blasengalle von Kindern ergab sich folgende Zusammensetzung. 1000 T. Galle entsprechen:

	Baginsky und Sommerfeld[5])	Heptner[6])	
		1—3 Monate	12—18 Monate
Feste Bestandteile	103,5	64,6	81,3
Wasser	896,5	935,4	918,7
Mucin	20,0	15,6	15,4
Gallensaure Salze	25,2	23,5	33,2
Glykocholsaures Na	16,3	14,0	22,1
Taurocholsaures Na	8,9	9,0	10,6
Cholesterin, Fette, Lecithin .	16,1	18,6	22,6
Anorganische Salze	25,2	5,3	8,6

[1]) R. Heidenhain, Hermanns Handb. d. Physiol. **5.**
[2]) J. P. Pawlow, Die Arbeit der Verdauungsdrüsen, Wiesbaden **1903.**
[3]) G. A. Barbèra, Malys Jahresber. d. Tierchemie **24,** 381 [1894].
[4]) O. Hammarsten, zit. nach Malys Jahresber. d. Tierchemie **23,** 335 [1893].
[5]) A. Baginsky u. P. Sommerfeld, Du Bois-Reymonds Archiv, physiol. Abt. 562 [1895].
[6]) F. K. Heptner, zit. nach Malys Jahresber. d. Tierchemie **30,** 452 [1900].

Von **Farbstoffen** finden sich in der Galle vorwiegend das rotgelbe Bilirubin, das grüne Biliverdin und bisweilen auch Urobilin resp. Urobilinogen.

Bilirubin $C_{16}H_{18}N_2O_3$ resp. $C_{32}H_{36}N_4O_6$ ist hauptsächlich in der menschlichen Galle und bei den meisten Fleischfressern anzutreffen, ferner im Dünndarminhalt, im Blutserum von Pferden und in alten Blutextravasaten. **Biliverdin** $C_{16}H_{18}N_2O_4$ resp. $C_{32}H_{36}N_4O_8$ trifft man häufig in der Blasengalle im nüchternen Zustand oder beim Hungern und mitunter im Erbrochenen. — Der Nachweis beider Farbstoffe geschieht mit der Gmelinschen oder Huppertschen Reaktion, s. S. 954.

Quantitativ kann das Bilirubin spektrophotometrisch bestimmt werden nach den für den Blutfarbstoff (s. S. 939) angegebenen Prinzipien.

Die **Gallensäuren** finden sich in der Galle meist in gepaartem Zustand und zwar entweder in Verbindung mit Glykokoll oder Taurin. Ihre Zahl ist eine recht beträchtliche. So hat man bisher kennen gelernt die Cholsäure resp. Cholalsäure, die Choleinsäure, die Desoxycholsäure, die Fellinsäure, die Hyocholsäure, die Chenocholsäure, die Ursocholeinsäure, die Lithofellinsäure, die Guanogallensäure und ferner die Scymnolschwefelsäure. Sie und ihre entsprechenden Paarlinge seien hier, soweit dies für analytische Zwecke notwendig ist, in Kürze besprochen.

Cholsäure resp. Cholalsäure

$$C_{24}H_{40}O_5$$

findet sich in der Galle als Glykocholsäure und Taurocholsäure und kommt als freie Säure in geringer Menge im Dünndarm und Dickdarm des Menschen, in den Exkrementen vom Menschen, von Hund und Rind und im ikterischen Harn vor.

Darstellung.[1] 1. Nach Bondi und Müller[2]: 5 kg Rindergalle werden unmittelbar nach der Entnahme aus dem Körper mit 1 kg 30 proz. Natronlauge versetzt und 30 Stunden lang in einem gußeisernen Topf auf freier Flamme unter Rückflußkühlung gekocht. Hierauf werden 5 l kaltes Wasser zugesetzt und zu der 50° warmen Flüssigkeit sofort konz. Salzsäure zugefügt, bis kein Niederschlag mehr entsteht. Die teigartig ausfallende, rohe, noch blaugrüngefärbte Cholalsäure ballt sich zu einem Klumpen zusammen, der aus der Flüssigkeit genommen und, um übermäßige Salzsäure zu entfernen, mit kaltem Wasser wiederholt durchgeknetet wird. Die abgepreßte Masse wird auf dem Wasserbade erhitzt, dabei schmilzt sie und erstarrt nach dem Verdampfen des Wasserrestes zu einem harten Kuchen, der sich leicht pulverisieren läßt. Die zerkleinerte Säure wird in 4 l verdünntem Ammoniakwasser gelöst, ½ Stunde mit Tierkohle gekocht, filtriert, mit überschüssiger Chlorbariumlösung versetzt und 1 l gewöhnlicher Alkohol zugesetzt. Die Lösung des Bariumsalzes der Cholsäure wird von dem Rückstand abfiltriert, auf 1 l Flüssigkeit 4 l Wasser zugefügt und mit Salzsäure versetzt. Dabei fällt die Cholsäure fast farblos krystallinich aus. Sie wird abfiltriert, auf dem Wasserbade getrocknet und aus möglichst wenig heißem abs. Alkohol umkrystallisiert. Die so erhaltene Cholsäure schmilzt bei 194°. Zwecks weiterer Reinigung werden die Krystalle 4 Stunden mit 10 proz. Natronlauge erhitzt, auf abermaligen Zusatz von Salzsäure fallen nunmehr farblose Krystalle aus vom Schmelzp. 198°.

2. Nach Langheld[3]: Die auf dem Wasserbad getrockneten Rohsäuren werden ohne vorhergehende Fällung mit Bariumchlorid mit dem Doppelten ihres Gewichtes an Alkohol angerührt. Der hierbei ungelöst gebliebene Teil der Cholsäure wird zweimal aus Alkohol

[1] Bezüglich der früheren Darstellungsweisen sei verwiesen auf die Arbeiten von Mylius, Zeitschr. f. physiol. Chemie **12**, 262 [1888]; Lassar - Cohn, Zeitschr. f. physiol. Chemie **19**, 563 [1893]; Vahlen, Zeitschr. f. physiol. Chemie **21**, 253 [1896]; Pregl, Archiv f. d. ges. Physiol. **71**, 303 [1898] u. Monatshefte f. Chemie **24**, 32 [1903].
[2] S. Bondi u. E. Müller, Zeitschr. f. physiol. Chemie **47**, 501 [1906].
[3] R. Langheld, Berichte d. Deutsch. chem. Gesellschaft **41**, 380 [1908].

umkrystallisiert. Zu den vereinigten Mutterlaugen, bezüglich bei völliger Lösung der Rohsäuren, zu der ursprünglichen Lösung wird überschüssiges Natriumhydroxyd, das in wenig
Wasser gelöst ist, gegeben und die Reaktionsmasse 1—2 Stunden auf dem Wasserbad
erhitzt. Während dieser Zeit scheidet sich das cholsaure Natrium nahezu quantitativ in
Gestalt kleiner, weißer Nadeln ab. Es wird möglichst heiß abgesaugt und mit viel siedendem Alkohol gewaschen. Die daraus in Freiheit gesetzte und getrocknete Cholsäure wird
mit dem doppelten Gewicht Alkohol vermengt, wobei sie ein Molekül Krystallalkohol
aufnimmt, und filtriert. Das so erhaltene Produkt zeigt sofort den richtigen Schmelzp. 196
bis 197°.

Eigenschaften. Die Cholsäure krystallisiert aus Alkohol in Tetraedern,
aus Äther in rhombischen Tafeln und Prismen, Schmelzp. 196—198°. Sie ist
schwer löslich in kaltem und heißem Wasser, besser löslich in Alkohol und
Äther, gut löslich in Aceton und Eisessig; sie schmeckt süßlich-bitter. Ihr
spezifisches Drehungsvermögen ist in alkoholischer Lösung nach Vahlen[1]
$[\alpha]_D = +37,02°$, nach Pregl[2] $[\alpha]_D = +35,1°$; als Kaliumsalz in 3 proz. wässeriger Lösung $[\alpha]_D = +27,0—27,6°$. — Die Alkalisalze werden in wässeriger
Lösung durch Bleiacetat, Chlorbarium und Silbernitrat niedergeschlagen. Während das Bariumsalz in heißem Wasser leicht löslich ist, sind das Blei- und Silbersalz nur in heißem Alkohol löslich. — Beim Erhitzen der Cholsäure auf höhere
Temperaturen bilden sich amorphe Anhydride (Choloidinsäure, Dyslysine usw.),
die beim Kochen mit Alkalien teilweise wieder Cholsäure liefern. — Beim
Einwirken von Brom, Chromsäure, Permanganat oder Salpetersäure auf Cholsäure entstehen folgende Oxydationsprodukte: Dehydrocholsäure, Biliansäure,
Isobiliansäure, Ciliansäure, Choloidansäure (Cholecamphersäure), α-Methyl-
glutarsäure, Bernsteinsäure, Oxalsäure.

Der **Nachweis** der Cholsäure geschieht mittels der ausschließlich für sie
charakteristischen

1. **Jodreaktion nach Mylius:** 0,02 g krystallisierte Cholsäure, in
0,5 ccm Alkohol gelöst, wird mit 1 ccm $^1/_{10}$ n-Jodlösung versetzt und das Gemisch mit etwas Wasser allmählich verdünnt; dabei erstarrt die Flüssigkeit
plötzlich zu einem Brei mikroskopischer Nadeln, die im durchfallenden Lichte
intensiv blau erscheinen.

Außerdem gibt die Cholsäure noch folgende Reaktionen:

2. **Pettenkofers Reaktion.** 2—3 ccm einer etwas Cholsäure enthaltenden Lösung werden mit 5 Tropfen einer 10 proz. Rohrzuckerlösung oder einem
Stückchen Rohrzucker in Substanz versetzt und dazu etwa 1 ccm konz. Schwefelsäure unter Neigung des Reagensglases vorsichtig hinzugegeben, so daß die
wässerige Lösung von der Schwefelsäure unterschichtet wird. Es zeigt sich
dann an der Berührungsstelle ein purpurvioletter Ring. Alsdann taucht man,
um eine zu starke Erwärmung zu verhindern, das Reagensglas in ein mit Wasser
gefülltes Becherglas und mischt vorsichtig durch schwaches Schütteln die
Schwefelsäure mit der Gallensäurelösung; dabei nimmt das Gemisch eine
prachtvolle purpurrote Färbung an. Mischt man einen Teil davon mit einigen
Kubikzentimetern Eisessig und betrachtet die essigsaure Lösung im Spektrum,
so beobachtet man einen Absorptionsstreifen im Grün, während das Gemisch,
mit Alkohol versetzt, außer dem Absorptionsstreifen zwischen D und E noch
einen zweiten vor F zeigt.

3. **Fluorescenzreaktion.** Löst man Cholsäure in konz. Schwefelsäure,
so nimmt das Gemisch eine gelbrote Farbe an, die bald eine charakteristische
grüne Fluorescenz zeigt.

---

[1] E. Vahlen, Zeitschr. f. physiol. Chemie **21**, 265 [1896].
[2] F. Pregl, Zeitschr. f. physiol. Chemie **45**, 175 [1905].

4. Hammarstens Reaktion. Trägt man feingepulverte Cholsäure in 25 proz. Salzsäure bei Zimmertemperatur ein, so tritt eine schöne Violettblaufärbung auf, die langsam in Grün und Gelb übergeht. Die blaue Lösung zeigt einen Absorptionsstreifen in der Gegend der *D*-Linie.

Glykocholsäure

$$C_{26}H_{43}O_6N$$

findet sich in der Galle des Menschen, in großen Mengen in der Galle der Pflanzenfresser und fehlt meistens gänzlich in der der Fleischfresser; wenig Glykocholsäure enthalten die Fischgalle, die Exkremente des Rindes und der ikterische Harn.

Darstellung [Verfahren nach Hüfner[1])]. Frisch aus der Gallenblase entnommene Rindergalle wird in einem engen Zylinder mit etwas Äther überschüttet und nun so viel rauchende Salzsäure zugesetzt, daß nicht mehr als 1 ccm auf 20 ccm Galle kommt. Es tritt zunächst eine milchige Fällung auf, die bald krystallinisch wird, unter Umständen so rasch, daß schon nach wenigen Minuten die ganze Flüssigkeitsmenge, die sich unter dem Äther befindet, zu einer festen Masse erstarrt. Der Äther färbt sich dabei gelb bis braun, nach längerem Stehen purpurfarben bis violett, und wenn er nicht verdunstet ist, zeigt sich die Krystallmasse so dicht und fest, daß man das Glas umdrehen kann, ohne daß es ausfließt. Sobald die Krystallisation zu Ende ist, gießt man den Äther ab, rührt den Rest mit viel Wasser an, schließt den Zylinder und schüttelt ordentlich durch. Dann bringt man die Masse auf ein glattes Filter, wäscht so lange mit kaltem Wasser aus, bis das Filtrat nicht mehr grün, sondern farblos abläuft, und behält nun auf dem Filter eine reichliche, dicht verfilzte, graugrünliche Krystallmasse zurück, die in kaltem Wasser nur wenig, in siedendem dagegen leicht löslich ist. Um die Masse farblos zu erhalten, genügt es, sie nur einmal aus Wasser umzukrystallisieren. Die siedende Lösung wird dazu durch ein Faltenfilter filtriert und das Filtrat stehen gelassen; beim Erkalten fällt dann eine reiche Masse weißer Krystallnadeln aus, die aus reiner Glykocholsäure bestehen. Die Ausbeute ist außerordentlich reichlich, besonders auch deshalb, weil die Anwendung von Tierkohle für die Reindarstellung vollkommen vermieden werden kann.

Eigenschaften. Die Glykocholsäure krystallisiert aus heißem Wasser in feinen Nadeln und schmilzt bei 152°, bei 133° tritt bereits Erweichung ein. Das spezifische Drehungsvermögen für eine alkoholische Lösung ist nach Hoppe-Seyler $[\alpha]_D = +29,0°$, nach Letsche $[\alpha]_D = +32,3°$; für die alkoholische Lösung des Natronsalzes $[\alpha]_D = +25,7°$. — Die freie Säure ist schwer löslich in kaltem Wasser, besser löslich in heißem Wasser, leicht löslich in Alkohol und Eisessig, schwer in Äther und Aceton, unlöslich in Chloroform und Benzol. — Sämtliche Salze sind in Alkohol löslich, die Alkali- und Erdalkalisalze auch in Wasser, die Schwermetallsalze entweder schwer oder gar nicht in Wasser. Die Alkalisalze krystallisieren beim Einengen aus Alkohol in dünnen vierseitigen Prismen, aus Wasser fallen sie stets amorph aus. Bei Zusatz einer Säure (Essigsäure) zur wässerigen Lösung tritt keine Fällung ein, erst bei Gegenwart von Kochsalz oder einem anderen neutralen Alkalisalz. Die wässerige Lösung der Alkalisalze vermag geringe Mengen von Fett und von Cholesterin klar zu lösen.

Nachweis. Fluorescenzreaktion und Pettenkofers Reaktion (siehe S. 1111) positiv.

Taurocholsäure

$$C_{26}H_{45}NSO_7$$

findet sich vorwiegend in der Hundegalle, dann aber auch in der Galle vom Menschen, vom Rind, Schaf, von der Ziege und vom Fisch (Dorsch).

---

[1]) G. Hüfner, Journ. f. prakt. Chemie **10**, 267 [1874].

Darstellung [Verfahren nach Hammarsten[1])]. Die Galle wird durch Fällen mit Alkohol vom Schleim befreit, bis zur Trockne eingeengt, der Rückstand in starkem Alkohol gelöst und diese Lösung auf einmal mit viel Äther unter Umschütteln versetzt. Auf diese Weise erhält man die gallensauren Salze als eine nicht stark gefärbte flockige Fällung, die man abfiltriert, abpreßt und in Wasser löst. Diese Lösung wird nun mit Eisenchlorid fraktionsweise gefällt unter Abstumpfung der sauren Reaktion mit Soda und Verdünnen mit Wasser. Das setzt man so lange fort, als noch die Niederschläge nach der Zersetzung mit Soda eine stark bitter schmeckende Lösung geben. Dann werden die Niederschläge, welche die Taurocholeinsäure enthalten, abfiltriert, mit Sodalösung zersetzt, wiederum filtriert, das Filtrat eingetrocknet und der Rückstand mit Alkohol behandelt, filtriert, mit salzsäurehaltigem Alkohol versetzt. Alsdann wird die Säure aus der alkoholischen Lösung mit Äther gefällt und die Fällung aus Alkohol mit Äther wiederholt. — Das Filtrat der Eisenfällung, das die Taurocholsäure enthält, wird zunächst mit Na$_2$CO$_3$ vom Eisen befreit und das schwach alkalische Filtrat mit NaCl gesättigt. Es scheidet sich hierbei das Taurocholat aus, welches nach weiterer Reinigung mit salzsäurehaltigem Alkohol zerlegt wird. Die Taurocholsäure wird aus dem alkoholischen Filtrat mit Äther gefällt und aus wasserhaltigem Alkohol durch Ätherzusatz umkrystallisiert.

Zur **Darstellung von Plattners krystallisierter Galle** verfährt man folgendermaßen:

Rindergalle wird zum dicken Sirup eingedampft, mit starkem Alkohol extrahiert, die Lösung durch Kochen mit Tierkohle entfärbt und der Alkohol abgedampft. Die konzentrierte alkoholische Lösung wird nun im Überschuß mit Äther versetzt; dabei fällt glykochol- und taurocholsaures Natrium aus. Mitunter schon nach wenigen Minuten, meist aber erst nach Verlauf von Stunden resp. Tagen verwandelt sich der Niederschlag in schön seidenglänzende Krystallbüschel, Plattners krystallisierte Galle. Sie werden in nicht zu wenig Wasser gelöst, dann wird Äther hinzugefügt und so lange verdünnte Schwefelsäure, bis eine starke bleibende Trübung entstanden ist. Nach kurzer Zeit ist die ganze Flüssigkeit zu einem Brei feiner seidenglänzender Nadeln erstarrt, die man auf dem Filter sammelt, auspreßt und durch Waschen mit Wasser von Schwefelsäure befreit.

Eigenschaften. Die Taurocholsäure krystallisiert aus verdünntem Alkohol auf Zusatz von Äther in feinen Nadeln resp. Prismen, die an der Luft leicht zerfließen und bitter-süßlich schmecken. Ihr Schmelzpunkt ist unscharf, sie sintert bei 140°, zersetzt sich bei 160° und schmilzt bei 170°. Das spezifische Drehungsvermögen des Natronsalzes in alkoholischer Lösung ist $[\alpha]_D = +24{,}5°$. — Die freie Säure ist leicht löslich in Wasser, in Alkohol und Essigester, unlöslich in Äther, Benzol, Chloroform, Ligroin und Aceton. — Die Alkalisalze sind in Wasser leicht löslich und können aus ihren wässerigen Lösungen mit Kochsalz, Kalium- und Natriumacetat, besonders aber mit Bleiacetat + Ammoniak vollkommen ausgesalzen werden. Das Natronsalz krystallisiert aus Alkohol in feinen Nadeln.

Nachweis. Fluorescenz- und Pettenkofersche Reaktion positiv, Mylius' Jodreaktion negativ. Der Gehalt an Schwefel ist analytisch wichtig.

Choleinsäure

$$C_{25}H_{42}O_4 \text{ resp. } C_{24}H_{40}O_4$$

findet sich mit Glykokoll resp. Taurin gepaart in der Galle des Menschen [Lassar-Cohn[2])], des Rindes [Latschinoff[3])] und des Eisbären [Hammarsten[4])].

Darstellung. Die mit Alkali zerkochte Galle (siehe oben Cholsäuredarstellung) wird nach Zusatz von Alkohol mit BaCl$_2$ gefällt. Der Barytniederschlag, welcher die Cholein-

[1]) O. Hammarsten, Zeitschr. f. physiol. Chemie **43**, 140 [1904/05].
[2]) Lassar-Cohn, Zeitschr. f. physiol. Chemie **17**, 607 [1893].
[3]) P. Latschinoff, Berichte d. Deutsch. chem. Gesellschaft **18**, 3039 [1885].
[4]) O. Hammarsten, Zeitschr. f. physiol. Chemie **36**, 555 [1902].

säure neben Fettsäuren und Desoxycholsäure enthält, wird mit Sodalösung gekocht, filtriert, eingeengt und mit Alkohol extrahiert. Der Extrakt wird eingeengt, zur Entfernung der Fettsäuren mit Bariumacetat ausgefällt und aus dem Filtrat die Choleinsäure mit Salzsäure niedergeschlagen. Dann krystallisiert man aus Eisessig, Aceton oder Äther um.

Eigenschaften. Sie krystallisiert in langen flachen Nadeln und schmilzt bei 185—186 resp. 186—190°. Je nach dem Lösungsmittel variiert der Schmelzpunkt sehr, so schmilzt die Säure aus Eisessig umkrystallisiert bei 145—150 bis 186°, aus Äther resp. Alkohol bei 125°. Ihr spezifisches Drehungsvermögen ist in alkoholischer Lösung nach Latschinoff $[\alpha]_D = +56,4°$, nach Vahlen[1]) und Pregl[2]) $[\alpha]_D = +48,8°$, nach Langheld[3]) $[\alpha]_D = +47,97°$. — Sie ist fast unlöslich in Wasser, leicht löslich in abs. Alkohol, Äther, Aceton. Mit Barium bildet sie ein in radiären Nadelbüscheln krystallisierendes Salz.

Nachweis. Pettenkofers Reaktion positiv, Mylius' Reaktion negativ.

Glykocholeinsäure

$$C_{26}H_{43}NO_5$$

findet sich in der Galle des Menschen, des Rindes und des Moschusochsen.

Darstellung [nach Wahlgren[4]) und Hammarsten[5])]. Die mit Alkohol vom Schleim befreite Galle wird nach Verdunsten des Alkohols mit Wasser aufgenommen und mit Bleiacetat gefällt. Die Bleisalze werden mit Natriumcarbonat in die Natriumsalze übergeführt und diese mit Alkohol aufgenommen. Der in Alkohol schwer lösliche Teil, welcher die Hauptmenge der Glykocholeinsäure enthält, wird mit Chlorbarium ausgefällt, der Niederschlag mit Wasser ausgekocht und die wässerige Lösung mit Salzsäure zerlegt, wobei die Glykocholeinsäure ausfällt. Durch wiederholtes Lösen der Säure in Alkali und Fällen mit $BaCl_2$ bekommt man schließlich ein krystallinisches Produkt, das am besten aus verdünntem Alkohol und Wasser umkrystallisiert wird.

Eigenschaften. Die freie Säure krystallisiert in kurzen Prismen vom Schmelzp. 175—176° (Wahlgren) resp. 180—182° (Hammarsten). Sie schmeckt fast rein bitter, ist unlöslich in kaltem, schwer löslich in heißem Wasser, Äther und Aceton, leicht löslich in Alkohol. — Die Salze sind in Alkohol schwer löslich; aus wässerigen Lösungen werden sie durch Erdalkalien und Schwermetalle ausgefällt. Ihre Salze sind im Gegensatz zu denen der Glykocholsäure durch Essigsäure fällbar und weit leichter aussalzbar durch Neutralsalze.

Nachweis. Fluorescenzprobe positiv, Pettenkofers Reaktion positiv (stark violett).

Taurocholeinsäure

$$C_{26}H_{45}O_6NS$$

ist bisher beobachtet worden in der Hundegalle (Hammarsten) und in der Rindergalle [Gullbring[6])].

Darstellung nach Hammarsten siehe bei Taurocholsäure.

Eigenschaften. Sie krystallisiert sehr schwer in Ballen von feinen Nadeln, meist ist sie amorph, zerfließt an der Luft und schmeckt stark bitter ohne süßen Nebengeschmack. Sie ist leicht löslich in Alkohol, unlöslich in Äther, Aceton, Benzol, Chloroform. Die Salze werden gefällt durch Bleiessig und Eisenchlorid, nicht durch Chlorbarium, Kupfersulfat, Silbernitrat und Alaun.

---

[1]) E. Vahlen, Zeitschr. f. physiol. Chemie **21**, 253 [1895]; **23**, 99 [1896].
[2]) F. Pregl, Zeitschr. f. physiol. Chemie **65**, 157 [1910].
[3]) K. Langheld, Berichte d. Deutsch. chem. Gesellschaft **41**, 378 [1908].
[4]) V. Wahlgren, Zeitschr. f. physiol. Chemie **36**, 556 [1902].
[5]) O. Hammarsten, Zeitschr. f. physiol. Chemie **43**, 109 [1904/05].
[6]) A. Gullbring, Zeitschr. f. physiol. Chemie **45**, 448 [1905].

Desoxycholsäure

$$C_{24}H_{40}O_4$$

findet sich in faulender [Mylius[1]), Vahlen[2])] und frischer Rindergalle [Pregl[3])].

Darstellung (nach Pregl). Die Mutterlaugen der Cholsäuredarstellung werden durch starkes Abkühlen von der Hauptmenge der Seifen befreit, das Filtrat nach 2 tägigem Kochen mit verdünnter Natronlauge mit Salzsäure gefällt und der Niederschlag durch Anreiben mit Alkoholäther oder mit Eisessig zur Krystallisation gebracht. Die Krystallmasse wird in Ammoniak gelöst und mit Bariumchlorid gefällt. Aus der Fällung, die aus desoxycholsaurem Barium besteht, wird die Säure wieder in Freiheit gesetzt, in Alkohol gelöst, zur Trockne verdampft und aus Essigester mehrmals umkrystallisiert. Die Trennung der Desoxycholsäure von der Choleïnsäure ist äußerst schwierig.

Eigenschaften. Die reine Säure schmilzt bei 172—173°, die aus Alkohol-Äther krystallisierende bei 153—155°, die aus Eisessig umkrystallisierte bei 144—145°. Spezifisches Drehungsvermögen nach Vahlen in 2 proz. Lösung $[\alpha]_D = +49,86°$, nach Langheld in 7 proz. alkoholischer Lösung $[\alpha]_D = +53,28°$.

Nachweis. Pettenkofers Reaktion positiv, Mylius' Reaktion negativ.

Fellinsäure

$$C_{23}H_{40}O_4$$

findet sich in verseifter Menschengalle [Schotten[4]), Lassar-Cohn[5])], doch wird ihre ·Existenz von anderer Seite bestritten [Oerum[6])].

Eigenschaften. Sie krystallisiert äußerst schwierig; amorph schmilzt sie bei 120°. Sie schmeckt bitter, ist unlöslich in Wasser, leicht löslich in Alkohol und Aceton, schwerer löslich in Äther und Benzol, unlöslich in Petroläther und Chloroform. Sie bildet mit Barium und Magnesium Salze, die in Wasser schwer, in Alkohol leicht löslich sind.

Nachweis. Pettenkofersche Reaktion positiv; es entsteht eine mehr blaurote Farbe, die auf Zusatz von Wasser verschwindet.

Hyocholsäure

existiert in zwei Formen: α- und β-Hyocholsäure.

α-Hyocholsäure

$$C_{25}H_{40}O_4$$

findet sich, mit Glykokoll gepaart, in der Schweinegalle [Strecker und Gundlach[7])], aus der sie durch Verseifen in Freiheit gesetzt werden kann.

Eigenschaften. Sie krystallisiert nur schwierig aus Äther in weißen, rundlichen Krystallen, aus Alkohol in sechsseitigen Tafeln, löst sich schwer in Wasser, besser in Äther, leicht in Alkohol.

β-Hyocholsäure

$$C_{24}H_{40}O_4 \ (?)$$

findet sich ebenfalls, mit Glykokoll gepaart, in der Schweinegalle [Jolin[8])]. Sie unterscheidet sich von der α-Säure durch die größere Löslichkeit des Natron-

1) F. Mylius, Berichte d. Deutsch. chem. Gesellschaft 19, 373 [1886].
2) V. Vahlen, Zeitschr. f. physiol. Chemie 21, 253 [1896]; 23, 99 [1897].
3) F. Pregl, Monatshefte f. Chemie 24, 21 [1904].
4) C. Schotten, Zeitschr. f. physiol. Chemie 11, 268 [1887].
5) Lassar-Cohn, Zeitschr. f. physiol. Chemie 17, 607 [1893].
6) H. Oerum, Skand. Archiv f. Physiol. 16, 273 [1905].
7) Strecker u. Gundlach, Annalen d. Chemie u. Pharmazie 62, 205 [1847].
8) S. Jolin, Zeitschr. f. physiol. Chemie 12, 512 [1888]; 13, 205 [1889].

salzes in Alkohol und in Neutralsalzlösungen; ferner krystallisiert sie aus einer konzentrierten alkoholischen Lösung in großen, sehr dünnen Tafeln, während die α-Säure sich aus einer wässerigen Lösung in weißen Flocken abscheidet.

Nachweis. Pettenkofers Reaktion und Fluorescenzreaktion positiv, Mylius' Reaktion negativ.

Glykohyocholsäure

findet sich dementsprechend in der Schweinegalle ebenfalls in zwei Formen: als α- und als β-Glykohyocholsäure.

α-Glykohyocholsäure
$$C_{27}H_{43}NO_5$$

krystallisiert schwierig, schmeckt bitter und hat in alkoholischer Lösung ein spezifisches Drehungsvermögen von $[\alpha]_D = +9,7°$. Sie ist unlöslich in Wasser, wenig löslich in Äther, leicht löslich in Alkohol. Sie bildet mit Alkalien Salze, die in Wasser löslich sind und aus diesen Lösungen durch gesättigte Salzlösungen ausgefällt werden. — Bezüglich ihrer Darstellung, die sehr kompliziert ist, siehe Jolin.

Nachweis. Fluorescenz- und Pettenkofers Reaktion positiv.

β-Glykohyocholsäure
$$C_{26}H_{43}NO_5 \ (?)$$

ist in reinem Zustand bisher noch nicht aus der Schweinegalle isoliert worden. Sie unterscheidet sich von der α-Säure dadurch, daß ihr Alkalisalz durch konzentrierte Neutralsalzlösungen schwerer aussalzbar ist.

Chenocholsäure
$$C_{27}H_{44}O_4$$

findet sich, gepaart mit Taurin, in der Gänsegalle [Heintz und Wislicenus[1]]. Sie krystallisiert sehr schwer, ist unlöslich in Wasser, löslich in Alkohol, Äther. Sie liefert ein Barytsalz, das krystallisiert und schwer löslich in Wasser ist und gibt eine positive Pettenkofersche Reaktion.

Taurochenocholsäure[1][2])

wird ähnlich wie die Plattnersche Galle als krystallisiertes Alkalisalz aus der alkoholischen Gallenlösung mit Äther gewonnen. In freiem Zustand ist sie bisher noch nicht dargestellt. Pettenkofersche Reaktion positiv.

Ursocholeinsäure

wurde von Hammarsten[3]) aus Eisbärengalle als Barytsalz isoliert und analysiert. Die freie Säure schmilzt bei 120°, schmeckt intensiv bitter und ist leicht löslich in Alkohol, Äther, Aceton, Chloroform, sehr wenig in Wasser oder Benzol. Ihr spezifisches Drehungsvermögen ist in alkoholischer Lösung $[\alpha]_D = +22,34°$, das des Natronsalzes in wässeriger Lösung $[\alpha]_D = +16,46°$.

---

[1]) Heintz u. Wislicenus, Poggend. Annalen **108**, 547 [1859].
[2]) R. Otto, Zeitschr. f. Chemie **1868**, 633.
[3]) O. Hammarsten, Zeitschr. f. physiol. Chemie **36**, 537 [1902].

Nachweis. Fluorescenz- und **Pettenkofers** Reaktion positiv, Jodreaktion negativ.

Scymnolschwefelsäuren

fand **Hammarsten**[1]) in der Galle des Haifisches (Scymnus borealis) und einer Roche (Raja batis). Sie verhalten sich in Zusammensetzung, Farbenreaktionen u. a. wie Gallensäuren, liefern aber bei der Spaltung keine Säuren; sie sind auch nicht mit Taurin oder Glykokoll gepaart, sondern finden sich in der Galle in esterartiger Bindung mit Schwefelsäure. Bezüglich ihrer Eigenschaften und ihrer Darstellung sei auf die Originalarbeit verwiesen.

Bisher nur in Exkrementen nachgewiesen wurden **Guanogallensäure**, **Lithofellinsäure** und **Lithobilinsäure**.

Guanogallensäure

konnte **Hoppe-Seyler**[2]) aus dem Peruguano gewinnen. Sie gibt eine positive **Pettenkofersche** und Fluorescenzreaktion.

Lithofellinsäure

$$C_{20}H_{36}O_4$$

bildet den Hauptbestandteil der orientalischen Bezoarsteine, die im Intestinum der Bezoarziege und des Lama gefunden werden.

Darstellung [nach **Jünger** und **Klages**[3])]. Die gepulverten Steine werden mit heißem Alkohol extrahiert, beim Einengen desselben scheidet sich meist die Säure sofort krystallinisch ab. Ist ein Umkrystallisieren erforderlich, so wird der Niederschlag in Alkohol gelöst, zur Beseitigung der Lithobilinsäure mit Bariumchlorid versetzt, das Filtrat mit Salzsäure gefällt und aus Alkohol umkrystallisiert.

Eigenschaften. Sie schmilzt bei 205° und hat ein spezifisches Drehungsvermögen von $[\alpha]_D = +13,76°$. Sie ist leicht löslich in heißem Alkohol, schwer löslich in kaltem Alkohol, in Äther, unlöslich in Wasser. Die Alkalisalze krystallisieren sehr schwer, sind leicht löslich in Wasser und werden aus konzentrierten Lösungen durch kohlensaures Alkali, Ätzalkali oder Salze in öligen Tropfen abgeschieden. — Das Barytsalz krystallisiert beim Erkalten der heißen konzentrierten wässerigen Lösung in feinen Nadeln.

Nachweis. Pettenkofersche Reaktion positiv.

Lithobilinsäure

$$\overset{?}{C_{30}}H_{58}O_6 \ (?)$$

ist von **Roster**[4]) neben der Lithofellinsäure beobachtet worden. Sie schmilzt bei 199° und dreht etwas stärker rechts als jene.

Bezüglich des Nachweises der weiteren Bestandteile der Galle ist noch folgendes zu bemerken.

Zum Nachweis von **Cholesterin, Lecithin** und **Fett** in der Galle verfährt man so, daß man die bei der Darstellung der **Plattnerschen** Krystalle (s. o.) zurückgebliebene alkoholisch-ätherische Lösung verdunstet und den Rück-

---

[1]) O. **Hammarsten**, Zeitschr. f. physiol. Chemie **24**, 322 [1898].
[2]) F. **Hoppe-Seyler**, Virchows Archiv **26**, 525 [1863].
[3]) **Jünger** u. **Klages**, Berichte d. Deutsch. chem. Gesellschaft **28**, 3045 [1895].
[4]) G. **Roster**, Gazzetta chimica ital. **9**, 462 [1879].

stand mit Äther aufnimmt. Dieser enthält dann Cholesterin, Lecithin und Fett. Den weiteren Nachweis dieser einzelnen Bestandteile führt man mittels der bei diesen Substanzen angegebenen speziellen Reaktionen.

Diese Fraktion enthält mitunter außerdem noch eine jecorin- oder protagonartige Substanz; Hammarsten[1]) hat sie in der Eisbärengalle und Oerum[2]) in der Menschengalle nachgewiesen.

Der Cholesteringehalt der Lebergalle des Hundes beträgt nach Doyon und Dufourt[3]) 0,01—0,03%, der der Blasengalle 0,11—0,14%.

Bezüglich des Harnstoffs weiß man, daß er in der Menschen-, Rinder- und Hundegalle höchstens in Spuren vorkommt, während er dagegen in der Galle von Rochen und Haifischen einen Hauptbestandteil derselben ausmacht. Bei der Urämie ist die Menge des Harnstoffs bedeutend vermehrt.

Zum **Nachweis des Harnstoffs** fällt man die Galle mit überschüssigem Alkohol, läßt 24 Stunden stehen, filtriert ab und verdunstet den Alkohol bei gelinder Temperatur. Dann wird der Rückstand wieder mit wenig Alkohol aufgenommen, mit einem großen Überschuß von Äther gefällt und nach einiger Zeit die klare Lösung abgegossen. Sie wird vorsichtig verdunstet, der Rückstand mit Wasser aufgenommen, filtriert und im Filtrat der Harnstoff nach der auf S. 636 angegebenen Vorschrift quantitativ bestimmt.

Von **Mineralbestandteilen** enthält die Galle außer dem an die Gallensäuren gebundenen Alkali Chlornatrium und Chlorkalium, Calcium- und Magnesiumphosphat, Spuren von Kupfer, mitunter auch Zink. Eisen ist ebenfalls ein ständiger Bestandteil der Galle, doch wechselt seine Menge außerordentlich. Young[4]) fand 0,04—0,115 p. m. Eisen in der Galle des Menschen. Während nach Novi[5]) die Quantität von der Nahrung abhängen soll, ist dies nach Dastre[6]) nicht der Fall, vielmehr schwankt nach ihm der Gehalt an Eisen trotz konstanter Ernährung ganz beträchtlich.

Die **Gase der Galle** bestehen aus einer reichlichen Menge Kohlensäure, die mit dem Alkaligehalt zunimmt, höchstens Spuren von Sauerstoff und einer äußerst kleinen Menge Stickstoff.

Von fremden Bestandteilen begegnet man in der Galle vielfach **Medikamenten**, wie Bromkalium, Jodkalium, Alkaloiden, Methylenblau, salicylsaurem Natrium, Lithium usw. Auch Äthyl- und Amylalkohol konnte man nach Verabfolgung per os in der Galle von Fistelhunden beobachten [Brauer[7])]. — Traubenzucker fand Brauer in der Galle in den ersten Tagen bei Pankreasdiabetes des Hundes. — Eiweiß wurde von Gürber und Hallauer[8]) nach intravenöser Injektion von Casein beobachtet, ferner von Pilzecker[9]) nach Arsen und Phosphor. Indessen konnten Mendel und Rockword[10]) diesen Befund nicht bestätigen. — Bei akuter gelber Leberatrophie und bei Typhus hat man Leucin und Tyrosin in der Galle angetroffen.

Der Nachweis aller dieser Substanzen geschieht nach den im Kapitel Arznei- und Giftstoffe (S. 791—844) angegebenen Methoden.

---

[1]) O. Hammarsten, Zeitschr. f. physiol. Chemie **32**, 439 [1901].
[2]) Oerum, Skand. Archiv f. Physiol. **16**, 275 [1904].
[3]) M. Doyon u. E. Dufourt, Arch. de Physiol. **8**, 587 [1896].
[4]) E. Young, Journ. of Anat. and Physiol. **5**, 158 [1899].
[5]) J. Novi, Annal. di chim. e farmacol. **11**, 3 [1890].
[6]) A. Dastre, Centralbl. f. Physiol. **5**, 83 [1892].
[7]) L. Brauer, Zeitschr. f. physiol. Chemie **40**, 182 [1903].
[8]) A. Gürber u. Hallauer, Zeitschr. f. Biol. **45**, 372 [1904].
[9]) Pilzecker, Zeitschr. f. physiol. Chemie **41**, 157 [1904].
[10]) B. Mendel u. C. W. Rockword, Amer. Journ. of Physiol. **12**, 336 [1904].

Quantitative Analyse der Galle nach Hoppe-Seyler[1]) und Hammarsten.[2])

Vorweg sei bemerkt, daß das hier zu schildernde Verfahren, wie Hammarsten ausdrücklich hervorhebt, noch mit manchen Mängeln behaftet ist. So ist z. B. die absolute Trennung der Phosphatide von gallensauren Salzen keineswegs vollkommen durchzuführen. Und ebenso wird bei dem Verfahren beispielsweise auch nicht Rücksicht genommen auf eine neuerdings von Hammarsten und Oerum[3]) in der menschlichen Galle beobachtete schwefel- und phosphorhaltige Substanz. Es ist aber zurzeit die beste und einfachste Methode, die wir für die Aufteilung der Galle besitzen, und soll darum ausführlich wiedergegeben werden.

Zur besseren Übersicht der einzelnen Phasen der Untersuchung habe ich mich bemüht, den Analysengang in die Form eines Schemas zu bringen.

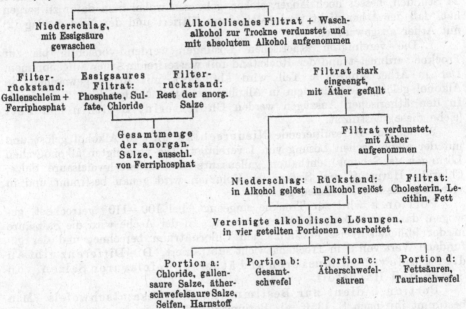

Im einzelnen gestaltet sich die Verarbeitung der Galle folgendermaßen: Etwa 50 ccm Blasengalle — zeigt das Produkt ein niedriges spezifisches Gewicht, so verwendet man 400—800 ccm Galle — werden durch Zentrifugieren von den beigemengten zähen Bestandteilen und Klümpchen befreit, danach genau gewogen und mit der ca. 10fachen Menge Alkohol unter ständigem Rühren versetzt. Nach Stehen bis zum nächsten Tag wird der Niederschlag auf ein aschefreies Filter gebracht, mit Alkohol (teils kalt, teils warm) gewaschen, wieder in das Becherglas zurückgespritzt, mit warmem Alkohol bei ca. 40° behandelt, danach abermals auf das Filter gebracht und dieses so oft wiederholt, bis der Alkohol keinen Farbstoff mehr aufnimmt. Die gesamten alkoholischen Auszüge werden vereinigt; ihre weitere Verarbeitung s. sub II.

[1]) G. Hoppe - Seyler, Physiol. Chemie **1893**, 302.
[2]) O. Hammarsten, Zeitschr. f. physiol. Chemie **32**, 439 [1901]; Ergebnisse d. Physiol. **4**, 1 [1905].
[3]) Oerum, Skand. Archiv f. Physiol. **16**, 275, 1904.

I. Der Filterrückstand, der sich aus Gallenschleim, etwas anhaftendem Farbstoff und aus anorganischen Salzen zusammensetzt, wird zur Entfernung der letzteren mit 1% Essigsäure mehrfach gewaschen, bei 100—110° getrocknet, verascht und gewogen. Das Gewicht gibt an die Menge des Gallenschleims + Ferriphosphat. Die essigsauren Filtrate werden vereint mit dem Filterrückstand (s. Schema).

II. Das alkoholische Filtrat wird vorsichtig bei 40—45° zur Trockne eingeengt, mit absolutem Alkohol aufgenommen und Filterrückstand (A) und Filtrat (B) gesondert verarbeitet.

A. Der Filterrückstand wird vereinigt mit dem essigsauren Filtrat von I, getrocknet, verascht und gewogen. Das Gewicht entspricht der Summe der anorganischen Salze [Phosphate, Sulfate, ein Teil der Chloride (Rest s. Portion a) mit Ausnahme von Ferriphosphat (s. I).

B. Das Filtrat wird stark eingeengt, mit Äther gefällt, mindestens 24 Stunden, besser noch länger, stehen gelassen, wobei man dafür zu sorgen hat, daß der Äther nicht verdunstet, dann filtriert und der Niederschlag (2) mit Äther ausgewaschen.

1. Die vereinigten ätherischen Lösungen werden vorsichtig bis zur Trockne verdunstet und der Rückstand mit wasserfreiem Äther aufgenommen. Der in Äther unlösliche Teil wird abfiltriert, mit Äther gewaschen, in Alkohol gelöst und mit dem in Alkohol gelösten Niederschlag 2 vereinigt. In den ätherischen Auszügen werden Cholesterin, Lecithin und Fett (siehe diese) bestimmt.

2. Der aus B resultierende Niederschlag wird in Alkohol gelöst und mit der alkoholischen Lösung von 1 vereinigt. Die vereinigten alkoholischen Lösungen (s. Schema) enthalten gallensaure und ätherschwefelsaure Salze, Chloride, Harnstoff und Seifen; ihr Volumen wird genau bestimmt und in vier abgemessene Portionen geteilt.

Portion a wird zur Trockne eingeengt, bei 100—110° getrocknet, gewogen, dann verascht und wieder gewogen. In der Asche wird die Salzsäure in der üblichen Weise bestimmt, auf Chlornatrium berechnet und der gefundene Wert von dem Trockengewicht subtrahiert. Die Differenz gibt an die Summe von gallensauren und ätherschwefelsauren Salzen, von Seifen und Harnstoff.

Portion b dient zur Bestimmung des Gesamtschwefels. Man bestimmt ihn nach S. 135ff. als Bariumsulfat.

Portion c dient zur Bestimmung der Ätherschwefelsäuren. Zu dem Zwecke wird der Alkohol verdampft, der Rückstand in nicht zu wenig Wasser gelöst und in ihm die Ätherschwefelsäure quantitativ nach dem auf S. 140 u. 142 geschilderten Verfahren bestimmt.

Portion d wird verdunstet, mit nicht zu viel Wasser aufgenommen und quantitativ in ein Schmelzrohr übertragen, in das man vorher ca. 5 g krystallisierten Ätzbaryt eingefüllt hat. Dann wird das Rohr zugeschmolzen und 10 bis 12 Stunden im Schießofen oder Autoklaven auf 110—120° erhitzt. Alsdann wird die Flüssigkeit quantitativ in ein Becherglas übertragen, zur Ausfällung des überschüssigen Baryts mit Kohlensäure gesättigt, gekocht, heiß filtriert und mit heißem Wasser so lange gewaschen, bis sich im Filtrat kein Barium nachweisen läßt. — Der Rückstand wird mit Salzsäure zerlegt, mit Äther mehrfach ausgeschüttelt, die ätherische Lösung abgetrennt, verdunstet und der Rückstand gewogen. Das Gewicht gibt an die Gesamtmenge der Fettsäuren (Palmitinsäure, Stearinsäure, Oleinsäure).

Im Filtrat, das mit sämtlichen Waschwässern zusammen eingeengt wird, wird der Schwefel quantitativ in der üblichen Weise als Bariumsulfat bestimmt. Da diese Menge Schwefel dem Taurinschwefel entspricht, so kann man aus ihm den Gehalt an Taurocholsäure berechnen, indem man die gefundene Menge des Bariumsulfates multipliziert mit der Zahl 2,2089.

Indirekt kann man auch die Taurocholsäure so berechnen, daß man die der Ätherschwefelsäure entsprechende Bariumsulfatmenge (Portion c) subtrahiert von der dem Gesamtschwefel entsprechenden (Portion b) und die Differenz mit 2,2089 multipliziert.

Berechnung der glykocholsauren Salze. Man rechnet die gefundene Taurocholsäure auf taurocholsaures Natron um, indem man die Zahl multipliziert mit 1,043, und rechnet ebenso die Fettsäuren auf Seifen um, indem man mit 1,10 multipliziert. Die Summe dieser beiden Zahlen + der Menge an Harnstoff werden von der für Portion a gefundenen Zahl abgezogen und ergeben so annähernd die Menge an glykocholsaurem Alkali.

VI. Sperma.

Das menschliche Sperma, das Gemisch von Spermatozoen und Prostatasekret, ist von weißer oder weißlichgelber Farbe, milchigem Aussehen und dickflüssiger Beschaffenheit.

Acton[1]) schätzt die bei einer Ejaculation abgegebene Spermamenge auf 8—12 g, Marion Sims[2]) fand bei Gelegenheit seiner bekannten Versuche zur künstlichen Befruchtung nahezu die gleiche Menge; nach Albus[3]) Ermittlungen werden bei einer Ejaculation im Durchschnitt nicht mehr als 5 ccm entleert.

Das Sperma reagiert alkalisch entsprechend 0,147—0,148% NaOH und hat ein spez. Gewicht von 1,0208—1,0393 (Slowtzoff).

Über die sonstige Zusammensetzung geben folgende, von Slowtzoff[4]) mitgeteilten Zusammenstellungen am eingehendsten Auskunft.

In 100 T. frischen Spermas:

	Fraktion Nr. I	Fraktion Nr. II	Fraktion Nr. III	Fraktion Nr. IV	Fraktion Nr. V	Mittel
Wasser	89,347	90,073	90,598	90,784	90,794	90,321
Trockene Substanz . .	10,653	9,927	9,402	9,206	9,206	9,679
Salze (wasserlöslich) . .	} 0,967	0,852	0,889	0,897	0,677	} 0,901
Salze (wasserunlöslich) .					0,221	
Organische Substanz . .	9,687	9,075	8,513	8,307	8,307	8,778
Äther-Extrakt		—	0,1009	0,2375	—	0,1692
Wasser- und Alkohol-Extraktivstoffe . . .	} 7,676	—	6,412	5,806	—	6,109
Eiweißkörper durch Hitze koaguliert	} 2,011	1,389	} 2,264	—	—	} 2,092
Eiweißkörper in heißerem Wasser löslich . .		0,412		—	—	
Nucleine		0,199				

---

1) Acton, zit. nach Bunge 2, 119 [1905].
2) Marion Sims, zit. nach Bunge 2, 119 [1905].
3) A. Albu, Zeitschr. f. experim. Pathol. u. Therap. 5, 17 [1908].
4) B. Slowtzoff, Zeitschr. f. physiol. Chemie 35, 358 [1902].

71

In 100 T. trockener Substanz:

	Fraktion Nr. I	Fraktion Nr. II	Fraktion Nr. III	Fraktion Nr. IV	Fraktion Nr. V	Mittel
Organische Substanz . .	90,92	91,43	90,94	90,30	90,47	90,81
Anorganische Substanz .	9,08	8,53	9,05	9,70	9,53	9,19
Alkohol- und wasserlös- liche Substanz . . .	—	—	68,20	50,53	—	59,36
Ätherlösliche Substanz .	—	—	1,73	2,58	—	2,15
Eiweißkörper	20,25	—	21,01	37,19	—	29,48

Nach Albu beträgt die Trockensubstanz des frischen Spermas nur 5,3%. Für die Aschenzusammensetzung gibt Slowtzoff folgende Zahlen: In 100 T. Asche:

$$ClNa \quad . \quad . \quad . \quad . \quad . \quad 29,05\% \qquad — \qquad —$$
$$ClK \quad . \quad . \quad . \quad . \quad . \quad 3,12\% \qquad — \qquad —$$
$$SO_3 \quad . \quad . \quad . \quad . \quad . \quad 11,72\% \qquad 7,65\% \qquad —$$
$$CaO \quad . \quad . \quad . \quad . \quad 22,40\% \qquad 15,08\% \qquad —$$
$$P_2O_5 \quad . \quad . \quad . \quad . \quad 28,79\% \qquad 20,55\% \qquad 36,04\%$$

Albu gibt folgende Werte für die Aschenbestandteile an: 17,2% Cl, 3,17% S, 9,828% P, 1,91% Ca, 2,14% Mg, 0,269% K, 9,30% Na.

Bezüglich der Eiweißsubstanzen sei noch ergänzend hinzugefügt, daß sie sich zusammensetzen aus Nucleoproteid, etwas Mucin, Albumin und, wie bereits Posner[1]) fand, Albumosen.

Zur Trennung der Spermatozoen vom Prostatasekret resp. der Zwischen-flüssigkeit verfährt man in der Weise, daß man das ganz frische Sperma zentrifugiert; dabei setzen sich die Spermatozoen ab und man kann das Sekret abgießen. Noch besser gelingt die Trennung, wenn man das frische Sperma vorher mit einer Natriumsulfatlösung von dem spez. Gew. 1,02 mischt und dann zentrifugiert.

Die **Trennung der Spermatozoen in Köpfe und Schwänze** geschieht nach Miescher[2]), der seine Untersuchungen vorwiegend am Lachssperma ausführte, entweder so, daß man die vom Prostatasekret resp. der Zwischenzellen-flüssigkeit befreiten Spermatozoen in Wasser aufschwemmt, zentrifugiert und dieses unter stets erneutem Wasserzusatz mehrfach wiederholt. Das Wasser löst die Schwänze auf und das Sediment besteht dann schließlich aus absolut reinen und glatt isolierten Köpfen von Samenzellen.

Oder man kann auch so vorgehen, daß man die Spermatozoen in Wasser aufschwemmt und dann entweder Essigsäure bis zur schwach sauren Reaktion oder aber $1/_2$–1proz. $CaCl_2$- oder $BaCl_2$-Lösung hinzufügt. Das sich allmählich absetzende Sediment enthält dann fast nur die Köpfe der Spermatozoen, während die protoplasmatischen Anteile zerstört sind.

Das **reine Prostatasekret** hat nach Iversen[3]) ein milchiges Aussehen und gewöhnlich eine alkalische, nur sehr selten eine neutrale Reaktion. Die milchige Trübung rührt nach Stern[4]) von Lecithin her. Daneben findet sich Cholin

---

[1]) C. Posner, Berl. klin. Wochenschr. **1888**, 417.

[2]) F. Miescher, mitgeteilt von O. Schmiedeberg, Archiv f. experim. Pathol. u. Pharmakol. **37**, 100 [1896]. — Miescher, Berichte d. Deutsch. chem. Gesellschaft **7**, I, 376 [1874].

[3]) Ax. Iversen, Nordisch med. Archiv **6**, 20 [1874].

[4]) R. Stern, Amer. Journ. of Med. Sciences **9**, 312 [1903].

und, wie **Schreiner** fand, eine krystallisierende Verbindung von Phosphorsäure mit der Base C_2H_5N (**Böttchersche** Spermakrystalle). Ihrer Gegenwart schrieb man früher die **Florencesche** Spermareaktion[1]) zu, die darin
besteht, daß man bei Zusatz von Jodjodkalium zum Sperma charakteristische
dunkelbraune oder blauschwarz gefärbte Kryställchen erhält, bis schließlich
Bocarius[2]) zeigen konnte, daß diese Reaktion von Cholin herrührt. Hingegen
scheint nach **Fraenckel** und **Müller**[3]) die **Barberiosche Reaktion**[4]) mit
Pikrinsäure (Auftreten von kleinen nadelförmigen Krystallen) auf der Gegenwart von Spermin zu beruhen; doch ist dieser Punkt noch keineswegs sichergestellt. — Von Eiweißkörpern sind nach **Stern** in dem Prostatasekret enthalten Nucleoproteide, fibrinogen- und mucinhaltige Substanzen und Amyloid,
von Salzen vorwiegend NaCl und Spuren von $CaCl_2$, $CaSO_4$ und $MgSO_4$.

Die **Zwischenflüssigkeit** der Spermatozoen beim Rheinlachs besteht nach
Miescher aus 0,65—0,76% anorganischer Substanz und 0,13—0,19% organischer Substanz.

Die **Spermatozoenköpfe** enthalten nach Extraktion mit Alkohol und Äther
96% nucleinsaures Protamin, ferner geringe Mengen einer stickstoffhaltigen
eisenreichen Substanz, das **Miescher Karyogen** nannte. Auch die Spermatozoenköpfe des Herings bestehen nach **Kossel** und **Mathews**[5]) fast ausschließlich aus nucleinsaurem Protamin.

Die **Spermatozoenschwänze** des Rheinlachses bestehen aus 41,9% Eiweiß,
31,83% Lecithin, 26,27% Fett und Cholesterin.

Das Sperma vom Stier (**Miescher, Mathews**), vom Hahn, Fisch
(**Miescher**) und Eber (**Mathews**) wurde frei von Protamin gefunden.

VII. Sputum.

Der Auswurf ist vorwiegend das Produkt der Schleimhaut, welche die
Respirationswege auskleidet, und stets gemischt mit dem Speichel und dem
aus der Mundhöhle stammenden Schleim. Infolgedessen ist seine Zusammensetzung eine wechselnde, die vorwiegend von den in der Lunge sich abspielen-
den Prozessen abhängt.

Bei der croupösen Pneumonie ist der Auswurf zäh, gallertig, enthält viel
Mucin, daneben Eiweiß, Nucleoproteide, Albumosen, Blutfarbstoff, ätherlösliche Stoffe und anorganische Salze. — Bei chronischer Bronchitis oder
Phthisis pulmonum enthält der eitrig-schleimige Auswurf neben viel Mucin
ebenfalls Eiweiß, Nucleoproteide, Albumosen und ätherlösliche Substanzen. —
Handelt es sich um Auswurf, der, bevor er herausbefördert wird, längere Zeit
in der Lunge (Kavernen, Bronchiektasien) verweilt, so findet man außer den
eiweiß- und fettartigen Substanzen deren Zersetzungsprodukte, wie Ammoniak,
mitunter auch Schwefelwasserstoff, ferner niedere und höhere Fettsäuren.

Die Reaktion des Sputums ist schwach alkalisch, das spez. Gewicht schwankt
zwischen 1004 und 1034. Die großen Schwankungen beruhen auf den stark
wechselnden Mengen an Schleim und Eiweiß, das schleimige Sputum ist
spezifisch leichter als das eiweißreiche.

---

[1]) **Florence**, Arch. d'Anthropol. crimin. **10**, 124 [1896].
[2]) **Bocarius**, Zeitschr. f. physiol. Chemie **34**, 339 [1901/02].
[3]) **Fraenckel** u. **Müller**, Deutsche med. Wochenschr. **1908**, Nr. 16.
[4]) **Barberio**, Berichte d. Akad. d. Wissensch. Neapel, April **1905**.
[5]) A. **Kossel** u. A. **Mathews**, Zeitschr. f. physiol. Chemie **23**, 410 [1897].

Von allen Bestandteilen des Sputums ist bisher nur das Mucin eingehend untersucht. Wanner[1]) bestimmt das Mucin quantitativ in folgender Weise:

Da das Mucin nicht direkt bestimmbar ist, so bestimmte er die Menge des im Alkoholniederschlag (Mucin + Eiweiß + Nucleoalbumin) enthaltenen Glucosamins (Hydrolyse des Niederschlages mit HCl) unter Zugrundelegung eines Gehaltes von 33,6% Glucosamin in reinem Mucin. Zu dem Zweck befreite er das Sputum von stärkehaltigen Speiseresten, schüttelte es mit dem doppelten Volumen Alkohol und filtrierte den Niederschlag ab. Der Niederschlag wurde mit Alkohol gewaschen und 3 Stunden mit 10% Salzsäure am Rückflußkühler gekocht. Danach wurden die Eiweißstoffe mit Phosphorwolframsäure gefällt, abfiltriert, aus dem Filtrat die überschüssige Phosphorwolframsäure mit Barytwasser entfernt, der überschüssige Baryt mit Schwefelsäure eliminiert und nun der Zuckergehalt titrimetrisch festgestellt.

Er fand viel Mucin bei chronischer Bronchitis (1,0—3,3%), mäßige Mengen bei Pneumonie (0,66—1,03%) und bei Phthise (0,74—0,79%).

Um die **Verteilung des Stickstoffs** im Sputum zu ermitteln, verfuhr Wanner so, daß er eine gewogene Menge Sputum mit 3,0 proz. Essigsäure schüttelte, nach 12 Stunden filtrierte, das Filtrat neutralisierte und nach Zusatz von etwas NaCl aufkochte. Der Niederschlag enthielt das Eiweiß. Im Filtrat wurden die Albumosen durch Zinksulfat gefällt, der Niederschlag abfiltriert und sowohl im gewaschenen Niederschlag (Albumosen) wie im Filtrat (Reststickstoff) der N bestimmt. Er erhielt für die einzelnen Sputa folgende Werte, bezogen auf 100 g feuchten Sputums:

	Eiweiß	Albumosen, aus dem N berechnet	Reststickstoff
Chron. Bronchitis .	wenig bis Spuren	wenig (0,16—0,52%)	mäßig (0,060—0,157%)
Bronchiektasie . .	konstant (0,34—0,39%)	mäßig (0,25—0,43%)	reichlich (0,114—0,296%)
Phthisis pulmon. .	konstant (0,20—0,84%)	mäßig (0,12—0,51%)	mäßig (0,13—0,18%)
Lungeninfarkt. . .	Spuren	sehr wenig	?
Lungengangrän . .	mäßig (0,18—0,46%)	mäßig (0,26—0,28%)	reichlich (0,21—0,36%)
Pneumonie	reichlich (0,3—3,0%)	reichlich (0,14—0,97%)	mäßig reichl. (0,15-0,28%)

Die Albumosen bestanden stets nur aus sekundären Albumosen; echtes Pepton (Kühne) konnte nie nachgewiesen werden. — Die Albumosen werden nicht präformiert ausgeschieden, sondern sie entstehen durch autolytische Vorgänge aus dem ausgeschiedenen Eiweiß oder den Eiterkörperchen. Derselben Ansicht ist auch Simon[2]), der tuberkulöses Sputum eingehend untersuchte. Das Eiweiß dagegen, das besonders reichlich bei Pneumonie, am geringsten bei Bronchitis ist, stammt aus den Drüsen oder den Gefäßen der unverletzten Lunge oder aus zerfallendem Gewebe. — Der Gehalt des Sputums an Reststickstoff scheint um so größer zu sein, je länger das Sputum im Körper stagniert.

Bei der **Autolyse des Sputums** mit Toluol verflüssigt sich das Sputum schnell, Eiweiß und Albumosen nehmen schon in den ersten 3 Tagen stark ab, während der Reststickstoff erheblich zunimmt. Primäre Albumosen und echtes Pepton treten auch hier nicht auf. (Fr. Müller, Wanner).

Bei Durchbruch von Empyemen hat man Cholesterinkrystalle und Hämatoidinkrystalle beobachtet. Ihr Nachweis geschieht nach den für diese Körper angegebenen Verfahren. — Ferner hat man nachgewiesen flüchtige Fettsäuren, Glykogen, Tyrosin, Fett und Fettsäuren, Tripelphosphat.

---

[1]) Fr. Wanner, Deutsches Archiv f. klin. Medizin 75, 347 [1903].
[2]) O. Simon, Archiv f. experim. Pathol. u. Pharmakol. 49, 449 [1903].

VIII. Nasensekret.

Das Nasensekret wird nur unter pathologischen Verhältnissen in so großen Mengen produziert, daß es einer genaueren Untersuchung zugänglich ist. Die Beschaffenheit des Sekretes hängt teilweise von nervösen Momenten ab; so bedingt die Reizung des Ganglion sphenopalatinum die Absonderung eines zähen, schleimigen Sekretes, während die Reizung des Trigeminus zur Absonderung eines dünnflüssigen Sekretes führt.

Das Nasensekret ist von ausgesprochen alkalischer Reaktion. Es enthält neben Epithelien und Schleimkörperchen viel Mucin und bei katarrhalischen Zuständen auch Albumin. An Extraktivstoffen enthält es 1—3% und an anorganischen Salzen bis gegen 1%. Auch Rhodan ist in einwandfreier Weise von Muck[1]) und von Keller[2]) in ihm nachgewiesen worden. Neumann[3]) berichtet über einen Fall, bei dem die Nasenhöhle fast vollständig mit Cholesterin ausgefüllt war. Ätherlösliche Stoffe finden sich sonst sehr wenig im Nasenschleim; nur wenn das Sekret eine eitrige Beschaffenheit annimmt, wächst der Gehalt an ätherlöslichen Stoffen.

Der Nachweis und die Bestimmung all dieser Bestandteile des Nasensekretes geschieht auf die übliche Weise.

Auch spezifisch bactericide Eigenschaften kommen dem Nasensekret zu; so fanden Wurtz und Lermoyez[4]), daß Milzbrandbacillen nach einiger Zeit in ihm sterben.

IX. Tränen.

Die Tränen, das Sekret der Tränendrüsen, stellen eine wasserklare, mitunter auch leicht trübe, opalescierende Flüssigkeit dar von alkalischer Reaktion und salzigem Geschmack.

Die Angaben über die Konzentration der Tränenflüssigkeit schwanken sehr stark, wahrscheinlich weil sie von der Sekretionsgeschwindigkeit abhängig ist und diese ebenso wie bei anderen Drüsen beträchtlich schwankt. So will Arlt-Lerch[5]) an anorganischen Stoffen neben Chlornatrium noch kohlensaures Natrium und schwefelsauren und phosphorsauren Kalk und Magnesia gefunden haben, während nach Magaard[6]) phosphorsaure Salze in den Tränen fehlen.

Die Zusammensetzung der Tränenflüssigkeit ist aus folgender Zusammenstellung ersichtlich.

100 T. Tränenflüssigkeit enthalten:

| | Frerichs[7]) | | Arlt-Lerch[5]) | Magaard[6]) | Harnack[8]) |
	I	II			
Wasser	99,06	98,70	98,223	98,120	98,06
Epithelien	0,14	0,32	—	—	—
Albumin	0,08	0,10	0,504	} 1,4638	—
Schleim und Fett . . .	0,3	0,34	Spuren		
Kochsalz	0,42	0,34	1,257	} 0,4160	} 1,40
Phosphate und Salze .	—	—	0,016		

[1]) O. Muck, Münch. med. Wochenschr. **1900**, 1168, 1732.
[2]) A. Keller, Münch. med. Wochenschr. **1900**, 1597.
[3]) G. Neumann, Virchows Archiv **132**, 377 [1893].
[4]) E. Wurtz u. M. Lermoyez, Compt. rend. de la Soc. de Biol. **45**, 756 [1893].
[5]) Arlt-Lerch, Archiv f. Ophthalmol. **1**, 2, 135 [1855].
[6]) H. Magaard, Virchows Archiv **89**, 258 [1882].
[7]) Frerichs, R. Wagners Handwörterbuch **3**, 1.
[8]) E. Harnack, Fortschritte d. Medizin **1893**, 91.

Der Gehalt an Salzen entspricht nach Massart[1]) einer 1,32—1,46 proz. NaCl-Lösung, nach Hamburger[2]) einer 1,4 proz. NaCl-Lösung.

Außer Albumin enthält das Sekret nach den Beobachtungen von Bach[3]) auch Globulin. Muck[4]) konnte in ihm auch Rhodan mit Sicherheit nachweisen.

X. Schweiß.

Der Schweiß ist eine klare, farblose Flüssigkeit, der meist abgestoßene Epithelien und Fettkügelchen aus den Talgdrüsen beigemengt sind; durch Filtration kann er von diesen Beimengungen bequem getrennt werden.

Seine **Reaktion** ist nach den Angaben der meisten Autoren sauer; doch ist auch sehr häufig, besonders nach reichlichem Schwitzen alkalischer Schweiß beobachtet worden [Arloing[5]), Luchsinger und Trümpy[6]), Camerer[7])]. Den Schweiß der Pflanzenfresser fand Moriggia[8]) gewöhnlich alkalisch, den der Fleischfresser meist sauer. Nach Smith[9]) reagiert der Pferdeschweiß stark alkalisch.

Die **Menge** des Schweißes beim Menschen wird auf $1/_{64}$ des Körpergewichtes geschätzt, doch wechselt die Menge sehr erheblich je nach der Temperatur, der Körperbewegung usw. Tereg[10]) nimmt eine Produktion von 800—1000 g in 24 Stunden an, Schwenkenbecher[11]) gibt als Normalwert der einstündigen Wasserdampfabgabe durch die Haut für einen Mann von 70 kg pro Stunde 28 g oder eine Tagesmenge von 672 g an.

Das **spezifische Gewicht** schwankt beim Menschen zwischen 1001 und 1010.

Die **Gefrierpunktserniedrigung** ist ebenfalls großen Schwankungen unterworfen. So differieren die Angaben zwischen $\Delta = -0,08°$ und $-0,70°$. Ardin-Delteil[12]) fand als Mittel $\Delta = -0,237°$, Tarugi und Tomasinelli[13]) $\Delta = -0,52°$ und Brieger und Diesselhorst[14]) $\Delta = -0,608°$.

An **organischen** Stoffen enthält der Schweiß Spuren von Eiweiß, Aminosäuren, Kreatinin, aromatische Oxysäuren, Ätherschwefelsäuren, Phenol und Skatoxyl, mitunter auch Indoxyl und Harnstoff, ferner Neutralfette, flüchtige Fettsäuren und Cholesterin. — Von **anorganischen** Stoffen finden sich im Schweiß Chlornatrium, Chlorkalium, Alkalisulfat und Phosphat.

Bis zu 13% N im Schweiß fanden Zuntz[15]) und seine Schüler bei ihren Untersuchungen über die Wirkung des Höhenklimas.

Das Verhältnis der Ätherschwefelsäuren zu der Sulfatschwefelsäure beträgt nach Kast[16]) 1 : 12; nach Einführung von aromatischen Substanzen nimmt

---

[1]) Massart, Arch. de Biol. **9**, 515 [1889].
[2]) J. Hamburger, Malys Jahresber. d. Tierchemie **35**, 105 [1905].
[3]) A. Bach, Archiv f. Ophthalmol. **40**, 3, 130 [1894].
[4]) O. Muck, Münch. med. Wochenschr. **1900**, 1168.
[5]) S. Arloing, Lyon medical 1896, No. 50.
[6]) B. Luchsinger u. D. Trümpy, Archiv f. d. ges. Physiol. **18**, 494 [1878].
[7]) G. Camerer, Zeitschr. f. Biol. **41**, 271 [1901].
[8]) Moriggia, zit. nach Hammarsten, Lehrbuch d. physiol. Chemie **1910**, 796.
[9]) F. Smith, Journ. of Physiol. **11**, 497 [1890].
[10]) Tereg, Ellenbergers vergl. Physiol. d. Haussäugetiere 1890, Teil I, 459.
[11]) Schwenkenbecher, Deutsches Archiv f. klin. Medizin **79**, 29 [1903].
[12]) P. Ardin-Delteil, Compt. rend. de la Soc. de Biol. **131**, 844 [1900].
[13]) F. Tarugi u. G. Tomasinelli, Centralbl. f. Physiol. **22**, 748 [1901].
[14]) L. Brieger u. G. Diesselhorst, Deutsche med. Wochenschr. **1903**, 161, 421.
[15]) N. Zuntz, A. Loewy, F. Müller, Caspari, Höhenklima u. Bergwand., Berlin **1906**.
[16]) A. Kast, Zeitschr. f. physiol. Chemie **11**, 501 [1887].

die Menge der Ätherschwefelsäuren in dem Schweiß nicht in demselben Grade wie im Harne zu.

An **Harnstoff** beobachtete Argutinsky[1]) 1,24—1,61%₀ₒ. Besonders große Mengen finden sich bei Urämie und bei Anurie in der Cholera, ja man hat in diesen Fällen sogar Krystalle von Harnstoff auf der Haut beobachten können.

Neben Harnstoff fand Kramer[2]) auch **Ammoniak** im Schweiß.

Über die Mengenverhältnisse aller dieser Substanzen in verschiedenen Schweißsorten geben die von Camerer mitgeteilten Zahlen Auskunft:

	Ver- suchs- dauer	Menge ccm	Spez. Gewicht	Reaktion	Wasser Proz.	Trocken- substanz Proz.	Äther- extrakt Proz.	Ge- samt-N Proz.	Harn- stoff-N Proz.	Ammo- niak-N Proz.	Asche Proz.
Lichtbad . .	75′	60	—	sauer	97,9	2,1	0,17	0,188	—	—	1,04
,, . .	90′	100	1,0084	alkalisch	—	—	—	0,150	0,51	0,012	0,866
Heißluftbad .	45′	120	1,0100	sauer	98,3	1,7	0,02	0,157	—	0,011	1,042
Dampfbad .	30′	300	1,0050	alkalisch	99,24	0,76	0,085	0,091	0,31	0,006	0,465

Bezüglich der Mineralstoffe ist zu bemerken, daß das relative Mengenverhältnis derselben in dem Schweiß ein ganz anderes ist als in dem Harn.

Favre[3]) fand Chloride : Phosphate : Sulfate

$$1 : \text{Spuren} \qquad : 0,043 \quad \text{Schweiß}$$
$$1 : 0,0959 \qquad : 0,038 \quad \text{Harn}$$

Kast[3]) fand

$$1 : 0,0015 \qquad : 0,009 \quad \text{Schweiß}$$
$$1 : 0,132 \qquad : 0,397 \quad \text{Harn.}$$

Von **anomalen Bestandteilen** begegnet man im Schweiß Zucker (bei Diabetes), Aceton, Benzoesäure, Bernsteinsäure, Weinsäure, Jod, Arsen, Quecksilberchlorid, Chinin, Eisen, Blei (bei Bleivergiftung), Harnsäure (bei Gicht), Cystin (bei Cystinurie). — In besonderen Fällen begegnet man einem gefärbten Schweiß (Chromhidrosis); die Färbung kann bedingt sein durch Indican [Hofmann[4]), Amann[5]), Gaus[6])] und Alkaptonderivate[7]). Beim roten Schweiß dürfte es sich wohl ausschließlich um Bakterienwirkung handeln [Babesiu[8]), Harz[9])].

Ungewiß ist, ob das jüngst von Embden und Tachau[10]) im Schweiß beobachtete Serin neben anderen optisch aktiven Aminosäuren ein konstanter Bestandteil ist.

Der Nachweis und die quantitative Bestimmung sämtlicher Substanzen geschieht nach den in den entsprechenden Kapiteln angegebenen Methoden.

Gewinnung des Schweißes.

Genügen zu Untersuchungen **kleinere Mengen** von Schweiß, so kann man mit einem Schwamm oder einem Wattebausch die austretenden Schweißtropfen aufwischen und dann den Schwamm resp. Bausch ausdrücken. Oder

1) P. Argutinsky, Archiv f. d. ges. Physiol. **46**, 594 [1890].
2) G. Kramer, Archiv f. Hygiene **10**, 231 [1890].
3) Favre, zit. nach A. Kast, Zeitschr. f. physiol. Chemie **11**, 505 [1887].
4) Hofmann, Wiener med. Wochenschr. **1873**, 292.
5) A. Amann, Schweiz. Wochenschr. f. Pharmakol. **40**, 248 [1902].
6) G. Gaus, Berl. klin. Wochenschr. **1905**, Nr. 22.
7) C. Th. Mörner, Zeitschr. f. physiol. Chemie **69**, 348 [1910].
8) C. Babesiu, Malys Jahresber. d. Tierchemie **1882**, 342.
9) F. Harz, Centralbl. f. Bakt., I. Abt. **35**, 153 [1904].
10) G. Embden, u. H. Tachau, Biochem. Zeitschr. **28**, 230 [1910].

man kann auch so verfahren, daß man die Leibwäsche auskocht. Dieses Verfahren wendet man am zweckmäßigsten dann an, wenn es sich darum handelt, bestimmte Stoffe im Schweiß nachzuweisen.

Will man größere Mengen von Schweiß erlangen, so kann man entweder besondere Substanzen anwenden, die zu einer profusen Schweißsekretion führen, wie Pilocarpin, Jaborandiextrakt usw., oder man bedient sich angestrengter Muskeltätigkeit, oder man benutzt ein Lichtbad oder ein Heißluftbad oder ein Dampfbad. Man muß sich aber von vornherein darüber klar sein, daß durch die Wasserverdunstung oder durch die Kondensation des Wasserdampfes die Konzentration des Schweißes sich erheblich ändern kann. Eine nachträgliche Wasserverdunstung kann man vermeiden, wenn man nach dem Vorgang von Strauß[1]) den Schweiß in einem um den Arm gelegten Gummibeutel auffängt.

Bei Tieren benutzt man zum Sammeln des Schweißes am zweckmäßigsten die unbehaarten Körperstellen, wie die Pfoten, und streicht hier den Schweiß mit einem Wattebausch oder mit Fließpapier ab. Man kann aber auch aus den behaarten Partien, wie beispielsweise bei Pferden, den Schweiß gewinnen durch Auskämmen oder Striegeln.

XI. Transsudat, Exsudat.

1. Transsudat.

Transsudaten begegnet man in den meisten Körperhöhlen, wenn es im Organismus zu Zirkulationsstörungen, sei es infolge von Herzschwäche oder von degenerativen Vorgängen in gewissen Organen (Niere, Leber), kommt.

Meist sind die Transsudate wasserklar und farblos, zeigen mitunter aber auch ein gelbliches Aussehen oder eine gelblich-grüne Farbe, die meist von einer leichten Fluorescenz der Flüssigkeit begleitet ist.

Das spezifische Gewicht schwankt zwischen 1003 und 1015.

Die Reaktion ist wie die des Blutes gegen Lackmus alkalisch, und zwar schwanken die Werte zwischen 3,4 und 5,2 p. m. Na_2CO_3. Die wahre, durch Hydroxylionen bedingte Alkalescenz ist dagegen gleich Null.

Zusammensetzung. An anorganischen Bestandteilen finden sich in Transsudaten Kochsalz, Natriumcarbonat und an Phosphorsäure gebundene alkalische Erden und Alkalien. Die Gesamtmenge aller Salze schwankt wie im Blute zwischen 0,7—0,9%.

Der Nachweis und die quantitative Bestimmung aller dieser Substanzen wird in der gleichen Weise wie im Blute ausgeführt (siehe S. 1018—1024).

Von organischen Bestandteilen enthalten die Transsudate Eiweiß nur in geringer Menge (bis 0,3%). Dieses Eiweiß setzt sich im wesentlichen zusammen aus Serumalbumin, Serumglobulin und in vereinzelten Fällen auch aus etwas Fibrinogen. Albumosen finden sich nur dann, wenn autolytische Vorgänge sich im Transsudat abgespielt haben, Peptone fehlen vollkommen.

Harnstoff scheint in sehr wechselnden Mengen vorzukommen, doch nicht mehr als 0,05% zu betragen [Schoendorff[2])]. — Die Werte für Harnsäurestickstoff betragen nach v. Jacksch[3]) im Mittel 0,004%, für Ammoniak 0,007—0,01%. An Aminoverbindungen fanden Neuberg und

---

1) H. Strauß, Die chronische Nierenentzündung, Berlin 1902, S. 152.
2) B. Schoendorff, Archiv f. d. ges. Physiol. 74, 326 [1899].
3) B. v. Jacksch, Zeitschr. f. Heilk. 9, J. M. 415 [1890].

Strauß[1]) bei Lebercirrhose 0,24%. Bei Bantischer Krankheit wurde im Ascites einmal Glykokoll gefunden, bei Leberleiden und in Transsudaten, in denen sich autolytische Vorgänge abgespielt hatten, wurden Leucin und Tyrosin beobachtet und bei Ikterus Gallenfarbstoff und Gallensäuren. Ferner sind in Transsudaten gefunden worden Kreatin, Allantoin und Inosit.

An Zuckern hat man bisher Traubenzucker (0,04 bis 0,15%) und Lävulose [Neuberg und Strauß[1])] nachweisen können.

Für den Nachweis und die quantitative Bestimmung aller dieser Bestandteile gelten dieselben Regeln wie für den Nachweis der entsprechenden Substanzen im Blut (siehe dieses).

An Fermenten ist außer dem glykolytischen in Transsudaten bisher kein weiteres nachgewiesen worden.

Von Gasen finden sich in Transsudaten neben vorwiegend Kohlensäure nur kleine Mengen von Stickstoff und höchstens Spuren von Sauerstoff.

2. Exsudat.

Unter einem Exsudat versteht man einen Erguß in eine Körperhöhle, der auf Grund von Entzündungsvorgängen zustande gekommen ist. Je nach der Zusammensetzung unterscheidet man zwischen serösen, eitrigen, jauchigen, blutigen und milchigen Exsudaten. Dementsprechend zeigen die Exsudate meist ein mehr oder weniger stark trübes Aussehen je nach der Menge der in ihnen befindlichen Formelemente.

Das spezifische Gewicht ist stets größer als beim Transsudat und übersteigt meist die Zahl 1018.

Die Reaktion ist gegen Lackmus alkalisch und schwankt wie bei den Transsudaten zwischen 3,4 und 5,2 p. m. Na_2CO_3.

Zusammensetzung. Die anorganischen Bestandteile sind auch hier Kochsalz, Natriumcarbonat und an Phosphorsäure gebundene alkalische Erden und Alkalien; ihre Gesamtmenge ist etwas geringer als bei den Transsudaten.

Von organischen Bestandteilen finden sich neben Serumalbumin und Serumglobulin sehr häufig in größerer Menge Fibrinogen und Fibrinferment. Ferner hat man des öftern in Exsudaten Nucleoproteid resp. Nucleoalbumin beobachtet [Paykull[2])], mitunter auch Serosamucin [Umber[3])], das nach Holst[4]) mit Synoviamucin identisch ist. Bisweilen stammt das Serosamucin aus Ovarialcysten, die geborsten sind und ihren Inhalt in die Bauchhöhle entleert haben; in diesen Fällen ist die Flüssigkeit fadenziehend und gallertig und zeigt eine dunkelbraune Farbe. — In vereinzelten Fällen hat man auch eine Verbindung von Lecithin mit unlöslichem Pseudoglobulin darstellen können [Bernert[5]), Joachim[6])], und zwar handelte es sich hier stets um einen sog. milchigen Ascites. In einem anderen Fall von milchigem Ascites gelang es, eine Globulin-Cholesterinsäureesterverbindung zu isolieren [H. Wolff[7])]. Die Gesamteiweißmenge in den Exsudaten schwankt zwischen 0,3 und 1,2%.

Der Fettgehalt der Ergüsse zeigt große Schwankungen. Außer Fett finden sich in ihnen noch Lecithin und Cholesterin, letzteres wurde in einem

1) C. Neuberg und H. Strauß, Zeitschr. f. physiol. Chemie 36, 227 [1902].
2) L. Paykull, zit. nach Maly 22, 558 [1892].
3) Fr. Umber, Zeitschr. f. klin. Med. 48, 364 [1903].
4) G. Holst, Zeitschr. f. physiol. Chemie 43, 145 [1904].
5) M. Bernert, Archiv f. experim. Pathol. u. Pharmakol. 49, 32 [1903].
6) G. Joachim, Münch. med. Wochenschr. 1903, 1915.
7) H. Wolff, Beiträge z. chem. Physiol. u. Pathol. 5, 208 [1904].

Falle von hämorrhagischem Exsudat in der Höhe von 1,3% gefunden (Ruppert).

Sonst sind in Exsudaten dieselben Bestandteile anzutreffen wie in Transsudaten (siehe oben).

Der Nachweis sämtlicher Substanzen geschieht wie im Blute resp. Harn.

An corpusculären Elementen finden sich in serösen Ergüssen: vereinzelte, mehr körnige Leukocyten, Fetttröpfchen und Endothelzellen und auch große Zellen mit zwei bis drei großen Hohlräumen; bei eitrigen: eine große Menge von verfetteten, stark granulierten Eiterzellen, Epithelialgebilden, Krystallen von Cholesterin, Hämatoiden und Tripelphosphat; bei blutigen: massenhafte Erythrocyten und mit Fetttröpfchen angefüllte Endothelzellen.

Differentialdiagnostisch kommen für die Unterscheidung eines Exsudates von einem Transsudat im wesentlichen vier Punkte in Betracht: das spezifische Gewicht, der Eiweißgehalt, die mikroskopische Untersuchung und die Essigsäureprobe. Der positive Ausfall der letzteren, der meist für das Vorhandensein eines Exsudates spricht, beruht auf der Fällbarkeit des Serosamucins durch wenig Essigsäure.

Man führt die Probe am zweckmäßigsten in folgender Weise aus: Zunächst stellt man sich eine dünne Essigsäurelösung her, indem man 2 Tropfen Eisessig oder 20 Tropfen gewöhnliche Essigsäure mit 100 ccm Wasser verdünnt. In diese schwach saure Lösung läßt man die zu untersuchende Flüssigkeit vorsichtig hineintropfen und beobachtet, falls Serosamucin zugegen ist, daß jeder Tropfen auf seinem Wege nach dem Boden des Gefäßes eine deutlich weiße, mitunter nur bläulich weiße Spur hinter sich läßt. Jeder weitere Tropfen bildet wieder einen Zug und schließlich sinkt der entstandene Niederschlag auf den Boden des Gefäßes nieder. — Transsudate geben nie eine Trübung oder nur äußerst selten eine ganz schwache Trübung.

Bei Carcinom scheint das enzymatische Verhalten der Exsudate von der Norm abzuweichen. Gewöhnliche seröse Flüssigkeiten hemmen nämlich die Autolyse, bei Krebs jedoch nicht[1][2]. Im Ascites spielen sich nur bei carcinomatöser Herkunft autolytische Prozesse ab[3].

---

[1] J. Baer, Verhandl. d. Kongr. f. inn. Medizin 1905, 221.
[2] H. Eppinger, Zeitschr. f. Heilkunde 25, 378 [1904].
[3] Fr. Umber, Münch. med. Wochenschr. 1902, Nr. 28.

Die chemische Untersuchung der Faeces.

Von

O. Schumm-Hamburg.

1.

Allgemeines.

Die Faeces des Menschen bilden schon in der Norm auch in chemischer Hinsicht ein buntes Gemisch der verschiedenartigsten Stoffe, die in sehr verschiedener, teils nur in winziger Menge vorhanden sind. Eine genaue Feststellung der Menge aller chemischen Bestandteile ist mit den bislang gebräuchlichen Methoden nicht ausführbar. Von den organischen Bestandteilen lassen sich nur wenige leidlich genau quantitativ bestimmen; bei anderen, z. B. den verschiedenen Eiweißstoffen und ihren nächsten Abbauprodukten, ist schon der sichere qualitative Nachweis schwierig.

Die quantitative Analyse der Faeces wird dadurch erschwert, daß infolge der Anwesenheit oft recht grober Nahrungsreste die Entnahme einer richtigen Durchschnittsprobe vielfach unmöglich ist. Dazu kommt, daß infolge der Anwesenheit großer Mengen von Bakterien und von Resten der Verdauungsfermente in den Faeces deren chemische Beschaffenheit sich allmählich ändert. Daher ist, wenigstens für die Bestimmung mancher Bestandteile, wie Ammoniak, Schwefelwasserstoff, flüchtige Fettsäuren u. a., entweder eine sofortige Verarbeitung oder eine Konservierung der Faeces notwendig. Eine allgemein anwendbare, die spätere Bestimmung der einzelnen Bestandteile nicht beeinträchtigende Konservierungsart gibt es bislang nicht. Will man nur einzelne Bestandteile der Faeces bestimmen, so genügen oft die vorgeschlagenen Konservierungsverfahren. Z. B. läßt sich der Gehalt an Gesamtstickstoff durchweg an den mit sehr verdünnter Schwefelsäure gut durchmischten und dann auf dem Wasserbade eingetrockneten Faeces richtig bestimmen, ferner der Gehalt an Wasser, Mineralbestandteilen, Fett u. a. an den mit Alkohol konservierten Faeces (gewogene Durchschnittsproben der Faeces mit einer großen Menge 96 proz. Alkohols unter allmählichem Zusatz fein verreiben und in ein verschließbares Gefäß quantitativ überführen). — In bestimmten Fällen ist eine Konservierung für kurze Zeit durch Aufkochen der mit Wasser fein verriebenen Faeces erreichbar, in anderen Fällen empfiehlt sich das Aufkochen der mit schwefelsäurehaltigem Wasser verriebenen Faeces usw. Zur Untersuchung auf genuine Eiweißstoffe u. a. lassen sich solche gekochten Faecesportionen natürlich nicht verwenden. — Die Konservierung der verhältnismäßig trocknen Faeces von Schafen, Ziegen, Kaninchen soll sich nach Stutzer und seinen Mitarbeitern am besten durch Zusatz von Schwefelkohlenstoff (1 ccm auf 100 g Faeces) bewirken lassen.

Die 24 stündige Menge Faeces beträgt bei gesunden Erwachsenen, die sich mit gemischter Kost ernähren, durchschnittlich ungefähr 110—150 g.

Zu wissenschaftlichen Untersuchungen über die Farbstoffe und deren Chromogene muß man ganz frische Faeces benutzen. Auch für die einfachen qualitativen Untersuchungen sollten im allgemeinen nur frische Faeces verwandt werden. — Die quantitative Analyse gestaltet sich wesentlich einfacher, wenn während des Versuches eine möglichst einfach zusammengesetzte und ziemlich schlackenarme Nahrung gereicht wird. Auch die Stoffwechselversuche werden dadurch übersichtlicher. Bei klinisch-chemischen Untersuchungen der Faeces verdient daher die Anwendung einer einfachen Probekost im allgemeinen den Vorzug vor der in ihrer Zusammensetzung starken Schwankungen unterworfenen frei gewählten Kost.

Ad. Schmidt hat eine Probekost angegeben, die aus 1,5 l Milch, 100 g Zwieback, 2 Eiern, 50 g Butter, 125 g Rindfleisch, 190 g Kartoffeln, Haferschleim aus 80 g Hafergrütze, sowie etwa 2—3 g Kochsalz besteht. Darin sind nach Schmidt und Strasburger, sowie Harby und Goodbody etwa 102—110 g Eiweiß, 105—111 g Fett und 191—200 g Kohlehydrate enthalten. Das entspricht etwa 2200—2300 Calorien. Die Verteilung auf die einzelnen Mahlzeiten geschieht nach Schmidt und Strasburger folgendermaßen:

Morgens: 0,5 l Milch und 50 g Zwieback.

Vormittags: 0,5 l Haferschleim (aus 40 g Hafergrütze, 10 g Butter, 200 g Milch, 300 g Wasser, 1 Ei, etwas Salz; durchgeseiht).

Mittags: 125 g gehacktes Rindfleisch (Rohgewicht) mit 20 g Butter leicht übergebraten, so daß es inwendig noch roh bleibt, dazu 250 g Kartoffelbrei (aus 190 g gemahlenen Kartoffeln, 100 g Milch und 10 g Butter und etwas Salz).

Nachmittags: wie morgens.

Abends: wie vormittags.

Diese (oder erforderlichenfalls eine andere geeignete Probekost) muß so lange gegeben werden, bis die Faeces keine Bestandteile der vorher gereichten Kost mehr enthalten. Das ist nach Schmidt und Strasburger normalerweise meist schon bei der zweiten Defäkation nach Beginn des Versuches der Fall. Wenn es die Umstände erlauben, wird man, um sicher zu gehen, erst die bei der dritten Entleerung gewonnenen Faeces verarbeiten oder eine Abgrenzung durch Eingeben von Carmin oder eines anderen geeigneten Mittels vornehmen. Die Menge der Faeces und der Zeitpunkt ihrer Entleerung schwankt oft von einem zum anderen Tage so bedeutend, daß für die quantitative Bestimmung der täglich zur Ausscheidung kommenden Stoffe die Untersuchung der an mehreren aufeinanderfolgenden Tagen entleerten Faeces notwendig ist. Daraus folgt, daß man bei derartigen Versuchen, um nur einigermaßen richtige Durchschnittswerte zu erhalten, die betreffende Probekost wenigstens 4—5, oft aber 6—7 Tage lang nehmen lassen muß.

Für Untersuchungen, zu denen die getrockneten Faeces angewandt werden können, trocknet man sie am besten nach dem Vorschlag von Poda unter Alkoholzusatz. Sie werden in einer gewogenen Porzellanschale mit Alkohol verrieben, das Pistill mit Alkohol abgespült und die Masse auf dem Wasserbade eingedampft. Sobald sie ziemlich dickflüssig geworden ist, verreibt man sie sorgfältig mit einer Portion 96 proz. Alkohols, dampft ziemlich stark ein, mischt den Rückstand mit einer neuen Portion Alkohol gut durch und dampft die Masse jetzt zur Trockne ein. Die Schale mit dem Rückstand wird gewogen und das Gewicht des Rückstandes ermittelt. Man kratzt ihn sofort aus der Schale heraus, verarbeitet ihn in einem Porzellanmörser oder einer geeigneten

Mühle zu einem möglichst feinen Pulver und füllt es sofort in vollkommen
trockne enghalsige Flaschen, die man mit einem Kork- oder Gummipropfen
gut verschließt. Da ein solches Pulver hygroskopisch ist, so ist es im allgemeinen
vorteilhafter, es zunächst auf einen annähernd konstanten Feuchtigkeitsgehalt
zu bringen, indem man es gleich nach seiner Herstellung einen oder zwei Tage
auf Papier ausgebreitet bei Zimmertemperatur offen an der Luft liegen läßt.
Am Kotpulver führt man gewöhnlich auch die Bestimmung des Wassergehalts
aus, indem man ein oder einige Gramm in einem verschließbaren. niedrigen
Gläschen, Schälchen oder Tiegel bei 100° bis zur Gewichtskonstanz weiter
trocknet. Ebenfalls pflegt man die Bestimmung des Aschegehalts am Kotpulver
auszuführen.

Der Trockenrückstand fettreicher Faeces läßt sich, da das Fett teilweise
der Schalenwand anhaftet, nur schwierig so gleichmäßig mischen, daß richtige
Durchschnittsproben entnommen werden können. Mischt man fettreiche Faeces
mit einer gewogenen, nicht zu geringen Menge trocknen, durch Waschen und
Glühen gereinigten Seesandes, und trocknet sie dann ein, so läßt sich der Rückstand eher einigermaßen gleichmäßig mischen. Falls außer dem Fett noch
andere Bestandteile bestimmt werden sollen, so ist es oft zweckmäßiger, von den
gut gemischten frischen Faeces einzelne Portionen für die verschiedenen
Analysen abzuwägen.

Steht für die Untersuchung auf die verschiedenen Bestandteile nur eine
kleine Menge Faeces zur Verfügung, so empfiehlt es sich, die Bestimmung
mehrerer Bestandteile an derselben Portion auszuführen. Einen dazu geeigneten
Analysengang hat Thierfelder beschrieben; er entspricht im wesentlichen
dem nachstehenden Schema:

Faeces mit Wasser verdünnt[1]), destilliert.

Der Rückstand wird eingeengt, mit
Schwefelsäure angesäuert und nacheinander mit Alkohol und Äther extrahiert

Das Destillat wird mit Soda übersättigt und destilliert

Der Rückstand
wird auf Stärke
und Cellulose ge-
prüft.

Die Extrakte werden
mit Soda übersättigt,
eingedampft und in den
wasserlöslichen und
ätherlöslichen Anteil
getrennt und diese auf
die einzelnen Bestand-
teile geprüft.

Der Rückstand
wird auf flüchtige
Fettsäuren geprüft.

Das Destillat wird
auf Indol, Skatol und
Phenol geprüft.

Die nachfolgenden Ausführungen werden zeigen, daß unsere Kenntnis
von der chemischen Zusammensetzung der Faeces bei Gesunden und Kranken
noch manche Lücken aufweist.

2.

Reaktion, spezifisches Gewicht.

Bei gemischter Kost reagieren die Faeces Erwachsener auf Lackmus entweder neutral oder doch nur ganz schwach sauer oder ganz schwach alkalisch.

---

[1]) Will man auch die an Basen gebundenen flüchtigen Bestandteile mit abdestillieren,
so muß man die Mischung ansäuern, wozu man meistens Phosphorsäure benutzt.

Ausgesprochen saure oder alkalische Reaktion bei solchen Faeces ist pathologisch. Stark saure Reaktion ist wohl meist durch die Anwesenheit von freien Fettsäuren, stark alkalische durch Ammoniak bedingt. Meconium und Hungerkot reagieren schwach sauer. Bei der Ernährung mit Kuhmilch reagiert der Kot von Säuglingen und Erwachsenen gewöhnlich neutral bis schwach alkalisch. Mit Muttermilch genährte Säuglinge liefern einen schwach sauer reagierenden Kot.

Bei ausschließlicher Ernährung mit Fleisch reagiert der Kot meist alkalisch. Überwiegen im Darm die Gärungsprozesse, so sind saure Stühle zu erwarten, während alkalische Stühle das Überwiegen der Fäulnisvorgänge anzeigen. Bei Enteritis werden derartige Stühle entleert; sie enthalten oft erhebliche Mengen von freiem Ammoniak, so daß sich beim Annähern eines mit Salzsäure benetzten Glasstabes oft die bekannten Nebel von Chlorammonium bilden.

Prüfung der Reaktion.

Da die Reaktion sich beim Aufbewahren der Stühle ändert, muß man die Probe am frischen Kot ausführen. Man mischt die Faeces durch Zerdrücken und Zerreiben im Porzellanmörser, entnimmt mehrere sehr kleine Partikel und bringt sie auf feuchtes rotes und blaues Lackmuspapier. Man beobachtet dann die Färbung auf der anderen Seite des Lackmuspapiers. Benutzt man andere Indicatoren, z. B. Phenolphthalein, so können sich andere Resultate ergeben. Die obigen Angaben beziehen sich nur auf das Verhalten gegen Lackmuspapier.

Die von verschiedenen Autoren mitgeteilten Werte für den Aciditätsgrad der Faeces von Kindern weichen sehr voneinander ab[1].

Bestimmung des Aciditätsgrades.

Für vergleichende Untersuchungen benutzt man wohl folgendes einfache Verfahren[2]:

20 g Faeces werden in einem Porzellanmörser unter allmählichem Zusatz von 200 ccm Wasser zu einer vollständig gleichmäßigen Aufschwemmung verrieben und bei anfänglich saurer Reaktion mit so viel $1/10$ n-Kalilauge, bei anfänglich alkalischer Reaktion mit so viel $1/10$ n-Salzsäure versetzt, bis ein der Mischung entnommener Tropfen neutrale Reaktion zeigt. Je nach der Art des benutzten Indicators (Lackmuspapier, Phenolphthalein usw.) ist das Ergebnis etwas abweichend. Das Verfahren ist natürlich nicht ganz exakt[3].

Das spez. Gewicht der Faeces ist außer von dem Gehalt an Wasser namentlich von dem relativen Gehalt an Fett und den übrigen festen Bestandteilen abhängig.

Unter gleichen Ernährungsverhältnissen der untersuchten Gesunden und Kranken ermittelte A. Schmidt für das spez. Gewicht der Faeces folgende Werte:

Gesunde	1045—1068
Gärungsdyspepsie	1026—1067
Galleabschluß (Fettstuhl)	938—1020
Resorptionsstörung	1024—1035

---

[1] Vgl. A. Hecht, Die Faeces des Säuglings. 1910. Verl. von Urban u. Schwarzenberg.
[2] J. Boas, Diagnostik und Therapie der Darmkrankheiten. Leipzig 1898, S. 103.
[3] Betreffs anderer Verfahren vgl. Langstein, Jahrb. f. Kinderheilkde. 56.

Bei starker Diarrhöe (Cholera, starke Abführmittel) betrug nach C. Schmidt[1]) das spez. Gewicht 1007 und 1008 bzw. 1012. Monti[2]) beobachtete bei den Cholerastühlen von Kindern ein spez. Gewicht von 1001—1006.

Bestimmung des spezifischen Gewichtes.

Bei schlackenreicher Nahrung stößt die Bestimmung des spez. Gewichtes auf große Schwierigkeiten. Da die Bestimmung durch Wägung im Pyknometer zu erfolgen hat, müssen die Faeces in eine so fein verteilte Masse verwandelt werden, daß sich daraus unter Wasserzusatz eine ganz gleichmäßige luftblasenfreie Aufschwemmung herstellen läßt, die man in ein Pyknometer füllen kann.

Ausführung der Bestimmung nach Schmidt und Strasburger.[2]) Die frischen Faeces werden in einem geräumigen Porzellanmörser durch Drücken und Reiben möglichst gleichmäßig gemischt. Genau 10 g werden abgewogen und allmählich mit 20 ccm Wasser zu einer gleichmäßigen Aufschwemmung verrieben und einige Zeit stehen gelassen, damit die Luftblasen entweichen können. Ist das geschehen, dann mischt man die Masse durch sanftes Umrühren nochmals durch und füllt damit in bekannter Weise[3]) ein etwas weithalsiges Pyknometer von genau 20 ccm Inhalt.

Das spez. Gewicht (d) berechnet man nach Ausführung der erforderlichen Wägungen mit Hilfe folgender Formel:

$$d = \frac{3c - 2b - a}{b - a}.$$

Dabei ist

$c =$ dem Gewichte des mit der Faecesaufschwemmung gefüllten Pyknometers.

$b =$ dem Gewichte des mit destilliertem Wasser gefüllten Pyknometers.

$a =$ dem Gewichte des leeren trockenen Pyknometers.

Beispiel:

Pyknometer + Faecesaufschwemmung = 40,30 (c)
Pyknometer + Wasser von 15° C . . = 40,00 (b)
Pyknometer leer . . . . = 20,00 (a)

$$d = \frac{120,90 - 80,00 - 20,00}{20} = 1,045.$$

3.

Dickdarmgase.

Das den Faeces zuzurechnende Dickdarmgasgemisch liefert bei der Analyse durchweg Kohlensäureanhydrid, Wasserstoff, Methan[4]), Stickstoff, oft auch Schwefelwasserstoff und Methylmercaptan. Der Stickstoff[5]) gelangt lediglich

[1]) C. Schmidt, Charakteristik der epidemischen Cholera. Leipzig u. Mitau 1850.
[2]) Zit. nach Ad. Schmidt u. J. Strasburger, Die Faeces des Menschen im normalen und krankhaften Zustande. Berlin 1910. 3. Aufl.
[3]) Vgl. Kapitel „Harn".
[4]) H. Tappeiner, Zeitschr. f. physiol. Chemie 6, 432 [1882]; Zeitschr. f. Biol. 19, 228 [1883].
[5]) C. Oppenheimer, Zeitschr. f. physiol. Chemie 48, 240 [1906]. — A. Krogh, Zeitschr. f. physiol. Chemie 50, 289 [1907].

als Bestandteil der Luft in die Darmgase; bei den im Darm verlaufenden Gärungsprozessen wird er nicht gebildet.

Das Kohlensäureanhydrid wird hauptsächlich durch Kohlehydratgärung, Milchsäuregärung und Buttersäuregärung, ferner durch Spaltung der Carbonate gebildet. Der Wasserstoff ist ein Produkt der Buttersäuregärung, der Cellulosegärung und der Eiweißfäulnis. Letztere liefert außerdem noch Schwefelwasserstoff und Methylmercaptan[1]). Das Methan entsteht hauptsächlich bei der Cellulosegärung, in geringer Menge auch bei der Spaltung einiger anderer Stoffe.

Die Zusammensetzung des Gasgemisches und dessen Gesamtmenge wechseln stark nach der Beschaffenheit der Nahrung und der Funktion der Verdauungsorgane. Das Gasgemisch enthält nach Fries[2]) unter normalen Verhältnissen 10,3% Kohlensäureanhydrid, 29,6% Methan, 0,7% Sauerstoff und 59,4% Stickstoff.

Nach den Untersuchungen von Tappeiner[3]), Planer[4]) und Wissel[5]) entstehen bei der extra corpus bewirkten „Nachgärung" der Faeces dieselben Gase wie im Dickdarm. Ad. Schmidt[6]) wendet daher zu Untersuchungen über die „Dickdarmgase" die Methode der Nachgärung an. Die bei der Nachgärung innerhalb der ersten 1—2 Tage sich bildenden Gase (durchschnittlich 78% CO_2, 17,3% CH_4, 4,7 %H_2), die Produkte der „Frühgärung", sollen nach Ad. Schmidt hauptsächlich durch Gärung der leicht angreifbaren Kohlehydrate entstehen, während an der gegen Ende des zweiten Tages einsetzenden „Spätgärung" die Eiweißfäulnis in erheblichem Maße beteiligt ist. — Bei fleischreicher Kost werden unter normalen Verhältnissen nur geringe Mengen von Darmgasen entleert. Der Genuß cellulosereicher Gemüse und der Leguminosen bewirkt durchweg reichliche Gasbildung.

Den Gehalt menschlicher Faeces an Schwefelwasserstoff gibt P. Albertoni[7]) zu durchschnittlich 4,5—17,6 mg an, und zwar fand er die niedrigsten Werte bei vegetarischer Diät, die höchsten bei Fleischkost und eine mittlere Menge bei gemischter Kost.

Methoden zum Auffangen des Dickdarmgasgemisches sind von A. Schmidt[8]) und N. Zuntz[9]) beschrieben worden.

Als Reagens auf Schwefelwasserstoff benutzt man Fließpapier, das mit Bleiacetatlösung und danach mit Ammoniak befeuchtet wurde (Schwarzfärbung), oder Fließpapier, das mit Nitroprussidnatriumlösung und einem Tropfen verdünnter Natronlauge befeuchtet wurde (Purpurrotfärbung). Man bringt die Faeces entweder in einen Kolben und verschließt ihn mit einem Korkstopfen, in den ein mit einem der Reagenzien befeuchtetes Stück Fließpapier eingeklemmt ist. Oder man leitet durch Waschen mit Kalilauge gereinigte

---

[1]) M. v. Nencki, Wiener Monatshefte f. Chemie 1889, Oktoberheft; vgl. auch Archiv f. experim. Pathol. u. Pharmakol. 28, 206 [1891].

[2]) A. J. Fries, Amer. Journ. of Physiol. 16, 468 [1906]; zit. nach A. Scheunert, Vorgänge im Enddarm. Oppenheimers Handbuch der Biochemie. 1909. Bd. III.

[3]) H. Tappeiner, Zeitschr. f. physiol. Chemie 6, 432 [1882]; Zeitschr. f. Biol. 19, 228 [1883].

[4]) Planer, zit. nach Schmidt u. Strasburger, Die Faeces des Menschen im normalen und krankhaften Zustande. Berlin 1910.

[5]) Wissel, Zeitschr. f. physiol. Chemie 21, 234 [1895].

[6]) Ad. Schmidt, Deutsches Archiv f. klin. Medizin 61, 545 [1898].

[7]) P. Albertoni, Memorie della R. Accad. della Scienza Bologna (Ser. 5), 10.

[8]) Deutsches Archiv f. klin. Medizin 61, 549; ferner Schmidt u. Strasburgers Lehrbuch.

[9]) N. Zuntz, Archiv f. Anat. u. Physiol. 1899, 579.

Luft längere Zeit durch die mit Wasser zum Brei angerührten Faeces und dann in eine Waschflasche, die dünne, mit überschüssiger Natronlauge versetzte Bleizuckerlösung enthält. Auf Methylmercaptan (vgl. S. 214—217) prüft man nach der Methode Nenckis[1] folgendermaßen: Die Faeces werden mit Wasser verrührt, mit Oxalsäurelösung angesäuert und auf dem Sandbade destilliert. Die übergehenden Dämpfe leitet man in eine Waschflasche, in der sich eine 3 proz. Cyanquecksilberlösung befindet. Der entstehende Niederschlag wird abfiltriert, gewaschen, in ein Kölbchen oder Reagensglas übergeführt und daraus mit 5 proz. Salzsäure destilliert. Die übergehenden Dämpfe leitet man in ein Glas, in dem sich einige Kubikzentimeter frisch bereiteter 3 proz. Bleizuckerlösung befinden. Bei Anwesenheit von Mercaptan entsteht eine hellgelbe, mikrokrystallinische Ausscheidung von Bleimercaptid, gleichzeitig tritt auch der charakteristische Geruch auf. Man darf das Destillieren nicht zu lange Zeit fortsetzen, da sonst Salzsäure mit übergeht, durch die in der Vorlage Chlorblei gebildet wird.

Anmerkung. Rubner, Niemann und Balistreri[2] haben das Verfahren zum Nachweis von Methylmercaptan eingehend bearbeitet und unter anderem folgendes gefunden: Ist Methylmercaptan vorhanden, so sieht man in der Quecksilbercyanidlösung eine weiße, höchst charakteristische Fällung auftreten, die kalkseifenähnlich aussieht und nach Durchwanderung der Röhren als Haut auf der Oberfläche der Flüssigkeit schwimmt. Zur Zerlegung des Quecksilbermercaptids nimmt man am besten 3 proz. Salzsäure, da diese nur das Quecksilbermercaptid, nicht aber etwa gleichzeitig vorhandenes Quecksilbersulfid zerlegt. Beim Einleiten reinen Mercaptans in die 3 proz. Bleilösung entsteht ein gelber Niederschlag von Bleimercaptid. Beim Einleiten von Spuren Mercaptan entstehen an der Oberfläche der Bleilösung auch wohl spinnwebeartige Überzüge. Ist das Mercaptan durch Schwefelwasserstoff verunreinigt, so färbt sich der Niederschlag mehr rötlich oder rötlichbraun und wird leicht dunkler. — Leitet man mercaptanhaltige Dämpfe durch Isatinschwefelsäure (Lösung von fein zerriebenem Isatin in konz. Schwefelsäure), so färbt diese sich schön grün. Diese Reaktion kommt aber auch dem Äthylmercaptan zu, während Schwefelwasserstoff, Polysulfide und Thiosulfat die Grünfärbung nicht hervorrufen. Mit Goldchlorid, Platinchlorid und Palladiumchlorid gibt Mercaptan Niederschläge. — Bei einem Versuche, den Mercaptangehalt quantitativ zu bestimmen, berücksichtige man die von Rubner und seinen Mitarbeitern angegebenen Vorsichtsmaßregeln[3]).

Die quantitative Bestimmung der einzelnen Bestandteile des Darmgasgemisches erfolgt im übrigen nach den bekannten analytischen Methoden[4]).

4.

Die Elementaranalyse der Faeces.

Die Elementaranalyse der Nahrung und der zugehörigen Faeces gibt einen Anhalt für die Ausnutzung der Nahrung. Durch derartige vergleichende Analysen haben Bischoff und Voit[5] bei Hunden gefunden, daß bei Fütterung mit Brot nur mäßige Unterschiede in der elementaren Zusammensetzung der

---

[1] M. Nencki, Wiener Monatshefte f. Chemie 1889, Oktoberheft; vgl. auch Archiv f. experim. Pathol. u. Pharmakol. 28, 206 [1891].
[2] Nach gemeinsam mit Dr. J. Niemann u. Dr. Stagnitta-Balistreri ausgeführten Versuchen. Berichtet von Prof. M. Rubner, Archiv f. Hyg. 19, 136 [1893].
[3] Nach gemeinsam mit Dr. J. Niemann u. Dr. Stagnitta-Balistreri ausgeführten Versuchen. Berichtet von Prof. M. Rubner, Archiv f. Hyg. 19, 136 [1893].
[4] Vgl. auch Hempel, Gasanalytische Methoden. Braunschweig.
[5] Bischoff u. Voit, Die Gesetze der Ernährung des Fleischfressers. Leipzig und Heidelberg 1860.

Neuberg.

Nahrung und der Faeces bestehen. Die Faeces enthielten offenbar in der Haupt-sache unverdaute Brotreste. Weit größer sind die Unterschiede in der elemen-taren Zusammensetzung des Fleischkotes und der betreffenden Fleischnahrung, wenigstens wenn die zugeführten Fleischmengen den Bedarf nicht übersteigen und die Ausnutzung eine normale ist (Normalfleischkot). Ist die Resorption des Fleisches aus irgendwelchen Gründen (z. B. infolge Überfütterung) mangel-haft, so nähert sich die elementare Zusammensetzung des Kotes wieder mehr der des eingeführten Fleisches [Frentzel und Schreuer, E. Pflüger[1])].

Elementaranalysen des Milchkotes sind von Camerer und Küster, sowie von Camerer und Söldner ausgeführt worden[2]). (Die Verbrennung der bei 100° getrockneten Faeces wurde durch Bleichromat bewirkt.)

Die folgende von Camerer aufgestellte Tabelle enthält die von älteren Autoren und von Camerer und Söldner gefundenen Werte:

Beobachter	Zeit der Lactation resp. Art der Ernährung	100 g Trockenkot enthalten			
		N	C	H	Asche
1. Blauberg, Mittel von 32 Säuglingen	6.—7. Tag nach der Geburt	3,7	—	—	12,6
2. Camerer u. Küster 1 Kind	12.—21. Tag nach der Geburt	4,4	51,6	8	6
3. Camerer u. Küster dasselbe Kind wie 2.	53 Tage nach der Geburt	5,1	54,7	8,1	9,9
4. Heubner u. Rubner	63 Tage nach der Geburt	4,6	50,5	—	6,9
5. Camerer u. Söldner	Ende des 1. Lebensjahres	7,1	50,0	7,0	13,8
6. Hammerl, Prausnitz usw.	Erwachsener, keine Nahrungsreste im Kot	8,6	—	—	13,8
7. Voit	Erwachsener, gemischte Kost	6,6	45,6	6,8	18,4

Die Ausführung der Bestimmung von Kohlenstoff und Wasserstoff erfolgt nach den für die organische Elementaranalyse geltenden Regeln, wobei auf den unter Umständen nicht unerheblichen Schwefelgehalt Rücksicht zu nehmen ist.

5.

Gesamtstickstoff in den Faeces.

Die Größe der Stickstoffausscheidung im Kot wird von sehr verschiedenen Faktoren beeinflußt. Ein bedeutender Prozentsatz an Stickstoff entstammt der Körpersubstanz der Bakterien. Einen weiteren Teil liefern die Reste der Verdauungssekrete und die abgestoßenen Epithelien der Darmschleimhaut. Das ergibt sich aus den Untersuchungen, die an hungernden oder mit stickstoff-freier Kost genährten Menschen ausgeführt worden sind. Nach Fr. Müller[3])

---

[1]) Joh. Frentzel u. M. Schreuer, Archiv f. Anat. u. Physiol. 1903, 460; zit. nach M. Schreuer, Kotbildung. Oppenheimers Handbuch der Biochemie. 1909. Bd. III.
[2]) W. Camerer, mit Analysen von Dr. Söldner, Zeitschr. f. Biol. 39, 37 [1900].
[3]) Fr. Müller, Virchows Archiv 131 [1893], Suppl.-Heft. Zeitschr. f. Biol. 20, 327 [1884].

schieden die Hungerkünstler Cetti und Breithaupt täglich 0,316 bzw. 0,113 g Kotstickstoff aus. Rieder[1]) fand bei zwei (70 bzw. 74 kg schweren) Männern, die mit nahezu stickstofffreier Kost genährt wurden, in der Tagesmenge Faeces bei drei Versuchen 0,54, 0,87, 0,78 g, im Mittel also 0,73 g Stickstoff. Nach seinen Versuchen scheint der auf die Körperausscheidungen entfallende Teil des Kotstickstoffs mit der Menge der Nahrung zuzunehmen. — Da hiernach nur ein Bruchteil des Gesamtstickstoffs auf die der Resorption entgangenen stickstoffhaltigen Nahrungsreste entfällt, läßt sich aus dem Stickstoffgehalt der Faeces die Menge des der Resorption entgangenen Eiweißes nicht genau berechnen. Wie die Untersuchungen Rubners[2]) lehren, ist der Stickstoffgehalt bei schlackenarmer Eiweißnahrung, z. B. gut zerkleinertem zarten Fleisch, Eiern, Milch, nur wenig höher als bei stickstofffreier Nahrung. Er betrug bei der Ernährung mit Eiern oder Fleisch 0,6—1,2 g, bei Milchnahrung im Mittel 1,1 g.

Bei der Ernährung mit schlackenarmen Vegetabilien fand Rubner eine tägliche Stickstoffausscheidung von 1,86—2,27 g, wie folgende Zusammenstellung zeigt:

Nahrung	Kotstickstoff
695 g Maccaroni	1,86 g
689 g Weißbrot	1,95 g
638 g Reis	2,13 g
750 g Mais	2,27 g

Frei gewählte schlackenreiche, vegetarische Kost lieferte annähernd doppelt so hohe Stickstoffausscheidung, nämlich 3,5—4 g pro Tag (Voit, Rumpf und Schumm). Bei der Ernährung mit der Probekost von Schmidt und Strasburger fanden Schumm, Hegler und Lorey[3]) in der Tagesmenge Faeces bei gesunden Männern 1,5—1,8 g Stickstoff, bei einem an chronischer Pankreatitis erkrankten Mädchen im frühen Stadium 0,9 g, im späteren Stadium durchschnittlich 8,9 g.

Pletnew fand bei Gesunden, die mit Ad. Schmidts Probekost ernährt wurden, in der Tagesmenge Faeces durchschnittlich 1,67 g Stickstoff; bei mehreren Fällen von habitueller Obstipation war der Stickstoffgehalt wesentlich geringer[4]).

Unter pathologischen Verhältnissen kommt eine starke Vermehrung des Kotstickstoffs bei Erkrankungen des Pankreas (siehe oben) und bei einzelnen Fällen von Diabetes vor (Hirschfeld), ferner bei atrophischen Kindern [Rubner und Heubner, Baginsky[5])]. Schmidt fand mäßige Vermehrung bei Abschluß der Galle und bei Gärungsdyspepsie. Geringe Vermehrung[6]) ist auch bei verschiedenen anderen Erkrankungen beobachtet worden, z. B. von Tollens bei einem Falle von Gicht und Schrumpfniere[7]). Auffallend hohe

---

[1]) H. Rieder, Zeitschr. f. Biol. 20, 378 [1884].
[2]) M. Rubner, Zeitschr. f. Biol. 15 [1879]. — Vgl. auch C. v. Noorden, Handbuch der Pathologie des Stoffwechsels. Berlin 1907. 2. Aufl. II. Bd.
[3]) Bislang nicht veröffentlichte Untersuchungen.
[4]) D. Pletnew, Zeitschr. f. experim. Pathol. u. Ther. 5, 186 [1909].
[5]) Zit. nach C. v. Noorden, Handbuch der Pathologie des Stoffwechsels. Berlin 1907. 2. Aufl. II. Bd.
[6]) Daß Beimengungen von Blut, Eiter und Schleim die Stickstoffwerte erhöhen, ist zu beachten.
[7]) C. Tollens, Zeitschr. f. physiol. Chemie 53, 164 [1907].

Werte für den Kotstickstoff scheinen bei Sklerodermie vorzukommen. Wenigstens gibt Jastrowitz bei seinem Falle Werte an, die zwischen 1,20 und 9,96 g Stickstoff in der Tagesmenge Faeces schwanken[1]).

Quantitative Bestimmung des Stickstoffs in den Faeces.

Man bedient sich fast ausschließlich der Methode Kjeldahls. Um ganz genaue Werte zu erhalten, muß man den frischen Kot untersuchen. Beim Trocknen des Kotes tritt ein beträchtlicher Stickstoffverlust ein, der sich auch durch Zusatz von verdünnter Schwefelsäure vor dem Eindampfen anscheinend nicht in allen Fällen vollständig vermeiden läßt. Immerhin erhält man annähernd richtige Werte, wenn man den mit stark verdünnter Schwefelsäure fein verriebenen Kot trocknet und erst dann der Stickstoffbestimmung unterwirft. Von frischem Kot benutzt man, je nach der Konsistenz, 3—6 g, von trockenem Kot etwa 1 g. Trockenen Kot wiegt man wie andere trockene Substanzen ab (Ausschütten aus dem Vorratsgefäß oder Wägeröhrchen und Zurückwägen des Gefäßes). Feuchter Kot läßt sich gut auf dünnen Stanniolblättchen abwägen, die man vorher tariert hat und mit in den Zersetzungskolben wirft. Von flüssigem Kot wägt man am besten nach starkem Umschütteln 4—8 g in ein kleines Porzellanschälchen, gießt den Inhalt in den Zersetzungskolben und spült das Schälchen mit der zur Zersetzung zu benutzenden Schwefelsäure oder auch mit etwas Wasser nach.

Fettreicher Kot, dessen vollständige Aufspaltung bei der Kjeldahlbehandlung sehr langsam erfolgt, läßt sich schneller aufspalten, wenn man ihn zuvor von der Hauptmenge des Fettes befreit. Bei frischem Kot läßt sich das dadurch erreichen, daß man eine abgewogene Menge, z. B. 10 g, mit so viel Wasser verreibt, daß eine dünnflüssige Mischung entsteht, diese quantitativ in einen Scheidetrichter überführt und zweimal mit etwa gleichviel Äther oder Petroläther extrahiert. Die abgetrennten Äther- (oder Petroläther-) Auszüge werden vereinigt und mit etwas Wasser ausgeschüttelt, das abgetrennte Wasser mit der wässerigen Kotaufschwemmung vereinigt und auf ein bestimmtes Volumen oder Gewicht aufgefüllt, z. B. auf 100 ccm bzw. 100 g. Von dieser Flüssigkeit wägt oder mißt man nach gutem Umschütteln z. B. je 30 g ab und unterwirft sie der Analyse. — Ist man gezwungen, die Stickstoffbestimmung am trockenen Kot auszuführen, so gestaltet sich die Beseitigung der Hauptmenge des Fettes einfacher. Man bringt die abgewogene Menge Kot in den Kjeldahlkolben, übergießt sie mit Äther oder Petroläther und schüttelt während einiger Minuten öfter um, läßt dann absitzen und gießt die Ätherlösung vorsichtig ab und auf ein kleines glattes Filter. Den Rückstand im Kolben behandelt man nochmals in gleicher Weise mit Äther. Das Filter mit der kleinen Menge Kotteilchen wirft man mit in den Kolben, verjagt den Rest Äther im Kolben nötigenfalls durch Eintauchen in heißes Wasser und Aussaugen und nimmt die Zersetzung des Kolbeninhaltes in der üblichen Weise vor. In Parallelversuchen erhielt ein entfetteten Kot die gleichen Stickstoffwerte wie bei dem nicht entfetteten. Immerhin ist mit der Möglichkeit zu rechnen, daß das Entfetten auch einmal merkliche Stickstoffverluste herbeiführen kann.

Sowohl beim Zerstören der Faeces mit Schwefelsäure als auch später beim Abdestillieren des Ammoniaks tritt oft starkes Schäumen ein, so daß in beiden Fällen namentlich zu Anfang nur sehr vorsichtig erhitzt werden darf. Um ein Überschäumen zu vermeiden, benutzt man bei Kot vielfach große Kjeldahlkolben von 500 ccm Inhalt, in denen nachher auch die Destillation ausgeführt wird. — Das Abdestillieren des Ammoniaks und die Titration erfolgt wie sonst bei der Kjeldahlbestimmung.

Zur Aufspaltung der Faeces bedient man sich folgender Substanzgemische:
1. 15—20 ccm konz. Schwefelsäure (oder Gemisch aus 3 Raumteilen konz.

---

[1]) Jastrowitz, Zeitschr. f. experim. Pathol. u. Ther. 4, 419 [1907].

Schwefelsäure und 2 Raumteilen rauchender) und 1 Tropfen Quecksilber oder 0,4 g[1]) Hydrarg. oxydat. flav. — 2. 40 g konz. Schwefelsäure und 20 g Kaliumsulfat[2]). — 3. 40 g konz. Schwefelsäure, 1 g Kupfersulfat, 1 g Quecksilberoxyd[3]). — 4. 40 g konz. Schwefelsäure, 20 g Kaliumsulfat, 1 g Quecksilberoxyd, 1 g Kupfersulfat.

Die Anwendung einer Mischung aus Phosphorsäureanhydrid und Schwefelsäure an Stelle der Schwefelsäure ist unnötig.

Beim Aufspalten der Faeces setzen sich meist schwarze Massen an den oberen Teilen der Kolbenwandung an, die durch öfteres Umschwenken des Kolbeninhaltes heruntergespült werden müssen. — Die Zerstörung erfolgt viel langsamer als bei Harn. Da die Säure entsprechend mehr verdampft, muß man durch Nachfüllen für die Anwesenheit von genügend Flüssigkeit im Zersetzungskolben sorgen. Wenn der Kolbeninhalt entfärbt ist, erhitzt man noch 1—2 Stunden weiter. Hatte man Quecksilber oder Quecksilberoxyd zugesetzt, so muß man nach Beendigung der Aufschließung gleich nach dem Erkalten den Kolbeninhalt mit Wasser verdünnen, da sonst die sich ausscheidenden Quecksilberammoniakverbindungen dem Glase so fest anhaften, daß man ihrer vollständigen Zerlegung nicht sicher ist. Hat man die wieder abgekühlte Flüssigkeit mit Lauge unterschichtet, so setzt man zur Zerlegung der Quecksilberammoniakverbindungen entweder Schwefelkaliumlösung (10 proz. 50 ccm) oder nach Neuberg[4]) pulverisiertes Natriumthiosulfat [für 0,4 g Quecksilberoxyd 1 g, für 1 g Quecksilber 2,7 g[4])] hinzu.

Bei der Schwierigkeit, die Faeces gleichmäßig zu mischen, müssen bei genauen Untersuchungen möglichst 3 oder 4 Bestimmungen ausgeführt werden. Die Menge des in den benutzten Reagenzien enthaltenen Stickstoffs bestimme man durch einen Blindversuch.

6.
Rohfaser.

Als Rohfaser pflegt man diejenigen pflanzlichen Bestandteile zu bezeichnen, die durch Kochen mit verdünnten Säuren und Alkalien nicht in Lösung zu bringen sind. Der chemischen Beschaffenheit nach ist die so erhaltene Rohfaser durchaus kein einheitlicher Stoff; sie hat stark wechselnden Stickstoffgehalt. Der Gehalt der Faeces an Rohfaser ist je nach der Nahrung großen Schwankungen unterworfen.

Quantitative Bestimmung.

1. **Weender Verfahren in der Ausführung von Wattenberg.**[5]) In einer Porzellanschale, die innen bei 200 ccm eine Marke hat, werden 2—5 g der fein gemahlenen Substanz mit 200 ccm 1,25 proz. Schwefelsäure 30 Minuten unter Ersatz des verdampfenden Wassers gekocht. Die noch heiße Flüssigkeit wird mit Hilfe einer besonderen Vorrichtung filtriert. Letztere besteht aus einem mit

---

1) H. Wilfahrt, Chem. Centralbl. 16 [1885].
2) J. Gunning, Zeitschr. f. analyt. Chemie 28 [1889].
3) C. Arnold, Chem. Centralbl. 17 [1886]; Zeitschr. f. analyt. Chemie 25 [1886].
4) C. Neuberg, Beiträge z. chem. Physiol. u. Pathol. 2, 214 [1902].
5) Wattenberg, Journ. f. Landwirtschaft 28 [1881].

Filtrierpapier und feinem Gewebe überspannten Glastrichter, dessen gebogenes Rohr an eine Saugflasche angeschlossen ist. Das andere Ende des Trichters taucht man in die Flüssigkeit und setzt die Saugpumpe in Tätigkeit. Den Rückstand wäscht man gut mit Wasser aus, um die Schwefelsäure möglichst vollständig zu entfernen, spritzt das am Trichterüberzug Haftende ab, setzt Wasser hinzu bis zur Marke „200 ccm", kocht wieder 30 Minuten unter Ersatz des verdampfenden Wassers und saugt die Flüssigkeit ab. Dann füllt man in die Schale 200 ccm einer 1,25 proz. Kalilauge ein, kocht damit 30 Minuten unter Ersatz des verdampfenden Wassers, saugt die Lauge ab, wäscht mit etwas Wasser nach, kocht wiederum 30 Minuten mit 200 ccm Wasser und filtriert durch ein gewogenes Filter. Das mit warmem Alkohol, danach mit warmem alkoholischen Äther und endlich mit Äther nachgewaschene Filter wird bei 105° getrocknet und gewogen. Die so erhaltene aschehaltige Rohfaser wird verascht. Durch Abzug der gefundenen Asche erhält man das Gewicht der „Rohfaser".

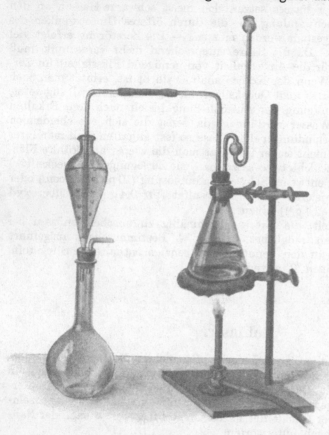

Fig. 1.

2. Verfahren von Holdefleiß.[1]) Man bedarf hierzu eines etwa 350 ccm fassenden birnförmigen, oben und unten offenen, am unteren Ende in ein 7 bis 8 cm langes Rohr ausgezogenen dünnwandigen Glasgefäßes, das in die Bohrung des Stopfens einer Saugflasche eingesetzt ist (s. Fig. 1). Man bringt in dem birnförmigen Gefäße dort, wo es sich zum Rohr verengert, einen Asbeststopfen aus für solche Zwecke geeignetem gereinigten und geglühten Asbest an und umwickelt das Gefäß zur Isolierung mit einem wollenen Tuche oder mit Asbestschnur. Dann gibt man in das Gefäß 3 g des fein gemahlenen Trockenkotes sowie 200 ccm einer Mischung aus 50 ccm 5 proz. Schwefelsäure und 150 ccm Wasser, leitet aus einem kleinen Dampfentwickler ½ Stunde lang Wasserdampf ein und. saugt danach die Flüssigkeit mit Hilfe einer Saugpumpe ab. Dann füllt man 200 ccm

---

[1]) Holdefleiß, Landw. Jahrbuch 1877, Suppl.

Wasser ein, leitet wieder $1/_2$ Stunde lang Dampf ein, saugt die Flüssigkeit ab und wiederholt die Behandlung mit 200 ccm Wasser und Dampfeinleiten noch einmal. Nach dem Absaugen des Wassers füllt man 200 ccm 1,25 proz. Kalilauge in das Gefäß, leitet $1/_2$ Stunde Dampf ein, saugt die Flüssigkeit ab, füllt 200 ccm Wasser ein, leitet $1/_2$ Stunde Dampf ein, saugt ab und behandelt nochmals mit 200 ccm Wasser unter Dampfeinleiten. Nach dem Absaugen wäscht man mit Alkohol, alkoholischem Äther und Äther aus, trocknet das Gefäß mit Inhalt bei 105°, nimmt den Rückstand samt dem Asbest vorsichtig heraus, bringt ihn in eine Platinschale, trocknet bei 105°, wägt, verascht und wägt von neuem. Man erhält so die aschefreie „Rohfaser".

3. Verfahren von J. König.[1]) 2—3 g der fein gemahlenen Substanz werden mit 200 ccm Glycerinschwefelsäure (aus 1 l Glycerin von genau 1,23 spez. Gew. und 20 g reiner Schwefelsäure vom spez. Gew. 1,84 hergestellt) in einem mit Rückflußkühler versehenen Rundkolben 1 Stunde lang erhitzt, nach dem Erkalten mit 300—400 ccm Wasser verdünnt, aufgekocht und unter Benutzung der Saugpumpe heiß durch einen Goochtiegel filtriert, letzterer zunächst mit etwa 400 ccm kochenden Wassers, danach mit warmem Alkohol, Alkoholäther und Äther gewaschen, bei 105° getrocknet, gewogen, verascht und wieder gewogen. Man erhält dadurch die aschefreie „Rohfaser".

Um einen gewissen Anhalt für die Beschaffenheit der „Rohfaser" zu haben, kann man, falls die Menge ausreicht, einen Teil der nach 1. auf dem Filter gewogenen „Rohfaser" der Stickstoffbestimmung nach Kjeldahl unterwerfen. Genaueres erfährt man durch Untersuchung der Rohfaser mit Hilfe der vollständigen Elementaranalyse.

7.
Trockensubstanz und Asche der Faeces.

Der Gehalt der Faeces an Trockensubstanz schwankt je nach der Art der Kost zwischen etwa 15 und 30%, er ist am höchsten bei vorwiegender Fleischnahrung, am geringsten bei pflanzlicher Kost und beträgt bei gemischter Kost ungefähr 20—25%. Fr. Müller fand im Hungerkot 18—23%. Säuglingskot enthält durchschnittlich bei der Ernährung mit Muttermilch 15%, mit Kuhmilch 15—25%. Näheres ergibt folgende Zusammenstellung:

		Trocken-substanz	Autor
Säuglinge	am 3. Lebenstage	18,8%	Blauberg[2])
	„ 5.—8. „	17,9—24,5%	„
	in den ersten 14 Tagen	21,5—27,8%	Michel[3])
	am 12. Tag	21,6%	Camerer[4])
	„ 20. „	21,6%	„
	„ 53. „	21,3%	„
	in der 32.—38. Woche	15%	„ Uffelmann[4])
	in der { bei Muttermilch-Ernährung	14—15%	}Escherich[5])
	10. Woche { „ Kuhmilch-Ernährung	16%	

[1]) J. König, Landw. Versuchsstationen **65**, 55 [1906].
[2]) M. Blauberg, Experimentelle und kritische Studien über Säuglingsfaeces. Berlin, Hirschwald, 1897.
[3]) Michel, zit. nach Czerny-Kellers Handbuch.
[4]) Camerer, Zeitschr. f. Biol. **14** [1878]; **16** [1880]. — Uffelmann, Deutsches Archiv f. klin. Medizin **28**, 437 [1881].
[5]) Escherich, Jahrb. f. Kinderheilk. **27** [1888].

Bei seinen 10 und 12 Jahre alten, einige Tage lang ausschließlich mit Milch ernährten Kindern fand Camerer 23% Trockensubstanz[1]).

Bei der Ernährung Gesunder mit der Probekost fanden Schmidt und Strasburger 24,25% Trockensubstanz, Schumm und Hegler 25—28%[2]). — Meconium enthält nach Zweifel 19,55—20,22%[3]); ich fand darin durchschnittlich 20,4%[2]).

Unter pathologischen Verhältnissen schwankt der Gehalt an Trockensubstanz außerordentlich. Während er bei den ganz dünnen Cholerastühlen nach C. Schmidt[4]) auf 1,2—1,5% sinkt, kann er bei lange angehaltenem Stuhl bis 40% betragen.

Bei einem mit Ad. Schmidts Probekost ernährten Falle von chronischer Pankreatitis fanden Schumm und Hegler im frühen Stadium 19,1% Trockensubstanz bei einer durchschnittlichen Menge Faeces von 200 g, im späteren Stadium 20,9% bei einer durchschnittlichen Menge Faeces von 685 g.

Der Aschegehalt der Faeces schwankt sehr stark je nach der Beschaffenheit der Nahrung.

Bei gemischter, frei gewählter Kost fand Ranke[5]) in der Trockensubstanz des Kotes 11,1—12,4%, v. Oefele[6]) 8—18%, Prausnitz[7]) fand bei schlackenfreier Kost 11—15%. Rubner[8]) fand bei reiner Fleischkost 13—16,3%, bei Milchkost 27—35%, Müller[9]) bei Milchkost durchschnittlich 33%. Rubner fand ferner bei reiner Schwarzbrotkost 8,8%, bei rein vegetabilischer Kost (Wirsingkohl) 19,3 bzw. (gelbe Rüben) 16,4%. Voit[9]) fand bei vegetarischer Kost 11,3%. Bei Säuglingsstühlen wird er zu etwa 8—16% angegeben, und zwar wurde er bei der Ernährung mit Kuhmilch höher gefunden als bei der Ernährung mit Muttermilch. In der Trockensubstanz des menschlichen Meconiums fand Zweifel[3]) 5%, Fr. Müller 6,2%; letzterer fand bei Pferdemeconium 9,3%[10]). In der Trockensubstanz des Hungerkots fand Fr. Müller bei den Hungerkünstlern Cetti und Breithaupt 12,5 bzw. 12,6%.

Bei einem mit Schmidts Probekost ernährten gesunden Manne fanden Schumm und Hegler[2]) in der Trockensubstanz 6% Asche, die zu etwa $1/100$ aus Kieselsäureanhydrid bestand, bei einem ebenso ernährten Falle von chronischer Pankreatitis (siehe oben) im frühen Stadium 2,47% Asche, im späteren Stadium 3,0%.

Bestimmung von Trockensubstanz und Asche.

Verfügt man über eine größere Menge lufttrocken gemachten und fein gemahlenen Kotes, so benutzt man genau abgewogene Mengen davon zur Be-

---

[1]) Camerer, Zeitschr. f. Biol. 14 [1878]; 16 [1880]. — Uffelmann, Deutsches Archiv f. klin. Medizin 28, 437 [1881].

[2]) Bislang nicht veröffentlichte Untersuchungen.

[3]) Zweifel, Archiv f. Gynäkol. 7, 475 [1875].

[4]) C. Schmidt, Charakteristik der epidemischen Cholera. Leipzig u. Mitau 1850.

[5]) Zit. nach Schmidt u. Strasburger, Die Faeces des Menschen im normalen und krankhaften Zustande. Berlin 1910. 3. Aufl.

[6]) v. Oefele, Statistische Vergleichstabellen zur praktischen Koprologie. Jena 1904.

[7]) Prausnitz, Zeitschr. f. Biol. 35 [1897].

[8]) Rubner, Zeitschr. f. Biol. 15 [1879].

[9]) Zit. nach Schmidt u. Strasburger, Die Faeces des Menschen im normalen und krankhaften Zustande. Berlin 1910. 3. Aufl.

[10]) Fr. Müller, Über den normalen Kot des Fleischfressers. Zeitschr. f. Biol. 20, 327 [1884].

stimmung der Trockensubstanz und Asche. Führt man die Bestimmung an kleinen Portionen des frischen Kotes aus, so erhält man nicht immer exakte Durchschnittswerte. Man muß den Kot wenigstens durch Verreiben sorgfältig mischen. Einige Gramm, in einem durch Deckel verschließbaren Nickelschälchen (zweckmäßig mit etwas Alkohol vermischt) auf dem Wasserbade zur Trockne gebracht, dann im Trockenschrank bei 100° bis zur Gewichtskonstanz getrocknet, liefern ungefähr richtig den Gehalt an Trockensubstanz.

Den Gehalt an Asche findet man durch vorsichtiges Veraschen der Trockensubstanz oder der lufttrockenen Faeces. Man erhitzt zunächst mäßig stark bis zur Verkohlung, läßt erkalten, zieht die Kohle mit heißem Wasser aus, wäscht sie auf dem Filter mit heißem Wasser nach, stellt den Auszug beiseite, gibt Filter und Kohle in die Schale zurück, trocknet und verascht vollständig. In der erkalteten Schale dampft man auf dem Wasserbade den Auszug der Kohle ein, trocknet und erhitzt vorsichtig bei kaum beginnender Rotglut, läßt erkalten, wägt, erhitzt nochmals vorsichtig und überzeugt sich, daß das Gewicht konstant ist. — Ein nicht unwesentlicher Teil der so erhaltenen Asche besteht oft aus dem mit der Nahrung aufgenommenen Sand. Dadurch kann die richtige Bewertung des ermittelten Gehaltes an Asche in Frage gestellt werden.

8.
Mineralbestandteile der Faeces.[1])

Unsere Kenntnis von dem Gehalt der Faeces an den einzelnen Mineralbestandteilen ist eine ziemlich dürftige. — Die Zusammensetzung der Kotasche Erwachsener weist bei gemischter Kost starke Schwankungen auf. Nach den Untersuchungen von Grundzach[2]), der die einzelnen Bestandteile in dem Salzsäureauszug der Faeces bestimmte, besteht gut die Hälfte der Asche aus Erdphosphaten. Er gibt die Zusammensetzung der Kotasche folgendermaßen an:

100 Teile Asche enthalten:

K_2O	12,000
Na_2O	3,821
CaO	29,250
MgO	7,570
Fe_2O_3	2,445
Cl	0,344
SO_3	0,653
P_2O_5	13,760
SiO_2	0,052
Sand	bis zu 4,460

Die Zusammensetzung der Meconiumasche ist nach den vorliegenden Analysen von Zweifel[3]) und Fr. Müller[4]) ebenfalls eine sehr wechselnde. Fr. Müller hat die von Zweifel und ihm erhaltenen Werte in folgender Tabelle zusammengestellt:

---

[1]) Ausführliches siehe bei Albu-Neuberg, Mineralstoffwechsel. Berlin 1906 (bei Julius Springer).

[2]) Grundzach, Zeitschr. f. klin. Medizin 23, 70 [1893].

[3]) Zweifel, Untersuchungen über das Meconium. Archiv f. Gynäkol. 7, 475 [1875].

[4]) Fr. Müller, Über den normalen Kot des Fleischfressers. Zeitschr. f. Biol. 20, 327, 332 [1884].

100 Teile Asche enthalten:

	nach Fr. Müller	nach Zweifel			
		I	II	III	IV
Kalium und Natrium	24,42	—	K 6,00 Na 24,20	—	K 7,09 Na 15,93
CaO	8,00	31,80	5,70	5,09	9,50
MgO	4,32	3,60	4,00	7,23	7,92
Cl	—	3,78	2,53	8,68	3,90
SO$_3$	47,05	22,30	23,00	39,50	31,90
P$_2$O$_5$	10,66	7,80	5,40	3,20	8,58
in HCl Unlösliches	0,67	—	—	—	

Für die Asche des Pferdemeconiums fand Fr. Müller[1]) eine ähnliche Zusammensetzung wie für das menschliche Meconium. Nur enthielt das Pferdemeconium mehr Kalk und weniger Magnesia. Die Asche des Hungerkots hat nach Fr. Müller[2]) eine wesentlich andere Zusammensetzung. Der Gehalt an Schwefelsäure ist geringer, der an Phosphorsäure weit größer als beim Meconium; auch der Kalkgehalt ist höher, wie die folgende Tabelle Fr. Müllers zeigt:

100 Teile Asche enthalten:

	I. (bei Cetti)	II. (bei Breithaupt)
K und Na	19,62	12,65
Ca	14,52	12,53
Mg	1,20	4,12
Fe	1,53	3,03
HCl	1,32	1,96
H$_3$PO$_4$	43,13	55,75
H$_2$SO$_4$	6,34	3,71
in HCl Unlösliches . .	1,21	1,78

Über die Zusammensetzung der Asche von Säuglingskot geben die Analysen Blaubergs[3]) Auskunft. Die Asche der Faeces von Brustmilchkindern war zu 53%, die von Kuhmilchkindern zu 69% in Salzsäure löslich. Der in Salzsäure lösliche Anteil hatte folgende Zusammensetzung:

	Bei Ernährung mit	
	Muttermilch	Kuhmilch
K$_2$O	15,00%	11,27%
Na$_2$O	4,20%	—
CaO	31,15%	34,63%
MgO	8,75%	5,33%
Fe$_2$O$_3$	1,91%	1,50%
Cl	3,45%	3,40%
SO$_3$	3,81%	2,62%
P$_2$O$_5$	11,81%	15,28%

[1]) Fr. Müller, Zeitschr. f. Biol. 20, 327, 332 [1884].
[2]) Fr. Müller, Virchows Archiv 131 [1893], Supplementheft.
[3]) M. Blauberg, Experimentelle und kritische Studien über Säuglingsfaeces usw. Berlin 1897. S. 42.

Nach Uffelmann enthält die Kotasche mit Muttermilch genährter Säuglinge etwa 30% Kalk.

Zwei von Albu[1]) ausgeführte Analysen der Kotasche Erwachsener, die mit Schmidts Probekost ernährt wurden, ergaben Werte, die sehr stark voneinander abwichen, so daß daraus wohl noch keine Durchschnittswerte abgeleitet werden können.

Ascheanalysen der Faeces gesunder und rachitischer Säuglinge sind von Cronheim und Müller ausgeführt worden[2]). Sie konnten in den Faeces der rachitischen Kinder keinen erhöhten Kalkgehalt bzw. Vermehrung der Kalkausfuhr feststellen. Die Verteilung der einzelnen Mineralbestandteile in den Faeces der beiden gesunden[3]) 3 bzw. 5 Monate alten Kinder ergibt sich aus folgender Zusammenstellung ihrer Analysen:

In 100 Teilen lufttrockner Faeces waren enthalten:

	Asche	K_2O	Na_2O	CaO	MgO	P_2O_5
Kind „Zö.", I. Vers.	26,43	2,35	0,53	11,13	1,13	6,12
„ „ II. „	23,01	1,97	0,57	9,91	0,95	5,83
„ „ III. „	24,35	1,65	0,45	10,92	1,01	6,79
„ „ IV. „	22,20	1,26	0,61	9,99	0,94	6,17
„ „ V. „	26,78	1,34	0,52	12,44	1,16	6,53
Kind „Hu.", I. Vers..	26,48	2,08	0,58	11,90	1,28	6,51
„ „ II. „	23,02	1,22	0,48	10,68	0,95	6,36
„ „ III. „	24,11	1,26	0,76	11,26	1,00	6,40
„ „ IV. „	25,47	1,17	0,52	12,05	1,15	7,58
„ „ V. „	26,88	1,35	0,49	12,64	1,23	8,26

Untersuchungen über den Kalk- und Phosphorstoffwechsel bei älteren rachitischen Kindern sind von J. A. Schabad ausgeführt worden. Nach Schabad soll Lebertran (nicht aber Sesamöl) bei Rachitis die Kalkretention und Phosphorretention verbessern, Zusatz von Phosphor zum Lebertran dessen Wirkung noch erhöhen[4]).

Betreffs der Kalk- und Phosphorausfuhr in den Faeces bei Osteomalacie und deren Beeinflussung durch die Phosphortherapie sei auf die Untersuchungen von G. Hotz verwiesen[5]).

Salomon und Wallace[6]) haben die Kotasche von Kranken untersucht, die an Diarrhöen litten und mit fast aschefreier Kost (nur Zucker) ernährt wurden. Als wesentlicher Unterschied gegenüber der Zusammensetzung der normalen Kotasche ergab sich eine sehr starke Vermehrung des Gehaltes an Alkalichloriden, namentlich an Kochsalz. Ury[7]) hat versucht festzustellen, wieviel von der Gesamtasche als direktes Ausscheidungsprodukt aufzufassen ist und wieviel auf die Nahrungsschlacken entfällt.

---

1) A. Albu, Zeitschr. f. experim. Pathol. u. Ther. 5, 17 [1909].
2) Cronheim u. Müller, Biochem. Zeitschr. 9, 76 [1908].
3) Die beiden Kinder waren Wochen vorher wegen allgemeiner schwächlicher Entwicklung in Pflege genommen worden und hatten sich danach gut entwickelt. Sie waren frei von Rachitis und anderen Krankheitserscheinungen.
4) J. A. Schabad, Zeitschr. f. klin. Medizin 69, 435 [1910].
5) G. Hotz, Zeitschr. f. experim. Pathol. u. Ther. 3, 605 [1906].
6) Salomon u. Wallace, Med. Klin. 1909, Nr. 16.
7) Ury, Deutsche med. Wochenschr. 1901, Nr. 1; Archiv f. Verdauungskrankheiten 14, 411 [1908].

Bestimmung der Mineralbestandteile in der Faeces.

Die Bestimmung der Mineralbestandteile durch einfaches Veraschen der Faeces ist für wissenschaftliche Untersuchungen über den Mineralstoffwechsel durchweg nicht genau genug. Beimengungen von Sand, der mit der Nahrung aufgenommen wurde, machen oft einen erheblichen Prozentsatz der Asche aus.

Beim direkten Veraschen können Verluste an Salzsäure (und Kohlensäure) dadurch entstehen, daß die Schwefelsäure und Phosphorsäure jene leichter flüchtigen Säuren austreiben. Einen Verlust an Salzsäure kann man dadurch vermeiden, daß man der abgewogenen Portion Faeces eine genau abgemessene Menge einer Sodalösung von genau bekanntem Gehalt zusetzt, eintrocknet und dann unter den bekannten Vorsichtsmaßregeln verascht. — Bei der direkten Veraschung besteht weiter die Gefahr einer teilweisen Reduktion der Sulfate und Phosphate zu flüchtigen Schwefel- bzw. Phosphorverbindungen. Auch wenn man das direkte Veraschen nur vornimmt, um das Rohmaterial zur Bestimmung der einzelnen Bestandteile, z. B. Schwefel und Phosphor, zu benutzen, ist ein solches Vorgehen nicht zu empfehlen. — Man wendet daher die direkte Veraschung der Faeces zweckmäßig nur dann an, wenn man sich über die annähernde Höhe des Aschegehaltes orientieren oder die Gesamtausfuhr an einzelnen Basen, z. B. Kalk oder Magnesia, feststellen will.

Will man nur den Gesamtphosphor bestimmen, so verascht man eine abgewogene Menge des trockenen Kots entweder auf trockenem Wege mit Soda und Salpeter und bestimmt die gebildete Phosphorsäure gewichtsanalytisch, oder man führt die Veraschung auf feuchtem Wege nach Neumann aus und bestimmt die Phosphorsäure alkalimetrisch nach Neumann[1]).

Will man nur den Gesamtschwefel bestimmen, so verascht man eine abgewogene Menge Kot nach dem von Neumann und Meinertz modifizierten Verfahren von Hoehnel - Glaser - Asboth[2]) und bestimmt die Schwefelsäure als Bariumsulfat.

Ausführung der Veraschung. 1 g Trockensubstanz wird mit 5 g einer Mischung aus Kalium- und Natriumcarbonat und $2^1/_2$ g Natriumperoxyd in einem Nickeltiegel von etwa 100 ccm Inhalt sorgfältig gemischt und über einer kleinen Gasflamme ungefähr eine Stunde lang erhitzt, bis die Mischung völlig zusammengesintert ist. Man läßt etwa 5 Minuten lang abkühlen, setzt wieder $2^1/_2$ g Peroxyd hinzu und erhitzt noch einmal mit kleiner Flamme etwa 1 Stunde, bis sich die Hauptmenge verflüssigt hat. Dann unterbricht man das Erhitzen, setzt noch 2 g Natriumperoxyd hinzu und glüht etwa $^1/_4$ Stunde, indem man die Flamme allmählich bis zur vollen Stärke vergrößert. Dabei verflüssigt sich die Masse vollständig. Der Tiegel bleibt dauernd bedeckt. Um Verpuffen und Entzündung der Masse zu vermeiden, darf (abgesehen von der letzten Viertelstunde) nur mit kleiner Flamme erhitzt werden. Die erkaltete Schmelze übergießt man mit einer mäßigen Menge Wasser, bedeckt den Tiegel und erhitzt mit kleiner Flamme so lange, bis die Schmelze sich aufgelöst hat. Die Lösung überführt man in ein geräumiges Becherglas, säuert sie unter Überdecken eines Uhrglases mit bromhaltiger Salzsäure an und erhitzt sie einige Zeit auf dem Wasserbade, wobei eine klare grünliche Lösung entsteht. Darin bestimmt

---

1) A. Neumann, Zeitschr. f. physiol. Chemie **37**, 129 [1902/03]; **43**, 35 [1904/05].
2) A. Neumann u. J. Meinertz, Zeitschr. f. physiol. Chemie **43**, 37 [1904/05].

man die gebildete Schwefelsäure in bekannter Weise durch Überführen in Bariumsulfat[1]) und berechnet daraus den Gehalt der Faeces an Gesamtschwefel.

Zur Ausführung einer vollständigen Aschenanalyse verarbeitet man die Faeces nach dem folgenden Verfahren von Hoppe - Seyler.

Verfahren von Hoppe - Seyler. Eine größere Portion der sorgfältig gemischten Faeces wird allmählich mit einer großen Menge Alkohol verrieben, filtriert und das Filter mit Alkohol nachgewaschen (Extrakt = A). Der Rückstand wird zunächst mit verdünnter Essigsäure gründlich extrahiert (Extrakt = B), danach mit verdünnter Salzsäure erschöpft (Extrakt = C). Die Extrakte A und B werden gemischt, in einer nicht zu kleinen Platinschale eingedampft[2]) und verascht.

Man erhitzt anfangs bei sehr kleiner Flamme, bis die Masse gut verkohlt ist, gibt nach dem Erkalten wenig Wasser hinzu, zerreibt die Kohle damit recht fein, setzt etwas mehr Wasser hinzu, erhitzt vorsichtig bis nahe zum Sieden, filtriert durch ein aschefreies Filter und wäscht mit heißem Wasser nach. Das Filter wirft man in die Schale, trocknet im Trockenschrank und erhitzt die Schale vorsichtig (höchstens bis zu eben beginnender Rotglut), bis das Filter verglimmt. Nach dem Erkalten extrahiert man den Rückstand wieder in der oben beschriebenen Weise mit heißem Wasser, bringt das Filter in die Schale zurück, trocknet und verascht den Schaleninhalt bei Glühhitze vollständig. Der Rückstand in der Schale wird sorgfältig mit heißem Wasser ausgezogen, filtriert, das Filter mit heißem Wasser nachgewaschen und die verschiedenen Wasserextrakte vereinigt (I). Der in Wasser unlösliche Teil der Asche wird mit verdünnter Salzsäure erwärmt und die Lösung (II) filtriert und Schale und Filter nachgewaschen. (Etwa vorhandenes Eisenoxyd löst sich in verdünnter Salzsäure nicht vollständig auf, es muß durch anhaltendes Erwärmen mit konz. Salzsäure in Lösung gebracht werden. Das hier gefundene Eisen entstammt dem Hämatin.)

Das Extrakt C wird in einer Platinschale eingedampft, verascht, die Asche mit Salzsäure erschöpft und der Auszug filtriert (III).

Die so hergestellten Auszüge I, II und III werden gesondert nach den beim Kapitel „Harn" gegebenen Vorschriften auf die einzelnen Bestandteile untersucht. Im Auszug III etwa aufgefundenes Eisen war in den Faeces als Phosphat oder Oxyd vorhanden.

Phosphorverbindungen der Faeces.

Um die in der verschiedenartigen Bindung („Phosphatid-Phosphor", „Phosphat-Phosphor", „Nucleoproteid-Phosphor") vorhandenen Mengen Phosphor zu bestimmen, hat man aus den Faeces einen Ätherauszug und einen Auszug mit verdünnter Salzsäure hergestellt und sowohl in diesen beiden Auszügen als auch im Faecesrückstand gesondert eine Phosphorbestimmung ausgeführt. Eine exakte Trennung der angegebenen 3 Gruppen von Phosphorverbindungen ist so aber nicht zu erreichen.

---

[1]) Siehe im Abschnitt „Harn".

[2]) Da der Verdampfungsrückstand sowohl organische wie anorganische Schwefel- und Phosphorverbindungen enthalten kann, zu deren Trennung bislang kein Verfahren angegeben ist, so ist es erforderlich, eine eventuell beabsichtigte Prüfung auf anorganische Schwefel- und Phosphorverbindungen vor der Veraschung vorzunehmen (Probe in Wasser und HCl lösen und das Filtrat prüfen).

Schwefelverbindungen.

Zuverlässige Methoden zur Bestimmung der einzelnen schwefelhaltigen Bestandteile sind nicht bekannt. — Ein (sehr umständliches) Verfahren zur Bestimmung des als Taurin vorhandenen Schwefels ist von Dreßler angegeben worden[1]). — Ob sich das von K. A. H. v. Mörner[2]) bei Eiweißstoffen angewandte Verfahren zur Bestimmung des als Schwefelmetall abspaltbaren (bleischwärzenden) Schwefels auch für Faeces eignet, scheint nicht geprüft zu sein. Das Verfahren wird folgendermaßen ausgeführt:

Die Substanz wird mit 50 g Ätznatron, 10 g Bleiacetat und 200 ccm Wasser und einem ganz kleinen Stückchen Zink in einem mit Korkstopfen versehenen Kolben aus Jenaer Glas 8—8$^{1}/_{2}$ Stunden am Rückflußkühler gekocht. Das entstandene Schwefelblei wird auf einem Asbestfilter gesammelt, mit reiner, sehr verdünnter Natronlauge möglichst schnell gewaschen, bis das Filtrat schwefelsäurefrei und die Mutterlauge entfernt ist. Der Niederschlag wird nach Zusatz von Salpetersäure mit Bromwasser oxydiert (das Zinkstückchen für sich mit Salpetersäure gelöst und mit der übrigen Lösung vereinigt). Nach dem Eindampfen auf dem Wasserbade wird der Rückstand mit reinem Natriumcarbonat und etwas Wasser aufgenommen, in einen Silber- oder Nickeltiegel übergeführt, eingetrocknet und über der Weingeistflamme erhitzt. Der Tiegelinhalt wird mit Wasser ausgelaugt, das Ungelöste noch einmal mit Natriumcarbonatlösung erwärmt und dann mit Wasser ausgewaschen. Das Filtrat wird mit Bromwasser versetzt, mit reiner Salzsäure übersättigt und auf dem Wasserbade eingetrocknet. Den Rückstand zieht man mit nicht zu wenig Salzsäure und Wasser aus, filtriert die Auszüge und bestimmt darin die Schwefelsäure gewichtsanalytisch durch Fällen mit Chlorbarium.

9.
Salpetrige Säure in den Faeces.

In den Faeces gesunder Erwachsener scheint salpetrige Säure kaum vorzukommen, wenigstens konnte Verfasser sie bislang in keinem Falle nachweisen, weder bei Probekost noch bei gemischter Kost.

Qualitativer Nachweis.

Kleine Mengen von Nitriten, die den Faeces künstlich beigemengt wurden, ließen sich folgendermaßen nachweisen:

Die Faeces wurden mit der 5—10fachen Menge Wasser verrieben, filtriert und das Filtrat mit einer Lösung von Sulfanilsäure und α-Naphthylamin in verdünnter Essigsäure oder Schwefelsäure versetzt: Rotfärbung.

Quantitative Bestimmung.

Binz und Gerlinger benutzten zur quantitativen Bestimmung der salpetrigen Säure im Darminhalt das von J. Gailhat[3]) angegebene Verfahren, das sich auch für Faeces eignen dürfte, in folgender Ausführungsform:

---

[1]) Dreßler, Prager Vierteljahresschrift 88, 1 [1865].
[2]) K. A. H. v. Mörner, Zeitschr. f. physiol. Chemie 34, 210 [1901/02].
[3]) Binz u. Gerlinger, Arch. intern. de Pharmacodyn. et de Thér. Bruxelles 1901.

Die mit Wasser zum Brei angeriebenen Faeces (oder zweckmäßiger das aus den Faeces durch sorgfältiges Verreiben mit Wasser und Zentrifugieren gewonnene Extrakt) werden durch einen Hahntrichter in einen mit konz. Chlorammoniumlösung beschickten und durch Durchleiten von Kohlensäureanhydrid von Luft befreiten Kolben eingeführt. Durch Erhitzen des Kolbeninhalts wird aus den vorhandenen Nitriten der Stickstoff abgespalten. Die entweichenden Dämpfe werden zunächst in einen Rückflußkühler geleitet, um die Wasserdämpfe zu kondensieren. Letzterer ist luftdicht mit dem Azotometer verbunden, in dem der entweichende Stickstoff über Kalilauge aufgefangen wird. Um die letzten Reste von Stickstoff aus dem Kolben in das Azotometer überzuführen, leitet man eine Zeitlang luftfreies Kohlensäureanhydrid in den Kolben ein. — Zur Messung des entwickelten Stickstoffvolumens bedient man sich zweckmäßig des von Gattermann angegebenen Apparates[1]).

10.
Ammoniak in den Faeces.

Kleine Mengen von Ammoniakverbindungen kommen in den Faeces Gesunder wohl regelmäßig vor. Bei der Ernährung mit der Probediät von Schmidt und Strasburger fand ich in den Faeces gesunder Männer eine tägliche Ausscheidung von 0,02—0,1 g NH_3, bei frei gewählter gemischter Kost bis 0,11 g NH_3. Brauneck gibt 0,15% an[2]). Ob die Faeces regelmäßig etwas freies Ammoniak enthalten, ist fraglich. — Bei einem an Gicht und Schrumpfniere leidenden Patienten fand Tollens[3]) eine durchschnittliche Tagesmenge von 0,174 g Ammoniak. Bedeutend erhöht ist der Ammoniakgehalt bei Enteritisstühlen. Derartige Stühle enthalten oft reichlich freies Ammoniak.

Qualitativer Nachweis.

Man verreibt eine Durchschnittsprobe der ganz frischen Faeces mit Wasser, füllt die Mischung in ein Becherglas, setzt gleichviel einer dicken Aufschwemmung von Magnesia usta in Wasser hinzu, rührt um und bedeckt das Becherglas mit einem Uhrglas oder einer Glasplatte, deren Unterseite man ein Stück angefeuchtetes rotes Lackmuspapier angeheftet hat. Die Anwesenheit von Ammoniak erkennt man an der nach einiger Zeit eintretenden Bläuung des Lackmuspapiers. Will man auf freies Ammoniak prüfen, so unterläßt man den Zusatz von Magnesia usta.

Quantitative Bestimmung.

Durch Destillation der Faeces mit Magnesia usta unter gewöhnlichem Druck läßt sich das Ammoniak leicht austreiben; man erhält aber zu hohe Werte, da aus leicht zersetzlichen stickstoffhaltigen Verbindungen beim Kochen mit Magnesia bei 100° Ammoniak abgespalten werden kann. Man führt die Bestimmung deshalb im Vakuum bei 43° aus. Je nach der Konsistenz der Faeces nimmt man für eine Bestimmung 20—50 g.

---

[1]) L. Gattermann, Die Praxis des organischen Chemikers. Leipzig 1904. 6. Aufl.
[2]) Brauneck, Inaug.-Diss. Würzburg 1885, zit. nach Archiv f. Kinderheilk. 12, 39.
[3]) C. Tollens, Zeitschr. f. physiol. Chemie 53, 164 [1907].

Die abgewogene Menge Faeces wird mit $1/_2$proz. Salzsäure sorgfältig verrieben und die etwa 120 ccm betragende Flüssigkeit in einen Rundkolben von 1 l Inhalt gefüllt. Man setzt Kochsalz und so viel konz. Sodalösung hinzu, daß die Reaktion des Gemisches deutlich alkalisch ist. Der Kolben wird in einen halbkugeligen Wasserkessel getaucht und mit einem doppelt durchbohrten Gummistopfen versehen, in dessen Bohrungen ein Hahntrichterrohr und ein Ableitungsrohr eingesetzt sind. Das Ableitungsrohr verbindet man durch einen mit Quetschhahn versehenen Gummischlauch mit einer $1/_{10}$n-Säure enthaltenden Vorlage (starkwandiges Peligot-Rohr von etwa 350—400 ccm Inhalt oder andere geeignete Vorlage) und diese mit der Wasserstrahlluftpumpe[1]). Nachdem man den Apparat evakuiert hat, läßt man durch den Hahntrichter etwa 20 ccm Alkohol allmählich zufließen und heizt das Wasserbad, bis das Wasser etwa 43° warm ist. Unter sorgfältigster Vermeidung des Überschäumens destilliert man etwa 10—15 Minuten lang, fügt wieder allmählich 20 ccm Alkohol zu und destilliert weiter. Man gibt dann nach je etwa 10 Minuten noch zweimal 15—20 ccm Alkohol hinzu, destilliert das letztemal ziemlich vollständig ab und schließt endlich den Verbindungsschlauch zwischen Pumpe und Vorlage durch einen Quetschhahn. Nachdem durch allmähliches Öffnen des Trichterhahns wieder Luft eingelassen worden ist, nimmt man die Vorlage ab und titriert mit $1/_{10}$n-KOH. — Um während der Destillation das Überschäumen zu verhüten, erhitze man nicht wesentlich über 43° [Schittenhelm[2])].

11.
Alkohol und Aldehyd.

Über das Vorkommen der Produkte der Alkoholgärung in den Faeces ist wenig bekannt. Nach de Groot[3]) können Alkohol (und Aldehyd) bei Störungen in der Magendarmfunktion auftreten.

Qualitativer Nachweis.

1. Alkohol. Man verreibt die frischen Faeces mit etwa der zehnfachen Menge Wasser, neutralisiert die Flüssigkeit nötigenfalls und destilliert etwa $2/_5$ ab. Von dem Destillat destilliert man wiederum unter guter Kühlung etwa $2/_5$ ab und behandelt das Destillat weiter in der gleichen Weise, um eine möglichst konzentrierte Alkohollösung zu erzielen. Das letzte Destillat sättigt man nach Hoppe-Seyler-Thierfelder[4]) fast mit Kaliumcarbonat, destilliert abermals und sättigt das Destillat vollständig mit Kaliumcarbonat. Bei genügendem Alkoholgehalt scheidet sich dieser in Tropfen ab.

Zur Identifizierung[5]) benutzt man die Reaktion mit p-Nitrobenzoylchlorid[6]) (Überführung in p-Nitrobenzoesäureäthylester). Als Vorprobe dient die

---

[1]) Zwischen Pumpe und Vorlage schaltet man zweckmäßig noch eine leere Wulfsche Flasche ein.

[2]) A. Schittenhelm, Zeitschr. f. physiol. Chemie 39, 73 [1903]. — Vgl. auch Krüger u. Reich, Zeitschr. f. phsyiol. Chemie 39, 170 [1903].

[3]) J. de Groot, Inaug.-Diss. Freiburg 1898.

[4]) Hoppe-Seyler-Thierfelder, Handbuch der physiologisch- und pathologisch-chemischen Analyse, 8. Aufl. 1909.

[5]) Siehe auch Kapitel „Harn" S. 203.

[6]) Buchner u. Meisenheimer, Berichte d. Deutsch. chem. Gesellschaft 38, 624 [1905].

Reaktion mit Jodjodkaliumlösung und Kalilauge, Bildung von Jodoform bei mäßigem Erwärmen; dagegen Ausbleiben der Jodoformbildung, wenn statt der Kalilauge Ammoniak benutzt wird (zum Unterschied von Aceton); ferner die Reaktion mit Natriumacetat und konz. Schwefelsäure (Bildung von Essigsäureäthylester beim Erwärmen) und die Reaktion mit Kaliumdichromatlösung und Schwefelsäure.

2. Aldehyd. Siehe Abschnitt „Harn" S. 203.

12.
Flüchtige Fettsäuren in den Faeces.

Unter normalen Verhältnissen haben die Faeces Erwachsener bei gemischter Kost einen deutlichen Gehalt an flüchtigen Fettsäuren. Ein beträchtlicher Gehalt der Säuglingsfaeces an flüchtigen Fettsäuren gilt im allgemeinen als pathologisch. Nach einer Angabe von Hecht[1] soll gerade in den Faeces von Säuglingen, die mit Muttermilch genährt werden, unter Umständen ein hoher Gehalt an flüchtigen Fettsäuren vorkommen. — Man hat in den Faeces folgende flüchtigen Säuren aufgefunden: Buttersäure, Essigsäure, Ameisensäure, Valeriansäure, Capronsäure. Die Menge des von Erwachsenen pro die ausgeschiedenen Gemisches flüchtiger Fettsäuren beträgt nach Ury durchschnittlich ungefähr 0,9 g (auf Essigsäure umgerechnet).

Qualitativer Nachweis.

Man extrahiert die Faeces[2] mit Alkohol, neutralisiert das filtrierte Extrakt nötigenfalls mit kohlensaurem Natron und dampft es zur Trockne ein. Den Rückstand verteilt man in Wasser, säuert mit verdünnter Phosphorsäure an und destilliert[3] so lange, bis das Destillat nicht mehr deutlich sauer reagiert. Das Destillat wird mit Soda übersättigt, im Wasserbade auf ein kleines Volumen eingedampft, mit verdünnter Phosphorsäure angesäuert und unter direkter Erhitzung destilliert (Hoppe-Seyler-Thierfelder).

Eine Probe des Destillats prüft man auf Ameisensäure [Neutralisieren mit Ammoniak und Kochen mit Silbernitrat (Abscheidung von Silber)]. Ein stärkerer Gehalt an Buttersäure macht sich durch den bekannten Geruch bemerkbar, namentlich wenn man eine Probe des Destillats im Reagensglase erhitzt. Ist vorwiegend Essigsäure vorhanden, so gelingt ihr Nachweis auf folgendem Wege: Man neutralisiert einen Teil des Destillats mit Soda, dampft zur Trockne ein und erhitzt den Rückstand mit einem Gemisch aus gleichen Raumteilen Alkohol und konzentrierter Schwefelsäure (Geruch nach Essigsäureäthylester).

Der exakte Nachweis namentlich der höheren Homologen erfordert ein umständliches Trennungsverfahren, das sich nur bei Verarbeitung größerer Mengen von Ausgangsmaterial erfolgreich durchführen läßt (vgl. Abschnitt „Harn", S. 225 u. 239—241).

---

[1] Hecht, Die Faeces des Säuglings. 1910. S. 114.
[2] Da die flüchtigen Säuren zum Teil frei, zum Teil an Alkali gebunden in den Faeces vorhanden sein können, säuert man letztere zuvor mit verdünnter Phosphorsäure an.
[3] Die Destillation kann auch im Dampfstrom, zweckmäßig unter gleichzeitiger direkter Erhitzung des Destillationskolbens, ausgeführt werden (Schmidt u. Strasburger).

Neuberg.

Quantitative Bestimmung.

Exakte Verfahren zur quantitativen Bestimmung der einzelnen Säuren gibt es bislang nicht. Man beschränkt sich darauf, die Gesamtmenge der flüchtigen Fettsäuren zu ermitteln, indem man sie in der obenbeschriebenen Weise durch Destillation vollständig abscheidet und das Destillat mit $1/2$ n- oder $1/4$ n-KOH unter Anwendung von Phenolphthalein als Indicator titriert. Man berechnet den gefundenen Säuregehalt gewöhnlich auf Essigsäure. 1 ccm n-KOH = 0,06 g Essigsäure. Man verarbeitet zweckmäßig etwa 30—50 g Faeces.

Anmerkung. Die Gewinnung der flüchtigen Fettsäuren erfolgt nach E. Welde[1] besser durch „Vakuum-Dampf-Destillation" bei 50—60° C unter einem Druck von 10 bis 15 mm. Dabei bleibt die Milchsäure nach Welde vollständig im Rückstande, während sie bei dem gewöhnlichen Verfahren (Destillation bei 100°) mit den Wasserdämpfen übergeht. — Die mit Wasser zum dünnen Brei angeriebenen und mit Phosphorsäure angesäuerten Faeces werden aus einem Claisenschen Kolben destilliert. Nachdem die Apparatur evakuiert und das Wasserbad auf 50—60° erwärmt ist, destilliert man unter vorsichtigem Einleiten von Wasserdampf. — Der Destillationskolben ist mit einem Hahntrichter versehen, durch den man nach erfolgtem Abdestillieren der Hauptmenge Flüssigkeit etwa 100 ccm Wasser nachfüllt. Das wird wiederholt, bis man die flüchtigen Fettsäuren quantitativ übergetrieben hat. Falls stündlich etwa 600—900 ccm Destillat übergehen, braucht man nach Welde höchstens 4 Stunden zu destillieren, denn die Hauptmenge der flüchtigen Fettsäuren geht schon in den ersten beiden Stunden über. — Um die übergehenden Fettsäuren vollständig zurückzuhalten, schaltet Welde zwischen die Destillationsvorlage und die Luftpumpe eine zweite durch Eis gekühlte Vorlage. — Den zur Erzeugung des Wasserdampfstromes dienenden Kessel versieht man mit einem Steigrohr.

13.
Fett und Fettsäuren der Faeces.

Das in den Faeces gefundene Fett entstammt nicht allein den nicht resorbierten Nahrungsresten, sondern zum Teil den Verdauungssäften, abgestoßenen Darmepithelien und dem Darmschleim. Die Menge des täglich ausgeschiedenen Fettes ist beim Gesunden in weiten Grenzen abhängig von der Menge und Art des genossenen Fettes, der mitgenossenen übrigen Nahrungsbestandteile und auch von den individuellen Resorptionsverhältnissen. Fette mit niedrigem Schmelzpunkt werden besser resorbiert als solche mit höherem Schmelzpunkt, reine Fette besser als z. B. Speck. Bei schlackenreicher gemischter Kost wird mehr Fett ausgeschieden als bei schlackenfreier Kost; bei rein vegetabilischer Ernährung wurde eine tägliche Fettausscheidung von 24—35% des Nahrungsfettes gefunden, in der einen Versuchsreihe pro Tag durchschnittlich 7,6 g Kotfett[2]. Gesunde Erwachsene scheiden bei der Ernährung mit Ad. Schmidts Probekost nach Schmidt und Strasburger[3] durchschnittlich 4,6 g Fett aus, nach Pletnew[4] 3,28 g, gesunde Männer nach Verf.[5] bei gleicher Kost durchschnittlich 6 g koprosterinfreies Fett. In den Versuchen von Schmidt und Strasburger betrug der Fettgehalt des Trockenkotes 23,2% und der Ausnutzungsgrad des Nahrungsfettes 94,5%. Bei Milchkost schieden Erwachsene täglich 1,5—7,5 g, im Mittel 5 g Fett aus, das nach Fr. Müller aus

---

[1] E. Welde, Biochem. Zeitschr. 28, 504 [1910].
[2] Voit, Zeitschr. f. Biol. 25, 232 [1889]. — Rumpf u. Schumm, Zeitschr. f. Biol. 39 [1900].
[3] Schmidt u. Strasburger. Berlin 1910. 3. Aufl.
[4] Pletnew, Zeitschr. f. experim. Pathol. u. Ther. 5, 186 [1909].
[5] Bislang unveröffentlichte Untersuchungen.

24% Neutralfett und 76% Fettsäuren und Seifen bestand. Im Kot der mit Muttermilch genährten Säuglinge findet man den Fettgehalt zu 10—20%[1]) der Trockensubstanz, bei der Ernährung mit Kuhmilch beträgt er bis zu 26%. In der Trockensubstanz des Meconiums hat Zweifel 3,9[2]) und Voit 8,2% Fett gefunden.

Bei Hungernden fand Fr. Müller[3]) eine tägliche Fettausscheidung von 0,57—1,21 g, und zwar in der Trockensubstanz 26,3—35,5%; das Rohfett ent- hielt an Seifen 7,3—11,5%, an Fettsäuren 37,7—41,5%, an Neutralfett (+ Cholesterin) 47—55%.

Die tägliche Ausscheidung von Rohfett bei annähernd fettfreier Kost gibt Rubner[4]) zu 3,1—6,5 g an.

Eine Vermehrung der Fettausfuhr kommt bei verschiedenartigen Er- krankungen vor. — Diarrhöen führen bei Erwachsenen durchweg nur zu mäßig vermehrter Fettausscheidung, während Säuglinge dabei sehr reichlich Fett aus- scheiden. Bei Fieberkranken scheint die Fettausfuhr im allgemeinen nur mäßig gesteigert zu sein[5]). Stärkere Vermehrung des Kotfettes ist von Fr. Müller und von Weintraud bei Darmphthise und Darmamyloid beobachtet worden, geringere Vermehrung bei Herzkranken mit Blutstauung. Bei Magenerkran- kungen beobachtet man ein wechselndes Verhalten; von bedeutendem Einfluß ist dabei die Art und Verteilung des zugeführten Fettes. Starke Vermehrung des Kotfettes tritt ein bei Abschluß der Galle vom Darm, sowie bei Pankreas- erkrankungen. Die Angaben über die Höhe des Fettverlustes bei den letzt- genannten Erkrankungen gehen freilich weit auseinander, desgleichen die An- gaben über das Verhältnis des Neutralfettes zu den Fettsäuren. — In Fr. Müllers[6]) Versuchen wurden bei Ikterus (bei totalem Galleabschluß) 21,5 bis 44,8% des Nahrungsfettes ausgenutzt. — In den Versuchen von Brugsch[7]) wurden ausgenutzt:

bei Pankreaserkrankungen ohne Ikterus durchschnittlich . . 35,4%
bei Pankreaserkrankungen mit leichtem Ikterus (also unvoll-
  ständigem Abschluß der Galle) 27,8%
bei Pankreaserkrankungen mit vollständigem Abschluß der
  Galle . . . . 13 %.

Nach neueren Untersuchungen von Brugsch[8]) scheinen sich die durch Ausnutzungsversuche ermittelten Werte für den Fettverlust differential- diagnostisch nur schwierig verwerten zu lassen. Wenigstens gibt Brugsch an, daß man bei Ikterus aus sehr hochgradigen Fettverlusten und erheblicheren N-Verlusten durchaus nicht mit Sicherheit auf eine Erkrankung des Pankreas schließen kann. Andererseits braucht bei Ikterus mit Erkrankung des Pankreas der Fettverlust 60% nicht zu übersteigen. — Brugsch zieht aus seinen neueren Untersuchungen den Schluß, daß beim Abschluß der Galle vom Darme die Resorptionsstörungen kein sicheres funktionell diagnostisches Maß für das Be- stehen oder Fehlen einer Pankreaserkrankung sind.

1) Uffelmann, Deutsches Archiv f. klin. Medizin 28, 437 [1881].
2) Zweifel, Archiv f. Gynäkol. 7 [1875].
3) Fr. Müller, Virchows Archiv 131 [1893], Supplementheft.
4) M. Rubner, Zeitschr. f. Biol. 15 [1879].
5) Tschernoff, Virchows Archiv 98 [1884].
6) Fr. Müller, Zeitschr. f. klin. Medizin 12 [1887].
7) Brugsch-Schittenhelm, Lehrbuch der klinischen Untersuchungsmethoden 1908.
8) Th. Brugsch, Zeitschr. f. experim. Pathol. u. Ther. 6, 326 [1909].

In dem von Ehrmann[1]) untersuchten Falle von chronischer Pankreatitis wurden bei einer täglichen Zufuhr von 195 g Fett 49,8% ausgenutzt, während ein ebenso ernährter Pneumonierekonvaleszent 91,6% ausnutzte. Bei Zufuhr von Pankreatin stieg der Ausnutzungsgrad bei dem Falle von chronischer Pankreatitis auf 72,8%. Über das Verhältnis von Neutralfett zu gespaltenem Fett (freie Fettsäuren und Seifen) in den Versuchen Ehrmanns gibt folgende Zusammenstellung Auskunft. Zugeführt wurden täglich 195,21 g Fett.

	Normalperiode			Pankreatinperiode		
	Vom Gesamtkotfett sind:			Vom Gesamtkotfett sind:		
	Neutralfett	gespalten	freie Fettsäuren	Neutralfett	gespalten	freie Fettsäuren
Pneumonierekonvaleszent	29,05%	70,95%	25,96%	29,2%	70,80%	28,78%
Pankreatitis	43,18%	56,82%	42,05%	38,36%	61,64%	30,82%

Starke Vermehrung des Kotfettes kommt auch bei atrophischen Kindern vor[2]), ferner bei Säuglingen, die an dyspeptischen Erkrankungen leiden. Die Angaben über den Gehalt des Kotfettes an Neutralfett, freien Fettsäuren und Seifen bei Kranken, die an Störungen der Fettresorption leiden, weichen stark voneinander ab.

Betreffs der Zusammensetzung des Kotfettes kranker Säuglinge bei verschiedenartiger Ernährung sei auf die Zusammenstellung von Hecht[3]) verwiesen.

Der nach den gebräuchlicheren Methoden bestimmte Fettgehalt (Rohfett) umfaßt neben den „Fettstoffen" (im biologischen Sinne: freie höhere Fettsäuren und ihre Triglyceride) niedere Fettsäuren, Lipoide, cholesterinartige Stoffe, Cholsäure, Farbstoffe und andere, auch anorganische Beimengungen. Die für den Fettgehalt ermittelten Werte können bei den verschiedenen Methoden erheblich voneinander abweichen.

Schon die genaue quantitative Bestimmung des Rohfettes ist schwierig, um so mehr die exakte Bestimmung der einzelnen Komponenten. Während für den Nachweis einer hochgradigen Steigerung der Fettausfuhr die einfachen klinischen Fettproben (makroskopische und mikroskopische Untersuchung; Extraktion der frischen Faeces mit viel heißem Alkohol oder Alkohol-Äthermischung, Eindampfen, Extraktion des Rückstandes mit Äther oder Petroläther und Eindampfen des Extraktes; 4—5stündige Ätherextraktion einer angesäuerten und mit Alkohol zur Trockne eingedampften Portion Faeces) ausreichen, läßt sich eine mäßige Vermehrung der Fettausfuhr nur durch genaue Stoffwechselversuche feststellen. Die Fettbestimmung einer beliebigen Kotportion bei freigewählter Kost unbekannter Zusammensetzung kann über mäßige Abweichungen von der normalen Fettresorption im allgemeinen keinen sicheren Aufschluß geben. Zur Ermittlung des Ausnutzungsgrades bestimmter Fette oder Fettsäuren sind gleichfalls exakte, mit genauen Fettbestimmungsmethoden durchgeführte Stoffwechselversuche erforderlich. Für solche Zwecke werden namentlich folgende Verfahren angewandt.

---

[1]) R. Ehrmann, Zeitschr. f. klin. Medizin 69, H. 3/4 [1910].
[2]) Rubner u. Heubner, Zeitschr. f. Biol. 38, 315 [1899].
[3]) A. F. Hecht, Die Faeces des Säuglings. 1910. S. 126.

A. Bestimmung des Gehaltes an Rohfett.

Wenn man sehr fettreiche Stühle (mit oder ohne Alkoholzusatz) eintrocknet, so ist es oft schwierig, davon eine richtige Durchschnittsprobe zu entnehmen. Die Schwierigkeit ist geringer, wenn man die Faeces vor dem Trocknen mit ziemlich viel Seesand mischt. Zum Zwecke genauer Analysen ist es noch richtiger, den Stuhl in einem Porzellanmörser durch Verreiben auf das sorgfältigste zu vermischen und einzelne nicht zu kleine, gewogene Mengen je für sich in einer Porzellanschale mit Alkohol zu verreiben und auf dem Wasserbade einzutrocknen. Die trockene Masse verreibt man mit 96 proz. Alkohol, filtriert, wäscht den Rückstand mit Alkohol nach, bringt das Filter wieder in die Schale zurück und trocknet nochmals im Wasserbade. Das Alkoholextrakt wird aufbewahrt. Je nachdem man nur Neutralfett und freie Fettsäuren oder auch die gebundenen Fettsäuren gewinnen will, wird der Trockenrückstand fein verrieben und nach der Überführung in eine Filtrierpapierpatrone mit einem der gebräuchlichen Extraktionsmittel extrahiert oder zuvor mit salzsäurehaltigem Alkohol verrieben, im Wasserbade getrocknet und nach dem Verreiben der Extraktion unterworfen. In jedem Falle ist die benutzte Schale mit dem Extraktionsmittel auszuspülen, die Flüssigkeit zu filtrieren und zur Extraktion im Soxlethapparat zu verwenden. Das erzielte Extrakt wird mit dem zuvor hergestellten ersten (alkoholischen) Extrakt vereinigt, die Flüssigkeit abdestilliert, der Rückstand mit Äther oder Petroläther quantitativ ausgezogen und der Auszug eingedampft. Das so erhaltene Rohfett wird in der unten beschriebenen Weise geprüft.

Fettärmere Stühle werden mit einer reichlichen Menge Alkohol verrieben, auf dem Wasserbade getrocknet, der Rückstand auf das sorgfältigste verrieben und gemischt und dann einzelne Portionen für die Fettbestimmung entnommen. Das Zerreiben des trockenen Kotes läßt sich durch sorgfältiges Mahlen in einer geeigneten Mühle ersetzen.

1. Verfahren; gleichzeitige Extraktion von Neutralfett, freien und gebundenen Fettsäuren.

a) Nicht zu kleine Mengen pulverisierter Trockenkot (5—20 g) werden mit einer Mischung aus 1 T. 25 proz. Salzsäure und etwa 20 T. 96 proz. Alkohol in einer Porzellanschale fein verrieben (es muß ein kleiner Überschuß von Salzsäure vorhanden sein), auf dem Wasserbade eingedampft, getrocknet, in eine Filtrierpapierpatrone eingefüllt, letztere durch ein Bäuschchen fettfreie (!) Watte und Zusammenfalten möglichst gut verschlossen und im Soxlethapparat mit Äther (oder Petroläther, Siedep. 30—50°) extrahiert. Wenn die Extraktion gut geleitet wird, sind bei 10—12stündiger Dauer der Extraktion die Fettstoffe durchweg bis auf recht kleine Mengen ausgezogen. Die Extraktion länger als 20—24 Stunden auszudehnen, ist im allgemeinen überflüssig. Die im Kolben vorhandene Ätherlösung wird nun destilliert, der Rückstand getrocknet, in dem mehrfachen Volumen reinen Äthers oder Petroläthers gelöst, filtriert, Kolben und Filter sorgfältig nachgewaschen und das Filtrat wieder destilliert. Der Rückstand wird getrocknet und gewogen (Rohfett).

Trocknen des Rückstandes. Das Trocknen des Fettes kann im allgemeinen bei 98—100° (vorteilhaft im Wassertrockenschrank) in der gewöhnlichen Weise erfolgen. Sind größere Mengen Fett zu trocknen, so nimmt das Trocknen längere Zeit in Anspruch, und infolge der langen Einwirkung der Luft tritt eine Veränderung in der chemischen Beschaffenheit der Fette ein, die meist eine Gewichtszunahme des Fettes bedingt. Das läßt sich vermeiden, wenn man das Fett in einem Kolben trocknet, durch den man einen Strom von Kohlensäure, Wasserstoff oder Leuchtgas leitet.

Das getrocknete und gewogene Rohfett kann in der später beschriebenen Weise auf seine einzelnen Bestandteile untersucht werden (s. unten „Untersuchung des Rohfettes").

Anmerkung. Will man nur den Gehalt des Rohfettes an freien Fettsäuren und Neutralfett ermitteln, so wendet man vielfach folgendes Verfahren an: Das Rohfett wird in ziemlich viel Äther gelöst, im Scheidetrichter mit überschüssiger dünner Sodalösung geschüttelt, die Ätherschicht abgetrennt und die wässerige Flüssigkeit noch 1—2mal mit einer Portion Äther extrahiert. Die vereinigten Ätherextrakte, die in der Hauptsache das Neutralfett und Cholesterin enthalten, werden mit zwei kleinen Portionen Wasser ausgeschüttelt, die wässerige Flüssigkeit mit der aufgehobenen alkalisch-wässerigen Flüssigkeit (der Seifenlösung) vereinigt. Die ätherische Flüssigkeit wird durch Stehenlassen und Filtrieren geklärt. Der nach dem Abdestillieren verbleibende Rückstand besteht in der Hauptsache aus Neutralfett, ist aber durch etwas Fettsäure, Cholesterin und andere Stoffe verunreinigt. Die alkalisch-wässerige Flüssigkeit wird mit verdünnter Schwefelsäure angesäuert und mit mehreren Portionen Äther ausgeschüttelt, die abgetrennten Ätherextrakte werden vereinigt, durch Stehenlassen und Filtrieren geklärt. Nach Abdestillieren des Äthers bleiben die Fettsäuren zurück. Eine genaue Trennung der Fettsäuren von dem Neutralfett ist auf diesem Wege nicht zu erreichen, denn wie Pflüger gefunden hat, erfolgt beim Schütteln einer wässerigen Seifenlösung mit Äther eine teilweise Zerlegung der Seife, so daß etwas Fettsäure frei wird und in den Äther übergeht. Der nach obigem Verfahren ermittelte Wert für die freien Fettsäuren kann daher nur als Minimalwert gelten. — Pflüger hat ein Verfahren zur Trennung von Fettsäuren und Seifen ausgearbeitet, das auf der Aussalzbarkeit der Seifen durch Kochsalz beruht[1]. — Oft begnügt man sich auch mit einer titrimetrischen Bestimmung des Gehalts an freien Fettsäuren durch Ermittlung der „Säurezahl" (s. unter B, 1).

b) **Modifikation nach G. Rosenfeld.** Die mit dem abgewogenen Kotpulver gefüllte Filtrierpapierpatrone wird in einem Becherglase mit salzsäurehaltigem Alkohol (vgl. unter a) $^1/_4$ Stunde gekocht, herausgenommen, nach dem Abtropfen in einen Soxlethapparat gebracht und 6 Stunden mit Chloroform extrahiert, dann wieder herausgenommen, mit einer frischen Portion Alkohol im Becherglas gekocht, dann nochmals 6 Stunden im Soxlethapparat mit Chloroform extrahiert. Die vereinigten Extrakte werden auf dem Wasserbade destilliert, der Rückstand mit reinem Äther aufgenommen, filtriert, nachgewaschen, das Filtrat im gewogenen Kölbchen destilliert und der Rückstand getrocknet (Rohfett).

Bezüglich der Untersuchung des Rohfettes vgl. das unter a) in der Anmerkung Gesagte.

2. Verfahren; gesonderte Extraktion der in Form von Seifen vorhandenen Fettsäuren.

Das vollkommen trockene Kotpulver wird 10—12 [eventuell 24[2)] Stunden mit Äther oder Petroläther im Soxlethapparat extrahiert, das Extrakt destilliert, der Rückstand in reinem Äther oder Petroläther gelöst, filtriert, nachgewaschen, die Lösung in einem gewogenen Kölbchen destilliert, der Rückstand getrocknet und gewogen (Neutralfett und freie Fettsäuren). Zwecks näherer Untersuchung des Gemenges vgl. das unter 1. a in der Anmerkung Gesagte. — Die Patrone wird herausgenommen, in einer Porzellanschale im Wasserbade getrocknet, der Inhalt in die Schale entleert, mit salzsäurehaltigem Alkohol verrieben (s. unter 1. a), im Wasserbade eingetrocknet, in eine Filtrierpapierpatrone übergeführt und wiederum 10—12 Stunden im Soxlethapparat

---

[1]) Pflüger, Archiv f. d. ges. Physiol. **90**, 9, 10 [1902].
[2]) Vgl. unter 1a).

mit Äther oder Petroläther extrahiert, das Extrakt destilliert, der Rückstand in reinem Äther oder Petroläther gelöst, filtriert, nachgewaschen und die Flüssigkeit im gewogenen Kölbchen destilliert, der Rückstand getrocknet und gewogen (Fettsäuren aus den Seifen).

Das Verfahren ist nicht vollkommen exakt, da bei der langdauernden ersten Ätherextraktion schon eine teilweise Abspaltung der Fettsäuren aus den Seifen eintritt.

Anmerkung. Ein Verfahren zur gesonderten Extraktion der in Form von Erdalkaliseifen vorhandenen Fettsäuren hat Keller beschrieben[1]).

3. Verfahren von Baur und Barschall. [2])

5 g Kotpulver (eventuell mehr; oder auch frischer Kot) werden mit einer Mischung aus gleichen Gewichtsmengen konz. Schwefelsäure und Wasser im Porzellanmörser verrieben und in einen Kolben übergeführt, mit der Säuremischung nachgespült. Insgesamt verwendet man etwa 40—50 ccm der Säuremischung. Nachdem das Gemisch auf dem Wasserbade etwa 2 Stunden erhitzt worden ist, verdünnt man es mit etwa 40 ccm Wasser, füllt es in einen großen Scheidetrichter über, spült den Kolben mit etwas Wasser nach und schüttelt das Gemisch mit 3—4 Portionen Äther von mindestens je 100 ccm aus. Die jedesmal nach dem Absetzen sorgfältig abgetrennten Ätherextrakte werden gemischt und nach der durch Stehenlassen und Filtrieren erfolgten Klärung destilliert, der Destillationsrückstand in wenig reinem Äther oder Petroläther aufgenommen, filtriert, nachgewaschen und das Filtrat verdunstet, getrocknet und gewogen (Rohfett).

4. Verfahren von Liebermann und Szekeli.

In einem besonders geformten Stehkolben mit langem und weitem zylindrischen Halse (Durchmesser des Kolbens 7,5 cm, Durchmesser des Kolbenhalses 3,6 cm, Länge des Kolbenhalses 19,5 cm, ganze Höhe 25 cm), der bei 240 ccm eine Marke hat und bis zur Mitte des Halses etwa 290 ccm faßt, werden 5 g Kotpulver (eventuell mehr; oder auch frischer Kot) mit 30 ccm 50 proz. Kalilauge (spez. Gew. 1,54) auf dem Asbestdrahtnetze $\frac{1}{2}$ Stunde lang gekocht, abgekühlt, mit 30 ccm 90—94 proz. Alkohol versetzt, etwa 10 Minuten lang erwärmt, abgekühlt, unter häufigem Umschwenken und sorgfältigem Abkühlen vorsichtig mit 100 ccm verdünnter Schwefelsäure (spez. Gew. 1,145 = 20% H_2SO_4) angesäuert. Die Schwefelsäure soll in kleinen Portionen zugesetzt werden. Die völlig erkaltete Flüssigkeit versetzt man mit 50 ccm vollständig flüchtigem, bei etwa 60° C siedendem Petroläther, verschließt den Kolben mit einem dichten weichen Stöpsel und schüttelt in Zwischenräumen von etwa 1—2 Minuten 30 mal tüchtig durch, wobei der Stöpsel nicht gelüftet werden darf. — Der Flüssigkeit wird nun so viel gesättigte Kochsalzlösung zugesetzt, daß der Kolben bis zur Mitte des Halses gefüllt ist und die untere wässerige Schicht bis zur Marke 240 ccm reicht. Man schüttelt noch einige Male und stellt den Kolben an einen nicht zu warmen Ort. Nachdem sich eine genügende Menge der Petrolätherschicht abgeschieden hat, hebt man unter

---

[1]) Keller, Monatsschr. f. Kinderheilk. **1**, 236 [1902/03].
[2]) Baur u. Barschall, Arbeiten a. d. Kaiserl. Gesundheitsamt **30** [1909]. Das für die Bestimmung des Fettgehaltes im Fleisch angegebene Verfahren eignet sich auch zur Fettbestimmung in Faeces.

Benutzung einer mit Gummigebläse versehenen Pipette 20 ccm ab, läßt sie in ein Becherglas fließen, setzt 40 ccm säurefreien 96 proz. Alkohols und 1 ccm einer genau 1 proz. Phenolphthaleinlösung (genau 1 g Phenolphthalein in 100 ccm ca. 94 proz. Alkohol gelöst) hinzu und titriert genau mit $^1/_{10}$ n-alkoholischer Kalilauge. Die Anzahl der verbrauchten Kubikzentimeter $^1/_{10}$ n-Kalilauge muß notiert werden. Man dampft die Flüssigkeit jetzt in kleinen Portionen in einer durch Deckel verschließbaren gewogenen Schale auf dem Wasserbade vollständig ein, trocknet bei 100° 1 Stunde lang und wägt das mit Deckel verschlossene Gefäß. Den prozentischen Fettgehalt des Trockenkots findet man durch Berechnung nach folgender Formel:

$$F = \left[\frac{S - 0,01 - (K \cdot 0,00255)}{a} \right] \cdot 250 \ .$$

Darin ist

$F = $ Fettgehalt in Prozenten.

$S = $ Gewicht des aus 20 ccm Petrolätherlösung gewonnenen trockenen fettsauren Kalis.

$K = $ die zur Titrierung der 20 ccm Petrolätherlösung verbrauchten Kubikzentimeter $^1/_{10}$ n-Kalilauge.

$a = $ Gewicht der angewandten Menge Trockenkot.

Die titrierten Säuren werden bei dieser Berechnung als Triglyceride berechnet. Dadurch müssen Fehler entstehen in dem Umfange, wie der Kot niedere Fettsäuren enthält, die nicht als Triglyceride vorkommen.

Will man die Zusammensetzung des in den Seifen enthaltenen Fettsäuregemisches erfahren, so zerlegt man die Seifen durch Erhitzen mit Wasser unter Zusatz einer genügenden Menge Salzsäure oder verdünnter Schwefelsäure und läßt erkalten. Die abgeschiedenen Fettsäuren kann man, wenn sie fest sind, durch Abgießen der wässerigen Flüssigkeit von letzterer trennen. Andernfalls gewinnt man sie durch Extrahieren mit Äther. Die ätherische Fettsäurelösung reinigt man durch Ausschütteln mit kleinen Portionen Wasser, klärt sie durch Stehenlassen und Filtrieren und destilliert den Äther ab.

5. Verfahren von Kumagawa und Suto.[1]

a) 2—3 g Kotpulver werden in einem mit Uhrglas bedeckten Becherglase mit 40—50 ccm 5facher Normallauge (20 proz. Natronlauge) unter bisweiligem Umrühren 2—3 Stunden auf dem Wasserbade gekocht[2]), wobei je nach dem Cellulosegehalt ein mehr oder weniger starker Bodensatz verbleibt. Das Verseifungsgemisch einschließlich des Bodensatzes wird heiß in einen dicht verschließbaren Scheidetrichter von 250 ccm Inhalt gebracht. und das Becherglas unter Benutzung von etwa 5 ccm Wasser gut nachgespült. Jetzt wird die Masse mit 30 ccm 20 proz. Salzsäure übersättigt. Das geschieht am besten, indem man nach dem Erkalten auf etwa 40—50° zunächst 20 ccm der Säure auf

---

[1] Kumagawa u. Suto, Biochem. Zeitschr. 8, 212 [1908]. — R. Inaba, Biochem. Zeitschr. 8, 348 [1908]. — Shimidzu, Biochem. Zeitschr. 28, 237 [1910].
[2] Um den Inhalt des Becherglases auf einer Temperatur von 100° C zu halten, soll über das Becherglas eine tubulierte Glasglocke gestellt werden, in deren Tubus ein in eine enge Spitze auslaufendes Glasrohr eingefügt ist.

einmal hineingießt und unter Kühlen mit Leitungswasser tüchtig schüttelt. Dann setzt man noch 10 ccm der Säure hinzu und schüttelt wieder unter Kühlen.

Zu der gutgekühlten Flüssigkeit werden 70—100 ccm Äther hinzugegeben und tüchtig geschüttelt. Trennung erfolgt meist sofort. Der Niederschlag verdichtet sich hierbei zu einer dünnen Schicht in der Mitte. Die klare wässerige Schicht wird nach einigen Minuten abgelassen und aufbewahrt (= A), die Ätherschicht in ein Becherglas gegossen und der Scheidetrichter zweimal mit je 5—10 ccm Äther nachgespült. Den im Scheidetrichter verbliebenen Rückstand bringt man jetzt mit etwas heißer Normalnatronlauge in ein Becherglas, erwärmt es etwa 10—15 Minuten auf dem Sandbade, um den löslichen Anteil vollständig aufzuschließen, gießt die Flüssigkeit noch heiß in den Scheidetrichter, kühlt ab, setzt 30—50 ccm Äther hinzu, schüttelt damit durch, gibt die von der ersten Ausschüttelung her aufbewahrte saure wässerige Flüssigkeit (= A) hinzu und schüttelt nochmals tüchtig durch. Der Rest der wässerigen Flüssigkeit muß dabei sauer sein. Die Ätherschicht wird abgetrennt, mit dem ersten Ätherauszug vereinigt; der Äther verdunstet, der Rückstand nochmals in reinem Äther gelöst, durch Asbest filtriert, das Filter mit Äther nachgespült und das Filtrat verdunstet. Den Rückstand trocknet man einige Stunden bei 50°, setzt, ohne vorher abzukühlen, 20—30 ccm Petroläther hinzu und schwenkt damit sanft um, bedeckt das Becherglas mit einem Uhrglase und läßt es eine halbe bis 1 Stunde ruhig stehen, filtriert den Petrolätherauszug durch Asbest, spült Becherglas und Filter mit Petroläther nach, verdunstet den Petroläther und trocknet den Rückstand bei 50° C bis zur Gewichtskonstanz. Er besteht aus den höheren Fettsäuren und der unverseifbaren Substanz[1] (Cholesterin u. a.). Eine genügende Trocknung des Ätherextraktes vor der Aufnahme desselben in Petroläther ist ganz besonders wichtig, um die Fettsäuren möglichst frei von anderen Verunreinigungen zu erhalten. Nachdem das Gewicht des Fettsäuregemisches festgestellt worden ist, löst man es in etwa 50—70 ccm Petroläther, bringt die Lösung in einen Scheidetrichter und gibt $^1/_5$ n absolut alkoholische Kalilauge in einer Menge hinzu, die das 30- bis 40fache des Fettsäuregemisches beträgt. Nach tüchtigem Schütteln setzt man die der angewandten $^1/_5$ n-Kalilauge gleiche Menge Wasser hinzu und schüttelt einige Male. Danach erfolgt sofort eine glatte Trennung der oberen (Petroläther) und der unteren (Alkohol) Schicht. Dabei gehen die unverseifbaren Substanzen in den Petroläther über, die Seife dagegen in die untere (Alkohol) Schicht. Nach Abtrennung des Petroläthers wird die alkoholische Flüssigkeit noch einmal mit 30—40 ccm Petroläther ausgeschüttelt. Die vereinigten Petrolätherauszüge werden verdunstet. Der Rückstand besteht aus der unverseifbaren Substanz und einer kleinen Menge Fettsäuren, die noch entfernt werden muß. Zu dem Zweck löst man den Rückstand in wenig Alkohol, setzt 0,5—1 ccm $^1/_{10}$ n alkoholische Natronlauge hinzu, verdunstet auf dem Wasserbade und trocknet 15—30 Minuten bei 100°. Den Rückstand extrahiert man noch heiß mit Petroläther, filtriert die Lösung durch Asbest, verdunstet sie und trocknet den Rückstand bei 100° bis zur Gewichtskonstanz. Er besteht aus Cholesterin und anderen unverseifbaren Stoffen. Bei sehr genauen Bestimmungen empfiehlt es sich, den Rückstand noch zu veraschen und einen etwa gefundenen Aschegehalt von dem Gewicht des Trockenrückstandes abzuziehen.

---

[1] In einigen von R. Inaba analysierten Proben Trockenkot enthielt dieses Fettsäuregemisch etwa 10% Unverseifbares.

B. Untersuchung des Rohfettes.

Vorbedingung für die Erzielung richtiger Befunde ist, daß das Fett sorgfältig und vollständig getrocknet ist und nicht erst nach langem Aufbewahren
an der Luft untersucht wird. Will man den Gehalt an Neutralfett bestimmen,
so muß man sich zur Gewinnung des Rohfettes eines der oben unter 1. und 2.
beschriebenen Verfahren bedienen. Dort ist die Methode zur Bestimmung des
Gehalts an Neutralfett angegeben. Die genauere Untersuchung erfolgt im
wesentlichen entweder durch Isolierung der Hauptbestandteile (s. unter I.)
oder durch titrimetrische Prüfung nach bestimmten, konventionellen Verfahren, wobei man die Jodzahl, Verseifungszahl und andere „Zahlen" bestimmt (s. unter II.).

I. Isolierung der Hauptbestandteile.

Das Rohfett, dessen Gewicht bestimmt ist, wird mit einer kleinen Portion
heißen Wassers durch Umschwenken gewaschen, abgekühlt und die wässerige
Flüssigkeit durch ein angefeuchtetes Filter filtriert. Das Fett wird noch einige
Male in der gleichen Weise behandelt und die Waschflüssigkeit filtriert. Bei
hochschmelzenden Fetten ist es richtiger, das Fett in einem ziemlich großen
Becherglase mit etwa der 10fachen Menge Wasser unter Bedecken mit einem
Uhrglase zu erhitzen, bis das Fett geschmolzen ist, mehrmals umzuschwenken,
nach kurzem Stehen abzukühlen, das Wasser abzugießen und das Fett mit
etwas kaltem Wasser abzuspülen. Die filtrierte wässerige Flüssigkeit titriert
man mit $^1/_{10}$ n-Kalilauge, um einen Anhalt für die Menge der vorhandenen
niederen Fettsäuren zu haben, die man erforderlichenfalls näher untersucht. —
Das gewaschene Fett wird bei (98° bis) 100° getrocknet.

Anmerkung. Beim Abgießen der Waschflüssigkeit auf das Filter wird leicht etwas
Fett mitgerissen. Um es wiederzugewinnen, zieht man das feuchte Filter mit heißem
96 proz. Alkohol und danach mit etwas Äther aus, vereinigt die Auszüge mit dem im Becherglase befindlichen feuchten Fett, verdunstet den Äther und Alkohol und trocknet das
zurückbleibende Fett.

Man prüft das gewaschene Fett (die nochmals gewogene Gesamtmenge
oder einen gewogenen Teil) auf seinen Gehalt an Cholesterin, Fettsäuren,
Asche (und Phosphatidphosphor). Um den Gehalt an Fettsäuren zu bestimmen,
verseift man das Fett nach einem der nachfolgend beschriebenen Verfahren,
löst die verseifte Masse in Wasser, entfernt durch Extraktion mit Äther oder
Petroläther die cholesterinartigen Bestandteile und scheidet aus der wässerigen
Flüssigkeit die Fettsäuren ab (s. unten). Der Gehalt an unverseifbaren Bestandteilen läßt sich nur annähernd genau bestimmen. Den Gehalt an Asche
findet man in bekannter Weise durch vorsichtiges Veraschen einer besonderen
Probe des Rohfettes.

Ausführung der Verseifung.

1. Nach Salkowski. Man löst 1,5 Gewichtsteile Ätzkali in 1 Raumteil Wasser und
setzt 5 ccm 90 proz. Alkohol hinzu. Ferner löst man 1 Gewichtsteil Fett in 5 Raumteilen
90 proz. Alkohol. Jede Lösung wird für sich in einem Kolben bis zum beginnenden Sieden
erhitzt, die alkoholische Kalilauge sofort in die Fettlösung gegossen und die Mischung
nochmals aufgekocht, quantitativ, unter Nachspülen mit Alkohol, in eine Schale übergeführt und eingedampft.

2. Nach Kossel, Obermüller und Krüger. Man löst unter Erwärmen 1 Gewichtsteil Fett in 2—3 Raumteilen abs. Alkohol, setzt 2—3 Raumteile 5proz. frisch hergestelltes
Natriumalkoholat hinzu, verjagt den Alkohol auf stark siedendem Wasserbade und erhitzt
noch kurze Zeit weiter.

8. Nach Hoppe-Seyler und Tierfelder. Die alkoholische, mit einem Überschuß von alkoholischer Kalilauge versetzte Fettlösung wird auf dem Wasserbade 1 Stunde lang in schwachem Sieden erhalten und dann eingedampft.

Ausführung der weiteren Untersuchung:

a) Gesamtgehalt an Fettsäuren und unverseifbaren Bestandteilen (Cholesterin u. a.).

Die nach einem der angegebenen Verfahren hergestellte verseifte Masse wird nach Salkowski[1]) in einer reichlichen Menge Wasser gelöst und mit mindestens der gleichen Menge Äther geschüttelt. Falls keine Scheidung der Flüssigkeiten erfolgt, setzt man etwas Alkohol hinzu; auch ein weiterer Zusatz von Äther kann erforderlich sein. Nach Abtrennung der Ätherlösung schüttelt man die Seifenlösung noch mit zwei weiteren Portionen Äther aus. Wenn bei diesem Verfahren ein Alkoholzusatz entbehrt werden kann, ist es vorteilhafter. Die wässerige Seifenlösung wird aufgehoben[2]). — Man füllt die Ätherauszüge in einen Scheidetrichter und schüttelt sie zweimal mit mäßigen Mengen Wasser aus, trennt sie jedesmal sauber ab und gießt die jedesmal abgetrennte wässerige Flüssigkeit zu der aufgehobenen Seifenlösung. Den Ätherauszug läßt man einige Zeit stehen, filtriert ihn, wäscht mit Äther nach und destilliert den Äther ab. Der Rückstand enthält noch etwas Seife. Man extrahiert ihn unter Zerreiben mit kleinen Mengen von reinem Petroläther, filtriert den Petrolätherauszug, verdunstet, trocknet und wägt ihn. Der Rückstand enthält die cholesterinartigen Stoffe[3]). Die bei dem Extrahieren mit Petroläther zurückgebliebene Seife vereinigt man mit der aufgehobenen Seifenlösung. Sie wird in einen Scheidetrichter übergeführt und nach Zusatz eines Überschusses von verdünnter Schwefelsäure mit mehreren Portionen Äther ausgeschüttelt, die vereinigten Ätherauszüge mit wenig Wasser ausgeschüttelt, die Ätherlösung abgetrennt, einige Zeit stehen gelassen, damit sich die Wassertropfen absetzen, dann filtriert, mit Äther nachgewaschen und der Äther abdestilliert. Der Rückstand, getrocknet und gewogen, ergibt die Menge der (höheren) Fettsäuren. Die nach dieser Methode erhaltenen Werte sind nicht vollkommen richtig, da der Äther der Seifenlösung (nach Pflügers Feststellungen) etwas Fettsäure entzieht.

Den Gehalt des Rohfettes an Phosphatiden bestimmt man im allgemeinen indirekt, indem man den Phosphorgehalt des verseiften und von cholesterinartigen Stoffen befreiten Fettes ermittelt. (Bei der Verseifung wird der Phosphor der Phosphatide als Glycerinphosphorsäure abgespalten.) Die Seife wird mit Soda und Salpeter verascht und der Phosphorgehalt in bekannter Weise bestimmt. Braucht der Gehalt des Rohfettes an Fettsäuren nicht bestimmt zu werden, so kann man die Seife ohne weiteres zur Phosphorbestimmung benutzen. Andernfalls benutzt man nur einen Teil der Seife zur Phosphorbestimmung.

Anmerkung 1. Will man den Gehalt der Faeces an Gesamtphosphatiden ermitteln, so untersucht man eine Portion Faeces für sich auf Phosphatide bzw. Phosphatidphosphor (siehe unter „Phosphatide").

---

[1]) Salkowski, Zeitschr. f. analyt. Chemie **1887**, 557.

[2]) An Stelle des Äthers benutzt man neuerdings vielfach Petroläther. Dabei wird die lästige Emulsionsbildung im allgemeinen eher vermieden. Da der käufliche Petroläther nicht selten verunreinigt ist, überzeuge man sich vor seiner Benutzung, ob beim Verdunsten von 30—40 ccm ein merklicher (wägbarer) Rückstand verbleibt.

[3]) Abgeänderte Verfahren zur Abscheidung der cholesterinartigen Stoffe sind im Kapitel „Cholesterin und Koprosterin" beschrieben.

Anmerkung 2. Auf die Anwesenheit von Cholsäure in dem aus den Faeces gewonnenen Rohfett wird meistens keine Rücksicht genommen. Bei genauen Untersuchungen muß das indessen geschehen. Verfahren zur Abscheidung der Cholsäure sind von Wegscheider[1]) und von Tschernoff[2]) angegeben worden. Bei beiden Verfahren überführt man das Gemisch aus den Fettsäuren und Cholsäure in die Bariumverbindungen und trennt sie durch Wasser, in dem das cholsaure Barium löslich ist. Eine vollständige Scheidung der Cholsäure von den Fettsäuren ist nach Tschernoff freilich nur schwierig zu erzielen.

Nach Wegscheider wird die das Fettsäuregemisch enthaltende ätherische Lösung zur Trockne gebracht, der Rückstand unter Erwärmen mit überschüssigem Barytwasser geschüttelt, die ausgeschiedenen Barytseifen abfiltriert und mit heißem Wasser gewaschen, wodurch auch das glycerinphosphorsaure Barium entfernt wird. Die Fettsäuren gewinnt man durch Behandeln der Barytseifen mit Salzsäure und Äther.

Tschernoff fällte die alkalische wässerige Lösung des verseiften Fettes mit einer 10 proz. Lösung von Bariumacetat in 40 proz. Alkohol. Der Niederschlag wurde abfiltriert, mit Wasser bis zum Verschwinden der alkalischen Reaktion, danach mit 45 proz. Alkohol ausgewaschen und durch Trocknen die Feuchtigkeit in der Hauptmenge verjagt. Die Waschflüssigkeit wurde aufgehoben. Der nicht ganz trockene Niederschlag wurde mit abs. Alkohol durchfeuchtet und mit Äther ausgewaschen, um cholesterinartige Stoffe zu entfernen. Er enthält die Hauptmenge der Fettsäuren als Bariumverbindungen; ein kleiner Teil ist in der wässerig-alkoholischen Waschflüssigkeit enthalten. Um ihn zu gewinnen, ist nach Tschernoff folgendes umständliche Verfahren notwendig. Die Waschflüssigkeit wird eingedampft, der Rückstand in Wasser unter Zusatz einiger Tropfen Ammoniak gelöst und mit Ammoniumcarbonat gefällt. Der Niederschlag wurde abfiltriert und in der gleichen Weise ausgewaschen, wie es oben für den durch Bariumacetat erzeugten ersten Niederschlag beschrieben worden ist. Die Waschflüssigkeit wurde eingeengt, in der oben beschriebenen Weise durch Bariumacetatlösung gefällt und der Niederschlag abfiltriert. Das Filtrat wurde eingedampft, der Rückstand in Wasser unter Zusatz einiger Tropfen Ammoniak gelöst und die Lösung mit Ammoniumcarbonat gefällt. Das Filtrat wurde nun nochmals mit Bariumacetatlösung gefällt und die vom Bariumniederschlage abfiltrierte Flüssigkeit noch einmal der Behandlung mit Ammoniumcarbonat unterworfen. — Die Niederschläge werden vereinigt, mit Salzsäure übergossen und mit Äther ausgeschüttelt. Die geklärte Ätherlösung hinterläßt beim Verdunsten das Fettsäuregemisch. (Will man die Cholsäure isolieren, so dampft man das die Bariumverbindung der Cholsäure enthaltende Filtrat ein und löst den Rückstand in Wasser unter Zusatz von wenig Ammoniak. Beim Ansäuern mit Wasser scheidet sich die Cholsäure nach Tschernoff innerhalb einiger Stunden vollständig aus.)

b) Bestimmung des Gehaltes an gesättigten und ungesättigten Fettsäuren im Fettsäuregemisch.

Gang des Verfahrens. Das Fettsäuregemisch wird verseift, die Seife in Wasser gelöst, mit Bleizuckerlösung gefällt, die abgeschiedenen Bleiseifen getrocknet und mit reinem Äther (oder Benzol) extrahiert, der die Bleiseifen der „ungesättigten" Fettsäuren ziemlich leicht löst, während von den Bleiseifen der „gesättigten" Fettsäuren nur wenig in Lösung geht. Im abfiltrierten Ätherextrakt bestimmt man nun entweder den prozentischen Bleigehalt der darin enthaltenen Bleiseifen, oder man isoliert die darin enthaltenen ungesättigten Säuren. Aus den vom Äther oder Benzol nicht gelösten Bleiseifen kann man die Fettsäuren isolieren und weiter untersuchen.

Ausführung des Verfahrens. Man löst das Fettsäuregemisch in Alkohol unter Erwärmen auf, setzt Kalilauge in geringem Überschuß hinzu, erwärmt wieder, verdünnt etwas mit Wasser und neutralisiert möglichst genau mit Essigsäure (oder noch besser durch Einleiten von Kohlensäure), dampft die Flüssigkeit auf dem Wasserbade vollständig ein und extrahiert die zurück-

[1]) Wegscheider, Diss. Straßburg. Zit. nach Schmidt u. Strasburger.
[2]) W. Tschernoff, Virchows Archiv **98**, 231 [1884].

gebliebene Seife erschöpfend mit heißem Alkohol, dampft die filtrierten Alkoholauszüge ein, löst den Rückstand in heißem Wasser und fällt die Lösung mit einer heißen Bleizuckerlösung. Die Flüssigkeit wird unter öfterem Umschwenken auf dem Wasserbad erwärmt, bis sich die Bleiseifen am Kolben gut angesetzt haben. Nach vollständiger Abkühlung filtriert man die Flüssigkeit ab und wäscht den Kolben und das Filter mit Wasser nach. Man erhitzt den Kolben auf dem Wasserbade oder durch Eintauchen in heißes Wasser, bis die Bleiseifen schmelzen, gießt das ausgetretene Wasser auf das Filter und trocknet den Kolben und das Filter bei ganz gelinder Wärme.

1. Trennung mit Äther.

Man extrahiert den Kolbeninhalt unter ganz gelindem Anwärmen mit Äther, kühlt ab, läßt kurze Zeit stehen, filtriert durch das oben benutzte Filter, das man mit einem Uhrglas bedeckt hält, und wiederholt die Extraktion mit neuen Portionen Äther. Die filtrierten Ätherauszüge können jetzt in verschiedener Weise verarbeitet werden. Will man nur die Menge der ungesättigten Fettsäuren bestimmen, so verdunstet man das Ätherextrakt, trocknet den Rückstand zunächst auf dem Wasserbade, sodann im Exsiccator über Schwefelsäure, wägt ihn und bestimmt darin den Gehalt an Bleioxyd, zieht ihn von dem Gewichte des Trockenrückstandes des Ätherextraktes ab und erhält so das Gewicht der Anhydride der ungesättigten Fettsäuren. Um das Gewicht der Fettsäuren selbst zu erfahren, zählt man noch die Menge Wasser hinzu, die der in der Bleiverbindung gefundenen Menge Bleioxyd äquivalent ist. Man findet diesen Wert, indem man die gefundene Menge Bleioxyd mit

$$\frac{18}{223} = 0,0807 \text{ multipliziert.}$$

Will man dagegen die freien Säuren isolieren und näher untersuchen, so unterläßt man das Eindunsten des Ätherextraktes. Man schüttelt das Ätherextrakt in einem Scheidetrichter mit dem gleichen Volumen etwa 10 proz. Salzsäure, bis die vollständige Umsetzung erfolgt ist, trennt das Ätherextrakt ab, schüttelt die wässerige Flüssigkeit mit einer neuen Portion Äther aus, reinigt die Ätherextrakte durch Ausschütteln mit kleinen Mengen reinen Wassers, klärt sie durch Stehenlassen und Filtrieren und destilliert den Äther ab. Um Zersetzungen möglichst zu vermeiden, empfiehlt es sich, die Destillation unter Durchleiten eines Stromes von Wasserstoffgas zu bewerkstelligen. Das Trocknen des Rückstandes erfolgt am besten auch unter Durchleiten von Wasserstoffgas. Den trockenen und gewogenen Rückstand sucht man durch Bestimmung der Jodzahl näher zu charakterisieren.

2. Trennung mit Benzol nach Farnsteiner.

Dieses Verfahren gestattet bei sorgfältiger Ausführung eine genauere Trennung der ungesättigten von den gesättigten Fettsäuren, ist aber auch wesentlich umständlicher. Man löst die trockenen Bleiseifen unter mäßigem Erwärmen in Benzol (ungefähr 50 ccm auf 1 g Fettsäuregemisch), läßt die Flüssigkeit $^1/_4$ Stunde bei Zimmertemperatur stehen und hält sie danach 2 Stunden lang auf einer Temperatur von 8—12°. Die Lösung muß jetzt von dem Niederschlag am besten in der Weise getrennt werden, daß man sie abhebert. Dazu benutzt man zweckmäßig einen Glockentrichter mit langem, zweimal rechtwinklig gebogenem Rohr. Über den eigentlichen Trichter bindet man ein Stück feines Leinen, das als Filter dient. Das andere Rohrende wird

durch den Gummistopfen einer Saugflasche gesteckt, die mit einer Wasserstrahlpumpe verbunden ist. Man taucht nun die mit Leinen überzogene Trichter-
öffnung in die obige Flüssigkeit und saugt die Lösung vorsichtig ab. Das Ungelöste übergießt man mit 10 ccm Benzol, das auf 10° abgekühlt ist, schwenkt
einige Male um und saugt es wieder ab, löst den Rückstand noch einmal in
etwa 25 ccm Benzol, läßt die Flüssigkeit $\frac{1}{4}$ Stunde bei Zimmertemperatur
stehen, hält sie danach 2 Stunden auf 8—12° und verfährt dann wieder in der
beschriebenen Weise. Endlich wiederholt man die beschriebene Behandlung
mit 25 ccm Benzol unter Nachwaschen mit 10 ccm Benzol noch einmal. Man
erzielt so ungefähr 120 ccm Filtrat. Es wird nötigenfalls noch durch Filtrierpapier filtriert, mit Benzol ausgewaschen, der Filterinhalt mit der Hauptmenge der in Benzol nicht gelösten Seifen vereinigt und die klare Benzollösung
wie bei 1. entweder zur Bestimmung der Gesamtmenge an ungesättigten Fettsäuren oder zur näheren qualitativen Untersuchung der vorhandenen ungesättigten Fettsäuren benutzt.

Durch Subtrahieren der nach 1. oder 2. bestimmten Menge
ungesättigter Fettsäuren von der Gesamtmenge der Fettsäuren
ergibt sich die Menge der gesättigten Fettsäuren.

Die Abscheidung des Gemisches der gesättigten Fettsäuren aus ihren
Bleiverbindungen geschieht folgendermaßen:

Man löst die Bleiseifen in heißem Benzol, setzt die gleiche Raummenge
10proz. Salzsäure hinzu und kocht am Rückflußkühler bis zur vollständigen
Zersetzung der Bleiseifen, trennt die Benzollösung sorgfältig ab, schüttelt die
wässerige Flüssigkeit noch mit zwei kleinen Portionen Benzol aus, vereinigt
die Benzolextrakte, reinigt sie durch Ausschütteln mit mehreren kleinen Portionen Wasser, klärt sie durch Stehenlassen und Filtrieren, destilliert das
Benzol ab, löst den Rückstand in heißem Alkohol und dampft die Lösung
nach Zusatz überschüssiger Soda zur Trockne. Den Rückstand löst man in
Wasser, setzt Salzsäure im Überschuß hinzu und erhitzt zum Sieden, damit
das Fettsäuregemisch sich gut abtrennt. Nach dem Erkalten gießt man die
wässerige Flüssigkeit ab, spült die Fettsäuren mit Wasser ab und reinigt sie
durch Umschmelzen mit reinem Wasser. — Handelt es sich nur um kleine Mengen
von Fettsäuren, so überführt man sie in der oben angegebenen Weise in die
Natriumverbindungen, übergießt sie mit Wasser, setzt Salzsäure im Überschuß hinzu und schüttelt die Flüssigkeit mit mehreren Portionen Äther aus,
wäscht die vereinigten Ätherauszüge durch Ausschütteln mit mehreren Portionen
Wasser, klärt das abgetrennte Ätherextrakt durch Stehenlassen und Filtrieren
und destilliert den Äther ab. Die Fettsäuren bleiben dann rein zurück.

Wirklich zuverlässige Methoden zur quantitativen Bestimmung
der einzelnen gesättigten Fettsäuren in Gemischen sind nicht bekannt. Eine Beschreibung des neueren Verfahrens von Hehner und Mitchell
dürfte genügen. Es gründet sich auf die Annahme, daß eine gesättigte alkoholische Stearinsäurelösung unter bestimmten Versuchsbedingungen aus einem
Fettsäuregemisch die Fettsäuren mit Ausnahme der darin vorhandenen Stearinsäure auflöst. Die erforderliche Stearinsäurelösung wird folgendermaßen hergestellt: 3 g Stearinsäure werden in 1 l Alkohol vom spez. Gew. 0,8183 warm
gelöst, das Gefäß auf 0° abgekühlt una bis zum nächsten Tage auf dieser
Temperatur erhalten. Das kann durch Aufbewahrung des Gefäßes in schmelzen-
dem Eise geschehen. Man filtriert nun mit Hilfe der unter 2. beschriebenen
Vorrichtung die Flüssigkeit durch Leinen, wobei das Gefäß nicht aus dem Eise
entfernt werden soll.

Ausführung. In einen Kolben bringt man 100 ccm der Stearinsäurelösung und dazu 0,5—5 g des Fettsäuregemisches (von festen Fettsäuregemischen bis zu 1 g, von flüssigen bis zu 5 g). Nachdem die Flüssigkeit genügend lange auf das Fettsäuregemisch eingewirkt hat, stellt man den Kolben in schmelzendes Eis und läßt ihn über Nacht darin. Am nächsten Morgen wird die Flüssigkeit in der oben besprochenen Weise möglichst vollständig abfiltriert, der Rückstand mit 3 Portionen von je 10 ccm auf 0° abgekühlter Stearinsäurelösung ausgeschüttelt und die Flüssigkeit jedesmal wie vorhin abfiltriert. Die der Filtervorrichtung anhaftenden Partikel von Stearinsäure gewinnt man durch Abspülen mit heißem Alkohol. Der Kolbeninhalt wird durch Erhitzen von Alkohol befreit und der Rückstand nach dem Trocknen bei 100° gewogen. Der gefundene Wert für Stearinsäure ist durch Abziehen von 0,005 g zu korrigieren. Die gewonnene Stearinsäure darf nur wenig unterhalb 68,5° schmelzen.

Vielfach hat man sich begnügt, das Gemisch der gesättigten Fettsäuren dadurch zu charakterisieren, daß man seinen Schmelzpunkt und seine Verseifungszahl bestimmte (s. unten). Den Schmelzpunkt und Erstarrungspunkt vollkommen ölsäurefreier Gemische von Palmitinsäure und Stearinsäure findet man in nachfolgender Tabelle von Heintz:

Stearinsäure in Prozenten	Palmitinsäure in Prozenten	Schmelzpunkt ° C	Erstarrungspunkt ° C
100	0	69,2	
90	10	67,2	62,5
80	20	65,3	60,3
70	30	62,9	59,3
60	40	60,3	56,5
50	50	56,6	55,0
40	60	56,3	54,5
32,5	67,5	55,2	54,0
30	70	55,1	54,0
20	80	57,5	53,8
10	90	60,1	54,5
0	100	62,0	

Bei der Ausführung der Schmelzpunktbestimmung ist große Sorgfalt nötig. Man entnimmt die Probe dem geschmolzenen, durch Umschwenken des Gefäßes gleichmäßig durchgemischten Fettgemenge. Die Capillarröhrchen werden nur 1—2 mm hoch gefüllt und bleiben 24 Stunden lang an einem etwas kühlen Orte liegen, ehe man die Schmelzpunktbestimmung ausführt. Bestimmungen des Schmelzpunktes von Mischungen aus reiner Ölsäure und Stearinsäure bzw. Palmitinsäure hat Pflüger[1]) ausgeführt und veröffentlicht.

II. Einen für manche Zwecke genügenden Einblick in die Zusammensetzung des rohen Kotfettes erlangt man durch Bestimmung folgender Werte: Säurezahl, Verseifungszahl, Jodzahl.

a) **Die Säurezahl** ist ein Maß für den Gehalt des Fettes an freien Fettsäuren, und zwar gibt sie die Anzahl Milligramm Kaliumhydroxyd an, die zur Neutralisation der in 1 g Fett enthaltenen Fettsäure erforderlich sind.

---

[1]) Pflüger, Archiv f. d. ges. Physiol. **88**, 309 [1902].

Eine abgewogene Menge Fett wird in neutralem Alkohol gelöst und nach Zusatz von Phenolphthaleinlösung[1]) bis zur bleibenden Rosafärbung titriert. Zur Erzielung genauer Resultate darf die zugesetzte Menge der Lauge nicht größer sein als die der Fettlösung. Man verwendet je nach dem Fettsäuregehalt $1/10$ n-, $1/4$ n- oder $1/2$ n-Kalilauge.

Anmerkung. Nach dem Vorgange Fr. Müllers[2]) berechnet man den Gehalt an freien Fettsäuren vielfach als Stearinsäure, indem man die Anzahl der verbrauchten Kubikzentimeter $1/10$ n-Kalilauge mit 0,0284 multipliziert. — Hatte man zur Titration $1/4$ n-Kalilauge benutzt, so multipliziert man mit 0,071; hatte man $1/2$ n-Kalilauge benutzt, so multipliziert man mit 0,142. Denn 1 ccm Normalkalilauge entspricht 0,284 g Stearinsäure.

b) Die Verseifungszahl gibt die Anzahl Milligramm Kaliumhydroxyd an, die von den in 1 g Fett enthaltenen gebundenen Fettsäuren nach ihrer Abspaltung gesättigt werden können; oder: die erforderlich sind, um die bei der Verseifung aus 1 g Fett abgespaltene Fettsäure zu neutralisieren. 1 g Fett wird in etwa 50 ccm Alkohol gelöst, genau 10 ccm Normalkalilauge zugesetzt, auf dem Wasserbade am Rückflußkühler unter mehrmaligem Umschwenken des Kolbens bis zu vollständiger Verseifung (mindestens aber $1/4$ Stunde) im Sieden erhalten und nach Zusatz von Phenolphthaleinlösung[1]) mit $1/2$ n-Salzsäure zurücktitriert (bis zum Verschwinden der Rotfärbung).

c) Die Jodzahl ist ein Maß für den Gehalt eines Fettes an ungesättigten Fettsäuren und gibt die Anzahl Gramm Jod an, die von 100 g Fett gebunden werden[3]).

Bestimmung der Jodzahl.

Erforderliche Chemikalien. 1. Reines Chloroform. 2. 10 proz. Jodkaliumlösung. 3. Stärkelösung, durch Auflösen einer Messerspitze voll löslicher Stärke in mehreren Kubikzentimetern Wasser unter Erhitzen hergestellt. 4. Eine Lösung von reinstem, mehrfach umkrystallisiertem Kaliumbichromat, im Liter 3,870 g enthaltend. 5. Jodlösung: Man löst 25 g reines Jod in 500 ccm reinem 95 proz. Alkohol. Andererseits löst man 30 g Quecksilberchlorid in 500 ccm reinem 95 proz. Alkohol und filtriert die Lösung nötigenfalls. Zum Gebrauch mischt man die Lösungen. Die Mischung kann erst nach mindestens 48 stündigem Stehen gebraucht werden (Hüblsche Jodlösung). 6. Natriumthiosulfatlösung, im Liter etwa 25 g enthaltend.

Einstellung der Natriumthiosulfatlösung. In einen durch einen eingeschliffenen Glasstopfen verschließbaren Kolben von etwa 250 ccm Inhalt gibt man 15 ccm der Jodkaliumlösung, 5 ccm 25 proz. Salzsäure und 100 ccm Wasser und setzt danach unter Umschütteln 20 ccm Kaliumbichromatlösung hinzu. Dann läßt man unter Umschütteln Natriumthiosulfatlösung zufließen, bis die Flüssigkeit weingelb ist, setzt etwas Stärkelösung hinzu und läßt unter jedesmaligem kräftigen Umschütteln vorsichtig noch kleine Mengen der Natriumthiosulfatlösung hinzufließen, bis der letzte Tropfen die Blaufärbung eben beseitigt. 20 ccm der Kaliumbichromatlösung machen 0,2 g Jod frei. Die verbrauchte Anzahl Kubikzentimeter Natriumthiosulfatlösung entsprechen

---

[1]) An Stelle des Phenolphthaleins empfiehlt Hecht „Alkaliblau" in 1 proz. alkoholischer Lösung (Hecht, Die Faeces des Säuglings. 1910). Dieser Indicator wird nach Benedikt und Ulzer (Analyse der Fette, 3. Aufl. 1897, S. 9) folgendermaßen angewandt: Man löst 2 g Alkaliblau in 100 ccm 90 proz. Alkohol und fügt tropfenweise Normallauge hinzu bis zum Verschwinden der blauen Farbe. — Beim Übergang von der neutralen zur alkalischen Reaktion schlägt die Farbe in Bordeauxrot um.

[2]) Fr. Müller, Untersuchungen über Ikterus. Zeitschr. f. klin. Medizin 12, 50 [1887].

[3]) Bei der Bewertung der Jodzahl berücksichtige man, daß das aus den Faeces gewonnene Rohfett auch noch andere Beimengungen enthalten kann, die Jod binden.

demnach 0 2 g Jod. Man berechnet nun, welcher Menge Jod 1 ccm Natrium-thiosulfatlösung entspricht.

Ausführung der Bestimmung. Um richtige Werte zu erhalten, ist sehr genaues Arbeiten erforderlich.

Eine genau gewogene Menge des Fettes, z. B. 1 g, wird in 15 ccm Chloro-form gelöst und 30 ccm der Hüblschen Jodlösung zugesetzt und umgeschüttelt. Ist die Flüssigkeit jetzt nicht völlig klar, so gibt man noch Chloroform hinzu. Sollte nach kurzer Zeit sehr starke Abnahme der Braunfärbung erfolgen, so setzt man nochmals eine genau abgemessene Menge der Hüblschen Jodlösung hinzu, denn es muß ein solcher Überschuß von Jod vorhanden sein, daß die Flüssigkeit noch nach 2 Stunden stark braun ist. Nachdem das Gemisch unter Schutz vor direktem Sonnenlicht mindestens 2 Stunden gestanden hat, setzt man 15 ccm Jodkaliumlösung und nach erfolgtem Umschütteln 100 ccm Wasser hinzu. Falls dabei ein roter Niederschlag erfolgt, setzt man noch Jodkalium-lösung hinzu, bis er wieder in Lösung gegangen ist. Dann läßt man unter oft wiederholtem Umschütteln so lange Natriumthiosulfatlösung hinzufließen, bis die wässerige Flüssigkeit und die Chloroformschicht nur noch wenig ge-färbt sind. Man setzt nun etwas Stärkelösung hinzu und titriert, wie oben angegeben, bis zur Entfärbung. Nach Beendigung dieses Hauptversuches führt man noch einen Blindversuch aus, indem man den Versuch unter Fortlassen des Fettes wiederholt. Die kleine Menge Jod, die in dem Blindversuch ge-bunden wird, zieht man von der Menge Jod ab, die im Hauptversuch gebunden wurde, und erhält so die Menge Jod, die von 1 g Fett gebunden wurde. Durch weitere Berechnung erhält man als Jodzahl die Anzahl Gramm Jod, die von 100 g Fett gebunden wird.

14.
Oxalsäure.

Kleine Mengen von Oxalsäure kommen in den Faeces Erwachsener, wenn nicht regelmäßig, so doch häufig vor. Über die Mengenverhältnisse ist wenig bekannt, da ein zuverlässiges Verfahren zur quantitativen Bestimmung fehlt.

Lommel konnte in den Faeces nur einen geringen Teil der eingeführten Oxalsäure wiederfinden[1]. Er extrahierte die auf dem Wasserbade getrockneten Faeces wiederholt mit Alkohol und Äther, laugte den Rückstand nebst Filter wiederholt mit verdünnter Salzsäure aus, dampfte das Filtrat ein, neutra-lisierte es und bestimmte darin die Oxalsäure ¡ gewichtsanalytisch. (Siehe S. 273—274.)

15.
Bernsteinsäure.

Bernsteinsäure wurde von de Groot[2] bei kohlehydratfreier und fett-armer Kost in den Faeces aufgefunden und später von Ury in den Faeces gesunder Erwachsener regelmäßig, wenn auch nur in kleiner Menge, nach-gewiesen.

Qualitativer Nachweis.

Ihm muß die Isolierung der Bernsteinsäure aus den Faeces vorangehen. Der eigentliche Nachweis gründet sich auf folgende Eigenschaften (vgl. S. 276ff.):

---

[1] Lommel, Deutsches Archiv f. klin. Medizin **63**, 611 [1899].
[2] De Groot, Inaug.-Diss. Freiburg **1898**.

Neuberg.

1. Bernsteinsäure krystallisiert in vierseitigen Nadeln oder sechsseitigen Tafeln vom Schmelzp. 182°. Beim Erhitzen der Bernsteinsäure auf 120° entwickeln sich Nebel, die beim Einatmen heftigen Hustenreiz bewirken.

2. Wässerige, mit Bleizuckerlösung versetzte Bernsteinsäurelösung liefert bei gelindem Erwärmen und Schütteln einen schweren krystallinischen Niederschlag von bernsteinsaurem Blei.

3. Bernsteinsäure liefert beim Glühen mit Ammoniak und Zinkstaub Pyrrol. (Die entweichenden Dämpfe röten einen mit starker Salzsäure befeuchteten Fichtenspan.)

4. In neutraler Lösung bernsteinsaurer Salze erzeugt Eisenchlorid einen braunen, flockigen, in Wasser unlöslichen Niederschlag.

Zur Abscheidung von Bernsteinsäure aus den Faeces wurden folgende Verfahren angewendet:

a) Verfahren von de Groot. Die Faeces werden mit verdünnter Schwefelsäure angesäuert, durch Destillation im Dampfstrom von den flüchtigen Fettsäuren befreit, der Rückstand mit Ammoniak neutralisiert, mit Tierkohle geschüttelt und filtriert. Das Filtrat wird mit neutralem Bleiacetat gefällt, der abfiltrierte und ausgewaschene Niederschlag mit verdünnter Schwefelsäure in geringem Überschuß verrieben, bis fast zur Trockne eingedampft, mit einer Mischung aus Alkohol und Äther extrahiert und der Auszug filtriert. Das Filtrat wird eingedampft, der Rückstand in heißem Wasser gelöst und diese Lösung durch Erwärmen mit überschüssigem Calciumcarbonat und Filtrieren von Schwefelsäure befreit. Das Filtrat wird eingeengt. Sollten sich danach keine Krystalle von Bernsteinsäure ausscheiden, so prüft man den Rückstand mit den oben angegebenen Reaktionen.

b) Verfahren von Nencki.[1]) Die bei 100—105° vollständig getrockneten Faeces werden zunächst mit Äther, danach mit Chloroform, endlich mit Alkohol extrahiert. Das alkoholische Extrakt wird eingedampft und der Rückstand mit Wasser ausgekocht. Die in dem wässerigen Auszug nach mehrstündigem Stehen eventuell sich ausscheidenden rhombischen Krystallnadeln werden von der Mutterlauge befreit und mit den oben angegebenen Reaktionen geprüft.

Anmerkung. Um das nach dem einen oder anderen Verfahren gewonnene bernsteinsäurehaltige Wasserextrakt von etwa gleichzeitig vorhandener Milchsäure zu befreien, kocht man es nach Blumenthal[2]) mit Bleihydroxyd, verdampft auf dem Wasserbade zur Trockne und zieht den Rückstand mit heißem Wasser aus, worin sich das milchsaure Blei löst. Den Rückstand zieht man mit warmem Eisessig aus, entfernt aus dem Filtrat das Blei durch Schwefelwasserstoff und dampft die entbleite Flüssigkeit zur Trockne ein. Der Rückstand wird nötigenfalls durch Umkrystallisieren aus einem Gemisch gleicher Teile von abs. Alkohol und Äther gereinigt.

16.
Milchsäure.

In den Faeces gesunder Erwachsener scheint Milchsäure durchweg zu fehlen. Die Faeces gesunder Brustkinder enthalten nach Wegscheider[3]) und Uffelmann[4]) fast stets kleine Mengen von Milchsäure, in den Faeces der mit Kuhmilch genährten Kinder scheint sie bislang nicht aufgefunden zu sein.

---

[1]) Nencki, Archiv f. experim. Pathol. u. Pharmakol. **28**, 323 [1891].
[2]) Blumenthal, Virchows Archiv **137**, 550 [1894], zit. nach Thierfelder, Hoppe-Seylers Handbuch.
[3]) Wegscheider, Inaug.-Diss. Straßburg **1875**, zit. nach Schmidt u. Strasburger.
[4]) Uffelmann, Deutsches Archiv f. klin. Medizin **28**, 464 [1881].

Qualitativer Nachweis.

Ihm muß die Isolierung vorhergehen. Zur Identifizierung dient vor allem die Überführung in das milchsaure Zink (bzw. Lithium) und dessen genauere Untersuchung auf das Drehungsvermögen und den Gehalt an Wasser und Zink; ferner das Verhalten bei der Spaltung mit verdünnter Schwefelsäure bei 140° im zugeschmolzenen Rohr (Zerfall in Aldehyd und Ameisensäure) und bei der Oxydation mit Wasserstoffsuperoxyd (Bildung von Aldehyd, Ameisensäure und Essigsäure). Die Uffelmannsche Probe kann nur als Vorprobe gelten.

Verfahren von Hoppe-Seyler-Thierfelder.[1]) Die Faeces werden mit Wasser unter allmählichem Zusatz zu einem gleichmäßigen dünnen Brei verrieben und mit Barytwasser im Überschuß versetzt, der Niederschlag abfiltriert, das Filtrat durch Einleiten von Kohlensäureanhydrid und Abfiltrieren vom überschüssigen Baryt befreit und auf dem Wasserbade bei mäßiger Temperatur (zuletzt nicht über 70°) eingedampft. Den Rückstand vermischt man unter allmählichem Zusatz mit mindestens der 10fachen Menge absoluten Alkohols, läßt kurze Zeit stehen und gießt ab. Den Rückstand löst man in sehr wenig Wasser auf und behandelt ihn nochmals in derselben Weise mit mindestens der 10fachen Menge absoluten Alkohols. Nach kurzem Stehen gießt man die Lösung wieder ab, vereinigt beide Alkoholauszüge, filtriert sie, destilliert die Hauptmenge des Alkohols ab, gießt den Rückstand in ein Schälchen und erwärmt es auf dem Wasserbad mäßig bis zur Entfernung des Alkohols. Das Schälchen mit dem Rückstande wird abgekühlt, mit dem gleichen Volumen mäßig verdünnter Phosphorsäure versetzt und das Gemisch in einer geräumigen Flasche wiederholt mit großen Mengen Äther ausgeschüttelt. Die vereinigten Ätherauszüge klärt man durch Stehenlassen und Filtrieren und destilliert den Äther ab. Den Rückstand löst man in Wasser[2]), kocht die Lösung einige Zeit mit überschüssigem Zinkcarbonat, filtriert, wäscht mit heißem Wasser aus, dampft das Filtrat auf ein kleines Volumen auf dem Wasserbade ein und läßt zur Krystallisation stehen; durch Zusatz von etwas Alkohol zur Mutterlauge und Stehenlassen werden weitere Krystalle erhalten. Aus der heißen wässerigen Lösung des Zinksalzes kann durch Schwefelwasserstoff das Zink als Sulfid ausgefällt und nach Filtration und Verdampfen auf dem Wasserbade zum Sirup die Milchsäure erhalten werden.

Weitere Angaben über Milchsäure siehe S. 245—254.

Quantitative Bestimmung.

Ein einfaches und exaktes Verfahren zur quantitativen Bestimmung der Milchsäure in Faeces ist bislang nicht ausgearbeitet worden. Das beschriebene Isolierungsverfahren von Hoppe-Seyler-Thierfelder dürfte sich bei Anwendung der erforderlichen Vorsichtsmaßregeln (quantitatives Auswaschen der Niederschläge, Eindampfen der wässerigen Lösungen bei einer 70° nicht wesentlich übersteigenden Temperatur, erschöpfende Extraktion[3]) der in Betracht kommenden Flüssigkeit durch eine genügende Anzahl von Ätherportionen) zur annähernd quantitativen Gewinnung der Milchsäure eignen. Das isolierte

---

[1]) Hoppe-Seylers Handbuch der physiologisch- und pathologisch-chemischen Analyse. Bearbeitet von H. Thierfelder. Berlin **1909**. S. 75—76.

[2]) An einigen Tropfen dieser Lösung kann man die Vorprobe nach Uffelmann mit sehr verdünnter Eisenchloridlösung anstellen.

[3]) Die Milchsäure läßt sich aus wässeriger Lösung nur durch Ausschütteln mit vielen Portionen Äther vollständig gewinnen.

Zinklactat wäre zu wägen. Ob sich eine hinreichend genaue Bestimmung dadurch ermöglichen ließe, daß der Rückstand des Ätherextrakts (der sonst zur Darstellung des Zinksalzes dient) ohne weiteres dem Milchsäurebestimmungsverfahren von Ripper-Fürth und Charnas unterworfen würde[1]), bedarf noch der Prüfung.

17.
Glucuronsäureverbindungen in den Faeces.

Nach Bial[2]) enthalten normale Faeces kleine Mengen von gepaarter Glucuronsäure; in den Versuchen von Bial und Huber[3]) wurden nach Zufuhr größerer Gaben von Menthol beträchtliche Mengen gepaarter Glucuronsäure ausgeschieden. P. Mayer[4]) konnte diese Angaben nicht bestätigen.

Qualitativer Nachweis.

Bial und Huber wandten folgendes Verfahren an:

Eine größere Portion Faeces wird mit Wasser zum Brei angerieben und zu etwa 250 ccm ein abgekühltes Gemisch aus 20 ccm Wasser und 30 ccm konz. Schwefelsäure zugesetzt, die Mischung unter öfterem Umrühren einen Tag stehen gelassen, danach 12—24 Stunden lang mit Alkohol und Äther geschüttelt (auf 300 ccm der Mischung 300 ccm Alkohol und 1200 ccm Äther). Der Alkoholätherauszug wird zur Entfernung des Äthers destilliert, zuletzt auf dem Wasserbade der Alkohol verjagt und der ca. 200 ccm betragende Rückstand mit Tierkohle aufgekocht und filtriert. Ein kleiner Teil des Filtrats wird mit Tollens-Bials Orcinreagens geprüft, die Hauptmenge auf einen Gehalt von 2% Schwefelsäure gebracht und eine Stunde im Autoklaven bei 3 Atmosphären Druck erhitzt, eine Probe der Flüssigkeit mit Tollens-Bials Orcinreagens geprüft[5]) und die Hauptmenge zur Darstellung der Bromphenylhydrazinverbindung der Glucuronsäure nach Neuberg behandelt. (Flüssigkeit neutralisiert, mit p-Bromphenylhydrazinchlorhydrat und Natriumacetat im kochenden Wasserbade längere Zeit erhitzt, Niederschlag abfiltriert, mit absolutem Alkohol gut gewaschen, getrocknet, in Mischung aus 4 Raumteilen Pyridin und 6 Raumteilen absolutem Alkohol gelöst und die Lösung polarimetrisch geprüft; sehr starke Linksdrehung, $[\alpha]_D = -369°$.)[7])

---

[1]) O. v. Fürth u. D. Charnas, Biochem. Zeitschr. **26**, 212 [1910].
[2]) M. Bial, Beiträge z. chem. Physiol. u. Pathol. **2**, 528 [1902].
[3]) M. Bial u. O. Huber, Beiträge z. chem. Physiol. u. Pathol. **2**, 532 [1902].
[4]) P. Mayer, Berl. klin. Wochenschr. **1903**, 292.
[5]) Als Vorprobe ist auch die von Tollens angegebene Naphthoresorcinreaktion zu empfehlen: 0,5 ccm einer 1proz. alkoholischen Naphthoresorcinlösung werden mit 5 ccm konz. Salzsäure und 5 ccm der zu prüfenden Flüssigkeit 15 Minuten im kochenden Wasserbade erhitzt und nach gründlichem Abkühlen mit 10 ccm Äther ausgeschüttelt; falls keine Trennung in zwei Schichten erfolgt, Zusatz einer geringen Menge Alkohol. Bei Anwesenheit von Glucuronsäure ist der Ätherauszug blaurot gefärbt und zeigt in passender Schichtdicke im Spektrum einen unscharf begrenzten Absorptionsstreifen im Gelb und Grün (dunkelste Stelle etwa $\mu\mu$ 580). (B. Tollens, Berichte d. Deutsch. chem. Gesellschaft **41**, 1789 [1908] und C. Tollens u. F. Stern, Zeitschr. f. physiol. Chemie **64**, 39 [1910].) — Die Naphthoresorcinprobe ist jedoch nicht eindeutig; siehe näheres S. 434—436.
[6]) C. Neuberg, Berichte d. Deutsch. chem. Gesellschaft **32**, 2395 u. 3384 [1899].
[7]) Vgl. auch Abschnitt „Harn" S. 356 u. 433.

18.
Zuckerarten in den Faeces.

Größere Mengen von Zucker scheinen in Faeces weder bei Gesunden noch bei Kranken vorzukommen. Die älteren Angaben[1]) über das Vorkommen von Zucker in Faeces gründen sich größtenteils auf Untersuchungen, die mit unsicheren Methoden ausgeführt worden sind.

In normalen Säuglingsfaeces kommen gelegentlich Spuren von Zucker vor, deren sicherer Nachweis von Langstein[2]) mit Hilfe der Phenylhydrazinprobe erbracht worden ist. Etwas größere Mengen scheinen bei Verdauungsstörungen vorzukommen. Die Faeces Erwachsener dürften unter normalen Verhältnissen höchstens bedeutungslose Spuren Zucker enthalten. Über den Zuckergehalt der Faeces Erwachsener bei Krankheiten ist wenig bekannt[3]).

Nachweis.

Die Untersuchung des Wasserextrakts der Faeces mit Hilfe der Reduktionsproben oder der Gärungsprobe kann über einen etwaigen geringen Zuckergehalt keinen sicheren Aufschluß geben. Zuvor müssen die den Nachweis störenden Faecesbestandteile möglichst vollständig entfernt werden.

Will man auf Traubenzucker oder Fruchtzucker prüfen, so engt man das mit Essigsäure schwach angesäuerte Wasserextrakt bei mäßiger Wärme ein, versetzt den Rückstand allmählich mit dem 10fachen Volumen Alkohol, filtriert, dampft das Filtrat auf dem Wasserbade ein, zieht den Rückstand mit Wasser aus, filtriert und prüft das Filtrat entweder direkt mit der Gärungsprobe, Phenylhydrazinprobe und Reduktionsprobe oder scheidet zunächst den etwa vorhandenen Zucker als Benzoylverbindung ab[4]), aus dieser den freien Zucker und prüft ihn mit Hilfe der bekannten Identifizierungsverfahren.

Für den Nachweis von Rohrzucker und Milchzucker sind andere Verfahren erforderlich.

19.
Cellulose.

Von der Zusammensetzung der Nahrung abhängig schwankt der Cellulosegehalt der Faeces ähnlich wie der Gehalt an „Rohfaser". Nach den Untersuchungen von Lohrisch[5]) scheint vom Menschen unter normalen Verhältnissen ein beträchtlicher Teil der in den vegetabilischen Nahrungsmitteln zugeführten Cellulose ausgenutzt zu werden. Je nach der Beschaffenheit und Zubereitung schwankte der Ausnutzungsgrad bedeutend. Die Cellulose der Hülsenfrüchte wurde am schlechtesten ausgenutzt, zu nur 45%. Von der in dem genossenen Spinat, Weißkraut und Möhren enthaltenen Cellulose wurden 80—100% ausgenutzt. Die Cellulose der Kartoffeln wird nach Schmidt und

---

[1]) Schmidt u. Strasburger, Die Faeces des Menschen im normalen und krankhaften Zustande. Berlin 1910. 3. Aufl.

[2]) L. Langstein, Jahrb. f. Kinderheilkde. (N. F.) 56, 350 [1902].

[3]) C. v. Noorden, Handbuch der Pathologie des Stoffwechsels.

[4]) Vgl. Abschnitt „Harn". S. 347—351.

[5]) Lohrisch, Zeitschr. f. physiol. Chemie 47, 237 [1906]; 69, 143 [1910]; vgl. auch Schmidt u. Strasburgers Lehrbuch.

Strasburger verhältnismäßig nicht gut ausgenutzt, selbst wenn man die Kartoffeln in Breiform gibt. — Von Hunden wird Cellulose nicht verdaut[1]).

Unter pathologischen Verhältnissen haben Ad. Schmidt und Lohrisch[2]) bei Menschen eine schlechtere Ausnutzung der Cellulose bislang bei der Gärungs- dyspepsie und bei gastrogener Diarrhöe (bei Achylia gastrica) festgestellt, ferner in je einem Falle von Ikterus und Pankreaserkrankung, in denen die Faeces abnorm fettreich waren. — Bei habitueller Obstipation soll die Cellulose noch besser ausgenutzt werden als in der Norm.

Die Hemicellulosen werden nach den Untersuchungen von Lohrisch[3]) vom Menschen zu etwa 50% der eingeführten Mengen verdaut. Die absoluten Mengen Hemicellulose, die beim Menschen zur Verdauung gebracht werden können, sind viel größer als bei der Cellulose. Die Verdauung der Cellulosen und Hemicellulosen erfolgt nach Lohrisch beim Menschen in derselben Weise wie die der Stärke.

Qualitativer Cellulosennachweis.

Die Faeces werden mit etwas verdünnter Schwefelsäure (1 + 5 Wasser) sehr fein verrieben, mit viel alkoholischem Äther (gleiche Teile) gleichmäßig vermischt, filtriert, der Filterrückstand wiederholt mit angesäuertem alkoholi- schen Äther gewaschen, vom Filter genommen, mit Wasser ausgekocht, filtriert, der Rückstand vorsichtig vom Filter genommen, mit verdünnter Natronlauge erwärmt, mit Wasser verdünnt, durch Asbest filtriert, mit Wasser aus- gewaschen, getrocknet, fein pulverisiert und mit wenig reiner Schwefelsäure verrieben, die entstandene Lösung in die 20fache Menge siedendes Wasser getropft (Vorsicht!), die Flüssigkeit $\frac{1}{2}$ Stunde unter Ersatz des verdampfen- den Wassers gekocht und mit einer Reduktionsprobe auf Zucker geprüft (Hoppe-Seyler).

Quantitative Bestimmung der Cellulose.

Ein exaktes Verfahren ist nicht bekannt. — Die Angaben von Lohrisch, sowie Schmidt und Strasburger über die Verdaulichkeit der Cellulose gründen sich auf Untersuchungen, bei denen zur quantitativen Bestimmung der Cellulose folgendes Verfahren benutzt wurde.

Verfahren von Simon und Lohrisch. [4]) Eine gewogene Menge pulverisierter Trockenkot (durchschnittlich 5 g) wird in einem 500 ccm fassenden Becher- glase mit 100—150 ccm heißen destillierten Wassers übergossen. Das Pulver wird mit einem Glasstabe in dem Wasser fein verrührt, so daß keine gröberen Partikel mehr sichtbar sind. Man löst in der Flüssigkeit so viel Kaliumhydroxyd (in Stangen) auf, daß eine 50 proz. Lauge entsteht und „kocht" eine Stunde im Wasserbade. Nachdem die Flüssigkeit ziemlich erkaltet ist, setzt man vor- sichtig tropfenweise 3—5 ccm 30 proz. Wasserstoffsuperoxyd hinzu. Sollte die Flüssigkeit dabei so stark schäumen, daß der Inhalt des Becherglases dessen Rand zu überschreiten droht, so genügt es, eine kleine Menge 96 proz. Alkohols mit der Spritzflasche aufzuspritzen, um das Überschäumen zu verhindern. Selbst anfangs tiefschwarz aussehende Faeces erscheinen jetzt als hellgelbe oder hellbraune Flüssigkeit. Bemerkt man noch „ungelöste Brocken", so

---

[1]) Scheunert u. Lötsch, Biochem. Zeitschr. **20**, 10 [1909].
[2]) Schmidt u. Strasburgers Lehrbuch.
[3]) Lohrisch, Zeitschr. f. experim. Pathol. u. Ther. **5**, 478 [1909]; daselbst die frühere Literatur.
[4]) Simon u. Lohrisch, Zeitschr. f. physiol. Chemie **47**, 215 [1906].

„kocht" man noch $^1/_2$—$^3/_4$ Stunde im Wasserbade. Nachdem dann die helle Flüssigkeit nur etwas abgekühlt ist, setzt man das halbe Volumen 96 proz. Alkohols zu. Falls sich die Flüssigkeiten nicht mischen, genügt ein Zusatz von 6—7 ccm konz. Essigsäure, um eine gleichmäßige Mischung zu erzielen. Die gelöst gewesene Cellulose fällt in Form eines feinen Niederschlages aus. Die Flüssigkeit wird noch heiß durch ein gehärtetes Filter abfiltriert. Der Rückstand im Filter ist unlösliche + lösliche Cellulose. Er wird 1—2 mal mit warmem Wasser gewaschen und vom Filter in das Becherglas zurückgespritzt, mit einer reichlichen Menge warmen Wassers angeschüttelt und auf einem gewogenen Filter (Schleicher & Schüll Nr. 589, 12$^1/_2$ cm Durchmesser) filtriert. Man wäscht ihn zunächst mit warmem Wasser aus, bis das Filtrat nicht mehr alkalisch reagiert, dann einige Male mit verdünnter warmer Essigsäure, entfernt die Essigsäure durch Auswaschen mit Wasser und wäscht endlich mit Alkohol und Äther nach. Filter und Inhalt werden bei 105° bis zur Gewichtskonstanz getrocknet und gewogen, verascht und nochmals gewogen. Von der gefundenen Menge Cellulose ist die Asche abzuziehen.

Wie Scheunert und Lötsch[1]) nachgewiesen haben, bewirkt die Anwendung des Wasserstoffsuperoxyds bei diesem Verfahren eine Zersetzung von Cellulose, so daß mit mehr oder weniger großen Verlusten an Cellulose gerechnet werden muß. — Bei fettreichen Faeces mißlang Verf. die Ausführung des Verfahrens wiederholt. Man muß zuvor die Hauptmenge des Fettes entfernen. Ich empfehle zu dem Zwecke folgendes Vorgehen: Die abgewogene Menge Faeces wird im Erlenmeyerkolben mit 96 proz. Alkohol unter Zusatz von so viel Salzsäure, daß der Gehalt der Flüssigkeit 1—2% HCl beträgt, aufgekocht, durch ein glattes Filter filtriert, der Kolbeninhalt mit heißem Alkohol auf das Filter gebracht und dieses zweimal mit Äther und einmal mit heißem Alkohol nachgewaschen. Man spritzt den Filterinhalt mit Alkohol quantitativ in eine Porzellanschale, erhitzt diese auf dem Wasserbade, bis der Alkohol fast verjagt ist. (Bei völligem Eintrocknen tritt leicht Verlust ein durch Hochspritzen.) Den Rückstand verreibt man mit Wasser, spült ihn in ein Becherglas und führt darin die eigentliche Bestimmung aus.

Geeigneter als das Verfahren von Simon und Lohrisch erscheint das **Verfahren von Scheunert und Lötsch.**[2]) In einem Jenaer Becherglase werden 1—2 g feingemahlener Trockenkot mit 100 ccm Wasser verrührt und allmählich 100 g gereinigtes Kaliumhydroxyd eingetragen. Nach vollständiger Auflösung des Ätzkalis wird das Glas 1 Stunde auf dem siedenden Wasserbade erhitzt, heiß durch ein gehärtetes Filter filtriert und der Rückstand so lange mit heißem Wasser gewaschen, bis das Filtrat nur noch ganz schwach alkalisch reagiert. Den Rückstand spritzt man vom Filter in das Becherglas zurück, filtriert durch ein gewogenes (analytisches) Filter, wäscht quantitativ mit heißem Wasser, danach 3 mal mit heißer 5 proz. Essigsäure, nochmals mit heißem Wasser, endlich mit Alkohol und Äther aus, trocknet bei 105° bis zur Gewichtskonstanz, wägt, verascht und wägt die Asche. Man ermittelt so den Gehalt an aschefreier Cellulose.

Anmerkung. Schmidt und Strasburger[3]) bemängeln das Verfahren von Scheunert und Lötsch mit dem Hinweis, daß dabei die „lösliche Cellulose" nicht mit bestimmt werde.

---

[1]) Scheunert u. Lötsch, Zeitschr. f. physiol. Chemie **65**, 219 [1910].
[2]) Scheunert u. Lötsch, Biochem. Zeitschr. **20**, 10 [1909]; Zeitschr. f. physiol. Chemie **65**, 219 [1910].
[3]) Schmidt u. Strasburgers, Lehrbuch.

20.
Stärke in den Faeces.

Je nach dem Gehalt der Nahrung an Amylaceen enthalten die Faeces wechselnde Mengen von Stärke. Der Ausnutzungsgrad der Stärke ist wesentlich abhängig von der Form, in der die Stärke eingeführt wird. Die in Cellulosehüllen eingeschlossene Stärke wird viel schlechter ausgenutzt als Stärke mit gesprengten Cellulosehülsen, ferner rohe Kartoffelstärke weit schlechter als rohe Weizenstärke (Strasburger). Auch bei normalen Personen bestehen deutliche Unterschiede in der Ausnutzung der Stärke. Der Kohlehydratgehalt des Kotes normaler Erwachsener, die mit der Schmidtschen Probekost ernährt wurden, beträgt nach Schmidt und Strasburger 2,6—4,8% der Trockensubstanz, nach Pletnew täglich 0,81 g (als Zucker berechnet)[1]. v. Oefele fand bei freigewählter gemischter Kost in der Trockensubstanz 2—6% invertierbare Kohlehydrate. Herabgesetztes Assimilationsvermögen für Stärke und dadurch bedingte größere Ausfuhr findet man nach Schmidt und Strasburger besonders bei Dünndarmerkrankungen. Hauptsächlich handelt es sich dabei um Vermehrung der absoluten Menge der ausgeführten Stärke, weniger um einen prozentisch erhöhten Stärkegehalt. Bei der von ihnen als intestinale Gärungsdyspepsie bezeichneten Krankheitsform fanden Schmidt und Strasburger eine tägliche Ausscheidung von 1,4—2 g Stärke (als Zucker berechnet), wobei der prozentische Gehalt der Trockensubstanz des Kotes an Stärke 3,3—7,4 g betrug. In Wahrheit geht in diesen Fällen häufig ein größerer Anteil für den Organismus verloren, da oft eine unbestimmbare Menge Stärke schon im Darm durch saure Gärung zerstört wird. Bei einem Falle von schwerem Darmkatarrh mit Eiweißfäulnis und dünnem alkalischen Stuhl fanden die genannten Autoren eine tägliche Stärkeausscheidung von 6,84 g (als Zucker berechnet). — Übrigens brauchen Durchfälle an sich keineswegs vermehrten Gehalt des Kotes an Stärke zu veranlassen. Bei Magenerkrankungen sowie Abschluß der Galle scheint keine Verschlechterung der Stärkeausnutzung zu bestehen [v. Noorden, Fr. Müller, Pohle[2])]. Bei Pankreaserkrankungen braucht der Stärkegehalt nach den bis jetzt vorliegenden Beobachtungen ebenfalls nicht vermehrt zu sein. Die Angaben über die Ausnutzung der Stärke bei kranken, mit Mehl genährten Säuglingen stimmen nicht miteinander überein.

Nachweis.

Da ein negativer mikroskopischer Befund nicht immer beweisend ist, muß auch die chemische Prüfung ausgeführt werden.

1. Man verreibt eine Durchschnittsprobe der Faeces sorgfältig mit Wasser unter Zusatz von so viel offizineller (25proz.) Salzsäure, daß die Flüssigkeit etwa 2% HCl enthält, kocht unter Ersatz des verdampfenden Wassers (am besten am Rückflußkühler) $\frac{1}{2}$ Stunde lang, stumpft danach mit Kalilauge bis zur schwach sauren Reaktion ab, filtriert und untersucht das eventuell erst eingedampfte Filtrat mit einer empfindlichen Zuckerreaktion.

---

[1] D. Pletnew, Zeitschr. f. experim. Pathol. u. Ther. 5, 186 [1909].
[2] C. v. Noordens Handbuch der Pathologie des Stoffwechsels. — Fr. Müller, Zeitschr. f. klin. Medizin 12, 45 [1887]. — Pohle, Inaug.-Diss. Bonn 1901; vgl. auch Schmidt u. Strasburgers Lehrbuch.

2. Oder man kocht die wässerige Stuhlaufschwemmung auf, filtriert heiß und prüft das eventuell erst eingedampfte Filtrat mit Jodjodkaliumlösung.

Quantitative Bestimmung.

Reichlicher Schleimgehalt der Faeces kann die Genauigkeit der Stärkebestimmung möglicherweise beeinträchtigen. Man entferne daher die sichtbaren Schleimpartikel mechanisch.

1. **Verfahren von Strasburger.**[1]) In einem 300 ccm-Kolben werden 2 g trockene, fein gemahlene Faeces nach Liebermann mit 100 ccm 2proz. Salzsäure 1½ Stunden am Rückflußkühler gekocht, mit Natronlauge nahezu neutralisiert und an der Saugpumpe durch ein Asbestfilter filtriert. Der Rückstand wird gut mit Wasser ausgewaschen, das Filtrat auf 200 ccm aufgefüllt und durch nochmaliges Filtrieren durch ein trockenes Filter vollständig geklärt. In 50 ccm des Filtrats bestimmt man den Zuckergehalt nach den von Pflüger gegebenen Vorschriften mit der Kupferrhodanürmethode[2]).

Man bringt die Flüssigkeit in ein etwa 300 ccm fassendes Becherglas und setzt 60 ccm Fehlingscher Lösung und 35 ccm destilliertes Wasser hinzu. Das Becherglas wird mit einem Uhrglas zugedeckt, in einen an einem Stativ befestigten Metallring eingehängt und in ein heftig siedendes Wasserbad so tief eingetaucht, daß das Wasser etwa 1 cm über dem Rand der zu analysierenden Flüssigkeit steht. Das Wasserbad muß so viel Wasser enthalten und so stark erhitzt werden, daß das Wasser beim Eintauchen des Becherglases nicht aus dem Kochen kommt. Nach genau 30 Minuten nimmt man das Becherglas aus dem Wasserbad und verdünnt den Inhalt des Becherglases sofort durch Zusatz von 130 ccm kalten Wassers. Die Flüssigkeit wird mit Hilfe eines Asbestfilterröhrchens, dessen oberes Ende trichterartig erweitert ist, an der Saugpumpe filtriert, das Kupferoxydul durch Nachspülen des Becherglases mit Wasser quantitativ auf das Asbestfilter gebracht und mit Wasser ausgewaschen. Die Filtration ist so zu leiten, daß stets genügend Flüssigkeit über dem auf dem Filter befindlichen Kupferoxydul steht, da andernfalls leicht etwas Kupferoxydul mit durch das Filter geht. Nach Beendigung des Auswaschens setzt man das Filterröhrchen auf eine reine Saugflasche, bringt etwas Salpetersäure vom spez. Gewicht 1,2 in das Filterröhrchen und bedeckt es sofort mit einem Uhrglase, damit bei dem eintretenden Schäumen keine Verluste durch Verspritzen entstehen. Nachdem das Kupferoxydul sich gelöst hat und die Lösung (ohne Anwendung der Luftpumpe) hindurchgetropft ist, wäscht man das Filter mit Wasser sorgfältig aus. Das Filtrat wird mit etwa ½—1 ccm konz. Schwefelsäure versetzt und in einer Porzellanschale auf dem Wasserbade abgedampft, bis die Salpetersäure vollständig entfernt ist. Das zurückbleibende Kupfersulfat spült man mit Wasser in einen geeichten 300 ccm-Kolben, fügt konz. Sodalösung hinzu, bis eben ein bleibender Niederschlag entsteht, und danach 50 ccm kalt gesättigter schwefliger Säure, wodurch der Niederschlag sich wieder auflöst. Man kocht die Flüssigkeit auf und läßt aus einer Bürette ¹/₁₀ n-Rhodanammoniumlösung zufließen, bis die blaugrüne Farbe verschwunden ist. Da es ziemlich schwierig ist, das Verschwinden der grünen Farbe in der Flüssigkeit

---

[1]) J. Strasburger, Archiv f. d. ges. Physiol. **84**, 173 [1901]; ferner Schmidt u. Strasburgers Lehrbuch **1910**, S. 186.
[2]) E. Pflüger, Archiv f. d. ges. Physiol. **69**, 399 [1898]; ferner Schmidt u. Strasburgers Lehrbuch **1910**, S. 186.

wahrzunehmen, ein großer Überschuß von Rhodanammonium aber vermieden werden soll, so empfiehlt es sich, nach Hedenius einen Tropfen vom Inhalt des Kolbens mit einem Tropfen Ferriammoniumsulfatlösung zu mischen. Ist Rhodanammonium im Überschuß vorhanden, so nimmt die Flüssigkeit eine portweinrote Farbe an. Um die Menge des gebundenen Rhodans zu erfahren, muß der Überschuß von Rhodanammonium mit $1/10$ n-Silberlösung zurücktitriert werden. Zu dem Zwecke läßt man die Flüssigkeit erkalten, füllt bis zur Marke 300 mit Wasser auf, mischt und filtriert durch ein trockenes dichtes Filter, bis die Flüssigkeit wasserklar ist. 100 ccm Filtrat werden in einem Becherglase mit 50 ccm Salpetersäure vom spez. Gewicht 1,2 (die keine salpetrige Säure enthalten darf) und 10 ccm einer kalt gesättigten Lösung von Eisenammoniakalaun gemischt. Zu der tiefroten Flüssigkeit läßt man aus einer Bürette so lange $1/10$ n-Silberlösung hinzufließen, bis sie einen schwach gelbrötlichen Farbenton angenommen hat. (Deutlicher erkennt man den Endpunkt, wenn man die Silberlösung in geringem Überschuß hinzusetzt und mit Rhodanammoniumlösung zurücktitriert.) Da nur der dritte Teil der Flüssigkeit zur Titration mit der Silberlösung benutzt wurde, so muß die verbrauchte Anzahl Kubikzentimeter Silberlösung mit 3 multipliziert werden. Zieht man die so erhaltene Anzahl Kubikzentimeter von der Anahl Kubikzentimeter der angewandten Rhodanammoniumlösung ab, so erfährt man, wie viel Rhodan an Kupfer gebunden worden war. 1 ccm der $1/10$ n-Rhodanammoniumlösung entspricht 6,32 mg Kupfer. Den zugehörigen Wert für Zucker ersieht man aus dem folgenden Auszug der von Pflüger aufgestellten Tabelle[1]).

Kupfer in mg	Zucker in mg	Kupfer in mg	Zucker in mg	Kupfer in mg	Zucker in mg
18,94	6,25	66,2	28	100,7	45
32,8	12	68,2	29	102,7	46
34,9	13	70,2	30	104,7	47
37	14	72,3	31	106,7	48
39,1	15	74,3	32	108,8	49
41,2	16	76,3	33	110,8	50
43,3	17	78,4	34	112,8	51
45,4	18	80,4	35	114,9	52
47,5	19	82,4	36	116,9	53
49,6	20	84,4	37	119	54
51,7	21	86,5	38	121	55
53,8	22	88,5	39	123	56
55,9	23	90,5	40	125,1	57
58	24	92,6	41	127,1	58
60,1	25	94,6	42	129,2	59
62,1	26	96,6	43	131,2	60
64,2	27	98,6	44		

Durch Multiplikation der gefundenen Zahl für Zucker mit 0,94 erhält man den gesuchten Wert für Stärke.

Zur Ausführung des beschriebenen Verfahrens von Strasburger-Volhard-Pflüger sind folgende Reagenzien erforderlich:

1. a) Kupfersulfatlösung. 34,639 g Kupfervitriol mit 5 Mol. Krystallwasser werden in Wasser gelöst und die Lösung auf genau 500 ccm aufgefüllt.
   b) Alkalische Seignettesalzlösung. 173 g Seignettesalz und 125 g Kaliumhydroxyd werden je in etwas Wasser gelöst, die Lösungen gemischt und auf 500 ccm aufgefüllt.

   Zum Gebrauch werden 30 ccm der Kupferlösung genau abgemessen und mit 30 ccm der alkalischen Seignettesalzlösung gemischt (= Fehlings-Lösung).

---

[1]) E. Pflüger, Archiv f. d. ges. Physiol. **69**, 468 [1898].

2. $^n/_{10}$-Silberlösung.
3. $^n/_{10}$-Rhodanammoniumlösung.
4. Salpetersäure vom spez. Gewicht 1,2, der man zur Entfernung etwa vorhandener salpetriger Säure einige Kryställchen Harnstoff zusetzt.
5. Konz. Schwefelsäure.
6. Konz. Sodalösung.
7. Kalt gesättigte wässerige Lösung von schwefliger Säure.
8. Kalt gesättigte wässerige Lösung von Eisenammoniakalaun.
9. 2 proz. Salzsäure.

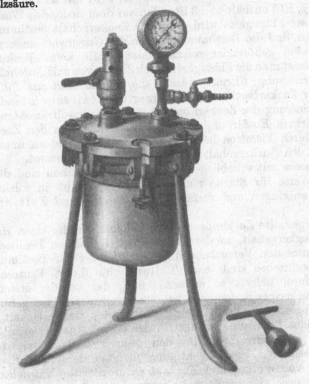

Fig. 2.

Betreffs anderer Methoden zur Bestimmung des Zuckergehaltes in der mit HCl gekochten Faecesaufschwemmung vergleiche man den Abschnitt Harn (siehe S. 391—400).

2. Verfahren von Märcker und Morgen in der Ausführung von Scheunert.[1] In einem Metallbecher verrührt man 2—3 g feingemahlene Trockensubstanz mit 30—40 ccm Wasser, setzt den Deckel auf und erhitzt 1 Stunde lang durch Einsetzen in ein kochendes Wasserbad, kühlt die Flüssigkeit auf 50° ab, setzt 5 ccm einer 2 proz. Aufschwemmung reinster zuckerfreier Merckscher Diastase hinzu, mischt gut und erhitzt den Becher $^1/_2$ Stunde im Wasserbade bei 60—70°. Man rührt wieder gut um, mischt 5 ccm einer 1 proz. Weinsäurelösung hinzu und erhitzt 3 Stun-

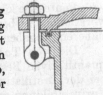

Fig. 2a.

---

[1] A. Scheunert, in Abderhalden, Handbuch der biochemischen Arbeitsmethoden, **3**, 270 [1910].

den lang in einem Autoklaven (s. Fig. 2) bei 3 Atmosphären Druck (nicht höher!). Nach dem Erkalten nimmt man den Becher heraus, filtriert die Flüssigkeit durch ein stärkefreies Filter und wäscht mit kochendem Wasser nach. Sollten bedeutende Reste des Rückstandes sich mit Jodlösung bläuen, so ist die Aufschließung keine vollständige und daher zu wiederholen. Meistens ist 3stündiges Erhitzen aber genügend. Das Filtrat soll 200 ccm betragen, ist also nötigenfalls so weit zu verdünnen. Es wird mit so viel Salzsäure versetzt, daß es 2,5% HCl enthält und 3 Stunden auf dem siedenden Wasserbade erhitzt.

In dieser Flüssigkeit wird dann der Zuckergehalt bestimmt. — Will man sicher gehen, daß die Bestimmung durch die Gegenwart anderer, nicht zu den Kohlehydraten gehörender reduzierender Stoffe keine Beeinträchtigung erfährt, so reinigt man die Flüssigkeit durch Zusatz von salzsäurehaltiger Phosphorwolframsäurelösung, filtriert, wäscht aus, neutralisiert das Filtrat und unterwirft es der Zuckerbestimmung. Weiser und Zaitschek fanden bei Tierkot, daß die Reinigung der Zuckerlösung mit Phosphorwolframsäure wegen der dadurch bewirkten Entfärbung vorteilhaft ist, falls man den Zuckergehalt nach Fehling durch Titration bestimmen will, daß sie jedoch unterbleiben kann, wenn man den Zuckergehalt gewichtsanalytisch bestimmt.

Bei Faeces mit erheblichem Gehalt an Pentosanen sind die hiernach gefundenen Werte für Stärke nicht richtig. Man muß in solchen Fällen eine Korrektur anbringen und verfährt nach Weiser und Zaitschek folgendermaßen:

Die hergestellte Zuckerlösung wird halbiert. In der einen Hälfte bestimmt man den Zuckergehalt, in der anderen den Gehalt an Pentosen[1]). Da reine Dextrose unter den Versuchsbedingungen, die bei der Bestimmung der Pentosen vorgeschrieben sind, nach Tollens eine 0,65% Pentose gleichwertige Menge Furfurol liefert, so müssen 0,65% der bei der ersten Analyse ermittelten Zuckermenge von der bei der zweiten Analyse gefundenen Menge Pentosen abgezogen werden. Der Rest ist der wahre Gehalt an Pentosen. Letzteren zieht man nun von der bei der ersten Analyse ermittelten Zuckermenge ab. Die Differenz ergibt den wahren Zuckergehalt der Hälfte der Ausgangsflüssigkeit. Die Berechtigung zu einer derartigen Korrektur ergibt sich aus der von Weiser und Zaitschek ermittelten Tatsache, daß das Reduktionsvermögen des in Betracht kommenden Pentosengemisches von dem der Dextrose kaum abweicht.

21.
Pentosane in den Faeces.

Pentosane können im Kot pflanzenfressender Tiere in beträchtlicher Menge vorkommen. Über den Gehalt menschlicher Faeces an Pentosanen liegen keine näheren Angaben vor.

Die von Tollens[2]) und seinen Schülern ausgearbeitete Methode zur quantitativen Bestimmung gründet sich auf die Tatsache, daß die Pentosane bei der Destillation mit Salzsäure unter Bildung von Furfurol zerfallen. Die Furfurolbildung erfolgt aber nicht vollkommen quantitativ, auch ist mit der Gegenwart von Methylpentosanen zu rechnen. Gewähr für ein ganz richtiges

---

[1]) Siehe unter „Pentosane", vgl. auch Abschnitt „Harn".
[2]) B. Tollens, Zeitschr. f. physiol. Chemie 36, 239 [1902]. — E. Kröber, Journ. f. Landwirtschaft 1900, 357; 1901, 7 (zit. nach B. Tollens); Zeitschr. f. angew. Chemie 1902, 477, 508 (zit. nach B. Tollens).

Resultat hat man daher bei Anwendung der Methode auf Faeces nicht. Aber selbst wenn man hiervon absieht, so sind zuverlässige Resultate nur dann zu erwarten, wenn man sich peinlich genau an die von Tollens und seinen Schülern vorgeschriebenen Anweisungen hält.

Über die Ausführung der quantitativen Pentosanbestimmung siehe S. 378—385.

22.
Aceton.

Aceton wurde in den Faeces zuerst von v. Jaksch[1]), später ziemlich häufig von Lorenz[2]) nachgewiesen. Letzterer fand es bei Magendarmerkrankungen, namentlich bei schwereren Fällen von Gastroenteritis, bei Darmokklusion, bei einer durch Taenia mediocanellata hervorgerufenen Erkrankung, bei Peritonitis, seltener auch bei anderen mit Störungen der Funktion des Magendarmkanals einhergehenden Erkrankungen. — In den festen, von Urinbeimengungen sicher freien Faeces eines Diabetikers konnte Verf. ebenfalls Aceton nachweisen, wenn auch nur in geringer Menge.

Qualitativer Acetonnachweis in den Faeces.

60 bis 100 g der ganz frischen Faeces werden je nach der Konsistenz mit der 6—10 fachen Menge Wasser verrieben, mit Phosphorsäure angesäuert und unter guter Kühlung etwa $1/10$ abdestilliert. Das Destillat wird mit einigen Kubikzentimetern Salzsäure versetzt und unter guter Kühlung etwa 10—20 ccm abdestilliert.

Einen Teil des Destillats prüft man mit Jodkalium und Kalilauge. Tritt dabei sogleich Bildung von Jodoform ein, so ist eine Verwechslung mit Alkohol nicht zu befürchten, da dieser nach Embden und Schmitz[3]) in der Kälte erst nach mehreren Minuten merklich reagiert. Dagegen gibt Aldehyd die Reaktion ebenso wie Alkohol. Man prüft daher eine weitere Probe des Destillats mit Gunnings Probe, indem man zu etwa 5 ccm Destillat etwas Ammoniak und so viel alkoholische Jodlösung zusetzt, daß der zunächst entstehende schwarze Niederschlag von Jodstickstoff nicht mehr sofort verschwindet. Bei Anwesenheit von Aceton bildet sich eine weißliche Trübung, die allmählich in einen aus gelben Kryställchen bestehenden Niederschlag übergeht.

Betreffs anderer Acetonproben und der Verfahren zur quantitativen Bestimmung vergleiche man den Abschnitt „Harn" S. 292—308.

23.
Phenol, aromatische Oxysäuren.

Phenol scheint im Meconium[4]) und in Säuglingsfaeces ganz zu fehlen und kommt in den Faeces gesunder Erwachsener nur in Spuren vor [Ury[5])]. Bei

---

[1]) v. Jaksch, Zeitschr. f. klin. Medizin 8, 36.
[2]) Lorenz, Zeitschr. f. klin. Medizin 19, 19 [1891].
[3]) G. Embden u. E. Schmitz, Abderhaldens Handbuch der biochemischen Arbeitsmethoden 3, 909.
[4]) Senator, Zeitschr. f. physiol. Chemie 4, 1 [1880].
[5]) Ury, Archiv f. Verdauungskrankheiten 11, 1905.

intensiver Darmfäulnis (z. B. bei heftigen Enteritiden nach gewissen Intoxikationen) fand Verf. den Phenolgehalt in mehreren Fällen beträchtlich erhöht[1]), dabei war das Phenol wenigstens teilweise in freiem Zustande vorhanden.

Qualitativer Nachweis.

Die Faeces (30—60 g) werden je nach ihrer Konsistenz mit der 10—20fachen Menge Wasser fein verrieben und destilliert, bis annähernd die Hälfte übergegangen ist, der Rückstand (= R) wird zur Prüfung auf aromatische Oxysäuren aufgehoben (siehe unten). Das Destillat wird mit Soda übersättigt und wenigstens ein Drittel abdestilliert; dabei bleiben die Fettsäuren im Rückstand. Das Destillat wird mit Natronlauge übersättigt und wenigstens die Hälfte abdestilliert; Indol und Skatol gehen hierbei in das Destillat. Der Rückstand wird mit Schwefelsäure angesäuert und destilliert; im Destillat weist man das Phenol in bekannter Weise nach (Proben mit Millons Reagens, Bromwasser, Eisenchloridlösung, vgl. Abschnitt „Harn" S. 470—475).

Anmerkung. Falls man auf den gesonderten Nachweis des freien Phenols und der Phenolverbindungen verzichten will, genügt folgendes einfachere Verfahren: Man verreibt die Faeces mit der 10—20fachen Menge Wasser, setzt so viel Schwefelsäure hinzu, daß die Flüssigkeit etwa 4—5% davon enthält und destilliert 1/3 ab. Das Destillat prüft man mit Millons Reagens.

Der Rückstand R wird bis zu breiförmiger Konsistenz eingedampft, abgekühlt, mit verdünnter Schwefelsäure stark angesäuert und zunächst mit Alkohol, danach mit Äther extrahiert. Die vereinigten Auszüge werden mit Soda im Überschuß versetzt, der Alkoholäther abdestilliert, der Rückstand mit Wasser verdünnt und mit mehreren Portionen Äther ausgeschüttelt, um das Fett und Cholesterin zu entfernen. Die im Scheidetrichter abgetrennte wässerige Flüssigkeit wird durch Erwärmen vom Äther befreit, mit verdünnter Schwefelsäure angesäuert und nach dem Erkalten durch ein mit Wasser angefeuchtetes Filter filtriert. Das Filtrat wird mit mehreren Portionen Äther ausgeschüttelt, die vereinigten Ätherauszüge destilliert, der Rückstand in wenig Wasser gelöst. Diese Lösung enthält die etwa vorhandenen aromatischen Oxysäuren. Man prüft sie mit Millons Reagens.

24.
Cholesterin und Koprosterin.

A. Cholesterin $C_{27}H_{46}O$. Alles nähere siehe S. 518—525.

B. Koprosterin[2]) $C_{27}H_{48}O$, Schmelzp. 95—96°, unterscheidet sich vom Cholesterin, abgesehen von dem niedrigeren Schmelzpunkt, dadurch, daß es stets in langen Nadeln krystallisiert, in kaltem Alkohol löslich ist, Brom und Jod nicht addiert und die Ebene des polarisierten Lichtes nach rechts dreht. Es gibt mit geringen Abweichungen die oben beschriebenen Farbenreaktionen des Cholesterins; bei der Reaktion von Hager - Salkowski tritt die Rotfärbung der Schwefelsäureschicht freilich erst ganz allmählich ein. Es löst sich in denselben Lösungsmitteln wie Cholesterin. Koprosterin entsteht aus Cholesterin sehr wahrscheinlich durch Reduktion im Darm. Überführt man in

---

[1]) Bislang nicht veröffentlichte Untersuchungen.
[2]) St. Bondzynski u. V. Humnicki, Zeitschr. f. physiol. Chemie 22, 396 [1896].

einem Gemisch von Cholesterin und Koprosterin das Cholesterin in Cholesterindibromid, so kann man das Koprosterin leicht durch Petroläther herauslösen, da Petroläther das Cholesterindibromid nicht löst (Bondzynski und Humnicki).

Vorkommen.

Cholesterin (bzw. Koprosterin) scheinen in menschlichen Faeces, auch im Hungerkot, regelmäßig vorzukommen. Vielfach wurde die Menge der unverseifbaren Bestandteile des Rohfettes der Faeces summarisch als Cholesterin bzw. Cholesterin + Koprosterin in Rechnung gestellt, so daß über die wahre Höhe des Gehalts an Cholesterin, Koprosterin und anderen cholesterinartigen Stoffen nur wenig bekannt ist.

Nach Bondzynski und Humnicki[1]) scheidet ein gesunder Erwachsener bei gemischter Kost täglich etwa 0,8—0,9 g Koprosterin aus, daneben kein Cholesterin. Verf.[2]) fand bei einem mit Ad. Schmidts Probekost ernährten gesunden Manne eine tägliche Ausscheidung von 2,1 g cholesterinartiger Stoffe, bei einer ebenso ernährten, an chronischer Pankreatitis leidenden Frau im frühen Stadium pro Tag 0,90 g, im späteren Stadium pro Tag 2,98 g cholesterinartige Stoffe. Eingeführtes Cholesterin wird zum größeren Teile als Koprosterin wieder ausgeschieden. Im Meconium wurde nur Cholesterin gefunden, und zwar von Voit 7,26% der Trockensubstanz, von Zweifel 3,98%[3]). In Milchstühlen, sowohl der Kinder als auch der Erwachsenen, scheint das Cholesterin meistens bedeutend zu überwiegen[4]). Bei Typhuskranken, die mit Milch ernährt wurden, fand Tschernoff[5]) ziemlich schwankende Werte für die Menge der cholesterinartigen Stoffe, im Durchschnitt 3,6% des Trockenkots; bei anderen Infektionskrankheiten waren die Werte etwas höher.

Entgegen der Angabe von Bondzynski und Humnicki konnte Kusumoto in den Hundefaeces neben Cholesterin auch Koprosterin finden[6]). Andere cholesterinartige Stoffe waren nicht aufzufinden. Seine Versuche an Hunden ergaben, daß das mit der Nahrung eingeführte Cholesterin in den Faeces nur zum größeren Teile wieder erscheint. Ein beträchtlicher Teil geht beim Durchgang durch den Körper verloren.

Im Rohfett der Pferdefaeces fand J. Lifschütz 14% unverseifbare, großenteils aus „Cholesterinen" bestehende Stoffe[7]).

Abscheidung und quantitative Bestimmung der cholesterinartigen Stoffe im Kot.

Man gewinnt die cholesterinartigen Stoffe aus dem zur Darstellung des „Rohfettes" dienenden Ätherextrakt und verfährt genau nach den dort gegebenen Anweisungen [siehe unter „Fett" B, I, a), Gesamtgehalt an Fett-

  1) St. Bondzynski u. V. Humnicki, Zeitschr. f. physiol. Chemie 22, 396 [1896].
  2) Bislang nicht veröffentlichte Untersuchungen.
  3) Zit. nach Fr. Müller, Zeitschr. f. Biol. 20, 331 [1884].
  4) P. Müller, Zeitschr. f. physiol. Chemie 29, 129 [1900].
  5) Tschernoff, Virchows Archiv 98, 231 [1884].
  6) Ch. Kusumoto, Biochem. Zeitschr. 14, 416 [1908].
  7) J. Lifschütz, Zeitschr. f. physiol. Chemie 63, H. 2 u. 3, 229 [1909].

säuren und unverseifbaren Bestandteilen], unterläßt aber das unter B, I. vorgeschriebene Waschen des Rohfettes mit heißem Wasser, verseift also das Rohfett ohne weiteres.

Da die Handhabung dieses Verfahrens gelegentlich durch die Emulsionsbildung erschwert wird, so hat man einerseits versucht, zweckmäßige Vorschriften für die Ausführung des Ausschüttelns mit Äther zu geben [Böhmer[1]), Salkowski[2])], die sich aber nicht in allen Fällen bewähren, andererseits das Verfahren in wesentlichen Punkten abgeändert. Von Wichtigkeit sind die folgenden Verfahren.

a) Nach Hönig und Spitz[3]) setzt man der verseiften Masse so viel Wasser und Alkohol zu, daß das Gemisch etwa 50% Alkohol enthält und das Volumen etwa das 10—15fache des angewandten Rohfettes beträgt. Das Gemisch wird mit dem halben Volumen Petroläther ausgeschüttelt und der abgetrennte Petrolätherauszug 2—3mal durch Schütteln mit etwa $^1/_4$—$^1/_3$ Volumen 50proz. Alkohols gewaschen. Die alkoholische Waschflüssigkeit wird mit der ursprünglichen Seifenlösung vereinigt. Letztere wird noch 2mal mit je $^1/_2$ Volumen Petroläther ausgeschüttelt und jeder Petrolätherauszug wie angegeben mit 50proz. Alkohol gewaschen. Die gewaschenen Petrolätherauszüge werden vereinigt, destilliert und die letzten Reste Petroläther durch Erwärmen und Ausblasen verjagt. Soll die Menge des Rückstandes gewichtsanalytisch bestimmt werden, so trocknet man bis zum konstanten Gewicht.

b) Das von Kumagawa und Suto im Anschluß an ihre Fettbestimmungsmethode ausgearbeitete (dem vorigen in manchen Punkten ähnliche) Verfahren[4]).

c) Nach E. Ritter[5]) wird die aus dem Rohfett durch Verseifen mit alkoholischer Natriumäthylatlösung[6]) erhaltene Masse unter Zusatz von viel Kochsalz getrocknet, mit Äther extrahiert, der Ätherrückstand in wenig Alkohol gelöst und die darin enthaltenen cholesterinartigen Stoffe durch Zusatz von viel Wasser ausgefällt und gesammelt. E. Ritter hat dazu folgende Vorschrift gegeben: Etwa 50 g Fett werden abgewogen, in eine ca. $1^1/_2$ l fassende Porzellanschale gebracht und hier mit 100 ccm Alkohol auf dem Wasserbad gekocht. Zu der Lösung gibt man nun eine Natriumalkoholatflüssigkeit, die man so herstellt, daß man 8 g blankes Natrium in 160 ccm 99proz. Alkohol, ohne zu kühlen, auflöst. Diese Alkoholatlösung gießt man unter beständigem Umrühren noch warm in die alkoholische Fettlösung. Man erwärmt dann noch einige Zeit auf dem Wasserbad, bis der Alkohol entwichen ist. Hierauf fügt man das ca. $1^1/_2$fache Gewicht des verwendeten Fettes an Kochsalz und so viel Wasser zu, daß der Inhalt der Schale sich ganz oder zum größten Teil auflöst. (Das Salz muß natürlich so gereinigt sein, daß der Äther keine Stoffe aus demselben extrahieren kann.) Es wird nun unter häufigem Umrühren bis zur Trockne verdampft. Das kann im Anfang direkt über einer kleinen Gasflamme geschehen. Sobald ein Brei sich zu bilden beginnt, muß die Ver-

---

[1]) Böhmer, Zeitschr. f. Unters. von Nahr.- u. Genußm. 1898, 21.

[2]) Salkowski, Zeitschr. f. physiol. Chemie 57, 515 [1908].

[3]) Hönig u. Spitz, Zeitschr. f. analyt. Chemie 31 [1892]. — F. Röhmann, „Bestimmung der in einem Fette enthaltenen hochmolekularen Alkohole". Abderhaldens Handbuch der biochemischen Arbeitsmethoden 2, 218 [1910].

[4]) Siehe unter „Fett". Verfahren von Kumagawa u. Suto. (Siehe S. 1160.)

[5]) E. Ritter, Zeitschr. f. physiol. Chemie 34, 456 [1901/02]; dort auch eine kritische Bearbeitung älterer Methoden.

[6]) Kossel u. Obermüller, Zeitschr. f. physiol. Chemie 14, 599 [1890]; 15, 321 [1891].

dampfung auf dem Wasserbade fortgesetzt werden. Um die Masse ganz trocken zu erhalten, erwärmt man schließlich noch im Trockenschrank bei ca. 80°. Man beginnt dann mit dem Pulverisieren direkt in der Schale, sobald der Trockenheitszustand es erlaubt. Nachher wird die Masse noch weiter im Trockenschrank belassen und schließlich zu feinem Pulver verarbeitet, das dann noch warm für einige Zeit in einem Exsiccator über konz. Schwefelsäure gestellt wird. Das Pulver extrahiert man in einem geräumigen Soxhletschen Extraktionsapparat mit Äther. Das in die Hülse gebrachte Seifenpulver bedeckt man mit einem entfetteten Wattebausch, um das Hinübertreten von Teilen des feinen Pulvers in die Flüssigkeit zu verhindern. Die Extraktion, welche mit gewöhnlichem Äther vorgenommen werden kann, soll ca. 9 Stunden dauern. Unten im Gefäß trübt sich der Äther anfangs gewöhnlich ein wenig. Das rührt davon her, daß sich Glycerin in feinverteiltem Zustande ausscheidet. In kurzer Zeit schlägt sich aber dies Glycerin am Boden und an den Wandungen des Gefäßes nieder, so daß die Lösung klar wird. Zur Entfernung noch vorhandener Spuren von Seife und Glycerin gießt man den ätherischen Extrakt in einen $^3/_4$—1 l haltenden Erlenmeyerkolben und wäscht mit frischem Äther einige Male nach. Durch dieses Umgießen hat man das in das Extraktionskölbchen übergegangene Glycerin zum allergrößten Teile entfernt, indem es an den Wandungen des ersten Gefäßes fest haften bleibt. Der Äther wird dann abdestilliert und der Destillationsrückstand auf dem Wasserbad in ganz wenig Alkohol gelöst. Alsdann gießt man unter Umschwenken nach und nach so viel Wasser zu, bis der Erlenmeyerkolben annähernd gefüllt ist. Man bringt die gefällte Substanz auf ein Papierfilter und wäscht mit reinem Wasser etwas nach. Nun wird der so gereinigte Körper im Filter getrocknet, indem man dasselbe im Trichter in einen Trockenschrank bringt und hier bei ca. 60° beläßt. Mit einem kleinen Spatel wird nun sorgfältig soviel als möglich von dem getrockneten Produkt in ein gewogenes Erlenmeyerkölbchen gebracht. Die letzten Reste des Cholesterins auf dem Filter spült man mit Äther in das gewogene Gefäß. Der Äther wird dann wieder abdestilliert oder direkt verdunstet und der Rückstand im Trockenschrank bei 110—120° vollständig getrocknet und dann gewogen.

Um sich zu überzeugen, daß die Menge der gewonnenen cholesterinartigen Substanz von fremden Beimengungen im wesentlichen frei ist, kann man die Substanz acetylieren und die Acetylverseifungszahl bestimmen[1]).

Von Windaus[2]) ist kürzlich eine gewichtsanalytische Methode zur Bestimmung der Cholesterine angegeben worden, die auf der Fällbarkeit einer Lösung der Cholesterine durch Digitoninlösung beruht. Das Verfahren ist S. 525 beschrieben.

Um das Koprosterin von Cholesterin zu trennen, pflegte man früher das Gemisch mit kaltem Alkohol zu extrahieren, in dem das Koprosterin löslich ist, oder man überführte das Cholesterin in Cholesterindibromid und trennte es von dem Koprosterin durch Petroläther, der das Koprosterin löst (Bondzynski und Humnicki, l. c.). Neuerdings ermittelt man nach Lewkowitsch die Menge des Cholesterins indirekt, indem man die Jodzahl des Gemisches bestimmt[1]) und daraus die Menge des Cholesterins berechnet.

---

1) Lewkowitsch, Berichte d. Deutsch. chem. Gesellschaft **25**, 65 [1892]. — Siehe auch Ch. Kusumoto, Biochem. Zeitschr. **14**, 416 [1908].
2) A. Windaus, Zeitschr. f. physiol. Chemie **65**, 111 [1910].

Neuberg.

Die Menge des Koprosterins erfährt man durch Subtraktion der gefundenen Menge Cholesterin von der Gesamtmenge der cholesterinartigen Stoffe.

25.
Amine.

Amine scheinen in den normalen Faeces nicht vorzukommen. F. de Filippi[1]) und K. Bauer[2]) untersuchten Hunde- und Menschenfaeces auf Trimethylamin, ohne es aufzufinden. Sie bedienten sich der von de Filippi angegebenen Methode.

Nachweis von Trimethylamin.

Nach K. Bauer werden die Faeces mit 2proz. Schwefelsäure verrieben, auf dem Wasserbade eingetrocknet, der Rückstand pulverisiert und mit warmem Wasser gründlich extrahiert. Der wässerige Auszug wird alkalisiert und destilliert unter Benutzung einer mit verdünnter Salzsäure beschickten Vorlage. Die weitere Behandlung erfolgt wie beim Nachweis von Trimethylamin im Harn.

Das durch Abspaltung von CO_2 aus dem Tyrosin sich bildende Oxyphenyläthylamin hat in Faeces noch nicht mit Sicherheit nachgewiesen werden können[3]).

26.
Diamine.

Bei der Untersuchung normaler Faeces von Menschen und Hunden konnten weder Brieger[4]) noch Udránsky und Baumann[5]) Diamine auffinden. Auch bei verschiedenen Infektions- und Darmerkrankungen (5 Fälle von Typhus; 1 Fall von Darmverschluß, bei dem die erste Entleerung nach 8 Tagen erfolgte; 1 Fall von tuberkulösen Darmgeschwüren, von dem der 18 Stunden nach dem Tode entnommene Darminhalt untersucht wurde) ließen sich keine Diamine auffinden[6]).

Anmerkung. Nach Brieger soll in den Cholerastühlen Pentamethylendiamin vorkommen und deren eigentümlichen Geruch verursachen.

Dagegen gelang es Udránsky und Baumann[7]), bei einem Falle von Cystinurie dauernd Diamine in den Faeces nachzuweisen. In der Tagesmenge Faeces fanden sie regelmäßig annähernd 1/2 g Diamine, bestehend aus Tetramethylendiamin (Putrescin) und Pentamethylendiamin (Cadaverin). Im Durchschnitt betrug die tägliche Menge von Putrescin 0,44 g, von Cadaverin 0,03. In dieser Zeit ließen sich im Harn des Cystinurikers Diamine nicht oder doch nur in Spuren nachweisen.

---

[1]) Filippo de Filippi, Zeitschr. f. physiol. Chemie **49**, 433 [1906].
[2]) K. Bauer, Beiträge z. chem. Physiol. u. Pathol. **11**, 506 [1908].
[3]) K. Gläßner, Zeitschr. f. klin. Medizin **52**, 361 [1904].
[4]) Brieger, Deutsche med. Wochenschr. **1887**, 469.
[5]) Udránsky u. Baumann, Zeitschr. f. physiol. Chemie **13**, 562 [1889].
[6]) E. Roos, Zeitschr. f. physiol. Chemie **16**, 192 [1892].
[7]) Udránsky u. Baumann, Zeitschr. f. physiol. Chemie **13**, 584 [1889].

Von E. Roos[1]) ist dann noch bei zwei Fällen schwerer fieberhafter Darmerkrankung eine allerdings erheblich kleinere Menge von Pentamethylendiamin gefunden worden, und später hat Gläßner[2]) Putrescin in normalen Hundefaeces (eine größere Menge bei künstlich erzeugter Verstopfung) gefunden.

Abscheidung der Diamine.[1])

Die Faeces werden mit schwefelsäurehaltigem Alkohol 24 Stunden digeriert, filtriert und der Rückstand mit schwefelsäurehaltigem Alkohol nachgewaschen. Der saure Alkoholauszug wird bei mäßiger Wärme auf dem Wasserbade eingedampft, der Rückstand mit Wasser aufgenommen und benzoyliert, die als Niederschlag erhaltene Benzoylverbindung wird durch Lösen in Alkohol, Fällen mit Wasser und Umkrystallisieren aus Alkohol gereinigt. Wegen der weiteren Einzelheiten des Verfahrens vgl. den Abschnitt „Harn". Wie Udránsky und Baumann durch Kontrollanalysen bewiesen haben, lassen sich durch die Benzoylierungsmethode noch sehr geringe Mengen von Diaminen aus wässeriger Lösung abscheiden. (Näheres siehe S. 558 ff.)

27.
Aminofettsäuren und aromatische Aminosäuren.

Unter normalen Verhältnissen scheinen Aminosäuren weder in den Faeces der Erwachsenen, noch denen der Kinder vorzukommen. Auch im Meconium fehlen sie. Nach Radziejewski[3]) sollen Aminosäuren in diarrhöischen Faeces vorkommen. Bei Jejunaldiarrhöe konnte Verfasser[4]) Leucin und Tyrosin nicht auffinden. Gläßner fand im Dickdarminhalt von Hunden keine Aminosäuren, konnte jedoch [ebenso wie Kutscher und Seemann[5])] im Dünndarminhalt Leucin und Tyrosin nachweisen. Er benutzte folgendes Verfahren: Die Masse wurde neutralisiert, mit Essigsäure angesäuert, eine Stunde am Rückflußkühler gekocht, nach dem Erkalten filtriert und mit Kohle entfärbt. Aus dem im Vakuum zum Sirup eingedampften Filtrat krystallisierte in der Kälte allmählich Tyrosin aus. Die von den Krystallen abgesogene Mutterlauge wurde mit heißem ammoniakalischen Alkohol ausgezogen, das eingeengte Filtrat lieferte noch weitere Mengen der Aminosäure. Zur Trennung von Leucin und Tyrosin benutzte Gläßner das bekannte Verfahren von Hlasiwetz und Habermann. Will man größere Mengen von Faeces oder Dünndarminhalt verarbeiten, um darin die einzelnen Aminosäuren und Diaminosäuren aufzusuchen, so benutzt man die bekannten Methoden zur Darstellung der Eiweißabbauprodukte[6]).

---

1) E. Roos, Zeitschr. f. physiol. Chemie 16, 194, 198 [1892]; Zeitschr. f. experim. Pathol. u. Ther. 1, 132 [1904].

2) K. Gläßner, Zeitschr. f. klin. Medizin 52, 361 [1904].

3) Radziejewski, Archiv f. Anat. u. Physiol. 1870, 37.

4) Bislang unveröffentlichte Untersuchungen.

5) Kutscher u. Seemann, Zeitschr. f. physiol. Chemie 34, 528 [1902].

6) Vgl. ferner die bekannten Arbeiten von Kossel u. Kutscher sowie Emil Fischer u. Abderhalden (vgl. Kapitel „Harn", S. 569 ff.). Zeitschr. f. physiol. Chemie 34, 528 [1901/02]; 48, 553 [1906]; 53, 151 [1907]; ferner Hoppe-Seylers Handbuch.

28.

Taurin (Aminoäthylsulfosäure).

$$\begin{array}{l} CH_2-NH_2 \\ | \\ CH_2-SO_2-OH \end{array} = C_2H_7NSO_3.$$

Es entsteht bei der Spaltung von Taurocholsäure durch mehrstündiges Kochen mit verdünnter Salzsäure. Taurin krystallisiert in farblosen glänzenden Prismen, die zur Lösung 15 bis 16 T. kalten Wassers erfordern. In heißem Wasser ist es viel leichter löslich. In abs. Alkohol oder Äther ist es unlöslich, in kaltem Alkohol wenig, in heißem Alkohol leichter löslich. Seine Lösungen reagieren neutral. In Alkalien ist es leichter löslich als in Wasser. Mit Säuren bildet es keine Salze. Seine Lösungen werden weder durch Metallsalze, noch durch Phosphormolybdänsäure gefällt. Dagegen wird es nach Lang als Quecksilberoxydverbindung ausgefällt, wenn man in eine siedende Lösung von Taurin feuchtes Quecksilberoxyd in kleinen Portionen einträgt. Das Taurinquecksilberoxyd ist unlöslich in Alkohol, schwer löslich in kaltem und heißem Wasser. Nach Kutscher wird eine Lösung von Taurin ebenfalls gefällt, wenn man sie mit Quecksilberchloridlösung, danach vorsichtig mit Barytwasser versetzt; in überschüssigem Barytwasser geht der Niederschlag wieder in Lösung. — Beim Kochen mit starker Kalilauge zerfällt es unter Bildung von Essigsäure und schwefliger Säure; dem Kochen mit schwacher Kalilauge oder Säure, sogar konz. Salzsäure widersteht es. Bei der Einwirkung von salpetriger Säure auf Taurin entstehen Isäthionsäure, Stickstoff und Wasser. Beim Erhitzen zersetzt es sich nicht unterhalb 240°.

Der Nachweis des Taurins gründet sich auf die Nichtfällbarkeit durch Metallsalze, seine Fällbarkeit durch Quecksilberoxyd, seinen hohen Gehalt an Schwefel und seine Schwerzersetzlichkeit (Hoppe - Seyler - Thierfelder). Ein sehr umständliches Verfahren zur quantitativen Bestimmung des Taurins in Faeces ist von Dreßler[1]) beschrieben und benutzt worden, der die von Erwachsenen unter normalen Verhältnissen pro Tag ausgeschiedene Menge Taurin zu 0,32 g angibt.

29.

Nucleine, Purinkörper (Purinbasen und Harnsäure).

Die normalen Faeces enthalten sowohl Nucleine als auch freie Purinbasen[2]), beides in kleinen, übrigens ziemlich schwankenden Mengen; nach Schittenhelm[3]) 0,027—0,285 g Purinbasen pro Tag (berechnet aus 0,013 bis 0,138 g Purinbasenstickstoff). Sie entstammen unter normalen Verhältnissen anscheinend überwiegend den Bakterien und Verdauungssekreten. Der auf die Bakterien entfallende Anteil der Gesamtmenge an Purinbasen beträgt bei gemischter Kost nach Schittenhelm und Tollens[4]) etwa 18—25%. — Von

---

[1]) Dreßler, Prager Vierteljahresschrift 88, 1 [1865]; ferner Hoppe-Seylers Handbuch, 8. Aufl. 1909. Bearbeitet von Thierfelder, S. 762.

[2]) W. Weintraud, Centralbl. f. inn. Medizin 1895, Nr. 18. — M. Krüger u. A. Schittenhelm, Zeitschr. f. physiol. Chemie 45, 14 [1905].

[3]) A. Schittenhelm, Deutsches Archiv f. klin. Medizin 81, 423 [1904].

[4]) A. Schittenhelm u. C. Tollens, Centralbl. f. inn. Medizin 1904, Nr. 30.

der Gesamtmenge an Purinbasen scheinen 25—33% im freien Zustande vorhanden zu sein, der Rest als Nucleine. Auch das Meconium und der Hungerkot enthalten Nucleine.

Schittenhelm beobachtete geringeren Gehalt an Purinbasenstickstoff bei der Ernährung mit schlackenarmer, leicht verdaulicher Kost, höheren Gehalt bei schlackenreicher (übrigens purinfreier) Kost. Letzteres erklärt sich durch den höheren Gehalt solcher Faeces an Bakterien und abgestoßenen Darmepithelien. — Die geringsten Mengen Purinbasen findet man daher im Milchkot.

Unabhängig von der Zufuhr an Nahrungspurinen steigt der Puringehalt mit dem Gehalt der Faeces an Trockensubstanz. — Zufuhr nucleinreicher Nahrung kann eine Erhöhung des Puringehaltes der Faeces bewirken, doch ist das nicht immer der Fall[1]). Bei Zufuhr von Muskelfleisch in mittleren Mengen werden die darin enthaltenen Purinbasen vollständig verbrannt.

Den höchsten Gehalt an Purinbasen fand Schittenhelm bei einem Falle von ausgesprochener Pankreaserkrankung mit starker Azotorrhöe und Steatorrhöe. (Bei 6,3 g Gesamtstickstoffgehalt der Faeces 0,175 g Purinbasenstickstoff.) Auch bei Diarrhöen fand Schittenhelm hohe Purinwerte, und zwar sowohl bei Typhus abdominalis und Enteritis, als auch bei solchen, die auf nervöser Basis beruhen (Basedowsche Krankheit).

Bei einem Falle von Icterus bei Echinococcus hepat. fand Schittenhelm im Mittel dreier Tage 0,024 g Purinbasenstickstoff[2]). Tollens fand bei purinarmer Kost bei einem Gichtiker in den Faeces 0,04—0,19 g Purinbasenstickstoff[3]).

Eine Isolierung der einzelnen Purinbasen aus den Faeces haben Weintraud, sowie Krüger und Schittenhelm ausgeführt. Sie stellten fest, daß der Hauptanteil aus Guanin und Adenin besteht.

Harnsäure wurde bislang mit Sicherheit nur im Meconium nachgewiesen (Weintraud, Schittenhelm). In 10 g Meconium fand Schittenhelm wenige Zentigramm. Er nimmt an, daß sie aus den Resten verschluckten Fruchtwassers stammt.

Ein Verfahren zur quantitativen Bestimmung der Nucleine fehlt bislang.

Quantitative Bestimmung der Purinkörper in den Faeces.

Man benutzt das von Schittenhelm modifizierte Verfahren von Krüger und Schmid.

Ausführung. Da es sich nur um sehr geringe Mengen handelt, untersucht. man, um richtige Durchschnittswerte zu erhalten, tunlichst den Kot von mehreren Tagen. Ist eine sofortige Verarbeitung nicht möglich, so muß man, um Zersetzung zu vermeiden, die ganz frischen Faeces sogleich mit Wasser unter Zusatz einer kleinen Menge verdünnter Schwefelsäure verreiben und auf dem Wasserbade einengen oder trocknen.

Eine größere Portion (etwa eine Tagesmenge) wird mit 2 l Wasser, dem vorher 15—20 ccm konz. Schwefelsäure zugemischt waren, etwa 3 Stunden am Rückflußkühler über freier Flamme gekocht, die Masse mit Natronlauge alkalisch gemacht, dann mit Essigsäure angesäuert, mit 10 g Oxalsäure ver-

---

[1]) Vgl. auch Brugsch u. Schittenhelm, Zeitschr. f. experim. Pathol. u. Ther. 4, 761 [1907].

[2]) Schittenhelm, Zeitschr. f. physiol. Chemie 45, 26 [1905].

[3]) C. Tollens, Zeitschr. f. physiol. Chemie 53, 164 [1907].

setzt und $\frac{1}{4}$ Stunde auf dem Wasserbade erhitzt. Die nach dem Erkalten auf 3000 ccm aufgefüllte Flüssigkeit wird filtriert. Ist der Filterrückstand sehr beträchtlich, so spritzt man ihn mit heißem Wasser vom Filter und digeriert ihn noch einmal mit Natriumacetat und essigsäurehaltigem Wasser und filtriert ab. Die vereinigten Filtrate werden auf ein bestimmtes Volumen aufgefüllt. Einen gemessenen Teil, wenigstens 500 ccm, bringt man in einen Rundkolben, setzt Natronlauge bis zur schwach alkalischen Reaktion, ferner auf je 100 ccm Flüssigkeit 10 ccm 40 proz. Natriumbisulfitlösung hinzu und erhitzt zum Sieden. Dann gibt man (auf je 100 ccm Flüssigkeit 10 ccm) 10 proz. Kupfersulfatlösung hinzu und erhält noch mindestens 3 Minuten im Sieden. Der aus den Kupferoxydulverbindungen der Purinkörper bestehende Niederschlag wird sofort durch ein Faltenfilter filtriert, mit heißem Wasser ausgewaschen und mit etwa 200 ccm heißen Wassers in den schon benutzten Kolben zurückgespritzt. (Man kann auch das Filter mit dem Inhalt in den Kolben werfen und darin mit 200 ccm Wasser anschütteln.) Der Kolbeninhalt wird jetzt zum Sieden erhitzt und so viel Natriumsulfidlösung[1]) zugefügt, daß ein der Flüssigkeit entnommener Tropfen Bleiacetatpapier deutlich braun färbt. Man läßt noch einige Minuten sieden, säuert dann mit Essigsäure an und läßt weiter sieden, bis das Schwefelkupfer sich zu Flocken ballt und die überstehende Flüssigkeit sich klärt[2]). Man filtriert die Flüssigkeit und wäscht den Filterrückstand mit heißem Wasser aus. Das Filtrat wird mit 10 ccm 10 proz. Salzsäure versetzt und auf dem Wasserbade zur Trockne eingedampft. Den Rückstand versetzt man mit 5 ccm Salzsäure und digeriert ihn auf dem Wasserbade. Dabei gehen die Basen wieder in Lösung, während etwa vorhandene Harnsäure ungelöst bleibt. Nach dem Erkalten filtriert man von dem geringen, aus Schwefel, braunen humusartigen Flocken (und eventuell Harnsäure) bestehenden Rückstande ab und wäscht ihn mehrmals mit Wasser aus. Den Rückstand prüft man mikroskopisch und chemisch auf Harnsäure, deren Menge eventuell festgestellt wird. In dem etwa 80 ccm betragenden Filtrat bestimmt man die Basen mit Hilfe der Silber- oder Kupferfällung.

1. Silberfällung. Das Filtrat wird mit Ammoniak schwach alkalisch gemacht, mit 10 ccm ammoniakalischer Silberlösung[3]) und 20 ccm 10 proz. Ammoniak versetzt. Um das Absitzen des voluminösen Silberniederschlags zu begünstigen und das Auswaschen zu erleichtern, erzeugt man gleichzeitig in der Flüssigkeit einen Niederschlag von Magnesiumammoniumphosphat durch Hinzufügen von 10 ccm 6 proz. Dinatriumphosphatlösung und 5 ccm der üblichen Magnesiamischung. Nach zweistündigem Stehen filtriert man den Niederschlag ab, wäscht ihn mit destilliertem Wasser möglichst ammoniakfrei, spritzt ihn mit heißem Wasser in einen Rundkolben und vertreibt das Ammoniak durch Kochen unter Zusatz von Magnesia usta. Dann bestimmt man den Gehalt der Flüssigkeit an Stickstoff nach Kjeldahl. — Es empfiehlt sich

---

[1]) Herstellung: Von reiner 1 proz. Natronlauge wird die eine Hälfte mit Schwefelwasserstoff gesättigt und mit der anderen Hälfte gemischt.

[2]) Wenn eine Klärung der Flüssigkeit nicht eintritt, kann man nach Wiener einige Kubikzentimeter konz. Aluminiumacetatlösung zusetzen und kocht dann nochmals auf. Der Niederschlag wird abfiltriert, mit Wasser angerieben, gekocht, filtriert und das Auswaschen in der gleichen Weise noch zweimal wiederholt.

[3]) Herstellung: 26 g Silbernitrat werden in Wasser gelöst und allmählich mit Salmiakgeist versetzt, bis der anfangs entstandene braune Niederschlag (Silberoxyd) sich wieder gelöst hat, und die Flüssigkeit mit Wasser auf 1 l verdünnt.

hier beim Eindampfen der mit Schwefelsäure versetzten Flüssigkeit etwas Talkum zur Verhütung des Stoßens hinzuzufügen.

2. Kupferfällung. Das Filtrat wird zum Sieden erhitzt, mit Ammoniak schwach alkalisch gemacht und mit 10 ccm Natriumbisulfitlösung angesäuert. Dann fügt man 5—10 ccm 10 proz. Kupfersulfatlösung hinzu, erhält die Flüssigkeit noch 3 Minuten im Sieden, filtriert durch ein Faltenfilter aus schwedischem Papier J. H. Munktell Nr. 1, wäscht den Niederschlag mit heißem Wasser aus und bestimmt den Stickstoffgehalt desselben nach Kjeldahl.

Will man die einzelnen Purinbasen isolieren, so muß man große Mengen Faeces verarbeiten. Man stellt genau in der oben angegebenen Weise die Silberverbindungen der Purinbasen dar und daraus in der beim Kapitel „Harn" beschriebenen Weise die einzelnen Basen.

30.
Albumosen.

Wegen der Unzulänglichkeit der bislang benutzten Abscheidungsverfahren ist über das Vorkommen von Albumosen wenig Zuverlässiges bekannt. Unter normalen Verhältnissen und bei leichteren Erkrankungen der Verdauungsorgane scheinen sie zu fehlen. — Wegen des störenden Urobilingehaltes der Faeces darf die Biuretreaktion zum Nachweis der Albumosen nur mit großer Vorsicht angewandt werden. Es gelingt oftmals nicht, das Urobilin genügend zu entfernen. Untersuchungen über das Mengenverhältnis der nicht koagulablen und der koagulablen Stickstoffsubstanzen bei Hunden, bei denen durch Gegenschaltung des Darms Obstipation erzeugt worden war, hat K. Gläßner[1] ausgeführt und dabei eine relative Vermehrung der nicht koagulablen Stickstoffsubstanzen gefunden.

31.
Eiweißstoffe.

Man hat versucht die Serumeiweißstoffe, Nucleoproteide, Mucin, Casein und die Albumosen in den Faeces getrennt nachzuweisen. Wegen der Unzulänglichkeit der angewandten Methoden sind wir über das Vorkommen der einzelnen Arten von Eiweißstoffen bis jetzt nur mangelhaft unterrichtet. Genauere Feststellungen über die Mengen, in denen die genannten Stoffe vorkommen, ließen sich noch nicht erbringen. Man mußte sich meistens damit begnügen nachzuweisen, ob Eiweißstoffe irgendwelcher Art vorhanden waren und ob etwa gefundenes Eiweiß in stark verdünnter Essigsäure löslich war oder nicht. Danach schloß man auf die Anwesenheit einerseits von Serumeiweiß und Albumosen, andererseits von phosphorhaltigen Eiweißstoffen. — Extrahiert man menschliche Faeces mit reinem oder schwach alkalisiertem Wasser und setzt dem filtrierten Extrakt tropfenweise verdünnte Essigsäure hinzu, so trübt sich die Flüssigkeit mehr oder weniger stark. Im Überschuß von Essigsäure lösen sich diese Stoffe größtenteils wieder auf. Man bezeichnet

---

[1] K. Gläßner, Zeitschr. f. experim. Pathol. u. Ther. **1**, 132 [1905]. Im übrigen siehe bei Ury, Archiv f. Verdauungskrankh. **9** [1903]; **10** [1904]; ferner O. Simon, Archiv f. Verdauungskrankh. **10** [1904].

dieses Substanzgemisch gewöhnlich kurz als „Nucleoproteidniederschlag" oder „Nucleoproteid" der Faeces. — Zur Prüfung auf Serumeiweiß und Albumosen benutzt man das vom Nucleoproteidniederschlag befreite Wasserextrakt (Probe mit Ferrocyankalium und Essigsäure, Salpetersäureschichtprobe, Kochprobe unter Zusatz von Kochsalz). Bei positiven Ausfall bezeichnet man die derart nachgewiesenen Stoffe als „gelöstes Eiweiß" oder „lösliches Eiweiß".

Gelöstes Eiweiß.

Nach dem übereinstimmenden Urteile aller Autoren[1]) kommt gelöstes Eiweiß in den Faeces gesunder Erwachsener nicht vor, auch nicht bei Zufuhr übergroßer Mengen von Eiweiß (12—15 Eier nebst 2 l Milch pro Tag) bzw. bei einem Falle von Diabetes strengste Fleischdiät (Schlößmann). Selbst bei krankhaften Zuständen der Verdauungsorgane scheint gelöstes Eiweiß im allgemeinen nicht vorzukommen, solange die Faeces normale Konsistenz besitzen (A. Schmidt, Schlößmann, Tsuchiya). Die Untersuchung auf gelöstes Eiweiß kommt nach A. Schmidt nur bei diarrhoischen Faeces in Betracht und auch nur dann, wenn zwischen organischer Störung (z. B. Geschwür) und Störungen rein funktioneller Art unterschieden werden soll. Bei intestinaler Gärungsdyspepsie fand Schlößmann bei fünf unter acht Fällen gelöstes Eiweiß.

Gesamteiweiß.

Tsuchiya, der die Faeces nur auf ihren Gehalt an Gesamteiweiß prüfte, erhielt die stärkste Eiweißreaktion bei Enteritis acuta, Gastroenteritis, Darmtuberkulose, Typhus abdominalis, Darmamyloid, Invagination, Peritonitis acuta. In Krankheiten, bei denen entweder Geschwüre oder heftige Katarrhe bestanden, fand Tsuchiya fast in allen diarrhoischen Stühlen deutlichen Eiweißgehalt; bei vorübergehenden, durch Diätfehler verursachten Darmstörungen, die rasch von selbst ausheilten, und bei nervöser Diarrhöe erhielt er negative Eiweißreaktionen. Bei 23 Fällen von intestinaler Gärungsdyspepsie war die Eiweißreaktion nur in einem Falle positiv. Bei den durch Abführmittel hervorgerufenen Entleerungen entsprach der Eiweißgehalt der Stärke der Reizwirkung.

Probe auf gelöstes Eiweiß nach Ury-Schlößmann.[2]) Die Faeces werden mit Wasser sorgfältig verrieben (auf die Tagesmenge etwa 400 ccm) und nach mehrstündigem Stehen durch ein doppeltes Faltenfilter filtriert, das Filtrat durch ein mit wenig reinem Kieselgur[3]) beschicktes Filter filtriert. Einen nicht zu kleinen Teil des Filtrats versetzt man tropfenweise mit verdünnter Essigsäure, bis die Trübung sich nicht mehr verstärkt. Man läßt jetzt noch eine Zeitlang stehen, damit sich die Trübung verdichtet und filtriert durch ein

---

[1]) Albu u. Calvo, Zeitschr. f. klin. Medizin 52 [1904]. — O. Simon, Archiv f. Verdauungskrankh. 10, 197, 627 [1904]. — H. Ury, Archiv f. Verdauungskrankh. 10, 628 [1904]. — H. Schlößmann, Zeitschr. f. klin. Medizin 60 [1906]. — Tsuchiya, Zeitschr. f. experim. Pathol. u. Ther. 5 [1909]. — Schmidt u. Strasburgers Lehrbuch 1910.

[2]) H. Schlößmann, Über Nachweis und Auftreten gelösten Eiweißes in den Faeces Erwachsener. Zeitschr. f. klin. Medizin 60 [1906].

[3]) Bei dem früher üblichen Schütteln der Flüssigkeit mit Kieselgur wird nach Schlößmann Eiweiß in beträchtlichem Grade ausgefällt.

Filter aus gehärtetem Filtrierpapier. a) Ist das Filtrat vollkommen klar, so setzt man noch einen oder wenige Tropfen verdünnter Essigsäure hinzu, um sich zu überzeugen, daß das „Nucleoproteid" vollständig ausgefällt ist. Ist das der Fall, so kann man die Flüssigkeit zu den Eiweißproben (siehe unten) benutzen; anderenfalls ist der etwa noch vorhandene Rest des Nucleoproteids durch neuerliches Abfiltrieren zu entfernen. b) Ist das Filtrat nicht klar, so filtriert man es nochmals durch ein mit etwas Kieselgur bestreutes Filter. Nachdem man sich überzeugt hat, daß das Nucleoproteid vollständig ausgefällt ist, führt man die eigentlichen Eiweißproben aus: 1. die Ferrocyankaliumprobe, 2. die Kochprobe, unter Zusatz einiger Tropfen gesättigter Kochsalzlösung, 3. die Salpetersäureschichtprobe.

Probe auf Eiweißstoffe nach Tsuchiya.[1] Eine taubeneigroße Menge (etwa 5 g) der gut verriebenen ganzen Faecesmasse wird unter Zusatz von Wasser nochmals verrieben und bis zu ziemlich dünnflüssiger Konsistenz verdünnt. Von dieser Flüssigkeit gibt man 10 ccm in einen kleinen Porzellanmörser und prüft mit Lackmuspapier genau die Reaktion derselben. Je nach der Stärke der Reaktion fügt man mehr oder weniger 10 proz. Eisessigalkohol (10 ccm Eisessig + 90 ccm 95 proz. Alkohol) hinzu, am besten folgendermaßen:

bei mäßig saurer Reaktion . . . . 0,5 ccm
„ schwach saurer oder neutraler Reaktion . 1 „
„ schwach alkalischer Reaktion . . . . . . 1,5 „
„ stark alkalischer Reaktion . . . . . 2—2,5 „

Nach dem Zusatz von Eisessigalkohol wird die ganze Masse wiederum gut verrieben. Hierauf setzt man ca. 5 ccm Chloroform hinzu und verreibt zum dritten Male. Dann gießt man die ganze Flüssigkeit in ein Reagensglas und läßt sie stehen. Nach einigen Minuten sinken die groben Partikelchen des Faecesextraktes zusammen mit dem Chloroform zu Boden, während sich eine meist gelbe, manchmal schwach bräunlichgelbe, fein getrübte Flüssigkeit oben abscheidet. Diese fein getrübte Flüssigkeit gießt man in ein zweites Reagensglas und wirft ein Scheibchen Kupfersulfatagar hinein. Eine Stunde hierauf nimmt man dieses Scheibchen wieder heraus und wäscht es mit Wasser aus. Sind die wässerigen Faecesauszüge reich an Eiweiß, so behält es zumeist seine schöne tiefblaue Farbe. In den Fällen jedoch, wo sie nur eine Spur oder gar kein Eiweiß enthalten, zeigt es eine etwas bräunlich hellblaue Farbe. Nun schneidet man ein kleines Stück von dem Scheibchen ab und bringt dasselbe in ein Porzellanschälchen oder eine auf weißem Papier liegende Glasschale. Ist in den Faeces gelöstes Eiweiß enthalten, so tritt auf Zusatz von verdünnter Natron- resp. Kalilauge am Rande des Scheibchens sofort, selten aber nach einigen Minuten eine schöne Biuretreaktion auf. Meist zeigt die Biuretreaktion hier eine hellviolette Farbe mit einem Stich ins Blaue. — Die Herstellung des Kupfersulfatagars wird folgendermaßen ausgeführt:

„2 g Agar-Agar werden mit 100 ccm Wasser in einer Porzellanschale gekocht, bis es ganz gelöst ist. Zu dieser dickflüssigen Lösung fügt man 10 ccm einer 10 proz. Kupfersulfatlösung hinzu und rührt dann um. Hierauf gießt man sie sofort in mehrere Glasröhrchen über, die eine Länge von ungefähr 20—30 cm und einen Durchmesser von ungefähr 0,8 bis 1 cm haben. Diese Glasröhrchen sind schon vorher an dem einen Ende mit einem Kork versehen worden; während das andere Ende offen geblieben ist. Nachdem man nun die Lösung hineingegossen hat, verschließt man auch das offene Ende mit einem

---

[1] Tsuchiya, Zeitschr. f. experim. Pathol. u. Ther. 5 [1909].

Kork oder noch besser mit einem metallenen Deckel, um das Austrocknen zu verhüten. So konnte ich es über ein halbes Jahr lang gut aufbewahren. Beim Gebrauch schiebt man den Kork auf der einen Seite des Glasröhrchens immer mehr in dasselbe hinein, so daß der erstarrte Kupfersulfatagarzylinder auf der anderen Seite weiter herausgleitet und man beliebig große Scheiben abschneiden kann."

Quantitative Bestimmung des Eiweißgehaltes.

A. Zaitschek[1]) verwendet zur Bestimmung des „Reineiweißgehaltes in Faeces" die von Barnstein[2]) modifizierte Methode Stutzers, die freilich nicht nur Eiweiß, aber anscheinend doch Werte liefert, die bei vergleichenden Untersuchungen unter Umständen genügen dürften.

1—2 g Substanz werden mit 50 ccm destillierten Wassers 10 Minuten im Wasserbade erhitzt (nicht gekocht, um die Stärke nicht zu verkleistern), sodann mit 25 ccm einer Kupfersulfatlösung versetzt, welche pro 1 l 60 g krystallisierten Kupfersulfats enthält, darauf unter Umrühren 25 ccm einer Natronlauge von der Konzentration 12,5 : 1000 hinzugegeben. Nach dem Absitzen wird die überstehende Flüssigkeit durch ein Filter abgegossen, der Niederschlag wiederholt mit Wasser dekantiert, schließlich auf das Filter gebracht und mit warmem Wasser so lange ausgewaschen, bis das Filtrat mit gelbem Blutlaugensalz oder Chlorbarium keine Reaktion mehr gibt. Der N-Gehalt des Niederschlags wird sodann nach der Kjeldahlschen Methode bestimmt.

Viel Nichteiweiß wird nach Zaitschek dabei nicht gefällt.

Mucin.

Wenn sich der Nucleoproteidniederschlag in überschüssiger Essigsäure nicht auflöst, so kann echtes Mucin vorhanden sein. Zum sicheren Nachweis muß die Substanz durch wiederholtes Umfällen (Lösen in schwach alkalischem Wasser, Ausfällen mit Essigsäure, Abfiltrieren usw.) gereinigt und nachgewiesen werden, daß die gereinigte Substanz frei von Phosphor ist und ein durch Erhitzen mit Säure abspaltbares, reduzierendes Kohlehydrat enthält. — Schlößmann[3]) stellte bei der Untersuchung von 118 Stühlen siebenmal die Unlöslichkeit des Nucleoproteidniederschlags in Essigsäure fest (davon zweimal bei akutem Darmkatarrh, zweimal bei Appendicitis, zweimal bei Typhus, einmal bei Dünndarmfistel).

Nucleoproteidniederschlag.

Abnorm starken Nucleoproteidniederschlag beobachtete Schlößmann[3]) bei den meisten Typhusfällen, bei sechs Fällen von Darmtuberkulose, bei einem Falle von Cholera nostras und bei fünf Gärungskatarrhen, die klinisch in mancher Beziehung von dem Bilde der Gärungsdyspepsie abweichen. Auffallend geringen Nucleoproteidniederschlag beobachtete Schlößmann bei drei Fällen von chronischer Obstipation.

---

[1]) A. Zaitschek, Archiv f. d. ges. Physiol. 98, 595 u. f. [1903].
[2]) Barnstein, zit. nach Zaitschek.
[3]) H. Schlößmann, Zeitschr. f. klin. Medizin 60 [1906].

Casein.

Es scheint bislang in den Faeces Erwachsener chemisch nicht nachgewiesen worden zu sein.

Zum Nachweis von Casein benutzt Biedert folgendes Verfahren:

Man extrahiert die frischen Faeces mit Wasser, zuletzt unter Zusatz von Kochsalz, dann mit sehr verdünnter Salzsäure. Den Rückstand extrahiert man mit Natronlauge und filtriert. Das Filtrat fällt man mit verdünnter Essigsäure, filtriert den Niederschlag ab und verteilt ihn in verdünnter Essigsäure. Der dabei in Lösung gehende Teil soll aus Casein bestehen. — Das Verfahren kann keine zuverlässige Resultate liefern.

32.

Phosphatide (Lecithin und ähnliche Stoffe).

In den Faeces gesunder Erwachsener scheinen durchweg nur sehr geringe Mengen von Phosphatiden vorzukommen. Im Meconium fehlt es nach Zweifel ganz[1]). P. Müller[2]) fand im Milchkot stets Phosphatide, und zwar 1—10% des Ätherextraktes (als Distearyllecithin berechnet). Ehrmann fand bei fettreicher gemischter Kost im Trockenkot eines Pneumonierekonvaleszenten 1,08% Lecithin, bei einem Falle von chronischer Pankreatitis 1,97%[3]). Bei Tabikern und Paralytikern fand Peritz[4]) bis zu 4 g pro Tag. Weit höheren Gehalt an Phosphatiden fand Deuscher bei einem Falle von Pankreasverschluß[5]). Nach Long und Johnson[6]) soll das Ätherextrakt der Faeces normaler Personen bedeutende Mengen Phosphor enthalten, so daß von Gesunden große Mengen von Phosphatiden ausgeschieden würden. Diese Angabe bedarf noch der Bestätigung.

Abscheidung der Phosphatide.

Man extrahiert die Faeces vollständig mit Alkohol, dampft das Filtrat bei einer unterhalb 50° liegenden Temperatur vollständig ein, extrahiert den Rückstand mit wasserfreiem Äther und verdunstet die Ätherlösung.

Da es bislang keine exakte Methode zur direkten Bestimmung der Phosphatide gibt, prüft man den Rückstand des Ätherextrakts auf seinen Gehalt an Phosphor.

Qualitativer Nachweis.

Der Rückstand wird mit einer reichlichen Menge einer Mischung aus 1 T. Soda und 2 T. Salpeter gemischt und in einer geräumigen Platinschale verascht, die erkaltete Salzmasse in überschüssiger, verdünnter Salpetersäure gelöst, die Lösung aufgekocht, auf dem Wasserbade eingeengt und in üblicher Weise mit einem Überschuß von Ammoniummolybdatlösung (in Salpetersäure) geprüft (Gelbfärbung oder gelber Niederschlag).

---

[1]) Zweifel, Archiv f. Gynäkol. 7 [1875].
[2]) P. Müller, Zeitschr. f. Biol. 39 [1900].
[3]) R. Ehrmann, Zeitschr. f. klin. Medizin 69, 319 [1910].
[4]) Peritz, Zeitschr. f. experim. Pathol. u. Ther. 5, 614 [1909].
[5]) Zit. nach Schmidt u. Strasburger.
[6]) Long u. Johnson, Journ. of Amer. Chem. Soc. 28 [1906].

Quantitative Bestimmung (nach Hoppe-Seyler-Thierfelder).[1]

Die in der oben angegebenen Weise hergestellte Soda-Salpeterschmelze wird in überschüssiger, verdünnter Salpetersäure gelöst, etwas eingeengt und nach Zusatz von Ammoniumnitrat mit Molybdänlösung[2]) versetzt. Auf je 0,1 g Phosphorsäure müssen mindestens 80 ccm der Molybdänlösung zugesetzt werden, ferner so viel Ammoniumnitrat, daß die Mischung unter Berücksichtigung der in der Molybdänlösung an sich schon vorhandenen Menge Ammoniumnitrat (8%) im ganzen 15% Ammoniumnitrat enthält. Man läßt die Flüssigkeit 12 Stunden bei etwa 40° stehen, gießt die überstehende Flüssigkeit durch ein kleines Filter ab und wäscht den Niederschlag durch wiederholtes Dekantieren und Abgießen der Flüssigkeit durch das Filter mit einer Lösung aus, die 15% Ammoniumnitrat und 1% Salpetersäure enthält, bis das Filtrat bei Zusatz von Ammoniak völlig klar bleibt. Der Niederschlag wird in einer Lösung, die 2% Citronsäure und 2,5% Ammoniak enthält, gelöst, die Lösung etwas erwärmt und unter starkem Umrühren mit einem geringen Überschuß von Magnesiamischung[3]) versetzt. (Man vermeide es, mit dem Glasstabe an der Wandung des Glases zu reiben, da sich an den getroffenen Stellen Teile des Niederschlags fest ansetzen würden.) Nach zwölfstündigem Stehen wird der Niederschlag abfiltriert, mit 2,5 proz. Ammoniakflüssigkeit ausgewaschen, getrocknet und, falls seine Menge nicht zu winzig ist, aus dem Filter herausgenommen. Man verascht in einem Porzellantiegel zuerst das Filter, gibt dann den Niederschlag in den Tiegel, erhitzt anfangs schwach, allmählich stärker und glüht schließlich stark. Nach dem Abkühlen gibt man einige Tropfen verdünnter Salpetersäure zu dem Rückstand, trocknet und glüht nochmals. Falls der Tiegelinhalt jetzt weiß ist, wägt man nach dem Erkalten. Andernfalls behandelt man ihn nochmals mit Salpetersäure. — Er besteht aus pyrophosphorsaurer Magnesia.

33.

Indol.

Indol wurde synthetisch zuerst von Baeyer aus Indigo hergestellt. Es bildet sich beim Erhitzen vieler Indigoderivate, besonders von Oxindol, mit Zinkstaub, beim Durchleiten von Äthylanilin oder anderen alkylierten Anilinen durch ein glühendes Rohr[4]),

---

[1]) Hoppe-Seylers Handbuch der physiologisch- und pathologisch-chemischen Analyse. Bearbeitet von H. Thierfelder. 8. Aufl. S. 554.

[2]) Herstellung: 50 g Molybdänsäure werden in 200 g 10 proz. Ammoniakflüssigkeit gelöst und die Lösung in 750 g Salpetersäure (vom spez. Gew. 1,2) hineingegossen. Nach mehrtägigem Stehen an einem mäßig warmen Orte gießt man die Lösung von dem etwa entstandenen Bodensatz ab.

[3]) Herstellung: 110 g krystallisiertes Magnesiumchlorid und 140 g Ammoniumchlorid werden in 1300 ccm Wasser gelöst, 700 g 10 proz. Ammoniakflüssigkeit zugesetzt und die Mischung nach mehrtägigem Stehen von dem etwa entstandenen Bodensatz abgegossen.

[4]) C. Baeyer, Berichte d. Deutsch. chem. Gesellschaft 10, 1262 [1877].

beim Glühen von phenylaminoessigsaurem Calcium mit ameisensaurem Calcium[1]), durch Erhitzen von o-Nitrozimtsäure mit Kali und Eisenfeile und auf mannigfach andere Weise.

Aus Eiweißstoffen entsteht es durch Fäulnis[2]) und durch die Kalischmelze[3]). Brieger[4]) gewann es aus Leber, Salkowski[5]) aus Fleisch. In normalen Faeces wurde es von Brieger[6]) aufgefunden, im Mageninhalt eines an Magenkrebs (mit Durchbruch in den Querdickdarm) leidenden Menschen von Albu und Neuberg[7]).

Es findet sich im ätherischen Jasminblütenöl und Orangenblütenöl.

Indol krystallisiert aus Wasser in Blättchen, aus Ligroin in großen atlasglänzenden, gekrümmten Blättern. Schmelzp. 52°; Siedep. 253—254. Es verflüchtigt sich leicht mit den Wasserdämpfen und hat in ganz reinem Zustande in starker Verdünnung einen angenehmen Geruch. Es löst sich ziemlich leicht in heißem, weniger in kaltem Wasser, leicht in Alkohol, Äther, Chloroform, Benzol, Ligroin. Der wässerigen Lösung kann man das Indol mit Benzol und Ligroin entziehen. — Indol verhält sich wie eine sehr schwache Base; mit konzentrierten Säuren liefert es Verbindungen. Die Salzsäureverbindung des Indols ist in Wasser schwer löslich; beim Kochen mit Wasser wird sie zerlegt.

Bei Zusatz von etwas Salpetersäure und Kaliumnitritlösung zu wässeriger Indollösung entsteht salpetersaures Nitrosoindol[8]) ($C_{16}H_{13}(NO)N_2 \cdot HNO_3$), das in Alkohol leicht, in Wasser schwer löslich ist und sich daher aus wässeriger Lösung leicht als roter Niederschlag ausscheidet. Das salpetersaure Nitrosoindol ist sehr zersetzlich; trocken erhitzt, verpufft es. Mischt man Lösungen von Indol und Pikrinsäure in Benzol, so scheidet sich nach einiger Zeit eine aus je einem Molekül Indol und Pikrinsäure bestehende Verbindung in roten langen Krystallen aus, die in kaltem Benzol schwer, in heißem leichter löslich sind. Um aus dieser Verbindung das Indol darzustellen, zerlegt man sie mit Ammoniak und destilliert das Indol im Wasserdampfstrom ab; oder man schüttelt es aus der Zersetzungsflüssigkeit mit Ligroin aus (destilliert man das Indolpikrat mit Natronlauge, so wird das Indol zersetzt).

Indol (in Wasser suspendiert) läßt sich in Indigo überführen durch Luft bei Gegenwart von Sulfit oder Bisulfit, unvollständig durch Ozon[9]), besser durch Sulfomonopersäure und Hydroperoxyd[10]). — Indol färbt einen mit Salzsäure befeuchteten Fichtenspan kirschrot. Beim Schmelzen von 0,5 g Oxalsäure mit einer Spur Indol (oder Skatol) erhält man ein Sublimat und eine geschmolzene Masse von prächtig purpurroter Farbe, die in wässeriger Lösung bestehen bleibt und durch Kalilauge nur wenig verändert wird. Indol gibt mit Natriumbisulfit eine krystallinische Verbindung, aus der es sich durch Ammoniak oder Soda wiedergewinnen läßt. Mit Essigsäureanhydrid auf 190° erhitzt, liefert es Acetylindol. — Chromsäure bewirkt in einer wässerigen Lösung einen dunkelviolettbraunen, in Alkohol löslichen, in Äther, Chloroform, Benzol unlöslichen Niederschlag[11]).

[1]) S. Mauthner, Monatshefte f. Chemie 10, 253 [1889].
[2]) Nencki, Berichte d. Deutsch. chem. Gesellschaft 7, 1593 [1874]; 8, 336 [1875].
[3]) J. Engler, Berichte d. Deutsch. chem. Gesellschaft 9, 1411 [1876]. — Nencki, Journ. f. prakt. Chemie [2] 17, 98 [1878].
[4]) Brieger, Zeitschr. f. physiol. Chemie 3, 141 [1879].
[5]) E. Salkowski, Zeitschr. f. physiol. Chemie 8, 462 [1884].
[6]) Brieger, Journ. f. prakt. Chemie [2] 17, 133 [1878].
[7]) Albu u. Neuberg, Über ein Vorkommen von Indol im Mageninhalt bei Carcinom. Biochem. Zeitschr. 1, 541 [1906].
[8]) M. Nencki, Über die Bildung des Indols aus Eiweiß. Berichte d. Deutsch. chem. Gesellschaft 8, 336 [1875]. — Salkowski, Zeitschr. f. physiol. Chemie 8, 447 [1884]. — W. Kühne, Über Indol aus Eiweiß. Berichte d. Deutsch. chem. Gesellschaft 8, 206 [1875].
[9]) Nencki, Berichte d. Deutsch. chem. Gesellschaft 8, 727 [1875].
[10]) C. Porcher, Chem. Centralbl. 1909, II, 31.
[11]) Engler u. Janecke, Berichte d. Deutsch. chem. Gesellschaft 9, 1411.

β-Naphthochinonmonosulfosaures Natrium erzeugt in schwach alkalischen Indollösungen je nach der Menge des Indols blaugrüne bis blaue Färbung oder einen blauen Niederschlag. Auf dieser Fällungsreaktion des Indols beruht ein von Herter und Foster[1]) angegebenes Verfahren zur Trennung von Indol und Skatol. Die schwach alkalische, mit dem Reagens versetzte Flüssigkeit wird angesäuert und destilliert, wobei mit dem Skatol nur eine kleine Menge Indol übergeht.

In den Faeces Erwachsener ist Indol anscheinend regelmäßig, wenn auch stets nur in geringer Menge vorhanden, dagegen nicht im Säuglingskot und im Meconium. Der Indolgehalt einer Tagesmenge Faeces beträgt nach Ury[2]) bei gemischter Kost durchschnittlich 0,004—0,005 g. Schumm[3]) fand in den Faeces gesunder Erwachsener bei gemischter Kost pro Tag 0,0006—0,002 g. Ury konnte weder bei Obstipation noch bei künstlich erzeugten Durchfällen starke Abweichungen vom durchschnittlichen Indolgehalt feststellen; ähnlich lauten die Beobachtungen Baumstarks und v. Moraczewskys. Da die Mehrzahl der älteren Untersuchungen über den Indolgehalt der Faeces mit fehlerhaften Methoden ausgeführt sind, so sind weitere Untersuchungen notwendig.

Qualitativer Nachweis.

Um das Indol nachzuweisen, muß man es zuvor von der Mehrzahl der übrigen Faecesbestandteile scheiden. Das geschieht durch Extraktion mit Äther oder besser durch Destillation der mit Wasser verdünnten Faeces. Letzteres Verfahren ist von Ury, v. Moraczewsky und vom Verfasser benutzt worden. Man verreibt die Faeces je nach der Konsistenz mit der 10- bis 20fachen Menge Wasser. Die Mischung soll neutral oder schwach alkalisch reagieren. Nötigenfalls erfüllt man diese Bedingung durch vorsichtigen Zusatz von verdünnter Essigsäure oder Kalilauge. Das Destillat[4]) prüft man unter Benutzung folgender Indolreaktionen:

1. Zusatz einiger Tropfen Salpetersäure und sehr schwacher (ca. 0,02 proz.) Kaliumnitritlösung: Rotfärbung, die bei sehr geringen Indolmengen nur langsam eintritt.

2. Zusatz des halben Volumens 2 proz. alkoholischer Lösung von Paradimethylamidobenzaldehyd und einigen Tropfen 25 proz. Salzsäure: Violettfärbung, die bei Zusatz von 2 Tropfen 1 proz. Natriumnitritlösung in Grenadinrot übergeht [Ehrlich, Blumenthal[5])].

3. Zusatz von Nitroprussidnatriumlösung bis zur Gelbfärbung und einiger Tropfen Natronlauge: Violettblaufärbung, die beim Ansäuern mit Salzsäure oder Essigsäure in eine Blaufärbung übergeht (Legal, Salkowski).

4. Zusatz von etwa $^{1}/_{4}$ Volumen 10 proz. alkoholischer Vanillinlösung und etwa $^{1}/_{2}$ Volumen rauchender Salzsäure: Orangerotfärbung, bei Zusatz von

---

[1]) Herter u. Foster, Journ. of biol. Chemistry 1, 257 [1906]; 2, 267 [1907].
[2]) H. Ury, Archiv f. Verdauungskrankh. 11 [1905].
[3]) Noch nicht veröffentlichte Untersuchungen, bei denen das Indol im Destillat colorimetrisch als Nitrosoindol bestimmt wurde. (Vgl. das neuere Verfahren von v. Moraczewsky.)
[4]) Man kann das Destillat auch mit Benzol ausschütteln und an dem Benzolauszug die Reaktionen ausstellen. Nach Denigès enthält das Benzol häufig Verunreinigungen, die ebenfalls Farbreaktionen hervorrufen. Verf. hat bei Kahlbaumschem Benzol eine derartige Beobachtung bislang nicht gemacht.

2 Tropfen 1 proz. Natriumnitritlösung allmählich verblassend bis zur Gelbfärbung [Denigès, Blumenthal[1])].

5. Zusatz von etwas stark verdünnter Glyoxylsäurelösung und konz. Schwefelsäure bewirkt Rotfärbung [Hopkins, Blumenthal[2])].

6. Zusatz von etwas Formaldehyd und konz. Schwefelsäure bewirkt Rotfärbung [Konto[3])].

7. Alkoholische Indollösung färbt einen mit rauchender Salzsäure befeuchteten Fichtenspan kirschrot.

Untersuchungen über die Empfindlichkeit der verschiedenen Indolreaktionen hat neuerdings Blumenthal ausgeführt. Außer den angegebenen Reaktionen gibt Indol Farbreaktionen mit Nitrobenzaldehyd, Protocatechualdehyd, Heliotropin, Safrol, Eugenol, Zimtaldehyd u. a.[1]).

Quantitative Bestimmung.

Exakte Verfahren sind bislang nicht bekannt. Annähernd läßt sich der Gehalt an Indol nach folgendem von v. Moraczewsky[4]) empfohlenen Verfahren ermitteln:

30—40 g Kot (mit etwa 20% Trockensubstanz, also normale Konsistenz; bei dünnen Faeces entsprechend mehr) werden mit insgesamt 700 ccm Wasser fein verrieben und in einem Kolben von 1500 ccm Inhalt bei neutraler oder ganz schwach alkalischer Reaktion unter guter Kühlung destilliert, bis 500 ccm Destillat erzielt worden sind. 150 ccm des gut durchgemischten Destillats werden mit 10 Tropfen konz. Schwefelsäure und 1 g Kieselgur versetzt, kräftig geschüttelt und filtriert. 100 ccm Filtrat werden mit 5—10 Tropfen einer 0,2 proz. Natriumnitritlösung gemischt und die Intensität der langsam entstehenden Färbung nach Ablauf von 2 Stunden mit der einer Testlösung verglichen. Als Testlösung dient eine reine Lösung von 0,0002 g Indol in 100 ccm Wasser, die mit 10 Tropfen konz. Schwefelsäure und 5 Tropfen 0,2 proz. Natriumnitritlösung versetzt worden war. Diese Mischung setzt man möglichst gleichzeitig mit der Mischung aus dem Faecesdestillat und den Reagenzien an. — Nach v. Moraczewsky ist das Maximum der Färbung nach 2 Stunden erreicht. Die Indollösung soll frisch bereitet werden. Bereitet man sich eine Stammlösung aus genau 0,0500 g Indol und 250 ccm Alkohol, so läßt sich daraus bequem die wässerige Testlösung zu jedem Versuch herstellen. Die vergleichende Untersuchung der beiden gefärbten Flüssigkeiten führt man entweder in einem Colorimeter[5]) oder in graduierten, mit Ablaßhahn versehenen Colorimeterzylindern von 100 ccm Inhalt aus. Der Farbenton der Destillatprobe ist durchweg ein anderer als der der Testlösung, erstere ist rein rot oder gelblichrot, letztere rosa. Daher ist nur eine annähernde Schätzung möglich. v. Moraczewsky empfiehlt, der Testlösung sehr vorsichtig Tropäolin oder Bichromatlösung zuzusetzen, um so Gleichheit des Farbentons zu erzielen. — Sollte der Indolgehalt des Faecesdestillats ein ungewöhnlich hoher sein, so muß es zuvor entsprechend verdünnt werden, da der rote Farbstoff sich sonst in Substanz ausscheiden würde.

Anmerkung. Ähnlich ist Urys[6]) Verfahren. Es gründet sich auf Urys Feststellung, daß die Nitrosoindolreaktion noch bei einer Verdünnung von 1 : 400 000 ganz

[1]) F. Blumenthal, Biochem. Zeitschr. 19, Heft 6, 521 [1909].
[2]) F. Blumenthal, Biochem. Zeitschr. 19, 521 [1909].
[3]) K. Konto, Zeitschr. f. physiol. Chemie 48, 185 [1906].
[4]) W. v. Moraczewsky, Zeitschr. f. physiol. Chemie 55, Heft 1, 45 [1908].
[5]) G. u. H. Krüß, Kolorimetrie und quantitative Spektralanalyse, Hamburg u. Leipzig.
[6]) H. Ury, Archiv f. Verdauungskrankh. 11 [1905].

schwach positiv ausfällt. Man ermittelt nun, wie stark das Faecesdestillat verdünnt werden muß, um eine noch eben positive Nitrosoindolreaktion zu geben. Je 5 ccm Faecesdestillat werden mit 1 × 5, 2 × 5, 3 × 5 ccm Wasser und so fort verdünnt, bis die Mischung eine nur eben noch positive Reaktion gibt. (Je 10 ccm des verdünnten Destillats werden mit wenig einer 0,02 proz. Kaliumnitritlösung und danach mit konz. Schwefelsäure versetzt.)

34.
Skatol (β-Methylindol).

$$
\begin{array}{c}
\text{CH} \\
\text{HC} \quad \text{C} - \text{C} - \text{CH}_3 \\
\text{HC} \quad \text{C} \quad \text{CH} \\
\text{CH} \quad \text{NH}
\end{array}
= C_9H_9N .
$$

Skatol wurde neben Indol synthetisch von Baeyer[1]) durch Reduktion von Indigo mit Zinnchlorür und dann mit Zinkstaub erhalten. Es entsteht ferner beim Erhitzen von Chlorzinkanilin mit Glycerin auf 160—240°[2]), von o-Acetophenylaminoessigester mit Natronkalk, bei der Kondensation von Propylaldehyd und Phenylhydrazin und nachfolgender Behandlung des entstandenen Hydrazons mit Chlorzink[3]). Es findet sich in menschlichen Faeces[4]), im Holze von Celtis reticulosa und im Zibeth. Es bildet sich neben Indol beim Schmelzen von Eiweiß mit Ätzkali und bei der Eiweißfäulnis[5]).

Skatol krystallisiert aus Ligroin in Blättchen, schmilzt bei 95°, siedet bei 265—266° und besitzt einen eigentümlichen, stechenden Geruch (das Skatol aus Indigo ist nach Baeyer geruchslos). In Wasser löst es sich weniger leicht als Indol, ist dagegen in Alkohol, Äther, Chloroform, Benzol leicht löslich. Mit den Wasserdämpfen verflüchtigt es sich noch leichter als Indol. Bei Rotglut zersetzt es sich unter Bildung von Indol; in eisessigsaurer Lösung liefert es mit Natriumnitrit ein Nitrosoderivat. Aus warmer verdünnter Salpetersäure krystallisiert Skatol unverändert. In konzentrierter Salzsäure löst es sich mit violetter Farbe. Beim Einleiten von HCl in eine Lösung von Skatol in reinem Äther fällt eine Verbindung von Skatol mit Salzsäure in feinen Nadeln vom Schmelzp. 167—168° aus, die in Wasser schwer, in Alkohol leicht löslich ist. Mit Pikrinsäure gibt Skatol ebenso wie Indol eine in roten Nadeln krystallisierende Verbindung, aus der sich im Gegensatze zu Indolpikrat durch Destillation mit mäßig starker Natronlauge das Skatol unzersetzt wiedergewinnen läßt[6]). Behandelt man Skatol mit Chloroform und Kalilauge, so entsteht Chlormethylchinolin[7]).

Farbenreaktionen.

Mit Salpetersäure und Kaliumnitrit gibt eine wässerige Skatollösung (im Gegensatz zu Indol) keine Rotfärbung, sondern weißliche Trübung. Beim Erwärmen einer Skatollösung mit Schwefelsäure entsteht Purpurrotfärbung. — Versetzt man eine Skatollösung von 1 : 10 000 mit einigen Tropfen einer 1—2 proz. Lösung von Dimethylamidobenzaldehyd und 2 ccm rauchender Salzsäure, so entsteht eine violettrote Farbe, die in Amylalkohol mit blaßvioletter Farbe übergeht. Setzt man vor dem Ausschütteln mit Amyl-

---

[1]) Baeyer, Berichte d. Deutsch. chem. Gesellschaft 13, 2339 [1880].
[2]) O. Fischer u. Grimm, Berichte d. Deutsch. chem. Gesellschaft 16, 710 [1883].
[3]) E. Fischer, Annalen d. Chemie u. Pharmazie 236, 116 [1886].
[4]) Brieger, Journ. f. prakt. Chemie [2] 17, 129 [1878]; Berichte d. Deutsch. chem. Gesellschaft 10, 1027 [1877]; 12, 1986 [1879].
[5]) Nencki, Journ. f. prakt. Chemie [2] 17, 88 [1878]; Zeitschr. f. physiol. Chemie 4, 371 [1880]. — E. u. H. Salkowski, Berichte d. Deutsch. chem. Gesellschaft 12, 651 [1879].
[6]) E. Salkowski, Zeitschr. f. physiol. Chemie 8, 441 [1884].
[7]) Ellinger u. Flamand, Berichte d. Deutsch. chem. Gesellschaft 39, 4388 [1906].

alkohol oder auch nach dem Ausschütteln zum Amylalkohol 2 Tropfen einer 1proz. wässerigen Natriumnitritlösung, so wird die Reaktion schön blau [Ehrlich-Schmidt[1])].

Setzt man zu einer Skatollösung etwas stark verdünnte Glyoxylsäure und dann konz. Schwefelsäure, so färbt sich die Flüssigkeit rosenrot (nach Dakin noch in einer Verdünnung von 1 : 1 000 000).

Mit Nitroprussidnatrium und Natronlauge versetzt, färbt sich eine Skatollösung intensiv gelb, bei darauffolgendem Zusatz des halben Volumens Eisessig und einige Minuten langem Sieden violett [Salkowski[2])].

Mit Formaldehyd und konz. Schwefelsäure liefert Skatollösung Gelb- oder Braunfärbung [Konto[3])].

Mischt man 3 ccm sehr verdünnter Skatollösung mit 3 Tropfen Methylalkohol (aldehydfrei!) und unterschichtet sehr vorsichtig mit dem gleichen Volumen konz. Schwefelsäure, die auf 100 ccm konz. H_2SO_4 einen Tropfen 1proz. wässeriger Ferrisulfatlösung enthält, so entsteht an der Grenze der beiden Schichten bald ein violettroter Ring. Läßt man jetzt einige Minuten stehen und durchmischt dann vorsichtig, so wird die ganze Flüssigkeit violettrot. Je verdünnter die Flüssigkeit ist, desto mehr überwiegt der violette Ton. Bei der wässerigen Suspension des Skatols versagt die Reaktion [T. Sasaki[4])]. Die Probe ist sehr empfindlich, 1 : 5000000, und eindeutig, da sie nur mit Skatol, nicht aber mit Indol, α-Methylindol und Tryptophan eintritt.

Die Verfahren zur Trennung des Skatols vom Indol gründen sich besonders auf die geringere Löslichkeit des Skatols in Wasser, seine größere Flüchtigkeit mit den Wasserdämpfen, das abweichende Verhalten gegen β-naphthochinonmonosulfosaures Natrium[5]) und bei der Destillation der Pikrate mit mäßig starker Natronlauge.

Eingegebenes Skatol erscheint im Harn als gepaarte Schwefelsäure. In den Faeces gesunder Erwachsener kommt Skatol anscheinend nur in geringsten, kaum anders als durch den Geruch nachweisbaren Spuren vor; in den Faeces von Säuglingen und im Meconium fehlt es wohl ganz. — Ury[6]) konnte es in den Faeces Erwachsener mit Hilfe chemischer Reaktionen nicht nachweisen. Verfasser erhielt bei der Verarbeitung von je 50 g Faeces gesunder Erwachsener (bei gemischter Kost und bei der Probekost von Schmidt - Strasburger) ebenfalls keine positiven Skatolreaktionen. Nach C. A. Herter[7]) kommt Skatol in den Faeces Erwachsener keineswegs regelmäßig vor und kann in den Faeces von Kindern nur selten nachgewiesen werden. Dagegen ist es deutlich nachweisbar, wenn die Fäulnisvorgänge intensiver verlaufen als in der Norm.

Nachweis. 30—50 g Faeces werden (je nach der Konsistenz) mit der 10—20fachen Menge Wasser und 2—3 ccm Natronlauge angerieben. Diese Mischung destilliert man, bis annähernd die Hälfte übergegangen ist. Um Indol und Skatol möglichst zu trennen, setzt man dem mit Natronlauge schwach alkalisierten Destillat eine 2proz. Lösung von β-Naphthochinonnatriummonosulfonat in geringem Überschuß hinzu. Letzteres verbindet sich mit dem Indol [blaue oder grünblaue Färbung[5])]. Säuert man die Mischung jetzt an und destilliert, so geht in der Hauptsache Skatol über. Das Destillat prüft man

1) Siehe unter Indol, ferner Münch. med. Wochenschr. **1903**, S. 721; Biochem. Zeitschr. **19**, 521 [1909].

2) E. Salkowski, Zeitschr. f. physiol. Chemie **8**, 448 [1884].

3) Konto, Zeitschr. f. physiol. Chemie **48**, 185 [1906].

4) T. Sasaki, Biochem. Zeitschr. **23**, 402 [1910]; **29**, 395 [1910].

5) Herter u. Foster, Journ. of biol. Chemistry **1**, 257 [1906]; **2**, 267 [1907].

6) H. Ury, Archiv f. Verdauungskrankh. **11** [1905].

7) C. A. Herter, Journ. of biol. Chemistry **4** [1908].

76

mit Hilfe der Ehrlichschen Reaktion auf Skatol [siehe oben[1])]. Abweichend von Indol gibt Skatol hierbei eine Blaufärbung.

Anmerkung: Über das Verhalten von Indol bzw. Skatol bei einigen wichtigeren Farbreaktionen gibt folgende Zusammenstellung Auskunft:

Mit	Indol	Skatol
Salpetersäure und Kaliumnitrit	Rotfärbung oder roter Niederschlag	Weißliche Trübung
Dimethylaminobenzaldehyd, Salzsäure u. Natriumnitrit	Grenadinrot	Blau
Vanillin und Salzsäure	Orangerot, bei Zusatz von Natriumnitrit gelb.	Purpurrot, bei Zusatz von Natriumnitrit blauviolett.
Formaldehyd und konz. Schwefelsäure	Violettrot	Gelb bis braun

35.

Gallensäuren in den Faeces.

Von den in der Galle enthaltenen gepaarten Gallensäuren gelangt unter normalen Verhältnissen nur ein kleiner Teil in den Dickdarm, wo die Taurocholsäure in Taurin und Cholsäure, die Glykocholsäure in Glykokoll und Cholsäure zerfällt. Cholsäure scheint in menschlichen Faeces regelmäßig in geringer Menge vorzukommen, und zwar auch im Hungerkot [Müller[2])], dagegen nicht im Meconium[3]). In den Faeces kranker Menschen fand Ury[4]) außer Cholsäure auch kleine Mengen der gepaarten Gallensäuren. Hoppe-Seyler fand in den menschlichen Faeces bei Diarrhöen auch gepaarte Gallensäuren, Zweifel fand sie im Meconium, Fr. Müller[5]) in den sauren Faeces von Hunden, die Brotkost oder wenigstens gemischte Kost erhielten, Hoppe-Seyler in den Faeces von Rindern. Tschernoff[6]) fand in den Faeces fiebernder Kranker (Typhus und andere Infektionskrankheiten) bei Ernährung mit Milch ziemlich schwankende Mengen von Cholsäure; im Durchschnitt enthielt der Trockenkot der Typhuskranken etwa 0,8% Cholsäure.

Qualitativer Nachweis (Ury).[4])

Man extrahiert die Faeces mit Alkohol, filtriert und dampft das Filtrat so weit ein, daß die Hauptmenge des Alkohols entfernt ist. Den Rückstand säuert man mit Salzsäure an, macht ihn dann mit Barytwasser stark alkalisch, leitet Kohlensäure ein, erhitzt zum Kochen, filtriert heiß und kocht den Rückstand noch mehrmals mit Wasser aus. Die Auszüge werden vereinigt, filtriert und eingedampft. Den Rückstand kocht man (unter zeitweiligem Ersatz des verdampften Wassers) 3 Stunden lang mit 25 ccm 33proz. Natronlauge, kühlt

---

1) Siehe auch unter Indol.
2) Zit. nach Schmidt u. Strasburger.
3) Zweifel, Archiv f. Gynäkol. 7 [1875].
4) H. Ury, Arbeiten a. d. pathol. Institut Berlin, Festschrift 1906.
5) Fr. Müller, Zeitschr. f. Biol. 20 [1884].
6) W. Tschernoff, Virchows Archiv 98, 231 [1884].

ab, säuert mit Schwefelsäure an und schüttelt mit Äther aus. Den abgetrennten Ätherauszug verdunstet man, löst den Rückstand in wenig verdünnter Natronlauge und unterwirft ihn der Pettenkoferschen Probe[1].

Darstellung der Cholsäure.

Nach Hoppe-Seyler. Man extrahiert die Faeces mit Alkohol, dampft den filtrierten und mit Essigsäure angesäuerten Auszug auf dem Wasserbade zum Sirup ein und zieht ihn mit kaltem Wasser aus. Das ungelöst Gebliebene übergießt man mit Barytwasser, fügt etwas Wasser hinzu, erwärmt, leitet Kohlensäure ein, erhitzt zum Sieden und filtriert heiß. Den Rückstand kocht man mit Wasser, filtriert wieder heiß, behandelt den Rückstand nochmals in gleicher Weise und dampft die Filtrate auf ein kleines Volumen ein. Nach dem Erkalten setzt man etwas Äther und danach Salzsäure hinzu, rührt gut um und läßt stehen. Die Cholsäure scheidet sich dabei aus. Sie wird abfiltriert, mit Wasser gewaschen, in Alkohol gelöst, die alkoholische Lösung nötigenfalls mit Tierkohle entfärbt, auf ein kleines Volumen eingedampft und zur Krystallisation stehen gelassen. — Die alkoholische Lösung der Cholsäure dreht die Ebene des polarisierten Lichtes nach rechts. Zur weiteren Identifizierung dient die von Mylius angegebene Probe mit Jod (0,02 g krystallisierte Cholsäure wird in $^1/_2$ ccm Alkohol gelöst und 1 ccm $^1/_{10}$ n-Jodlösung zugesetzt. Verdünnt man jetzt allmählich mit Wasser, so erstarrt die Mischung plötzlich zu einem dunklen Brei mikroskopischer Nadeln, die im auffallenden Lichte gelben Metallglanz und im durchfallenden Lichte blaue Färbung zeigen[2].

36.
Bilirubin.

Bilirubin kommt in reichlicher Menge im Meconium und in den Faeces der ersten Lebenstage vor. Von da ab sinkt der Gehalt an Bilirubin, da mit dem Einsetzen der Fäulnisvorgänge eine teilweise Umwandlung in Urobilin erfolgt. — Davy fand im Meconium 3% Bilirubin, Hoppe-Seyler im Kalbsmeconium 1%. — In den Faeces gesunder Erwachsener läßt sich Bilirubin auf makrochemischem Wege nicht nachweisen, auch nicht bei hungernden Menschen[3]. — Unter pathologischen Verhältnissen findet man häufig Beimengungen von Bilirubin, namentlich bei akuten Enteritiden, in kleinerer Menge bei den meisten Darmkatarrhen, Typhus und anderen Erkrankungen (Schmidt-Strasburger). Auffallend große Mengen von Bilirubin enthalten die Faeces bei der sog. Jejunaldiarrhöe. In zwei derartigen vom Verfasser beobachteten Fällen bildeten die frischen Faeces eine schleimig-gallertige Masse, die in einem Falle tief grünlichgelb, im anderen dunkelgrün war. Die Faeces bestanden in der Hauptsache aus Bestandteilen der Galle und enthielten in reichlicher Menge die Fermente des Pankreas. Ein kleines Partikelchen der Faeces gab intensive Gmelinsche Reaktion. Beim Verreiben der Faeces mit

---

[1] Vgl. Abschnitt „Harn" (S. 750). Betreffs anderer Farbreaktionen auf Gallensäure vgl. H. Ito, Zeitschr. f. physiol. Chemie **57**, 312 [1908]. — O. Hammarsten, Zeitschr. f. physiol. Chemie **61**, 494 [1909].
[2] Hoppe-Seylers Handbuch von H. Thierfelder, S. 322.
[3] Fr. Müller, Zeitschr. f. Biol. **20** [1884].

Chloroform ging Bilirubin in das Chloroform über und der goldgelbe Chloroformauszug gab die Reaktionen des Bilirubins. Aus normalen Faeces oder
solchen, die nur Spuren Bilirubin enthalten, gewinnt man bei gleicher Behandlung Chloroformauszüge, die keine positive Bilirubinprobe geben.

Nachweis. Sieht man von den sehr bilirubinreichen Faeces der eben beschriebenen Art ab, so sind im allgemeinen empfindlichere Proben erforderlich.

a) Man verreibt die Faeces mit der 5—10fachen Menge Wasser, setzt
etwas konzentrierte Sodalösung und danach Chlorcalciumlösung hinzu, filtriert
und wäscht den Rückstand mit Wasser aus. Filter und Niederschlag wird mit
einem mäßigen Überschuß von salzsäurehaltigem Alkohol (1 T. 25proz. Salzsäure, 20 T. Alkohol) erhitzt. Grüne bis blaue Färbung, die aber oft erst eintritt, wenn man 1 Tropfen einer 0,5proz. Kaliumnitritlösung zusetzt, zeigt
Bilirubin an [Huppert - Salkowski - Steensma[1])].

b) 5 g Faeces werden mit 95 ccm Alkohol auf dem Wasserbade erhitzt,
die Flüssigkeit vorsichtig vom Niederschlag abgegossen und der Rückstand
noch mehrmals in der gleichen Weise mit Alkohol extrahiert, um das Urobilin
möglichst zu entfernen. Der Rückstand wird mit einer kleinen Menge verdünnter
Kalilauge und einer mäßigen Alkohol verrieben, filtriert, das Filtrat mit salzsäurehaltigem Alkohol angesäuert, erhitzt und, falls die beweisende Färbung
ohne weiteres nicht eintritt (siehe unter a), mit 1 Tropfen 0,5proz. Kaliumnitritlösung versetzt [Steensma[1])].

37.
Biliverdin.

Biliverdin, ein grüngefärbtes Oxydationsprodukt des Bilirubins, kommt
neben Bilirubin im Meconium[2]) und häufig in den Säuglingsfaeces vor, unter
pathologischen Verhältnissen bisweilen auch in den Faeces Erwachsener. —
Biliverdin ist in Wasser, Chloroform, Äther unlöslich, leicht löslich in alkali-
haltigem Wasser, in Alkohol und in Eisessig. Zur Identifizierung dienen
ferner die Gmelinsche und die Hammarstensche Probe und der Mangel
an einem charakteristischen Absorptionsspektrum[3]).

38.
Urobilin und Urobilinogen der Faeces.

Das Urobilin entsteht im Dickdarm[4]) des Menschen aus dem Bilirubin
durch die reduzierende Wirkung von Bakterien, und zwar ist diese Umwandlung
des Bilirubins eine so vollständige, daß in normalen Faeces auf chemischem
Wege Bilirubin nicht nachzuweisen ist. Im Meconium findet wegen der Ab-

---

[1]) Vgl. Salkowski, Praktikum der physiologischen und pathologischen Chemie.
— F. A. Steensma, Centralbl. f. d. ges. Physiol. u. Pathol. des Stoffwechsels **3**, 231
[1908].

[2]) Siehe unter „Meconium" S. 1223.

[3]) Siehe im Abschnitt „Harn" S. 952.

[4]) Makfadyen, Nencki u. Sieber, Archiv f. experim. Pathol. u. Pharmakol.
28, 323 [1891].

wesenheit reduzierender Bakterien keine Bildung von Urobilin statt, man findet darin nur Bilirubin und Biliverdin[1]). Bei gänzlichem Verschluß des Ductus choledochus sinkt der Urobilingehalt der Faeces schnell bis auf geringe Mengen, um nach Aufhören des Abschlusses schnell zu bedeutender Höhe anzusteigen. Unter normalen Verhältnissen enthalten die Faeces bei jeder Kost ziemlich erhebliche Mengen Urobilin, doch scheint bei Milchkost weniger Urobilin ausgeschieden zu werden als bei gemischter Kost oder Fleischkost. Auch im Hunger[1]) und bei Unterernährung hat man beträchtliche Mengen von Urobilin gefunden. So fand v. Noorden bei einem an hysterischer Hyperemesis[2]) leidenden Mädchen in der Tagesmenge Faeces 0,31 g, nach Aufmästung und Herstellung guten Ernährungszustandes 0,27 g. Ein bestimmtes Mengenverhältnis zwischen Koturobilin und Harnurobilin besteht nicht. Außerordentlich hoher Urobilingehalt der Faeces ist bei perniziöser Anämie beobachtet worden, derart, daß die Stühle eine eigenartige orangegelbe Farbe besaßen. C. v. Noorden fand bei einem Falle von perniziöser Anämie in der Tagesmenge Kot 0,92 g Urobilin[3]). Die Farbe der Faeces kann aber namentlich in pathologischen Fällen nicht immer als Maß für den Gehalt an Urobilin gelten. Grauweiße, fettreiche Stühle können Urobilin bzw. dessen Chromogen in erheblicher Menge erhalten. — Andererseits trifft man Stühle von sehr dunkler Farbe, die ihre Färbung nicht dem Urobilin, sondern Bestandteilen der Nahrung verdanken. Sicheren Aufschluß über den Urobilingehalt ergibt nur die chemisch-spektroskopische Untersuchung.

Nachweis des Urobilins.

a) Man extrahiert die Faeces mit Alkohol, filtriert und setzt dem Filtrat etwa $^1/_{10}$ Volumen einer 1 proz. Verreibung von Zinkchlorid mit alkoholischer Ammoniakflüssigkeit hinzu. Die nötigenfalls filtrierte Flüssigkeit zeigt im Spektrum bei passender Schichtdicke (eventuell nach dem Verdünnen mit Alkohol) einen Absorptionsstreifen auf der Grenze von Grün und Blau, zwischen b und f, dessen dunkelste Strecke etwa von $\mu\mu$ 515—500 reicht. Die dunkelste Stelle des Streifens findet man zu etwa $\mu\mu$ 508. Ist genügend Urobilin vorhanden, so fluoresciert die Flüssigkeit grün. — Im allgemeinen wird sowohl die Fluorescenz als auch die Spektralerscheinung eine viel intensivere, wenn man die Flüssigkeit vor dem Zusatz des Zinkreagens mit einem oder wenigen Tropfen einer hellbraunen Jodjodkaliumlösung[4]) vermischt. Das gilt auch für die Proben b und c.

Durch die Extraktion mit Alkohol bei neutraler Reaktion gewinnt man nicht alles Urobilin. Setzt man eine Säure hinzu, so geht gleichzeitig etwa vorhandener Blutfarbstoff in Lösung. Bei blutfarbstoffreichen Stühlen empfiehlt es sich daher, zunächst keine Säure hinzuzusetzen. Ergibt die Probe dabei ein negatives Resultat, so muß man, um Urobilin nicht zu übersehen, die Faeces auch mit saurem Alkohol (Mischung aus 25—30 ccm Alkohol und 1 ccm 25 proz. Salzsäure) extrahieren.

Das saure Alkoholextrakt zeigt bei Anwesenheit von Urobilin ohne weiteres bei passender Schichtdicke einen deutlichen Absorptionsstreifen auf der Grenze

---

1) Fr. Müller, Zeitschr. f. Biol. **20**, 327 [1884].
2) C. v. Noorden, Handbuch **1**, 556.
3) C. v. Noorden, Handbuch **1**, 915.
4) De Nabias, Compt. rend. de la Soc. de Biol. **61**, 642 [1906]; durch Biochem. Centralbl. **6**, 158 [1907].

von Grün und Blau. Neutralisiert man die Flüssigkeit mit Ammoniak und setzt das obengenannte Reagens hinzu, so zeigt die nötigenfalls filtrierte Flüssigkeit bei passender Schichtdicke sehr deutlich den Absorptionsstreifen der Urobilinzinkverbindung.

Anmerkung 1. Neutrale Alkoholextrakte der Faeces zeigen den Absorptionsstreifen des Urobilins meistens unscharf; nach Zusatz von Salzsäure erscheint der Streifen durchweg schärfer begrenzt und (offenbar teilweise infolge der Entstehung einer weiteren Menge von Urobilin aus Urobilinogen) intensiver; mit der Umwandlung in die Urobilinzinkverbindung geht eine Verschiebung des Absorptionsstreifens einher; er liegt dann etwas weiter nach dem Grün. Um diese Erscheinungen richtig beobachten zu können, muß man die oftmals sehr dunklen Extrakte entsprechend mit Alkohol verdünnen.

Anmerkung 2. Nach Genuß chlorophyllreicher Nahrungsmittel zeigt das Extrakt auch noch die Absorptionsstreifen dieses Pflanzenfarbstoffes. Bei urobilinreichen Stühlen kann man den Pflanzenfarbstoff oft durch zweimalige Extraktion mit einem Gemisch aus gleichen Raumteilen Alkohol und Äther zum größeren Teile entfernen und bei der danach vorzunehmenden Extraktion mit Salzsäure-Alkohol noch ein genügend urobilinreiches Extrakt erhalten, um das Urobilin gut nachweisen zu können. Dieses Vorgehen ist aber nicht in allen Fällen anwendbar. — Benutzt man zu der Untersuchung ein Präzisionsspektroskop, d. h. ein mit einer Vorrichtung zur exakten Ortsbestimmung der Absorptionsstreifen ausgestattetes Instrument, so läßt sich das Urobilin neben Blutfarbstoff und Chlorophyll mit aller Schärfe und Sicherheit nachweisen. Die Benutzung der einfachen, einer geeigneten Meßvorrichtung entbehrenden Handspektroskope verursacht bei der gleichzeitigen Anwesenheit der genannten Farbstoffe nicht selten Irrtümer.

b) Man extrahiert die Faeces mit Alkohol oder auch Salzsäure-Alkohol (siehe unter a, in letzterem Falle muß das Filtrat mit Ammoniak neutralisiert werden), setzt eine gleiche Raummenge einer 10 proz. Aufschwemmung von Zinkacetat in 96 proz. Alkohol hinzu und filtriert. Das Filtrat zeigt im Spektrum die oben beschriebenen Absorptionsstreifen der Urobilinzinkverbindung und außerdem bei Anwesenheit von genügend Urobilin grüne Fluorescenz [Schlesinger[1])].

Betreffs des Zusatzes von Jodjodkalium siehe unter „a".

c) Man extrahiert die Faeces mit einer Mischung aus gleichen Raumteilen Alkohol und Äther, verdunstet das Filtrat, löst den Rückstand in Amylalkohol und setzt tropfenweise das unter „a" angegebene Zinkreagens hinzu. Die Flüssigkeit zeigt den Absorptionsstreifen und grüne Fluorescenz.

Abscheidung und quantitative Bestimmung des Urobilins und Urobilinogens.

Bei der Leichtigkeit, mit der das Urobilinogen unter dem Einflusse von Licht und Luft, sowie anderen Agenzien in Urobilin übergeht, ist eine exakte quantitative Trennung der beiden Stoffe in den Faeces kaum ausführbar. Auch die Bestimmung des Gesamturobilins bietet große Schwierigkeiten, denn das Urobilin ist gegen die bei seiner Isolierung gebräuchlichen Lösungsmittel, Reagenzien u. a. weit empfindlicher, als gemeinhin angenommen wird. Die bislang angewandten Methoden zur quantitativen Bestimmung des Urobilins in Faeces können nicht als zuverlässig gelten. Die Benutzung des vielfach angewandten spektrophotometrischen Verfahrens hat zur Voraussetzung, daß das Extinktionsvermögen des aus den Faeces dargestellten Urobilins dem des notorisch reinsten Urobilins gleicht. Diese Bedingung wird aber z. B. von dem unten beschriebenen, von Fr. Müller und Huppert verbesserten Mehuschen Verfahren zur quantitativen Abscheidung des Urobilins nicht erfüllt.

---

[1]) Schlesinger, Deutsche med. Wochenschr. **1903**, 561.

Das Verfahren von Saillet[1]-Ladage[2]) gibt auch keine zuverlässigen Resultate. — Zur Isolierung des Urobilins aus Faeces bediente sich Fromholdt[3]) neuerdings des folgenden Verfahrens: Man verreibt die Faeces mit der mehrfachen Menge Alkohol, läßt etwa 10 Stunden stehen, filtriert, wäscht mit Alkohol nach, engt die Filtrate auf dem Wasserbade etwas ein und schüttelt sie nach dem Abkühlen wiederholt mit größeren Mengen Petroläther[4]) aus, bis sich der Petroläther nicht mehr erheblich färbt. Die alkoholische Farbstofflösung wird im Vakuum bis fast zur Trockne eingedampft, in Chloroform gelöst und die Lösung in Petroläther gegossen. Nach einiger Zeit scheidet sich das Urobilin in Flöckchen aus, die am Boden des Glases zusammenfließen. Der Petroläther wird abgegossen, das Urobilin auf dem Wasserbade getrocknet, in Chloroform gelöst und wieder in Petroläther gegossen. Diese Umfällung wird noch einige Male wiederholt. — Zahlreiche Belege für die Zersetzlichkeit des Urobilins und Urobilinogens, sowie für die Mängel der gebräuchlichen Isolierungsmethoden findet man in einer neuen Arbeit von D. Charnas[5]).

Verfahren von Méhu — Fr. Müller und Gerhardt — in der Ausführungsform von Huppert. [6]) Eine gewogene Menge (bei urobilinreichen Stühlen 20 bis 40 g, sonst mehr) der frischen Faeces wird mit der drei- bis sechsfachen Menge Wasser fein verrieben und der Flüssigkeit die gleiche Raummenge heißer Barytmischung (1 Raumteil gesättigter Chlorbariumlösung und 2 Raumteile Bariumhydroxydlösung) zugesetzt. Die Mischung wird aufgekocht, filtriert, der Filterrückstand vom Filter genommen, mit heißer Barytmischung verrieben, aufgekocht, filtriert und die Extraktion mit Barytmischung in gleicher Weise wiederholt, bis keine nennenswerte Menge Farbstoff mehr extrahiert werden kann. Die vereinigten Filtrate werden mit konz. Natriumsulfatlösung in geringem Überschuß versetzt, das ausgefällte Bariumsulfat abfiltriert und der Niederschlag ausgewaschen, die nötigenfalls nochmals klarfiltrierte Flüssigkeit mit Schwefelsäure nahezu neutralisiert, filtriert und das klare Filtrat mit pulverisiertem Ammoniumsulfat bei gewöhnlicher Temperatur vollständig gesättigt. Der flockige Niederschlag wird auf einem Filter gesammelt und mit gesättigter Ammoniumsulfatlösung gewaschen, an der Luft getrocknet und nebst dem Filter mit Alkohol (oder einer Mischung aus 2 Raumteilen Alkohol und 1 Raumteil Äther) unter Zusatz von verdünnter Schwefelsäure bei mäßiger Wärme oder bei Zimmertemperatur ausgezogen.

Den Gehalt der Lösung an Farbstoff suchte man direkt spektrophotometrisch zu bestimmen. Die so erhaltenen Werte sind aber nicht genau (vgl. hierzu das oben Gesagte). Nach Schmidt-Strasburger[7]) läßt sich in dieser Lösung der Gehalt an Urobilin gewichtsanalytisch bestimmen, indem man das von G. Hoppe-Seyler[8]) für Harn angegebene Verfahren anwendet. Es besteht darin, daß man die obige alkoholische Lösung mit Chloroform ver-

---

1) Saillet, Rev. de Méd. **1897**, 114.

2) Ladage, Diss. Leiden **1899**.

3) G. Fromholdt, Zeitschr. f. physiol. Chemie **53**, 340 [1907].

4) Kimura, Deutsches Archiv f. klin. Medizin **79**, 275 [1904].

5) D. Charnas, Biochem. Zeitschr. **20**, 401 [1909]; siehe auch bei Fromholdt (sub 3).

6) Neubauer u. Vogel, Anleitung zur Analyse des Harns. 10. Aufl. Von H. Huppert. Wiesbaden **1898**. S. 527.

7) Schmidt u. Strasburger, Die Faeces des Menschen im normalen und krankhaften Zustande. Berlin **1910**. 3. Aufl. S. 223.

8) G. Hoppe-Seyler, Virchows Archiv **124**, 30 [1891].

setzt, die Mischung mit Wasser schüttelt, die abgeschiedene Chloroformschicht verdunstet, den Rückstand bei 100° trocknet, durch Waschen mit etwas Äther von Verunreinigungen befreit und nach nochmaligem Trocknen wägt.

Durch dieses Verfahren wird aber nicht alles Urobilin wiedergewonnen; sowohl beim Überführen des Farbstoffs in das Chloroform wie bei der Reinigung mit Äther geht ein mehr oder weniger großer Teil verloren.

Anmerkung. Eine Anzahl verschiedener vom Verf. teils nach dem Verfahren von Fromholdt, teils nach dem Verfahren von Méhu - Fr. Müller und Fr. Müller-Hoppe - Seyler hergestellter Präparate von Urobilin zeigten etwas abweichende Absorptionserscheinungen. Die Art des Lösungsmittels, ob Alkohol oder Chloroform, bedingte schon merkliche Unterschiede. Nach Fromholdt dargestellte Präparate zeigten in alkoholischer Lösung ohne weiteres deutliche Fluorescenz, die freilich nach Zusatz von alkoholisch-ammoniakalischer Chlorzinklösung viel intensiver wurde. Besonders gut lassen sich die Absorptionserscheinungen mit dem vom Verf. beschriebenen Gitterspektroskop[1]) untersuchen (vgl. Fig. 8). Die alkoholische Lösung mancher Präparate zeigte deutlich ein zweistreifiges Spektrum. Die Lage der beiden Absorptionsstreifen war nicht immer die gleiche. Wiederholt fand ich die Dunkelheitsmaxima zu $\mu\mu$ 508 und $\mu\mu$ 492; in einem Falle zu 512 und 492 u. a. — Der Streifen im Grün (auf 508) war stärker als der im Anfang des Blau (auf 492) liegende. Beide waren schmal und gut begrenzt. Wurde einer solchen Lösung etwas des obengenannten Zinkreagens hinzugesetzt, so zeigte sich nur noch ein (aber viel stärkerer) Streifen auf etwa $\mu\mu$ 508, der nach Grün zu gut begrenzt war, nach Violett hinzu allmählich schwächer wurde. — In stark salzsäurehaltigem Alkohol gelöst, zeigten mehrere Präparate einen starken, gut begrenzten Streifen auf $\mu\mu$ 492.

Nachweis des Urobilinogens.

Als Probe auf Urobilinogen dient das Ehrlichsche Reagens[2]) (alkoholische Lösung von p-Dimethylaminobenzaldehyd und Salzsäure). Es reagiert sowohl mit Urobilinogen wie mit Indol und Skatol. Daher müssen Indol und Skatol zunächst entfernt werden.

a) Man extrahiert die Faeces durch sorgfältiges Verreiben mit mehreren Portionen Ligroin, entzieht dem Rückstand das Urobilinogen durch Alkohol und prüft den Alkoholauszug mit Ehrlichs Reagens [Thierfelder[3])].

b) Man verreibt die Faeces mit Wasser und schüttelt die Flüssigkeit mit mehreren Portionen Petroläther (oder Benzol) aus. Die abgetrennte Faecesaufschwemmung wird entweder filtriert und mit Ehrlichs Reagens geprüft, oder man vermischt sie mit dem mehrfachen Volumen Alkohol, filtriert und unterwirft das Filtrat der Probe.

c) Man verreibt die Faeces mit dem mehrfachen Volumen Alkohol, filtriert, schüttelt das Filtrat mit mehreren Portionen Petroläther aus und prüft die abgelassene Alkoholschicht mit Ehrlichs Reagens.

Quantitative Bestimmung des Urobilinogens.

Da das Urobilinogen schon bei bloßer Belichtung sehr leicht in Urobilin übergeht, müssen die Faeces ganz frisch und möglichst unter Lichtabschluß verarbeitet werden. Ein zuverlässiges Verfahren zur quantitativen Bestimmung

---

[1]) Siehe Fig. 8, S. 1219, ferner O. Schumm, Ein neues Gitterspektroskop usw. Zeitschr. f. physiol. Chemie 66, 287 [1910].

[2]) Unter „Indol"; ferner Münch. med. Wochenschr. 1901, Nr. 15; 1903, 1846; Zeitschrift f. physiol. Chemie 31, 520 [1901]. — O. Neubauer, Vortr. in der Münch. morphol. Gesellschaft, Juli 1903; Centralbl. f. inn. Medizin 26, 833 [1905]. — Thomas, Diss. Freiburg 1907. — Ferner D. Charnas, Biochem. Zeitschr. 20, 401 [1909].

[3]) Hoppe-Seylers Handbuch, 8. Aufl., bearbeitet von H. Thierfelder. Ferner T. Kimura, Deutsches Archiv f. klin. Medizin 79, 274 [1904].

ist indessen nicht bekannt. Eine annähernde Mengenbestimmung läßt sich vielleicht auf Grund der Ehrlichschen Reaktion und einer spektrophotometrischen Bestimmung des gebildeten Farbstoffs ausführen, wenn man die für einen quantitativen Verlauf der Reaktion erforderlichen Bedingungen innehält[1]).

39.
Chlorophyll.

Nach Genuß chlorophyllhaltiger Speisen erscheint regelmäßig ein (prozentual nicht bestimmter) Teil des eingeführten Farbstoffs in den Faeces wieder. Lösungen des Pflanzenfarbstoffs liefern sehr charakteristische Absorptionsspektra. — Alkoholische und ätherische Extrakte aus Faeces, die nach Genuß chlorophyllhaltiger Speisen entleert werden, geben ein Absorptionsspektrum,

das von dem eines alkoholischen Auszugs aus frischen grünen Blättern (z. B. Spinat) etwas abweicht. Derartige Faecesextrakte zeigen bei passender Konzentration mehrere Absorptionsstreifen (siehe Fig. 3). Am stärksten und daher noch bei sehr schwach chlorophyllhaltigen Lösungen wahrnehmbar ist der Absorptionsstreifen im Rot auf etwa $\mu\mu$ 662. Je nach dem Gehalt an Farbstoff kann eine solche Lösung außerdem noch folgende Absorptionsstreifen aufweisen:

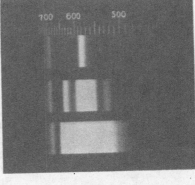

2. mäßig starker Streifen im Orange auf $\mu\mu$ 607;
3. sehr schwacher Streifen im Grün auf ungefähr $\mu\mu$ 560;

Fig. 3.

4. mäßig starker Streifen im Grün auf $\mu\mu$ 540 und bei genügender Verdünnung:
5. Streifen im Grün auf $\mu\mu$ 509;
6. Streifen im Blau auf $\mu\mu$ 478;
7. Streifen im Violett auf $\mu\mu$ 452[2]).

Die Beobachtung der letzten Streifen wird in Faecesextrakten oft durch den starken Urobilingehalt erschwert. Der Streifen auf $\mu\mu$ 560 war stets am schwächsten, daher nur bei beträchtlicher Konzentration oder Schichtdicke und auch dann nicht immer wahrnehmbar.

---

[1]) Vgl. hierzu D. Charnas, Biochem. Zeitschr. **20**, 422 [1909].

[2]) Die angegebenen Werte erhielt Verf. bei der Ausmessung des Spektrums mit dem neuen Gitterspektroskop (vgl. O. Schumm, Ein neues Gitterspektroskop und ein Gitterspektrograph usw., Zeitschr. f. physiol. Chemie **66**, 287 [1910]). Führt man die Beobachtung mit einem Prismenspektroskop aus, so erscheinen deutlich abgegrenzt meist nur der erste, zweite und vierte Streifen, gelegentlich auch der schwache dritte Streifen. Der abweichende Charakter des Prismenspektrums bedingt es wohl, daß die Ortsbestimmung der Streifen mit dem Prismenspektroskop um ein geringes abweichende Werte lieferte, nämlich für den ersten Streifen etwa $\mu\mu$ 661, für den zweiten $\mu\mu$ 608, für den dritten $\mu\mu$ 563 und für den vierten $\mu\mu$ 538. Außerdem ergeben sich geringe Unterschiede, je nachdem man die Extrakte frisch untersucht oder erst nach einigen Tagen. — Die oben angegebenen Werte beziehen sich auf frische Extrakte.

Der Nachweis des Pflanzenfarbstoffs erfolgt am besten auf spektroskopischem Wege an dem mit Alkohol oder einer Mischung aus gleichen Teilen Alkohol und Äther (mit oder ohne Zusatz von Essigsäure) hergestellten Extrakt. Derartige Auszüge haben bei Anwesenheit von reichlich Chlorophyll im durchfallenden Lichte grüne, im auffallenden Lichte rötliche Farbe. Man betrachtet das Extrakt bei allmählich verminderter Schichtdicke oder allmählich gesteigerter Verdünnung. Der erste Absorptionsstreifen im Rot auf etwa $\mu\mu$ 662 ist für das Chlorophyll charakteristisch, wenigstens hat Verfasser bislang in Faeces keinen anderen Farbstoff mit dem gleichen Absorptionsstreifen beobachtet. — Eine genügend konzentrierte Lösung von Hämatin in essigsäurehaltigem Äther liefert einen Absorptionsstreifen im Rot auf etwa $\mu\mu$ 636[1]) (vgl. Fig. 4, oberes Spektrum) der sich demnach von dem im Rot liegenden Chlorophyllstreifen (vgl. Fig. 4, unteres Spektrum) unterscheiden läßt.

Zusatz von Essigsäure zu den Extrakten bewirkte keine erhebliche Änderung in der Lage der Absorptionsstreifen des Pflanzenfarbstoffes, wohl aber der

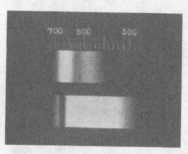

Fig. 4.

Zusatz von Ammoniak oder alkoholischer Kalilauge. Mischt man das alkoholische chlorophyllhaltige Faecesextrakt mit gleichviel 10proz. alkoholischer Kalilauge, so wird der im Grün auf etwa $\mu\mu$ 540 liegende Absorptionsstreifen viel schwächer und verwaschener und verschiebt sich etwas nach Blau zu, so daß er nunmehr die Lage $\mu\mu$ 534 einnimmt. Der Streifen im Orange auf $\mu\mu$ 607 wird so schwach, daß er kaum noch deutlich abgegrenzt erscheint. Auch die übrigen im Grün, Blau und Violett liegenden Streifen erfahren eine Abschwächung und Verschiebung nach dem violetten Ende. Dagegen verändert sich der starke, im Rot auf $\mu\mu$ 662 liegende Streifen nicht wesentlich; er erleidet höchstens eine sehr geringe Verschiebung nach Orange zu.

Eine sehr starke Veränderung der Absorptionserscheinung bewirkt reichlicher Zusatz von Ammoniak. Eine solche, durch Zusatz von Alkohol und Filtrieren geklärte ammoniakalische Mischung zeigte den ersten Absorptionsstreifen im Rot noch deutlich, aber nicht mehr die beiden Streifen im Orange und Grün. Dieses Verhalten des Chlorophylls hat praktische Bedeutung bei dem spektroskopisch-chemischen Nachweis von Blut bzw. Hämatin in chlorophyllhaltigen Faeces.

Für den Nachweis von Chlorophyll in Faeces hat man früher dessen Umwandlung in die mit blauer Farbe in konzentrierter Salzsäure lösliche Chlorophyllansäure verwertet. Die Probe ist aber nicht so empfindlich wie der einfache spektroskopische Nachweis durch den Absorptionsstreifen im Rot.

---

[1]) Außerdem einen Streifen auf etwa $\mu\mu$ 542 und einen auf etwa $\mu\mu$ 504. — Die Lage des ersten Streifens im Rot scheint etwas zu schwanken, denn ich fand für die dunkelste Stelle dieses Streifens in den essigsauren Extrakten verschiedener bluthaltiger Faeces Werte, die um einige $\mu\mu$ voneinander abwichen (z. B. $\mu\mu$ 639, 635, 636, 636).

40.
Blutfarbstoff und Hämatin in den Faeces.

Der unveränderte Blutfarbstoff, das Oxyhämoglobin, scheint unter normalen Verhältnissen in menschlichen Faeces in greifbarer Menge nicht vorzukommen[1]). Sein nächstes Abbauprodukt, das Hämatin, bildet bei gemischter Kost einen regelmäßigen Bestandteil der Faeces, der durch empfindliche chemische und spektroskopisch-chemische Proben leicht nachgewiesen werden kann.

Bei Krankheiten findet man nicht selten Beimengungen unveränderten Blutfarbstoffs, und zwar nicht nur bei Erkrankungen des Magendarmkanals, sondern auch bei anderen Erkrankungen. Unveränderter Blutfarbstoff ist namentlich dann zu erwarten, wenn die Absonderung von Blut in den unteren Abschnitten des Darms erfolgt ist.

Da unter der Einwirkung des Magensaftes im Verein mit derjenigen der Darmsekrete aus Blutfarbstoff Hämatin entsteht, so findet man nach Blutungen aus einem Ulcus ventriculi in den Faeces stets Hämatin, das auch den kennzeichnenden und Hauptbestandteil der sog. Teerstühle bildet.

Auf Faeces anwendbare zuverlässige Verfahren zum gesonderten Nachweis von endogenem, körpereigenem Blutfarbstoff bzw. Hämatin sind bislang noch nicht bekannt.

Nachweis von Oxyhämoglobin.

Unverändertes Oxyhämoglobin läßt sich in den kleinen, den geformten Faeces außen anhaftenden „Blutspuren" spektroskopisch ohne Schwierigkeit nachweisen, indem man die Partikel in einem halbkugeligen Glasschälchen oder einem niedrigen Absorptionszylinder zunächst ohne Zusatz, nötigenfalls nach dem Verreiben mit einigen Tropfen Wasser oder dünner Sodalösung mit Hilfe eines recht lichtstarken Spektroskops beobachtet. Sehr geeignet ist hierzu das nebenstehend abgebildete „Blutspektroskop" (siehe Fig. 5). Man stellt das Gefäß auf den Objekttisch des Apparates.

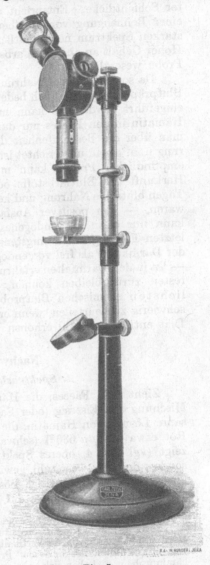

Fig. 5.

----

[1]) Von der gelegentlich vorkommenden Beimischung von Menstrualblut ist hier abgesehen.

Die beiden Absorptionsstreifen des Oxyhämoglobins liegen auf etwa $\mu\mu$ 578 und 542[1]).

Oxyhämoglobin, das in den Faeces gleichmäßig verteilt ist, läßt sich ebenfalls spektroskopisch erkennen. Man verreibt eine Probe der Faeces, je nach ihrer Konsistenz, mit der 3—10fachen Menge Wasser, filtriert durch ein angefeuchtetes Filter und spektroskopiert das Filtrat in allmählich gesteigerter Schichtdicke. Entspricht der Gehalt an unverändertem Oxyhämoglobin einer Beimengung von annähernd 1% Blut, so erkennt man in einem lichtstarken Spektrum noch deutlich die Absorptionsstreifen des Oxyhämoglobins. Hoher Gehalt an anderen Farbstoffen beeinträchtigt die Empfindlichkeit dieser Probe wesentlich.

Da sowohl mit der Nahrung als auch in Form der arzneilich angewandten Blutpräparate gelegentlich bedeutende Mengen von Blutfarbstoff oder Hämatin eingeführt werden, so kann man aus dem Befunde von Blutfarbstoff oder Hämatin in den Faeces nur dann auf die endogene Herkunft schließen, wenn man über die Beschaffenheit der innerhalb der letzten Zeit genossenen Nahrung u. a. genau unterrichtet ist. Bei stark positivem Ausfall gewisser, weniger empfindlicher Proben kann man mit Wahrscheinlichkeit auf die endogene Herkunft des Blutfarbstoffs oder Hämatins schließen, wenn in den letzten Tagen blutarme Nahrung und keine arzneilichen Blutpräparate genossen worden waren. — Ein positiver Ausfall der übrigen hochempfindlichen Blutproben kann nur dann auf endogenes Blut zurückgeführt werden, wenn seit dem letzten Fleischgenuß wenigstens mehrere Stühle entleert worden sind, so daß der Darmkanal als frei von endogenem Blutfarbstoff oder Hämatin gelten kann. — Da in den Darmfalten erfahrungsgemäß noch tagelang Spuren von Nahrungsresten zurückbleiben können, so ist ein positiver Ausfall der empfindlichsten chemischen Blutprobe, das ist der Benzidinprobe, auch dann nur schwierig zu beurteilen, wenn er an einem nach mehrtägiger blutfarbstofffreier Diät entleerten Stuhl erhoben wurde.

Nachweis von Hämatin. [2])

1. Spektroskopisch-chemische Proben.

Zieht man Faeces, die Hämatin oder Blutfarbstoff enthalten, mit einer Mischung aus Eisessig (oder Salzsäure) und Alkohol aus, so erhält man eine saure Lösung von Hämatin, die bei genügendem Gehalt an Hämatin einen im Rot etwa auf $\mu\mu$ 636[3]) (schwankend bis 639) liegenden Absorptionsstreifen zeigt (vgl. Fig. 4, oberes Spektrum). Aus sehr hämatinreichen Faeces, besonders dem sog. Teerstuhl, gewinnt man oft schon beim Ausziehen mit Alkohol allein stark hämatinhaltige Lösungen, die aber einen Absorptionsstreifen in Orange, nahe bei D, etwa auf $\mu\mu$ 600 liefern[4]).

---

[1]) Mit den gradsichtigen Handspektroskopen mit Wellenlängenskala von Schmidt u. Haensch läßt sich die Beobachtung ebenfalls, wenn auch oft weniger gut, ausführen. Dazu ist aber das Stativ für Vertikalbeobachtung von Schmidt u. Haensch erforderlich.

[2]) Die „krystalloskopischen" Proben (Teichmanns Häminprobe, Nenckis Acetonhäminprobe u. a.) haben sich bei der Anwendung auf Faeces als nicht genügend zuverlässig erwiesen. Vgl. O. Schumm, Die Untersuchung der Faeces auf Blut. Jena 1906. Verlag von G. Fischer.

[3]) Oft kann man auch noch zwei weitere im Grün liegende Absorptionsstreifen des „sauren Hämatins" erkennen.

[4]) Den gleichen Absorptionsstreifen liefert eine alkoholisch-alkalische Lösung des aus Blut durch Behandeln mit starker Kalilauge hergestellten Hämatins, vgl. O. Schumm, Klinische Spektroskopie, 1909, S. 89.

Da die bezeichneten Absorptionserscheinungen nur bei beträchtlichem Gehalt der Lösungen an Hämatin deutlich auftreten, so lassen sich geringe Beimengungen von Hämatin (bzw. Blutfarbstoff) in der angegebenen Weise nicht auffinden. Um sie nachzuweisen, reduziert man das Hämatin durch ein geeignetes Reduktionsmittel zu Hämochromogen, das unter den nächsten Abbauprodukten des Blutfarbstoffs die intensivste Absorptionserscheinung liefert.

Es empfiehlt sich, aus den Faeces zunächst eine von den übrigen Farbstoffen möglichst freie Lösung des Hämatins herzustellen [siehe unten bei b) und c)]. Von den in den Faeces vorkommenden Farbstoffen wirken namentlich Urobilin und Chlorophyll störend. Reichlicher Gehalt der zu prüfenden Lösung an Urobilin bewirkt, daß das Spektrum von Violett bis ins Grün hinein absorbiert und dadurch oftmals wenigstens der zweite Absorptionsstreifen des Hämochromogens unkenntlich gemacht wird. Erheblicher Gehalt der Lösung an Chlorophyll erschwert die Beurteilung sehr und kann zu Täuschungen führen, da zwei der Absorptionsstreifen des in den Faeces enthaltenen Chlorophyllderivats beinahe an den gleichen Stellen liegen wie die beiden Absorptionsstreifen des Hämochromogens. Derartige Verwechslungen lassen sich am ehesten vermeiden, wenn man die Untersuchung nach dem unter „b" beschriebenen Verfahren ausführt. Die Beurteilung wird im übrigen wesentlich erleichtert, wenn man die Untersuchung mit einem Präzisionsspektroskop ausführt, das mit einer Vorrichtung für genaue Ortsbestimmungen nach $\mu\mu$ und einer Vorrichtung zur gleichzeitigen Beobachtung zweier Spektra unter exakten Versuchsbedingungen versehen ist[1]). Die wichtigsten spektroskopisch-chemischen Proben sind folgende:

a) Man extrahiert eine bedeutende Menge der Faeces mit essigsäurehaltigem Äther, engt den abgetrennten Ätherauszug möglichst ein, schüttelt ihn mit einem Überschuß von Salmiakgeist, trennt die ammoniakalisch-wässerige Flüssigkeit ab und spektroskopiert sie nach Zusatz von Hydrazinhydrat [Siegel[2])]. Empfindlichkeitsgrenze nach Siegel bei $2^{1}/_{2}$—$3^{1}/_{2}$% Blutgehalt der Faeces.

b) Etwa 20 g der Faeces werden mit etwa der sechsfachen Menge Alkohol-Äther (gleiche Raumteile) fein verrieben, die Masse durch ein glattes Filter filtriert und auf dem Filter so lange mit Äther nachgewaschen, bis der Äther nahezu farblos bleibt. Die durchgelaufene Flüssigkeit wird fortgegossen. Auf den im Filter befindlichen Rückstand, die „gereinigten Faeces", gießt man 20 ccm Eisessig und verrührt die Masse gut mit einem Glasstabe. Nachdem fast alles durchfiltriert ist, gießt man das Filtrat auf das Filter zurück und mischt wieder gut mit dem Glasstabe. Den durchfiltrierten Eisessigauszug, der den etwa vorhandenen Blutfarbstoff oder das Hämatin als sog. „saures Hämatin" enthält, mischt man in einem Scheidetrichter mit der 3—4fachen Menge Äther, setzt der Mischung ein halbes Volumen Wasser hinzu und schüttelt kräftig durch. Die sich abscheidende untere wässerige Schicht läßt man abfließen, gibt nochmals eine kleinere Menge Wasser zu dem Äther, schüttelt wieder kräftig und

---

1) O. Schumm, I. Ein neues Gitterspektroskop und ein Gitterspektrograph mit variabler Dispersion zur Untersuchung über Absorptionsspektra. II. Über die Messung und Bestimmung der Absorptionsspektra. Zeitschr. f. physiol. Chemie 66, 287 [1910]. — O. Schumm, Ein Präzisionsspektroskop mit horizontaler Spaltlage. Zeitschr. f. physiol. Chemie 67, 304 [1910].

2) Siegel, Münch. med. Wochenschr. 1905, Nr. 33.

läßt nach erfolgter Trennung der Schichten die untere wässerige Flüssigkeit abfließen. Nunmehr gibt man zu dem Ätherauszug[1]) allmählich so viel Salmiakgeist, bis die unter Kühlung geschüttelte Flüssigkeit stark alkalisch reagiert. Dabei geht das vorhandene Hämatin in die untere ammoniakalische Flüssigkeit über. Man läßt sie nebst etwas von der Ätherschicht in ein geeignetes Absorptionsgefäß fließen und setzt tropfenweise Hydrazinhydrat oder Schwefelammonium (nicht zu altes!) hinzu. Nach sanftem Umrühren entwickelt sich die Absorptionserscheinung des Hämochromogens, ein schmaler, gut begrenzter Streifen auf etwa 554 bzw. 557 und ein schwächerer, unscharf begrenzter Streifen auf etwa 523 bzw. 526 (vgl. Fig. 6, oberes Spektrum). — Da die Absorptionsstreifen des Hämochromogens infolge Reoxydation leicht wieder verschwinden, so muß man alles vermeiden, was sie befördert, so namentlich das starke Umrühren, Schütteln oder Umfüllen in ein anderes Gefäß. Schützend wirkt

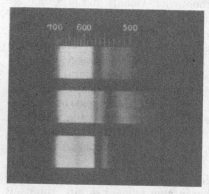

Fig. 6.

die über der Flüssigkeit stehende Ätherschicht [Schumm[2])]. Empfindlichkeitsgrenze etwa 1% Blutgehalt der Faeces.

Anmerkung. Die Lage der Absorptionsstreifen des Hämochromogens ist etwas verschieden, je nachdem man als Reduktionsmittel Hydrazinhydrat oder Schwefelammonium verwendet. In ersterem Falle fand ich die dunkelste Stelle der beiden Streifen zu etwa 554 und 523, bei Verwendung von Schwefelammonium zu etwa 557 und 526; erst allmählich tritt eine Verschiebung der Streifen ein, so daß man nach Verlauf von etwa einer Stunde auch dabei die Werte 554 und 523 erhält[3]).

c) Etwa 4 g Faeces werden mit Alkohol-Äther (gleiche Teile) und danach mit Äther in der unter ,,b" beschriebenen Weise vorbehandelt, bis das Filtrat ganz oder annähernd farblos ist. Es wird nicht benutzt. Der Filterrückstand wird mit 4—5 ccm Eisessig gründlich extrahiert. $\frac{1}{2}$ ccm des Eisessigextrakts wird mit 1 ccm Pyridin vermischt und dazu 1—3 Tropfen Schwefelammonium (frisch, nicht über eine Woche alt) gegeben. Bei Anwesenheit von Hämatin zeigt die Flüssigkeit die Absorptionserscheinung des Hämochromogens. — Empfindlichkeitsgrenze etwa 0,1% Blutgehalt der Faeces oder die entsprechende Menge Hämatin [Karoly[4])]. — Bei der Anwendung dieser an sich recht guten Probe hüte man sich vor einer Verwechslung mit den beiden im Grün auf etwa $\mu\mu$ 560 und 540 liegenden Absorptionsstreifen des in den Faeces oft vorkommenden Chlorophyllderivates[5]) (vgl. Fig. 7, oberes Spektrum = Chlorophyll, unteres Spektrum = ,,Pyridinhämochromogen"). Um sie zu vermeiden, muß die vorgeschriebene Vorbehandlung mit Alkohol und Äther sorgfältig ausgeführt werden, so daß die ätherlöslichen Farbstoffe möglichst vollständig entfernt sind. Ferner ist es unerläßlich, das Eisessigextrakt zunächst vor

[1]) An einigen Kubikzentimetern des Ätherauszuges führt man vorteilhaft die Probe mit Guajactinktur und Terpentinöl (oder Wasserstoffsuperoxyd) aus. Siehe unter 2, Farbreaktionen.

[2]) O. Schumm, Klinische Spektroskopie. Jena 1909. S. 92—95. — O. Schumm, Über den Nachweis von Blut und Blutfarbstoff in Sekreten und Exkreten. Berlin 1908

[3]) O. Schumm, Klinische Spektroskopie. Jena 1909. S. 88.

[4]) C. Karoly, Deutsche med. Wochenschr. 1909, Nr. 27.

[5]) S. S. 953.

dem Zusatz des Pyridins und Schwefelammoniums zu spektroskopieren und die Lage der im Grün eventuell vorhandenen (Chlorophyll-)
Streifen genau zu bestimmen[1]), erst dann das Pyridin und Schwefelammonium
hinzuzusetzen und nochmals zu spektroskopieren. Waren die Chlorophyllstreifen deutlich vorhanden, so erscheint bei gleichzeitiger Anwesenheit nicht
zu kleiner Mengen Hämatin nach Zusatz des Reduktionsmittels der
ungefähr auf $\mu\mu$ 560 liegenden Chlorophyllstreifen durch den ersten Streifen des
Hämochromogens bedeutend verstärkt bzw. verbreitert; die dunkelste Stelle
des Streifens findet man jetzt etwas weiter nach dem Rot hin, z. B. auf $\mu\mu$ 556
oder ähnlich. — Zeigt die erste Beobachtung (vor dem Zusatz des Pyridins),
daß die Chlorophyllstreifen im Grün deutlich vorhanden sind, so dürfte es sich
empfehlen, das noch vorhandene Chlorophyll möglichst zu entfernen. Das
gelingt durchweg in genügendem Maße durch Ausschütteln des Eisessigextrakts
mit zwei Portionen Petroläther, in den das Hämatin nur in Spuren übergeht[2]).

Anmerkung. Citron[3]) empfiehlt folgende Ausführungsform der Probe: 2,5 g
Faeces werden mit 10 ccm Alkohol verrieben, zentrifugiert, der Bodensatz mit 10 ccm
Äther angerührt, zentrifugiert, der Rückstand in
5 ccm Pyridin verteilt, zentrifugiert, der Pyridin-
auszug mit Hydrazinhydrat versetzt und spektroskopiert. — Die Empfindlichkeit dieser Modifikation
ist etwa die gleiche wie bei der Probe von Karoly,
die Gefahr einer Verwechslung mit den Absorptionsstreifen des Chlorophylls aber größer, denn durch
die vorgeschriebene Behandlung mit je 10 ccm Alkohol und Äther wird das Chlorophyll vielfach nicht
vollständig genug entfernt. Nun kann bei der Einwirkung des Pyridins allein auf Blut oder Hämatin
Hämochromogen entstehen[4]), so daß neben den Absorptionsstreifen des Chlorophylls von vornherein
die des „Pyridinhämochromogens" vorhanden sein
können, die mit ersteren leicht verwechselt werden

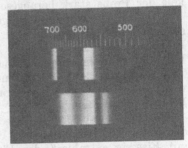

Fig. 7.

können. Die bei Zusatz von Hydrazinhydrat even-
tuell eintretende Verstärkung der (dem Pyridinhämochromogen zukommenden) Absorptionsstreifen ermöglicht nicht immer eine sichere Entscheidung, ob man aus der
beobachteten Erscheinung auf die Anwesenheit von Blut bzw. Hämatin schließen darf.
— Die Probe ist daher nicht in allen Fällen anwendbar. Dagegen dürfte die Karoly-
sche Probe bei Befolgung der oben angegebenen Vorsichtsmaßregeln allgemeiner anwendbar sein, weil man sich bei ihr durch spektroskopische Beobachtung des Eisessigextrakts vor dem Zusatz von Pyridin von der etwaigen Anwesenheit von Chlorophyll
überzeugen kann.

d) Eine Lösung von Hämatin in starker wässeriger Cyankaliumlösung
zeigt bei geeigneter Schichtdicke einen unscharf begrenzten Absorptionsstreifen
ungefähr in der Mitte zwischen D und E, dessen dunkelste Stelle man zu etwa
$\mu\mu$ 553 findet. Setzt man einer solchen Lösung etwas Schwefelammonium
hinzu, so verschwindet der Streifen und es entstehen zwei neue auf etwa
$\mu\mu$ 567 und 538 liegende Absorptionsstreifen, von denen der zweite (nach
Blau zu liegende) breiter und dunkler ist als der erste (vgl. Fig. 6,
mittleres Spektrum = „Cyanhämochromogen"). Hierdurch unterscheidet
sich das Absorptionsspektrum von dem im übrigen ähnlichen des Hämochromogens, bei dem bekanntlich der erste Streifen schmäler, aber dunkler

---

[1]) O. Schumm, Mitteilungen aus den Hamburgischen Staatskrankenanstalten **10**,
359 [1910].
[2]) Bislang nicht veröffentlichte Untersuchungen des Verf.
[3]) H. Citron, Berl. klin. Wochenschr. **1910**, Nr. 22.
[4]) W. Dilling, Atlas der Hämochromogene. **1910**. Verl. von Ferd. Enke, Stuttgart.

ist als der zweite. Um die oben geschilderte Absorptionserscheinung auch mit unverändertem Blutfarbstoff zu erhalten, muß man die Cyankalium-lösung längere Zeit auf den Blutfarbstoff einwirken lassen. — Auf dieses Verhalten von Hämatin bzw. Blutfarbstoff gegen starke Cyankaliumlösung gründet sich folgende von Grünwald[1] für Faeces empfohlene „Blutprobe".

Man mischt etwa 4 g Faeces mit der 3—6fachen Menge einer starken (30—40 proz.) wässerigen Lösung des reinsten Cyankalium (Vorsicht!), läßt die Mischung mehrere Stunden, noch besser bis zum anderen Tage stehen, filtriert und beobachtet das Filtrat in geeigneter Schichtdicke zunächst vor, dann nach Zusatz von Schwefelammonium.

Bei Stühlen, die größere Beimengungen von Blut oder Hämatin enthalten, liefert die Probe ganz befriedigende Resultate. Bei schwach bluthaltigen Stühlen bewährt sich die Probe namentlich dann nicht, wenn die Stühle größere Mengen anderer Farbstoffe, namentlich von Urobilin enthalten. Die Cyan-kaliumextrakte sind dann so wenig durchsichtig[2], daß man sie nur nach vor-heriger Verdünnung spektroskopieren kann. Dadurch wird die Empfindlich-keit der Probe stark herabgesetzt.

Da die Cyanhämatinlösungen sehr haltbar sind, kann sich diese Probe in solchen Fällen als sehr nützlich erweisen, wenn es notwendig ist, eine positive Blutprobe noch nach längerer Zeit zu demonstrieren. Man setzt in solchem Falle das Schwefelammonium natürlich erst unmittelbar vor der beabsichtigten Demonstration dem Cyankaliumextrakt der Faeces zu. An Empfindlichkeit wird diese Probe durchweg von den unter „b", „c" und „e" geschilderten Proben übertroffen.

e) Etwa 10—20 g der Faeces (bei dünnen Faeces noch mehr) werden in der unter „b" beschriebenen Weise mit Alkohol und Äther ausgewaschen, mit Eisessig extrahiert, das Eisessigextrakt mit Äther verdünnt, durch ein-bis zweimaliges Ausschütteln mit Wasser gereinigt und im Wasserbad zur Trockne verdampft. Den Rückstand weicht man mit einigen Tropfen Kali-lauge[3] auf, setzt je nach seiner Menge 5—10 ccm starker (etwa 30 proz.) Cyankaliumlösung hinzu und mischt das Ganze sorgfältig[4]. Nach einigen Minuten filtriert man die Flüssigkeit und spektroskopiert sie. Ist die Flüssigkeit zu stark gefärbt, so verdünnt man sie durch allmählichen Zusatz von Wasser. Wenn die Menge des in den Faeces enthaltenen Blutfarbstoffs oder Hämatins einiger-maßen beträchtlich ist, so sieht man einen „verwaschenen" Absorptions-streifen im Grün, auf ungefähr $\mu\mu$ 553. Setzt man der Flüssigkeit jetzt einige Tropfen nicht zu altes Schwefelammonium hinzu und mischt durch sanftes

---

[1] H. F. Grünwald, Centralbl. f. inn. Medizin **1907**, Nr. 4.

[2] Die störenden Farbstoffe lassen sich zum Teil dadurch entfernen, daß man die Faeces der unter „b" beschriebenen Vorbehandlung mit Alkohol und Äther unterwirft und den Filterrückstand mit starker Cyankaliumlösung anrührt. Diese Mischung filtriert auch weit besser als die Mischung aus den nicht vorbehandelten Faeces und Cyankalium-lösung.

[3] Durch den Zusatz von Kalilauge sollen etwa vorhandene freie Säuren neutra-lisiert werden, denn die Anwesenheit freier Säuren würde beim Zusatz von Cyankalium-lösung zur Entwicklung von Blausäure Veranlassung geben. Unterläßt man den Zusatz von Kalilauge, so macht sich beim Verreiben des Rückstandes mit Cyankaliumlösung manchmal eine gefährliche Ausdünstung des stark giftigen Cyanwasserstoffs be-merkbar.

[4] Der beim Verdampfen des sauren Ätherauszugs erhaltene Rückstand bildet bei manchen Faeces eine talgartig-feste Masse, deren Extraktion am besten gelingt, wenn man sie noch warm in Kalilauge fein verteilt. Ein bedeutender Überschuß von Kali-lauge und stärkeres Erhitzen sind zu vermeiden.

Umrühren, so erscheinen zwei Absorptionsstreifen im Grün auf etwa $\mu\mu$ 567 und 538, von denen der auf $\mu\mu$ 538 liegende der stärkere ist (vgl. Fig. 6, mittleres Spektrum). — Man setze das Schwefelammonium nur tropfenweise hinzu, da ein Überschuß nachteilig ist, und schichte eine kleine Menge Äther auf die Flüssigkeit, um sie vor der Reoxydation zu schützen. — Dieses neuerdings von mir erprobte Verfahren erwies sich in vielen Fällen empfindlicher als die unter „a", „b" und „d" beschriebenen Verfahren. Die Beurteilung der Spektral-erscheinung ist einfach, denn das Chlorophyll machte sich bei diesem Verfahren in der zu spektroskopierenden Flüssigkeit nicht bemerkbar. Die Giftigkeit der starken Cyankaliumlösung erfordert freilich eine sehr vorsichtige Hand-habung obiger Probe. Bei Faeces mit einem Blutgehalt von etwa 0,3—0,5% fiel diese Probe wiederholt positiv aus, während die spektroskopisch-chemischen Proben von Karoly und Citron versagten.

Bei Faeces, die größere Mengen von Seifen enthalten, erfolgt die Extraktion des Hämatins durch die Cyankaliumlösung anscheinend nicht so zuverlässig. In solchen Fällen habe ich befriedigende Ergebnisse erzielt, indem ich den Verdampfungsrückstand des sauren mit Wasser gewaschenen Ätherauszuges mit Piperidin aufnahm und die Lösung spektroskopierte. Das Absorptions-spektrum des entstehenden „Piperidinhämochromogens" ist dem des „gewöhn-lichen" Hämochromogens ähnlich. Bei den aus Faeces gewonnenen Piperidin-hämochromogenlösungen fand ich die Lage des im Grün liegenden ersten, besonders intensiven Absorptionsstreifens zu etwa $\mu\mu$ 557, die des schwächeren zweiten zu etwa 527. Da letzterer oft durch den Absorptionsstreifen des Uro-bilins verdeckt wird, muß man sich in solchen Fällen mit dem Nachweis des auf $\mu\mu$ 557 liegenden Streifens begnügen. Ist die Absorptionserscheinung so nicht deutlich, dann setzt man etwas Schwefelammonium hinzu.

2. Farbenreaktionen.

Essigsaure Auszüge von Faeces, die Hämatin oder Blutfarbstoff enthalten, geben die bekannten Farbreaktionen mit Guajac, Aloin, Benzidin u. a. — Die Guajacreaktion führt man zweckmäßig an dem gereinigten sauren Äther-auszug[1]) der mit Alkohol und Äther vorbehandelten Faeces aus; die Empfind-lichkeitsgrenze liegt bei dieser Ausführungsform der Probe bei etwa 0,3—0,1% Blutgehalt der Faeces oder der entsprechenden Menge Hämatin, vorausgesetzt, daß die Reagenzien von tadelloser Beschaffenheit sind[2]). — Die Adlersche Benzidinprobe[3]) eignet sich am ehesten in der von Schlesinger und Holst[4]) angegebenen Ausführungsform mit den einfachen vom Verfasser[5]) angegebenen Abänderungen. — Bei Anwendung der genannten Farbreak-tionen ist es unerläßlich, einen Kontrollversuch mit den Reagenzien allein anzustellen, da letztere unter Umständen für sich allein schon Fär-bungen geben.

---

[1]) Siehe unter „b"; ferner O. Schumm, Über den Nachweis von Blut und Blut-farbstoff in Sekreten und Exkreten. Berlin 1908.
[2]) O. Schumm, Zeitschr. f. physiol. Chemie 50, 374 [1907]. — Carlson, Zeitschr. f. physiol. Chemie 48, 69 [1906]. — O. Schumm, Die Untersuchung der Faeces auf Blut. Jena 1906.
[3]) O. u. R. Adler, Zeitschr. f. physiol. Chemie 41, 59 [1904].
[4]) E. Schlesinger u. F. Holst, Deutsche med. Wochenschr. 1906, Nr. 36.
[5]) O. Schumm, Über den Nachweis von Blut und Blutfarbstoff in Sekreten und Exkreten. Berlin 1908. S. 21 u. 22.

Quantitative Bestimmung von Hämatin.

Ein exaktes Verfahren ist nicht bekannt. Die Gewinnung des gesamten in den Faeces enthaltenen Hämatins in reiner oder nahezu reiner Form ist um so schwieriger, je geringer die vorhandenen Mengen Hämatin oder Blutfarbstoff sind.

1. Die vom Verfasser ausgeführten Versuche zur *spektrophotometrischen Bestimmung* ergeben, daß aus Faeces nur schwierig Lösungen herzustellen sind, die annähernd das gesamte Hämatin und gleichzeitig nur so kleine Mengen störender Farbstoffe enthalten, daß eine annähernd genaue Bestimmung durch spektrophotometrische Messung des im Rot liegenden Absorptionsstreifens möglich wäre. Z. B. macht schon ein geringer Gehalt der betreffenden Lösung an Chlorophyll eine derartige Messung illusorisch (vgl. Fig. 3). Chlorophyll findet sich in den Faeces aber ungemein häufig, keineswegs nur nach reichlichem Genuß grüner Gemüse. Immerhin wäre es möglich, bei Faeces, die nach geeigneter Probediät entleert werden, den Gehalt an Hämatin bzw. Blutfarbstoff durch spektrophotometrische Untersuchung eines sauren Auszugs annähernd zu schätzen, sofern die Faeces mindestens 1—2% Blut oder die entsprechende Menge Hämatin enthalten.

Ausführung. Man behandelt eine gewogene Menge der Faeces zunächst mit Alkohol und Äther in der unter „b" beschriebenen Weise, extrahiert sie quantitativ mit Eisessig, verdünnt diesen mit Äther und reinigt diese Flüssigkeit durch zweimaliges Waschen mit Wasser (siehe unter „b"). Die mit Äther auf ein bestimmtes Volumen verdünnte saure Lösung[1]) wird entweder spektrophotometrisch oder vergleichend spektroskopisch[2]) (durch Gleichstellung mit einer sauren ätherischen Hämatinlösung von bekanntem Gehalt) untersucht.

2. Eine *angenäherte Schätzung des Gehalts an Blutfarbstoff oder Hämatin* läßt sich (auch bei chlorophyllhaltigen Faeces) oft dadurch erreichen, daß man eine gewogene Menge in der unter „e" angegebenen Weise möglichst quantitativ verarbeitet, das Cyankaliumextrakt auf ein bestimmtes Volumen bringt, mit Schwefelammonium reduziert und die dabei im Grün auftretenden Absorptionsstreifen mit denjenigen einer entsprechend behandelten Hämatinlösung von bekanntem Gehalt vergleicht. Derartige vergleichende Bestimmungen ließen sich am einfachsten und sichersten mit dem neuen Gitterspektroskop[3]) mit horizontaler Spaltlage ausführen (siehe Fig. 8), wobei als Lichtquelle eine Nernstlampe diente.

Ausführung. Eine gewogene Menge der Faeces (ca. 20 g) wird in einer Porzellanreibschale mit etwa der sechsfachen Menge Alkohol-Äthermischung (gleiche Vol.) unter allmählichem Zusatz auf das feinste verrieben, filtriert und der Filterrückstand mit Äther ausgewaschen, bis das Filtrat nahezu farblos ist. Es wird nicht benutzt. Den Rückstand verreibt man in einer Porzellanreibschale mit etwa 20 ccm Eisessig und läßt die Mischung unter bisweiligem Umrühren wenigstens 10 Minuten stehen, mischt etwa 35 ccm Äther hinzu, filtriert und wäscht das Filter mit etwa 25 ccm Äther nach. Das Filtrat schüttelt man einmal mit dem halben Vol. Wasser aus, danach noch einmal mit $\frac{1}{3}$ Vol.

---

[1]) Sie enthält bei chlorophyllhaltigen Faeces meistens noch kleine Mengen Chlorophyll, die sich auch durch Ausschütteln der sauren Ätherlösung mit Petroläther nicht immer genügend entfernen ließen, so daß die Bestimmung nicht durchzuführen war.

[2]) Vgl. die darauf bezüglichen Angaben in der Beschreibung des zweiten Verfahrens.

[3]) O. Schumm, Zeitschr. f. physiol. Chemie **66**, 287 [1910].

Wasser und dampft die abgetrennte ätherische Flüssigkeit in einer halbkugeligen Porzellanschale (anfangs durch Hineinstellen in heißes Wasser, zuletzt auf dem siedenden Wasserbade) vollständig ein. Den noch warmen Rückstand übergießt man mit wenig Kalilauge (vgl. unter „e" S. 1216) und verteilt ihn darin durch Verreiben mit einem Pistill möglichst gleichmäßig, setzt ca. 10 ccm einer 30 proz. Lösung von reinem Cyankalium hinzu, verreibt damit gleichmäßig und läßt die Mischung unter öfterem Verrühren wenigstens 10 Minuten stehen. Sie wird in einem Meßzylinder mit Cyankaliumlösung auf ein bestimmtes Volumen (gewöhnlich 20 ccm) aufgefüllt und filtriert. Einen kleinen Teil der Lösung bringt man in ein Absorptionsgefäß von 10 bzw. 20 mm innerer Weite, überschichtet mit Äther, setzt tropfenweise Schwefelammonium (auf 5 ccm Lösung 5 bis 8 Tropfen) hinzu, mischt durch sanftes Umrühren mit einem Glasstabe und spektroskopiert. Erscheint gleich oder nach kurzer Zeit das Absorptionsspektrum des „Cyanhämochromogens" (siehe unter „e" S. 1216), so vergleicht man es mit dem Absorptionsspektrum einer Cyanhämochromogenlösung von bekanntem Gehalt (siehe Anmerkung 1 S. 1221). Wenn die Flüssigkeit dagegen zu dunkel gefärbt ist, so wiederholt man den Versuch mit einer weiteren Probe des Cyankaliumauszuges, verdünnt ihn aber zuvor mit dem

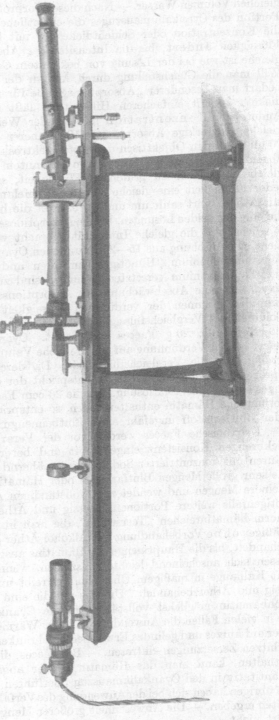

Fig. 8. Gitterspektroskop nach O. Schumm.

77*

gleichen Volumen Wasser. — Nach dieser Vorprobe führt man mit einer weiteren Portion des Cyankaliumauszuges die eigentliche Bestimmung aus, indem man die Konzentration oder Schichtdicke der mit Schwefelammonium versetzten Flüssigkeit ändert, bis die Intensität der Absorptionsstreifen möglichst die gleiche ist wie bei der Lösung von bekanntem Gehalt an Cyanhämochromogen. Will man die Gleichstellung durch Ändern der Schichtdicke herbeiführen, so bedarf man besonderer „Absorptionsgefäße für meßbar veränderliche Schichtdicke". — Mit einfacheren Hilfsmitteln läßt sich die Gleichstellung durch Ändern der Konzentration in folgender Weise erreichen: Man stellt zwei gleiche rechteckige Absorptionsgefäße (innerer Abstand der Wände 10 bzw. 20 mm) auf den Objekttisch des Gitterspektroskops, füllt in das eine Glas eine abgemessene Menge der Lösung von bekanntem Gehalt und in das andere die gleiche Menge der zu prüfenden Flüssigkeit, setzt möglichst gleichzeitig zu jeder Flüssigkeit eine gleiche Menge Schwefelammonium hinzu, überschichtet mit Äther, rührt sanft um und beobachtet die beiden Spektra. Man verdünnt die eine der beiden Lösungen, bis die Absorptionsstreifen in den beiden Spektren möglichst auf die gleiche Intensität gebracht worden sind. Zum Verdünnen dient eine Mischung aus 15—20 Raumteilen Cyankaliumlösung und 1 Raumteil Schwefelammonium. Unnötiges Umrühren und das Umfüllen der schon mit Schwefelammonium versetzten Lösungen sind zu vermeiden, da sonst infolge Oxydation eine Abschwächung der Absorptionsstreifen erfolgt. Zuletzt mißt man das Volumen der verdünnten Flüssigkeit und dividiert es durch das Volumen der Vergleichsflüssigkeit. Die Berechnung ist sehr einfach.

Beispiel: 20 g Faeces verarbeitet. Cyankaliumauszug = 20 ccm. Er liefert bei der Verdünnung auf das dreifache Volumen gleich starke Absorptionsstreifen wie die Vergleichsflüssigkeit. Da deren Hämatingehalt dem einer 1 proz. Blutlösung entspricht, so entspricht der des unverdünnten Faecesauszuges einer 3 proz. Blutlösung. Da die 20 ccm Faecesauszug das in 20 g Faeces vorhandene Hämatin enthalten sollen, so entspricht deren Gehalt an Hämatin oder Blutfarbstoff ungefähr einer Blutbeimengung von 3% Blut.

Diarrhöische Faeces werden vor der Verarbeitung zweckmäßig bis zur dickbreiigen Konsistenz eingedampft und bei reichlichem Gehalt an freien Säuren mit konzentrierter Sodalösung annähernd neutralisiert. — Von Faeces, die sehr große Mengen Blutfarbstoff oder Hämatin enthalten, verarbeitet man kleinere Mengen und wendet zum vollständigen Ausziehen des Blutfarbstoffes nötigenfalls weitere Portionen Eisessig und Äther an. Das gilt auch für die enorm hämatinreichen „Teerstühle", die man in gewissen Fällen wohl zweckmäßiger ohne Vorbehandlung mit Alkohol-Äther gleich mit Eisessig und Äther behandelt, bis die Hauptmenge des Hämatins ausgezogen ist. Die letzten Reste lassen sich anscheinend leichter ausziehen, wenn man die Masse kurze Zeit mit Kalilauge in mäßigem Überschuß verreibt und dann von neuem mit Eisessig und Äther behandelt. Um das auf die eine oder andere Weise erhaltene Rohhämatin möglichst vollständig in die Cyankaliumlösung zu überführen, ist in vielen Fällen die Anwendung gelinder Wärme erforderlich. Man muß sich aber auf kurzes und gelindes Erwärmen beschränken, da bei längerem, stärkerem Erhitzen Zersetzungen eintreten. — Bei Faeces, die größere Mengen von Seifen enthalten, kann man das Hämatin in der angegebenen Weise wohl nicht quantitativ in den Cyankaliumauszug überführen (siehe Anmerkung 2 und 3). Im übrigen haben sich bei der Anwendung des Verfahrens bislang keine Schwierigkeiten ergeben. — Die Anwesenheit größerer Mengen von Bismutverbindungen stört nicht.

Anmerkung 1. Als Vergleichsflüssigkeit kann man eine „Cyanhämatinlösung" benutzen, die folgendermaßen hergestellt wird. In einen Scheidetrichter füllt man 10 ccm Eisessig, danach genau 1 ccm Rinderblut (oder menschliches Blut) und läßt 10 Minuten stehen, setzt ca. 50 ccm Äther hinzu, schüttelt kräftig durch, gießt den Ätherauszug in ein Becherglas, schüttelt das Ungelöste (im Scheidetrichter) nochmals mit 15 ccm Äther und 1 ccm Eisessig durch und gießt den Ätherauszug ab. Die vereinigten Ätherauszüge werden im Scheidetrichter mit $^1/_3$ Vol. Wasser ausgeschüttelt, das Wasser abgetrennt und die ätherische Flüssigkeit noch einmal ebenso behandelt. Den abgetrennten Ätherauszug dampft man ein, verreibt den noch warmen Rückstand mit so viel Kalilauge, daß sie in geringem Überschuß vorhanden ist, bringt durch Zusatz von 30 proz. Cyankaliumlösung das noch Ungelöste möglichst vollständig in Lösung, füllt mit Cyankaliumlösung auf 100 ccm auf, mischt und filtriert. — Je nach Bedarf stellt man in entsprechender Weise konzentriertere Lösungen her.

Anmerkung 2. An Stelle der Cyankaliumlösung läßt sich bei manchen Faeces auch Pyridin oder Piperidin[1]) verwenden. — Das bei derartigen Extrakten nach Zusatz von Schwefelammonium auftretende Spektrum ähnelt mehr dem des gewöhnlichen, aus alkalischer Hämatinlösung durch Zusatz von Schwefelammonium oder Hydrazinhydrat gewonnenen Hämochromogens (vgl. Fig. 6, oberes Spektrum). In zwei Fällen ließ sich indessen das Hämatin durch Pyridin nicht so vollständig gewinnen wie durch Cyankaliumlösung. Ferner erzielte ich in einigen Fällen keine glatte Überführung des Hämatins in das „Pyridinhämochromogen"; vielmehr entstand anscheinend nur ein (durch ein dreistreifiges Spektrum gekennzeichnetes) Übergangsprodukt. Durch Anwendung von Hydrazinhydrat wurde in diesen Fällen auch kein besseres Ergebnis erzielt.

Anmerkung 3. Bei Faeces, die neben größeren Mengen von Seifen nur kleine Mengen von Hämatin enthielten, habe ich neuerdings sehr zuverlässige Werte erhalten, wenn ich den Verdampfungsrückstand des sauren (gewaschenen) Ätherauszugs mit warmem Piperidin auszog. Namentlich der erste im Grün (auf etwa $\mu\mu$ 557) liegende Absorptionsstreifen des „Piperidinhämochromogens" trat scharf hervor. — Die als Vergleichsflüssigkeit erforderliche „Piperidinhämochromogenlösung" von bekanntem Gehalt stellt man sich in der in Anmerkung 1 beschriebenen Weise her, mit dem Unterschiede, daß man den Verdampfungsrückstand der sauren ätherischen Hämatinlösung in Piperidin löst.

3. Bei reichlicheren Beimengungen von Blut oder Hämatin ließe sich dessen Menge auch wohl *durch Bestimmung des* darin enthaltenen *Hämatineisens* ermitteln. Vorbedingung dazu wäre, das Hämatin möglichst quantitativ und rein abzuscheiden. Hierzu dürfte sich wohl am ehesten das oben beschriebene Verfahren eignen. Das in der dort angegebenen Weise gewonnene (durch wiederholtes Aufschütteln mit Wasser sorgfältig gereinigte) saure Ätherextrakt gießt man in ein Becherglas und läßt es darin einige Zeit stehen, damit die Wassertropfen sich am Glase ansetzen, filtriert durch ein trockenes Filter, verdunstet den Äther und bestimmt im Rückstand das Eisen[2]).

Zahlenmäßige Angaben über die Größe des Fehlers bei diesem Verfahren liegen bislang nicht vor.

41.

Konkremente.

Die mit den Faeces ausgeschiedenen Konkremente sind entweder Darm-konkremente oder Gallensteine oder Pankreassteine. Unter den Darmkonkrementen kann man zwei Arten unterscheiden, solche, die ganz oder nahezu aus mineralischen Stoffen bestehen (mineralische Darmsteine), und andere, die in der Hauptsache aus alten eingetrockneten Kotteilen bestehen (Kotsteine). Zwischen beiden Gruppen stehen solche Konkremente, die außer organischen Bestandteilen eine bedeutende Menge anorganischer Salze enthalten.

---

[1]) Wegen des „Piperidinhämochromogen" vgl. W. Dilling, Atlas der Hämochromogene. Stuttgart 1910.
[2]) Vgl. den Abschnitt „Harn".

Kleine derartige Konkremente, die gleichzeitig in größerer Zahl ausgeschieden werden, nennt man Darmgries.

Bei Tieren kommen analoge Konkrementbildungen vor und außerdem noch kugelförmige, hauptsächlich aus verschluckten Haaren entstandene Gebilde, die sog. Haarkugeln. Die Bildung von Darmkonkrementen ist gelegentlich auch durch eingenommene Arzneimittel (z. B. Magnesiumcarbonat, Natriumbicarbonat, Salol, Myrrhentinktur), durch Trinken von Schellacktinktur u. a. veranlaßt worden.

Charakteristische Bestandteile sind in den Pankreassteinen bislang nicht gefunden worden, während sich die Gallensteine durch ihren Gehalt an Cholesterin oder Bilirubinkalk (bzw. beides) leicht als solche identifizieren lassen[1]).

Die anorganischen Bestandteile der Darmkonkremente sind Ammoniummagnesiumphosphat, Magnesiumphosphat, Calciumphosphat, Calciumcarbonat, auch wohl Kieselsäure. Durchweg scheint der Gehalt an Ammoniummagnesiumphosphat zu überwiegen[2]). Bei Menschen, deren Nahrung zu einem bedeutenden Teile aus Brot und Haferkleie besteht, kommt es nicht selten zur Entstehung von Konkrementen, die nach Hammarsten[3]) aus 70% Calcium- und Magnesiumphosphat, 15—18% Haferkleie und etwa 10% Seifen und Fett bestehen.

Verhältnismäßig häufig kommen bei mit Kleie gefütterten Pferden Darmkonkremente vor, die sehr hart sind, bis zu 8 kg schwer werden und zum größten Teile aus konzentrischen Schichten von Ammoniummagnesiumphosphat bestehen.

Die unter dem Namen „orientalische Bezoarsteine" bekannten Darmkonkremente stammen wahrscheinlich von Capra Aegagrus und Antilope Dorcas. Man unterscheidet „echte" und „unechte" Bezoarsteine. Erstere sind olivgrün, schwach glänzend, konzentrisch geschichtet und schmelzen beim Erhitzen unter Entwicklung aromatischer Dämpfe. Ihre Hauptbestandteile sind die der Cholsäure verwandte Lithofellinsäure[4]) und die Lithobilinsäure. Die unechten Bezoarsteine sind fast schwarzbraun oder schwarzgrün, stark glänzend, konzentrisch geschichtet, schmelzen aber beim Erhitzen nicht. Ihr Hauptbestandteil ist die Ellagsäure, schmelzen aber beim Erhitzen nicht. Letztere ist ein Derivat der Gallussäure, und zwar nach Graebe das Dilacton der Hexaoxybiphenylcarbonsäure[5]). Sie gibt mit einer Lösung von Eisenchlorid in Alkohol eine tiefblaue Farbe.

Die Ambra gilt als ein Darmkonkrement des Pottwals. Ihr Hauptbestandteil ist das chemisch nicht genauer erforschte „Ambrain", eine in Wasser unlösliche, in Alkohol, Äther und Ölen lösliche Substanz, die durch siedende Kalilauge nicht angegriffen wird[6]).

Qualitative Analyse.

Man reinigt das betreffende Konkrement möglichst gründlich (wenn es fest genug ist, mit heißem Wasser), trocknet es ab, zerreibt es zu feinem Pulver und zieht dieses mit mehreren Portionen eines Gemisches aus gleichen Teilen

---

[1]) Gallensteine enthalten nicht selten kleine Mengen Kupfer.
[2]) K. Mörner, Zeitschr. f. physiol. Chemie **22**, 522 [1896/97].
[3]) Hammarsten, Lehrb. d. physiol. Chemie **1910**, 496.
[4]) E. Jünger u. A. Klages, Berichte d. Deutsch. chem. Gesellschaft **28**, 3045 [1895]. — Hammarsten, Lehrb. d. physiol. Chemie **1910**.
[5]) Graebe, Berichte d. Deutsch. chem. Gesellschaft **36** [1903], zit. nach Hammarsten.
[6]) Zit. nach Hammarsten, Lehrb. d. physiol. Chemie **1910**.

Alkohol und Äther erschöpfend aus. Die filtrierten Auszüge hinterlassen beim Eindampfen das etwa vorhandene Cholesterin, zu dessen Nachweis man die im Kapitel „Cholesterin und Koprosterin" angegebenen Reaktionen benutzt. Den Rückstand zieht man mit Salzsäure aus und wäscht das Filter mit Wasser nach. Etwa vorhandener Gallenfarbstoff und gewisse andere organische Stoffe bleiben größtenteils auf dem Filter. Das Filtrat wird auf dem Wasserbade eingedampft, der Rückstand in Wasser unter Zusatz von wenig Salzsäure gelöst und die Lösung auf die einzelnen anorganischen Bestandteile geprüft[1]). Den Filterrückstand zieht man entweder mit schwach alkalisiertem Wasser aus und prüft das Filtrat mit den Gallenfarbstoffproben[2]) oder man trocknet ihn, zieht ihn mit heißem Chloroform aus, verdunstet das Chloroform und prüft den Rückstand mit den Gallenfarbstoffproben.

Für die Untersuchung der Konkremente auf die etwaigen organischen Bestandteile lassen sich allgemein gültige Vorschriften nicht geben.

42.
Meconium.

Das Meconium[3]) (Kindspech) ist eine zähbreiige, grünbraune bis grünschwarze, in ihrer Konsistenz an angewärmtes Pech erinnernde, wenig riechende Masse von (durchweg) schwach saurer Reaktion, die reichlich mit mikroskopischen Cholesterinkrystallen, Fettkörnchen und grüngefärbten Epithelzellen und Zelldetritus durchsetzt ist[4]). Es enthält Bilirubin, aber kein Urobilin. Die Abwesenheit von Urobilin, sowie Indol und Phenol[5]) gilt als Beweis für das Fehlen von Fäulnisvorgängen im Meconium. — Man hat im Meconium ferner Biliverdin, Gallensäuren (auch unzersetzte Taurocholsäure), Mucin, Fett, Seifen, Harnsäure[6]) und die gewöhnlichen Mineralbestandteile gefunden. Zur Identifizierung des Meconiums läßt sich außer der mikroskopischen Prüfung der chemische Nachweis von Bilirubin und Cholesterin mit heranziehen. Beide Stoffe lassen sich in dem durch Auskochen des Meconiums mit Chloroform gewonnenen Extrakte durch chemische Reaktionen nachweisen. — Der Gehalt des Meconiums an Trockensubstanz betrug in den beiden von Zweifel untersuchten Fällen rund 20%, der Gehalt an Asche 0,87—1,24%. Fr. Müller fand in der Trockensubstanz 6,20% Asche. Den Gehalt des Meconiums an Trockensubstanz fand Verfasser[7]) im Durchschnitt zu 20,4%, den Gehalt an Asche zu 1,06% (= 5,19% der Trockensubstanz), den Gehalt an Gesamtstickstoff zu 1,5%. Die Trockensubstanz des Meconiums enthält nach Voit 15,5% Ätherextrakt und davon 7,26% Cholesterin[8]), nach Zweifel 3,98%

---

[1]) Das geschieht in der gleichen Weise wie bei dem Nachweis und der Bestimmung der anorganischen Bestandteile in den Harnsteinen (vgl. den Abschnitt „Harn" S. 954 u. 955).

[2]) Siehe „Bilirubin" (und „Biliverdin") S. 950—952.

[3]) Angaben über den Gehalt des Meconiums an den einzelnen Hauptbestandteilen finden sich schon in den früheren Kapiteln. Hier wird nochmals zusammenfassend über die allgemeine Beschaffenheit des Meconiums berichtet.

[4]) Zweifel, Untersuchungen über das Meconium. Archiv f. Gynäkol. 7, 475 [1875].

[5]) Senator, Zeitschr. f. physiol. Chemie 4, 1 [1880]. — Baginsky, Archiv f. Physiol. 1883, Supplementband, S. 48.

[6]) Weintraud, Verhandl. d. XIV. Kongresses f. inn. Medizin 1896.

[7]) Bislang nicht veröffentlichte Untersuchungen.

[8]) Zit. nach Fr. Müller, Zeitschr. f. Biol. 20 [1884].

Cholesterin und 3,86% Fett (= 0,797% Cholesterin und 0,772% Fett im frischen Meconium). Verf. fand im Durchschnitt den Gehalt des frischen Meconiums an Fett und Fettsäuren zu 1,4%, den Gehalt an cholesterin-artigen Stoffen zu 0,75%. — In der Trockensubstanz des Pferdemeconiums fand Fr. Müller 15,27% Ätherextrakt, davon entfielen auf das Neutralfett und cholesterinartige Stoffe 6,17%. — Phosphatide hat Zweifel nicht gefunden. Die Asche des Meconiums enthält neben Erdphosphaten und Spuren von Eisen reichlich Alkalien, die zum größeren Teile an Schwefelsäure, zum kleineren an Chlor gebunden sind (Zweifel, Fr. Müller). — Die Untersuchung des Meconiums erfolgt im allgemeinen nach den für die Faeces angegebenen Me-thoden. Für den Nachweis von Gallensäure und Cholesterin kann man den alkoholischen Auszug benutzen. Er wird nach Thierfelder[1]) mit Natrium-carbonat zur Trockne verdampft und der Rückstand nacheinander mit Äther und Alkohol ausgezogen. Beide Auszüge werden verdunstet. Den Rückstand des Ätherauszuges prüft man auf Cholesterin, den des Alkoholauszugs mit Pettenkofers Reaktion auf Gallensäuren.

---

[1]) Thierfelder, Hoppe-Seylers Handbuch. 8. Aufl. **1909**.

Klinische Untersuchungsmethoden der Faeces.

Von

A. Albu-Berlin.

Einleitung.

Zweck und Ziel der klinischen Faecesuntersuchung.

Noch vor einem Menschenalter hat die Kotuntersuchung eine geringe Würdigung in der klinischen Diagnostik gefunden, und noch heute gibt es nicht wenig Ärzte, welche der Meinung sind, daß den Faeces im allgemeinen eine so geringe Bedeutung für die Analyse der Krankheitsbilder zukomme, daß sie schlechthin vernachlässigt werden können. Einen großen Teil der Schuld an dieser rückständigen Anschauung trägt noch die weit verbreitete ästhetische Scheu vor der Beschäftigung mit dieser Materie. Je gründlicher aber jemand sich dem Studium derselben gewidmet hat, um so mehr weiß er den Wert der Faecesuntersuchung für eine systematische Krankenbeobachtung zu schätzen. Es soll freilich nicht geleugnet werden, daß auch die genaueste Kotuntersuchung zuweilen gar keinen Anhaltspunkt für die Beurteilung der jeweilig vorliegenden Erkrankung liefert. Aber dieses häufige Versagen einer Untersuchungsmethodik darf nicht zu einer völligen Verneinung ihres Wertes führen, da den negativen Ergebnissen weit zahlreichere positive gegenüberstehen, in denen die Resultate der Faecesanalyse nicht nur einen wertvollen Beitrag zur Erkennung des Krankheitszustandes, sondern zuweilen überhaupt erst den Schlüssel zum Verständnis des ganzen Krankheitsbildes liefern. Die Bedeutung einer systematischen Faecesuntersuchung geht heute sogar schon erheblich über den Kreis der Darmerkrankungen hinaus. Denn auch für manche andere Organerkrankungen und auch Allgemeinleiden finden wir in der abnormen Zusammensetzung der Faeces oder abnormen Bestandteilen derselben charakteristische, pathognomonische Kennzeichen. Einige besonders sinnfällige Beispiele mögen das illustrieren: Als Ursache schwerer chronischer Anämien, deren Wesen oft lange Zeit unerkannt bleibt, deckt zuweilen erst die mikroskopische Faecesuntersuchung die Eier von Bothriocephalus latus oder Anchylostomum duodenale auf; besonders fettreiche Darmentleerungen sind zuweilen ein Hinweis auf eine Pankreaserkrankung; chemischer Blutnachweis im Kot verrät zuweilen eine latente Magenblutung, und die Auffindung von unverdautem Bindegewebe in den Faeces lenkt die Aufmerksamkeit auf eine Erkrankung des Magens; der Nachweis von Eiter im Stuhlgang führt zur Erkennung der Existenz eines in der Bauchhöhle gelegenen und in den Darm durchgebrochenen Abscesses; nicht selten hat sich ein unklares schweres Krankheitsbild, das mit hohem Fieber und großer Kräfteprostration einhergeht, durch die bakteriologische Untersuchung der Faeces als ein Typhus abdominalis entpuppt u. dgl. m.

Als eine unerschöpfliche Fundgrube hat sich die methodische Kotuntersuchung aber vor allem erwiesen für die Diagnostik der Darmerkrankungen. Schon die makroskopische Betrachtung liefert durch den Nachweis von Blut, Schleim, Eiter, ja selbst durch Veränderungen der Konsistenz, der Farbe, der Reaktion oder durch die Beobachtung von Fremdkörpern und unausgenutzten grobfetzigen Nahrungsresten oft außerordentlich wertvolle Hinweise auf den Sitz und die Natur der Erkrankung. Die hierdurch entstandene Vermutung bestätigt oft die mikroskopische Untersuchung oder sie schafft ihrerseits erst sichere Anhaltspunkte für den Ursprung der pathologischen Abscheidungen; die bakteriologische Untersuchung andererseits stellt oft einzig und allein die Ursache der Erkrankung fest (Cholera, Dysenterie und dergleichen mehr). Mannigfache Darmerkrankungen, die sich durch Inspektion oder Palpation nicht erkennen lassen, werden mit großer Sicherheit durch die makro- und mikroskopische Faecesuntersuchung nachgewiesen (Dünndarmkatarrhe, hochsitzende Dickdarmgeschwüre u. a. m.). Der chemische Nachweis von Hämatin im Kot entscheidet zuweilen den Verdacht auf eine Geschwürsbildung im Zwölffingerdarm; die Ausscheidung von unverändertem Bilirubin zeigt, insbesondere in Verbindung mit anderen Befunden der Faecesanalyse, eine Störung der Dünndarmfunktion an; nach anderer Richtung hin ist der Nachweis abnorm starker Gärung des Kotes von ausschlaggebender Bedeutung für Natur und Sitz der Darmerkrankung u. dgl. m.

In der modernen Klinik ist deshalb die systematische Faecesanalyse ein integrierender und vollwertiger Bestandteil der Krankenuntersuchung geworden. Sie ist ein wichtiges diagnostisches Hilfsmittel nicht nur für Erkrankungen des Darmes und des Verdauungskanales überhaupt, auch der zugehörigen großen Drüsen desselben, sondern nicht selten auch für Krankheiten des Gesamtorganismus, des Blutes und des Stoffwechsels. Da die klinische Faecesuntersuchung durchaus noch nicht vollständig ausgebildet ist, ja sicherlich sich noch nicht einmal auf der Höhe ihrer Entwicklung befindet, so sind von der intensiveren Anwendung dieser Untersuchungsmethodik noch viele wertvolle Aufschlüsse zu erwarten für die gesamte Pathologie, insbesondere aber für die Pathogenese der noch vielfach unaufgeklärten verschiedenartigen Störungen der Darmfunktionen, so z. B. über den jeweiligen Anteil der Motilitäts-, Resorptions- und Sekretionsstörungen des Darmes, der Leber, des Pankreas, des Magens bei den verschiedenen Formen der Diarrhöe und der Verstopfung.

Ein zweites ebenso wichtiges Arbeitsfeld bildet die Faecesuntersuchung in der Methodik systematischer Stoffwechseluntersuchungen. Früher von manchen Autoren grundsätzlich, aber auch jetzt noch zuweilen vernachlässigt bei der experimentellen Feststellung der Stoffwechselbilanz, bietet doch erst ihre vollständige Berücksichtigung ein erschöpfendes, der Wirklichkeit genau entsprechendes Bild von dem Umfang des Stoffwechsels bzw. seiner Störungen. Das gilt sowohl in bezug auf die Bilanz der organischen wie der anorganischen Bestandteile der Nahrung. In jedem exakten Stoffwechselversuch ist deshalb neben die Harnanalyse auch eine genaue quantitative Faecesuntersuchung zu setzen. Die Mühen derselben werden durch die größere Sicherheit und Genauigkeit der Resultate reichlich belohnt.

I. Die Gewinnung des Materials.

Die spontan entleerten Darmdejekte geben in einer großen Reihe von Fällen hinreichenden Aufschluß über die Abnormitäten derselben, d. h. so wie die Faeces entleert werden, enthalten sie bereits solche durch makro- oder mikroskopische oder bakteriologische oder chemische Untersuchungen feststellbare charakteristische Veränderungen, welche von diagnostischer Bedeutung sind. Gar nicht selten kommen die Krankheitsprozesse des Darmes und des Verdauungstraktus überhaupt in grob sinnfälligen Veränderungen der Darmentleerungen zum Ausdruck: Veränderungen der Form, Konsistenz und Farbe, des Geruches oder der Reaktion, ferner Beimengungen leicht erkennbarer pathologischer Substanzen wie Blut, Schleim, Eiter oder fremdartiger Bestandteile (Fleisch- oder Bindegewebsreste, Bandwurmglieder, Parasiteneier, Konkremente u. dgl. m.). Oft kommt gerade nur der unbeeinflußten Stuhlentleerung eine pathognomonische Bedeutung zu, so z. B. der Beimischung grobfetziger Schleimmassen (Dickdarmkatarrh) oder den wie rot gefärbter Sago ausschauenden blutigen „Spritzern" (Rectumcarcinom) oder den tonfarbigen, lehmartigen Entleerungen beim Galleabschluß u. dgl. m. Deshalb erfordert die klinische Diagnostik in erster Reihe die genaue Beobachtung und Untersuchung der spontanen Darmentleerung. In nicht seltenen Fällen bedarf der kranke Darm erst des starken Reizes einer gewöhnlichen Nahrung, um charakteristische pathognomonische Produkte abzuscheiden!

Andererseits wird die Deutung der Ausscheidungen nicht selten erschwert durch die Beimengung von allerlei schlecht verdauten Nahrungsresten, deren Anwesenheit oft ein zu buntes Bild bietet, um das Wesentliche vom Unwesentlichen darin unterscheiden zu können. Schon beim Gesunden üben Quantität und Qualität der Nahrung einen ungemein großen Einfluß auf die Zusammensetzung des makro- und mikroskopischen Faecesbildes aus. Oftmals findet man schon mit bloßem Auge erkennbare große Reste schwer verdaulicher Nahrungsmittel, besonders von den cellulosereichen Vegetabilien (rohes Obst u. dgl.), aber auch von animalischen Nahrungsmitteln, z. B. rohem Schinken und Hackfleisch, wenn sie in größeren Mengen oder in ungenügender Zerkleinerung genossen worden sind. Vom funktionell insuffizienten Verdauungstraktus werden solche Nahrungsmittel naturgemäß leicht in größerer Menge, ja selbst fast noch ganz unverarbeitet zuweilen ausgeschieden. Ein getreues Bild von der Leistungsfähigkeit des Darmes kann man deshalb in vielen Fällen nur durch Darreichung einer leicht verdaulichen Nahrung, welche auch vom kranken Darm bewältigt wird, erhalten. In welcher Weise die Nahrung in solchen Fällen zweckmäßig zusammenzusetzen ist, dazu bedarf es keiner detaillierter Angaben; im allgemeinen soll eine solche Probekost nicht zu massig, vor allem schlackenarm sein und die hauptsächlichsten Nährstoffe in leicht verdaulicher Form und Zubereitung enthalten. Dann gestattet ein Vergleich der Darmentleerungen mit der Zusammensetzung der aufgenommenen Nahrung viel leichter ein Urteil über den Umfang der Ausnutzungsfähigkeit des Darmes für die einzelnen Nahrungsmittel, als es bei gemischter, oft unkontrollierbarer Nahrungszusammensetzung möglich ist.

Eine solche systematische Probekost ist zuerst für Stoffwechselversuche an Hunden von Prausnitz[1]) angegeben worden, der als Voraussetzung für

---

[1]) W. Prausnitz, Zeitschr. f. Biol. **35** [1897].

das Studium der Ausnutzung der Nahrungsmittel im Darm eine einheitliche Zusammensetzung des Kotes, einen sogenannten Normalkot, forderte. Zur Gewinnung eines solchen empfahl er die Verabreichung einer leicht verdaulichen Kost von beliebiger Zusammensetzung. Diesen Gedanken von Prausnitz haben Ad. Schmidt und Strasburger[1]) für die menschliche Pathologie in erfolgreicher Weise fruchtbar zu machen gewußt. Sie haben für die Dauer der Untersuchung (2—3 Tage) eine gleichmäßige Probediät empfohlen, welche eine leicht übersehbare Kotzusammensetzung liefert. Auf die vielfach erhobenen Einwendungen hin, daß die von ihm angegebene Probediät zu kompliziert sei, um in der Praxis sich ohne Schwierigkeit ausführen zu lassen, hat Schmidt[2]) sie mehrfach so vereinfacht, daß sie selbst einer ambulanten Anwendung zugängig gemacht worden ist. Nach seinen letzten Vorschriften[3]) soll sich die Probediät in folgender Weise zusammensetzen:

Morgens: 0,5 l Milch, dazu 50 g Zwieback.

Vormittags: 0,5 l Haferschleim (aus 40 g Hafergrütze, 10 g Butter, 200 g Milch, 300 g Wasser und einem Ei bereitet).

Mittags: 125 g gehacktes Rindfleisch, mit 20 g Butter leicht überbraten, so daß es inwendig noch roh bleibt. Dazu 250 g Kartoffelbrei (aus 190 g gemahlenen Kartoffeln, 100 g Milch und 10 g Butter bereitet).

Nachmittags: wie morgens.

Abends: wie vormittags.

Schmidt hat später selbst zugestanden, daß eine methodische Stuhluntersuchung durchaus nicht an dieses Schema der Nahrungszusammensetzung gebunden ist. Man kann sie in der Tat je nach den Bedürfnissen des Krankheitsfalles oder den individuellen Wünschen der Patienten in sehr mannigfacher Weise variieren, zahlreiche andere leicht verdauliche Nahrungsmittel einführen, so z. B. die Milch durch Kakao, die Zwieback durch Weißbrot, den Haferschleim durch Reis, Gries, Sago u. dgl. ersetzen, neben dem halb durchgebratenen Fleisch gelegentlich auch andere leicht verdauliche, fettarme Fleischoder Fischnahrung, am zweckmäßigsten fein gewiegt, gewähren, unter Umständen auch leichte Mehlspeisen, wie Mondaminpudding u. dgl. Hier kann und muß man von Fall zu Fall variieren, unter Berücksichtigung des individuellen Geschmacks und Appetits, der Stuhlgangsverhältnisse und namentlich der voraussichtlichen Natur der zu prüfenden Darmerkrankung.

Der erheblichste Fortschritt, welcher durch die Einführung einer Probediät erreicht worden ist, besteht meines Erachtens in der erheblichen Erleichterung der Übersicht und der Deutung des makro- und mikroskopischen Stuhlbildes. Das ist gerade für die Praxis ein außerordentlicher Gewinn! Wer einen solchen „Normalkot" nach Probekost kennt, wird auch die pathologischen Veränderungen desselben leicht erkennen, die abnormen Bestandteile unschwer herausfinden und vollends im mikroskopischen Bilde die qualitativen und quantitativen Abweichungen vom Normalkot sicherer zu beurteilen vermögen, als es selbst dem Erfahrenen oft in dem „Zufallskot" einer freigewählten Kost möglich ist. Bei voller Anerkennung dieser Bedeutung der von Schmidt eingeführten prinzipiellen Neuerung in der Methodik der Faecesuntersuchung, durch die sich Schmidt ein dauerndes Verdienst erworben hat, muß ich aber

---

[1]) Ad. Schmidt u. J. Strasburger, Berl. klin. Wochenschr. 1898, Nr. 41.
[2]) Ad. Schmidt, Deutsches Archiv f. klin. Medizin 61 [1898]; 65 [1899].
[3]) Ad. Schmidt, Die Funktionsprüfung des Darmes usw. 2. Aufl. Wiesbaden 1908; vgl. auch Schmidt u. Strasburger, Die Faeces des Menschen usw. 3. Aufl. Berlin 1910.

doch hinsichtlich des wissenschaftlichen Wertes der Probediät nach noch reicheren Erfahrungen das wiederholen, was ich bereits vor mehreren Jahren ausgesprochen habe[1]), daß die Probediät uns eine wesentliche Erweiterung und Vertiefung unserer diagnostischen Kenntnisse auf dem Gebiete der Darmerkrankungen nicht gebracht hat.

Eine gewisse Überschätzung des Wertes der Probekost für die Faecesuntersuchung bzw. für die Diagnostik der Darmkrankheiten ist aber nicht nur für diese Kost als Ganzes zu verzeichnen, sondern auch insbesondere gerade für denjenigen Bestandteil derselben, auf welchen Schmidt das größte Gewicht gelegt hat: das rohe Fleisch. Aus dem Wiedererscheinen des Fleischbindegewebes in den Faeces hat Schmidt die Schlußfolgerung auf eine Insuffizienz der Magenverdauung (Salzsäuremangel) gemacht, von der Annahme ausgehend, daß Fibrin ausschließlich im Magen gelöst wird. Er hat sogar daraufhin die diagnostische Magenaushebung durch die Faecesuntersuchung ersetzen wollen. Inzwischen ist aber allseitig festgestellt worden [vgl. z. B. J. Lewinski[2])], daß sich unzureichende Bindegewebsverdauung in den Faeces auch bei reichlicher Salzsäureanwesenheit im Magensaft zuweilen nachweisen läßt, andererseits nicht selten vollkommene Fibrinverdauung trotz mangelnder Magensalzsäure vorkommt. Es ist meines Erachtens auch durchaus nicht gerechtfertigt, jede Diarrhöe als eine „gastrogene" anzusprechen, sobald sich unverdautes Bindegewebe in den Faeces nachweisen läßt oder sogar nur Diarrhöen mit einer Anacidität des Magensaftes sich kombinieren.

Diese Einwände können aber den praktischen Wert einer methodischen Faecesuntersuchung, wie sie Schmidt zuerst gefordert und jetzt auch fast allgemein durchgesetzt hat, nicht wesentlich beeinträchtigen. Der Fortschritt dieser Methode liegt eben darin, daß sie durch Vergleich des Kotes mit einer in seiner Zusammensetzung genau bekannten Nahrung einen sicheren Maßstab für die Beurteilung dessen liefert, was in dem Stuhlbilde qualitativ oder quantitativ abnorm ist.

Das ergibt sich schon daraus, daß der Kot nach einer einheitlich zusammengesetzten, über mehrere Tage gleichmäßigen, leicht verdaulichen, schlackenarmen Kost ein schon makroskopisch außerordentlich charakteristisches Aussehen gewinnt: gleichmäßige Konsistenz und Färbung in allen seinen Teilen. Bei intakter Funktion des Darmtraktus erscheint er in weich gebundener Form von hellbrauner Farbe bei Milchdarreichung, schokoladenfarben bei Kakaokost. Gerade wegen dieser charakteristischen Färbungen erscheint es selten notwendig, den der Probekost entsprechenden Kot noch besonders abzugrenzen durch Carmin (0,3 g in einer Oblate bei Beginn und am Ende der Untersuchung) oder andere Farbstoffe, welche leicht in die Faeces übergehen. Wenn, wie es bei chronischer Verstopfung nicht selten vorkommt, die spontane Entleerung des Probekots sich verzögert oder ganz ausbleibt, so ist man gezwungen, ihn am 2. oder 3. Untersuchungstage mittels eines nicht zu umfangreichen Wassereinlaufes (höchstens $1/2$ Liter) zu erwirken.

Als unumgänglich notwendig erweist sich eine scharfe Abgrenzung des Kotes bei exakten Stoffwechseluntersuchungen, in denen auch die quantitative Stickstoffausscheidung in den Faeces u. dgl. Berücksichtigung finden sollen. Auch hier ergibt sich die Abgrenzung oft von selbst durch die Art der Nahrung, kann aber in jedem Fall noch deutlicher gemacht werden durch Verabreichung von Carmin, Kohle, Preiselbeeren u. dgl., so daß selbst inner-

---

[1]) A. Albu, Zeitschr. f. klin. Medizin 52 [1904]; Archiv f. Verdauungskrankh. 10 [1904].
[2]) J. Lewinski, Münch. med. Wochenschr. 1907, Nr. 9.

halb einer auf einmal entleerten größeren Kotmasse die zur Versuchsperiode gehörigen Teile derselben mit Leichtigkeit abgetrennt werden können.

Besondere Diätvorschriften sind in neuerer Zeit zur Erzielung eines für die Untersuchung geeigneten Kotes verschiedentlich bei Verdacht auf Pankreaserkrankung empfohlen worden und zwar sowohl für den leichteren und sicheren Nachweis von Nahrungsresorptionsstörungen: unzureichender Fleisch- und Fettverdauung (Kreatorrhöe und Steatorrhöe) als auch für die quantitative Bestimmung des tryptischen und diastatischen Fermentes in den Faeces. In vorgeschrittenen Fällen mit stark ausgesprochener Störung der digestiven Pankreasfunktionen bedarf es solcher besonderen Maßnahmen nicht, weil da schon der spontane Stuhl bei gewöhnlicher gemischter Kost charakteristische Anomalien liefert; aber in weniger klaren Fällen vermögen sie die Diagnose wohl zu erleichtern und zu stützen. Zur deutlichen Kennzeichnung solcher Nahrungsresorptionsstörungen eignen sich am meisten die Vorschriften von Ehrmann[1]): eine kleine Menge, etwa 100 g gebratenen Rindfleisches mit einer möglichst großen Fettmenge, ungefähr 100 g Butter, zu verbinden. Die Verwendung der letzteren haben v. Noorden und sein Schüler H. Salomon[2]), in Form einer Hafermehlsuppe empfohlen, welche 200 g Hafermehl und 250 g Butter in 1 l Wasser gekocht enthalten soll, im Laufe eines Tages zu verzehren. Denselben Zweck der Fettanreicherung der Faeces erzielt man in solchen Fällen übrigens auch durch $1/2$—1 l Sahne, und derartige Ernährungseinflüsse machen sich auch bei solchen Fettstühlen geltend, welche nicht durch Pankreasinsuffizienz bedingt sind, sondern durch Abschluß der Galle vom Darm. Wo es sich um vermutliche pankreatogene Fettdiarrhöen handelt, da gibt nicht die Belastungsprobe mit Fett den Ausschlag für die Diagnose, sondern diejenige mit Fleisch, insofern auch die kleinsten Mengen desselben bei starker digestiver Funktionsstörung des Pankreas ganz oder teilweise unverdaut im Kot wiedererscheinen, erkenntlich an den wenig oder gar nicht veränderten Muskelfibrillen.

Für den Nachweis des tryptischen Fermentes hat sich eine fettfreie oder möglichst fettarme Kost am zweckmäßigsten erwiesen, namentlich bei Verwendung des Plattenverfahrens von Müller und Schlecht, da größerer Fettgehalt des Kotes die Proteolyse auf der Serumplatte abschwächt oder gar hintenanhält. Es ist deshalb[3]) eine Probemahlzeit, bestehend aus 150 g Fleisch und 150 g Kartoffelbrei, als Material für die Kotuntersuchung empfohlen worden. Wohlgemuth[4]) andererseits befürwortete für die quantitative Bestimmung des diastatischen Fermentes eine möglichst kohlehydratarme zweitägige Probekost. Von großer Bedeutung sind diese diätetischen Vorbereitungen für die Fermentuntersuchungen der Faeces nicht. Wichtiger ist die Anreicherung mit Fermenten durch vorhergehende Verabreichung von Abführmitteln (Kalomel, Purgen, Rhabarber u. dgl.), von denen nach Urys[5]) Untersuchungen einzelne wenigstens eine starke Steigerung der Sekretion der Darmschleimhaut erzeugen mit gleichzeitiger Vermehrung der Fermentabscheidungen. Der dadurch gewonnene dünnflüssige Stuhl eignet sich auch besser für diese Untersuchungszwecke.

---

[1]) R. Ehrmann, Zeitschr. f. klin. Medizin 69 [1909].
[2]) H. Salomon, Wiener klin. Wochenschr. 1908, Nr. 14.
[3]) E. Müller u. H. Schlecht, Med. Klin. 1909, Nr. 16/17.
[4]) J. Wohlgemuth, Berl. klin. Wochenschr. 1900, Nr. 3.
[5]) H. Ury, Biochem. Zeitschr. 23 [1909].

II. Die Bearbeitung der Faeces.

Nur in seltenen Fällen, namentlich nur bei dünnflüssigen Entleerungen bietet sich der Kot zur Untersuchung in einer Form dar, welche keiner weiteren Bearbeitung bedarf. Meist ist indes eine mehr oder minder starke Verdünnung desselben notwendig, um einen Überblick über seine Zusammensetzung zu gewinnen. Bei festem Kot muß der Verdünnung eine Zerkleinerung und Verreibung vorangehen, welche am zweckmäßigsten in einem Porzellanmörser unter Wasserzusatz vorgenommen wird. Diese Verreibung ist der wichtigste Teil in der Zubereitung der Faeces für die Untersuchung; an ihrer Unvollständigkeit scheitert oft das Resultat. Die Verreibung muß so gründlich und andauernd gemacht werden, bis ein ganz dünner feiner Brei, der keine groben Bestandteile mehr erkennen läßt, resultiert. Dann eignet er sich in gleicher Weise für makro- und mikroskopische und chemische Untersuchungen. Übrigens ist eine zu starke Verdünnung zu vermeiden. Für die erstgenannten Untersuchungszwecke empfiehlt es sich, die dünnbreiige bzw. wässerige Faecesaufschwemmung auf eine flache Schale oder Teller (Glas oder Porzellan, schwarz lackiertes Blech u. dgl.) auszugießen, wobei sich ein zur Hälfte heller, zur anderen Hälfte dunkler Untergrund am vorteilhaftesten erweist, um abnorme oder fremde Bestandteile leicht erkennen und ev. herausfischen zu können. Bei genügend starker Verdünnung und feiner flächenförmiger Ausbreitung der Faeces gelingt es dann meist ohne Schwierigkeit, selbst die kleinsten festen Partikelchen aus dem Innern der Kotmasse dem Auge zugänglich zu machen, viel leichter natürlich noch alle größeren Bestandteile wie Bindegewebsreste, Muskelstückchen, Pflanzenfasern, Bandwurmglieder, Konkremente u. dgl.

Bei der mitgeteilten Methodik der Bearbeitung erweist sich die Verwendung von Stuhlsieben, wie sie von Boas[1], R. Schütz[2]) und anderen angegeben worden sind, meist als unnötig, ja in manchen Fällen erweisen sich sogar diese Apparate als unzweckmäßig, weil die Siebe entweder zu grob oder zu fein sind, um die wesentlichen Teile von den unwesentlichen scharf zu trennen. Auch ist die Übersicht der gröberen Bestandteile auf den Sieben oft weit weniger deutlich als bei flächenförmiger Ausbreitung. Selbst für den Nachweis der feinsten Schleimflocken hat sich mir das Plattenverfahren fast immer als vollkommen ausreichend erwiesen.

Bezüglich der besonderen Bearbeitung der Faeces für den Nachweis von Parasiteneiern vgl. Abschnitt V.

III. Die makroskopische Untersuchung.

Wie oben erwähnt, bietet nur der „Normalkot", den ein gesunder Darm nach mehrtägiger gleichartiger, einheitlicher schlackenfreier Kost liefert, ein charakteristisches Aussehen: eine gleichmäßig geformte und gefärbte feste Masse, in welcher nach gründlicher Verreibung unter Wasserzusatz innerhalb des homogenen dünnen Breies keine Nahrungsreste oder Gewebsteile zu erkennen sind. Bei vorangegangener Standardkost dieser Art hat die Beobachtung solcher Bestandteile im fein verteilten Faecesbrei stets die Bedeutung pathologischer Abweichungen.

---

[1] J. Boas, Deutsche med. Wochenschr. **1905**, Nr. 36.
[2] R. Schütz, Münch. med. Wochenschr. **1905**, Nr. 15.

Ich pflege in meiner Klinik die mit bloßem Auge erkennbaren Veränderungen der Stuhlentleerungen nach folgendem Schema aufzeichnen zu lassen:

Tag	Stunde	Menge	Form	Konsistenz	Farbe	Blut	Schleim	Eiter	Bemerkungen

Menge. Schon die bei einer einmaligen Defäkation entleerte Quantität oder die Menge der Tagesportion liefert zuweilen einen gewissen diagnostischen Anhaltspunkt: auffällig massige Entleerungen beobachtet man z. B. bei starker Fäulnis des Darminhalts, die mit überreichlichem Bakteriengehalt einhergeht[1]), häufiger aber noch bei Achylie, d. h. totalem Salzsäuremangel des Magensaftes, vielleicht infolge der ungenügenden Chymifikation des Nahrungsbreies. Genaueres darüber zu sagen, sind wir allerdings zurzeit noch nicht imstande. Die auf die bekannten Untersuchungen Pawlows über die Beziehungen der Pankreasfunktion zur Salzsäuresekretion des Magens sich stützende Annahme A. Schmidts[2]) u. a., daß sich mit dieser Magenachylie sehr häufig eine gleichsinnige Pankreasachylie verbinde, hat sich nach den Nachprüfungen von Ehrmann und Lederer[3]) als nicht genügend sicher erwiesen, so daß also der Ausfall der Pankreasverdauung für diese Massenhaftigkeit der Darmentleerung bei Achylie nicht verantwortlich gemacht werden kann.

Tatsächlich findet sich dieses Vorkommnis nicht selten auch bei Pankreaserkrankungen verschiedener Art und bei Erkrankungen der Gallenwege mit Verschluß des Ductus choledochus, die nach neueren Erfahrungen sehr häufig mit Pankreaserkrankungen kombiniert sind. Diese Stuhlgänge sind meist ungeformt, lehmartig zusammengeballt, granitglänzend und tonfarbig (infolge ihres reichen Fettgehaltes!). Während die normale Tagesmenge der Faeces, die unter der Menge und Art der Nahrung in hohem Grade schwankt, z. B. bei vegetarischer Kost ein sehr hohes Gewicht erreicht; aber doch selten mehr als 200 g (frisch gewogen) beträgt, kann sie in den oben gekennzeichneten pathologischen Fällen das Doppelte und Dreifache und mehr erreichen.

Diese massenhaften Entleerungen enthalten stets auch eine ungewöhnlich große Menge von Bakterien, die ja neben dem Darmsekret einen wesentlichen Volumenanteil an dem Gewicht auch der normalen Faeces haben, bei faulenden Faeces aber, wie schon oben angedeutet, in erheblich vermehrtem Maße. Schütz[1]) hat in einem von ihm beobachteten Falle die kolossale Bakterienentwicklung — es handelte sich ausschließlich um das Bacterium coli — sogar als Ursache für diese abnorme Faecesbildung in Anspruch genommen; ob hier aber nicht die Folge für die Ursache gehalten worden ist, mag dahingestellt sein.

Der Hungerkot des Menschen [Fr. Müller[4])], gelb von mittlerer Konsistenz, kaum fäkulent riechend, beträgt täglich im Durchschnitt etwa 15 g mit 4 g Trockensubstanz, wovon die Hauptmasse (24—35%) Fett ist, daneben 5—8% Stickstoff und 12% Asche, insgesamt aus den Darmsekreten und abgestoßenen Epithelien stammend.

Form. Normale Faeces haben die Form runder Zylinderröhren, die freilich auf der breiten Oberflächenseite oft abgeplattet sind. Die Kotballen sind wurst-

---

[1]) Vgl. R. Schütz, Jahrb. f. Kinderheilk. **62** [1905].
[2]) A. Schmidt, Deutsches Archiv f. klin. Medizin **87** [1906].
[3]) R. Ehrmann u. R. Lederer, Deutsche med. Wochenschr. **1909**, Nr. 20.
[4]) Fr. Müller, Virchows Archiv **131** [1887]. Supplement.

förmig zusammengepreßt, von festem Gefüge und rundlicher bzw. länglicher Gestalt. Diese Form der normalen Faeces ist ein Abdruck des Lumens der unteren Dickdarmteile. Dicke und Länge der Kotballen schwanken in sehr erheblichem Maße, erstere beträgt beim erwachsenen Menschen im Durchschnitt etwa 2—3 cm, letztere 8—12 cm. Von diesem Typus gibt es nun sehr zahlreiche Abweichungen, welche noch in die physiologische Breite des Normalen fallen; aber von diesen Abweichungen ist oft nur ein kleiner Schritt zum Pathologischen. Die krankhaften Abweichungen in der Form können mannigfach sein: z. B. die Kotballen haben ihre Zylinderform beibehalten, sind aber dünner und schlanker geworden (spastische Darmkontraktionen und andere Dickdarmstenosen). Diese Anomalie findet ihre höchste Ausbildung in der sog. Band- oder Bleistiftform der Faeces, welche sich bei den eben genannten Krankheitszuständen nicht selten findet. In anderen Fällen von chronischer sog. atonischer Obstipation dagegen, welche viel häufiger vorkommt, ist der Kot in einzelne kleine harte runde Kugeln oder Knollen von wechselnder Größe geteilt (Schaf- oder Ziegenkot), welche durch eine außerordentliche Trockenheit ausgezeichnet sind. Die häufige Entleerung solcher kleiner Kotballen bezeichnet man als „fragmentäre Defäkation".

Konsistenz. Während sich eine Vermehrung des normalen Gefüges bzw. Härtegrades, wie eben erwähnt, meist nur in eingetrockneten Faeces (infolge längerer Verweildauer derselben im Dickdarm) findet, kommt das Umgekehrte, die Verringerung der Konsistenz, d. h. der Übergang in breiige oder flüssige Konsistenz hauptsächlich bei katarrhalischen Zuständen des Dünn- und Dickdarmes vor. Der Grad der Konsistenzverringerung kann ein sehr verschiedener sein: vom dicken, noch zähen Brei bis zum Wasser. Durch eine bemerkenswerte Kohärenz ist der dickbreiige acholische und fettreiche Stuhlgang ausgezeichnet; im Gegensatz dazu pflegt der dickbreiige Darminhalt bei katarrhalischen Zuständen sehr leicht auseinanderzufallen. Typhusstühle haben die Beschaffenheit eines dünnen Erbsenbreies, bei Cholera ähneln die Entleerungen dünnem Reiswasser. Die bei Steatorrhöe oft dünnflüssigen Entleerungen (sog. Ölstühle [Albu] oder Butterstühle [v. Noorden]) erstarren infolge der Abkühlung außerhalb des Körpers meist schnell zu einem dicken schmierigen Brei. In solchen Fällen macht also der überreiche Fettgehalt den Kot flüssig, sonst aber beruht im allgemeinen die Konsistenzverringerung der Faeces auf einer Vermehrung ihres Wassergehaltes, über deren Ursache zurzeit gerade noch große Meinungsverschiedenheit unter den Autoren herrscht. Es spielen dabei sicherlich mehrere Faktoren nebeneinander eine ausschlaggebende Rolle: die infolge von Fäulnis und Gärung der unverdaut gebliebenen Nahrungsreste hervorgerufene Verflüssigung des Darminhaltes, in zweiter Reihe die in neuerer Zeit durch die Untersuchungen von Ury[1]) mit Sicherheit festgestellte Trans- und Exsudation der Darmschleimhaut und schließlich auch die bei Darmkatarrhen nie fehlende, ob primär oder sekundär sich einstellende Steigerung der Peristaltik, welche infolge der schnellen Fortbewegung des Darminhalts die physiologische Eindickung desselben im Dickdarm ausfallen läßt. Andererseits wird nicht selten bei Erkrankungen der untersten Dickdarmabschnitte der Kot erst durch die Einwirkungen der Abscheidungen der erkrankten Darmwand erweicht und verflüssigt.

Hinsichtlich der Beurteilung der Konsistenz der Faeces ist darauf hinzuweisen, daß von den eigentlichen Darmentleerungen die blutig schleimigen

---

[1]) H. Ury, Archiv f. Verdauungskrankh. **14** u. **15** [1908 u. 1909].

Ausscheidungen zu unterscheiden sind, welche an Stelle derselben zuweilen bei Erkrankungen der untersten Darmabschnitte ausgestoßen werden, so z. B. die bekannten „Blutspritzer" bei Mastdarmkrebs u. dgl., die brandigen, eiterigen und jauchigen Abscheidungen bei Ruhr und ähnlichen geschwürigen Prozessen der Dickdarmschleimhaut, welche von den Kranken oft fälschlicherweise für Kotentleerungen gehalten werden.

Schließlich ist hier noch der Konsistenzverringerung des gärenden Kotes Erwähnung zu tun, welcher über einer mehr oder minder dickbreiigen Grundschicht einen dünnflüssigen Schaum auf der Oberfläche abstehen läßt, der durch Gasentwicklung gärender Kohlehydrate zustande gekommen ist.

Farbe. Die Farbe der normalen Faeces schwankt in Abhängigkeit von der Zusammensetzung der Nahrung vom hellsten bis zum dunkelsten Braun, aber auch graue und schwärzliche Nuancen kommen häufig vor. Fleischnahrung färbt den Stuhl dunkel, Kakao schokoladenbraun, Milch weißgrau, Spinat grün, Preiselbeeren rot u. dgl. m. Innerhalb einer Faecesportion finden sich häufig verschieden gefärbte Teile oder Stellen, von verschiedenen Mahlzeiten bzw. einzelnen Nahrungsmitteln herrührend. So machen sich z. B. Karottenreste als rote Punkte in der Kotmasse kenntlich u. dgl. m. Auch Medikamente färben die Faeces in charakteristischer Weise: Kohle tiefschwarz, Kalomel infolge der Bildung von HgS grünschwarz, ebenso Wismut durch Bildung von BiS, Eisen durch FeS usw.

Die weiße Farbe des Milchstuhles, vom unzersetzten Neutralfett herrührend, ist im Säuglings- bzw. frühen Kindesalter physiologisch. Sie erhält aber eine pathologische Bedeutung, wenn sie den aus anderen Nahrungsquellen stammenden ungespalten ausgeschiedenen Fetten ihre Entstehung verdankt (bei Pankreaserkrankungen, schweren diffusen Dünndarmkatarrhen u. dgl. m.) oder durch Abschluß der Galle vom Darm bedingt ist (Acholie infolge von Cholangitis, Papillitis, Duodenitis; entzündlicher oder lithogener Verschluß des Ductus choledochus; Kompression der Gallengänge durch Tumoren; chronische Bindegewebsentwicklung in der Leber u. dgl. m.).

Wirklich schwarze Farbe der Faeces — Laien pflegen häufig Dunkelfärbung des Kotes als schwarz zu bezeichnen — kommt außer den durch die oben erwähnten Medikamente bedingten Färbungen nur vor infolge der Beimischung von zersetztem Hämoglobin, dessen Quelle in den obersten Abschnitten des Verdauungstraktus zu suchen ist. Dagegen gibt jede aus den tieferen Teilen des Darmkanals stammende Blutung den Faeces keine schwarze Färbung, sondern eine mehr oder minder intensiv rote, weil der Blutfarbstoff unverändert ausgeschieden wird. Nur bei längerer Wanderung des Blutes durch den Darmkanal wird es gespalten in Globulin und Hämatin, welch letzteres dann dem Kot die schwarze Farbe verleiht. Je höher die Quelle des Blutes, um so inniger gemischt pflegt es mit den Faeces zu sein, während es bei Blutungen aus den untersten Darmteilen dem Kote nur äußerlich aufliegt oder beigemischt ist.

Rote Färbung der Darmentleerungen hat, wie aus dem eben Gesagten schon hervorgeht, zumeist eine Ursache in Blutungen der untersten Darmabschnitte. Nicht zu verwechseln damit sind die freilich seltenen Rotfärbungen durch vegetabilische Nahrungsreste.

Grün erscheinen die Faeces, von den gleichen gelegentlichen medikamentösen Ursachen abgesehen, in seltenen Fällen, wenn infolge sehr lebhafter Darmperistaltik das Bilirubin, das in der Norm ja zu Hydrobilirubin (Urobilin) reduziert wird, unverändert ausgeschieden wird (bei akuten und schweren chronischen Dünndarmkatarrhen). Dann pflegt der gelbgrüne Farbstoff vornehmlich an den Muskelfibrillen zu haften.

Makroskopisch erkennbare Beimischungen.

1. **Nahrungsreste.** a) Animalische. Bei stark vermehrter Peristaltik, bei nervösen Diarrhöen, bei Achylia gastrica, besonders aber bei Pankreaserkrankungen und schweren Dünndarmkatarrhen finden sich zuweilen kleine unverdaute Muskelstückchen in den Faeces wieder, namentlich nach dem Genuß von rohem Schinken und rohem Fleisch überhaupt, meist noch durchsetzt und umgeben von Bindegewebe, Fascien und Sehnen; besonders leicht erkennbar sind z. B. Thymusfleischstückchen an ihrer weißen Farbe. Den Abgang unverdauter Fleischstücke, der z. B. auch bei Fistula gastrocolica vorkommt, hat man früher als „Lienterie" bezeichnet. Häufiger ist das Erscheinen grober Bindegewebsfetzen in den Faeces infolge von Achylia gastrica. Auch Fischreste und geronnenes Eiereiweiß kommen unter solchen Umständen gelegentlich zur Beobachtung.

b) Vegetabilische Reste finden sich viel häufiger in den Faeces, nicht selten schon bei Gesunden, namentlich nach reichlichem Genusse von Kartoffeln, Blattgemüsen, Salaten und rohem Obst. Sehr markant ist z. B. das Erscheinen von Spargelfasern oder Apfelsinenschläuchen. Auch andere Pflanzenreste erscheinen zuweilen als grobsträhnige Massen. Nach rohem Obstgenuß in größeren Mengen werden nicht selten Schalen von Pflaumen, Kirschen, fast unversehrte Johannisbeeren, Preiselbeeren oder deren Kerne u. dgl. gefunden.

2. **Gewebsfetzen,** welche von geschwürig zerfallener Darmwand herrühren. Solche nekrotischen Schleimhautstückchen, meist blutig imbibiert, finden sich z. B. sehr zahlreich in den Darmentleerungen bei Dysenterie, ferner bei Durchbruch von Abscessen in das Darmlumen, schließlich auch Teilchen von geschwürig-jauchig zerfallenen Geschwülsten des untersten Darmabschnittes.

3. **Andere pathologische Produkte der Darmwand.** a) Schleim in Stückchen von wechselnder Form und Größe. Bei Enteritis membranacea und Colica mucosa werden bandartige oder röhrenförmige Abgüsse der Schleimhaut entleert, welche 10—20 cm Länge erreichen können, oft in großer Masse in einer einzigen Entleerung. Daß diese Membranen auch Fibrin enthalten, wie man früher angenommen hat, ist mit Sicherheit widerlegt; sie bestehen ausschließlich aus reinem Schleimgewebe.

Wesentlich verschieden davon ist die formlose Schleimbeimengung infolge entzündlicher Prozesse des Dickdarms. Da wird der Schleim ausgeschieden in Gestalt kleinerer oder größerer Flocken und Fetzen, welcher feste Skybala wie eine Lackschicht überzieht, den breiigen Kot aber wie ein Netzgewebe durchsetzt.

Je höher im Darm der Schleim seinen Ursprung hat, um so mehr zerkleinert und verteilt ist er innerhalb der Faeces, so daß er dann oft erst beim Umrühren oder nach Verdünnung derselben erkennbar wird, am besten daran, daß er an einem eingesteckten Glasstabe wie eine fadenziehende klebrige Masse haften bleibt.

b) Eiter, der sehr selten festen, meist nur dünnbreiigen oder flüssigen Kotmassen beigemischt ist und als stecknadelkopfgroße, gelbweiße Flocken erkennbar wird. Mit bloßem Auge erkennbare Eitermassen stammen in der Regel aus durchgebrochenen Abscessen oder nekrotisch zerfallenen Geschwülsten.

c) Blut, das in wenig oder gar nicht veränderter roter Farbe erscheint, stammt immer aus den untersten Darmabschnitten: von Hämorrhoiden, Proktitis oder Sigmoiditis ulcerosa, Carcinoma recti u. dgl. m. Ganz reines Blut stammt meist von Hämorrhoiden oder geplatzten Varicen des Mastdarmes, während es bei entzündlichen oder geschwürigen Prozessen des untersten Darmabschnittes stets mit Schleim, zuweilen auch mit Eiter oder Gewebsfetzen untermischt ist.

4. **Gallensteine von verschiedener Größe**: vom Grieskorn bis zur Haselnuß und darüber. Je kalkreicher sie sind, um so härter. Dann machen sie sich schon durch ihre Schwere beim Auffallen bemerkbar. Demgegenüber zeichnen sich die Cholestearinsteine durch ihre größere Weichheit aus. Die letzteren können deshalb verwechselt werden mit verseiften Ölmassen, die nach Verabreichung größerer Ölmengen als kuglige, fest zusammengeballte Gebilde in den Faeces erscheinen. Sie lösen sich aber schon bei Zimmerwärme meist nach kurzer Zeit auf. — Sehr selten ist die spontane Entleerung von Pankreassteinen mit den Faeces beobachtet worden.

Auch andere Konkremente, meist pflanzlichen Ursprungs, aber mit Kalk imprägniert, werden zuweilen mit bloßem Auge erkennbar.

5. **Fremdkörper verschiedenster Art**: Knochenstückchen, Fischgräten, Spulwürmer, Madenwürmer, Bandwurmglieder, Fliegenlarven u. dgl. m.

IV. Die mikroskopische Untersuchung.

Für eine systematische Analyse der Faeces ist sie selten zu entbehren; sie muß sich an die makroskopische Untersuchung immer dann anschließen, wenn sich in der feinverteilten wässerigen Faecesschicht mit bloßem Auge erkennbare Bestandteile finden, zum Zwecke der genauen Feststellung der biologischen Natur derselben. Denn auch der Erfahrene kann sich in der makroskopischen Diagnose solcher Faecespartikelchen zuweilen täuschen.

Für die mikroskopische Untersuchung ist vor allem die Herstellung stark verdünnter Präparate notwendig, um das Gesichtsfeld genügend übersehen zu können: Es empfiehlt sich nach dem Vorschlage von A. Schmidt[1]) stets drei Präparate herzustellen:

1. Ein natives Präparat, d. h. nur mit Wasser verdünnt zu betrachten. Das dient zur allgemeinen Übersicht.

2. Mit einem Tropfen gewöhnlicher Essigsäure verrieben und über der Flamme kurz bis zum beginnenden Sieden erhitzt und dann später wieder abkühlen lassen. Dadurch bekommt man einen Überblick über die gesamte Fettmenge (Neutralfett, Fettsäuren und Seifen), indem das schollenförmige Neutralfett sowohl wie die Fettsäurekrystalle durch das Erwärmen zu Fetttropfen schmelzen, die beim Erkalten wieder zu Schollen erstarren. Dagegen schmelzen die Seifen nicht beim einfachen Erwärmen, sondern erst nach vorherigem Zusatz eines Tropfens Salz- oder Schwefelsäure, welche die Kalksalze löst und nach dem Erkalten Krystalle von Calcium sulf. hervortreten läßt [Nothnagel[2])].

3. Mit einem Tropfen verdünnter (2—4 proz.) Jod-Jodkalilösung (Lugolsche Lösung) gründlich verrieben, wodurch sich die noch nicht verdauten

---

[1]) A. Schmidt, Die Funktionsprüfung des Darmes usw. 2. Aufl. Wiesbaden 1908; vgl. auch A. Schmidt u. J. Strasburger, Die Faeces des Menschen usw. 3. Aufl. Berlin 1910.

[2]) H. Nothnagel, Beiträge z. Physiol. u. Pathol. des Darmes. Berlin 1884.

Stärkereste blau färben, während die schon in Erythrodextrin übergeführten violett erscheinen und die gelösten ungefärbt bleiben. Das ganze Präparat nimmt einen gelbbraunen Farbenton an.

Diese Technik der Untersuchung verbindet also mit der mikroskopischen Untersuchung stets auch die mikrochemische, welche als eine unerläßliche Ergänzung der ersteren anzusehen ist.

Auch die Übersicht des mikroskopischen Gesichtsfeldes gestaltet sich viel einfacher und sicherer, wenn der Untersuchung eine einheitliche gleichmäßige

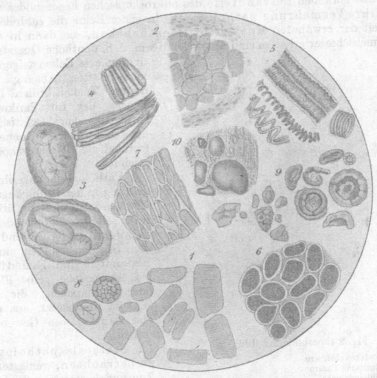

Fig. 1 (kombiniertes Bild).

1 = Muskelfibrillen,	6 = Getreidekleberzellen,
2 = Gelbes Korn,	7 = Samenmembran,
3 = Kartoffelzellen,	8 = Brandpilzsporen,
4 = Leguminosenreste,	9 = Gelbe Kalksalze u. Seifenkrystalle,
5 = Pflanzengefäße,	10 = Seifenschollen.

Standardkost zugrunde gelegt ist. Die mikroskopische Zusammensetzung eines solchen Normalkotes ist etwa folgende: Inmitten eines feinkörnigen Detritus, welcher aus ungelösten Nahrungsresten und Bakterien besteht, finden sich spärliche geformte Bestandteile:

a) Animalische Reste: Spärliche Muskelbruchstücke, die meist angedaut sind und infolgedessen nur noch undeutliche Querstreifung erkennen lassen. Sie sind recht- oder viereckig, von sehr verschiedener Breite und Länge, haben meist abgerundete Ecken, liegen in unregelmäßiger Lage nebeneinander, sind gelblich oder grüngelb gefärbt durch das anhaftende Urobilin. Sehr ähnlich sieht ihnen das sogenannte „gelbe Korn" Nothnagels[1]), das, von diesem Autor für „Schleim" gehalten, wahrscheinlich aber aus strukturlosen Eiweißmassen besteht.

b) Vegetabilische Reste: Vereinzelte Kartoffelzellen, leer oder noch mit gelösten Stärkeresten gefüllt, ferner Zellmembranen verschiedenster Art, langgestreckte Cellulosefasern, spiralförmig gewundene Pflanzengefäße u. dgl. m.

c) Fettreste in Form von ungefärbten Seifenschollen oder gelben Kalksalzen [Nothnagel[1])], deren Färbung durch Hydrobilirubin bedingt, ihrer chemischen Natur nach aber mit den übrigen Seifenschollen identisch ist.

Diese normalen Bestandteile des mikroskopischen Faecesbildes werden durch ihre Vermehrung pathologisch, in erster Reihe die zahlreiche Anwesenheit der erwähnten Muskelfibrillenstückchen, die dann in solchen Fällen meist besser erhalten sind als in der Norm, d. h. deutliche Querstreifung und scharfe Ecken zeigen. Den massenhaften Abgang unverdauter Muskelfibrillen in den Faeces, der für Pankreas-Insuffizienz charakteristisch ist, hat Ehrmann[2]) neuerdings treffend als „Kreatorrhöe" bezeichnet.

Pathologisch, aber ohne Bedeutung in den Stuhlgängen der Erwachsenen sind die übrigens recht selten vorkommenden Caseingerinnsel, während sie in den Säuglingsstühlen normale Bestandteile sind. Es sind linsen- bis erbsengroße gelbe Flocken oder Klümpchen, die, mit Schleim durchsetzt, aus einem fast strukturlosen Gewebe bestehen.

Stets als pathologisch zu betrachten, wenigstens bei Zugrundelegung einer leicht verdaulichen schlackenfreien Probekost, sind folgende Reste animalischen Ursprungs:

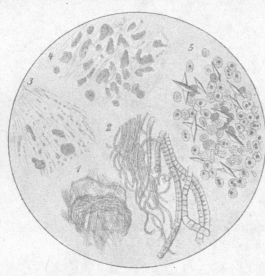

Fig. 2 (kombiniertes Bild).

1 = Bindegewebsfasern,
2 = Elastische Fasern,
3 = Schleimgewebe.
4 = Verschollte Darmepithelien,
5 = Charcot-Leydensche Krystalle und Leukocyten.

Bindegewebsfasern, elastische Fasern und Schleimgewebe, welche alle drei untereinander so viel Ähnlichkeit haben, daß sie von Anfängern oft verwechselt werden. Für ihre Unterscheidung können folgende Kennzeichen die Grundlage bilden: Das Schleimgewebe setzt sich aus sehr dünnen, zarten, fein konturierten Fasern zusammen, die ganz locker nebeneinander liegen und mehr oder weniger zahlreiche kleine Schleimkörperchen in sich einschließen. Man kann seine Struktur am besten mit einem Schleier vergleichen. Demgegenüber stellt das Bindegewebe ein bei weitem strafferes Gewebe dar, dessen leicht gewellte Fasern in dichten Reihen eng aneinander liegen. Noch derber ist die Struktur der in das Bindegewebe häufig eingestreuten elastischen Fasern, welche doppelt konturiert, mehr vereinzelt liegen

---

[1]) H. Nothnagel, Beiträge z. Physiol. u. Pathol. des Darmes. Berlin 1884.
[2]) R. Ehrmann, Zeitschr. f. klin. Medizin 69 [1909].

und eine weit stärkere, oft geradezu korkzieherartige Schlängelung erkennen lassen. Mikrochemisch unterscheiden sich diese drei Gewebe in folgender Weise voneinander: Schleim wird durch Essigsäure gefällt und ist im Überschuß derselben unlöslich (streifige Fällung der Grundsubstanz unter gleichzeitigem stärkeren Hervortreten der Zellkerne); Bindegewebsfasern werden durch Essigsäure aufgelöst, während elastische Fasern dagegen nicht nur resistent sind (wie auch gegen Kalilauge, die alle anderen Gewebe zerstört), sondern noch schärfer hervortreten.

Auch tinktoriell lassen sich diese drei Gewebsfasern meist scharf voneinander differenzieren: der Schleim gibt schon eine deutliche makroskopische Färbung, die sich leicht ausführen läßt [Pariser[1]), J. Kaufmann[2]), A. Schmidt[3])]: Einige Schleimflocken werden in $2^1/_2$ proz. Sublimatalkohol im Reagensglas geschüttelt; zu dem mit Aqua dest. aufgenommenen Sediment setzt man einige Tropfen Ehrlichscher Triacidlösung: der Schleim wird grün, alle übrigen Gewebsteile rot. Mikroskopisch gibt der Schleim, wenigstens wenn er in dicken Zügen angeordnet ist, die Weigertsche Fibrinfärbung; gut gefärbt wird er auch durch Methylenblau und namentlich durch Thionin[4]) (violett im Gegensatz zu der Blaufärbung aller übrigen Gewebsbestandteile), während sowohl Eosin wie Hämatoxylin und Carmin nur die Schleimkörperchen färben. Aber diese letztgenannten Farbstoffe empfehlen sich zur Unterscheidung ebensowenig wie das Jod, weil diese in starker Verdünnung auch das Bindegewebe färben. Letzteres läßt sich tinktoriell dadurch identifizieren, daß es sowohl die Biuret- wie die Xanthoproteid-reaktion gibt, wodurch es gleichzeitig auch von den oft täuschend ähnlichen Cellulosefasern zu unterscheiden ist, denen ihrerseits einige mikrochemische Reaktionen spezifisch sind, von denen am meisten empfehlenswert ist die Chlorzinkjodreaktion, welche violett und nach Zusatz von verdünnter Schwefelsäure blau färbt.

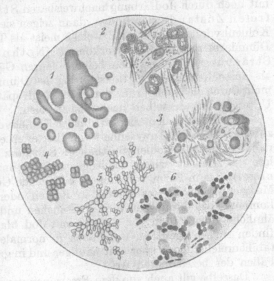

Fig. 3 (kombiniertes Bild).

1 = Neutralfett,
2 = Fettsäurenadeln und -schollen,
3 = Seifenkrystalle und -schollen,
4 = Sarcina ventriculi,
5 = Sprossende Hefe,
6 = Clostridium butyricum.

Das Bindegewebe in den Faeces stammt stets von unverdauten Fleischresten, rohem Schinken, sogenanntem Schabe- oder Hackfleisch, halb durch-

1) C. Pariser, Deutsche med. Wochenschr. 1893, Nr. 41.
2) J. Kaufmann, New Yorker med. Wochenschr., Nov. 1895.
3) A. Schmidt, Zeitschr. f. klin. Medizin 32 [1897].
4) Vgl. H. Hoyer, Archiv f. mikr. Anat. 36 [1890]. — C. Lorentzen, Archiv f. Verdauungskrankh. 10 [1904].

gebratenem Filet oder Roastbeef. Auch die elastischen Fasern stammen von Fleischresten, und zwar von Fascien, Sehnen und Gefäßen des Fleisches und finden sich deshalb meist in Begleitung des Bindegewebes. Das Schleimgewebe dagegen ist stets ein Produkt der Darmwand und als Zeichen einer katarrhalischen Erkrankung derselben anzusehen.

Die Vermehrung der vegetabilischen Nahrungsreste ist diagnostisch kaum zu verwerten. Denn der gesunde Darm scheidet von den cellulosereichen Cerealien, Leguminosen, Gemüsen, Salaten, Früchten u. dgl. um so größere Mengen aus, je mehr davon aufgenommen worden sind. Bei reicher Pflanzenkost bietet die Flora der Vegetabilien ein sehr mannigfaltiges mikroskopisches Faecesbild dar, dem aber keine pathologische Bedeutung zukommt. In dieser Hinsicht am ehesten verdächtig ist das Erscheinen massenhafter Kartoffelzellen mit noch durch Jodfärbung nachweisbaren Stärkeresten. Wenn letztere im freien Zustande sich finden, dann zeigen sie mit Sicherheit eine Störung der Kohlenhydratverdauung an, welche meist als Teilerscheinung schwerer diffuser Dünndarmerkrankungen vorkommt [Nothnagel[1])], nach Schmidt und Strasburger[2)] aber auch bei der sauren Gärungsdyspepsie und zwar dann als ausschließliche Funktionsstörung des Dünndarms, deren Produkte freilich mehr durch die Nachgärung der Faeces (vgl. später) als durch die mikroskopische Untersuchung derselben nachweisbar seien.

In solchen Fällen abnorm starker Kohlehydratgärung läßt das Jodpräparat zuweilen auch die Anwesenheit von Bakterien erkennen, welche eine der Stärke nahe verwandte kohlehydrathaltige Substanz enthalten, welche als „Granulose" bezeichnet wird: das sogenannte Clostridium butyricum (Nothnagel), das in Form von dicken, eiförmigen Gebilden sich dann oft in großen Massen in den Faeces findet, in Reihen oder Haufen angeordnet; daneben kommen auch dünne und dickere Stäbchen und sogar dem Leptothrix buccalis ähnliche lange Fäden vor, die sich mit Jod blau färben. Alle diese Bakterien finden sich gelegentlich wohl auch in normalen Faeces, namentlich bei vegetabilienreicher Kost, aber weit häufiger und in größerer Menge in pathologischen Fällen der bezeichneten Art.

Dasselbe gilt auch von dem Erscheinen von Hefe und Sarzine in den Faeces, die unter normalen Verhältnissen außerordentlich selten sind, übrigens aber auch wie die eben erwähnten Bakterien keine erhebliche pathologische Dignität, d. h. keine spezielle diagnostische Bedeutung haben. Hefe und Sarzine bleiben im Jodpräparat gelb gefärbt.

Das Fett erscheint in normalen Säuglingsstühlen hauptsächlich als Neutralfett in Tropfenform, weil die Fettspaltung im Darm noch ungenügend ist, späterhin daneben auch als Fettsäuren in Nadeln und als Seifen, die als gelb gefärbte Schollen oder als Krystallnadeln auftreten. Letztere finden sich oft zahlreich in den obenerwähnten Caseingerinnseln. — In den normalen Stühlen Erwachsener erscheint das spärliche Fett fast ausschließlich in Form von Seifenschollen, während im Hungerkot hauptsächlich Fettsäurekrystalle auftreten.

Bei allen Störungen der Fettresorption und Fettspaltung tritt das Fett in vermehrter Menge in den Faeces auf und zwar in erster Reihe in Form sehr zahlreicher Seifenschollen, von denen aber höchstens die durch Bilirubin gelbgrün gefärbten Kalkseifen eine diagnostische Bedeutung (Dünndarmresorptionsstörung!) haben. Wichtiger ist stets der massenhafte Befund von Seifen-

[1]) H. Nothnagel, Beiträge zur Physiologie und Pathologie des Darmes. Berlin 1884.
[2]) A. Schmidt u. J. Strasburger, Deutsches Archiv f. klin. Medizin 69 [1901].

oder Fettsäurenadeln, am auffälligsten das Erscheinen von Neutralfettropfen in verschiedener Größe, die bei der „Fettdiarrhöe" der Säuglinge [Biedert[1])] das Gesichtsfeld vollkommen beherrschen.

Die Seifenkrystalle erscheinen nicht nur als Nadeln, sondern zuweilen auch in „Kringelform" (A. Schmidt): runde Gebilde mit erhabenem Rande und vertieftem Zentrum.

Der Nachweis des Fettes kann noch anschaulicher gemacht werden durch Färbung der Präparate mit 1proz. Osmiumsäure oder einer alkoholischen Lösung von Sudan III, welche Neutralfett und Fettsäureschollen schwarz bzw. rot färben, dagegen nicht Fettsäurenadeln und Seifen. Einen vollständigen Überblick über den Grad der Vermehrung der Fettreste gibt aber nur das Essigsäurepräparat.

Von den neben den Nahrungsresten in pathologischen Faeces erscheinenden Produkten der Darmwand war oben schon der Schleim genannt. Neben ihm haben alle anderen hierher gehörigen Abscheidungen nur geringe Bedeutung. Da sind zunächst die Epithelien im mikroskopischen Faecesbilde zu erwähnen, die sich meist in der sog. „spindelförmigen Verschollung" zeigen, polymorph, kernlos, mattglänzend, in eine schleimige Grundsubstanz eingebettet, in derselben nur sehr schwer färbbar. Sie kommen in großer Menge bei diffusen Dick- und auch Dünndarmkatarrhen vor. — Im Gegensatz dazu trifft man bei solchen entzündlichen Erkrankungen Leukocyten sehr selten in den Faeces. Sie finden sich fast nur bei ulcerösen Prozessen der untersten Darmabschnitte, oft dann in doppelter Größe und auch polynucleär. Leukocyten mit eosinophiler Granulation finden sich mit und ohne gleichzeitige Anwesenheit Charcot - Leydenscher Krystalle in den Faeces bei Helminthiasis [Leichtenstein[2]), Bücklers[3])] und bei Proktitis [Neubauer und Stäubli[4])]. — Erythrocyten finden sich stets im frisch entleerten Blut, das aus dem Mastdarm oder der Flex. sigmoidea stammt. — Schließlich weist die mikroskopische Untersuchung der Faeces zuweilen die Natur ausgeschiedener Gewebsstückchen genauer nach: nekrotische Schleimhautfetzen (Ruhr u. dgl.) oder Geschwulstteilchen (von zerfallenen Carcinomen u. a. m.).

Außer den Fettkrystallen kommen in den Faeces häufig noch andere, vornehmlich anorganische Krystalle vor, und zwar in der Hauptsache folgende:
a) Tripelphosphat (phosphorsaure Ammoniakmagnesia) in Sargdeckelform, sehr verbreitet, aber namentlich im faulenden und alkalisch reagierenden Kot.
b) Neutraler phosphorsaurer Kalk: spitz zulaufende Keile, selten.
c) Kohlensaurer Kalk: kleine runde Kügelchen oder große Schollen (fettsaurer Kalk), bei Zusatz von Essigsäure unter Gasentwicklung sich auflösend.
d) Oxalsaurer Kalk: Briefkuvertform, stets reichlich nach Genuß von Gemüse, besonders Spinat. e) Charcot - Leydensche Krystalle: scharf zugespitzte Oktaeder, farblos, von verschiedener Größe, meist in Schleim eingebettet und zwischen Leukocyten liegend: bei mannigfachen Darmkrankheiten, hauptsächlich aber bei Darmparasiten verschiedener Art (Bäumler, Nothnagel, Leichtenstern, Bücklers u. a.). Sie unterscheiden sich von Fettsäurenadeln dadurch, daß sie in Alkohol, Äther und Chloroform unlöslich, dagegen in Salzsäure und Alkalien leicht löslich sind. f) Hämatoidinkrystalle, selten, von vorangegangenen Blutungen herrührend. g) Wismutkrystalle: schwarz,

---

[1]) Ph. Biedert, Jahrb. f. Kinderheilk. 12 [1878].
[2]) O. Leichtenstern, Deutsche med. Wochenschr. 1892.
[3]) Bücklers, Münch. med. Wochenschr. 1894, Nr. 2.
[4]) O. Neubauer u. C. Stäubli, Münch. med. Wochenschr. 1906, Nr. 49.

rhombisch, nicht aus Schwefelwismut bestehend, wie man früher glaubte, sondern, wie Quincke[1]) nachgewiesen hat, aus Wismutoxydul; sie finden sich nach Wismutdarreichung noch viele Tage lang im Stuhl.

V. Parasiten.

Die Untersuchung der Faeces auf die Anwesenheit von Darmwürmern oder deren Eiern vollzieht sich in sehr einfacher Weise. Ein großer Teil der Darmwürmer ist schon mit bloßem Auge im Kot erkennbar, so z. B. die Proglottiden der Bandwürmer und einige kleinere Würmer wie die Oxyuren in ihrer ganzen Größe. Die Parasiteneier treten zuweilen in den Faeces erst nach Verabreichung eines Abführmittels in größerer Menge auf.

Eine wertvolle Methode zur Erleichterung der Auffindung von Parasiteneiern in den Faeces hat Telemann[2]) beschrieben. Sie beruht auf einer Anreicherung der Eier im Kot nach chemischer Auflösung seiner Hauptbestandteile: Von 5 Stellen des zu untersuchenden Materiales nimmt man erbsengroße Stücke und bringt sie in ein Reagensglas, das mit einem Gemisch aus gleichen Teilen von Salzsäure und Äther gefüllt ist. Diese Flüssigkeit filtriert man durch ein feines Haarsieb und zentrifugiert. Es bilden sich 3 Schichten (Fettlösung, Detritus- und Bakterienaufschwemmung und feste Rückstände aus Muskelfibrillen, Celluloseteilen und Parasiteneiern), von denen nach Abgießung der oberen die unterste mikroskopisch untersucht wird. Die Wurmeier finden sich darin sehr deutlich und zahlreicher als im nativen Faecespräparat. — Diese Angaben Telemanns sind durch Quadflieg[3]) bestätigt worden, der namentlich die Eier von Trichocephalus dispar und Anchylostomum duodenale im Zentrifugat weit häufiger fand als sonst.

Bei Anwesenheit von Würmern bzw. Wurmeiern in den Faeces findet man zuweilen gleichzeitig darin die Charcot-Leydenschen Krystalle, deren Nachweis deshalb stets den Verdacht auf Helminthiasis erweckt. Sie kommen am häufigsten bei Anchylostomum duodenale und Anguillula intestinale, seltener bei Taenien und nur spärlich bei Ascariden und Oxyuren vor, zuweilen vergesellschaftet mit dem Auftreten von eosinophilen Leukocyten in den Faeces, häufiger mit einer Eosinophilie im Blute, die ein regelmäßiger Befund bei Trichinosis zu sein pflegt. Bei der makroskopischen Diagnose von Würmern und Wurmgliedern darf freilich nicht außer acht gelassen werden, daß sie von Unerfahrenen mit ähnlich aussehenden Gebilden verwechselt werden können, namentlich pflanzlichen Nahrungsresten wie Celluloseschläuchen aus Apfelsinen, Spargelfasern u. dgl., aber auch mit Fleischsehnen, Bindegewebsfetzen u. a. m., nicht selten auch mit Schleimmembranen. Hier schafft meist eine genauere Besichtigung schnelle Aufklärung, ev. indem man die verdächtigen Gewebsteile zerzupft. Bandwurmglieder lassen schon, zwischen zwei Objektträger gepreßt, ihre charakteristische Struktur leicht erkennen. Auch die Verwendung der Lupe erweist sich für diese Zwecke nützlich. Im Zweifelsfalle muß man die mikroskopische Untersuchung zu Hilfe nehmen, durch welche erst eine Anzahl kleinerer Würmer und die Wurmeier überhaupt nur auffindbar sind. Zu letzterem Zwecke muß die mikroskopische Untersuchung stets in einer stark wässerigen Verdünnung der Faeces vorgenommen werden.

---

[1]) H. Quincke, Münch. med. Wochenschr. **1896**, Nr. 36.
[2]) W. Telemann, Deutsche med. Wochenschr. **1908**, Nr. 35.
[3]) L. Quadflieg, Deutsche med. Wochenschr. **1909**, Nr. 48.

Aber auch hier kommen Verwechselungen von Wurmeiern mit anderen Gebilden vor, namentlich mit Pflanzenzellen verschiedenster Art: Brandpilzsporen, Algen, Lycopodiumsamen u. dgl., ferner mit den eigenartigen kringelförmigen Kalkseifenkrystallen, schließlich auch mit encystierten Amöben.

Es kann nicht die Aufgabe dieser Abhandlung sein, eine detaillierte Darstellung der gesamten Helminthologie des menschlichen Darmkanals zu geben. In dieser Hinsicht muß auf die speziellen zoologischen Lehrbücher von Leuckart[1]), Küchenmeister[2]) und besonders von Max Braun[3]) u. a. verwiesen werden. Es sollen hier nur die am häufigsten vorkommenden Parasiten mit ihren hauptsächlichsten charakteristischen Eigenschaften, an denen sie zu erkennen sind, kurz erwähnt werden.

A. Plattwürmer (Plathelminthen).

1. Bandwürmer (Cestodes).

a) **Taenia saginata s. mediocanellata**, zurzeit wohl der verbreitetste Bandwurm, stammt aus dem Rindfleisch, etwa 7 m lang; die Proglottiden haben

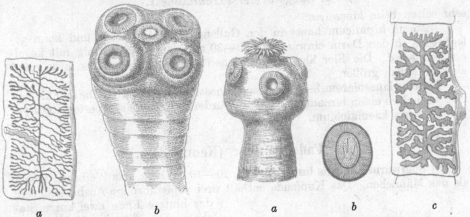

Fig. 4. Taenia saginata.
a Reifes Glied, *b* Kopfende.

Fig. 5. Taenia solium.
a Kopf, *b* isolierter Embryo, *c* eine reife Proglottide.

einen fein verästeten Genitalschlauch mit einem Mittelkanal und seitlichen Öffnungen, sie werden immer schmäler und kürzer nach dem Kopfe zu, welcher kein Rostellum und keinen Hakenkranz hat, aber vier dunkel pigmentierte Saugnäpfe, die man unter der Lupe oder bei ganz schwacher Vergrößerung leicht erkennt. Die Eier sind klein, haben fast kugelige Gestalt, eine doppelt konturierte schmale Chitinwand mit radiär gestreifter peripherer Zone.

b) **Taenia solium**, stammt vom Schwein und daher seit der Einführung der obligatorischen Fleischschau seltener geworden, hat 3—4 m Länge. Der

---

[1]) R. Leuckart, Die Parasiten des Menschen. 2. Aufl. Leipzig 1879.
[2]) H. Küchenmeister, Die Parasiten des Menschen. 3. Aufl. Leipzig 1888.
[3]) Max Braun, Die tierischen Parasiten des Menschen. 4. Aufl. Würzburg 1908.

Kopf hat 4 flache, nicht pigmentierte Saugnäpfe, vor allem aber ein Rostellum mit Hakenkranz. Der Geschlechtskanal in den Proglottiden ist weniger verzweigt und die Eier kleiner als die der erstgenannten Taenie, aber sonst ihnen sehr ähnlich.

Selten kommen beim Menschen die Taenia nana, cucumerina und flavopunctata u. a. vor.

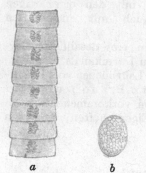

Fig. 6. Der Grubenkopf.
a Gliederstrecke eines Dibothriocephalus, natürliche Größe.
b Ei von Bothriocephalus.

c) **Der Grubenkopf (Bothriocephalus latus)**, dessen Finne in den Fischen, z. B. Hecht, vorkommt, am meisten verbreitet in den Ostseeprovinzen Rußlands und Deutschlands, Finnland u. dgl. m. Er ist über 8 m lang, hat etwa 5000 Proglottiden, die breit und kurz sind und einen rosettenförmigen Geschlechtskörper haben, dessen Öffnung in der Mitte liegt. Der längliche Kopf hat eine keulenförmige Anschwellung. Die Eier sind groß, oval, stark gekörnt und haben an dem einen Pol einen segmentartig sich abhebenden Deckel.

2. Saugwürmer (Trematodes),

sehr selten beim Menschen.

Distoma hepaticum haust in den Gallengängen der Leber und kann gelegentlich in den Darm einwandern, 20—30 mm lang, blattförmig mit kegelartigem Kopf. Die Eier ähneln sehr denen des Bothriocephalus latus, sind aber erheblich größer.

Distoma lanceolatum, 8—10 mm lang, lanzettförmig gestaltet. Die sehr kleinen Eier enthalten einen birnenförmigen, am vorderen Ende bewimperten Embryo.

Distoma haematobium.

B. Fadenwürmer (Nematodes).

a) **Spulwurm (Ascaris lumbricoides)**, 20—40 cm lang, das Weibchen länger als das Männchen. Das Kopfende enthält drei zapfenförmige Ausbuchtungen, das hintere Ende zwei kurze Stacheln. Die Eier sind länglich und ringsum von einer charakteristisch aussehenden Eiweißschicht umgeben.

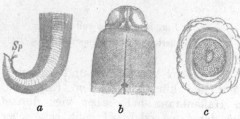

Fig. 7. Spulwurm.
a Hinterende des Männchens,
b Vorderende,
c Ei mit Schale und Eiweißhülle.

b) **Madenwurm (Oxyuris vermicularis)**. Das Männchen 3—4, das Weibchen 8—12 mm lang, da es ein sehr lang ausgezogenes Schwanzende hat, sehr lebhaft beweglich. Die langgestreckten Eier haben eine dünne durchsichtige, doppeltkonturierte Schale und einen feinkörnigen Inhalt, in dem zuweilen ein Embryo zu sehen ist.

c) **Peitschenwurm (Trichocephalus dispar)**, etwa 4 cm lang, am vorderen Ende fadenförmig, am hinteren Ende keulenförmig aufgetrieben und spiralig gewunden. Die Eier sind ausgezeichnet durch die kolbige Anschwellung ihrer beiden Pole.

d) Palisadenwurm (Anchylostomum duodenale), das Männchen 7—10, das Weibchen 10—18 mm lang. Der Kopf ist rückwärts gekrümmt und mit vier klauenförmigen Haken bewaffnet, mit denen er sich tief in die Darmwand einbohrt. In die Faeces gelangen meist nur die Eier in großen Massen: sie sind erkennbar an den Furchungskugeln, welche das Innere anfüllen. Dieser

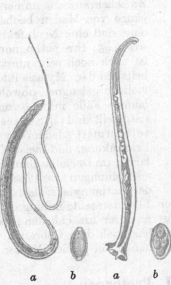
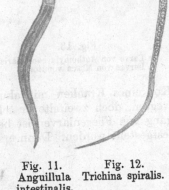

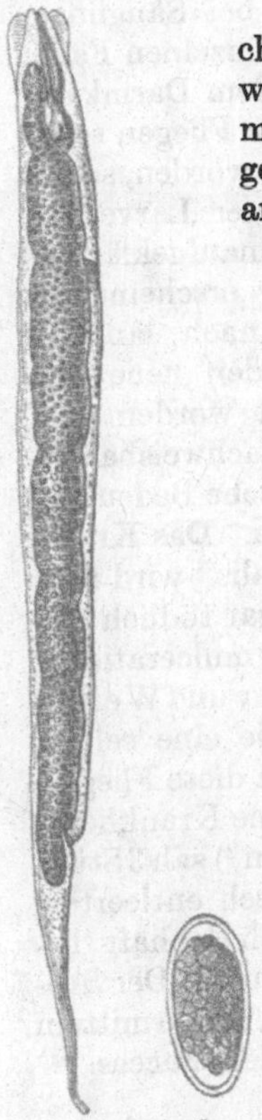

a   b

Fig. 8.
Madenwurm
(stark vergrößert).
a Weibchen, b Ei.

a   b

Fig. 9.
Peitschenwurm.
a Weibchen, b Ei.

a   b

Fig. 10.
Palisadenwurm.
a Männchen, b Ei.

Fig. 11.
Anguillula
intestinalis.
Larve aus Faeces.

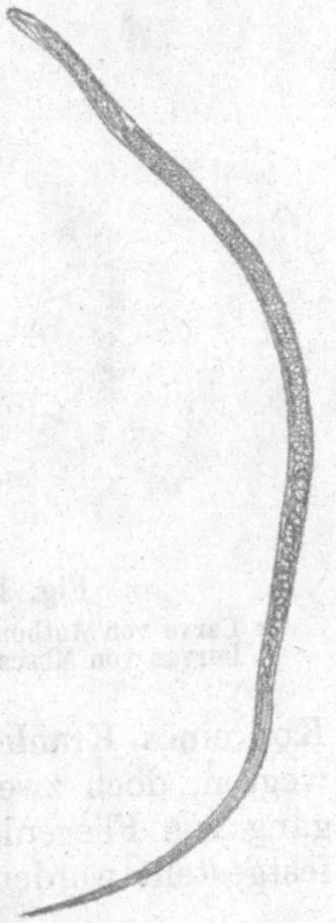

Fig. 12.
Trichina spiralis.

Wurm ist hauptsächlich bei Ziegelei-, Tunnel- und Erdarbeitern, Bergleuten u. a. m. beobachtet worden, häufig epidemisch, auch wiederholt in Deutschland, und wird durch die schwere Anämie, die er erzeugt, lebensgefährlich.

e) Anguillula (Strongyloides) intestinalis (stercoralis), nur 2 mm lang, aalförmige Gestalt. In den Faeces aber erscheinen nur ihre infolge der seitlichen Auftreibung ihrer langgestreckten Speiseröhre plumper aussehenden Embryonen (Rhabditesform).

f) Trichina spiralis. Sie kommt beim Menschen als Darm- und Muskeltrichine vor, in ersterer Form erscheint sie sehr selten in den Faeces. Sie ist 1,5 bzw. 3 mm lang und sehr schlank.

C. Gliederfüßer (Arthopoden).

Fliegenlarven[1][2]): Anthomyia scalaris, Sarcophaga carnaria, Musca domestica u. a. Diese Tiere kommen meist nachträglich in den Kot hinein;

---

[1]) Vgl. L. Howard, Proc. of the Washington Acad. of sciences **2** [1900]. — E. Peiper, Fliegenlarven als gelegentliche Parasiten des Menschen. Berlin **1900**.
[2]) Vgl. E. Wirsing, Zeitschr. f. klin. Medizin **60** [1906].

vielleicht auch vom After aus in den Mastdarm, besonders bei Säuglingen und Kindern, bei denen sie am häufigsten beobachtet sind. In einzelnen Fällen

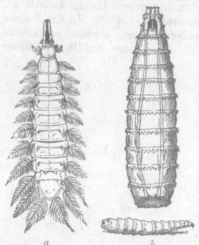

ist aber ihre Entleerung aus dem Darmkanal sichergestellt. Ein Abgang von Fliegen selbst freilich ist niemals beobachtet worden, so daß die Art der Entwicklung dieser Larven im Körper des Menschen noch unaufgeklärt ist und noch um so rätselhafter erscheint, als bei demselben Individuum nach längeren Zwischenräumen immer wieder neue Abgänge von Maden beobachtet worden sind, ohne daß eine Neuinfektion nachweisbar gewesen ist. Ihre pathognomonische Bedeutung ist auch noch sehr umstritten. Das Krankheitsbild der „Myiasis intestinalis" wird noch vielfach geleugnet, obwohl sogar tödlich verlaufene Fälle infolge von Darmulcerationen mitgeteilt sind [H. Schlesinger und Weichselbaum[1]]. Jedenfalls ist sie eine seltene Erkrankung, und meist pflegen diese Fliegenlarven im Darm zu hausen, ohne Krankheitserscheinungen auszulösen. Albu[2]) sah 3 Stück der Anthomyia scalaris in frisch entleertem

Fig. 13.
a Larve von Anthomyia canicularis,
b Larven von Musca vomitoria.

Kot eines Kranken mit akuter Blinddarmentzündung, die sich lebhaft bewegten, doch zweifelte er selbst an ihrer ursächlichen Bedeutung. Der Abgang von Fliegenlarven ist besonders nach dem Gebrauch von Abführmitteln festgestellt worden. Dann erscheinen sie in großen Massen in den Faeces.

VI. Protozoen.[3])

Es ist sichergestellt, daß Protozoen verschiedenster Art sich öfters auch in den Faeces gesunder Menschen finden, besonders nach dem Gebrauch von Abführmitteln. Am häufigsten kommen sie in den dünnflüssigen Entleerungen Diarrhöekranker vor. Aber als Ursache dieser Diarrhöen sind die Protozoen meistens nicht anzusehen, sondern sie sind gewöhnlich harmlose Kommensalen, welche, wenn sie nicht lebend entleert werden, im Darm zugrunde gehen. Bei mit Besserung des Darmkatarrhs meist eintretender Eindickung der Faeces pflegen sie oft sich einzukapseln und dadurch Cysten- oder Dauerform anzunehmen, in welcher sie häufig mit den Faeces entleert werden. Anscheinend gewährt nur der dünnflüssige sekretreiche Darminhalt, wie er sich bei Darmkatarrhen bildet, einen geeigneten Nährboden zur Entwicklung dieser Lebewesen, die dann infolge der bei den meisten Darmkatarrhen vorhandenen beschleunigten Peristaltik in den diarrhöischen Entleerungen in großen Mengen ausgeschieden werden.

Nur einige besondere Arten der Protozoen, nämlich einige Amöben, haben eine pathogenetische Bedeutung[4]).

[1]) H. Schlesinger u. Weichselbaum, Wiener klin. Wochenschr. 1902, Nr. 1 u. 2.
[2]) A. Albu, Berl. klin. Wochenschr. 1906, Nr. 19.
[3]) Vgl. Max Braun, Die tierischen Parasiten des Menschen. 4. Aufl. Würzburg 1908. — F. Doflein, Die Protozoen als Parasiten und Krankheitserreger. Jena 1901. — K. Kisskalt u. M. Hartmann, Praktikum der Bakteriologie u. Protozoologie. Jena 1907.
[4]) W. Bensen, Archiv f. Schiffs- u. Tropenhygiene 12 [1908].

Die Untersuchung auf Protozoen muß stets in den körperwarmen frischen Faeces erfolgen, weil sie in den erkalteten Darmentleerungen meist absterben oder wenigstens ihre charakteristische Form verlieren, so daß sie nicht mehr zu erkennen sind, z. B. Kugelform annehmen, welche sie von Leukocyten nicht unterscheiden läßt. Um die charakteristischen Bewegungen und Formveränderungen der Protozoen wahrzunehmen, ist die Untersuchung auf dem heizbaren Objekttisch am sichersten; wo ein solcher nicht zur Verfügung steht, da entnehme man einen Tropfen frischer Faeces aus den eben entleerten Darmmassen oder besser noch aus dem Darm selbst mittels eines angewärmten Glasstabes oder einer Glasröhre und bringe ihn sofort auf einen erwärmten Objektträger. Man findet die Protozoen am leichtesten und zahlreichsten in den kleinen gelblichweißen Schleimklümpchen, welche aus den Faeces herauszufischen sind.

Zur sicheren Erkennung ist meist Färbung der Präparate notwendig, welche aber nicht wie bei bakteriologischen Untersuchungen im lufttrockenen Deckglasausstrichpräparat geschehen darf, sondern nach feuchter Fixation, am besten mittels der sog. Schaudinnschen[1]) heißen Sublimatlösung (zwei Teile gesättigter wässeriger Sublimatlösung und ein Teil abs. Alkohols). Zum Studium der genaueren Struktur empfiehlt sich am meisten Färbung mit Eisenhämatoxylin.

A. Rhizopoden.

1. Amöben.

a) **Amoeba coli** [Loesch[2])]. Sie findet sich gelegentlich im Darm Gesunder und bei vielen harmlosen Diarrhöen. Sie ist nur schwach lichtbrechend;

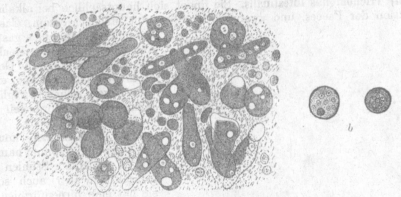

Fig. 14. Amoeba coli (Loesch).

a Im Darmschleim mit Blut- und Eiterkörperchen, b encystierte Darmamöben in Vermehrung begriffen.

im lebenden Zustand ist Ekto- und Entoplasma nicht zu unterscheiden, dagegen der kreisrunde Kern gut erkennbar durch seine derbe Membran und seinen starken Chromatingehalt. All den mannigfachen Entwicklungsarten dieser Amöbe ist gemeinsam die charakteristische Teilung des Kernes in acht Tochterteile. Bei Eindickung der Faeces stirbt sie meist ab und bildet als Dauerform große Cysten, welche noch ihren charakteristischen Kern erkennen lassen.

---

[1]) F. Schaudinn, Untersuchungen über Rhizopoden. Arbeiten a. d. Kaiserl. Gesundheitsamt **19** [1903].

[2]) F. Loesch, Virchows Archiv **65** [1875].

b) Amoeba histolytica [Schaudinn[1]]. Sie kommt hauptsächlich in tropischen und subtropischen Klimaten vor, gelegentlich aber auch in unseren

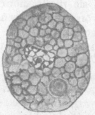

Gegenden [Jäger[2], Albu[3], Jürgens[4] u. a.]. Sie ist charakterisiert durch die scharfe Sonderung ihres Protoplasmas in ein stark lichtbrechendes hyalines Ektoplasma und ein körniges vakuolenreiches Entoplasma. Dagegen ist der Kern wegen seines schwachen Chromatingehaltes und des Fehlens einer Membran nur schwer zu sehen. In dem Entoplasma liegen meist rote Blutkörperchen. Die Dauerformen sind klein und haben eine gelbbraune doppeltkonturierte Membran.

Fig. 15. Ento-
moeba histolytica.

c) Amoeba tetragena. Sie kommt in Deutsch-Südwestafrika, Südamerika usw. vor. Ihr Leib ist deutlich getrennt in ein dunkel gekörntes Entoplasma und ein Ektoplasma, das sich in dem Pseudopodien hellglänzend vorwölbt. Der große runde Kern des Entoplasma läßt in der Mitte ein von einem hellen Hof umgebenes stark chromatinhaltiges Kernchen (Karyosom) erkennen.

2. Monaden.

Kleine birnenförmige Gebilde mit dünner Spitze, welche im toten Zustande Kugelform annehmen (Nothnagel, von Jaksch, Escherich, Roos).

B. Infusorien.

1. Geißelinfusorien (Flagellaten).

a) Trichomonas intestinalis. Sie findet sich hauptsächlich bei alkalischer Reaktion der Faeces, und zwar bei Kranken mit Magencarcinom, Gastritis chronica und Achylia gastrica, aber auch bei saurer Reaktion des Kotes. Sie hat die Gestalt eines Mandelkerns mit einem Saum von sehr beweglichen Wimpern am Vorderteil und einem Schwanzfortsatz.

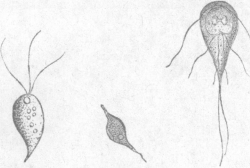

b) Cercomonas hominis (Davaine). Sie kommt namentlich in faulenden Stühlen vor, gelegentlich aber auch sonst; sie hat eine birnenförmige Gestalt mit einem langen Geißelfaden am vorderen Ende und einem spitzen Schwanzfortsatz am hinteren Ende.

Fig. 16.   Fig. 17.   Fig. 18.
Trichomonas   Cercomonas   Lamblia intestinalis.
intestinalis.   hominis.

c) Megastoma entericum Grassi (Cercomonas intestinalis Lambl). Gestalt einer halb geteilten Birne mit 6 langen Geißelfäden, die beim Absterben abfallen. Die encystierte Dauerform hat ovale Gestalt mit einer großen Kernmasse.

[1] F. Schaudinn, Untersuchungen über Rhizopoden. Arbeiten a. d. Kaiserl. Gesundheitsamt **19** [1903].
[2] H. Jäger, Berl. klin. Wochenschr. **1901**, 36; Deutsche med. Wochenschr. **1902**, 27; Centralbl. f. Bakt. **31, 32** [1902].
[3] A. Albu, Zeitschr. f. klin. Medizin **56** [1905].
[4] J. Jürgens, Zeitschr. f. experim. Pathol. u. Ther. **4** [1907].

2. Wimperinfusorien (Ciliaten).

Balantidium coli, zuerst von Leeuwenhoek, dem Entdecker der Infusorien, in seinem eigenen Stuhl beobachtet. Von zahlreichen neueren Beobachtern namentlich in nördlichen Ländern Europas bestätigt. Es ist wohl das größte Infusorium, hat Birnenform mit Wimpern ringsherum, hellem Rand und körniger Innenschicht, meist mehrere Vakuolen im Innern, welche ihre Form wechseln. Es stammt wahrscheinlich vom Schwein (Leuckart) und soll beim Menschen Koliken, Durchfall mit blutig-schleimigen Entleerungen, ja sogar Geschwürsprozesse hervorrufen können, welche durch Entkräftung zum Tode führen.

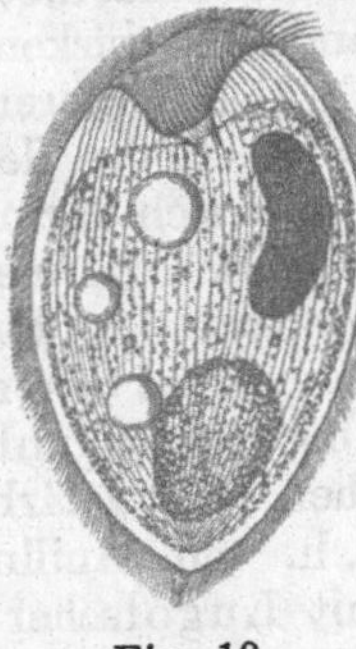

Balantidium minutum, sehr ähnlich, aber wesentlich kleiner, oval, mit zugespitztem Vorderteil und breitem, abgerundetem Hinterleib, wurde bisher nur zweimal in diarrhöischen Stuhlgängen gefunden.

Fig. 19.
Balantidium coli.

Nyctotherus faba (Schaudinn), von gleicher Größe, bohnenförmig, hat wie das Balantidium minutum einen Makro- und einen Mikronucleus, beide rund, dicht beieinander liegend in der unteren Hälfte des Körpers, sehr selten.

C. Sporozoen.

Coccidien (Psorospermien).

Schon früher von Virchow und Klebs gesehen, später genau beschrieben von Grassi, Rivolta u. a. Es sind ovale Gebilde mit Kern und grobkörnigem Inhalt. Im encystierten Zustande haben sie eine doppeltkonturierte Membran, innerhalb deren eine in sich zusammengeballte durchsichtige Kernmasse liegt (Ähnlichkeit mit Bandwurmeiern!).

Hierher gehört u. a. Eimeria stiedae (Coccidium cuniculi), die im Darm eine ebenso formenreiche Entwicklung durchmacht wie z. B. die Amöben oder die Malariaplasmodien im Blut. Näheres darüber ist bei Braun, Doflein, Bensen u. a. nachzulesen.

VII. Die bakteriologische Untersuchung.

Frei von Bakterien ist nur das Meconium des Neugeborenen wenige Stunden nach der Geburt. Mit Beginn der Nahrungsaufnahme vermehrt sich die Bakterienflora der Faeces sehr schnell und gestaltet sich mannigfach. Zu den obligaten Darmbakterien treten die fakultativen als gelegentliche Befunde hinzu. Schon in den Säuglingsfaeces[1] findet man neben dem Bacterium coli commune den Bacillus subtilis, den Proteus vulgaris und einige Kokkenarten. Bei Kuhmilchnahrung ist der Artreichtum noch größer als bei Brustmilchernährung, welche dem Kot eine gewisse gleichmäßige Zusammensetzung gibt. Noch massenhafter und mannigfaltiger wird der Bakteriengehalt in den Faeces der Erwachsenen[2], ohne daß den verschiedenen Ernährungsweisen eine bestimmte Bakterienflora entspricht. Die verschiedenen Darmbakterien haben

---

[1] Vgl. Th. Escherich, Die Darmbakterien des Säuglings. Stuttgart 1886.
[2] Vgl. J. Strasburger, Zeitschr. f. klin. Medizin 46 [1902]. — A. Schmidt u. J. Strasburger, Die Faeces des Menschen. 3. Aufl. Berlin 1910, S. 254—320.

Neuberg.

sehr mannigfache Wachstumsbedingungen und chemische Wirkungen: zum
Teil bedürfen sie zu ihrer Entwicklung neutraler oder schwach alkalischer
Reaktion, andere saurer Reaktion des Darminhalts; ein Teil sind Aeroben,
andere Anaeroben; einige haben die Fähigkeit, Stärke in Zucker umzuwandeln,
andere bewirken Eiweißfäulnis.

Die Differenzierung der in den Faeces enthaltenen Bakterien hat für die
große Reihe der alltäglichen Darmerkrankungen wenig praktischen Wert,
zumal sich darin meist kaum andere Bakterien finden als in den Entleerungen
gesunder Därme. Man kann sich deshalb meist damit begnügen, von den
Bakterien der Faeces so weit Kenntnis zu nehmen, als sie sich bei der mikroskopischen Untersuchung darstellen. Im ungefärbten Präparat findet sich neben
überwiegend unbeweglichen Bakterien häufig eine Anzahl beweglicher Stäbchen. Das gefärbte Präparat wird am zweckmäßigsten hergestellt nach Gram,
d. h. mit Anilinwassergentianaviolettlösung mit nachfolgender Behandlung
mit Lugolscher Lösung oder Gegenfärbung mit Fuchsin. In einem solchen
Präparat zeigt sich ein buntes Formengemisch: neben zahlreichen kurzen
und längeren Stäbchen größere und kleinere Kokken, meist Diplokokken,
ferner sporentragende Bakterien, feine Spirillen (aus der Mundhöhle!) und
Hefepilze. Von den in den Faeces enthaltenen Keimarten pflegen sich auf
den üblichen Züchtungsnährböden nur wenige zu entwickeln, offenbar weil
im Darme viele, wie schon oben erwähnt, anaerobe, d. h. nur bei Luftabschluß
wachsende Keime vorhanden sind.

Für die klinische Praxis kann deshalb auf die kulturelle Züchtung der
Darmbakterien gewöhnlich verzichtet werden. Für die Zwecke der Diagnostik
genügt meist die Herstellung eines frischen Präparates aus einem einzigen
stark verdünnten Faecespfropfen, sowie eines mit Jodjodkalilösung gefärbten
Präparates, welches die zuerst von Nothnagel[1]) beschriebenen, sich tiefblau
färbenden Kokken und namentlich Stäbchen (Clostridium butyricum) hervortreten läßt, deren färbbare Substanz die stärkeverwandte „Granulose" ist. Im
Gegensatz zu ihnen färben sich alle anderen Darmbakterien mit Jod gelb
[Nothnagel[2])].

Nichtpathogene Darmbakterien.

Bacterium coli. Mittelgroße, meist unbewegliche Bakterien, welche sich nach
Gram färben. Sie bilden die große Hauptmasse der Darmbakterien beim Gesunden
und bei den nicht infektiösen Darmerkrankungen. Sie bilden sogar einen beträchtlichen Teil des gesamten Kotes, wenngleich sie ihn wohl nicht so vorwiegend
bilden, wie Strasburger behauptet hat ($^{1}/_3$ der Trockensubstanz der Faeces).
Meist ist das mikroskopische Gesichtsfeld von diesem Bacterium übersät. Finden
sich andere daneben, so sind sie gewöhnlich in verschwindender Minderheit.

Bacillus pyocyaneus. Findet sich hauptsächlich bei Kindern, ausgezeichnet
durch seine Fähigkeit, auf der Agarplatte einen grünlichblauen, iridisierenden
Farbstoff zu bilden.

Bacterium lactis aerogenes. Nach Gram nicht färbbar.

Bacillus enteridis (Gärtner). Wiederholt bei Epidemien von schweren
Magendarmkatarrhen infolge des Genusses verdorbenen Fleisches u. dgl. gefunden (Durham u. a.).

Bacillus subtilis. Ziemlich groß, mit abgerundeten Ecken, beweglich,
bildet endständige Sporen.

---

[1]) H. Nothnagel, Zeitschr. f. klin. Medizin 3 [1881].
[2]) H. Nothnagel, Zeitschr. f. klin. Medizin 46 [1902]; 48 [1903].

Bacillus proteus vulgaris. Außerordentlich bewegliche kleine Stäbchen mit vielen Geißeln, nach Gram nicht färbbar. Er findet sich häufig im alten eingedickten Kot, bei chronischer Obstipation, hauptsächlich aber bei starker Fäulnis der Faeces.

Diplokokken, Staphylokokken, Streptokokken.

Bacillus acidi lactici. Dieses im Mageninhalt, namentlich bei Magenerweiterung und Magencarcinom sich häufig findende Bacterium kommt vereinzelt auch in normalen Faeces vor, selten in großer Menge, namentlich bei Stagnation von Nahrungsinhaltsmassen im Magen, offenbar weil in diesen Fällen die übrigen Darmbakterien die massenhaften Milchsäurebacillen nicht zu überwuchern vermögen.

Spirillen. Ähnlich dem Leptothrix buccalis; nur schwach färbbar.

Clostridium butyricum [Nothnagel[1]), von Jaksch[2]) u. a.].

Sproßhefe. Wie schon Frerichs[3]), Nothnagel u. a. nachgewiesen haben, kommt sie sehr häufig vereinzelt in den Faeces vor, namentlich in den Milchstühlen der Kinder, bei Erwachsenen am reichlichsten bei der sauren Gärungsdyspepsie des Dünndarmes.

Sarzine ist in den Faeces bei Fällen von Magenerweiterung gefunden worden [Boas[4])], nach meinen Erfahrungen gar nicht selten bei chronischen Diarrhöen, namentlich solchen gastrogenen Ursprungs.

Pathogene Bakterien.

Bei einer Reihe infektiöser Darmerkrankungen läßt sich die Diagnose derselben ausschließlich durch eine bakteriologische Faecesuntersuchung ermitteln oder durch dieselbe in wünschenswerter Weise ergänzen. In manchen Fällen liefert in dieser Hinsicht schon das frische Ausstrichpräparat sehr wichtige Anhaltspunkte; in der Mehrzahl der Fälle muß aber doch das Kulturverfahren angeschlossen werden, um die gesichteten Bakterien exakt differenzieren zu können. In bezug auf die Untersuchungstechnik in dieser Hinsicht muß auf das Kapitel „Bakteriologie" (S. 1276 ff.) und die Speziallehrbücher verwiesen werden.

Es sei nur erwähnt, daß für die klinische Diagnostik zurzeit folgende pathogenen Spaltpilze in den Kreis der Untersuchung zu ziehen sind.

Tuberkelbacillus (R. Koch). Zum Nachweis desselben bedarf es durchaus nicht immer der Züchtung auf künstlichen Nährböden. Es gelingt zuweilen, ihn mit vollständiger Sicherheit im trockenen Deckglaspräparat mittels einer der für die Sputumuntersuchung üblichen Färbemethoden (z. B. Carbolfuchsin und schwefelsaures Methylenblau nach Ziehl - Gabbet) nachzuweisen. Verwechslungen mit anderen Bakterien sind dabei kaum zu befürchten, im Zweifelsfalle ist eben das Kulturverfahren anzustellen.

Dysenteriebacillus (Shiga - Kruse - Flexner). Bei allen durch blutigschleimige Diarrhöen gekennzeichneten akuten und chronischen Darmerkrankungen, namentlich epidemischen, darf niemals verabsäumt werden, auf den Dysenterieerreger zu fahnden, zumal diese Erkrankung jetzt in allen Gegenden der Erde auch gelegentlich sporadisch auftritt.

---

[1]) H. Nothnagel, Beiträge z. Physiol. u. Pathol. des Darms. Berlin 1884.
[2]) R. v. Jaksch, Klin. Diagnostik inn. Krankh. 4. Aufl. 1896.
[3]) Th. Frerichs, Abschnitt „Verdauung" in R. Wagners Handwörterbuch der Physiologie 1846.
[4]) J. Boas, Lehrb. d. Darmkrankh. Leipzig 1898.

Typhusbacillus (Eberth-Gaffky).
Paratyphusbacillus [Schottmüller[1])].
Cholerabacillus (R. Koch).

VIII. Konkremente.

Die Aufsuchung der Konkremente in den Faeces kann entweder erfolgen durch Ausbreitung derselben in einer flachen Schale oder auf einem Teller oder mittels Durchspülung der Faeces durch ein Sieb, wie es von Boas[2]) oder Schütz[3]) angegeben ist.

Zum Zwecke der Untersuchung, woraus die Konkremente bestehen, werden sie zerkleinert und zerpulvert und ein Teil davon auf dem Platinblech geglüht. Verbrennt das Pulver dabei, so besteht das Konkrement aus organischen Substanzen. Dann gibt die mikroskopische Untersuchung meist einen Aufschluß über die Zusammensetzung. Wenn dagegen beim Verbrennen ein erheblicher Rückstand bleibt, so besteht der Stein in der Hauptsache aus anorganischen Substanzen. Über die Natur derselben kann man sich durch folgende Analyse hinreichend Aufklärung verschaffen. Eine Probe des zerpulverten Konkrementes wird im Reagensglase mit verdünnter Salzsäure übergossen und erhitzt. Entsteht dabei eine Gasentwicklung, so sind kohlensaure Salze vorhanden. Der in Salzsäure unlösliche Rest besteht meist aus organischen Substanzen. Außerdem kann die salzsaure Lösung noch enthalten: phosphorsauren Kalk und Magnesia und oxalsauren Kalk und Ammoniak. Der Nachweis dieser Substanzen geschieht nach den allgemeinen Regeln der anorganischen Analyse.

1. **Gallensteine.**[4]) Sie bilden die überwiegende Mehrheit der mit den Faeces zur Ausscheidung kommenden steinartigen Gebilde. Ihre Größe schwankt von Sandkörnern (sog. Gallengries) bis zu Walnußgröße und darüber. Es kommt gelegentlich vor, daß selbst Steine von Hühnereigröße (bis zu 50 g Gewicht), die ihren Weg von der Gallenblase durch eine Absceß- und Fistelbildung in den Darm genommen haben, durch denselben ausgestoßen werden. Gallensteine sind meist unregelmäßig gestaltet, häufig vieleckig, vor allem aber kenntlich durch die infolge der gegenseitigen Reibung aneinander entstandenen facettierten Flächen. Die Zahl der in den Faeces eines Gallensteinkranken erscheinenden Konkremente kann sehr groß sein, selbst in einer einzigen Stuhlentleerung; häufiger ist allerdings der Abgang isolierter Steine.

Die Farbe schwankt von Graugrün bis zum Schokoladenbraun. Die leichtesten sind die reinen Cholestearinsteine, welche eine glatte Oberfläche haben und auf dem Durchschnitt ein weißes, seltener geschichtetes, krystallinisches Gefüge erkennen lassen. Diese krümeligen Steine sind selten. Die häufigsten sind die harten Bilirubinkalksteine, welche zuweilen in ihrer Mitte einen Cholestearinkern enthalten. Meist gelingt es, die Gallensteine schon an ihrer Form und ihren facettierten Flächen zu erkennen. Wo Zweifel bestehen, kann ihre Analyse nach Hoppe-Seyler[5]) in folgender Weise gemacht werden:

---

[1]) Vgl. A. Brion, Deutsche Klinik 2 [1903]. — H. Kayser, Deutsche med. Wochenschrift **1903**, Nr. 18.
[2]) J. Boas, Deutsche med. Wochenschr. **1905**, Nr. 36.
[3]) R. Schütz, Münch. med. Wochenschr. **1905**, Nr. 15.
[4]) Vgl. B. Naunyn in Nothnagels Handb. d. spez. Pathol., Bd. 18; ferner Klinik d. Cholelithiasis. Leipzig **1892**.
[5]) F. Hoppe-Seyler, Handb. d. chem. Analyse. 6. Aufl. **1893**.

Die gepulverten Massen werden mit Wasser ausgekocht; den Rückstand extrahiert man mit einer Mischung von gleichen Teilen von Alkohol und Äther. Was ungelöst geblieben ist, wird mit Salzsäure übergossen und mit Wasser ausgewaschen. Die ätherisch-alkoholische Lösung, auf ein kleines Volumen verdunstet, läßt beim Erkalten das Cholestearin in den charakteristischen Tafeln auskrystallisieren. Die salzsaure Lösung wird mit Chloroform in der Wärme versetzt und einen Augenblick stehen gelassen; das abgegossene Chloroform wird mit rauchender Salpetersäure prachtvoll grün (Bilirubin).

Zu Verwechslungen mit Gallensteinen geben konkrementartige Abgänge von Seifenklumpen Anlaß, die bei forcierten Ölkuren infolge der massenhaften Ölansammlung im Darm sich bilden. Sie bestehen aus mit Urobilin oder auch Bilirubin gefärbten Kalkseifen, welche schon bei Zimmertemperatur zu zerfallen pflegen.

2. **Pankreassteine.** Sie haben ein makroskopisch wenig charakteristisches Aussehen, erreichen meist nur Erbsengröße, haben selten die Härte der gewöhnlichen Gallensteine, meist unebene, aber nicht facettierte Oberfläche, enthalten kein Bilirubin, lassen auf der Bruchfläche keinen strahligen Aufbau erkennen, bestehen aus phosphor- und kohlensaurem Kalk [Leichtenstern[1]], enthalten aber zuweilen einen organischen Kern.

3. **Enterolithen** [Leichtenstern[1]]. Sie sind seltene Vorkommnisse und bilden sich meist nur um einen Fremdkörper (Knochenstückchen) oder um unverdaute pflanzliche Nahrungsreste (Obstkerne), die infolge langen Verweilens im Darmkanal sich mit Kalksalzen inkrustieren. Im ersteren Falle können sie einen erheblichen Härtegrad erreichen, im anderen Falle sind sie weicher und poröser, wie z. B. die in Schottland nach häufigem Genuß von Haferkleiebrot beobachteten „Hafersteine". Sie enthalten nach Hammarsten[2]) 70% Salze (Calcium- und Magnesiumphosphat), 15—18% Haferkleie und 10% Seifen und Fett. Auch an liegengebliebene Arzneisubstanzen, wie kohlensauren Kalk, Magnesia, Benzoesäure, Salol u. dgl., schließt sich zuweilen eine Konkrementbildung an, ferner nach dem Trinken alkoholischer Schellacklösungen, nach dem Verschlucken großer Mengen abgebissener Haare u. dgl. m.

Aus inkrustierten, meist sogar nur eingedickten Pflanzenresten besteht der sog. Darmgries, welcher besonders von französischen Autoren [Dieulafoy[3]), Mathieu[3]), Talamon, Réclus[3]) u. a.] als Ausdruck einer besonderen Krankheit, der sog. Lithiasis intestinalis, angesprochen wird, welche besonders häufig mit der „Enteritis membranacea" vergesellschaftet vorkommen soll. Diese Beobachtungen und Schlußfolgerungen erscheinen aber zweifelhaft.

Auch das Vorkommen echter Darmkonkremente, die nur aus anorganischen Bestandteilen sich zusammensetzen, ist nicht einwandfrei erwiesen. So oft ich Gelegenheit hatte, solche Gebilde zu untersuchen, stellte es sich stets heraus, daß es sich um Verwechslungen mit verfilzten Pflanzenresten handelte. Die zuweilen konzentrisch geschichtete und pigmentierte Salzkruste, welche sich um solche organischen Kerne bildet und schließlich die Hauptmasse der Konkremente bildet, besteht meist aus Calcium- und Ammoniummagnesiumphosphat.

4. **Kotsteine.** Sie können Erbsengröße und darüber erreichen, bestehen aus eingedickten verhärteten Kotmassen, welche zahllose Mengen von Bakterien

---

[1]) O. Leichtenstern, in Pentzoldt-Stintzing, Handb. d. spez. Ther. inn. Krankh. 4.

[2]) O. Hammarsten, Lehrb. d. physiol. Chemie. 5. Aufl. 1908.

[3]) Dieulafoy, Mathieu, Talamon, Réclus, Semaine médicale 1896 u. 1897.

enthalten, zuweilen auch einen kleinen festen organischen Kern, von vegetabilischen Nahrungsresten herstammend. Die weit verbreitete Meinung, daß sie Kalksalze enthalten, ist irrig.

Fremdkörper.

Es finden sich in den Faeces solche verschiedenster Art, welche in den Mastdarm eingeführt worden sind (z. B. zum Zwecke der Masturbation), weit häufiger aber solche, welche verschluckt worden sind: Tabak- und Teeblätter, Obstkerne, Reste von Eierschalen, Bindfäden aus Fleischrouladen und ähnliche Dinge, welche für die Herstellung von Speisen Verwendung gefunden haben, ferner Knochenstückchen, Fischgräten, Sand, Steine, Münzen u. dgl.

IX. Die chemische Untersuchung der Faeces.

A. Geruch.

Der Geruch des Kotes verrät uns die hauptsächlichsten Fäulnis- und Zersetzungsprozesse im Dickdarm, aber er ist doch nur ein ungefährer Maßstab für die Art und Stärke derselben. Die diagnostische Bedeutung des Faecesgeruches darf deshalb nicht überschätzt werden.

Geruchlos ist das Meconium und der Hungerkot, weil letzterer nur aus den frischen Sekreten der Darmwand sich zusammensetzt. Auch der Säuglingsstuhl ist stets fast geruchlos, wenigstens bei Brustnahrung. Deshalb ist nur in diesem Lebensalter ein stinkender Stuhlgang als unbedingt pathologisch anzusehen. Bei Erwachsenen ist die Intensität des Fäkalgeruchs in hohem Maße von der Kost abhängig. Bei Milchnahrung ist sie gering, bei vorwiegender Pflanzenkost schon erheblicher, am stärksten bei reichlicher Fleischnahrung. Der Geruch ist bedingt durch die aromatischen Produkte der Eiweißfäulnis im Dickdarm, hauptsächlich Skatol. Bei Vermehrung der Fäulnis infolge langer Verweildauer des Kotes im Dickdarm oder starker Dünn- und besonders Dickdarmkatarrhe wird auch der Fäulnisgeruch stärker, oft stinkend. Aber die Grenze des Pathologischen ist da meist sehr schwer festzustellen. Eine diagnostische Bedeutung kommt nach meinen Erfahrungen nur dem aashaften Gestank zu, der sich infolge von Zersetzung eiweißhaltiger Massen im Darm (Blut, Eiter, Schleim und nekrotischer Gewebsteile) entwickelt. Das kommt aber gelegentlich bei den verschiedenartigsten Geschwürsprozessen im Dickdarm vor, am häufigsten bei faulig zerfallenden Carcinomen, seltener bei schwerer ulceröser Kolitis, Dysenterie u. a. m. Daß acholische Faeces einen stärkeren Fäulnisgeruch infolge des Gallenmangels haben sollen als normale, wird vielfach behauptet, ist aber unrichtig.

Stark saurer Geruch der Faeces, bedingt durch Buttersäure, Essigsäure, Bernsteinsäure und andere flüchtige Fettsäuren, kommt durch abnorme Kohlenhydratgärung des Darminhaltes zustande, namentlich infolge starker Dünndarmkatarrhe und bei der sog. sauren Gärungsdyspepsie [A. Schmidt u. Strasburger[1])].

B. Reaktion.

Auch aus der Reaktion der Faeces darf man nur mit größter Vorsicht und vor allem nur in Verbindung mit anderen Eigenschaften derselben diagnostische Schlußfolgerungen ableiten, weil auch sie in hohem Grade von der

---

[1]) A. Schmidt u. Strasburger, Deutsches Archiv f. klin. Medizin 69 [1901].

Zusammensetzung der Nahrung abhängig ist. Meconium und Hungerkot reagieren schwach sauer infolge des Gehalts an freien Fettsäuren. Der Säuglingskot reagiert bei Brustnahrung [Blauberg[1])] aus demselben Grunde schwach sauer, bei Kuhmilchnahrung dagegen neutral oder schwach alkalisch.

Bei Erwachsenen schwankt die Reaktion der Faeces nach der Nahrung, ja selbst bei ein und derselben Kost. So wechselt sie z. B. bei reiner Milchdiät, ebenso aber auch bei anderen Kostordnungen, indem sie bald schwach sauer, bald neutral oder schwach alkalisch ist. Bei vorwiegender oder ausschließlicher vegetarischer Ernährung wird der Kot sauer. Bei gemischter Kost pflegt die Reaktion nur dann sauer zu werden, wenn die Pflanzennahrung (Brot und Gemüse) darin überwiegt. Bei starker Eiweißfäulnis im Darm wird die Reaktion des Kotes deutlich alkalisch, bei beträchtlicher Kohlenhydratgärung dagegen sauer. Auch Fettstühle (infolge von Erkrankungen des Gallengangsystems oder des Pankreas) reagieren gewöhnlich sauer durch den reichlichen Gehalt an freien Fettsäuren.

Zur Reaktionsprüfung genügt im allgemeinen die Benetzung eines angefeuchteten Stückchens roten bzw. blauen Lackmuspapiers mit einem Tropfen des mit Wasser gründlich verriebenen Kotes. Die quantitative titrimetrische Bestimmung ist für klinische Zwecke entbehrlich. Die Anwesenheit flüchtiger Fettsäuren läßt sich nachweisen, indem man ein angefeuchtetes Stückchen blauen Lackmuspapiers über die Dämpfe einer in einem Porzellanschälchen erhitzten wässerigen Faecesportion hält.

C. Die Bestimmung der Trockensubstanz der Faeces,

welche für Stoffwechseluntersuchungen unerläßlich ist, hat für die Zwecke klinischer Diagnostik wenig Interesse. Dagegen kommt einer Betrachtung des Wassergehaltes der frischen Faeces eine nicht geringe Bedeutung zu. Eine Verminderung desselben führt zur Eintrocknung und Verhärtung des Kotes, der infolgedessen häufig in einzelne kleine Stücke oder Kugeln zerfällt. Die Eindickung des Kotes ist die Folge der langen Verweildauer desselben im Darm und der dadurch bedingten vermehrten Flüssigkeitsaufsaugung. Ob aber in solchen Fällen chronischer Verstopfung auch eine über die Norm hinausgehende Nahrungsresorption stattfindet, wie A. Schmidt[2]) behauptet, erscheint zweifelhaft. Selbst wenn aber dies ein regelmäßiges Geschehen wäre, so könnte es immerhin nur als ein sekundäres Phänomen infolge der langen Verweildauer der eiweißhaltigen Nahrungsreste im Darm angesehen werden.

Größere praktische Wichtigkeit hat die Frage nach der Quelle des vermehrten Wassergehaltes der Faeces bei Diarrhöen, deren klinische Differenzierung zum guten Teil davon abhängig ist. Die Vermehrung des Wassergehaltes, die zur Verflüssigung der Faeces führt, kann drei verschiedene Ursachen haben: 1. Verflüssigung der unverdauten Nahrungsreste infolge übermäßig starker Gärungs- und Fäulnisprozesse, 2. Beschränkung der Resorption im allgemeinen und des Wassergehaltes der Nahrungsmittel insbesondere, 3. durch Trans- bzw. Exsudation der Darmwand. Bei der Lösung der Nahrungsmittel durch die Einwirkung der Fermente findet stets eine Verflüssigung statt, welche in der Norm durch die im Dickdarm erfolgende physiologische Eindickung des Darminhaltes größtenteils wieder beseitigt wird. Wenn aber

[1]) M. Blauberg, Experiment. u. klin. Studien über Säuglingsfaeces. Berlin 1897.
[2]) A. Schmidt, Funktionsprüfung des Darmes. 2. Aufl. 1908; vgl. auch H. Lohrisch, Deutsches Archiv f. klin. Medizin 79 [1904]; — Z. Tomaszewski, Med. Klin. 1909, Nr. 12.

nun diese Funktion des Dickdarms infolge pathologischer Verhältnisse seiner Wand eine Einbuße erleidet, oder die im Dünndarm gelöste Nahrung schon dort durch abnorme Umstände mannigfachen Veränderungen unterliegt, dann werden eben die Nahrungsreste in mehr oder minder flüssigem Zustande ausgeschieden. Zu dem Wassergehalt der gelösten Nahrungsmittel tritt dann aber auch stets noch ein Quantum Flüssigkeit hinzu, welche durch die vermehrte Fäulnis und Gärung der Nahrungsmittel entsteht. Auch die Wirkung zahlreicher Bakterien der Darmflora geht mit einer Verflüssigung des Nährbodens einher. Ein wie großer Anteil des Wassergehaltes der Faeces diesen Quellen seinen Ursprung verdankt, das entzieht sich vorläufig noch vollkommen unserer Kontrolle. Nun haben neuerdings Ury[1]) und A. Schmidt[2]) die Auffassung vertreten, daß die wässerigen Entleerungen zum größten Teil durch wässerige Abscheidungen seitens der Darmwand (Trans- und Exsudate) zustande kommen. Sicherlich kommt diesem Faktor in der Pathogenese der Diarrhöen eine weit größere Bedeutung zu, als man bisher angenommen hat, aber in der Hauptsache gilt diese Entstehungsweise doch nur für die durch Abführmittel künstlich erzeugten Diarrhöen. Bei den spontanen Diarrhöen ist eine so innige Wechselwirkung zwischen der Reizung der Darmwand und der Zersetzung der Nahrungsmittel, daß die Prozesse nicht als abhängig voneinander, sondern als nebeneinander hergehend erachtet werden müssen und bisher doch nicht entschieden werden kann, was das Primäre und das Sekundäre ist.

Noch schwieriger zu erkennen ist aber, welchen Anteil etwaige Resorptionsstörungen an der Entstehung wässeriger Entleerungen haben. Denn die Ausscheidung unverdauter oder selbst gelöster Nahrungsreste ist nicht unbedingt und vor allem nicht ausschließlich als Folge einer Resorptionsstörung zu betrachten, sondern kann erstens durch eine Sekretionsstörung zustande kommen, welche eine sekundäre Beeinträchtigung der Resorption zur Folge hat, zweitens aber auch durch eine gesteigerte Peristaltik, welche, ob primäres oder sekundäres Phänomen, bei Darmstörungen jedenfalls selten zu fehlen pflegt. Diese Hypermotilität der Darmwand, welche mit der Hypersekretion derselben Hand in Hand geht — oft gewiß als verschiedene gleichzeitige Wirkungen derselben Ursache! — bedingt also auch zum Teil den starken Wassergehalt diarrhöischer Entleerungen. In praxi ist derselbe zumeist als ein Zeichen schwererer katarrhalischer Erkrankungen des Darmkanals anzusehen.

D. Eiweißstoffe.

Zum Nachweis ungelöster Eiweißstoffe in den Faeces (Muskelfibrillen, elastische Fasern, Schleim u. dgl.) bedarf es der chemischen Analyse nicht, da sie durch die mikroskopische Untersuchung viel leichter und mit größerer Sicherheit nachgewiesen werden können. Der Nachweis gelöster Eiweißstoffe (Albumin, Albumosen, Peptone, Casein, Nuclein, Mucin) hat nur geringes praktisches Interesse.

a) Was zunächst die genuinen Eiweißkörper anlangt, so kommen sie bei Erwachsenen in normalen Faeces niemals vor. Wenn sie sich darin nachweisen lassen, so muß zunächst ausgeschlossen werden, daß sie aus beigemischtem Blut, Schleim oder Eiter stammen. Fehlen diese Beimischungen,

---

[1]) H. Ury, Archiv f. Verdauungskrankh. **14**, 411 u. 506 [1908].
[2]) A. Schmidt, Med. Klin. **1909**, Nr. 13.

dann läßt die Anwesenheit gelöster nativer Eiweißkörper meist auf eine schwere Resorptionsstörung des Dünndarmes schließen. Das ist aber ein außerordentlich seltenes Vorkommnis (Typhus, Cholera, Tuberkulose). Es handelt sich da fast immer um Albumin, seltener um Albumosen. Das gelöste Eiweiß, das sich in pathologischen Darmentleerungen findet, stammt aller Wahrscheinlichkeit nach nicht von unresorbierten Nahrungsresten, sondern vom Darmsekret, das ja, wie oben auseinandergesetzt, bei Diarrhöen in vermehrter Menge von der gereizten Darmwand abgeschieden wird.

Zum Nachweis von Albumin und Albumosen empfiehlt sich das von Albu und Calvo[1]) vorgeschlagene Verfahren: Eine beliebig größere Menge Kot wird stark mit Wasser verdünnt und gründlich durchgerührt. Das meist trübe und mehr oder minder stark gelbbraun gefärbte Filtrat wird so lange mit Tierkohle behandelt, bis alles Urobilin sicher ausgefällt ist. In dem klaren Filtrat wird die Kochprobe, die Hellersche Ringprobe mit Salpetersäure und die Probe mit Essigsäure und Ferrocyankalium angestellt bzw. die Biuretprobe (Kalilauge und stark verdünnte Kupfersulfatlösung). Im ersteren Falle bekommt man einen mehr oder minder dicken weißen Niederschlag, in letzterem Falle die bekannte Farbenreaktion mit ihren Nuancen vom Hellviolett mit einem Stich ins Blaue bis zum Tiefrotviolett, offenbar bedingt durch die Verschiedenheit in der Menge und Art der Albumosen. Die Einwände, welche gegen dieses Verfahren von O. Simon[2]) erhoben wurden, sind von späteren Nachuntersuchern [Ury[3]), Schlößmann[4]) u. a.] als hinfällig erachtet worden. Da es sich meist nur um geringe Mengen dieser Eiweißstoffe handelt, so hat eine quantitative Bestimmung keinen erheblichen Wert.

Praktische Bedeutung hat der Nachweis gelöster Eiweißkörper nur in den Säuglingsfaeces. Hier kommen sie auch in der Norm vor. Der erste Nachweis stammt von Wegscheider[5]) aus dem Jahre 1875, weit größere Mengen fanden aber regelmäßig bei späteren Untersuchungen Uffelmann[6]) und Blauberg[7]), und zwar sowohl in Frauen- wie in Kuhmilchstühlen, offenbar von unverdaut gebliebenem Milcheiweiß herstammend. Die Angabe Uffelmanns, daß Albumin auch bei Milchnahrung Erwachsener in deren Faeces sich finde, ist von späteren Untersuchern (Albu und Calvo, Schlößmann) nicht bestätigt worden. Dagegen fanden Albu und Calvo, daß das Albumin sich auch bei gesunden älteren Kindern in den Faeces findet und stets in vermehrter Menge bei darmkranken Kindern jeglichen Alters.

Im Meconium [Zweifel[8])] und im Hungerkot [Fr. Müller[9])] fehlen gelöste genuine Eiweißstoffe.

b) Auch das Casein ist mit Sicherheit nur in Säuglingsstühlen nachgewiesen worden, und zwar in pathologischen weit häufiger und reichlicher als in normalen. Albu und Calvo[1]) haben folgendes Verfahren empfohlen: 300 ccm eines wässerigen Faecesauszuges werden nach Entfernung des Urobilins durch Tierkohle mit Essigsäure bis zur stärksten Trübung versetzt, der Niederschlag

1) A. Albu u. A. Calvo, Zeitschr. f. klin. Medizin 52 [1904].
2) O. Simon, Archiv f. Verdauungskrankh. 10 [1904].
3) H. Ury, Archiv f. Verdauungskrankh. 9 [1903]; 10 [1904].
4) H. Schlößmann, Zeitschr. f. klin. Medizin 60 [1906].
5) H. Wegscheider, Inaug.-Diss. Straßburg 1875.
6) J. Uffelmann, Deutsches Archiv f. klin. Medizin 28 [1881].
7) M. Blauberg, Experim. u. klin. Studien über Säuglingsfaeces. Berlin 1897.
8) P. Zweifel, Archiv f. Gynäkol. 7 [1875].
9) Fr. Müller, Virchows Archiv 131, Suppl. 1893.

wird auf einem kleinen Filter gesammelt, gründlich mit Wasser viermal ausgewaschen, dann in 20 ccm einer schwachen Natronlauge aufgelöst. Die Alkalescenz der Lösung wird durch Essigsäure abgestumpft bis zur neutralen Reaktion. Die so gewonnene Flüssigkeit gibt mit Essigsäure einen starken, im Überschuß nicht löslichen Niederschlag. Übrigens können die aus Caseinresten bestehenden Milchkörnchen in den Säuglingsfaeces mit Sicherheit durch die mikroskopische Untersuchung nachgewiesen werden.

c) Der chemische Nachweis des gelösten Schleims geschieht am besten nach Hoppe-Seyler durch Fällung des Kalkwasserextraktes mit Essigsäure; der entstehende Niederschlag ist durch Essigsäure im Überschusse nicht löslich. Nach dem Kochen mit Mineralsäure muß die Lösung des Niederschlags starke Reduktionskraft für Metalloxyde (z. B. Kupfersulfat in alkalischer Lösung) besitzen. Ganz sicher ist aber dieses Verfahren zur Differenzierung des Schleimes von anderen gelösten Proteinen nicht. Nach den Mitteilungen von Wegscheider[1]), Uffelmann[2]), Blauberg[3]) u. a. kommt er in den Säuglingsfaeces vor, besonders in pathologischen. Bei Erwachsenen findet er sich dagegen fast immer nur in ungelöster Form, die sich durch die mikroskopische Untersuchung am leichtesten nachweisen läßt.

d) Nuclein, und zwar Nucleoproteide, kommen in den normalen Faeces stets in geringer Menge vor und werden vom kranken Darm oft in vermehrter Menge ausgeschieden. Zum Nachweis ist das von O. Simon[4]) angegebene Verfahren nicht geeignet, weit zuverlässiger dasjenige von Ury[5]), das von Schlößmann[6]) noch in geeigneter Weise modifiziert worden ist: Eine größere Faecesmenge wird mit Wasser stark verdünnt, gut verrieben und durch ein doppeltes Faltenfilter geschickt. Das trübe Filtrat wird zur weiteren Klärung durch ein mit reinem Kieselgur beschicktes Filter filtriert. In dem nunmehr klaren Filtrat werden die Nucleoproteide durch sehr vorsichtigen Zusatz von 30 proz. Essigsäure zur Ausfällung gebracht. In dem Filtrate läßt sich dann noch die Untersuchung auf Albumin und Albumosen vornehmen. Es muß aber noch besonders hervorgehoben werden, daß die Nucleoproteide nicht den gesamten Essigsäureniederschlag ausmachten, allerdings wohl die Hauptmasse desselben bilden können.

E. Fette.

Um einen abnorm hohen Fettgehalt der Faeces zu erkennen, bedarf es keiner genauen quantitativen chemischen Analyse. Hier genügt oftmals sogar schon die makroskopische Betrachtung: sehr fettreiche Stühle, wie sie z. B. beim totalen Gallenabschluß vom Darm produziert werden, haben ein außerordentlich charakteristisches Aussehen: dickbreiige, lehmartige, tonfarbene Massen von mattem Glanz. Jeder Zweifel wird durch einen Blick ins Mikroskop beseitigt, welches zahllose Fettsäurenadeln und nach Erhitzen des mit Essigsäure versetzten Präparates ebenso viele Fetttropfen erkennen läßt. Ein anschauliches Bild des reichen Fettgehaltes gibt schon eine flüchtige Extraktion einer kleinen Portion frischer Faeces, ev. nach vorherigem Zusatz von Kalilauge. Läßt man den Ätherauszug in einer flachen Glasschale verdunsten, so bleibt der Boden derselben mit einer dicken weißen Rahmschicht bedeckt.

---

[1]) H. Wegscheider, Inaug.-Diss. Straßburg 1875.
[2]) J. Uffelmann, Deutsches Archiv f. klin. Medizin 28 [1881].
[3]) M. Blauberg, Experim. u. klin. Studien über Säuglingsfaeces. Berlin 1897.
[4]) O. Simon, Archiv f. Verdauungskrankh. 10 [1904].
[5]) H. Ury, Archiv f. Verdauungskrankh. 9 [1903]; 10 [1904].
[6]) H. Schlößmann, Zeitschr. f. klin. Medizin 60 [1906].

Eine für klinische Zwecke vollkommen ausreichende Genauigkeit des quantitativen Gesamtfettgehaltes liefert folgende Methode der Ätherextraktion: 20 g des getrockneten und fein gepulverten Kotes werden mit schwach salzsäurehaltigem Alkohol verrührt und auf dem Wasserbade eingedampft. Von dem getrockneten Rückstand nimmt man 5 g zur Ätherextraktion im Soxhletapparat, der Extrakt wird bis zur Trockne eingedampft, im Exsiccator getrocknet und gewogen.

In der Norm findet man bei gemischter Kost im Durchschnitt 25% Fettgehalt im Trockenkot [Prausnitz[1])], bei Säuglingen höchstens 20%. Bei letzteren tritt schon bei leichteren Erkrankungen des Verdauungstraktus, die mit einer Störung der Resorption einhergehen, eine Verschlechterung der Fettausnutzung bis zu 40% und darüber ein. Biedert[2]) hat solche extreme Fettausscheidungen bei dyspeptischen Säuglingen (bis zu 60% in einzelnen Fällen) als einen selbständigen Krankheitszustand unter dem Namen „Fettdiarrhöen" gekennzeichnet. Auch bei Erwachsenen steigern starke diffuse Dünndarmkatarrhe die Fettausscheidung, auch bei Pankreaserkrankung ist wiederholt eine Vermehrung des Fettes gefunden worden, aber konstant und in sehr hohem Grade findet sich eine solche namentlich beim Gallenabschluß vom Darm, gleichviel welcher Ursache: bis zu 50% Fettgehalt im Trockenkot (nach den klassischen Untersuchungen Fr. Müllers, welche vielfach bestätigt worden sind).

Für die klinisch wichtige Entscheidung der Frage, ob eine Störung der Fettspaltung oder der Fettresorption vorliegt, ist zuweilen eine getrennte Bestimmung des Neutralfettes, der Fettsäuren und der Seifen notwendig. Nach dem Vorschlage Fr. Müllers[3]) geschieht das am einfachsten in folgender Weise: Der Ätherextrakt der Faeces wird mit alkoholischer $^1/_{10}$n-Kalilauge versetzt und gegen Phenolphthalein titriert. Auf diese Weise erhält man die Menge der Neutralfette und der Fettsäuren. Um die Seifen zu bestimmen, wird der Rückstand des Ätherextraktes mit salzsaurem Alkohol ausgezogen und alsdann in Äther gelöst. Dieser wird in derselben Weise titriert und enthält die aus den Seifen abgespaltenen Fettsäuren.

Nach Fr. Müller[3]) sind unter normalen Umständen die Verhältnisse des Kotfettes so, daß mindestens $^3/_4$ desselben gespalten sind, d. h. ein Teil der Neutralfette wird unverändert ausgeschieden, während drei Teile zu Fettsäuren und Seifen verwandelt sind. Bei Störung der Fettspaltung z. B. infolge von Pankreaserkrankungen fand Müller[3]) nur 20—30% des Kotfettes gespalten, ähnliche Angaben haben Weintraud[4]) und Katz[5]) gemacht, während Deuscher[6]) und Albu[7]) sogar bei schwerer Pankreaserkrankung noch eine Fettspaltung in normalem Umfang (über 80%) feststellten. Veränderte Fettspaltung spricht also für eine Pankreasfunktionsstörung, normale Fettspaltung nicht gegen eine solche, weil offenbar im kranken Organismus genug Kompensationsvorrichtungen vorhanden sind, um das Defizit auszugleichen. Beim Abschluß der Galle vom Darm, selbst totalem, findet nach Fr. Müllers[3]) und Albus[7]) Untersuchungen eine Beeinträchtigung der Fettspaltung niemals

[1]) W. Prausnitz, Zeitschr. f. Biol. 35 [1897].
[2]) Vgl. Ph. Biedert, Die Kinderernährung im Säuglingsalter. 4. Aufl. Stuttgart 1900; Archiv f. Kinderheilk. 14 [1879]; 28 [1888].
[3]) Fr. Müller, Zeitschr. f. klin. Medizin 12 [1887].
[4]) W. Weintraud, Die Heilkunde 1898.
[5]) A. Katz, Wiener med. Wochenschr. 1899, Nr. 4.
[6]) P. Deuscher, Korrespondenzbl. f. Schweizer Ärzte 1898, Nr. 11.
[7]) A. Albu, Berl. klin. Wochenschr. 1900, Nr. 40.

statt, weil dieselbe augenscheinlich nicht von der Wirkung der Galle bedingt ist. Dabei kommen allerdings erhebliche Beeinflussungen der Fettausnutzung vor, in viel höherem Maße noch bei Störung der Pankreasfunktion (Weintraud, namentlich aber Deuscher).

Über das Verhältnis der Fettsäuren und Seifen zueinander im Kotfett liegen nur wenig Untersuchungen vor. Es scheint, als ob die Mengenverhältnisse der Spaltungsprodukte selbst bei Beeinträchtigung der Fettspaltung sich nicht erheblich ändern. Die überwiegende Menge besteht aus Fettsäuren (60% und darüber).

F. Kohlehydrate.

1. Zucker.

Das Vorkommen von Zucker in den Faeces ist außerordentlich selten; er findet sich im normalen Kot Erwachsener niemals, bei krankhaften Veränderungen des Darmes (beschleunigter Peristaltik und namentlich diffusen schweren Dünndarmkatarrhen) nur ausnahmsweise, weil selbst bei schweren Resorptionsstörungen die gelösten Nahrungssubstanzen im allgemeinen, ganz besonders aber Zucker vollkommen aufgesogen werden.

Das Vorkommen von Zucker in den Säuglingsfaeces ist umstritten. Während Wegscheider[1]), Forster[2]), Uffelmann[3]) u. a. ihn niemals nachweisen konnten, fand ihn Blauberg[4]) fast regelmäßig bei Neugeborenen, allerdings nur in Spuren. Über Zucker in den Faeces kranker Säuglinge liegen nur die positiven Angaben von Pusch[5]) und Callomon[6]) vor.

Da der Zucker also höchstens in Spuren gelegentlich in den Darmentleerungen auftritt, so kann seinem Nachweis keine erhebliche Bedeutung zugeschrieben werden. Es genügt deshalb die qualitative Probe nach Trommer oder Nylander in dem wässerigen Extrakt der frischen Faeces.

2. Stärke.

Das Vorkommen von Stärke in den normalen Faeces ist im allgemeinen als eine Seltenheit zu bezeichnen. Ihr Erscheinen ist nicht nur von der Menge der genossenen Stärke, sondern in viel höherem Maße noch von der Art derselben abhängig. Denn im wesentlichen wird nur solche Stärke unverdaut wieder ausgeschieden, welche in Cellulosehüllen eingeschlossen geblieben ist, also z. B. bei unzureichender Zerkleinerung oder schlechtem Kauen der Stärkenahrung, bei Genuß roher oder schwer aufschließbarer kohlehydrathaltiger Nahrung (Schwarz- und Schrotbrot, Hülsenfrüchte), ungenügender Weichkochung derselben, bei Verwendung von grobem Mehl u. dgl. m. Auch der Säugling scheidet nach neueren Untersuchungen [Heubner und Carstens[7]) u. a.] Stärke nur dann aus, wenn sie in unzweckmäßiger schlecht aufgeschlossener Form gereicht worden ist.

Unter pathologischen Verhältnissen leidet die Stärkeausnutzung öfters, wenngleich nicht entfernt so häufig und in so hohem Maße wie Fett und

---

[1]) H. Wegscheider, Inaug.-Diss. Straßburg 1875.
[2]) J. Forster, Morphol. Gesellschaft in München 1878.
[3]) J. Uffelmann, Archiv f. d. ges. Physiol. 29 [1882].
[4]) M. Blauberg, Experim. u. klin. Studien über Säuglingsfaeces. Berlin 1897.
[5]) Pusch, Jahrb. f. Kinderheilk. 1899.
[6]) F. Callomon, Jahrb. f. Kinderheilk. 50, 369 [1899].
[7]) O. Heubner (u. Carstens), Berl. klin. Wochenschr. 1895, Nr. 10, 201.

Eiweiß der Nahrung. Offenbar stellt die Stärkeverdauung viel geringere Ansprüche an die Leistungsfähigkeit der Darmschleimhaut als die anderen Nahrungsstoffe. Vollends eine isolierte Störung der Stärkeverdauung, wie sie Schmidt und Strasburger[1]) unter dem Namen „Intestinale Gärungsdyspepsie" beschrieben haben und als Folge einer Funktionsanomalie des Dünndarmes (ohne anatomische Erkrankung desselben!) betrachten, ist nach meinen Erfahrungen ein außerordentlich seltenes Vorkommnis. Denn in den wenigen Fällen, wo sie sich findet, läßt sich fast immer auch eine mehr oder minder erhebliche Störung der Verdauung des Eiweißes bzw. der Muskeln und vor allem des Fettes nachweisen. Doch es ist hier nicht der Ort, näher auf eine Kritik dieses angeblich selbständigen Krankheitsbildes einzugehen. Schmidt und Strasburger haben betont, daß sich gerade in diesen Fällen in den Faeces mikroskopisch oft keine durch Jod nachweisbare Stärke findet, sondern ihr Nachweis nur mittels der *Gärungsprobe* zu führen sei, für welche sie einen leicht handbaren Apparat angegeben haben.

Das Prinzip der Gärungsprobe ist das der Nachverdauung. Die Stärke, welche den Verdauungssäften zugänglich ist, wird durch die im Kot stets anwesende Diastase verzuckert. Des Zuckers bemächtigen sich nun die Darmbakterien und bringen ihn unter Gasentwicklung zur Vergärung. Aus dieser Gasbildung wird auf die Anwesenheit von Stärke geschlossen. Dabei ist freilich zu berücksichtigen, daß nicht nur bei der Kohlehydratlösung, sondern auch bei der Eiweißfäulnis, die unter Umständen im Kot auftritt, Gas gebildet werden kann. Man schützt sich vor einem eventuellen Irrtum, indem man nur die von Schmidt[2]) so bezeichnete „Frühgärung" (der ersten 24 Stunden) berücksichtigt.

Die Gärungsprobe wird in folgender Weise ausgeführt: Von dem gut durchgerührten Kot werden mittels eines Spatels etwa 5 g abgeteilt. In dem Grundgefäß (a) des Gärungsröhrchens wird der Kot mit Wasser gut verrührt und der Gummipfropfen unter Vermeidung von Luftblasen aufgesetzt. Das Röhrchen (b) wird mit Leitungswasser gefüllt und mit dem kleineren Gummipfropfen verschlossen, wieder in der Weise, daß sich keine Luftblasen darin befinden. Das Gefäß (c) besitzt eben eine kleine Öffnung und darf kein Wasser enthalten. Ist der Apparat fertig zusammengesetzt, so wird er für 24 Stunden in den auf 37° C geheizten Brutschrank gestellt. Entwickelt sich nun aus den Faeces Gas, so wird Wasser in entsprechender Menge in das Steigrohr (c) getrieben.

Der Ausfall der Gärungsprobe erlaubt nur annähernde quantitative Schlüsse. Ist viel Gas gebildet worden, unter den Merkmalen der Frühgärung, so war auch viel Stärke im Kot. Ist dagegen wenig oder kein Gas aufgetreten, so darf daraus noch nicht Abwesenheit von Stärke gefolgert werden.

Einen positiven Ausfall der Gärungsprobe nimmt Schmidt[2]) an, wenn bei Probediät mehr als $1/4$—$1/3$ Röhrchen Gas gebildet wurde.

Ich möchte hervorheben, daß Gasbildung in solchen Mengen und auch mehr bei der Nachgärung sowohl in den verschiedensten pathologischen Stühlen wie selbst gelegentlich in normalen Faeces vorkommt. Für die Diagnose abnormer Kohlehydratgärung scheint mir deshalb das Auftreten von

---

[1]) A. Schmidt u. J. Strasburger, Deutsches Archiv f. klin. Medizin 61, 280, 545 u. 571 [1898]; 69, 570 [1901]; Berl. klin. Wochenschr. 41 [1898]; 51 [1900].
[2]) Neuerdings gibt A. Schmidt (Die Funktionsprüfung des Darmes. 2. Aufl. Wiesbaden 1908) an, daß die Hälfte des Steigrohres oder mehr mit Wasser sich füllen müsse, um eine pathologische Gasbildung annehmen zu können.

Schaumbildung in den frischen Faeces in Verbindung mit saurer Reaktion und saurem Geruch und dem Nachweis von zahlreichen unverdauten Kartoffelzellen, deren Inhalt sich teilweise noch mit Jod färbt, und schließlich noch der Nothnagelschen granulosehaltigen Bakterien ein mindestens ebenso zuverlässiger Maßstab zu sein als die Brutschrankprobe. Der Wert der letzteren liegt meines Erachtens in dem Nachweis geringfügiger Störungen der Kohlehydratverdauung, die sich sonst des Nachweises überhaupt entziehen, aber auch keine klinische Bedeutung haben.

Modifikationen des Gärungsapparates sind von Bauermeister[1]), Delup[2]), Münzer[3]) und neuerdings von Schmidt[4]) selbst angegeben worden.

G. Gallenfarbstoff.

Die braune Grundfarbe der normalen Faeces rührt vom Hydrobilirubin her. Es fehlt nur im Meconium und im Kot ausschließlich mit Milch ernährter Säuglinge, weil infolge der dort fehlenden Darmfäulnisprozesse die Reduktion des Bilirubins nicht zustande kommt. Bei Erwachsenen hat die Grünfärbung der Faeces in toto oder auch nur in einzelnen Teilen stets eine pathologische Bedeutung: direkt oder indirekt vermehrte Peristaltik bei diffusen Dünndarmkatarrhen u. dgl. m. Der grüne Farbstoff haftet mit Vorliebe an unverdauten Muskelresten und Schleimflocken.

Nachweis.

a) **Gmelinsche Probe.** Eine dünne wässerige Faecesaufschwemmung wird mit einer durch Zusatz weniger Tropfen rauchender Salpetersäure vermischten Salpetersäure zusammengebracht. An der Berührungsstelle bildet sich ein Farbenring, der vom Grün in Blaurot und Violett übergeht. Die Probe kann auch in einer Porzellanschale, auf einem Tiegeldeckel oder auf dem Objektträger ausgeführt werden.

b) **Die Huppertsche Probe[5])**, welche sich besonders bei gleichzeitiger Anwesenheit anderer Farbstoffe, z. B. Blut, empfiehlt: Die stark verdünnten Faeces werden mit der gleichen Menge Kalkmilch gefällt, der Niederschlag wird abfiltriert, mit schwefelsäurehaltigem Alkohol übergossen und vorsichtig bis zum Sieden erhitzt. Die Flüssigkeit färbt sich deutlich grün.

c) Am einfachsten ist die **Schmidtsche Sublimatprobe[4])**: Ein ungefähr kirschgroßes Stück der Faeces wird mit etwa der doppelten Menge 1—2proz. Sublimatlösung verrieben und in einem verdeckten Glasschälchen mehrere Stunden stehen gelassen. Hydrobilirubinhaltige Teilchen werden rot, bilirubinhaltige grün. Die Probe ist außerordentlich leicht und bequem und hat den großen Vorteil, daß sie auch geringe Mengen und nur an einzelnen Kotbestandteilen haftendes Bilirubin nachweist, und zwar dann meist inmitten der sich rot färbenden Faecesmasse.

H. Blutfarbstoff.

Eine chemische Untersuchung auf Blutfarbstoff kommt nur da in Frage, wo der Blutgehalt nicht schon makroskopisch durch seine ausgesprochen

[1]) Bauermeister, bei A. Schmidt (l. c. S. 21).
[2]) A. Delup, Wiener klin. Wochenschr. 1908, 727.
[3]) E. Münzer, Archiv f. Verdauungskrankh. 14, 25 [1908].
[4]) Ad. Schmidt, Kongreß f. inn. Medizin 13 [1895]; vgl. auch R. Schorlemmer, Archiv f. Verdauungskrankh. 6 [1900].
[5]) H. Huppert, Archiv f. Heilk. 8, 351 u. 476.

rote Farbe erkennbar ist, d. h. in der Regel nur bei altem zersetzten Blut, das seine Farbe verändert hat (Blut aus dem Magen oder dem obersten Darmabschnitte).

Nachweis.

a) Teichmanns Häminkrystallprobe. Ein ganz kleines Kotstückchen wird mit einigen Tropfen Eisessig und einem Körnchen Kochsalz auf dem Objektträger gründlich verrieben und über einer kleinen Flamme vorsichtig erwärmt. Nach dem Abkühlen wird ein Deckglas mit einem Tropfen Wasser aufgelegt. Es zeigen sich unter dem Mikroskope bei starker Vergrößerung die kleinen braunen, rhombischen Prismen der Häminkrystalle. Die Probe läßt leider zuweilen im Stich, offenbar weil nur unzersetztes Hämoglobin diese Krystalle liefert. — Strzysowski[1]) hat die Modifikation empfohlen, das Kotpartikelchen auf dem Objektträger mit einem Tropfen Natriumjodidlösung (1 : 500) zu versetzen und zu verdampfen, dann unter dem Deckgläschen mit konz. Essigsäure zu kochen.

b) Die Schönbein-Almen-van Deensche Probe in der Modifikation von Weber.[2]) Ein etwa haselnußgroßes Stück Kot wird mit Wasser stark verrieben, diese Flüssigkeit im Reagensglas mit einem Drittel Volumen Essigsäure versetzt und mit etwa gleichen Mengen Äther langsam ausgeschüttelt. Der Ätherextrakt wird abgegossen und mit etwa 10 Tropfen frisch bereiteter Guajacharztinktur und 20 Tropfen alten ozonisierten Terpentinöls versetzt. Der Äther nimmt eine blauviolette Farbe an, welche allerdings nach einigen Minuten vollkommen verblaßt.

Diese Probe beruht auf der Fähigkeit des Hämoglobins, den freien Sauerstoff des Terpentinöls auf das Guajacharz zu übertragen. C. E. Carlson[3]) dagegen führt die Blaufärbung der Guajactinktur durch Blut auf Oxydasen zurück, welche im Blut vorhanden sind, und nach E. J. Lesser[4]) liegt die Ursache der Guajacreaktion im Eisengehalt des Blutfarbstoffes.

Die Webersche Modifikation der van Deenschen Probe ist notwendig, um das Blut mit Sicherheit von Schleim und Eiter, welche die Guajacreaktion an sich auch hervorbringen, zu unterscheiden.

Zu dieser Probe sind nun in den letzten Jahren sehr zahlreiche Verbesserungen angegeben worden, welche sich aber zum Teil bei kritischer Nachprüfung gar nicht als solche erwiesen haben, zum Teil sind sie überflüssig, und schließlich stellen einzelne solche Verfeinerungen der Probe dar, daß sie keinen praktischen Wert mehr haben. Knud Schröder[5]) empfahl die Probe mit drei verschiedenen starken Guajaclösungen, entsprechend dem verschiedenen Blutgehalt in den Faeces, auszuführen. Das erweist sich aber, wie Rothschild[6]) ausgeführt hat, nicht als nötig, wenn man die übliche mittlere Menge, d. h. etwa 0,5 g Guajacharzpulver in 5 ccm 70proz. Alkohols gründlich löst. Bemerkenswerter ist die Empfehlung von Rossel[7]), Boas[8]), Joachim[9]),

1) C. Strzysowski, Therap. Monatshefte 9, 463 [1901].
2) H. Weber, Berl. klin. Wochenschr. 1893, Nr. 19.
3) C. E. Carlson, Zeitschr. f. physiol. Chemie 48, 55.
4) E. J. Lesser, Zeitschr. f. Biol. 49.
5) Knud Schröder, Berl. klin. Wochenschr. 1907, Nr. 43.
6) J. Rothschild, Berl. klin. Wochenschr. 1908, Nr. 18.
7) O. Rossel, Deutsches Archiv f. klin. Medizin 76 [1903].
8) J. Boas, Deutsche med. Wochenschr. 1903, Nr. 47.
9) G. Joachim, Berl. klin. Wochenschr. 1904, Nr. 18.

v. Koziczkowski[1]), Carlson[2]) Jaworsky und Korolewicz[3]) u. a., statt
des Terpentinöls eine 3proz. Wasserstoffsuperoxydlösung zu benutzen,
welche in gleicher Weise als Sauerstoffüberträger wirkt. Ich habe im letzten
Jahre die letztgenannte Substanz in der unter dem Namen „Pergenol" in den
Handel kommenden festen Form verwendet, wodurch sich die Ausführung
der Probe noch etwas mehr vereinfacht.

c) Die wertvollste Bereicherung, welche die Versuche zur Verbesserung
der Guajacprobe gebracht haben, war die Auffindung der **Aloinprobe,** welche
ihr nicht nur gleichwertig ist, sondern dadurch überlegen, daß die entstehende
Rotfärbung eine dauernde ist. Diese Probe wurde zuerst von Klunge[4]), in
neuerer Zeit wieder von Schaer[5]) beschrieben, aber erst von Rossel auf
ihre Brauchbarkeit genau geprüft und in die Praxis eingeführt. Sie wird
in derselben Weise angestellt wie die Guajacprobe, indem man eine frisch
bereitete Alointinktur benutzt (eine Messerspitze des gelblichen Pulvers in
5 ccm 70proz. Alkohols warm gelöst). Der Rat Rossels[6]), vor Herstellung
des essigsauren Ätherextraktes das Fett der Faeces mit Äther zu entfernen,
ist überflüssig, da das Fett die Aloinprobe nicht beeinträchtigt.

d) **Die Benzidinprobe von O. und R. Adler**[7]) ist das feinste Reagens auf
Blutfarbstoff. Sie wird in ganz analoger Weise angestellt wie die Guajac-
und die Aloinprobe: der essigsaure Ätherextrakt der Faeces wird mit etwa
10 Tropfen einer frisch bereiteten alkoholischen Lösung von Benzidin (Diamido-
diphenyl) und 20 Tropfen des obenerwähnten Terpentinöles oder der 3proz.
Wasserstoffsuperoxydlösung versetzt oder noch besser unterschichtet. An
der Berührungsstelle entsteht ein breiter olivengrüner Ring.

Für diese Probe hat Schumm[8]) eine Vorbehandlung des Kotes zur Entfernung des Fettes und des Urobilins gefordert (Ausschütteln mit einem Gemisch aus gleichen Teilen von Alkohol und Äther und Filtration); aber dadurch wird die Probe noch viel empfindlicher, als sie schon ist, und vor allem
für die praktische Handhabung zu umständlich. Das gleiche gilt übrigens
auch von der an sich sehr zweckmäßigen Modifikation der Benzidinprobe
durch Schlesinger und Holst[9]): Ein erbsengroßes Stück Kot wird in einem
zu $1/3$ mit Wasser gefüllten Reagensglas gut aufgeschwemmt, mit einem Wattepfropfen verschlossen und einmal kurz aufgekocht. Von dieser gekochten
Faecesaufschwemmung setzt man 3 Tropfen in eine konz. Benzidineisessig-
mischung,. welcher 3 ccm der 3proz. Wasserstoffsuperoxydlösung zugesetzt
sind. Die gelbbraune Flüssigkeit nimmt eine vom Grauen über das Grüne um
so stärker in das Blaue gehende Farbe an, je mehr Blut im Kot vorhanden ist.

Dieses Verfahren von Schlesinger und Holst ist durch Messerschmidt[10])
noch in folgender Weise vereinfacht worden: Eine Messerspitze Benzidin wird in
2 ccm Eisessig gelöst. Die Hälfte davon setzt man zu 1 ccm einer 3proz. H_2O_2-
Lösung, in welche vorher 3 Tropfen der Faecesaufschwemmung gebracht waren.

---

[1]) E. v. Koziczkowsky, Deutsche med. Wochenschr. **1904,** Nr. 33.
[2]) C. E. Carlson, Zeitschr. f. physiol. Chemie **48, 55.**
[3]) Jaworsky u. Korolewicz, Wiener klin. Wochenschr. **1906,** Nr. 38.
[4]) Klunge, Schweiz. Wochenschr. f. Pharmazie **1882.**
[5]) Schaer, Archiv f. Pharmazie **238** [1900].
[6]) O. Rossel, Deutsches Archiv f. klin. Medizin **76** [1903].
[7]) O. u. R. Adler, Zeitschr. f. physiol. Chemie **41,** S. 59 [1904].
[8]) O. Schumm, Die Untersuchung der Faeces usw. Jena **1906;** Deutsche med. Wochenschrift **1907,** Nr. 42.
[9]) E. Schlesinger u. F. Holst, Deutsche med. Wochenschr. **1906,** Nr. 36.
[10]) Th. Messerschmidt, Münch. med. Wochenschr. **1909,** Nr. 8.

Die Benzidinprobe ist wegen ihrer Feinheit für die Praxis weniger geeignet als die Guajac- und die Aloinprobe. Selbst die letzteren zeigen noch Blut in einer Verdünnung von 1 : 25000 an. Alle diese Proben gestatten im Falle des positiven Ausfallens einen Rückschluß auf sog. okkulte Blutungen des Magendarmkanals nur dann, wenn die Nahrung als Quelle des Blutfarbstoffes mit Sicherheit auszuschließen ist. Deshalb muß der Ausführung dieser Kotuntersuchungen auf Blut eine 2—3 tägige fleischfreie Kost vorausgehen.

Um die Herstellung frischer Lösungen zu ersparen, hat Einhorn[1]) die Verwendung von Reagenspapieren empfohlen, welche durch Imprägnierung von einfachem Filtrierpapier mit den betreffenden alkoholischen Lösungen hergestellt werden können. Insbesondere soll das Benzidinpapier sehr empfindlich sein. Man taucht das Benzidinpapier in die Faecesaufschwemmung, gießt einige Tropfen H_2O_2 auf und läßt es auf einer weißen Porzellanplatte liegen. Nach einer Minute tritt Blaufärbung auf, oder nach Weinberger[2]) gießt man H_2O_2 in ein Porzellanschälchen, taucht das Papier zur Hälfte in die Faeces oder deren essigsauren Ätherextrakt und legt es sofort in das Schälchen. In $1/4$—5 Minuten tritt Blaufärbung der benetzten Papierhälfte ein. Aber diese Papiere sind nicht zuverlässig, weil sie — offenbar durch Kontakt mit dem Fingerschweiß — ohne Blutanwesenheit schon zuweilen eine Farbenreaktion geben.

Deshalb ist auch der verspätete positive Ausfall der Reaktion, wie ihn Dreyer[3]) bei Verwendung von Fließpapier zur Guajacprobe beobachtete (Blaufärbung noch nach $1/4$ Stunde), als zweifelhaft anzusehen.

e) Die p-Phenylendiaminprobe von v. Storch wurde von Boas[4]) zum Nachweis des okkulten Blutes empfohlen. Zu dem essigsauren Ätherextrakt des Stuhles werden 1—2 Tropfen einer stark verdünnten (1 : 200) p-Phenylendiaminchlorhydratlösung zugesetzt, danach 1 ccm einer $1/2$ proz. alkoholischen Normalkalilauge und 1 ccm einer 3 proz. Wasserstoffsuperoxydlösung. Bei Vorhandensein von Blut tritt eine intensive Grünfärbung auf, die allmählich in ein Braunrot übergeht. Schumm und Remstedt[5]) fanden die Probe bei ihrer Nachprüfung nicht empfindlich genug für die Praxis.

f) Die Leukomalachitprobe von O. und R. Adler.[6]) Man versetzt die wässerige Faecesaufschwemmung mit einer konz. Lösung von Malachitgrün (Tetramethyldiamidotriphenylmethan) in Eisessig unter Zusatz von 3 proz. Wasserstoffsuperoxydlösung. Bei Anwesenheit von Blut tritt eine Grünfärbung ein. Die Bereitung des Reagens ist in der klinischen Praxis etwas umständlich.

g) Anhangsweise sei hier die spektroskopische Blutprobe erwähnt, welche sich im essigsauren Ätherextrakt des Kotes mittels eines einfachen Taschenspektroskops leicht ausführen läßt. Janowski[7]) hält sie sogar für die zuverlässigste Methode des Blutnachweises. Allerdings wirken die übrigen Farbstoffe der Faeces oft recht störend, meist aber ist von den 4 Absorptionsstreifen, welche eine Hämatinlösung im Spektrum zeigt, derjenige im Rot deutlich erkennbar und charakteristisch. Sonst übersättigt man nach Schumm[8]) vorsichtig mit NH_3, setzt einige Tropfen Schwefelammonium hinzu und schüttelt

1) M. Einhorn, Deutsche med. Wochenschr. 1907, Nr. 27.
2) Weinberger, Münch. med. Wochenschr. 1908, Nr. 49.
3) L. Dreyer, Münch. med. Wochenschr. 1909, Nr. 27.
4) J. Boas, Centralbl. f. inn. Medizin 1906, Nr. 24.
5) O. Schumm u. H. Remstedt, Centralbl. f. inn. Medizin 1906, Nr. 40.
6) O. u. R. Adler, Zeitschr. f. physiol. Chemie 41, 59 [1904].
7) W. Janowski, Centralbl. f. allg. Pathol. u. pathol. Anat. 12, 828 [1901].
8) O. Schumm, Klinische Spektroskopie. Jena 1909.

ordentlich durch. Dann tritt der dunkle Streifen im Rot scharf hervor. Die weiteren Modifikationen dieser Blutprobe von Schmilinsky[1]) (Überführung in Hämatoporphyrin) und Schumm und Fränkel[2]) (Hämochromogen) sind, weil zu umständlich, für die Praxis nicht geeignet.

J. Enzyme.

Das Vorkommen ungeformter organischer Fermente in den Faeces ist seit langer Zeit bekannt. So wurden sie im Säuglingsstuhl häufig beobachtet. In neuerer Zeit haben Pottevin[3]), Ibrahim[4]), Schönberger[5]), Czekkel[6]), Hecht[7]) alle im Kot der Erwachsenen vorkommenden Fermente auch im Meconium aufgefunden. Ihr qualitativer Nachweis ist auch gar nicht schwierig. Man verwendet dazu das Filtrat eines Glycerin- oder Thymolwasserextraktes der Faeces und stellt damit einen künstlichen Verdauungsversuch auf Trypsin, Diastase, Lipase u. dgl. mit den entsprechenden Substraten (Fibrinflocke oder Hühnereiweißscheibchen, Stärkekleisterlösung, Butter usw.) im Brutschrank an. Dennoch hat man sich mit den Verdauungsfermenten in den Faeces früher wenig beschäftigt, weil ihnen keine diagnostische Bedeutung beigelegt wurde. Wieweit sie für die Pathologie des Verdauungstraktus Bedeutung haben, das steht auch heute noch nicht bestimmt fest, zumal bisher für jedes einzelne dieser zahlreichen Fermente weder ihre Existenz noch vollends ihr Mengenverhältnis in den normalen Faeces genau festgestellt ist. Neuerdings hat Ury[8]) die quantitative Fermentbestimmung auch dazu benutzt, um daraus Schlußfolgerungen über die Pathogenese der Diarrhöen (vermehrte Sekretion oder Transsudation der Darmschleimhaut) ableiten zu können. Vor allem aber ist in den letzten Jahren den Fermenten deshalb eine erhöhte Beachtung geschenkt worden, weil die Meinung entstanden ist, daß Veränderungen ihrer Quantität für die Diagnose insbesondere der Pankreaserkrankungen verwertet werden können. Aber auch nach dieser Richtung hin läßt sich zurzeit noch gar kein sicheres Urteil fällen. Die Forschung ist auf diesem Gebiete erst im Beginne, zurzeit allerdings im lebhaftesten Fluß. Es ist eine Reihe neuerer Methoden für diese Zwecke der Faecesuntersuchung angegeben worden, welche an Stelle der älteren umständlichen und unbrauchbaren Verfahren hier Erwähnung finden sollen.

1. Proteolytische Fermente.

a) Pepsin.

Unter Umgehung der älteren unzuverlässigen Methode von Hemmeter[9]) (Feststellung des Gewichtsunterschiedes einer abgewogenen Menge Blutfibrin vor und nach der Verdauung durch Faecesextrakt) und derjenigen von Mett[10]) (Messung der Länge der verdauten Eiweißsäule in Capillarglasröhrchen, welche mit Eiereiweißlösung gefüllt sind), seien hier nur die neueren Verfahren mitgeteilt.

---

[1]) H. Schmilinsky, Münch. med. Wochenschr. 1903, Nr. 49.
[2]) A. M. Fränkel, Münch. med. Wochenschr. 1907, Nr. 33.
[3]) H. Pottevin, Compt. rend. de la Soc. de Biol. 52 [1900].
[4]) J. Ibrahim, Münch. med. Wochenschr. 1908, Nr. 41 u. 43; Biochem. Zeitschr. 22 [1908].
[5]) J. Schönberger, Inaug.-Diss. München 1909.
[6]) F. Czekkel, Berl. klin. Wochenschr. 1909, Nr. 42.
[7]) A. F. Hecht, Die Faeces des Säuglings usw. Berlin u. Wien 1910.
[8]) H. Ury, Archiv f. Verdauungskrankh. 15 [1909].
[9]) J. C. Hemmeter, Archiv f. d. ges. Physiol. 81, 151 [1900].
[10]) Vgl. J. P. Pawlow, Die Arbeit der Verdauungsdrüsen. Deutsche Übersetzung. Wiesbaden 1898.

α) **Die Volhardsche Methode der titrimetrischen Pepsinbestimmung.**[1]) Dazu bedarf es einer Stammcaseinlösung, welche in folgender Weise hergestellt wird: 100 g reines Casein (Rhenania, Aachen) werden in einem 2-Litermeßkolben in $1\frac{1}{2}$ l mit Chloroform geschüttelten Wassers eingeweicht, mit 80 ccm Normalnatronlauge versetzt und auf dem Wasserbade erwärmt, bis alles Casein völlig gelöst ist. Nach dem Erkalten wird die Lösung auf 2000 ccm angefüllt und mit Toluol versetzt. Von dieser Caseinlösung werden nun in je zwei langhalsigen Flaschen, welche am Bauche eine Marke 300 und am Halse eine Marke 400 tragen, je 100 ccm abgemessen, mit Chloroformwasser bis zur Marke 300 aufgefüllt und in der einen Flasche 10 ccm Faecesfiltrat, in der anderen, die zum blinden Versuche dient, gar nichts oder 10 ccm gekochtes Faecesfiltrat zugefügt, ferner 11 ccm Normalsalzsäure. Nun kommen beide Flaschen zur Digestion der Caseinlösung auf 24 Stunden in den Brutschrank. Dann fällt man das unverdaut gebliebene Casein, indem man von einer 20proz. Natriumsulfatlösung ca. 100 ccm einlaufen läßt, schüttelt und stellt nach dem Erkalten mit der Natriumsulfatlösung genau auf die Marke 400 ein. Darauf wird durch ein trockenes Faltenfilter in einem Meßzylinder filtriert; 200 ccm Filtrat titriert man mit $n/10$-Lauge gegen Phenolphthalein. Der Aciditätszuwachs der mit dem Faecesfiltrat beschickten Flasche gegenüber der Kontrollprobe ergibt das Maß der peptischen Wirkung.

Diese Methode, welche ursprünglich für die Pepsinbestimmung im Magensaft erdacht ist, eignet sich auch für die Faeces, und zwar sowohl für den qualitativen Nachweis wie für die exakte quantitative Berechnung. In normalen Faeces fehlt nun stets Pepsin, wie in Ergänzung älterer Mitteilungen neuerdings insbesondere Ury[2]) bestätigt hat. Dieser Autor fand Pepsin auch nicht in den wässerigen Stuhlgängen, welche durch Sennisblätter und Bittersalz hervorgerufen werden. Dagegen haben Leo[3]), J. Strasburger[4]), Boas[5]), Grober[6]) mit den älteren Untersuchungsmethoden Pepsin in den Faeces bei stärkeren Diarrhöen nachgewiesen.

β) **Die Pepsinbestimmung nach Fuld-Levison.**[7]) Von dem käuflichen Hanfeiweiß „Edestin" (Gärtner, Halle) wird eine Lösung 1 : 1000 hergestellt, und zwar in einer Salzsäure von der Acidität 30, d. h. 30 ccm $1/10$ n-Salzsäure, 70 ccm destilliertes Wasser. Mit derselben Salzsäurelösung wird auch das wässerige Faecesfiltrat auf das 10fache verdünnt. Nun werden steigende Mengen dieses Faecesfiltrates in einer Reihe von Reagensgläsern angesetzt, uud zwar von 0,1 ccm anfangend — 0,16—0,25—0,4—0,64 bis zu 1,0 ccm, ev. sogar noch bis zu 1,6—2,5—4,0 ccm. In die so gefüllten Gläser werden nun je 2 ccm der Edestinlösung zugesetzt und die Gläser alsdann $\frac{1}{2}$ Stunde bei Zimmertemperatur stehen gelassen. Nach Ablauf dieser Zeit setzt man zu jedem Glase 0,3 ccm kalt gesättigter Kochsalzlösung und stellt fest, bei welcher Grenze eine milchige Trübung der vorher klaren Flüssigkeit auftritt. In denjenigen Gläsern, welche klar bleiben, ist alles Eiweiß verdaut. Die anderen zeigen an der Berührungszone einen weißen Ring oder eine mehr oder minder intensive Trübung (Edestin).

---

1) F. Volhard, Münch. med. Wochenschr. 1903, Nr. 49; 1907, Nr. 9.
2) H. Ury, Biochem. Zeitschr. 23 [1909].
3) H. Leo, Diagnostik d. Erkrankungen d. Bauchorgane, 2. Aufl., 1895.
4) J. Strasburger, Deutsches Archiv f. klin. Medizin 67, 262.
5) J. Boas, Lehrbuch der Darmkrankheiten. Leipzig 1898.
6) J. Grober, Deutsches Archiv f. klin. Medizin 83 [1905].
7) E. Fuld-Levison, Biochem. Zeitschr. 6 [1907]; Zeitschr. f. klin. Medizin 64; Deutsche med. Wochenschr. 1907, 1274.

γ) **Die Pepsinbestimmung nach Groß.**[1]) 1 g Caseinum purissimum (Grübler) wird mit 16 ccm einer 25 proz. Salzsäure vom spez. Gew. 1,124 in 1 l Wasser auf dem Wasserbad gelöst. Je 10 ccm dieser auf 39—40° vorgewärmten Flüssigkeit kommen in eine Reihe von Reagensgläsern, die mit steigenden Mengen des wässerigen Faecesfiltrates beschickt werden. Nach ¼stündigem Verweilen im Brutschrank werden einem jeden Glase einige Tropfen einer konz. Lösung von essigsaurem Natron zugesetzt. Das unverdaute Casein fällt dabei aus, im Gegensatz zu den Caseosen.

Die beiden letzterwähnten Methoden, welche auch ursprünglich für die Pepsinbestimmung im Magensaft erdacht sind, haben vor dem Volhardschen Verfahren unzweifelhaft den Vorzug wesentlich größerer Einfachheit; sie sind aber in ihrer Brauchbarkeit für die Faeces, soweit aus der Literatur ersichtlich ist, bisher noch nicht geprüft.

b) Trypsin.

Aus älterer Zeit liegen Angaben über qualitatives Vorkommen von Trypsin in den Faeces vor von Baginsky[2]), Hemmeter[3]) und v. Streit[4]) (A. Schmidt). Aber erst in den letzten Jahren sind neue Methoden gefunden worden, welche dieses fragliche Vorkommen nicht nur sichergestellt, sondern auch quantitativ bestimmt haben.

α) **Die Serumplatten-Methode von Müller und Schlecht.**[5]) Dazu soll der Patient in folgender Weise vorbereitet werden: Nach gründlicher Reinigung der untersten Darmabschnitte durch ein Klistier erhält der Kranke eine Probemahlzeit, bestehend aus 150 g Fleisch und 150 g Kartoffelbrei. Eine Stunde später wird ein stärker wirkendes Abführmittel (0,3 g Kalomel oder 0,5 g Purgen) verabreicht. Die daraufhin entleerten dünnflüssigen Stühle können zur Trypsinprüfung nur verwertet werden, wenn sie frei von Blut und Eiter sind und etwaiger Fettgehalt durch Ätherextraktion entfernt ist. Die proteolytische Fermentwirkung der Faeces wird nun durch Einwirkung auf die Oberfläche von Serumplatten geprüft, wie sie in der Bakteriologie verwendet werden. Die Serumplatten werden aus Rinderblutserum mit Zusatz von Traubenzuckerbouillon hergestellt. Auf eine solche Serumplatte werden nun mit einer Platinöse oder einem Glasstäbchen einige Tropfen des mit 10 proz. Glycerinwasser verriebenen Stuhlganges gebracht. Wenn die Entleerungen sauer oder neutral reagieren, dann müssen sie vor der Aussaat mit Sodalösung so versetzt werden, daß die Masse mit Lackmuspapier eben eine alkalische Reaktion gibt. Ist Trypsin in den Faeces enthalten, so zeigt sich auf der Platte (im Brutschrank bei 50—60° C) eine deutliche Dellenbildung, meist schon nach einer halben Stunde, spätestens nach 24 Stunden.

Mittels dieser Methode läßt sich auch eine genaue quantitative Bestimmung des Trypsingehaltes ausführen, wenn die unfiltrierten Faeces mit einer Meßpipette einer stufenweisen Verdünnung durch Zusatz der 5-, 10-, 20-, 50-, 100- und 200fachen Menge Glycerinwasser unterworfen werden. Diese Verdünnungen

---

[1]) O. Groß, Berl. klin. Wochenschr. **1908**, Nr. 13; vgl. auch W. Wolff u. Z. v. Tomascewski, Berl. klin. Wochenschr. **1908**, Nr. 22.

[2]) A. Baginsky, Zeitschr. f. physiol. Chemie **12** [1888].

[3]) J. C. Hemmeter, Archiv f. d. ges. Physiol. **81**, 151 [1900].

[4]) v. Streit, Inaug.-Diss. Bonn **1897**.

[5]) E. Müller u. Jochmann, Münch. med. Wochenschr. **1906**, Nr. 29. — E. Müller, Archiv f. klin. Medizin **92** [1908]. — H. Schlecht, Münch. med. Wochenschr. **1908**, Nr. 14. — E. Müller u. H. Schlecht, Med. Klin. **1909**, Nr. 16/17. — R. Kaufmann, Inaug.-Diss. Breslau 1907.

werden in einzelnen Tröpfchen in 6 nebeneinander durch Tintenstriche ab-
geteilten Abschnitten der Serumplatte ausgesät. Wenn nach 24 Stunden keinerlei
Dellenbildung zu beobachten ist, dann muß Trypsin als fehlend angenommen
werden.

Bestätigungen für die Brauchbarkeit dieser Methode liegen von Schwarz[1]),
Keuthe[2]), M. Hirschberg[3]) und Hecht[4]) (für Säuglingsfaeces) vor.

β) **Die Geloduratkapselmethode von Müller und Schlecht.**[5]) Sahli hat
1898 eine Methode zum Nachweis von Pankreassaftinsuffizienz angegeben, die
darin besteht, daß dem Kranken in Formalin gehärtete, mit Jodoform, Salicylsäure oder Methylenblau gefüllte Kapseln gereicht werden, welche durch
das Trypsin im Darm gelöst, ihren Inhalt austreten und zur Resorption gelangen lassen, so daß er im Harn bzw. Speichel nachgewiesen werden kann.
Diese Probe hat sich nicht bewährt, insofern sich zu harte Formalinkapseln
auch gegen die Trypsinverdauung resistent erweisen.

Die Geloduratkapselmethode von Müller und Schlecht stellt nun eine
Modifikation der Sahlischen Probe dar, indem sie dieselbe aus dem Körper
in das Reagensglas verlegt. Die nach der Angabe von Rumpel hergestellten
Capsulae geloduratae sind in alkoholischer Formalinlösung so gehärtet, daß
sie nur durch das Trypsin gelöst werden sollen. Sie sind mit 0,3 g Holzkohle
gefüllt. Eine solche Kapsel wird in etwa 10 ccm einer dünnflüssigen Stuhlprobe
gebracht, welche durch ein Abführmittel gewonnen ist. Bei 37° im Brutschrank
löst sich die Kapsel innerhalb $\frac{1}{2}$ Stunde, der Kohlenstaub tritt aus und färbt
die Stuhlflüssigkeit schwarz. Diese Probe soll nicht nur zur qualitativen, sondern auch zur quantitativen Bestimmung des Trypsingehaltes geeignet sein,
letzteres sowohl durch Ermittlung einer verzögerten Lösungszeit als durch
reihenweise Verdünnung der Faeces.

Die Brauchbarkeit dieser Methode hängt davon ab, daß die Formalinkapseln den gerade richtigen Härtegrad haben, um einerseits gegen die Magenverdauung resistent zu sein, andererseits der Trypsineinwirkung zu unterliegen.
Albu[6]) hat das Verfahren in einem Falle mit Erfolg verwertet zur Unterstützung der Diagnose einer Pankreasinsuffizienz.

γ) **Die Methode von Volhard**[7]), welche für den Pepsinnachweis angegeben wurde, ist nach Ury auch für Trypsinbestimmung zu verwerten,
mit der Modifikation, daß man die 11 ccm Normalsalzsäure erst nach der
Digestion der Caseinlösung zusetzt. Sonst sind das Verfahren und die quantitative Berechnung unverändert.

δ) **Die Methode von Groß**[8]), welche für den Pepsinnachweis bestimmt
ist, wurde auf dessen Anregung von Koslowsky[9]) für den Trypsinnachweis
verwendet, und zwar in folgender Modifikation: $\frac{1}{2}$ g reines Casein wird in
1 l 1proz. Sodalösung gelöst. Zu je 10 ccm der Caseinlösung setzt man in einer

1) Osw. Schwarz, Wiener klin. Wochenschr. **1909**, Nr. 9.
2) W. Keuthe, Berl. klin. Wochenschr. **1909**, Nr. 2.
3) M. Hirschberg, Deutsche med. Wochenschr. **1910**, Nr. 43.
4) A. F. Hecht, Wiener klin. Wochenschr. **1908**, Nr. 45.
5) H. Schlecht, Med. Klin. **1909**, Nr. 16/17.
6) A. Albu, Beiträge zur Diagnostik der Pankreaserkrankungen. Halle **1910**.
7) F. Volhard, Münch. med. Wochenschr. **1903**, Nr. 49; **1907**, Nr. 9; sowie Beitr.
z. chem. Physiol. u. Pathol. **7** (Löhlein) u. **10** (Faubel).
8) O. Groß, Berl. klin. Wochenschr. **1908**, Nr. 13; Archiv f. experim. Pathol. u. Pharmakol. **58** [1907]; Deutsche med. Wochenschr. **1909**, Nr. 16; vgl. auch W. Wolff u.
Z. v. Tomascewski, Berl. klin. Wochenschr. **1908**, Nr. 22.
9) Koslowsky, Inaug.-Diss. Greifswald **1909** u. Kobayashi, Inaug.-Diss. Greifswald **1909**.

Reihe von Reagensgläschen steigende Mengen des filtrierten Kotes zu, der vorher mit der dreifachen Menge einer 1 proz. Sodalösung gründlich verrieben worden ist. Die Mischung wird zur Verhinderung des Bakterienwachstums mit etwas Chloroform versetzt, gut umgeschüttelt und am besten bei Körpertemperatur, im Notfall jedoch auch bei höherer Zimmertemperatur gehalten. Nach geraumer Zeit wird 1 proz. Essigsäure zum Ausfällen der Caseinlösung zugesetzt und festgestellt, in welchem der Gläschen eine Trübung nicht mehr auftritt.

Geringe Modifikationen dieses Verfahrens wurden fast gleichzeitig von R. Goldschmidt[1]) und Döblin[2]) bekannt gegeben und Bestätigungen liegen vor von Heiberg[3]), Franke und Sabatowski[4]), Wynhausen[5]), Ehrmann[6]), Selbach[7]), Albu[8]).

ε) **Die Methode von Fuld**[9]) in entsprechender Modifikation.

Alle diese Methoden haben sich bei den Nachprüfungen als brauchbar, diejenige von Groß aber als am leichtesten ausführbar erwiesen. Doch läßt sich aus den bisherigen Ergebnissen dieser Untersuchungen in pathologischen Fällen noch kein praktischer Wert derselben für die klinische Diagnostik, insbesondere auch nicht für die Erkennung einer Pankreasinsuffizienz mit Bestimmtheit erschließen.

Reichlicher als bei Erwachsenen ist das Trypsin nach Hecht[10]) im Säuglingsstuhl enthalten. Bei Diarrhöen, sowohl spontanen wie künstlich herbeigeführten, soll das Trypsin (infolge vermehrter Abscheidung des Dünndarmsekrets) vermehrt sein.

Gegen die diagnostische Verwertbarkeit aller bisher mitgeteilten Methoden zum Nachweis des Trypsins in den Faeces ist ein gewichtiger Einwand erhoben worden, dahingehend, daß der positive Ausfall dieser Untersuchungsmethoden kein unzweifelhafter Beweis für die Anwesenheit des Trypsins ist. Insbesondere haben Frank und Schittenhelm[11]) darauf hingewiesen, daß in den Faeces regelmäßig auch das Erepsin nachweisbar ist, welches bereits abgebaute Eiweißkörper (Albumosen und Peptone) sowie von den nativen auch das Casein in gleicher Weise zu verdauen vermag wie das Trypsin. Nach Angabe dieser Autoren sollen die Faeces sogar größere Mengen von sehr wirksamem Erepsin als von Trypsin enthalten, wenn letzteres nicht durch Abführmittel noch besonders aktiviert worden ist.

2. Nuclease.

Zum Nachweis dieses Fermentes, welches die Nucleinsäuren in ihre Komponenten zerlegt und nicht nur im Pankreas, sondern auch in den Zellen der Darmwand vorkommen soll, hat Ury[12]) als erster folgendes Verfahren angegeben:

[1]) R. Goldschmidt, Deutsche med. Wochenschr. **1909**, Nr. 12.
[2]) A. Döblin, Deutsche med. Wochenschr. **1909**, Nr. 25.
[3]) K. A. Heiberg, Wiener klin. Wochenschr. **1909**, Nr. 52.
[4]) M. Franke u. R. Sabatowski, Centralbl. f. inn. Medizin **1909**, Nr. 26.
[5]) O. J. Wynhausen, Berl. klin. Wochenschrift **1909**, Nr. 30.
[6]) R. Ehrmann, Zeitschr. f. klin. Medizin **69** [1909].
[7]) Selbach, Deutsche med. Wochenschr. **1909**, Nr. 37.
[8]) A. Albu, Beiträge zur Diagnostik der Pankreaserkrankungen. Halle **1910**.
[9]) E. Fuld, Biochem. Zeitschr. **6** [1907]; Zeitschr. f. klin. Medizin **64**; Deutsche med. Wochenschr. **1907**, 1274; Archiv f. experim. Pathol. u. Pharmakol. **58** [1907].
[10]) A. F. Hecht, Wiener klin. Wochenschr. **1908**, Nr. 45.
[11]) F. Frank u. A. Schittenhelm, Centralbl. f. Physiol. u. Pathol. d. Stoffw. **1909**, Nr. 23.
[12]) H. Ury, Biochem. Zeitschr. **23** [1909].

500 g Kalbsmilch werden feingehackt, mit $1\frac{1}{2}$ l Wasser zum Sieden erhitzt, 10 Minuten im Sieden erhalten, filtriert. Das Filtrat wird noch warm vorsichtig mit Essigsäure versetzt, bis sich ein feinflockiger Niederschlag abscheidet. Der Niederschlag wurde durch Dekantieren gewaschen und unter 100 ccm Chloroformwasser feucht aufbewahrt. 5 ccm der gut umgeschüttelten Nucleoproteidsuspension wurden nun zu 20 ccm Faecesfiltrat (80 g normale Faeces mit 800 ccm Wasser verrieben), das Filtrat wurde neutralisiert und unter Toluol 48 Stunden in den Brutschrank bei 37° gestellt. Danach wurde mit NH_3 stark alkalisiert, umgeschüttelt und nach einiger Zeit filtriert. Es ist nun zu beachten, ob in dieser Flüssigkeit nach Zusatz von $AgNO_3$ eine Trübung bzw. Niederschlag auftritt.

Nach Ury kommt in den normalen Faeces keine Nuclease oder höchstens eine Spur davon vor, dagegen anscheinend regelmäßig im dünnflüssigen Stuhl, der durch Abführmittel hervorgerufen ist. Wieweit die Nuclease in natürlichen diarrhöischen Entleerungen vorkommt, ist bisher noch nicht geprüft.

3. Labferment.

Labwirkung im Meconium wies Pottevin[1]) nach, in den Faeces Th. Pfeiffer[2]), der durch Tierversuche dartun konnte, daß nach Ausschaltung von Magen und Pankreas nur der Darm die Ursprungsstätte dieses Fermentes sein kann. Das angewendete Verfahren ist folgendes: 5 ccm Thymolwasserextrakt von Faeces werden mit einer gleichen Menge frischer Milch versetzt und bei 40—50° in den Brutschrank gestellt (am zweckmäßigsten bei neutraler Reaktion). Schon spätestens nach $\frac{1}{2}$ Stunde ist Labgerinnung zu konstatieren.

4. Amylolytische Enzyme.

a) Amylase (Diastase).

Dieses Ferment ist in den Faeces am längsten bekannt und am meisten studiert worden, ohne indes zu sicheren Ergebnissen geführt zu haben, und zwar weil es bis vor kurzem an einer brauchbaren Methodik der quantitativen Bestimmung gemangelt hat. Aus älterer Zeit liegen Untersuchungen vor an Säuglingen und Kindern von Wegscheider[3]), v. Jaksch[4]), Moro[5]), Montagne[6]), an Erwachsenen von v. Jaksch[4]), Leo[7]), Kersbergen[8]), Hemmeter[9]) und Strasburger[10]). Letztgenannter Autor gab an, daß die Diastase bei Diarrhöen oft vermehrt, bei Obstipation dagegen häufig vermindert sei, ebenso auch im Fieber. Eine Steigerung des Diastasegehaltes der Faeces nach Abführmitteln fanden Ambard, Binet und Stodel[11]), dagegen Ury[12]) nur nach solchen, welche durch Vermehrung der Darmsekretion wirken.

1) H. Pottevin, Compt. rend. de la Soc. de Biol. 52 [1900].
2) Th. Pfeiffer, Zeitschr. f. experim. Pathol. u. Ther. 3 [1906].
3) H. Wegscheider, Inaug.-Diss. Straßburg 1875.
4) R. v. Jaksch, Zeitschr. f. physiol. Chemie 12.
5) E. Moro, Jahrb. f. Kinderheilk. 47 [1898]; 52 [1900].
6) Montagne, Inaug.-Diss. Leiden 1899.
7) H. Leo, Diagnostik d. Erkrankungen d. Bauchorgane. 2. Aufl. 1895.
8) L. C. Kersbergen, Deutsches Archiv f. klin. Medizin 68 [1900].
9) J. C. Hemmeter, Archiv f. d. ges. Physiol. 81 [1900].
10) J. Strasburger, Deutsches Archiv f. klin. Medizin 67, 238; 531 [1900].
11) Ambard, Binet u. Stodel, Compt. rend. de la Soc. de Biol. 62 [1907]; Sémaine méd. Januar 1909.
12) H. Ury, Biochem. Zeitschr. 23 [1909].

Das quantitative colorimetrische Verfahren von W. Roberts hat auch in der Modifikation von Strasburger[1]) wegen seiner Umständlichkeit und Unzuverlässigkeit keinen Eingang in die Laboratoriumspraxis gefunden.

Dieselben Einwände möchte ich auch gegen das für qualitative und quantitative Diastasebestimmungen in den Faeces angegebene Verfahren der Stärkekleisterplatte erheben, die Ed. Müller[2]) in Analogie zum Trypsinnachweis auf Serumplatten (vgl. oben) empfohlen hat: Man rührt Stärke mit der 10 fachen Menge Wasser an und läßt sie bei etwa 55° 1—2 Tage lang quellen. Die milchigweiße Mischung füllt man in Petrischalen, die bei 90° in den Trockenschrank kommen. Nach kurzer Zeit setzt sich in den Schalen eine dicke, feste Kleisterschicht ab, von der das überstehende Wasser abgegossen wird. Auf die Oberfläche der abgekühlten Platten bringt man kleine Tröpfchen der Faeces, eventuell verschiedene wässerige Verdünnungen derselben und beobachtet nun die Entstehung von Dellenbildung infolge von Verflüssigung des Kleisters, die man durch Übergießen von Lugolscher Lösung auch noch färberisch kenntlich machen kann. Zur Kontrolle kommt käufliche Diastase in eines der Plattenfelder. Die Herstellung des geeigneten Härtegrades der Kleisterplatte ist so schwierig, daß sie in praxi oft mißlingt.

Einen wesentlichen Fortschritt, der neue Aufschlüsse gerade für die Klinik verspricht, bedeutet das Verfahren von J. Wohlgemuth[3]):

5 g frischen Kotes werden mit 20 ccm einer 1 proz. Kochsalzlösung sorgfältig verrieben. Dann läßt man noch 30 Minuten bei Zimmertemperatur stehen und verteilt den dünnflüssigen Brei gleichmäßig auf 2 Zentrifugierröhrchen, die so lange gedreht werden, bis die festen Bestandteile sich abgesetzt haben, und die Höhe des festen Rückstandes und der darüber stehenden Flüssigkeit an der Graduierung der Röhrchen abgelesen werden kann. Alsdann gießt man die Flüssigkeit ab und bestimmt darin die Diastase mittels des Reihenversuches. In die einzelnen Gläschen kommen 1,0—0,5—0,25 ccm und so fortfahrend immer die Hälfte von dem vorhergehenden. Nun kommen in jedes Gläschen 5 ccm einer 1 proz. Stärkelösung (Kahlbaum) und etwas Toluol, und nachdem die Gläschen mit Wattestopfen fest verschlossen sind, auf 24 Stunden in den Brutschrank. Nach Ablauf dieser Frist werden sie mit kaltem Leitungswasser aufgefüllt und mit je einem Tropfen $1/_{10}$ n-Jodlösung versetzt. Die Verdünnung, in der eine Lösung der Stärke nicht mehr stattgefunden hat, gibt sich durch Blaufärbung der Flüssigkeit zu erkennen.

Dieses Verfahren wurde von Wynhausen[4]) in folgender, für die Praxis ausreichenden Weise vereinfacht: Von dem Filtrat der dünnen Faeces werden abnehmende Quantitäten in eine Reihe von Reagensgläschen gebracht und jedem derselben eine gleiche Menge (5 ccm einer 1 proz. Lösung) löslicher Stärke beigefügt. Die Gläser kommen auf 24 Stunden in den Brutschrank bei 40°, werden dann bis Fingerbreite vom Rande mit destilliertem Wasser gefüllt und mit 1 Tropfen einer $1/_{10}$ n-Jodlösung versetzt. Ist noch Stärke vorhanden, so entsteht Blaufärbung, bei Anwesenheit von Erythrodextrin Rotfärbung, bei Gegenwart von Achrodextrin, Maltose und weiteren Spaltungsprodukten der Stärke gar keine Verfärbung mehr. War z. B. $1/_{10}$ ccm Faecesfiltrat imstande, 5 ccm Stärke zu verdauen, so beträgt der Diastasegehalt, wenn man als Einheit die Umsetzung von 1 ccm Stärke durch 1 ccm Faecesfiltrat annimmt, $10 \cdot 5 = 50$ Einheiten.

---

[1]) J. Strasburger, Deutsches Archiv f. klin. Medizin 67, 238, 531 [1900].
[2]) E. Müller, Centralbl. f. inn. Medizin 1908.
[3]) J. Wohlgemuth, Biochem. Zeitschr. 9 [1908]; Berl. klin. Wochenschr. 1910, Nr. 3.
[4]) O. J. Wynhausen, Berl. klin. Wochenschr. 1909, Nr. 30; 1910, Nr. 11.

Eine besondere Diät, wie sie Wohlgemuth (l. c.) vorgeschlagen hat, ist nicht notwendig; es genügt die Verabreichung eines Abführmittels zur Erzielung eines breiigen Stuhlgangs, in dem die Fermentmenge immer angereichert ist.

Die diastatische Kraft des Kotextraktes läßt sich quantitativ ganz genau bestimmen; doch halte ich diese Mühe für diagnostische Zwecke aus noch zu erwähnenden Gründen für überflüssig. Wohlgemuth hat bereits angegeben, daß der Diastasewert in den normalen Faeces in außerordentlich großen Grenzen schwankt. Während er oft über 500 steigt, sinkt er niemals unter 100. In einem Fall von Pankreasverschluß beim Menschen fand er eine Verminderung der Diastase bis auf 15 Einheiten.

Nach dem genannten Verfahren fand Wynhausen in 4 Fällen durch Autopsie sichergestellter Pankreaserkrankung (zweimal Carcinom, zweimal hämorrh. Pankreatitis) eine sehr beträchtliche Abnahme der Faecesdiastase (übrigens in Übereinstimmung mit dem nach der Großschen Methode ermittelten Trypsinmangel); zu dem gleichen Resultat gelangte Wohlgemuth in einem ihm von mir für die Untersuchung zur Verfügung gestellten Falle von Duodenalcarcinom, in dem die Sektion einen vollkommen kompressiven Verschluß des Ductus pancreaticus ergab[1]). Ferner hat M. Hirschberg in 3 Fällen, darunter 2 Fällen von akuter Pankreatitis mit Fettgewebsnekrose, vollständiges Fehlen bzw. starke Verminderung des diastatischen Fermentes des Kotes beobachtet, und schließlich Balint und Molnar den totalen Mangel desselben in 2 Fällen. Ich selbst habe jüngst in einem Falle von Pankreascyste, deren Inhalt selbst nur wenig Diastase enthielt, in den Faeces kaum Spuren von diastatischem Ferment gefunden in Übereinstimmung mit der starken Verminderung des Trypsins.

M. Hirschberg[2]) hat hervorgehoben, daß die obere Grenze des Diastasewertes bei Darmkrankheiten aller Art weit über die von Wohlgemuth angegebene Zahl hinausgehen kann, in diarrhöischen Stuhlgängen bis auf 3500. Noch weit höhere Werte fanden Balint und Molnar[3]) in normalen Faeces, und zwar in sehr großen Schwankungen der Grenzen in verschiedenen Kotportionen, selbst bei ein und derselben Person, weshalb sie zur Verminderung der in der Zentrifugierung der Faeces gelegenen Fehlerquelle die Gesamtdiastasebestimmung in den 24 stündigen Faeces vorschlagen.

Für die Pankreasdiagnostik hat nur die untere Grenze des Diastasewertes Interesse, und deshalb genügt für die klinische Praxis vollkommen der Nachweis starker Verminderung oder des völligen Mangels (z. B. durch das Auftreten von Blaufärbung bereits in der ersten unverdünnten Kotaufschwemmung).

Für die diagnostische Verwertung jedes qualitativen oder quantitativen Diastasenachweises ist die Tatsache zu berücksichtigen, daß die Quelle der Faecesdiastase bisher nicht einwandfrei sichergestellt ist. Während Strasburger (l. c.) sie hauptsächlich im Darmsaft erblickte, haben die neueren schönen Tierversuche Wohlgemuths (l. c.) es in hohem Grade wahrscheinlich gemacht, daß die Hauptmenge der Diastase aus dem Pankreas stammt.

b) Invertase (Invertin).

Das rohrzuckerspaltende Enzym scheint nach den älteren qualitativen Untersuchungen von v. Jaksch[4]) in Kinderfaeces regelmäßig vorzukommen,

---

[1]) A. Albu, Beiträge zur Diagnostik der Pankreaserkrankungen. Halle 1910.
[2]) M. Hirschberg, Deutsche med. Wochenschr. 1910, Nr. 34.
[3]) Balint u. Molnar, Berl. klin. Wochenschr. 1910, Nr. 35.
[4]) R. v. Jaksch, Zeitschr. f. physiol. Chemie 12, 116 [1888].

ebenso nach Ibrahim[1]) und Schönberger[2]) im Meconium, nach den neueren quantitativen Untersuchungen Urys[3]) auch bei Erwachsenen, wenn auch in geringer Menge, dagegen in gesteigerter Produktion bei den künstlich erzeugten Diarrhöen. Der Nachweis des Invertins ist ein sehr einfacher:

1 g Rohrzucker wird in 50 ccm Wasser gelöst, dazu werden 10 ccm Faecesfiltrat gesetzt; die Drehung beträgt 2,4%. Nach 24stündigem Stehenlassen unter Toluol (zur Verhütung der invertierenden Bakterienwirkung!) im Brutschrank beträgt die Drehung 2,2%. Die Lösung reduziert jetzt deutlich im Gegensatz zur ursprünglichen Lösung Kupfersulfat in alkalischer Lösung. Zur Kontrolle kann man, wie bei allen Fermentnachweisen, eine Probe mit 10 ccm gekochten Faecesfiltrates anstellen.

c) Maltase.

Auch die Maltose wird im Darm gespalten, aber nach den Untersuchungen Urys[3]) nicht von der normalen Dünndarmschleimhaut, sondern nur nach künstlich gesteigerter Sekretion derselben.

Ibrahim und Schönberger fanden auch dieses Ferment regelmäßig im Meconium.

Der qualitative Nachweis geschieht durch Zusatz einer 4proz. Maltoselösung, nach deren Spaltung die Phenylhydrazinprobe die charakteristischen Maltosazonkrystalle erst in der Kälte ausfallen läßt (eventuell Bestimmung von Drehung, Schmelzpunkt und Stickstoffgehalt derselben zur Differenzierung gegen andere ähnliche Osazonkrystalle).

Für die quantitative Bestimmung hat Ury folgende Methode angegeben:

Zu 10 ccm Faecesfiltrat wird 1 g Maltose, in 50 ccm Wasser gelöst, hinzugesetzt. Die Drehung der Lösung beträgt nach Entfärbung mit Bleizucker 4,4%. Aus der Differenz der Drehung nach 24stündigem Stehen im Brutschrank wird die etwa vorhandene Menge der Maltase berechnet, und zwar sowohl auf Trockensubstanz wie auf Stickstoffsubstanz der Faeces.

d) Lactase.

Während früher behauptet wurde (Röhmann u. a.), daß der Darmsaft auf Milchzucker gar nicht einwirkt, ist nach neueren Untersuchungen kein Zweifel mehr daran möglich, wenigstens soweit der Säuglingsdarm in Betracht kommt. Schönberger sowohl wie Ibrahim fanden die Lactase im Meconium. Als erster hat sie Orban[4]) in normalen Säuglingsstühlen gefunden und zwar fast regelmäßig. Bei magendarmkranken Säuglingen hat Pfaundler[5]) sie vermißt, während Langstein und Steinitz[6]) sie bei gesunden und kranken stets fanden, auch bei künstlich genährten Säuglingen. Aber bei Verdauungsstörungen derselben ist die Spaltung des Milchzuckers oft eine unvollständige, so daß es zur Resorption und Ausscheidung desselben durch den Darm kommt (Pfaundler, Escherich, Dastre, Langstein und Steinitz). Auch Nothmann[7]) fand die Lactase regelmäßig in Faeces von Neugeborenen. Die Darmbakterien enthalten dieses Ferment nicht. Daß es alimentären Ursprungs sei,

[1]) J. Ibrahim, Münch. med. Wochenschr. 1908, Nr. 41 u. 43.
[2]) J. Schönberger, Inaug.-Diss. München 1909.
[3]) H. Ury, Biochem. Zeitschr. 23 [1909].
[4]) R. Orban, Prager med. Wochenschr. 1899, Nr. 33.
[5]) M. Pfaundler, Jahrb. f. Kinderheilk. 66 [1907].
[6]) L. Langstein u. F. Steinitz, Beiträge z. chem. Physiol. u. Pathol. 7 [1906].
[7]) H. Nothmann, Monatsschr. f. Kinderheilk. 8 [1909].

wird bestritten, weil es doch beim Kochen der Milch zerstört wird. Wenn dem so ist, dann wäre nur der Dünndarm als Bildungsstätte anzusehen.

Für den Nachweis der Lactase hat Orban[1]) folgendes Verfahren angegeben: Der Chloroformwasserextrakt der Faeces wird mit einer etwa 6 proz. Milchzuckerlösung auf 24 Stunden in den Brutschrank gestellt, dann werden die Eiweißsubstanzen durch 15 proz. Natronlauge und Bleiacetat ausgefällt. Das Filtrat des Niederschlags wird mit Essigsäure schwach angesäuert und das überschüssige Blei durch 10 proz. Natriumsulfat entfernt. Im Filtrat weist man die Spaltungsprodukte des Milchzuckers, Dextrose und Galaktose, durch die Phenylhydrazinprobe nach, wobei das Dextrosazon und das Galaktosazon in heißem Wasser unlöslich, das Lactosazon dagegen erst nach dem Erkalten der Flüssigkeit ausfällt. Auch die Krystallform ist eine andere. Schließlich kann die Schmelzpunktsbestimmung zur Differenzierung dienen.

Im Kot der Erwachsenen ist die Lactase bisher nicht nachgewiesen worden.

5. Lipase.

Boldireff[2]) hat in neuerer Zeit auf das Vorkommen eines fettspaltenden Fermentes im Darmsaft aufmerksam gemacht und dasselbe mittels des Ölprobefrühstücks auch im Magensaft bei Hunden und Menschen nachgewiesen. In den Faeces der Erwachsenen aber fehlt es nach den Untersuchungen von Ury[3]) vollkommen, auch in pathologischen. Im Meconium fand es Schönberger, in Säuglingsstühlen regelmäßig Hecht[4]).

Das von Ury zur quantitativen Bestimmung der Lipase angewendete Verfahren ist folgendes:

4 g Butter werden in Äther gelöst, die Lösung wird zu gleichen Teilen in zwei weithalsigen Gefäßen der spontanen Verdunstung überlassen. Am nächsten Tag werden nach vorsichtiger Erwärmung zu jedem Gefäß je 20 ccm teils gekochten, teils ungekochten Faecesfiltrates hinzugesetzt, mit einer Spur Sodalösung gegen Lackmus neutralisiert und nach Toluolzusatz auf 24 Stunden in den Brutschrank gestellt. Jede der Fettsuspensionen wird danach dreimal mit Äther ausgeschüttelt, der Äther in der Kälte langsam verdunstet. Der alkoholische Rückstand wird in ein Becherglas mit erwärmtem Alkohol übergespült; bei Zusatz von Wasser entsteht ein dichter weißer Niederschlag. Bei Titration mit Phenolphthalein ergibt die Differenz zwischen den beiden Aciditätswerten das Maß der erfolgten Fettspaltung.

Ähnlich ist die titrimetrische Methode von Hecht, der zur Fettspaltung eine Eigelbemulsion verwendet.

6. Erepsin.

Dieses von O. Cohnheim[5]) entdeckte Enzym der Darmschleimhaut ist sehr leicht mit Trypsin zu verwechseln. Es unterscheidet sich von demselben dadurch, daß es native Eiweißkörper mit Ausnahme des Caseins nicht angreift, sondern nur deren Abbauprodukte, die Albumosen und Peptone. Frank und Schittenhelm[6]) machen deshalb darauf aufmerksam, daß die üblichen

1) R. Orban, Prager med. Wochenschr. 1899, Nr. 33.
2) W. Boldireff, Centralbl. f. Physiol. 18 [1904].
3) H. Ury, Biochem. Zeitschr. 23 [1909].
4) A. F. Hecht, Wiener klin. Wochenschr. 1908, Nr. 45.
5) O. Cohnheim, Zeitschr. f. physiol. Chemie 33 [1901]; 35 [1902]; 47 [1906].
6) F. Frank u. A. Schittenhelm, Centralbl. f. Physiol. u. Pathol. d. Stoffw. 1909, Nr. 23.

Methoden zum Nachweis des Trypsins in den Faeces möglicherweise auch das Erepsin anzeigen. Bei Verwendung von Seidenpepton, das sich zum Nachweis von peptolytischen Fermenten ganz besonders eignet, fand sich eine weit energischere Einwirkung als auf sonstige Eiweißkörper (Casein, Hühnereiereiweiß und Blutfibrin). Der direkte Nachweis des Erepsins in den Faeces ist den genannten Autoren geglückt durch die Spaltung eines Polypeptids, und zwar des Leucylglycins, das durch Trypsin nicht angegriffen wird, unter Auftreten von freiem Glykokoll.

Das Erepsin spaltet Peptone in Aminosäuren und Diaminosäuren, so daß die Biuretreaktion verschwindet. Darauf gründet sich der indirekte qualitative Nachweis: Man versetzt eine $1/_2$ proz. filtrierte Peptonlösung mit etwas Faecesextrakt und reichlich Toluol und stellt sie auf 2—3 Tage in den Brutschrank.

Schönberger fand das Ferment im Meconium, Langstein und Soldin[1] beobachteten es im Darm von Föten von der 30. Woche an.

7. Enterokinase.

So hat in neuerer Zeit Pawlow ein Ferment bezeichnet, das gleichfalls als Sekret der Darmschleimhaut zu betrachten ist. Es soll die Aufgabe haben, das Trypsinzymogen im Darmsaft zu aktivieren. Aus den Faeces der Erwachsenen ist es bisher noch nicht dargestellt, dagegen fanden es Ibrahim wie Schönberger im Meconium und zwar nach einem von Hekma[2] angegebenen Verfahren, dessen Prinzip darauf beruht, daß man den stark verdünnten Kotextrakt, mit frisch gewonnenem Pankreassaft versetzt, 24 Stunden lang im Brutschrank auf Mettsche Eiweißröhrchen einwirken läßt, die dann eine Verdauung erkennen lassen im Gegensatz zu Kontrollversuchen mit inaktiviertem Pankreassaft.

---

[1] L. Langstein u. M. Soldin, Jahrb. f. Kinderheilk. **67** [1908].
[2] E. Hekma, Archiv f. Physiol. **1904**, 343.

Kurze Übersicht über die bakteriologische Untersuchung des Harns.

Von

J. Morgenroth und L. Halberstädter.

A. Allgemeines, Methodik.

Für die bakteriologische Untersuchung des Harns als solche besteht weder eine besondere Methodik, noch unterscheidet sie sich irgendwie in ihren Prinzipien von der bakteriologischen Untersuchung der anderen Körperflüssigkeiten. Sie setzt unter allen Umständen eine vollständige Beherrschung der Methoden der Bakterioskopie und der Bakterienzüchtung voraus, die an dieser Stelle nicht gelehrt werden können und bezüglich deren auf die besten leicht zugänglichen bakteriologischen Lehrbücher hingewiesen werden muß. Wir nennen an dieser Stelle die Lehrbücher von Günther[1]), Heim[2]), den Atlas von Lehmann-Neumann[3]), das bekannte Taschenbuch von Abel[4]) und das ausführliche Handbuch der pathogenen Mikroorganismen, herausgegeben von Kolle-Wassermann[5]).

Wertvolle Angaben über klinisch-bakteriologische Untersuchungen, speziell auch des Harns, findet man in dem allgemein verbreiteten Lehrbuch von Sahli[6]). Die Bakterien der gesunden und kranken Harnwege hat R. Kraus in dem Handbuch der Urologie von v. Frisch-Zuckerkandl[7]) ausführlich behandelt.

Was an dieser Stelle erörtert werden kann, das sind weder die allgemeinen Grundsätze bakteriologischer Untersuchungen, noch etwa die erschöpfenden diagnostischen Merkmale der im Harn vorkommenden Bakterien. Es ist eine selbstverständliche Voraussetzung, daß derjenige, welcher bakteriologische Harnuntersuchungen ausführt, die Merkmale z. B. des Bacterium coli, des Staphylococcus aureus oder des Tuberkelbacillus kennt und imstande ist, durch mikroskopische Untersuchung, durch Züchtung und Tierversuch die einzelnen Arten zu identifizieren.

---

[1]) C. Günther, Einführung in das Studium der Bakteriologie. 6. Aufl. Leipzig 1906.
[2]) L. Heim, Lehrbuch der Bakteriologie. 3. Aufl. Stuttgart 1906.
[3]) K. B. Lehmann u. R. O. Neumann, Atlas und Grundriß der Bakteriologie. 2 Bde. 4. Aufl. München 1907.
[4]) R. Abel, Bakteriologisches Taschenbuch. 14. Aufl. Würzburg 1910.
[5]) Handbuch der pathogenen Mikroorganismen, herausgeg. von W. Kolle u. A. Wassermann. Jena 1903/04. Dazu I. u. II. Ergänzungsband 1907 u. 1909.
[6]) H. Sahli, Lehrbuch der klinischen Untersuchungsmethoden für Studierende und praktische Ärzte. Leipzig u. Wien 1909.
[7]) Handbuch der Urologie, herausgeg. von A. v. Frisch u. O. Zuckerkandl. Wien 1904.

Die Bakterienarten, die uns bei der bakteriologischen Analyse des Harns begegnen, sind im großen ganzen dieselben, die im allgemeinen bei klinisch-bakteriologischen Untersuchungen in Betracht kommen, und eine auf sorgfältiges Studium gegründete Kenntnis der Artmerkmale ist hier wie dort unerläßlich, wenn schwerwiegende Irrtümer vermieden werden sollen. Es kann nicht scharf genug betont werden, daß die einfache Bakterioskopie des Harnes, wie sie an frischen Präparaten im hängenden Tropfen oder an den in der üblichen Weise gefärbten Trockenpräparaten vorgenommen wird, in fast keinem Fall den streng wissenschaftlichen Anforderungen genügt, die heute mit Recht an die bakteriologische Diagnostik geknüpft werden. Es mag schließlich praktisch genügen, sich für den Gonokokkennachweis in den Filamenten resp. im Zentrifugat des Harnes mit der Beobachtung des nach Gram gefärbten Trockenpräparates zu begnügen und die Diagnose auf die charakteristische Form, auf die Lagerung innerhalb der Eiterzellen und das färberische Verhalten der Gonokokken zu stützen. Dagegen dürfte es z. B. nicht in allen Fällen strengen Anforderungen entsprechen, die Diagnose des Tuberkelbacillus allein auf die elektive Färbung und die Formverhältnisse, wie sie das einfache Ausstrichpräparat veranschaulicht, zu stützen. Hier entscheidet natürlich im Einzelfalle auch die Rücksicht auf die klinische Beobachtung und der Takt des Untersuchers in der Bewertung aller für die Diagnose in Betracht kommenden Momente. Immerhin muß aber daran festgehalten werden, daß eine an und für sich schlüssige und zuverlässige Diagnose des Tuberkelbacillus des Tierversuches nicht entraten kann. Es mag ferner in gewissen Fällen genügen, die klinische Diagnose einer Cystitis durch den Bakterienbefund, wie ihn die mikroskopische Untersuchung des frischen Harnes ergibt, zu ergänzen und die Vermutung zu bestätigen, daß es sich um die häufigste, durch Bacterium coli erzeugte Form handelt; eine exakte bakteriologische Diagnose — und das muß hier mit aller Bestimmtheit hervorgehoben werden — hat zur Voraussetzung die Reinkultur und die Identifizierung der gezüchteten Mikroorganismen mit den zu Gebote stehenden differentialdiagnostischen Hilfsmitteln. So wird beispielsweise angesichts der lange dauernden Ausscheidung des Typhusbacillus durch den Harn durch die einfache Bakterioskopie mit Sicherheit die Differentialdiagnose zwischen Bact. coli und Bact. typhi kaum zu stellen sein, und nur der Versuch der Reinkultur, wie er heute durch den Drigalski-Conradi- resp. Endonährboden so leicht gemacht wird, kann die Entscheidung geben, ob nicht etwa beide Bakterienarten im Harn vertreten sind. Es kann als allgemeine Regel gelten, daß das Resultat der bakteriologischen Untersuchung des Harnes um so zuverlässiger ist, je mehr Merkmale der gefundenen Bakterien festgestellt sind und je mannigfaltiger die angewandten Untersuchungsmethoden waren.

Was an dieser Stelle gegeben werden soll, das ist in erster Linie ein Hinweis auf diejenigen Maßnahmen und Gesichtspunkte, welche bei der bakteriologischen Untersuchung des Harnes im speziellen zu berücksichtigen sind und welche bei den übrigen bakteriologischen Untersuchungen in derselben Weise nicht beachtet werden müssen. Sie werden demjenigen, der mit der allgemeinen bakteriologischen Methodik vertraut ist, von Nutzen sein, während dem bakteriologisch Ungeschulten auch die ausführlichste Darstellung der Harnbakteriologie die fehlende praktische Übung niemals ersetzen kann, ebensowenig wie sie ihn zu einer sachgemäßen Beurteilung bakteriologischer Befunde führt.

Während wir bei der bakteriologischen Untersuchung des Sputums, des Stuhles, der Schleimhäute der oberen Luftwege unter allen Umständen erwarten müssen, neben den gesuchten Krankheitserregern eine große Anzahl verunreinigender, ätiologisch bedeutungsloser Mikroorganismen vorzufinden, muß für die bakteriologische Untersuchung des Harnes eine Reihe von Maßnahmen gefordert werden, welche Verunreinigungen auf ein Minimum beschränken.

Die bakteriologische Untersuchung des Harns beginnt vielfach mit einer für den Zweck sorgfältig ausgewählten Entnahme des Materials und setzt gerade in dieser Hinsicht eine sachverständige Technik voraus.

Besonders ist stets daran zu denken, daß die Bakterien des Harns verschiedensten Ursprungs sein können. Nachdem wir wissen, daß Bakterien aus dem Blut durch die Niere in den Harn gelangen können, können wir erwarten, im Harn Keime vorzufinden, die ursprünglich aus der Blutbahn stammen. Als weitere Quelle kommen die Nieren selbst (Eiterherde, Tuberkulose) und die oberen Harnwege, endlich die Blase, Prostata, Samenblasen, Urethra in Betracht. Wenn auch diese topische Diagnose nicht eigentlich Sache des Bakteriologen, sondern des Klinikers ist, so spielt sie doch hier gerade für den ersteren eine besondere Rolle, weil sie gewisse Gesichtspunkte zu liefern hat für die bei der Gewinnung des Untersuchungsmaterials zu beachtenden Kautelen.

Es ist selbstverständlich von der größten Wichtigkeit, daß schon durch die Entnahme des zur Untersuchung dienenden Materials die weitgehendste Garantie gegeben wird, daß Verunreinigungen ausgeschaltet sind und daß alles dasjenige, was mikroskopisch oder auf kulturellem Wege als im Harn befindlich festgestellt wird, aus den Harnwegen selbst stammt und nicht nachträglich in den Harn gelangt ist. Es ist daher unter allen Umständen zu fordern, daß der Harn möglichst frisch zur Untersuchung gelangt, denn selbst Bakterien, die bereits in den Harnwegen, z. B. in der Blase, im Harn vorhanden waren, können sich in wenigen Stunden außerhalb des Körpers so vermehren, daß das Untersuchungsresultat zwar qualitativ richtige Ergebnisse zeitigt, daß aber über die quantitativen Verhältnisse der Bakterien vollständig falsche Anschauungen entstehen. Es ist auch ohne weiteres klar, daß die Gefahr der Entwicklung zufälliger bakterieller Verunreinigungen und damit die Gefahr schwerer Irrtümer um so größer wird, je längere Zeit zwischen der Entnahme des Harns und der bakteriologischen Untersuchung vergeht und je besser in dieser Zeit die Bedingungen für die etwaige Entwicklung von Bakterien sind. Es muß deshalb die weitere Regel aufgestellt werden, daß der Harn von der Entnahme bis zur bakteriologischen Untersuchung an einem möglichst kühlen Ort, an dem die Entwicklung von Bakterien langsam oder gar nicht vor sich geht, aufbewahrt wird. Es empfiehlt sich zu diesem Zweck am wenigsten der gewöhnlich benutzte Eisschrank, in dessen Innerem selbst bei guter Bedienung in der Regel eine Temperatur von 6—10° herrscht, sondern es ist zweckmäßiger, den Harn direkt auf Eis zu legen oder ihn in einer dicht verschlossenen paraffinierten Flasche in Wasser, welches durch Eisstückchen eine Temperatur von 0° hat, aufzubewahren. Sehr geeignet für die Konservierung des Harns zur bakteriologischen Untersuchung ist das Einfrieren desselben, durch welches die Wachstumsfähigkeit der Bakterien nicht beeinträchtigt wird. Man kann also im Notfall den Harn lange Zeit in einer Kältemischung, eventuell in dem Kälteapparat „Frigo" bis zur Untersuchung aufbewahren.

Daß man durch diese Kautelen der bakteriellen ammoniakalischen Gärung des Harnes entgeht, ist ohne weiteres klar; alkalische, auf Ammoniak beruhende Reaktion des Harnes weist dann unter allen Umständen auf eine in der Blase stattgefundene Zersetzung hin.

Je nach dem Zweck der Untersuchung wird der spontan entleerte Harn, der aus der Blase mit dem Katheter entnommene oder durch Ureterenkatheterismus aus jedem der beiden Ureteren einzeln gewonnene Harn verwandt; für gewisse Fälle kommt der Harn noch als Träger derjenigen pathogenen Bakterien in Betracht, die durch Expression der Prostata oder Samenblase in ihn übergeführt werden können.

Wenn es nur darauf ankommt, überhaupt festzustellen, ob eine bestimmte Bakterienart im Harn vorkommt, genügt im allgemeinen der spontan entleerte Harn. Es sind hierbei eine Reihe von Maßregeln zu beachten, die übrigens zum Teil auch für die im folgenden zu erwähnenden Methoden gelten.

Beim Mann empfiehlt es sich, vor der Harnentleerung Glans und Orificium urethrae zu reinigen; beim Weib hat der auf diese Weise gewonnene Harn unter allen Umständen dem Katheterurin gegenüber den Nachteil der kaum zu vermeidenden Verunreinigung durch die aus der Vulva stammenden Keime.

Will man bei Entnahme des Harnes direkt aus der Blase mittels des Katheters Keime aus der männlichen Urethra mit Sicherheit vermeiden, so muß vor Einführung des Katheters eine gründliche Ausspülung der Urethra mit Borwasser 3 : 100 oder Hydrargyrum oxycyanatum 1 : 4000 erfolgen, die vor allem der mechanischen Abspülung anhaftender Keime dient (Irrigator, Janetsche Spritze).

Für die Sterilisation der Katheter kommt ausschließlich die Hitze[1]) in Betracht, und zwar der strömende Dampf, da chemische Desinfektion einerseits nicht volle Sicherheit gewährt, andererseits das Desinficiens, selbst in sehr geringer Menge dem Harn beigemischt, entwicklungshemmend auf Bakterien wirken kann. Das zur Einfettung der Katheter verwendete Öl oder Glycerin muß gleichfalls durch Hitze sterilisiert sein[1]).

Es ist selbstverständlich, daß jeder zur bakteriologischen Untersuchung bestimmte Harn in Gefäßen aufgefangen wird, die vorher keimfrei gemacht worden sind. Am sichersten ist Sterilisation im Trockenschrank durch mindestens halbstündiges Erhitzen auf 150—160°, durch strömenden Wasserdampf oder durch gespannten Dampf im Autoklaven. Auch Auskochen des Gefäßes genügt, nicht aber Ausspülen mit heißem Wasser oder heißer Sodalösung. Zu vermeiden sind Antiseptica, wie Sublimatlösung, da dieselben das Wachstum der Bakterien in den anzulegenden Kulturen hemmen können. Die meisten bakteriologischen Untersuchungsstellen halten sterile Entnahmegefäße zur Verfügung des Arztes. Selbstverständlich muß auch der Verschluß der Gefäße mit sterilisiertem Material (Watte, gut abgeglühte Korken oder ausgekochte Gummistöpsel) geschehen und genügend keimdicht sein.

Hefen, die aus ungenügend sterilisierten Korken stammen können, bilden einen nicht ganz seltenen Befund; besonders günstig entwickeln sie sich in diabetischem Harn unter Bildung von Kohlensäureblasen.

Von mancher Seite wird empfohlen, dem Harn, der nicht frisch zur Untersuchung gelangen kann, Antiseptica zuzufügen. Selbstverständlich schließt man damit ein für allemal die Möglichkeit einer vollständigen Untersuchung aus, macht das Kulturverfahren unmöglich und schränkt sogar die Hilfsmittel der rein bakterioskopischen Untersuchung ein, indem eines der wichtigsten Kriterien, die Beweglichkeit der Bakterien, nicht mehr beobachtet werden kann. Was bei einem derartig konservierten Harn noch übrigbleibt, ist lediglich die Untersuchung des gefärbten Trockenpräparates, die zwar wertvolle Aufschlüsse geben, niemals aber eine vollwertige Diagnose liefern kann; schätzungsweise läßt dann das Trockenpräparat eine Beurteilung der Bakterienmenge zu, da das Antisepticum wenigstens eine rasche Vermehrung ursprünglich vorhandener und verunreinigender Bak-

---

[1]) s. O. Zuckerkandl, Die Asepsis in der Urologie in dem oben zit. Handbuch, wo auch Literatur. Über Kathetersterilisation siehe auch A. Bloch, Zeitschr. f. Urologie 1 [1907].

terien unterdrückt. Dem Urteil Sahlis (l. c.), daß die mikroskopische Untersuchung wertvoller sei als das Kulturverfahren, möchten wir uns keineswegs anschließen. Die Fehlerquelle zufälliger Verunreinigung der Kulturen ist bei sachgemäßer Ausführung der Untersuchung minimal; ebensowenig kann die Anschauung anerkannt werden, daß die mikroskopische Untersuchung bei Mischinfektionen einen zuverlässigeren Anhaltspunkt bezüglich der quantitativen Bedeutung der einzelnen Spezies gäbe, als die Kultur. Natürlich muß hier das Plattenverfahren dafür sorgen, daß die Kultur die wahren Verhältnisse widerspiegelt. Sahli empfiehlt als Antisepticum 1 proz. Phenollösung oder konz. Alkohol, die dem Harn zu gleichen Teilen zugesetzt werden.

Das Aussehen des Harnes ist in keiner Weise für die Beurteilung maßgebend, da eine Trübung trotz reichlichen Bakteriengehaltes fehlen kann. Die starke Trübung, wie sie besonders bei Cystitis durch große Mengen des Bacterium coli verursacht sein kann, ist dadurch charakterisiert, daß sie durch Erwärmen, durch Zusatz von Säure oder Alkali nicht aufgehellt wird. Die Bakterien sedimentieren spontan nur sehr langsam.

Bei starker Bakteriurie gibt schon die Untersuchung des Harnes im hängenden Tropfen einigen Aufschluß über Zahl, Form und Beweglichkeit der Mikroorganismen. Bei geringerem Bakteriengehalt wird der Harn zentrifugiert und das Sediment zu Trockenpräparaten verarbeitet. Zu beachten ist, daß in Trockenpräparaten aus eiweißfreiem Harn die Bakterien oft schlecht haften und bei den Färbungsprozeduren abgespült werden. Es empfiehlt sich in diesen Fällen, dem Sediment vor dem Ausstreichen etwas sterile Ascitesflüssigkeit, Serum oder Ascites- resp. Serumbouillon zuzusetzen, wie sie in den Laboratorien in der Regel vorhanden sind.

Als universellste Färbungsmethode empfiehlt sich für das Trockenpräparat unter allen Umständen die Färbung nach Gram, am besten nach der Günther-schen Vorschrift. Das Verhalten gegenüber der Gramschen Färbung gibt manchen diagnostischen Fingerzeig.

Als allgemeine Regel für die Anlegung von Kulturen aus Harn ist vor allem eine ausgiebige Verteilung des Materials zu fordern. Ergab die mikroskopische Untersuchung reichliche Bakterien, so genügen zur Aussaat in der Regel einige Ösen des Harns, zeigte sie spärliche oder gar keine Bakterien, so sind 1—2 ccm Harn zur Aussaat zu verwenden. Im ersteren Falle streicht man das Material sorgfältig über eine oder mehrere Platten von Agar (resp. Ascitesagar, Blutagar) aus, im letzten Fall ist es zweckmäßiger, Platten nach dem bekannten Verfahren zu gießen. Für die in Frage kommenden Mikroorganismen kommt wohl ausschließlich die Züchtung bei Körpertemperatur in Betracht, wobei zu beachten ist, daß die Platten mehrere Tage lang beobachtet werden müssen, bevor ein endgültiges Urteil über die Sterilität des Harns abgegeben wird.

Daß die Anlegung primärer Kulturen in Bouillon aus dem Harn unzulässig ist, braucht wohl kaum besonders betont zu werden. Die unbeschränkte und unkontrollierbare Vermehrung an und für sich ganz spärlicher Verunreinigungen in flüssigen Medien verleitet zu Trugschlüssen, während auf der Platte eine kritische Beurteilung in dieser Hinsicht im allgemeinen nicht schwierig ist. Vereinzelte Kolonien von Staphylokokken, besonders Staphylococcus albus, von Bact. coli imponieren auf der Platte sofort als zufällige Verunreinigungen, die wohl meist von der Haut stammen, während nach ausgiebiger Vermehrung in flüssigen Kulturmedien die Beurteilung kaum mehr möglich ist, besonders wenn nicht eine sorgfältige bakterioskopische Untersuchung vorausgegangen ist.

Um aus der Urethra stammende, durch den Harn mechanisch herausgespülte Keime zu vermeiden, ist es zweckmäßig, die erste Portion des spontan

entleerten Harnes auszuschalten und erst die zweite Portion, in einem sterilen
Gefäß aufgefangen, zur Untersuchung zu verwenden.

In der normalen Urethra können Bakterien der verschiedensten Art
vorhanden sein. Wir führen hier einige der neueren Untersuchungen an.
Chvostek und Kraus[1]) finden in der männlichen Urethra noch in einer Tiefe
von 5—6 cm in ca. 60% kulturell reichlich Mikroorganismen. Ähnlich sind die
Resultate von Savor bei der weiblichen Urethra. Neuerdings hat H. Pfeiffer[2])
die Bakterienflora der normalen männlichen Harnröhre untersucht und nur in
einem Fall von 24 Keimfreiheit gefunden. In 20 Fällen fand er Stäbchen vom
Typus der Pseudodiphtheriebacillen, in 10 Fällen einen in der Form sehr
variablen Streptobacillus. Er führt außerdem Staphylococcus aureus, albus
und citreus an, ferner Sarcinen, einen gramnegativen Kokkus und ein influenza-
ähnliches Stäbchen. Bemerkenswert ist, daß in allen seinen Fällen typische
Streptokokken und das Bacterium coli fehlen.

B. Die wichtigsten pathogenen Bakterien des Harns.

Wir führen im folgenden nur diejenigen Bakterienarten an, deren Bedeutung für die Pathogenese der Erkrankungen der Harnwege allgemein anerkannt ist, oder deren Auffindung und Identifizierung bei der bakteriologischen
Untersuchung des Harns in erster Linie vom klinischen Standpunkt aus gefordert wird.

Systematische bakteriologische Untersuchungen des Harns und der Harnwege[3]) haben eine außerordentlich große Zahl von Bakterienarten zutage ge-
fördert, deren Bedeutung für die Pathogenese meist sehr unklar ist und die
noch dazu durch offenbare starke Variabilität der Merkmale und die mangelnde
Einheitlichkeit der Terminologie kaum systematisch zu ordnen sind. Dies gilt
besonders von den zahlreichen, Harnstoff zersetzenden Arten, welche die
ammoniakalische Gärung des Harns innerhalb und außerhalb der Blase bedingen. Lehmann-Neumann (l. c.) bemerken hierzu:

„Was in der Literatur als Micrococcus ureae Leube, Bacillus ureae Leube, Bacillus
ureae liquefaciens Flügge beschrieben ist, könnte wohl zum Teil mit Micrococcus pyogenes
γ albus (ist gleich Staphylococcus albus) und Bacterium coli identisch sein, die Beschreibung obiger Arten erlaubt keine scharfe Differenzierung. Die harnstoffspaltende
Funktion scheint gelegentlich bei sehr vielen Arten vorzukommen."

Ungeklärt ist auch die Bedeutung der Bakterien, welche der Gruppe der
Pseudodiphtheriebacillen zuzurechnen sind; wie schon erwähnt, finden sich
diese Gram-positiven, durch kolbige Anschwellung charakterisierten, kulturell
den Diphtheriebacillen ähnlichen, durch die Neissersche Färbung von diesen
meist leicht zu differenzierenden Stäbchen häufig auch in der normalen Harnröhre, sie sind auch ein nicht seltener Befund im Eiter von Urethretiden.

Gelegentlich wurden im Harn Stäbchen, welche zur Gruppe des Fried-
länderschen Pneumobacillus gehören, beobachtet[4]). Auch das Vorkommen
eines influenzabacillenähnlichen Stäbchens ist beschrieben[5]). Der Bacillus

---

[1]) S. R. Kraus, l. c.
[2]) H. Pfeiffer, Archiv f. Dermatol. u. Syphilis 69 [1904].
[3]) Wir verweisen hier besonders auf die grundlegenden Arbeiten von Th. Rovsing
(Die Blasenentzündungen, Berlin 1890) und Klinische und experimentelle Untersuchungen
über die infektiösen Krankheiten der Harnorgane (Berlin 1898), und Melchior, Cystitis
und Urininfektion, Berlin 1897. S. auch neuerdings T. Tanaka, Zeitschr. f. Urologie 3 [1909].
[4]) Wolf-Marburg, Archiv f. Hygiene 65 [1908].
[5]) K. Klieneberger, Deutsche med. Wochenschr. 1907.

pyocyaneus ist als einzige Bakterienart in stärkster Anhäufung in einem steril entnommenen Harn bei Cystitis von Dr. Löhe im hiesigen Laboratorium beobachtet worden. Einzelnen Kolonien, die ja stets durch die Farbstoffbildung die Aufmerksamkeit auf sich ziehen, kommt wohl nur die Bedeutung einer Verunreinigung zu, wie sie bei dem häufigen saprophytischen Vorkommen nicht wundernimmt.

Als die wichtigsten, differentialdiagnostisch in Frage kommenden Bakterienarten führen wir folgende an:

Bacterium coli commune.

Das Bacterium coli commune spielt bei den Cystitiden bekanntlich eine große Rolle und ist wohl der häufigste Erreger der ascendierenden Erkrankungen der Harnwege. Es ist als Regel anzusehen, daß in all diesen Fällen der Bakteriengehalt des Harns ein außerordentlich großer ist, weshalb es mit größter Vorsicht zu beurteilen ist, wenn nur einige Kolonien des Bacterium coli auf den Platten sich entwickeln. Gewöhnlich findet man schon bei der Untersuchung des frischen Harns eine sehr große Anzahl von Bakterien, die in bezug auf Beweglichkeit und Färbbarkeit (Gramfärbung negativ) die Eigentümlichkeiten des Bacterium coli zeigen. Das kulturelle Verfahren ist eigentlich niemals zu entbehren, schon um eine sichere Differentialdiagnose gegenüber den Bakterien der Typhus- und Paratyphusgruppe zu stellen. Es ist also notwendig, entweder nach der Methode des Plattengießens oder durch Ausstreichen auf Agarplatten eine sehr geringe Menge des Materials möglichst zu verteilen. Wenn es sich um eine Coliinfektion handelt, so findet man auf der Platte entsprechend dem bakterioskopischen Befund zahlreiche Einzelkulturen von charakteristischem Aussehen.

Zur exakten Stellung der Diagnose ist Züchtung auf Gelatine, in Traubenzucker- und Milchzuckeragar (Gasbildung), Studium der Indolbildung usw. notwendig. Am empfehlenswertesten für diese Gruppe, sowie für die Typhus- und Paratyphusbacillen ist die Verwendung des Lackmus-Milchzuckeragars (Drigalski-Conradi) und des Fuchsinagars (Endo). Das Ausstreichen des ursprünglichen Materials auf diesen beiden Nährböden erleichtert und beschleunigt die Diagnose. Besonders das Wachstum der tiefrot gefärbten, metallisch glänzenden Kolonien des Bacterium coli auf dem Endo-Agar dürfte für viele praktische Zwecke zur Sicherung der Diagnose ausreichen.

Typhusbacillen und Paratyphusbacillen.[1]

Das Vorkommen der Typhusbacillen im Harn in etwa $1/2$ bis $1/3$ der Fälle ist bekannt. Ähnlich verhält sich der Paratyphus B. Als Ursache sind wohl stets Nierenmetastasen, die nach früherer oder späterer Zeit die weiteren Harnwege infizieren, anzusehen. Die Bakteriurie kann bereits im Anfang der Erkrankung, aber auch relativ spät auftreten und lange Zeit, Monate und Jahre, persistieren. Die Menge der Bakterien ist in den meisten Fällen sehr beträchtlich. In diesen Fällen kann schon die Untersuchung im hängenden Tropfen gewisse Anhaltspunkte geben, besonders die gegenüber dem Bacterium coli sehr lebhafte Beweglichkeit zeigen. Auch hier leisten die oben angeführten Nährböden von Drigalski-Conradi und von Endo die wertvollsten Dienste. Zu einer völlig abschließenden Diagnose dürfte die Agglutination durch spezifische Sera nicht zu umgehen sein.

Tuberkelbacillen.[2]

Der Nachweis von Tuberkelbacillen im Harn ist für die Diagnose der Urogenitaltuberkulose unerläßlich. Das Vorkommen von Tuberkelbacillen in einem eitrigen Harn läßt einen sicheren Schluß auf eine tuberkulöse Erkrankung des Urogenitalapparates zu, wobei ausdrücklich zu bemerken ist, daß die Menge der im Harn gefundenen Tuberkelbacillen kein Anzeichen für den Umfang der pathologischen Prozesse gibt. So sieht man, daß ganz im Beginn der Nierentuberkulose, die sich auf die Papillenspitze einer Niere beschränkt, eine massenhafte Ausscheidung der Bacillen durch den Harn stattfindet, während anderer-

---

[1] Siehe F. Neufeld, Handbuch von Kolle-Wassermann, Bd. 2, und Kutscher, ebenda, I. Ergänzungsband.

[2] Wir sind Herrn Dr. A. Bloch für freundliche Beihilfe, besonders durch Mitteilung noch unveröffentlichter Verbesserungen seiner Methode zu Dank verpflichtet.

seits bei ganz alten Nierentuberkulosen, die zu einer Zerstörung fast der ganzen Niere geführt haben, außerordentlich spärliche Tuberkelbacillen im Harn enthalten sein können.
Die eigentümliche Färbbarkeit des Tuberkelbacillus bedingt, daß er nach den gewöhnlichen Methoden der Färbung mit basischen Anilinfärbstoffen nicht nachweisbar ist.
Hieraus ergibt sich, daß durch den Befund von Eiterkörperchen im Urin, ohne daß
gleichzeitig nach den gewöhnlichen Färbungsmethoden mit Methylenblau oder Fuchsin
Bakterien nachweisbar sind, der Verdacht auf Tuberkulose sehr nahe gelegt wird[1]).

Zum Nachweis der Tuberkelbacillen wird der steril entnommene Urin zentrifugiert,
das Sediment auf mit Eiweißglycerin beschickte Objektträger ausgestrichen und nach
Ehrlich oder Ziehl gefärbt. Rovsing empfiehlt warm das von Forsell angegebene
Verfahren, bei welchem man die 24 stündige Harnmenge in einem Scheidetrichter sich absetzen läßt. Der abgelassene Bodensatz enthält die Tuberkelbacillen und kann vor der
Untersuchung auch noch zentrifugiert werden.

Die besten Färbungsresultate gibt nach unseren früheren Erfahrungen die ursprüngliche Ehrlichsche Methode mit Anilinwasser-Fuchsin, besonders wenn die Entfärbung
in vorsichtiger Weise vorgenommen wird. Es gelangen mit dieser Methode die Tuberkelbacillen wohl am vollständigsten zur Darstellung.

Häufig werden die Tuberkelbacillen schon im gefärbten Ausstrichpräparat des Harnsediments mit Sicherheit erkannt, wenn dieselben sich in reichlicher Menge und in typischer,
zopfartiger Anordnung vorfinden. Schwieriger kann sich das Auffinden und sichere Erkennen der Tuberkelbacillen gestalten, wenn dieselben bei Mischinfektionen durch reichliche andere Bakterien verdeckt werden.

Differentialdiagnostisch spielen in erster Linie die Smegmabacillen eine Rolle,
welche ebenso wie der Tuberkelbacillus bei der Behandlung mit Säure die aufgenommene
Farbe schwer abgeben.

Die Smegmabacillen kommen als Fehlerquellen wohl nur bei dem spontan entleerten
Harn in Betracht, dem sie sich, saprophytisch im Präputial- und Vulvasekret lebend,
beimischen können. Entnimmt man den Harn vermittels des Katheters nach sorgfältiger
Reinigung der äußeren Teile und Spülung der Urethra (siehe oben), so gewährt dies den
sichersten Schutz gegen die Möglichkeit von Irrtümern. Da die Smegmabacillen in der
Regel sich leichter entfärben als die Mehrzahl der Tuberkelbacillen, sind eine Reihe von
Färbemethoden angegeben, bei denen die Tuberkelbacillen die rote Färbung beibehalten,
die Smegmabacillen dagegen in der blauen Tinktion der Nachfärbung erscheinen. Alle
diese Methoden haben den Nachteil, daß auch ein Teil der Tuberkelbacillen mit entfärbt
werden kann. Andererseits schließt die Entfärbung mit 3 proz. Salzsäurealkohol oder
mit 8—10 proz. Salpetersäure ein Rotbleiben einzelner Smegmabacillen nicht aus[2]). Hat
man mit den üblichen Färbungsmethoden zahlreiche säurefeste Stäbchen gefunden, so
kann man als Prüfstein mit Vorteil die Färbung mit Corallin-Methylenblau[3]) oder mit
Eosin-Quecksilberchlorid[4]) anwenden.

Bleiben bei diesen Methoden die schon vorher festgestellten säurefesten Stäbchen
gefärbt, so können sie als Tuberkelbacillen angesehen werden. Auch die Alkoholfestigkeit
der Tuberkelbazillen, welche häufig als ein Unterscheidungsmerkmal gegenüber den
Smegmabacillen angeführt wird, ist nur eine bedingte und kann nicht als ein sicheres
differentialdiagnostisches Merkmal angesehen werden.

Mannigfache Anwendung bei der Diagnose des Tuberkelbacillus findet jetzt die
Beobachtung von Uhlenhuth und Xylander[5]), daß Lösungen von „Antiformin",
welche Bakterien zur Auflösung bringen, die Tuberkelbacillen intakt lassen, so daß
dann deren mikroskopischer und kultureller Nachweis erleichtert wird. So können
auch mit einer gewissen Wahrscheinlichkeit die Smegmabacillen durch Behandlung des
Harns mit einer 4—5 proz. Antiforminlösung, welche sämtliche Bakterien mit Ausnahme
der Tuberkelbacillen zerstört, ausgeschaltet werden. Ein Nachteil dieses Verfahrens besteht
darin, daß das nachherige Abzentrifugieren der Tuberkelbacillen aus der durch das Antiformin spezifisch schwerer gewordenen Flüssigkeit nur in einer sehr leistungsfähigen
Zentrifuge gelingt. Das Zentrifugieren kann man vermeiden durch Ausschütteln mit
Ligroin; beim Stehen des Gemisches finden sich dann die Tuberkelbacillen in der Grenzschicht, welche die beiden Flüssigkeiten trennt[6]).

---

[1]) Siehe dazu Th. Rovsing, Zeitschr. f. Urologie 3 [1909].

[2]) Vgl. G. Schuster, Deutsche med. Wochenschr. 1910, Nr. 39.

[3]) A. Pappenheim, Berl. klin. Wochenschr. 1898, 809.

[4]) D. Gasis, Centralbl. f. Bakt. u. Parasitenkde., Originale, 50, 111 [1909].

[5]) P. Uhlenhuth u. O. Xylander, Arbeiten a. d. Kaiserl. Gesundheitsamt 32,
H. 1 [1909].

[6]) Schulte-Berlin, Med. Klin. 1910, Nr. 5.

Bei isolierten Tuberkulosen der Nebenhoden und der Blase oder der Prostata und Blase sind Tuberkelbacillen mikroskopisch im Urin schwer nachweisbar, man findet hierbei häufiger die Spenglerschen Splitter, die ebenfalls säurefest sind, und reichlicher die Muchschen[1]) Granula, die nicht nach Ziehl darstellbar, sondern nach Gram färbbar sind. Der Befund solcher Granula allein in einem Urinsediment darf aber nicht mit Sicherheit zur Diagnose der Tuberkulose benutzt werden; es ist besser, sowohl die Gramsche wie die Ziehlsche Methode anzuwenden, um säurefeste und nicht säurefeste Formen des Tuberkelbacillus zu finden.

In allen irgendwie zweifelhaften Fällen entscheidet der Tierversuch, der regelmäßig am Meerschweinchen vorgenommen wird, indem das in steriler physiologischer Kochsalzlösung oder Bouillon aufgeschwemmte Sediment des Harns subcutan oder intraperitoneal injiziert wird.

Diese Methode kann unter Umständen durch rasche Entwicklung einer allgemeinen Tuberkulose in 3—4 Wochen zu einer positiven Diagnose führen; um aber Tuberkulose mit Sicherheit auszuschließen, sind die Versuchstiere 7—8 Wochen lang zu beobachten und dann sorgfältig zu sezieren.

Es ist darauf zu achten, daß sich noch nach 7 Wochen die tuberkulöse Erkrankung lediglich auf einzelne Lymphdrüsen (Inguinaldrüsen, Sternaldrüsen) oder das Pankreas erstrecken kann, so daß diese Organe bei der Sektion stets genau zu beachten sind.

Eine Methode, welche eine sichere Diagnose in weit kürzerer Zeit ermöglicht, verdanken wir Bloch[2]). Bloch erzielt durch Quetschung der Leistendrüsen vor oder nach der subcutanen Injektion des Urinsediments in die Leistengegend·des Meerschweinchens eine Anreicherung der Tuberkelbacillen in den gequetschten Drüsen, so daß der Nachweis der Tuberkelbacillen am 9.—11. Tage nach der Injektion durch Untersuchung der Drüsen geführt werden kann.

Das neuerdings verbesserte Verfahren von Bloch wird in folgender Weise ausgeführt: Die Leistendrüsen eines Meerschweinchens werden zwischen zwei Fingern stark gequetscht und dann eine Aufschwemmung des Sediments in physiologischer Kochsalzlösung in den Oberschenkel der betreffenden Seite subcutan in der Richtung der Leistengegend injiziert. Sehr eitrige Sedimente können 3—5 Minuten lang in 4proz. Antiforminlösung vorbehandelt werden, die Suspension wird dann mit 5proz. Schwefelsäure und 5proz. Natriumsulfit neutralisiert und zur Injektion verwandt. Nach 9—11 Tagen wird eine Leistendrüse exstirpiert, die Wunde vernäht und das Tier zur weiteren Beobachtung am Leben gelassen. Die exstirpierte Drüse wird klein zerschnitten, mit 20proz. Antiformin verrieben, bis eine homogene, milchige Flüssigkeit entsteht; kräftiges Zentrifugieren derselben, Herstellung von Ausstrichen, Färbung nach Ziehl. Mit dieser Methode gelingt es also, schon nach 9—12 Tagen mit dem Tierexperiment die Tuberkulosediagnose zu stellen.

Staphylokokken.

Als Krankheitserreger kommen hier der Staphylococcus aureus und Staphylococcus albus in Frage. Spärliches Vorkommen des letzteren, der ein sehr häufiger Epiphyt der äußeren Haut ist, dürfte meist auf Verunreinigungen zu beziehen sein. Zum Nachweis der Staphylokokken, die bakterioskopisch durch die charakteristische Anordnung in Haufen und Färbbarkeit nach Gram charakterisiert sind, ist das Kulturverfahren heranzuziehen. Das charakteristische Wachstum auf den üblichen Nährböden, die Farbe der Kolonien auf festen Nährböden, die charakteristische Anordnung in Haufen auf flüssigen Nährböden lassen die Diagnose als leicht erscheinen.

Streptokokken.

Für den Streptokokkus, der als Erreger entzündlicher Erkrankungen in Frage kommt, ist die Anordnung in längeren oder kürzeren Ketten und die Färbbarkeit nach Gram schon bei bakterioskopischer Untersuchung des Sediments charakteristisch. Als Kulturmedium kommt zunächst Agar und Bouillon in Betracht; ein Zusatz von Ascitesflüssigkeit zu den beiden Nährböden begünstigt das Wachstum außerordentlich. Die tautropfenförmigen Kolonien auf Agar ergeben Gram-positive runde Kokken, im flüssigen Nährboden tritt entweder schwache diffuse Trübung oder häufiger ein mehr oder weniger krümliger Bodensatz auf. Die Anordnung in längeren oder kürzeren Ketten tritt hier deutlich zutage. Zur Differenzierung der Unterarten des Streptokokkus eignet sich besonders der von

1) H. Much, Beiträge zur Klinik der Tuberkulose 8, H. 1 [1907].
2) A. Bloch, Berl. klin. Wochenschr. 1907, Nr. 17.

Schottmüller angegebene Blutagar, auf welchem der Streptococcus longus, der schon durch seine längeren und stark gewundenen Ketten in flüssigen Medien charakterisiert ist, unter Bildung hämolytischer Höfe wächst, während der Streptococcus mitior s. viridis, welcher in Bouillon kürzere Ketten bildet, in feinen, grünlich gefärbten Kolonien wächst, ohne den Nährboden sonst zu verändern.

Diplococcus gonorrhoeae (Gonococcus Neisser).

Der Gonokokkus ist ein Diplokokkus, der aus zwei aneinanderliegenden, etwas abgeplatteten und durch einen oval geformten Spalt voneinander getrennten Einzelkokken sich zusammensetzt (Kaffeebohnenform). Die Teilung erfolgt senkrecht zu dem trennenden Spalt, so daß auch Gruppen zu vieren sichtbar sein können, es bilden sich dagegen keine Ketten. Bei ganz frischen Gonorrhöen finden sich die Gonokokken im sekrethaltigen Harn überwiegend außerhalb der Zellen, zum Teil in Haufen auf den Epithelien liegend, bei mehrere Tage alten Fällen liegen sie aber hauptsächlich innerhalb der Eiterkörperchen. Zur raschen Orientierung ist am zweckmäßigsten die einfache Färbung mit Löfflers Methylenblau. Kurz färben (2 Sekunden), gut abspülen mit fließendem Wasser. Die Gonokokken erscheinen dunkelblau, andere Kokken werden bei der kurzen Färbung nur schwach gefärbt.

Die für die Gonokokkendiagnose wichtigste Färbung ist die Methode von Gram. Bei dieser wird der Gonokokkus entfärbt und erscheint in der Farbe der zur Nachfärbung benutzten Lösung. Durch dieses Verhalten unterscheidet sich der Gonokokkus von allen differentialdiagnostisch in Betracht kommenden pathogenen Kokken.

Speziell für die Gonokokkenfärbung sei erwähnt, daß statt der stets frisch zuzubereitenden Anilinwassergentianaviolettlösung die Anwendung einer Carbolwassergentianaviolettlösung (konz. alkohol. Gentianaviolettlösung 10,0, 2$^{1}/_{2}$ % Carbolwasser ad 100,0) von Czaplewski empfohlen worden ist, die den Vorteil besitzt, lange Zeit haltbar zu sein. Die Nachfärbung erfolgt am besten mit etwa 20fach verdünnter Ziehlscher Carbolfuchsinlösung, die man nur wenige Sekunden einwirken läßt, um klare Bilder zu bekommen; die Gonokokken erscheinen dann schön rot.

Bei der Anwendung der Gramschen Färbung ist zu beobachten, daß sich die Präparate von Urinflocken und Urinsediment mitunter nicht gleichmäßig färben und entfärben, es ist daher hierbei besonders notwendig, möglichst dünne und gleichmäßige Ausstriche herzustellen und, wenn möglich, mehrere Abstriche für die Gramsche Färbung vorzubereiten.

Die Kultur der Gonokokken ist in den Fällen nötig, wo die mikroskopische Untersuchung der Abstriche zu einer sicheren Identifizierung nicht geführt hat, und ist ferner da angezeigt, wo bei zu spärlichem Vorhandensein von Gonokokken, wie dies bei alten gonorrhoischen Prozessen der Fall ist, die mikroskopische Untersuchung allein nicht ausreichen sollte.

Der Gonokokkus wächst nur auf Nährböden, denen menschliches Serum resp. Hydrocelen- oder Ascitesflüssigkeit zugesetzt ist. Am besten bewährt sich eine Mischung von 3 T. Agar und 1 T. Menschenserum oder Hydrocelen- resp. Ascitesflüssigkeit, die man in Röhrchen schräg erstarren läßt.

Bei der Kultivierung der Gonokokken ist zu beachten, daß dieser Mikroorganismus sehr empfindlich gegen Austrocknen, sowie gegen zu hohe und zu niedrige Temperaturen ist. Die Röhrchen sollen daher genügend Kondenswasser enthalten und sofort nach der Beimpfung in das Optimum der Temperatur, d. i. 37—38°, gebracht werden. Der Gonokokkus bildet nach 24—36 Stunden kleine tautropfenartige, durchscheinende, isolierte Kolonien, die einen minimalen rauchgrauen Farbenton zeigen. Das makroskopische Aussehen ähnelt sehr dem der Streptokokken- und Pneumokokkenkolonien; ein nach Gram gefärbter Ausstrich gibt sofort die Entscheidung. Zur Untersuchung auf Gonokokken ist nur der spontan in ein sauberes Gefäß entleerte Harn (nicht Katheterurin) zu benutzen, ev. nach vorheriger Expression der Prostata. Die Untersuchung erstreckt sich auf die im Urin enthaltenen Fäden und Flocken resp. bei diffuser eitriger Trübung des Urins auf die Untersuchung des durch Zentrifugieren gewonnenen Sediments. Es ist besonders zu betonen, daß die Fäden resp. das Zentrifugat möglichst bald aus dem Harn gewonnen werden müssen, da längeres Verweilen im Harn die Färbbarkeit und Züchtbarkeit der Gonokokken ganz erheblich herabsetzt.

Die Gase
des Organismus und ihre Analyse.

Von
A. Loewy-Berlin.

Wenn wir von den in den Atmungsorganen und in den mit ihnen zusammenhängenden Hohlräumen (Paukenhöhlen, Kiefer-, Stirn-, Siebbeinhöhlen) enthaltenen Gasmassen absehen, so haben wir es unter normalen Verhältnissen nur im Verdauungskanal mit freien Gasen zu tun, die teils von verschluckter Luft herrühren, teils Produkte der Gärungsprozesse sind, die schon in der Norm die Zersetzung der Nahrungsstoffe beim Omnivoren und in viel höherem Maße beim Herbivoren begleiten, und die unter pathologischen Verhältnissen nach Umfang und Art eine besondere Bedeutung erlangen.

Alles, was der gesunde Körper sonst an Gasen enthält, befindet sich entweder gelöst in den Körperflüssigkeiten oder in einer dissoziablen, d. h. schon durch physikalische Mittel (Auspumpen, Auskochen, Durchleiten fremder Gase) zu lösenden Verbindung. Eine teilweise Ausnahme, die auf S. 1290 besprochen werden wird, machen die Verbindungen der Kohlensäure. — Unter krankhaften Bedingungen allerdings können freie Gase auch an Stellen auftreten, die sonst keine enthalten. So in der Bauch-, Brust- und ev. auch in der Pericardialhöhle, im Unterhautzellgewebe, in der Harnblase, im Uterus u. a. a. O.

I. Untersuchungsmethoden.

Die Methoden der Untersuchung der Gase des Körpers gestalten sich verschieden, je nachdem es sich um freie oder um gelöste bzw. gebundene Gase handelt. Erstere können nach geeigneter Entnahme — am besten durch Ansaugung in ein mit Quecksilber gefülltes Hahnrohr — direkt der Analyse unterworfen werden, letztere müssen zuerst freigemacht werden. Dies kann geschehen durch Auskochung oder Auspumpung, die unter Umständen durch Zusatz chemischer Agenzien unterstützt werden können — für die vollkommene Gewinnung der Kohlensäure sind letztere unter den später zu besprechenden Bedingungen sogar erforderlich —, oder auf rein chemischem Wege. Letzteres Vorgehen hat bisher nur für die Gasgewinnung aus dem Blute Anwendung gefunden unter Benutzung besonderer hierfür konstruierter Apparate (vgl. S. 1302 ff).

Die allgemein brauchbare Methode der Gasgewinnung ist die durch Auspumpung der Gase.

A. Die Methodik der Gasauspumpung.

Es ist eine ganze Anzahl von Pumpenkonstruktionen angegeben worden, von denen jedoch nur ein Teil den Anforderungen entspricht, die theoretisch erfüllt sein müssen, um schnell und vollkommen die Gase aus den Körperflüssigkeiten — speziell aus dem Blute — zu entfernen.

Alle für physiologische Zwecke bis jetzt benutzten Pumpen sind Queck-silberluftpumpen, in denen ein Toricellisches Vakuum erzeugt wird. Zur Er-zielung des Maximums der Wirkung muß ein Trockengefäß eingeschaltet werden, das das Eindringen von Wasserdampf in das Vakuum sicher ver-hütet. Zwischen dem Rezipienten für die auszupumpende Flüssigkeit und dem Trockengefäß befindet sich zweckmäßig ein Kühler, in dem der Strom aufsteigenden Wasserdampfes sich kondensiert. Dadurch wird die im Trocken-gefäß befindliche Schwefelsäure vor zu großer Inanspruchnahme bewahrt und bleibt lange benutzbar. Ferner wird die zu evakuierende Flüssigkeit vor Eintrocknung geschützt, welche der Abgabe der letzten Gasreste hinderlich zu sein scheint; endlich, was das Wesentlichste ist, es findet dauernd eine starke Wasserdampfströmung aus dem Rezi-pienten in den Kühler hinein statt, durch die die Blutgase mitgerissen werden.

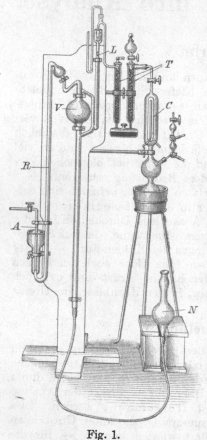

Ein kontinuierliches Überpumpen in das Vakuum empfiehlt sich nicht, vielmehr ist es richtiger, nur von Zeit zu Zeit die Ver-bindung zwischen dem Kühler und dem mit dem Vakuum kommunizierenden Trocken-gefäß herzustellen, um die im Kühler an-gesammelten Gase übertreten zu lassen.

Weiter sollen die Pumpen die Möglich-keit geben, die auszupumpenden Flüssig-keiten zu erwärmen, um sie nach Abgabe des größten Teiles der absorbierten Gase in dauerndem Kochen halten zu können und so die Entgasung zu beschleunigen. Dadurch wird wohl auch die Forderung Bohrs über-flüssig, eine Einrichtung zu treffen, die ge-stattet, den Rezipienten während des Aus-pumpens zu schütteln.

Endlich ist bei der Konstruktion noch auf einen Punkt Rücksicht zu nehmen, auf den Geppert[1]) aufmerksam gemacht hat,

Fig. 1.
Blutgaspumpe von Zuntz für Handbetrieb.

nämlich, daß eine mit Hähnen versehene Pumpe leicht zu Gasverlusten Anlaß gibt dadurch, daß das Schmierfett der Hähne Gasteilchen absorbiert. Man wird also am besten Pumpen benutzen, die möglichst ohne Hähne gebaut sind.

Den vorstehenden Forderungen entsprechen am besten die einander ziemlich ähnlichen Pumpen von Bohr und Zuntz. Beide beruhen auf dem Prinzip von Töpler-Hagen[2]).

---

[1]) Geppert, Archiv f. d. ges. Physiol. 69 [1898].
[2]) Eine Zusammenstellung von Abbildungen älterer und neuerer Pumpen findet sich im Katalog der vereinigten Fabriken für Laboratoriumsbedarf, Berlin. — Eine durch Ab-bildungen erläuterte Beschreibung, in der speziell auf die neuesten Pumpenmodelle Rück-sicht genommen wird, gibt Franz Müller in Abderhaldens Biochemischen Arbeits-methoden (Wien-Berlin 1909—1910).

Fig. 1 zeigt die Zuntzsche Anordnung für Handbetrieb. Durch Heben des Quecksilbergefäßes N über V hinaus wird aus letzterem Raum die Luft verdrängt, die durch das Capillarrohr R entweichen kann. Beim Senken von N entsteht in V ein Vakuum. Der Zutritt von Außenluft ist dadurch verhindert, daß R mehr als Barometerlänge besitzt. Dagegen tritt die im Trockengefäße T enthaltene Luft durch das bei L befindliche nach V sich öffnende Glasventil in V ein. Ebenso nach Öffnung des oberhalb C befindlichen Hahnes die im Rezipienten und Kühler C befindliche Luft. Bei Wiederhebung von N schließt sich das Ventil und die in V eingetretene Luft entweicht wieder durch R. — Ist die Pumpe durch wechselndes Heben und Senken von N luftleer gepumpt, so läßt man sie am besten 24 Stunden stehen und prüft am Manometer N und durch nochmaliges Pumpen, ob sie dicht gehalten hat. Ist das der Fall, so bringt man die zu untersuchende Flüssigkeit in das kalibrierte Meßgefäß oder in ein sonstiges kalibriertes Gefäß, das man mit dem Rezipienten in Verbindung setzt, und läßt sie in den luftleeren Rezipienten, den man zuvor durch Anheizen des Wasserbades auf ca. 40° erwärmt hat, und dann in das Vakuum eintreten. Die Hauptmenge der Gase entwickelt sich sogleich. Man treibt sie durch Heben von N aus V in das mit Quecksilber gefüllte Gassammelrohr A ein, das man über das nach oben gekrümmte Ende des Capillare R gestülpt hat. Durch Senken von N wird wieder ein Vakuum in V erzeugt, in das man eine neue Quantität Gas eintreten läßt, die wiederum nach A übergetrieben wird. — Das Pumpen soll anfangs alle paar Minuten erfolgen, später, sobald nur noch Gasreste im Rezipienten enthalten sind, wartet man besser längere Zeit, 10—15 Minuten, und wenn die Pumpe scheinbar leer ist, läßt man

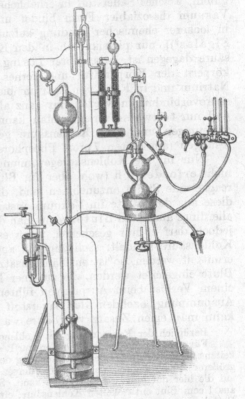

Fig. 2.
Blutgaspumpe für Betrieb mit komprimierter Luft.

unter Erwärmung auf 60° etwaiges Gas sich 15—20 Minuten ansammeln. Ist in dieser Zeit kein neues Gas entbunden worden, so ist die Pumpung beendet.

An Stelle des Handbetriebes kann man die Pumpe derart abändern, daß N durch ein starres Rohr mit V verbunden wird. Das obere, in der Figur freie Ende von N wird mit der Wasserleitung (Bohr) oder mit einer Druckluftleitung (Zuntz) verbunden und nun genügt es, durch Öffnen eines Hahnes (vgl. Fig. 2) den Wasser- oder Luftdruck auf das Quecksilber wirken zu lassen, um es nach V emporzutreiben und durch Schließen dieses Ventils und Öffnen eines zweiten den Druck wieder aufzuheben, um das Quecksilber wieder sinken zu lassen und in V ein Vakuum zu erzeugen. Ein wichtiger Vorzug dieses Verfahrens ist, daß das Quecksilber nicht mit Kautschuk in Berührung kommt und daher absolut sauber bleibt.

Während des Pumpens ist das Trockengefäß häufiger daraufhin zu prüfen, ob sein dem Vakuum zugekehrter Schenkel sich nicht erwärmt. Geschieht das, was bei guter Kühlung höchst selten vorkommt, so ist aus dem Schwefelsäurereservoir neue Schwefelsäure nach T hin laufen zu lassen.

Der gesamte Sauerstoff und Stickstoff wird schnell gewonnen, langsam dagegen und, abgesehen vom Blute, nur unvollkommen die Kohlensäure.

Sauerstoff und Stickstoff sind, abgesehen von ihrer Beziehung zum Hämoglobin, welches Sauerstoff in erheblichen Mengen (vgl. S. 1309 ff) in durch das Vakuum dissoziabler Form bindet und auch Stickstoff in geringem Maße in lockerer chemischer Bindung aufzunehmen scheint [Bohr[1]), Jolyet und Sigalas[2])], nur physikalisch in den Körperflüssigkeiten gelöst. Die Kohlensäure dagegen ist, neben ihrer Lösung, auch in Verbindung mit den Eiweißkörpern der Körpersäfte und ferner locker fixiert durch phosphorsaures Natrium und in Form von Natrium bicarbonicum vorhanden. Diese Kohlensäureverbindungen werden nur ganz allmählich durch das Vakuum gespalten und nur teilweise zerlegt. Man kann die Kohlensäuregewinnung stark beschleunigen und alle Kohlensäure gewinnen durch Zusatz dünner Säurelösungen (am besten 7 proz. Phosphorsäure).

Nur für die Kohlensäuregewinnung aus dem Blute ist der Säurezusatz nicht erforderlich (wohl aber für Blutserum), da in den Blutzellen sauer reagierende Stoffe anzunehmen sind, die, stärker sauer als die Kohlensäure, diese aus dem Blute im Vakuum austreiben. Zweckmäßig ist Säurezusatz allerdings auch zum Blute, wenn man die Kohlensäure schnell gewinnen will, jedoch darf er nur geschehen, wenn es sich allein um die Bestimmung der Kohlensäure handelt. Soll zugleich auch die Sauerstoffmenge des Blutes ermittelt werden, so ist ein Säurezusatz fehlerhaft, da durch ihn Prozesse im Blute eingeleitet werden, die zu einer Bindung von Sauerstoff und damit zu einem Verlust beim Auspumpen führen. Höchstens gegen den Schluß der Auspumpung, nachdem der Sauerstoff schon aus dem Blut freigemacht ist, kann man einen Zusatz von Säure wagen.

Bezüglich der Freimachung des Kohlenoxyds aus dem Blute vgl. S. 1292.

Für spezielle Zwecke, insbesondere zur Bestimmung des Gasgehaltes in kleinen Flüssigkeitsmengen, wie sie bei der Untersuchung des Blutes kleiner Tiere oder des Organblutes größerer zur Verfügung stehen, sind Pumpen in kleinerem Maßstabe angegeben worden, auf die hier nur hingewiesen werden kann. So eine von Tigerstedt[3]) zur Messung der aus 1 ccm Blut entwickelten Kohlensäure, eine von Barcroft[4]) für die Gase aus 3 ccm Blut bzw. 1 ccm Speichel; ein Apparat von Barcroft und Cullis zur Bestimmung der Gase in Salzlösungen[5]), von Dreser[6]) zur Bestimmung der Gase in kleinen Blutmengen. Auch die Analyse der gewonnenen geringen Gasmengen ist in besonderer Weise ausgebildet worden („Capillaranalyse") von Barcroft und Cullis und von Krogh[7]).

B. Die Analyse der Gase.

Für die Analyse der, sei es ursprünglich freien, sei es durch Evakuation gewonnenen Gase, ist eine große Zahl von Apparaten und Einrichtungen an-

---

[1]) Chr. Bohr, Nagels Handbuch der Physiologie 1, Braunschweig 1905.
[2]) Jolyet u. Sigalas, Compt. rend. de l'Acad. des Sc. 114 [1892].
[3]) R. Tigerstedt, Skand. Archiv f. Physiol. 11 [1900].
[4]) Barcroft, Journ. of Physiol. 25 [1899] u. 27 [1901].
[5]) A. Barcroft, Ergebnisse d. Physiol. 7 [1908].
[6]) H. Dreser, Archiv f. experim. Pathol. u. Pharmakol. 1908, Suppl.
[7]) A. Krogh, Skand. Archiv f. Physiol. 20 [1908].

gegeben worden. Fast alle bedienen sich des volumetrischen Prinzipes, d. h. der Messung der gesamten Gasmenge und der Gasreste nach Entfernung ihrer einzelnen in Betracht kommenden Bestandteile.

Die volumetrische Analyse muß stets (abgesehen von den Atemgasen, die nach dem Plane des vorliegenden Werkes hier unberücksichtigt bleiben) über Quecksilber erfolgen, da die Zusammensetzung des Gasgemenges erheblich von der der atmosphärischen Luft abweicht, so daß bei Benutzung einer anderen Sperrflüssigkeit von dieser ein nicht bestimmbarer und für Kohlensäure stets, für Sauerstoff wenigstens bei Auspumpung von Blut, erheblicher Teil absorbiert werden würde. —

Die in den Körperflüssigkeiten stets vorhandenen Gase sind Sauerstoff, Kohlensäure, Stickstoff + Argon, vielleicht in minimalen Mengen Kohlenoxyd. Bei Pflanzenfressern findet man daneben Wasserstoff und Sumpfgas.

Die Bestimmung der Kohlensäure geschieht durch Absorption mit starker 30 proz. Kalilauge, die des Sauerstoffs durch Absorption mit Kaliumpyrogallat (100 Kaliumhydroxyd, 50 aqua; zu 100 der Lösung 10 g Pyrogallussäure) oder mit Kupferspiralen in einer ammoniakalischen Lösung von kohlensaurem Ammoniak ($^1/_4$ offizineller Ammoniaklösung und $^3/_4$ konz. Ammoniumcarbonatlösung) oder mit einer Lösung von Natriumhydrosulfit[1]). Bei letzterer Lösung ist eine gewisse Vorsicht erforderlich, da sie sich relativ schnell erschöpft. Bei der Kupferlösung ist zu beachten, daß diese zugleich auch Kohlenoxyd absorbiert. — Phosphor läßt sich in der gewöhnlichen Weise in Form von Phosphorstangen in destilliertem Wasser als Absorptionsmittel nicht benützen, da die Sauerstoffkonzentration im Gasgemenge zu hoch ist. Jedoch sollen 0,8 proz. Lösungen von Phosphor in reinem Ricinusöl nach Centnerswer[2]) selbst reinen Sauerstoff absorbieren. Da die Absorption jedoch bei gewöhnlicher Temperatur sehr langsam erfolgt, muß man die Lösung erwärmen. Dies geschieht unter Benutzung einer sog. Verbrennungspipette (vgl. Fig. 9), in der man einen Nickelindraht zum Glühen bringt. — Auch durch Verpuffung nach Wasserstoffzusatz kann man den Sauerstoff ermitteln, wie das Bunsen vorgeschlagen hat. Jedoch kommt das Verfahren neuerdings wenig mehr zur Verwendung, da die Absorptionsverfahren bequemer und gleich genau sind.

Wasserstoff und Grubengas werden nach vorangegangener Entfernung der Kohlensäure und des Sauerstoffes und nach darauffolgendem Zusatz von gemessenen Mengen Sauerstoff oder, wenn nötig, von Knallgas, verbrannt, und die Menge des verschwundenen Gases, sowie die der etwa gebildeten Kohlensäure festgestellt.

Auch das Kohlenoxyd wird entweder durch Verbrennung oder durch Absorption mittels Kupferchlorürlösung quantitativ ermittelt[3]). Es kann aus

---

[1]) A. Durig, Biochem. Zeitschr. 4 [1907]. — Es werden 50 g $Na_2S_2O_4$ in 250 ccm Wasser gelöst und vor dem Einfüllen in die Absorptionspipette mit 30 g Natriumhydroxyd in 40 ccm Wasser unter Vermeidung von Luftzutritt gemischt.

[2]) M. Centnerswer, Chem.-Ztg. 34, Nr. 56 [1910].

[3]) Man kann eine salzsaure (Winkler) oder eine ammoniakalische (Hempel) Kupferchlorürlösung benutzen. Erstere wird nach Winkler folgendermaßen hergestellt: 86 g Kupferasche werden mit 17 g Kupferpulver (durch Reduktion von CuO mit Wasserstoff hergestellt) in 1086 g HCl von 1,124 spez. Gewicht eingetragen und eine Kupferspirale in die Flasche eingestellt. Die Flasche wird mit Petroleum gefüllt und mit Kautschukstopfen verschlossen. Durch einen am Boden befindlichen Tubus mit Hahn wird von diesem Vorrat die jeweils erforderliche Menge abgefüllt. Für die entnommene Menge wird Petroleum nachgefüllt. — Zur Bereitung der ammoniakalischen Kupferlösung wird 1 l der salzsauren Kupferlösung mit 5 l Wasser vermischt und der Niederschlag in einen 320 ccm fassenden Zylinder gebracht. Nach Absetzen wird die überstehende Flüssig-

dem Blute, in dem allein sein Vorkommen bisher genauer untersucht wurde, durch Auspumpung freigemacht werden, indem man das Blut nach Zusatz gesättigter Weinsäurelösung im kochenden Wasserbade hält[1]). Meist benutzt wird jedoch heute ein von Haldane[2]) eingeführtes Verfahren, bei dem es durch Ferricyankaliumlösung freigemacht wird, um entweder direkt volumetrisch gemessen oder in später anzugebender Art durch Verbrennung quantitativ bestimmt zu werden.

Die Apparate und Einrichtungen, die der Gasanalyse nach den vorstehend mitgeteilten Prinzipien dienen sollen, sind so zahlreich, daß sie nicht alle beschrieben oder auch nur aufgezählt werden können[3]). Eine Beschreibung sollen nur einige finden, die sich durch Bequemlichkeit, Genauigkeit oder durch ein besonderes Prinzip der Gasmessung auszeichnen und sich speziell für die physiologische Gasanalyse zweckmäßig erwiesen haben.

1. Absorptionsanalysen.

Sehr exakt ist die alte Bunsensche[4]) Methode der Gasanalyse, besonders in der ihr von Geppert[5]) gegebenen Form. Sie ist jedoch ziemlich kompliziert und langwierig. Eine allgemeine Benutzung für physiologische Zwecke erfährt sie heute nicht mehr. Ein später von Geppert[6]) angegebener Apparat gibt gleichfalls genaue Resultate, ist aber ebenfalls nicht einfach. Auch die Hempelschen[7]) Apparate zur exakten Gasanalyse haben bisher nicht viel Eingang in die physiologische Gasanalyse gefunden. —

a) Sehr bequem und schnell läßt sich mit dem nebenstehenden Apparat von Loewy[8]) arbeiten, der sich dadurch auszeichnet, daß man ohne besondere Barometerablesung die analysierten Gase auf den Normalzustand reduzieren kann.

Das Gassammelrohr (Fig. 3) G wird mit dem mit Quecksilber gefüllten kalibrierten Rohr A verbunden und durch Senken des Füllrohres F die Gasmasse in A eingesogen, indem man das Quecksilber bis zum Hahn des Sammelrohres treten läßt. Durch ein Y-Rohr steht mit dem unteren Ende von A und mit dem Füllrohr das Rohr T in Verbindung, das als Thermobarometer dient und eine Luftmenge abgeschlossen enthält, die bei 0° und 760 Barometerdruck 10 ccm ausmacht. Über dem Quecksilber befindet sich in beiden Röhren ein Tröpfchen schwefelsauren Wassers. Man liest den Stand des Quecksilbermeniscus in beiden Röhren unter beliebigem Druck, d. h. bei Aufhängung des Füll-

---

keit bis auf 62 ccm abgehebert und mit 7,5 proz. Ammoniak vollgefüllt. — Über die für diese Lösungen zu benutzenden Absorptionspipetten vgl. S. 1293.

Die Absorptionsmethode ist beim CO darum wenig zu empfehlen, weil das CO an das Absorptionsmittel wenig fest gebunden ist und so die Absorption bald unvollkommen wird.

[1]) N. Gréhant, Les gaz du sang, Paris 1894. — De Saint-Martin, Journ. de Physiol. et de Pathol. génér. 1 u. 2 [1899 u. 1900].

[2]) Haldane, Journ. of Physiol. **22** [1898]; **25** [1900]. — Barcroft, Journ. of Physiol. **23**, Suppl.

[3]) Eine Zusammenstellung findet sich bei Winkler, Technische Gasanalyse, z. T. auch bei Hempel, Gasanalytische Methoden, Braunschweig **1890** und bei Fr. Müller (l. c.).

[4]) R. Bunsen, Gasometrische Methoden, 2. Aufl., Braunschweig **1877**.

[5]) J. Geppert, Die Gasanalyse. Berlin **1885**.

[6]) J. Geppert, Archiv f. d. ges. Physiol. **69** [1898].

[7]) Hempel, Gasanalytische Methoden. Braunschweig **1890**.

[8]) A. Loewy, Archiv f. (Anat. u.) Physiol. **1898**, 484.

rohres in beliebiger Höhe, ab, wobei man sich zweckmäßig des mitabgebildeten Spiegels bedient. Er besteht aus zwei durch Mattglas getrennten spiegelnden Flächen und wird in Höhe des abzulesenden Meniscus an die Hinterwand der Analysenwanne angelegt. Nach der Ablesung treibt man durch Heben des Füllrohrs und Öffnung des Hahnes am Sammelrohr die Gasmenge in das Hahnrohr zurück, in das von unten mittels eines an einer Asbestkolbenspritze befestigten Hakenrohres eine genügende Menge ($^1/_2$—1 ccm) starker Kalilauge eingeführt wurde. Durch wiederholtes Senken und Heben des Füllrohres läßt man die Gasmenge zwischen Hahnrohr und Rohr A hin- und hergehen, wobei es zu einer schnellen Kohlensäureabsorption kommt. Zu beachten ist, daß man die Lauge nicht über den Hahn des Sammelrohres hinaus in das Analysenrohr eintreten läßt. Dann liest man wieder den Stand der beiden Quecksilbermenisken bei beliebiger Einstellung ab und treibt das Gas in die Absorptionspipette P, die mit Kupferröllchen und kon-

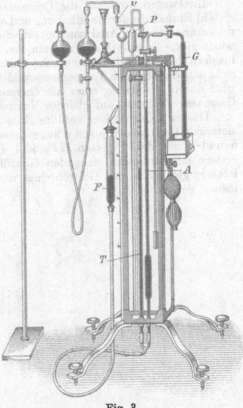

Fig. 3.
Gasanalysenapparat von Loewy.

zentrierter Lösung von kohlensaurem Ammoniak und Ammoniak gefüllt ist. Nach Absorption des Sauerstoffs wird der Gasrest wieder zurückgesogen, noch einmal in das Hahnrohr getrieben und nach Zurücksaugung in die Bürette werden wiederum die Menisken abgelesen. Befinden sich brennbare Gase im Gasgemische, so können diese durch Hin- und Hersaugen durch die im Glühen erhaltene Drehschmidtsche Capillare (vgl. S. 1300) verbrannt und, wie später zu besprechen, ermittelt werden. Kohlenoxyd kann auch durch Anbringung der in Fig. 4 abgebildeten (in a und b mit Kupferlösung, in c und d mit Wasser beschickten) Pipette bei v durch Absorption bestimmt werden. Jedoch ist die später, S. 1299 ff., zu besprechende Verbrennungsmethode vorzuziehen.

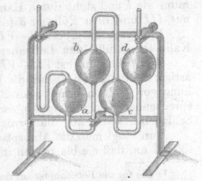

Fig. 4.
Pipette zur Kohlenoxydabsorption.

So einfach die Analyse selbst ist und so schnell sie ausgeführt werden kann, so ist doch die Berechnung der gewonnenen Zahlenwerte auf das Normalvolumen etwas umständlich.

Ihretwegen muß auf die Originalarbeit verwiesen werden[1]). —

b) Einfach in der Handhabung und auch in der Berechnung ist ein von Haldane angegebener Analysenapparat, den in etwas modifizierter Form Fig. 5 wiedergibt. Er stützt sich auf ein von Petterson zuerst benutztes Prinzip, insofern bei ihm die rechnerische Reduktion der analysierten Gase in Hinsicht auf eingetretene Temperatur- und Barometerschwankungen ausgeschaltet wird durch Benutzung einer als Thermobarometer dienenden abgeschlossenen Gasmasse, die stets auf gleiches Volumen eingestellt wird.

Das mit Quecksilber gefüllte Rohr I dient der Aufnahme der zu analysierenden Gasmasse, die von a aus eingesaugt wird. Sie kann mittels der Hähne b und d mit den Pipetten III und V in Verbindung gesetzt werden, deren erstere mit senkrecht stehenden Glasröhrchen und 20proz. Kalilauge, deren letztere gleichfalls mit Glasröhrchen und der oben besprochenen Pyrogallatlösung gefüllt ist.

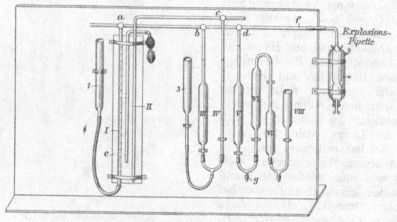

Fig. 5.
Analysenapparat nach Haldane.

Rohr II ist unten geschlossen; es hat annähernd denselben Fassungsraum wie I und steht durch Hahn c mit IV und dieses mittels eines Y-Rohres mit III und dem Füllrohr 3 in Verbindung.

Die Pyrogallatpipette V—VI ist mit VII—VIII verbunden, die mit starker Kalilauge gefüllt, den Luftsauerstoff von VI abhalten.

Man füllt zunächst VII—VIII mit starker (75proz.) Kalilauge unter derartiger Stellung von d, daß die Luft nach a entweichen kann oder unter Öffnung von f, dann bringt man 20proz. Kalilauge von 3 aus in III unter entsprechender Stellung von b, endlich mittels eines mit Trichter armierten Schlauches von g aus die Pyrogallatlösung in V und VI.

Nun saugt man die Absorptionslösungen in III und V durch Senken von 1 so weit an, daß sie bis zu den in den Capillaren angebrachten Marken stehen,

---

[1]) Die für die Berechnung auf den Normalzustand in Betracht kommende Formel ist:

$$x = \frac{v_1 \cdot 10}{v} \pm v_1 d \frac{1}{760\,(1 + 0{,}00367\,t)},$$

wobei v_1 das im Analysenrohr abgelesene Gasvolumen, v das im Thermobarometer abgelesene Volumen und d die Druck-(Höhen-)differenz zwischen den Quecksilbermenisken im Analysen- und Thermobarometerrohre bedeutet.

schließt *b* und *d* und treibt die in *I* eingetretene Gasmenge durch *a* nach außen, bis *I* mit Quecksilber gefüllt ist. — Man stellt nun Hahn *c* so, daß Thermobarometer *II* und Rohr *IV* mit der Außenluft kommunizieren und stellt durch Heben oder Senken von *3* die Kalilauge in *IV* bei der Marke ein, die sich in gleicher Höhe wie bei *III* befindet.

Durch Drehung von *a* und Senken von *1* saugt man nun die zu analysierende Gasmasse nach *I*, bringt die Quecksilberniveaus in *1* und *I* mit Hilfe eines Zahngetriebes, an dem *1* hängt, in gleiche Höhe und setzt durch Drehung von *b* den Raum *1* mit *III* in Verbindung. Durch Hebung bzw. Senkung von *3* und *1* erfolgt nun die feinere Einstellung derart, daß die Lauge in *IV* und *III* wieder bis zu den Marken gebracht wird. Nun herrscht in *II* und *I* der gleiche Druck, und zwar der herrschende Atmosphärendruck. Hahn *c* wird nun derart gedreht, daß *IV* und *II* kommunizieren, und bis zum Schluß des Versuches nicht mehr geöffnet. Um das Analysengas auf den Normalzustand reduzieren zu können, liest man die Temperatur des Wassers im Wassermantel und den bestehenden Barometerdruck ab.

Nach Ablesung des Quecksilberstandes in *I* treibt man durch Heben von *1* die Gasmasse in *III*, saugt zurück, wiederholt Übertreiben und Zurücksaugen mehrere Male. Die Kohlensäure ist schnell absorbiert. Nach dem letzten Zurücksaugen, wobei die Kalilauge in *III* ungefähr an der Marke stehen soll, wird durch Verschieben von *3* zunächst die Lauge in *IV* bis zur Marke gebracht, dann durch Verschiebung von *1* die Lauge auch in *III* genau bei der Marke eingestellt. Nun hat das Gas im Thermobarometer wieder dasselbe Volumen wie im Anfang und man liest den Quecksilberstand in *I* ab.

Hahn *b* wird so gedreht, daß der Weg von *I* nach *III* geschlossen, der nach *V* geöffnet wird, Hahn *d* geöffnet, so daß *I* und *V* kommunizieren und das Gas nach *V* mehrmals hinübergetrieben und zurückgesaugt wird. Nach der Absorption des Sauerstoffs, deren Vollendung daran erkannt werden kann, daß das Pyrogallat in der Capillare von *V* beim Übertreiben des Gases nach *V* schneller durch die Capillare hinabfließt, nicht mehr an der Glaswand haftet, so daß die Capillare durchsichtig wird, und einen grünlichen Schimmer zeigt, wird nach Einstellung des Pyrogallats auf die Marke in *V* der Hahn *d* geschlossen, *b* geöffnet, so daß *I* mit *III* kommuniziert und wiederum, wie vorher, die Kalilauge in *III* und *IV* auf die Marken eingestellt. Nun erfolgt die Ablesung in *I*.

Empfehlenswert ist es, vor Beginn einer Analyse eine vollständige Luftanalyse auszuführen, um die toten Räume des Apparates mit Stickstoff zu füllen. Ist die zu untersuchende Gasmenge sehr klein, so läßt man am besten eine nicht zu geringe Menge des Stickstoffrestes von der Luftanalyse in *I*, liest sein Volumen ab und fügt das Untersuchungsgas hinzu.

Will man auf Kohlenoxyd untersuchen, so kann man bei *f* eine mit salzsaurer oder ammoniakalischer Kupferchlorürlösung gefüllte (vgl. oben S. 1291 und S. 1292) Pipette anbringen und das CO in dieser absorbieren lassen. Die Analyse geschieht wie für CO_2 und O_2. Oder man benutzt eine Vorrichtung zur Verbrennung des Kohlenoxyds (vgl. später) oder bedient sich der Explosionspipette. Verbrennungs- und Explosionspipetten kommen auch zur Verwendung, wenn man es mit anderen brennbaren Gasen zu tun hat. Ihr Gebrauch wird später beschrieben.

Bei der Berechnung der Analyse ist die Reduktion auf den Normalzustand nur für die ursprüngliche Gasmenge erforderlich; Kohlensäure-, Sauerstoff- und ev. auch Kohlenoxydgehalt lassen sich direkt in Prozenten des Ursprungsvolumens und somit auch in absoluten Werten ausdrücken[1]. —

c) Der ursprüngliche Pettersonsche Apparat, der nur zur Wasserdampf- und Kohlensäurebestimmung dienen sollte, hat mannigfache Veränderungen in Einzelheiten erfahren, so daß er in seinen neuesten Formen auch zur Ermittelung von Sauerstoff und brennbaren Gasen benutzt werden kann.

Die beistehende Fig. 6 zeigt die Form, die Tobiesen beschrieben hat und die zur Bestimmung von Kohlensäure und Sauerstoff durch Absorption dient. Es ist ohne weiteres ersichtlich, daß man leicht weitere Absorptionsgefäße zur Bestimmung anderer Gase oder auch eine Verbrennungspipette (vgl. S. 1299) anbringen kann. Die eigentümlichen Bestandteile des Apparates sind das unten geschlossene Kompensatorrohr L und das Differentialmanometer r. Letzteres besteht aus einem capillaren mit Millimeterteilung versehenen Rohre, das einen Tropfen Petroleum oder sonst eine leicht bewegliche Flüssigkeit enthält. Das Kompensatorrohr hat annähernd das Volumen der Bürette B, in welche durch den bei H abgehenden Schenkel das zu analysierende Gas eingeführt wird. B steht mit den Absorptionspipetten ac und $a'c'$ in Verbindung, deren eine mit Glasröhrchen und Kalilauge, deren zweite mit einem Sauerstoff absorbierenden Inhalt gefüllt ist.

Vor Beginn einer Analyse wird nach Schließen von Hahn 4 und Öffnung von Hahn 5 bzw. 6 unter Senken der Quecksilberfüllkugel K das Absorptionsmaterial bis zu den Marken bei m und m' angesaugt und dann 5 und 6 geschlossen; sodann wird durch Heben von K, nach entsprechender Umstellung von H, die Bürette bis H und das anschließende Horizontalrohr mit Quecksilber gefüllt.

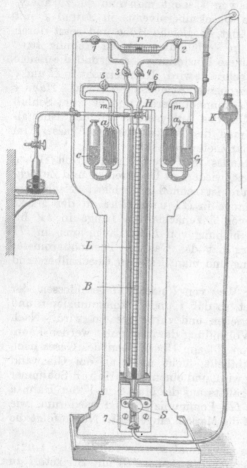

Fig. 6.
Analysenapparat nach Petterson.

[1] Die Reduktion auf den Normalzustand (0°, 760 mm und Trockenheit) geschieht nach der Formel:

$$V_0 = \frac{V}{1 + 0{,}00367\,t} \cdot \frac{b - b_1 - e}{760},$$

wo V_0 das gesuchte Volumen bedeutet, V das abgelesene, b den herrschenden Barometerdruck, b_1 seine Korrektur auf 0°, t die Temperatur, e die Wasserdampfsättigung bei $t°$. Die Berechnung kann leicht ausgeführt werden an der Hand von Tabellen, in denen die Werte von $\dfrac{b - b_1 - e}{(1 + 0{,}00367\,t) \cdot 760}$ für wechselnde Temperaturen und Barometerdrucke aufgeführt sind (z. B. Landolt-Börnstein, Tab. Nr. 8).

Nun wird das zu analysierende Gas durch das Horizontalrohr in die Bürette gesaugt. Man dreht H so, daß die Bürette mit dem Differentialmanometer kommuniziert und wartet unter wiederholtem Mischen des Wassers in dem L und B umgebenden Rohre, bis die Gasmasse in B die Temperatur des Wassers angenommen hat. Dann werden die Quecksilbermenisken in K und B auf gleiches Niveau gebracht und nach Schließung von Hahn 1 sowie Öffnung von Hahn 2 und 4 der Inhalt des Kompensatorrohres L mit dem linken, der Büretteninhalt mit dem rechten Teil von r in Verbindung gesetzt. Man liest nun den Stand des Gases in B ab, dann die Wassertemperatur an einem eingetauchten Thermometer, ebenso den Barometerstand und notiert den Stand des Petroleumtropfens in r.

Es besteht nun Gleichgewicht zwischen der Luft in der Bürette und der im Kompensatorrohre. Da in letzterem die Luft unter Atmosphärendruck stand und die abgelesene Wassertemperatur hatte, so gelten dieselben Bedingungen auch für das Bürettengas und, wenn nun Hahn 1 und 2 bis zum Ende der Analyse geschlossen bleiben und der Indicatortropfen stets wieder an die gleiche Stelle gebracht wird, sind auch die nach der Absorption von Kohlensäure und Sauerstoff restierenden Gasvolumina unter denselben Bedingungen des Druckes und der Temperatur bestimmt.

Vor der Kohlensäureabsorption müssen zunächst Hahn 3 und 4 geschlossen werden, weil sonst der Petroleumtropfen herausgeschleudert würde. Dann treibt man unter entsprechender Drehung von Hahn 5 das Gas nach a über, saugt es nach geschehener Absorption zurück und stellt wieder möglichst genau die Quecksilbermenisken auf die gleiche Höhe ein. Man schließt nun Hahn 7 (unten in der Figur), öffnet vorsichtig Hahn 3, stellt mittels der unten befindlichen Schraube, durch die man einen mehr oder weniger ausgiebigen Druck auf den die Fortsetzung der Meßbürette bildenden Gummischlauch auszuüben vermag, den Petroleumtropfen auf seinen alten Stand ein und wiederholt dies nach Öffnen von 4. Nun wird der Stand des Meniscus wiederum abgelesen und dann in gleicher Weise für die Sauerstoffabsorption verfahren. Will man eine Verbrennung anschließen, für die eine besondere Pipette angebracht werden kann, so verfährt man, wie S. 1300 beschrieben.

Zu erwähnen wäre noch, daß man auf das Quecksilber einen Tropfen destillierten Wassers vor dem Beginne der Analyse bringt, um die Gase bei Wasserdampfsättigung zu messen. Für ihre Reduktion gilt die S. 1296, Fußnote, angegebene Formel, nach der jedoch nur das ursprüngliche Gas umgerechnet zu werden braucht.

Ebenso wie für den Haldaneschen Apparat empfiehlt es sich auch für den Pettersonschen, vor der Analyse der zu untersuchenden Gasmasse eine Luftanalyse auszuführen, um alle schädlichen Räume mit Stickstoff zu füllen.

Bei neueren Konstruktionen des Apparates sind auch die Absorptionspipetten in ein Wassergefäß versenkt.

2. Verbrennungs- und Explosionsanalysen.

Für die physiologisch-chemische Analyse kommen wesentlich nur drei Gase in Betracht, die durch Verbrennung ermittelt werden: Kohlenoxyd, Wasserstoff, Grubengas. Bezüglich des Vorkommens des ersteren vgl. S. 1314, bezüglich der letzteren S. 1314 und S. 1319.

Die Verbrennung kann in zweierlei Art geschehen, plötzlich durch Explosion (Verpuffung) mittels des elektrischen Funkens oder langsam durch

82

Vorbeileiten der Gase an glühendem Platin oder Palladium. — Während früher die Explosionsanalysen am meisten in Gebrauch waren, hat sich neuerdings die langsame Verbrennung mehr und mehr eingebürgert, da sie leichter zu beherrschen und darum zuverlässiger ist.

Man bestimmt in dem Gasgemisch zunächst durch Absorption Kohlensäure und Sauerstoff und in dem Gasrest die brennbaren Anteile.

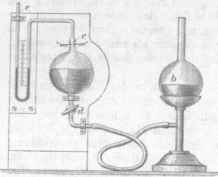

a) Verbrennung durch Explosion. Um diese ausführen zu können, muß zwischen brennbarem und nicht brennbarem Anteil des Gasgemisches ein bestimmtes Verhältnis bestehen. Nach Bunsen[1]) dürfen 100 Vol. Gas nicht mehr als 24—64 Vol. brennbare Bestandteile enthalten. Enthalten sie weniger, so ist die Verbrennung unvollkommen (was sich für das Auge durch ein langsames Fortschreiten des Funkens erkennen läßt), enthalten sie zuviel, so erfolgt die Explosion zu heftig. Neben Herumschleudern der Sperrflüssigkeiten

Fig. 7.
Explosionspipette nach Hempel.

oder Zertrümmerung des Apparates kommt es dabei zu teilweiser Verbrennung des vorhandenen Stickstoffes zu Salpetersäure und Stickoxyd. Dabei tritt eine gelbliche Flammenbildung auf.

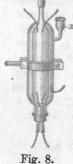

Dem aus den brennbaren Gasen und Stickstoff bestehenden Gasrest fügt man in der Bürette des Loewyschen oder Haldaneschen oder Pettersonschen Apparates oder im Bunsenschen Eudiometer gemessene Mengen Sauerstoff hinzu. Gelingt dann die Explosion nicht, so fügt man reines, elektrolytisches Knallgas hinzu, dessen Menge, da es in reinem Zustande zu Wasser verbrennt, nicht gemessen zu werden braucht. Eine Schwierigkeit ist, daß das Knallgas nicht immer vollkommen rein ist.

Ist wenig Stickstoff vorhanden, so daß nach Sauerstoffzusatz die Menge der brennbaren Gase verhältnismäßig zu groß würde, so kann man gemessene Mengen Luft zusetzen.

Die Explosion kann man in einem Bunsenschen Eudiometer[1]) vornehmen, in dessen oberem Teile zwei Platindrähte einander gegenüber eingeschmolzen sind, oder man bedient sich Hempels Explosionspipette, die in Fig. 7 wiedergegeben ist. Sie ist mit Wasser oder, da dies Kohlensäure in größerer Menge absorbieren kann, besser mit Quecksilber gefüllt. Die außen hervorragenden Enden der Platindrähte werden mit einem kleinen Induktionsapparat verbunden und die Explosion durch Durchschlagenlassen des Funkens bewirkt.

Fig. 8.
Explosions-
pipette
nach Zuntz.

Bequemer noch ist eine Explosionspipette von Zuntz (vgl. Fig. 8 und Fig. 5, die ihre Verbindung mit Haldanes Apparat zeigt). Sie besteht aus einem inneren und einem äußeren Zylinder, die unten durch im ersteren angebrachte Öffnungen miteinander kommunizieren. Der äußere Zylinder steht durch den Aufsatz x mit der Atmosphäre in Berührung. Durch x können

[1]) R. Bunsen, Gasometrische Methoden, 2. Aufl., Braunschweig 1877, S. 73.

beide Zylinder mit Flüssigkeit (saurem Wasser bzw. Quecksilber) gefüllt werden. Der innere Zylinder hat in seinem obersten Teile zwei eingeschmolzene Platindrähte, die zur Zündung dienen; in seinem unteren Teil sind zwei Platindrähte eingeführt, die mit Polklemmen versehen sind, durch welche sie mit Elementen oder Akkumulatoren in Verbindung gesetzt werden können. Auch in den äußeren Zylinder ist ein gleicher Platindraht eingeschmolzen.

Verbindet man beide inneren Platindrähte mit der elektrischen Stromquelle, so entwickelt sich im inneren Zylinder Knallgas, verbindet man einen Platindraht des inneren und den des äußeren Zylinders mit ihr, so steigt im inneren Zylinder Sauerstoff oder Wasserstoff auf, je nachdem man den inneren Platindraht mit dem negativen oder positiven Pole verbindet. Man kann also je nach Bedarf das zu analysierende Gas mit H oder O oder mit Knallgas verdünnen.

Die Menge der elektrolytisch entwickelten Gase wird (vgl. Fig. 5) in die Meßbürette gesaugt, gemessen, dann zusammen mit dem Analysengase wieder in die Explosionspipette getrieben und nun verpufft.

Nach der Verpuffung ist es erforderlich, die „Kontraktion", d. h. die eingetretene Volumverminderung zu messen und die Menge der gebildeten Kohlensäure und des restierenden Sauerstoffes durch deren Absorption zu bestimmen, um die zur Berechnung notwendigen Unterlagen und Kontrollen zu haben. Die Berechnung selbst wird später besprochen (vgl. S. 1301).

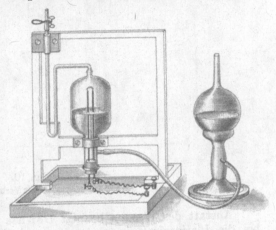

Fig. 9.
Verbrennungspipette nach Winkler-Dennis.

Mittels der Explosionsmethode kann man nur dann schnell und sicher arbeiten, wenn man annähernd die Zusammensetzung des zu analysierenden Gasgemisches kennt.

b) Langsame Verbrennung. Diese geschieht mittels eines durch den elektrischen Strom ins Glühen gebrachten Palladium- oder Platindrahtes. Sie wurde zuerst von Coquillon[1]) in seinem Grisoumeter angewendet und später von Winkler[2]) verbessert. Gréhant[3]) hat sie besonders für physiologische Zwecke benutzt.

Winkler nimmt (vgl. Fig. 9) eine Hempelsche tubulierte Pipette, in die mittels doppelt durchbohrten Kautschukstopfens zwei Elektroden aus lackiertem Messing eingeführt sind, die die Platinspirale tragen. Der Platindraht soll 0,35 mm stark sein und sechs Windungen haben. Ist er dünner, so schmilzt er leicht ab, ist er dicker, so erwärmt er sich nicht genügend.

Die vollkommen mit saurem Wasser gefüllte Pipette wird mit einem der obengenannten Apparate verbunden, das zu analysierende Gas mit einer gemessenen Menge atmosphärischer Luft so weit verdünnt, daß genügend Sauer-

[1]) Coquillon, Compt. rend. de l'Acad. des Sc. **84**, 458 [1877].
[2]) Cl. Winkler, Zeitschr. f. analyt. Chemie **28**, 286.
[3]) N. Gréhant, Les gaz du sang, Paris [1894].

stoff vorhanden ist, und nach Schließung des elektrischen Stromes die Gasmasse **langsam** in die Pipette übergeführt. Sobald das Wasser so weit verdrängt ist, daß die Platinspirale frei wird, beginnt diese zu glühen und die Verbrennung geht vor sich. Man treibt am besten die Gasmasse mehrmals hin und her, **bis der Gasrest konstant bleibt.** Nach Ablesung seiner Menge absorbiert man die Kohlensäure, liest den Gasrest wieder ab und absorbiert schließlich den Sauerstoff, um den Reststickstoff wiederum abzulesen.

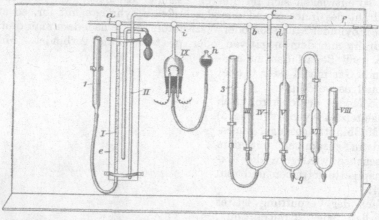

Fig. 10.
Haldanes Apparat mit Verbrennungspipette.

Anstatt des Wassers benutzt **Dennis** Quecksilber als Sperrmittel, wobei die Platinspirale in zwei mit Quecksilber gefüllten Glascapillaren sitzt. Dieser Verbrennungspipette bedient sich **Haldane** bei seinem Apparate; die Anordnung zeigt Fig. 10.

Während **Haldane** zur Verbrennung Luft benutzt, haben **Zuntz** und **Markoff** neuerlich eine Modifikation angegeben, durch die sie bei *a*, Fig. 10, unter Zwischenschaltung mehrerer Dreiweghähne ein Gasentwicklungsgefäß anbringen, um elektrolytisch entwickelten Sauerstoff zur Verbrennung zu benutzen. — Der Apparat kann durch einfache Umkehr der Elektroden auch benutzt werden, um Wasserstoff in die Bürette zu leiten.

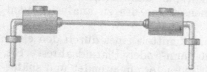

Fig. 11.
Drehschmidt-Capillare.

Zur Verbrennung kann man sich des Stromes zweier **Grovescher** Elemente bedienen oder einer Akkumulatorenbatterie von 12 Ampère mit Zwischenschaltung eines veränderlichen Widerstandes oder des Straßenstromes von 220 Volt, wobei 5—10 sechszehnkerzige Kohlenfadenlampen zwischengeschaltet werden müssen.

Endlich kann man sich zur Verbrennung der sog. **Drehschmidt**schen Capillare[1]) bedienen. Diese Verbrennungscapillare (vgl. Fig. 11) besteht aus einem 2 mm dicken, 195 mm langen, 0,7 mm weiten nicht gelöteten Platinrohr, dem an den Enden Kupferröhren angelötet sind. Die Enden der Platincapillare und die Lötstellen sind von einem Kühlrohr aus Messing umgeben. Die Höhlung des Rohres muß größtenteils durch (3—4) eingeschobene dünne Platindrähte ausgefüllt sein zur Vermeidung von Explosionen. Man prüft am besten

---

[1]) **Drehschmidt**, Berichte d. Deutsch. chem. Gesellschaft **21**, 3242 [1888].

vor dem Gebrauche das Rohr auf Gasdichtigkeit, indem man unter Wasser Luft hineinpreßt. Zur Verbrennung erhitzt man es mittels breiter Bunsenflamme nicht weiter als bis zur hellen Rotglut und leitet das mit Luft versetzte brennbare Gasgemisch mehrmals langsam hindurch. Dann bestimmt man wieder die Kontraktion, die Kohlensäurebildung und den Restsauerstoffgehalt.

Das Drehschmidtsche Verfahren ist dadurch besonders empfehlenswert, daß keine Explosionsgefahr besteht, selbst wenn fast ausschließlich brennbare Gase vorhanden sind. Für physiologische Zwecke ist es bisher wenig verwendet worden.

c) **Berechnung der Analysen.**[1]) Behufs Berechnung der gewonnenen Werte muß man die Größe der Kontraktion für die in Betracht kommenden Gase und das Volumen der gebildeten Kohlensäure kennen.

Bei Verbrennung von Wasserstoff verbinden sich 2 Vol. mit 1 Vol. O zu Wasser, es verschwinden also 3 Vol., von denen 2 auf H kommen. Bezeichnet V_c die Kontraktion, v_h die verschwundene H-Menge, so ist $v_h = \frac{2}{3} V_c$. — Kohlensäure entsteht nicht.

Beim Methan verbindet sich 1 Vol. mit 2 Vol. O_2 zu 1 Vol. CO_2 neben Bildung von Wasser. Ist v_m die verschwundene Methanmenge, V_c wieder die Kontraktion, V_k die Menge der gebildeten Kohlensäure, so ist $v_m = V_k$ und $= \frac{1}{2} V_c$. Absorbiert man die Kohlensäure, so ist $v_m = \frac{1}{3}$ der durch Verbrennung und Absorption verschwundenen Gasmenge.

Beim Kohlenoxyd verbrennen je 2 Vol. mit 1 Vol. O_2 zu 2 Vol. CO_2. — v_k (verschwundene Kohlenoxydmenge) ist also gleich der doppelten Kontraktion (V_c) und gleich der gebildeten Kohlensäuremenge (V_k). — Sind die Beziehungen zwischen Kontraktion und Kohlensäurebildung andere, so ist nicht allein Kohlenoxyd zugegen.

Ist Wasserstoff und Methan zugleich zugegen, so berechnet sich

$$v_h = \frac{2}{3} V_c - \frac{4}{3} V_k,$$
$$v_m = V_k.$$

Sind Kohlenoxyd und Wasserstoff vorhanden, so ist

$$v_h = \frac{2}{3} V_c - \frac{1}{3} V_k,$$
$$v_k = V_k.$$

Ist Kohlenoxyd, Wasserstoff und Methan vorhanden, so muß man zum Schluß den bei der Verbrennung nicht verbrauchten Sauerstoff bestimmen, um den gesamten Stickstoff kennen zu lernen. Zieht man von ihm die Menge des in der zugefügten Luft enthaltenen ab, so hat man die in dem zu analysierenden Gase vorhanden gewesene Stickstoffmenge und damit das Volumen seiner brennbaren Bestandteile (V). Nach Bunsen[2]) ist dann:

$$v_k = \frac{1}{3} V_k + V - \frac{2}{3} V_c,$$
$$v_m = \frac{2}{3} V_k + \frac{2}{3} V_c - V,$$
$$v_h = V - V_k.$$

Berechnung (Darmgas):

Gasmenge: 27,906 ccm.

Nach CO_2-Absorption: 20,529 ccm — CO_2 = 7,377 ccm = **26,433%**.

Nach   O-Absorption: 20,435 ccm —   O = 0,094 ccm = **0,338%**.

---

[1]) Die theoretischen Grundlagen hat Bunsen (Gasanalyse, Braunschweig 1877) entwickelt.

[2]) Bunsen, Gasometrische Methoden, 2. Aufl., Braunschweig 1877, S. 70.

Von diesen 20,435 ccm werden zur Bestimmung der verbrennlichen Anteile benutzt: 15,763 ccm.

Hinzugefügt wird reiner Sauerstoff, so daß die Gasmenge beträgt: 72,807 ccm.

Nach der Explosion gefunden 49,028 ccm — also Kontraktion: 23,779 ccm.

Nach Kohlensäureabsorption durch Kalilauge bleiben: 37,793 ccm, also
absorbiert: 11,235 ccm CO_2.

Da nach Explosion Kohlensäure entstanden war, muß ein kohlenstoffhaltiges brennbares Gas vorhanden gewesen sein. Um Methan allein kann es
sich nicht gehandelt haben, da — vgl. die obige Formel — dafür nicht die
Größe der Kontraktion und die Menge der gebildeten Kohlensäure zusammenstimmen. Der Überschuß der Kontraktion zeigt, daß Wasserstoff zugegen
gewesen sein muß.

Bei Gegenwart von H und CH_4 berechnet sich nach Vorstehendem

$$H \text{ zu: } \tfrac{2}{3} \cdot 23,779 - \tfrac{4}{3} \cdot 11,235 = 0,873 \text{ ccm} = 5,52\%,$$
$$CH_4 \text{ zu: } 11,235 = 71,0\%.$$

Der verbliebene Gasrest (23,42% des sauerstoff- und kohlensäurefreien
Gases) müßte Stickstoff sein. Eine zur Kontrolle vorgenommene Absorption
des nicht für die Verbrennung benutzten Restes des überschüssig zugefügt
gewesenen Sauerstoffes ergibt, daß dieser Rest plus dem verbrannten der zugesetzten Sauerstoffmenge entspricht.

Da das ursprüngliche Gas 26,433% CO_2 + 0,338% O enthielt, macht die
zur Verbrennung benutzte Menge 73,229% desselben aus.

Das ursprüngliche Gas enthält demnach: 52,0% CH_4, 4,04% H und
17,15% N.

3. Analysenapparate für spezielle physiologische Zwecke.

Neben den bisher besprochenen allgemein brauchbaren Methoden und
Apparaten sind noch einige, speziellen Zwecken dienende angegeben worden,
die, den besonderen Verhältnissen angepaßt, bequem zu handhaben sind und
gute Resultate liefern. In erster Linie sind hier

a) die chemischen Methoden zur Ermittlung der Blutgasmengen zu nennen,
die sich auf die Beobachtung von Haldane, wonach gesättigte frische Lösung
von Ferricyankalium den Sauerstoff des Blutfarbstoffes quantitativ austreibt, gründen. Es sind auf dieser Grundlage verschiedene Apparate konstruiert worden, einer von Haldane[1], für größere Blutmengen berechnet,
eine Modifikation dieses von Franz Müller[2], dann weitere von Haldane[3]
und Barcroft, in denen nur 1 ccm Blut analysiert wird, und die auch wieder
mit verschiedenen Variationen ausgeführt werden. Da die letztgenannten
gleich gute Resultate ergeben wie der ursprünglich von Haldane angegebene
und ein weit rascheres Arbeiten erlauben, dabei auch für die Untersuchung
des Blutes kleiner Tiere oder des Blutes einzelner Organe allein verwendbar
sind, haben sie diesen ziemlich in den Hintergrund gedrängt.

Die verschiedenen Formen der Apparate finden sich bei Barcroft[4] beschrieben. Hier soll ein Barcroft-Haldanescher Apparat in einer Modifikation
von Zuntz und Plesch[5] mitgeteilt werden. Vgl. Fig. 12. In das birnenförmige

---

[1] Haldane, Journ. of Physiol. **22** [1898]; **25** [1900].
[2] F. Müller, Archiv f. d. ges. Physiol. **103**, [1904].
[3] Haldane u. Barcroft, Journ. of Physiol. **28** [1902].
[4] J. Barcroft, Ergebnisse d. Physiol. **7** [1908].
[5] J. Plesch, Hämodynamische Studien. Berlin **1909**, S. 89 ff.

Gefäß E von ca. 30 ccm Inhalt kommt 1 ccm einer ½ proz. Ammoniaklösung, unter diese bringt man 1 ccm Blut. In den Hals von E wird nun der Schliff D eingesetzt und nach Abschluß von E mittels des Hahnes b in H mittels Pipette 1 ccm konz. Ferricyankaliumlösung eingefüllt. Auf H wird nun der eingeschliffene Stopfen a aufgesetzt, der eine Bohrung enthält, derart, daß er bei bestimmter Stellung H verschließt, bei einer Drehung von 90° es mit der Atmosphäre in Verbindung setzt. Dann wird der ganze Apparat bei e mit dem horizontalen Schenkel des Wassermanometers verbunden. Das Manometer besteht aus zwei senkrechten Schenkeln, die je eine 0-Marke tragen und von denen der freimündende Schenkel mit Millimeterteilung versehen ist. Die Schenkel sind durch ein Gefäß verbunden, dessen unterer Teil durch einen Gummisack gebildet wird, dessen Volumen durch eine gegen die Feder F drückende Schraube verändert werden kann. Man kann dadurch stets den Wassermeniscus des geschlossenen Schenkels auf den 0-Punkt einstellen.

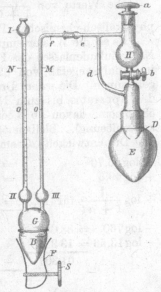

Fig. 12.
Barcroft-Haldanes Apparat in der Modifikation von Zuntz und Plesch.

Der horizontale Teil des Manometers kommt auf den Rand einer Wasserwanne zu liegen derart, daß das Manometer ihrer äußeren Wand anliegt, während das Blutgefäß in das Wasser taucht.

Man stellt nun zunächst bei offenem Stopfen a die Menisken im Manometer auf 0, wartet, bis der Inhalt von E die Temperatur des Wassers angenommen hat, was dann der Fall ist, wenn beim temporären Schließen von a der Meniscusstand im Manometer sich nicht mehr verändert oder nur in gleichem Maße, wie in dem gleich zu besprechenden Thermobarometer. Man schließt a dann definitiv, mischt Blut und Ammoniak, bis ersteres vollkommen lackfarben geworden ist, öffnet b und läßt so die Ferricyankaliumlösung zum Blut treten[1]). Nach ½—1 Minute beginnt die Sauerstoffentwicklung, die durch häufiges Schütteln beschleunigt wird.

Um von den während der Analyse etwa auftretenden Schwankungen der Wassertemperatur oder des Barometerdruckes unabhängig zu sein, hängt in der Wasserwanne ein zweiter genau gleicher und ebenso behandelter Apparat, der nur an Stelle des Blutes 1 ccm ausgekochtes Wasser enthält. Er dient als Thermobarometer, die in ihm ermittelten Druckschwankungen sind von den im Blutgefäß gefundenen Werten zu subtrahieren, wenn sie positiv waren, sie sind zu addieren, wenn sie negativ waren.

Der Apparat zeigt die bei der Sauerstoffentwicklung entstandene Druckvermehrung an, denn das Volumen wird konstant erhalten dadurch, daß man vor jeder Ablesung den Meniscus im geschlossenen Manometerschenkel (m) stets auf den Nullpunkt einstellt. — Die Gasentwicklung ist beendet, wenn die gefundenen Druckwerte konstant bleiben oder sich nur in demselben Maße wie die im Thermobarometer ändern.

---

[1]) Zuweilen genügt die angegebene Ammoniakmenge nicht zur Lösung der Blutzellen. Man muß dann mehr Ammoniak nehmen. Am besten überzeugt man sich zuvor in einem Reagensglasversuch davon, ob 1 ccm der Ammoniaklösung 1 ccm Blut löst. — Krogh empfiehlt, zur Lösung der Blutzellen Sapotoxin zu benutzen.

Das entwickelte, auf 0°, 760 mm und Trockenheit reduzierte Gasvolumen berechnet sich nach Formel:

$$g = \frac{v \cdot h}{760 \cdot 13{,}56\,(1 + 0{,}00367\,t)} ,$$

wo g die reduzierte Gasmenge, v den Inhalt des Blutgefäßes plus dem des geschlossenen Manometerschenkels bis zum Nullpunkt, h die Druckänderung im Manometer in mm, t die Temperatur des Wassermantels bei Schließung von Hahn a bedeuten.

Die Werte von $\dfrac{1}{1 + 0{,}00367\,t}$ für die verschiedenen Temperaturen sind physikalisch-chemischen Tabellenwerken zu entnehmen.

Es sei die Wassertemperatur 18,3° gewesen, als Hahn a geschlossen wurde. Nach Zulaufenlassen des Ferricyankaliums sei allmählich eine Drucksteigerung im Analysengefäß von 52,6 mm, im Thermobarometer um 3 mm zustande gekommen. Die wahre Drucksteigerung beträgt dann 49,6 mm. Das Volumen des Apparates bis zum Nullpunkt, durch Wasserwägung gewonnen, beträgt 58,76 ccm, davon ab 3 ccm (je 1 ccm für Blut, Ammoniak- und Ferricyankaliumlösung). Bleiben 55,76 ccm.

Die entwickelte Gasmenge ist:

$$
\begin{array}{ll}
\log 55{,}76 & = 74\,632 \\
+ \log 49{,}6 & = 69\,548 \\
+ \log \dfrac{1}{1 + a\,t} \;\text{für}\; 18{,}3° & = 97\,177 \\
\hline
& 41\,357 \\
- \log 760 \;\;= 88\,081 & \\
- \log 13{,}56 = 13\,226 & \\
\hline
\phantom{- \log 13{,}56 =}\; 01\,307 & - 01\,307 \\
\hline
& 40\,050 = 0{,}2515 \;\text{ccm für den Farbstoff in 1 ccm Blut.}
\end{array}
$$

D. h., das Hämoglobin in 100 ccm Blut enthält 25,15 ccm (Vol.-%). Dazu kommt die physikalisch im Blutplasma absorbierte Sauerstoffmenge. Diese beträgt bei 15° und einem Absorptionskoeffizienten von 0,031 für 100 ccm Blut bei dem Sauerstoffdruck der Atmosphäre = 0,65 ccm. — In Summa enthalten 100 ccm Blut also 25,80 ccm O_2[1]).

Eine eventuelle Kohlensäurebestimmung im Blute geschieht nach der Bestimmung des Sauerstoffes. Man entfernt den Stopfen a und läßt mittels Pipette 1 ccm einer 1proz. (wenn mehr Ammoniak als 1 ccm genommen war, entsprechend mehr) Schwefelsäure in H einlaufen. Man bringt die Manometermenisken auf 0°, tut dasselbe nach Öffnung von a auch am Thermobarometer und schließt nach einiger Zeit a an beiden Apparaten. Bewegen sich die Menisken in beiden Apparaten gleichförmig oder bleiben sie konstant, so läßt man durch Öffnung von b die Schwefelsäure in E einlaufen und stellt den Maximalausschlag des Manometers fest. — Alles übrige geschieht, wie bei der Sauerstoffbestimmung, nur ist bei der Berechnung von dem Rauminhalt des Gefäßes nicht das Volumen der in ihm enthaltenen Flüssigkeit in Abzug zu bringen. — Die Bestimmung der Kohlensäure auf diesem Wege ist nicht so zuverlässig, wie die des Sauerstoffes.

---

[1]) Wird aus einer Arterie oder Vene entnommenes Blut direkt zur Analyse benutzt, so muß für die physikalisch absorbierte Menge diejenige berechnet werden, die der herrschenden arteriellen bzw. venösen Sauerstoffspannung entspricht.

Aus vergleichenden Blutgasbestimmungen, die zahlreich mittels der Pumpen- und der Ferricyanidmethode ausgeführt wurden, ergibt sich, daß die Pumpenmethode noch immer die sicherere ist, daß meistens zwar die Ergebnisse der Ferricyanidmethode nicht weit von den der Pumpenmethode abweichen, zuweilen aber doch auffallend große Differenzen hervortreten (bis zu 12% der durch die Pumpe gefundenen Werte), ohne daß eine Ursache hierfür erkennbar ist. Mangelhafte Beherrschung der Methode kommt dabei nicht in Betracht, da Doppelanalysen gut übereinstimmende Werte liefern. Solche Abweichungen von den Pumpenwerten finden sich besonders an Hundeblut, aber auch an Katzenblut. Beim Menschenblut, dessen Zellen schwerer lösbar sind, muß die Ammoniakmenge höher genommen werden als für Tierblut, um zutreffende Resultate zu erhalten. — Für den Mangel an stets vollkommener Verläßlichkeit entschädigt die Ferricyanidmethode durch die Einfachheit und Schnelligkeit ihrer Ausführung.

b) In einfacher Weise kann die **Kohlensäure in tierischen Flüssigkeiten** ermittelt werden mittels eines von Hofmeister-Kraus[1]) angegebenen Apparates. Die zu untersuchende Flüssigkeit kommt in ein ovoides Gefäß, das unter Zwischenschaltung zweier Kaliröhren mit der Wasserstrahlpumpe in Verbindung gesetzt wird. Es trägt an dem einen Ende ein Hahnrohr mit Trichter, durch den man dünne Schwefelsäure in das Blut eintropfen läßt. Die freiwerdende Kohlensäure wird in die Kaliröhren eingesaugt. Zum Schluß wird kohlensäurefreie Luft durchgesaugt, um die im Apparat noch enthaltenen Kohlensäurereste zu entfernen.

c) **Zur Bestimmung des Sauerstoffes in wässerigen Lösungen und im Harn** läßt sich auch der „Tenax" genannte Apparat[2]) verwenden, bei dem die Gase durch Kochen entbunden werden.

Mit der zu analysierenden Flüssigkeit wird das Kölbchen N (vgl. Fig. 13) gefüllt, der durchbohrte Kautschukstöpsel wird aufgesetzt und von unten auf das unten bei D hervorragende Glasende geschoben. Man gießt nun bei A flüssiges Paraffin ein, das sich der Flüssigkeit in N auflagert und das ganze Röhrensystem füllt und läßt es bis nahe an die Capillare bei P nach oben treten. Dann setzt man den

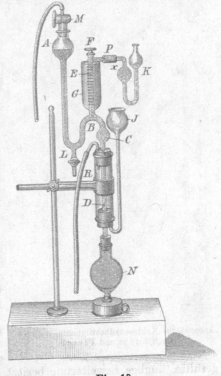

Fig. 13.
Tenaxapparat.

Stopfen F, ohne daß eine Luftblase sich unter ihm fängt, derart ein, daß zunächst P von E abgeschlossen ist, füllt die Behälter G und D mit kaltem Wasser, erhitzt die Flüssigkeit in N und treibt durch Kochen die in ihr enthaltenen Gase aus, die in E emporsteigen. Der sich oben in N und in D bildende Dampfraum darf nicht über C hinaufsteigen. Tritt das ein, so entfernt man vorübergehend die Flamme. — Durch häufiges Erneuern des Wassers in G und D muß das Paraffinöl kalt gehalten werden.

Ist alles Gas nach E emporgestiegen, so wartet man, bis Flüssigkeit und Paraffin eine klare Trennungsfläche bilden, was man durch wiederholtes kurzes Saugen am oberen Schlauch beschleunigen kann, läßt bei L so viel Paraffin ab, daß die Flüssigkeitskuppen in E und im offenen Schenkel unterhalb A gleich hoch stehen und liest den Stand in E, sowie die Temperatur an einem kleinen, in G steckenden Thermometer und den Baro-

[1]) F. Kraus, Archiv f. experim. Pathol. u. Pharmakol. **26** [1890].
[2]) F. C. H. Müller, Berichte d. biolog. Station Plön **10** [1903].

meterstand ab. — Die Sauerstoffbestimmung erfolgt durch Absorption in K, das Kupferspiralen und die schon beschriebene Mischung von kohlensaurer Ammonlösung und Ammoniak enthält. Man bläst die Gasmenge nach K hinüber unter Öffnung von F, saugt zurück und wiederholt das innerhalb 5 Minuten einige Male, um nach ca. 5 Minuten den sauerstofffreien Gasrest zurückzusaugen und abzulesen. — Das Meßrohr E ist in $^1/_{10}$ ccm geteilt; 0,01 ccm lassen sich noch gut schätzen.

Füllt man E wieder mit Paraffinöl und schließt M und F, so läßt sich N abnehmen, ohne daß Öl ausfließt und nach Neufüllung von N kann sich ein neuer Versuch direkt anschließen.

Dieser Tenaxapparat ist besonders benutzt worden, um den Sauerstoffgehalt von Wasser, in dem Wassertiere atmeten, zu ermitteln.

d) Der Apparat zur Kohlenoxydbestimmung im Blute von Zuntz-Plesch.[1])

Unter Zugrundelegung des Haldaneschen Prinzips haben Zuntz und Plesch einen handlichen Apparat zur Kohlenoxydbestimmung im Blute angegeben. Er ist in Fig. 14 wiedergegeben.

In das ca. 15 ccm fassende, unten in eine Capillare, oben in ein ca. 3 ccm weites Rohr auslaufende Gefäß P („Entwicklungspipette") wird mittels Pipette durch den weiten Ansatz 1 ccm einer $^1/_2$ proz. Ammoniaklösung eingeführt. Dazu fügt man 1 ccm des Blutes, das durch Schütteln lackfarbig gemacht wird. Dann setzt man 1 ccm frischer, gesättigter Ferricyankaliumlösung hinzu und verschließt sofort mit Quetschhahn. Die nach ca. 1 Minute beginnende Entbindung des Kohlenoxyds und des im Blute noch vorhandenen Sauerstoffs beschleunigt man durch häufiges Schütteln. Nach 1 Stunde ist alles Gas freigemacht; man kann an dem Verschwinden des feinblasigen Schaumes das Ende der Reaktion erkennen.

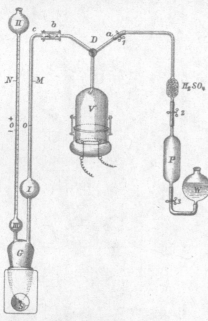

Fig. 14.
Apparat zur Kohlenoxydbestimmung im Blute nach Zuntz und Plesch.

Die Verbrennung des Kohlenoxyds geschieht in Flasche V, an die die Entwicklungspipette unter Zwischenschaltung der Capillare, welche eine glasperlengefüllte, kuglige Erweiterung besitzt, angefügt wird. Die Glasperlen sind mit $^1/_2$ proz. Schwefelsäure benetzt, um den Ammoniakdampf zu binden. — Die Flasche V besteht aus einem oberen und einem unteren, durch Schliff miteinander verbundenen Teile. In den unteren ist eine Spirale aus 0,1—0,2 mm starkem Platindraht an zwei zuleitenden Platindrähten befestigt. Letztere sind 0,8 bis 1 mm stark. Auf den Boden dieses Teiles wird 1—2 ccm 2 proz. Kalilauge gebracht, und die Länge der dünnen Glühspirale bzw. die Stärke des zugeleiteten Stromes so bemessen, daß beim Glühen an dem von der Kalilauge benetzten dicken Drahte keine Gasentwicklung durch Elektrolyse stattfindet.

Der obere Teil von V kann mittels Dreiweghahnes mit der Entwicklungspipette über a, oder mit einem Manometer über b in Verbindung gesetzt werden.

---

[1]) Zuntz-Plesch, Biochem. Zeitschr. **11** [1908]. — J. Plesch, Hämodynamische Studien. Zeitschr. f. experim. Pathol. u. Therap. **6** [1909].

Letzteres besteht aus zwei mit je einer kugligen Erweiterung versehenen engen Schenkeln, die unten durch ein größeres Gefäß miteinander verbunden sind. Es ist mit Wasser gefüllt.

Zur Ausführung der Verbrennung verbindet man die beiden Teile von V miteinander unter so vorsichtiger Einfettung des Schliffes, daß das Fett nicht bis zu seinem freien Rande reicht, legt um die Glashaken dünne Gummiringe, verbindet V mit dem Manometer und evakuiert von a aus an der Wasserstrahlpumpe. Nach Abschluß von a wird die Entwicklungspipette, wie die Fig. 14 zeigt, angefügt und V mit der kuglig erweiterten Capillare in freie Verbindung gesetzt. Nach Schließen des Quetschhahnes 1 läßt man unter Öffnen von 2 einen Teil des entwickelten Gases in die Capillare treten, schließt 2 und läßt diese Gasmenge in V übertreten. Dann läßt man weiter abwechselnd neue Gasquantitäten aus der Pipette in die Capillare und aus dieser in V eintreten, bis Spannungsausgleich zwischen V und Pipette zustande gekommen ist, wobei man zum Schlusse V mit P frei kommunizieren läßt. Nach nochmaligem Schütteln der Pipette zwecks Entbindung der gelösten Gase wird Hahn 3 geöffnet, so daß sich von W aus die Pipette mit Wasser füllt, wodurch alles Gas nach V übergetrieben wird.

Pipette und Capillare werden entfernt und das Barometer außen an einer mit Wasser gefüllten Glaswanne derart angehängt, daß V sich innen unter Wasser befindet. Nachdem dieses annähernd Wassertemperatur angenommen hat, läßt man durch Öffnen des Dreiweghahnes nach a sich V mit Luft — die kohlensäure- und leuchtgasfrei sein muß — füllen, und verbindet nun a mit b. Beide Manometerschenkel kommunizieren nun mit der Außenluft und lassen sich auf eine der an ihnen angebrachten Marken, am besten auf die mittelste, einstellen. Das geschieht mit Hilfe einer Stellschraube, die auf den aus einem Gummibeutel gebildeten unteren Teil des Manometergefäßes wirkt.

Jetzt wird das Manometer mit V verbunden und unter häufigem Mischen des Wassers in der Wanne der Stand des Wassers in dem mit Millimeterteilung versehenen freien Manometerschenkel N, unter genauer Einstellung des im Schenkel M befindlichen Wassers auf die Marke, abgelesen. Zugleich verfolgt man den Gang des Manometers in einem zweiten, dem eben besprochenen genau gleichenden, nur mit atmosphärischer Luft anstatt mit Kohlenoxyd gefüllten, Apparate. Er hängt neben dem ersteren in der Wanne und dient als Thermobarometer. — Wenn der Manometerstand in beiden Apparaten sich nicht mehr oder doch gleichmäßig ändert, notiert man den Stand der Wassermenisken in den Manometern und die Temperatur des Wassers in der Wanne und beginnt die Verbrennung, die in beiden Apparaten geschehen soll. Zweckmäßig ist es, neben dem Thermobarometer zwei identische Blutproben der Kontrolle wegen zu verbrennen. Die zweite kommt dann in einem dritten Apparat in die Wanne und man behandelt alle drei gleichartig, wie angegeben.

Zur Verbrennung leitet man einen Akkumulatorstrom oder einen von Bunsenelementen oder den Strassenstrom unter Zwischenschaltung eines ausreichenden Lampenwiderstandes durch die Verbrennungsgefäße. Man glüht so, daß die Platindrähte in leichte Weißglut geraten, ca. 20 Sekunden. Dabei tritt infolge der Wärmeausdehnung der Gase in V die Flüssigkeit aus dem Manometerschenkel in N über, unterbricht den Strom, bis durch Abkühlung der Manometerschenkel sich wieder gefüllt hat (10—15 Sekunden), glüht wieder und führt das etwa 20mal aus, wobei man einigemal die Gefäße V schwenkt, um die Kalilauge in ihnen über die Wand zu verteilen — eine Befeuchtung des Glühdrathes mit der Lauge ist dabei zu vermeiden! —, liest dann die Manometerstände wiederholt ab, bis sie konstante Einstellung zeigen, kann dann der Sicherheit wegen noch einigemal verbrennen und sehen, ob die Einstellung sich nicht weiter ändert.

Für die Zuverlässigkeit der Resultate ist zu beachten, daß die Glühdrähte in allen Apparaten von gleicher Länge und aus dem gleichen Drahte sein müssen, um einen aus der Verbrennung von etwas Luftstickstoff herrührenden Fehler in allen gleich zu machen, ferner, daß alle Apparate absolut frei von organischen Bestandteilen sein müssen, weshalb sie vor jedem Versuche mit einem Gemisch von Lauge, Alkohol und Äther gesäubert, mit Wasser nachgespült und dann getrocknet werden müssen.

Zur Berechnung der Ergebnisse muß der Inhalt von V mit den von ihm ausgehenden Röhren bis zur benutzten Marke im Manometer durch Wasserwägung bestimmt sein. Da bei starken Volumänderungen durch die Verbrennung es zuweilen unmöglich ist, die mittlere Marke zu benutzen, empfiehlt es sich, auch das Volumen bis zur oberen und unteren in M festzustellen. — Da sich bei der Verbrennung 2 Vol. CO mit 1 Vol. O zu CO_2 verbinden, die absorbiert wird, ist die Menge des verschwundenen Gases mit $^2/_3$ zu multiplizieren. Wenn das Volumen von V bis zur Marke im Manometergefäß $= v$ cm ist, die nach der Verbrennung gefundene Druckänderung $= a$ mm, die Anfangstemperatur des Wannenwassers $= t°$, so ist das auf $0°$, 760 mm und Trockenheit reduzierte Kohlenoxydvolum gleich

$$\tfrac{2}{3}v \cdot \frac{a}{760 \times 13,65 \times (1+0,00367\,t)} = \frac{v \cdot a}{15\,561\,(1+0,00367\,t)}.$$

Zuntz und Plesch haben für 12° bis 22° die Werte von $\dfrac{1}{15\,561\,(1+0,00367\,t)}$ berechnet. Sie sind in der folgenden Tabelle enthalten:

Temp. ° C	Numerus	Logarithmus	Differenz für 1°
12	0,0000616	5,78927—10	
13	0,0000613	5,78775	152
14	0,0000611	5,78623	152
15	0,0000609	5,78473	151
16	0,0000607	5,78321	151
17	0,0000605	5,78171	150
18	0,0000603	5,78021	150
19	0,0000601	5,77872	149
20	0,0000599	5,77723	149
21	0,0000597	5,77575	148
22	0,0000595	5,77427	148
			147

Bestimmt sei v zu 37,54 ccm, t im Moment der Absperrung der Manometer am Thermobarometer und am Kohlenoxydgefäß $= 14,2°$ C. Der Stand der Menisken im offenen Schenkel nach Einstellung der im geschlossenen auf die Marke sei

im Thermobarometer   + 3,0 mm,
im Verbrennungsgefäß   + 4,8 mm,

nach 10 maligem Glühen: im Thermobarometer + 35,2 mm;
„ 10 „ „ „ Verbrennungsgefäß — 29,6 „
nach noch 10 „ „ „ „ Thermobarometer + 46,1 „
„ „ 10 „ „ „ „ Verbrennungsgefäß — 21,8 „
„ „ 10 „ „ „ „ Thermobarometer + 49,2 „
„ „ 10 „ „ „ „ Verbrennungsgefäß — 18,6 „

Dann sind die Druckänderungen:

nach 10 Glühungen: $29,6 + 4,8 + (35,2 — 3,0) = 66,6$ mm,
„ 20 „ $21,8 + 4,8 + (46,1 — 3,0) = 69,7$ „
„ 30 „ $18,6 + 4,8 + (49,2 — 3,0) = 69,6$ „

Nach 20 Glühungen war demnach die Verbrennung vollendet; die Druckänderung beträgt im Mittel 96,65 mm. Die Rechnung ist also:

$$\frac{37,54 \times 69,65}{0,0000611},$$

$$\log 37,54 = 1,57449$$
$$\log 69,65 = 1,84292$$

$$\log \frac{1}{0,000061} \left(\begin{array}{c} \text{mit der Korrek-} \\ \text{tur für } 0,2° \end{array} \right) = 5,78593 - 10$$

$$9,20334 - 10 = 0,160 \text{ ccm CO in 1 ccm Blut,}$$

d. h. 16,0 Vol.-% CO.

II. Die Gase des Körpers
unter normalen und pathologischen Verhältnissen.

A. Die Blutgase.

Die wichtigste Rolle unter den in den Körperflüssigkeiten gelösten Gasen
spielen die Gase des Blutes, hinter denen in ihrer Bedeutung alle übrigen
weit zurücktreten. Das charakteristische Kennzeichen der Blutgase liegt in
ihrem ungemein hohen Sauerstoffgehalt, der aus der Sauerstoffbindung an das
Hämoglobin, von dem jedes Gramm etwa 1,34 ccm aufnehmen kann, resultiert.

1. Sauerstoff und Kohlensäure im normalen Arterien- und Venenblute.

Die absolute Sauerstoff- und Kohlensäuremenge schwankt unter normalen
Verhältnissen in ziemlich weiten Grenzen sowohl für das arterielle Blut, wie
auch — und hier in noch erheblicherem Maße — für das venöse. Dabei zeigen
sich einerseits individuelle Unterschiede bei Vertretern der gleichen Tierart,
andererseits aber auch Differenzen zwischen den Mittelwerten bei verschiedenen Tierarten.

Die folgende Tabelle I gibt eine Zusammenstellung des in Maximo und
Minimo gefundenen und des mittleren Gasgehaltes des arteriellen Blutes
bei verschiedenen Tierarten, gewonnen durch Auspumpung[1]).

---

[1]) A. Loewy, Handbuch d. Biochemie 4, 1, 26 [1908].

Tabelle I.

Tierart		100 ccm arteriellen Blutes enthalten an			Zahl der Bestimmungen
		Sauerstoff ccm	Kohlensäure ccm	Stickstoff ccm	
Hund:	Mittel	22,6	34,3	1,8	
	Maximum	25,4	42,6	3,3	12
	Minimum	18,7	23,9	1,2	
Hund:	Mittel	18,4	38,8	2,0	
	Maximum	24,6	52,4	4,7	27
	Minimum	13,6	24,2	1,3	
Hund:	Mittel	22,4	44,2	1,20	
	Maximum	25,6	45,9	1,23	
	Minimum	20,3	42,9	1,18	
Hund:	Mittel	19,4	40,4		
	Maximum	24,0	50,3		80
	Minimum	14,4	33,0		
Pferd:	Mittel	14,0	49,4		
	Maximum	16,6	55,5		10
	Minimum	9,2	39,0		
Hammel:	Mittel	10,7	45,1		
	Maximum	11,9	48,3		
	Minimum	9,5	41,9		
Kaninchen:	Mittel	13,2	34,0		
	Maximum	14,6	36,5		2
	Minimum	10,7	31,3		
Huhn:	Mittel	10,7	48,1		
	Maximum	12,1	56,6		3
	Minimum	10,0	40,7		
Ente:	Mittel	14,9	45,6		
	Maximum	20,0	50,0		5
	Minimum	11,8	41,0		
Mensch:		21,6			1

Die Tabelle zeigt, daß das arterielle Blut der Carnivoren und des Menschen nicht unbeträchtlich reicher an Sauerstoff ist, als das der Herbivoren und auch der untersuchten Vögel, während der Kohlensäuregehalt bei letzteren und den herbivoren Tieren höher liegt als bei den carnivoren.

Daß jedoch dieser Gegensatz kein ausnahmsloser ist, zeigen einige Werte vom Rind und Schaf auf der folgenden Tabelle II.

Das arterielle Blut ist nicht vollkommen gegenüber atmosphärischer Luft mit Sauerstoff gesättigt, vielmehr enthält es im Durchschnitt um 1 Vol.-% weniger[1]), da in den Lungenalveolen, mit deren Gasmasse das Lungencapillarblut in Ausgleich tritt, nur ein Sauerstoffdruck von 100—110 mm herrscht, gegenüber 150 mm atmosphärischen Sauerstoffdruckes und da bei ruhiger Atmung nicht alle Teile der Lunge an der Atmung teilnehmen, das diese Teile passierende Blut also venös bleibt und den Sauerstoffgehalt des in das arterielle System einströmenden Blutes herabsetzt.

---

[1]) A. Loewy, Handbuch d. Biochemie 4, 1, 27 [1908].

Über den Sauerstoffgehalt des durch Schütteln mit Luft sauerstoff-gesättigten Blutes liegen sehr zahlreiche Bestimmungen vor, von denen einige auf der Tab. II vereinigt sind. Sie können zugleich zu einer vergleichen den Schätzung der Pumpen- und der Ferricyanidmethode dienen.

Tabelle II.

| Blutart | 100 ccm Blut enthalten ccm Sauerstoff | | Autor |
	Pumpe	Ferricyanid	
Mensch . . . . {	17,6—22,5		Loewy
	21,4	21,2—22,2	Barcroft-Morawitz
	25,5	23,5	Franz Müller
Hund . . . . . {	17,7	17,6	} Barcroft
	17,4	17,1	
Rind . . . . . . {	20,28	20,79	} Franz Müller
	17,93	17,49	
	18,87	18,07	
Katze . . . . . {	13,1	13,7—13,8	
Schaf . . . . . {	22,1	21,3—22,2	} Barcroft und Müller
	22,1	21,7	

Die in den vorstehenden Tabellen sich findenden Differenzen im arteriellen Sauerstoffgehalt sind wesentlich auf Unterschiede in der Hämoglobinmenge des Blutes zurückzuführen.

Gegenüber der dissoziabel an das Hämoglobin gebundenen Sauerstoffmenge tritt die physikalisch gelöste ganz zurück. 100 ccm Blut binden bei 38° nur 2,2 ccm aus einer reinen Sauerstoffatmosphäre, 100 ccm Blutplasma 2,3 ccm, Wasser 2,4 ccm. — Auch die Kohlensäure ist größtenteils dissoziabel an verschiedene Eiweißkörper des Blutplasmas und an das Hämoglobin gebunden. — Absorbiert werden bei 38° von 100 ccm Blut: 51 ccm, von Blutplasma 54 ccm, von Wasser 55 ccm gegenüber reiner Kohlen-säure. Die Kohlensäurespannung in den Lungenalveolen, die für die Kohlensäureabsorp-tion ins arterielle Blut maßgebend ist, beträgt nur 34—45 mm. — Die Absorption aus reinem Stickstoff ist bei 38° für 100 ccm Blut: 1,1 ccm, für Blutplasma 1,2 ccm, für Wasser 1,22 ccm.

Aber es gibt noch andere Momente, die zu Schwankungen des arteriellen Blutsauerstoffes führen. Dahin gehören: Änderungen der Körpertemperatur, durch die die Menge des im Plasma gelösten wie auch die des dissoziabel gebundenen Sauerstoffes sich ändert, ferner Änderungen der Blutalkalescenz, durch die primär die Kohlensäurespannung und da-durch sekundär die Sauerstoffbindung eine andere wird. Endlich als wichtig-stes Moment: die verschiedene Höhe der intraalveolaren Sauer-stoffspannung. Sinkt sie, so nimmt der Sauerstoffgehalt des arteriellen Blutes ab, steigt sie, so nimmt er zu. — Beides kann durch im Körper selbst gelegene oder durch äußere Momente bewirkt werden.

Die alveolare Sauerstoffspannung sinkt durch Beschränkung der Lungen-ventilation, darum ist die Blutsauerstoffmenge in der mit verminderter At-mung einhergehenden Narkose[1]) verringert gegenüber der Norm, darum ist sie während der Exspirationsphase geringer als während der Inspiration. — Die O_2-Spannung in der Lunge sinkt bei Atmung einer sauerstoffarmen oder

---

[1]) Literatur über diesen und alle folgenden Punkte bei A. Loewy, Handbuch d. Biochemie 4, 1, 31 [1908].

verdünnten Luft; die Sauerstoffaufnahme ins Blut wird dabei unzureichend zur Bestreitung der ablaufenden Oxydationsprozesse, wenn der Sauerstoffdruck in den Lungenalveolen unter 50 mm sinkt.

Die intraalveolare Sauerstoffspannung steigt und damit die Sauerstoffmenge im Arterienblute durch willkürlich oder infolge Kohlensäureeinatmung oder reflektorisch angeregte Steigerung der Atmung. Bei Kaninchen und Hund — nicht beim Pferd, selten beim Menschen — ist bei Muskelarbeit die Atmung verhältnismäßig stärker gesteigert als der Sauerstoffverbrauch; deshalb ist das Arterienblut bei Arbeit reicher an Sauerstoff als bei Körperruhe.

Ebenso reichert sich das Blut mit Sauerstoff an beim Einatmen sauerstoffreicher oder verdichteter Luft. Dabei nimmt im wesentlichen nur das Blutplasma proportional der O_2-Drucksteigerung in der Lunge mehr Sauerstoff auf. Das Hämoglobin ist nach Bohr schon bei Atmosphärendruck zu 97% mit O_2 gesättigt, kann also nur sehr wenig mehr aufnehmen.

Dieselben Momente wie für den Sauerstoffgehalt kommen auch für Änderungen des Kohlensäuregehaltes des Arterienblutes in Betracht, wenn auch in anderem Ausmaße.

Speziell die Änderungen der Blutalkalescenz, die beim Herbivoren (Kaninchen) nicht unbeträchtlich sein können, und die der Atemmechanik führen zu weit stärkeren Wirkungen als beim Sauerstoff. Bei letzterem handelt es sich stets nur um höchstens 2—3 Vol.-%, bei der Kohlensäure um Werte bis zu 20 Vol.-% und mehr.

So wurde bei Kaninchen durch Tetanisieren[1]), wobei die Blutalkalescenz stark sinkt, der Kohlensäuregehalt des Arterienblutes herabgesetzt in einem Versuche: von 31,15 Vol.-% auf 18,32 Vol.-%, in einem zweiten von 46,49 Vol.-% auf 19,29 Vol.-%. —

Änderungen des Luftdruckes wirken an sich nicht auf den Kohlensäuregehalt des Arterienblutes. Jedoch findet man sowohl beim Aufenthalt in einer auf $^3/_5$ oder mehr verdünnten Atmosphäre wie auch in einer auf mehrere Atmosphären verdichteten Sauerstoffatmosphäre ein Sinken der Blutkohlensäure, das im ersteren Falle von einer Abnahme der Blutalkalescenz, im letzteren von einer als toxisch aufzufassenden Einschränkung der Oxydationsprozesse herrührt.

Noch weniger konstant als der Gasgehalt des arteriellen ist der des venösen Blutes. Denn abgesehen von den für das arterielle Blut in Betracht kommenden Momenten, spielt für die Gase des venösen Blutes der Umfang des Stoffumsatzes der Organe, denen es entströmt, sowie die Geschwindigkeit der Blutzirkulation eine Rolle.

Will man die mittlere Zusammensetzung des Venenblutes kennen lernen, also erfahren, wieviel Sauerstoff das Arterienblut im Mittel in den Blutcapillaren verloren, wieviel Kohlensäure es aufgenommen hat, so muß man das Blut des rechten Herzens auf seinen Gasgehalt untersuchen. Weniger sicher sind Bestimmungen an großen Körpervenen. Die Ergebnisse solcher Untersuchungen zeigt Tabelle III.

Man erkennt, daß selbst bei Tieren derselben Art der Gasgehalt des venösen Herzblutes starke Verschiedenheiten aufweist, ferner daß die Mittelwerte bestimmte Differenzen zeigen, indem beim Carnivoren der Sauerstoff weit höher liegt als beim Herbivoren und den Vögeln, der Kohlensäuregehalt niedriger.

---

[1]) J. Geppert u. N. Zuntz, Archiv f. d. ges. Physiol. **42** [1888].

Tabelle III.

Tierart	100 ccm venösen Blutes enthalten		100 ccm Blut haben in den Capillaren		Autor
	ccm O_2	ccm CO_2	verloren ccm O_2	aufgenommen ccm CO_2	
Hund	5,5—16,6 Mittel: 11,9	38,8—47,5 44,3	7,3	5,5	Schöffer (Herzblut)
Hund	11,9—17,3 Mittel: 14,5	48,5—51,5 50,1	7,9	5,9	Bohr-Henriques (Herzblut)
Pferd	bei Ruhe: 5,9—9,4 Mittel: 6,7 bei Arbeit: 2,80—6,72 Mittel: 4,36	48,5—61,6 55,9	7,3	6,5	Zuntz-Hagemann (Herzblut)
Schaf	6,5	48,3	6,3	8,7	Preyer ⎫
Hammel	5,4	55,5			Sczelkow ⎬ (Blut großer
Huhn	4,1	57,5			Jolyet ⎬ Venen)
Ente	5,2—9,0	36,4—55,0			Jolyet ⎭
[Mensch	12,0		6,5		Loewy und v. Schrötter] (Herzblut aus der Spannung der Gase des Lungenvenenblutes berechnet)

Daß das Venenblut der verschiedenen Organe noch weit größere Divergenzen zeigt, ist natürlich. Auf die hierauf bezüglichen Untersuchungen[1]) kann jedoch nur hingewiesen werden. Sie sind an den verschiedensten inneren Organen, besonders an drüsigen (Niere, Speicheldrüsen, Pankreas), am Darm, am Hirn, an der Placenta, an der Muskulatur, bei Ruhe und Tätigkeit, angestellt worden.

2. Stickstoff und Argon.

Beide Gase werden nicht direkt bestimmt, vielmehr wird ihre Summe aus der Differenz zwischen der gefundenen Gesamtgasmenge und dem Sauerstoff- und Kohlensäuregehalt berechnet. — Stickstoff und Argon sind im Blut zu 1,2 Vol.-% enthalten. Findet man wesentlich größere Mengen, so rühren sie von infolge Undichtigkeit der Pumpen eingedrungener Luft her. — Die Menge von 1,2 Vol.-% entspricht annähernd der physikalisch absorbierbaren Menge. Man nimmt deshalb, sowie auf Grund der — neuerdings allerdings angefochtenen — Angabe von Paul Bert[2]), daß in komprimierter Luft die Stickstoffmenge im Blute dem Drucke proportional wächst, im allgemeinen den Stickstoff als nur absorbiert im Blute an. Bohr und Henriques[3]) fanden allerdings, daß Blut, Blutzellenbrei und Oxyhämoglobinlösungen bis zu 0,5 Vol.-% mehr N binden, als der reinen Lösung entspricht, während Blutplasma die theoretisch erforderliche Menge aufnahm. Auch soll nach Bohr bei steigendem Druck die vom Blute aufgenommene Stickstoffmenge allmählich geringer werden. Nur bei Gegenwart von Sauerstoff kam die Mehrbindung von N zustande, so daß Bohr eine Bildung leicht spaltbarer Stickstoffoxyde im Blute annehmen möchte.

---

[1]) Eine Zusammenstellung findet sich bei Loewy, Handbuch d. Biochemie 4, 1 [1908] und bei Barcroft, Ergebnisse d. Physiol. 7 [1908].

[2]) Paul Bert, La pression barométrique. Paris 1878.

[3]) Bohr u. Henriques, Arch. de Physiol. 1897. — Jolyet u. Sigalas, Compt. rend. de l'Acad. des Sc. 114 [1882].

Das Argon des Blutes wurde direkt zuerst von Regnard und Schloesing[1]) im Venenblut des Pferdes bestimmt, später von Bohr[2]) in dem des Hundes. Erstere fanden 0,042, letzterer 0,053 Vol.-%.

Nun dürften bei Atmung unter Atmosphärendruck nur 0,026 Vol.-% Argon im Blute enthalten sein, da es sich nur zu 0,94% in der Luft findet und sein Absorptionskoeffizient bei 38° = 0,0294 ist.

Das zirkulierende Blut enthält also mehr Argon als gelöst sein könnte. Dagegen nimmt extra corpus, wie dieselben Autoren angeben, Blut genau soviel Argon auf, wie es gelöst enthalten kann. — Auf 100 Teile Stickstoff im Blute kommen 2,1 Argon nach Regnard und Schloesing.

3. Brennbare Gase im Blut.

Im Venenblut von Herbivoren sind geringe Mengen von Wasserstoff und Grubengas gefunden worden, die wohl durch Gärungen im Darme gebildet und in das Blut übergetreten sind. Gréhant[3]) und de Saint-Martin[4]) stellten sie im Ochsenblut fest, wo letzterer 0,04—0,06 Vol.-% H und 0,07 Vol.-% CH_4 ermittelte, Zuntz und Hagemann[5]) im Pferdeblute, und zwar 0,06 Vol.-% CH_4. — Die Menge dieser Gase entspricht ihrer physikalischen Lösung.

Eine besondere Stellung nimmt das Kohlenoxyd ein. Es scheint sich schon im normalen Blute zu finden, wenigstens fand es Nicloux[6]) im Nabelschnurblut des neugeborenen Menschen im Mittel zu 0,11 Vol.-%, bei Kaninchen zu 0,04 Vol.-%, bei Hunden zu 0,08 Vol.-%. Auch de Saint-Martin[7]) und Lépine und Boulud[8]) wiesen es nach. Es wäre möglich, daß es seinen Ursprung den Spuren von Kohlenoxyd in der Luft verdankt. Damit würde übereinstimmen, daß es im Blute auf dem Lande lebender Tiere in geringerer Menge gefunden wurde als in dem in Paris lebender[9]). — Auffallend ist die Angabe Nic'louxs, daß bei Beschränkung der Luftzufuhr die CO-Menge sinken soll, um nach Wiederfreigabe der Atmung wieder zuzunehmen[10]). Danach sollte wenigstens ein Teil des Kohlenoxyds im Blut im Stoffwechsel gebildet werden. Lépine und Boulud[8]) möchten die intermediär entstehende Oxalsäure als seine Muttersubstanz betrachten.

Das Kohlenoxyd verhält sich zum Blute wie der Sauerstoff: es wird physikalisch gelöst, wodurch 1,68 Vol.-% bei 38° in maximo aufgenommen werden können, und an das Hämoglobin gebunden. Die pro Gramm HB maximal gebundene Kohlenoxydmenge ist der des Sauerstoffes gleich, d. h. sie beträgt ca. 1,34 ccm CO, die Bindung ist aber eine ungleich festere (nach Hüfner 154[11]), nach Haldane-Smith[12]) 140 mal fester).

Aus einem Gasgemisch, das sowohl Kohlenoxyd wie Sauerstoff enthält, wird bei gleichem Kohlenoxydgehalt um so mehr CO Blute aufgenommen, je

---

[1]) Regnard u. Schloesing, Compt. rend. de l'Acad. des Sc. **124** [1894].
[2]) Bohr, Nagels Handbuch d. Physiol. **1**, Braunschweig 1905.
[3]) Gréhant, Arch. de Physiol. **5** [1898].
[4]) De Saint-Martin, Compt. rend. de l'Acad. des Sc. **119** [1894].
[5]) Zuntz u. Hagemann, Landwirtsch. Jahrbücher **27** [1898].
[6]) M. Nicloux, Arch. de Physiol. **5** [1898].
[7]) De Saint-Martin, Compt. rend. de l'Acad. des Sc. **126** [1898].
[8]) Lépine u. Boulud, Compt. rend. de l'Acad. des Sc. **143** [1906].
[9]) Nicloux, Compt. rend. de la Soc. de Biol. **1901**.
[10]) Nicloux, Arch. de Physiol. **4** [1898].
[11]) G. Hüfner, Archiv f. experim. Pathol. u. Pharmakol. **48** [1902] und zahlreiche frühere Arbeiten.
[12]) Haldane u. Smith, Journ. of Physiol. **20** [1896].

weniger Sauerstoff das Gasgemisch enthält und umgekehrt. — Beim Aufenthalt unter Atmosphärendruck, wo die Sauerstoffmenge in den Lungenalveolen ca. 16% beträgt, ist die Hälfte des Hämoglobins an CO gebunden, wenn dieses zu 0,1% in der Luft sich findet, bei Atmung von Sauerstoff erst, wenn diesem 0,6% CO beigemischt ist.

Soll die dem Bedarf genügende Sauerstoffmenge zu den Geweben gelangen, so müssen mindestens 35—40% des Hämoglobins mit Sauerstoff gesättigt sein. Das ist der Fall, wenn bei Atmung atmosphärischer Luft unter vollem Barometerdruck die Luft 0,15% CO enthält, bei Sauerstoffatmung erst, wenn 0,85% CO dem Sauerstoff beigemengt sind. Die Giftwirkung des Kohlenoxyds äußert sich im letzteren Falle fast sechsmal weniger. — In demselben Maße wird kohlenoxydhaltiges Blut sein CO leichter bei Atmung von Sauerstoff als von Luft abgeben[1]).

Allgemeine Formeln für die Verteilung des Hämoglobins auf CO und O_2 unter verschiedenen Bedingungen haben Hüfner[2]) und Bohr[3]) entwickelt.

4. Ammoniak im Blut.

Außer den bisher genannten Gasen hat man in Blut, das längere Zeit außerhalb des Körpers verweilt hat, Spuren von Ammoniak gefunden. Dieses dürfte jedoch erst Zersetzungsprozessen seine Entstehung verdanken.

Bei Inhalation von Stickoxydul und Chloroform finden sich diese im Blute. Stickoxydul kann durch Verbrennungsanalyse nachgewiesen werden unter Zufügung überschüssigen Wasserstoffes nach Absorption der Kohlensäure. Blut bindet nach Siebeck[4]) mehr Stickoxydul als Wasser, für das der Absorptionskoeffizient des Stickoxyduls bei 38° = 0,383 ist. Die im Blute mehr absorbierte Menge kommt auf die Blutzellen, das Plasma nimmt 2,5% weniger auf als Wasser. — Vielleicht sind es lipoidartige Stoffe, die die Mehrabsorption des N_2O im Blute bewirken.

Chloroform kann aus dem Blute durch direkte Destillation dieses im Vakuum gewonnen werden (De Saint-Martin) oder durch Destillation nach Hinzufügung des fünffachen Volumens 80—95 proz. Alkohols, der mit $^1/_4$% Weinsäure angesäuert ist [Nicloux[5])]. Das in der alkoholischen Lösung befindliche Chloroform wird durch Erhitzen mit alkoholischer Kalilauge in Chlorkalium übergeführt und nach Mohr titriert.

Die Chloroformmenge in 100 ccm Blut schwankt bei vollkommener Narkose zwischen 24 und 56 mg beim Hunde nach Nicloux[5]), zwischen 32 und 43 mg nach Mansion und Tissot[6]). Der Tod tritt ein, wenn das Blut 60—70 mg pro 100 ccm enthält. — Bei der Ziege liegt die Chloroformmenge bis zum Tode niedriger als beim Hunde.

Die Blutzellen binden nach Nicloux 4mal soviel Chloroform wie das Plasma. Das dürfte mit ihrem höheren Lipoidgehalt zusammenhängen, da auch die Organe um so mehr Chloroform binden, je mehr Lipoide in ihnen enthalten sind.

5. Bemerkungen über das Verhalten der Blutgase unter einigen pathologischen Bedingungen.[7])

Bei allen Zuständen von Dyspnoe muß man a priori mit einem pathologischen Verhalten der Blutgase rechnen. Die Abweichungen, die man von der Norm findet, sind je nach den Prozessen, die dem pathologischen Vorgange zugrunde liegen, verschieden. Bei Anämien, die zu Dyspnoe führen, rührt diese von Sauerstoffmangel infolge Hämo-

---

1) Vgl. hierzu Loewy u. Zuntz, Handbuch der Sauerstofftherapie. Berlin **1906**.
2) G. Hüfner, Archiv f. (Anat. u.) Physiol. 1895; Archiv f. experim. Pathol. u. Pharmakol. 48 [1902].
3) Chr. Bohr, Nagels Handbuch d. Physiol. 1, 76 [1905].
4) Siebeck, Skand. Archiv f. Physiol. 21, 368 [1908].
5) M. Nicloux, Compt. rend. de la Soc. de Biol. 60, 91, 193, 720 [1905].
6) Mansion u. Tissot, Compt. rend. de la Soc. de Biol. 60, 238, 266 [1905].
7) Bezüglich der Literatur vgl. v. Noorden, Handbuch der Pathologie des Stoffwechsels, Berlin 1906—1907 oder Loewy, Handbuch der Biochemie 4, 1, 40ff.

globinarmut her. Der Kohlensäuregehalt des arteriellen Blutes muß vermindert sein durch die dyspnoische Atmungssteigerung, der des venösen Blutes auch noch durch die von letzterer erzeugte Zirkulationssteigerung.

Bei Störungen der Zirkulation, die zu Verlangsamung der Blutströmung führen, ist zwar das Arterienblut von normalem Gasgehalt, aber das Capillar- und Venenblut ist übermäßig an Sauerstoff verarmt und abnorm mit Kohlensäure beladen. Letzteres Moment ruft die Dyspnoe hervor. Demgegenüber ist bei Erkrankung des Respirationsapparates, sei es, daß es sich um Stenosen der großen oder kleinen Luftröhren mit subjektiver Dyspnoe[1]) handelt, oder um Ausschaltung gewisser Lungenpartien aus der Atmung, schon das arterielle Blut an Sauerstoff verarmt und mit Kohlensäure überladen. Letzteres braucht nicht zuzutreffen bei Affektionen der Lungen, wenn die Atmung durch den pathologischen Prozeß so sehr gesteigert ist, daß das die normalen Teile passierende Blut derart erheblich an Kohlensäure verarmt, daß dadurch das Plus an Kohlensäure, das das die kranken Partien durchströmende Blut mit sich führt, kompensiert wird.

Bei cyanotischen Herzkranken fand Lépine 64% CO_2; Kraus[2]) 30—56%. Muskelarbeit setzte in Kraus' Versuchen den Kohlensäuregehalt des Venenblutes bei Gesunden herab, bei Herzkranken nicht.

Bei beginnender Asphyxie nimmt der Sauerstoffgehalt des Blutes schnell ab (in der Chloroformasphyxie bei Hunden in 4—6 Minuten), der Kohlensäuregehalt zu, so daß asphyktisches Blut fast sauerstofffrei ist. Setschenow und Holmgren fanden nur 0,4 Vol.-% O_2 neben 54,2% CO_2 (bei 3 Vol.-% N_2), Zuntz: 0,96 Vol.-% O_2 und 49,53% CO_2 im Mittel aus 19 Analysen, die er für seine Berechnung verwertete.

Die Wirkung verminderter Blutalkalescenz ist bereits besprochen worden. Sie tritt am intensivsten nach Zufuhr von Mineralsäuren hervor, wo bei Kaninchen der Kohlensäuregehalt von 40 Vol.-% leicht auf 5—10 Vol.-%, zuweilen auf 1—2 Vol.-% herabgeht. Ähnlich, wenn auch nicht gleich intensiv wirken manche Gifte, wie Phosphor, Arsen, Antimon, Eisen, Platin, Nitrite, jodsaure Salze, Toluylendiamin u. a., und auch comatöse Zustände, besonders das Coma diabeticum, weniger das Coma uraemicum und carcinomatosum, ferner der protrahierte Hungerzustand und infektiöse Fieber gehen mit starker Herabsetzung der Blutkohlensäure einher. So fand Geppert nur 10,5 Vol.-% CO_2 im Arterienblut Fiebernder, Kraus nur 9,84 Vol.-%.

Die Steigerung der Körpertemperatur an sich führt nicht zu so hochgradigen Herabsetzungen der Blutkohlensäure, Anteil daran hat auch die Atmungssteigerung im Fieber und auch wohl eine Herabsetzung der Blutalkalescenz.

Diese bedingt es auch, daß bei Kohlenoxydvergiftung, sobald diese so intensiv ist, daß es zu Sauerstoffmangel kommt, das Blut sich als abnorm arm an Kohlensäure erweist. So ging beim Hunde, dessen Blut normal neben 20 Vol.-% O_2 30—40 Vol.-% CO_2 enthält, letztere auf 16,6—16,7 Vol.-% herab, wenn der Sauerstoff bis auf 6,2 Vol.-% verdrängt war, und auf 3,2 Vol.-%, wenn nur noch 2 Vol.-% O_2 vorhanden waren.

Ganz eigentümlich verhalten sich die Blutgase bei der Blausäurevergiftung. Die Blausäure macht die Zellen der Gewebe unfähig, oxydative Leistungen zu vollführen, wie Geppert gezeigt hat. Daher ist der Sauerstoffgehalt des Venenblutes abnorm hoch, so daß er nur 0,6—1,3 Vol.-% hinter dem des Arterienblutes zurücksteht, der Kohlensäuregehalt des Arterienblutes ist abnorm gering — teils infolge gesteigerter Atmung, teils infolge verminderter Kohlensäurebildung, ob durch verminderte Blutalkalescenz ist zweifelhaft —, der des Venenblutes ist gleichfalls abnorm niedrig.

B. Die Gase der normalen Sekrete und Exkrete.[3])

Über die in den Se- und Exkreten enthaltenen Gase liegen nicht wenige Untersuchungen, meist aus älterer Zeit, vor. Diese Untersuchungen sind darum von theoretischer Bedeutung und wurden von dem Gesichtspunkte aus angestellt, daß sie Hinweise zur Entscheidung der früher viel diskutierten Frage geben, wo der Sitz der Oxydationsprozesse im Körper sei, im Blute oder in den Geweben.

---

[1]) Morawitz u. Siebeck, Deutsches Archiv f. klin. Medizin 97 [1909].
[2]) F. Kraus, Die Ermüdung als Maß der Konstitution. Biblioth. Med. D 1, 3.
[3]) Literatur für die älteren Arbeiten bei Zuntz in Hermanns Handbuch der Physiol. 4, 2, Leipzig 1881; für diese und die wenigen neueren s. auch bei Loewy, Handbuch der Biochemie 4, 1 [1908].

Wohl die frühesten Untersuchungen betreffen die Gase der Lymphe. An menschlicher Fistellymphe bestimmten sie zuerst Dähnhardt und Hensen[1]), in umfänglicherem Maße an Hunden Hammarsten[2]). Dieser fand bei 1,5 Vol.-% N: 0,05—0,1 Vol.-% O und 37—47 Vol.-%, im Mittel 43,9 Vol.-% CO_2. Der Gehalt an Kohlensäure war geringer als im Venenblute. Etwas mehr als die Hälfte der Kohlensäure war auspumpbar (26 Vol.-%), der Rest (20,5 Vol.-%) war in festerer, nur durch Säurezusatz zu lösender Bindung. — Angesichts des etwas hohen Stickstoffgehaltes und der Tatsache, daß zuweilen der Lymphe etwas Blut beigemengt war, ist der wirkliche Sauerstoffgehalt wohl noch niedriger, als ihn Hammarsten angab.

Erstickungslymphe enthält weniger Kohlensäure als das zugehörige Blut und Serum.

Fast gleich niedrig wie in der Lymphe ist der Sauerstoffgehalt im sauren Harn, in der Kuhmilch (0,1 Vol.-%), in der alkalischen Galle (0,2 Vol.-%). In neutraler fand Pflüger keinen. Dagegen enthält der Speichel relativ viel Sauerstoff; Pflüger fand 0,66, Külz 0,8 Vol.-%.

Erhebliche Schwankungen in der Menge zeigt die Kohlensäure der Se- und Exkrete; sie ist abhängig von der Reaktion und von der Menge der vorhandenen, sich mit ihr verbindenden Substanzen (Carbonate, Phosphate für den Harn, Eiweißkörper für die eiweißhaltigen Flüssigkeiten).

Der saure Harn enthält relativ wenig; in Pflügers Versuchen waren 18—20 Vol.-%, in C. A. Ewalds 8—16 Vol.-% im menschlichen Harn enthalten; Schöffer fand im sauren Hundeharn nur 3,6—7,7 Vol.-%. Saurer Harn fiebernder Menschen enthielt mehr Kohlensäure als der nicht fiebernder, nämlich bei Ewald 10—45 Vol.-%. Die Kohlensäure ist fast vollständig auspumpbar, jedoch geschieht die Entbindung sehr langsam, so daß eine lockere Bindung (an Phosphate) vorzuliegen scheint.

Sehr kohlensäurereich sind alkalische Sekrete; so enthielt alkalischer Hundeharn bei Schöffer 50 Vol.-% CO_2, alkalische Galle bei Pflüger 74 Vol.-%, wovon 19 Vol.-% auspumpbar, 55 Vol.-% festgebunden waren. Neutrale Galle enthielt nur 6,6 Vol.-% auspumpbare, 0,8 Vol.-% festgebundene. Im Speichel fand Pflüger 27,5 Vol.-% auspumpbar, 47,4 Vol.-% fest.

C. Die Gase pathologischer Flüssigkeiten.

Auch in den pathologischen Körperflüssigkeiten findet sich, soweit sie nicht hämorrhagischer Natur sind, Sauerstoff nur in minimalen Mengen, Stickstoff ebensoviel wie im Harn und der Lymphe. Nur der Kohlensäuregehalt ist erheblich, allerdings schwankend.

In der Hydrocelenflüssigkeit fand Straßburg neben 0,12 Vol.-% Sauerstoff und 1,56 Vol.-% Stickstoff: 49,35 Vol.-% Kohlensäure, wovon 24,69 Vol.-% auspumpbar waren.

In Trans- und Exsudaten, die Ewald[3]) eingehend untersuchte, war der Sauerstoffgehalt 0,12—0,6 Vol.-%; im Mittel 0,33 Vol.-%. Er war um so geringer, je reicher an Leukocyten die Ergüsse waren.

Ebenso nahm der Kohlensäuregehalt mit der Zahl der farblosen Zellen ab und zwar bezog sich die Abnahme wesentlich auf die gebundene Kohlensäure. Aus Absceßeiter konnte sämtliche Kohlensäure durch Aus-

[1]) Dähnhardt, Virchows Archiv 37 [1876].
[2]) O. Hammarsten, Berichte d. Kgl. sächs. Gesellschaft d. Wissensch. 1871.
[3]) C. A. Ewald, Archiv f. (Anat. u.) Physiol. 1873 u. 1876.

pumpen gewonnen werden, er vermochte sogar — gleichwie Blut — Soda im Vakuum zu zersetzen.

Einen dem Zellgehalt entgegengesetzten Einfluß auf den Kohlensäuregehalt zeigte das Alter der Ergüsse. Je älter die Ergüsse, um so mehr Kohlensäure, und zwar im wesentlichen gebunden, enthielten sie.

Ewald fand zwischen 21,46 und 71,85 Vol.-% CO_2; festgebundene zwischen 0,00 und 42,79 Vol.-%, lockergebundene zwischen 13,26 und 70,17 Vol.-%.

Anhang.

A. Die Magen- und Darmgase.[1])

Die im Darm vorkommenden Gase entstammen teils der verschluckten und in den Darm übergetretenen Luft, teils den im Darm, speziell im Dickdarm und Rectum vor sich gehenden Gärungen bzw. Fäulnisprozessen. Da diese letzteren bei den Herbivoren in weit umfänglicherem Maße stattfinden als bei den Carnivoren, so ist die Menge der Darmgase bei den Herbivoren, denen in dieser Beziehung von den Omnivoren das Schwein zugesellt werden muß wegen seines ähnlich gebauten Dickdarmes, viel erheblicher als bei den Carnivoren. Bei diesen handelt es sich zum großen Teile um verschluckte Luft, ebenso beim gesunden Menschen. Dagegen kann es bei dyspeptischen Zuständen, sei es, daß diese durch abnorme Beschaffenheit der Verdauungssäfte, sei es durch unzweckmäßige Nahrung, sei es durch atonische Zustände der Magendarmwand herbeigeführt sind, auch beim Menschen zu starken Gasentwicklungen im Darmkanale kommen.

Einen Anhaltspunkt dafür, ob die Darmgase von Gärungen herrühren oder nicht, läßt sich aus ihrer Zusammensetzung entnehmen, da bei der Gasbildung durch Gärung bzw. Fäulnis brennbare Gase entstehen. Auch die Intensität der Gärungsprozesse läßt sich annähernd schätzen aus der Menge des vorhandenen Stickstoffes. Freier Stickstoff wird im Darm, wenn nicht Nitrate oder Nitrite eingeführt worden sind (Tacke), nicht gebildet [Oppenheimer[2]), Krogh[3])]. Ein hoher Gehalt an Stickstoff spricht also für einen geringen Umfang der Darmgärungen und für ein Überwiegen verschluckter Luft.

Der Sauerstoffgehalt der Darmgase ist meist minimal bei lebhaften Darmgärungen, da der entstehende Wasserstoff den vorhandenen Sauerstoff an sich reißt. — Auch wenn es sich nur um verschluckte Luft handelt, ist der Sauerstoffprozentgehalt wesentlich niedriger als in der Luft, da die Sauerstoffspannung in den Darmcapillaren wesentlich niedriger liegt als in dieser und der Sauerstoff im Darmlumen mit dem in den Capillaren in Diffusionsaustausch tritt.

Stets findet man in den Darmgasen Kohlensäure. Sie kann einerseits durch Diffusion aus den Darmcapillaren in das Darminnere übertreten, andererseits bildet sie sich bei der Gärung der Kohlenhydrate (der Cellulose), der

---

[1]) Bezüglich der einschlägigen Literatur vgl. A. Scheunert, Oppenheimers Handbuch der Biochemie 3, 2 140ff.

[2]) C. Oppenheimer, Zur Kenntnis der Darmgärung. Zeitschr. f. physiol. Chemie 48, 206 [1906].

[3]) A. Krogh, Über die Bildung des freien Stickstoffes bei der Darmgärung. Zeitschr. f. physiol. Chemie 50, 289 [1907].

Milch- und Buttersäuregärung, bei der Fäulnis der Eiweißkörper. — Ferner findet man Methan, das gleichfalls der Gärung der Kohlenhydrate, speziell der Cellulose entstammt, aber auch Eiweißkörpern sein Entstehen verdankt, da es bei Mensch und Schwein auch bei reiner Eiweißnahrung gefunden wurde[1]).

Meist ist auch Wasserstoff vorhanden, der sich bei der Gärung der Buttersäure und der Cellulose und bei der Eiweißfäulnis bildet.

Bei letzterer entsteht ferner Schwefelwasserstoff und das von Nencki in menschlichen Darmgasen nachgewiesene Methylmerkaptan (s. S. 214—217).

Im einzelnen hat sich — besonders aus den Untersuchungen v. Tappeiners[1]) — ergeben, daß für die Bildung der verschiedenen Gase und ihre verhältnismäßige Menge gewisse gesetzliche Beziehungen bestehen.

Im Magen des Pferdes findet sich Wasserstoff, aber kein Methan, wohl aber beide im Pansen der Wiederkäuer. Beim Kaninchen soll der Magen keinen Wasserstoff enthalten. Bei Rind und Ziege ist die Zusammensetzung der Pansengase fast gleich. Sie bestehen aus:

$$CO_2(+ H_2S) \text{ ca. } 65\%, \quad O_2: 0{,}19—0{,}7\%, \quad H: 0{,}19—3{,}56\%,$$
$$CH_4: 30{,}55—32{,}0\%, \quad N: 1{,}9—4\%.$$

Beim Pferd (Heu- und Körnerfütterung) setzen sich die Magengase zusammen aus:

$$CO_2: 75{,}2\%; \quad O: 0{,}23\%; \quad H: 14{,}56\%; \quad N: 9{,}99\%.$$

Im Duodenum verhält sich die Menge der gebildeten Kohlensäure zum Wasserstoff annähernd wie 2 : 1 bei Rind, Hund, Gans. Tiefer im Dünndarm nimmt die Kohlensäuremenge zu, so daß CO_2 : H wie 5 : 1 wird.

Im oberen Dünndarm wird kein Methan gebildet, im unteren nur bei den Wiederkäuern; es tritt erst im Dickdarm bzw. beim Pferde im Blinddarm auf bei den Pflanzenfressern und Omnivoren; bei den Carnivoren findet es sich überhaupt nicht. — Bei den Herbi- und Omnivoren erscheint Methan bei jeder Art Nahrung, außer bei Milchnahrung. Findet sich Methan in den Gasen des oberen Dünndarms, so ist es aus dem Magen dorthin übergetreten.

Bemerkenswert ist, daß bei Nachgärung des Dickdarminhaltes extra corpus von Kaninchen, Omnivoren und Gans die Methanbildung sich nicht fortsetzt.

Folgende Tabellen geben eine Übersicht über die Zusammensetzung der Darmgase unter verschiedenen Bedingungen.

Darmgase des Menschen nach Ruge[2]):

	Milch I	Milch II	Fleisch I	Fleisch II	Gemüse I	Gemüse II
CO_2	16,8	9,9	13,6	8,4	34,0	21,0
CH_4	0,9	—	37,4	24,4	44,5	55,9
H	43,3	54,2	3,3	0,7	2,3	4,0
N	38,3	36,7	45,9	64,4	19,1	18,9

Nach J. A. Fries[3]) wird beim Menschen in der Norm 1 l Darmgas pro Tag gebildet, das sich zusammensetzt aus 10,3% CO_2, 0,7% O_2, 29,6% CH_4 und 59,4% N.

[1]) H. v. Tappeiner, Zeitschr. f. physiol. Chemie 6 [1882]; Zeitschr. f. Biol. 19 [1883].
[2]) Ruge, Sitzungsber. d. Wiener Akad. 44 [1862].
[3]) J. A. Fries, Amer. Journ. of Physiol. 16 [1906].

Darmgase beim

	Schwein nach Tappeiner			Rind nach Tappeiner (Blind- und Grimmdarm)	Pferd nach Lehmann, Hagemann, Zuntz[1]) (durch Katheter entnommen)	Pferd nach Tappeiner (Blinddarm)
	Fleisch	Milch	Erbsen			
CO_2 ..	19,62	65,77	} 82,17	36,35	22,49	85,47
H_2S ..	—	—				
CH_4 ..	27,65	0,07	13,37	38,21	59,92	11,16
H ...	5,41	29,01	3,72	2,29	2,59	2,23
N ...	47,32	5,42	1,35	23,14	15,00	0,90

Nach Boycott und Damant geben Ziegen pro Stunde und Körperkilo 10—30 ccm $H + CH_4$ ab. Die Menge der ausgeschiedenen Kohlensäure schwankt. Meist findet sich doppelt soviel Kohlensäure wie $C + CH_4$.

Über die Nachgärung der Faeces extra corpus und die dabei stattfindende Gasbildung vgl. S. 1261.

B. Pathologisches Auftreten freier Gase im Körper.

Wie die Bildung von Gärungsgasen im Darm, so ist auch das nicht selten beobachtete Auftreten von Gasen in anderen Körperhöhlen wie Pleuraraum, Abdomen, Vagina, Uterus, Niere, Gelenkhöhlen, im Zellgewebe, in der Lymphe auf bakterielle Tätigkeit zurückzuführen, soweit es sich nicht um Lufteinführung von außen oder um durch Trauma oder pathologische Prozesse herbeigeführte Kommunikation mit normal lufthaltigen Organen handelt. Eine besondere Stellung nimmt die Harnblase ein.

Bemerkenswert ist, daß die Analyse dieser Gase neben Kohlensäure auch stets brennbare Anteile — speziell Wasserstoff — ergab, abgesehen von den Gasen in der Harnblase, die unter Umständen sich als reine Kohlensäure darstellten. Meist handelte es sich um geruchlose Gase; als Erreger der Gasbildung sind Bakterien, die zur Gruppe der Colibakterien gehören, isoliert worden aus Gascysten der Vagina, bei Tympania uteri, bei Pyopneumothorax u. a. Sie erzeugten auch auf geeigneten Nährböden Gasbildung, und zwar unter Zerlegung von Eiweißkörpern. Analysen, aus denen sich die genaue prozentische Zusammensetzung der den affizierten Stellen entnommenen Gase ergibt, liegen nicht vor[2]).

Um kompliziertere Verhältnisse handelt es sich bei den in der Harnblase entstehenden Gasen. Hier ist zunächst zu scheiden, ob ein zuckerfreier oder ein zuckerhaltiger Harn in der Blase enthalten ist. Im letzterem Falle, also bei Diabetikern, kann eine Vergärung der Kohlenhydrate des Harns das Auftreten von Gasen erzeugen, indem entweder eine alkoholische Gärung durch vorhandene Hefepilze hervorgerufen wird. Hierbei entsteht reine Kohlensäure[3]). Oder es tritt eine der Buttersäuregärung ähnliche bakterielle Zerlegung des Zuckers ein, wobei neben Kohlensäure noch Wasserstoff sich bildet[4]). In diesen Fällen war der Harn trotz hochgradiger eitriger Cystitis stark sauer.

---

[1]) Lehmann, Hagemann, Zuntz, Landwirtsch. Jahrbücher **23** [1894].
[2]) Vgl. z. B. May u. Gebhardt, Deutsch. Archiv f. klin. Medizin **61** [1898].
[3]) Vgl. H. Senator, Über Pneumaturie. Internat. Beiträge z. wissensch. Medizin **3**, 319. Hier Literatur.
[4]) Fr. Müller, Berl. klin. Wochenschr. **41** [1889].

Bakterienwirkungen können aber auch in zuckerfreien Harnen zu Gasbildung führen. So ist eine Bildung von Schwefelwasserstoff wiederholt beobachtet worden und die sie verursachenden Mikroorganismen sind isoliert worden[1]), aber auch brennbare Gase konnten in anderen Fällen ermittelt werden[2]).

In den Untersuchungen von Eisenlohr, Favre, Heyse[2]) handelte es es sich um ein Bakterium, das (bei Heyse Bact. bactis aerogenes) auf künstlichen Nährböden gezüchtet, ohne Anwesenheit von Kohlenhydraten und allein aus Eiweiß brennbares Gas entwickelte, und zwar Wasserstoff; daneben reichlich Kohlensäure. Aber auch Colibakterien sind imstande, Wasserstoff neben wenig Methan und Kohlensäure, aus dem Harn zu entwickeln.

Die Gasbildung in allen bisher genannten Fällen kam durch aërobe Bakterien zustande. Eine gesonderte Stellung nehmen die anaëroben Bakterien des malignen Ödems ein, die in Gasphlegmonen gefunden wurden.

---

[1]) Th. Rosenheim, Fortschritte d. Medizin 5 [1887].
[2]) E. Heyse, Zeitschr. f. klin. Medizin 24 [1894]. Hier Literaturangaben.

Calorimetrie.

Von

A. Loewy-Berlin.

I. Calorimetrie des Harns.

Der Harn enthält neben Mineralbestandteilen organische Verbindungen, die vom physiologischen Gesichtspunkt aus Schlacken des tierischen Stoffwechsels darstellen, welche der Körper nicht weiter zu verwerten vermag, jedoch vom chemischen Standpunkte aus sich als mehr oder weniger unvollkommen oxydierte Stoffe charakterisieren, denen noch ein bestimmter Energiewert zukommt. Dadurch ist im Harn ein gewisser Energievorrat enthalten, der dem Körper durch seine Entleerung verloren geht.

Es ist wichtig, diesen Vorrat zu kennen bei der Aufstellung von Energiebilanzen und zur Beurteilung des „physiologischen Nutzwertes" von Nahrungsstoffen oder bestimmten Ernährungsweisen, d. h. desjenigen Anteils der im Darme resorbierten Nahrung, der dem Organismus wirklich zugute kommt und von ihm für seine Bedürfnisse verwertet werden kann.

Unter normalen Verhältnissen sind alle organischen Bestandteile des Harns stickstoffhaltig und sonach Abkömmlinge des im Körper zerfallenden Eiweißes, unter pathologischen kommen dazu stickstofffreie, unter denen neben den verschiedenen im Harne auftretenden Kohlenhydraten (vgl. S. 319—460) die sog. Acetonkörper (Aceton, Acetessigsäure, β-Oxybuttersäure) eine besondere Rolle spielen. Auch weitere, dem normalen Harn fremde, stickstoffhaltige Produkte können in ihm auftreten: Eiweißkörper verschiedener Art und pathologische Eiweißspaltprodukte wie Cystin, Amine und Aminosäuren u. a., wodurch es zu einer abnormen Steigerung seines Energiegehaltes kommt.

Die Bestimmung des Energiegehaltes des Harns geschieht auf calorimetrischem Wege durch Verbrennung des Harns und Messung der dabei freiwerdenden Wärmemenge. — Sie wurde von Rubner[1]) zuerst als Hilfsmittel für die Untersuchung des tierischen Energiewechsels verwendet.

A. Vorbereitung des Harns zur calorimetrischen Bestimmung.

Da man zur Verbrennung des Harns ein Teilquantum der 24stündigen Harnmenge benutzen muß, wird es stets — wenn man von Versuchen an Hunden absieht, deren Harn man mittels Katheters alle 24 Stunden gewinnt, und die gelernt haben, spontan keinen Harn zu lassen — notwendig sein, den Harn bis zur Verbrennung unzersetzt zu konservieren. Dies ist besonders wichtig,

---

[1]) M. Rubner, Calorimetrische Untersuchungen. Zeitschr. f. Biol. **21**, 250 [1885].

wenn man lange Stoffwechselreihen ausführt und den Harn mehrerer Tage oder ganzer Perioden zwecks Verbrennung vereinigt.

Man hat sich verschiedener Mittel bedient, um eine Zersetzung des Harns hintanzuhalten. Ihre Wirksamkeit ist in besonderen Versuchen von Cronheim[1]) studiert worden. Er verglich den Brennwert von Harnen, die im übrigen vollkommen gleich behandelt wurden, einerseits im frischen Zustande, andererseits nach ihrer 6—9 wöchigen Konservierung, sei es durch Erhitzen, oder durch Zusatz von Fluornatrium, Chloroform, Sublimat, schwefligsaurem Natrium, Thymol. Er fand, daß sich am besten bewährten Fluornatrium [1 ccm einer gesättigten (ca. 4 proz.) wässerigen Lösung auf 100 ccm Harn] und Thymol in Form einer 10 proz. alkoholischen Lösung, von der zu 100 ccm Harn 1 ccm hinzugefügt wird. Dabei bildet das Thymol eine äußerst feine Suspension und entweicht aus dem Harn bei seiner der Verbrennung voraufgehenden Trocknung.

Auch Salzsäure ist imstande, den Harn zu konservieren, so daß er keiner Fäulnis unterliegt. Aber sie scheint auf den Harnstoff zersetzend zu wirken und damit den Energiegehalt des Harns zu verändern[2]).

Jeder Harn muß zum Zwecke der Verbrennung zuerst zur Trockne gebracht werden.

Genau genommen entspricht der Energiewert des trocknen Urins nicht dem des frischen, auch wenn er durch das Trocknen gar keine sonstigen Veränderungen erfahren würde. Es spielt hier nämlich die sog. Lösungswärme der Harnbestandteile eine Rolle: Diese ist bei allen negativ, die Energiemenge des Harntrockenrückstandes ist demnach erhöht. Rubner[3]) hat den in Betracht kommenden Wert für Harnstoff bestimmt und fand für 1 g Harnstoff = — 61,3 Cal., Krummacher[4]) fand später — 59,5 Cal. Für den Trockenrückstand des Eiweißharns fand letzterer pro Gramm 47,65 Cal., für Fleischharn 40,05 Cal. Das sind pro Gramm Harnstickstoff aus Harnstoff = 127,4, aus Eiweißharn = 119,3, aus Fleischharn = 116,1 Cal. — Diese Wärmemengen sind so gering, sie betragen nur ca. 1,0—1,5% der Verbrennungswärme, daß sie außer acht gelassen werden können.

Zur Trocknung entnimmt man dem Harn einen bekannten aliquoten Teil der 24 stündigen Menge. Dabei muß man genau darauf achten, ob sich aus dem Harn ein Sediment abgesetzt hat. Ist das der Fall, so muß es zuvor gründlich in der Flüssigkeit verteilt werden; haftet es, wie nicht selten, am Glase, so muß es zunächst sorgfältig mittels Gummischaber entfernt und dann durch kräftiges Schütteln verteilt werden, worauf man sogleich die zur Verbrennung bestimmte Menge entnimmt.

Einer der wesentlichsten und umstrittensten Punkte ist nun die Trocknung selbst.

Jeder Harn erleidet beim Eintrocknen einen gewissen Verlust an Energie. Nicht nur beim Harn geschieht das, sondern auch schon bei reinen Harnstofflösungen, selbst nach Zusatz von Salzsäure oder Soda, wie Farkas und Korbuly[5]) gezeigt haben. Diese haben am genauesten die Bedingungen untersucht, von denen der größere oder geringere Energieverlust abhängig ist, und

---

[1]) W. Cronheim, Konservierung des Harns für analytische und calorimetrische Zwecke. Archiv f. (Anat. u.) Physiol., Suppl. **1902**, 262.

[2]) Fawsitt, Die Zersetzung des Harnstoffes. Zeitschr. f. physiol. Chemie **41**, 601 [1902].

[3]) Rubner, Die Wärmebindung beim Lösen von Harnstoff in Wasser. Zeitschr. f. Biol. **20**, 414 [1884].

[4]) Krummacher, Die Lösungswärme des Fleisch- und Eiweißharnes des Hundes. Zeitschr. f. Biol. **51**, 317 [1908].

[5]) K. Farkas u. M. Korbuly, Kritisch-experimentelle Studien über die Calorimetrie des Harns. Archiv f. d. ges. Physiol. **104**, 564 [1904].

ihre Angaben über die zweckmäßigste Art der Vorbehandlung des Harns für die
Verbrennung verdienen am meisten Beachtung. — Es hat sich gezeigt, daß der
Energieverlust mit der Temperatur, bei der die Eintrocknung ausgeführt wird,
zunimmt und zwar mehr beim Erhitzen auf dem Wasserbade als im Vakuum,
so daß es sich empfiehlt, die Trocknung bei Zimmertemperatur im Vakuum
vorzunehmen. Jedoch werden nicht alle Harne dabei trocken, manche können
nur bis zu sirupöser Konsistenz gebracht werden [Rubner[1])]. Diese müssen
dann im Vakuum auf 50°, sogar bis auf 70° erhitzt werden.

Auch die Dauer der Trocknung ist von Einfluß; je schneller sie geschieht,
um so geringer ist der Verlust.

Um den bei der Trocknung eintretenden Energieverlust zu bestimmen und
in Rechnung ziehen zu können, hat man verschiedene Vorschläge gemacht. Der
erste ging von Rubner aus. Er hat die Annahme zur Grundlage, daß der
Energieverlust neben dem Entweichen des präformierten Ammoniaks auf der
Zersetzung von Harnstoff in flüchtige Bestandteile beruht und daß es sonach
möglich ist, aus dem Stickstoffverlust den an Brennwert zu berechnen.

In allen Fällen scheint allerdings eine Harnstoffzersetzung nicht vorzukommen, wenigstens hat es sich in Versuchen von Krummacher[2]) am
Hundeharn wohl nur um Entweichen präformierten Ammoniaks gehandelt,
ebenso in einigen Versuchen von Farkas und Korbuly mit Herbivorenharnen;
meist jedoch ist Rubners Annahme zutreffend, wie Versuche von Schloßmann[3]) an Menschenharn, von Farkas und Korbuly[4]) an Menschen- und
verschiedenen Tierharnen ergeben haben.

Bezieht man den Stickstoffverlust nur auf entwichenes Ammoniak, so
muß natürlich die Korrektur für den Energieverlust eine andere sein. Krummacher bringt deshalb eine andere Korrektur an als Rubner (vgl. später).

Wenn auch im allgemeinen ein Parallelismus zwischen Stickstoff- und
Energieverlust wahrzunehmen ist, so daß z. B. mit steigender Eintrocknungs-
temperatur beide wachsen, so besteht doch keine feste zahlenmäßige Beziehung.
In den Versuchen von Farkas und Korbuly mit Harnstofflösungen war der
Energieverlust stets größer als der an Stickstoff.

Diese Befunde sprechen gegen die Zulässigkeit einer Korrektur, die Frentzel[5]) vorgeschlagen hat. Indem dieser von der Proportionalität des Verlustes an Stickstoff und
an Energie ausging, wollte er den letzteren aus ersterem mit Hilfe des sog. calorischen
Quotienten des Harns (vgl. später) ermitteln. Da dieser in weiten Grenzen schwankt,
muß auch die Korrektur von Fall zu Fall schwanken und in jedem Falle berechnet werden.

Ganz unsicher wird die Berechnung des Energieverlustes, wenn dem zu trocknenden Harn Säuren — Salzsäure nach Tangl[6]) oder Oxalsäure nach Rubner[1])
— zugefügt werden, denn dadurch wird der Stickstoffverlust erheblich vermindert oder kann ganz aufgehoben werden, während, wie Farkas und Korbuly
zeigten, ein Energieverlust stets bestehen bleibt, wenn er auch vermindert
sein kann.

---

[1]) M. Rubner, Der Energiewert der Kost des Menschen. Zeitschr. f. Biol. **42**, 270 [1901].
[2]) O. Krummacher, Beiträge zur Frage nach dem Nährwert des Leims. Zeitschr.
f. Biol. **42**, 246 [1901].
[3]) Schloßmann, Zur Technik der calorimetrischen Untersuchungsmethoden.
Zeitschr. f. physiol. Chemie **37** [1903].
[4]) Farkas u. Korbuly, Kritisch-experimentelle Studien über die Calorimetrie des
Harns. Archiv f. d. ges. Physiol. **104**, 564 [1904].
[5]) Frentzel u. Toriyama, Der Nutzwert des Fleischextraktes. Archiv f. (Anat. u.)
Physiol. **1901**, 505.
[6]) Tangl, Beitrag zur Kenntnis des Energiegehaltes des menschlichen Harns.
Archiv f. (Anat. u.) Physiol. **1899**, 251. Suppl.

Es empfiehlt sich also nicht, die zu trocknenden Harne mit Säuren zu versetzen, denn die aus dem Stickstoffverlust hergenommene Korrektur ist dann höchst unsicher.

Vom theoretischen Standpunkte ist allerdings weder Rubners noch Krummachers Art, den Energieverlust aus dem Stickstoffverlust zu berechnen, richtig. Denn einerseits entweichen beim Eintrocknen neben Ammoniak noch unbekannte stickstoffhaltige und auch stickstofffreie — wohl aromatische Verbindungen — wie Versuche von Farkas und Korbuly sowie von Schloßmann ergaben, andererseits dürfte es sich nicht ausschließlich um eine einfache Zerlegung des Harnstoffes handeln, vielmehr teilweise um Umwandlungen, die ohne Stickstoffverlust, aber zur Bildung von weniger Energie enthaltenden Substanzen führen[1]), endlich dürften auch Umsetzungen an anderen Harnbestandteilen erfolgen [Pflüger[2])].

Praktisch jedoch kommen diese Nebenreaktionen ihres geringen Umfanges wegen nicht in Betracht, so daß man sich der Rubnerschen oder Krummacherschen Korrektur bedienen kann.

Bezieht man nach Rubner den zu Verlust gegangenen Stickstoff auf Harnstoff, so würde — die Verbrennungswärme von 1 g Harnstoff zu 2523 cal. gesetzt — 1 g aus diesem entwickelter Stickstoff 5407 cal. entsprechen; berechnet man den calorischen Wert des entwichenen Stickstoffs auf Ammoniak, so würde sich, da der Wärmewert von 1 g $NH_3 = 5350$ cal. ist, pro g $N = 6500$ cal. ergeben.

Es empfiehlt sich bei allen Harnen die Menge des verloren gegangenen Stickstoffes zu ermitteln; notwendig ist das bei alkalischen Harnen, die — wie z. B. die Herbivorenharne — 30 bis 40% ihres Stickstoffes beim Trocknen einbüßen können. Am sichersten ist es so zu verfahren, daß man den Stickstoffgehalt im frischen Harne bestimmt und daneben in einer Harnportion, die in gleicher Weise wie die zu verbrennende getrocknet wurde. Meist genügt es jedoch, die Eintrocknung über wasserfreier Schwefelsäure vorzunehmen, die von dieser aufgenommene Stickstoffmenge festzustellen und danach eine der obengenannten Korrekturen für den Brennwert anzubringen. —

Die Rückstände fast aller Harne verbrennen, wenn ihre Quantität nicht zu groß ist, also nicht zuviel Harn benutzt wurde, ohne weiteres und ohne Hinterlassung unverbrannter Reste in der calorimetrischen Bombe. Eine Ausnahme machen nur sehr aschereiche Harne, speziell Herbivorenharne. Um deren Rückstände zur Verbrennung zu bringen, hat Kellner die Harne sich in kleine im Mittel etwa $^3/_4$ g wiegende Celluloseblöckchen einsaugen lassen, diese dann getrocknet und verbrannt. Kellners Methode ist dann bald auf Harne anderer Herkunft ausgedehnt worden und hat die direkte Verbrennung des Harnrückstandes in den Hintergrund gedrängt. — Und doch ist die Benutzung von Pflöckchen einerseits meist unnötig, andererseits mit gewissen Mängeln behaftet. Bedenklich ist schon, daß bei Verbrennung von wenig konzentrierten, energiearmen Harnen der Brennwert der Cellulose den des Harns unverhältnismäßig überwiegt. Bei sorgfältigem Arbeiten braucht allerdings der Brennwert des Harns, der sich aus der Differenz zwischen dem gefundenen Brennwert und dem des Pflöckchens allein berechnet, nicht mit Fehlern behaftet zu werden, wie die Zahlen von Schloßmann und Farkas-Korbuly zeigen.

---

[1]) Die hier in Betracht kommenden Möglichkeiten haben Farkas u. Korbuly Archiv f. d. ges. Physiol. 104, 122 [1904]) erörtert.
[2]) Pflüger, Archiv f. d. ges. Physiol. 79, 563 [1900].

Daneben dauert das Trocknen einer gewissen Harnquantität in Pflöckchen viel länger als das direkte Trocknen; die Pflöckchen nehmen höchstens 2 ccm Harn mit einem Male in sich auf, müssen also, wenn es sich um größere Harnmengen handelt, wiederholt durchtränkt und getrocknet werden. Das ist wohl einer der Gründe dafür, daß — worauf Rubner hingewiesen und Farkas-Korbuly experimentell gezeigt haben — die Zersetzung des Harns und damit der Energieverlust erheblicher sein können als beim Trocknen ohne Pflöckchen. Der Energieverlust konnte bis zu 4% der in letzterem Falle gefundenen Energiemenge betragen. Nach Kellner soll es sich allerdings nur um 1% Energieverlust in seinen Versuchen gehandelt haben, und auch nach meinen eigenen Erfahrungen, sowie den anderer erfahrener Untersucher beträgt der Verlust nur 1—2%, wenn man ein Vakuum von nur 10 mm Hg benutzt, wobei die Trocknung schnell vor sich geht.

Bedient man sich der Pflöckchen, so ist es nötig, sie zunächst bis zur Gewichtskonstanz zu trocknen, sie in einem Schälchen mit dem Harn zu durchtränken, über Schwefelsäure im Vakuum bei niedriger Temperatur zu trocknen und ev. Beschickung mit Harn und Trocknung zu wiederholen, bis die gewünschte Harnmenge getrocknet ist. Finden sich schließlich Harnreste an den Wänden des Schälchens, so werden sie mit wenig warmem Wasser gelöst und die Lösung gleichfalls zum Aufsaugen auf das Pflöckchen gebracht.

Aus äußeren Gründen kann die Benützung der Pflöckchen erwünscht sein, wenn man eine größere Zahl von Harnen gleichzeitig trocknen will. Diese Pflöckchen kann man dann alle in einem größeren Vakuumexsiccator unterbringen. Der an die Schwefelsäure abgegebene Stickstoff muß dann allerdings pro rata auf das einzelne Pflöckchen verteilt werden.

Der für die Cellulose einzusetzende Brennwert beträgt pro Gramm trockener Cellulose 4,185 Cal.

Im allgemeinen jedoch wird man so vorgehen, daß man den Harn direkt im Platinschälchen des Calorimeters bei Zimmertemperatur oder bei 40—50° C über Schwefelsäure eintrocknet, den Verlust an Stickstoff durch Bestimmung des Stickstoffgehaltes der Schwefelsäure ermittelt und später die entsprechende Korrektur nach Rubner (oder Krummacher) anbringt. Oder man dampft ohne Schwefelsäure ein und trocknet im Exsiccator in einem Porzellanschälchen die gleiche Harnmenge und bestimmt in deren Rückstand den Stickstoffgehalt; der Vergleich mit dem in einer gleichen Menge frischen Harns gibt den Stickstoffverlust an. — Man nehme je nach der Konzentration des Harns 10 bis 20 ccm, die 1,0—1,5 Cal. beim Verbrennen entwickeln. Erhält man hierbei unverbrannte kohlige Rückstände, so kann man eine vollständige Verbrennung dadurch herbeizuführen suchen, daß man einige Zentigramm Rohrzucker oder Benzoesäure oder Hippursäure oder Ähnliches, deren Brennwert dann natürlich in Abzug gebracht werden muß (pro Gramm Rohrzucker = 3,955 Cal., pro Gramm Benzoesäure = 6,322 Cal., pro Gramm Hippursäure = 5,668 Cal.) auf die Oberfläche des Trockenharns legt und dann verbrennt. Gelingt das nicht, so benutze man die Pflöckchen. Bei sehr aschereichen, besonders Herbivorenharnen benutzt man am besten von vornherein die Pflöckchen.

B. Das Calorimeter und seine Vorbereitung für die Verbrennung.

Man benutzt heute ausschließlich für wissenschaftliche wie für technische Zwecke Calorimetereinrichtungen, wie sie zuerst von Berthelot angegeben wurden. Sie haben später mehrfache Modifikationen erfahren — durch Stohmann, Kroeker, Hempel — ohne daß am Prinzip etwas Wesentliches geändert wurde.

Die beistehende Fig. 1 zeigt das Berthelot-Stohmannsche[1]) Calorimeter von außen, Fig. 2 im Durchschnitt. Das äußere Isoliergefäß *A* besteht aus einem doppelwandigen kupfernen Kessel, der mit Wasser gefüllt wird, er nimmt das Calorimetergefäß *B* auf, das bei den gewöhnlich benutzten Apparaten ca. 3 l Wasser enthält. In ihm befindet sich auf einem Untersatz das Verbrennungs-gefäß („Bombe") *C*. — *D* stellt ein metallenes Rührwerk dar, das mechanisch (Fig. 2) oder durch Handbetrieb (vgl. Fig. 1) bewegt werden kann. Endlich

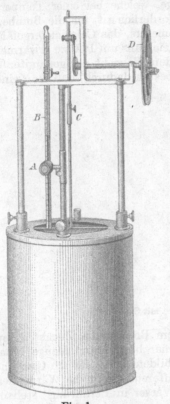

Fig. 1.
Calorimeter nach Berthelot-Stohmann.

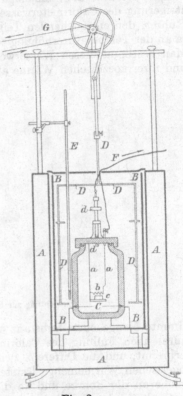

Fig. 2.
Querschnitt des Calorimeters.

taucht in das Wasser des Calorimetergefäßes das Thermometer *E*. Man be-nutzt meist ein Beckmannsches Thermometer, kann aber auch gewöhnliche, in $^1/_{50}$ oder $^1/_{100}°$ geteilte verwenden.

Die Bombe, die ca. 300 ccm faßt, ist aus vernickeltem Stahl hergestellt und innen mit Platin ausgelegt oder emailliert. Ihr Hals trägt ein Schraubengewinde zur Befestigung des stählernen Deckels. Diesen durchsetzen zwei Platinstäbe *a*, deren einer das Schälchen zur Aufnahme der zu verbrennenden Substanz *c* trägt, während der zweite unfern oberhalb des Schälchens endet; beide werden durch ein Stückchen dünnsten Eisendrahtes („Blumendraht") *b* verbunden, der auf die Oberfläche der zu verbrennenden Substanz zu liegen kommt.

1) Stohmann u. Langbein, Journ. f. prakt. Chemie 42 u. 45.

Die Platinstäbe führen außen zu zwei Polklemmen, die durch den Leitungsdraht F mit einer Batterie in Verbindung stehen, deren Strom die Verbrennung
hervorrufen soll. Durch den Deckel führt außerdem das durch eine Verschrau-
bung fest zu verschließende Röhrchen d, das der Sauerstoffzuleitung dient.
Diese geschieht vor dem Einsetzen der Bombe in das Calorimeter durch Verbindung von d mit einem Sauerstoffzylinder unter einem Druck von 25—30
Atmosphären. Den Druck zeigt ein zwischengeschaltetes Manometer an in
der Art, wie Fig. 3 es darstellt.

Vor der Verwendung des Calorimeters muß sein sog. Wasserwert bestimmt werden, d. h. diejenige Wärmemenge, welche bei einer Temperatursteigerung des Calorimeterwassers um 1° erforderlich ist, um die Bombe, den
Rührer, den eintauchenden Teil des Thermometers, das Calorimetergefäß, die
ja an der Temperaturerhöhung teilnehmen, gleichfalls um 1° C zu erwärmen. —
Man bestimmt diesen Wasserwert, der von dem Gewicht der genannten Teile
und ihrer spezifischen Wärme abhängt, am besten dadurch, daß man eine be-

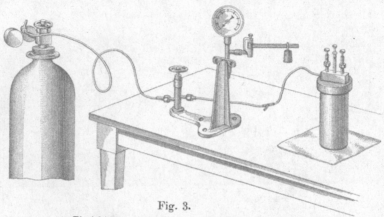

Fig. 3.

Einrichtung zur Füllung der Bombe mit Sauerstoff.

stimmte Menge einer Substanz von bekanntem Brennwerte (Zucker, Hippursäure) nach Füllung des Calorimeters mit einer bestimmten Menge Wassers
verbrennt, und die Differenz zwischen der gebildeten und der am Calorimeter
abgelesenen Wärmemenge feststellt. Diese Differenz ergibt die Wärmemenge,
welche an die Bombe und an die mit dem Wasser in Berührung stehenden
Bestandteile des Calorimetergefäßes abgegeben wurde. — Das Vorgehen im
einzelnen gestaltet sich wie bei jeder sonstigen Verbrennung.

Wir wollen annehmen, wir hätten das Calorimetergefäß mit 2,2 k Wasser gefüllt,
hätten 0,6675 g Hippursäure verbrannt mit 0,0195 g Eisen als Zündungsdraht, dann
hätten wir eine Wärmeentwicklung von $0,6775 \times 5668 + 0,0195 \times 1600$ Cal. = 3871,4 Cal.
Gefunden wurde eine Temperatursteigerung um 1,5392° C nach Ausführung aller erforder-
licher Korrekturen (vgl. später). Die pro 1° C erzeugte Wärmemenge beträgt dann:
$\frac{3871,4}{1,5392}$ = 2515 Cal. Davon ab die auf die Wassermenge entfallende Wärme von 2200 Cal.,
bleiben 315. Diese Differenz von 315 Cal. kommt also auf die Erwärmung des Calorimeters
und stellt den Wasserwert des Calorimeters dar.

Man kann den Wasserwert des Calorimeters auch durch elektrische Heizung bestimmen.
Näheres hierüber findet man bei Fischer und Wrede[1]) sowie bei Jäger und Steinwehr[2]).

[1]) Fischer u. Wrede, Berichte d. Deutsch. chem. Gesellschaft **37** [1904]; Abhandl.
d. Berl. Akad. **1908**.

[2]) Jäger u. Steinwehr, Zeitschr. f. physiol. Chemie **53** [1905].

In letzterer Arbeit ist zugleich eine eingehende Diskussion der Fehlerquellen bei den calorimetrischen Bestimmungen enthalten. Die höchste erreichbare Genauigkeit bei Benutzung von Quecksilberthermometern soll danach 1—2⁰/₀₀ betragen.

C. Ausführung der Verbrennung.

Die calorimetrische Bestimmung selbst geschieht nun folgendermaßen. Man nehme ein Stück Blumendrahtes von bekannter Länge (6—10 cm) und befestige es an den Platindrähten, nachdem man es in seiner Mitte zu einer Spirale gedreht hat. Nun bringe man das Schälchen mit dem Harnrückstand bzw. mit dem harnhaltigen Pflöckchen so an dem dazu bestimmten Platinstabe an, daß seine Oberfläche die Eisenspirale berührt. Man fette nun das Gewinde des Bombenhalses vorsichtig mit Vaseline ein, bringe einige Tropfen destillierten Wassers in die Bombe, schraube den Deckel, soweit wie möglich, auf, bringe die Bombe in den dafür bestimmten Untersatz und vollende die Aufschraubung mit dem dazu vorhandenen Hebel. — Die Bombe wird nun mittels des Sauerstoffzuleitungsrohres d mit der Sauerstoffbombe in Verbindung gebracht und bei 25—30 Atmosphärendruck mit Sauerstoff gefüllt. Die Einrichtung zeigt Fig. 3. Dann wird die bis dahin offene Schraube von d geschlossen, die Bombe entfernt und in das mit der bestimmten Menge destillierten Wassers gefüllte Calorimetergefäß eingesetzt.

Die Füllung des Calorimeters mit Wasser geschieht durch Wägung der erforderlichen Wassermenge.

Nachdem der Rührer befestigt und das Thermometer an seine Stelle gebracht worden ist, werden die beiden Elektroden mit dem zur Zündungsbatterie führenden Leitungsdraht verbunden, das Calorimetergefäß mit dem zugehörigen Deckel bedeckt und die Bestimmung kann beginnen. Als Thermometer benutzt man am besten ein Beckmannsches, jedoch genügt auch ein in ¹/₁₀₀° geteiltes gewöhnliches. Seine Ablesung wird mittels Lupe vorgenommen; gewöhnlich kann die Thermometerskala durch eine kleine Glühlampe besonders beleuchtet werden. — Die Bestimmung setzt sich aus drei Perioden zusammen: der Vorperiode, Hauptperiode und Nachperiode. Der Rührer wird in Tätigkeit gesetzt und muß bis zum Schlusse der Bestimmung in gleichmäßiger, dauernder Bewegung gehalten werden. Am besten geschieht dies, wenn der Antrieb nicht mit der Hand (vgl. Fig. 1), sondern mechanisch erfolgt (vgl. Fig. 2).

Man liest nun zunächst jede Minute den Stand des Thermometers ab und notiert ihn, wie im folgenden Beispiel. Bleibt die Temperatur, was selten der Fall ist, von vornherein konstant, so kann die Verbrennung bald, etwa nach 3 Minuten erfolgen. Gewöhnlich ändert sich zunächst die Temperatur, um dann entweder allmählich konstant zu werden, oder um — nach größeren Änderungen während der ersten Minuten — dauernd weitere, aber stets gleichartige Änderungen zu erfahren. Ist das eingetreten, worüber 8—10 Minuten vergehen können, so wird durch Schließung des elektrischen Stromes die Verbrennung, und damit die Hauptperiode, eingeleitet.

Nach etwa 20 Sekunden beginnt das Thermometer schnell zu steigen und erreicht — die Ablesungen und Notierungen müssen weiter jede Minute erfolgen — in 2 bis 4 Minuten seinen maximalen Stand. Geschieht der Anstieg so zögernd, daß eine wesentlich längere Zeit bis zur Erreichung des Maximums gebraucht wird, so zeigt sich gewöhnlich, daß die Verbrennung keine vollkommene war.

Die Temperatur hält sich kürzere oder längere Zeit auf dem Maximum, um dann zu sinken. Man beobachtet das Sinken, bis es gleichmäßig geworden ist, etwa 4—6 Minuten und schließt dann die Nachperiode und damit den Versuch ab.

Thermometer, Rührer und Bombe werden entfernt, die letztere geöffnet und revidiert, ob die Verbrennung vollständig gewesen ist. Man findet in letzterem Falle nur einige schwarze Kügelchen von aus verbranntem Eisendraht herrührendem Eisenoxyd; Kohlepartikel dürfen nicht vorhanden sein.

Man spült die Bombe mit destilliertem Wasser aus, spritzt auch das Innere des Deckels, die Platinröhren und das Schälchen damit ab und titriert die im Wasser enthaltene Säuremenge; es handelt sich um Salpetersäure, die von der Oxydation der stickstoffhaltigen Substanzen herrührt. Ihr Brennwert muß mit in Rechnung gezogen werden (1 g Mol. = 63 = 14,3 Cal.).

Das benutzte Schälchen wird ausgeglüht und eine neue Bestimmung kann vor sich gehen.

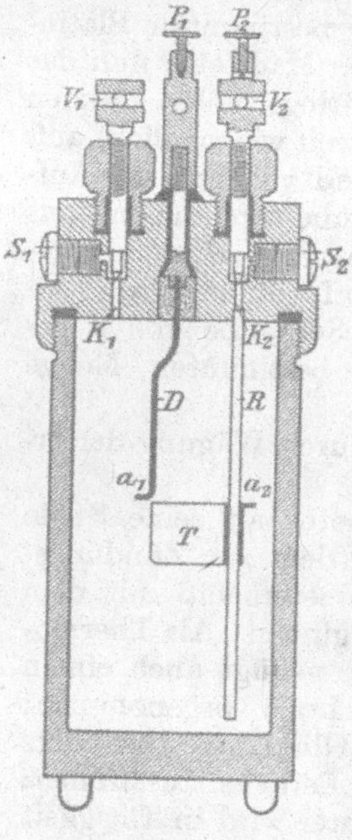

Eine Modifikation des Calorimeters haben jüngst Benedict und Higgins[1]) angegeben. Der das Calorimetergefäß enthaltende Raum ist von einem Wassermantel umgeben, der elektrisch geheizt oder durch Wasserzufluß gekühlt werden kann. Es wird dadurch ermöglicht, die in ihm enthaltene Wassermasse auf annähernd die gleiche Temperatur zu bringen, die bei der Verbrennung im Calorimeterraum entsteht. So wird eine Wärmeabgabe von diesem vermieden und die dadurch notwendig werdenden rechnerischen Korrekturen (vgl. den folgenden Abschnitt D) fallen fort.

Modifikationen der Berthelotschen Bombe. Zweier solcher Modifikationen muß hier Erwähnung geschehen. Die eine besteht in einer Verkleinerung der Bombe und dementsprechend des Calorimetergefäßes. Von Hempel[2]) ist diese Verkleinerung vorgeschlagen worden, von Farkas und Korbuly ist eine solche kleine Bombe für physiologische Zwecke benutzt, von Zaitschek[3]) ihre Brauchbarkeit genauer untersucht worden. Ihre Benutzung empfiehlt sich zur Untersuchung des Harns darum, weil schon der Trockenrückstand von 10—12 ccm dünnen oder von 5 ccm konzentrierten Harns ausreicht, um eine genügende Temperatursteigerung zu erzielen, die Trocknung aber entsprechend schneller erfolgt und die Gefahr von Stickstoffverlusten deshalb geringer ist. Die Trocknung geschieht im Platinschälchen der Bombe selbst und die Verbrennung ohne weiteren Zusatz.

Fig. 4.
Kroekersche Bombe.

Es scheinen allerdings häufiger minimale Kohlenreste nach der Verbrennung übrig zu bleiben, wenigstens fand Zaitschek sie bei Verbrennung von Kinder-, Hunde- und Kaninchenharn, nicht beim Ochsen- und Pferdeharn. Der calorische Wert der Kohlenreste betrug bis zu 1% der gesamten entwickelten Wärme.

Die Bombe hat nur 70 ccm Fassungsraum, das Calorimeter enthält nur 1 l Wasser.

Wichtiger ist eine von Kroeker[4]) eingeführte Modifikation; sie ermöglicht zunächst die in der Bombe enthaltene Luft zu entfernen, die Bombe also vollkommen mit reinem Sauerstoff zu füllen, dann aber mit der Verbrennung zugleich eine Analyse des Bombeninhaltes nach der Verbrennung auszuführen. Stellt man durch Wägung das Gewicht der leeren sowie der gefüllten Bombe vor und nach der Verbrennung fest, so kann man die Menge der gebildeten Kohlensäure und des verbrauchten Sauerstoffes durch Analyse eines Teiles des Bombengases ermitteln, ferner auch die Menge des gebildeten Wassers durch Durchleiten trockener Luft. Anstatt der Wägung kann man auch das Bomben-

[1]) Benedict u. Higgins, An adiabatic calorimeter etc. Journ. of the Amer. Chem. Soc. 32, 461 [1910].
[2]) Hempel, Berichte d. Deutsch. chem. Gesellschaft 30 [1897].
[3]) Zaitschek, Archiv f. d. ges. Physiol. 121 [1905].
[4]) Kroeker, Berichte d. Deutsch. chem. Gesellschaft 30 [1897].

gas durch einen Elsterschen Gasmesser hindurchtreten lassen, so seine Menge messen und einen Teil der Analyse unterwerfen[1]). Besonders eingehend haben neuestens Higgins u. Johnson[2]) dieses Verfahren ausgearbeitet. Sie geben eine Reihe von Formeln an, mit deren Hilfe man bei gleichzeitiger Berücksichtigung des Stickstoffes die Elementarzusammensetzung der verbrannten Substanz berechnen kann.

Die Modifikation besteht darin (vgl. Fig. 4), daß der Deckel durch zwei Kanäle K_1 und K_2 durchbohrt ist, deren einer sich in ein Platinröhrchen fortsetzt. Dieses trägt das Schälchen für die zu verbrennende Substanz und dient zugleich der Zuführung des elektrischen Stromes. Den zweiten Pol bildet der Platinstab D; bei a_1 und a_2 wird der Eisendraht befestigt.

Die Gaszuführung bzw. -abführung geschieht nach Öffnen der Schraubenverschlüsse bei V_1 und V_2 durch die Kanäle S_1 und S_2, aus denen die Schrauben S_1 und S_2 entfernt sind. Von ihnen soll S_2 mit der Sauerstoffbombe verbunden werden bzw. zur Wasserbestimmung mit einer trockene Luft enthaltenden Druckflasche, S_1 mit einer Elsterschen Gasuhr und mit Eudiometern oder einer anderen Einrichtung zur Analyse der Gase; zur Wasserbestimmung mit Chlorcalciumröhren.

Die Verbrennung geschieht genau wie vorstehend beschrieben.

D. Berechnung der Ergebnisse.

Die Berechnung wird am besten an der Hand eines Beispieles erläutert.

Ein Cellulosepflöckchen von 0,6712 g Trockengewicht wird mit Harn durchfeuchtet, im Vakuumexsiccator bei Zimmertemperatur getrocknet, wieder mit einer neuen Harnportion befeuchtet und so fort, bis es mit der Trockensubstanz von 30 ccm Harn imprägniert ist.

Diese 30 ccm sind gemischt aus je 10 ccm Harn, die der auf je 2 l gebrachten Tagesmenge dreier aufeinanderfolgender Tage entstammen. Ein zweites Pflöckchen wird ebenso behandelt. — In letzterem wird der Stickstoffgehalt nach Kjeldahl bestimmt, ebenso in 30 ccm frischen Mischharns. Es findet sich eine Differenz von 9 mg N zuungunsten des getrockneten.

Das erste Pflöckchen wird verbrannt. Es ergibt sich:

Vorperiode (τ)		Hauptperiode (ϑ)		Nachperiode (τ')	
Minute	Temperatur	Minute	Temperatur	Minute	Temperatur
τ_1	2,921	ϑ_1	2,890	τ_1'	4,351
τ_2	2,916	ϑ_2	3,970	τ_2'	4,348
τ_3	2,910	ϑ_3	4,347	τ_3'	4,339
τ_4	2,903	ϑ_4	4,351	τ_4'	4,327
τ_5	2,897	($\vartheta_n = 4$)	$S = 15,558$	τ_5'	4,316
τ_6	2,890			τ_6'	4,305
($\tau_{n1} = 6$)	$S = 17,437$			($\tau_{n2}' = 6$)	$S = 25,986$

Die unkorrigierte Temperaturerhöhung wäre = 4,351 — 2,890 = 1,461°.

Nun muß jedoch eine Korrektur angebracht werden für die Temperaturänderungen, die das Calorimeterwasser in den drei Perioden erfahren hat dadurch, daß es sich mit der Umgebung in Temperaturausgleich setzte. Für diese Korrektur sind verschiedene Formeln angegeben worden, so von Regnault, Pfaundler, Stohmann. Die des letzteren wird gewöhnlich ver-

---

[1]) Hempel, Berichte d. Deutsch. chem. Gesellschaft **30** [1897]. — Zuntz u. Frentzel, ebenda. — Grafe, Biochem. Zeitschr. **24** [1910].

[2]) Higgins u. Johnson. Journ. of the Amer. Chem. Soc. **32**, 4 [1910].

wendet. Sie gibt an, um wieviel die direkt gefundene Temperaturerhöhung erhöht oder erniedrigt werden muß und lautet:

$$\sum \Delta t = \frac{v - v_1}{\tau_1 - \tau}\left(\sum_1^{n-1} \vartheta \, r + \frac{\vartheta_2 + \vartheta_1}{2} - n\,\tau\right) - (n-1)\,v$$

$$\left[\sum_1^{n-1} \vartheta \, r = \vartheta_1 + \vartheta_2 + \vartheta_3 \ldots + \vartheta_n + \frac{\vartheta_2 - \vartheta_1}{9}\right],$$

$$v = \frac{\tau_{n^1} - \tau_1}{n^1 - 1}, \qquad \tau = \frac{\tau_1 + \tau_2 + \tau_3 + \ldots \tau_n}{n^1},$$

$$v_1 = \frac{\tau_{n^2} - \tau_1'}{n^2 - 1}, \qquad \tau' = \frac{\tau_1' + \tau_2' + \tau_3' + \ldots \tau_n'}{n^2}.$$

Im vorstehenden Beispiel ist

v (Mittel der Temperaturdifferenzen des Vorversuches)

$$= \frac{2,890 - 2,921}{5} = -0,006,$$

v_1 (Mittel der Temperaturdifferenzen des Nachversuches)

$$= \frac{4,305 - 4,351}{5} = -0,009,$$

τ (Mittel der Temperaturablesungen im Vorversuch) $= \dfrac{17,437}{6} = 2,906$,

τ_1 (Mittel der Temperaturablesungen im Nachversuch) $= \dfrac{25,986}{6} = 4,331$,

n (Zahl der Ablesungen im Hauptversuch) $= 4$,

n^1 (Zahl der Ablesungen im Vorversuch) $= 6$,

n^2 (Zahl der Ablesungen im Nachversuch) $= 6$,

$$\sum_1^{n-1} \vartheta \, r = 15,558 + \frac{1,080}{9} = 15,678,$$

$$\sum \Delta t = \frac{0,003}{1,425}\left(15,678 + \frac{4,351 + 2,890}{2} - 4 \times 2,906\right) + 0,006 \times 3,$$

$$\sum^n \Delta t = +0,034°.$$

Die abgelesene Temperaturerhöhung ist demnach um 0,034° zu erhöhen; die wirkliche Steigerung beträgt also: 1,461° + 0,034° = 1,495°.

Diese Zahl ist zu multiplizieren mit der Summe des calorischen Wertes des eingefüllten Wassers plus dem Wasserwert des Calorimeters pro Grad Celsius; für den benutzten Apparat betrug sie 2803,5 cal. pro Grad Temperatursteigerung. Also 1,495 × 2803,5 = 4191,2 cal.

Von dieser Wärmebildung geht ab die für den verbrannten Eisendraht. 10 cm des benutzten Drahtes wiegen 0,0057 g; diese erzeugen (1 g Fe = 1600 Cal.) 9,1 Cal. Ferner ist abzuziehen der Wärmewert der gebildeten Salpetersäure. Die Titration des sauren Spülwassers ergab zur Neutralisation einen

erbrauch von 7,3 ccm an Lauge, von der jeder Kubikzentimeter 3 mg N
ntsprach. 3 mg N entsprechen (N : HNO_3 = 14 : 63) 13 mg HNO_3. — 1 g-Mol.
= 63 HNO_3 entsprechen 14,3 Cal., demnach 13 mg (d. h. jeder Kubikzenti-
neter Lauge) = 3,02 cal., und 7,3 ccm = 22,05 cal.

Die Verbrennungswärme des harndurchtränkten Pflöckchens war demnach 4191,2 — 9,1 — 22,05 = 4160,1 cal.

Davon ist nun abzuziehen der Wärmewert des Pflöckchens selbst. Wenn
1 g Cellulose = 4,185 Cal. erzeugt, so 0,6712 g = 2809 cal. — Es bleiben für
den Brennwert des Harns 4160,1 — 2809 = 1351,1 cal.

Nun sind aber 9 mg N zu Verlust gegangen. Da 1 g N nach der Rubnerschen Korrektur = 5407 cal. entspricht, so 9 mg = 48,6 cal. Diese sind zu
addieren; der Brennwert der 30 ccm Harn beträgt also: 1351,1 + 48,6
= 1399,7 cal.

Da nun die Gesamtharnmenge dreier Tage 6 l ausmachte, so berechnet sich
der Energiegehalt des Harns dieser Tage zu 279,94 Cal. und pro Tag zu
93,31 Cal.

E. Der Brennwert des Harns.

Die Angaben über den Brennwert des Harns beziehen sich gewöhnlich
auf 24stündige Perioden, wie sie dem Stoffwechselversuche zugrunde gelegt
zu werden pflegen. — Der Brennwert der täglich entleerten Harnmenge muß
natürlich bedeutenden Schwankungen unterliegen je nach der Natur und Menge
des umgesetzten stickstoffhaltigen Materiales und demgemäß nach der Art und
Menge der aufgenommenen Nahrung. Aber auch der Brennwert eines gleichen
Harnvolumens ist eine stark wechselnde Größe gemäß der wechselnden Konzentration des Harns, und selbst bei gleichem spezifischen Gewicht ist er verschieden durch den wechselnden Gehalt an Mineralbestandteilen.

Um einen Begriff von den absoluten Werten und ihren Schwankungen zu
geben, seien folgende Beispiele angeführt:

Tabelle I.

Art des Harns	Brennwert (cal.) in je 10 ccm Harn	Beobachter
Säuglingsharn	218—835	Tangl-Zaitschek
Harn von erwachsenen Menschen . .	600—2000	nach Bestimmungen zahlreicher Autoren
Kaninchenharn	1456	Zaitschek
Pferdeharn	2030—2954	„
Schafharn	1460—2579	„
Ochsenharn	2225—3122	„
Hundeharn	2371—2539	Farkas-Korbuly

Gewisse Beziehungen bestehen zwischen dem Energiegehalt der
Nahrung und dem des entleerten Harns. Bei reiner Fleischnahrung
beträgt letzterer — beim Hunde — ca. 20—22% des ersteren[1]); bei gemischter
Nahrung sinkt der Energieverlust durch den Harn um so mehr, je mehr das

---

[1] M. Rubner, Gesetze des Energieverbrauchs 1902, 31—32.

Eiweiß in der Nahrung zurücktritt. So fand Rubner bei fettarmer ge
mischter Kost des Menschen nur 4,65%, bei fettreicher 3,87% der umgesetzter
Energiemenge als Energieverlust durch den Harn. Innerhalb derselben Grenzen
— $3\frac{1}{2}$ bis $4\frac{1}{2}$% — lag dieser auch in zahlreichen weiteren Bestimmungen
an Erwachsenen bei gemischter Kost, die von anderen Autoren publiziert
wurden[1]).

Bei Milchnahrung betrug der Energieverlust durch den Harn in Versuchen von Schloßmann und Moro[2]) an Erwachsenen: 3,12% der zugeführten Energie bei Kuhmilch, 3,08% bei Frauenmilch; in Versuchen von
Rubner[3]) 5,13—5,58%. Bei Säuglingen war er bei Muttermilchnahrung
2,6%[4]), bei Kuhmilchnahrung 3,08%[5]).

Noch geringer ist der Energieverlust bei vegetarischer Nahrung.

Bei Kartoffelkost fand Rubner nur 2%; bei einer Nahrung, die in
Brot aus ganzem Korn bestand: 2,4%; bei Brot aus Kleie: 2,2%[6]),
Caspari[7]) bei gut verwertbarer vegetarischer Nahrung 1,3—1,4%. Da-
gegen stieg der Brennwert des Harns bei schlecht verwertbarer, aus rohem
Obst bestehender, auf 3,1—6%. —

Wichtiger ist die Beziehung des Energiewertes des Harns zu
seinem Stickstoffgehalt, der sog. calorische Quotient des Harns
(Cal.: N). Er gibt an, wieviel Calorien auf je 1 g ausgeschiedenen Stickstoffes entfallen.

Es hat sich ergeben, daß auch dieser je nach der Art der Nahrung und
damit nach der Art der im Harn zur Ausscheidung gelangenden stickstoffhaltigen Substanzen starkem Wechsel unterliegt.

Am niedrigsten ist der calorische Quotient bei reiner Eiweißnahrung, bei Leim- und bei Fleischnahrung.

Beim Hunde fand für erstere Rubner Cal. : N = 6,69 : 1, bei Leim-
zufuhr Krummacher[8]) 6,49, bei Fleischzufuhr Rubner 7,45, Frentzel und
Schreuer[9]) zu 6,97—6,99. Im Hunger liegt er höher. Rubner[10]) fand ihn
hier zu 8,49.

Beim Menschen lag er bei gemischter Kost zwischen 7,77—9,76
[Rubner, Loewy[11]), Caspari[12])] und stieg bei Tangl[13]) bis zu 10,54. Bei
kohlenhydratreicher Kost fand Tangl 11,3—13,2.

Bei Kuhmilchnahrung stellte Rubner[3]) an Erwachsenen einen
calorischen Quotienten von 7,71 fest, an Säuglingen Rubner und Heubner
6,93. Bei Frauenmilch war der calorische Quotient bei Säuglingen 7,51
(Rubner - Heubner).

Erheblich höher war er bei vegetarischer Kost, wo ihn Caspari und

---

[1]) Vgl. z. B. Zuntz, Loewy, Müller, Caspari, Höhenklima und Bergwanderungen.
Berlin 1906, Anhangstabellen III—VIII.

[2]) Schloßmann u. Moro, Zeitschr. f. Biol. 45 [1904].

[3]) Rubner, Zeitschr. f. Biol. 36 [1898].

[4]) Rubner - Heubner, Zeitschr. f. Biol. 36 [1898].

[5]) Rubner - Heubner, Zeitschr. f. Biol. 38 [1899].

[6]) Rubner, Der Energiewert der Kost des Menschen. Zeitschr. f. Biol. 42 [1901].

[7]) Caspari, Physiologische Studien über Vegetarismus. Bonn 1905.

[8]) Krummacher, Zeitschr. f. Biol. 42.

[9]) Frentzel u. Schreuer, Archiv f. (Anat. u.) Physiol. 1902.

[10]) Rubner, Zeitschr. f. Biol. 21.

[11]) Loewy, Archiv f. (Anat. u.) Physiol. 1901, 317.

[12]) Caspari, Archiv f. (Anat. u.) Physiol. 1901, 323.

[13]) Tangl, Archiv f. (Anat. u.) Physiol. 1899, Suppl.

Glässner[1]) bis zu 15,06 steigen sahen, Caspari[2]) bei alleiniger Aufnahme rohen Obstes bis zu 18,90.

Am höchsten fand ihn bisher bei Rindern Kellner[3]). Er betrug einmal 23,06, in anderen Fällen 31,7 und 33,2.

Worauf das Steigen des calorischen Quotienten des menschlichen Harns bei gemischter Nahrung und seine besonders hohe Einstellung bei kohlenhydrat-reicher beruht, ist nicht ganz klar. Man kann nur sagen, daß jedenfalls Stoffe in den Harn übergetreten sind, die relativ reicher an Wärmewert und ärmer an Stickstoff sind als bei Fleischnahrung, wo im wesentlichen der Harn-stoff den Wert des calorischen Quotienten bestimmt.

Aromatische Substanzen (vgl. S. 465 ff.) werden dabei wohl eine Rolle spielen. Bei den Herbivoren kommt jedenfalls die nicht unbeträchtliche Aus-scheidung an Hippursäure (vgl. S. 741) in Betracht. —

Unter pathologischen Verhältnissen, unter denen entweder stick-stofffreie oder abnorme stickstoffhaltige Stoffe im Harn auftreten, muß sich natürlich der calorische Quotient abweichend von den vorstehend angegebenen normalen Werten verhalten.

Bei den stickstofffreien Stoffen handelt es sich im wesentlichen um die verschiedenen Arten der im Harn beobachteten Kohlenhydrate [Amylum, Hexosen, Pentosen, Heptosen (?)] (vgl. daselbst) und um gepaarte bzw. nicht-gepaarte Glucuronsäuren. Ihre Art und Menge bestimmt den Zuwachs an Brennwert. Ferner bilden eine häufige Quelle einer abnormen Steigerung des Quotienten die sog. Acetonkörper (Aceton, Acetessigsäure, β-Oxybuttersäure), und flüchtige Fettsäuren. Sie müssen quantitativ bestimmt werden, um fest-stellen zu können, ob außer ihrer Gegenwart noch andere Momente vorhanden sind, die den calorischen Quotienten etwa abnorm gestalten.

Von stickstoffhaltigen abnormen Harnbestandteilen wären zu nennen — abgesehen von Eiweiß — Cystin, Amine und Aminosäuren.

Erstere beide finden sich nur bei bestimmten, durch ihr Auftreten charak-terisierten, chronischen Stoffwechselstörungen, letztere unter zahlreichen Be-dingungen, die zu einem pathologischen Abbau des Eiweißes führen. Das Nähere hierüber siehe im Kapitel „Stickstoffhaltige Körper" (S. 528 ff.).

Da der calorische Quotient des Harns eine relativ einfach zu bestimmende Größe ist und bei gleicher Ernährung unter sonst normalen Bedingungen eine bemerkenswerte Konstanz zeigt, geben seine Änderungen einen guten Indicator für etwaige Störungen des Stoffumsatzes im Körper ab, und wiederholt haben die gefundenen Abweichungen von den normalen Werten erst dazu geführt, auf abnorme Abbauprodukte, speziell Eiweißabbauprodukte, im Harn zu fahnden.

Fast ausschließlich handelte es sich bis jetzt um abnorme Steigerungen des calorischen Quotienten. Sie sind gefunden worden unter Umständen, bei denen der Stoffumsatz unter Sauerstoffmangel ablief oder wo letzterer an-genommen werden konnte.

Zuerst wurde das Steigen des calorischen Quotienten festgestellt von Zuntz, Loewy, Müller, Caspari[4]) bei ihrem Aufstieg auf die Gnifetti-spitze des Monte Rosa (4560 m Höhe).

---

[1]) Caspari u. Glässner, Zeitschr. f. physikal. u. diätet. Therap. 7 [1903/04].
[2]) Caspari, Physiol. Studien über Vegetarismus. Bonn 1905.
[3]) Kellner, Landwirtsch. Jahrbücher 47 [1896].
[4]) Zuntz, Loewy, Müller, Caspari, Höhenklima und Bergwanderungen. Berlin 1906, S. 286.

Während er bis zu 2100 m bei den vier in Betracht kommenden Personen zwischen 8,43 und 9,36 lag, war er in 4560 m Höhe während des Bestehens mehr oder weniger intensiver Bergkrankheitssymptome bei allen erhöht, und zwar auf 9,56—11,12.

Auf Sauerstoffmangel ist wohl auch die Steigerung zurückzuführen, die D. Fuchs[1]) nach großen Blutentziehungen fand.

Bei Kranken scheint bisher nur von Plesch[2]) der calorische Quotient des Harns ermittelt und erhöht gefunden zu sein. Plesch stellte ihn bei einem Phthisiker während der letzten Lebenstage zu 16,38 fest. Er bezieht die abnorme Höhe gleichfalls auf inneren Sauerstoffmangel.

Einmal ist bisher eine abnorme Erniedrigung konstatiert worden, nämlich bei einem der Teilnehmer der obenerwähnten Monte-Rosabesteigung (Caspari). Sie folgte der vorhergehenden abnormen Erhöhung (auf 11,12) zugleich mit einer die Stickstoffaufnahme weit mehr als an den vorangehenden Tagen übertreffenden Stickstoffabgabe im Harn. Der calorische Quotient betrug nur 5,85 (Harnstofflösung = 5,45). — Es ist fraglich, wie dieser Abfall zu erklären ist.

II. Calorimetrie des Kotes.

Die calorimetrische Bestimmung des Kotes ist in jeder Beziehung einfacher als die des Harns.

Da im allgemeinen nicht der Kot eines Tages, vielmehr der ganzer, über mehr oder minder lange Zeit sich erstreckender Perioden verarbeitet wird, handelt es sich auch bei ihm zunächst um die Konservierung, um weitergehende Zersetzungen zu verhindern.

Diese geschieht am besten durch Zusatz von Chloroform oder Toluol zu dem in luftdicht verschlossenen Büchsen aufbewahrten Kote. Ist die auf die Periode treffende Menge gesammelt, so wird sie am besten im Vakuum-exsiccator getrocknet über wasserfreier Schwefelsäure, die nachher auf ihren Stickstoffgehalt untersucht wird. Denn auch im Kote können beim Trocknen Zersetzungen stickstoffhaltiger Stoffe vor sich gehen. — Ist der Kot dünn, so genügt meist die Trocknung bei Zimmertemperatur nicht — sie erfordert zu viel Zeit — vielmehr ist eine Steigerung der Temperatur auf 40—50° erforderlich.

Der Kottrockenrückstand wird sorgfältig von der Schale, in der er sich befand, entfernt, gesammelt und einige Tage stehen gelassen.

Anstatt den gesamten Kot zu sammeln und zu trocknen, kann man auch von den täglich entleerten Kotmengen nach ihrer sorgfältigen Durchmischung einen bestimmten Anteil entnehmen und die gesammelten Teilmengen konservieren und trocknen.

Die lufttrockenen Kotrückstände können unter normalen Ernährungs- und Resorptionsbedingungen ohne weiteres in einer Pastillenpresse zu kleinen, etwa $1/2$ g wiegenden Pastillen geformt und diese in der Bombe verbrannt werden. Nur wenn durch zu fettreiche Nahrung oder infolge mangelhafter Fettresorption der Kot abnorm fettreich ist, gelingt die Herstellung der Pastillen nicht, da es zur Auspressung von Fett kommen kann. In diesem Falle muß

---

[1]) D. Fuchs, Archiv f. d. ges. Physiol. **130**, [1909].
[2]) J. Plesch, Über den Stoffwechsel bei Tuberkulose usw. Zeitschr. f. experim. Pathol. u. Ther. **3** [1906].

der Kot zunächst kalt oder besser, nach Behandlung mit Salzsäure (vgl. Kapitel „Faeces" S. 1131) im Soxhletschen Apparate mit Äther behandelt werden und sein Energiewert durch Verbrennung der entfetteten Pastillen und Wägung und Verbrennung des gewonnenen Fettes ermittelt werden. Der Brennwert des letzteren muß — wo es sich um exakte Versuche handelt — direkt festgestellt werden, da er keine bestimmte Größe darstellt, vielmehr Zahlen liefert, die mehr oder weniger unterhalb der für die Nahrungsfette liegen.

Die Verbrennung der genau gewogenen Pastillen und die Berechnung des Ergebnisses geschieht genau in der für den Harn angegebenen Weise.

Brennwert des Kotes. Trotz der Differenzen in der Art und Menge der aufgenommenen Nahrung und trotz der Verschiedenheiten, die der entleerte Kot in seiner Beschaffenheit darbietet, schwankt doch, von extremen Ernährungsbedingungen abgesehen, die Zusammensetzung und damit der Brennwert des getrockneten Kotes in verhältnismäßig engen Grenzen. Ja, bei Aufnahme einer nach Art und Menge gut assimilierbaren Nahrung, gleichgültig ob diese animalischer oder vegetabilischer Natur ist, zeigt der Trockenkot eine ziemlich auffallende Gleichmäßigkeit beider Werte. Das rührt daher, daß bei einer solchen Nahrung die organischen Bestandteile so gut wie vollkommen im Darme resorbiert werden und die organische Substanz des Kotes im wesentlichen ein Sekretionsprodukt der Verdauungsdrüsen darstellt, das der Resorption im Darm entgangen ist. Dafür spricht auch, daß der Hungerkot einen gleichen Brennwert ergibt.

Solchen Kot, von Prausnitz als „Normalkot" bezeichnet, findet man nach Aufnahme von nicht übermäßigen Mengen Fleisch, bei Zulage von wenig Fett zu diesem, bei Ernährung mit Eiereiweiß und mit reinem Pflanzeneiweiß, auch bei gut zubereitetem Reis, Grieß und bei Weizenmehlgebäcken.

Der Brennwert des Kotes zeigt dagegen Abweichungen von dem des „Normalkotes", wenn überschüssiges Eiweiß aufgenommen wird oder viel Fett oder cellulosereiche, d. h. also schlecht resorbierbare Vegetabilien.

Die Gleichmäßigkeit des Brennwertes des Trockenkotes tritt allerdings — wenigstens beim Menschen — erst zum Vorschein, wenn man Mittelwerte aus einer größeren Anzahl von Versuchen, sei es an verschiedenen, sei es an dem gleichen Individuum, der Betrachtung zugrunde legt. Die Ergebnisse von Einzelversuchen zeigen Differenzen, die zu verschiedenen Zeiten bei ein und demselben Individuum in ziemlich den gleichen Grenzen liegen wie bei verschiedenen Individuen. — Besonders die Fettausnutzung scheint Schwankungen zu unterliegen, so daß man bei reichlicher, wenn auch durchaus nicht übermäßiger Fettzufuhr, nicht selten einen erhöhten Brennwert findet.

Um den Brennwert des Kotes zahlenmäßig auszudrücken, kann man ihn entweder einfach auf 1 g lufttrockenen Kotes beziehen, oder — was selten geschieht — auf 1 g Kottrockensubstanz, oder man berechnet ihn auf 1 g Kotstickstoff. Seltener, weil mit umständlichen analytischen Untersuchungen verbunden, ohne wesentlich mehr auszusagen, bezieht man den Brennwert auf 1 g organische Kotsubstanz oder 1 g Kotkohlenstoff.

Auch beim Normalkot werden sich hierbei natürlich gewisse Differenzen ergeben, die von dem schwankenden Aschengehalt des Kotes abhängen. Zu konstanteren Werten kommt man bei Zugrundelegung des aschefreien Kotes.

Für 1 g lufttrockenen Kotes findet man als Maximum ca. 6 Cal., als Minimum ca. 4,0 Cal.; diese Grenzwerte werden jedoch nur selten erreicht und nur bei sehr reichlicher Fettzufuhr der Maximalwert überschritten. Im Durchschnitt werden 5—5,5 Cal. gefunden werden.

In den an 6 Personen bei gleicher gemischter Kost ausgeführten und 29 Perioden umfassenden Versuchen von Zuntz, Loewy, Müller, Caspari[1]) stellte sich der Maximalwert pro Gramm lufttrockenen Kotes zu 5,63 Cal., der Minimalwert zu 4,61 Cal., der Mittelwert zu 5,04 Cal.

Auf gleichem Niveau liegt der Brennwert bei vegetarischer Ernährung. So fand Caspari pro Gramm lufttrockenen Kotes an Calorien:

5,21 bei Ernährung mit Trauben,
5,50 „   „   „ Äpfeln,
5,60 „   „   „ getrocknetem Gemüse.

Niedriger wird der Brennwert des Trockenkotes bei Wiederkäuern gefunden. In Kellners Versuchen an Rindern, die mit Heu, Kleie, Schnitzeln ernährt wurden, war er 4,55—4,75.

Bei Atwater[2]), der 47 Versuche mit 145 Tagen zusammenfaßt, betrug auf 1 g wasserfreien Kotes der Brennwert im Maximum 6,23 Cal., im Minimum 4,37 Cal., im Mittel 5,38 Cal.

In diesem Mittel sind Versuche mit sehr verschiedener Kostform enthalten. Für die einzelnen Kostformen ergeben sich folgende Mittelwerte:

Fettkost . . . . 5,912 Cal.
Alkohol . . . . 5,735 „
Kohlenhydrate . . . . . . 5,175 „
Gemischte Nahrung . . 5,212 „

Für dieselben wasser- und aschefreien Kote, d. h. für die organische Kotsubstanz, berechnen sich folgende Brennwerte: Maximum 7,69 Cal., Minimum 5,904 Cal., Gesamtmittel 6,623 Cal.

Fettkost im Mittel . . . . 7,331 Cal.
Alkohol im Mittel . . . . 6,92 „
Kohlenhydrate . . . . 6,174 „
Gemischte Kost im Mittel . . . . . . 6,513 „

In engeren Grenzen schwanken die von Rubner[3]), allerdings an einem kleineren Material, gewonnenen Werte. Bei ihm entsprach 1 g organischer Kotsubstanz folgenden Brennwerten:

Hund: Fettarme Fleischkost . . 6,13—6,51 Cal.
Mensch: Fettarme Fleischkost . . . 6,059 „
„   Fleisch, mittelfett . . . . . 6,403 „
„   Milch . . . . 6,518 „
„   fette Kost . . . . 6,004 „
„   magere Kost . . . . 6,114 „
„   Brot . . . . 5,259 „
„   Kleiebrot . . . . 5,293 „
„   Kartoffeln . . . . 6,413 „
„   Hungerkot . . . . 6,6 „
„   Meconium . . . . 5,82 „

[1]) Zuntz, Loewy, Müller, Caspari, Höhenklima und Bergwanderungen. Berlin 1904, S. 213 und Anhangstabelle Nr. IX a.
[2]) Atwater, Neue Versuche über Stoff- und Kraftwechsel im menschlichen Körper. Ergebnisse d. Physiol. 3, 497 [1904].
[3]) Rubner, Gesetze der Ernährung. Wien 1902, S. 34 und Der Energiewert der Kost des Menschen. Zeitschr. f. Biol. 42, 297 [1901].

Bezieht man den Kotbrennwert auf 1 g Kotstickstoff, so sind natürlich die Differenzen weit beträchtlicher. Denn auf den „calorischen Quotienten des Kotes" hat die Art der Nahrung, besonders überschüssiges Fett und nicht resorbierbare Kohlenhydrate (Cellulose), die im Kot erscheinen, einen erheblichen Einfluß.

In Atwaters Versuchen am Menschen betrug der calorische Quotient des wasserfreien Kotes (Cal.: N) bei Berücksichtigung aller Versuche: Maximum 159,5 Cal., Minimum 73,98 Cal., Mittel 102,73 Cal.

Für die einzelnen Kostformen stellte sich der calorische Quotient im Mittel auf:

132,07 bei Fettkost,
80,92 „ Kohlenhydratkost,
97,32 „ Alkohol,
97,57 „ gemischter Kost.

Bei Zuntz, Loewy, Müller, Caspari betrug der calorische Quotient des Kotes bei gemischter, den Bedarf gerade deckender Nahrung: 108—67, und nach der Entfettung der Kote: 71—37.

Die auch bei gut assimilierbarer Nahrung sich findenden Schwankungen des calorischen Quotienten des Kotes sind also nicht allein auf den wechselnden Fettgehalt zu beziehen, da sie, wenn auch in geringerem Maße, sich auch noch am entfetteten Kote zeigen.

Sehr hoch liegt der calorische Quotient bei cellulosereicher, schlecht resorbierbarer Pflanzennahrung. In Casparis Versuchen war er bei Aufnahme getrockneter Gemüse: 101, bei Ernährung mit Äpfeln: 128, bei Ernährung mit Trauben: 145.

Für den asche- und fettfreien Kot des Hundes bei Fleischnahrung fanden Frentzel und Schreuer[1] sehr niedrige und wenig voneinander abweichende calorische Quotienten; der Mittelwert war 45,4 Cal. pro Gramm N.

Als sehr konstant erwies sich das Verhältnis von Calorien zu Kohlenstoff im Kot. In Atwaters Versuchen war es

maximal 11,83, minimal 10,40, im Mittel 11,14.

Für die einzelnen Kostformen stellte sich $\frac{\text{Cal.}}{C}$ im Mittel zu:

11,50 bei Fettnahrung,
11,19 „ Alkohol,
11,08 „ Kohlenhydraten,
11,10 „ gemischter Kost.

Theoretisch wichtig sind die hohen Calorienzahlen, die häufig für 1 g N des entfetteten Kotes beobachtet werden und, wie erwähnt, in den Versuchen von Zuntz und Genossen bis 71 hinaufgingen. Sie zeigen, daß außer Eiweiß noch andere organische Bestandteile mit hohem Brennwert vorhanden sein müssen, da der Brennwert des Eiweißes das Maximum der gefundenen Werte nicht erreicht. Wahrscheinlich handelt es sich um Gallenbestandteile, die zum Teil (wie Cholesterin und Cholalsäure) einen sehr hohen Brennwert besitzen. —

Wie sich aus den vorstehend mitgeteilten Zahlenwerten ergibt, vermag die aufgenommene Nahrung den Brennwert des Kotes nicht unbeträchtlich zu beeinflussen, sei es dadurch, daß sie in verschiedenem Maße die Sekretion der Darmdrüsen anregt, sei es, daß von schlecht resorbierbarer Nahrung mehr oder weniger große Anteile in den Kot übertreten.

---

[1] J. Frentzel u. M. Schreuer, Archiv f. (Anat. u.) Physiol. 1901—1903.

Aber auch andere äußere Momente scheinen Einfluß auf den Brennwert des Kotes haben zu können. So fanden eine Steigerung des Brennwertes des Kotes, bezogen auf 1 g Stickstoffgehalt, also eine Erhöhung des calorischen Quotienten, Zuntz, Loewy, Müller, Caspari nach anstrengenden Märschen bei mehreren Personen. Da die Steigerung auch im entfetteten Kote vorhanden war, so kann der Effekt nur von einem Auftreten nicht fettartiger Stoffe mit hohem Brennwerte hergeleitet werden. Vielleicht handelt es sich um eine stärkere Anregung der Darmdrüsentätigkeit, speziell der Gallenbildung.

Von pathologischen Änderungen ist nur bekannt, daß bei Darmkatarrhen die Fettresorption sich verschlechtert, und der Trockenkot durch höheren Fettgehalt einen höheren Brennwert erhält.

Endlich wäre ein Befund von Zuntz und Genossen zu erwähnen, bei dem im Zustande unzureichender Sauerstoffversorgung des Körpers während des Bestehens der Bergkrankheit der Brennwert des Kotes gesteigert war. Diese Steigerung beruhte nicht allein auf Steigerung der Fettmenge, sondern auch auf Zunahme stickstoffhaltiger Substanzen, die sich durch eine verschlechterte Resorption der Nahrung erklärt. —

Die bisherigen Betrachtungen des calorischen Verhaltens des Kotes betrafen den Brennwert der Kottrockensubstanz. Eine andere Frage ist, welche Wärmemenge dem Körper mit dem Kote verloren geht. Es ist von vornherein klar, daß hierauf keine einfache Antwort gegeben werden kann, denn diese Wärmemenge hängt nicht nur von der Zusammensetzung des Kotes, sondern in noch höherem Maße von der gebildeten Kotmenge ab und diese ihrerseits von der Art und auch von der Menge der aufgenommenen Nahrung. Dabei muß berücksichtigt werden, ob die Nahrung schlecht resorbierbar ist, der Kot also noch mehr oder weniger große Reste von ihr enthält, oder ob sie gut ausnützbar ist, aber die Sekretion der Darmdrüsen mehr oder weniger anregt.

Tabelle II.

	Art der Nahrung	Prozentischer Energieverlust durch den Kot	Autor
Mensch	Fleisch, mittelfett . .	6,9	Rubner
,,	Fette Kost	4,3—7,9	,,
,,	Magere Kost	4,6—7,4	,,
,,	Milch	10,2	,,
,,	Gut assimilierbare gemischte Nahrung .	2,8—6,8	Zuntz, Loewy Müller, Caspari.
,,	Kartoffel	4,8	Rubner
,,	Brot aus ganzem Korn	15,5	,,
,,	Kleiebrot	24,3	,,
,,	Gut ausnutzbare vegetarische Kost . . .	7,1—8,9	Caspari
,,	Vegetarische Rohkost.	11,7—23,5	,,
Hund	Fleisch	3—5	,,
Wiederkäuer	Heu, Kleie, Schnitzel .	30—40	Kellner
Pferd	Heu, Hafer, Häcksel .	30—40	Zuntz u. Lehmann

Bei den dadurch zustande kommenden außerordentlichen Schwankungen der Wärmemengen, die der täglich entleerte Kot enthält, selbst bei

Individuen, die der gleichen Art angehören und sich ähnlich ernähren, scheint es gerechtfertigt, auf die Angabe absoluter Zahlen zu verzichten (erwähnt sei nur, daß der Kot des erwachsenen Menschen pro Tag bei gemischter Kost 80—160 Cal. Wärmewert hat), und dafür eine kurze Übersicht über den prozentischen Energieverlust mitzuteilen, den die aufgenommene Nahrung durch die Darmentleerungen erfährt (vgl. Tab. II). Bei Kenntnis der von Fall zu Fall differierenden, mit der Nahrung eingeführten Energiemengen, lassen sich die absoluten Energieverluste durch den Kot aus ihr leicht berechnen. —

Abgesehen von Harn und Kot ist der Brennwert der normalen Sekrete und Exkrete und der Körperflüssigkeiten bisher nicht bestimmt worden. Da ihre Zusammensetzung eine in den weitesten Grenzen verschiedene ist, muß natürlich auch ihr Brennwert dementsprechend differieren. Er läßt sich aus der Menge und Natur der organischen Bestandteile und dem Aschengehalt annähernd berechnen.

Von pathologischen Produkten ist bisher nur das Sputum von Plesch[1]) der calorimetrischen Untersuchung unterzogen worden.

Es handelt sich um phthisisches Sputum, dessen täglicher Brennwert im Durchschnitt von 3 Tagen 102,82 Cal. betrug. Da der Stickstoffgehalt des Sputums pro die 2,13 g betrug, ist der calorische Quotient dieses Sputums 48,3. — Bei dem wechselnden Verhalten der Sputa kann dieser Einzelfall natürlich nicht verallgemeinert werden.

---

[1]) J. Plesch, Über den Stoffwechsel bei Tuberkulose mit besonderer Berücksichtigung des Sputums. Zeitschr. f. experim. Pathol. u. Therap. 3 [1906].

Die Anstellung von Stoffwechselversuchen an Mensch und Tier.

Von

W. Caspari-Berlin.

Das Anstellen eines Stoffwechselversuches erfordert bei Menschen sowohl wie bei Tieren eine sehr sorgfältige Innehaltung und umsichtige Verwendung technischer Vorschriften, wenn man Resultate erhalten will, die eine einigermaßen sichere Antwort auf die vom Experimentator gestellte Frage bedeuten. Es erscheint daher geboten, im folgenden eine kurze Übersicht zu geben über die Anordnung derartiger Versuche, die Vorbereitung zur Gewinnung des Untersuchungsmaterials und die Konservierung desselben. Die chemische Bearbeitung des Materials ist an anderen Orten dieses Buches beschrieben, ebenso die respiratorischen und calorimetrischen Methoden, welche heutzutage für die Beantwortung der Fragen des Stoffwechsels meist ein unerläßliches Erfordernis darstellen.

Wir stellen Stoffwechselversuche am Menschen sowohl wie an zahlreichen Tieren an. Die Versuche haben entweder den Zweck, über den Stoffwechsel der betreffenden Tierart Näheres zu erfahren, oder aber sie sollen allgemeine Fragen des Stoffwechsels zur Entscheidung bringen. Bei Fragestellungen letzterer Art darf man sich jedoch keinen Täuschungen darüber hingeben, daß Resultate, wie sie beim Herbivoren gewonnen worden sind, nicht ohne weiteres auf carnivore Tiere übertragen werden können, Resultate, die wir etwa beim carnivoren Hunde feststellten, nicht ohne weiteres für den omnivoren Menschen gültig sind. Daher tut man gut, in all denjenigen Fragen, welche Probleme der Physiologie des Menschen zum Gegenstande haben, den Menschen selbst als Versuchsobjekt zu wählen oder wenigstens an die Versuche am Tiere einen Kontrollversuch am Menschen anzuschließen, um sich über die Tragweite der Befunde klar zu werden.

Der Stoffwechselversuch am Menschen ist dadurch wesentlich erleichtert, daß die quantitative Sammlung von Harn und Kot relativ wenig Schwierigkeiten begegnet. Andererseits ist er dadurch erschwert, daß er einen ganz erheblichen Grad von Selbstüberwindung und Energie seitens des Versuchsindividuums erfordert, so daß man nur dann auf ein strenges Innehalten der Versuchsbedingungen rechnen kann, wenn die Versuchsperson unter ständiger Beobachtung und absoluter Klausur, etwa in einem Krankenhause, gehalten wird. Am besten tut man jedenfalls, wenn man den Versuch entweder an sich selbst ausführt oder aber an einer bei der Fragestellung interessierten Person, welche sich der Bedeutsamkeit jeder Unregelmäßigkeit bewußt ist. Natürlich muß die Versuchsperson, wenn nicht eine spezielle Frage aus dem Bereiche der Pathologie vorliegt, völlig gesund sein. Es ist ferner das Lebensalter und Geschlecht der Versuchsperson zu beachten, da der Stoffwechsel in dieser Hinsicht mancherlei Unterschiede bietet. Hinsichtlich des Geschlechtes bevorzugen wir männliche Versuchspersonen, weil bei ihnen das quantitative Auffangen des Harns leichter ist und der Harn freier ist von Beimengungen, welche nicht aus der Niere, sondern aus den unteren Harnwegen stammen. Auch wirkt bei weiblichen Versuchsindividuen der eventuelle Eintritt einer Menstruation in hohem Maße störend auf den Stoffwechselversuch. Aber auch bei Innehaltung aller Kautelen ist ein Resultat, das an einer einzelnen Versuchsperson gewonnen ist, nicht immer ohne weiteres für die Allgemeinheit bindend. Gerade beim Menschen spielen individuelle Unterschiede eine große Rolle. Dies gilt besonders für Fragen des Energiebedarfes.

Von Tieren eignen sich Carnivoren besser zu Stoffwechselversuchen als Herbivoren. Auch kleinere Tiere, wie Mäuse, Ratten und Meerschweinchen, kommen für den Stoffwechselversuch wenig in Betracht, weil das quantitative Sammeln von Harn und Kot bei ihnen zu großen Schwierigkeiten begegnet. Nur bei Massenversuchen, bei denen geringere Einzelfehler weniger ins Gewicht fallen, wird man sich auch bei Lösungen von Stoffwechselfragen dieser Tiere wohl bedienen können. Selbst das Kaninchen, welches uns sonst so oft als Objekt des physiologischen Experimentes dient, wird zu Stoffwechselversuchen relativ selten benutzt. Auch bei ihm ist die Gewinnung von Harn und Kot sehr schwierig, die Kotabgrenzung durch die Länge des Darmkanals, besonders des Blinddarmes, erschwert. Hinzu kommt, daß die Kaninchen Koprophagen sind. Unsere Kenntnisse der Koprophagie sind aber zurzeit noch viel zu gering, um die hierdurch bedingten Unsicherheiten beurteilen oder eventuell ausschalten zu können.

Stoffwechselversuche an Schafen, Ziegen, Rindern, Pferden, Schweinen, Vögeln mancher Art und selbst an Fischen sind häufig angestellt worden. Stets aber hat es sich hierbei um spezielle Fragen des Stoffwechsels dieser Tiere gehandelt. Versuche an solchen Tieren sind oft mit außerordentlichen Schwierigkeiten verknüpft, zum Teil auch, besonders bei den großen Herbivoren, sehr kostspielig.

Das Tier, welches wir am häufigsten zur Entscheidung allgemeiner Fragen des Stoffwechsels verwenden, ist der Hund. Dieser eignet sich deswegen so gut zu derartigen Untersuchungen, weil er in seinen Anforderungen an die Kost sehr anspruchslos ist, weil er ferner mit Nahrung von außerordentlich verschiedener Zusammensetzung seinen Bedarf decken kann. Der Hund ist ein Carnivore, vermag also mit reiner Fleischfütterung auszukommen, andererseits ist er so vollständig domestiziert, daß er selbst bei sehr kohlehydratreicher gemischter Kost sich meist völlig wohl befindet. Auch das getrennte quantitative Sammeln von Harn und Kot begegnet verhältnismäßig geringen Schwierigkeiten. Die exakte Abgrenzung des Kotes wird durch die geringe Länge des Darmkanales begünstigt. Hinzu kommt die hohe Intelligenz des Tieres, welche eine Dressur leicht ermöglicht, ein Umstand, der besonders für die Anstellung von Respirationsversuchen von enormer Wichtigkeit ist. Wegen des leichteren Katheterismus bevorzugen wir bei Stoffwechselversuchen am Hunde das weibliche Geschlecht, müssen aber auch hier der Störung durch das Eintreten der Brunst eingedenk sein.

Weit weniger als der Hund wird das andere carnivore Haustier, die Katze, zu Stoffwechselversuchen verwandt. Ihre Ungebärdigkeit, große Empfindlichkeit und ihr starker Bewegungsdrang bieten für Stoffwechselversuche meist recht ungünstige Bedingungen.

Gesondertes quantitatives Auffangen von Harn und Kot.

Bei jedem Bilanzversuche ist die größte Sorgfalt zu legen auf ein gesondertes quantitatives Auffangen von Harn und Kot. Denn es braucht keine weitere Auseinandersetzung, daß in dieser Hinsicht schon geringe Fehler zu schwersten Irrtümern führen können. Beim Menschen bedarf es in dieser Hinsicht keiner besonderen Vorrichtungen. Eine wohldisziplinierte Versuchsperson wird je nach den Ansprüchen des Experimentes den Harn zu jeder Zeit lassen können. Bei der Defäkation ist darauf zu achten, daß, besonders bei etwas obstipierten Personen, leicht etwas Harn durch den Druck der Bauchpresse ausgedrückt wird, selbst dann, wenn man, was auf das dringendste anzuraten ist, unmittelbar vor jeder Defäkation Harn läßt. Die dann noch etwa ausgepreßten wenigen Tropfen Harns lassen sich bequem in einem vorgehaltenen Becherglase auffangen. Kleine Fehler können auch entstehen durch Wegwerfen des beim Abwischen des Kotes benutzten Papieres. Um dies zu vermeiden, empfiehlt es sich, einen kleinen Badeschwamm zu benutzen, der nachher in Wasser sorgfältig ausgewaschen werden muß. Den Rückstand des abgedampften Waschwassers vereinigt man später zweckmäßig mit dem zugehörigen Kote.

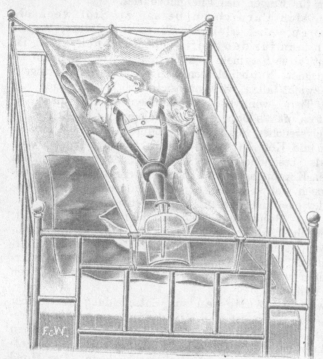

Fig. 1.
Lagerung des Säuglings bei Stoffwechselversuchen nach Bendix und Finkelstein.

Besonderer Maßnahmen dagegen bedarf es bei Versuchen, die an Säuglingen angestellt werden. Für Säuglinge männlichen Geschlechts ist unter anderem eine sehr brauchbare Apparatur von B. Bendix und Finkelstein[1]) angegeben worden. Dieselbe besteht im wesentlichen darin, daß das Kind in eine Hemd-Hosenkombination hineingesteckt wird, welche in einem über der Bettunterlage befindlichen Leinentuch derartig befestigt wird, daß die Beine des Kindes gespreizt werden. Penis und Scrotum des Säuglings werden von einem passend angebrachten Urinrezipienten aufgenommen, der direkt in eine Harnflasche abführt. Der Kot wird einfach in einer untergestellten Schale, der sich für stark diarrhoische Stühle eine Blechplatte aufklemmen läßt, aufge-

---

[1]) B. Bendix u. Finkelstein, Deutsche med. Wochenschr. **1900**, H. 42.

fangen. Fig. 1 gibt eine Vorstellung von der Lagerung eines solchen Säuglings.

Bei Tieren sind wir meist gezwungen, Stoffwechselkäfige zu verwenden, um den Harn und Kot gesondert aufzufangen. Das allgemeine Prinzip dieser Käfige besteht darin, daß die Tiere auf einem eisernen Roste oder einem Drahtnetz sich befinden, dessen Zwischenräume, je nach der Art des Tieres, derartig gewählt sind, daß der Kot auf ihnen liegen bleibt, während der Harn in einen aus Zinkblech bestehenden oder mit Zinkblech ausgeschlagenen Käfigboden abfließt. Der letztere besitzt Gefälle zu einem Abflußrohr,

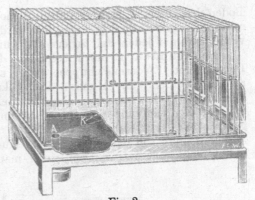

Fig. 2.

Stoffwechselkäfig für Kaninchen. *K* Drahtgeflecht zum Zurückhalten des Kotes; *A* Harnabfluß.

unter das ein geeignetes Gefäß zum Auffangen des Harns gestellt wird. Es ist klar, daß unter diesen Umständen ein Stoffwechselversuch illusorisch wird, sobald diarrhoische · Stuhlentleerung

eintritt. Denn solcher Kot durchtränkt sich leicht mit Harn, fällt durch das Gitterwerk des Käfigbodens hindurch und gelangt schließlich in das Harnsammelgefäß. Andererseits kann ein solcher Kot größere Mengen Harns aufsaugen, die dann bei der Analyse beim Kot mit in Rechnung gestellt werden würden. In geringerem Maße sind derartige Fehler allerdings auch dann möglich, wenn keine Neigung zu Diarrhöe besteht. Es ist daher ein unbedingtes Erfordernis, das Tier im Stoffwechselkäfig sorgfältig zu beobachten und gelassenen Kot möglichst bald zu sammeln. Auch der Abfluß des Harns aus dem Gefäßboden ist meist kein absolut vollständiger. Geringe Reste bleiben zurück, welche bei längerem Stehen ohne Zweifel durch ammoniakalische Gärung Stickstoff verlieren würden. Es muß daher der

Neuberg.

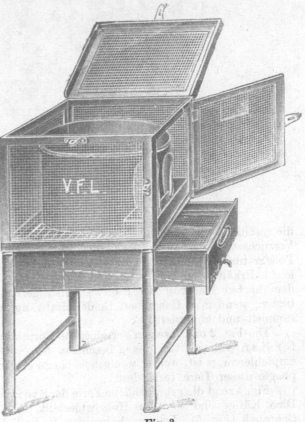

Fig. 3.

Stoffwechselkäfig für Kaninchen nach Zelmanowitz.

Boden des Käfigs mindestens einmal täglich mit schwach salzsaurem oder oxalsaurem Wasser sorgfältig abgespült werden. Der Stickstoffgehalt des Spülwassers ist auf jeden Fall zu ermitteln und in Rechnung zu stellen.

Bei Hunden ist noch besonders darauf zu achten, daß Verluste an Haaren und Epidermisschuppen nicht zu einer Verzerrung der Versuchsresultate führen. Die Hunde verschlucken diese Gebilde meist, indem sie sich durch Lecken reinigen. Dann erscheinen oft massenhaft Haare im Kot, die der Zerkleinerung desselben fast unüberwindliche Schwierigkeiten entgegensetzen, andererseits aber auch das Bild der Ausnutzung der Nahrung fälschen. Man soll daher langhaarige Hunde zu Stoffwechselversuchen überhaupt nicht verwenden. Denn wenn man durch Scheren solcher Tiere auch

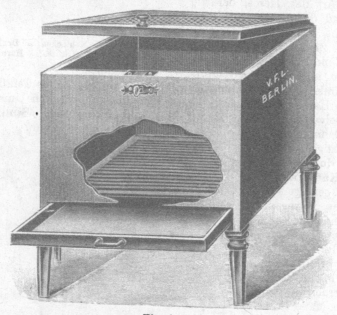

Fig. 4.
Stoffwechselkäfig für Hunde.

die geschilderten Mißhelligkeiten vermeidet, so setzt man sich wiederum anderen Versuchsstörungen aus. Langhaarige Tiere sind naturgemäß an ihr natürliches Polster und Wärmeschutz gewöhnt. Werden sie geschoren, so sind sie daher leicht Erkältungen ausgesetzt und leiden auch stark unter dem Liegen auf dem harten Eisenrost der Stoffwechselkäfige. Auf jeden Fall tut man am besten, wenn man Haare und Epidermisabgänge durch tägliches Auskämmen sammelt und analysiert.

Die Fig. 2 und 3 zeigen verschiedene Formen von Stoffwechselkäfigen für Kaninchen, von denen besonders der von Zelmanowitz angegebene empfehlenswert ist, weil er wenigstens bis zu einem gewissen Grade die Koprophagie dieser Tiere verhindert.

Fig. 4 zeigt die gebräuchliche Form der Stoffwechselkäfige für Hunde. Diese Käfige sind meist aus Holz hergestellt, doch sind auch solche aus Glas in Gebrauch (Fig. 5). Letztere haben den Vorzug des reichlichen Lichtzutrittes und der besseren Beobachtungsmöglichkeit. Von Nachteil ist dagegen ihre leichte Zerbrechlichkeit, ihr relativ hoher Preis und auch die häufige Unruhe der Tiere, die durch Vorgänge in der Umgebung hervorgerufen werden kann.

Hinzuweisen ist auch darauf, daß bei Untersuchungen über den Mineralstoffwechsel von Tieren die Zinkblechplatten des Käfigs durch Glasplatten ersetzt werden müssen. F. Müller[1]) hat bei Untersuchungen über den Eisenstoffwechsel an Stelle von Käfigen hohe Zylinder aus Ton verwandt. Man kann dieselben auch durch Einlegen eines Porzellansiebes zum quantitativen Auffangen von Harn und Kot geeignet machen.

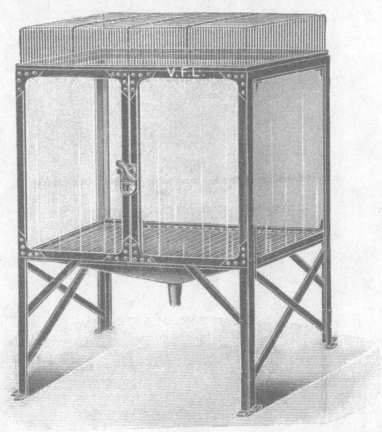

Fig. 5.
Stoffwechselkäfig aus Glas für Hunde.

Weit schwieriger ist es, Schweine, Hammel, Ziegen, Schafe, Rindvieh und Pferde in für den Stoffwechselversuch geeigneten Stallungen unterzubringen. Meist sind die für diese Tiere benutzten Versuchsstallungen mit Gefälle, Abflußrohren und Flaschen oder Behältern zum Auffangen des Harns versehen. Der Kot wird häufig in einer an geeigneter Stelle des Käfigs angebrachten Rinne einfach aufgefangen. Vielfach aber werden hier auch Harntrichter und Kotbeutel bzw. Kotschürzen benutzt. Fig. 6 zeigt die

---

[1]) Fr. Müller, Deutsche med. Wochenschr. **1900**, Nr. 55.

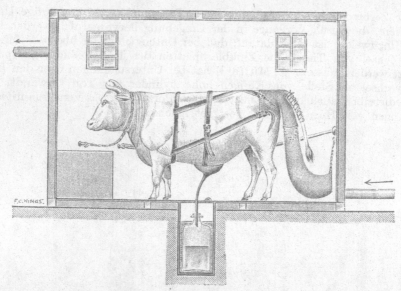

Fig. 6.
Ochse während des Stoffwechselversuches in dem Respirationsapparat
nach Grouven.

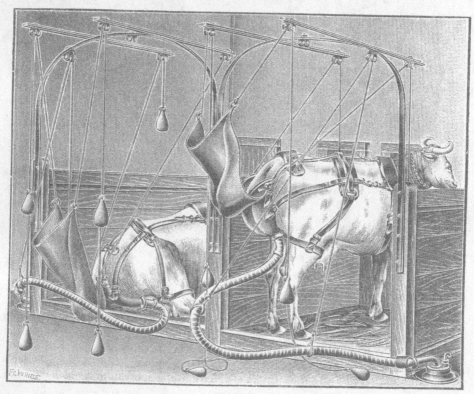

Fig. 7.
Kühe während des Stoffwechselversuches nach Hagemann.

Einrichtung, wie sie Grouven[1]) in seinem Respirationsapparate bei männlichen Rindern benutzte. Viel schwieriger ist infolge der anatomischen Verhältnisse das Anbringen von Harntrichtern und Kotbeuteln bei weiblichen Tieren. Hier haben zum Teil sehr komplizierte Einrichtungen geschaffen werden müssen, um das gewünschte Ziel zu erreichen, wie auf Fig. 7 zu ersehen ist, welche die von Hagemann[2]) bei Kühen benutzte Anordnung darstellt.

Harn- und Kotbeutel sind auch nach Völtz[3]) bei Stoffwechselversuchen an Vögeln, speziell an Hühnern verwandt worden, nachdem man durch ein ziemlich kompliziertes Operationsverfahren den Mastdarm oberhalb der Kloake durchschnitten und einen anus praeternaturalis angelegt hatte. Fig. 8 stellt einen Hahn dar, welcher mit Harnbeutel (*A*) und Kotbeutel (*B*) versehen ist. *E* und *F* stellen die tragenden Gurte, *C* und *D* die Schnallen dar, an denen die Beutel befestigt sind.

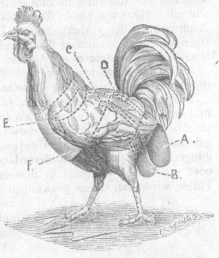

Fig. 8.
Hahn mit Harn- und Kotbeutel
nach Völtz.

Bei Fischen erwies sich die Benutzung von Harn- und Kotbeuteln als unmöglich. Es bleibt daher bei Bilanzversuchen an diesen Tieren nur übrig, den Kot möglichst häufig quantitativ aus dem Wasser herauszufischen und die Veränderungen des Wassers am Ende des Versuches analytisch festzustellen.

Während der Drucklegung dieser Arbeit ist eine Publikation von Burian[4]) erschienen, in der eine brauchbare Methode zum Auffangen von Fischharn für längere Zeitabschnitte beschrieben ist.

Eine genauere Beschreibung aller den Stoffwechselversuch betreffenden Einrichtungen finden Interessenten in der ausführlichen Darstellung von W. Caspari und N. Zuntz („Stoffwechsel") in Tigerstedts Handbuch der physiologischen Methodik.[5])

Abgrenzung des Harnes.

Wenn wir uns ein Bild machen wollen von den Umsetzungen im Tierkörper, die der Aufnahme einer bestimmten Nahrung entsprechen, so ist es ein unbedingtes Erfordernis, die Exkremente in abgemessenen Intervallen zu sammeln. Das Sammeln des Harns findet meist in 24stündigen Perioden statt. Dies ist natürlich keine absolut gültige Regel. Man wird z. B. oft aus Gründen der Fragestellung geringere Intervalle zu wählen haben. Doch darf man sich darüber keinen Illusionen hingeben, daß die in dem 24stündigen Intervalle

[1]) Grouven, Physiologisch-chemische Fütterungsversuche. II. Bericht über die Arbeiten der agrikultur-chemischen Versuchsstation zu Salzmünde. Berlin 1864, Wiegandt & Hempel.
[2]) Hagemann, Landwirtschaftl. Jahrbücher 24, 283 [1895].
[3]) Paraschtschuk, Journ. f. Landwirtsch. 50, 15 [1902]. Siehe auch Völtz in Abderhaldens Handbuch der biochemischen Arbeitsmethoden.
[4]) Burian, Zeitschr. f. biochemischen Technik u. Methoden 1, 383 [1910].
[5]) Leipzig, bei S. Hirzel.

entleerte Harnmenge keineswegs durchaus den. gleichzeitigen Umsetzungen im Organismus entspricht. Bei erheblichen Änderungen der Lebensweise, etwa beim Übergang von starker Muskeltätigkeit zu Körperruhe oder aber nach wesentlicher Änderung in Zusammensetzung oder Menge der Nahrung, sehen wir mindestens am ersten Tage, oft über mehrere Tage hinaus, eine deutliche Nachwirkung des vorhergehenden Lebensregimes. Es ist auch zu berücksichtigen, daß nach reichlicher Wasserzufuhr die Stickstoffausscheidung in den nächsten Stunden gesteigert ist, worauf eine kompensatorische Retention folgt.

Für den Menschen, der nach Wunsch jederzeit Harn lassen kann, bietet die genügende Abgrenzung desselben keine Schwierigkeiten.

Wohlgezogene Hunde sind es ja gewöhnt, den Harn längere Zeit zu halten und ihn erst zu lassen, wenn sie hinaus geführt werden. Solche Tiere kann man in manchen Fällen auch daran gewöhnen, den Harn direkt in eine untergehaltene Porzellanschale zu entleeren. Doch ist es bei den Haltungsbedingungen im Laboratorium außerordentlich schwer, Hunde stubenrein zu erziehen oder stubenrein erzogene in diesem Zustande zu erhalten. In den meisten Fällen wird man daher gezwungen sein, den Harn des Versuchstieres täglich

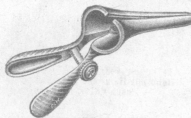

Fig. 9.
Speculum zum Katheterisieren von Hündinnen.

zur gleichen Zeit mittels des Katheters zu entnehmen. Der Katheterismus ist bei männlichen Hunden sehr schwer auszuführen. Dies ist der Grund, weshalb Hündinnen zu Stoffwechselversuchen bevorzugt werden. Doch auch bei Hündinnen ist das Einführen des Katheters nicht ganz einfach. Das orificium urethrae liegt bei der Hündin nicht nach außen frei zutage, sondern ist ziemlich weit im Innern der Vagina unter einem vorstehenden Schleimhautwulst versteckt. Dem tastenden Finger gelingt es daher oft nur mit Mühe, den Eingang der Harnröhre zu finden, und besonders bei kleinen jungfräulichen Hündinnen ist oft ein langes Probieren erforderlich, ja manchmal glückt es überhaupt nicht, den Katheter einzuführen, was dann natürlich für den gesamten Versuch äußerst störend ist. Dagegen gelingt der Katheterismus sehr leicht und in fast allen Fällen, wenn man sich eines Speculums bedient, wie es etwa nebenstehende Abbildung zeigt. Man führt das Speculum geschlossen ein und spreizt nach dem Einführen die Branchen auseinander. Dann glätten sich die sekundären Schleimhautwülste und der große Wulst oberhalb der Uretralöffnung fällt sofort ins Auge. Es ist bei Anwendung dieses Hilfsmittels wohl stets unnötig, das von Limpert und Falck[1]) vorgeschlagene Operationsverfahren anzuwenden, durch welches das orificium urethrae frei nach außen zutage gelegt wird.

Bei dem Katheterisieren muß man mit einiger Vorsicht zu Werke gehen, um das Eintreten einer Cystitis zu vermeiden, obgleich Hunde in dieser Beziehung nicht allzu empfindlich sind. Man tut gut, die Scheide vorher mit einer Lysollösung zu reinigen und eine Ausspülung der Blase mit verdünnter Borlösung an die Entnahme des Harns anzuschließen.

Man benutzt weiche Gummikatheter, welche ebenfalls steril sein müssen, am besten durch Aufbewahren über Formalinpastillen.

Nachdem der Harn aus der Blase abgeflossen ist, muß man dieselbe ausspülen, um die Reste des Harns, welche sich stets in den Buchten der Blase

---

1) Limpert u. Falck, Virchows Archiv **9**, 56 [1856].

befinden, zu gewinnen. Man wird in den meisten Fällen diese Ausspülung mit der verdünnten Borsäurelösung vornehmen können, welche der Desinfektion der Blase dient.

Auch bei Kaninchen läßt sich das Katheterisieren wohl ausführen, wenn es auch erheblich mühsamer ist als beim Hunde. Man benutzt bei männlichen Tieren einen dünnen Nélatonkatheter, beim Weibchen besser einen dünnen Metallkatheter von ähnlicher Form wie sie für die weibliche Harnröhre beim Menschen in Gebrauch sind.

Da nach Darreichung großer Flüssigkeitsgaben häufige Harnentleerungen stattfinden und die im Körper vorhandenen harnfähigen Substanzen ausgespült werden, kann man sich auch dieser Methode bedienen, um den Harn beim Schluß einer längeren Versuchsperiode abzugrenzen.

Abgrenzung des Kotes.

Weit unsicherer als die Abgrenzung des Harns ist diejenige des Kotes. Selbst beim Fleischfresser dauert es etwa 24 Stunden, bis der zu einer bestimmten Nahrung gehörige Kot zutage tritt. Oft läßt die Ausscheidung noch viel länger auf sich warten. Beim Menschen vergehen 2—3, beim Pflanzenfresser 5—7 Tage. Es wird daher fast stets notwendig sein, den Kot der verschiedenen Versuchsperioden durch Markierungen gegeneinander abzugrenzen. Nur bei ganz lang ausgedehnten Versuchen und großer Regelmäßigkeit der Stuhlentleerung mag es angängig sein, von einer Abgrenzung des Kotes abzusehen, wie dies Neumann[1]) beim Menschen, Pflüger[2]) beim Hunde getan hat.

Man hat zur Abgrenzung des Kotes die verschiedensten Substanzen vorgeschlagen und verwandt. Entweder verabfolgte man Nahrungsmittel, die einen charakteristischen Kot geben, oder man benutzte andere Substanzen, die den Darmkanal unverändert passieren. Bei der Verwendung von Nahrungsmitteln zur Abgrenzung muß man aber stets bedenken, daß mit ihnen mehr oder weniger große Nährstoffmengen eingeführt werden, die in Rechnung gestellt werden müssen. Dies gilt z. B. für reine Fleischnahrung, die einen charakteristischen, schwarzen, pechähnlichen Kot bewirkt. Dies gilt nicht minder von der Verwertung der Milch, nach der ein harter, knolliger, hellgelber Kot erscheint (maiskolbenähnlich). Auch gibt es viele Personen, welche die hierzu notwendigen 2—3 l Milch nicht vertragen. Besser eignet sich Schokolade, welche hauptsächlich bei Kindern gern benutzt wird, ferner Preißelbeeren, Blaubeeren und gewisse Gemüse wie Karotten, deren charakteristische Celluloasereste dann im Kote erscheinen. All diese Substanzen jedoch müssen in sehr großen Mengen genommen werden, sonst verschmieren s e sich über einen großen Teil des Kotes, und es läßt sich dann die Stelle, an welcher die Abgrenzung vorgenommen werden soll, nur schwer feststellen.

Empfehlenswerter als die Verwendung der Nahrungsmittel zur Abgrenzung ist die Benutzung von Substanzen, die den Darmkanal glatt passieren. Auf der Grenze zwischen beiden Gruppen von Abgrenzungsmitteln stehen die Knochen, welche in Mengen von 12—15 g bei Hunden recht gute Resultate geben. Der Kot ist weiß, trocken und brüchig. Doch müssen die nicht geringen Stickstoffmengen berücksichtigt werden, welche aus den

---

[1]) R. O. Neumann, Archiv f. Hygiene **45**, 1 [1902].
[2]) E. Pflüger, Archiv f. d. ges. Physiol. **50**, 98.

Knochen resorbiert werden. Ein ganz vorzügliches Abgrenzungsmittel für Hunde ist die Kieselsäure. Man gibt sie am besten in Mengen von 4—5 g, etwa 6 Stunden nach der letzten oder vor der ersten Mahlzeit einer Versuchsperiode. Sie wird am besten zusammen mit einem kleinen Quantum Nahrung verabfolgt. Auch die Verwendung von Carmin ist empfehlenswert, der Kot wird dabei dunkelrot gefärbt. Weniger anzuraten ist die so häufig benutzte, fein verteilte Tier- oder Holzkohle. Durch sie wird meist eine gute Abgrenzung nicht erreicht, weil die kleinen Partikelchen des Materials sich über eine große Strecke der Kotsäule unregelmäßig zu verteilen pflegen. Auch ist die dunkle Farbe des Kohlenkotes bei einem vorwiegend mit Fleisch ernährten Hunde keineswegs prägnant hervortretend. Zu bedenken ist auch, daß der Gehalt an Kohle exakte calorimetrische Bestimmungen im Kot unmöglich macht.

Viel schwieriger noch als die Abgrenzung des Kotes beim Hunde gestaltet sie sich beim Menschen, weil infolge des längeren Darmkanales sich die Massen des Darminhaltes noch weit mehr durcheinander schieben. Auch ist der Kot des Menschen meist nicht so gut geformt und von so solider Konsistenz wie der des Hundes. Kieselsäure gibt beim Menschen keine guten Resultate. Auch fein verteilte Kohle bewährt sich im allgemeinen nicht. Besser sind gepreßte Kohletabletten, die zum Teil unzerkleinert im Kot erscheinen. Carmin gibt auch beim Menschen gute Resultate, man nimmt es am besten in capsulis gelatinosis à 0,5 g, zwei Kapseln bei jeder Abgrenzung.

Es bedarf wohl kaum einer besonderen Erwähnung, daß alle diese Abgrenzungsmittel bei Entleerung eines diarrhoischen Stuhles illusorisch werden.

Bei ihren Stoffwechselversuchen im Hochgebirge haben N. Zuntz und seine Mitarbeiter[1]) versucht, durch Klistiere zu einer guten Abgrenzung des Kotes zu gelangen, wobei das Auftreten der Reste eines zu geeigneter Zeit vorher genossenen Gemüses als Anhaltspunkt für die Beendigung der Abgrenzung diente. Man gelangt so zu einer sehr vollständigen Abgrenzung. Die Methode selbst aber ist keineswegs angenehm, da oft vier reichliche Klistiere notwendig waren, um das beabsichtigte Ziel zu erreichen.

Es erweist sich bei der Kotabgrenzung nicht nur als notwendig, die Entleerung zu sammeln, welche das Abgrenzungsmaterial enthält, man muß auch imstande sein, innerhalb der einzelnen Defäkation den Vorkot vom Nachkote zu trennen. Dazu muß man die Reihenfolge kennen, in welcher der Kot entleert wird. Beim Hunde kann man dies einfach durch Beobachtung des Tieres während der Defäkation erreichen. Beim Menschen ist im Zuntzschen Institut ein sehr einfaches Verfahren gebräuchlich. Die betreffende Kotentleerung findet auf einem Stuhle statt, dessen Sitzteil in geeigneter Weise ausgeschnitten ist. Unterhalb desselben liegt ein einfaches, mit Pergamentpapier überzogenes Holzbrett, das die Versuchsperson während der Defäkation langsam unter sich fortzieht.

Hinsichtlich der Kotabgrenzung bei anderen Tieren sei nur folgendes kurz erwähnt. Man kann bei Kaninchen eine vollständige Entleerung des Magens und Blinddarms erzielen, wenn man die Tiere mehrere Tage lang ausschließlich mit Milch ernährt. Wenn dann die Reste der früheren Nahrung aus dem Kote verschwunden sind, genügt ein 24stündiges Hungern, um den

---

[1]) Zuntz, Loewy, Müller, Caspari, Höhenklima und Bergwanderungen. Berlin 1906, bei Bong & Co.

Darmkanal fast völlig zu entleeren. Im übrigen erweist es sich jedoch bei Herbivoren unmöglich, eine Kotabgrenzung zu erzielen. Man muß daher bei diesen Tieren stets sehr lange Versuchsperioden wählen, um den Fehler einigermaßen auszugleichen.

Die Ernährung beim Stoffwechselversuch.

Die Ernährung des Hundes im Stoffwechselversuch gestaltet sich relativ einfach. Der Hund ist ja im allgemeinen an eine sehr vielseitige Kost gewöhnt, und andererseits ist er in seinen Bedürfnissen recht anspruchslos, so daß er mit einem Kostzettel von geringen Variationen sich bei gutem Appetit und allgemeinem Wohlbefinden erhalten läßt. Am zweckmäßigsten verwendet man bei diesen Tieren neben Fleisch Reis und Schweineschmalz als Komponenten der Nahrung. Das Fleisch wiegt man am besten für die gesamte Versuchsperiode oder wenigstens für einen größeren Abschnitt des Versuches auf einmal in Einzelportionen ab und sterilisiert diese dann. Sehr gut eignen sich hierzu die Rexschen oder Weckschen Konservengläser, doch kommt man auch mit einfachen Bechergläsern aus, wenn man sie gut mit Pergament verschließt. Eine Durchschnittsprobe wiegt man zur Analyse ab. Ähnlich verfährt man auch bei Substanzen, deren hygroskopische Beschaffenheit zu Fehlern führen kann. Auch hier wiegt man die einzelnen Portionen für den Gesamtversuch zu gleicher Zeit ab und nimmt eine luftdicht aufzubewahrende Durchschnittsprobe zur Analyse.

Ganz besonders ist bei Hunden auf die nötige Salzzufuhr zu achten. Gewöhnlich deckt der Hund seinen Salzbedarf durch Verzehren von Knochen. Verwendet man daher, wie oben angegeben, Knochen zur Abgrenzung der einzelnen Versuchsperioden, so bedarf es keiner besonderen Zufuhr von Salzen. Gibt man jedoch eine aschearme Nahrung, was besonders bei Verwendung von ausgelaugtem Fleisch oder Fleischmehlen der Fall ist, so muß man unbedingt dem Bedürfnis nach Salzzufuhr Rechnung tragen, soll der Versuch nicht durch eintretenden Appetitmangel und auch noch schwerere Gesundheitsstörungen beeinträchtigt werden. Wir pflegen daher im Zuntzschen Laboratorium eine Salzmischung zu verwenden, welche etwa folgende Zusammensetzung hat:

$$
\begin{array}{ll}
PO_4K_2H & 45\% \\
PO_4MgH & 20\% \\
ClNa & 10\% \\
CaCO_3 & 24\% \\
Fe_2O_3 & 1\% \\
\hline
& 100\%
\end{array}
$$

Es ist auch daran zu erinnern, daß Pferdefleisch bei lange fortgesetztem Gebrauch bei Hunden Krankheitserscheinungen und völlige Appetitlosigkeit bewirkt. Man muß daher in langen Versuchsreihen wenigstens zeitweise Rindfleisch an Stelle des billigen Pferdefleisches verabfolgen.

Weit schwieriger als beim Hunde gestaltet sich die Ernährung im Stoffwechselversuche beim Menschen. Hier hat der Experimentator stets zwischen zwei Übelständen zu lavieren. Er darf die Kost nicht so einfach wählen, daß durch die Einseitigkeit derselben Appetit- und Verdauungsstörungen entstehen. In dieser Hinsicht aber sind die Ansprüche der einzelnen Individuen sehr verschiedene. Andererseits aber darf er die Kost auch nicht gar zu mannigfaltig wählen, um die Analysenarbeit nicht ins Ungemessene zu häufen. Ferner gibt es eine ganze Anzahl von Nahrungsmitteln, welche sich für Stoffwechselversuche nicht eignen, weil ihre Zusammensetzung eine so ungleichmäßige ist, daß die Herstellung einer Durchschnittsprobe unmöglich ist. Hierzu gehören leider gerade auch solche Nahrungsmittel, an deren tägliche Aufnahme wir gewohnt sind, so Brot, Eier, alle frischen Gemüse und Kartoffeln. Als Ersatz für Brot haben wir bei unseren Versuchen meist Cakes verwandt, die in ihrer Zusammensetzung außerordentlich gleichmäßig sind. Als Ersatz für Eier kann man pulverförmig getrocknete Eidotterpräparate benutzen. Die Stelle der frischen Gemüse nehmen Dörrgemüse ein, wie Kartoffelflocken, Schoten, Schneidebohnen, Karotten. Sehr gut verwendbar ist Reis und die zahlreichen, oft sehr wohlschmeckenden Suppenmehle. Auch frisches Obst ist auszuschalten, nicht nur wegen der oft außerordentlichen Schwierigkeiten der Analyse, sondern auch wegen der wechselnden Menge an Abfällen. Hier kann man konservierte Fruchtsäfte und Marmeladen zum Ersatze heranziehen, soweit die letzteren eine einigermaßen gleichmäßige Durchmischung zeigen.

Bei Verwendung von Butter muß man in jeder einzelnen Portion, die nur etwa 2 Wochen haltbar ist, den Wassergehalt bestimmen, da dieser ein sehr wechselnder ist.

Von Käsen sind besonders die pulverförmigen gut brauchbar, von denen man ebenfalls die einzelnen Tagesportionen am besten zu Beginn des Versuches abwiegt und in geschlossenen Büchsen aufbewahrt. Auch die festen Käse sind wohl zu verwenden, wenn man sie gegen Veränderung ihres Wassergehaltes schützt.

An Fleischwaren hat man häufig verschiedene Dauerwaren benutzt, wie Würste, Schinken, Fleischpasten, Gänseleberpasteten usw. Doch sind die verschiedenen Arten von Schinken nicht zu empfehlen, da Rand und Mittelstücke von sehr abweichender Zusammensetzung sind. Bei Würsten trocknet die Schnittfläche leicht aus. Sehr zu empfehlen ist es, wenn man für den ganzen Versuch gut gemischtes Hackfleisch in einzelnen Portionen abwiegt, mit stets der gleichen Menge Butter versetzt, brät und sofort in Konservenbüchsen verschließt. Dies Fleisch kann man dann nach Belieben kalt verwenden oder es vor dem Öffnen der Büchse in heißem Wasser wärmen. Es hat sich als besonders wohlschmeckend bewährt, wenn man 2 Teile Rindfleisch mit 1 Teil Schweinefleisch mischt.

An Getränken kommt natürlich in erster Linie das Wasser in Betracht. Bei Hunden und Katzen ist es häufig unnötig, Getränke gesondert zu geben, da die in der Nahrung enthaltene Wassermenge wenigstens bei Körperruhe meist den Ansprüchen genügt. Andererseits muß man sich aber hüten, die Kost bei diesen Tieren zu dünnbreiig zu wählen, da dies schlecht vertragen wird.

Bei Tieren sowohl wie beim Menschen läßt sich auch Milch gut verwenden. Man füllt dieselbe am besten von einer größeren Menge auf einmal in Flaschen ab, die die einzelnen Tagesportionen enthalten, und sterilisiert bei 102°. Besondere Schwierigkeiten macht die Verwendung von Milch beim Säugling, wenn derselbe Muttermilch erhalten soll, da ihre Zusammensetzung sich im Verlaufe eines Saugaktes erheblich ändert. Man kann in solchen Fällen der Mutter die Milch künstlich entnehmen und sie dem Säugling mit der Flasche geben, nachdem man eine Durchschnittsprobe zur Analyse entnommen hat, oder man muß den Saugakt von Zeit zu Zeit unterbrechen und kleine Mengen zur Gewinnung einer Durchschnittsprobe künstlich gewinnen. Das Quantum der aufgenommenen Milch wird durch Wägen des Säuglings vor und nach der Nahrungsaufnahme festgestellt.

An weiteren Getränken kommen für den Menschen noch Fruchtsäfte und, falls man sie geben will, alkoholische Getränke in Betracht. Als Appetitmittel sind bei Hunden Fleischextrakt und Zucker, beim Menschen außerdem noch Senf, Ingwer, Bouillon bewährt.

Bei der Ernährung der Herbivoren ist besonders der hygroskopischen Beschaffenheit des Futtermaterials Rechnung zu tragen. Man tut auch hier am besten, die Tagesportionen zu Beginn des Versuches abzuwiegen und eine nicht zu kleine Durchschnittsprobe für die Analyse zu entnehmen.

Sehr sorgfältig sind Reste bei der Ernährung zu vermeiden. Man muß Teller und Konservenbüchsen stets auf das sorgfältigste auskratzen, wobei man nicht immer auf die Ästhetik der Nahrungsaufnahme Rücksicht nehmen kann. Denn da man Brot bei Stoffwechselversuchen meist vermeidet, ist das beste Mittel zum Aufnehmen der Speisereste der Finger. Hunde erbrechen sehr oft nach reichlicher Nahrungsaufnahme, sie fressen aber meist das Erbrochene später verlustlos wieder auf. Befindet sich der Hund im Stoffwechselkäfig, so fällt leicht ein Teil des Erbrochenen durch die Latten hindurch, geht verloren und macht die Analyse des Harns unsicher. Man tut daher gut, wenn man ein Erbrechen des Hundes befürchtet, denselben eine Zeitlang außerhalb des Käfigs unter Beobachtung zu halten.

Am schwierigsten ist es, Verluste bei der Fütterung der Herbivoren zu vermeiden. Fast alle Versuchsstallungen enthalten zwar Vorrichtungen, um ein Verzetteln des Futters zu verhindern, dennoch aber fällt häufig ein Teil des Futters zu Boden, auch bleiben oft Reste zurück.

Selten ist es ausreichend, etwaige Reste einfach zurückzuwiegen, vielmehr ist in fast allen Fällen eine Analyse des Restfutters unumgänglich.

Nicht unerhebliche Schwierigkeiten bereitet es, die zweckmässige Nahrungsmenge für ein Tier oder einen Menschen zu finden. Wir suchen ja meist bei unseren Versuchen vom Stickstoff- und Körpergleichgewicht auszugehen. Natürlich macht weder eine unzulängliche noch eine überreichliche Ernährung den Versuch in allen Fällen illusorisch, wohl aber erschweren sie oft die Deutung der Resultate.

Hinsichtlich der Stickstoffzufuhr ist, wenn es sich nicht gerade um Fragen des Eiweißansatzes handelt, ein großer Spielraum gestattet. Notwendig ist es nur meist, innerhalb der Grenzen des Eiweißminimums zu bleiben. Dieses beträgt bei Hunden etwa 0,3 g N, bei Menschen 0,2 g N, bei den Herbivoren etwa 0,1 g N pro Kilogramm Körpergewicht. Der energetische Verbrauch ist bekanntlich nicht eine Funktion des Körpergewichts, sondern der Körperoberfläche, welche sich aus dem Quadrat der dritten Wurzel des Körpergewichts berechnet. Für den Hund und auch für den Menschen beträgt der Verbrauch bei geringer Körperbewegung, also dem relativen Ruhezustande, etwa 120 Cal. für die der Oberflächeneinheit entsprechende Tiermasse. Wir können daher in diesem Falle für ein Individuum von dem Gewichte p das Erhaltungsfutter berechnen, indem wir $p^{2/3}$ mit 120 multiplizieren.

Diese Rechnung stimmt natürlich nur dann einigermaßen, wenn keine erheblicheren körperlichen Leistungen verrichtet werden. Solche werden häufig in unberechenbarer Weise durch belästigende Insekten ausgelöst. Ein wichtiges Moment ist ferner die Temperatur, in welcher sich das Versuchstier befindet, da bei zu niedriger durch die chemische, bei zu hoher durch die physikalische Wärmeregulation eine Steigerung des Stoffwechsels statt hat. Die indifferente Temperatur liegt für Kaninchen und kleine Hunde nach Rubner[1] bei 30° C,

---

[1] Rubner, Gesetze des Energieverbrauchs bei der Ernährung. Leipzig u. Wien **1902**, S. 315 ff.

für Rinder[1]) und Pferde[2]) bei etwa 15°. Für den Menschen ist sie natürlich von der Kleidung abhängig.

Besonders beim Menschen, aber auch häufig genug in Tierversuchen spielt das Temperament des Versuchsindividuums für die Höhe des Verbrauches eine ausschlaggebende Rolle. Besonders wenn der Mensch seiner gewöhnlichen Berufstätigkeit nachgeht, ist der Verbrauch der einzelnen Personen auch bei annähernd gleicher Leistung oft außerordentlich verschieden[3]). Dies ist einer der Gründe, weshalb man dem Hauptversuch meist eine Vorperiode vorangehen läßt, um die Möglichkeit einer Änderung der Nahrungszufuhr zu haben.

Sehr genau sind wir imstande, meßbare Arbeit bei der Nahrungszufuhr in Rechnung zu stellen. Hierher gehört in erster Linie das Gehen. Der Gang auf horizontaler Straße erfordert für einen Menschen mittlerer Größe 0,55 Cal. pro Kilogramm Körpergewicht und 1000 m Weg. Für ein Pferd von ca. 450 kg Gewicht nach Zuntz und Hagemann 0,336 Cal. bei 78 m Minutengeschwindigkeit. Er wächst für den Menschen zwischen 60 und 100 m Minutengeschwindigkeit um 2,4 cal. auf 1000 m Weg pro Meter Geschwindigkeitszuwachs, beim Pferde zwischen 78 und 98 m um 3,5 cal. Bei weiterer Erhöhung der Geschwindigkeit vermehrt sich der Zuwachs in noch stärkerem Verhältnisse. Beim Hunde ist der Verbrauch beim horizontalen Gang je nach der Körpergröße sehr verschieden[4]). Er verhält sich fast proportional der Körperoberfläche und beträgt dividiert durch $p^{2/3}$ rund 4 cal. pro Meter. Er wird also bei einem Hunde von ca. 10 kg Gewicht für 1000 m $10^{2/3} \cdot 1000 \cdot 4 = 13,4$ Cal. betragen.

Für die Steigarbeit ist der Verbrauch für den Menschen und die diesbezüglich untersuchten Tierarten, Hund und Pferd, annähernd gleich groß, nämlich 7—8 cal. pro Meterkilogramm. Wenn also ein Mensch mit einem Marschgewicht von 80 kg auf einer Straße von 10% Steigung 1000 m zurücklegt, braucht er für die Steigung $80 \cdot 100 \cdot 7,5 = 60$ Cal., für die Horizontalbewegung $80 \cdot 0,55 = 44$ Cal., insgesamt also $44 + 60 = 104$ Cal. Diese Berechnung versteht sich bei einer mittleren Gehgeschwindigkeit, also etwa 75 m in der Minute.

Beim Menschen kann man zur Arbeitsleistung auch das Radfahren benutzen, für dessen Verwendung die Arbeit von L. Zuntz[5]) gute Unterlagen gewährt.

Vorbereitung des Versuchsmaterials zur Analyse.

Bei der Besprechung der Nahrungszufuhr ist wiederholt von der Entnahme einer Durchschnittsprobe die Rede gewesen. Wenn eine solche auf Genauigkeit Anspruch erheben soll, muß das Material möglichst fein verteilt sein. Wo sich dies, wie z. B. bei der Verwendung von Rauhfutter bei Herbivoren, nicht ermöglichen läßt, muß die Durchschnittsprobe sehr groß gewählt werden, die große Durchschnittsprobe dann zerkleinert und von dem zerkleinerten Material wiederum eine Durchschnittsprobe entnommen werden. Für die Berechnung der Analysen wäre es natürlich am besten, von wasserfreiem Material auszugehen. Da dieses aber so hygroskopisch ist, daß seine Verarbeitung große

[1]) Henneberg u. Stohmann, Neue Beiträge zur rationellen Fütterung.
[2]) Zuntz u. Hagemann, Landwirtschaftl. Jahrbücher 27, Ergänzungsband III, 266.
[3]) Vgl. Loewy u. Fr. Müller, Archiv f. (Anat. u.) Physiol. 1901, 316.
[4]) Slowtzoff, Archiv f. d. ges. Physiol. 95, 158 [1903]. — N. Zuntz, Archiv f. d. ges. Physiol. 95, 192 [1903].
[5]) L. Zuntz, Über den Gaswechsel und Energieumsatz des Radfahrers. Berlin 1899, bei Hirschwald.

Schwierigkeiten macht, da sich ferner die Trocknung in fast allen Fällen nicht ohne Verluste an anderen Bestandteilen ausführen läßt, gehen wir dort, wo wir nicht, wie beim Fleisch und, wo es sich irgend machen läßt, auch beim Kot, das frische Material sofort verarbeiten können, vom lufttrocknen Zustande aus, indem wir das Material in möglichst großer Fläche ausbreiten und so einen Ausgleich seines Wassergehaltes mit dem der umgebenden Luft herbeiführen. Daß man auf das sorgfältigste darauf zu achten hat, daß der so bestehende Feuchtigkeitsgehalt der gewonnenen Durchschnittsprobe der gleiche ist wie der im verfütterten Material, ist schon in den vorhergehenden Abschnitten hervorgehoben worden.

Da, wie Zaitschek[1]) nachgewiesen hat, selbst bei schonender Trocknung des Kotes im Vakuum die Verluste an Stickstoff und Calorien nicht unerhebliche sind, tut man gut, den Kot frisch zur Analyse zu bringen. Wo dies jedoch nicht angängig ist, trocknet man ihn im Vakuum bei etwa 60—70°, sammelt ihn für die ganze Versuchsperiode in gut verschließbarer Glasflasche und analysiert eine aus feinst zermahlenem Material gewonnene Durchschnittsprobe. Den Ammoniakverlust bei der Trocknung kann man durch Auffangen und Untersuchen des Kondenswassers bestimmen. Es ist auch zu bedenken, daß die Fettbestimmungen im konservierten Material oft erheblich zu niedrig ausfallen[2]).

Bei der Analyse des Harns verfährt man gewöhnlich volumetrisch, indem man mit der Pipette aus der gut umgeschüttelten Flasche den Harn entnimmt. Ein Auffüllen des Harnes auf ein bestimmtes Volumen, wie es sehr häufig geübt wird, erscheint nicht in allen Fällen empfehlenswert. Besser wird die Gesamtmenge des Harns ermittelt, indem man das Gewicht der Harnflasche leer und

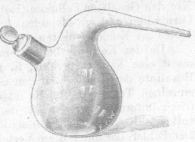

Fig. 10.
Tropfflächchen zum Abwiegen
von Harnproben.

gefüllt feststellt und das spez. Gewicht des Harns bestimmt. In Fällen, in denen der Harn einen gröberen Niederschlag hat, kann man das volumetrische Verfahren nicht anwenden, da häufig gröbere Partikel durch die feine Öffnung der Pipette nicht hindurchgelangen. In solchen Fällen muß man die Probe zur Analyse gewichtsanalytisch entnehmen, indem man sich einer gut verschließbaren Tropfflasche bedient. Wir benutzen dazu Fläschchen, wie sie Fig. 10 zeigt.

Wenn man die Analyse nicht gleich vornehmen kann, ist eine Konservierung des Materials notwendig. Bei Nahrungsmitteln genügt meist die Aufbewahrung des lufttrockenen Materials in gut verschlossenen Glasgefäßen. Frischen Kot versetzt man am besten in gut verschlossenen Büchsen mit einer Mischung von Alkohol und Chloroform, Substanzen also, welche bei der Trocknung sich verflüchten. Durch diese Maßnahme wird auch der Geruch des Kotes in wohltätiger Weise beeinflußt. Bei der Konservierung des Harnes hat man sorgfältig Substanzen zu vermeiden, welche den Gang der späteren Analyse zu stören vermögen. So darf man das Fluornatrium nicht verwenden, wenn man später die Mineralbestandteile des Harnes bestimmen will, ebensowenig Sublimat, das im Harn selbst Veränderungen zu erleiden scheint, oder Natriumsulfit, das

1) Zaitschek, Archiv f. d. ges. Physiol. 98, 595 [1903].
2) Y. Shimidsu, Biochem. Zeitschr. 28, 237 [1910].

einige Substanzen des Harns zur Ausfällung bringt. Will man in dem Harn den Brennwert bestimmen, so muß man eine Substanz wählen, welche bei der Trocknung flüchtig ist. Eine solche ist nach Cronheim[1]) das Thymol. Wenige Tropfen einer alkoholischen Thymollösung geben eine vorzügliche Konservierung des Harns. Will man den Alkoholzusatz vermeiden, so kann man auch Thymol in Substanz benutzen; doch muß man dann größere Mengen fein verteilten Materials hinzusetzen.

Die Analysen, welche man in Nahrung und Exkreten auszuführen hat, variieren natürlich in weitestem Umfange je nach der Fragestellung. Wohl stets wird man Stickstoff nach Kjeldahl, eventuell auch reinen Eiweißstickstoff, Fette nach dem Soxhletschen Verfahren oder einer seiner Modifikationen, auch nach Liebermann oder besser Kumagawa-Suto bestimmen; die sehr unsichere Bestimmung der Kohlehydrate umgeht man gern, indem man den Gesamtbrennwert der Substanz feststellt. Zieht man dann von diesem den auf Eiweiß, Fett und eventuell Alkohol bezüglichen Anteil ab, so hat man den Anteil des Brennwertes, der in den Kohlenhydraten enthalten ist. Häufig wird man außerdem, besonders bei Versuchen an Herbivoren, in Nahrung und Kot den Gehalt an Cellulose (Rohfaser) bestimmen müssen. Bei Versuchen am Carnivoren und am Menschen kann man meist den sehr geringen Gehalt des Kotes an Kohlenhydraten vernachlässigen.

Da der Kot, wie bereits erwähnt, nur für einen längeren Zeitabschnitt, meist eine Versuchsperiode, in Rechnung gestellt werden kann, werden die Resultate der Analyse auf den Gesamtkot berechnet und gleichmäßig auf die einzelnen Tage verteilt. Es ist dies auch dann das richtige, wenn der Kot frisch untersucht worden ist, da, wie wir gesehen haben, der an einem Tage entleerte Kot verschiedenen zeitlichen Nahrungsaufnahmen entsprechen kann. Der Fehler, der durch diese Verteilung der Daten der Kotanalyse bedingt wird, ist meist ein unerheblicher. Kommen in einem Versuche starke Unregelmäßigkeiten der Nahrungsaufnahme vor, so tut man wohl besser, die Bestandteile des Kotes entsprechend der Nahrungsaufnahme auf die einzelnen Tage zu verteilen.

Wenn man von den Analysendaten, die sich in der Nahrung ergeben haben, diejenigen des Kotes abzieht, so erhält man den resorbierten Anteil der Nahrung, d. h. also diejenige Menge, welche „ausgenutzt" worden ist. Hierbei ist man sich wohl bewußt, daß die im Kot gefundenen Analysenwerte nur zum Teil dem unverdauten Anteil der Nahrung entsprechen. Ein mehr oder weniger großer Anteil ist auf Reste der Darmsekrete zu beziehen. Doch ist es nur in den seltensten Fällen möglich, Nahrungsreste und Darmsekrete in ihrer Beteiligung an den Kotbestandteilen voneinander zu trennen. Man wird daher in fast allen Fällen sich mit der obigen Berechnung begnügen müssen. Es hat ja diese Rechnungsweise auch insofern ihre Berechtigung, als auch die im Kot auftretenden Darmsekrete dem Organismus bei der Verdauung der gegebenen Nahrung verloren gegangen sind.

Die Analyse des Harns ergibt uns im großen und ganzen die Ausscheidungen, welche aus den Umsetzungen im Tierkörper stammen. Insbesondere ist die im Harn ausgeschiedene Stickstoffmenge eventuell unter Berücksichtigung des Schweißes, ein Ausdruck des im Körper umgesetzten Eiweißes, wie schon aus dem Zustande des Stickstoffgleichgewichts hervorgeht. Daß auch hierbei Verschiebungen in der Zeitfolge der Ausscheidungen, Retentionen und

---

[1]) W. Cronheim, Archiv f. (Anat. u.) Physiol. **1902**, 262.

Ausschwemmungen von stickstoffhaltigen Abbauprodukten im Harne vorkommen, ändert nichts an der Grundregel.

Ziehen wir von dem Stickstoff der Nahrung denjenigen des Harns und Kotes ab, so erhalten wir die Bilanz des Organismus an stickstoffhaltiger Substanz. Man rechnet diese oft durch Multiplikation mit dem Faktor 6,25 auf Eiweiß um, indem man einen mittleren Stickstoffgehalt der Eiweißkörper von 16% annimmt. Doch ist dies keineswegs in allen Fällen zutreffend, und oft ist es auch nicht zu eruieren, ob z. B. eine im Körper verbliebene Stickstoffmenge einem wirklichen Ansatze von Eiweißsubstanzen entspricht. Es ist daher die Verwertung der Stickstoffbilanz für den Eiweißstoffwechsel nicht immer ohne Schwierigkeiten und Bedenken.

Zieht man in ähnlicher Weise von dem Energiegehalte der Nahrung den Brennwert des Harns und Kotes ab, so erhält man den „physiologischen Nutzwert" der Nahrung. Bei völligem Stickstoff- und Körpergleichgewicht entspricht der physiologische Nutzwert dem Erhaltungsumsatz.

Körperwägungen und Perspiration.

Häufige, meist tägliche Feststellung des Körpergewichts ist bei Stoffwechselversuchen ein unbedingtes Erfordernis. Ebenso gewiß als die Veränderlichkeit des Wassergehaltes des Organismus die Deutung der Körpergewichtsdaten erschwert, ebenso sicher ist es, daß manche Ergebnisse des Versuches erst durch Beachtung der Daten des Körpergewichts brauchbare Schlüsse zulassen.

Vor allem gibt uns die genaue tägliche Feststellung des Körpergewichts, verbunden mit Wägungen der täglichen Aufnahmen und Ausgaben des Organismus, die Daten für die Perspiratio insensibilis. Diese setzt sich zusammen aus zwei Größen, den Ausscheidungen in der Atemluft und denen durch die Haut. Die Gewichtsabnahme durch die Atemluft wird durch zwei Faktoren hervorgerufen, die Ausscheidung von Wasserdampf und das meist höhere Gewicht der ausgeschiedenen Kohlensäure gegenüber dem aufgenommenen Sauerstoff.

Von besonderer Wichtigkeit für die Bilanz des Stoffwechsels ist es nun aber, den Anteil der insensiblen Perspiration zu ermitteln, der durch Verluste von seiten der Haut bedingt wird. Denn er bezieht sich in erster Linie auf die Schweißsekretion. Die Größe der Schweißsekretion wenigstens einigermaßen zu kennen, ist deswegen von so großer Wichtigkeit, weil der Schweiß nicht unerhebliche Mengen an stickstoffhaltigen Produkten, hauptsächlich Harnstoff, und an Salzen, hauptsächlich Chlornatrium, enthält. Einer der wesentlichen Vorteile des Versuches an Hunden ist es ja gerade, daß diese Tiere so gut wie keinen Schweiß absondern. Die Stickstoffausscheidung im Schweiße beim Menschen ist durchaus nicht gering. Es sind Größen von 1,5 g N pro Tag beobachtet worden. Zur genauen Bestimmung des Stickstoffverlustes durch den Schweiß wendet man die Methode von Pflüger und Argutinsky[1]) an. Diese besteht darin, daß man den Schweiß in stark hygroskopischer Unterkleidung auffängt, nachdem dieselbe vorher auf das sorgfältigste ausgewaschen war. Nach dem Versuche werden die Kleider wiederum ausgewaschen, und auch der Körper sorgfältig mit lauwarmem, schwach essigsaurem Wasser ab-

---

[1]) Pflüger u. Argutinsky, Archiv f. d. ges. Physiol. **46**, 594.

gewaschen. Die vereinigten Waschwässer werden dann auf ein kleines Volumen eingedampft und auf Stickstoff- und Chlorgehalt untersucht.

Da es technisch wohl unausführbar ist, im Verlaufe eines Stoffwechselversuches täglich diese Schweißbestimmungen vorzunehmen, so ist man meist genötigt, sich mit einigen derartigen Feststellungen zu begnügen und im übrigen unter der Annahme zu verfahren, daß bei gleicher Ernährung und Lebensweise auf die gleiche Menge Schweiß gleiche Mengen an Stickstoff und Salzen kommen. In diesen Fällen also gilt es, zunächst den Anteil des Schweißes an der insensiblen Perspiration zu ermitteln. Zu diesem Zwecke sind Zuntz und seine Mitarbeiter[1]) folgendermaßen verfahren:

Zunächst muß auf Grund von Respirationsversuchen festgestellt werden, wieviel Liter Sauerstoff das Versuchsindividuum pro Tag aufnahm und wieviel Liter Kohlensäure ausgeschieden wurden. Liegen Respirationsversuche nicht vor, so kann man diese Daten auch aus der Zusammensetzung der aufgenommenen Nahrung berechnen, wenn dieselbe zu Körper- und Stickstoffgleichgewicht führte. Denn dann kann man annehmen, daß die Nahrungsaufnahme dem Umsatz entspricht. Man rechnet dann auf 1 g umgesetzten Stickstoff eine Aufnahme von 5,8 l Sauerstoff und eine Bildung von 4,6 l Kohlensäure, auf 1 g Fett (Butter) 1,994 l Sauerstoff und 1,401 l Kohlensäure, auf 1 g Kohlehydrate (Stärke) 0,828 l Sauerstoff und ebensoviel Kohlensäure, auf 1 g Alkohol 1,43 l Sauerstoff und 0,935 l Kohlensäure.

Die weitere Berechnung sei durch folgendes Beispiel erläutert, das ich dem genannten Buch entnehme:

Es betrug dort in einem Versuche die aus der Nahrung berechnete Gesamtaufnahme des Tages an O_2 548,6 l, die CO_2-Ausscheidung 441,3 l. Aus den Respirationsversuchen ging hervor, daß bei der Versuchsperson auf 1 l aufgenommenen Sauerstoffs 21 l Lungenventilation kamen, also auf 543 l 11 508 l Atemluft. 1 l ausgeatmete Luft bei 37° mit Wasserdampf gesättigt, enthält 43,95 mg Wasserdampf. Die eingeatmete Luft des betreffenden Tages zeigte eine durchschnittliche Temperatur von 22° und eine relative Feuchtigkeit von 63%. 1 l Luft bei 22° mit Wasserdampf gesättigt, enthält 19,32 mg Wasserdampf, davon 63% = 12,17 mg Wasser waren in 1 l eingeatmeter Luft vorhanden.

Demgemäß entzieht jedes Liter Atemluft dem Körper 43,95—12,17 = 31,78 mg Wasserdampf und die in 24 Stunden geatmeten 11 508 l Luft: 11 508 × 31,78 mg . . . . 366 g

Außer durch Wasserdampfabgabe hat der Körper durch Kohlensäureausscheidung und Sauerstoffaufnahme an Gewicht verloren:

Die ausgeatmeten 441,3 l Kohlensäure
wiegen . . . . 441,3 × 1,966 g = 867,6 g

Die eingeatmeten 548,6 l Sauerstoff
wiegen . . . . 548,6 × 1,43 g = 784,5 g

Differenz = 83,1 g

Der gesamte Gewichtsverlust durch die Lungen beträgt also 83,1 + 366 = 449,1 g

Die gesamte Perspiration, d. h. der Gewichtsverlust des Körpers durch die unsichtbaren Ausscheidungen betrug nun an diesem Tage 1879 g. Da der Verlust durch die Lungen 449,1 g oder rund 450 g beträgt, sind durch die Haut verdunstet . . . . 1429 g

---

[1]) Zuntz, Loewy, Müller, Caspari, Höhenklima und Bergwanderungen. Berlin 1906, bei Bong & Co.

Der Gewichtsverlust des Körpers berechnete sich wie folgt:

Körperwägung am 10. August morgens 6 Uhr . 60 670 g
     ,,   ,, 11.   ,,   ,, 6 ,,   . 60 290 g
Gewichtsabnahme . . . .   380 g
Aufnahme von fester und flüssiger Nahrung . . 2 436 g
                             Summa 2 816 g
Gewicht von Harn und Kot . . . .   937 g
Körpergewichtsverlust (Perspiration) (wie oben) . 1 879 g

Gesamtverlauf des Versuches.

Der Gesamtverlauf des Versuches wird natürlich in weiten Grenzen je nach der Fragestellung variieren. Doch werden wohl einige Regeln in fast allen Fällen innegehalten werden müssen. Der Versuch zerfällt meist in drei Perioden: eine Vorperiode, in welcher der Organismus sich dem Nahrungsregime anpassen soll. Man legt Wert darauf, in dieser Stickstoff- und Körpergleichgewicht zu erzielen, weil dies die Deutung des Hauptversuches erleichtert. Es folgen dann Hauptperiode und Nachperiode. Auch letztere ist von großer Wichtigkeit, da in ihr sich sehr häufig erst die eigentlichen Resultate des Stoffwechselversuches zeigen. Die Nachperiode pflegt in Nahrung und Lebensweise der Vorperiode gleich zu sein.

Als wesentlichste Regel muß betont werden, daß die Perioden nicht zu kurz gewählt sein dürfen. Die ältere und auch die neuere Literatur des Stoffwechsels enthält zahlreiche Irrtümer, die auf eine zu kurze Beobachtungsdauer zurückgeführt werden müssen. Beim Menschen und Hunde sind in minimo 5 Tage für die Versuchsperiode erforderlich. Weit länger müssen die einzelnen Perioden bei Versuchen an Herbivoren ausgedehnt werden aus Gründen, die in dem Abschnitte über Kotabgrenzung besprochen sind.

Über die Anwendung der Capillaranalyse bei Harnuntersuchungen.

Von

Friedr. Goppelsroeder-Basel.

I. Über das Wesen der auf Capillar- und Adsorptionserscheinungen beruhenden Capillaranalyse.

Hängt man in flüssige Körper oder in die Lösungen fester oder flüssiger Körper Haarröhrchenmedien, beispielsweise reinstes zu feinen analytischen Zwecken dienendes Filtrierpapier, so daß der Streif mit ca. 3—4 cm eintaucht, so steigen die flüssigen oder die gelösten Stoffe bis zu ungleichen Höhen in denselben empor. Sind verschiedene flüssige Körper miteinander gemischt oder verschiedene Stoffe in derselben Lösung vorhanden, so kommt bei jedem derselben seine spezielle Capillarsteighöhe zur Geltung, so daß sich die einzelnen Stoffe voneinander in Zonen abtrennen. Werden jeder der erhaltenen Zonen ihre durch Adsorption aufgenommenen Bestandteile durch passende Lösungsmittel wieder entzogen, so findet durch eine zweite Capillaroperation eine noch weitergehendere Trennung statt, so daß durch wiederholtes Auflösen und Wiedercapillarisieren sich Mischungen von Dutzenden von Stoffen scharf voneinander trennen lassen und hernach jeder der Stoffe durch spektroskopische oder sonstige physikalische, durch chemische oder mikroskopische Untersuchung charakterisiert werden kann. Gibt sich bei den einen auf den Streifen abgelagerten Stoffen ihre Natur schon durch Färbung kund, so müssen andere nicht vom Auge erkennbare Körper durch Prüfung ihres Verhaltens gegen zweite und dritte Körper, d. h. gegen Reagenzien charakterisiert werden, was sehr oft durch Farbenreaktionen geschehen kann. Das Verhalten der Körper ist sehr verschieden. Die einen besitzen ein großes Capillarsteig- und ein geringes Adsorptionsvermögen; bei den anderen ist das umgekehrte Verhältnis maßgebend. Es gibt Körper, welche bis zu oberst, so weit wie das Lösungsmittel selbst, emporsteigen, eine mehr oder weniger schmale oberste Endzone bildend; andere, welche nur in gewisse Höhe über der Eintauchszone, d. h. über den Spiegel der Flüssigkeit gelangen, in ungleichen Höhen des Papierstreifs mehr oder weniger ausgedehnte Zonen bildend; wieder andere, welche nur bis an die oberste Grenze der eingetauchten Zone wandern, hier die als Eintauchsgrenze bezeichnete, für die Adsorption gewisser Stoffe wichtige Zwischenzone zwischen Flüssigkeit und Capillarsäule bildend, welche somit, wenn farblos nur durch chemische Reaktion, wenn gefärbt aber schon durch das scharfe Hervortreten aus der farblosen Umgebung oft nur in Form einer farbigen Linie erkannt werden können. Es gibt wiederum andere Stoffe, welche in der Eintauchszone zurückbleiben, kein Capillarsteigvermögen besitzen. Es sind dies teils farblose, teils gefärbte Stoffe, welche ein großes Adsorptionsvermögen für das angewandte Capillarmedium besitzen. Durch Imprägnieren des Filtrierpapiers, Baumwollzeugs usw. mit gewissen Stoffen kann das Capillarsteigvermögen in der Lösung befindlicher Körper vermindert, das Adsorptionsvermögen derselben erhöht werden, so daß sich nun ein ganz anderes Bild auf dem Capillarstreif nach dem Versuche darstellt. Es können beispielsweise gefärbte Körper statt hoch emporzusteigen sich in niedriger gelegenen Zonen ansammeln, statt langgestreckte hellfarbige Zonen zu bilden, sich in konzentrierten schmalen, dunkelfarbigen dem Auge darbieten. Es können sich auch aus der Flüssigkeit durch chemische Veränderungen abgeschiedene, durch Adsorptionskraft oder mechanisch bloß abgelagerte amorphe oder krystallinische Körper in einzelnen Teilen des Streifs, namentlich in der Eintauchszone vorfinden, was wir auch bei dem uns hier speziell interessierenden Gebiete beobachten.

Die im Handel erhältlichen Filtrierpapiere verhielten sich bei Capillarversuchen natürlich sehr verschieden. So zeigten sich bei 24stündigen Capillarversuchen mit verschiedenen Flüssigkeiten und Lösungen die folgenden nach dem Trocknen der frei gehangenen Streifen an der Luft gemessenen, von der Eintauchsgrenze an gerechneten Totalsteighöhen und daraus berechneten Minutensteighöhen.

		Totalsteighöhen in cm	Minutensteighöhen in mm
Destilliertes Wasser	9 verschiedene Filtrierpapiersorten	31,57—48,97	2,3—3
90 volumprozentiger Äthylalkohol	Dieselben 9 verschiedenen Filtrierpapiersorten	11—25,8	0,07—0,18
Sehr verdünnte leise rötlich gefärbte wässerige Eosinlösung	Dieselben 9 verschiedenen Filtrierpapiersorten	Wasser 31,08—47,66 Eosin 7,3—23	0,21—0,33 0,05—0,159

Früher hatte Goppelsroeder mit dem zur quantitativen Analyse angewandten, sozusagen keine Asche hinterlassenden sog. Schwedischen Filtrierpapiere gearbeitet. Später wählte er zu dessen Ersatze Filtrierpapiere aus der Fabrik der Herren Carl Schleicher & Schüll, Düren (Rheinland), zum Beispiele die Sorte 598 Beste Qualität.

Bei nach theoretischer Richtung hin gehenden Versuchsreihen oder bei capillaranalytischen vergleichenden Untersuchungen ist es nötig, eine und dieselbe reinste Filtrierpapiersorte zu verwenden.

Die Streifen werden zum Schutze vor Luftbewegung, Staub und sonstigen Luftverunreinigungen in geschlossenem Glaskasten oder unter Glasglocken entweder offen oder zwischen doppelten Glaslinealen aufgehangen, wobei der auf das nicht eingeteilte Glaslineal gelegte Streif mit einem zweiten in Millimeter eingeteilten ebensolchen bedeckt wird.

Das Ablesen der Steighöhe geschieht bei durchscheinendem Lichte in der Mitte des Streifs.

Die Streifen hingen in senkrechter Lage. Bei einem Vergleichsversuche wanderte z. B. eine wässerige, $\frac{1}{10}$ Mol.-Grammgewicht Kaliumsulfat pro Liter enthaltende Lösung in 65 Stunden = 3900 Minuten bei vollkommen senkrechter Stellung des Filtrierpapierstreifs 46,3, bei 53,9° Steigung 57,5, bei horizontaler Lage 116,5, bei 2° Senkung 130,3, bei 13° Senkung 148,8 und bei 25° Senkung sogar 200 cm weit. In den drei letzten Fällen findet neben Capillarwanderung noch Fließen der Lösung statt.

Bei Goppelsroeders Capillarversuchen mit zwischen Glaslinealen liegenden Filtrierpapierstreifen hatten die kürzeren Glaslineale eine Länge von 54,5 cm und eine Breite von 3 cm, die längeren eine Länge von 2 m und eine Breite von ebenfalls 3 cm. Die Capillarpapierstreifen waren je nach der zur Disposition stehenden Flüssigkeitsmenge 2 bis nur 0,5 cm breit.

Sind die Glaslineale fest an den Streifen angepreßt, so ist die Steighöhe größer wie bei lose anliegenden. Bei einem dreifachen vergleichenden Versuche z. B. mit Streifen der Fabriknummer 598 Beste Qualität war der Unterschied nach einer Stunde 3, nach 2 Stunden 9, nach 4 Stunden 16, nach 6 Stunden 25 und nach 8 Stunden 30 mm. Bei offen hängenden Streifen ist die Steighöhe stets niedriger als bei zwischen Glaslinealen eingeschlossenen.

Wegen der Capillarwirkung zwischen Glas und Flüssigkeit sollen die Glaslineale nicht in die Flüssigkeit eintauchen; der Filtrierpapierstreif soll 4 bis 6 cm frei hervorragen, davon 3—5 cm in die Flüssigkeit eintauchen, so daß 1 cm zwischen Eintauchsgrenze und Glaslineal frei an der Luft sich befindet.

Hinsichtlich etwaigen Einflusses der Länge der Eintauchszone des Streifens auf die Steighöhe der flüssigen und gelösten Körper zeigt sich kein erheblicher Unterschied zwischen 3 und 1 cm, wohl aber bei Verkürzung derselben auf bloß 5 mm.

Die Eintauchszone ist deshalb wichtig, weil auf ihr die in feinster Suspension gewesenen oder durch chemische Veränderungen sich ausscheidenden amorphen, krystallinischen und organisierten Substanzen abgelagert werden. Die Streifen müssen deshalb, um eine möglichst große Ablagerungsfläche zu haben, 3—5 cm tief in die Flüssigkeiten eintauchen.

Zeigt sich, wie in den allermeisten Fällen, am oberen Ende der Steighöhe eine auch nur sehr leise gelbliche Endzone, welche von Spuren von Verunreinigungen in der Flüssigkeit oder im Filtrierpapier herrühren kann, so erleichtert diese wesentlich die Ablesung der Steighöhe am Schlusse der Operation. Fehlt aber eine solche, so mache man gleich nach dem Herausheben des Streifs aus der Flüssigkeit einen kleinen Einschnitt an jener Stelle des Streifs, bis wohin sich die Flüssigkeit hinaufgezogen hatte.

Ob die Ablesung der Steighöhe gleich nach Beendigung der Operation oder erst nach dem Trocknen des Streifens an der Luft vorgenommen wird, ist nicht von praktischem Belang, da durch das Trocknen der Streifen an der Luft bei zahlreichen Versuchen bloß eine Verkürzung der Steighöhe um $\frac{1}{104}$ bis $\frac{1}{190}$ bewirkt wurde.

In feuchten Fasern steigen die flüssigen und gelösten Körper höher wie in trockenen. Bei vergleichenden Capillarversuchen mit Pergamentpapier, Wollzeug, Seidenzeug, Leinenzeug, Baumwollzeug und Filtrierpapier war der Unterschied am geringsten beim Pergamentpapier, am größten beim Wollzeug.

In verdünnter Luft erhält man größere Steighöhen wie unter gewöhnlichem Luftdruck.

Hat eine erste Capillaroperation nicht genügend scharfe Trennung der verschiedenen gemeinschaftlich gelöst gewesenen Körper ergeben, dann kann man die Mischzonen, wenn nötig, hintereinander mit verschiedenartigen Lösungsmitteln ausziehen, um mit den entstandenen Auszügen neue Capillaroperationen vorzunehmen, bis daß die vollständige Trennung z. B. einer größeren Anzahl von Farbstoffen in reinster Form erreicht ist.

Was die hohe Empfindlichkeit der Capillaranalyse anbetrifft, so glaube ich dafür in meinen früheren Publikationen den unwiderleglichen Beweis erbracht zu haben. Ich führe hier einige Beispiele an.

3. 24stündige Capillarversuche mit verschieden stark verdünnten wässerigen Lösungen von Strychninchlorhydrat mit Filtrierpapierstreifen.

Gehalt v. 1000 ccm Lösung an Strychninchlorhydrat in mg	Absoluter Gehalt der Lösung	Totalsteighöhen v. d. Eintauchsgrenze an, Mittel aus je 3 Versuchen in cm	Reaktion mit Bichromatlösung und Schwefelsäure auf		Reaktion mit Ferricyankaliumlösung auf	
			Lösung	Streif	Lösung	Streif
38,912	$\frac{1}{25\,699}$	21,2	0	Von unten bis oben rosa. Zu oberst rotviolett	0	Von unten bis oben ziemlich lebh. kirschrot, zu oberst lebh.
9,728	$\frac{1}{102\,796}$	21,4	0	Leise rötliche Färbung von unten bis oben	0	Nur die obersten 2 cm hell kirschrot, darunter farblos
0,608	$\frac{1}{1\,644\,736}$	22,8	0	Hochspur rosa zu oberst	0	0
0,304	$\frac{1}{3\,289\,473}$	23,8	0	0	0	0

4. 24stündige Capillarversuche mit verschieden stark verdünnten wässerigen Lösungen von Morphiumchlorhydrat mit Filtrierpapierstreifen unter Glasglocken.

Gehalt v. 1000 ccm Lösung an Morphiumchlorhydrat in mg	Absoluter Gehalt der Lösung	Totalsteighöhen v. der Eintauchsgrenze an, Mittel aus je 2 Versuchen in cm	Reaktion auf die Streifen mit			
			verdünnter Ferrichlorürlösung	ammoniakalischer Cuprisulfatlösung	Salpetersäure von 1,4 spez. Gewicht	Salzsäure und Schwefelsäure
62,500	$\frac{1}{1600}$	43,65	Zu oberst ziemlich lebh. blau. Sonst do. (Lösung schwach blau)	do. (Lösung sehr schwach grün)	Oben leise rosa, darunter Hochspur (Lösung goldgelb)	Von unten bis oben sehr leise rosa
15,625	$\frac{1}{6400}$	45,7	Zu oberst blau, darunter bläulich bis zu unterst	Fragliche Hochspur von Grünlich	0	Hochspur rosa
0,0305	$\frac{1}{3\,276\,800}$	43,9	Zu oberst bläulich, sonst 0	0	0	0

1. Capillarversuche mit in verschiedene Verdünnungen wässeriger Diamantfuchsinlösung eintauchenden Streifen verschied. Fasern.

I. Gehalt von 1000 ccm Lösung 0,00009375 Gramm Diamantfuchsin. Absoluter Gehalt $\frac{1}{10\,000\,000}$.

		Eintauchzone von 3 cm	Zonen in cm, von der Eintauchsgrenze an aufgezählt	Totalsteighöhe in cm von der Eintauchsgrenze an
a	Filtrierpapierstreif	rosa	3 cm rosa — 9,6 farblos — 0,05 gelber Rand	12,65
b	Baumwollzeugstreif	hell rosa	2 cm hell rosa — 19 farblos — 0,1 hellgelb — 0,9 farblos — 0,1 gelber Rand	22,1
c	Leinenzeugstreif	hell rosa	1,3 cm hell rosa — 11,4 farblos — 0,1 hellgelber Rand	12,8
d	Wollzeugstreif	hell rosa-fleischrötlich	1,8 cm hell rosa fleischrötlich — 6,2 farblos — 0,1 s. hell violettlich rosa	8,1
e	Seidenzeugstreif	ziemlich lebhaft rosa	1,9 cm ziemlich lebhaft rosa — 5 farblos — 0,05 gelblicher Schein	6,95

II. Gehalt von 1000 ccm Lösung 0,0000117 Gramm Diamantfuchsin. Absoluter Gehalt $\frac{1}{85\,400\,000}$.

		Eintauchzone von 3 cm	Zonen in cm, von der Eintauchsgrenze an aufgezählt	Totalsteighöhe in cm von der Eintauchsgrenze an
a	Filtrierpapierstreif	Rosaschein	1 cm Schein von rosa — 10,8 farblos — 0,05 hellgelber Rand	11,85
b	Baumwollzeugstreif	farblos	26,8 cm farblos — 0,1 leise gelber Rand	26,9
c	Leinenzeugstreif	Rosaschein	1,5 cm Rosaschein — 12,4 farblos — 0,1 hellgelber Rand	14
d	Wollzeugstreif	fraglicher Rosaschein	2 cm fragl. Rosaschein — darüber keine Spur von Färbung	?
e	Seidenzeugstreif	s. sehr hell rosa	3,8 cm s. sehr hell rosa — 4,85 farblos — 0,1 sehr hellgelblicher Rand	8,75

2. 24stündige Capillarversuche mit verschiedenen Verdünnungen einer alkoholischen Purpurinlösung.

Gehalt von 40 ccm Lösung an Purpurin in mg	Absoluter Purpuringehalt	Eintauchzone von 3 cm	Zonen in cm, von der Eintauchsgrenze an aufgezählt	Totalsteighöhe in cm von der Eintauchsgrenze an
1	$\frac{1}{40\,000}$	ziemlich lebhaft violettlich rosa	3,2 cm s. h. violettlichrosa, unten stärker, mehr rosa — 0,35 violettlich — 0,65 s. lebhaft ziegelrot — 0,55 lebhaft ziegelrot — 1,2 hellviolett — 1 s. h. violettlich — 0,3 fast farblos — 0,01 lebhaft rötlichockergelb — 0,45 fast farblos — 0,05 lebhaft gelb	7,76
0,05	$\frac{1}{800\,000}$	s. s. s. hellviolettlich	4,55 s. s. s. hellviolettlich — 0,44 lebhaft violett — 0,2 lebhaft violett — 0,2 lebhaft rotviolett — 0,25 ocker-rot — 0,35 schmutzig hellviolettlichrötlich — 0,4 s. hell schmutzig violettrötlich — 0,35 violetter Schein — 0,01 lebhaft orangegelb — 0,2 farblos — 0,01 ockergelblich	6,76
0,01	$\frac{1}{4\,000\,000}$	s. s. hellrosa violettlich	3,6 cm s. s. sehr h. rosaviolettlich — 0,8 violettlich — 0,65 krapprosa — 0,8 rosa-violettlich — 2 farblos — 0,1 gelb.	7,95

5. 24stündige Capillarversuche mit verschieden stark verdünnten wässerigen Lösungen von Kodeinchlorhydrat mit Filtrierpapierstreifen unter Glasglocken bei 18,5° C.

Gehalt von 1000 ccm Lösung an Kodeinchlorhydrat in mg	Absoluter Gehalt der Lösung	Totalsteighöhen von der Eintauchsgrenze an, Mittel aus je 3 Versuchen in cm	Reaktion auf die Streifen mit	
			heißer konzentrierter Schwefelsäure	kalter konzentrierter Schwefelsäure und sehr verdünnter Ferrichlorürlösung, nacheinander aufgetropft
31,25	$\frac{1}{1600}$	38,05	Von unten bis oben rosaviolett	Zu oberst lebhaft blauviolett, darunter hell
7,812	$\frac{1}{6400}$	38,75	Obere Streifhälfte rosaviolettlich, untere spurenweise	Von unten bis oben schwache blauviolettliche Färbung
0,244	$\frac{1}{204\,800}$	39,2	Zu oberst kaum wahrnehmbare Hochspur violettlichrosaner Färbung	Von unten bis oben schwache violettliche Färbung
0,0152	$\frac{1}{3\,276\,800}$	38,55	0	Von zu unterst bis zu oberst Spur violettlicher Färbung

6. 24stündige Capillarversuche mit verschieden stark verdünnten wässerigen Lösungen von Narceinchlorhydrat mit Filtrierpapierstreifen bei 17—18° C.

Gehalt von 1000 ccm Lösung an Narceinchlorhydrat in mg	Absoluter Gehalt der Lösung	Totalsteighöhen von der Eintauchsgrenze an, Mittel aus je 2 Versuchen in cm	Reaktion mit stark verdünnter alkoholischer Jodlösung auf	
			Lösung	Streif
15,625	$\frac{1}{6400}$	39,15	Schwach stahlblau	Von unten bis oben blau, zu oberst dunkel
3,906	$\frac{1}{25\,600}$	40,15	0	Schwache Bläuung
0,122	$\frac{1}{819\,200}$	42,1	0	do.
0,0305	$\frac{1}{3\,276\,800}$	43,1	0	Spur Bläuung

7. 24stündige Capillarversuche mit verschieden stark verdünnten wässerigen Lösungen von Stovainchlorhydrat bei 14—17° C.

Gehalt von 1000 ccm Lösung an Stovainchlorhydrat in mg	Absoluter Gehalt der Lösung	Totalsteighöhen von der Eintauchsgrenze an, Mittel aus je 3 Versuchen in cm	Reaktion mit durch Wasser verdünnter alkoholischer Jodlösung auf	
			Lösung	Streif
3,906	$\frac{1}{25\,600}$	38,25	Stark bräunlichorangerot	Oberste 6 cm sehr lebh. braun orangerot, darunter bis zu unterst gelb
0,0812	$\frac{1}{4\,915\,200}$	39,2	0	Oberste 4 cm zieml. st. gelblich-orangerot, darunter bis zu unterst hellgelb
0,0406	$\frac{1}{2\,457\,600}$	37,9	Hellgelborangerot	Oberste 4 cm orangerot, darunter bis zu unterst gelb

Aus obigen Resultaten geht die hohe Empfindlichkeit der Capillaranalyse hervor. Handelt es sich nicht um farbige, sondern um farblose Capillarzonen, so können doch bei sogar ganz enormen Verdünnungen die in den Lösungen vorhandenen Hochspuren z. B. von Alkaloid durch charakteristische chemische, mit Färbungen verknüpfte Reaktionen erkannt werden.

Auch die Absorptionsspektralanalyse kann zu Hilfe gezogen werden. Wird z. B. der mit schwefelsäurehaltigem Wasser erhaltene Auszug einer Strychnin enthaltenden Capillarzone mit einigen Tropfen von Kaliumbichromatlösung bis zur Gelbfärbung versetzt, wodurch ein rotgelber krystallinischer Niederschlag von Strychninchromat entsteht, so gibt dieser mit konz. Schwefelsäure eine vorübergehend blaue bis blauviolette Lösung, welche das ganze Spektrum bis auf Rot verdunkelt.

Auch die gelbe, nach einiger Zeit kirschrot werdende Lösung des Veratrins in konz. Schwefelsäure absorbiert alle Strahlen des Spektrums bis auf Rot und Orange und gibt bei genügender Verdünnung ein breites Band im Grün zwischen D und b.

Durch Auflösen von Chinin in Chlorwasser und Zusatz von Ammoniak erhält man eine grüne Lösung, welche, genügend konzentriert, das ganze Spektrum bis auf Grün absorbiert.

Eine mit Chlorwasser, dann mit Ferrocyankalium und noch mit etwas Ammoniak versetzte intensiv rot gefärbte Chininsalzlösung gibt einen Chloroformauszug, der ein breites Band im Grün und Gelb bewirkt.

Schon 1876 wies A. Poehl nach, daß gewisse Alkaloide nach Behandlung mit Schwefelsäure oder mit Froehde's Reagens, d. h. mit einer frisch bereiteten farblosen Lösung von 5 T. Molybdänsäure oder Natronmolybdänat in 1 T. konz. Schwefelsäure charakteristische Spektralabsorptionserscheinungen geben. (Pharm. Zeitschr. f. Rußland 12, 353.)

Bei einläßlicher Umschau in der reichhaltigen Literatur stößt man auf zahlreiche andere Absorptionsspektralerscheinungen, welche sich zur Untersuchung der Capillarzonen verwerten lassen.

Auch auf dem Gebiete der anorganischen Chemie hat sich durch Goppelsroeders Untersuchungen die hohe Empfindlichkeit der Capillaranalyse herausgestellt, wie die folgenden Beispiele es beweisen.

Auf den mit einer Chloraluminiumlösung vom absoluten Gehalte $\frac{1}{10\,000\,000}$ an Aluminium erhaltenen Capillarstreifen zeigte sich auf denjenigen aus Filtrierpapier und Baumwollzeug beim Darauftropfen von alkoholischer mit etwas Salzsäure versetzter Morinlösung auf ersterem Capillarmedium sehr geringe grünliche, auf letzterem Hochschein von grünlicher Fluorescenz. Noch bei einer Verdünnung von 0,00029 mg Aluminium in 100 ccm der Lösung, also bei einem absoluten Gehalte von $\frac{1}{345\,000\,000}$ zeigte sich bei der Reaktion mit Morinlösung auf dem Filtrierpapierstreifen eine sehr geringe Fluorescenz, auf dem Baumwollzeugstreif nur Hochschein. Über das hier zur Verwendung kommende Reagens, die alkoholische Morinlösung auf Aluminium in wässeriger Lösung einer seiner Verbindungen, hatte Goppelsroeder bereits 1866 der Schweizerischen Naturforscherversammlung in Neuchâtel unter dem Titel: „Über eine neue fluorescierende Substanz aus dem Kabaholze" Mitteilung gemacht[1]). Seither machte Goppelsroeder fernere Mitteilungen in verschiedenen Zeitschriften[2]), sowie in seinen Arbeiten über Capillaranalyse vom Jahre 1901 an.

---

[1]) Verhandlungen d. Basler Naturforsch. Gesellschaft **1867**, IV. Teil, 4. Heft.
[2]) Verhandlungen d. Basler Naturforsch. Gesellschaft **1868**, V. Teil, 1. Heft; Erdmanns Journ. f. prakt. Chemie **1867** u. **1868**; Poggendorffs Annalen **131** [1867]; **134** [1868]; Zeitschr. f. analyt. Chemie **1868**, Jahrg. VII.

Bei Anwendung eines Kubikzentimeters Alaunlösung mit 0,1 mg Alaun oder 0,0057 mg Aluminium, also bei einem absoluten Gehalte von $\frac{1}{10\,000}$ Alaun und $\frac{1}{175\,488}$ Aluminium zeigte sich im zerstreuten Tageslichte deutliche grüne Fluorescenz, bei Anwendung eines Brennglases ein sehr deutlich grüner Lichtkegel. Noch bei einem absoluten Gehalte von $\frac{1}{80\,000}$ an Alaun und $\frac{1}{1\,403\,504}$ an Aluminium zeigte sich bei Anwendung des Brennglases eine Spur von Fluorescenz.

Alkali- und Erdalkalisalzlösungen verhindern die durch Morin verursachte Fluorescenz der Tonerde nicht. Die Salzlösungen jener selteneren Erden Beryllerde, Thorerde, Zirkonerde, Yttererde, Cererde, Lanthanoxyd und Didymoxyd geben mit Morinlösung keine Fluorescenzreaktion und verhindern die der Tonerde nicht. Tritt bei der Reaktion auf Aluminiumsalz, z. B. Aluminiumchlorid mit alkoholischer Morinlösung keine grüne Fluorescenz auf, dann setzt man bei etwaigem Salzsäureüberschuß zu dessen Neutralisation tropfenweise sehr verdünnte Ammoniaklösung zu. Zur scharfen Beobachtung der Fluorescenz wird das Bechergläschen, Reagensglas oder Uhrgläschen auf ein mattes schwarzes Papier gestellt. Zur Beobachtung von Capillarstreifen werden diese in die Vertiefung einer schwarzen Photographiecuvette gelegt, die alkoholische mit sehr wenig Salzsäure versetzte Morinlösung über ihre ganze Länge getropft und scharf beobachtet, in welchem Teile des Streifs grüne Fluorescenz auftritt.

Bei Capillarversuchen mit Kaliumnitrat zeigte sich erst bei einer Verdünnung von 0,03 mg auf 100 ccm, also bei einem absoluten Gehalte von $\frac{1}{3\,000\,000}$ mit Jodkaliumstärkekleister plus verdünnte Schwefelsäure keine Reaktion mehr auf Woll- und Seidenzeug, sowie auf Pergamentpapier, während bei Filtrierpapier, Baumwoll- und Leinenzeug zu oberst ein blauer Rand entstand.

Bei mit Kalium-, Lithium- und Bariumverbindungen erhaltenen Capillarstreifen kann natürlich mit Hilfe des Flammenspektrums reagiert werden.

Bei Capillarversuchen mit Manganosulfatlösungen erhielt ich beim Betupfen der Filtrierpapierstreifen mit Schwefelammonium bei einer Verdünnung von 0,97 mg in 100 ccm, also bei $\frac{1}{102\,400}$ absolutem Gehalte zu oberst eine sehr deutliche fleischrötliche Schwefelmanganfärbung.

Nach einem Capillarversuche mit einer Lösung von 0,244 mg Kupfersulfat in 100 ccm, also bei $\frac{1}{100\,000}$ absolutem Gehalte erhielt Goppelsroeder mit Schwefelammonium die schwarze Cuprisulfid- und mit Ferrocyankaliumlösung beim Auftropfen derselben auf den Filtrierpapierstreifen die rotbraune Cupriferrocyanidfärbung, nach einem Capillarversuche mit einer Lösung von 0,24 mg in 100 ccm, also bei $\frac{1}{500\,000}$ absolutem Gehalte an Bleiacetatlösung durch Betupfen der Filtrierpapier-, Baumwollzeug-, Leinen- und Seidenzeugstreifen die schwarze Bleisulfidfärbung.

II. Capillaranalytische Untersuchung von 507 frischen, von 178 Kranken in 86 Krankheitsfällen herstammenden Harnproben.

Goppelsroeder konnte diese Untersuchung im November und Dezember 1902 infolge freundlichen Entgegenkommens des damaligen Direktors der Klinik für innere Medizin im Bürgerspital zu Basel, des Herrn Prof. Dr. W. His, und seines damaligen Assistenten, Herrn Prof. Dr. Rud. Staehelin, ausführen.

A. Harnsedimente.

Was die in diesem Werke von anderer maßgebender Seite behandelten Sedimente anbetrifft, so hat Goppelsroeder eine Reihe derselben, sowohl organisierte wie krystallisierte und amorphe organischer als auch krystallisierte und amorphe anorganischer Natur auf Harncapillarstreifen über und unter der Eintauchsgrenze, also sowohl in der eigentlichen Capillarsteighöhe wie in der Eintauchszone angetroffen. In obersten Zonen der Capillarstreifen hat er z. B. Fetttröpfchen und Fettnadeln beobachten können, in der obersten Endzone von Capillarstreifen Ammoniumurat, welches feine, teils einzelne, teils in Gruppen beisammenliegende Körnchen oder dunkle, an ihrer Peripherie mit radienförmig stehenden Krystallnadeln versehene Kugeln bildet, mit der Zeit aber vom Streifen infolge Fäulnisprozesses verschwindet, so daß an den Stellen, wo sich die zahlreichen Kügelchen befanden, nun leere weiße Striemen des Filtrierpapiers inmitten der gelblichen bis gelben und bräunlichgelben Urochromfärbung zu sehen sind. Ebenso beobachtete er hie und da die weißen, in Essigsäure ohne Gasentwicklung löslichen Körnchen von basisch phosphorsaurem Calcium- und Magnesiumoxyd. In Essigsäure mit Gasentwicklung lösliche Körnchen bestehen aus Carbonaten derselben alkalischen Erden, hantelförmige in Essigsäure ebenfalls unter Gasentwicklung lösliche Massen aus Calciumcarbonat. In amorphen auch hantelförmigen, in Ammoniak und in konz. Salzsäure unlöslichen Massen zeigt sich der schwefelsaure Kalk, ebenso der oxalsaure, welcher ebenfalls unlöslich in Essigsäure, aber löslich in konz. Salzsäure ist.

Der beim Stehen des Harns nach kurzer Zeit sich bildende intensiv rote, beim Erwärmen schon ohne Säurezusatz sich lösende Uratniederschlag schlägt sich auf der in den vorher durch Schütteln trüb erhaltenen Harn eintauchenden Eintauchszone nieder, ebenso das in beim Stehen konzentrierten sauer reagierenden Harns durch ammoniakalische Gärung alkalisch gewordenem Harne gebildete, aus Uraten und Phosphaten bestehende Sediment.

Der auch in alkalischem Harne sich bildende weiße flockige, nicht mit Eiter verwechselbare Niederschlag, welcher aus Phosphaten, Carbonaten und Alkaliuraten besteht, sich beim Erwärmen des Harns nicht, wohl aber nach Zusatz von Säuren löst, findet sich nach dem Eintauchen von Capillarstreifen in den geschüttelten Harn ebenfalls in deren Eintauchszone.

Betreffs der aus saurem Harne sich bildenden krystallinischen Sedimente sind in erster Linie die intensiv gelbbraun gefärbten, wetzsteinartig geformten oder in langgestreckten spitzigen Krystallen oder in rhombischen Tafeln mit stumpfen Winkeln sich darstellenden oder auch bisweilen zu Krystalldrusen vereinigten, unter dem Mikroskope in Kalilauge sich lösenden, durch Salzsäure wieder in rhombischen Krystallen sich ausscheidenden Harnsäurekrystalle zu nennen, welche ich sehr häufig auf Eintauchszonen beobachtet habe.

Von den durchsichtigen, stark lichtbrechenden, in Salzsäure leicht löslichen, in Essigsäure unlöslichen Oktaedern, den sog. Briefkuverts des oxalsauren Kalks konnte ich leider noch kein mikroskopisches Bild erhalten, wie es mit Hilfe von Eintauchszonen sich ergeben würde. Das häufig aus schwach saurem oder auch aus alkalischem Harne in mehr oder minder gut ausgebildeten Sargdeckelkrystallen sich ausscheidende, in Essigsäure leicht lösliche Tripelphosphat, das auch in, den Schneeflocken gleichenden Gebilden oder in ganz eigentümlichen zackigen, flieder- oder fahnenförmigen Krystallen auftritt, kann auf Eintauchszonen abgelagert sein.

Die nur äußerst selten im Harnsediment in einzeln liegenden rhomboidalen Prismen, die bisweilen in Drusen geordnet sind, vorkommende, in Ammoniak lösliche, in Salzsäure unlösliche Hippursäure glaube ich vereinzelt in der Capillarzone mehrmals getroffen zu haben.

Kalk- und Magnesiaseifen, d. h. Kalk- und Magnesiasalze der höheren Fettsäuren sind in Krystallen, ähnlich denjenigen des Tyrosins, also in Büscheln sehr feiner Nadeln, zwischen welchen auch schon Krystalle gefunden wurden, beobachtet worden. Möglich wäre es, daß unter den spießigen Gebilden im obersten Streifteile auch solche Seifen vorhanden sein können. Vielleicht sind solche Seifen auch in der fettig anzufühlenden Eintauchszone enthalten.

B. Harnfärbungen.

Betrachten wir die Anzahl der Harnfärbungen bei bloß denjenigen Krankheitssystemen, bei welchen eine größere Anzahl von Harnproben zur Untersuchung gezogen wurde, so ergibt sich folgendes.

Es fehlt das Bräunlichgelb bei den Krankheiten der Nieren- und Bewegungsorgane und zeigte sich in untergeordneter Anzahl von Fällen, d. h. zu 1,6 und 1,8% bei Infektions- und Atmungsorgankrankheiten, zu 4,5 und 4,8% bei Verdauungs- und Nervensystemkrankheiten, zu 7,7% bei Kreislauforgankrankheiten.

Rötlichorange bis Rot zeigte sich zu 5,4—6,7% bei Bewegungsorgan-, Nervensystem- und Nierenorgankrankheiten, zu 12% bei Verdauungsorgan-, zu 24—26% bei Atmungsorgan-, Infektions- und Kreislauforgankrankheiten.

Hellgelb zeigte sich zu 5,5—7,7% bei Bewegungs- und Kreislauforgankrankheiten, zu 16—20% bei Atmungs- und Nierenorgankrankheiten, zu 24 bis 26% bei Verdauungs- und Nervensystemkrankheiten, zu 33% bei Infektionskrankheiten.

Lebhaft Gelb trat auf zu 41% bei Infektion, zu 57—59% bei Atmungs-, Kreislauf- und Verdauungsorgankrankheiten, zu 63—65% bei Nervensystem- und Bewegungsorgan-, zu 73% bei Nierenorgankrankheiten.

Hellgelb umfaßt die weingelbe Harnfarbe sowie den Citronen- oder Orangestich; lebhaft Gelb umfaßt die citronengelbe Harnfarbe nebst den grünlichen Stich, das Orangecitronengelb umfaßt Orangegelb, Citrongoldgelb, Orangegoldgelb und Goldgelb, Bräunlichgelb umfaßt die verschiedenen Gelb mit mehr oder weniger bräunlichem Stich. Rötlichorange bis Rot umfaßt die verschieden hellen oder lebhaften Töne von Orangerot bis rein Rot.

C. Aussehen der verschiedenartigen auf den 507 Capillarstreifen beobachteten Adsorptionszonen.

Was nun die mit den 507, von 178 Kranken in 86 Krankheitsfällen abstammenden, Harnproben bei je 24stündigem Capillarversuche erhaltenen Adsorptionszonen anbetrifft, so sind dieselben stets vom Eintauchende des Filtrierpapierstreifs an bis zu dessen oberstem Ende aufgezählt. Ich habe sehr verschiedenartige Zonen beobachtet, farblose, solche von gelblichem Hochscheine bis sehr hell gelbliche, gelbliche bis lebhaft gelbe, bräunlichgelbe bis bräunliche und selbst lebhaft braune, solche von Rosaschein bis lebhaft rosa gefärbte, rötlich scheinende bis ziegelrote Eintauchszonen mit gefärbten Kryställchen, solche mit farblosen glänzenden Kryställchen, wieder andere mit

Perlmutterglanz und irisierend, auch solche mit weißem, mehligem Beschlage, solche mit fettigem Anfühlen, dann oberste Zonen mit spießigen und solche mit runden, auch solche mit beiderlei Gebilden.

Es zeigten sich folgende Zonenarten:

1	von 1000,	Eintauchszone mit fettigem Anfühlen,
3	„ 1000,	Zonen mit Perlmutterglanz, mit irisierenden Plättchen,
6	„ 1000,	Eintauchszonen, mit farblosen glänzenden Kryställchen,
11	„ 1000,	oberste Zonen mit runden Gebilden,
16	„ 1000,	Eintauchszonen mit gefärbten Kryställchen,
18	„ 1000,	Zonen von rötlichem Scheine bis ziegelrote,
34	„ 1000,	oberste Zonen mit spießigen Gebilden,
56	„ 1000,	Zonen von Rosaschein bis lebhaft rosagefärbte,
72	„ 1000,	Zonen von Bräunlichgelb, Bräunlich bis lebhaft Braun,
219	„ 1000,	gelbliche bis lebhaft gelbe Zonen,
269	„ 1000,	farblose Zonen,
361	„ 1000,	gelblich scheinende bis sehr gelbliche Zonen.

Es zeigen sich, was die Ausdehnung der verschiedenen Zonen betrifft, bei ein und derselben Krankheit, bei verschiedenen von derselben Krankheit behafteten Patienten und auch bei der wiederholten Prüfung des Harns desselben Kranken sehr erhebliche Unterschiede. Bei verschiedenen Krankheitssystemen mit ihren verschiedenen Krankheiten findet man betreffs Auftreten und Ausdehnung der verschiedenen Zonenfärbungen große Schwankungen, welche wohl aufs innigste mit physiologisch-pathologischen Schwankungen zusammenhängen.

Ich hatte für alle 507 Harnproben die Totalsteighöhen gemessen, für die periodischen Harnproben eines jeden Patienten während des Verlaufs der Krankheit die Minimal-, Maximal- und mittlere Steighöhe, ebenso für jede Krankheitsart, sowie für jedes Krankheitssystem festgestellt. Ich konnte jedoch bis jetzt aus den mühsam zusammengestellten und berechneten Zahlen keinen irgendwie sprechenden Schluß ziehen. Für die 507 Harnproben ergaben sich die Minimalsteighöhe 24,2 cm, die Maximalsteighöhe 29,3 cm und die mittlere Steighöhe von 26,9 cm.

Bei 28, also 5,5% der zu 100% angenommenen 507 Harnproben waren die Steighöhen zwischen 13 und 19,9 cm,
„ 117 Harnproben, 23,1%, zwischen 20 und 24,9 cm
„ 218 „ 43 %, „ 25 „ 29,9 „
„ 131 „ 25,8%, „ 30 „ 34,9 „
„ 13 „ 2,6%, „ 35 „ 39,9 „

D. Über die in den 507 Harncapillarstreifen adsorbierten Körper.

Sehen wir nun, welche sowohl dem Auge sichtbaren als auch nicht erkennbaren Körper sich in dem zum Capillarversuche angewandten Capillar- oder Haarröhrchenmedium durch Adsorption festgesetzt hatten, wobei natürlich die im Harne enthaltenen Gase Kohlensäure, Sauerstoff und Stickstoff nicht in Betracht fallen.

Eine nur die wichtigsten bis dahin aufgefundenen Harnbestandteile berücksichtigende Liste würde bereits 16 unorganische und 120 organische, im ganzen also 136 Verbindungen umfassen.

1. Unorganische Körper.

Unter den unorganischen normalen Harnbestandteilen haben wir in erster Linie Chloride, darunter von größter Bedeutung Chlornatrium (auch Chlorkalium, Salmiak und Chlormagnesium), dann Sulfate, besonders das

Kaliumsalz; ferner Phosphate des Kaliums, Natriums, Calciums und Magnesiums, auch des Ammoniums. Zweifach oder einfach saures im Harn enthaltenes Magnesium und Calciumphosphat findet sich manchmal in sehr spitzen rhombischen Täfelchen, auch in Prismen oder in Drusen. Bei der Konzentration des Harns fällt es manchmal mit Spuren von Calciumoxalat oder Calciumsulfat, ersteres in Oktaedern, auf der Eintauchszone nieder, so daß sie unter dem Mikroskope sichtbar sind. Von normalen oder Triphosphaten wurden das Magnesiumsalz, das Calciumsalz und die phosphorsaure Ammoniakmagnesia beobachtet, letztere vornehmlich bei faulenden Harnen, bei welchen der Harnstoff durch bakteriellen Einfluß in Ammoniumcarbonat verwandelt wird, nicht selten aber auch bei ganz frischen Harnen. Auch basische Phosphate der alkalischen Erden können zu amorphen Ausscheidungen Veranlassung geben.

Von Carbonaten sind im Harne das des Natriums bei vegetabilischer, das des Kaliums hauptsächlich bei Fleischnahrung, in wesentlichen Mengen auch nach Genuß der Kalisalze leicht im Blute verbrennlicher Weinsäure, Citronensäure und Äpfelsäure der Früchte, Beeren und Kartoffeln, welche durch die Verbrennung zu Kohlensäure werden. Fluorverbindungen und Kieselerde finden sich nur in sehr geringen Mengen vor. Eisen findet sich stets wenigstens in Spuren vor; doch befindet es sich, wie auch das spurenweise Reagieren der Harncapillarstreifen auf Ferrocyankaliumlösung plus verdünnte Salzsäure beweist, im Harne bis auf Spuren nicht in unorganischen, sondern in organischen Verbindungen, weshalb es erst im salzsauren Auszuge der Capillarstreifenasche nachweisbar ist.

Die gebundenen aromatischen, von den aromatischen bei der Eiweißfäulnis entstehenden Körpern herrührenden, bei gesteigerter Ausscheidung auf stärkeren Eiweißzerfall, besonders bei Fieber hindeutenden, an Phenol, Kresol, Indoxyl, Skatoxyl gebundenen Ätherschwefelsäuren oder gepaarte Schwefelsäuren des Harns können natürlich nicht wie die präformierte bei Zersetzungen der Eiweißkörper, Lecithinkörper und Nucleine reichlich entstehende Schwefelsäure durch Chlorbarium auf den Streifen oder deren wässerigem Auszuge, sondern erst im Auszuge der Asche nachgewiesen werden.

Tonerde konnte Goppelsroeder bis dahin mit Hilfe der von ihm angegebenen empfindlichsten Reaktion auf nassem Wege für geringste Spuren von Tonerde mit Morinlösung nicht auf den Harncapillarstreifen nachweisen.

Das von Schönbein im Harne nachgewiesene Wasserstoffsuperoxyd ließ sich nur auf ganz frischen Harncapillarstreifen nach Schönbeins Methode mit Indigolösung und einer Spur von Ferrosulfat, wodurch Entfärbung oder mit Guajaclösung und einer Spur des Ferrosulfats, wodurch Bläuung eintritt, nachweisen. Auch die blaue Färbung, welche nach Schönbein bei Zusatz eines Tropfens Kaliumbichromatlösung zum ätherischen Auszuge wasserstoffsuperoxydhaltigen Harns entsteht, läßt sich bei der Prüfung von Harncapillarstreifen verwenden. Diese werden mit Äther ausgeschüttelt, dann wird mit dem Auszuge die Reaktion gemacht. Sind die nach Schönbein stets im Harne enthaltenen Nitrate durch Einfluß von Bakterien in Nitrite übergegangen, so lassen sich diese nach Schönbein auf Zusatz von verdünnter Schwefelsäure und Jodkaliumstärkekleister an der Bläuung erkennen, welche auch auf Harncapillarstreifen nach einiger Zeit beobachtet werdenkann.

Bei einem Gehalte von nur 1,95 mg Chlornatrium in 100 ccm wässeriger Lösung $= \frac{1}{14282}$ absol. Gehalte zeigte sich beim Zusatz von Silbernitratlösung zum wässerigen Auszuge der oberen Zone des darin eingetaucht gewesenen Capillarstreifens eine kaum wahrnehmbare, sehr leise Opalisierung, in den Auszügen des mittleren und unteren Streifteils nichts. Bei weiterer Verdünnung reagierten auch die obersten Zonen nicht mehr. Es läßt sich aber bei Anwendung noch viel verdünnterer Lösungen das Capillarsteigen des Chlornatriums mit Hilfe der Spektralanalyse durch das Flammenspektrum nachweisen, reicht doch nach Bunsen und Kirchhoff $\frac{1}{3\,000\,000}$ g Natrium zur Gelbfärbung der Flamme resp. zur Erkennung der gelben Natriumlinie hin.

Zu bedenken ist, daß nur selten in glühender atmosphärischer Luft eine und zwar ganz deutliche Natriumreaktion fehlt.

Die mit Kaliumverbindungen erhaltenen Capillarstreifen können auch mit Hilfe des Flammenspektrums geprüft werden. Die Kaliumreaktion ist aber erheblich weniger empfindlich als die Natriumreaktion. Wichtig allein ist die scharfe rote Linie α. $\frac{1}{16\,666}$ mg Chlorkalium kann leicht und sicher nachgewiesen werden.

Bei Untersuchung der wässerigen Auszüge der Aschen einer größeren Anzahl gleichartiger Zonen verschiedener Capillarstreifteile fand ich starke Chlorreaktion, sowie bei Untersuchung der wässerigen und nachfolgenden salzsauren Auszüge keine bis starke Reaktion auf Schwefelsäure, Phosphorsäure, Kali, Natron, Kalk, Magnesia, Tonerde und Eisenoxyd.

Es folgen hier einige Beispiele für die Mengen der aus 100 qcm ganzer Capillarstreifen oder einzelner bestimmter Capillarzonen erhaltenen Asche.

Aorteninsuffizienz: Ganzer Streif: Harnprobe vom 25. Nov. 0,077 g, vom 2. Dez. 0,029 g und vom 19. Dez. 0,034 g Asche.

Vitium cordis: 1. Patient, ganzer Streif: 0,088 g, 2. Patient, mittlere farblose Zone bis zur Eintauchsgrenze: 0,019 g Asche, wovon 0,018 g löslich, 0,001 g unlöslich in Wasser.

Phthisis pulmonum: Ganzer Streif: Harnprobe vom 4. Dez. 0,081 g, vom 11. Dez. 0,083 g Asche.

Ulcus ventriculi: Ganzer Streif: 0,046 g Asche.

Alcoholismus chronicus: Ganzer Streif: 0,050 g Asche.

Arthritis chronica: Obere bräunlichgelbe Zone: 0,177 g Asche, wovon 0,166 g löslich, 0,011 g unlöslich in Wasser. — Mittlere farblose Zone bis zur Eintauchsgrenze: 0,018 g Asche, wovon 0,015 g löslich, 0,003 g unlöslich in Wasser. — Farblose Eintauchszone: 0,012 g Asche, wovon 0,010 g löslich, 0,002 g unlöslich in Wasser.

Arthritis gonorrhoica: Obere hellgelbe Zone: 0,116 g, mittlere farblose Zone bis zur Eintauchsgrenze: 0,016 g Asche, wovon 0,015 g löslich, 0,001 g unlöslich in Wasser. — Farblose Eintauchzone: 0,012 g Asche.

Rheumatismus musculorum: Ganzer Streif: 0,059 g Asche.

Diabetes insipidus: Ganzer Streif: Harnprobe vom 1. Dez. 0,029 g, vom 22. Dez. 0,086 g Asche.

Anilinvergiftung und Arteriosklerose: Obere hell- bis bräunlichgelbliche Zone: 0,12—0,18 g, mittlere farblose Zone bis zur Eintauchsgrenze: 0,016—0,019 g, farblose Eintauchszone: 0,012 g Asche.

Genau wäre die Bestimmung der Menge der unorganischen Harnbestandteile durch bloße Veraschung des Harnabdampfungsrückstandes oder der Harncapillarstreifen nicht, weil die Chlorverbindungen der alkalischen Metalle, z. B. das Kochsalz, in der Glühhitze verdampft, die Sulfate durch die gebildete Kohle zu Sulfüren reduziert, die Phosphate unter Entwicklung von Phosphordämpfen zersetzt werden, weshalb man denn besser den Harnrückstand oder die Harncapillarstreifen nicht verascht, sondern nur verkohlt, dann die in Wasser löslichen Salze aus der verkohlten Masse auszieht, den Verdampfungsrückstand des wässerigen Auszugs wägt und die unlöslich gebliebene Kohle nun verascht, oder aber auch nach Veraschung der kohligen Masse den wässerigen Auszug aus deren Asche verdunstet und den Rückstand bei 100° C trocknet.

Nehmen wir mit Olof Hammarsten an, daß bei einer durchschnittlichen Harnmenge von 1500 ccm während 24 Stunden die Menge der darin enthaltenen festen Stoffe 60 g betrage, davon 35 g organischer, 25 g anorganischer Natur seien, daß unter letzteren 15 g Chlornatrium, NaCl, = 60% der Gesamtmenge anorganischer Körper, 2,5 g Schwefelsäure, H_2SO_4, = 10%, 2,5 g Phosphorsäure, P_2O_5, = 10%, 3,3 g Kali, K_2O, = 13,2%, 0,7 g Ammoniak, NH_3, = 2,8%, 0,5 g Magnesia, MgO, = 2%, 0,3 g Kalk, CaO, = 1,2%, 0,2 g übrige anorganische Stoffe, d. h. Kieselerde, SiO_2, Tonerde, Al_2O_3 und Eisenoxyd, Fe_2O_3, = 0,8%, so hätten wir, vom Ammoniak natürlich abstrahierend, in 100% der Aschenbestandteile der Harnstreifen:

Chlornatrium 61,7%
Schwefelsäure 10,3%
Phosphorsäure 10,3%
Kali 13,6%
Magnesia 2,1%
Kalk 1,2%
Kieselerde, Tonerde, Eisenoxyd 0,8%

In 100 qcm der verschiedenen Capillarstreifenteile wären somit folgende Mengen von einzelnen unorganischen in der Asche verbleibenden Bestandteilen enthalten:

Mittel der Menge der unorganischen Bestandteile in 100 qcm der Capillarstreifenteile	Chlornatrium NaCl g	Schwefelsäure H_2SO_4 g	Phosphorsäure P_2O_5 g	Kali K_2O g	Magnesia MgO g	Kalk CaO g	Kieselerde, SiO_2 Tonerde, Al_2O_3 Eisenoxyd, Fe_2O_3 g
Ganzer Streifen. Mittel: 0,06 g	0,037	0,0062	0,0062	0,0081	0,0013	0,0007	0,0005
A Obere hell- bis bräunlichgelbe Zone. Mittel: 0,15 g	0,0926	0,0154	0,0154	0,0204	0,0032	0,0018	0,0012
B Mittlere farblose Zone bis zur Eintauchgrenze. Mittel: 0,018 g	0,0111	0,0019	0,0019	0,0024	0,0004	0,0002	0,0001
C Farblose Eintauchzone Mittel: 0,012 g	0,0074	0,0012	0,0012	0,0016	0,0003	0,0002	0,0001
Mittel aus den für die drei Zonen A, B und C berechneten Zahlen, übereinstimmend mit dem Mittel für die ganzen Streifen	0,037	0,00617	0,00617	0,0081	0,0013	0,0007	0,00047

Es zeigen sich somit betreffs der Menge der unorganischen Bestandteile von verschiedenen Harnproben auch bei der quantitativen Bestimmung derselben in den Harncapillarstreifen im ganzen und in einzelnen Zonen Verschiedenheiten bei verschiedenen Krankheiten, und im Verlaufe der Krankheit eines und desselben Patienten.

2. Organische Körper.

Wir wenden uns zu den organischen Harnbestandteilen, in erster Linie zur capillaranalytischen Untersuchung, deren wässerigen, verschieden stark verdünnten Lösungen und zur chemisch-physikalischen Prüfung der dabei er-

haltenen Zonen. Zuerst interessieren uns die Kohlenhydrate, und zwar **Harnzucker und Arabinose.**

Betreffs des Harnzuckers wurden wässerige Lösungen von sieben verschiedenen Verdünnungen von einem Gehalte von 0,5 g Harnzucker in 100 ccm
Wasser, also von $\frac{1}{200}$ absol. Gehalte bis hinunter zu einem Gohalte von nur
8 mg, also $\frac{1}{12800}$ absol. Gehalte angewandt. Die Totalsteighöhen fielen mit der
Abnahme der Konzentration.

Folgende Zahlen zeigen den Zusammenhang zwischen Totalsteighöhe und
Konzentration der Harnzuckerlösung.

	a Gehalt von 1000 ccm Harnzuckerlösung in g	b Absoluter Gehalt der Lösung	c Totalsteighöhe der Harnzuckerlösung in cm
1°	5	$\frac{1}{200}$	30,1
2°	2,5	$\frac{1}{400}$	29,1
3°	0,62	$\frac{1}{1600}$	27,1
4°	0,31	$\frac{1}{3200}$	26,3
5°	0,16	$\frac{1}{6400}$	25,3
6°	0,08	$\frac{1}{12800}$	22,3

Betreffs der mit den verschiedenen Konzentrationen von Harnzuckerlösung
erhaltenen Capillarstreifen waren dieselben natürlich farblos bis zu oberst, wo-
selbst dieselben bei den zwei geringsten Verdünnungen, nämlich bei $\frac{1}{200}$ absol.
Gehalte eine 3,9 cm lange, ockergelbliche, bei $\frac{1}{400}$ absol. Gehalte eine nur 2 cm
lange, ockergelbliche Endzone gaben, bei $\frac{1}{1600}$ absol. Gehalte der Lösung eine
bloß 0,3 cm lange ockergelbliche Endzone. Die übrigen drei verdünntesten
Lösungen von $\frac{1}{3200}$, $\frac{1}{6400}$ und $\frac{1}{12800}$ absol. Gehalte zeigten nur ockergelbliche
Endzonen von 0,2 cm Breite. Nur bei der geringsten Verdünnung war die
oberste Endzone steif anzufühlen.

Zum Nachweis des Harnzuckers in den einzelnen Teilen der Capillarstreifen
verwendete ich eine fast kochende Fehlingsche Flüssigkeit, worein ich die Capillarstreifen einige Minuten eintauchte. Überall dort im Streifen, wo sich Harnzucker befindet, zeigt sich je nach dessen Menge eine kaum wahrnehmbare Spur
gelblicher bis sehr lebhaft orangegelbe Färbung. Im Reagens selbst zeigte sich
bei den starken Verdünnungen keine bis nur eine Spur von Färbung, bei den
weniger starken Verdünnungen ziemlich starke bis sehr starke Reaktion.

Eine auffallende gelbe Farbreaktion mit starker Reduktionsausscheidung
im Reagens zeigte sich nur bei den Verdünnungen $\frac{1}{200}$ bis $\frac{1}{800}$ absol. Gehalte,
und zwar nur zu oberst, bei $\frac{1}{200}$ absol. Gehalte in einer Breite von 6,4 cm, bei
$\frac{1}{800}$ nur von 0,4 cm.

Bei $\frac{1}{200}$ zeigt sich noch bis zu unterst eine Spur bis Hochspur von gelblicher Reduktionsfärbung auf dem Papier, bei $\frac{1}{400}$ noch 6 cm weiter gelblicher
Schein, darunter 18,1 cm bis zu unterst keine Reaktion.

Bei $\frac{1}{800}$ absol. Gehalte zeigte sich unter den obersten 0,4 cm keine Spur
von Farbreaktion mehr.

Bei $\frac{1}{1600}$ bis $\frac{1}{6400}$ absol. Gehalte zeigte sich nur zu oberst eine 0,2 und 4,4 cm
breite leise gelbliche Färbung und eine Spur von Reaktion im Reagens; darunter bis
zu unterst keine Spur von Farbveränderung, weder auf dem Streif noch im Reagens.

Bei $\frac{1}{12800}$ absol. Gehalte zeigte sich auch zu oberst keine Spur von Harn-
zuckerreaktion auf dem Papier.

Der Harnzucker steigt also aus seinen verdünnteren Lösungen in den
Capillarstreifen bis zu deren oberstem Ende empor.

Auch bei Arabinose zeigte sich die Abnahme der Totalsteighöhe mit der
Zunahme der Verdünnung der wässerigen Lösung:

	a Gehalt von 1000 ccm Arabinoselösung in g	b Absoluter Gehalt der Lösung	c Totalsteighöhe der Arabinoselösung in cm
1°	2	$\frac{1}{500}$	26,8
2°	1	$\frac{1}{1000}$	25,7

Bei beiden Verdünnungen blieb der Capillarstreifen bis zu einer alleroberstem
Endzone farblos, welche bei $\frac{1}{500}$ absol. Gehalte 0,3 cm breit und stark gelb,
bei $\frac{1}{1000}$ absol. Gehalte nur 0,2 cm breit und schwach gelb war. Die mit beiden
Verdünnungen erhaltenen Streifen gaben beim Eintauchen in fast kochende
Fehlingsche Lösung nur in der obersten Endzone erstere starke, letztere
schwache gelbe Färbung, darunter bis zur Eintauchgrenze bloß schwache gelbe
Färbung. Beim Reagieren auf die Endzonen trat auch im Reagens starke
Reduktion auf.

Die zur Reaktion auf Harnzucker und Arabinose anzuwendende Fehlingsche Flüssigkeit muß stets frisch durch Mischen einer Cuprisulfat- und Seignettesalzlösung mit Natronlauge bereitet werden.

Auf der den Harnzucker oder die Arabinose enthaltenden Capillarstreifzone
scheidet sich bei ihrem Eintauchen in die fast kochende Fehlingsche Flüssigkeit gelbes Cuprohydroxyd aus, während in der Flüssigkeit sich auch rotes
wasserfreies Kupferoxydul ausscheiden kann.

Bei Capillarversuchen mit verschieden stark verdünnten wässerigen Lösungen der **Hippursäure** blieben die Streifen natürlich farblos, nur zu oberst,
wie das auch bei reinstem destilliertem Wasser fast immer vorkommt, fand
sich eine $\frac{1}{10}$ cm breite, hellgelbe Endzone. Ein zum Nachweis der auf den
Streifen abgelagerten Hippursäure anwendbares, eine Farbenreaktion hervor-
rufendes Reagens ist mir nicht bekannt.

Der Zusammenhang zwischen Totalsteighöhe und Konzentration der
Hippursäurelösung ergibt sich aus folgender Tabelle:

	a Gehalt von 1000 ccm Hippursäurelösung in g	b Absoluter Gehalt der Lösung	c Totalsteighöhe der Hippursäurelösung in cm
1°	0,312	$\frac{1}{3200}$	32,5
2°	0,019	$\frac{1}{51200}$	31,5
3°	0,0012	$\frac{1}{819200}$	31,3
4°	0,0006	$\frac{1}{1638400}$	29,8

Die Totalsteighöhe der Hippursäurelösung nimmt also auch hier mit zunehmender Verdünnung immer mehr ab.

Neuberg.

87

Zum Nachweis der in der Menschengalle vorkommenden, in Wasser sehr leicht löslichen **Taurocholsäure** auf den Capillarstreifen hat Goppelsroeder die Probe von Pettenkofer angewandt, welche nach Mylius auf den mit Gallensäuren eintretenden Farbenreaktionen des aus dem Rohrzucker sich bildenden Furfurols beruht. Versetzt man nämlich die zu untersuchende Flüssigkeit mit einigen Tropfen wässeriger 0,1 proz. Furfurollösung und Schwefelsäure, so tritt bei Anwesenheit von Gallensäuren eine Rotfärbung auf. Ähnlich betupfte Goppelsroeder zur Erkennung der Taurocholsäure die mit deren verschieden stark verdünnten Lösungen erhaltenen Capillarstreifen mit der Rohrzuckerlösung, darauf mit einem Gemische von 1 Vol. konz. Schwefelsäure und 4 Vol. Wasser, wodurch bei Anwesenheit von Taurocholsäure in bestimmten Zonen diese sehr schwach rotviolett bis violett und sogar lebhaft purpurviolett je nach der vorhandenen Menge von adsorbierter Gallensäure gefärbt wurden.

Nach dem Capillarversuche zeigte sich nur in der obersten 2 mm breiten Endzone bei $\frac{1}{2000}$ absol. Gehalt gelbliche, bei den stärkeren Verdünnungen nur sehr hellgelbliche Färbung; darunter blieb der Streif bis zu unterst farblos. Nach der beschriebenen Pettenkoferschen Reaktion zeigte sich bei $\frac{1}{2000}$ absol. Gehalte eine lebhaft purpurviolette Reaktion nur in der obersten 0,2 cm schmalen Endzone, darunter noch 6 cm breit sehr schwache rotviolette Färbung. Von da bis zu unterst nichts. Bei $\frac{1}{4000}$ zeigte sich nur zu oberst 0,2 cm breit ziemlich lebhaft violette Färbung, darunter nichts. Bei $\frac{1}{16000}$ und $\frac{1}{64000}$ absol. Gehalt zeigte sich nur zu oberst 0,2 cm breite, sehr geringe bis spurenweise violette Färbung, darunter bis zu unterst nichts. Weitere Verdünnungen gaben gar nichts mehr.

Die Reaktion beschränkte sich demnach auf die alleroberstens 0,2 cm und nur bei $\frac{1}{2000}$ absol. Gehalte zeigte sich noch 6 cm breit darunter leise rotviolette Färbung.

Bei $\frac{1}{2000}$ absol. Gehalte war die Eintauchszone rotviolett, aber schwächer wie zu oberst. Bei $\frac{1}{4000}$ war sie nur schwach violett, die Eintauchsgrenze hingegen ziemlich lebhaft violett.

Die Taurocholsäure wandert nach dem Gesagten bei der Capillaranalyse bis zu oberst im Streifen empor.

Auch hier also nahm die Totalsteighöhe mit zunehmender Verdünnung immer mehr ab.

Unter den Monoamidosäuren sei das **Leucin,** also die α-Amidocapronsäure erwähnt, deren wässerige Lösung nach C. Wurster mit einer Spur festen Chinons und Natriumcarbonat rotviolette bis blauviolette Färbung gibt, eine Reaktion, welche aber auch durch andere Amidosäuren und durch Eiweißkörper hervorgebracht wird, somit zum Nachweis von Leucin auf Capillarstreifen nicht verwendet werden kann. Zum Unterschiede von Tyrosin gibt Leucin keine Farbreaktion mit Furfurol. Bei einem Capillarversuche mit einer Leucinlösung von $\frac{1}{500}$ absol. Gehalte war zu oberst eine 0,3 cm breite, sehr hellgelbliche Endzone; der übrige lange Streif darunter blieb farblos. Goppelsroeder fahndete auf im Capillarstreifen adsorbiertes Leucin mit sehr verdünnter Ätznatronlösung und einer Spur Chinonpulver. Es wurde die oberste Endzone ziemlich lebhaft violett; darunter waren 10 cm sehr schwach violettlich und hierunter bis zu unterst 15 cm spurenweise violettlich. Das Leucin wanderte also bei der Verdünnung von $\frac{1}{500}$ bis zu oberst im Streifen, wo es sich am meisten ansammelte, während es unten nur in geringerer Menge zu erkennen war.

Auf das in den Capillarstreifen adsorbierte **Tyrosin** (β-Paraoxyphenyl-α-aminopropionsäure) prüfte Goppelsroeder durch Eintauchen derselben in eine fast kochende Mischung von Mercurinitrat- und Kaliumnitritlösung. Die größte Menge des Tyrosins wanderte bis zu oberst, je nach der Verdünnung eine Endzone von 3,9—5,15 cm bildend, welche mit dem Reagens stark dunkelrote Färbung gibt, sowie eine Rotfärbung des Reagens. Das Tyrosin läßt sich jedoch in Spuren bis ans unterste Ende nachweisen, wo es eine sehr leise rötliche Färbung gibt.

Bei der capillaranalytischen Prüfung verschieden stark verdünnter wässeriger Lösung von **Harnstoff** oder Carbamid CO(NH$_2$)$_2$, wobei sich verschiedenerlei Anomalien in der Steighöhe zeigten, erhielt Goppelsroeder die folgenden Resultate, wobei in der ersten Kolonne auch die Stärke der Reaktion der Harnstofflösung mit Mercurinitratlösung angegeben ist.

	a Gehalt von 1000 ccm Lösung an Harnstoff. Stärke der Reaktion der Harnstofflösung mit Mercurinitratlösung in g	b Absoluter Gehalt der Lösung	c Totalsteighöhe der Lösung in cm
1°	5 sehr starke weiße Trübung	$\frac{1}{200}$	38,2
2°	1,25 starke weiße Trübung	$\frac{1}{800}$	43,5
3°	0,156 starke weiße Trübung	$\frac{1}{6400}$	38,2
4°	0,078 weiße Trübung	$\frac{1}{12\,800}$	36,5
5°	0,039 geringe weiße Trübung	$\frac{1}{25\,600}$	36,4
6°	0,019 sehr geringe weiße Trübung	$\frac{1}{51\,200}$	34
7°	0,0097 keine Trübung	$\frac{1}{102\,400}$	36

Durch Auftropfen fast kochender Mercurinitratlösung entsteht auf dem Filtrierpapierstreifen je nach der Menge des darin adsorbierten Harnstoffs spurenweise bis sehr starke weiße Trübung. Diese von Justus v. Liebig herrührende Reaktion beruht auf der Fähigkeit des Harnstoffs, sich mit Mercurinitrat zu verbinden. Der Harn sowohl wie die damit erhaltenen Capillarstreifen müssen jedoch im frischen Zustande geprüft werden, da der Harnstoff durch die Wirkung niederer Organismen, des Micrococcus ureae, des Bacterium ureae usw. während der sog. fauligen Gärung des Harns durch Hydratation zu Ammoniumcarbonat wird.

Bei absol. Gehalte von $\frac{1}{200}$ Harnstoff zeigt sich nach der Reaktion sehr starke weiße Trübung im oberen Drittel des Streifens und bis ziemlich starke in den unteren zwei Drittel. Bei $\frac{1}{800}$ absol. Gehalte zeigt sich nur in den obersten 2 cm sehr starke Trübung, darunter noch schwache bis spurenweise. Bei $\frac{1}{6400}$ zeigt sich nur 0,1 cm zu oberst ziemlich starke Trübung, darunter 1 cm schwache, hierunter 12 cm spurenweise Trübung, dann bis zu unterst keine. Bei $\frac{1}{12\,800}$ absol. Gehalte ist im obersten Zentimeter schwache, darunter keine Trübung mehr, bei $\frac{1}{25\,600}$ zu oberst 1 cm kaum wahrnehmbare, darunter keine Trübung mehr. Bis zu dieser Verdünnung kann also die Anwesenheit des Harnstoffs

87*

auf dem Streifen noch erkannt werden. Bei $\frac{1}{102\,400}$ und $\frac{1}{904\,800}$ zeigt sich zu oberst nur noch kaum wahrnehmbare Spur von Trübung, darunter keine mehr.

Die Konzentration des Harnstoffs geschieht also bei der Capillaranalyse in die obersten Zonen hinein. Die Harnstoffcapillarstreifen waren farblos, zeigten nur zu oberst eine 0,1 cm breite, sehr leise bis sehr lebhaft ockergelbliche Endzone.

Auf mit ammoniakalischer Silbernitratlösung getränktem Filtrierpapier gibt eine Lösung von **Harnsäure** mit Natriumcarbonat durch Silberreduktion je nach der Harnsäuremenge bloß gelbe bis braune und schwarze Färbung; diese Reaktion hat Goppelsroeder zum Nachweise der in den Capillarstreifen adsorbierten Harnsäure benutzt.

Bei Anstellung von Capillarversuchen mit 7 verschieden stark verdünnten Harnsäurelösungen, sowie mit 4 Verdünnungen von Ammoniumurat und einer Lösung von Natriumurat erhielt Goppelsroeder die folgenden Resultate. Die Lösung der Harnsäure in Wasser geschah unter Zusatz von nur gerade so viel Ätznatron, als zur klaren Lösung nötig war. Die Versuche mit dieser Lösung ergaben die in nebenstehender Tafel angeführten Resultate.

Während Goppelsroeder kein passendes Reagens für das in den Capillarstreifen enthaltene **Kreatin** bekannt war, wies er das **Kreatinin** mit Hilfe der Jafféschen Reaktion nach[1]). Es färbt sich nämlich kreatininhaltiger Harn auf Zusatz wässeriger, mit einigen Tropfen Natronlauge versetzter Pikrinsäurelösung bei gewöhnlicher Temperatur rot, dann durch Säurezusatz gelb, während acetonhaltiger Harn eine mehr rotgelbe, harnzuckerhaltiger erst in der Wärme rote Färbung gibt. Goppelsroeder tauchte die Kreatinin enthaltenden Streifen in heiße wässerige, mit Ätznatronlösung versetzte Pikrinsäurelösung, wodurch dieselben rotorange werden, während die Lösung zuerst leise orangegelb, hernach orangerot bis blutrot wird. Er betupfte auch die Streifen mit heißer Pikrinsäure- und dann mit Ätznatronlösung, wodurch eine rotorange Färbung entsteht. Das Kreatinin wird in dem obersten, 0,15 cm breiten Ende des Capillarstreifens konzentriert, welches bei $\frac{1}{2000}$ absol. Gehalte der Lösung lebhaft rotorange Reaktion durch Betupfen mit heißer Pikrinsäurelösung und Ätznatronlösung, ziemlich lebhafte Färbung bei $\frac{1}{8000}$, bloß hellrote Färbung bei $\frac{1}{30\,000}$, keine mehr bei $\frac{1}{130\,000}$ absol. Gehalte gab.

Wenden wir uns nun zu den **Eiweißkörpern** im Harne, in welchem außer Serumalbumin auch Globulin, Pepton, Albumosen, Oxyhämoglobin, Fibrin und Nucleoalbumin vorkommen können.

a) Albumin.

	a Gehalt von 1000 ccm wässeriger Lösung von Albumin in g	b Absoluter Gehalt der Lösung	c Totalsteighöhe der Lösung in cm
1°	5	$\frac{1}{200}$	23,2
2°	0,625	$\frac{1}{1600}$	27,5
3°	0,312	$\frac{1}{3200}$	30,1
4°	0,039	$\frac{1}{25\,600}$	33,3

[1]) Vgl. S. 619.

0,1 cm st. R.

0,5 cm maisgelblich

4,5 cm farblos	3,8 cm s. leiser weißer Beschlag		4,7 cm sehr viele weiße Pünktchen		5 cm farblos		0,4 cm hell m...
5 cm starke schwarze Reaktion neben braun	1 cm schw. R.	1,3 cm z. st. R.	1,7 cm s. schw.	5,1 cm starke Schwärzung	1,5 cm bräunlichgelb	1 cm schw. R. z. st. R.	0,3 cm

1,9 cm s. viele weiße Pünktch. | 2,7 cm farblos | 0,5 cm maisgelblich

1,4 cm braungelb | 1,8 cm st. R. | 1 cm brl. gelb | 0,4 st. gelb R. | 0,1 cm starke Reaktion

10,1 cm farblos

10,5 cm ziemlich starke Reaktion bis zu unterst

18,5 cm farblos

18,3 cm ziemlich starke Reaktion bis zu unterst

1,7 cm weißer Beschlag | 1,3 cm s. s. st. R. | 1 cm starke Reaktion

21,4 cm farblos

18,3 cm Hochschein von Gelb

2,2 cm Spur von Reaktion | 1,2 cm s. s. st. R.

19,85 cm farblos

keine Reaktion

20,2 cm farblos

keine Reaktion

0,1 cm s. hell mai...

0,1 cm starke R.

24,9 cm farblos

18,5 cm sehr hell bräunlichgelb

0,15 cm gelblich | 2

2,7 c...

6 cm dunkelbraun

24,3 cm farblos

19,9 cm sehr hell bräunlichgelb

0,1 cm s. s. hell gelblich | 2,4 cr...

3 cm s... | 4 cm dunkelbraun

24,1 cm farblos

22,5 cm Spur von bräunlichgelb

0,1 cm s. s. hell gelblich | 2,9 c...

1,6 cm lebh. braun | 3,1 cr...

25,6 cm farblos

28,6 cm keine Reaktion bis zu unterst

Spur gelbli...

0,1 c...

A
B
A
B
A
B
A
B
A
B
A
B
A
B
A
B
A
B
A
B
A
B
A

Bei allen Verdünnungen waren die Streifen bis zu oberst farblos und nicht steif anzufühlen. Zu oberst zeigte sich bei Verdünnung 1 eine 0,9 cm breite gelblichgraue, steif anzufühlende Endzone, bei 2 eine graugelbliche, steif anzufühlende 0,5 cm breite, bei 3 eine graugelbliche, nur wenig steif anzufühlende 0,3 cm breite, bei 4 eine hellgelbliche, nicht steif anzufühlende 0,1 cm breite Endzone. Bei den vier Verdünnungen konzentrierte sich das Albumin im obersten Ende des Streifens.

Den Nachweis des Albumins auf den Capillarstreifen bewirkte Goppelsroeder mit Hilfe zweier Reaktionen. Bei der ersten Prüfungsweise wurden die Capillarstreifen zuerst mit heißer Cuprisulfatlösung, hernach mit Ätzkalilösung betupft, wodurch, dort wo Albumin vorhanden ist, rotviolette oder violette Färbung entsteht; oder es wurden die Streifen in heiße Cuprisulfatlösung getaucht und hernach auf einer weißen Porzellanunterlage mit Ätzkalilösung betupft. Bei der zweiten Reaktion wurden die Capillarstreifen in kochende Mercurinitrat- + Kaliumnitritlösung getaucht, wodurch eine schöne, ziegelponceaurote Färbung entsteht. Durch Eintauchen albuminhaltiger Zonen in ein heißes Gemisch von 1 Vol. konz. Salzsäure und 2 Vol. Wasser werden dieselben violett.

Nur bei den ersten drei Verdünnungen zeigte sich beim Verbrennen der albuminhaltigen Zonen der für stickstoffhaltige organische Körper charakteristische Geruch und entwickelten sich die ammoniakhaltigen, feuchtes Curcumapapier bräunenden Gase.

Eine geringe Reaktion war bei $\frac{1}{200}$ absol. Gehalte durch Cuprisulfat- + Ätzkalilösung noch bis zu unterst erhältlich. Bei $\frac{1}{1600}$ erschien die Reaktion von zu oberst nur bis in die Mitte des Streifs. Bei der dritten Verdünnung zeigte sich mit demselben Reagens außer im allerobersten Ende keine Reaktion mehr. Bei $\frac{1}{25\,600}$ zeigte sich gar keine Reaktion mehr. Für die ziegelponceaurote Farbreaktion mit kochender Mercurinitrat- und Kaliumnitritlösung gilt hinsichtlich Empfindlichkeit der Reaktion und dadurch bewirktem örtlichem Nachweise des Albumins dasselbe.

b) Globulin.

	a Gehalt von 1000 ccm wässeriger, sehr leicht alkalischer Lösung von Globulin in g	b Absoluter Gehalt der Lösung	c Totalsteighöhe der Lösung in cm
1°	0,5	$\frac{1}{2000}$	33,8
2°	0,125	$\frac{1}{8000}$	37,3
3°	0,008	$\frac{1}{128\,000}$	37,5
4°	0,004	$\frac{1}{256\,000}$	37,7

Die Filtrierpapierstreifen blieben beim Emporsteigen der Globulinlösungen farblos. Nur zu oberst zeigte sich bei Verdünnung 1 eine 0,45 cm breite hell lachsgelbliche, bei 2 eine 0,3 cm breite lachsgelblich scheinende, bei 3 eine 0,4 cm gelblich scheinende, bei 4 eine 0,3 cm breite, gelblich scheinende Endzone.

Die Prüfung auf den Globulingehalt geschah durch Eintauchen der Capillarstreifen in heiße Mercurinitrat- und Kaliumnitritlösung, wodurch auf denselben ziegelzinnoberrote bis rein zinnoberrote Färbung entstand. Es ergab sich, daß sich das Globulin zu oberst im Capillarstreifen, im obersten höchstens 0,45 cm breiten Ende konzentriert. Es läßt sich dasselbe aber auch darunter bis zum untersten Streifenende bei den mäßigeren Verdünnungen durch rote, bei größeren Verdünnungen durch eine sehr geringe bis kaum wahrnehmbare Spur von Färbung nachweisen, sogar noch bei $\frac{1}{1\,024\,000}$ absol. Gehalte.

c) Para- oder Serum-Globulin in wässeriger, leicht alkalischer, schwach grünlich citronengelblicher, in dicker Schicht grünlicher Lösung.

	a Gehalt von 1000 ccm wässeriger Lösung an Serumglobulin in g	b Absoluter Gehalt der Lösung	c Totalsteighöhe der Lösung in cm
1°	1	$\frac{1}{1000}$	24,7
2°	0,125	$\frac{1}{8000}$	28,5
3°	0,031	$\frac{1}{32\,000}$	30,8

Die Capillarstreifen blieben farblos bis zur obersten Endzone, welche bei Verdünnung 1: 1,2 cm breit, ockergelblich, pergamentartig, nicht steifer als das Filtrierpapier war, bei Verdünnungen 2 und 3 nur 0,3 cm breit von gelblichem Scheine.

Die Prüfung der Capillarstreifen auf Para- oder Serumglobulin geschah durch Eintauchen derselben in die heiße Mercurinitrat- und Kaliumnitritlösung, wodurch Rosa- bis Rotfärbung entstand. Das Paraglobulin fand sich bei den weniger verdünnten Lösungen von der Eintauchgrenze an bis zu oberst, in konzentrierterer Form jedoch nur in der 0,3—1,2 cm breiten obersten Endzone. Sehr deutlich konnte es noch bei $\frac{1}{32\,000}$ absol. Gehalte nachgewiesen werden.

d) Pepton ex albumine, in wässeriger Lösung.

	a Gehalt von 1000 ccm wässeriger Lösung in g	b Absoluter Gehalt der Lösung	c Totalsteighöhe der Lösung in cm
1°	10 in dicker Schicht gelb, stark schäumend	$\frac{1}{100}$	19,3
2°	5 in dicker Schicht gelblich, stark schäumend	$\frac{1}{200}$	25,8
3°	0,625 in dicker Schicht farblos, ziemlich stark schäumend	$\frac{1}{1600}$	26,47
4°	0,019 in dicker Schicht farblos, spurenweise schäumend.	$\frac{1}{51\,200}$	26,9
5°	0,005 in dicker Schicht farblos, nicht schäumend	$\frac{1}{204\,800}$	26,75

Die Streifen blieben beim Capillarversuche mit den verschiedenen Verdünnungen farblos bis oben.

Bei Verdünnung 1 zeigte sich zu oberst eine 2,2 cm gelbliche, steif anzufühlende, pergamentpapierartige Endzone; bei 2 von 19,4 cm Höhe an aufeinanderfolgend bis zu oberst: 0,15 cm gelblicher Schein, 1,5 cm fast farblos, 0,4 cm gelblich und Steife des Papiers, 3,3 cm gelbliche Färbung, schließlich zu oberst eine gelbliche, steif anzufühlende pergamentartige Endzone; bei Verdünnung 3 von einer Höhe von 22,6 cm an aufeinanderfolgend: 0,02 cm sehr hell gelblich, 3,8 cm farblos und schließlich als oberste Endzone 0,05 cm sehr hell gelbliche Färbung und pergamentartige Steifheit des Filtrierpapiers. Bei Verdünnung 4 war die oberste Endzone von 0,05 cm von gelblicher Färbung, bei 5 die gleich breite Endzone von gelblichem Scheine.

Die Prüfung der Capillarstreifen auf Pepton geschah durch Betupfen derselben mit kalter konz. Salpetersäure, welche mit Pepton Gelbfärbung bewirkt. Es zeigte sich dabei, daß die Gelbfärbung nur zu alleroberst entsteht. Bei der Verdünnung $\frac{1}{100}$ sind es die obersten 2,2 cm, bei $\frac{1}{200}$ die obersten 1,65 cm, bei $\frac{1}{1600}$ die obersten 0,07 cm, bei den Verdünnungen 4 und 5 nur die obersten 0,05 cm.

e) Pepton e carne in wässeriger Lösung.

	a Gehalt von 1000 ccm wässeriger Lösung in g	b Absoluter Gehalt der Lösung	c Totalsteighöhe der Lösung in cm
1°	5 in dicker Schicht gelblich, stark schäumend	$\frac{1}{100}$	28,3
2°	0,625 farblos, schäumend	$\frac{1}{1600}$	31,5
3°	0,078 farblos, schwach schäumend	$\frac{1}{12800}$	35,3
4°	0,005 farblos, nicht schäumend	$\frac{1}{204800}$	30,3

Die mit den 4 Verdünnungen erhaltenen Capillarstreifen waren von unten bis zu oberst farblos. Der mit der ersten Verdünnung erhaltene Streifen hatte eine oberste 1,7 cm breite, sehr hellgelbliche, steife, pergamentpapierartige Endzone, die Streifen zweiter und dritter Verdünnung eine 0,1 cm breite, sehr hellgelbliche, die von vierter Verdünnung eine 0,05 cm breite Endzone, erstere von sehr hellgelblicher Färbung, letztere von gelblichem Hochschein.

Auch hier geschah die Probe auf Pepton in den Capillarstreifen durch Betupfen derselben mit kalter konz. Salpetersäure, welche bei dessen Anwesenheit Gelbfärbung bewirkt. Es zog sich das Pepton e carne hauptsächlich in die obersten Endzonen; es findet sich aber bis zum $\frac{1}{800}$ absol. Gehalte außer in den 1,7—0,8 cm breiten obersten Endzonen, allerdings in sehr kleiner Menge, auch noch darunter bis zum untersten Ende, während es sich bei den weiteren Verdünnungen nur in den 0,5—0,1 cm breiten obersten Endzonen nachweisen ließ. Bei Verdünnung $\frac{1}{204800}$ ließ sich kein Pepton mehr nachweisen.

Bis dahin stand kein passendes Reagens auf Hämoglobin zu Gebote, um dasselbe auf Capillarstreifen nachweisen zu können. Capillarversuche mit Filtrierpapierstreifen ergaben folgende Resultate:

	Gehalt von 1000 ccm an Hämoglobin in g	Farbe der Lösung	Absoluter Gehalt der Lösung	Totalsteighöhe der Lösung in cm	Ausdehnung der einzelnen von unten an aufgezählten Zonen in cm
			I. Wässerige Hämoglobinlösung.		
1	2,5	sehr lebhaft gelbbraun und sehr stark schäumend	$\frac{1}{400}$	29,5	Bei den fünf Verdünnungen zeigten sich farblose Zonen von 14,2, 14,7, 29,3, 30,7 und 34,35 cm Ausdehnung, oberste 0,1 bis 0,15 cm Breite, bei 1 und 2 strohgelbliche, bei 3—5 gelblich scheinende Endzonen, außerdem z. B. bei 1: 3 cm rehbräunlich bis rehbraune, 7,65 cm schmutzigockerfarbige Zonen, 3 cm rötlichockerfarbige und 0,35 cm rötlichkastanienbraune; bei Verdünnung 4: 4 cm sehr hellgraurahmfarbige, bei 5 außer der langen farblosen Zone und der 0,15 cm breiten gelblich scheinenden Endzone nur eine 0,05 cm breite Eintauchgrenze von gelblichem Hochscheine.
2	0,625	gelbbraun, ziemlich stark schäumend	$\frac{1}{1600}$	30,8	
3	0,156	sehr hell bräunlichgelblich, nur wenig schäumend	$\frac{1}{6400}$	33,5	
4	0,039	sehr hellgelblich, sehr wenig schäumend	$\frac{1}{25\,600}$	34,8	
5	0,0097	in dicker Schicht gelblicher Hochschein, nicht schäumend	$\frac{1}{102\,400}$	34,5	
			II. Wässerige, durch Ätznatron schwach alkalisch gemachte Hämoglobinlösung.		
1	2,268	olivenbraun	$\frac{1}{440}$	23,1	Es zeigten sich in größter Ausdehnung farblose Zonen, z. B. bei Verdünnung 2 eine 25,4 cm farblose, darüber 0,02 cm lebhaft olive, hierüber 0,6 farblose und schließlich eine 0,2 cm lange sehr hellgelbliche Endzone, bei Verdünnung 3 über einer 28,3 cm langen farblosen Zone nur eine 0,2 cm breite Endzone von gelblichem Hochscheine.
2	0,142	gelb	$\frac{1}{7040}$	26,2	
3	0,035	in dicker Schicht gelblich	$\frac{1}{28\,160}$	28,5	
			III. Wässerige, durch Ätznatron zuerst schwach alkalisch gemachte, dann wieder mit Salzsäure neutralisierte Hämoglobinlösung.		
1	2,268	rot	$\frac{1}{440}$	25,1	Bei Verdünnung 1 zeigte sich eine 23,8 cm lange s. sehr hellolivengelbliche Zone und darüber eine 1,3 cm breite sehr lebhaft cachu-rötlichbraune Endzone, bei 2 eine 21,9 cm lange fast farblose, hierüber eine 0,1 cm breite olivenbräunliche Endzone und bei Verdünnung 3 eine 27,8 cm lange farblose Zone mit der darüber gelegenen 0,2 cm breiten sehr hellgelblichen Endzone.
2	0,567	rötlichorange	$\frac{1}{1760}$	25,3	
3	0,142	saumongelb	$\frac{1}{7040}$	32	

Wenden wir uns zur Betrachtung der mit den **Harnfarbstoffen** erhaltenen Capillarstreifen. **Goppelsroeder** prüfte einerseits die alkoholische Lösung des nach **Garrods** Angabe durch Ammonsulfat gefällten **Urochroms**, andererseits die dabei nicht gefällte braungelbe, nach Harn riechende, auch noch Urochrom enthaltende Flüssigkeit. Während die mit der letzteren wässerig alkoholischen Urochromlösung erhaltene 29,4 cm hohe Capillarsäule bis zu einem obersten, nur 1 mm breiten gelblichen Rand hellgelblich war, zeigte die mit der ersteren alkoholischen Lösung erhaltene Capillarsäule nur 15,2 cm Höhe, wovon von unten nach oben aufgezählt 3,7 cm fast farblos (die Eintauchszone), 10,2 cm gelblich bis lebhaft gelb und schließlich 1,3 cm hell rötlichbraun bis dunkel rötlichbraun waren. Ein spezifisches Reagens auf Urochrom stand

Goppelsroeder nicht zu Gebote. Das Urochrom gibt sich jedoch durch die ausgedehnte gelbe von zu oberst bis mehr oder weniger weit hinunter sich erstreckende Färbung zu erkennen.

Die mit Urobilinlösungen angestellten capillaranalytischen Versuche ergaben Goppelsroeder die folgenden Resultate:

A. Wässerige, unter Zusatz von sehr wenig Ätznatron bewirkte und dann wieder mit Salzsäure neutralisierte Lösung.

	a Gehalt von 1000 ccm wässeriger Lösung an Urobilin in g	b Absoluter Gehalt der Lösung	c Totalsteighöhe der Lösung in cm
1°	0,1	$\frac{1}{10000}$	32,5
2°	0,05	$\frac{1}{20000}$	32,8
3°	0,025	$\frac{1}{40000}$	31,35

Das Urobilin ließ sich in den 3 Streifen durch seine Farbe erkennen.

B. Wässerige, mit etwas Salzsäure angesäuerte Lösung.

	a Gehalt von 1000 ccm wässeriger Lösung an Urobilin in g	b Absoluter Gehalt der Lösung	c Totalsteighöhe der Lösung in cm
1°	0,1 stark rot	$\frac{1}{10000}$	32,5
2°	0,05 heller rot	$\frac{1}{20000}$	32,8
3°	0,025 noch heller rot	$\frac{1}{40000}$	31,3
4°	0,00156 rosa Hochschein	$\frac{1}{640000}$	31,9
5°	0,0008 farblos	$\frac{1}{1280000}$	32,8

Es zeigte sich die Farbe des Urobilins bei den beiden absol. Gehalten von $\frac{1}{10000}$ und $\frac{1}{20000}$ in einer zweitobersten 1,7 und 1,2 cm schmalen Zone. Bei den anderen Verdünnungen zeigte sich nie zu oberst Urobilinfärbung. Es zeigte sich jedoch Rosaschein weiter unten im Streifen von 13,7 cm an über dem untersten Ende bei $\frac{1}{10000}$, von 12,6 cm an bei $\frac{1}{20000}$, von 6,8 cm an bei $\frac{1}{40000}$ und von 4,7 cm an bei $\frac{1}{640000}$ absol. Gehalte, während sich das Rosa bei $\frac{1}{1280000}$ über der Eintauchsgrenze gar nicht mehr zeigte. Krappbraune, krappbräunlichrote, krapprötliche oder sehr hell krapprosa Eintauchgrenze zeigte sich nur bis zur Verdünnung von $\frac{1}{160000}$, bei stärkerer Verdünnung nicht mehr. Die Eintauchzone war bei Verdünnung $\frac{1}{10000}$ bis $\frac{1}{40000}$ Rosa, von da bis $\frac{1}{320000}$ bloß von Rosaschein, bei $\frac{1}{640000}$ von Rosahochschein, bei $\frac{1}{1280000}$ von kaum

wahrnehmbarem Rosahochschein. Weiter geht die Wahrnehmbarkeit der
Färbung auf den Capillarstreifen nicht.

Die mit destilliertem Wasser erhaltenen Auszüge der Zonen der Capillarstreifen wurden mit Salzsäure, dann mit überschüssigem Ammoniak und hernach mit Zinkchlorid versetzt, worauf die grüne, für Urobilin charakteristische
Fluorescenz erschien. Es zeigte sich das Urobilin bis zur Verdünnung $\frac{1}{20\,000}$
im ganzen Streifen, bei stärkeren Verdünnungen nur zu oberst. Die neutralen
alkoholischen Urobilinlösungen sind bei größerer Konzentration braungelb, bei
größerer Verdünnung gelb oder rosa, von starker grüner Fluorescenz; die
säurehaltigen auch alkoholischen Lösungen je nach der Konzentration braun,
rotgelb oder rosarot, ohne Fluorescenz, mit schwachem Absorptionsstreifen γ
zwischen b und F, an F angrenzend oder bei stärkerer Konzentration über F
hinaus; die alkalischen Lösungen sind je nach der Konzentration braungelb,
gelb oder, nämlich die ammoniakalische Lösung gelblichgrün; die letzte
Lösung wird mit etwas Chlorzinklösung rot mit grüner Fluorescenz. Alle alkalischen Urobilinlösungen zeigen einen dunkleren, schärfer begrenzten Streifen δ
zwischen b und F, in der Mitte zwischen E und F. Urobilinogen hingegen zeigt
kein Absorptionsband im Spektrum. Diese physikalischen Erkennungsmittel
können für die Untersuchung von Harncapillarzonen oder ihrer Auszüge von
Wichtigkeit sein. Die Färbung der sauren oder alkalischen Lösungen, die
Fluorescenz der ammoniakalischen mit Chlorzink versetzten Lösung und die
Absorptionsstreifen im Spektrum sind die Erkennungsmittel des Urobilins.
Ähnlich wie den Harn selbst kann man die sauren Auszüge oder mit Säure
übersättigten alkalischen Auszüge der Capillarzonen mit Äther oder besser mit
Amylalkohol ausschütteln und die amylalkoholische Lösung direkt oder nach
Zusatz von stark ammoniakhaltiger alkoholischer Chlorzinklösung spektro-
skopisch prüfen.

Beim Uromelanin fehlt es an einem spezifischen Reagens auf seine
Capillarzonen, welche sich also bloß durch ihre Färbung kundgeben. Während
eine wässerige, schwach alkalische Melaninlösung von $\frac{1}{50\,000}$ absol. Gehalte bräun-
lichgoldgelb aussieht, hat eine solche von $\frac{1}{1\,600\,000}$ absol. Gehalte in sogar
dicker Schicht nur gelblichen Hochschein.

Was das Bilirubin anbetrifft, so erhielt Goppelsroeder mit einer
wässerigen, eine sehr geringe Menge Ätznatron enthaltenden neutral reagierenden Lösung in drei Verdünnungen die folgenden Resultate:

	a Gehalt von 1000 ccm wässeriger, mit sehr wenig Ätznatron ver- setzter Lösung von Bilirubin in g und Färbung derselben	b Absoluter Gehalt der Lösung	c Totalsteighöhe der Lösung in cm
1°	0,1 sehr lebhaft olivgelb	$\frac{1}{10\,000}$	31,6
2°	0,0062 chromgelb	$\frac{1}{160\,000}$	35,3
3°	0,00156 gelblich mit Olivschein	$\frac{1}{640\,000}$	36,2

Bei Verdünnung $\frac{1}{640\,000}$ erkennt man keine auf Bilirubin deutende Färbung mehr, während bei der Verdünnung $\frac{1}{160\,000}$ die Eintauchzone grünlich-

gelblich und bei der Verdünnung $\frac{1}{10000}$ mitten in der Eintauchzone ein 1 mm breites grünes Streifchen, direkt über der Eintauchzone eine 2,8 cm hellgelbe und zu oberst eine 8 mm breite olivgelbe Endzone, darunter ein 5,3 cm breiter olivgrünlichgelblicher Schein, hierunter wieder eine 2,2 cm breite grünliche Zone zu bemerken war.

Die Farbenreaktion auf Bilirubin geschah durch Betupfen der Capillarstreifen mit salpetrigsäurehaltiger, mit demselben Volum Wasser verdünnter Salpetersäure, wobei sich sehr sehr hellrosa bis rosarote Kreise mit violettem bis blauviolettem mehr oder weniger dunklem Rande bildeten. Es ließ sich das Bilirubin bei $\frac{1}{10000}$ absol. Gehalte von der Eintauchgrenze an bis zu oberst nachweisen, bei $\frac{1}{160000}$ Gehalte nur noch in der Eintauchzone, bei $\frac{1}{640000}$ Gehalte aber von zu oberst bis zu unterst überhaupt nicht mehr.

Nach Capillarversuchen mit verschieden stark verdünnter, eine sehr geringe Menge Ätznatron enthaltender Biliverdinlösung zeigte sich die grüne Biliverdinfärbung bei $\frac{1}{10000}$ absol. Gehalte in einer von zu unterst an gerechnet 16,6 cm hoch liegenden 9 cm breiten Zone, bloß olivgrüner Schein bei $\frac{1}{40000}$ absol. Gehalte in der 9,9 cm hoch beginnenden 6,7 cm breiten Zone, gelblicher Schein bei $\frac{1}{160000}$ absol. Gehalte in der 7,1 cm hoch gelegenen 2 cm breiten Zone, bei weiterer Verdünnung aber nichts mehr.

Eine Farbreaktion geschah auch hier durch Betupfen der Capillarstreifen mit salpetrigsäurehaltiger Salpetersäure, 1 Vol. Säure auf 1 Vol. Wasser. Es trat Farbreaktion ein bei $\frac{1}{10000}$ absol. Gehalte, nämlich lebhaft fleischrötlicher Kreis mit sehr lebhaft blauviolettem Rand, bei $\frac{1}{40000}$ absol. Gehalte lebhaft fleischroter Kreis mit blauviolettem Rand, bei $\frac{1}{160000}$ absol. Gehalte noch leise rötlicher Kreis mit violettem Rand in den vorhin bezeichneten sichtbaren Biliverdinzonen. Die Farbreaktion trat aber nicht mehr ein bei $\frac{1}{640000}$ Verdünnung.

Auf den bei Versuchen mit Biliprasin erhaltenen Capillarstreifen zeigte sich bei Verdünnung $\frac{1}{10000}$ zu oberst 0,4 cm breit lebhaftes Olivgrüngelb, darunter 12,4 cm olivgelblicher Hochschein und hierunter eine 17 cm farblose Zone bis zur hellgrünlichen Eintauchzone. Bei Verdünnung $\frac{1}{40000}$ waren 2 mm zu oberst lebhaft ockergelb, darunter 30,4 cm farblos und die Eintauchzone von olivgrünlichem Scheine. Bei Verdünnung $\frac{1}{160000}$ waren die obersten 2 mm ockergelblich, darunter 33,7 cm farblos bis zu unterst; bei $\frac{1}{320000}$ die obersten 2,5 mm sehr sehr hell ockergelblich, darunter 34,2 cm farblos bis zu unterst.

Salpetrigsäurehaltige, mit demselben Volum Wasser verdünnte Salpetersäure gab auf dem mit der Verdünnung $\frac{1}{10000}$ absol. Gehalte erhaltenen Streifen zu oberst 4 mm olivbraun, darunter 29,4 cm nichts bis zur Eintauchzone, welche nun olivbraun aussah, während beim Eintauchen des Streifens in heiße, mit demselben Volum Wasser verdünnte Salzsäure zu oberst 4 mm weit olivbraun, darunter 29,4 cm bis zur nun schön grün aussehenden Eintauchzone keine Färbung erschien.

Bei Verdünnung $\frac{1}{160000}$ nahm nur die Eintauchgrenze durch das erstere Reagens einen kaum wahrnehmbaren Hochschein von olivbräunlich an.

Bei der Anstellung von Capillarversuchen mit verschiedenen Verdünnungen wässeriger, mit sehr wenig Ätznatron versetzter Lösung von Hämatin zeigten sich die folgenden Resultate:

Bei der Verdünnung $\frac{1}{10000}$ von kastanienbrauner Färbung mit Schein von grüner Fluorescenz zeigte sich 28,9 cm hoch olivgrüne Färbung, darüber 1,05 cm farblos mit einer 3 mm breiten olivgelblichen Endzone. Bei Verdünnung $\frac{1}{40000}$ von olivgrüngelber Färbung war 28,5 cm hoch olivgrünlicher

Schein bis lebhaft olivgrün, darüber 2,1 cm farblos, zu oberst 3 mm oliv-gelblich. Bei Verdünnung $\frac{1}{160\,000}$ von hellgelber Färbung mit olivgrünlichem Schein war nur unten 3,8 cm breit sehr hell olivegrünlich, darüber farb-los bis zur 2 mm breiten, gelblich scheinenden Endzone. Bei Verdünnung $\frac{1}{640\,000}$ mit citronengelbem Schein war nur eine kaum wahrnehmbare, spuren-weise olivengrünliche Färbung der Eintauchzone und zu oberst eine 2 mm breite, gelblich scheinende Endzone. Der der Verdünnung $\frac{1}{1\,280\,000}$ mit in dicker Schicht gelblichem Schein entsprechende Capillarstreifen war farblos mit 2 mm breiter oberster, gelblich scheinender Endzone.

Während Goppelsroeder ein spezifisches chemisches Reagens auf Häm-atin fehlte, so kann hingegen die spektroskopische Prüfung des sauren Aus-zugs der Hämatinadsorptionszonen auf Capillarstreifen zur Erkennung desselben dienen. Es treten nämlich vier Absorptionsstreifen auf, ein sehr deutlicher zwischen C und D und ein dunkler Doppelstreifen zwischen D und f, während im alkalischen Auszuge sich ein breiter, zum größten Teil zwischen C und D eingelagerter, noch ein wenig über den Raum zwischen D und E hinausreichender Absorptionsstreifen zeigt.

1901 teilte Goppelsroeder[1]) mit, daß er das zuerst von Virchow aus normalem und aus pathologischem Harne gewonnene, von A. Hill, Hassall und Sicherer als Indigblau erkannte Harnblau in einigen vereinzelten Fällen fertig gebildet auf Harncapillarstreifen habe nachweisen können. Noch viel öfters aber stellte sich nach Goppelsroeder auf den Capillarstreifen oder in deren Chloroformauszügen eine Bläuung mit dem Reagens von Jaffé ein, eine Reaktion, die den Gehalt des zu den Capillarversuchen angewandten Harns an indoxylschwefelsaurem Kali beweist. Jaffé[2]) versetzt 20 ccm Harn mit 3 ccm Chloroform, mischt mit 20 ccm konz. Salzsäure und setzt unter Durcheinanderschütteln nach Zusatz eines jeden Tropfens Chlorkalklösung zu, wobei das Chloroform sich durch gebildetes Indigotin bläulich bis blau färbt.

Goppelsroeder hat in obigen Mitteilungen nur eine Reihe von Haupt-repräsentanten der verschiedenen, im normalen und pathologischen Harne ent-haltenen organischen Stoffe betreffs ihres Capillarverhaltens und ihres auf chemischem oder physikalischem Wege geschehenden Nachweises auf den Capillarstreifen oder in deren Auszügen näher in Betracht gezogen.

Goppelsroeder wies die zur Prüfung gezogenen organischen Harn-bestandteile mit folgenden Reagenzien auf den Capillarstreifen nach: Harn-zucker und Arabinose mit fast kochender Fehlingscher Flüssigkeit, wodurch eine Spur gelblicher bis sehr lebhaft orangegelbe Färbung entsteht; Tauro-cholsäure nach Pettenkofer mit Rohrzuckerlösung und Schwefelsäure, wo-durch sehr schwach rotviolette, rein violette bis lebhaft purpurviolette Färbung entsteht; Leucin mit Chinonpulver und sehr verdünnter Ätznatronlösung, wo-durch rotviolette bis blauviolette Färbung entsteht, während Tyrosin rubinrote Färbung gibt; Tyrosin, Globulin und Paraglobulin mit heißer Mercuri-nitrat- und Kaliumnitritlösung, wodurch beim Tyrosin rote, beim Globulin mehr ziegelzinnoberrote bis rein zinnoberrote, beim Paraglobulin rosa bis rote Farbe entsteht. Serumalbumin gibt mit kochender Mercurinitrat- und Kalium-nitritlösung ziegelponceaurote Färbung; ebenso alle Monohydroxylbenzolderi-vate. Harnstoff gibt mit heißer Mercurinitratlösung eine weiße Fällung, während ein Tropfen fast konzentrierter wässeriger Furfurollösung plus ein Tropfen Salz-

---

[1]) Goppelsroeder, Verhandlungen d. Basler Naturforsch. Gesellschaft, XIV. Band: Capillaranalyse im Kapitel über Harn.

[2]) Jaffé, siehe S. 904.

säure von 1,10 spez. Gewicht gelbe, dann grüne, blaue bis purpurrote Färbung gibt, was jedoch auch andere Körper, so z. B. Allantoin, nur weniger rasch und intensiv bewirken würden. Harnsäure, Ammoniak- und Alkaliurate bewirken mit Silbernitrat- und Natriumcarbonatlösung mehr oder minder starke Silberreduktion, wodurch gelbe bis schwarze Farbreaktion entsteht. Für Zonenauszüge kann man die Murexidreaktion anwenden. Kreatin gibt keine Reaktion, Kreatinin mit kalter, mit einigen Tropfen Ätznatron versetzter Pikrinsäurelösung rotorangene Färbung. Bei Abwesenheit von Aceton kann mit verdünnter Nitroprussidnatriumlösung plus einigen Tropfen Natronlauge gearbeitet werden, wodurch rubinrote Färbung entsteht. Serumalbumin, Albumosen, Globulin und Pepton geben mit heißer 10 proz. Cuprisulfat- und Ätzkalilösung rotviolette Färbung. Mit heißer Salzsäure (1 Vol. auf 1 bis 2 Vol. Wasser) entsteht auf Serumalbuminzonen violette Färbung. Pepton gibt mit konz. Salpetersäure Gelbfärbung. Während Urochrom durch seine natürliche Zonenfärbung und spektroskopisch zu erkennen ist, erkennt man Urobilin mit Hilfe der durch Ammoniak und Zinkchlorid bewirkten grünen Fluorescenz. Bilirubin gibt mit salpetrigsäurehaltiger Salpetersäure die Farbreihenfolge grün, blau, violett, rotviolett, rot, rotgelb (Gmelin), mit einem Gemisch von 1 Vol. 25 proz. Salpetersäure und 19 Vol. 25 proz. Salzsäure eine ähnliche Reaktion (Hammarsten). Biliverdin gibt ähnliche Reaktion, nach Gmelin und Hammarsten beim Blau beginnend. Biliprasin gibt bei der Gmelinschen Reaktion Olivbraunfarbe, wird aber durch heiße Salzsäure hernach grün. Uroerythrin würde mit konz. Schwefelsäure eine carminrote, mit Salzsäure eine rosa, durch Alkalien purpurn und blau, nachher grasgrün werdende Lösung geben, Melanin und Melanogen würden sich durch Eisenchloridlösung schwärzen.

Harnindican gäbe mit Salzsäure und Chlorkalklösung sowie mit salzsäurehaltiger Ferrichlorürlösung Bläuung, Skatoxylkaliumsulfat mit Säure und einem Oxydationsmittel oder Ferrichlorür rotviolette, mit konz. Salpetersäure kirschrote Färbung, Cystin mit heißer alkalischer Natriumnitroprussidlösung violette Färbung.

Was die Zonenlage der adsorbierten organischen Harnbestandteile in den Capillarstreifen anbetrifft, so zeigten sich Reaktionen bei:

Harnzucker: zu oberst im Streif,

Arabinose: zu oberst in reichlichem, darunter bis zu unterst in sehr geringem Maße,

Taurocholsäure: zu oberst in reichlichem, darunter in sehr geringem Maße, weiter bis zu unterst nicht mehr,

Leucin: zu oberst in reichlichem, darunter in der oberen Hälfte in sehr geringem Maße, in der unteren Hälfte sowie in der Eintauchzone nur spurenweise,

Tyrosin: oben in reichlichem, darunter bis zu unterst in sehr geringem Maße,

Harnstoff: zu oberst in reichlichem, darunter in ziemlichem, hierunter in geringem Maße, dann bis zu unterst bloß spurenweise,

Harnsäure: oben in reichlichem, darunter bis zu unterst in geringem Maße,

Ammoniumurat: oben in reichlichem, darunter in geringem Maße, hernach bis zu unterst spurenweise,

Natriumurat: oben in reichlichem, darunter in geringem, hernach bis zu unterst in sehr geringem Maße,

Kreatinin: zu oberst in reichlichem Maße, darunter bis zu unterst nicht,

Albumin: zu oberst in reichlichem, darunter bis zu unterst in geringem Maße,

Globulin: zu oberst in reichlichem, darunter bis zu unterst in geringem Maße,

Paraglobulin: oben in reichlichem, darunter bis zur Eintauchsgrenze in geringem Maße, in der Eintauchszone hingegen nicht,

Pepton ex albumine: zu oberst in starkem Maße, darunter nicht,

Pepton e carne: zu oberst in starkem, darunter in sehr geringem Maße,

Urochrom: verschiedentlich lange Zonen von gelblicher oder lebhaft gelber oder bräunlichgelber Farbe von zu oberst an bis zur Eintauchszone hin sich erstreckend,

Urobilin: zu oberst in reichlichem Maße, darunter in 7,3% der Steighöhe nicht, von da
  bis zu allerunterst in sehr geringem Maße,
Bilirubin: oben in reichlichem Maße, darunter nicht,
Biliverdin: in der Mitte des Capillarstreifs in reichlichem Maße, in einer Ausdehnung
  von 25,8% der Totalsteighöhe, darüber und darunter nicht, in der Eintauchszone
  nur in Hochspur,
Biliprasin: nur in der Eintauchszone.

E. Farbreaktionen allgemeinerer Natur auf Harncapillarstreifen.

Bei Anstellung von vier Farbreaktionen allgemeinerer Natur auf den
Goppelsroeder zur Disposition gestandenen, von 507 mit verschiedenen
Krankheiten zusammenhängenden Harnproben erhaltenen Capillarstreifen erhielt derselbe betreffs Häufigkeit des Auftretens der verschiedenartigen Farbreaktionen folgende Resultate, wobei in der zweiten Zahlenkolonne die auf
507 = 100% bezogene Prozentzahl verstanden ist. Es wurden die im oberen
und die im unteren Streifenteile bewirkten Färbungen getrennt aufgezählt.

1. Farbreaktion mit einem heißen Gemische von 1 Volum konzentrierter Salzsäure und 1 Volum Wasser, wohinein die Streifen rasch
getaucht wurden.

	Anzahl der Zonen	Prozentzahl auf 507 = 100 % bezogen
a) Oberer Streifenteil.		
Fleischrot bis lebhaft fleischrot	126	24,8
Schein bis fleischrötlich	111	21,9
Schein bis lebhaft rosa	69	13,6
Rosafleischrötlich bis rosafleischrot	60	11,8
Violettlich fleischrötlich bis violettlich fleischrot . . .	42	8,3
Rotviolett	22	4,4
Farblos	20	3,9
Bräunlich fleischrot	15	2,9
Fleischrötlich, oberste Endzone lebhaft blauviolett . .	8	1,6
Blauviolette bis dunkelblauviolette oberste Endzone . .	6	1,2
Gelblich fleischrötlich	6	1,2
Blauviolett	5	1,0
Hell ziegelrötlich bis ziegelfleischrot	5	1,0
Fleischrot und blauviolettlich	3	0,6
Rötlichbraun	3	0,6
Violette oberste Endzone	2	0,4
Gelbe oberste Endzone	2	0,4
Braungelbe oberste Endzone.	1	0,2
Rosane oberste Endzone	1	0,2
Totalzonenzahl	507	100%
b) Unterer Streifenteil.		
Farblos	309	60,9
Schein bis lebhaft rosa	93	18,3
Schein bis fleischrötlich	74	14,6
Rosafleischrötlich bis rosafleischrot	12	2,4
Bräunlich fleischrot	5	1,0
Fleischrot bis lebhaft fleischrot	4	0,8
Violettliche Eintauchsgrenze	4	0,8
Blauviolette Eintauchsgrenze	3	0,6
Rotviolette Eintauchsgrenze	2	0,4
Ziegelrote Eintauchsgrenze	1	0,2
Totalzonenzahl	507	100%

Die rosanen bis roten Färbungen deuten auf Pepton, Urochrom, Uroerythrin, Skatoxylkaliumsulfat usw., die violetten auf Albumin, Globulin, Nucleoalbumin, Pepton, Skatoxylkaliumsulfat usw., die braune auf Biliprasin, Chondroitinschwefelsäure, Hämatin usw., gelbe Färbung auf Urobilin usw.

2. Farbreaktion mit fast kochender Fehlingscher Flüssigkeit, in welche die Streifen eingetaucht wurden.

	Anzahl der Zonen	Prozentzahl auf 507 = 100 % bezogen
a) Oberer Streifenteil.		
Spur gelb bis gelblich	191	37,7
Farblos	145	28,6
Gelb bis lebhaft gelb	143	28,2
Oberste Endzone gelblich	14	2,7
Schein bis lebhaft rotviolett	9	1,8
Blauviolettlich bis lebhaft blauviolett	3	0,6
Fleischrötlich bis fleischrot	2	0,4
Totalzonenzahl	507	100%
b) Unterer Streifenteil.		
Farblos	361	71,2
Eintauchgrenze Schein bis lebhaft rotviolett	103	20,3
Eintauchgrenze blauviolettlich bis blauviolett	19	3,7
Eintauchgrenze gelblich bis gelb	7	1,4
Spur gelblich bis gelblich	7	1,4
Gelb bis lebhaft gelb	3	0,6
Schein bis lebhaft rotviolett	2	0,4
Blauviolettlich bis lebhaft blauviolett	1	0,2
Fleischrötlicher Schein bis fleischrötlich.	1	0,2
Eintauchgrenze fleischrötlich bis fleischrot	1	0,2
Eintauchgrenze rosa	1	0,2
Eintauchgrenze bräunlichgelb	1	0,2
Totalzonenzahl	507	100%

Die gelbe Färbung würde auf Harnzucker in erster Linie, aber auch auf Arabinose, Alkaptonsäuren, Kreatin und Kreatinin und eine Reihe anderer Körper deuten können; die violetten Färbungen aber beziehen sich auf Albumin, Globulin, Pepton und Nucleoalbumin usw.

3. Farbreaktion mit Rohrzuckerlösung und Schwefelsäure; die Streifen wurden zuerst mit der ersteren, dann mit der letzteren betupft:

	Anzahl der Zonen	Prozentzahl auf 507 = 100 % bezogen
a) Oberer Streifenteil.		
Fleischrötlicher Schein bis fleischrot	177	34,9
Farblos	103	20,3
Fleischrot	49	9,6
Bräunlicher Schein bis braun	41	8,1
Bräunlich fleischrötlich	26	5,1
Rotviolett	25	4,9
Violettfleischrötlich	17	3,3
Blauviolett	15	3,0
	453	89,2

	Anzahl der Zonen	Prozentzahl auf 507 = 100% bezogen
Übertrag	453	89,2
Oberster Rand blauviolett.	14	2,8
Rosa	8	1,6
Bräunlichgelb	6	1,2
Gelblich bis gelb	5	1,0
Gelblich fleischrötlich	5	1,0
Rosa fleischrötlich	4	0,8
Oberster Rand fleischrötlich	4	0,8
Oberster Rand braun bis braunrot	3	0,6
Oberster Rand rotviolettlich	2	0,4
Ziegelrot.	1	0,2
Oberster Rand graugrün	1	0,2
Oberster Rand bräunlich fleischrötlich	1	0,2
Totalzonenzahl	507	100%

b) Unterer Streifenteil.

	Anzahl der Zonen	Prozentzahl
Farblos	477	94,0
Rotviolett	10	2,0
Fleischrötlicher Schein bis fleischrötlich.	8	1,6
Ziegelrot.	4	0,8
Rosa	4	0,8
Blauviolett	2	0,4
Rosafleischrot	2	0,4
Totalzonenzahl	507	100%

Diese Färbungen deuten auf Gallensäuren; Rosa tritt aber auch bei Anwesenheit von Tyrosin auf.

4. Farbreaktion mit salpetrigsäurehaltiger Salpetersäure, womit die Streifen betupft wurden:

	Anzahl der Zonen	Prozentzahl auf 507 = 100% bezogen
a) Oberer Streifenteil.		
Hellgelblich bis gelblich	129	25,4
Lebhaft gelblich bis gelb	123	24,2
Bräunlichgelb bis braungelb und bräunlich orangegelb .	79	15,6
Farblos	51	10,0
Spur violett bis violett	20	3,9
Blauviolettlich, dann rotbraun	13	2,5
Rosa bis rot, oberste Endzone.	11	2,1
Blauviolett, oberste Endzone	10	2,0
Rotviolett	9	1,8
Blauviolettlich bis blauviolett	8	1,7
Rosa bis rot	7	1,4
Rotviolett, oberste Endzone	7	1,4
Fleischfarbig	7	1,4
Braun	5	1,0
Gelblich, oberste Endzone	5	1,0
Violett, dann bräunlichgelb	4	0,8
Bräunlichgelb bis braungelb	4	0,8
Bräunlichgelb, oberste Endzone	3	0,6
Rot, dann grün	2	0,4
	497	98,0

	Anzahl der Zonen	Prozentzahl auf 507 = 100% bezogen
Übertrag	497	98,0
Orangefleischrot	2	0,4
Graugrün, oberste Endzone	2	0,4
Braun bis rotbraun, oberste Endzone	2	0,4
Violett, dann rot	1	0,2
Bräunlichviolett	1	0,2
Rotbräunlich gelb	1	0,2
Orangegelb	1	0,2
Totalzonenzahl	507	100%

b) Unterer Streifenteil.

Farblos	350	69,0
Hellgelblich bis gelblich	130	25,6
Eintauchgrenze gelblich	15	3,0
Gelblich bis gelb	9	1,8
Spur violett bis violett	2	0,4
Blauviolettliche bis blauviolette obere Hälfte der Eintauchzone	1	0,2
Totalzonenzahl	507	100%

Gelbe Färbung deutet auf Tyrosin, Albumin, Paraglobulin, Pepton, Urochrom und Urobilin usw.; rote, violette, blaue und grüne auf Bilirubin, Biliverdin und Biliprasin; blaue oder grüne auf Lutein; kirschrote auf Skatoxylkaliumsulfat.

Es zeigte sich somit mit den vier Reagenzien folgende Häufigkeit der verschiedenen Hauptfarbreaktionen auf den mit 507 Harnproben erhaltenen Capillarstreifen, die Zahl 507 zu 100% angenommen:

1. Heißes Gemisch von 1 Volumen konzentrierter Salzsäure und 1 Volumen Wasser	2. Fast kochende Fehlingsche Flüssigkeit	3. Rohrzuckerlösung und Schwefelsäure	4. Salpetrigsäurehaltige Salpetersäure
a) Oberer Streifenteil. %	a) Oberer Streifenteil. %	a) Oberer Streifenteil. %	a) Oberer Streifenteil. %
Fleischrot . . 49,2	Gelb 68,6	Rosa und rot 48,9	Gelb. 50,8
Rosa 13,8	Farblos . . . 28,6	Farblos . . . 20,3	Braungelb . . 17,2
Rotviolett . . 13,1	Rotviolett . . 1,8	Braun . . . 8,7	Farblos . . . 10,0
Rosafleischrot 11,8	Blauviolett . . 0,6	Rotviolett . . 8,6	Violett. . . . 8,3
Blauviolett . . 4,1	Fleischrot . . 0,4	Blauviolett . . 5,8	Blauviolett . 6,2
Farblos . . . 3,9	100%	Bräunlichrot . 5,3	Rosa bis rot . 5,3
Rötlichbraun . 3,5		Bräunlichgelb 1,2	Braun 1,4
Gelb. 0,6	b) Unterer Streifenteil. %	Gelb. 1,0	Grün 0,8
100%	Farblos . . 71,2	Grün 0,2	100%
	Rotviolett . . 20,7	100%	
b) Unterer Streifenteil. %	Blauviolett . . 3,9		b) Unterer Streifenteil. %
	Gelb. 3,4	b) Unterer Streifenteil. %	
Farblos . . . 60,9	Fleischrot . . 0,4		Farblos . . . 69,0
Rosa 18,3	Rosa . . . 0,2	Farblos . . . 94,0	Gelb. 30,4
Fleischrot . . 16,4	Bräunlichgelb 0,2	Rosa und rot. 3,6	Violett. . . . 0,4
Rosafleischrot 2,4	100%	Rotviolett . . 2,0	Blauviolett . . 0,2
Violett. . . . 1,2		Blauviolett . . 0,4	100%
Blauviolett . . 0,6		100%	
Ziegelrot . . . 0,2			
100%			

Neuberg.

88

Goppelsroeder hatte noch 8 andere Reagenzien zur Prüfung von Capillarstreifen angegeben, die bei 9 Krankheitssystemen und bei denselben angehörenden 73 einzelnen Krankheiten an 461 Harnproben erhalten waren. Diese 8 Reaktionen waren folgende:

1. Reaktion (Biuret-) auf Phosphorfleischsäure (rote Färbung), Albumin, Albumosen, Globulin und Pepton (rotviolette Färbung) und Urobilin (rosa bis violettrote Färbung), durch Auftropfen von Cuprisulfat- und hernach von Ätzkalilösung.

2. Reaktion (Xanthoprotein-) durch Auftropfen von kalter konz. Salpetersäure, wodurch gelbe Färbung bei Gegenwart von Kaliumphenol- oder Kaliumkresolsulfat, sowie von Kaliumskatolcarbonat, ebenso von Albumin oder Nucleoalbumin, von Albumosen und Pepton entsteht, während die natürliche Urochromfärbung noch lebhafter gelb wird.

3. Reaktion von Millon durch Eintauchen der Capillarstreifen in heiße Mercurinitrat- und darauf in Kaliumnitritlösung, wodurch Rotfärbung der Capillarzone bei Gegenwart von Albumin und allen Monohydroxylbenzolderivaten, dunkelrote Färbung bei Gegenwart von Kaliumphenolsulfat, Kaliumortho- und -parakresolsulfat, Rotfärbung bei Anwesenheit von Paraoxyphenylessigsäure, Paraoxyphenylpropionsäure und Oxymandelsäure, ziegelrote durch Alkaptonsäuren: Homogentisin- und Uroleucinsäure, Rotfärbung durch Tyrosin, Albumin, Albumosen, Pepton und Nucleoalbumin, rehbraune durch Oxyproteinsäure entsteht.

4. Reaktion durch Betupfen der Capillarstreifen mit sehr verdünnter Hypochloritlösung und Salzsäure, wodurch Bläuung bei Anwesenheit von Harnindican, purpurrote Färbung bei Anwesenheit von Kaliumskatolcarbonat entsteht.

5. Reaktion durch Auftropfen heißer Ferrichloridlösung, wodurch blauviolette Färbung bei Anwesenheit von Kaliumphenolsulfat[1]), blaue bei der von Orthokresolsulfat[1]), violette durch Acetessigsäure, braunrote durch Alkaliacetate, blutrote durch Rhodankalium, grauviolette und hernach schmutziggrüne durch Paraoxyphenylessigsäure, blaue durch Paraoxyphenylpropionsäure, rote durch Skatolkohlensäure, blaugrüne durch Homogentisinsäure und rote Färbung bei Anwesenheit von Kreatinin bewirkt wird.

6. Reaktion von Weyl mit sehr verdünnter, durch Ätznatron alkalisch gemachter Nitroprussidnatriumlösung, womit Goppelsroeder die Streifen betupfte oder wohinein er sie tauchte. Hierbei gibt Kreatinin rubinrote und dann gelbe Färbung, während Methylsulfhydrat damit violettrote, Parakresol rotgelbe Färbung geben würde.

7. Reaktion von Jaffé mit heißer alkalischer Pikrinsäurelösung auf Kreatinin, welches rote Farbreaktion gibt. Goppelsroeder betropfte die Capillarstreifen mit dem Reagens oder tauchte sie ein.

8. Reaktion mit heißer salzsaurer Orcinlösung, welche mit einer Pentose rötliche, dann rötlichblaue Färbung gibt, während sich blaugrüne in Alkohol grünblau lösliche Flocken abscheiden. Die Capillarstreifen wurden in das Reagens eingetaucht. Vgl. jedoch Seite 337 u. 338.

Die im vorhergehenden aufgezählten Farbreaktionen auf wichtigere, in physiologisch normalen oder in pathologischen Harnen auftretende und in Capillarmedien, so z. B. in Filtrierpapierstreifen, adsorbierte Körper lassen voraussehen, daß daraus für die Erkennung selbst geringster Spuren von

---

[1]) Infolge langsamer Spaltung dieser Ätherschwefelsäuren.

Harnbestandteilen ein Hilfsmittel zu erhoffen ist. Da aber, wo keine Farbreaktionen sich zeigen, lassen sich die in bestimmte Zonen adsorbierten Körper durch physikalische oder chemische Prüfung der Zonen oder Zonenauszüge nachweisen, woraus in gewissen Fällen auch Nutzen gezogen werden kann.

Für weitere Einzelheiten sei hauptsächlich auf Goppelsroeders Publikation: „Studien über die Anwendung der Capillaranalyse I bei Harnuntersuchungen (II bei vitalen Tinktionsversuchen)", Verhandlungen der Naturforschenden Gesellschaft in Basel, Bd. XVII, 1904 verwiesen, sowie auf Goppelsroeders seit 1861—1904 und nach 1904 erschienenen Arbeiten über das Gebiet der auf Capillaritäts- und Adsorptionserscheinungen beruhenden Capillaranalyse.

Verzeichnis der Goppelsroederschen Publikationen über Capillaranalyse.

1. Über ein Verfahren, die Farbstoffe in ihren Gemischen zu erkennen. (Verhandlungen der Naturforschenden Gesellschaft zu Basel **1861**, III. Tl., 2. Heft.)
2. Note sur une méthode nouvelle propre à déterminer la nature d'un mélange de principes colorants. (Bulletins de la Société Industrielle de Mulhouse **1862**, T. XXXII.)
3. Zur Infektion des Bodens und Bodenwassers. Abschnitt 8, Seite 16 und 17: Methode zur Nachweisung von Farbstoffspuren in der Erde. (Programm der Basler Gewerbeschule **1872**. Schweighausersche Verlagsbuchhandlung, Benno Schwabe.)
4. Über die Darstellung der Farbstoffe sowie über deren gleichzeitige Bildung und Fixation auf den Fasern mit Hilfe der Elektrolyse. Kapitel VII: Über den Nachweis der bei der Elektrolyse nebeneinander entstehenden und miteinander gemischten Farbstoffe. (Zeitschrift für Österreichs Wollen- und Leinen-Industrie **1884** u. **1885**.)
5. Über Capillaranalyse und ihre verschiedenen Anwendungen, sowie über das Emporsteigen der Farbstoffe in den Pflanzen. (Mitteilungen des k. k. Technologischen Gewerbemuseums in Wien, Sektion für chemische Gewerbe. Neue Folge, II. Jahrgang 1888, Hefte 3 und 4 und III. Jahrgang 1889, Hefte 1—4.) Dazu 78 Seiten Beilagen, gedruckt bei Wenz & Peters, Mülhausen i. E. **1889**.
6. Capillaranalyse, beruhend auf Capillaritäts- und Adsorptionserscheinungen. Mit dem Schlußkapitel: Emporsteigen der Farbstoffe in den Pflanzen. (Verhandlungen der Naturforschenden Gesellschaft zu Basel. Bd. XIV, **1901**. 545 Seiten, 58 lithographische Tafeln und ein Lichtdruckbild.)
7. Studien über die Anwendung der Capillaranalyse: I. bei Harnuntersuchungen, II. bei vitalen Tinktionsversuchen. (Verhandlungen der Naturforschenden Gesellschaft zu Basel. Bd. XVII, **1904**. 198 Seiten, 130 lithographische Tafeln und 21 Lichtdruckbilder.)
8. Anregung zum Studium der auf Capillaritäts- und Adsorptionserscheinungen beruhenden Capillaranalyse. (Verlag von Helbing & Lichtenhahn vormals Reich-Detloff, Basel **1906**.)
9. Neue Capillar- und capillaranalytische Untersuchungen. (Verhandlungen der Naturforschenden Gesellschaft zu Basel. Bd. XIX, **1907**. 2. Heft. 81 Seiten, 52 Tafeln, worunter 2 in Lichtdruck.)
10. Über Capillar- und Adsorptionsanalyse. (Kolloid-Zeitschrift von Dr. Wolfgang Ostwald. Abhandlungen in den Heften Januar **1909** bis April 1910.)

Physikalisch-chemische Untersuchung des Harns und der anderen Körperflüssigkeiten.[1]

Von

Fil. Bottazzi-Neapel.

Erster Abschnitt:

Einleitung.

I. Die Körperflüssigkeiten.

Wenn wir von den Zellsäften und den intercellularen Säften absehen, können wir die Flüssigkeiten des Organismus in zwei große Kategorien ein-

[1] Literatur: C. Matteucci, Lezioni sui fenomeni fisico-chimici dei corpi viventi. Seconda edizione. Pisa 1846. — A. Etard, La constitution des solutions étendues et la pression osmotique. Rev. génér. des Sc., 15. avril 1890. — G. Fuchs, Anleitung zur Molekulargewichtsbestimmung nach der Beckmannschen Gefrier- und Siedepunktsmethode. Leipzig 1895. — J. Kohlrausch u. L. Holborn, Das Leitvermögen der Elektrolyte, insbesondere der Lösungen. Leipzig 1898. — J. Traube, Physico-Chemical Methods. Transl. by W. L. Hardin. Philadelphia 1898. — H. Koeppe, Physikalische Chemie in der Medizin. Wien 1900. — J.-M. Raoult, Tonométrie. Paris 1900. Kryoskopie. Paris 1901. — W. Ostwald, Die wissenschaftlichen Grundlagen der analytischen Chemie, 3. Aufl. Leipzig 1901. — D'Arsonval, Chauveau etc., Traité de physique biologique. T. I, Paris 1901. — W. Ostwald, Lehrbuch der allgemeinen Chemie, 2. Aufl. Leipzig, Bd. I, 1903; Bd. II, 1. Teil, 1903. — James Walker, Introduction to physical chemistry, 3. Edit. London 1903. — A. Reychler, Les théories physico-chimiques, 3. édit. Bruxelles-Paris 1903. — J. H. van 't Hoff, La chimie physique et ses applications. Paris 1903. — Vorlesungen über theoretische und physikalische Chemie. Braunschweig 1900. — H. J. Hamburger, Osmotischer Druck und Ionenlehre in den medizinischen Wissenschaften. Zugleich Lehrbuch physikalisch-chemischer Methoden. Wiesbaden, Bd. I, 1902; Bd. II/III, 1904. — Fr. Kohlrausch, Lehrbuch der praktischen Physik. 10. Aufl. Leipzig u. Berlin 1905. — Landolt-Börnstein-Meyerhoffer, Physikalisch-chemische Tabellen, 3. Aufl. Berlin 1905. — S. Arrhenius, Theorien der Chemie. Nach Vorlesungen gehalten an der Universität von Kalifornien zu Berkeley. Leipzig 1906. — V. Henri, Cours de Chimie physique, 1. fasc. Paris 1906. — Fil. Bottazzi, Principii di Fisiologia, Vol. I. Chimica fisica. Milano 1906. — R. Höber, Physikalische Chemie der Zelle und der Gewebe, 2. Aufl. Leipzig 1906. — A. v. Korányi u. P. F. Richter, Physikalische Chemie und Medizin. Bde. I/II. Leipzig 1907. — M. Roloff, Physikalisch-chemische Einleitung und Methodik. In Korányi-Richters Physikal. Chemie und Medizin I, 1, 1907. — E. Cohen, Vorträge für Ärzte über physikalische Chemie. 2. Aufl. Leipzig 1907. — W. Nernst, Theoretische Chemie. 5. Aufl. Stuttgart 1907. — L. Asher, Die Anwendung der physikalisch-chemischen Methoden in der Physiologie. R. Tigerstedts Handbuch der physiol. Methodik I, 2, S. 113. Leipzig 1907. — A. Kanitz, Einige physikalisch-chemische Methoden in biochemischer Anwendung. C. Oppenheimers Handbuch der Biochemie, I, S. 25, 1908. — W. Ostwald, Grundriß der allgemeinen Chemie. 4. Aufl. Leipzig 1910. — W. Ostwald u. R. Luther, Hand- und Hilfsbuch zur Ausführung physiko-chemischer Messungen. 3. Aufl. Leipzig 1910. (Herausgegeben von R. Luther u. K. Drucker.) — R. Höber, Physikalisch-chemische Untersuchung von lebenden Zellen und Geweben. Handbuch der biochem. Arbeitsmethoden von E. Abderhalden. Berlin-Wien 1910.

teilen: 1. Innere oder zirkulierende Flüssigkeiten — Blut und Lymphe — die einen integrierenden Teil des Tierkörpers ausmachen; 2. Absonderungs- und Ausscheidungsflüssigkeiten, die, sobald sie gebildet sind, schon als dem Organismus fremd betrachtet werden können. Zwischen ihnen und dem Körperinnern kann zwar unter normalen, mehr aber noch unter pathologischen Verhältnissen ein Austausch von Stoffen stattfinden, namentlich wenn es sich um die Absonderungs- und Ausscheidungsflüssigkeiten handelt, die nicht direkt nach außen hin fließen, wie der Schweiß, sondern eine Zeitlang in gewissen Körperhöhlen zurückgehalten werden, wie die Galle, der Harn, oder sich, wie der Speichel, der Magen-, Pankreassaft usw. in den Verdauungskanal ergießen, wo sie zum Teil resorbiert werden. Es gibt dann 3. noch Flüssigkeiten, die nicht eigentlich Lymphe sind, und sich von ihr beträchtlich sowohl hinsichtlich ihrer chemischen Zusammensetzung als auch ihrer physikalisch-chemischen Eigenschaften unterscheiden. Man kann sie aber, wie es scheint, auch nicht zu den Absonderungsflüssigkeiten im strengen Sinne des Wortes rechnen, obgleich in einigen Fällen eine Art Sekretionsepithel für sie zu existieren scheint. Diese Flüssigkeiten erneuern sich, ohne eigentlich zirkulierende Flüssigkeiten zu sein, und sind im allgemeinen in präformierte und mit einem spezifischen Epithel bekleidete Räume eingeschlossen. Es sind das die Augenflüssigkeiten (Humor aqueus und Humor vitreus), die Ohrenflüssigkeiten (die sog. „Lymphe", die in den halbkreisförmigen Kanälen usw. enthalten ist) und die Cerebrospinalflüssigkeit. Ferner sind 4. noch hinzuzufügen die Flüssigkeiten, welche unter pathologischen Bedingungen sich bilden und in Cystenhöhlen eingeschlossen sind (Ovarialcysten usw.); die Transsudate und Exsudate (Hydrocelenflüssigkeit, Flüssigkeit des Hydrops ascites usw.) und dergleichen mehr. Auch diese können nicht als Ausscheidungsflüssigkeiten oder als Blutplasma oder eigentliche Lymphe betrachtet werden. Sie stammen jedoch im wesentlichen aus dem Blut und aus der Lymphe, wie verschieden sie sich auch hinsichtlich ihrer chemischen Zusammensetzung und ihrer physikalisch-chemischen Eigenschaften zeigen mögen.

Die erwähnten Flüssigkeiten haben die folgenden allgemeinen Merkmale:

1. Alle Flüssigkeiten des Organismus sind verhältnismäßig verdünnte wässerige Lösungen.

2. Alle enthalten in Lösung Gase und in wechselnden Mengen Krystalloide, Elektrolyte wie Nichtelektrolyte. Während z. B. der Harn reich an Elektrolyten und Nichtelektrolyten ist, enthalten das Blutplasma, der Pankreassaft usw. weniger Krystalloide und eine sehr große Menge Kolloide.

3. Einige Flüssigkeiten enthalten corpusculäre Elemente (wie das Blut, die Milch usw.) und sind deshalb nicht nur wässerige Lösungen, sondern stellen auch Suspensionen dar.

Diese allgemeinen Feststellungen sind von der größten Bedeutung für das Studium der physikalisch-chemischen Eigenschaften dieser Flüssigkeiten. Es ist in der Tat leicht verständlich, daß wir nicht das Recht haben, die beim Studium von homogenen, einfachen Lösungen gewonnenen Resultate ohne weiteres auf die erwähnten Flüssigkeiten (Blut, Milch usw.) zu übertragen. Diese letzteren unterscheiden sich nämlich von jenen in erster Linie durch zwei physikalische Eigenschaften: Erstens sind sie Suspensionen, zweitens ist die flüssige Phase ein Gemisch mehrerer Elektrolyte und Nichtelektrolyte

[Tezner[1])]. Tezner hat nämlich bezüglich der Eigenschaften solcher Flüssigkeiten organischer Herkunft folgenden Befund erhoben: ,,Die Gefrierpunktserniedrigung verdünnter Gemische eines Elektrolyten und eines Nichtelektrolyten ist nicht gleich der Summe der Gefrierpunktserniedrigungen der Komponenten, sondern kleiner als diese. Die Ursache dieser Erscheinung ist das
Absinken der Dissoziation des Elektrolyten auf Zusatz eines indifferenten
Nichtelektrolyten. Die auf Zusatz eines Nichtelektrolyten in der Leitfähigkeit
einer Salzlösung beobachtete Verringerung hat ihren Grund nur zum Teil in
der Erhöhung der Viscosität, zum großen Teil aber in der Abnahme der Dissoziation des Elektrolyten.'' Wenn ferner nach Tezner und Roska[2]) in einer
Lösung mit bestimmter Gefrierpunktserniedrigung feste Teilchen suspendiert
werden, so zeigt die Suspension eine kleinere Gefrierpunktserniedrigung als die
reine Lösung. Die Ursache dieser Differenz ist die Adsorption, welche zu einer
Ansammlung des gelösten Stoffes in den Grenzschichten führt. Das aber hat
wieder zur Folge, daß die flüssige Phase der Suspension an gelöster Substanz
verarmt. Die Größe der Adsorption hängt hauptsächlich von der Oberflächenspannung ab (s. Abschn. X), diese wieder von der Konzentration der verschiedenen
gelösten Stoffe — sie steht aber nicht in einem einfachen Verhältnis zu ihrer
osmotischen Konzentration. Daraus erklärt sich die Tatsache, daß in Suspensionen die Gefrierpunktserniedrigung keine einfache Funktion der osmotischen Konzentration ist. Es ist daher verfehlt, aus der Gefrierpunktserniedrigung des Blutes oder der Milch kurzerhand auf die osmotische Konzentration des Plasmas resp. der Magermilch zu schließen. Ein geringerer Zusatz eines gelösten Kolloids (z. B. Eiweiß) wird genügen, um bei gleichbleiben-
der osmotischer Konzentration die Depression zu verändern. Wird die feste
und flüssige Phase einer Suspension durch Filtrieren getrennt, so ist die Gefrierpunktserniedrigung des Filtrates gleich oder größer als die Suspension —
je nachdem die Filtration mehr oder weniger vollständig zu Ende geführt
worden ist.

Diese Unterscheidungen sind in der Theorie recht einfach. Wenn wir sie
aber bei der Untersuchung von gewöhnlichen physiologischen Flüssigkeiten
anwenden wollen, so finden wir, daß sie nicht von großer Bedeutung sind.
In praxi existiert weder ein Plasma ohne Blutkörperchen, noch ein Plasma der
Milch ohne Tröpfchen emulsionierten Fettes noch endlich eine physiologische
Flüssigkeit ohne gelöste Kolloide. Die osmotische Konzentration des Blutplasmas
usw. ist diejenige, welche dem Plasma eben bei Gegenwart der suspendierten
Blutkörperchen zukommt, und wir kennen keine andere theoretische Konzentration, auf welche diese wirkliche sich zurückführen läßt. Dasselbe läßt
sich von der Milch sagen und von allen physiologischen Flüssigkeiten.
Ferner finden wir uns bei Bestimmung der Gefrierpunktserniedrigung in Blutplasma oder Serum, da wir nie diese Flüssigkeit von den darin suspendierten
Körperchen vollständig trennen können, nie dem von Tezner und Roska
in Betracht gezogenen Falle gegenüber, in welchem selbst eine größere Erniedrigung des Gefrierpunktes des Filtrates als desjenigen der Suspension
eintreten kann, sondern im allgemeinen sehen wir, daß die Gefrierpunktserniedrigung nur annähernd derjenigen der Gesamtsuspension gleich sein kann.

Es ist klar, daß diese Überlegungen nicht nur für das Blut und die Milch
Gültigkeit haben, sondern auch für andere Flüssigkeiten, die wie der Harn, die
Transsudate usw. zwar unter normalen Verhältnissen nicht Suspensionen sind,

---

[1]) E. Tezner, Zeitschr. f. physiol. Chemie **54**, 95 [1907].
[2]) E. Tezner u. J. Roska, Zeitschr. f. physiol. Chemie **56**, 495 [1908].

unter abnormen Verhältnissen aber suspendierte Stoffe (unlösliche Salz-, Harn-säurekrystalle usw., Zellen und gröbere Bildungen wie Harnzylinder usw.) ent-halten können. Ähnliche Überlegungen müssen wir bezüglich anderer physiko-chemischer Eigenschaften der physiologischen Flüssigkeiten (elektrische Leit-fähigkeit, Viscosität usw.) anstellen.

Man versteht leicht, daß die elektrische Leitfähigkeit einer Suspension oder Emulsion (Blut, Milch, Harn mit suspendiertem Sediment usw.) ge-ringer ist als die derselben filtrierten Flüssigkeit, und daß die Viscosität größer ist. Aber hier liegen die Verhältnisse anders. Während auf die Bestimmungen der Gefrierpunktserniedrigung im wesentlichen der flüssige Teil des Blutes Ein-fluß hat, insofern letzteres eine Lösung ist und die suspendierten Partikel eine sekundäre Wirkung ausüben, setzen hingegen bei Messungen der elektrischen Leitfähigkeit die suspendierten Körperchen der Ionenbewegung ein sehr starkes Hindernis entgegen, und bei den Viscositätsbestimmugen treten noch ein oder zwei neue Faktoren hinzu, die in der Reibung der suspendierten Teilchen unter-einander und mit der Flüssigkeit, in der sie sich verschieben, bestehen. In der Tat stellen schon die echten kolloidalen Lösungen, d. h. diejenigen kolloi-dalen Flüssigkeiten, welche sich unter dem Ultramikroskop als optisch leer erweisen, einen komplizierten Fall dar im Vergleich zu den einfachen krystal-loiden Lösungen, weil in ihnen die Kolloidteilchen, wenn sie sich auch in einem sehr hohen Quellungsgrad vorfinden und elektrische Ladungen führen, im Vergleich zu den Molekülen und Ionen der Krystalloide und des Lösungs-mittels stets sehr umfangreiche Teilchen darstellen. Weiter entfernt, nach den mikroskopischen Suspensionen hin, stehen die ultramikroskopischen Suspen-sionen, von denen viele irrtümlich (s. Abschn. X) für kolloidale Lösungen (kolloidale Metalle usw.) gelten. So haben wir also eine fortlaufende Reihe: einfache Lösungen der Elektrolyte, Lösungen von nicht elektrolytisch ge-spaltenen Krystalloiden, eigentliche kolloidale Lösungen, ultramikroskopische Suspensionen, mikroskopische Suspensionen; hierbei sind theoretisch keine deutlichen Grenzen zwischen einem Glied und dem anderen, sondern nur all-mähliche Übergänge vorhanden.

Man muß außerdem bedenken, daß die physiologischen Flüssigkeiten meistens Gemenge aus allen diesen fünf typischen Arten von Lösungen und Suspensionen bilden, weshalb sie den höchsten Grad von Kompliziertheit aufweisen, den man sich vorstellen kann.

Die physiologischen Flüssigkeiten sind also wässerige Lösungen von elektro-lytischen Krystalloiden und von Kolloiden, die Körperchen in mehr oder minder stabiler Suspension enthalten oder nicht enthalten; diese Eigentümlichkeit bestimmt ihre physiko-chemischen Eigenschaften, welche eben diejenigen der verdünnten wässerigen Lösungen von mineralischen und organischen Krystal-loiden und von kolloidalen Substanzen sind.

Zunächst sei kurz auf einige allgemeine Eigenschaften von sekundärer Bedeutung verwiesen.

Im allgemeinen ist die Dichte einer wässerigen Lösung größer als die des reinen Lösungsmittels bei derselben Temperatur. Es ist anzunehmen, daß das Wasser eine ent-sprechende Kontraktion erleidet infolge des Umstandes, daß ein Stoff sich in ihm löst; mit anderen Worten, daß die Lösung weniger Raum einnimmt, als das darin enthaltene Wasser im reinen Zustande. Das Dichtemaximum des Wassers liegt bei etwa 4° C. Durch Auflösen von Salzen wird dasselbe nach dem Bereich niederer Tem-peraturen hin verschoben.

Die Kompressibilität von Salzlösungen ist zumeist geringer als diejenige des Wassers, entsprechend dem vergrößerten Binnendruck.

Vom spezifischen Gewicht des Harns und der anderen physiologischen Flüssigkeiten ist an anderer Stelle die Rede (siehe S. 20 ff.).

II. Die „Konzentration" der Körperflüssigkeiten im allgemeinen.

Da die organischen Flüssigkeiten wässerige Lösungen von Elektrolyten, von krystalloiden Nichtelektrolyten und von Kolloiden sind, so müssen wir bei ihnen die Konzentration der Elektrolyte, die sich aus der der nicht-dissoziierten Moleküle und der der Ionen zusammensetzt, die Konzentration der krystalloiden Nichtelektrolyte und die Konzentration der Kolloide unterscheiden und bestimmen. Diese Kenntnisse werden mittels der Anwendung physikalisch-chemischer Methoden erworben, die später beschrieben werden sollen.

Nicht minder bedeutsam als der Einblick in die „Gesamtkonzentration" der Lösung, d. h. in die Konzentration der Gesamtheit der Elektrolyte, der nicht elektrolytisch gespaltenen Krystalloide und der Kolloide, ist für den Physiologen und für den Pathologen die Kenntnis der „partiellen Konzentration" einer jeden der gelösten Substanzen oder des relativen Verhältnisses, in welchem die verschiedenen Komponenten sich in jeder Flüssigkeit unter physiologischen Bedingungen vertreten vorfinden, und wie das erwähnte normale Verhältnis sich unter pathologischen Bedingungen ändert. Hierzu ist es aber erforderlich, die Methoden der quantitativen chemischen Analyse zur Anwendung zu bringen.

Die chemische Analyse und die physiko-chemische Analyse ergänzen sich also wechselseitig, und nur bei gleichzeitiger Benutzung der beiden kann man eine vollständige Kenntnis der Zusammensetzung und der allgemeinen Eigenschaften einer bestimmten Flüssigkeit des Organismus erlangen.

Wenn man von der „Konzentration" einer Lösung von mehreren Stoffen verschiedener Art oder von einer Flüssigkeit des Organismus (Blutplasma, Harn usw.) spricht, so sind die Ausdrücke „Molekularkonzentration" oder „Ionenkonzentration" ungenau, weil die betreffende Lösung sowohl nichtdissoziierte Moleküle (von Elektrolyten und Nichtelektrolyten) als auch Ionen und außerdem auch im allgemeinen kolloidale Teilchen enthalten können, abgesehen von den körperlichen Elementen in solchen Flüssigkeiten. Der Ausdruck „molekulare oder molare Konzentration" könnte im strengen Sinne des Wortes nur angewendet werden für die verdünnte Lösung eines krystalloiden Nicht-elektrolyten (Harnstoff, Glucose usw.); aber für die Lösung eines Elektrolyten oder mehrerer Elektrolyten, oder für eine Lösung von Harnstoff usw., die auch Elektrolyten enthält, könnte man denselben Ausdruck nicht verwenden, wenn man darunter buchstäblich die Zahl der „Moleküle" des in der Volumeinheit des Lösungsmittels gelösten Elektrolyten verstehen wollte, weil der Elektrolyt sich nicht nur im Zustand von „Molekülen" vorfindet, sondern auch zum größten Teil (wenn die Lösung genügend verdünnt ist) im Zustand von „Ionen", und weil gerade infolge der Dissoziation der Moleküle in Ionen die Zahl der Teilchen des Gelösten pro Volumeinheit des Lösungsmittels nicht der theoretischen Konzentration entspricht, wie sie aus dem Molekulargewicht der Stoffe sich ergibt, sondern größer ist. Der von Hamburger (l. c.) vorgeschlagene

Ausdruck „Mol-Ionenkonzentration" ist deshalb der Bezeichnungsweise „molekulare oder molare Konzentration" für die Flüssigkeiten des Organismus vorzuziehen; durch ihn soll die durch die Moleküle (sowohl von Elektrolyten als Nichtelektrolyten) plus Ionen bedingte Konzentration bezeichnet werden. Wenn die Flüssigkeit auch ein Kolloid gelöst enthält, so genügt der Ausdruck nicht mehr, um den auf die kolloidalen Teilchen bei Bestimmung der „Gesamtkonzentration" entfallenden Teil zu bezeichnen; da aber dieser Teil verhältnismäßig sehr klein ist, so kann er auch unberücksichtigt bleiben. Man findet auch den Ausdruck „osmotische Konzentration". Diese Bezeichnung kann aber nur angewendet werden, wenn man die osmotischen Wirkungen von Molekülen, Ionen und Kolloidteilchen in mehr oder minder großer Konzentration in einer bestimmten Flüssigkeit in Betracht zieht, und nicht in anderen Fällen. Man darf nicht vergessen, daß eine Lösung einen „osmotischen Druck" nur dann ausübt, wenn man sie in derartige Verhältnisse versetzt, daß sie ihn ausüben kann, z. B. wenn man sie in eine Pfeffersche „osmotische Zelle" einschließt und deren halbdurchlässige Membran mit dem Lösungsmittel in Berührung bringt. Streng genommen hat es also keinen Sinn, wenn man sagt, das Blut oder der Harn usw. besitzen einen bestimmten osmotischen Druck; eine Bedeutung erhält und hat gewöhnlich ein solcher Ausdruck, weil man stillschweigend darunter versteht, daß der Harn usw. diesen bestimmten osmotischen Druck ausüben würde, wenn er in eine Pfeffersche „osmotische Zelle" eingeschlossen wäre, die mit einer für alle im Harn gelösten chemischen Körper undurchlässigen Membran versehen ist, und die Zelle in reines Wasser tauchte; alsdann würde, wenn das Gleichgewicht erreicht wäre, die Ungleichheit im Niveau des Quecksilbers in dem mit der Zelle verbundenen Manometer einen dem Werte der „osmotischen Konzentration" entsprechenden Druck anzeigen. Bei dieser stillschweigenden Annahme würde jedoch der Wert der „osmotischen Konzentration" in Atmosphären in Wirklichkeit die „Gesamtkonzentration" der Flüssigkeit ausdrücken, d. h. die Gesamtzahl von osmotisch aktiven Teilchen, die in der Volumeinheit der Lösung anwesend sind, unabhängig von der Natur dieser Teilchen, mögen sie nun Moleküle von Elektrolyten oder Nichtelektrolyten, Ionen oder Kolloidteilchen sein. Denn alle diese Teilchen tragen zu dem osmotischen Druck bei, wenn eine für alle gleichmäßig undurchlässige (nur für das Lösungsmittel durchlässige) Membran vorhanden ist. Der einer jeden Art von Molekülen usw. eigene und am Zustandekommen des osmotischen Druckes mitwirkende Anteil steht nur im Verhältnis zu ihrer Zahl in der Volumeinheit der Lösung.

Aber eine Membran, die im idealen Sinne für alle in den Flüssigkeiten der Lebewesen gelösten Stoffe undurchlässig wäre, kann nicht existieren, und deshalb wird die „direkte Methode" Pfeffers zur Bestimmung des osmotischen Druckes dieser Flüssigkeiten nicht verwendet. Statt ihrer werden gewöhnlich die vielen indirekten Methoden benutzt, die im folgenden beschrieben sind.

Durch dieses Hilfsmittel, d. h. durch die indirekte Bestimmung des osmotischen Druckes einer Lösung, können wir die „Gesamtkonzentration" der physiologischen Flüssigkeiten, richtiger die gesamte „Mol-Ionenkonzentration" der krystalloiden Stoffen ermitteln. Um dann den partiellen osmotischen Druck der Kolloide in Flüssigkeiten, die, wie das Blutplasma, eine beträchtliche Menge davon enthalten, zu bestimmen, greift man gewöhnlich zu speziellen, seinerzeit anzugebenden Verfahren.

Wie schon bemerkt, ist es indessen wichtig, nicht nur die Gesamtkonzentration, sondern auch die **partielle Konzentration** wenigstens der Nichtelektrolyte einerseits und der nichtdissoziierten Elektrolytmoleküle und der Ionen andererseits zu kennen. Die Konzentration der Nichtelektrolyte oder der wichtigsten unter ihnen (z. B. der Glucose im Blute, des Harnstoffes im Harn usw.) erfahren wir mit Hilfe der Methoden der analytischen Chemie. Wir brauchen nicht zu physiko-chemischen Methoden zu greifen, um die in einem Liter Blutplasma oder Harn enthaltene Menge Harnstoff oder Traubenzucker zu bestimmen. Ist diese Menge aber mittels irgendeiner beliebigen quantitativen Methode bestimmt festgestellt, so kann man leicht die partielle Konzentration des Harnstoffes z. B. im Harn berechnen, da man das Molekulargewicht des Harnstoffes kennt, und zwar weil man annimmt, daß die Moleküle dieses Stoffes in verdünnter wässeriger Lösung praktisch weder Dissoziationsnoch Assoziationsprozesse durchmachen.

Anders stehen die Dinge hinsichtlich der Konzentration der Elektrolyte, z. B. des Chlornatriums oder der Salze der Kohlen- und Phosphorsäure im Blutplasma und im Urin. Bestimmt man z. B. mit einer guten quantitativen Methode das in 1 l Harn enthaltene Chlornatrium, so kann die so gewonnene Zahlenangabe keine genaue Vorstellung von der Konzentration der nichtdissoziierten NaCl-Moleküle und der Na^+- und Cl^--Ionen vermitteln, die sich in jenem Liter Harn bei einer bestimmten Temperatur befinden. Noch weniger kann z. B. die Menge Phosphate in 100 Gewichtsteilen eine Vorstellung von der Konzentration der nichtdissoziierten Moleküle und der verschiedenen Ionen geben, die aus der Dissoziation derselben entstehen können. Um eine derartige Einsicht zu erwerben, muß man zu physiko-chemischen Methoden seine Zuflucht nehmen; das Problem ist jedoch so kompliziert, daß auch die Resultate, die man bei Anwendung solcher Methoden erhält, nur einen angenäherten Wert haben, wie wir später sehen werden.

Wenn es sich um die Lösung eines einzigen Elektrolyten oder höchstens von Elektrolyten derselben Art, z. B. mehrerer neutraler Salze, d. h. Salze von starken Säuren und starken Basen, handelte, so könnte man, da man die Molenzahl einer jeden gelösten Substanz und die Wanderungsgeschwindigkeit der einzelnen Ionen usw. kennt, aus den experimentell gefundenen Werten der elektrischen Leitfähigkeit der Lösung in noch anzugebender Weise die „Ionenkonzentration" und die „molekulare Konzentration" (der nichtdissoziierten Moleküle) der Lösung berechnen. Aber die Flüssigkeiten des Organismus entsprechen bei weitem nicht solchen einfachen Lösungen. Sie enthalten unter den Elektrolyten Salze von starken Basen mit schwachen Säuren (Carbonate, Phosphate, Urate usw.) und auch, obwohl in geringerer Menge, Salze von schwachen Basen mit starken Säuren; ferner enthalten sie eine Menge von verschiedenen Nichtelektrolyten und endlich Kolloide. Nun beeinflussen diese Stoffe wie die Gefrierpunktserniedrigung so auch die elektrische Leitfähigkeit der erwähnten Flüssigkeiten, so daß die für letztere experimentell gefundenen Daten nicht genau den theoretischen Werten entsprechen, nämlich denen, die man in Abwesenheit der krystalloiden Nichtelektrolyte und der Kolloide (um nicht von den suspendierten Körperchen zu sprechen) unter sonst gleichbleibenden Bedingungen finden würde; deshalb können die Berechnungen, die angestellt werden, um aus den angeführten Werten die Ionenkonzentrationen abzuleiten, nur einen Näherungswert darstellen.

Später werden bei Gelegenheit eines jeden einzelnen Falles nochmals die verschiedenen Einflüsse festgestellt, welche die komplizierte Natur der physiologischen Flüssigkeiten auf die Resultate der Bestimmungen der elektrischen Leitfähigkeit usw. ausübt. Einstweilen genüge dieser Hinweis.

Die Konzentrationen, die wir gewöhnlich mit physiko-chemischen Methoden bestimmen, sind die folgenden:

a) Die Gesamtkonzentration des Harns und der anderen Flüssigkeiten des Organismus; sie wird bestimmt durch Messung des osmotischen Druckes, sei es nach der direkten, sei es nach indirekten Methoden:

b) die Konzentration der in diesen Flüssigkeiten enthaltenen Kolloide;

c) die Konzentration der aus der Dissoziation der gelösten Elektrolyte hervorgehenden Ionen;

d) die Konzentration der H-Ionen und der OH-Ionen und mithin die „wirkliche Reaktion" der Flüssigkeiten des Organismus.

Auf den folgenden Seiten sind die gebräuchlichsten Methoden zur Ausführung der obenerwähnten Bestimmungen ausführlich beschrieben.

Zweiter Abschnitt:

Der osmotische Druck.[1])

I. Allgemeines.

Um zu einer klaren und befriedigenden Definition des Ausdruckes „osmotischer Druck" zu gelangen, gehen wir von folgenden Erwägungen aus.

Denken wir uns z. B. über eine Zuckerlösung reines Wasser geschichtet; wie bekannt, erleidet solch ein System alsbald eine Veränderung, indem der Zucker von unten nach oben, also von Orten höherer zu solchen niederer Konzentration, zu wandern beginnt, und dieser Diffusionsprozeß erreicht erst dann sein Ende, wenn die Konzentration überall in der Lösung die gleiche geworden ist [Nernst (l. c., S. 130)]. [Bei jeder Art Diffusion (Gasdiffusion, Hydrodiffusion usw.) erfolgt die Verschiebung der gelösten Teilchen in der Richtung von der größten zur geringsten Konzentration, und das Gesetz heißt: Die Menge gelöster Substanz, welche in der Zeiteinheit durch einen bestimmten Querschnitt der Flüssigkeit diffundiert, ist proportional dem Unterschied der Konzentrationen, die zwei einander sehr nahegelegenen (unendlich nahen) Querschnitten der Flüssigkeit entsprechen. Folglich muß man unter dem Diffusionskoeffizienten einer gegebenen Substanz bei einer bestimmten Temperatur die Menge Substanz verstehen, welche aus einer Lösung von bekannter Konzentration (z. B. 1%) in der Zeiteinheit (1 Tag) durch einen 1 cm

---

[1]) Außer den oben angegebenen und den noch zu zitierenden Arbeiten siehe besonders: W. Sutherland. Philos. Magaz. [5] **1897**, Nr. 27, 493. — G. Tammann, Annalen d. Physik u. Chemie **34**, 299 [1888]. — J.-H. van't Hoff, Zeitschr. f. physikal. Chemie **1**, 481 [1887]; Arch. néerl. des Sc. ex. et nat. **20**, 239 [1886]. — A. Reychler, Rev. de l'Univ. de Bruxelles **1**, 207 [1896]. — J. Gerald, Philos. Magaz., October **1896**. — Sp. U. Pickering, Philos. Magaz. June **1890**, p. 489; Philos. Magaz., May **1890**, p. 427. — Tr. W. Krug, Dissert. inaug. physiologica. Leipzig **1859**. — W. Nernst, Zeitschr. f. physikal. Chemie **2**, 613 [1888]. — L. v. Liebermann u. S. Bugarszky, Zeitschr. f. physikal. Chemie **12**, 188 [1893]. — A. Naccari, Rend. Real. Accad. dei Lincei [5] **2**, I, 238; **2**, II, 136 [1893]. — P. Nolf, Revue génér. des Sc. pur. et appl. **1901**, No. 10/11.

hohen flüssigen Zylinder von einem Querschnitt von 1 qcm diffundiert ist, wenn in ihm ein andauernder Gleichgewichtszustand eingetreten ist.] Denken wir uns nun aber die Lösung von dem darüber geschichteten Wasser durch eine sog. „halbdurchlässige" oder „semipermeable" Wand getrennt, d. h. eine Membran, die dem Wasser freien Durchgang gestattet, nicht aber dem darin gelösten Zucker; die Folge wird offenbar sein, daß der Zucker auf die Wand, die ihn an seinem Bestreben hindert, die ganze Lösung zu erfüllen, einen Druck ausübt. Ist die Wand in einem Zylinder verschiebbar, wie es die Fig. 1 zeigt, in welcher L die Lösung und W das darüber geschichtete Wasser bedeutet und sind beide durch die soeben beschriebene Wand getrennt, so haben wir eine Vorrichtung, um die Mischung der Flüssigkeiten isotherm und reversibel zu vollziehen. Wenn der Stempel S heruntergedrückt wird, so wird der in L befindliche Zucker komprimiert, indem Wasser von L nach W hinübertritt; wird der Stempel umgekehrt gehoben, so tritt Wasser von W nach L hinüber und die Zuckerlösung verdünnt sich dementsprechend. Aus der Tatsache allein, daß, wenn wir uns den Stempel entfernt dächten, der Zucker durch Diffusion in das reine Wasser hinüberwandern würde, folgt mit

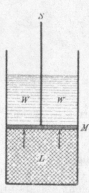

Fig. 1.

Notwendigkeit, daß auf den Stempel in der Richtung der Pfeile ein Druck ausgeübt wird, und je größer dieser Druck ist, um so größer ist offenbar die Arbeit, welche der gelöste Zucker während seiner Ausdehnung, d. h. während er durch die halbdurchlässige Wand neues Lösungsmittel aufnimmt, zu leisten vermag; den Betrag dieser Arbeit repräsentiert uns das Produkt aus dem Druck und dem Volumen, um welches der Stempel verschoben wird.

Den mit einer solchen Vorrichtung gemessenen Druck bezeichnen wir als „den osmotischen Druck der Lösung". Seine Analogie mit dem von einem Gase auf die umschließenden Wände ausgeübten Druck ist augenfällig.

Denken wir uns Lösung und Lösungsmittel entfernt, den Raum L mit einem Gase ausgefüllt, den Raum W hingegen evakuiert, so haben wir offenbar eine ganz analoge Versuchsanordnung, indem dann an Stelle des osmotischen Druckes der gewöhnliche Gasdruck wirksam wird. Es besitzen eben die Moleküle eines Gases, gleich denen eines gelösten Stoffes, das Bestreben, den größtmöglichen Raum einzunehmen und ebenso, wie wir die Moleküle eines Gases durch Dilatation beliebig weit voneinander entfernen können, so ist das gleiche für die Moleküle eines gelösten Stoffes zu erzielen, dadurch daß wir immer weitere Mengen von reinem, verdünnendem Lösungsmittel hinzusetzen [Nernst (l. c., S. 130—131)].

Übrigens kann auch ein Gas einen wahren osmotischen Druck ausüben, wenn sich eine halbdurchlässige Membran für dasselbe findet. So z. B. erlangt eine Palladiumplatte bei der Temperatur von 600° C die Eigenschaft, für Wasserstoff durchlässig zu sein, während sie undurchlässig für Stickstoff bleibt; eine Kautschuk- oder Seifenmembran ist durchlässig für CO_2, während sie wenig durchlässig für Luft oder Wasserstoff ist; mit solchen Membranen und Gasen kann man sehr wohl ähnliche Experimente machen, wie die oben für Lösungen angeführten [siehe Bottazzi (l. c., S. 184—186)].

Die Arbeit, von der wir oben gesprochen haben, „osmotische Arbeit" genannt, wird nicht selten auch als „Verdünnungsarbeit" bezeichnet, da die Wirkung in einer Verdünnung der Lösung infolge Eindringens des Lösungsmittels in letztere besteht. Dies sei betont, weil, wie wir bald sehen werden, von osmotischer Arbeit mit Bezug auf gewisse Organe gesprochen worden ist, die, wie die Niere, eine unter normalen Verhältnissen konzentriertere Flüssigkeit als das Blutplasma absondern und so das letztere verdünnen.

Die Verdünnung einer Lösung kann nämlich bewirkt werden, indem man entweder Lösungsmittel hinzusetzt, wie in dem oben betrachteten theoretischen

Falle, oder indem man ihr einen Teil der gelösten Stoffe, oder endlich in größerem Verhältnis gelöste Stoffe als Lösungsmittel entzieht, wie dies eben die Niere ausführt.

Übrigens kann auch eine Konzentrationsarbeit geleistet werden, sowohl im theoretischen Falle, wenn man durch Herablassen des Stempels Lösungsmittel aus der Lösung L hinausdrückt, wobei der Zucker zusammengepreßt wird, als auch im lebenden Organismus in bezug auf Blut (das der Lösung L entspricht) durch Organe, welche weniger konzentrierte Flüssigkeiten als das Blutplasma absondern, wie die Schweiß- und Speicheldrüsen.

II. Direkte Pfeffersche Methode zur Bestimmung des osmotischen Druckes.

Verwirklicht man experimentell die in Fig. 1 schematisch dargestellte Versuchsanordnung, so kann man den osmotischen Druck einer Lösung direkt messen. Unter Verwendung der Niederschlagsmembranen von M. Traube[1]) konstruierte Pfeffer[2]) eine „osmotische Zelle", indem er die Fällung einer Membran aus Ferrocyankupfer in den Wänden einer Tonzelle eintreten ließ; auf diese Weise zeigt die Niederschlagsmembran die für Experimente unerläßliche Resistenz, welche ihr die Wand der Tonzelle bietet. Nachdem man die „osmotische Zelle" mit der Lösung gefüllt hat, deren osmotischen Druck man bestimmen will (die Membran aus Ferrocyankupfer muß natürlich für die Substanz, um die es sich handelt, vollkommen undurchlässig sein), wird in den die Zelle schließenden Pfropfen ein Steigrohr eingeführt und die Zelle in destilliertes Wasser getaucht; da die Moleküle der gelösten Substanz (z. B. Zucker) nicht durch die Membran gehen können, während das Wasser freien Durchtritt hat, so werden nach dem oben Gesagten die ersteren von innen aus einen Druck auf die Membran ausüben, und dies ist der „osmotische Druck".

Um jedoch zu verstehen, wie man mit dem beschriebenen und in den Fig. 2 und 3 [Fig. 3 nach Pfeffer (l. c., S. 22, Fig. 5)] dargestellten Osmometer den osmotischen Druck einer Lösung mißt, muß man sich daran erinnern, daß während des Eintauchens der Zelle in das Lösungsmittel letzteres in die Lösung eindringt, die deshalb in dem Steigrohr emporsteigt. Dabei wird die Steighöhe so groß, bis der hierdurch hervorgerufene hydrostatische Gegendruck das weitere Eindringen von Wasser verhindert. Dieser hydrostatische Gegendruck ist natürlich, sobald Gleichgewicht eingetreten, gleich dem osmotischen Druck der Lösung. Da es sich meistens um nach mehreren Atmosphären zählende Drucke handelt, so zog Pfeffer vor, anstatt eines offenen Manometers ein geschlossenes Quecksilbermanometer zu benutzen, und erreichte so außer dem Vorteil der schnelleren Einstellung, daß der Eintritt größerer Wassermengen und die damit verbundenen schwer kontrollierbaren Konzentrationsänderungen vermieden wurden.

[1]) M. Traube, Reicherts und du Bois-Reymonds Archiv f. Physiol. 1867, 87.
[2]) W. Pfeffer, Osmotische Untersuchungen. Leipzig 1877. — Vgl. über die Niederschlagsmembranen ferner: G. Tammann, Zeitschr. f. physikal. Chemie 9, 97 [1892]; 10, 255 [1892]. — J. H. Meerburg, Zeitschr. f. physikal. Chemie 11, 446 [1893]. — P. Walden, Zeitschr. f. physikal. Chemie 10, 699 [1892]. — A. Ponsot, Compt. rend. de l'Acad. des Sc. 128, 1447 [1899]. — R. Ed. Liesegang, Beiträge zu einer Kolloidchemie des Lebens. Dresden 1909. — H. N. Morse and D. W. Horn, Amer. Chem. Journ. 26, 80 [1901]. — H. Zangger, Ergebnisse d. Physiol. 7, 99 [1908]. — Über lebende Membranen siehe: Fil. Bottazzi u. P. Enriques, Archiv f. Physiol., Suppl. 109 [1901]. — V. Henri und S. Lalou, Journ. de Physiol. et de Pathol. génér. 1904, 9.

Aus dem hier Gesagten ergibt sich, daß der osmotische Druck in denselben Maßeinheiten (Atmosphären, Zentimetern Quecksilber usw.) ausgedrückt wird, die für den Druck der Gase gebräuchlich sind. Dies ist leicht verständlich, wenn man daran denkt, daß der osmotische Druck sich als eine Form der Volumenergie kundgibt.

Statt aus Ferrocyankupfer kann man andere halbdurchlässige Membranen (aus Ferrocyanzink, gerbsaurem Leim usw.) herstellen, indem man in angemessener Weise die membranogenen Substanzen auswählt. Aber es existiert keine für jegliche Art von gelösten Stoffen undurchlässige Membran. Praktisch ist jede Membran undurchlässig, nicht nur für die membranogenen Substanzen, sondern auch für eine gewisse begrenzte Zahl von anderen Substanzen. Hier ist daran zu erinnern, daß die lebenden Membranen (der vakuolisierten Pflanzenzellen usw.) im allgemeinen sich so verhalten,

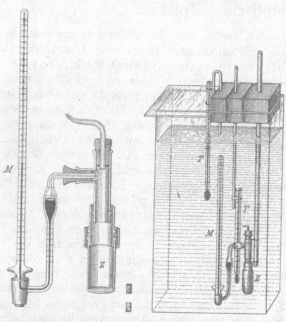

Fig. 2.   Fig. 3.
Z osmotische Zelle; M Manometer; T Thermometer.

als seien sie undurchlässig hauptsächlich für einige der in den Zellsäften und in den pericellulären Flüssigkeiten gelösten Substanzen und daneben auch sonst noch für manche Stoffe, während sie sich für andere Substanzen als durchlässig erweisen. Wegen dieser Art des Verhaltens der Plasmahäute haben manche Autoren ohne weiteres angenommen, daß sie, wie einige Fällungsmembranen, halbdurchlässige Membranen sind. In Wirklichkeit liegen die Verhältnisse jedoch nicht so einfach; dieses Problem kann aber hier nicht erörtert werden. Wenn also hier und im folgenden von halbdurchlässigen Protoplasmahäuten, von Halbdurchlässigkeit der lebenden Zellen usw. die Rede ist, so geschieht dies nur der Kürze der Darstellung wegen, indem wir uns dem herrschenden Gebrauch anpassen und auch weil, wie schon betont, in einigen Fällen und gewissen gelösten Substanzen gegenüber die lebenden Zellen sich anscheinend wirklich verhalten, als ob sie von einer halbdurchlässigen Membran begrenzt wären. Manche von diesen Substanzen stehen zu den lebenden Membranen in demselben Verhältnis wie die membranogenen Stoffe zu den Fällungsmembranen, z. B. die Eiweißstoffe und andere Kolloide sowie einige Elektrolyte. Die Undurchlässigkeit der lebenden Membranen für bestimmte andere Elektrolyte, die Zuckerarten usw. kann dagegen vielleicht wie die Undurchlässigkeit der Niederschlagsmembranen für die nicht membranogenen Substanzen erklärt werden. In dem vorliegenden Falle ist es wichtig, ganz besonders hervorzuheben, daß, wie keine Niederschlagsmembran, so auch keine einzige lebende oder Protoplasmamembran existiert, die absolut undurchlässig für jede Art von gelöster Substanz ist, daß die spezifische oder elektive Halbdurchlässigkeit einiger lebender Zellen ihr Gegenstück in einer identischen Eigenschaft der Niederschlagsmembranen findet und daß die verschiedene Durchlässigkeit oder Halbdurchlässigkeit der verschiedenen Protoplasma- oder Fällungsmembranen sich erklärt aus der verschiedenen Natur der Substanzen, aus denen die Membranen bestehen.

Diese Überlegung führt zur Besprechung des Mechanismus, vermittels dessen das Wasser in die Pfeffersche „osmotische Zelle" eintritt. Man beachte, daß hier nichts erfolgt, das mit dem Heben des Stempels S im schematischen Apparate der Fig. 1 Ähnlichkeit hätte.

Wie und warum tritt das Wasser in die Pfeffersche Zelle ein? **Nernst** (l. c., S. 131) weist auf den Druck hin, den die Zuckermoleküle nach der Lehre von den Gasen auf die Membran, durch die sie nicht hindurchgehen können, ausüben, und fügt hinzu: „Da letztere (die Membran) aber nicht nachgeben kann, weil sie in die widerstandsfähige Tonzelle eingelagert ist, so wird nach dem Prinzip von Aktion und Reaktion umgekehrt ein Zug auf die Lösung ausgeübt werden, der sie von der Membran hinwegzutreiben sucht. Diesem Zuge kann Folge geleistet werden, indem die Lösung in dem Steigrohr unter gleichzeitigem Eindringen von Wasser emporsteigt . . ."

Aber in vielen anderen Fällen kann die osmotische Verschiebung des Lösungsmittels von einem anderen Gesichtspunkte aus erklärt werden, insofern als sie auf der auswählenden Löslichkeit oder auf dem Prinzip der Verteilung eines Stoffes auf zwei nicht miteinander mischbare Lösungsmittel beruhen kann.

Folgendes Experiment hat **Nernst** selbst angestellt. Man konstruiert eine Zelle, deren eines Ende man durch eine Glasröhre mit einer stark mit Wasser (in der Wärme) imbibierten, abgestorbenen Tier- oder Pflanzenmembran verschließt, während man das andere Ende durch einen ein dünnes Steigrohr tragenden Korkpfropfen zumacht. Man füllt die Zelle mit einem Gemisch aus Äther und Benzol (innere Lösung) und taucht sie in Äther (äußere Flüssigkeit, Lösungsmittel). Da der Äther ein wenig im Wasser, mit dem die Membran durchtränkt ist, löslich ist, während das Benzol sich gar nicht darin löst, so geht der Äther von außen in die Zelle über, das Benzol aber tritt nicht aus der Zelle nach außen. Nachdem die Zelle einige Zeit sich selber überlassen worden, beobachtet man ein durch den osmotischen Druck des Benzols erzeugtes Ansteigen der Äthersäule, die häufig in einer Stunde mehr als einen Dezimeter beträgt. Bei diesem Experiment dient das Wasser als halbdurchlässige Membran für das Benzol. Hier zeigt sich die Bedeutung der Natur der Membran für das Eintreten der osmotischen Verschiebung des Lösungsmittels augenfällig.

Bei dem Experimente **Nernsts** trennte die Membran (Wasser) zwei Portionen desselben Lösungsmittels (Äther). In der einen dieser Portionen befand sich eine in der Membran unlösliche Substanz gelöst, während das Lösungsmittel in der Membran ein wenig löslich war. Ein anderer Versuch läßt sich auf folgende Weise ausführen. Man bringe in ein Glas eine Schicht Schwefelkohlenstoff, der eine gewisse Menge Jod gelöst enthält; dann schichte man über diese Lösung etwas Wasser und darüber reines Benzol. Das Jod ist in allen drei Flüssigkeiten löslich, reichlich in Schwefelkohlenstoff und Benzol, viel weniger im Wasser. Schwefelkohlenstoff und Benzol sind vollkommen miteinander mischbar, aber keine der beiden Flüssigkeiten ist mit Wasser mischbar. Sind die Flüssigkeiten auf die ebenerwähnte Weise in Schichten angeordnet, so wird eine zuerst in Schwefelkohlenstoff gelöste Jodmenge sich zwischen Jodmenge sich zwischen diesem und dem Wasser im bekannten Verhältnis $C_1 : C_2$ verteilen und weiter vom Wasser in das Benzol einwandern, bis das für diese zweite Verteilung gültige Verhältnis $C_2 : C_3$ der Konzentrationen erreicht ist. Das schließlich erreichte Verteilungsverhältnis $C_1 : C_3$ zwischen Benzol und Schwefelkohlenstoff wird durch die Zwischenschicht dabei nicht beeinflußt, wie besonders im Falle völliger Sättigung aller drei Schichten leicht erkennbar ist, und ist von der Konzentration C_2 völlig unabhängig. Der einfachste Fall ist dann der, wo das Lösungsmittel oder Medium auf beiden Seiten einer für dasselbe undurchlässigen Schicht das gleiche ist (z. B. Benzol), die Konzentration des diffundierenden Stoffes (z. B. Jod) aber anfangs verschieden ist. In diesem Falle geht das Jod aus der Flüssigkeit, in der seine Konzentration größer ist, in die Flüssigkeit über, in der seine Konzentration geringer ist.

In ähnlicher Weise sieht man nach kurzer Zeit, wenn man Kohlensäuregas über Seifenschaum lagert, daß die Seifenblasen anschwellen. Da die Kohlensäure in den Wasserlamellen des Schaumes viel mehr löslich ist als die Luft, die sich in den Schaumblasen befindet, so dringt Kohlensäuregas in diese ein und erweitert sie. Die Wasserlamelle hat auf das Verteilungsverhältnis — ebenso wie die obenerwähnte Zwischenschicht von Wasser — keinen Einfluß. Sie wirkt nur als „halbdurchlässige Wand", indem sie der Kohlensäure freien Durchtritt gestattet, nicht aber der Luft. Diese Halbdurchlässigkeit beruht darauf, daß die Kohlensäure sich leicht in Wasser löst, die Luft aber fast gar nicht, und der ganze Vorgang der Osmose stellt sich dar als eine zweimalige Anordnung des Verteilungssatzes für Kohlensäure auf die Systeme: Außenraum—Wasserlamelle, Wasserlamelle—Innenraum [M. Roloff (l. c., S. 143—144)]. In ähnlicher Weise ist bei der obenerwähnten Osmose der Gase die Verschiebung des Wasserstoffes durch die Palladiummembran durch die Löslichkeit des Gases im Metall bedingt.

Die bisher erwähnten Fälle können in zwei Kategorien eingeteilt werden: 1. diejenigen, in welchen es das Lösungsmittel ist, das sich durch die Membran aus der weniger konzentrierten gegen die konzentriertere Lösung hin verschiebt; 2. diejenigen, in welchen es die gelöste Substanz ist, die sich aus der mehr konzentrierten gegen die weniger konzentrierte Lösung hin verschiebt. Die erste Kategorie umfaßt die Experimente, welche mit dem Pfefferschen Osmometer gemacht werden, das Nernstsche Experiment usw. — Die zweite Kategorie umfaßt die oben beschriebenen Versuche mit Jod, Kohlensäure usw. Man darf sich jedoch nach Roloff (l. c., S. 144) nicht dadurch irreführen lassen, daß bei den üblichen osmotischen Versuchen die im gewöhnlichen Sprachgebrauch als „Lösungsmittel" bezeichnete Substanz — das Wasser — durch die Zwischenschicht geht und nicht, wie bei den anderen Systemen, die „gelöste Substanz". Es sind ja in einer Lösung beide Komponenten prinzipiell gleichberechtigt trotz ihrer verschiedenen Konzentration, so daß es ganz willkürlich ist, welche man als „Lösungsmittel" bezeichnen will. **Für die osmotischen Vorgänge kommt es nur allein darauf an, daß die in der Zwischenschicht lösliche Substanz auf beiden Seiten in verschiedener Konzentration vorhanden ist, die Menge und sogar die Natur der anderen Lösungskomponente ist ganz belanglos.**

Man kann also die gelöste Substanz, die sich bei den gewöhnlichen Osmoseexperimenten nicht verschiebt, als Substanz betrachten, die sich in der halbdurchlässigen Membran nicht löst. Alsdann kann man die Verschiebung des Wassers, das sich in der Membran löst, sehr wohl als Verschiebung einer Substanz von der Stelle größerer zur Stelle geringerer Konzentration erklären. Nimmt man nämlich zwei gleiche Volumina von konzentrierter und verdünnter Lösung einer und derselben Substanz, z. B. Rohrzucker, so herrscht kein Zweifel daran, daß die Konzentration des Wassers in der verdünnten Lösung größer ist. Das flüssige Wasser enthält im Liter $\frac{1000}{18} = 55,6$ Mol. Nimmt man 1 Mol heraus und ersetzt dasselbe durch eine gleiche Anzahl (also ebenfalls 1) Mol Rohrzucker, so wirken jetzt unter denselben Umständen, wo im reinen Wasser 55,6 Mol die Zwischenwand berühren und sich lösen können, nur noch 54,6 Wassermoleküle. Die Konzentrationsdifferenz beträgt also 1 Mol im Liter, und der osmotische Druck berechnet sich zu 22,43 Atm. bei 0°. In einer 1 proz. Saccharoselösung sind im Liter $10 \text{ g} = \frac{10}{342}$ Mol gelöst. Der osmotische Druck gegen reines Wasser berechnet sich also zu $\frac{22,43}{34,2} = 0,656$ Atm. bei 0° oder zu $0,656 \cdot \frac{273 + 13,7}{273} 760 = 524$ mm Hg bei 13,7° C. (Pfeffer fand experimentell 525 mm Hg.) Da im reinen Wasser oder in einer verdünnten Lösung die Konzentration des Wassers unter gleichen Bedingungen größer ist als in einer konzentrierten Lösung, so versteht man, daß das in der Membran lösliche Wasser aus der an Wasser konzentrierteren (an Zucker verdünnteren) Lösung gegen die an Wasser verdünntere (an Zucker konzentriertere) Lösung wandert. Diese Art des osmotischen Vorganges ist als ein Verteilungsvorgang einer der Komponenten der Lösung zu betrachten, welche in der Substanz der Membran löslich oder mit ihr vermischbar ist, in der die andere nicht löslich oder mit ihr nicht vermischbar ist (d. h. als einen Verteilungsvorgang einer Substanz zwischen zwei Lösungsmitteln, die durch eine für sie undurchlässige, aber für die gelöste Substanz durchlässige Membran getrennt sind). Diese Auffassung ist als Berechnungsweise ebenso berechtigt wie die andere; doch darf sie nicht zu der Anschauung verleiten, daß der gelöste Zucker einen Druck im Manometergefäß des beschriebenen Apparates ausübt. Nach dieser Auffassung wird nämlich nicht gesagt, es seien die Moleküle des Zuckers, die einen Druck aus dem Innern des Pfefferschen Osmometers her ausüben, sondern das Wasser habe die Tendenz von außen, von Stellen höherer Konzentration nach innen, wo geringere Konzentration herrscht, d. h. in der Richtung des Konzentrationsgefälles, hinüberzutreten; dies kann das Wasser tun, weil es in der Substanz der Membran löslich ist, während der Zucker nicht in der entgegengesetzten Richtung wandert, weil er in der Substanz der Membran nicht löslich ist. Hier zeigt sich nochmals ganz augenfällig der Einfluß, den die Natur der Membran bei den osmotischen Vorgängen ausübt.

Diese Auffassung bietet noch einen weiteren Vorteil. Bei den teilweise sehr hohen osmotischen Drucken in Lösungen (bis zu 100 Atm.) würde man sich wundern müssen, daß die Gefäße nicht zersprengt werden, und vor allem, wie die zarten tierischen und pflanzlichen Zellen 6—10, die Bakterien sogar 20 und mehr Atm. Druck ertragen könnten. Diese Schwierigkeit fällt bei der im vorstehenden gegebenen Darstellung des osmotischen Druckes als eine Anwendung des Verteilungssatzes gänzlich fort [M. Roloff (l. c., S. 146—147)]. Diese Schwierigkeit ist jedoch eine fingierte. Die Pflanzenzellen usw. ertragen keinen Druck, solange sie nicht mit reinem Wasser oder mit einer verdünnten Lösung in Berührung gebracht werden. Wenn dies aber geschieht, schwellen sie enorm an, zerbrechen endlich und lösen sich auf, wenn sie nicht mit einem Stütz- oder Schutzapparat versehen sind, der den Eintritt des Wassers beschränkt, oder gehen zugrunde, wenn keine Regulierungsmechanismen eingreifen. Doch hierauf kann nicht einmal kurz eingegangen werden.

Für die thermodynamische Ableitung der Gesetze des osmotischen Druckes ist übrigens die spezielle Vorstellung, die man sich von der Natur desselben macht, völlig belanglos, wie verschiedentlich bewiesen wurde.

Daß endlich, wenn 2 T. einer und derselben Flüssigkeit oder verschiedene Flüssigkeiten gegeben sind, die Richtung und Intensität der osmotischen Verschiebung je nach der Natur, dem Zustand oder der Lage der Membran verschieden sein können, ergibt sich aus einer Menge von Experimenten [von Matteucci[1] (l. c.) u. a.], auf die hier verwiesen sei.

III. Die Gesetze des osmotischen Druckes.[2])

Diese Gesetze bestimmen die Abhängigkeit des osmotischen Druckes von dem Volumen der Lösung, d. h. von der Konzentration der letzteren, von der Temperatur, von der Natur des Lösungsmittels und von der gelösten Substanz. Die bisher an verdünnten Lösungen verschiedener Substanzen in verschiedenen Lösungsmitteln, bei ungleichen Konzentrationen und bestimmten Temperaturen gemachten Erfahrungen, sowohl die mit der direkten Pfefferschen Methode als auch die mit den indirekten Methoden, haben zu der folgenden höchst einfachen Schlußfolgerung geführt: Der osmotische Druck ist unabhängig von der Natur des Lösungsmittels und unterliegt in allen anderen Richtungen den Gasgesetzen [van't Hoff (l. c.)].

Deshalb lassen sich die Gesetze des osmotischen Druckes in folgender Weise zusammenfassen (van't Hoff):

1. In verdünnten Lösungen ist bei konstanter Temperatur der osmotische Druck der Konzentration des gelösten Stoffes proportional. Dieses Gesetz ist das Analogon des Boyleschen Gesetzes für verdünnte Gase und ist deshalb das Gesetz von Boyle-van't Hoff genannt worden.

---

[1]) Matteucci (siehe S. 1396 d. Buches) sagt (S. 33—34 seines Lehrbuches): „Berichten wir zunächst über die Resultate, die wir erhielten, indem wir als Membran Häute vom Frosch, Zitterrochen, Aal, ... verwendeten. Schon bei den ersten Versuchen, die wir mit diesen Häuten machten, konnten wir deutlich den entschiedenen Einfluß wahrnehmen, den auf die Erscheinung der Endosmose die Lage der Zwischenmembran in bezug auf die beiden Flüssigkeiten ausübt ....“ Vgl. S. 33 die Figur des Matteuccischen Osmometers.

[2]) J. H. van't Hoff, Die Rolle des osmotischen Druckes in der Analogie zwischen Lösungen und Gasen. Zeitschr. f. physikal. Chemie 1, 481 [1887]. Wie die Theorie der Lösungen entstand. Berichte d. Deutsch. chem. Gesellschaft 26, I, 6 [1894]. — Siehe auch: G. Gallery et P. Portier, Influence des pressions élevées sur les phénomènes osmotiques. Compt. rend. de la Soc. de Biol. 69, 245 [1910].

Beispiel [Pfeffer (l. c., S. 81)]: Saccharose-Lösungen (Temperatur schwankend zwischen 13,5 und 16,1° C):

Konzentration C	Osmotischer Druck in cm Hg P	$\dfrac{P}{C}$
1 %	53,5	53,5
2	101,6	50,8
2,74	151,8	55,4
4	208,2	52,1
6	307,5	51,3

2. **Bei konstanten Volumen nimmt der osmotische Druck verdünnter wässeriger Lösungen proportional der Temperatur zu**; oder auch: der osmotische Druck verdünnter wässeriger Lösungen ist der absoluten Temperatur proportional (Gesetz von Gay - Lussac-van 't Hoff).

Beispiel für die Schwankungen des osmotischen Druckes einer 1 proz. Saccharose-lösung mit dem Schwanken der Temperatur [Pfeffer (l. c., S. 85)]:

Temperatur	P in cm Hg	P in Atm.
6,8° C	50,5	0,664
13,7	52,5	0,691
14,2	51,0	0,671
15,5	52,5	0,691
22,0	54,8	0,721
32,6	54,4	0,716
36,0	56,7	0,746

Weiteres Beispiel: 14 proz. Lösung von arabischem Gummi:

Temperatur	P
13,3° C	69,2 cm
36,7	72,4 „

3. **Auch der für verdünnte Gase geltende Satz von Avogadro**[1]) — bei gleichem Druck und bei derselben Temperatur befindet sich in gleichen Volumina verschiedener Gase dieselbe Anzahl Molekeln — läßt sich auf **verdünnte** wässerige Lösungen übertragen und nimmt dann folgende Form an: Bei gleichem osmotischen Druck und bei derselben Temperatur befinden sich in gleichen Volumina verschiedener verdünnter Lösungen dieselbe Anzahl von Molekeln (Satz von Avogadro-van 't Hoff).

Außerdem aber konnte nachgewiesen werden, daß diese Molekelzahl gleich derjenigen ist, die bei demselben Druck und derselben Temperatur in demselben Volumen eines verdünnten Gases enthalten ist.

Der so erweiterte Satz läßt sich nur für verdünnte Lösungen in folgender Form aussprechen: Der osmotische Druck einer bestimmten Gewichtsmenge gelösten Stoffes ist gleich dem Gasdruck, den der gelöste Stoff ausüben würde, falls er im Gaszustande dasselbe Volumen einnähme, das seine Lösung besitzt. [Nach Cohen (l. c., S. 112).]

Der osmotische Druck ist jedoch keineswegs selbst ein Gasdruck, er wird nur mit einem solchen verglichen [Roloff (l. c., S. 146)].

4. **Osmotischer Druck und Verdünnungswärme:** Wenn man eine verdünnte Lösung mit mehr Lösungsmittel versetzt, so wird (wenn keine Dissoziationserscheinungen auftreten) weder Wärme entwickelt noch äußere Arbeit geleistet; die Gesamtenergie bleibt also bei diesem Vorgange ungeändert [Nernst (l. c., S. 146—147)].

---

[1]) A. Avogadro u. Ampère, Die Grundlagen der Molekulartheorie. Abhandlungen. (1811 u. 1814.) Herausgeg. von W. Ostwald. (Ostwalds Klassiker Nr. 8.) Leipzig **1889**.

5. Osmotischer Druck und Natur der gelösten Substanz: Man erhält Lösungen gleichen osmotischen Druckes, wenn man in einem gleichen Lösungsmittel äquimolekulare Mengen der verschiedensten Substanzen zur Auflösung bringt (nach den Regeln von Raoult, siehe weiter unten). Natürlich gilt dieses Gesetz für Substanzen, deren Moleküle im Lösungsmittel unverändert bleiben (nicht dissoziiert werden), und stets nur für verdünnte Lösungen.

6. Wie der Gesamtdruck eines Gasgemisches der Summe der Partialdrucke der das Gemisch bildenden Gase gleich ist (Summationsgesetz von Dalton, 1807), so ist der osmotische Gesamtdruck einer Lösung von mehreren Substanzen der Summe der partiellen Drucke der einzelnen gelösten Substanzen gleich, vorausgesetzt natürlich, daß keine gegenseitige chemische Einwirkung statthat, die zu einer Veränderung der Molekülzahl führt. Doch ist hier daran zu erinnern, daß praktisch und besonders, wenn es sich um gemischte Lösungen von Elektrolyten und Nichtelektrolyten handelt, einige der gelösten Substanzen auf die anderen einen geringen Einfluß ausüben. Deshalb ist die Zahl der osmotisch aktiven Teilchen in der erwähnten Lösung nicht identisch mit der Summe der Teilchen, welche die einzelnen Substanzen in Freiheit setzen würden, wenn sie getrennt in demselben Volumen des Lösungsmittels gelöst wären.

IV. Die indirekten Methoden zur Bestimmung des osmotischen Druckes.

Wie schon erwähnt ist, kann die direkte Pfeffersche Methode nicht zur Bestimmung des osmotischen Druckes des Harnes und der Körpersäfte verwendet werden, weil diese Lösungen ein Gemisch einer sehr großen Zahl von verschiedenen Substanzen sind, und weil es praktisch unmöglich ist, sich eine für sie alle undurchlässige Membran zu verschaffen. Deshalb muß man also, obschon diese Methode vorzuziehen ist, seine Zuflucht zu indirekten Verfahren nehmen.

Diese können in zwei Kategorien eingeteilt werden: 1. physikalisch-chemische indirekte Methoden, 2. biologische indirekte Methoden. Bei den letzteren verwendet man lebende Zellen, indem man ihre Eigenschaft verwertet, sichtbare Zeichen der Veränderungen aufzuweisen, wenn man sie in Flüssigkeiten eintaucht, deren osmotischer Gesamtdruck sich von dem der intracellulären Säfte oder der Flüssigkeiten unterscheidet, mit denen die Zellen unter normalen Verhältnissen in Berührung stehen.

Alle diese Methoden zeigen, die einen mehr, die anderen weniger, Nachteile im Vergleich zur idealen Methode, welche die direkte ist. Miteinander verglichen sind einige derselben den anderen vorzuziehen, entweder wegen der Leichtigkeit und Schnelligkeit der Ausführung oder wegen der Natur der Flüssigkeit, deren osmotischer Druck indirekt bestimmt werden soll.

Sie werden im folgenden alle in Kürze beschrieben werden. Da die Bestimmungen des osmotischen Druckes, gleichviel nach welcher Methode, stets zu dem Zweck gemacht werden, die Gesamtkonzentration oder Mol-Ionenkonzentration der zu untersuchenden Flüssigkeit kennen zu lernen, so wird am Ende der Beschreibung einer jeden Methode auseinandergesetzt werden, wie man aus dem Zahlenwert, den die Methode sofort liefert, den osmotischen Gesamtdruck der Flüssigkeit berechnet, und wie man aus diesem die Gesamtkonzentration der letzteren ableitet.

V. Physikalisch-chemische (indirekte) Methoden zur Bestimmung des osmotischen Druckes.

Diese Methoden beruhen auf dem Prinzip, daß, wenn eine Lösung gegeben ist, die Trennung des Lösungsmittels und des gelösten Körpers die Aufwendung einer gewissen Menge Arbeit erfordert.

In den Lösungen sind die zwischen Lösungsmittel und gelöster Substanz eintretenden Beziehungen derart eng miteinander verknüpft, daß die Eigenschaften beider dadurch mehr oder weniger modifiziert werden.

Um den Einfluß zu beweisen, den das Lösungsmittel auf die gelösten Substanzen ausübt, seien sie nun Krystalloide, Elektrolyte und Nichtelektrolyte, oder Kolloide, seien von den vielen Beweisen folgende angeführt. Bildung von Hydraten, Verseifung und Hydrolyse sind Erscheinungen ein und derselben Reihe, so daß man sie wohl definieren kann als verschiedene Stadien des Einflusses, den das Lösungsmittel Wasser auf die gelösten Substanzen ausübt. Perman hat nämlich nachgewiesen, daß das Na_2SO_4 in Lösung sich wie das Hydrat $Na_2SO_4 + 10 H_2O$ verhält, und für Traubenzucker ist gezeigt worden, daß in wässeriger Lösung sein Rotationsvermögen sich langsam mit der Zeit einem Werte nähert, den die frisch bereitete Lösung des Hydrates der Glucose $(C_6H_{12}O_6 \cdot H_2O)$ sofort zeigt. Verseifung und Hydrolyse sind Ergebnisse der Einwirkung des Lösungsmittels Wasser im Überschuß auf das Gelöste. Diese Einwirkung kann durch verschiedene Mittel beschleunigt werden. Das klassische Beispiel für den Einfluß, den das Lösungsmittel ausübt, liefert die elektrolytische Dissoziation. Ein und dieselbe Substanz dissoziiert durch ein Lösungsmittel, z. B. durch Wasser, in Ionen, durch ein anderes Lösungsmittel, z. B. durch Alkohol nicht. Was endlich die Kolloide betrifft, so ist hier die Natur des Lösungsmittels von fundamentaler Bedeutung. Für die organischen Kolloide ist das Wasser das Lösungsmittel par excellence, wie die tiefgehenden Zustandsänderungen beweisen, welche die Kolloide während der Dehydratation und der Hydratation zeigen. In den kolloidalen Lösungen findet sich das Wasser in den Gebilden in einem Zustand sui generis, an das Kolloid durch Quellung gebunden und zwar derart, daß die Anschauungsweise Spiros[1]) gerechtfertigt erscheint. daß in den kolloidalen Lösungen Kolloid und Wasser ein „kolloidales System" bilden, in welchem das Wasser einige seiner besonderen Merkmale, die es im freien Zustand zeigt, verloren hat, ein System, das seinerseits gewissen krystalloiden Substanzen gegenüber sich wie ein spezielles Lösungsmittel verhält. Andererseits hängen viele physiko-chemischen Eigenschaften der kolloidalen Lösungen (Viscosität, Oberflächenspannung usw.) vom Grad der Wasserquellung der kolloidalen Teilchen ab. Diese Anschauungsweise läßt sich vielleicht auch auf die Lösungen von Krystalloiden ausdehnen. Mögen nun diese in der Lösung Molekülkomplexe bilden oder im Gegenteil ihre Moleküle dissoziiert werden, stets tritt das Wasser zu den Teilchen der gelösten Substanz in so enge Beziehungen, daß die Ansicht berechtigt erscheint, daß auch in diesen Lösungen das Wasser mit den Molekülen oder Ionen oder Molekülkomplexen „Systeme" bildet, die mit besonderen Eigenschaften ausgestattet sind. Dies will also sagen, daß auch die gelösten Substanzen das Lösungsmittel beeinflussen, indem sie seine Eigenschaften modifizieren.

Die Modifikationen, auf welche wir hier besonders hinweisen wollen und auf denen die physiko-chemischen Methoden zur Bestimmung des osmotischen Druckes beruhen, sind die folgenden:

Um das Lösungsmittel von einer wässerigen Lösung zu trennen, was soviel heißt, wie eine Lösung konzentrieren, muß man Arbeit aufwenden, mag man nun das Lösungsmittel im flüssigen, dampfförmigen oder festen Zustande (Eiskrystalle) abtrennen wollen. Im Falle der Trennung des flüssigen Wassers erkennt man leicht, wenn man das Schema der Fig. 1 betrachtet, daß man, um Wasser von der Lösung L zu trennen, einen gewissen Druck auf den Stempel ausüben, d. h. eine mechanische Arbeit leisten muß. Aber das Konzentrieren kann auch auf andere Weise bewirkt werden. Während des Siedens einer wässerigen Lösung gehen Moleküle des Lösungsmittels in den dampfförmigen Zustand über, d. h. es trennt sich Wasser von der Lösung, die deshalb konzentrierter wird, und die erforderliche Arbeit wird durch die Wärme geliefert. Wir können ferner das Wasser im

---

[1]) K. Spiro, Über physikalische und physiologische Selektion. Straßburg 1894. — Über Lösung und Quellung von Kolloiden. Beiträge z. chem. Physiol. u. Pathol. 5, 276 [1904]. — Physikalische Chemie der Zelle. In Oppenheimers Handb. d. Biochemie 2, I, 1 ff. [1910].

festen Zustand, als Eis, abtrennen, indem wir die Lösung abkühlen. Da das Lösungsmittel sich stets, auch in diesem Falle, im Zustand eines reinen Lösungsmittels abtrennt, so wird die Lösung dadurch konzentriert, und die Konzentrationsarbeit wird durch die Wärme geleistet (Schmelzwärme des Lösungsmittels, die durch das Kältegemisch entzogen wird, mit welchem die Lösung abgekühlt wird).

Nun ist aber die Arbeit, die nötig ist, um ein und dieselbe Menge Lösungs-mittel im Zustand von Dampf oder Krystallen aus einer Lösung zu trennen, der Konzentration der Lösung proportional. (Wir sprechen hier nicht von der Trennung des flüssigen Lösungsmittels, weil eine vollkommen halbdurchlässige Membran erforderlich wäre. Die Arbeit der Trennung bezieht sich sowohl auf die Trennung des Lö-sungsmittels, als auch auf die der gelösten Substanz einer bestimmten Lösung; es handelt aber hier nur um die Trennung des Lösungsmittels.)

Die indirekten Methoden beruhen sämtlich auf der Messung des Arbeitsaufwandes, welcher bei der Trennung von gelöstem Stoff und Lösungsmittel erforderlich ist. Da der osmotische Druck das direkte Maß jenes Arbeitsaufwandes ist, so ergibt sich aus der Kenntnis des letzteren gleichzeitig auch die des ersteren.

VI. Entfernung des reinen Lösungsmittels aus der Lösung durch Verdampfung. — Die „tensimetrische" („tonometrische") und die „ebullioskopische" Methode.[1])

Der Partialdruck des Lösungsmittels über einer Lösung ist immer kleiner als über dem reinen Lösungsmittel, bei gleicher Temperatur. Die Dampfdruckverminderung ist proportional der Konzentration der Lösung an fremden Molekülen.

Man kann sich eine schematische Darstellung davon auf eine der beiden folgenden Weisen machen: 1. Die Lösung ist von dem darüberstehenden gashaltigen Raum wie von einer für die gelösten Moleküle undurchlässigen Membran getrennt; sie strebt also da-nach, Wasser, in diesem Fall Wasserdampf, aus dem überstehenden Raum anzuziehen, wie im Fall der Pfefferschen osmotischen Zelle. 2. Das Gleichgewicht zwischen einer Flüssig-keit und ihrem gesättigten Dampf kann man auffassen als eine Verteilung des Dampfes zwi-schen gasförmiger und flüssiger Phase. Hiernach ergibt sich dann sofort, daß um so weniger Dampf in den Gasraum übergehen wird, je kleiner die Konzentration der Wassermoleküle, oder je größer die Konzentration der fremden Moleküle in einer wässerigen Lösung ist; deshalb wird die Konzentration der Wassermoleküle im Gasraum oder der Partialdruck des Wasserdampfes um so kleiner sein.

Wie dem auch sein mag, die Dampfdruckerniedrigung einer Lösung ist ein Zeichen dafür, daß zur Trennung des Lösungsmittels von der Lösung Arbeit geleistet werden muß.

Wenn man in 1 l reinen Wassers, für das der Dampfdruck bei 100° C 760 mm Hg beträgt, 1 Mol. Wasser durch 1 Mol. einer beliebigen Substanz (man löst 1 Mol. auf), z. B. Rohrzucker, ersetzt, so muß der Dampfdruck, bei derselben Temperatur, um 13,7 mm sinken. Tammann stellte die Abnahme des Dampfdruckes in einfach normalen Lösungen experimentell fest und fand sie für:

Phosphorsäure zu 14,0 mm
Milchsäure „ 12,4 „
Glykokoll „ 12,2 „
Asparagin „ 12,4 „

In der Praxis kann man entweder die Dampfdruckerniedrigung oder die durch den Zusatz gelöster Substanz erzeugte Siedepunktserhöhung bestimmen. Der Siedepunkt ist bekanntlich die Temperatur, bei welcher der Dampfdruck den Betrag des Atmosphärendruckes erreicht. Im Falle des

---

[1]) G. Fuchs, Anleitung zur Molekulargewichtsbestimmung nach der „Beckmann-schen" Gefrier- und Siedepunktsmethode. Leipzig 1895. — E. Beckmann, Zeitschr. f. physikal. Chemie 4, 543 [1889]; 6, 472 [1890]; 8, 223 [1891]; 15, 656 [1894]; 21, 245 [1896]; 40, 129 [1902].

reinen Wassers ist dies bei 100° der Fall. Ist aber der Dampfdruck des Wassers vermindert, so wird die gleiche Dampfspannung bei einer höheren Temperatur (Siedepunktserhöhung) erreicht. Der Siedepunkt der Lösungen liegt also stets höher als derjenige des reinen Lösungsmittels. Die Siedepunktserhöhung ist proportional der Konzentration der Lösung an fremden Molekülen. Die Siedepunktserhöhung einer Lösung, die 1 Mol. Substanz pro Liter gelöst enthält, ist = 0,52°.

Die Werte 13,7 mm und 0,52° werden die molekulare Dampfdruckverminderung resp. die Siedepunktserhöhung genannt.

Praktisch kann die ebullioskopische Methode (Bestimmung der Siedepunktserhöhung), die in der allgemeinen Chemie der tensimetrischen vorgezogen wird[1]), nicht bei den physiologischen Flüssigkeiten angewendet werden, weil diese sowohl bei hohen Temperaturen gerinnbare Proteine enthalten (wie das Blutplasma usw.) als auch weil in ihnen Salze (z. B. das $NaHCO_3$) oder (wie im Harn) organische Substanzen (z. B. Harnstoff) gelöst sind, die sich bei 100° verändern. Bei diesen Flüssigkeiten kann man aber sehr wohl die tensimetrische (tonometrische) Methode[2]) anwenden. Wenn alle erforderlichen Maßregeln getroffen werden, um die Temperatur in der Umgebung des Apparates absolut konstant zu erhalten (was man mit einem sehr guten Wasserthermostaten erreichen kann) und aus der Versuchsflüssigkeit jede minimalste Spur flüchtiger Salze zu entfernen, so liefert diese Methode ausgezeichnete Resultate. Sie hat nicht nur der ebullioskopischen, sondern auch der kryoskopischen Methode (siehe unten) gegenüber Vorteile, welche es ratsam erscheinen lassen, diese Methode häufiger als bisher anzuwenden, obgleich ihre Ausführung viel schwieriger als die kryoskopische ist.

Diese Vorteile seien mit den Worten Ashers (l. c., S. 158) zusammengefaßt: „Es kann der osmotische Druck einer Lösung bei den im Organismus vorkommenden Temperaturen untersucht werden, und nicht bloß, wie bei der Kryoskopie, bei der Gefriertemperatur der Lösung; es sind zur Bestimmung nur geringe Flüssigkeitsmengen erforderlich, beispielsweise im Friedenthalschen Differentialtensimeter nur 0,2 ccm; schließlich hat Friedenthal darauf aufmerksam gemacht, daß ein besonderer Vorzug der Tensionsmessung gegenüber der Kryoskopie darin liegt, daß bei Veränderungen des osmotischen Druckes ohne Unterbrechung der Gang der Änderung am Manometer abgelesen werden kann. Diesem Vorteil steht allerdings der Nachteil gegenüber, daß zur Bestimmung der Dampfdruckerniedrigung sorgfältig die letzten Spuren gelöster Gase aus der Flüssigkeit entfernt werden müssen. Bei denjenigen Flüssigkeiten des tierischen Organismus, welche Gase enthalten, muß bei genauen Messungen eine noch nicht hinlänglich gesicherte Korrektur angebracht werden.“

1. Friedenthalsches Differentialtensimeter.

Friedenthal[3]) hat für physiologische Zwecke ein Differentialtensimeter konstruiert, welches durch Neigen des Manometerrohres jede gewünschte Empfindlichkeit einzustellen gestattet. Der Winkel α, welchen das Manometerrohr mit dem Horizont bildet, ist an einer Skala s (Fig. 4) mit Nonius ablesbar. Wenn h der an der Skala S des Manometerrohres i abgelesene Skalenteil ist, d das spez. Gewicht der Manometerflüssigkeit (Quecksilber oder Rüböl), α der Neigungswinkel, so ist der Druck $p = h\,d\sin\alpha$. Die Handhabung des Differentialtensimeters ist eine verhältnismäßig einfache. Das Tensimeter wird von seinem

---

[1]) E. Beckmann, Zeitschr. f. physikal. Chemie 8, 223 [1891]. — G. Fuchs, Anleitung zur Molekulargewichtsbestimmung nach der „Beckmannschen“ Gefrier- und Siedepunktsmethode. Leipzig 1895.

[2]) J. Walker, Zeitschr. f. physikal. Chemie 2, 602 [1888]. — J. M. Raoult, Tonometrie. Paris 1900. — J. H. van 't Hoff, Zeitschr. f. physikal. Chemie 1, 481 [1887]; Berichte d. Deutsch. chem. Gesellschaft 26, I, 6 [1894]. — G. Gallery u. P. Portier, Compt. rend. de la Soc. de Biol. 69, 245 [1910].

[3]) H. Friedenthal, Centralbl. f. Physiol. 17, 437 [1903].

Metallager abgeschraubt und in den Glasschliff der Toeplerschen Luftpumpe bei d eingehängt. Durch Füllen des Glasgefäßes, welches den Schliff umgibt, mit Quecksilber wird die Dichtung zu einer absoluten gestaltet, und doch läßt sich der Apparat in jedem Moment von der Luftpumpe wieder abheben. Vor dem Gebrauch wird das Manometer-rohr i des Tensimeters mit einer geeigneten Sperrflüssig-keit (Quecksilber oder Öl) gefüllt, eine geringe Quan-tität der auf osmotischen Druck zu untersuchenden Flüssigkeit mit einer dünnen Pipette in die Glas-kugel f eingeführt, während eine gleiche Quantität konz. Schwefelsäure mit Phosphorsäureanhydrid in die benachbarte Glaskugel f ebenfalls mit einer Pipette gebracht wird. Die zur Einführung der Flüssigkeit ge-öffneten Glasschliffe g werden eingedreht und mit ge-schmolzenem Paraffin luftdicht verkittet. Die aus dem Tensimeter ausgepumpten Gase müssen, ehe sie in die Luftpumpe gelangen, zum Trocknen durch eine Vor-lage mit P_2O_5 gehen; jede Spur von Feuchtigkeit in h würde das Vakuum verschlechtern. Wenn die Luftleere im Tensimeter praktisch ihr Maximum erreicht hat, so kann das Tensimeter nach Schließen der Hähne e abgenommen und auf seinem Stativ befestigt werden. Die Hähne bei e sind nach Göckel durch Queck-silberringe gegen das Eindringen von Luft, sowohl in der Drehrichtung des Hahnes als auch in der darauf senkrechten Richtung gesichert. Durch Dichten der kleinen Glasstutzen mit Paraffin (vom Schmelzp. 56°) wird das Auslaufen des Quecksilbers aus den Ringen der Hähne verhindert. Die Befestigung des Tensimeters auf dem Stativ erfolgt so, daß das Manometerrohr auf eine in halbe Millimeter geteilte Glasskala S zu liegen kommt. Mit der Lupe lassen sich Zwanzigstelmilli-meter bequem ablesen. Die Befestigungsplatte des Tensimeters ist drehbar an einer Kreisscheibe befestigt, so daß ihr Neigungswinkel durch den Nonius auf Zehntelgrade genau abgelesen werden kann. Das Grundbrett b des Statives ist durch zwei Stellschrau-ben K mittels einer Wasserwage genau in die Horizon-tale einzustellen. Ein stählerner Anschlag bei 90° sichert eine genaue Vertikalstellung des Tensimeters. Da die Tension des Wasserdampfes sehr stark mit der Temperatur variiert, muß das Tensimeter in einen Wasserthermostaten von großer Temperaturkonstanz versenkt werden.

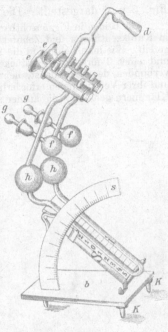

Fig. 4.
Differentialtensimeter
von H. Friedenthal.

Als Vergleichsflüssigkeit dient destilliertes Wasser. Um den Apparat zu eichen und gleichzeitig die Genauigkeit desselben zu prüfen, kann man die anderweitig festgestellte Konzentration der Lösung einer Substanz von bekanntem Molekulargewicht ermitteln. Die anzuwendende Formel hierfür ist:

$$x = \frac{M \cdot \varDelta p \cdot N}{p \cdot s},$$

wo

$$N = \frac{\text{Gramm Lösungsmittel}}{\text{Molekulargewicht des Lösungsmittels}} \quad \left(\text{für Wasser } \frac{100}{18} = 5{,}56\right),$$

$\varDelta p$ die Tensionsdifferenz, p die Tension des Wasserdampfes bei der Versuchstemperatur, M das Molekulargewicht der gelösten Substanz und s das spez. Gewicht des Quecksilbers ist. Asher (l. c.) führt folgendes Beispiel an:

Angewendet wurde eine 5 proz. NaCl-Lösung, deren Prozentgehalt tensimetrisch be-stimmt werden sollte. Die Versuchstemperatur betrug 40,1°, die Tension des Wasser-dampfes hierbei ist 55,46 mm Hg. Der Dissoziationsgrad des Kochsalzes in dieser Lösung beträgt 0,8; das mittlere Molekulargewicht des NaCl in dieser Lösung $M = 32{,}2$; das spez. Gewicht der Manometerflüssigkeit (Rüböl) = 0,915, der Neigungswinkel des Tensimeters bei der Ablesung betrug 45°, als Vergleichslösung diente destilliertes Wasser. Die ab-gelesene Tensionsdifferenz am Manometer betrug 32,0 mm Rüböl. (Die benötigte Menge Lösung betrug 0,5—0,2 ccm.) Dann ist

$$x = \frac{32{,}2 \cdot 2{,}08 \cdot 5{,}56}{5{,}546 \cdot 13{,}6} = 4{,}93\% \text{ (statt } 5{,}00\%).$$

2. Differentialtensimeter von Moore und Roaf.

Ein anderer Apparat, der auch Differentialtensimeter genannt werden kann, ist der von Moore und Roaf[1]) konstruierte und verwendete. Er ist in Fig. 5 u. 6 dargestellt. Die Autoren geben davon folgende Beschreibung:

Die beiden in Fig. 5 sichtbaren Röhren a und b sind genau gleich und im oberen Teile in Kubikzentimeter und Zehntel, im unteren, weiteren Teile nur in Kubikzentimeter abgeteilt. Wie man sieht, sind die Röhren mittels eines dickwandigen Gummischlauches und eines T-förmigen Glasstückes c mit einem starken gläsernen Quecksilberbehälter d verbunden, der imstande ist, mehr Quecksilber aufzunehmen, als zur Füllung beider Röhren und ihrer Verbindungen erforderlich ist. Die Röhren werden in vertikaler Richtung durch Klammern gehalten, die an der starken vertikalen Eisenstange eines massiven Retortenträgers befestigt sind, und jede Röhre kann in ihrer Klammer in vertikaler Richtung auf und ab bewegt werden, wenn man die Quecksilberniveaus regulieren will.

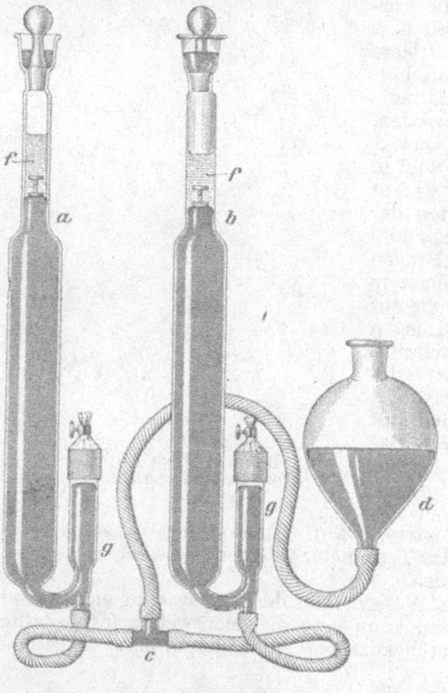

Um eine konstante Temperatur zu erhalten (falls die Experimente bei Körpertemperatur gemacht werden), wurde der obere Teil einer jeden Röhre, ungefähr von der Mitte des weiten Teiles bis zum Niveau des Pfropfens an der Spitze, in einen Mantel aus heißem Wasser (e) von der Form eingeschlossen, die ausführlich in Fig. 6 dargestellt, in Fig. 5 der Deutlichkeit wegen jedoch fortgeblieben ist. Nach eigenen Erfahrungen kann man für die äußere Glaswand dieses Mantels den Zylinder einer gewöhnlichen Paraffinlampe von großem Umfange verwenden, der oben 8 cm im Durchmesser hatte, ausgebaucht zu 9 cm war, und dessen enge Stelle unten 6 cm maß. Der weitere obere Teil und die Ausbauchung erwiesen sich als sehr

Fig. 5.   Fig. 6.
Differentialtensimeter von Moore und Roaf.

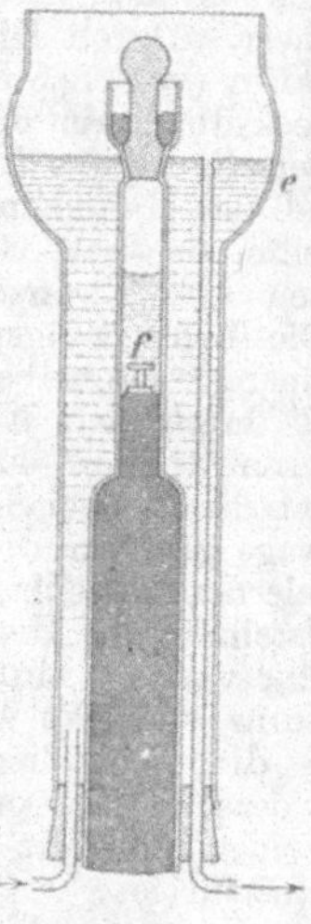

nützlich, da sie die Einführung und die kräftigen Bewegungen des Elektromagneten erleichterten, der als Rührer in Verbindung mit dem Eisenstift f (in Fig. 5 und 6 oben am Quecksilber zu sehen) verwendet wurde; letzterer wurde in jedes Rohr eingeführt und während eines Experimentes auf und ab bewegt, so daß er die zum Versuche dienende Flüssigkeit gründlich mischte und sie so rascher mit dem Dampfe im oberen Raume ins Gleichgewicht brachte. Der Mantel mit heißem Wasser wurde unten vermittels eines Gummipfropfens wasserdicht gemacht, wie Fig. 6 zeigt; der Gummipfropfen wurde auch in jedem Falle für zwei enge Glasrohre durchbohrt, die Wasser zum Mantel und aus ihm führen sollten. Die das Wasser zuführenden zwei Rohre endeten ungefähr 2 cm über der oberen Fläche des Gummipfropfens in jedem Rohre. Die äußeren Enden dieser beiden Rohre wurden mittels enger Gummischläuche und eines Y-förmigen Glasrohres mit einem Heißwasserbade verbunden, das in höherem Niveau angebracht war; eine Druckschraube auf jedem Gummischlauch regulierte den Ab- und Zufluß, bis ein in den entsprechenden Mantel mit heißem Wasser eingeführtes Thermometer die

---

[1]) B. Moore and H. E. Roaf, Proc. Roy. Soc. 73, 382 [1904]. — B. Moore and H. E. Roaf, Thomson Yates and Johnston Laboratories Repart. 6, I, 151 [1905].

gewünschte Temperatur zeigte. Ein konstantes Wasserniveau wurde automatisch in dem warmen Wasserreservoir erhalten und seine Temperatur wurde so reguliert, daß sie die des Mantels um 2—3° übertraf. Die beiden Ausflußrohre reichten innerhalb des Mantels, wie zu sehen ist, bis zum Niveau des Bodens des Glaspfropfens, und ihre äußeren Enden waren durch Gummischläuche mit dem Abflußrohr verbunden.

Vielleicht läßt sich dieses Zirkulieren des warmen Wassers vermeiden, wenn man, wie ich es in meinem Laboratorium eingerichtet habe, den ganzen Apparat in einen großen Wasserthermostaten eintaucht, der zwei parallele Glaswände hat wie der in Fig. 7, in welchen man auch das klassische van 't Hoffsche[1]) Differentialtensimeter eingetaucht sieht. In Fig. 5 ist der obere Teil des linken Rohres im Schnitt und der des rechten im Umriß dargestellt. Als der Boden der Pfropfen mit Quecksilber gefüllt wurde, zeigte sich diese Anordnung als viel wirksamer gegen Auslaufen geringer Mengen von Flüssigkeit, als irgendeine andere Form, und so ist auch die Einführung der Lösungen, mit denen experimentiert wird, und die Reinigung des Apparates viel bequemer.

Das am unteren Ende eines jeden Hauptrohres befindliche Seitenrohr g ist dazu bestimmt, die Luft auszuschließen, die erfahrungsgemäß langsam durch den Gummidruckschlauch eintritt, wenn ein Vakuum erzeugt wird. Bei Beendigung eines Experimentes läßt man die Luft, die sich angesammelt hat, ausströmen, indem man den Quecksilberbehälter hebt, die angebrachte Stellschraube öffnet und genug Quecksilber hindurchläßt, bis es in dem Gummischlauch über der Schraube einen Abschluß bildet.

Der Quecksilberbehälter wird mittels eines Ringes und einer Drahtschleife aufgehängt, die von einer vertikalen Stange, einem Drehring und Haken gehalten wird und eine langsame Drehbewegung in einem an einer horizontalen Stange befestigten Klotz ausführt. Letzterer ist in einer Klammer befestigt, die auf einem schweren Retortenträger auf und nieder bewegt werden kann. Bei weiten Bewegungen gleitet die Klammer an dem Stativ auf oder nieder, und bei geringen Bewegungen wird die Schraube in ihrem Klotz gehoben oder heruntergelassen.

Beim Gebrauch des Apparates werden die zwei vertikalen Rohre zunächst in dasselbe Niveau gebracht, der Quecksilberbehälter wird mit Quecksilber gefüllt, die beiden Glaspfropfen werden herausgezogen und der ganze Apparat wird mit Quecksilber gefüllt; dann steckt man die beiden Pfropfen hinein, wenn über ihnen genug Quecksilber zurückgeblieben ist, um einen Abschluß zu bilden, und läßt den Quecksilberbehälter herunter, bis die beiden vertikalen Rohre evakuiert werden.

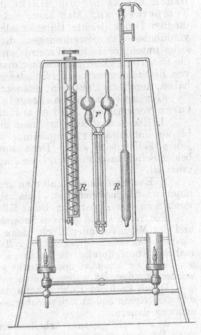

Fig. 7.
Differentialtensimeter von van 't Hoff.

Der Quecksilberbehälter wird dann wieder bis zum Niveau der Pfropfen in die Höhe gehoben und jede bemerkbare Luftblase wird entfernt.

Der Apparat ist nun für einen Versuch fertig. Das hier beschriebene Experiment betrifft die Bestimmung des Dampfdruckes von Chloroform auf eine (wässerige) Chloroformlösung im Vergleich zum Dampfdruck auf dieselbe Flüssigkeit ohne Chloroform.

Die Pfropfen werden herausgenommen und die Quecksilberniveaus ausgeglichen, bis ein gleiches Volumen über dem Quecksilber auf jeder Seite vorhanden ist. Ein bestimmtes Volumen des Lösungsmittels (sagen wir 5 ccm) wird nun auf einer Seite (sagen wir der linken) und ein gleiches Volumen der Chloroformlösung in demselben Lösungsmittel auf der anderen Seite eingeführt. In jedem Falle wird sofort nach Einführung der Flüssigkeit der Pfropfen eingesetzt, wobei sorgfältig zu verhüten ist, daß irgendwelche Luft, sei es als Blase an der Quecksilberoberfläche oder zwischen der Oberfläche der eingeführten

   [1]) J. H. van 't Hoff, H. Goldschmidt u. W. P. Jorissen, Zeitschr. f. physikal. Chemie 17, 52 [1895].

Flüssigkeit und dem Pfropfen, eingeschlossen wird. Zu diesem Zweck führt man fast immer über dem Quecksilber 2 oder 3 ccm mehr als die erforderliche Menge ein, so daß die Flüssigkeit bis etwas über den Hals reicht; dann lockert man den Pfropfen, gleicht vorsichtig das Niveau des Quecksilberbehälters aus und bringt das Niveau des Quecksilbers im Rohr auf die gewünschte Volumhöhe. Nachdem das Lösungsmittel auf der einen Seite und die Chloroformlösung von der gewünschten Stärke auf der andern Seite richtig und ohne Luftblase eingeführt worden sind, wird der Quecksilberbehälter herabgelassen, bis auf jeder Seite ein Dampf enthaltender Raum sich zeigt. Man wird finden, daß das Niveau des Quecksilbers auf der Seite des Chloroforms niedriger ist. Dies ist augenfällig, da das Instrument unabhängig von Schwankungen des atmosphärischen Druckes ist und der einzige unterschiedene Faktor das auf der andern Seite zugesetzte Chloroform ist. (Es wird ein kleiner Unterschied im Wasserdampfdruck auf beiden Seiten vorhanden sein, weil eine konzentriertere Lösung auf der Chloroformseite ist, doch ist dies in allen Fällen zu unbedeutend, verglichen mit dem Chloroformdampfdruck, um irgend einen merklichen Fehler zu veranlassen.) Der Druckunterschied gibt den Dampfdruck direkt für die Stärke der Chloroformlösung bei dieser besonderen Temperatur an. Man braucht deshalb den durch gelöste Gase auf beiden Seiten bedingten Druck (leichte Unterschiede durch gelöste Gase ergaben eine Störung bei sehr verdünnten Chloroformlösungen, die später durch Auspumpen der Gase behoben wurde, siehe unten) oder den Wasserdampfdruck nicht zu bestimmen, da diese schwanken und die Geschwindigkeit, mit welcher man direkt ablesen kann, es ermöglicht, eine lange Reihe von Bestimmungen bei verschiedener Stärke durchzuführen, ohne daß die Proteine Zeit haben, durch die Bakterien verändert zu werden.

Gewisse Vorsichtsmaßregeln müssen jedoch getroffen werden; auch sind Korrekturen vorzunehmen, die hier erwähnt seien:

1. Ehe man abliest, muß man die Rohre vertikal stellen und die Niveaus ausgleichen, bis die Volumina der Dampfräume über dem Meniscus der oberen wässerigen Lösung in jedem Falle gleich sind. Denn sonst veranlaßt die Ungleichheit im Druck der auf beiden Seiten ausgepumpten Gase einen Fehler, der um so größer ist, je kleiner der Dampfraum ist.

2. Ehe man abliest, muß man sich überzeugen, daß jede Flüssigkeit mit ihrem Dampfraum im Gleichgewicht ist. Dies zeigt sich im Nichtvorhandensein von Schwankungen, wenn man den Apparat in Ruhe läßt.

Für rasches und genaues Arbeiten ist das mechanische Rühren vermittels der Stifte und des Magneten unerläßlich, denn selbst nach 1stündiger Ruhe hat die Lösung ihren eigenen Chloroformbetrag nicht vollständig an den Dampfraum abgegeben. Wenn einmal die Kontrollprobe, die natürlich kein Chloroform enthält, gründlich gerührt worden ist, bleibt sie konstant und braucht nicht am Ende einer jeden Bestimmung geändert zu werden, sondern ist während eines ganzen Experimentes benutzbar.

Durch kräftiges Rühren kann das Gleichgewicht in 5—10 Minuten erreicht werden, und das Niveau ändert sich nachher nicht, ganz gleich wie lange das Rühren und die Beobachtung dauern.

3. Für sehr genaues Arbeiten, namentlich mit den verdünnten Lösungen und niedrigen Drucken, ist es bei Serum und Hämoglobin nötig, die gelösten Gase vermittels einer Töplerschen Pumpe auszupumpen, weil diese sonst ungleich auf Lösungsmittel und Lösung verteilt sind und die Resultate bei den niederen Drucken stören. Die Chloroformlösungen werden dann mit dem ausgepumpten Lösungsmittel hergestellt, das auch für die Kontrollproben und für die Verdünnungen verwendet werden muß.

4. Die Temperatur muß in den jedes Rohr umgebenden Mänteln zu der Zeit des jedesmaligen Ablesens dieselbe sein, und bei einer Reihe von Bestimmungen bei wechselnder Stärke und konstanter Temperatur muß diese fortwährend konstant erhalten werden. Der Fehler bezüglich der Temperatur ist maximal, wenn die Lösungen der Sättigung nahe sind. Denn dann ist die Schwankung im Dampfdruck pro Grad sehr groß. Bei Konzentrationen, die sich von der Sättigung entfernen, gehorchen die aus kleinen Temperaturunterschieden entstehenden Schwankungen annähernd dem Gesetz der Gase und können bei den üblichen experimentellen Bedingungen ganz unberücksichtigt bleiben.

5. Eine Korrektur muß in allen Fällen hinsichtlich der Konzentration der in das Rohr eingeführten Lösung vorgenommen werden wegen des aus der Lösung in den Dampfraum gepumpten Chloroforms. Diese Korrektur ist natürlich größer im Falle der konzentrierteren Lösungen mit hohem Dampfdruck.

Die Chloroformmenge im Dampfraum läßt sich leicht berechnen aus dem Produkt des beobachteten Dampfdruckes und des Volumens des Dampfraumes. Subtrahiert man diesen Betrag von der Menge, die in der eingeführten Chloroformlösung enthalten war, so hat man alle Daten, um die Konzentration an Chloroform für den beobachteten Dampfdruck zu berechnen.

Das Verhältnis der Dampfkonzentration in der Flüssigkeit zur Konzentration im Dampfraum ergibt den Teilungskoeffizienten.

Ähnliche Versuche kann man außer für Chloroform auch an anderen flüchtigen Substanzen anstellen (die in den Dampfzustand übergehen können), wenn man als Lösungsmittel Wasser, Salzlösungen oder Flüssigkeiten des Organismus (Blutserum, Lymphe, Harn usw.) wählt. Der Zweck, zu welchem solche Experimente gemacht werden, besteht darin, zu sehen, ob die gelöste Substanz sich in der Flüssigkeit im freien Zustand vorfindet, d. h. ob der Chloroform-, Ätherdampf usw. einfach von der Flüssigkeit absorbiert ist oder ob die Substanz mit dem Lösungsmittel oder mit den Komponenten der als Lösungsmittel dienenden Flüssigkeit (verschiedene organische und anorganische Substanzen im Falle des Harns, Proteine im Falle des Blutserums usw.) irgendeine physikalische Adsorptions- oder chemische Verbindung bildet.

Wenn z. B. der Dampfdruck des Chloroforms über einer Lösung von Proteinen oder Lipoiden geringer als über reinem Wasser ist, nachdem in beiden Flüssigkeiten dieselbe Chloroformmenge gelöst wurde, so bedeutet dies, daß die Proteine wahrscheinlich eine Verbindung mit dem Chloroform gebildet haben. Deshalb ist der Teilungskoeffizient des Chloroforms zwischen dem Dampfraum und den beiden Flüssigkeiten nicht der nämliche.

Ferner kann man ähnliche Experimente auch mit den normalen Atmungsgasen und Lösungen von Proteinen, Salzen, Hämoglobin usw. machen, indem man stets den Partialdruck des Gases über der Lösung der zu untersuchenden Substanz und über derselben Lösung ohne Substanzen vergleicht.

In allen diesen Fällen bleibt der Wasserdampfdruck unberücksichtigt, da er in den beiden Dampfräumen der zwei Rohre ganz oder beinahe identisch ist. Es ist aber klar, daß derselbe Apparat sehr wohl dazu dienen kann, den Dampfdruck von Salzlösungen und von physiologischen Flüssigkeiten (Blutserum, Harn usw.) im Vergleich zum reinen Wasser zu bestimmen. Macht man z. B. ein Experiment mit Blutserum oder mit Harn auf die oben beschriebene Weise, so wird man, wenn man den Quecksilberbehälter herabläßt, bis in den beiden Rohren ein Dampf enthaltender Raum erschienen ist, das Gegenteil wie beim Chloroformversuch finden. Man beobachtet, daß auf der Seite des Serums das Quecksilberniveau höher sein wird (weil es sozusagen schwerer ist, das Wasser im Dampfzustand von Serum zu trennen wegen der Stoffe, die es gelöst enthält); und der Unterschied im Niveau zwischen den beiden Seiten wird direkt die eigentliche Dampfspannungserniedrigung der untersuchten Flüssigkeit für jene Temperatur ergeben.

Wie leicht ersichtlich ist, kann man mit diesem Apparat auf zwei Arten arbeiten: einerseits kann die Konzentration eines abgemessenen Volumens einer starken Lösung (einer flüchtigen Substanz), die in das Tensimeter eingeführt wurde, durch Auspumpen von immer mehr Chloroform, durch Vergrößerung des Volumens des Dampfraumes vermindert werden (Methode des veränderlichen Dampfraumes); andererseits kann eine Reihe Lösungen von bekannter und beständig ab- oder zunehmender Konzentration in das Tensimeter eingeführt und nacheinander hinsichtlich ihres Dampfdruckes gemessen werden, in jedem Falle mit einem bekannten bestimmten Volumen des Dampfraumes (Methode des konstanten Dampfraumes). Diese zweite Methode verdient den Vorzug.

Bei Anwendung dieser Methode führt man stets ein Volumen von 5 ccm des Lösungsmittels auf einer Seite ein, und 5 ccm einer Lösung von bekannter Stärke auf der andern; man gleicht die Niveaus unveränderlich so aus, daß bei den Beobachtungstemperaturen ein Dampfraum von genau 5 ccm auf jeder Seite vorhanden ist.

VII. Berechnung des Wertes des osmotischen Druckes aus der Dampfdruckerniedrigung.

Wenn man mit der einen oder anderen Methode den Wert der Dampfspannungserniedrigung erhalten hat, kann man aus ihm den Wert des osmotischen Gesamtdruckes der Lösung oder der physiologischen Flüssigkeit mittels nachstehender Formel berechnen:

$$P = \frac{p - p'}{p'} \frac{0{,}0821\, T\, 1000\, s}{M} \text{ Atm.}^{1)} \;.$$

Hierin ist P der osmotische Druck in Atmosphären, p der Dampfdruck des Wassers, p' der Dampfdruck der Lösung, T die absolute Temperatur, s das spez. Gewicht der Lösung oder das (davon in einigen Fällen wenig verschiedene) des Lösungsmittels, M das Molekulargewicht des Lösungsmittels, 0,0821 die Gaskonstante (in Liter-Atmosphären ausgedrückt).

Folgendes Beispiel gibt Nernst (l. c., S. 138) an:

„Der Dampfdruck einer Lösung, die 2,47 g Äthylbenzoat auf 100 g Benzol enthält, wurde z. B. bei 80° zu 742,60 mm gefunden, während der des reinen Benzols bei der gleichen Temperatur 751,86 mm beträgt; das Molekulargewicht M des Benzols ist 78, sein spez. Gewicht bei obiger Temperatur 0,8149; es berechnet sich somit der osmotische Druck obiger Lösung zu

$$P = \frac{9{,}26}{742{,}6} \frac{0{,}0821 \cdot (273 + 80) \cdot 814{,}9}{78} = 3{,}78 \text{ Atm.“}$$

VIII. Entfernung des reinen Lösungsmittels durch Auskrystallisieren (Ausfrieren). — „Die kryoskopische Methode.“

1. Allgemeines.

Schon Blagden[2]) hatte 1788 beobachtet — Rüdorff (1861) sowie de Coppet[3]) (1871) bestätigten dieses — daß das Wasser eine Gefrierpunktserniedrigung zeigt, wenn Salze sich darin auflösen; aber diese Autoren erkannten nicht die einfachen und allgemein gültigen Gesetzmäßigkeiten. Erst 1883 konnte Raoult[4]) auf Grund eines sehr ausgedehnten Beobachtungsmaterials den Satz aufstellen: **Löst man in einem beliebigen Lösungsmittel äquimolekulare Mengen beliebiger Substanzen auf, so wird der Gefrierpunkt um gleich viel erniedrigt. — Die Gefrierpunktserniedrigung ist dem Molekulargehalte an gelöster Substanz proportional; sie ist sonach der Konzentration der Lösung proportional.**

Die Gefrierpunktserniedrigung, welche 1 Mol. gelöster Substanz in 100 g des Lösungsmittels verursacht, nennt man „molekulare Gefrierpunktserniedrigung“; diese ist unabhängig von der Natur der zugesetzten Substanz, wohl aber ändert sie sich mit dem Lösungsmittel. Für Wasser, das wichtigste

---

[1]) Die Ableitung dieser Formel siehe bei Nernst (l. c., S. 136ff.).
[2]) Die Literatur siehe: J. M. Raoult, Cryoscopie. Paris 1901. — A. Dastre in: d'Arsonval, Chauveau etc., Traité de physique biologique. Tom. 1. Paris 1901.
[3]) M. de Coppet, Recherches sur la température de congélation des dissolutions salines. Annales de Chim. et de Phys. [4] **23**, 366 [1871]; II. Mém. Idem. Annales de Chim. et de Phys. [4] **25**, 502 [1872]; III. Mém. Idem. Annales de Chim. et de Phys. [4] **26**, 98 [1872].
[4]) J. M. Raoult, Compt. rend. de l'Acad. des Sc. **87**, 164 [1878]; **90**, 865 [1880]; **94**, 1517 [1882]; **96**, 560 [1883]; Annales de Chim. et de Phys. (5) **28**, 133 [1883].

Lösungsmittel, ist die molekulare Gefrierpunktserniedrigung $K = 18{,}5$ ($= 18{,}4$ für sehr verdünnte Lösungen, nach neuesten Beobachtungen; natürlich wird, wenn man 1 Mol. in 1000 g Lösungsmittel gelöst betrachtet, $K = 1{,}85$).

Der Wert von K ist eine Konstante für jedes Lösungsmittel. Er kann experimentell bestimmt, aber auch thermodynamisch vermittels der nachstehenden Formel van't Hoffs abgeleitet werden:

$$K = \frac{R\,T_0^2}{100\,w}\,.$$

Hierin ist R die Gaskonstante $1{,}985$ (in cal. ausgedrückt), T_0 die absolute Schmelztemperatur des Lösungsmittels (Wasser), w die Schmelzwärme des Lösungsmittels (79,9). Deshalb ist

$$K = \frac{1{,}985 \cdot 273^2}{7990} = 18{,}5\,.$$

Das Raoultsche (l. c.) Gesetz bezieht sich auf in Wasser oder in organischen Lösungsmitteln gelöste organische Substanzen. Die Elektrolyte (Säuren, Basen, Salze) gehorchen jedoch diesem Gesetze nicht, wenn sie in Wasser gelöst sind. Die Gefrierpunktserniedrigung (und auch die Dampfdruckserniedrigung und die Siedepunktserhöhung) des Wassers, die ein darin gelöster Elektrolyt verursacht, ist proportional nicht nur der gelösten Menge desselben, sondern auch dem Grade der elektrischen Dissoziation seiner Moleküle, weil nicht nur die Moleküle, sondern auch die Produkte ihrer Dissoziation, die Ionen, den Gefrierpunkt des Wassers erniedrigen. (Sie erniedrigen auch seinen Dampfdruck und erhöhen seinen Siedepunkt.) Deshalb hat, wenn man zwei Lösungen vergleicht, die in 1000 g Wasser 1 Mol. Rohrzucker und 1 Mol. Natriumchlorid (oder HCl, NaOH usw.) enthalten, die Lösung des Elektrolyten eine größere Gefrierpunktserniedrigung (Dampfdruckerniedrigung, Siedepunktserhöhung) als die Zuckerlösung. In gleicher Weise erniedrigen also den Gefrierpunkt des Wassers äquimolekulare Mengen von reinen Substanzen, deren Moleküle nicht dissoziiert werden (Kohlenhydrate, Harnstoff, Glycerin, Mannit usw.). Dasselbe läßt sich aber nicht auch von äquimolekularen Mengen von Elektrolyten wegen ihrer elektrolytischen Dissoziation behaupten (die, wenn molekulare Konzentration und Temperatur gleich sind, übrigens mit der Natur der Substanz variiert). Deshalb ist die Zahl der in der Lösung befindlichen, osmotisch aktiven Teilchen größer als der theoretische Wert, und zwar um so größer, je größer die Zahl der dissoziierten Moleküle und der aus der Dissoziation eines jeden Moleküls entstehenden Ionen ist.

Da also die gelösten Substanzen eine Gefrierpunktserniedrigung des Wassers verursachen und diese der Konzentration der Lösung proportional ist; da außerdem bekannt ist, daß auch der osmotische Druck der Konzentration der Lösung proportional ist, so kann man den osmotischen Druck einer Lösung indirekt bestimmen, indem man ihre Gefrierpunktserniedrigung ermittelt und aus dem erhaltenen Werte dann die Konzentration bestimmt. Wenn es sich um Substanzen handelt, die Nichtelektrolyte sind, erhält man so den Wert der molekularen Konzentration. Handelt es sich aber um Lösungen von Elektrolyten, so bezieht sich, wie der osmotische Druck der letzteren, auch die Gefrierpunktserniedrigung, die Dampfdruckserniedrigung und die Siedepunktserhöhung ebenfalls auf die Mol-Ionenkonzentration und nicht auf die molekulare Konzentration der Lösung.

Die Flüssigkeiten des Organismus sind hauptsächlich Lösungen von Elektrolyten (außerdem von Nichtelektrolyten und Kolloiden); folglich drücken für diese der osmotische Druck und die Gefrierpunktserniedrigung (sowie die

Dampfdruckserniedrigung) auch ihre Gesamtkonzentration oder Mol-Ionenkonzentration aus.

Bei der Bestimmung des osmotischen Druckes der Flüssigkeiten des
Organismus vermittels der kryoskopischen Methode zeigt sich jedoch ein
Übelstand. Man bestimmt den osmotischen Druck dieser Flüssigkeiten bei
der Gefriertemperatur, während es von Interesse ist, sie bei der Temperatur
kennen zu lernen, bei welcher sie sich wirklich im Organismus vorfinden
(38—39°C). Wie bedeutend sich der osmo-
tische Druck bei einer Temperaturdifferenz
von 38° ändert, selbst ohne Berücksichtigung der stärkeren Dissoziation der Elektrolyte bei höheren Temperaturen, zeigt
folgende Rechnung.

Einer Gefrierpunktserniedrigung von 0,56°
entspricht ein osmotischer Druck von 6,79 Atmosphären bei —0,56°C, dagegen ein osmotischer
Druck von etwa 7,74 Atm. bei 38° C. Wir
müßten also zu jedem aus Gefrierpunktserniedrigungen bestimmten Wert für Warmblüter etwa
14% zuzählen, um zu einigermaßen richtigen
Daten für den osmotischen Druck des Blutserums bei Körpertemperatur zu gelangen. Bedenkt man endlich die größere elektrolytische
Dissoziation bei 38°, so gelangt man zu der
Schlußfolgerung, daß der wirkliche osmotische
Druck des Blutserums auch höher als 7,74 Atm.,
ca. 8 Atm. oder auch mehr ist (nicht 7 Atm., wie
man allgemein annimmt).

Oben wurde gezeigt, wann man die
ebullioskopische Methode nicht anwenden
kann, und daß die direkte Pfeffersche
Methode praktisch beinahe unausführbar
ist. Es bleibt also nur noch die kryoskopische Methode übrig; sie ist tatsächlich
die beste von allen.

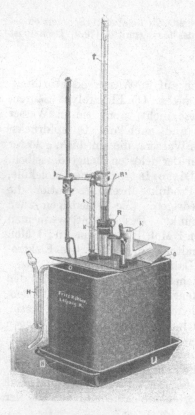

Fig. 8.
Beckmannscher Gefrierapparat mit Ein-
richtung für physiologische und medizinische
Zwecke nach Asher.

2. Die kryoskopische Methode.[1]

Die Methode und der Apparat, die am
meisten zur Bestimmung des Gefrierpunktes
einer Lösung oder einer Flüssigkeit des
Organismus verwendet werden, sind die Methode und der Apparat von E. Beckmann.

Dieser Apparat ist in Fig. 8 dargestellt in der Gestalt, wie er von Fr. Köhler
nach einem Entwurf Ashers (l. c., S. 142ff.) konstruiert worden ist. Die Fig. 9 und 10
stellen schematisch die Anordnung einiger Hauptteile des Apparates und den oberen Teil
des Beckmannschen Thermometers dar.

Die wesentlichen Teile des Asherschen Apparates sind:

Thermometer T mit festem Nullpunkt; Skalenbereich: +0,2 bis —5,2° in $1/100$°
geteilt. Der untere Hals des Thermometers ist so lang, daß die ganze Skala über dem

[1]) E. Beckmann, Zeitschr. f. physikal. Chemie 2, 638 [1888]; 44, 161, [1903].
— H. J. Hamburger, Centralbl. f. Physiol. 7, 758 [1893]. — Siehe auch: Recueil des
travaux chim. des Pays-Bas 13, 68 [1894.] — P. Nolf, Bulletin de l'Acad. Roy. de Belg.
(Classe des Sciences) 1901, Nr. 12, 709. — A. von Korányi, Die wissenschaftlichen
Grundlagen der Kryoskopie in ihrer klinischen Anwendung. Berlin 1904.

Kühler zu stehen kommt. Die Größe des Thermometers T und des Kühlgefäßes K ist so gewählt, daß im Kühlgefäß 6,5—7 ccm Versuchsflüssigkeit Platz finden. Das Thermometer wird bei Nichtgebrauch durch den Halter h zur Seite in die Hülse h gebracht (h in der Figur nicht sichtbar). Das Kältebad hat größere Dimensionen. Der Deckel besitzt zwecks leichter Herstellung der Kältemischung und raschen Wechselns der erforderlichen Temperatur des Außenbades seitlich zwei größere, durch Klappen verschließbare Öffnungen O. Durch diese kann man bequem mit der Hand Eisstückchen (für genauere Messungen Salzlösungen bestimmter Konzentration und Eisstückchenmischungen annähernd gleichen Gefrierpunkts wie die zu untersuchende Lösung) einbringen resp. entfernen. K' ist ein mit Alkohol zu füllendes Vorkühlgefäß zum raschen Abkühlen des Gefriergefäßes bis in die Nähe des Gefrierpunktes. Beigegeben sind noch zwei weitere Kühlgefäße, um bei mehreren Bestimmungen rascher arbeiten zu können. Der Nickelrührer R dient für die Kältemischung, der Heber H zum bequemen

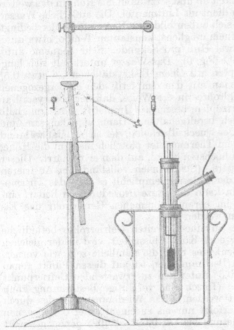

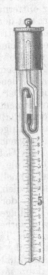

Fig. 10.

Das obere Ende des Thermometers von Beckmann. (Das obere Ende der Capillare ist umgebogen und mit einer Erweiterung versehen, wodurch beliebige Mengen aus dem Quecksilberreservoir entfernt und das Thermometer für verschiedene Temperaturen benutzt werden kann.)

Fig. 9.

Gefrierapparat mit mechanischer Rühreinrichtung nach Beckmann.

Entfernen der Bodenflüssigkeit. Der Untersatz U schützt den Tisch vor eventueller Benetzung durch Flüssigkeit und ist mit einem Ablaufrohr a zum Ansetzen des Schlauches versehen. Zum bequemen Transport des ganzen Apparates dienen die Handhaben H.

Die gebräuchliche Art der Verwendung dieses Apparates, wenn beträchtliche Flüssigkeitsmengen zur Verfügung stehen, sei zunächst beschrieben. (Auf die Arbeitsweise und auf die Apparate, die für genaue kryoskopische Bestimmungen mit kleinen Flüssigkeitsmengen dienen, und auf gewisse Vorsichtsmaßregeln, die für das Gelingen der kryoskopischen Bestimmungen im allgemeinen und insbesondere der an einigen physiologischen Flüssigkeiten ausgeführten Messungen unerläßlich sind, wird später eingegangen werden.)

Folgende von Asher (l. c.) angegebene Beschreibung der bei der kryoskopischen Technik in Betracht kommenden Manipulationen ist recht übersichtlich.

1. Zuerst wird das Kältebad mit der Kältemischung versehen. Als Kältemischung können dienen: a) 3 T. feingestoßenes Eis, 1 T. Kochsalz und so viel Wasser, daß die Tem-

peratur ca. —3° beträgt. Je niedriger die Temperatur ist, desto rascher kann die einzelne
Bestimmung ausgeführt werden, aber desto mehr weicht der beobachtete Gefrierpunkt
von dem wahren Gefrierpunkt der Flüssigkeit ab; b) 18 proz. Kochsalzlösung, in welche
Eisstückchen eingetragen werden. Durch abwechselndes Zutun von Lösung, Eis und Wasser
kann die Temperatur bis auf 0,5° ziemlich konstant gehalten werden. Die Kältemischung
wird dauernd gerührt.

2. Das Gefrierrohr wird mit reinem, destilliertem, mit Luft gesättigtem Wasser bis
zur Marke gefüllt; der Stopfen mit dem Thermometer und dem Platinrührer wird eingesetzt. Das Thermometer darf den Boden des Gefrierrohres nicht berühren, sondern
die Kugel muß allseitig von Flüssigkeit umgeben sein. Der Rührer muß so stehen, daß
er beim Rühren das Thermometer nicht reibt.

3. Man kühlt nun das Gefrierrohr mit dem Wasser durch direktes Einsetzen in die
Kältemischung oder in das mit Alkohol gefüllte Vorkühlgefäß bis auf 0° ab, trocknet das
Rohr dann rasch von der anhaftenden Flüssigkeit ab und setzt dann das Rohr in das weitere
Rohr M: der Raum zwischen beiden Rohren dient als Luftmantel. Die äußerliche Wasser-
schicht muß ganz entfernt werden, weil eine sich außen bildende Eiskruste Fehler bedingt.

4. Man rührt mit dem Platinrührer in einem möglichst konstanten Tempo, etwa unter
Zuhilfenahme eines Metronoms, einen bis zwei Hub pro Sekunde. Sehr bequeme auto-
matische Rührwerke liefert Fr. Köhler (siehe Fig. 9). Das Wasser unterkühlt sich langsam. Man leitet das Gefrieren ein durch Impfen mit einem Eiskryställchen bei etwa 0,5°
Unterkühlung. Zu diesem Zwecke berührt man mit dem Impfstift den emporgezogenen
Rührer durch den seitlichen Stutzen des Kühlrohres in der Weise, daß der Eiskrystall an
ihm haften bleibt. (Der mit einem Wassertropfen beschickte Impfstift wird innerhalb
des Kältebades in seinem Gefrierrohre seitlich bereitgehalten.) Dann wird langsam und
gleichmäßig mit dem Platinrührer gerührt. Der Quecksilberfaden, der sich zuerst während
der Abkühlung langsam gesenkt hatte, steigt im Thermometer plötzlich rasch in die Höhe,
dann langsamer und erreicht allmählich einen höchsten Stand, auf dem er verharrt. Dieser
Stand entspricht dem Gefrierpunkt des Wassers. (Später nach vollständigem Ausfrieren
fällt die Quecksilbersäule wieder.) Während der Ablesung empfiehlt es sich, das Thermometer ein paarmal schnell anzuklopfen. (Man kann die ganze Prozedur nach Bedarf ein-
oder dreimal wiederholen, nachdem vorher im herausgenommenen Gefrierrohr das Eis
durch Anwärmen mit der Hand geschmolzen worden ist.)

5. Die im Vorkühlgefäß K vorgekühlte, in einem zweiten Gefrierrohre befindliche
und gleich hoch wie vorher reichende Lösung oder Körperflüssigkeit wird in der gleichen
Weise untersucht. Die Temperatur des Außenbades muß die nämliche sein wie vorher,
bei einer größeren Reihe von vergleichenden Bestimmungen ist auf diesen Punkt genau
zu achten. Die Unterkühlung läßt man auf 0,5° unter den zu erwartenden Gefrierpunkt
gehen und impft dann mit dem Eiskrystalle. (Durch eine vorläufige Bestimmung kann
der Gefrierpunkt angenähert vorher ermittelt werden.) Das Wiederansteigen des durch
Unterkühlung gesunkenen Quecksilberfadens erfolgt nur bis zu einem unter 0° gelegenen
Skalenteil. Mit Hilfe der Lupe kann die Ablesung bis auf 0,001—0,002° genau gemacht
werden. Hat man das Gefrieren durch Impfen mit einem Eiskryställchen eingeleitet,
so muß bei der Wiederholung der Bestimmung mit einiger Vorsicht vorgegangen werden.
Das Wiederauftauen der Flüssigkeit im Gefrierrohre darf nicht bis zum vollständigen
Verschwinden des Eises geschehen, da sonst wegen des Zusatzes von Eis eine Verdünnung
der ursprünglichen Flüssigkeit eintreten würde.

Es ist ratsam, jedesmal zwei oder drei Bestimmungen auszuführen.

Es sind noch einige Worte über den Gebrauch des Beckmannschen[1]) Thermometers
hinzuzufügen. Es ist ein Thermometer, dessen Skala nur 4—5° umfaßt, von denen ein jeder
Grad in 100 T. eingeteilt ist; der zwischen zwei aufeinanderfolgenden kleinen Teilstrichen
übrigbleibende Raum ist jedoch so groß, daß man, wie erwähnt, mittels einer Lupe annähernd zwei Tausendstel Grade abschätzen kann. Das Thermometer trägt oben ein Quecksilberreservoir von besonderer Gestalt (siehe Fig. 10), aus welchem man in den graduierten
Teil so viel Quecksilber, als man will, einführen und so den Nullpunkt des Thermometers
(Gefrierpunkt des reinen Wassers) an einem beliebigen Punkt der Skala feststellen kann
(um so höher natürlich, je konzentrierter die Lösung und je größer deshalb die Gefrierpunktserniedrigung ist, die man voraussehen kann). Aber die Trennung der Quecksilber-
menge, die man in der Kugel und im graduierten Teil der Capillare des Thermometers
übrig lassen will, von der überflüssigen, auf dem Boden des Reservoirs zu belassenden
ist langwierig und lästig und mit Vorsicht vorzunehmen, wenn man ein Zerbrechen der
Thermometerröhre vermeiden will. Eine einfache Arbeitsweise ist folgende: Man führt die
Thermometerkugel in fein zerriebenes Eis oder in Schnee ein und bewirkt nach einer Weile,

---

[1]) E. Beckmann, Zeitschr. f. physikal. Chemie **44**, 178 [1903].

ohne das Thermometer aus dem Eis herauszunehmen, durch plötzliches ruckweises An-
klopfen in der Nähe des Reservoirs, daß der Quecksilberüberschuß, der noch mit dem
die graduierte Partie der Capillare ausfüllenden verbunden ist, auf den Boden des Reservoirs fällt. Nun nimmt man das Thermometer aus dem Eis, wodurch das Quecksilber
sofort steigt und ein Tröpfchen im oberen Teil des Reservoirs bildet. Ein plötzliches An-
klopfen an das Reservoir bewirkt, daß dieser Tropfen fällt. Man steckt die Thermometerkugel wieder in das Eis: im günstigsten Falle verharrt der Meniscus des Quecksilbers in
der Capillare beim Sinken zwischen dem 4. und 5. Grad der Skala. War der gefallene
Quecksilbertropfen jedoch zu groß, so sinkt die Quecksilbersäule zu tief und erreicht z. B.
die zweite oder gar die erste große Einteilung der Skala. In diesem Falle muß man es so
einrichten, daß ein Quecksilbertropfen aus dem unteren in den oberen Teil des Reservoirs
aufsteigt, was man erreicht, indem man das Thermometer neigt und mehrmals schnell
an das Reservoir klopft; auch muß man diesen Tropfen mit dem in der Capillare befindlichen Quecksilber vereinigen; dies geschieht, indem man die Thermometerkugel mit der
Hand wärmt, wodurch das Quecksilber in der Capillare steigt, den Tropfen erreicht und
mit ihm verschmilzt. Durch diese und ähnliche Manipulationen und mit viel Geduld bringt
man es endich so weit, daß die Quecksilbersäule bei der Gefriertemperatur des reinen Wassers
(Null) ungefähr in der Nähe der vierten oder fünften großen Einteilung der Skala stehen
bleibt.

Außer dem Beckmannschen Thermometer existieren noch andere Thermometer,
die zu kryoskopischen Zwecken gebraucht werden, z. B. einige mit Einteilung in Fünf-
zigstel Graden, andere mit bestimmtem Nullpunkt [wie das Friedenthalsche[1])] usw. —
Aber das Beckmannsche Thermometer ist diesen vorzuziehen. Natürlich muß man,
nachdem der Nullpunkt einmal bestimmt ist, das Thermometer bei Nichtgebrauch vor
jeder plötzlichen Erschütterung bewahren, da sonst ein Quecksilbertropfen aus dem oberen
Teile des Reservoirs in den unteren fallen könnte und man die vorher beschriebenen Manipulationen zur Hebung des Tropfens nochmals vornehmen müßte. Selbstverständlich
muß man sowohl beim Beckmannschen Thermometer als bei denen mit bestimmtem
Nullpunkt den letzteren stets am Anfang einer jeden Bestimmung oder Reihe von kryoskopischen Bestimmungen genau feststellen.

Die Bestimmung der Gefrierpunktserniedrigung einer beliebigen Lösung mit dem
Beckmannschen Thermometer geschieht auf folgende Weise: Nehmen wir an, der Gefrierpunkt des reinen Wassers sei 4,126° und der Gefrierpunkt der Lösung oder der physiologischen Flüssigkeit sei 3,554° gewesen; alsdann wird die Gefrierpunktserniedrigung Δ
der Lösung sein:

$$1 = 4,126° - 3,554° = 0,572°.$$

Hamburger (l. c.) schlägt vor, am Ende einer Versuchsreihe noch einmal den Gefrierpunkt des reinen Wassers zu bestimmen, da sich selbst während einer Versuchsdauer
der Nullpunkt verschieben kann. Ferner hat Hamburger zur Erhöhung der Genauigkeit vorgeschlagen, am Anfang und Ende einer Versuchsreihe den Gefrierpunkt einer reinen
1 proz. NaCl-Lösung zu ermitteln. Derselbe beträgt —0,589°. (Dieser Wert ist durch
Interpolation aus Werten erhalten, welche durch die Präzisionskryoskopie gefunden wurden.)

Die soeben beschriebene Methode ist mit gewissen Ungenauigkeiten verknüpft, wodurch Abweichungen vom wahren Gefrierpunkt der Lösung erhalten
werden, welche ins Gewicht fallen können, wenn es sich um genaue Molekular-
gewichtsbestimmungen oder Mol-Ionenkonzentrationsermittelungen in sehr verdünnten Lösungen, oder um die Feststellung des osmotischen Druckes einer
solchen Lösung handelt.

Die Fehler werden bedingt: 1. Durch die Temperatur des Kältebades. Diese
darf nicht unnötig niedrig sein, d. h. kaum niedriger als der Gefrierpunkt der Lösung.
Bestimmungen, die mit Kältegemischen von einer Temperatur unter —2° gemacht werden,
können keine beachtenswerten Resultate ergeben. 2. Durch die Wärmebildung beim
Rühren; aber dieser Irrtum kann gewöhnlich unberücksichtigt bleiben, namentlich wenn
die Flüssigkeit stets gleich intensiv und oft gerührt wird. 3. Durch etwaige zu geringe
Mengen angewandter Flüssigkeit. Diesen Irrtum begeht man, wenn man physiologische Flüssigkeiten untersucht, die man nicht in beträchtlicher Menge erhalten kann.
In derartigen Fällen ist es stets ratsam, die Apparate zu verwenden, welche eigens für
die kryoskopische Untersuchung kleiner Flüssigkeitsmengen konstruiert worden sind (siehe
später). 4. Durch die Höhe der Unterkühlungstemperatur vor Eintritt des Ge-

---

[1]) H. Friedenthal, Centralbl. f. Physiol. **14**, 157 [1900].

frierens. Die Unterkühlung der Lösung im Momente des Impfens ist von Einfluß auf die Menge des sich ausscheidenden Eises. Durch die Ausscheidung von Eis wird aber die Lösung konzentrierter als vorher, man erfährt also die Gefriertemperatur einer konzentrierteren Lösung als die ursprüngliche. Man muß demnach die geringste mögliche Menge des Lösungsmittels im Eiszustand abtrennen, was man erreicht, wenn man die Unterkühlung auf das unvermeidliche Minimum beschränkt. Die Zuverlässigkeit der Beckmannschen Methode beruht gerade darauf, daß sie eine weitgehende Kompensation der thermischen Effekte (Wärmeproduktion durch die Erstarrung des Lösungsmittels und Wärmeverlust unter der abkühlenden Einwirkung des Kältebades) bei nur ganz allmählicher Zunahme der nach der Unterkühlung ausgeschiedenen Eismenge gewährleistet, und der Ausdruck hiervon ist eben die lang dauernde Konstanz der Gefriertemperatur (Burian und Drucker, siehe später). Es ist vorteilhaft, wenn die Bildung einer sehr kleinen Eismenge auch in fein verteilter Form erfolgt, d. h. mit so großer Oberfläche, daß sich das Gleichgewicht zwischen der festen und der flüssigen Phase rasch einzustellen vermag. Dies ist nötig, wenn die Erstarrung mit dem Wärmeverlust Schritt halten soll, um ihn fortdauernd thermisch zu kompensieren. Wenn die Flüssigkeit regelmäßig im Momente der Erstarrung geschüttelt wird, erhält man nicht nur eine Eisbildung in sehr feinen Krystallen, sondern erreicht auch, daß das Eis nicht unmittelbar an der Thermometerkugel anhaftet, was nach Meyer Wildermann[1]) eine Ursache schwerer Fehler sein kann.

3. Das Kryoskop von Dekhuyzen.

Ein nützliches Kryoskop für physiologische Untersuchungen bei nicht sehr großen Flüssigkeitsmengen und für Reihenbestimmungen ist das jüngst von Dekhuyzen[2]) beschriebene, das nach Angabe dieses Autors ausgezeichnete Resultate liefert.

In ein äußeres Kühlgefäß aus starkem Glas ist ein Innengefäß aus gleichem Material und von etwas mehr als 5 l Inhalt derart eingesetzt, daß die Gefäße oben mit ihren geschliffenen Tragrändern aufeinander passen unter Bildung einer isolierenden Schicht trockner, aber unverdünnter Luft. Als Deckel dient eine dicke Ebonitplatte, in welche zwei Reagensgläser eingesetzt sind, von denen das weitere einen Luftmantel, das engere den Schnellkühler bildet, der zur Ableitung der Wärme aus dem in denselben eingetauchten Gefrierrohre mit etwas Quecksilber gefüllt ist. Der Luftmantel besteht aus zwei zusammengeschmolzenen Reagensgläsern. Die Luft zwischen denselben ist möglichst vollständig evakuiert (Dewar-Gefäß). Die Versilberung der Außenseite des inneren Rohres ist unterlassen, weil das Ganze durchsichtig sein soll, damit man beurteilen kann, ob sich das Gefrierrohr in richtiger Lage befindet, d. h. nicht den Dewar-Mantel berührt.

Die Rührvorrichtung besteht aus einem in das Innengefäß passenden Metallgitter aus vernickeltem Messing, das durch einen Nickelstab mit Ebonitgriff auf und ab bewegt werden kann, wobei eine Stellschraube die Einstellung in beliebiger Höhe ermöglicht. Zwei dünne, im Gitter bewegliche Metallzylinder umgeben den Schnellkühler und das Dewar-Gefäß. Dieselben bewegen sich in zwei etwas weiteren kürzeren Metallzylindern, welche am Gitter befestigt sind. Diese Ausbildung des Rührers dient der Verteilung der in der Lösung schwimmenden Eisstückchen: die feinen schwimmen oben, die stärkeren durch das Gitter zurückgehaltenen sind durch die Metallzylinder am Hindurchtreten durch die Öffnungen für Schnellkühler und Dewar-Gefäß verhindert, während das Gitter zu gleichem Zweck am Rand hinreichend genau an das Innengefäß paßt. Die Zylinder sind so lang, daß beim tiefsten Stand des Rührers die beiden Glasrohre noch am unteren Ende in den Zylindern stecken. Vernickelte Federn am Deckel halten die Rohre in richtiger Lage gegen diesen. Klammern halten den Deckel am Tragrand der Gläser, dabei aber eine Drehung um 180° gestattend.

Oben am Deckel ist eine Kupferplatte angebracht, die mit Lappen oder Flügeln aus Kupfer in das Kühlbad taucht und auf der zwei Eisbehälter mit federndem Deckel befestigt sind. Dieselben werden mit Kochsalz und zerstoßenem Eis gefüllt.

Das Gefrierrohr mit seitlichem Impfstutzen (wie beim Beckmann, aber länger — 24 cm — und mit kugelförmigem Boden) paßt genau in eine zweiteilige, durch Haken und Ösen mit ihren Hälften zusammengehaltene hölzerne Luftkammer mit einer geraden und einer schrägen Wand und seitlichen Fenstern. Diese Kammer ist innen mit Kupfer ausgekleidet.

---

[1]) Meyer Wildermann, zit. nach Burian und Drucker, siehe später.
[2]) M. C. Dekhuyzen, Biochem. Zeitschr. **11**, 346 [1908]. (Festband, H. J. Hamburger gewidmet.) Berlin **1908**, S. 389.

Die Öffnungen für den Schnellkühler, der Dewar-Mantel und das Gefrierrohr liegen so, daß, wenn man die Luftkammer mit dem Gefrierrohr hebt und um 180° dreht, das Gefrierrohr entweder in den Schnellkühler oder in das Dewar-Gefäß hineintauchen kann.

Die Fenster der Luftkammer und die Eisbehälter sind so angeordnet, daß man die Impfstelle, d. h. die Stelle, wo der hochgezogene kleine Rührer mit einem kleinsten Eiskrystall geimpft wird, gut beobachten kann.

Der kleine Rührer besteht aus einem Fischbeinstab, an den unten in geeigneter Weise ein Ring aus starkem Platindraht befestigt ist. Das Fischbein muß nach ein paar Jahren erneuert werden: es zerfällt in einzelne Fäden. Glasrührer zerbrechen jeden Augenblick.

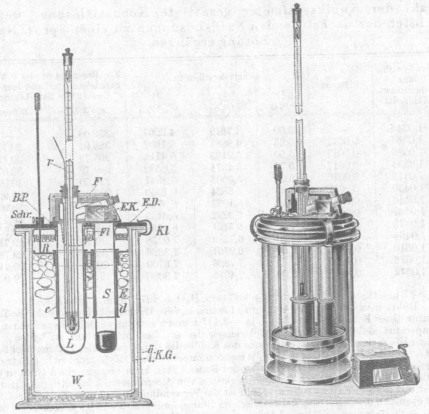

Fig. 11   Fig. 12.

Kryoskop von Dekhuyzen.

Für den praktischen Gebrauch schlägt Dekhuyzen eine kleine Modifikation des Thermometers vor. Er benutzt das Instrument immer nur im kleinen Meßbereich von, sagen wir, +0,2 bis etwa —3,3. Man ersetze also das umgebogene Reservoir durch ein gerades. Der Nullpunkt ist bis auf kleine tägliche Veränderungen konstant. Die Skala sei in $^1/_{100}$° eingeteilt. Der Gefrierpunkt des lufthaltigen destillierten Wassers befinde sich nahe der oben befindlichen Ziffer 4. Die untere Ziffer sei dann 1: eine 0 gibt immer zu Irrtümern mit — und + Veranlassung.

Der Reif zum Impfen liegt an der Außenfläche eines weithalsigen Glasgefäßes von etwa 100 ccm Inhalt, in dem fein zerstoßenes Eis, Kochsalz und gesättigte Kochsalzlösung vermischt werden. Der Rührer ist ein starkes, kurzes Reagensrohr, in welchem der spitze gläserne Impfstab aufbewahrt wird.

Dekhuyzen hat auch nützliche Anweisungen für die kryoskopische Technik gegeben.

Was die Herstellung von Kühlbädern mit praktisch konstanter Temperatur betrifft, so sagt er: Das praktisch konstante Kühlbad beruht auf dem Prinzip, daß Eis und Salzlösung sich mit überraschend geringer Geschwindigkeit in Temperatur-gleichgewicht setzen, wenn die Oberfläche des Eises möglichst reduziert und das Rühren auf das Notwendige eingeschränkt wird. Um das Kühlbad herzustellen, verwendet der Autor: a) eine Lösung von reinem NaCl, welche auf 100 g H_2O genau 8 g Salz enthält und bei 15° ein spez. Gewicht von 1,0542 hat; b) 3 l dieser Stammflüssigkeit werden mit 1,8 kg grobem Eis gerührt, dann noch 0,5 kg feines Eis hinzugesetzt und vorsichtig gerührt, bis die Temperatur —2,5° erreicht. Die Lösung enthält dann meistens etwa 6,55% NaCl, was einem Gefrierpunkt von ungefähr —3,86° entsprechen würde.

Tabelle 1.

Zahl der Kubikzentimeter gesättigte Kochsalzlösung, welche 3 Liter der nachstehenden NaCl-Lösungen zu einer 8proz. NaCl-Lösung ergänzen.

| Spez. Gew. $^{15}/_{15}$ des gebrauchten Kühlbades | Differenz | Gehalt derselben in | | | Zur Regeneration der 8 $^0P_0 D$-Stammlösung erforderliche ccm gesättigte NaCl-Lösung | |
		1) $^0P_0 D$	2) $^0P_0 S$	3) $^{15}/_{15}$ $^0V_0 S$	pro 3 Liter	Differenz
1,0346	—	5,00	4,7619	4,9267	359,08 ccm	—
1,0363	0,0017	5,25	4,9881	5,1692	328,91 „	30,17
1,0380	0,0017	5,50	5,2133	5,4114	298,79 „	30,12
1,0394	0,0017	5,75	5,4374	5,6532	269,72 „	30,07
1,0413	0,0016	6,00	5,6603	5,8941	238,50 „	30,02
1,0430	0,0017	6,25	5,8824	6,1353	208,68 „	29,92
1,0446	0,0016	6,50	6,1033	6,3755	178,72 „	29,96
1,0462	0,0016	6,75	6,3232	6,6153	148,81 „	29,91
1,0478	0,0016	7,00	6,5421	6,8555	118,86 „	29,95
1,0494	0,0016	7,25	6,7599	7,0938	89,15 „	29,71
1,0510	0,0016	7,50	6,9767	7,3326	59,37 „	29,78
1,0526	0,0016	7,75	7,7926	7,5709	29,66 „	29,41
1,0542	0,0016	8,00	7,4075	7,8090	0,00 „	29,96

1 l gesättigte Kochsalzlösung $+3087$ ccm $H_2O = 4070,7$ ccm 8 $^0P_0 D$ NaCl.

Rührt man stärker, oder sorgt man für eine bessere Wärmeisolation, so sinkt die Temperatur dieses Bades tiefer: —3,14°, ja —3,43° können erreicht werden. Je tiefer man die Temperatur sinken läßt, um so schwieriger ist es, dieselbe konstant zu halten. Mit einiger Übung kann man die Temperatur des Kühlbades durch passendes Rühren leicht auf —2,5° konstant halten. Das ist für die meisten Zwecke: Blut, Milch, nicht zu konzentrierte Harne usw. die geeignetste Temperatur des Bades. Man kann bequem einen Grad unter-kühlen. Hat man Seewasser, Leibesflüssigkeiten von Meerestieren, konzentriertere Harne, so ist auf etwa —3,1° zu rühren. Dann ist die Verwendung von noch zwei Außengefäßen und eventuell die Benutzung konzentrierterer Stammlösungen (9—12%) praktisch. c) Man muß auch stets eine gesättigte Lösung von reinem NaCl bereithalten, die unter anderem dazu dient, das gleichzeitig entnommene Wasser des Kühlbades wieder auf die Konzen-tration der Stammflüssigkeit (8%) zu bringen, was mit Hilfe der Tabelle 1 leicht geschieht. d) Es ist stets eine Unterkühlung von ca. 1° vorzuziehen. e) Man sorge, daß die Mischung von Eis und Kochsalzkrystallen im Eiskästchen häufig erneuert wird, damit die Tem-peratur an der Impfstelle möglichst niedrig sei. f) Man arbeite mit nicht zu wenig Flüssig-

---

1) 8 $^0P_0 D$ NaCl heißt 8 g NaCl in 100 g H_2O gelöst: P (pondus) sagt aus, daß es sich um Gewichtsprozente handelt, D (dissolventis) bezeichnet, daß es sich um das Gewicht des Lösungsmittels handelt. (Dies sind die von Raoult benutzten Prozentsätze.)

2) Die 108 g dieser Lösung enthalten 8 g NaCl, also 100 g : $\dfrac{800}{108} = 7,4075$ g. Diese Prozente bezeichnet Dekhuyzen als $^0P_0 S$ (pondus solutionis). Das sind die gebräuch-lichen Prozente. Die Beziehung zwischen $^0P_0 D$ und $^0P_0 S$ ist für alle Lösungsmittel und sämtliche gelösten Stoffe die gleiche: wenn $p \, ^0P_0 D = p' \, ^0P_0 S$ ist, so ist $p' = \dfrac{100 p}{100 + p}$.

3) $^0V_0 S$ sind die Volumprozente (volumen solutionis). Die Beziehung zwischen $p' \, ^0P_0 S$ und $p'' \, ^0V_0 S$ ist einfach: $p'' = p' D$, wo D das spez. Gewicht der Lösung bezeichnet.

keit, weil der Wasserwert von Thermometer und Gefrierrohr keineswegs zu vernachlässigen ist. Derselbe beträgt rund 10 g-Calorien.

Das Dekhuyzensche Kryoskop bezweckt, schnelle und genaue Gefrierpunktsbestimmungen auszuführen und die Präzisionskryoskopie in die Laboratorien praktisch einzuführen. Wir verdanken bekanntlich Nernst die Erkenntnis der Gründe, warum jede Gefrierpunktsbestimmung zu einem scheinbaren, d. h. ungenauen Gefrierpunkt führt, der vom wahren Gefrierpunkt t_w unter Umständen recht weit entfernt sein kann (bei langsam gefrierenden Lösungen). Nernst gab schon 1894 die betreffende Formel an. Dieselbe lautet, in etwas abgeänderter Form und mit leichter dem Gedächtnis einzuprägenden Buchstaben:

$$t_w = t_s + \frac{k_a}{K_E}(t_s - t_c) \, .$$

Der Dekhuyzensche Apparat beruht auf der Anwendung dieser Formel. Darin ist t_c die hier leicht konstant zu erhaltende Temperatur des Gefrierbades (—2,5°) für Blut und Milch, etwa —3° für Harn, k_a ist eine Apparatskonstante, K_E eine Größe, welche die Geschwindigkeit der Eisbildung angibt. Nun ist das Kryoskop so gebaut, daß das ganze Korrektionsglied $\frac{k_a}{K_E}(t_s - t_c)$ fortfällt, weil dieser Wert: 0,0012° innerhalb der Versuchsfehler (0,002°) liegt.

Eine Bedingung muß freilich erfüllt sein: Das Thermometer muß, bei Unterkühlung von etwas mehr als 1°, innerhalb 2 Minuten nach dem Impfen seinen höchsten Stand erreicht haben. Zuweilen nämlich gelingt das Impfen nicht gut, indem das Eisstückchen an der Oberfläche der Flüssigkeit schwimmen bleibt, so daß die Flüssigkeit zu langsam gefriert. Der Versuch muß dann einfach wiederholt werden. Auch für das Rühren müssen bestimmte Regeln innegehalten werden: nicht mehr als 2 Schläge, etwa in 1—1¹/₂ Minuten nach dem Impfen, also am Ende des Steigens.

Während also die Nernstsche Korrektur fortfällt, ist die Beckmannsche Korrektur wegen Eindickung der Flüssigkeit durch die Eisbildung selbstverständlich unerläßlich. Bei einem Gefrierpunkt in der Nähe von —0,6° (die meist vorkommende Zahl) liegt der wahre Gefrierpunkt der ursprünglichen Flüssigkeit 0,009° höher als der der durch das Gefrieren etwa um ¹/₆₇ eingedickten Flüssigkeit.

Der Apparat von Dekhuyzen eignet sich für Serienbestimmungen. Jede Messung nimmt nur etwa 7 Minuten in Anspruch, wenn der Beobachter sich eingeübt hat und die zu untersuchenden Blut- oder Milchproben usw. im Eisschrank vorgekühlt werden.

4. Gefrierpunktsmessungen an kleinen Flüssigkeitsmengen.

In der Physiologie ist es außerordentlich wichtig, einen kryoskopischen Apparat zu haben, mit welchem man genaue Bestimmungen des Gefrierpunktes an kleinen Flüssigkeitsmengen (Flüssigkeiten kleiner Tiere, Humor aqueus usw.) ausführen kann.

Das Verfahren von Kinoshita[1]) ist mit Fehlern behaftet und kann nicht empfohlen werden; im übrigen verlangt es nicht weniger als 3 ccm Flüssigkeit.

Bewährt hat sich der Apparat (siehe Fig. 13) von Guye und Bogdan[2]), für den 1—1,5 ccm Flüssigkeit genügen.

Der ganze Apparat ruht auf einem Untergestell. Der Kühler besteht aus einem gläsernen Zylindergefäß A mit dicker Wand und 100 ccm Inhalt, das am Untergestell befestigt ist. Er ist mit einem Stopfen E versehen, der 3 Löcher hat für den Durchgang des Kryoskop-Reagensglases BC und der beiden Rohre D und F; saugt man durch das Rohr D die vorher in G getrocknete Luft, so bewirkt man eine Verdampfung von Äther, der dazu bestimmt ist, das Kryoskop-Reagensglas abzukühlen. Ein gewöhnliches

---

1) T. Kinoshita, Biochem. Zeitschr. **12**, 390 [1908].
2) Ph. A. Guye et St. Bogdan, Journ. de Chimie phys. **1**, 379 [1903].

Thermometer T' taucht direkt in den Äther. Ein anderes Thermometer T, das später beschrieben werden soll, taucht in die im Reagensrohr enthaltene Flüssigkeit. Das Rohr besteht aus zwei zylindrischen Teilen, einem oberen weiteren a von 5 cm Länge und 1,5 cm im Durchmesser und einem unteren b, der die Fortsetzung des oberen ist und ein kleines Reservoir bildet, in welches man die zu untersuchende Flüssigkeit einführt. Die Werte für $\varDelta$, welche die Autoren mit ihrem kleinen Apparat erhielten, sind verglichen mit entsprechenden Resultaten des gewöhnlichen kryoskopischen Apparates, so genau, wie man dies nur wünschen kann. Vgl. folgende Zahlen:

Substanz	Gewöhnlicher Apparat 30 ccm Flüssigkeit	Kleines Kryoskop 1 ccm Flüssigkeit
Wasser	—0,05°	—0,06°
Verdünnte NaCl-Lösung	—0,09°	—0,09°
Konz. NaCl-Lösung	—0,38°	—0,37°
Harn	—1,07°	—1,08°
Harn	—1,36°	—1,37°
Harn	—1,26°	—1,26°

Vor kurzem haben aber Burian und Drucker[1]) eine Änderung vorgenommen, die hauptsächlich das Thermometer betrifft. Da die Gefrierpunktsmessungen an kleinen Flüssigkeitsmengen so wichtig für den Physiologen und Pathologen sind, so ist es angebracht, den Apparat von Guye und Bogdan-Burian und Drucker und dessen Gebrauch mit den Worten der beiden letztgenannten Autoren zu beschreiben.

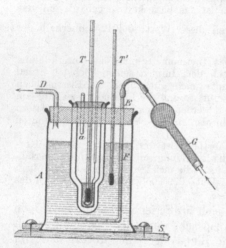

Fig. 13.

Kleines Kryoskop von Guye und Bogdan, abgeändert von Burian und Drucker. In der Figur ist die ursprüngliche Einrichtung für die Abkühlung mit Äther dargestellt, die durch die Abkühlung mit einem Gemisch von Eis und Salz ersetzt werden kann.

Das von Guye und Bogdan angewandte Thermometer hat ein Quecksilbergefäß von nur 9 mm Länge und 4,5 mm Querdurchmesser und dabei eine Gradlänge von ca. 1 cm. Es besitzt keine metastatische Einrichtung, sondern einen fixen Nullpunkt; seine Skala reicht von —5° bis +15° und ist in Zwanzigstelgrade geteilt, die Ablesungsgenauigkeit beträgt 0,01°. In ihrer sonstigen Versuchsanordnung folgen Guye und Bogdan der Technik von Raoult; sowohl sein Kältebad (regelmäßig verdampfender Äther), wie auch sein Rührverfahren, bei welchem das Thermometer selbst als (rotierender) Rührer benutzt wird, ist beibehalten und bloß die Form des Gefrierrohres und des Luftmantels zweckentsprechend abgeändert.

Die Methodik von Guye und Bogdan leidet an dem Übelstande, daß die Ablesungsgenauigkeit des Thermometers für manche Zwecke unzureichend ist und jedenfalls merklich hinter dem Genauigkeitsgrade zurückbleibt, den die Anordnung im übrigen zu erreichen gestattet. Diesem Übelstande kann man abhelfen, indem man die Thermometerkugel bei unveränderter Länge etwas breiter (7 mm Durchmesser) macht: es wird dadurch eine beträchtlich größere Gradlänge ermöglicht, ohne daß für die Ausführung der Messung sehr viel mehr Flüssigkeit erforderlich würde. Dieses Thermometer, das Burian und Drucker von der Firma Goetze in Leipzig (Preis 18 Mark) anfertigen ließen, hat eine mit Stickstoff gefüllte Capillare, die so eng ist, daß eine Gradlänge von 2,7 cm erzielt wird. Die Skala hat den Umfang —5° bis +1° und ist in Fünfzigstelgrade geteilt; dabei ist der Abstand der Teilstriche immer noch etwas größer als am Thermometer von Guye und Bogdan: dementsprechend gelingt es leicht, mit der Lupe auf 0,002—0,003° genau abzulesen.

Bei den Messungen, die Burian und Drucker mit diesem Instrumente ausgeführt haben, hielten sie sich an die Beckmannsche Arbeitsweise, d. h. sie benutzten ein Eis-Kochsalz-Kältebad und bedienten sich eines kleinen Platinrührers mit Glasgriff. Nur die Form des Gefrier- und des Mantelrohres haben sie von Guye und Bogdan über-

[1]) R. Burian u. K. Drucker, Centralbl. f. Physiol. **23**, Nr. 22, 772 [1909].

nommen. Die beiden Rohre besitzen vollkommen gleiche Gestalt, speziell fehlt dem Gefrierrohr der seitliche Ansatz zur Einführung der Impfcapillare; er ist durch eine im Stopfen des Gefrierrohres angebrachte Bohrung ersetzt, durch welche die Impfcapillare bequem von oben in die unterkühlte Flüssigkeit hineingebracht werden kann. Jedes der beiden Rohre besteht aus einem weiten und einem engen unteren Abschnitt. Die verengte Partie des Gefrierrohres, in welche die Versuchsflüssigkeit eingefüllt und das Quecksilbergefäß des Thermometers eingesenkt wird, hat einen Durchmesser von 14 mm, so daß zwischen Thermometerkugel und Rohrwand ringsum ein 3,5 mm breiter Raum für die Lösung sowie das Rührerspiel freibleibt. Unter diesen Bedingungen sind 1¹/₂ ccm Flüssigkeit zur Ausführung der Messung eben noch hinreichend, und zwar übertrifft dabei die Höhe der Flüssigkeitssäule die des Quecksilbergefäßes im ganzen um 3 mm.

Die Regel, daß die Badtemperatur höchstens 2° unter dem Gefrierpunkt der Versuchslösung liegen soll, muß beim Arbeiten mit wenig Flüssigkeit noch strenger als sonst eingehalten werden. Die strikte Befolgung dieser Regel vorausgesetzt, kann man mit diesem kleinen Apparat nahezu denselben Genauigkeitsgrad erreichen wie mit dem großen Apparate von Beckmann[1]).

IX. Berechnung des Wertes des osmotischen Druckes aus der Gefrierpunktserniedrigung.

Im folgenden wird gezeigt, wie man den osmotischen Druck einer Lösung oder einer beliebigen Flüssigkeit des Organismus aus dem Werte von Δ, d. h. aus der beobachteten Gefrierpunktserniedrigung, berechnet.

Die Beziehung, welche zwischen der Gefrierpunktserniedrigung und dem osmotischen Drucke der Lösung besteht, ergibt sich aus der folgenden Formel [Nernst (l. c., S. 143)]:

$$P = \frac{1000 \, s \cdot w}{24,19} \frac{\Delta}{T_0} \text{ Atm.}$$

Hierin bedeutet w die in Calorien ausgedrückte Schmelzwärme von 1 g Lösungsmittel, T_0 seine Schmelztemperatur, s sein spez. Gewicht, $\Delta = T_0 - T$ die Gefrierpunktserniedrigung, und 24,19 ist der Faktor der Calorien auf Literatmosphären reduziert.

Als Beispiel diene dieselbe Lösung von Äthylbenzoat in Benzol, die bei Gelegenheit der Dampfdruckerniedrigung betrachtet wurde: es wird der Gefrierpunkt des Benzols (5,5°) durch Zusatz von 2,47 g Äthylbenzoat auf 100 g Lösungsmittel um 0,840° erniedrigt; seine Schmelzwärme beträgt 30,08 Cal., sein spez. Gewicht beim Schmelzpunkt 0,8875. Der osmotische Druck der Lösung ergibt sich also:

$$P = \frac{887,5 \cdot 30,08}{24,19} \cdot \frac{0,840}{273 + 5,5} = 3,329 \text{ Atm.}$$

Für Wasser beträgt:

$$\frac{1000 \, s \cdot w}{24,19 \, T_0} = \frac{1000 \cdot 79,6}{24,19 \cdot 273} = 12,05 ,$$

und somit der Druck einer wässerigen Lösung vom Gefrierpunkte $T_0 - \Delta$:

$$P = 12,05 \, \Delta \text{ Atm.}$$

Nach neuesten Messungen (Abegg, Ponsot, Raoult) liegt der Gefrierpunkt einer 1 proz. Zuckerlösung bei —0,0546°, ihr osmotischer Druck beträgt also:

$$P = 12,05 \cdot 0,0546 = 0,657 \text{ Atm.},$$

was mit der direkten Messung Pfeffers (0,649) übereinstimmt.

Aus der vorstehenden Formel ergibt sich, daß einem Tausendstel Grade ein Druck von 0,012 Atm. (d. h. ca. 9,1 mm Hg) entspricht. Mit dieser Ziffer 0,012, die

---

[1]) Bezüglich einiger anderen Methoden für die Bestimmung der Gefrierpunktserniedrigung sei auf die folgenden Arbeiten verwiesen: A. Pi y Suñer, Barcelona **1905**. — H. H. Dixon and W. R. G. Atkins, Scient. Proc. of the Dublin Soc. **12** (N. S.), No. 25, 275 [February 1910] usw.

Errera[1]) Miriotonie nannte, erhält man leicht nach Bestimmung des Wertes von Δ den Wert des osmotischen Druckes mittels einer einfachen Multiplikation; z. B. in dem Falle der 1 proz. Saccharoselösung:

$$P = 0,012 \cdot 54 = 0,648 \text{ Atm.}$$

oder:

$$P = 9,1 \cdot 54 = 491,4 \text{ mm Hg.}$$

Zum Wert der Miriotonie gelangt man auch auf folgende Weise. Wie bekannt, ist:

$$\Delta = \frac{K \cdot p}{M}.$$

Hierin ist Δ die Gefrierpunktserniedrigung, K die Molekularerniedrigung für Wasser (18,5°), M das Molekulargewicht der gelösten Substanz; mithin ist für eine 1 proz. Saccharoselösung:

$$\Delta = \frac{18,5 \cdot 1}{342} = 0,054°,$$

ein Wert, der sich von dem obigen nicht sehr unterscheidet.

Andrerseits ist bekannt, daß der osmotische Druck dieser Lösung von Pfeffer gleich 0,649 Atm. gefunden wurde. Jeder Erniedrigung des Gefrierpunktes um $^1/_{1000}$ Grad entspricht also ein osmotischer Druck von $\frac{0,649}{54} = 0,012$ Atm.

Daß aber die 10°/₀₀ Saccharoselösung den Druck von ca. 0,650 Atm. ausübt, ergibt sich nicht nur aus den direkten Untersuchungen Pfeffers, sondern auch aus der folgenden einfachen Berechnung: Die Lösung enthält $\frac{10}{342}$ oder 0,0292 Mol. Saccharose in 1006 ccm; deshalb sind in 22,43 l dieser Lösung enthalten

$$\frac{22\,430}{1006} \cdot \frac{10}{342} = 0,652 \text{ Mol. Saccharose.}$$

Aber 1 Mol. Rohrzucker in 22,43 l Wasser gelöst, übt bei 0° einen osmotischen Druck von 1 Atm. aus; deshalb wird 0,652 Mol. Saccharose in 22,43 l Wasser gelöst den osmotischen Druck von 0,652 Atm. ausüben, ein Wert, der mit dem direkt von Pfeffer gefundenen nahezu übereinstimmt.

X. Berechnung der „Konzentration" einer Lösung aus den gefundenen Werten ihres osmotischen Druckes.

Da man hinsichtlich der verdünnten Lösungen von Nichtelektrolyten weiß, daß 1 Mol. in 1 l gelöster Substanz bei 0° den osmotischen Druck von 22,43 Atm. hervorruft, so ist klar, daß wenn man den osmotischen Druck P einer Lösung kennt, die Konzentration dieser letzteren $C = \frac{P}{22,43}$ sein wird.

Die Konzentration läßt sich auch berechnen, wenn man die Gefrierpunktserniedrigung Δ oder die Dampfspannungserniedrigung τ der Lösung resp. die Molekularerniedrigung K des Gefrierpunktes und die Dampfspannung des Lösungsmittels Wasser kennt.

So z. B. wird für eine Saccharoselösung (Molekulargewicht = 342) die Molekularkonzentration sein:

$$C = \frac{\Delta}{1,85°}.$$

In der Tat ist Δ einer 10°/₀₀ Saccharoselösung = 0,054°; $\frac{0,054°}{1,85°}$ = ca. 0,0292 Mol. (oder 10°/₀₀).

---

[1]) L. Errera, Sur la myriotonie comme unité dans les mesures osmotiques. Bulletin de l'Acad. Roy. de Belg. **3**, 135 [1901]. — Cours de physiologie moléculaire. Lecons rec. et red. par H. Schouteden. Bruxelles 1907.

Die Molekularerniedrigung des Dampfdruckes K ist bei $0°$:

$$K = \frac{18}{1000} \cdot 4{,}62 = 0{,}0831 \text{ mm Hg},$$

wo 18 das Molekulargewicht (M) des Wassers und 4,62 die Dampfspannung des Wassers bei $0°$ bedeutet, und bei $100°$ ist:

$$K = \frac{18}{1000} \cdot 760 = 13{,}7 \text{ mm Hg};$$

und im allgemeinen ist für jedes beliebige Lösungsmittel die Molekularerniedrigung der Dampfspannung bei der Temperatur t:

(1) $$K_t = \frac{M}{1000} p_t,$$

wo p_t die Dampfspannung des Lösungsmittels bei der Temperatur t ist.

Nach diesen Darlegungen sind, wenn wir mit τ die Differenz zwischen der Dampfspannung p' einer Lösung und der Dampfspannung p des Lösungsmittels bezeichnen und τ bei einer beliebigen Temperatur bekannt ist, genügend Daten gegeben, um die Konzentration C der Lösung zu berechnen.

Es ist nämlich:

$$C = \frac{\tau}{K} = \frac{p - p'}{K};$$

und wenn man für K seinen Wert einsetzt, erhält man:

(2) $$C = \frac{1000 \, (p - p')}{M \, p}.$$

1. Beispiel: Lösungsmittel Wasser. Für eine wässerige Zuckerlösung ist $\tau = 0{,}0646$ bei $0°$. Die Dampfspannung des Wassers bei $0°$ ist $= 4{,}62$ mm Hg; deshalb wird:

$$C = \frac{64{,}6}{18 \cdot 4{,}62} = 0{,}777.$$

Smits hat experimentell für eine Zuckerlösung 0,779 Mol. $\tau = 0{,}0646$ gefunden.

2. Beispiel: Lösungsmittel Benzol.

Eine Äthylbenzoatlösung in Benzol hat bei $80°$ eine Dampfspannung $p' = 742{,}60$; reines Benzol hat bei derselben Temperatur eine Dampfspannung $p = 751{,}86$; folglich ist: $\tau = 751{,}86 - 742{,}60 = 9{,}26$. Molekulargewicht des Benzols: 78. Also wird:

$$C = \frac{1000 \cdot 9{,}26}{78 \cdot 751{,}86} = \frac{9260}{58\,645} = 0{,}158 \text{ Mol.}$$

Beckmann (Nernst. l. c.) fand experimentell für eine 0,164 Normallösung von Äthylbenzoat $\tau = 9{,}26$.

Wenn τ einer Lösung bekannt ist, kann man den osmotischen Druck bei jeder beliebigen Temperatur berechnen:

$$P = \frac{(22{,}43 \cdot 760) \, p'}{K}.$$

Hier bedeutet P den osmotischen Druck in mm Hg bei derselben Temperatur, bei welcher p und p' bestimmt wurden (Dampfspannung des Lösungsmittels und der Lösung). Ersetzt man K durch seinen Wert, so erhält man:

$$P = \frac{1000 \, (22{,}43 \cdot 760) \, p'}{M \, p}.$$

Um ferner den Druck bei einer beliebigen anderen Temperatur kennen zu lernen, wendet man die Formel an:

$$P_t = P_0 \, (1 + 0{,}00367 \, t).$$

Nachdem so P bekannt ist, kann man leicht die Konzentration C der Lösung ermitteln. Nehmen wir z. B. dieselbe Zuckerlösung, die wir vorher betrachtet haben, für welche $\tau = 0{,}0646$ ist bei $0°$; wir wissen, daß für 1 Mol. bei $0°$: $\tau = 0{,}0831$ mm Hg, und $P = 22{,}43 \cdot 760 = 17046{,}8$ mm Hg ist. Der osmotische Druck der zu untersuchenden Lösung wird sein:

$$\frac{17\,046{,}8 \cdot 0{,}0646}{0{,}0831} = 13\,251{,}78 \text{ mm Hg.}$$

Mithin hat die Lösung bei 0° einen $P = 13251{,}78$ mm Hg. Wendet man nun die Formel an: $C = \dfrac{P}{22{,}43 \cdot 760}$, so erhält man: $C = \dfrac{13\,251{,}78}{17\,046{,}8} = 0{,}777$, d. h. einen Wert, der identisch ist mit dem des oben angeführten 1. Beispiels.

Es ist nicht überflüssig, zu bemerken, daß, wenn es sich um Lösungen von Elektrolyten handelt, der erhaltene Wert von C nicht die Zahl von Molekülen in der Volumeinheit des Lösungsmittels ausdrückt, sondern die Zahl von Molekülen + Ionen der gelösten Substanz; d. h. man erhält eine Zahl, welche die Mol-Ionenkonzentration, nicht die molekulare Konzentration der Lösung ausdrückt. In ähnlicher Weise erhält man, wenn man den osmotischen Druck des Harns, des Blutserums oder einer anderen Flüssigkeit des Organismus nach der tensimetrischen oder kryoskopischen Methode bestimmt hat und dann aus dem osmotischen Druck die Konzentration berechnet, eine Ziffer, welche die Mol-Ionenkonzentration ausdrückt. [Außerdem drückt diese Ziffer, da die Flüssigkeiten des Organismus Lösungen von vielen verschiedenen Elektrolyten und Nichtelektrolyten sind, die Gesamtheit aller nicht dissoziierten Moleküle und aller Ionen verschiedener Art aus.]

Wenn man, wie gewöhnlich, die Mol-Ionenkonzentration in 1 l Lösung sucht, so muß man eine Korrektur anbringen, da der Ausdruck $C = \dfrac{\varDelta°}{1{,}85°}$ nicht für 1 l Lösung, sondern für eine 1000 g Wasser enthaltende Lösung gilt. Es sei s das spezifische Gewicht der Lösung, p das Gewicht der aufgelösten Substanzen, so sind in $1000\,s$ g, d. h. in 1 Liter Lösung $1000\,s - p$ g Wasser enthalten. Da in der 1000 g Wasser enthaltenden Lösung die Mol-Ionenkonzentration $C = \dfrac{\varDelta°}{1{,}85°}$ ist, so ist im Liter Lösung $C = \dfrac{\varDelta°}{1{,}85°} \cdot \dfrac{1000\,s - p}{1000}$.

Ein Blutserum hat $\varDelta = 0{,}620°$, $s = 1{,}0234$, $p = 71{,}75$ pro Liter. Alsdann wird:

$$C = \frac{0{,}620}{1{,}85} \cdot \frac{1023{,}4 - 71{,}75}{1000} = 0{,}335 \cdot 0{,}952 = 0{,}319.$$

Ohne Korrektur ist also $C = 0{,}335$, mit Korrektur ist $C = 0{,}319$ Mol pro Liter.

XI. Osmotischer Druck der in den Flüssigkeiten des Organismus enthaltenen Kolloide.

1. Methode von Moore und Roaf.

Der größte Teil der Flüssigkeiten des Organismus enthält Kolloide in Lösung. Ihr osmotischer Druck[1]) kann direkt mittels des Osmometers von Moore und Roaf[2]) bestimmt werden. Es herrscht kein Zweifel, daß die kolloidalen Substanzen, wenn sie sich im Zustand wahrer Lösungen befinden, wie die Krystalloide, einen osmotischen Druck ausüben, und daß mithin ein Teil des osmotischen Gesamtdruckes der Flüssigkeiten des Organismus den in ihnen enthaltenen Kolloiden zuzuschreiben ist.

Das von Moore und Roaf bei ihren Experimenten verwendete Osmometer wird durch die beigegebenen Figuren 14 und 15 erläutert[3]).

Bei den Experimenten mit Blutserum oder anderen, in der Wärme gerinnbare Proteine enthaltenden Flüssigkeiten kann man Chloroform verwenden,

---

[1]) Über den osmotischen Druck der Kolloide siehe Abschnitt IX.
[2]) B. Moore and H. E. Roaf, Biochemical Journal 2, 34 [1907].
[3]) Für eine detaillierte Beschreibung des Apparates sei auf die Originalabhandlung (l. c.) und auf die schon zitierte Arbeit von Asher verwiesen.

um die zu untersuchenden Flüssigkeiten steril aufzubewahren, da Moore und Roaf nachgewiesen haben, daß das Chloroform oder andere organische Substanzen den osmotischen Druck der Proteine nicht verändern. Als nicht kolloidale Lösung kann man eine 0,75 proz. NaCl-Lösung verwenden. Da die Pergamentmembran für alle krystalloiden Substanzen durchlässig ist, wenn sich nach einer gewissen Zeit durch Diffusion das osmotische Gleichgewicht zwischen den beiden Kammern eingestellt hat und alle Krystalloide sich zuletzt in der-

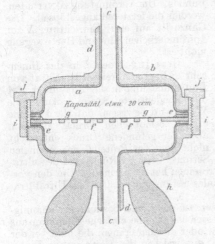

Fig. 14.

Das Osmometer von Moore und Roaf zur Bestimmung des osmotischen Druckes der Kolloide. Die Figur zeigt den vergrößerten Apparat im Schnitt.

a a Platinkapsel; *c c* Platinröhren, durch welche die Zelle oben mit dem Trichter *F* und dem Manometer *M*, unten mit dem Trichter *F*₁ (Fig. 15) verbunden ist; *g* Pergamentmembran, die die obere Hälfte der Zelle, in der das Blutserum oder die Proteinlösung, von der unteren Hälfte, in der die Elektrolytlösung enthalten ist, scheidet.

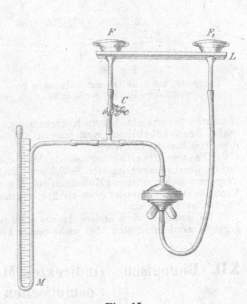

Fig. 15.

Das aufgestellte und mit dem Manometer verbundene Osmometer.

selben Konzentration in den beiden Flüssigkeiten vorfinden, so kann, wenn auf der Seite der kolloidalen Flüssigkeit das Manometer einen positiven Druck anzeigt, dieser nur durch die Kolloide bedingt sein, und er ist, wie beim Pfefferschen Osmometer, das direkte Maß des osmotischen Druckes der in der untersuchten Flüssigkeit enthaltenen kolloidalen Substanzen.

Die beste nicht kolloidale Flüssigkeit, die man bei derartigen Experimenten verwenden kann, wäre ohne Zweifel das (absolut von Kolloiden freie) Ultrafiltrat, das man aus derselben Körperflüssigkeit erhalten hat, in welcher man den osmotischen Partialdruck der Kolloide bestimmen will.

2. Methode von Starling.

Weniger vollkommen ist die Methode Starlings[1]), dessen Apparat in Fig. 16 dargestellt ist.

---

[1]) E. H. Starling, Journ. of Physiol. **24**, 314 [1899].

Der Tubus *B B* (Innenrohr) besteht aus Silbergaze und ist an beiden Enden mit einem Rohr aus Silber verbunden. Um den Gazeteil wird Peritonealmembran gewickelt, dieselbe mit 10 proz. Gelatinelösung überstrichen und dann eine zweite Peritonealmembran darübergelegt. Das Rohr wird mit einem dünnen Faden ringsum umwickelt und ½ Stunde mit warmer Gelatinelösung getränkt. Das fertige Rohr wird in das Außenrohr *A A* gebracht. Letzteres hat eine Öffnung zum Füllen und eine zweiie für das Hg-Manometer *M*. Das Innenrohr ragt über die gedichteten Enden des Außenrohres heraus und ist vermittels zweier Schläuche mit zwei kleinen Reservoiren *CC* verbunden. Um Verdunstung zu verhüten, werden die letzteren zugestöpselt. Das Ganze ist auf einer Einrichtung *X* zur kontinuierlichen Hin- und Herbewegung montiert.

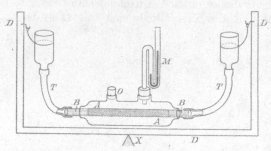

Fig. 16.

Osmometer von Starling zur Bestimmung des osmotischen Druckes der Kolloide.

Starling brachte in das Innenrohr *B B* proteinfreies Ultrafiltrat von Blutserum, und in das Außenrohr *A A* das kondensierte Serum. Auf diese Weise wird bewiesen, daß die Proteine einen osmotischen Druck ausüben, aber der gefundene Druck entspricht nicht dem der Proteine des normalen Serums, weil der Rückstand des ultrafiltrierten Serums eine höhere Konzentration an Proteinen hat als normales. Um den normalen Druck zu erhalten, muß man in *A A* normales Serum und in *B B* das Ultrafiltrat desselben Serums bringen.

Die von Starling verwendete Membran war zu dicht und bestand aus mannigfachen übereinandergelagerten Schichten. Viel besser ist es, eine einfache Membran aus Pergamentpapier oder aus Kollodium zu verwenden oder die Membranen, die man bei der Ultrafiltration verwendet oder endlich diejenigen, aus welchen die Leuneschen Dialysatoren verfertigt sind.

Es sind auch noch andere Apparate (Moore und Parker, Oker - Blom usw.) angegeben worden; sie sind aber nicht besser als die beiden hier beschriebenen.

XII. Biologische (indirekte) Methode zur Bestimmung des osmotischen Druckes.

Die „biologischen Methoden" zur Bestimmung des osmotischen Druckes einer Flüssigkeit sind: a) die plasmolytische Methode von H. de Vries; b) die Blutkörperchenmethode von Hamburger; c) die Hämatokritmethode von Gryns und Hedin. Sie werden biologische Methoden genannt, weil sie die Anwendung von lebenden Zellen (Pflanzenzellen, rote Blutkörperchen, andere freie Zellen oder Gewebezellen usw.) zur Voraussetzung haben.

1. Plasmolytische Methode.[1])

Diese Methode besteht im Eintauchen von Pflanzenzellen (von *Tradescantia discolor, Curcuma rubricaulis, Begonia manicata* usw.) in verschieden

---

[1]) H. de Vries, Jahresber. f. wissensch. Botanik **14**, 427 [1884]. — Siehe auch die anderen Arbeiten von de Vries: Arch. néerl. des Sc. ex. et nat. **6**, 115 [1871]; Untersuchungen über die mechanischen Ursachen der Zellstreckung. Leipzig 1877; Arch. néerl. des Sc. ex. et nat. **13**, 344 [1878]. Botan. Ztg. **1879**, Nr. 52; **1879**, 830; Arch. néerl. des Sc. ex. et nat. **15**, 295 [1880]; Botan. Ztg. **1883**, 849; **42**, 289 [1884]; Pringsheims Jahrb. **16**, 465 [1885]; Botan. Ztg. **1886**, Nr. 1; **46**, Nr. 15/16, 229 [1888]; Zeitschr. f. physikal. Chemie **2**, 415 [1888]; Botan. Ztg. **47**, Nr. 19/20, 309 [1889]; Zeitschr. f. physikal. Chemie **3**, 103 [1889]. — Siehe auch: W. Pfeffer, Pflanzenphysiologie. 2. Aufl.

konzentrierte und für die Pflanzen nicht schädliche Lösungen und in der Beobachtung dieser Zellen unter dem Mikroskop. Die Pflanzenzellen bestehen aus einer Zellmembran aus Cellulose und einem Cytoplasma, das unter normalen Verhältnissen jedem Punkte der Innenfläche der Zellmembran vollkommen anhaftet. Das Cytoplasma zeigt gewöhnlich in seiner Mitte eine große mit Zellsaft gefüllte Vakuole. Diese ist die „innere Lösung", während die Flüssigkeit, in welche die Zellen eingetaucht werden, die „äußere Lösung" darstellt. Die beiden Lösungen werden durch zwei Membranen getrennt, einmal durch die Zellmembran, welche, da sie nicht aus lebendem Protoplasma besteht, als träge Stützmembran betrachtet wird; zweitens durch die Plasmahaut, welche aus der oberflächlichen Schicht des Cytoplasmas gebildet ist, d. h. aus lebender Substanz, die allgemein als eine für viele gelöste Krystalloide halbdurchlässige Membran gelten kann. Die beschriebene Pflanzenzelle ähnelt also der Pfefferschen osmotischen Zelle. Wird sie in eine Lösung eingetaucht, so wird je nach der Konzentration der letzteren Wasser aus ihr in den Zellsaft oder aus diesem in die äußere Lösung übergehen, oder es wird keine Verschiebung von Wasser stattfinden. Wenn die äußere Lösung dem Zellsaft gegenüber hypotonisch, d. h. weniger konzentriert ist, so zieht dieser Wasser an, die Vakuole wird an Volumen zunehmen, die Plasmahaut wird gegen die Zellmembran gedrückt und diese wird gespannt. Ist dagegen die äußere Lösung hypertonisch, d. h. konzentrierter, so wird der Zellsaft Wasser an sie abtreten, wodurch er an Volumen abnimmt, und die Plasmahaut wird sich, zuerst an einigen Stellen und dann allmählich immer mehr, von der Zellmembran abheben. Diese Erscheinung der Abhebung des Protaplasmas von der Zellmembran ist Plasmolyse genannt worden. Versucht man verschieden konzentrierte Lösungen derselben Substanz an einer und derselben Art von Pflanzenzellen, so wird man finden, daß in einer dieser Lösungen die Erscheinung der Plasmolyse eben einzutreten beginnt. Man pflegt alsdann zu sagen, die osmotische Konzentration der Lösung sei der des Zellsaftes nahezu gleich. Wenn man mit einer anderen Methode den osmotischen Druck der äußeren Lösung bestimmt, so lernt man so indirekt den osmotischen Druck des Zellsaftes der verwendeten Pflanzenzellen kennen. Diese Zellen können dann zur Bestimmung des osmotischen Druckes einer anderen Lösung oder auch einer physiologischen Flüssigkeit dienen. Will man nämlich den osmotischen Druck einer beliebigen anderen Lösung bestimmen, so verfährt man einfach folgendermaßen.

Diese Lösung ist entweder isotonisch oder hypotonisch oder hypertonisch im Vergleich mit dem Zellsaft. Wenn sie isotonisch ist, so wird sie gleichfalls kaum die Erscheinung der Plasmolyse zeigen, und es herrscht der osmotische Druck oder die osmotische Konzentration, die der bekannten des Zellsaftes gleich ist. Ist sie dagegen hypo- oder hypertonisch, so wird es genügen, sie zu konzentrieren oder zu verdünnen, bis man sie auf die Konzentration der kaum plasmolysierenden Lösung bringt. Dann berechnet sich leicht unter Berücksichtigung des Wertes der Konzentration oder Verdünnung (siehe später bei Besprechung der Methode der roten Blutkörperchen) die Konzentration der ursprünglichen Lösung. Man kann also leicht unter Zugrundelegung der Erscheinung der Plasmolyse bestimmen, mit welcher Kochsalzlösung eine tierische Flüssigkeit, z. B. Serum (oder Harn) isotonisch ist.

Bd. 1, Leipzig **1897**; Abhandl. d. math.-phys. Klasse d. Kgl. sächs. Ges. d. Wissensch. **28**, 187 [1890]; Abhandl. d. math.-phys. Klasse d. Kgl. sächs. Ges. d. Wissensch. **31**, 151 [1892].

Ein gleiches Volumen Blutserum, z. B. 5 ccm, wird mit gleichmäßig ansteigenden Volumina Wasser, z. B. mit 0,2—0,4—0,6—0,8—1,0—1,2—1,4 ccm Wasser verdünnt. Andererseits bereitet man NaCl-Lösungen von gleichmäßig ansteigender Konzentration: 0,2—0,4—0,6—0,8—1,0—1,2% usw. Man taucht Zellen von *Curcuma* oder von *Tradescantia* in alle diese Flüssigkeiten ein und beobachtet nach einer gewissen Zeit die Zellen unter dem Mikroskop bei einer Vergrößerung von 60—100. Das Gemisch von Serum und Wasser, in welchem man zunächst Plasmolyse wenigstens einer Hälfte der Zellen beobachtet, ist mit einer der NaCl-Lösungen, die dieselbe Wirkung verursacht hat, isotonisch. Die seröse Flüssigkeit sei z. B. diejenige, welche dem Gemisch 5 ccm Serum + 1 ccm H$_2$O entspricht, und die NaCl-Lösung sei z. B. die 0,8prozentige: diese beiden Flüssigkeiten sind isotonisch, sie haben einen ungefähr gleichen osmotischen Druck. Aber das Blutserum ist verdünnt worden. Will man die Konzentration des ursprünglichen Serums wissen, so berechnet man diese auf folgende Weise:

$$C = \frac{5+1}{5} \cdot 0,8 = 0,96\% ;$$

d. h. das Blutserum hat eine osmotische Konzentration, die der einer 0,96 proz. NaCl-Lösung gleich ist.

Handelt es sich um Flüssigkeiten, die sauer reagieren, wie der Harn, so ist es besser, die Zellen von *Begonia manicata* zu verwenden.

Trotz der vielen Fehler hat diese Methode doch gute Resultate geliefert. Im allgemeinen ergibt sie höhere Werte als die wirklichen. Der Grund dafür ist leicht einzusehen. Man glaubt mit dem Zellsaft die isoosmotische Lösung zu bestimmen, indem man als Anzeichen der Isoosmotizität den Beginn der Plasmolyse annimmt. Unter normalen Verhältnissen befindet sich indessen die Zellmembran in einem Zustand elastischer Spannung, die durch den Zellturgor bedingt ist; wenn die leicht hypertonischen Lösungen dem Cytoplasma und dem Zellsaft Wasser zu entziehen beginnen, nimmt die Zelle an Volumen ab und die Zellmembran entspannt sich allmählich, ohne daß schon ein Anzeichen von Abhebung des Protoplasmas von der Zellmembran vorhanden ist. Diese Abhebung, d. h. die Plasmolyse, wird erst einzutreten beginnen, wenn der Turgor ganz aufgehört hat und die Zellmembran ganz entspannt ist, d. h. in Lösungen, die konzentrierter als der Zellsaft selbst sind. Damit die plasmolysierende Lösung die osmotische Konzentration des Zellsaftes anzeigen kann, müßte das Experiment an Zellen mit ganz entspannten Membranen gemacht werden.

Bei soeben eintretender Plasmolyse — sagt Kohl[1]) — ist naturgemäß der osmotische Druckwert der Versuchslösung immer etwas höher als der der Vakuolenflüssigkeit, und dies selbst dann, wenn die Zellhaut durch den Turgor nicht elastisch gespannt war und bei der Plasmolyse eine elastische Kontraktion nicht erfährt. Ist nun aber die elastische Membranspannung bedeutend, so muß das plasmolytische Verfahren falsche Resultate liefern. Die Konzentrationen, bei denen Plasmolyse sich einstellt, sind zweifellos zu hoch. Die Außenflüssigkeit wird den osmotischen Druck der Vakuole schon dann etwas mehr als gerade balancieren, wenn soeben die Kontraktion der Membran beginnt; es ist also nicht das Augenmerk auf das sonst übliche Symptom der Plasmolyse, das Abheben der Protoplasten von der Zellwand, zu richten, sondern auf die Kontraktion der Membran resp. auf die der ganzen Versuchszelle. Denn ein Zurückziehen des Plasmas von der Zellwand kann erst dann erfolgen, wenn die Kontraktion der Membran aufgehört hat. Die Erfahrungen bei der Anwendung der Plasmolyse haben nun gezeigt, daß die elastische Spannung der Membran im allgemeinen nicht besonders groß ist und daher das Resultat des plasmolytischen Versuches nicht wesentlich alteriert[2]).

---

[1]) J. G. Kohl, Die Hefepilze. Leipzig 1908.
[2]) Es ist hier nicht der Ort, auf die Untersuchungen von de Vries und seine theoretischen Resultate, ferner auf den „isotonischen Koeffizienten" usw. einzugehen, weil hier nur kurz von der Plasmolyse als einer Methode zur Bestimmung der osmotischen Konzentration einer Lösung oder einer Flüssigkeit des Organismus gesprochen wurde.

Das Augenmerk müßte also mehr als auf das Abheben des Protoplasmas von der Membran auf die Verminderung des Volumens der Zellen gerichtet werden. Diese Erscheinung ist es eben, die als Symptom der Isoosmotizität bei der jetzt zu besprechenden Hämatokrit-Methode benutzt wird.

2. Bestimmung des osmotischen Druckes mit dem Hämatokrit.

Das von Köppe (siehe später) und Hedin[1]) stammende Verfahren [siehe auch W. Löb[2]), Gryns[3])] beruht auf der Tatsache, daß das Volumen der roten Blutkörperchen sich ändert, wenn sie in Lösungen gebracht werden, deren osmotischer Druck von demjenigen ihres Inhalts verschieden ist. Die roten Blutkörperchen nehmen an Volumen ab in hypertonischen Lösungen (infolge Wasserverlusts), sie nehmen an Volumen zu in hypotonischen Lösungen (infolge Wasseraufnahme); aber bei einer Reihe von verschieden konzentrierten Lösungen einer bestimmten, nicht hämolytisch wirkenden Substanz wird es eine (isotonische) geben, in welcher die roten Blutkörperchen ihr normales Volum (dasjenige, welches sie im defibrinierten und genügend sauerstoffhaltigen Blutserum haben) beibehalten werden: alsdann sagt man, die osmotische Konzentration des (flüssigen) Inhalts der Körperchen sei der der erwähnten Lösung gleich. Man nimmt dann an, daß alle Lösungen, in welchen die roten Blutkörperchen (einer bestimmten, stets gleichen Art) ihr Volumen nicht ändern oder es gleichmäßig ändern, untereinander isoosmotisch sind. Wenn man den osmotischen Druck oder die osmotische Konzentration einer Flüssigkeit des Organismus (die nicht hämolytisch ist) bestimmen will, so verfährt man wie bei der plasmolytischen Methode. Man macht eine Reihe von Verdünnungen oder Konzentrationen (vermittels Zusatzes von verschiedenen Volumina einer konzentrierteren, z. B. 5proz. NaCl-Lösung) der Flüssigkeit und eine Reihe von verschieden konzentrierten NaCl- (oder Saccharose-) Lösungen und bestimmt, in welcher der Proben und in welcher der NaCl-Lösungen die roten Blutkörperchen ihr normales Volumen beibehalten haben: die beiden Flüssigkeiten sind untereinander isoosmotisch. Zur Herstellung der Lösungen kann man keine hämolytisch wirkenden (Säuren, Alkalien usw.) Substanzen verwenden oder solche, die an und für sich (chemisch) imstande sind, das Volumen der roten Blutkörperchen zu ändern, oder Substanzen, die leicht diffundieren; deshalb dient die Methode, wie übrigens auch das plasmolytische Verfahren, zur Ermittelung der Substanzen, die leicht oder nicht in die Zellelemente eindringen. (Substanzen, welche, wie der Harnstoff, leicht in die roten Blutkörperchen eindringen, ergeben Lösungen, die nie, wie konzentriert sie auch sein mögen, den osmotischen Druck des Zellsaftes balancieren; sie sind deshalb zur Bestimmung dieses osmotischen Druckes nicht geeignet.) Natürlich lassen sich praktisch die Volumenschwankungen eines Blutkörperchens oder weniger roter Blutkörperchen unter dem Mikroskop nicht bestimmen, sondern man bestimmt das Volumen und die Volumenschwankungen einer Masse von roten Blutkörperchen vermittels eines Apparates, den man Hämatokrit genannt hat.

---

[1]) S. G. Hedin, Skand. Archiv f. Physiol. **2**, 134 [1891]; **4**, 360 [1892]; Zeitschr. f. physikal. Chemie **17**, 164 [1895]; Archiv f. d. ges. Physiol. **60**, 360 [1895]; Skand. Archiv f. Physiol. **5**, 207, 238, 377 [1895]; Archiv f. d. ges. Physiol. **68**, 229 [1897]; **70**, 525 [1898].

[2]) W. Löb, Zeitschr. f. physikal. Chemie **14**, 424 [1894].

[3]) G. Gryns, Archiv f. d. ges. Physiol. **63**, 86 [1896].

a) Es sind eine Reihe von Hämatokriten beschrieben worden, von welchen die von Köppe[1]), Kottmann[2]) und Hamburger[3]) konstruierten Formen bisher die genauesten Resultate liefern.

Es möge die Beschreibung des Kottmannschen Apparates mit den Worten Ashers (l. c., S. 183 ff.) folgen.

Der Kottmannsche Präzisionshämatokrit (verfertigt von Optiker Büchi in Bern) besteht aus Röhrchen, deren lichte Weite 0,5 mm, deren Länge 12,5 cm, deren Kubikinhalt 0,092 ccm beträgt. Die Graduierung erfolgt in Abständen von 0,5 mm; es bedeuten die Zwischenräume Volumina von nur 0,2% des Gesamtröhrcheninhaltes; mit Hilfe der Lupe kann bis auf 0,05% geschätzt werden. Die feine Einteilung beschränkt sich auf die Grenzzahlen 8—52%, die Volumina vor und nachher sind durch ampullenartiges Aufblasen der Enden der Röhrchen auf ein Minimum reduziert. Die Röhrchen kommen behufs absolut sicheren Verschlusses in einen eigenen Zentrifugenaufsatz (Fig. 17a—c).

Durch die Schraube, welche durch a (Fig. 17c) geht, kann das Röhrchen zwischen den mit Kautschukplatten belegten Widerlagern b wie in einem Schraubstock so zusammengepreßt werden, daß jeder Substanzverlust beim Zentrifugieren absolut unmöglich wird. Damit die Röhrchen zur Vermeidung jeden Blutverlustes beim Einspannen horizontal in den Verschluß gebracht werden können, zeigen die zentralen und peripheren Aufnahmehälse an ihrer nach oben gekehrten Fläche längsgestellte Ausschnitte. Die Ausbuchtung c ist nötig, damit die Finger ohne jegliche Schwierigkeit die Röhren

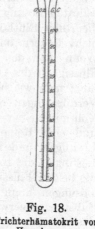

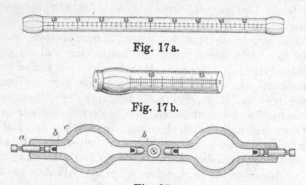

Fig. 17a.

Fig. 17b.

Fig. 17c.

Präzisionshämatokrit nach Kottmann. Fig. 17a, 17b: Hämatokrit.
Fig. 17c: Zentrifugenaufsatz.

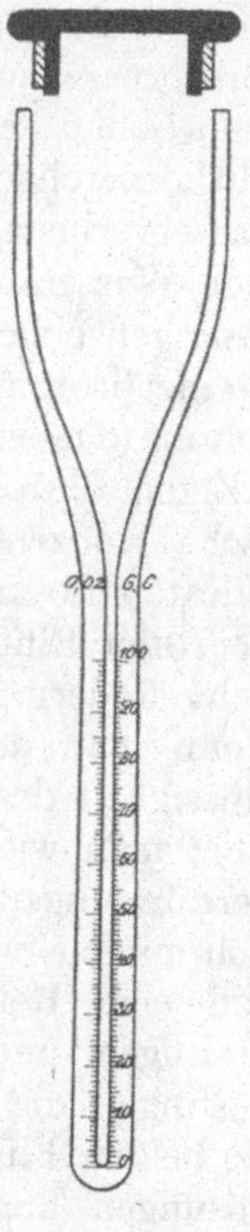

Fig. 18.
Trichterhämatokrit von
Hamburger.

placieren können. Die Stärke der Röhrchen widersteht selbst ziemlich starkem Druck im Schraubstocke.

b) Das Trichterröhrchen von Hamburger (Fig. 18) besteht aus einem Trichter, dessen Inhalt etwa 2,5 ccm beträgt und in einem unten zugeschmolzenen Capillarrohr endet. Dasselbe ist in 100 Teile genau kalibriert. Der kalibrierte Teil hat bei einer Länge von 57 mm einen Inhalt von 0,01 ccm, der Raum zwischen 2 Teilstrichen entspricht also einem Volumen von 0,0001 ccm. Die Röhre muß sehr genau mit Quecksilber kalibriert werden. Die Trichterröhrchen sind mit einem Ebonitkäppchen verschlossen, dessen genaues Passen in dem Trichter durch einen umgelegten Kautschukring gesichert wird. (Bequemer zum Arbeiten sind Trichterröhren, deren capillarer Teil 0,02 ccm faßt.)

[1]) H. Köppe, Zeitschr. f. physikal. Chemie 16, 261 [1895]; Archiv f. (Anat. u.) Physiol. 1895, 154 (siehe auch: Münch. med. Wochenschr. 1893, Nr. 24); Archiv f. d. ges. Physiol. 62, 567 [1896]. — Physiologische Kochsalzlösung — Isotonie — osmotischer Druck. Archiv f. d. ges. Physiol. 65, 492 [1897]; Archiv f. d. ges. Physiol. 67, 189 [1897]; Archiv f. Physiol. 1899, 504; Archiv f. d. ges. Physiol. 107, 183 [1905]. — Siehe auch: Bönniger, Berl. klin. Wochenschr. 1909, 161.

[2]) Kottmann, Archiv f. experim. Pathol. u. Pharmakol. 54, 356 [1906].

[3]) H. J. Hamburger, Biochem. Zeitschr. 1, 259 [1906].

Die Füllung des Trichterröhrchens von Hamburger mit Blut (0,02 bzw. 0,04 ccm) erfordert einige Sorgfalt. Das Trichterröhrchen wird im oberen Teil vorerst mit der zu untersuchenden Flüssigkeit gefüllt. Die Capillarpipette, in welcher sich das unter den nötigen Kautelen aufgesaugte Blut befindet, wird in die Flüssigkeit des trichterförmigen Röhrchens getaucht und die Flüssigkeit bis zum Teilstrich 0,02 angesogen, dann ausgeblasen und diese Prozedur mehrfach wiederholt. Vor der ersten Abmessung muß die Pipette mit einer NaCl-Lösung von 0,9% benetzt werden, um unter stets gleichen Bedingungen zu arbeiten. Nach Verschluß mit dem Ebonitkäppchen bewegt man die Mischung von Blut und Flüssigkeit einigemal hin und her, da ein Umrühren mit einem Stäbchen die Mischung nicht hinreichend homogen macht.

Die Untersuchung mit dem Hämatokriten erfordert eine sehr rasch und gleichmäßig gehende Zentrifuge. (Hamburger arbeitet mit einer solchen von 3000 Umdrehungen in der Minute, Kottmann ist mit einer von Klingelfuß in Basel gebauten Zentrifuge zu noch höheren Tourenzahlen gelangt. Das Auslaufen soll ganz allmählich geschehen, damit kein Aufwirbeln des Sediments eintritt. Bei sehr hoher Tourenzahl wirkt auf die Blutkörperchen am Ende der Röhrchen ein recht hoher Atmosphärendruck, z. B. bei 5000 Touren pro Minute ist am Ende eines Röhrchens von 7 cm Länge ein Druck von 8,517 Atm. (Gryns), in der Mitte ein solcher von 2,602 Atm. Bei so großen Differenzen dürfte eine Flüssigkeitsverdrängung kaum ausgeschlossen sein, ein Faktum, das zu berücksichtigen ist.)

Der Hämatokrit dient vor allem, wenn es sich um eine feste Körperchen enthaltende Flüssigkeit wie das Blut handelt, zur Bestimmung des relativen Volumens der Körperchenmasse und der flüssigen Masse, eine Bestimmung, welche die mit dem Thoma-Zeißschen Apparat vorgenommene Zählung der roten Blutkörperchen zu ersetzen dient. Handelt es sich um Tierblut, so wird es mit Hirudin ungerinnbar gemacht oder defibriniert und filtriert. Handelt es sich um menschliches Blut, so hindert oder verzögert man seine Gerinnung, indem man die Capillare des Hämatokriten mit Vaselinöl oder mit Cedernöl einschmiert, ehe man sie mit Blut füllt. Dann zentrifugiert man, und wenn man nach zweimaliger Unterbrechung des Zentrifugierens sieht, daß die rote Säule der Blutkörperchen nicht abnimmt, so liest man mit einer Lupe den Teilstrich der Skala ab, welchem das Ende der Säule der Blutkörperchen entspricht. Man findet so, daß z. B. 52,3 % des Volumens des Blutes aus roten Blutkörperchen und 47,7% aus Plasma bestehen.

Vor allem aber dient der Hämatokrit zur Bestimmung der osmotischen Konzentration einer Lösung oder einer Flüssigkeit des Organismus. Man stellt sich im Hämatokriten Gemische von Blut mit gleichen Volumina von verschieden konzentrierten NaCl- oder Saccharose-Lösungen her und zentrifugiert; dann bestimmt man das Volumprozent der Körperchen, indem man die Verdünnung berücksichtigt; unter den Lösungen wird eine sein, in welcher das Volumen der roten Blutkörperchen dem normalen gleich ist. Diese Lösung ist isoosmotisch mit dem Plasma der Blutkörperchen. Köppe (l. c.) hat z. B. gefunden, daß die isoosmotische Saccharoselösung sich zwischen der von 0,225 und der von 0,25 Mol. befindet, oder daß das Blutplasma mit einer ca. 8,20—8,55 proz. Saccharoselösung isotonisch ist, was einer Gefrierpunktserniedrigung von 0,546—0,570° entspricht.

Will man die Konzentration einer nicht cytolytischen Flüssigkeit kennen lernen, so mischt man ein dem Volumen der Lösungen gleiches Volumen derselben mit dem Blut und zentrifugiert. Das Volum der Blutkörperchen in diesem Gemisch wird sich als gleich dem eines der Gemische desselben Blutes mit verschieden konzentrierten Saccharose- oder NaCl-Lösungen herausstellen. Alsdann sagt man, die osmotische Konzentration der zu untersuchenden Flüssigkeit sei äquivalent der Konzentration der Lösung, in welcher die Körperchen ein identisches Volumen gezeigt haben. Da die Flüssigkeitsmenge, die zur Bildung des Gemisches mit Blut und zur Füllung des Hämatokriten genügt, klein ist, so erhellt, daß diese Methode zur Bestimmung der osmotischen Konzentration des Kammerwassers, der Glaskörperflüssigkeit, der Endo- und Perilymphe, der Cerebrospinalflüssigkeit dienen kann — jedoch nicht zur Konzentrationsbestimmung des Harns und der Galle, denn diese sind hämolytisch wirkende Flüssigkeiten.

Bei Verwendung des Hamburgerschen Hämatokriten nimmt man 6 Trichterröhrchen und bringt in das erste 0,25 ccm oder mehr der zu untersuchenden Flüssigkeit und in die 5 anderen dasselbe Volumen an Kochsalzlösungen von steigender Konzentration. Die genannten Flüssigkeiten werden mit derselben Menge defibrinierten und filtrierten Blutes versetzt, nämlich mit 0,002 bzw. 0,04 ccm. Nachdem die Trichterröhrchen verschlossen und geschüttelt worden sind, werden sie $^1/_2$—$^3/_4$ Stunden sich selbst überlassen und dann bis zum Eintritt konstanten Volumens zentrifugiert. Der osmotische Druck der zu untersuchenden Flüssigkeit entspricht dann derjenigen Kochsalzlösung, welche den Blutkörperchen dasselbe Volumen erteilte, wie die zu untersuchende Flüssigkeit selbst. Das Resultat läßt sich kontrollieren, indem man die Flüssigkeiten, welche in der vorigen Versuchsreihe im trichterförmigen Teil der Röhrchen sich befinden, abhebt und in neue Röhrchen bringt, aufs neue mit gleichen Quantitäten Blut versetzt, schüttelt, und alsdann bis zum konstanten Volumen zentrifugiert. Die nunmehrigen Sedimentvolumina sollen genau dieselbe Kochsalzlösung als diejenige anzeigen, welche mit der zu untersuchenden Flüssigkeit isotonisch ist und auch in dem ersten Versuchsreihe gefunden wurde. Hat man 1 ccm Flüssigkeit zur Verfügung, so empfiehlt es sich, Röhrchen von 0,04 ccm Capillarinhalt zu verwenden; hierzu gebraucht man 0,08 ccm Blut. Die Kontrolle dieser Methode mit größeren Mengen vermittels der Gefrierpunktsbestimmung hat deren Genauigkeit erwiesen. Dieselbe kleine Flüssigkeitsmenge, die zur Bestimmung des osmotischen Druckes zur Verfügung steht, kann man zwei- oder mehrmals benutzen.

3. Blutkörperchenmethode von Hamburger.[1])

Läßt man rote Blutkörperchen in eine Salzlösung fallen, so können zwei Erscheinungen eintreten: entweder schlagen sich die Körperchen nach einer gewissen Zeit auf dem Boden des Gefäßes nieder, während die überstehende Flüssigkeit ganz farblos bleibt, oder es schlägt sich nur ein Teil der Körperchen nieder, während ein Teil sich auflöst und Hämoglobin an die überstehende Flüssigkeit abgibt, die deshalb rot gefärbt wird (mehr oder minder, je nach der Zahl der Körperchen, die sich aufgelöst haben). Hamburger hat diese Erscheinung der Hämolyse in ähnlicher Weise verwendet, wie de Vries die Erscheinung der Plasmolyse verwertet hat. Es versteht sich von selbst, daß man nicht Lösungen von allgemein oder spezifisch hämolytischen Substanzen verwenden darf. Diese Methode ist zu folgenden Zwecken verwendet worden:

Bestimmung des osmotischen Druckes des Blutserums.

Gewöhnlich nimmt man an, daß die Blutkörperchen mit ihrem eigenen Serum isotonisch sind. Es handelt sich darum, die osmotische Konzentration dieses Serums zu bestimmen. Man mischt stets dasselbe Volumen Blut mit gleichen Volumina von NaCl-Lösungen wachsender Konzentration, schüttelt und läßt in Ruhe, damit die roten Blutkörperchen sich absetzen. Nach einer bestimmten Zeit sieht man, welches die erste Lösung ist, bei der sich kaum eine Färbung durch Hämoglobin zeigt. Nun verdünnt man das Blut-

---

[1]) H. J. Hamburger, Procesverbaal Koninkl. Akad. van Wetensch., 29. December 1883; Onderz. physiol. lab. Utr. Hoogeschool [3] 9, 26—42 [1884]; Archiv f. Anat. u. Physiol. 1886, 476; 1887, 31; Zeitschr. f. Biol. 26, 414 [1890]; 28, 405 [1891]; Archiv f. (Anat. u.) Physiol. 1892, 513; Recueil des travaux chim. des Pays-Bas 11 [1892]; Archiv f. (Anat. u.) Physiol. 1893, 153, 157 (Suppl.); Virchows Archiv 140, 503 [1895]; Archiv f. (Anat. u.) Physiol. 1897, 144; Journ. de Physiol. et de Pathol. génér. 2, 889 [1900]. — Fil. Bottazzi e V. Ducceschi, Arch. ital. di biol. 26, 161 [1896]; (Lo Sperimentale 50, 232 [1896].)

serum, dessen osmotischen Druck man bestimmen will, mit wachsenden Volumina
H_2O und macht aus gleichen Volumina dieser Verdünnungen von Serum
Gemische mit Blut auf die zuvor für die NaCl-Lösungen angegebene Weise.
Nach einem gleichen Zeitraum sieht man zu, welches Röhrchen zuerst durch
Hämoglobin schwach rot gefärbt ist. Die so gefundene Serumverdünnung
ist isotonisch mit derjenigen NaCl-Lösung, bei welcher der Farbstoffaustritt
beginnt. Hieraus berechnet sich, mit welcher Salzlösung das unverdünnte
Serum isotonisch ist. Beispiel:

Muß man z. B. 2,5 ccm Serum mit 1,5 ccm Wasser verdünnen, um gerade Farbstoffaustritt herbeizuführen, und bewirkt eine 0,6 proz. NaCl-Lösung dasselbe in gleichem
Grade, so ist das unverdünnte Serum mit einer $\dfrac{2,5 + 1,5}{2,5} \cdot 0,6 = 0,96$ proz. NaCl-Lösung
isotonisch.

Bestimmung des osmotischen Druckes von Lösungen.

Die zu untersuchenden Lösungen werden mehr oder minder konzentriert
sein als die NaCl-Lösung, in welcher der Austritt des Hämoglobins aus den
roten Blutkörperchen beginnt. Je nachdem wird also die zu untersuchende
Lösung durch Zusatz von H_2O verdünnt oder konzentriert werden müssen;
deshalb hat man in der oben für das Blutserum angegebene Weise vorzugehen.

Alle diese biologischen Methoden weisen mehr oder minder große Fehlerquellen auf.
Oben wurde gezeigt, welches die der plasmolytischen Methode anhaftenden Fehler sind.
Gegen die hämatokritische Methode läßt sich hauptsächlich der Einwand erheben, daß
die größere oder geringere Viscosität der intercorpusculären Flüssigkeit unvermeidlich
schuld daran ist, daß die Wirkung des Zentrifugierens nicht in allen Fällen genau die
gleiche ist. Ferner bleibt stets, wenn man auch noch so gut zentrifugiert, zwischen den
roten Blutkörperchen eine gewisse Flüssigkeitsmenge übrig, die jedoch je nach der Form,
welche die Körperchen zeigen (bikonkav, kugel-, dornförmig usw.) verschieden sein wird.
Sodann ist bezüglich der Blutkörperchenmethode zu bemerken, daß sie auf einer an
sich unaufgeklärten Erscheinung, dem Austritt des Hämoglobins aus den Blutkörperchen,
beruht, der nicht nur von der osmotischen Konzentration der Lösung abhängt, sondern
auch von der Natur des gelösten Salzes (wenn, wie wahrscheinlich ist, die Erscheinung der
Hämocytolyse auch in Beziehung zu Schwankungen des Quellungsvermögens des Cytoplasmas steht), und von anderen Faktoren (ob die roten Blutkörperchen frisch gebildet
oder alt sind usw.). Gewiß ist, daß die „hämolysierende Grenzlösung" keinen dem Inhalt
der Blutkörperchen gleichen osmotischen Druck hat, sondern im Vergleich mit ihm hypotonisch ist, so daß die Körperchen in der erwähnten Lösung anschwellen (und einigermaßen auch in den nächsten, etwas mehr konzentrierten Lösungen, obwohl diese ganz
farblos bleiben).

Trotz dieser und anderer Mängel ergeben die biologischen Methoden bei
sorgfältiger Ausführung nach den bewährten Methoden namentlich bei einiger
Übung Resultate, die ziemlich in Übereinstimmung mit den nach der kryoskopischen Methode erzielten Daten stehen.

Dritter Abschnitt:

Die elektrische Leitfähigkeit.

I. Theoretisches. — Ionentheorie.

Die im obigen formulierten Gesetze des osmotischen Druckes wie auch
die Bestimmung des Molekulargewichts einer Substanz nach der kryoskopischen
Methode vermittels der Formel: $M = \dfrac{k\,p}{\varDelta}$ (worin p das Gewicht der gelösten

Substanz ist usw.) gelten nur für Nichtelektrolyte in verdünnter Lösung. Betrachtet man dagegen die Lösung eines Elektrolyten, z. B. von NaCl, so sieht man, daß sie sich abnorm verhält.

Nimmt man z. B. eine 0,0019 Mol NaCl-Lösung und berechnet den osmotischen Druck bei 12° C, so findet man, da:

$$P = 22,43 \cdot 0,0019 = 0,0426 \text{ Atm. bei } 0°,$$

für 12°:

$$P = 0,0426 \cdot \frac{273 + 12}{273} = 0,0426 \cdot 1,043 = 0,0444 \text{ Atm.}$$

Drückt man dieses in mm Hg aus, so erhält man:

$$P = 0,0444 \cdot 760 = 33,74 \text{ mm Hg.}$$

Eine von Ponsot (l. c.) gemachte direkte Bestimmung ergab dagegen: $P = 58,9$ mm Hg.

In ähnlicher Weise ergibt sich experimentell, daß die Dampfdruckerniedrigung für eine 0,0591 Mol. NaCl-Lösung bei 0° 0,00879 mm Hg ist, während sie theoretisch 0,0049 mm Hg sein müßte; die Siedepunktserhöhung ist 0,965° statt 0,52°; die molekulare Gefrierpunktsdepression ist 3,51° statt 1,85°. Vergleicht man nun die experimentell gefundenen Werte mit den theoretischen, so findet man, daß das Verhältnis zwischen ihnen fast konstant ist, wie sich aus der folgenden Tabelle ergibt:

Tabelle 2.

NaCl-Lösung.

	Konzentration der Lösung pro Liter	Exp. gefundener Wert	Theoretischer Wert	Verhältnis wie
Osmotischer Druck bei 12°	0,0019 Mol.	58,9 mm Hg	33,74 mm Hg	1,74 : 1
Dampfdruckerniedrigung bei 100°	1 Mol.	25,2 „ „	13,7 „	1,84 : 1
„ 0°	0,0591 Mol.	0,00879 „ „	0,00491 „ „	1,79 : 1
Siedepunktserhöhung . .	1 Mol.	0,965° C	0,52° C	1,85 : 1
Gefrierpunktsdepression .	1 „	3,51 ° C	1,85° C	1,90 : 1

Im Mittel ergibt sich das Verhältnis 1,83 : 1.

Man sieht, daß bei allen Beobachtungen der gleiche Anomalitätsfaktor (im Mittel) 1,83 gefunden wird, was also darauf schließen läßt, daß ein NaCl-Molekül in der Lösung denselben Effekt ausübt wie etwa 1,83 Rohrzuckermoleküle. Dieser Faktor (von van't Hoff zuerst in die Rechnungen als Faktor i eingeführt) ist für die verschiedenen Klassen von Elektrolyten übrigens durchaus nicht der gleiche.

Die Anomalie des Verhaltens der Elektrolyte wurde von Arrhenius[1]) durch die Annahme erklärt, daß ihre Moleküle im Wasser eine elektrolytische Dissoziation erfahren, wodurch sie sich in Ionen spalten (z. B. die NaCl-Moleküle sollten sich in Na-Ionen und Cl-Ionen spalten). Die (verdünnte) Lösung eines Elektrolyten enthält also nicht nur die (nicht dissoziierten) Mole-

---

[1]) S. Arrhenius, Zeitschr. f. physikal. Chemie 1, 631 [1887]; 2, 491 [1888]; 9, 330 [1892]; 10, 51 [1892]. — M. Planck, Zeitschr. f. physikal. Chemie 1, 577 [1887]. — W. Ostwald, Zeitschr. f. physikal. Chemie 2, 270 [1888]. — J. Kohlrausch, Wiedem. Annalen 6, 145 [1879].

küle m, die darin gelöst worden sind, sondern auch eine gewisse (veränderliche) Anzahl n von in Ionen dissoziierten Molekülen. Da nun die kleinste Zahl Ionen, die ein Molekül bei der Dissoziation ergeben kann, 2 ist, so ist die Zahl aktiver Teilchen, welche die Lösung enthält, stets höher als die theoretische Zahl; mit anderen Worten, die Lösung wird sich verhalten, als ob sie konzentrierter wäre. Nennen wir k die Zahl Ionen, welche das Molekül des fraglichen Elektrolyten ergeben kann (für NaCl ist $k = 2$, für $CaCl_2$ ist $k = 3$), so kann man das Verhältnis feststellen:

$$\frac{m + kn}{m + n} = i.$$

Dieses i wird „Dissoziationskoeffizient" oder auch „Faktor von van't Hoff" (l. c.) genannt. Es drückt, was z. B. den osmotischen Druck der fraglichen Lösung betrifft, das Verhältnis aus zwischen dem osmotischen Druck, den der gelöste Elektrolyt wirklich ausübt und demjenigen, welchen er ausüben würde, wenn er sich in der Lösung im Zustand von nicht dissoziierten Molekülen befände. Daraus ergibt sich die Folgerung, daß man, wenn man den osmotischen Druck einer Lösung berechnet hat, als ob es sich um die Lösung eines Nichtelektrolyten handelte und dann den gefundenen Wert mit i multipliziert, den wirklichen Wert des osmotischen Druckes erhält.

Dieser Faktor i kann auf mehrere Arten bestimmt werden.

Er läßt sich berechnen, indem man den Dissoziationsgrad α des Elektrolyten (bei einer bestimmten Temperatur und Konzentration) bestimmt und wenn man die Zahl k der Ionen kennt, die ein jedes seiner Moleküle ergeben kann. Man hat dann:

$$i = k\alpha + (1 - \alpha) \quad \text{oder} \quad i = 1 + (k - 1)\alpha.$$

Umgekehrt kann man, wenn i bekannt ist, α bestimmen; denn es ist

$$\alpha = \frac{i - 1}{k - 1}.$$

Wenn $i = 2$ und $k = 2$ ist (z. B. für NaCl), so ist $\alpha = \frac{2 - 1}{2 - 1} = 1$, d. h. in diesem Falle werden alle Moleküle des Elektrolyten dissoziiert sein. Weiter unten wird gezeigt, wie der Wert von α festgestellt wird.

Im folgenden ist ein Beispiel zur Berechnung von i für eine $9\,^0/_{00}$ NaCl-Lösung ($k = 2$) bei $18°$ C gegeben. Da für diese Lösung

$$\alpha = \frac{\lambda_v}{l_K + l_A} = \frac{90{,}2}{44{,}4 + 65{,}9} = \frac{90{,}2}{110{,}3} = 0{,}818$$

ist, so wird

$$i = 1 + (2 - 1)\,0{,}818 = 1{,}818 \ (\text{ca. } 1{,}82)$$

sein.

Sehen wir nun, wie man vermittels dieses Faktors i den osmotischen Druck einer 1 proz. (oder 0,17 Mol) NaCl-Lösung berechnen kann. Der theoretische osmotische Druck dieser Lösung wäre bei $0°$:

$$P = 0{,}17 \cdot 22{,}43 = 3{,}81 \text{ Atm.};$$

der wirkliche osmotische Druck wäre dagegen:

$$P = 3{,}81 \cdot 1{,}82 = 6{,}93 \text{ Atm.}$$

In der Tat erhält man einen Wert, der von dem vorigen nicht sehr verschieden ist, wenn man P auf andere Weise bestimmt, z. B. indem man, da das Δ der Lösung bekannt ist ($0{,}592°$), seinen Wert mit 12,05 (siehe oben S. 1431) multipliziert:

$$P = \Delta \cdot 12{,}05 = 0{,}592 \cdot 12{,}05 = 7{,}133 \text{ Atm.}$$

Aber man braucht α nicht zu kennen, um den Faktor i zu berechnen. Letzterer ist nämlich gleich dem Verhältnis zwischen dem experimentell bestimmten Δ und dem auf Grund der Formel $\Delta = \dfrac{K p}{M}$ berechneten Werte (worin K — wie gewöhnlich — die molekulare Erniedrigung für das Wasser, p die Gewichtsmenge der gelösten Substanz und M das Molekulargewicht des Elektrolyten ist), wie sich aus der folgenden Tabelle ergibt:

Tabelle 3.

NaCl %	Inhalt in Mol.	Δ beobachtet	Δ berechnet	$i = \dfrac{\text{beobachtetes } \Delta}{\text{berechnetes } \Delta}$
1,168	0,200	0,690°	0,370	1,865
0,995	0,171	0,592	0,316	1,871
0,989	0,169	0,590	0,313	1,887
0,981	0,168	0,588	0,311	1,892
0,876	0,150	0,539	0,278	1,942
0,740	0,127	0,464	0,235	1,974

Mit anderen Worten, für die $9\,{}^0/_{00}$ NaCl-Lösung oder 0,153 Mol, die als Beispiel gewählt wurde, ist, wenn für $\Delta = 0,542°$ eingesetzt wird (nach dem Ergebnis der kryoskopischen Bestimmung):

$$i = \frac{\Delta}{0,153 \cdot K} = \frac{0,542}{0,153 \cdot 1,85} = \frac{0,542}{0,283} = \text{ca. } 1,9$$

und für die Lösung 0,17 Mol. $(\Delta = 0,57°)$:

$$i = \frac{0,57}{0,17 \cdot 1,85} = \frac{0,57}{0,31} = 1,84.$$

Alle diese Werte unterscheiden sich nicht sehr von dem oben angeführten.

II. Die elektrische Leitfähigkeit der Elektrolytlösungen.

Am meisten interessiert bei der Dissoziation der Elektrolyte in Ionen die Erscheinung daß die wässerigen Lösungen der Elektrolyte, im Gegensatz zu den Lösungen der reinen Nichtelektrolyte (Zuckerarten, Harnstoff usw.), die Elektrizität gut leiten. Da nun die Ionen elektrisch leitende Teilchen sind, so versteht man, daß unter sonst gleichen Bedingungen die elektrische Leitfähigkeit einer Lösung der Konzentration ihrer eigenen Ionen proportional sein wird, und daß man durch Messung der elektrischen Leitfähigkeit die Ionenkonzentration einer Lösung bestimmen kann. Hier ist gleich zu bemerken, daß die elektrische Leitfähigkeit einer Lösung, außer von der Ionenzahl in der Volumeneinheit der Lösung, auch von mehreren anderen Faktoren abhängt: a) von der Temperatur. Denn wenn diese zunimmt, wächst die Zahl der Moleküle, die in Ionen dissoziieren, im Verhältnis zu den Molekülen, die nicht dissoziiert bleiben; dieser Faktor spielt jedoch keine Rolle, wenn die Bestimmungen stets bei derselben Temperatur gemacht werden; b) von der Reibung zwischen den Ionen und dem Lösungsmittel; c) von der Gegenwart von Nichtelektrolyten und von Kolloiden, welche die elektrische Leitfähigkeit herabsetzen, weil sie entweder den Dissoziationsgrad der Elektrolyte herabsetzen oder die Viscosität des Lösungsmittels erhöhen oder sich eventuell mit den Ionen verbinden (indem sie chemische oder Adsorptionsverbindungen bilden); d) von der Wanderungsgeschwindigkeit der Ionen, die für die verschiedenen Ionen verschieden ist (die H^+ wandern schneller als die OH^-, und beide schneller als die Cl^-, Na^+ usw., unter sonst gleichen Bedingungen); sie nimmt ab mit der Zunahme der Viscosität des Lösungsmittels.

Die Leitfähigkeit wird gefunden durch Bestimmung der ihr reziproken Größe, dem elektrischen Widerstand, ausgedrückt in Ohm.

Vor Beschreibung der Methode, vermittels welcher der elektrische Widerstand einer Lösung berechnet wird, sind einige Definitionen zu geben.

Unter „spezifischer Leitfähigkeit" K einer Lösung oder Flüssigkeit des Organismus versteht man die in Ohm ausgedrückte Leitfähigkeit, die ein Flüssigkeitszylinder von 1 qcm Grundfläche und 1 cm Höhe hat, und als Einheit der elektrischen Leitfähigkeit nimmt man in diesem Falle das Leitvermögen einer Lösung an, die in Form eines Zylinders von 1 qcm Grundfläche und 1 cm Höhe den Widerstand 1 Ohm besitzt. Es ist der Widerstand

$$w = \frac{1}{K} \frac{l}{f} \text{ Ohm,}$$

und die Leitfähigkeit

$$K = \frac{l}{f} \frac{1}{w}.$$

Hierin bedeutet l den Abstand in cm, f den Querschnitt der Elektroden in qcm, zwischen denen die Lösung sich befindet. Die Leitfähigkeit von Lösungen wird nämlich notwendigerweise in Gefäßen verschiedenen Kalibers bestimmt. Aber es ist meist unbequem, den zwischen den Elektroden befindlichen Raum auszumessen. Anstatt dessen bestimmt man zunächst die Widerstandskapazität C des Gefäßes, d. h. den Widerstand w, welchen das Gefäß hat, wenn es mit einer Lösung von der spezifischen Leitfähigkeit K_1 gefüllt wird. Da

$$K_1 = \frac{C}{w_1} \quad \text{und} \quad w_1 = \frac{C}{K_1}$$

ist, so berechnet sich

$$C = w_1 K_1 .$$

Nachdem so ein für allemal die Widerstandskapazität C eines bestimmten Gefäßes festgestellt ist, bringt man zwecks Bestimmung der spezifischen Leitfähigkeit K einer beliebigen Lösung diese in dasselbe Gefäß und bestimmt den spezifischen Widerstand w. Da $w = \frac{C}{K}$ ist, so wird die spezifische Leitfähigkeit $K = \frac{C}{w}$ sein.

Praktisch braucht man also, da man die Widerstandskapazität des verwendeten Gefäßes schon einmal bestimmt hat, wenn man die spezifische Leitfähigkeit einer beliebigen Lösung oder einer Flüssigkeit des Organismus (Harn usw.) bestimmen will, weiter nichts zu tun, als eine Bestimmung des spezifischen elektrischen Widerstandes dieser Flüssigkeit auszuführen und den Wert C durch den für w gefundenen Wert zu dividieren. (Die Widerstandskapazität eines aus Glas und Platin bestehenden Gefäßes nimmt für eine Temperaturerhöhung von 100° um nur $1^0/_{00}$ ab und kann daher als von der Temperatur unabhängig betrachtet werden: infolgedessen kann man ein für allemal die Widerstandskapazität des Gefäßes bei einer willkürlichen Temperatur feststellen und den bezüglichen Wert bei allen Temperaturen benutzen).

Man gelangt in folgender Weise zu geeigneten Definitionen (Ostwald) für „äquivalente" und „molekulare Leitfähigkeit".

Wir denken uns ein Gefäß aus zwei parallelen Elektrodenflächen von 1 cm Abstand und beliebiger Ausdehnung nebst den erforderlichen nichtleitenden Wänden. In ein solches Gefäß denken wir uns so viel von der elektrolytischen Flüssigkeit gebracht, daß ein g-Äquivalent des Elektrolyten darin enthalten ist. Dieses Gebilde wird einen bestimmten Widerstand in Ohm und eine entsprechende Leitfähigkeit besitzen; wir nennen diese die äquivalente Leitfähigkeit.

Ferner können wir uns statt eines g-Äquivalents ein g-Molekül (ein Mol) des Elektrolyten in dem Gefäß enthalten denken; dann wird seine Leitfähigkeit die molekulare Leitfähigkeit sein. Letztere ist bei einwertigen Elektrolyten der äquivalenten gleich; bei mehrwertigen ist sie ein ganzes Vielfaches derselben.

Nennt man die Äquivalent - Konzentration, d. h. die Zahl an g-Äquivalenten in 1 ccm η, so wird das Leitvermögen eines g-Äquivalents $\dfrac{K}{\eta}$ betragen; also ist das Äquivalent - Leitvermögen $\lambda = \dfrac{K}{\eta}$ (Hamburger, [l. c. I, S. 120—121]). Da schon gesagt wurde, welcher Unterschied zwischen äquivalenter Leitfähigkeit und molekularer Leitfähigkeit besteht, so versteht man die folgende Definition von Nernst (l. c. S. 359—360): „Die Leitfähigkeit eines Elektrolyten, dividiert durch die Konzentration η (= Anzahl g-Äquivalente in ccm) bezeichnet man als molekulare Leitfähigkeit λ:

$$\lambda = \frac{K}{\eta},$$

nur wenn man in dieser Definition „äquivalente" anstelle von „molekulare" setzt.

Praktisch[1]) wird der elektrische Widerstand w, wie weiter unten gezeigt wird, vermittels der Wheatstoneschen Brücke nach der Methode von Kohlrausch bestimmt, indem man folgende Formel anwendet:

$$w = R\,\frac{a}{b}.$$

Bei ihr ist R der im Rheostaten eingeführte Widerstand, a und b die Länge in mm der Stücke (links und rechts vom Schleifkontakt), in welche der Brückendraht geteilt werden muß, um das Telephongeräusch auf ein Minimum zu reduzieren.

Wie schon bemerkt, ist $K = \dfrac{C}{w}$; ersetzt man nun w durch den oben gefundenen Wert, so erhält man

$$K = \frac{C}{R\,\dfrac{a}{b}};$$

und setzt man in der Gleichung $\lambda = \dfrac{K}{\eta}$ den Wert von K ein, so erhält man:

$$\lambda = \frac{1}{\eta}\,\frac{C}{R} \cdot \frac{b}{a}.$$

In dieser Formel kommen mit Ausnahme von C (= der leicht zu bestimmenden Widerstandskapazität des Gefäßes — es ist ja $C = w\,K$ —) nur bekannte Größen vor; denn η ist die Äquivalent-Konzentration der zu untersuchenden Flüssigkeit, R ist der Widerstand im Rheostaten, der unmittelbar abgelesen wird, und a und b lassen sich auf der Brücke direkt ablesen. Mit Hilfe der Tabelle Obachs, die zur bequemen Benutzung auf S. 1449—1450 wiedergeben ist, berechnet man augenblicklich den Quotienten $\dfrac{a}{b}$.

---

[1]) Kohlrausch u. Holborn, Das Leitvermögen der Elektrolyte usw. Leipzig 1898. — W. Ostwald, Zeitschr. f. physikal. Chemie 2, 561 [1888].

Tabelle 4.

Obachs Tabelle zur Meßbrücke: $\dfrac{a}{b} = \dfrac{a}{1000 - a} =$

a	0	100	200	300	400	500	600	700	800	900
0	0,0000	0,1111	0,2500	0,4286	0,6667	1,0000	1,500	2,333	4,000	9,00
1	0010	1123	2516	4306	6694	1,0040	1,506	2,344	4,025	9,10
2	0020	1136	2531	4327	6722	1,0080	1,513	2,356	4,051	9,20
3	0030	1148	2547	4347	6750	1,0121	1,519	2,367	4,076	9,31
4	0040	1161	2563	4368	6779	1,0161	1,525	2,378	4,102	9,42
5	0050	1173	2579	4388	6807	1,0202	1,532	2,390	4,128	9,53
6	0060	1186	2594	4409	6835	1,0243	1,538	2,401	4,155	9,64
7	0070	1198	2610	4430	6863	1,0284	1,545	2,413	4,181	9,75
8	0081	1211	2626	4451	6892	1,0325	1,551	2,425	4,208	9,87
9	0091	1223	2642	4472	6921	1,0367	1,558	2,436	4,236	9,99
10	0,0101	0,1236	0,2658	0,4493	0,6949	1,0408	1,564	2,448	4,263	10,11
11	0111	1249	2674	4514	6978	1,0450	1,571	2,460	4,291	10,24
12	0121	1261	2690	4535	7007	1,0492	1,577	2,472	4,319	10,36
13	0132	1274	2706	4556	7036	1,0534	1,584	2,484	4,348	10,49
14	0142	1287	2723	4577	7065	1,0576	1,591	2,497	4,376	10,63
15	0152	1299	2739	4599	7094	1,0619	1,597	2,509	4,405	10,76
16	0163	1312	2755	4620	7123	1,0661	1,604	2,521	4,435	10,90
17	0173	1325	2771	4641	7153	1,0704	1,611	2,534	4,464	11,05
18	0183	1337	2788	4663	7182	1,0747	1,618	2,546	4,495	11,20
19	0194	1351	2804	4684	7212	1,0790	1,625	2,559	4,525	11,35
20	0,0204	0,1364	0,2820	0,4706	0,7241	1,0833	1,632	2,571	4,556	11,50
21	0215	1377	2837	4728	7271	1,0877	1,639	2,584	4,587	11,66
22	0225	1390	2853	4749	7301	1,0921	1,646	2,597	4,618	11,82
23	0235	1403	2870	4771	7331	1,0964	1,653	2,610	4,650	11,99
24	0246	1416	2887	4793	7361	1,1008	1,660	2,623	4,682	12,16
25	0256	1429	2903	4815	7391	1,1053	1,667	2,636	4,714	12,33
26	0267	1442	2920	4837	7422	1,1097	1,674	2,650	4,747	12,51
27	0277	1455	2937	4859	7452	1,1142	1,681	2,663	4,780	12,70
28	0288	1468	2953	4871	7483	1,1186	1,688	2,676	4,814	12,89
29	0299	1481	2970	4903	7513	1,1231	1,695	2,690	4,848	13,08
30	0,0309	0,1494	0,2907	0,4925	0,7544	1,1277	1,703	2,704	4,882	13,29
31	0320	1507	3004	4948	7575	1,1322	1,710	2,717	4,917	13,49
32	0331	1521	3021	4970	7606	1,1368	1,717	2,731	4,952	13,71
33	0341	1534	3038	4993	7637	1,1413	1,725	2,745	4,988	13,93
34	0352	1547	3055	5015	7668	1,1459	1,732	2,759	5,024	14,15
35	0363	1561	3072	5038	7699	1,1505	1,740	2,774	5,061	14,38
36	0378	1574	3089	5060	7731	1,1552	1,747	2,788	5,098	14,63
37	0384	1587	3106	5083	7762	1,1598	1,755	2,802	5,135	14,87
38	0395	1601	3123	5106	7794	1,1645	1,762	2,817	5,173	15,13
39	0406	1614	3141	5129	7825	1,1692	1,770	2,831	5,211	15,39
40	0,0417	0,1628	0,3158	0,5152	0,7857	1,1739	1,778	2,846	5,250	15,67
41	0428	1641	3175	5175	7889	1,1786	1,786	2,861	5,289	15,95
42	0438	1655	3193	5198	7921	1,1834	1,793	2,876	5,329	16,24
43	0449	1669	3210	5221	7953	1,1882	1,801	2,891	5,369	16,54
44	0460	1682	3228	5244	7986	1,1930	1,809	2,906	5,410	16,86
45	0471	1696	3245	5267	8018	1,1978	1,817	2,922	5,452	17,18
46	0482	1710	3263	5291	8051	1,2026	1,825	2,937	5,536	17,52
47	0493	1723	3280	5314	8083	1,2075	1,833	2,953	5,536	17,87
48	0504	1737	3298	5337	8116	1,2124	1,841	2,968	5,579	18,23
49	0515	1751	3316	5361	8149	1,2173	1,849	2,984	5,623	18,61

Tabelle 4.

Obachs Tabelle zur Meßbrücke: $\dfrac{a}{b} = \dfrac{a}{1000-a} =$

a	0	100	200	300	400	500	600	700	800	900
50	0,0526	0,1765	0,3333	0,5385	0,8182	1,2222	1,857	3,000	5,667	19,00
51	0537	1779	3351	5408	8215	1,2272	1,865	3,016	5,711	19,41
52	0549	1792	3369	5432	8248	1,2321	1,874	3,022	5,757	19,83
53	0560	1806	3387	5456	8282	1,2371	1,882	3,049	5,803	20,28
54	0571	1820	3405	5480	8315	1,2422	1,890	3,065	5,849	20,74
55	0582	1834	3423	5504	8349	1,2472	1,899	3,082	5,897	21,22
56	0593	1848	3441	5528	8382	1,2523	1,907	3,098	5,944	21,73
57	0604	1862	3459	5552	8416	1,2573	1,915	3,115	5,993	22,26
58	0616	1876	3477	5576	8450	1,2624	1,924	3,132	6,042	22,81
59	0627	1891	3495	5601	8484	1,2676	1,933	3,149	6,092	23,39
60	0,0638	0,1905	0,3514	0,5625	0,8519	1,2727	1,941	3,167	6,143	24,00
61	0650	1919	3532	5649	8553	1,2779	1,950	3,184	6,194	24,64
62	0661	1933	3550	5674	8587	1,2831	1,959	3,202	6,246	25,32
63	0672	1947	3569	5699	8622	1,2883	1,967	3,219	6,299	26,03
64	0684	1962	3587	5723	8657	1,2936	1,976	3,237	6,353	26,78
65	0695	1976	3605	5748	8692	1,2989	1,985	3,255	6,407	27,57
66	0707	1990	3624	5773	8727	1,3041	1,994	3,274	6,463	28,41
67	0718	2005	3643	5798	8762	1,3095	2,003	3,292	6,519	29,30
68	0730	2019	3661	5823	8797	1,3148	2,012	3,310	6,576	30,25
69	0741	2034	3680	5848	8832	1,3202	2,021	3,329	6,634	31,26
70	0,0753	0,2048	0,3699	0,5873	0,8868	1,3256	2,030	3,348	6,692	32,33
71	0764	2063	3717	5898	8904	1,3310	2,040	3,367	6,752	33,48
72	0776	2077	3736	5924	8939	1,3364	2,049	3,386	5,813	34,71
73	0787	2092	3755	5949	8975	1,3419	2,058	3,405	6,874	36,04
74	0799	2107	3774	5974	9011	1,3474	2,067	3,425	6,937	37,46
75	0811	2121	3793	6000	9048	1,3529	2,077	3,444	7,000	39,00
76	0823	2136	3812	6026	9084	1,3585	2,086	3,464	7,065	40,67
77	0834	2151	3831	6051	9120	1,3641	2,096	3,484	7,130	42,48
78	0846	2165	3850	6077	9157	1,3697	2,106	3,505	7,197	44,45
79	0858	2180	3870	6103	9194	1,3753	2,115	3,525	7,264	46,62
80	0,0870	0,2195	0,3889	0,6129	0,9231	1,3810	2,125	3,545	7,333	49,00
81	0881	2210	3908	6155	9268	1,3866	2,135	3,566	7,403	51,63
82	0893	2225	3928	6181	9305	1,3923	2,145	3,587	7,475	54,56
83	0905	2240	3947	6207	9342	1,3981	2,155	3,608	7,547	57,82
84	0917	2255	3966	6234	9380	1,4038	2,165	3,630	7,621	61,50
85	0929	2270	3986	6260	9417	1,4096	2,175	3,651	7,696	65,67
86	0941	2285	4006	6287	9455	1,4155	2,185	3,673	7,772	70,43
87	0953	2300	4025	6313	9493	1,4213	2,195	3,695	7,850	75,92
88	0965	2315	4045	6340	9531	1,4272	2,205	3,717	7,929	82,33
89	0977	2330	4065	6367	9569	1,4331	2,215	3,739	8,009	89,91
90	0,0989	0,2346	0,4085	0,6393	0,9608	1,4390	2,226	3,762	8,091	99,00
91	1001	2361	4104	6420	9646	1,4450	2,236	3,785	8,174	110,1
92	1013	2376	4124	6447	9685	1,4510	2,247	3,808	8,259	124,0
93	1025	2392	4144	6474	9724	1,4570	2,257	3,831	8,346	141,9
94	1038	2407	4164	6502	9763	1,4631	2,268	3,854	8,434	165,7
95	1050	2422	4184	6529	9802	1,4691	2,279	3,878	8,524	199,0
96	1062	2438	4205	6556	9841	1,4752	2,289	3,902	8,615	249,0
97	1074	2453	4225	6584	9881	1,4814	2,300	3,926	8,709	332,3
98	1086	2469	4245	6611	9920	1,4876	2,311	3,950	8,804	499,0
99	1099	2484	4265	6639	9966	1,4938	2,322	3,975	8,901	999,0
100	0,1111	0,2500	0,4286	0,6667	1,0000	1,5000	2,333	4,000	9,000	∞

Es erübrigt noch zu sagen, daß man, um C zu bestimmen, praktisch in das verwendete Widerstandsgefäß eine Lösung (sogenannte Normallösung) bringt, deren Leitvermögen K bekannt ist und aus der folgenden Tabelle ersehen werden kann. Den Widerstand w bestimmt man mittels der Wheatstoneschen Brücke: dann ist das Produkt wK gleich der Kapazität C des Gefäßes.

Als „Normallösung" nimmt man gewöhnlich eine KCl-Lösung, deren Leitvermögen man genau kennt. Nach Kohlrausch und Maltby ist:

Tabelle 5.

KCl-Lösung	Leitvermögen bei 18° C Bestimmungen von		Leitvermögen bei 25° C Bestimmungen von 1898
	1898	1900	
1 n	0,09822	0,09827	0,11180
0,1 n	0,01119	0,011203	0,01288
0,02 n	0,002397	0,0023992	0,002765
0,01 n	0,001225	0,0012243	0,001413

Oben wurde gezeigt, daß die Leitfähigkeit einer Elektrolytlösung durch die Gegenwart der Ionen bedingt und der Zahl freier Ionen in der Volumeneinheit der Lösung, d. h. dem Produkt $\alpha\,\eta$ proportional ist, worin α der „Dissoziationsgrad" des Elektrolyten ist. Die molekulare Leitfähigkeit ist demgemäß dem Dissoziationsgrad α selber direkt proportional, d. h. es ist:

$$\lambda_v = k\,\alpha\,,$$

wenn man mit λ_v die molekulare Leitfähigkeit bei der Verdünnung v (v ist das Volumen des Lösungsmittels, in welchem 1 Mol der Substanz gelöst wird), und mit k einen Proportionalitätsfaktor bezeichnet. Bei sehr großen Verdünnungen wird nun aber die elektrolytische Dissoziation vollständig, d. h. es wird $\alpha = 1$; bezeichnet man mit λ_∞ das bei hinreichend großen Verdünnungen bestimmte molekulare Leitungsvermögen, so folgt einfach, da $v = \infty$ ist und $\lambda_v = \lambda_\infty$,

$$\lambda_\infty = k\,\alpha = k \cdot 1 = k$$

und durch Substitution des Wertes $\lambda_\infty = k$ in der ersten Gleichung,

$$\alpha = \frac{\lambda_v}{\lambda_\infty}.$$

Diese letzte Formel gibt nun das Mittel, den „Dissoziationsgrad" α einer Lösung zu bestimmen, die 1 g-Äquivalent gelöster Substanz in v Litern Lösungsmittel enthält. Bestimmt man nämlich das Leitvermögen der Lösung z. B. bei 18°, so wird, da man aus den Kohlrauschschen Tabellen das Äquivalent-Leitvermögen λ_∞ der Substanz in unendlicher Verdünnung berechnen kann, bei derselben Temperatur und bei elektrolytischer Dissoziation aller ihrer Moleküle der Quotient $\dfrac{\lambda_v}{\lambda_\infty} = \alpha$ sein. Das elektrische Leitvermögen λ_∞ einer Lösung, in welcher der Elektrolyt vollständig dissoziiert sein soll, ist gleich der Summe des Leitvermögens des Kations (l_K) und des Leitvermögens des Anions (l_A):

$$\lambda_\infty = l_K + l_A\,.$$

Dementsprechend wird, wenn der Elektrolyt nicht ganz dissoziiert ist,

$$\lambda_v = \alpha\,(l_K + l_A)$$

und

$$\alpha = \frac{\lambda_v}{l_K + l_A}$$

sein.

Beispiel: Es handle sich um eine NaCl-Lösung, die bei 18° ein äquivalentes Leitvermögen $\lambda_v = 93$ zeigt. Welches ist der Wert von α für diese Lösung?

Aus den Tabellen von Kohlrausch ersieht man: $l_K = 44,4$ (Äquivalent-Leitvermögen der Na-Ionen), $l_A = 65,9$ (Äquivalent-Leitvermögen der Cl-Ionen); folglich ist:

$$\alpha = \frac{93}{44,4 + 65,9} = \frac{93}{110,3} = 0,84 \,.$$

Das heißt, daß diese Lösung bei 18° nicht alle NaCl-Moleküle in Na$^+$ und Cl$^-$ dissoziiert zeigt (denn wenn es so wäre, würde $\alpha = 1$ sein), sondern nur den Bruchteil 0,84 der Gesamtzahl der gelösten Moleküle.

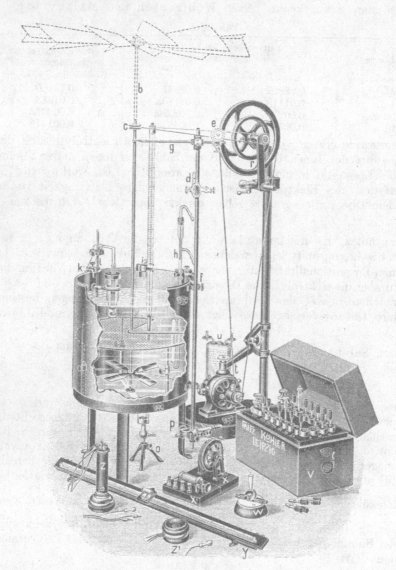

Fig. 19.

Von einigen der am meisten vorkommenden Ionen sei hier die Leitfähigkeit (oder Wanderungsgeschwindigkeit) bei 18° angegeben:

$l_K =$ H$^+$, 318; K$^+$, 65,3; NH$_4^+$, 64,2; $\frac{1}{2}$Ba$^+$, 57,3; Ag$^+$, 55,7; Sr$^+$, 54; $\frac{1}{2}$Ca$^+$, 53; $\frac{1}{2}$Mg$^+$, 49; Na$^+$, 44,4;

$l_A =$ OH$^-$, 174; $\frac{1}{2}$SO$_4^-$, 69,7; Cl$^-$, 65,9; NO$_3^-$, 60,8.

III. Methode zur Bestimmung der elektrischen Leitfähigkeit einer Flüssigkeit des Organismus.

Die Methode besteht im Messen des elektrischen Widerstandes der Flüssigkeit mit Hilfe der Wheatstoneschen Brückenanordnung, und folglich in der Berechnung der entsprechenden spezifischen Leitfähigkeit.

Um die erwähnte Messung vorzunehmen, sind folgende Instrumente (Fig. 19) nötig:

Ein Thermostat (z. B. nach Ostwald) mit Filz-Isoliermantel, wie man ihn in Fig. 19 sieht; denn die Messungen müssen bei konstanter Temperatur der Flüssigkeit vorgenommen werden. Steigende Temperatur erhöht nämlich die elektrische Leitfähigkeit, da sie den Dissoziationsgrad der Elektrolyte beträchtlich ändert, und erniedrigt sie, wenn sie sinkt. Das Wasser des Thermostaten muß unaufhörlich umgerührt werden, was vermittels des Windrades b geschieht, das entweder durch eine Gasflamme d oder durch den Motor t und die Transmissionen $r\,e\,c$ in Bewegung gesetzt wird. Die Temperatur des Wassers wird reguliert durch den Thermoregulator h (o ist die das Bad erwärmende Flamme) und durch das Thermometer i angegeben.

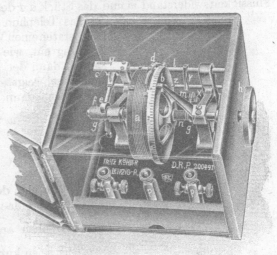

Fig. 20.

Ein Meßdraht nach Ostwald (y) mit Köhlers Meßdrahtkontakt ist auf eine präzis geteilte Skala von 0—1000 mm gelegt. Statt dessen kann man die Walzenbrücke nach Kohlrausch (Köhlers Modell, Fig. 20) verwenden, die auch bequemer ist, weil sie weniger Raum einnimmt.

Ein Präzisions-Widerstandssatz von 0,1—500 Ohm, insgesamt 1111,1 Ohm (Fig. 19, v).

Ein Induktorium mit Einstellwiderstand für „Mückenton" $x\,x$ (Fig. 19), wodurch auch das Minimum empfindlicher wird.

Hörtelephon mit Antiphon, von der Form z oder z' (Fig. 19); letztere ist bequemer, weil sie weniger umfangreich ist.

Ein Stromschlüssel w und ein Meßakkumulator u (Fig. 19).

Endlich, außer den Kabeln mit entsprechenden Anschlußenden (praktisch widerstandsfrei),

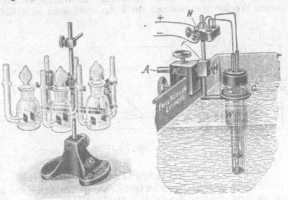

Fig. 21a.   Fig. 21b.

verschiedene Leitfähigkeitsgefäße mit entsprechenden Haltern, die in der von der Figur 19 in $k\,l$ angegebenen Lage im Thermostaten angebracht werden. Es existieren die mannigfachsten Formen von Leitfähigkeitsgefäßen; für physiologische Untersuchungen sind die beiden am meisten verwendeten Formen die nach Henry (Fig. 21 a) und die nach Hamburger (Fig. 21 b).

Für sehr feine Untersuchungen jedoch und wenn man über eine beträchtliche Flüssigkeitsmenge verfügt, sind stets die Gefäße von veränderlicher Kapazität nach Kohlrausch (siehe Fig. 22, Köhlers Modell) vorzuziehen.

Wenn man diese Apparate hat, braucht man sie nur noch in die Versuchsanordnung einzufügen, die man in Fig. 23 schematisch gezeichnet sieht.

Die Stromquelle S (Fig. 23) (vw ist ein Vorschaltwiderstand, welcher die
Einstellung des „Mückentons" erleichtert) speist das Induktorium $p\,s$, dessen
Wechselströme sich bei c und d verzweigen; sie durchlaufen einerseits den
Rheostaten R und das Stück $b\,d$ des Meßdrahtes, andererseits den zu messenden
Flüssigkeitswiderstand w und das Stück $a\,d$ des Meßdrahtes. Zwischen a und b
ist das Telephon T eingeschaltet. Man stellt im
Rheostaten einen Widerstand von derselben Größenordnung ein, wie ihn die Flüssigkeit besitzt, und
bewegt dann den Kontakt d so lange, bis das Telephon schweigt, $a\,T\,b$ also stromfrei ist. Es verhalten sich dann die Widerstände:

$$w : R = a\,d : b\,d,$$

oder es ist

$$w = R\,\frac{a\,d}{b\,d}.$$

(Wenn man der Kürze halber mit a das Stück
$a\,d$ und mit b das Stück $b\,d$ bezeichnet, so erhält

man die oben angegebene Formel $w = R\,\dfrac{a}{b}$.)

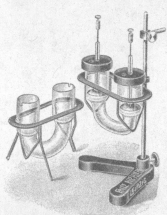

Fig. 22.

Hier seien kurz einige wichtige Kautelen und
Regeln angegeben.

a) Der Grund, weshalb ein Wechselstrom und nicht ein konstanter Strom angewendet
wird und das Telephon als Nullinstrument statt des Galvanometers dient, ist folgender:
Da es sich um polarisierbare Leiter zweiter Klasse handelt, muß zur Vermeidung der
Polarisation der Brückenanordnung ein Wechselstrom zugeführt werden. Die Benutzung
eines Wechselstromes hat zur Folge, daß man zum Erkennen, ob im Brückendraht Strom
vorhanden ist oder nicht,
sich eines Telephons bedienen
muß.

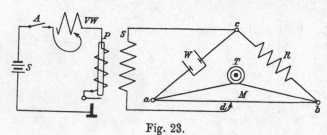

Fig. 23.

b) Der Meßdraht, der
entweder aus iridiumhaltigem
Platin oder aus Konstantan
besteht und über der Teilung
liegt, bedürfte immer der
Kalibrierung, z. B. nach der
Methode von Strouhal und
Barus (Kalibriervorrichtung,
Köhlers Katalog 1909, S. 75,
Nr. und Fig. 272).

c) Die Platinelektroden des Leitfähigkeitsgefäßes müssen vor dem Gebrauch
platiniert werden. Die Elektroden werden mit Salpetersäure und Alkohol oder mit Natronlauge und Wasser gereinigt. Als Platinierungsflüssigkeit dient eine 3 proz. Lösung von
Platinchlorid mit Zusatz von $1/_4 \%$ Bleiacetat. Man setzt, wo das möglich ist, die beiden
Elektroden in ein mit dieser Lösung gefülltes Bechergläschen und leitet den Strom von
zwei Akkumulatoren oder 3—4 Daniell-Elementen hindurch, indem man die Stromstärke
so reguliert, daß eine mäßige Gasentwicklung eintritt. Der Strom wird 5 Minuten in der
einen und 5 Minuten in der anderen Richtung durchgeleitet. Hierauf erwärmt man die
schön samtschwarz platinierten Elektroden längere Zeit in warmem Wasser. Bei Nichtgebrauch kann man die Elektroden in reinen Wasser aufbewahren. Um die Elektroden
zu trocknen, kann man sie in reinem abs. Alkohol eintauchen, oder einfacher sie kurze
Zeit lang in einem Schranke mit trockener und warmer Luft halten.

d) Alle Glasgefäße, mit welchen die zu untersuchende Flüssigkeit in Berührung
kommt, sind nach der Methode von Abegg vor dem Gebrauch auszudämpfen, also aufs
sorgfältigste zu reinigen, ebenso das Widerstandsgefäß.

e) Es ist nötig, daß die Kontakte stets in gutem Zustande sind, daß die Stöpsel des Widerstandskastens stets rein sind und daß bei Änderungen ihrer Stellung stets gleichmäßig auf sie gedrückt wird. Bei Nichtgebrauch des Widerstandskastens ist anzuraten, daß er gut bedeckt und gegen Staub geschützt wird. In ähnlicher Weise müssen der Meßdraht und der Schleifkontakt stets gut gereinigt und bei Nichtgebrauch gegen Staub geschützt werden.

f) Werden die Messungen des elektrischen Widerstandes bei ziemlich hohen Temperaturen, z. B. bei 37—38° C, vorgenommen, so ist anzuraten, vollständig geschlossene Widerstandsgefäße mit eingeschliffenem Glastopfen vom Typus des von Henry oder des von Kohlrausch mit eingeschliffenem Thermometer statt Glastopfen zu verwenden, um Verdunstung zu vermeiden. In einigen besonderen Fällen, z. B. wenn man Untersuchungen von langer Dauer bei 38° an fäulnisfähigen Flüssigkeiten anstellt, muß man, um Zersetzung zu verhindern, die Flüssigkeit mit Toluol sättigen und sie mit einer Toluolschicht bedecken (natürlich oberhalb des Niveaus, auf dem sich die Elektroden befinden).

g) Es ist durchaus notwendig, daß die Entfernung zwischen den Elektroden ein und desselben Widerstandsgefäßes stets bei allen mit dem erwähnten Gefäß vorgenommenen Messungen genau die gleiche bleibt. Deshalb muß bei allen Leitfähigkeitsgefäßen, bei denen die Elektroden nicht fest mit dem Gefäß (wie bei dem Henryschen Gefäß), sondern mit dem Deckel des Gefäßes (wie bei dem Hamburgerschen Gefäß) verbunden sind, bei den Messungen darauf geachtet werden, daß die gegenseitige Lage von Elektroden und Gefäß unverändert bleibt. Alle von Köhler hergestellten Leitfähigkeitsgefäße werden deshalb mit einer einfachen Sicherung, „Köhlers Sicherung“, versehen. Durch diese Sicherung können die Elektroden überhaupt nicht von ihrer ursprünglichen Stellung abweichend eingesetzt werden.

Ferner ist anzuraten: 1. daß das Volumen der Lösung für ein und dasselbe Widerstandsgefäß bei jeder Messung stets das nämliche ist; 2. daß man bei der Feststellung des fraglichen Volumens darauf achtet, daß die oberhalb und unterhalb der Elektroden befindliche Flüssigkeit gleich ist, sowohl wenn es sich um vertikale Elektroden handelt, wie beim Gefäß vom Typus des Henryschen, als auch wenn es sich, wie beim Gefäß vom Typus des Hamburgerschen, um transversal angeordnete Elektroden handelt. Wenn ein Gefäß vom Typus des Kohlrauschschen vorliegt, bei welchem nur die über den Elektroden befindliche Schicht variieren kann, muß man, wenn die Lage der Elektroden im Deckel schon bestimmt worden ist, natürlich darauf achten, daß die Höhe der erwähnten Schicht bei allen zu vergleichenden Untersuchungen die nämliche ist.

IV. Bestimmung der elektrischen Leitfähigkeit sehr kleiner Flüssigkeitsmengen.

Außer den schon oben angegebenen Leitfähigkeitsgefäßen gibt es noch andere, die eigens für den Fall konstruiert worden sind, daß sehr kleine Flüssigkeitsmengen zur Verfügung stehen.

1. Eines dieser Gefäße ist das von Waymouth Reid (Fig. 24), in welchem die Zugabe oder Entfernung von Lösungsmittel durch die trichterförmigen Öffnungen $a\,b$ ermöglicht ist. In a kann ein Thermometer befestigt werden. Die Elektroden sind mit Stopfen eingesetzt und können zur Erreichung konstanter Entfernung mit Wachs vergossen werden. Zwischen ihnen beträgt, wenn die Elektroden eben bedeckt sind, das Flüssigkeitsvolumen 1 ccm.

2. Ein anderes Gefäß für sehr kleine Flüssigkeitsmengen ist das von Borgers (Fig. 25): hier genügen 3—4 Tropfen Versuchsflüssigkeit. Das Gefäß ist, wie die Figur zeigt, zum Einsaugen der Versuchsflüssigkeit eingerichtet.

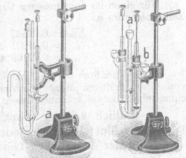

Fig. 24.   Fig. 25.

3. **Für Messungen der elektrischen Leitfähigkeit an kleinen Flüssigkeitsmengen**, wie sie oft in der Physiologie vorzunehmen sind, haben Guye und Bogdan (l. c.) die gewöhnlichen elektrolytischen Gefäße durch solche von sehr schwacher Kapazität (1 ccm) ersetzt. Indem sie die auf dem Prinzip der Wheatstoneschen Brücke beruhende Kohlrauschsche Methode verwendeten und unter den gewöhnlichen Bedingungen operierten, haben Guye und Bogdan dadurch gute Resultate erhalten, daß sie dem Gefäß für die zu untersuchende Flüssigkeit die Form eines einfachen, 5—6 cm langen zylindrischen

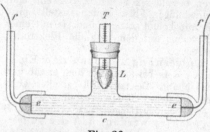

Fig. 26.

Rohres c von 3 mm Durchmesser (Fig. 26) gaben. An den beiden Enden sind die beiden Elektroden $e\,e$ von kreisförmiger Oberfläche angebracht, die nach außen hin in zwei in das Glas eingeschmolzene Platinfäden $f\,f$ auslaufen. Die Fäden sind an der Außenseite mit Glas isoliert. Ein Seitenrohr L dient dazu, das Gefäß zu füllen; an demselben ist das Thermometer T angebracht; letzteres ist meistens überflüssig wegen der geringen Menge der verwendeten Flüssigkeit (1 ccm), die sehr rasch die Temperatur des Bades oder des Thermostaten annimmt, in welches das Gefäßrohr für die Messungen einzutauchen ist.

Aus den folgenden Zahlen ergibt sich, daß die mit der kleinen elektrolytischen Zelle der beiden erwähnten Autoren erhaltenen Resultate fast genau dieselben sind, wie man sie mit den gewöhnlichen großen Apparaten erhält.

Lösungen	Große elektrolytische Zelle 55 ccm Kapazität	Kleine elektrolytische Zelle 1 ccm Kapazität
0,1 n KCl-Lösung . . .	$K_{18^o} = 0,011189$	$K_{18^o} = 0,011185$
Harn	„ $= 0,02391$	„ $= 0,02390$
Harn	„ $= 0,01660$	„ $= 0,01661$
Harn	„ $= 0,02238$	„ $= 0,02232$

Als Beweis für die Güte des kleinen Apparates kann auch das folgende Beispiel dienen: Folgende Änderung erleidet die elektrische Leitfähigkeit eines im offenen Gefäß aufbewahrten Harns mit der Zeit:

$$K_{18^o} = 0,01449 \text{ sofort nach der Ausscheidung}$$
$$„ \;\; = 0,01477 \text{ 12 Stunden nach der Ausscheidung}$$
$$„ \;\; = 0,01526 \text{ 42 } „ \quad „ \quad „ \quad „$$

Für einen im geschlossenen Gefäß aufbewahrten Harn zeigte dieselbe elektrolytische Zelle folgendes an:

$$K_{18^o} = 0,01845 \text{ sofort nach der Ausscheidung}$$
$$„ \;\; = 0,01901 \text{ 24 Stunden nach der Ausscheidung}$$
$$„ \;\; = 0,02109 \text{ 48 } „ \quad „ \quad „ \quad „$$

Diese Zunahme der Leitfähigkeit ist wahrscheinlich bedingt durch die Zersetzung von einer geringen Menge |Nichtelektrolyte in Elektrolyten, die keine quantitative chemische Analyse erkennen lassen würde.

4. **Endlich sei der Apparat von O. Grünbaum** erwähnt, für den 1 Tropfen Blut, Blutserum oder Harn genügt, um eine ziemlich genaue Bestimmung der elektrischen Leitfähigkeit auszuführen.

Der Apparat (Fig. 27) besteht im wesentlichen aus den zwei konischen Ebonitblöcken a und b, die im Mittelpunkt der beiden einander gegenüberliegenden Grundflächen — besser bei B zu sehen, wo einer der Blöcke vergrößert dargestellt ist — ein Platinscheibchen p tragen, das als Elektrode dient und natürlich platiniert werden kann. Die Fortsetzung der beiden Blöcke bilden die zwei Messingstäbchen $c\,d$, die in den Spitzen der kleinen

Messingsäulen $e\,f$ hin und her gleiten können; diese Messingsäulen sind auf dem Ebonittischchen g befestigt. Die Stäbchen $c\,d$ können vermittels der Schrauben $h\,i$ in beliebiger Lage befestigt werden, d. h. so, daß die beiden einander gegenüberliegenden Flächen der Blöcke $a\,b$ sich in beliebigem Abstand voneinander befinden. Man befestigt zuerst das Stäbchen c und rückt dann das andere d näher, das wie ein Schraubenzieher gefertigt ist, bis die beiden zentralen Platinscheibchen miteinander in Berührung kommen. Alsdann müssen die auf dem Rand der Ebonitblöcke eingeschnittenen Zeichen l und m zusammenfallen. Nun dreht man das Stäbchen ein-, zwei-, dreimal herum (jedesmal einen ganzen Kreisumfang), indem man darauf achtet, daß nach einer jeden Umdrehung die beiden Zeichen l und m sich auf derselben Horizontalen befinden. Auf diese Weise bringt man zwischen die beiden Elektroden einen Zwischenraum von 1, 2, 3 usw. Millimetern. Nachdem dieser Zwischenraum bestimmt ist, befestigt man das Stäbchen d mittels der Schraube i.

Der zwischen den beiden Elektroden befindliche, mit 1 oder 2 Tropfen der zu untersuchenden Flüssigkeit gefüllte Raum bildet das Widerstandsgefäß. Die Bestimmungen werden bei der Temperatur der Umgebung ausgeführt; man könnte aber auch den Apparat in einen Luftthermostaten einführen. Die mit diesem kleinen Apparat gemachten Messungen sind vergleichbar, wenn der Zwischen-

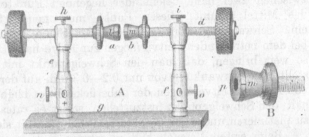

Fig. 27.

raum zwischen den beiden Elektroden stets der gleiche ist (auch ist anzuraten, in den Raum zwischen den Elektroden stets dieselbe Zahl Tropfen der Flüssigkeit zu bringen, die vollkommen anhaftet, wenn die Ebonitblöcke tüchtig mit Sodalösungen gereinigt und dann reichlich mit Wasser abgewaschen worden sind). Da die Messungen rasch ausgeführt werden, so braucht man, namentlich bei der Temperatur der Umgebung, keine Verdunstung der Flüssigkeit zu befürchten. Der Schweigepunkt am Telephon ist jedoch nicht ganz deutlich, wenn man Flüssigkeiten untersucht, die wie der Harn gute Leiter sind. Übrigens macht der Grünbaumsche Apparat keinen Anspruch darauf, ein Präzisionsapparat zu sein; er wurde für den klinischen Gebrauch konstruiert und insbesondere zur Bestimmung des elektrischen Widerstandes des Blutes, von dem man einen Tropfen von dem gestochenen Finger des Kranken zwischen die schon im richtigen Abstand befestigten Elektroden fallen lassen kann[1].

V. Praktische Bestimmung der elektrischen Leitfähigkeit einer Körperflüssigkeit.

An einem Beispiel sei erläutert, wie man in praxi eine Bestimmung der elektrischen Leitfähigkeit einer Flüssigkeit des Organismus, z. B. des defibrinierten Blutes, ausführt.

Vor allem muß man die Widerstandsfähigkeit des verwendeten Gefäßes bestimmen. Das Widerstandsgefäß wird mit einer reinen Lösung von bekanntem Leitvermögen K, z. B. mit der 0,1 n KCl-Lösung, deren K bei $18°=0,01119$ ist, bis zur Marke gefüllt und in den Thermostaten gebracht, der auf $18°$ (oder $25°$ oder $37°$) einreguliert ist. Dann wird ein Widerstand des Vergleichsrheostaten eingeschaltet, und zwar ein solcher, der das Tonminimum am Telephon etwa

---

[1] Diese Beschreibung des Apparates ist die erste bis jetzt veröffentlichte. O. Grünbaum beschränkte sich darauf, ihn der Pathologischen Gesellschaft in London vorzuführen, ohne einen besonderen Bericht darüber zu veröffentlichen. Seiner Liebenswürdigkeit verdanke ich die Erlaubnis, hier eine Beschreibung und eine Zeichnung des Apparates zu veröffentlichen, nachdem ich mich durch eigenen Gebrauch davon überzeugt habe, daß er nicht viel ungenauer ist als so viele andere nicht so bequeme und handliche Apparate.

in der Mitte des Meßdrahtes auftreten läßt. In der Mitte des Meßdrahtes ist die Genauigkeit am größten. Jetzt setzt man das Induktorium in Tätigkeit, indem man den in den Stromkreis des Akkumulators eingeschalteten Schlüssel schließt; man nähert das Telephon dem einen Ohre und drückt es dagegen, während das andere Ohr durch das Antiphon verschlossen ist; man verschiebt den Schleifkontakt so lange nach rechts und links, bis man den Punkt findet, an welchem man den schwächsten Ton im Telephon hört. Eine völlige Stille erhält man nie oder fast nie. Gewöhnlich ist es nicht ein einziger Punkt, an welchem das Telephon den schwächsten Ton gibt, sondern es zeigt dieses Minimum zwischen zwei nahe beieinander liegenden Punkten, aus denen man dann das Mittel nimmt; dieser Punkt muß genau festgestellt werden, weil eine Schwankung von 1 mm auf der Skala einen Unterschied von 0,4% bei dem betreffenden Leitvermögen zur Folge hat. Durch Übung kann man es so weit bringen, daß man den Schweigepunkt mit großer Genauigkeit feststellt (eine Schwankung von nur 0,2—0,3 mm auf der Skala ergibt einen Fehler von 0,1% im Leitvermögen, der unberücksichtigt bleiben kann). Wenn es schwer hält, den Schweigepunkt festzustellen, so ist es ratsam, die Elektroden wieder zu platinieren und die Kontakte zu prüfen, damit sie tadellos sind.

Beim ersten Versuch hält es schwer, den zum Einführen in den Rheostaten geeignetsten Widerstand zu finden. Deshalb muß man zwei oder drei Versuche anstellen, und zwar in folgender Weise: Man schaltet z. B. einen Widerstand von 200 Ohm im Rheostaten ein; das Telephon schweigt beim Teilstrich 545 der Skala; der Widerstand ist alsdann:

$$\frac{545}{1000 - 545} \cdot 200 = 1,1978 \cdot 200 = 239,56 \text{ Ohm.}$$

Nun schaltet man einen Rheostatenwiderstand von 240 Ohm ein; das Telephon schweigt beim Teilstrich 499,25 der Skala; der Widerstand ist jetzt:

$$240 \cdot \frac{499,25}{1000 - 499,25} = 239,28 \text{ Ohm.}$$

Man macht endlich einen dritten Versuch. Schaltet man im Rheostaten einen Widerstand von 239,3 Ohm ein, so schweigt das Telephon beim Teilstrich 499,8 der Skala, und der Widerstand ist:

$$239,3 \cdot \frac{499,8}{1000 - 499,8} = 239,11 \text{ Ohm.}$$

Man läßt den ersten gefundenen Widerstand unberücksichtigt und nimmt nur das Mittel der beiden anderen Widerstände, welches = 239,2 Ohm ist.

Jetzt ist die Widerstandskapazität des Gefäßes mittels einer 0,1 n KCl-Lösung zu bestimmen.

Es werde angenommen, daß es in diesem speziellen Fall (für eine Bestimmung bei 15° C), nach Anbringung eines Widerstandes von 100 Ohm ($R = 100$) im Rheostaten sich herausgestellt hat, daß das Telephon schweigt, wenn der Kontakt beim Teilstrich 535 der Skala ist. Die Tabelle von Obach gibt für die Ziffer 535 den Faktor $\left(\dfrac{a}{b} = \dfrac{535}{1000 - 535} = \right)$ 1,1505 an. Alsdann ist:

$$w = R \frac{a}{b} = 100 \cdot 1,1505 = 115,05 \, .$$

Da bei 15° das Leitvermögen der 0,1 n KCl-Lösung $K = 0,0105$ ist, so wird die Widerstandskapazität C des Gefäßes:

$$C = w K = 115,05 \cdot 0,0105 = 1,208 \text{ sein.}$$

(Um die ausgeführte Messung zu kontrollieren, macht man weitere Bestimmungen, indem man die Widerstände 110, 115, 120 Ohm im Rheostaten einschaltet; man wird z. B. einen Durchschnittswert für $C = 1,21$ erhalten.)

Nun geht man dazu über, den elektrischen Widerstand des Blutes selbst zu messen. Man bringt das Blut in das schon vollkommen gereinigte und getrocknete Gefäß an die Stelle der 0,1 n KCl-Lösung, so daß es bis zu der gleichen Marke angefüllt ist. Man wartet, bis das Blut im Gefäß die Temperatur des Thermostaten angenommen hat. Hat man mehrere Gefäße, so bringt man sie alle in den Thermostaten, damit sie dessen Temperatur annehmen. (Für Untersuchungen von langer Dauer und bei ziemlich hohen Temperaturen, z. B. 25 oder 37°, ist es zur Vermeidung von Verdunstungen ratsam, Gefäße zu verwenden, die mit eingeschliffenen Stopfen verschlossen sind, wie das von Henry.) Hierauf führt man die Messungen des Widerstandes auf die oben erwähnte Weise aus. Als Mittelwert von w für das Blut sei z. B. die Zahl 257 gefunden worden. Alsdann wird das spezifische Leitvermögen des Blutes bei 15° sein:

$$K_{15°} = \frac{C}{w} = \frac{1,21}{257} = 0,0047 = 47 \cdot 10^{-4}.$$

Hier folge ein weiteres Beispiel für die bei einer Temperatur von 21° C ausgeführte Bestimmung der elektrischen Leitfähigkeit normalen menschlichen Harnes.

In diesem Falle sind zwei Widerstandsgefäße verwendet worden, das klassische von Hamburger und das von O. Grünbaum; mit beiden ist der Wert K desselben Harnes bestimmt worden, und dann sind die Resultate verglichen. Alle ausgeführten Messungen sind in der richtigen Anordnung angegeben, damit sie als Muster dienen können.

1. Bestimmung der Widerstandskapazität C der Gefäße bei 21° C:

$C = K$ (spezifisches Leitvermögen des $^n/_{10}$-KCl bei 21° C) $\cdot w$ (spezifischer Widerstand der Lösung im Gefäß).

a) Spezifisches Leitvermögen (K) des $^n/_{10}$-KCl bei 18° C $= 0,01119$,
  „ 20° C $= 0,01167$.

Für jeden Temperaturgrad ist der Unterschied im Leitvermögen

$$\frac{K_2 - K_1}{t_2 - t_1}$$

oder

$$\frac{\text{spez. Leitf. } ^n/_{10}\text{-KCl bei 20° C} - \text{spez. Leitf. } ^n/_{10}\text{-KCl bei 18° C}}{\text{Temperatur 20° C} - \text{Temperatur 18° C}}$$

$$= \frac{0,01167 - 0,01119}{20° - 18°} = \frac{0,00048}{2} = 0,00024$$

(Zunahme des elektrischen Leitvermögens für jeden Temperaturgrad).

Spez. Leitf. des $^1/_{10}$ n-KCl bei 21° C $= 0,01167$ (spez. Leitf. des KCl bei 20° C) $+ 0,00024$
$$= 0,01191.$$

Dieser Wert kann auch aus den Landoltschen oden Kohlrauschschen Tabellen entnommen werden.

b) Bestimmung des spez. Widerstandes der $^1/_{10}$ n-KCl-Lösung im Grünbaumschen Gefäß: $w = \frac{a}{b} \cdot R$ Ohm.

$^1/_{10}$ n-KCl-Lösung (Temp.: 21° C).

R Ohm	a	b	$\dfrac{a}{b}$	$\dfrac{a}{b} \cdot R$ Ohm	
100	485	(1000 — 485 =) 515	0,9417	94,17	
80	541	(1000 — 541 =) 459	1,1786	94,28	w im Mittel
90	512	(1000 — 512 =) 488	1,0492	94,42	= **94,29**

Bestimmung des spez. Widerstandes der $^1/_{10}$ n-KCl-Lösung im Hamburgerschen Gefäß:

R Ohm	a	b	$\dfrac{a}{b}$	$\dfrac{a}{b} \cdot R$ Ohm	
30	471	(1000 — 471 =) 529	0,8904	26,712	
25	516,5	(1000 — 516,5 =) 483,5	1,0682	26,705	w im Mittel
35	433	(1000 — 433 =) 567	0,7637	26,729	= **26,715**

Es ist also, da $C = K \cdot w$ ist:

C (Widerstandskapazität des Grünbaumschen Gefäßes) = $0{,}01191 \cdot 94{,}3 = 1{,}123$,

C (Widerstandskapazität des Hamburgerschen Gefäßes) = $0{,}01191 \cdot 26{,}7 = 0{,}318$.

2. **Elektrisches Leitvermögen** K des Harnes des normalen nüchternen Menschen ($T = 21°$ C):

$$K = \frac{C \text{ (Kapazität des Gefäßes)}}{w \text{ (Widerstand der Flüssigkeit)}} .$$

a) Bestimmung von w des Harnes (mit dem Grünbaumschen Gefäß):

$$w = \frac{a}{b} \cdot R \text{ Ohm} \quad \text{(Temp.: 21° C)}.$$

R Ohm	a	b	$\dfrac{a}{b}$	$\dfrac{a}{b} \cdot R$ Ohm	
40	490	(1000 — 490 =) 510	0,9608	38,432	
50	435	(1000 — 435 =) 565	0,7699	38,495	w im Mittel
30	562	(1000 — 562 =) 438	1,2831	38,493	= **38,473**

$$K_{21°} = \frac{C}{w} = \frac{1{,}123}{38{,}47} = 0{,}0292 = 292 \cdot 10^{-4} ,$$

was auch so geschrieben werden kann:

$$K_{21°} \cdot 10^4 = 292 .$$

b) Bestimmung von w des Harnes (mit dem Hamburgerschen Gefäß):

R Ohm	a	b	$\dfrac{a}{b}$	$\dfrac{a}{b} \cdot R = w$	
12	472	528	0,8939	10,726	
10	517,5	482,5	1,0725	10,725	w im Mittel
8	573	427	1,3419	10,735	= **10,73**

$$K_{21°} = \frac{C}{w} = \frac{0{,}318}{10{,}73} = 0{,}0296 = 296 \cdot 10^{-4} ,$$

dies kann auch

$$K_{21°} \cdot 10^4 = 296$$

geschrieben werden.

Wie man sieht, ist der Unterschied zwischen den mit den zwei so verschiedenen Widerstandsgefäßen gefundenen beiden Werten von K nicht übermäßig groß. Gewiß würden die Resultate besser sein, wenn man den kleinen Grünbaumschen Apparat für weniger gute Leiter (Blutserum usw.) verwenden und ihre Widerstandskapazität mit einer $^1/_{50}$ oder $^1/_{100}$ n-KCl-Lösung bestimmen würde.

VI. Physiologisch-chemische Anwendungen der Leitfähigkeits-bestimmungen.

Es wurde gezeigt, daß eine der Anwendungen der Bestimmung der elektrischen Leitfähigkeit diejenige ist, welche in der Messung des Dissoziationsgrades eines Elektrolyten besteht; dann kann man vermittels α den Faktor i von van't Hoff bestimmen und hierauf vermittels dieses Faktors aus dem theoretischen osmotischen Druck den wirklichen osmotischen Druck der elektrolytischen Lösung berechnen. Ferner ist klar, daß, wenn man die Konzentration C der Lösung, ihren Dissoziationsgrad α und die Zahl k der Ionen, in welche sich eine Molekül spaltet, kennt, man durch das Produkt $C\,k\,\alpha$ ohne weiteres die Ionenkonzentration in der Lösung leicht berechnen kann.

Bestimmt man z. B. das Produkt $C\,k\,\alpha$ bei verschiedenen Temperaturen, so wird man finden, daß sein Wert mit dem Steigen der Temperatur zunimmt. Das bedeutet, daß auch die Ionenkonzentration wächst, während doch die molekulare Konzentration C der Lösung stets dieselbe bleibt. Bleibt dagegen die Temperatur die nämliche, und wächst die molekulare Konzentration der Lösung, so wird man auch eine Zunahme von dem Produkt $C\,k\,\alpha$ finden; obwohl sie nicht der Zunahme der Konzentration parallel geht, so ist sie dennoch ein Anzeichen der Zunahme der Ionenkonzentration.

In den Flüssigkeiten des Organismus sind die Verhältnisse jedoch viel komplizierter. Hier handelt es sich nicht um die Lösung eines einzigen, sondern mehrerer Elektrolyte anorganischer und organischer Natur; ferner handelt es sich nicht um die Lösung von Elektrolyten allein, sondern von Elektrolyten und Nichtelektrolyten, nicht um die Lösung von Krystalloiden allein, sondern von Krystalloiden und Kolloiden. Außerdem kennt man weder die qualitative Zusammensetzung noch die molekulare Konzentration eines jeden der in den Körperflüssigkeiten enthaltenen Elektrolyten und Nichtelektrolyten genau. Endlich hängt in diesen Flüssigkeiten die Ionendissoziation der Elektrolyte von zahlreicheren und komplizierteren Faktoren ab, als diejenigen sind, welche auf die reinen Salzlösungen einwirken. Im allgemeinen hängt, wenn man die elektrische Leitfähigkeit einer Flüssigkeit des Organismus bestimmt, diese ab: a) von der Ionenkonzentration, d. h. von der Konzentration an den verschiedenen in der Flüssigkeit enthaltenen dissoziierten Elektrolyten, welche ihrerseits wiederum von der Natur und Menge der gleichzeitig vorhandenen nicht dissoziierten anderen Elektrolyte beeinflußt werden. b) Von der Natur und Konzentration der Nichtelektrolyte. c) Von dem Gehalt an suspendierten Körperchen (Blutzellen usw.), die nicht leiten. d) Von der Temperatur. e) Von der Natur und Menge der Kolloide, sowohl weil diese auch imstande sind, Ionen zu liefern, als auch, weil sie die Fähigkeit haben, chemische oder Adsorptionsverbindungen mit den Elektrolyten zu bilden und mithin dazu beizutragen, Schwankungen der Ionenkonzentration zu veranlassen, die von den anderen Faktoren unabhängig sind.

Nun kann man aber den Einfluß der Temperatur und der Gegenwart der Körperchen ausscheiden, wenn man mit Flüssigkeiten experimentiert, die bei konstanter Temperatur (gleich der des Körpers, dem diese Flüssigkeiten angehören) erhalten werden und vollkommen auszentrifugiert sind. Die anderen Ursachen der Schwankung der Ionenkonzentration können jedoch nicht ausgeschaltet werden, weil sie von der Natur der untersuchten Flüssigkeit selbst abhängen. Man könnte z. B. die Kolloide vermittels der Ultrafiltration ausscheiden. An sich mag dieses Mittel der Trennung der Kolloide von den Krystalloiden, im Vergleich mit anderen Mitteln, für die allgemeine Beschaffenheit der Flüssigkeit unschädlich erscheinen, weil es sich um eine mechanische Trennung zweier Komponenten einer Lösung handelt und weil eine solche Trennung das schon eingetretene Gleichgewicht zwischen Kolloiden und Krystalloiden nicht bedeutend ändern kann. In Wirklichkeit kann jedoch die Ultrafiltration nicht als ganz gleichgültig gelten, wenn nicht aus anderen Gründen, so doch wegen der Konzentrationsänderung, welche die Kolloide auf dem Ultrafilter erleiden.

Die Faktoren a) und b) wirken ein, indem sie den Dissoziationsgrad der Elektrolyte beeinflussen (hier kommen die Löslichkeitseinflüsse nicht in Betracht, weil es sich um verhältnismäßig sehr lösliche Substanzen und um verdünnte Lösungen handelt). Der Faktor e) wirkt ein, sowohl auf die obenerwähnte Weise (Bildung und Dissoziation von Krystallo-Kolloid-Verbindungen), als auch weil die mit außerordentlicher Langsamkeit wandernden kolloidalen Teilchen die Wanderung der anorganischen Ionen hindern und deshalb ihre Geschwindigkeit verlangsamen.

Bugarszky und Tangl[1]) haben nun einen Modus vorgeschlagen, um den wahren Wert der Leitfähigkeit zu ermitteln, wenn keine Kolloide vorhanden wären. Für die Proteine des Blutserums haben sie gefunden, daß je 1 g Protein in 100 ccm Blutserum die elektrische Leitfähigkeit um 2,5% vermindert. Es ist demnach für Serum die korrigierte Leitfähigkeit

$$K_c = K \frac{100 + 2,5\,p}{100},$$

wo K die beobachtete Leitfähigkeit des Blutserums und p (in Grammen) der Eiweißgehalt in 100 ccm der Flüssigkeit ist.

Was lehren also die Bestimmungen der elektrischen Leitfähigkeit bei konstanter Temperatur (37—38°) und im geschlossenen Gefäß bei Blutserum[2]) oder Plasma, wenn das Blut vermittels Hirudininjektionen ungerinnbar gemacht ist?

---

[1]) St. Bugarszky u. F. Tangl, Archiv f. d. ges. Physiol. 68, 389 [1897]; 72, 531 [1898]. — Siehe auch: W. Frei, Koll.-Zeitschr. 6, 94 [1910].

[2]) Es ist nicht ratsam, die Untersuchungen an Blut direkt anzustellen, weil in diesem Falle, wie bald ersichtlich, die elektrolytische Leitfähigkeit von der Zahl der suspendierten Blutzellen abhängt. Handelt es sich um verschiedene Blutarten, so ist es unmöglich, daß die Zahl der roten Blutkörperchen pro Volumeneinheit des Blutes genau dieselbe ist. Handelt es sich um dasselbe Blut, so kann man durch fortwährendes Schütteln desselben erreichen, daß die Körperchen in der Flüssigkeit gleichmäßig verteilt bleiben. Aber es ist noch ein weiterer Übelstand vorhanden. Während man die Bestimmungen des elektrischen Widerstandes macht, schlagen sich die roten Blutkörperchen im Widerstandsgefäß nieder, die oberen Schichten der Flüssigkeit werden immer bessere Leiter im Vergleich mit den unteren Schichten und mithin nimmt die elektrische Leitfähigkeit der Flüssigkeit nach und nach zu, um ein Maximum zu erreichen, wenn die Flüssigkeit sich ganz geklärt hat, d. h. wenn die roten Blutkörperchen ganz niedergeschlagen sind. Um diesem Übelstande abzuhelfen, der sich übrigens bei jeder Körperchen enthaltenden Flüssigkeit (Milch, trüber Harn, Exsudat oder Transsudat usw.) zeigt, müßte man die Flüssigkeit fortwährend in demselben Widerstandsgefäß schütteln. Endlich ist es wahrscheinlich, daß in vielen Fällen die suspendierten Teilchen der Oberfläche der Elektroden anhaften, indem sie dort eine schlecht leitende Schicht von veränderlicher Dichte bilden, welche die Resultate der Messungen des elektrischen Widerstandes ganz unbrauchbar macht. Dies geschieht sicher dann, wenn in einer kolloidalen Flüssigkeit das Kolloid aus irgendeinem Grunde gerinnt und präcipitiert; alsdann sieht man die Elektroden mit mehr oder minder starken und zahlreichen kolloidalen Flocken und Klumpen bedeckt. Wenn in ähnlicher Weise sich in der Flüssigkeit infolge einer in ihr stattfindenden chemischen Reaktion Krystalle bilden, so scheiden sich diese Krystalle auf den Elektroden ab, indem sie sie mit winzigen, schlecht leitenden Krystallkörnchen übersäen und deshalb die wirksame Oberfläche der

Nimmt man an, daß der Gehalt an Nichtelektrolyten und Kolloiden und die Spannung der Kohlensäure konstant bleiben, so geben die erwähnten Messungen über die Dissoziation der Elektrolyte der Körperflüssigkeit, d. h. über ihre Ionenkonzentration, Aufschluß. Mithin werden die Schwankungen der elektrischen Leitfähigkeit gleichzeitig die Schwankungen der Dissoziation der Elektrolyte oder der Ionenkonzentration anzeigen, wenn ausgeschlossen werden kann, daß sie durch Schwankungen der Temperatur und des Gehaltes an Nichtelektrolyten und Kolloiden bedingt sind. Unter diesen Bedingungen kann eine Zunahme der elektrischen Leitfähigkeit von einer Zunahme des Gehaltes an Elektrolyten abhängen. Aber noch einen anderen Umstand muß man berücksichtigen. Da der Dissoziationsgrad α der im Blutserum enthaltenen Elektrolyte nicht den größten Wert (= 1) hat, so folgt daraus, daß, wenn man das Serum mit Wasser verdünnt, die Dissoziation der Elektrolyte zunimmt und folglich die Ionenkonzentration und die spezifische Leitfähigkeit infolge der Verdünnung weniger sinken, als sie abnehmen würden, wenn in der Flüssigkeit nur vollständig dissoziierte Moleküle vorhanden wären. Die bei der Verdünnung des Blutserums mit Wasser eintretende Zunahme der Dissoziation ergibt sich augenfällig aus der folgenden Tabelle von Oker-Blom[1]) und von Viola[2]).

Tabelle 6.
Einfluß der Verdünnung mit Wasser auf die Leitfähigkeit des Serums.

Flüssigkeit	Verdünnung in Litern	Spezifische (beobachtete) Leitfähigkeit	„Physiologische Leitfähigkeit"	Autor
Rinderserum	1 (unverdünnt)	131,08	**131,08**	Oker-Blom
	2	71,59	143,18	
	4	38,42	153,68	
	8	20,95	167,60	
	16	10,72	171,32	
	32	5,746	183,87	
	64	2,947	188,61	
	128	1,506	192,77	
	256	0,7768	**198,86**	
	512	0,3906	199,99	
Menschliches Blutserum	Unverdünntes Serum	—	**111,8**	G. Viola
	1 Serum + 1 Wasser	—	125,61	
	1 „ + 3 „	—	141,76	
	1 „ + 7 „	—	151,06	
	1 „ + 15 „	—	154,02	
	1 „ + 31 „	—	162,62	
	1 „ + 63 „	—	160,98	
	1 „ + 127 „	—	**164,26**	
	1 „ + 255 „	—	158,41	
	1 „ + 511 „	—	152,57	
	1 „ + 1023 „	—	130,56	

Elektroden vermindern. Das ist z. B. der Fall infolge Tyrosinausscheidung, wenn man die Änderungen des elektrischen Widerstandes bei einer Trypsinverdauung von Pepton bestimmen will. — Aus all diesen Gründen ist es also, abgesehen von besonderen Fällen, nötig, alle festen, flüssigen oder gasförmigen Teilchen zu entfernen, die in der zu messenden Flüssigkeit suspendiert sind.

[1]) M. Oker-Blom, Archiv f. d. ges. Physiol. **79**, 111, 510 [1900]; **81**, 167 [1900]. — In Korányi-Richters Physikal. Chemie u. Medizin **1**, 265 [1907].

[2]) G. Viola, Rivista veneta di scienze mediche **18** [1901].

Ehe man die Zahlenangaben der Tabelle in Betracht zieht, muß zuerst erklärt werden, was Oker-Blom unter dem Ausdruck „physiologische Leitfähigkeit" verstehen will und wie der Wert dafür berechnet wird.

Nach Oker-Blom wird der Wert „physiologische Leitfähigkeit" durch das Produkt

$$\text{spezifische Leitfähigkeit} \cdot \text{Verdünnung} = K\,v$$

ausgedrückt.

Für ein bestimmtes Blut findet man z. B. die spez. Leitfähigkeit $K_1 = 131,08$; nachdem das Blut um das Doppelte mit Wasser verdünnt ist (Verdünnung $v = 2$), findet man eine andere spez. Leitfähigkeit $K_2 = 71,59$. In diesem Falle nun wird die „physiologische Leitfähigkeit" gleich $K_2 v = 71,59 \cdot 2 = 143,18$ sein. Man sieht also, daß die „physiologische Leitfähigkeit" nach Oker-Blom ganz ähnlich der molekularen Leitfähigkeit λ (siehe S. 1448) sein würde, wenn das Blut als eine Lösung eines einzigen Elektrolyten in der Konzentration von 1 Mol in 1 ccm betrachtet werden könnte. Es war nämlich (siehe S. 1448):

$$\lambda = \frac{K}{\eta}$$

(K ist die spez. Leitfähigkeit, η der Mol.-Gehalt in 1 ccm). Da

$$\eta = \frac{1}{v}$$

ist, so kann man auch schreiben:

$$\lambda = K \cdot v\,.$$

Diese Formel ist der vorigen, für die Berechnung der physiologischen Leitfähigkeit benutzten ganz gleich. Dieser Wert ist natürlich sehr nützlich, weil er die Kenntnis der Vermehrung der Dissoziation der Blutelektrolyten mit der Verdünnung ermöglicht: einer Erhöhung dieses Wertes entspricht natürlich eine Erhöhung der Dissoziation.

Im Blutserum jedoch trägt zur Herbeiführung der sog. „physiologischen Leitfähigkeit" nicht nur die zunehmende Dissoziation der Elektrolyte bei, sondern auch die zunehmende Verdünnung der Nichtelektrolyte; je verdünnter die letzteren sind, desto weniger hindern sie die Wanderung der Ionen.

Vierter Abschnitt:

Chemische und physikalisch-chemische Analyse der Flüssigkeiten des Organismus.[1]

Es wurde gezeigt, daß die kryoskopischen und tensimetrischen Bestimmungen über die Gesamt- oder Mol-Ionenkonzentration der Organflüssigkeiten Aufschluß geben; jetzt zeigt sich, daß man sich nach der Bestimmung des elektrischen Leitvermögens derselben Flüssigkeit auch eine annähernd richtige Vorstellung von dem Dissoziationsgrad der in ihr enthaltenen Elektrolyte bilden kann. Eine Vergleichung der Werte von $\varDelta$ und K ist gewöhnlich sehr lehrreich. Es können z. B. Fälle eintreten, in denen der Wert von $\varDelta$ des Blutes beträchtlich zunimmt, ohne daß dieses eine parallele Zunahme von K zeigt, und man kann dann annehmen, daß die Zunahme von $\varDelta$ durch Nichtelektrolyte bedingt ist.

In Fällen jedoch, bei denen es sich um kolloidale Flüssigkeiten wie Plasma oder Blutserum handelt, ist es sehr zweckdienlich, auch Bestimmungen

---
[1] H. J. Hamburger, Zeitschr. f. Biol. 27, 259 [1890]. — A. Sabanejew und M. Alexandrow, Zeitschr. f. physikal. Chemie 9, 88 [1892]. — E. H. Starling, Journ. of Physiol. 24, 317 [1899]. — Bugarszky u. Tangl (l. c.), Hedin (l. c.), Köppe (l. c.), Hamburger (l. c.), Oker-Blom (l. c.) usw. — Siehe auch Abschnitt V.

der Viscosität (siehe Abschnitt IX) auszuführen, um eine Kenntnis von der approximativen Konzentration der Kolloide und von den etwaigen Schwankungen ihrer Konzentration zu erlangen. Da eine Zunahme der Konzentration der Kolloide an und für sich die Ursache einer Abnahme der elektrischen Leitfähigkeit sein kann, so ist die Kenntnis der Werte der Viscosität von großer Bedeutung für die Beurteilung eventueller Schwankungen der elektrischen Leitfähigkeit. Natürlich nimmt man stillschweigend an, daß die Natur des Kolloids dieselbe bleibt, und daß das Kolloid keine tiefgehenden Zustandsänderungen erleidet; andernfalls zeigen die Viscositätsschwankungen gewiß keine Schwankungen der Konzentration des Kolloids an.

Aber diese Punkte genügen nicht. Damit die Analyse des Blutes und noch mehr die des Harnes befriedigende Resultate ergibt, ist es unerläßlich, mit den Bestimmungen der physikalisch-chemischen Konstanten dieser Flüssigkeiten quantitative Bestimmungen der fundamentalen chemischen Bestandteile zu verbinden, die sich in ihnen gelöst vorfinden, z. B. des Harnstoffes und des Chlornatriums, ferner des Trockenrückstandes und mithin des Wassers sowie der Gesamtasche.

Im allgemeinen werden die Bestimmungen der Viscosität des Blutserums durch Bestimmungen des Prozentgehaltes des Serums an Eiweißstoffen ersetzt. Aber die beiden Bestimmungen sind nicht gleichwertig, weshalb es besser wäre, beide auszuführen.

Es seien nun ein Beispiel einer physikalisch-chemischen und einer chemischen Analyse des Blutserums und des Harnes angeführt, die den Arbeiten von Bugarszky und Tangl sowie Asher entnommen sind.

I. Blutserum.

Man bestimmt $\varDelta$ und K. Aber auf die Werte des Gefrierpunktes und der elektrischen Leitfähigkeit des Blutserums üben die folgenden Faktoren einen beträchtlichen Einfluß aus: a) Die Art, wie man das Serum erhalten hat, d. h. ob durch spontane Gerinnung des Blutes oder durch spontanes Auspressen des Serums oder durch Defibrinieren und Zentrifugieren. Die Gefrierpunktserniedrigung und die elektrische Leitfähigkeit des durch spontane Gerinnung des Blutes erhaltenen Blutserums sind größer als die durch Defibrinieren in offenem Gefäß (wie es gewöhnlich geschieht) und Zentrifugieren des Blutes erhaltenen Serums; dies hängt wahrscheinlich davon ab, daß das auf die erste Art erhaltene Serum mehr Kohlensäure enthält, die durch Schütteln bei der Temperatur von 0° nicht freigemacht wird. Ferner ist es von beträchtlichem Einfluß, ob man das Blut in geschlossenem oder in offenem Gefäß defibriniert: in letzterem Falle wird die Kohlensäure zum großen Teil aus dem Blut ausgetrieben, weshalb das Serum geringere Werte von $\varDelta$ und K zeigt als die wirklichen. Die beste zu befolgende Methode wäre also diese: Man fange das Arterien- oder Venenblut unter einer Schicht von Vaselinöl auf und fülle das Gefäß vollständig damit; man defibriniere in demselben geschlossenen Gefäß und zentrifugiere; es läßt sich annehmen, daß auf diese Weise die Kohlensäure im geringsten Grade verändert wird. b) Das Alter des Serums: Im allgemeinen nehmen die Werte von $\varDelta$ und K mit dem Alter des Serums zu. c) Tagesstunde und Ernährungszustand des Menschen oder des Tieres, von denen man das Blut nimmt, weshalb es ratsam ist, das Blut stets zur nämlichen Stunde vor der Hauptmahlzeit zu entnehmen, und nachdem der Mensch oder das Tier zuvor einer annähernd konstanten Diät unterzogen worden ist. d) Der Zustand der Ruhe oder Anstrengung, da bekanntlich das Blutserum eines ermüdeten Tieres einen höheren osmotischen Druck und eine höhere elektrische Leitfähigkeit hat als unter normalen Verhältnissen usw.

Vermittels der Formel von Bugarszky und Tangl (l. c.) korrigiert man die elektrische Leitfähigkeit des Serums, nachdem man seinen Gehalt an Eiweißstoffen bestimmt hat.

Nach Berechnung der „korrigierten Leitfähigkeit" nimmt man eigenmächtig an, daß sie nur vom NaCl und vom Na_2CO_3 abhänge und berechnet die Konzentration dieser Elektrolyte auf folgende Weise: Im Serum wird titrimetrisch der Chlorgehalt bestimmt und auf diese Weise der Chlornatriumgehalt des Serums gefunden. Aus den Messungen von Kohlrausch berechnet man durch Interpolation die elektrische Leitfähigkeit einer Lösung von gleichem Chlornatriumgehalt wie das Blutserum. So wird die dem NaCl, als einem der beiden wichtigsten Elektrolyte des Serums, entsprechende Leitfähigkeit gefunden. Zieht man diesen Wert von der korrigierten Leitfähigkeit des Serums ab, so ergibt sich die durch den anderen wichtigsten Elektrolyt des Serums (Nicht-NaCl-Elektrolyte) bedingte Leitfähigkeit. Man nimmt an, daß alle „Achlorid-Elektrolyte" aus Na_2CO_3 bestehen, und berechnet aus Kohlrauschs Tabellen die Konzentration jener Na_2CO_3-Lösung, die dieselbe Leitfähigkeit besitzt, wie die für die „Achlorid-Elektrolyte" des Serums resultierende.

Es ist nun noch der Dissoziationsgrad zu berechnen, welcher dem gefundenen NaCl und dem berechneten Na_2CO_3-Gehalt entspricht. Der Dissoziationsgrad der gesamten Elektrolyte des Serums wird auf die obenerwähnte Weise bestimmt. Da man weiß, daß das Molekül des NaCl nur zwei Ionen (Na^+ und Cl^-) und das Molekül Na_2CO_3 deren drei (Na^+, Na^- und $CO_3^=$; praktisch jedoch nur zwei: Na^+ und HCO_3^- pro Molekül $HNaCO_3$, das wirklich im normalen Blutserum existiert) freimachen kann, und da man die Konzentration des NaCl und des Na_2CO_3 kennt, kann man dann den Dissoziationsgrad beider Elektrolyte berechnen.

Ist auf diese Weise die Konzentration der Elektrolyte C_e in Mol-Ionen (dissoziierten und nicht dissoziierten Elektrolytmolekülen) ausgedrückt und die Gesamt- oder osmotische Konzentration C_o des Serums vermittels seines Gefrierpunktes berechnet, so wird $C_o - C_e$ die Konzentration C_{ne} der Nichtelektrolyte (organischen Moleküle) sein.

Hier folge ein Beispiel von Bugarszky und Tangl:

Pferdeserum.

I. 1. NaCl-Gehalt . . . .   = 0,086 Gr.-Äquivalente im Liter
    2. Dissoziationsgrad einer NaCl-Lösung dieser
       Konzentration . . . . $\alpha = 0,841$
    3. Im Blutserum NaCl $+ Na^+ + Cl^-$ . . . .   = 0,158 Mol-Ionen pro Liter

II. 1. Korrigierte spez. elektrische Leitfähigkeit
       des Serums bei 18° . . . . $K = 118,0 \cdot 10^{-4}$
    2. Spez. elektrische Leitfähigkeit bei 18° einer
       NaCl-Lösung von der Äquiv.-Konzentra-
       tion 0,086 pro Liter nach Kohlrausch $K = 74,9 \cdot 10^{-4}$
    3. Von der korrigierten Leitfähigkeit des Se-
       rums entfallen auf die Achloridelektro-
       lyte . . . . $K = 43,1 \cdot 10^{-4}$
    4. Nach Kohlrausch entspricht dieser Leit-
       fähigkeit eine Na_2CO_3-Lösung von der
       Konzentration . . . .   = 0,0298 g pro Liter.
    5. Dissoziationsgrad dieser Lösung . . . . . $\alpha = 0,692$
    6. Die Mol-Ionen-Konzentration dieser Lösung
       ($Na_2CO_3 + 2 Na^+ + CO_3^=$) ist . . . . .   = 0,071 Mol-Ionen pro Liter.

III. 1. Konzentration der gesamten Elektrolyte des
       Serums . . . . $C_e = 0,229$ Mol-Ionen pro Liter.
    2. Gefrierpunktserniedrigung des Serums . . $\varDelta = 0,527°$
    3. Mol-Ionen-Konzentration oder osmotische

       Konzentration $\left(\dfrac{\varDelta}{1,85}\right)$ . . . . $C_o = 0,285$ Mol-Ionen pro Liter.

    4. Konzentration der Nichtelektrolyte $(C_o - C_e)$

                         $C_{ne} = 0,056$ Mol pro Liter.

Wie man aus diesem Beispiel allein ersieht, sind die zu machenden Berechnungen mannigfaltig und kompliziert. Was noch mehr zu beachten ist, die Berechnungen übertreffen die direkten Messungen weit. Nun kann man in den hier interessierenden Fällen annehmen, daß die erhaltenen Resultate nur einen imaginären Wert haben. Es ist also nötig, diese „osmotischen Analysen" nach Bugarszky und Tangl genau zu prüfen. Zu diesem Zweck dienen die folgenden Tabellen, in denen sich Angaben über das Blutserum verschiedener höherer Tiere vorfinden, welche die genannten Autoren vermittels der oben beschriebenen analytischen Methode erhalten haben.

Tabelle 7.

Mittelwerte des Serums verschiedener Tiere
(nach Bugarszky und Tangl).

Serumart	Spezifisches Gewicht (18° C)	Gefrierpunktserniedrigung Δ ° C	Beobachtete spezifische elektrische Leitfähigkeit[1]) bei 18° C' K	1 Liter Serum enthält Eiweiß g	1 Liter Serum enthält Asche g	1 Liter Serum enthält NaCl g	1 Liter Serum enthält NaCl g-Äq.	Korrigierte spezifische Leitfähigkeit[1]) (18° C) K	Auf das NaCl entfallende spezifische elektrische Leitfähigkeit bei 18° C[1]) K_{NaCl}	Auf die Achloride entfallende spezifische elektrische Leitfähigkeit bei 18° C[1]) $K_{Achloride}$
Pferd . .	1,0277	0,558	$102,36 \cdot 10^{-4}$	75,8	7,95	5,29	0,091	$126,17 \cdot 10^{-4}$	$83,87 \cdot 10^{-4}$	$42,30 \cdot 10^{-4}$
Hund . .	1,0240	0,597	$110,23 \cdot 10^{-4}$	62,7	8,78	5,58	0,097	$129,89 \cdot 10^{-4}$	$89,18 \cdot 10^{-4}$	$40,71 \cdot 10^{-4}$
Rind . .	1,0266	0,611	$105,23 \cdot 10^{-4}$	78,1	8,55	5,57	0,096	$130,74 \cdot 10^{-4}$	$88,65 \cdot 10^{-4}$	$42,09 \cdot 10^{-4}$
Schwein .	1,0309	0,613	$107,36 \cdot 10^{-4}$	81,4	8,94	5,20	0,089	$133,83 \cdot 10^{-4}$	$82,38 \cdot 10^{-4}$	$51,45 \cdot 10^{-4}$
Schaf .	1,0271	0,618	$112,04 \cdot 10^{-4}$	72,4	9,02	5,99	0,105	$137,33 \cdot 10^{-4}$	$95,77 \cdot 10^{-4}$	$41,56 \cdot 10^{-4}$
Katze . .	1,0273	0,633	$114,05 \cdot 10^{-4}$	73,2	9,6	6,67	0,115	$139,67 \cdot 10^{-4}$	$104,38 \cdot 10^{-4}$	$35,29 \cdot 10^{-4}$

Tabelle 8.

Berechnete Mittelwerte für die Konzentration des Blutserums
derselben Tiere (nach Bugarszky und Tangl).

	Gesamtkonzentration C_o (Mol-Ionen pro Liter)	Konzentration der Elektrolyte C_e (Mol-Ionen pro Liter)	Konzentration der Nichtelektrolyte C_{ne} (Mol pro Liter)	Von den Elektrolyt-Mol-Ionen sind Chlornatrium-Mol-Ionen C_{NaCl} pro Liter	Von den Elektrolyt-Mol-Ionen sind Achlorid-Mol-Ionen $C_{Achloride}$ pro Liter	Von sämtlichen gelösten Molekülen sind Elektrolyte %	Von sämtlichen gelösten Molekülen sind Nichtelektrolyte %	Von den Elektrolyt-Molekülen sind Chlornatrium-Molen %	Von den Elektrolyt-Molekülen sind Achlorid-Molen %
Pferd .	0,302	0,233	0,069	0,165	0,068	77,2	22,8	70,8	29,2
Hund . .	0,323	0,239	0,084	0,177	0,063	74,1	25,9	74,3	25,7
Rind . .	0,330	0,242	0,088	0,176	0,065	73,3	26,6	74,0	26,0
Schwein	0,332	0,244	0,088	0,164	0,080	73,5	26,5	67,2	32,8
Schaf .	0,334	0,256	0,078	0,192	0,064	75,9	24,1	74,6	25,4
Katze .	0,342	0,264	0,078	0,211	0,054	77,3	22,7	79,7	20,3
Durchschnitt:	0,327	0,246	0,081	0,181	0,066	74,9	24,8	73,4	26,6

Zur Ergänzung dieser beiden Tabellen sei noch die folgende, das menschliche Blutserum behandelnde Tabelle von G. Viola (l. c.) angeführt:

---

[1]) Die Originalwerte sind in reziproken Siemenseinheiten angegeben; sie sind in reziproke Ohmeinheiten umgerechnet.

Tabelle 9.

Osmotisch-chemische Analyse des menschlichen Blutserums nach G. Viola.

Nummer des Versuchs	Versuchsperson	Δ °C	Osmotische Konzentration $C_o = \frac{\Delta}{1,85}$	Elektrische Leitfähigkeit bei 25° des unverdünnten Serums (in reziprok. Ohm) λ	Grenzleitvermögen bei 25° (λ_∞) (Physiologische Leitfähigkeit)	Dissoziationsgrad $\alpha = \frac{\lambda}{\lambda_\infty}$	Verdünnung, welche λ_∞ entspricht Serum auf Wasser		Prozentgehalt an NaCl	Molekulare Konzentration des NaCl
I	Arzt, 31 J.	0,57	0,308	$108{,}72 \cdot 10^{-4}$	$155{,}74 \cdot 10^{-4}$	0,69	1	256	0,58	0,099
II	,, 31 J.	0,55	0,297	$118{,}28 \cdot 10^{-4}$	$149{,}33 \cdot 10^{-4}$	0,79	1	128	0,55	0,094
III	Krankenw. 38 J.	0,56	0,302	$115{,}98 \cdot 10^{-4}$	$160{,}59 \cdot 10^{-4}$	0,72	1	64	0,50	0,085
IV	Student, 25 J.	0,56	0,302	$115{,}31 \cdot 10^{-4}$	$157{,}69 \cdot 10^{-4}$	0,73	1	64	0,50	0,085
V	,, 24 J.	0,59	0,318	$111{,}89 \cdot 10^{-4}$	$164{,}26 \cdot 10^{-4}$	0,68	1	128	0,57	0,097
VI	,, 24 J.	0,544	0,294	$119{,}12 \cdot 10^{-4}$	$162{,}45 \cdot 10^{-4}$	0,73	1	256	0,56	0,095
VII	Diener, 49 J.	0,57	0,308	$112{,}35 \cdot 10^{-4}$	$161{,}89 \cdot 10^{-4}$	0,69	1	128	0,56	0,095
VIII	,, 29 J.	0,55	0,297	$106{,}18 \cdot 10^{-4}$	$159{,}22 \cdot 10^{-4}$	0,68	1	128	0,57	0,097

Aus dieser Tabelle ergibt sich im allgemeinen, daß keine enge Beziehung zwischen den Werten von Δ und dem Gehalt an NaCl (das, wenn auch der wichtigste Elektrolyt des Blutserums, so doch nicht der einzige ist), und auch nicht zwischen dem Gehalt an NaCl und den Werten von K, folglich auch nicht zwischen den Werten von Δ und K des normalen Serums, besteht. Trotzdem geben Bugarszky und Tangl an, daß nicht nur die Gefrierpunktserniedrigung, sondern auch die elektrische Leitfähigkeit ein Maß der „osmotischen Konzentration" des Serums sei, da korrigierte Leitfähigkeit und Gefrierpunktserniedrigung zueinander in einem fast konstanten Verhältnis ständen, so daß man nach diesen Autoren mit großer Annäherung $\frac{\Delta}{K} = \text{Konstante}$ setzen könnte. Viola behauptet, diese konstante Beziehung finde sich nicht unter physiologischen und um so weniger in pathologischen Bedingungen.

Das Fehlen einer engen Beziehung zwischen den Werten von Δ, K und dem Gehalt an NaCl läßt sich, wenigstens teilweise, durch Schwankungen des Gehalts an verschiedenen Elektrolyten und des Gehaltes an Nichtelektrolyten und an Kolloiden erklären, d. h. an Körpern, die auch den Gefrierpunkt und die elektrische Leitfähigkeit des Serums merklich beeinflussen.

Man nimmt an, daß alles Chlor sich im Blutserum in Gestalt von NaCl vorfindet; dies ist falsch, weil auch KCl, $CaCl_2$ usw. im Serum zugegen sind. Man berechnet alle Achloridelektrolyte als Na_2CO_3, während sich im Serum $HNaCO_3$, Sulfate, Phosphate, Seifen, Urate, Lactate usw. vorfinden. Man berechnet alle Nichtelektrolyte als Proteine; aber das Serum enthält außer Proteinen eine Menge Nichtelektrolyte, wie Harnstoff, Glucose und auch Stickstoffsubstanzen, die mehr als 15% Stickstoff enthalten.

Man berechnet den Dissoziationsgrad des NaCl und des Na_2CO_3, als ob sie sich allein in reinem Wasser gelöst vorfänden, und man berücksichtigt den Einfluß nicht, den diese beiden Elektrolyte aufeinander ausüben, soweit er ihre Dissoziation betrifft; dieser Einfluß erklärt sich daraus, daß sie ein Ion, das Na^+, gemeinsam besitzen, man berücksichtigt auch nicht den Einfluß, den die anderen Elektrolyte und die Nichtelektrolyte und Kolloide auf die Dissoziation des NaCl und des Na_2CO_3 ausüben; man berücksichtigt also den Einfluß gar nicht, den die Spannung der Kohlensäure auf die Dissoziation der Carbonate und der Phosphate ausübt.

Die osmotische Gesamtkonzentration, die Bugarszky und Tangl finden, ist gültig für die Temperatur des Gefrierpunktes, nicht für die Temperatur von ca. 38°, welche die normale Temperatur des Blutes ist. Die Leitfähigkeit wird mit Rücksicht auf die unentbehrlichen Kohlrauschschen Zahlen bei 18° bestimmt. Bei Körpertemperatur ist aber sowohl die osmotische Konzentration als die Dissoziation der Elektrolyte und mithin die spezifische elektrische Leitfähigkeit des Serums eine andere.

In der Formel, die Bugarszky und Tangl angeben, um die elektrische Leitfähigkeit des Serums zu korrigieren, sind nur die Proteine berücksichtigt; gar nicht berücksichtigt sind Harnstoff, Zucker, Fette, Lipoide, Kreatin usw., welche ebenfalls, namentlich unter pathologischen Verhältnissen, die elektrische Leitfähigkeit beeinflussen.

Die durch den NaCl-Gehalt des Serums bedingte elektrische Leitfähigkeit wird durch Interpolation aus den Angaben von Kohlrausch berechnet; in ähnlicher Weise gelangt man durch Interpolation von den Werten der Leitfähigkeit der Achloride zur Konzentration des Na_2CO_3; aber dies kann die Fehler der Resultate nur vergrößern.

Es gibt auch Autoren, die, wie Bousquet, das Δ des Serums bestimmen, die es dann veraschen, das Gewicht der Asche bestimmen, diese in einem dem Volumen des verwendeten Serums gleichen Volumen Wasser auflösen, das Δ' dieser Lösung bestimmen und so $\Delta - \Delta' = \Delta''$, d. h. die durch nichtelektrolytische Körper bedingte Gefrierpunktserniedrigung berechnen wollen. Aber diese ganze Berechnungsweise ist irrig, weil Δ' nicht die osmotische Konzentration der Elektrolyte im normalen Serum ergibt; es zeigt sie nicht an, weil der Veraschungsvorgang bei den normalen Elektrolyten tiefgehende chemische usw. Veränderungen herbeiführt. Folglich kann Δ'' nicht die osmotische Konzentration der Nichtelektrolyte ausdrücken.

Diese und noch andere sind die Ursachen der Ungenauigkeit, die der von Bugarszky und Tangl ersonnenen allgemeinen Methode der „osmotisch-chemischen Analyse" der Flüssigkeiten des Organismus anhaften. Trotz dieser Fehlerquellen ist jedoch die Methode mit befriedigenden Resultaten auf physiologische Fälle angewendet worden; in pathologischen Fällen aber ergibt sie nach Viola sehr unsichere Resultate. Um sich davon zu überzeugen, genügt es, an die Möglichkeit zu denken, daß eine jede der angeführten Fehlerquellen in pathologischen Fällen eine größere Bedeutung hat und daß sich diejenigen, welche wir unter physiologischen Bedingungen ganz unberücksichtigt lassen, in größere Fehlerquellen verwandeln.

Aus Violas Tabelle ergibt sich ferner, daß, wenn auch die von ihm gefundenen Werte sehr wenig (von $149{,}33 \cdot 10^{-4}$ bis $164 \cdot 10^{-4}$) schwanken, die notwendigen Verdünnungen des Blutserums, um die betreffenden Werte von λ_∞ zu erreichen, doch enorm voneinander verschieden sind (von einem Minimum von 1 Vol. Serum auf 64 Vol. Wasser bis zu einem Maximum von 1 Vol. Serum auf 256 Vol. Wasser).

Die Eigenschaften des normalen Blutserums, soweit es seine osmotische Gesamtkonzentration, sein spezifisches Leitvermögen und die Verdünnung betrifft, die mit ihm vorgenommen werden muß, um den größten Dissoziationsgrad seiner Elektrolyte zu erreichen, zeigen eine Konstanz, die bei einem und demselben Individuum fast eine absolute genannt werden kann; das ergibt sich aus der folgenden Tabelle Violas.

In dieser Tabelle beziehen sich die in den Kolumnen I, II und III enthaltenen Werte auf Blut, das einem vollständig gesunden 32jährigen Manne während eines Zeitraumes von 12 Tagen in gleichen Intervallen und stets zur selben Stunde (11 Uhr vormittags) entnommen wurde; während der Zeit der Beobachtung führte er stets ein regelmäßiges Leben und lebte nach einer konstanten Diät.

Tabelle 10.

Verdünnung des Serums	„Physiologische Leitfähigkeit"		
	I	II	III
0	$115{,}871 \cdot 10^{-4}$	$115{,}871 \cdot 10^{-4}$	$119{,}532 \cdot 10^{-4}$
1 Serum : 2 Wasser	$119{,}217 \cdot 10^{-4}$	$120{,}188 \cdot 10^{-4}$	$131{,}285 \cdot 10^{-4}$
1 „ : 4 „	$130{,}812 \cdot 10^{-4}$	$130{,}812 \cdot 10^{-4}$	—
1 „ : 8 „	$136{,}636 \cdot 10^{-4}$	$135{,}729 \cdot 10^{-4}$	$139{,}666 \cdot 10^{-4}$
1 „ : 16 „	$138{,}130 \cdot 10^{-4}$	$138{,}130 \cdot 10^{-4}$	$137{,}452 \cdot 10^{-4}$
1 „ : 32 „	$139{,}754 \cdot 10^{-4}$	$139{,}754 \cdot 10^{-4}$	$139{,}010 \cdot 10^{-4}$
1 „ : 64 „	$142{,}546 \cdot 10^{-4}$	$142{,}546 \cdot 10^{-4}$	$140{,}122 \cdot 10^{-4}$
1 „ : 128 „	$139{,}511 \cdot 10^{-4}$	$139{,}111 \cdot 10^{-4}$	$139{,}111 \cdot 10^{-4}$
1 „ : 256 „	$122{,}720 \cdot 10^{-4}$	$122{,}720 \cdot 10^{-4}$	$130{,}07 \cdot 10^{-4}$
1 „ : 512 „	$128{,}230 \cdot 10^{-4}$	$129{,}231 \cdot 10^{-4}$	
$\varDelta$	$0{,}58°$	$0{,}58°$	$0{,}58°$

Um so schwerer hält es, sich darüber Gewißheit zu verschaffen, warum Blutsera von verschiedenen Individuen in einem so ungleichen Grade verdünnt werden müssen, um die größte „physiologische Leitfähigkeit" zu erreichen. Viola, der die Tatsache konstatiert hat, beschränkt sich darauf zu sagen, man bemerke keinen Parallelismus zwischen dem Werte des spezifischen Leitvermögens des unverdünnten Serums und dem der „physiologischen Leitfähigkeit". Bei den verschiedenen Individuen entsprechen in der Tat den höchsten Werten von K keine höheren Werte der „physiologischen Leitfähigkeit". Trotz der Identität ihrer normalen elektrischen Leitfähigkeit würden also die verschiedenen Sera sich hinsichtlich der Fähigkeit, den höchsten Dissoziationsgrad bei den aufeinanderfolgenden Verdünnungen zu erreichen, voneinander unterscheiden. Die Annahme, dies hänge von ungleicher chemischer Zusammensetzung ab, wie Viola behauptet, ist unrichtig, weil die chemische Zusammensetzung des Blutserums keine so tiefen Unterschiede von Individuum zu Individuum zeigt. Eher könnte es von Unterschieden in der Festigkeit der Verbindungen der Elektrolyte mit den Kolloiden oder von verschiedenen anderen Ursachen abhängen. So viel ist gewiß, daß die von Viola bezeichneten Unterschiede, wenn sie nicht durch experimentelle Fehler (z. B. bei Vornahme der Verdünnungen usw.) zu erklären sind, verdienen, den Gegenstand spezieller Untersuchungen zu bilden.

II. Harn.[1]

Vollständige chemische und physikalisch-chemische Analysen des Harnes sind in großer Anzahl ausgeführt worden; einige dieser noch mitzuteilenden

---

[1] H. Claude et V. Balthazard, La Cryoscopie des Urines. Paris 1902. — Compt. rend. de la Soc. de Biol. **51**, 430 [1899]; Journ. de Physiol. et de Pathol. génér. **1**, 495 [1899]. — H. Strauß, Die chronischen Nierenentzündungen. Berlin 1902. — H. J. Hamburger, Osmotischer Druck usw. **2**, 247ff. — G. Kövesi u. W. Roth-Schulz, Pathologie und Therapie der Niereninsuffizienz bei Nephritiden. Leipzig 1904. — A. von Korányi, Physikalisch-chemische Methoden und Gesichtspunkte in ihrer Anwendung auf die pathologische Physiologie der Nieren. In Korányi-Richters Physikal. Chemie u. Medizin **2**, 133 [Leipzig 1908]. — P. F. Richter, Nierenchirurgie und physikal. Chemie. In Korányi-Richters Physikal. Chemie u. Medizin **2**, 191 [Leipzig 1908].

Analysen umfassen Angaben, die sich sogar auf die Viscosität und auf den Brechungsindex des Harnes beziehen.

Man muß den in 24 Stunden ausgeschiedenen Harn auffangen und genau das Gesamtvolumen bestimmen, wenn man nicht in besonderen Fällen Bestimmungen an Teilen des Gesamtharnes, z. B. an dem während der Nacht und während des Tages, vor und nach den Mahlzeiten usw. entleerten Harn ausführen will. Da der Harn oft Schleim oder andere Stoffe suspendiert aufweist, so muß er filtriert werden. Da man ihn durch chemische Agenzien nicht fällen kann, bleibt bei einem Gehalt an Albumin nichts anderes übrig, als die Korrektur der elektrischen Leitfähigkeit nach Bugarszky und Tangl vorzunehmen, obgleich diese Korrektur im Falle des Harnes wegen des großen Gehaltes an Nichtelektrolyten (Harnstoff usw.) weniger befriedigende Resultate ergibt als im Falle des Blutserums. Wie dem auch sein mag, es ist stets von Nutzen, eine quantitative Bestimmung des Albumins und gegebenenfalls auch von Zucker neben der des Harnstoffes vorzunehmen.

Es ist ratsam, die chemischen und physikalisch-chemischen Bestimmungen an ganz frischen Harnportionen vorzunehmen, da der Harn beim Stehen an der Luft sich namentlich während der heißen Monate (infolge Ammoniakgärung usw.) rasch verändert. Man kann ihn in sterilisierten Gefäßen auffangen und unter einer Schicht von Vaselinöl oder Toluol aufbewahren, oder Campher resp. Chloroform hinzusetzen, um die Fäulnis zu verzögern oder zu verhindern; aber einige dieser Agenzien können seine chemische Zusammensetzung verändern. Man kann den Harn auch im Eisschrank aufbewahren und ihn dann, wenn man die für die Analyse nötigen Portionen entnimmt, so lange erwärmen, bis die ausgefallenen Krystalle sich wieder gelöst haben.

Die Bestimmungen der elektrischen Leitfähigkeit und der Viscosität führt man am besten bei Körpertemperatur (37—38°) aus.

Die Bestimmungen des Gefrierpunktes ergeben stets wenig genaue Resultate, weil bei dieser Temperatur einige Harnbestandteile (Urate usw.) ausfallen, namentlich wenn es sich um sehr konzentrierte Harne handelt. In diesem Falle zeigt sich augenfälliger als bei Blutserum die Überlegenheit der tensimetrischen über die kryoskopische Methode, um den osmotischen Druck resp. die Mol-Ionen-Konzentration zu bestimmen. Denn die Messung der Dampfspannungserniedrigung kann man bei Körpertemperatur vornehmen.

Alle bei Gelegenheit der Besprechung des Blutserums angeführten Fehlerquellen wiederholen sich natürlich beim Harn, ja in einigen Fällen in größerem Maße. So z. B. kann man die auf Kochsalz beruhende Leitfähigkeit berechnen. Doch wird der Ansatz für die Dissoziation des NaCl deshalb noch weniger richtig wie beim Serum, weil im Harn noch mehr andere, die Dissoziation beeinflussende Ionen vorhanden sind.

Eine wirklich genaue Auswertung der Achloridelektrolyte des Harnes ist nicht möglich, weil im Harn sehr zahlreiche Stoffe an der Leitfähigkeit beteiligt sind.

Trotzdem ist es Steyrer[1]), Dreser[2]) und anderen (siehe später) durch Verbindung der chemischen mit den physikalisch-chemischen Methoden gelungen, in normalen und pathologischen Fällen befriedigende chemische und physikalisch-chemische Analysen des Harnes auszuführen.

---

[1]) A. Steyrer, Beiträge z. chem. Physiol. u. Pathol. **2**, 312 [1902]. — Hamburger, Biochem. Zeitschr. **2**, 296.

[2]) H. Dreser, Archiv f. experim. Pathol. u. Pharmakol. **29**, 303 [1891]. — A. B. Macallum and C. C. Bensson, Journ. of biol. Chemistry **4**, 87 [1909].

Wie bekannt, hat der Harn nicht wie das Blut einen konstanten osmotischen Druck und eine konstante elektrische Leitfähigkeit, nicht einmal unter physiologischen Bedingungen, wie die nachfolgenden Tabellen beweisen. Ferner

Tabelle 11.
Gefrierpunktserniedrigung und NaCl-Gehalt des normalen menschlichen Harnes [A. von Korányi[1])].

Harnmenge in 24 Stunden (ccm)	Gefrierpunktserniedrigung (Δ)	NaCl %	$\dfrac{\Delta}{NaCl}$	Harnmenge in 24 Stunden (ccm)	Gefrierpunktserniedrigung (Δ)	NaCl %	$\dfrac{\Delta}{NaCl}$
1365	1,43°	1,08	1,32	840	2,26°	1,50	1,51
1745	1,60°	1,24	1,29	1100	2,35°	1,54	1,53
1680	1,68°	1,28	1,31	1410	1,59°	1,07	1,49
1795	1,51°	1,00	1,51	1130	1,84°	1,22	1,51
1800	1,72°	1,39	1,24	1240	1,67°	1,20	1,39
1980	1,26°	0,86	1,47	1040	1,81°	1,04	1,69
1160	2,01°	1,31	1,53	1600	1,46°	1,14	1,28
1625	1,43°	1,16	1,23	1230	1,82°	1,35	1,35
1915	1,43°	1,13	1,27	1340	1,43°	0,96	1,49
1015	1,84°	1,15	1,60	1500	1,59°	1,15	1,38
865	1,81°	1,26	1,44	1400	1,46°	1,04	1,40
1360	1,62°	1,09	1,49	1400	1,58°	1,12	1,41
1140	1,93°	1,33	1,45	2080	1,33°	0,85	1,68
1220	1,76°	1,14	1,58	1060	1,56°	1,01	1,54
1500	1,70°	1,06	1,60	1280	1,93°	1,15	1,68

Tabelle 12.
Harne von normalen Menschen [Lindemann[2])].

	Harnmenge ccm	Spez. Gewicht	Δ	N in %	NaCl in %	N in g	NaCl in g	$\Delta \cdot$ Harnmenge
I.	980	1022,5	1,88°	1,109	0,572	10,86	5,60	1843,4
II.	910	1024,8	1,93°	1,272	0,196	11,60	1,782	1758
III.	800	1025,8	2,37°	1,410	0,18	11,28	1,44	1896
IV.	790	1024,7	2,05°	1,320	0,177	10,42	0,925	1619,5
V.	670	1023,4	2,06°	1,198	0,172	8,03	1,152	1380,2
VI.	870	1024,4	2,30°	1,453	0,186	12,65	1,619	2001
VII.	1165	1014,2	2,14°	0,992	0,372	11,53	4,14	2492
VIII.	1000	1014,2	2,14°	0,992	0,382	9,92	3,82	2140
IX.	1270	1010,8	0,90°	0,815	0,139	10,35	1,765	1142
X.	930	1011,6	1,54°	1,272	0,117	11,83	1,092	1430
XI.	1545	1011,6	1,06°	0,992	0,091	15,3	1,405	1635
XII.	1090	1021,5	2,51°	1,391	0,475	15,184	5,184	2748
XIII.	1310	1017,3	2,72°	1,160	0,390	15,196	5,105	3560
XIV.	430	1026,4	1,79°	2,045	0,184	9,02	0,810	770
XV.	700	1024,6	2,01°	1,830	1,384	12,80	9,700	1407

gibt es, im Gegensatz zu dem, was man am Blute beobachtet, viele Ursachen, welche andauernde Unterschiede in den Werten von Δ und K des Harnes veranlassen (Beschaffenheit und Menge der Speisen und Getränke, Harn der beiden Nieren, Tagesstunden, in denen der Harn entnommen wird, Schweiß-

---

[1]) A. v. Korányi, Zeitschr. f. klin. Medizin **33**, 1 [1897]; **34**, 1 [1898]; Deutsches Archiv f. klin. Medizin **65**, 421 [1899].

[2]) L. Lindemann, Deutsches Archiv f. klin. Medizin **65**, 1 [1900].

Tabelle 13.

Harne normaler Individuen, ohne besondere Nahrungs- und Flüssigkeitszufuhr (Steyrer).

I Bezeichnung des Harns	II Menge in ccm	III Spez. Gew. S	IV Δ	V C_0	VI % Kochsalz	VII g Kochsalz	VIII Kochsalz in Grammäquiv.	IX Prozentgehalt Stickstoff	X g Gesamtstickstoff	XI Ammoniakstickstoff in %	XII % Gesamtstickstoff – Ammoniakstickstoff	XIII % Kohlenstoff	XIV $K(\cdot 10^{-4})$	XV Konz. leit. Mol. (NaCl)	XVI α	XVII C_e	XVIII C_a	XIX $\frac{\Delta}{S-1}$	XX $\frac{C_e}{C_0}$	XXI $\frac{\%\,\text{Stickstoff}}{\%\,\text{Kochsalz}}$	XXII $\frac{\%\,\text{Kohlenstoff}}{\%\,\text{Stickstoff}}$	XXIII $\frac{C_a}{C_e}$	XXIV Anzahl ges. Mole	XXV Anzahl org. Mole	XXVI Anzahl anorg. Mole
N I	2000	1,0124	0,930	0,502	0,73	14,60	0,124	0,57	11,40	0,02	0,55	0,41	149,6	0,167	0,804	0,302	0,078	75	0,60	0,78	0,74	0,25	1,00	0,40	0,60
N II	700	1,0226	0,680	0,908	0,92	6,40	0,157	1,36	9,60	0,06	1,30	0,99	210,9	0,242	0,782	0,432	0,153	74	0,47	1,48	0,71	0,35	0,64	0,34	0,30
N III	1600	1,0126	1,050	0,565	0,97	15,50	0,165	0,54	8,60	0,04	0,50	0,47	186,4	0,212	0,791	0,380	0,095	76	0,67	0,56	0,94	0,25	0,90	0,29	0,61
N IV	1000	1,0293	2,081	1,124	1,37	13,70	0,234	1,31	13,10	0,09	1,22	0,89	325,9	0,391	0,752	0,683	0,273	78	0,55	0,89	0,72	0,39	1,12	0,37	0,75
N V	1250	1,0179	1,350	0,780	0,94	11,80	0,161	0,83	10,40	0,05	0,78	0,68	208,9	0,242	0,744	0,431	0,114	79	0,59	0,88	0,87	0,33	0,90	0,36	0,54
N VI	2180	1,0159	1,130	0,611	0,22	2,00	0,174	0,59	12,90	0,05	0,54	0,48	198,6	0,227	0,788	0,407	0,095	71	0,66	0,88	0,88	0,23	1,13	0,24	0,89
N VII	920	1,0280	2,061	1,113	0,42	13,10	0,243	0,61	14,80	0,10	1,51	1,15	287,2	0,340	0,760	0,599	0,172	73	0,54	1,13	0,76	0,28	1,00	0,45	0,55
N VIIIa	340	1,0136	1,080	0,584	0,91	3,10	0,155	0,64	2,10	0,04	0,60	0,51	189,6	0,216	0,790	0,387	0,110	79	0,66	0,70	0,85	0,28	0,20	0,07	0,13
N VIIIb	330	1,0176	1,230	0,665	0,94	2,10	0,162	0,73	2,40	0,05	0,68	0,57	196,2	0,224	0,788	0,400	0,110	70	0,60	0,76	0,84	0,27	0,22	0,09	0,13
N VIIIc	480	1,0131	1,000	0,543	0,91	4,40	0,155	0,59	2,80	0,04	0,55	0,45	179,1	0,201	0,794	0,361	0,083	77	0,66	0,64	0,82	0,23	0,09	0,26	0,17
N VIIId	210	1,0136	0,930	0,500	0,91	1,90	0,155	0,53	1,10	0,05	0,48	0,38	176,1	0,199	0,798	0,357	0,076	68	0,71	0,58	0,79	0,21	0,11	0,03	0,08
	1360					11,5			8,4														0,79	0,28	0,51
N IXa	810	1,0129	0,980	0,530	0,60	4,90	0,102	0,57	4,60	0,03	0,54	0,45	137,8	0,154	0,808	0,278	0,094	76	0,52	0,95	0,83	0,33	0,43	0,20	0,23
N IXb	550	1,0148	1,090	0,592	0,65	3,60	0,111	0,70	3,80	0,03	0,67	0,49	154,4	0,173	0,802	0,313	0,113	74	0,53	1,08	0,73	0,36	0,33	0,16	0,17
N IXc	400	1,0258	1,780	0,962	0,93	3,70	0,159	1,41	5,60	0,05	1,36	1,22	188,7	0,215	0,791	0,385	0,100	69	0,40	1,51	0,89	0,29	0,38	0,23	0,15
N IXd	530	1,0224	1,610	0,870	1,20	6,40	0,205	1,10	5,80	0,04	1,06	0,72	226,4	0,263	0,777	0,467	0,101	70	0,54	0,92	0,68	0,21	0,46	0,21	0,25
	2290					18,6			19,8														1,60	0,80	0,80

absonderung, Muskelarbeit und Ruhe usw., außerdem noch viele pathologische Ursachen, wie Störungen des Blutkreislaufs und der Atmung, Nierenkrankheiten usw.). Einstweilen seien einige der vollständigsten chemischen und physikalisch-chemischen Harnanalysen angeführt, die bis jetzt vorgenommen worden sind.

Wie man sieht, ergibt der Quotient $\dfrac{\varDelta}{NaCl}$ von einem Minimum von 1,23 bis zu einem Maximum von 1,69 schwankende Werte, während die Werte von $\varDelta$ von einem Minimum von 1,26° bis zu einem Maximum von 2,35 und die Werte des Prozentgehaltes an NaCl von einem Minimum von 0,85 bis zu einem Maximum von 1,54 schwanken.

Wie man sieht, hat Lindemann auch quantitative Bestimmungen von N und Feststellungen des spez. Gewichts ausgeführt. Der Wert von $\varDelta$ schwankt von einem Minimum von 0,90° bis zu einem Maximum von 2,72°; der Gehalt an N% von einem Minimum von 0,815 bis zu einem Maximum von 1,384.

Die größten Werte von $\varDelta$ entsprechen jedoch nicht immer den geringsten Volumina des in 24 Stunden ausgeschiedenen Harnes; man beobachtet keine konstanten Beziehungen zwischen den Volumina des Harnes und den Werten von $\varDelta$, von N% und NaCl%. Mithin versteht man, daß das Produkt $\varDelta \cdot$ Harnmenge zwischen einem Minimum von 770 und einem Maximum von 3560 schwanken kann.

Viel komplizierter ist die folgende Analyse normaler menschlicher Harne, die Steyrer (l. c.) vorgenommen hat.

Nicht weniger lehrreich ist in ihrer Kürze die folgende Tabelle von Bugarszky[1]), weil sie außer den $\varDelta$-Werten des von zwei normalen jungen Männern während vier aufeinanderfolgender Tage aufgesammelten Harnes eine Reihe von anderen wichtigen Daten enthält, welche die partielle Konzentration der Chloride und anderer von den Chloriden verschiedener Salze betreffen.

Tabelle 14.
Harne von normalen Menschen während 24 Stunden (nach Bugarszky).

Untersuchte Personen	$\varDelta$	NaCl ‰	Konzentration in Molen $\left(\dfrac{\varDelta}{1,85}\right)$	C_a [1])	C_o	$C_{Chloride}$	$C_{Achloride}$	C_a in Prozent von C	C_o in Prozent von C	$C_{Chloride}$ in Prozent von C_a	$C_{Achloride}+C_o$ in Prozent von C	$C_{Achloride}$ in Prozent von C_a	$\dfrac{\varDelta}{\text{Prozent NaCl}}$
I. 1.	1°, 795	11,4	0,970	0,516	0,454	0,345	0,171	53	47	67	64	33	1,57
2.	1°, 713	11,5	0,926	0,494	0,432	0,352	0,142	53	47	71	62	29	1,49
3.	1°, 271	8,2	0,687	0,372	0,315	0,251	0,121	54	46	67	63	33	1,55
4.	1°, 743	10,1	0,942	0,520	0,422	0,306	0,214	55	45	59	68	41	1,73
II. 1.	1°, 834	14,8	0,991	0,604	0,387	0,448	0,156	61	39	74	55	26	1,24
2.	2°, 111	13,6	0,141	0,627	0,514	0,410	0,217	55	45	65	64	35	1,55
3.	1°, 802	13,0	0,974	0,597	0,377	0,394	0,203	61	39	66	60	34	1,38
4.	1°, 740	12,9	0,941	0,585	0,356	0,388	0,197	62	38	66	59	34	1,35
Durchschnitt:		12,0	0,821	0,539	0,407	0,362	0,174	57	43	67	62	33	—

Wenn wir die zahlreichen Daten in dieser Tabelle mit denjenigen der Tabelle 7—8 (S. 1467), welche sich auf das Blut beziehen, vergleichen, so kommen wir zu den folgenden allgemeinen Schlüssen:

1. Der osmotische Druck des Harnes stammt teilweise von anorganischen Körpern (C_a = molekulare Konzentration der anorganischen Körper) oder Elektrolyten, teilweise von organischen Körpern (C_o = molekulare Konzentration der organischen Körper) oder Nichtelektrolyten (Harnstoff usw.).

---

[1]) S. Bugarszky, Archiv f. d. ges. Physiol. 68, 389 [1897].

2. Der Kochsalzgehalt des normalen menschlichen Harnes ist im Durchschnitt 12 g pro Tausend, d. h. 18 g in $1^{1}/_{2}$ l Harn, wenn man die Durchschnittswerte bei normalen erwachsenen Menschen zugrunde legt. Dieses Salz allein würde genügen, um dem Harn einen höheren osmotischen Druck zu verleihen, als der des ganzen Blutplasmas beträgt.

3. Die Konzentration der anorganischen Bestandteile, von denen das Kochsalz allein 67% darstellt, macht etwas mehr als die Hälfte der ganzen Konzentration (C) des Harnes aus, im Durchschnitt eigentlich 57%. Im Blut hingegen ist C_a 75% von C und die Konzentration der Chloride $(C_{Chloride})$ stellt 73,4% im Durchschnitt von C_a dar. Im Blut also kommt bei der Bestimmung des ganzen osmotischen Druckes der größere Teil auf die anorganischen Körper und unter diesen speziell auf die Chloride. Der Unterschied zwischen dem Blutserum und dem Harn in bezug auf die in beiden Flüssigkeiten gelösten Krystalloide rührt hauptsächlich von dem Vorhandensein des Harnstoffes und anderer krystallisierbarer Stickstoffkörper im Harn her. Es folgt daraus, daß die osmotische Arbeit der Niere für die Sekretion der anorganischen Körper weniger groß ist, als man nach dem ganzen osmotischen Druck des Harnes annehmen könnte. Denn die mittlere Konzentration der anorganischen Körper im Blutserum verhält sich zu der des Harnes wie 0,246:0,539, während sich die Gesamtkonzentrationen der beiden Flüssigkeiten im Durchschnitt wie 0,327 : 0,821 verhalten.

4. Die Konzentration der nichtkolloiden organischen Körper im Harn ist erheblich höher als die des Blutes; sie werden größtenteils bei den Säugetieren durch den Harnstoff vertreten. Will man als normalen Durchschnittsgehalt des Harnes an Harnstoff die Zahl $23,3^0/_{00}$ annehmen, d. h. 35 g Harnstoff in 1500 ccm Urin, und ist 60 das Molekulargewicht des Harnstoffes, dann muß die molekulare Konzentration des Harnstoffes im Urin gleich 0,388 sein, diese Zahl ist nur wenig verschieden von der Zahl 0,407, welche den Durchschnittswert von C_o (Konzentration der organischen Substanzen) darstellt. Mit anderen Worten, C_o ist fast vollständig aus Harnstoff gebildet. Im Blut hingegen findet sich der Harnstoff nur in kleinen Mengen. Es scheint daher, daß die sekretorische Tätigkeit der Nieren hauptsächlich darauf gerichtet ist, aus dem Blute die aus dem Stoffwechsel der Eiweißkörper stammenden organischen Verbindungen zu entfernen. Diese bilden sich tatsächlich unaufhörlich im Organismus auch während des Hungerns, während die anorganischen Salze, welche die Nieren ausscheiden, großenteils dieselben sind, welche mit der Nahrung zugeführt werden.

5. Wenn man den normalen NaCl-Gehalt des menschlichen Blutserums gleich 0,6% g annimmt, so ist dieser ungefähr gleich einer 0,1 normalen NaCl-Lösung. Bei einer solchen Verdünnung wird das Kochsalz in dem Verhältnis von ungefähr 84% dissoziiert; die osmotische Konzentration des Salzes entspricht daher $0,184^0/_{00}$ Mo.-Ionen (Bugarszky u. Tangl geben 0,181 an, siehe Tab. 8, S. 1467). Da die osmotische Konzentration des menschlichen Blutes

$$\frac{0,56}{1,85} = 0,303$$

Mol.-Ionen ist, so ist die der Chloride im Blute

$$\frac{0,184 \cdot 100}{0,303} = 60,7\%$$

---

[1] Siehe die Erklärungen dieser Angaben im Text.

(nach den Durchschnittwerten von B u g a r s z k y u. T a n g l 55,3%) der ganzen osmotischen Konzentration, in Mol.-Ionen ausgedrückt (nach H a m b u r g e r). Hingegen bilden die Chloride im Harn nur 44,09% der ganzen osmotischen Konzentration (nach den Durchschnittwerten von B u g a r s z k y).

6. A. v o n K o r á n y i hat darauf hingewiesen, daß der Harn weniger Moleküle von Chloriden enthält, aber mehr Moleküle von Achloriden (anorganische Achloride und organische Verbindungen) im Vergleich zum Blute. Daher ist der Quotient

$$\frac{C_{\text{Achloride}}}{C_{\text{Chloride}}}$$

des Blutes annähernd gleich dem Quotienten

$$\frac{C_{\text{Achloride}}}{C}$$

des Harns, wie aus folgendem Beispiel hervorgeht:

Blut:

$$C = 0{,}303; \quad C_{\text{Chloride}} = 0{,}184$$
$$C - C_{\text{Chloride}} = 0{,}303 - 0{,}184 = 0{,}119 \ C_{\text{Achloride}}$$
$$\frac{0{,}119}{0{,}184} = \mathbf{0{,}647}\,.$$

Harn:

$$C = 0{,}970; \quad C_{\text{Chloride}} = 0{,}345$$
$$C - C_{\text{Chloride}} = 0{,}970 - 0{,}345 = 0{,}625 \ C_{\text{Achloride}}$$
$$\frac{0{,}625}{0{,}970} = \mathbf{0{,}644}\,.$$

Es seien noch folgende weitere Analysen von normalen und pathologischen Harnen angeführt, obwohl sie die Viscosität und den Brechungsindex des Harnes betreffende Angaben enthalten (siehe die folgenden Kapitel IX. und XI.).

Beispiele vollständiger (chemischer und physikalisch-chemischer) Analysen von normalen und pathologischen Harnen [G u y e und B o g d a n (l. c.)].

a) Gewöhnliche Dosierungen:

	NaCl	P_2O_5	Harnstoff	Gelöste Stoffe	Dichte bei 18°
0/00	11,70	2,13	18,90	28,10	1,0174

b) Physikalisch - chemische Konstanten:

Spezifische Leitfähigkeit bei 18°	Gefrierpunkts-erniedrigung	Viscositätskoeffizient bei 18°	Brechungsindex n_D 18°
0,01937	—1,39°	0,0113	1,3397

Diese experimentellen Angaben können zur Berechnung verschiedener numerischer Koeffizienten dienen, die eine genaue physikalisch-chemische Bedeutung haben. Wir wollen uns aber hier darauf beschränken, diejenigen anzugeben, die sich auf ganz natürliche Weise durch Überlegungen, ähnlich den von B o u c h a r d hinsichtlich der kryoskopischen Konstanten angestellten, ableiten lassen.

In der folgenden Tabelle findet man für den obenerwähnten Harn (a) die experimentell gefundene Leitfähigkeit, das spezifische Leitvermögen einer NaCl-Lösung (b) von derselben Konzentration an NaCl wie der untersuchte Harn, das berechnete spez. Leitvermögen der „bereiteten Stoffe" (c) und das spez. Leitvermögen nach der Einheit der bereiteten Stoffe in Prozenten (d), sowie dieselben Werte für die anderen bestimmten physikalisch-chemischen Konstanten.

	Für den Harn	Für NaCl	Bereitete Stoffe	Für die Einheit der bereiteten Stoffe in Proz.
	(a)	(b)	(c)	(d)
Spez. Leitvermögen K_{18^o} . . .	0,019374	0,01754	0,00183	0,00065
Gefrierpunktserniedrigung Δ .	1,39°	0,65°	0,74°	0,26°
Viscositätskoeffizient η 18° .	0,011286	0,010755	0,000531	0,000188
Brechungsindex n_D 18°	1,3397	1,3352	0,0045	0,00160

Diese Zahlen beziehen sich auf einen ungefähr normalen Harn. Um die Veränderungen deutlich hervortreten zu lassen, welche pathologische Fälle verursachen können, seien noch die bei einem pathologischen Harn erhaltenen Resultate angegeben:

2. Pathologischer Harn (bei Tuberkulose):

a) Gewöhnliche Dosierungen:

	NaCl	P$_2$O$_5$	Harnstoff	Bereitete Stoffe	Dichte bei 18°
$^o/_{oo}$	5,54	0,28	7,02	9,32	1,0100

b) Physikalisch - chemische Konstanten:

Spezifisches Leitvermögen K_{18^o}	Gefrierpunktserniedrigung Δ	Viscositätskoeffizient η 18°	Brechungsindex n_D 18°
0,009297	0,39°	0,01089	1,3355

c) Physikalisch - chemische Elemente (berechnet wie vorher):

	(a)	(b)	(c)	(d)
Spez. Leitvermögen K_{18^o}	0,009297	0,00385	0,00544	0,00583
Gefrierpunktserniedrigung Δ	0,39°	0,322°	0,067°	0,072°
Viscositätskoeffizient η 18°	0,01089	0,010614	0,000279	0,0003
Brechungsindex n_D 18°.	1,3355	1,3341	0,0014	0,0015

Beim Vergleich dieser Zahlen mit den früheren lassen sich sehr beträchtliche Unterschiede zwischen dem normalen und pathologischen Harn erkennen. Es sei noch die Aufmerksamkeit auf die folgenden Daten gelenkt:

	1. Für normalen Harn	2. Für pathologischen Harn	Unterschiede Brutto	Unterschiede Bereitete Stoffe	Unterschiede Für die Einheit der bereiteten Stoffe in Proz.
Spez. Leitfähigkeit bei K_{18^o}	0,011937	0,00929	—0,1008	+ 0,00361	+ 0,00158
Gefrierpunktserniedrigung Δ .	1,39°	0,39°	—1,0°	+ 0,637°	—0,19°
Viscositätskoeffizient η 18° .	0,0113	0,0109	—0,0004	—0,000252	+ 0,0001
Brechungsindex n_D 18° . . .	1,3397	1,3355	—0,0042	—0,0031	—0,0001

Unter Bezugnahme auf die vorhergehende Tabelle, welche die physikalisch-chemischen Daten des normalen Harnes angibt, konstatiert man folgendes:
1. Das spezifische Leitvermögen für die „bereiteten Stoffe", das beim normalen Harn 0,00183 war, nimmt beim pathologischen Harn um 0,00361, d. h. um ca. 200% zu. 2. Die Gefrierpunktserniedrigung, deren normaler Wert für dieselben Stoffe 0,74° beträgt, nimmt um 0,637°, d. h. um 90% zu. 3. Der Viscositätskoeffizient, unter normalen Verhältnissen gleich 0,000531, nimmt um 0,000252, d. h. um 47% ab. 4. Der Brechungsindex, normal = 0,0045, nimmt um 0,0031, d. h. um 68% ab.

Dieselbe an der Einheit in Prozenten der „bereiteten Stoffe" angestellte Berechnung ergibt folgende Schwankungen zwischen einem normalen und einem pathologischen Harn, der als Beispiel diene:

für das spez. Leitvermögen 896%
„ die Gefrierpunktserniedrigung 27%
„ „ Viscosität 159%
„ den Brechungsindex 93%

Diese Beispiele zeigen zur Genüge, daß die physikalisch-chemischen Methoden imstande sind, interessante Aufschlüsse über den Zustand physiologischer Flüssigkeiten und insbesondere solcher Elemente zu liefern, die der gewöhnlichen Analyse entgehen.

Fünfter Abschnitt:

Einige Daten bezüglich des osmotischen Druckes und der elektrischen Leitfähigkeit der Körperflüssigkeiten.[1]

Die Körperflüssigkeiten lassen sich hinsichtlich ihres osmotischen Druckes (und zum Teil auch hinsichtlich ihrer elektrischen Leitfähigkeit) in zwei verschiedene Klassen einteilen, und zwar 1. je nachdem man die verschiedenen Flüssigkeiten in ihrer Beziehung zu einer einzigen, dem Blute, betrachtet, zu welchem alle anderen in mehr oder minder enger Abhängigkeit stehen, oder 2. je nachdem man alle Körperflüssigkeiten, mit Einschluß des Blutes, in ihrer Beziehung zur äußeren flüssigen Umgebung betrachtet, was besonders für die im Wasser lebenden Tiere zutrifft.

1. Vom ersten Gesichtspunkte aus, wenn man den osmotischen Druck des Blutplasmas im Durchschnitt als praktisch konstant betrachtet, lassen die anderen Flüssigkeiten sich in drei Gruppen einteilen: a) isotonische oder isosmotische, b) hypotonische oder hyposmotische, c) hypertonische oder hyperosmotische. Dies alles gilt natürlich für den Organismus unter normalen Bedingungen; denn unter abnormen Verhältnissen können normal isosmotische Flüssigkeiten anisosmotisch, und anisosmotische können isosmotische werden oder sich dem isosmotischen Zustande nähern.

2. Vom zweiten Gesichtspunkte aus, wenn man den osmotischen Druck der außerkörperlichen flüssigen Umgebung als praktisch konstant betrachtet, handelt es sich in erster Linie darum, zu unterscheiden: a) diejenigen Organismen, deren innere Flüssigkeiten einen praktisch der äußeren Umgebung gleichen osmotischen Druck haben, welche Konzentration die letztere auch haben mag, oder deren Konzentration mit dem Schwanken der osmotischen Konzentration des äußeren Mediums variiert. Diese Organismen, oder ihre inneren Flüssigkeiten, können heterosmotische oder poikilosmotische (nach Analogie des Ausdrucks poikilothermisch) genannt werden. b) Diejenigen Organismen, deren innere Flüssigkeiten ihren osmotischen Druck innerhalb gewisser Grenzen unverändert und unabhängig von dem der äußeren Umgebung beibehalten, können ferner mit dem Ausdruck homöosmotische (nach Analogie der Bezeichnung homöothermisch) bezeichnet werden. Natürlich sind bei den poikilosmotischen Organismen in der Regel alle Flüssigkeiten praktisch untereinander isosmotisch, Blut, Sekrete und Exkrete, während bei den homöosmotischen Organismen, auch wenn sie Wassertiere sind, die Unterschiede des osmotischen Druckes der Sekrete, Exkrete usw dem Blut gegenüber fortbestehen, wie bei den Landorganismen[2].

I. Osmotischer Druck und elektrische Leitfähigkeit des Meerwassers und des Süßwassers.

	Δ	$K \cdot 10^4$
a) Meerwasser des Golfes von Neapel und der Aquariumbassins [Bottazzi[3]]	2,195—2,36°	544—550
Mittel	2,29°	
(= 3,783% NaCl-Lösung)		
b) Meerwasser des Golfes von Neapel und der Aquariumbassins [Fredericq[4]]	2,11—2,17°	—

---

[1] Von diesem Kapitel ist die Behandlung des osmotischen Druckes, der elektrischen Leitfähigkeit usw. der Zellsäfte und Organ(Preß-)säfte absolut ausgeschlossen.
[2] Siehe: Fil. Bottazzi, Ergebnisse d. Physiol. **7**, 161 [1908]. — Korányi-Richters Physikal. Chemie u. Medizin **1**, 475 [1907]; Rivista di Scienza (Scientia) **4**, II, No. 8 [1908]. — R. Höber, in Korányi-Richters Physikal. Chemie u. Medizin **1**, 295 [1907].
[3] Fil. Bottazzi, l. c.; siehe die dort zitierten speziellen Arbeiten Bottazzis.
[4] L. Fredericq, Arch. de Zool. expér. [2] **3**, 34 [1885]. — Bulletin de l'Acad. roy. de Belg. (Cl. des Sc.) **1901** Nr. 8, 428.

	Δ	$K \cdot 10^4$
c) Meerwasser des Atlantischen Ozeans [Rodier[1])] . . .	2,05—2,09°	—
Meerwasser aus den Bassins der zoologischen Station von Arcachon [Rodier (l. c.)]	1,87—1,95°	—
d) Meerwasser aus dem Baltischen Meer [Dekhuyzen[2])]	0,159—1,8°	—
e) Meerwasser aus der Ost- und Nordsee (Kiel, Kattegat, Helgoland usw.) [Dakin[3])]	1,093—1,95°	—
f) Wasser des Atlantischen Meeres [Portier[4])]	ca. 2°	—
g) Süßwasser [Fredericq (l. c.)]	0,02—0,03°	—
h) Süßwasser vom Aquarium [Dekhuyzen (l. c.)]. . . .	0,039°	—
i) Meerwasser aus der Nähe von Woods Hole [Garrey[5])] .	ca. 1,82°	—
k) Meerwasser aus dem Atlantischen Meer, von der irischen Küste usw. [Atkins[6])] . . . . Oberfläche =	1,950—1,978°	—
20—250 Klafter tief =	1,950—1,979°	

II. Osmotischer Druck und elektrische Leitfähigkeit der inneren Flüssigkeiten (Blut, Hämolymphe, Höhlenflüssigkeiten usw.) der Sekrete und Exkrete der Wassertiere.

A. Wirbellose See- und Süßwassertiere.

1. Blut, Hämolymphe.

a) Coelenteraten.

	Δ	$K \cdot 10^4$
Alcyonum palmatum [Bottazzi]	2,195—2,196°	—

b) Echinodermen.

Asteropecten aurantiacus (farblose Flüssigkeit vom Wassergefäßsystem) [Bottazzi]	2,312°	—
Asterias glacialis (klare Höhlenflüssigkeit) [Bottazzi] . .	2,295°	—
Holothuria tubulosa (etwas trübe Höhlenflüssigkeit) [Bottazzi]	2,312—2,315°	
Holothuria poli (Höhlenflüssigkeit) [Bottazzi]	2,299°	503

c) Gephyreen.

Sipunculus nudus (Höhlenflüssigkeit) [Bottazzi]	2,27—2,31°	512—515
„ „ „ „	2,265°	

d) Polychäten.

Aphrodite aculeata (Höhlenflüssigkeit) [Bottazzi]	2,259°	517

e) Gastropoden.

Aplysia limacina (Höhlenflüssigkeit) [Bottazzi]	2,317—2,34°	481
Aplysia depilans (Höhlenflüssigkeit) [Bottazzi]	2,22—2,32°	—
Dolium galea (Hämolymphe) [Bottazzi]	2,238°	502

f) Cephalopoden.

Octopus macropus (Blut) [Bottazzi]	2,24—2,318°	425—460
„ *vulgaris* „ „	2,29—2,296°	438

[1]) E. Rodier, Travaux du Labor. de la Stat. Zool. d'Arcachon **1889**, 103. — Siehe auch: R. Quinton, L'eau de mer milieu organique. Paris 1904.
[2]) C. Dekhuyzen, Arch. néerl. des Sc. ex. et nat. [2] **10**, 121 [1905].
[3]) W. H. Dakin, Biochem. Journ. **3**, 258 [1908].
[4]) P. Portier, Journ. de Physiol. et de Pathol. génér. **1910**, No. 2, 202.
[5]) W. E. Garrey, Biolog. Bulletin 8, No. 4, 257—270 [1905].
[6]) W. R. G. Atkins, Biochem. Journ. **5**, 215 [1910].

g) Crustaceen.

	Δ	$K \cdot 10^4$
Maja Squinado (Blut, Blutserum) [Bottazzi]	2,335—2,36°	513—518
,, *Homarus ,,vulgaris ,,* ,, ,, ...	2,332°	521
Astacus fluviatilis (Blut) [Fredericq[1])]	0,80°	—

h) Wasserkäfer.

Dytiscus marginalis (Hämolymphe) [Widmark[2])]	ca. 0,56° (berechnet)
,, *latissimus* ,, ,, . . .	,, 0,57° ,,

2. Sekrete und Exkrete der wirbellosen See- und Süßwassertiere.

	Δ	$K \cdot 10^4$
a) Violettes Sekret der Deckmanteldrüsen von *Aplysia limacina* [Bottazzi[3])]	{ 2,224° { 2,18—2,21°	499
b) Milchartiges Sekret der Deckmanteldrüsen von *Aplysia depilans* [Bottazzi[3])]	2,32—2,34°	—
c) Inhalt des Kropfes von Aplysien bei voller Verdauung (saure Reaktion) [Bottazzi[3])]	2,22°	—
d) ,,Speichel" von *Octopus macropus* [Bottazzi[3])] . . .	2,23°	—
e) ,,Schwarz" von *Sepia officinalis* ,, . . .	2,33°	—
f) Harn von *Octopus vulgaris* ,, . .	2,240°	463
,, ,, ,, ,, ,, . .	2,075°	452
,, ,, ,, *macropus* ,, . .	2,196°	—

Wie man aus den hier angeführten Resultaten ersieht, sind bei den wirbellosen See-tieren nicht nur alle Flüssigkeiten (Blut, Sekrete und Exkrete) untereinander isosmotisch (und zeigen auch nur kleine Unterschiede der elektrischen Leitfähigkeit, die im wesent-lichen durch den verschiedenen Gehalt an Kolloiden bedingt sind): Gesetz der Iso-osmotizität der Körperflüssigkeiten der wirbellosen Seetiere (Bottazzi), sondern die genannten Flüssigkeiten sind ferner auch isosmotisch mit dem Meerwasser, in welchem die Tiere leben: Gesetz der Poikilosmotizität der wirbellosen See-tiere (Bottazzi).

Die wirbellosen Süßwassertiere dagegen sind, wie die Beobachtungen Fredericqs (l. c.) über das Blut von *Astacus fluviatilis* und die vielen (hier nicht angeführten) Beobachtungen desselben Autors[4]) über die Säfte von Organen wirbelloser Süßwassertiere beweisen, keine poikilosmotischen Tiere, sondern sie haben Flüssigkeiten und Säfte, die durch einen stets höheren osmotischen Druck charakterisiert sind, als das Wasser, in welchem sie leben. Dagegen sind die Säfte aus Organen von wirbellosen Seetieren untereinander, mit den Körperflüssigkeiten und mit dem äußeren flüssigen Medium isosmotisch [Fredericq (l. c.), Bottazzi (l. c.)].

Die folgende Tabelle von Fredericq (l c.) zeigt die Veränderungen des Wertes Δ, welche die inneren Körperflüssigkeiten von wirbellosen Seewassertieren zeigen, wenn diese Tiere eine verschiedene Zeit hindurch in konzentriertes oder verdünntes Seewasser ein-gesetzt werden.

Tabelle 15.

Tierart		Dauer des Aufenthaltes im verdünnten oder kon-zentrierten Seewasser	Δ Körper-flüssigkeit	Δ Meerwasser
Sipunculus nudus	} Höhlen-	nach 24 Stunden	2,48°	2,49° konz.
Asterias glacialis	} flüssig-	,, 24 ,,	2,68°	2,65° ,,
Holothuria tubulosa	} keit	,, 24 ,,	2,64°	2,65° ,,
Aplysia depilans		,, 24 ,,	2,68°	2,65° ,,
Octopus vulgaris		,, 17 ,,	1,60°	1,60° verd.
Palinurus vulgaris		,, 5 ,,	2,80°	2,98° konz.
Maja squinado	} Blut	,, 6½ ,,	2,88°	2,98° ,,
,, *verrucosa*		,, 5½ ,,	2,90°	2,96° ,,
,, ,,		,, 6½ ,,	2,94°	2,98° ,,
,, ,,		,, 24 ,,	1,40°	1,38° verd.

[1]) L. Fredericq, Livre jubil. dédié à Ch. van Bambeke. Bruxelles **1891**.
[2]) M. P. Widmark, Zeitschr. f. allgem. Physiol. **10**, 431 [1910].
[3]) Fil. Bottazzi, Arch. ital. de Biol. **28**, 77 [1897].
[4]) L. Fredericq, Annales de la Soc. de Médec. de Gand **84**. Livre jubil. offert à R. Boddaert; Arch. intern. de Physiol. **2**, 127 [1905]; Bulletin de l'Acad. roy. de Belg. (Cl. des Sc.) **8**, 428—454 [1901].

Wie man sieht, tritt, wenn die Dauer des Eintauchens hinreichend ist und wenn die Schwankungen der Konzentration der Außenflüssigkeit nach oben und unten im Vergleich zu den normalen Verhältnissen nicht zu groß sind, das osmotische Gleichgewicht zwischen den inneren Flüssigkeiten und dem Meerwasser ein oder es hat die Tendenz dazu. Ist aber die Dauer des Eintauchens zu kurz, so wird das Gleichgewicht nicht erreicht, wie die folgenden Zahlen desselben Autors zeigen:

Tierart	Aufenthalts-dauer	Δ des Blutes	Δ des Wassers
Eledone Aldovrandi	2³/₄ Stunden	2,50°	2,82°
Octopus vulgaris	11 ,,	1,78°	1,58°
Maja verrucosa	4 ,,	1,40°	1,25°

Alle Tiere — fügt Fredericq hinzu — passen sich nicht mit derselben Geschwindigkeit wie *Maja verrucosa* an die Konzentrationsschwankungen des Meerwassers an; bei *Carcinus maenas* stellt sich das Gleichgewicht sehr langsam zwischen dem äußeren (Meerwasser) und dem inneren Milieu (Blut) her[1].

B. Blut, Sekrete und Exkrete der im Seewasser und Süßwasser lebenden Wirbeltiere.

1. Blut und Lymphe.

α) Marine Wirbeltiere.

a) Elasmobranchien.

	Δ	$K \cdot 10^4$
Torpedo marmorata (Blut, Blutserum) [Bottazzi]	2,26 —2,292°	260
,, *ocellata* ,, ,, ,, ...	2,351—2,288°	275—299
Trygon violacea ,, ,, ,, ...	2,394—2,44°	262—269
Squatina Angelus (Blutserum) [Bottazzi]	2,28°	253
Acanthias vulgaris (Blut) [Atkins]	2,100°	—
Trygon vulgaris, Raja undulata usw. [Rodier]	= dem des Seewassers	
Raja circularis (Blut) [Atkins]	2,095°	—
Mustelus vulgaris (Blut) [Bottazzi]	2,36°	—
,, *laevis* (Blutserum) [Bottazzi]	2,362°	209
Scyllium stellare (Blut, Blutserum) [Bottazzi]	2,310—2,440°	213—238
,, *canicula, Scyllium catulus, Galeus canis* usw. [Rodier]	= dem des Seewassers	
Centrophosus squamosus (Blut) [Atkins]	2,125°	—
Mustelus vulgaris (Blut) [Atkins]	2,160°	—
Torpedo ocellata (Gebärmutterflüssigkeit) [Bottazzi] . . .	2,37°	288—302
,, ,, (Lymphe der Bauchhöhle) [Bottazzi] . .	2,32°	281
,, *marmorata* (Gebärmutterflüssigkeit) [Bottazzi]	—	286
Zwei Elasmobranchien (Blut) [Garrey] . . . . . . Mittel	1,92°	

b) Meer-Ganoiden.

Acipenser sturio (Blutserum) [Rodier]	0,76°	—

c) Fluß-Ganoiden.

Arnia calva (Blut) [Dekhuyzen]	0,519°	—

d) Meer-Teleostier.

Charax puntazzo (Blutserum) [Bottazzi]	1,035—1,04°	—
Cerna (Serranus) gigas (Blutserum) [Bottazzi]	1,034—1,035°	—
Conger vulgaris (Blutserum) [Bottazzi]	1,120°	183
Dentex vulgaris (Blutserum) [Bottazzi]	1,022°	166
Seewasser . . . . Mittel	2,29°	547

---

[1] Siehe auch: Gogorza y Gonzales, Annales de la Soc. esp. d'Hist. nat. 20, 220 [1891].

			Δ	$K \cdot 10^4$
Lophius piscatorius, Orthagoriscus mola (Blutserum, perikard. und periton. Flüssigkeit) [Rodier]			0,62 —0,80°	—
Crenilabrus pavo (Blut) [Fredericq]			0,74 —0,76°	—
Box salpa (Blut) [Fredericq]			0,82 —0,88°	—
Gadus morrhua	(Blut) [Dekhuyzen]		0,644—0,811°	—
„ *aeglefinus*	„	„	0,767°	—
„ *virens*	„	„	0,760—0,838°	—
„ *merlangus*	„	„	0,860°	—
Molva vulgaris	„	„	0,716°	—
„ *byrkelange*	„	„	0,736°	—
Motella tricirrata	„	„	0,605°	—
Hypoglossus vulgaris	„	„	0,671°	—
Pleuronectes platessa	„	„	0,672—0,675°	—
„ *microcephalus*	„	„	0,681°	—
Labrus bergylta	„	„	0,694—0,708°	—
„ *nuxtus*	„	„	0,681—0,714°	—
Conger vulgaris	„	„	0,696—0,786°	—
Salmo trutta	„	„	0,785°	—
Labrax lupus	„	„	0,720°	—
Trigla hirundo	„	„	0,669°	—
Anarrhicas lupus	„	„	0,665—0,769°	—
	Durchschnittswert		**0,7245°**	—
	Seewasser		**0,159—1,8°**	—
Cottus scorpius (Blut, in Amsterdam) [Dekhuyzen] . . .			0,941°	—
„ „ „ Helder)		. . .	0,159—0,178°	—
Agonus cataphractus (Blut, in Helder) [Dekhuyzen] . .			1,094°	—
Zoarces viviparus	„	„ „	1,3°	—
Anarrhicas lupus	„	[Dekhuyzen] . „	0,681°	—
Gadus virens	„	„	0,760—0,761°	—
„ *morrhua*	„	„	0,644—0,811°	—
„ „	„	[Atkins]	0,827°	—
„ *virens*	„	„	0,858°	—
Molva molva	„	„	0,747°	—
Zwei Teleostier	„	[Garrey]	0,80 —0,96°	—
Pleuronectes platessa	„	[Dakin]	0,65 —0,848°	—
	Seewasser		**1,093—1,90°**	—
Gadus morrhua	(Blut) [Dakin]			
Lophius piscatorius	„ „	}	0,65°	—
Pleuronectes flessus	„ „		0,85°	—
	Seewasser		**1,90°**	—

Der osmotische Druck des Blutes und der Lymphe der Elasmobranchien ist also praktisch gleich dem des Seewassers, in welchem sie leben; dagegen ist die elektrische Leitfähigkeit viel geringer. Dies erklärt sich durch die schon von Fredericq und später von Quinton usw. konstatierte Tatsache, daß das Blut der Elasmobranchien weniger Elektrolyte als das Seewasser enthält. Der Unterschied in der elektrischen Leitfähigkeit zwischen Blutserum und Seewasser ist nämlich zu groß, als daß er ganz den im Serum enthalten Kolloiden und den Nichtelektrolyten (Harnstoff usw.) zugeschrieben werden könnte. Wenn trotz des geringeren Gehaltes an Elektrolyten der osmotische Druck des Blutes der Elasmobranchien praktisch dem des umgebenden Seewassers gleicht, so ist dies hauptsächlich durch den großen Gehalt an Harnstoff zu erklären. Die Elasmobranchien sind also poikilosmotische Tiere; ihre Flüssigkeiten, mit Einschluß des Harnes (siehe unten), sind alle untereinander isosmotisch.

Der osmotische Druck des Blutes der Teleostier dagegen ist fast immer verschieden von dem der Flüssigkeit, in welcher sie leben. Bei den marinen Teleostiern ist das Blut im allgemeinen hyposmotisch, bei den Süßwasser-Teleostiern ist es dagegen hyperosmotisch im Vergleich zu dem äußeren flüssigen Medium.

Was die elektrische Leitfähigkeit anbelangt, so ist diese, wie leicht ersichtlich, geringer im Blute als im Seewasser für die marinen Teleostier, größer im Blute als im Süßwasser für die Fluß-Teleostier.

Die Ganoiden verhalten sich wie die Teleostier.

Die Elasmobranchien wandern im allgemeinen nicht aus dem Meer in die Süßwässer, offenbar weil ihnen diejenigen Mechanismen fehlen, die sie von dem äußeren flüssigen Medium unabhängig machen.

Dagegen finden wir Fische, die aus dem Salzwasser nach dem Süßwasser und umgekehrt wandern, in den Teleostiern, bei denen, wie es scheint, die erwähnten Mechanismen sich schon entwickelt haben. Dennoch kann man nicht sagen, daß die Teleostier imstande sind, den osmotischen Druck ihres Blutes absolut unverändert zu erhalten, wie auch die Konzentration des äußeren flüssigen Mediums sein mag. Man beobachtet nämlich, daß der osmotische Druck des Blutes bei den Teleostiern, die in sehr salzhaltigen Meeren leben, größer ist, geringer bei den im Süßwasser lebenden; es scheint, daß bei den wandernden Teleostiern der osmotische Druck ihres Blutes niedriger wird, wenn sie in Süßwässern leben, und steigt, wenn sie ins Meer zurückkehren. Absolut homöosmotisch sind die Teleostier also nicht. Bei ihnen ist jedoch das Vermögen, von der Konzentration des umgebenden flüssigen Milieu verhältnismäßig unabhängig zu bleiben, in hohem Grade entwickelt (sie sind eben die Wassertiere, bei denen dieses Vermögen sich nach außen hin kundzugeben beginnt).

e) Seeschildkröten.

	$\varDelta$	$K \cdot 10^4$
Thalassochelys caretta (Blutserum) [Bottazzi]	0,61—0,62°	—
	0,705°	111 (bei 13,5°)
Chelonia caouana " (Blutserum) [Rodier] "	0,602°	—

f) Marine Vögel.

Larus glaucus (Blut) [Portier]	0,69°	—
Uria troile " "	0,66°	—
" " " "	0,64°	—
Eider " "	0,65°	—
Fulmarus glacialis " (verschiedene Exemplare) [Portier]	0,63—0,75°	—

g) Marine Säugetiere.

Delphinus phocaena (Blutserum) [Rodier]	0,74°	—
Tursiops tursio (Blutserum) [Jolyet[1])]	0,83°	—
" " (perikard. Flüssigkeit) [Jolyet]	0,80°	—
" " (cerebrospinale Flüssigkeit) [Jolyet]	0,81°	—
Balaenoptera Sibbaldii (Blut, Blutserum) [Portier]	0,705°	—
Phoca barbata (Blut, Blutserum) [Portier]	0,64—0,66°	—
" *foetida* " "	0,68—0,72°	—

Die Schildkröten, die Vögel und die Säugetiere, die sich an das Seeleben gewöhnt haben, sind viel unabhängiger von dem äußeren flüssigen Milieu als die Fische. Dennoch lehrt der Vergleich des osmotischen Druckes ihres Blutes mit dem des Blutes der auf dem Lande lebenden Arten, daß er stets etwas höher ist. Dies beweist, daß auch die ihrer Organisation nach am höchsten stehenden Tiere nicht absolut unabhängig von der äußeren Umgebung bleiben können, daß auch sie kein gegen das äußere Medium absolut verschlossenes inneres Milieu besitzen. Sie ernähren sich nämlich von allgemein sehr salzhaltigen Stoffen und verschlucken unvermeidlich eine gewisse Menge Seewasser mit ihren Nahrungsmitteln. Diese ins Magendarmrohr eingeführten Salze werden dann, wenigstens zum Teil, resorbiert, und so erhöhen sie etwas den osmotischen Druck des Blutes und der anderen inneren Flüssigkeiten.

β) Süßwasser-Wirbeltiere.

a) Teleostier.

	$\varDelta$	$K \cdot 10^4$
Barbus fluviatilis (Blut) [Fredericq]	0,475°	—
" " " "	0,500°	—
" " " "	0,500°	—
Leuciscus dobula " "	0,450°	—
Anguilla vulgaris " "	0,580°	—
	0,690°	—
Tinca vulgaris " [Hamburger]	0,550°	—
Perca fluviatilis " [Dekhuyzen]	0,507—0,509°	—
Cyprimus carpio " [Dekhuyzen]	0,527—0,540°	—
Wasser vom Aquarium	**0,039°**	—

---

[1]) F. Jolyet, Compt. rend. de la Soc. de Biol. **54**, 293 [1902].

			Δ	$K \cdot 10^4$
Tinca vulgaris	(Blut) [Dekhuyzen]	. . . .	0,466—0,514°	—
Esox lucius	„	„	0,519—0,530°	—
Leuciscus erythrophtalmus	„	„	0,495°	—
Abramis blicca	„	„	0,497°	—
Salmo fario	„	„	0,567°	—
Erythrinus unitaeniatus	„	„	0,577°	—
	Durchschnittswert	. . . .	**0,521°**	—
Salmo trutta und *Salmo alpinus* (Blut) [Schmidt-Nielsen[1])]			0,62°	—

Interessant, wenn auch sehr dürftig, sind die Untersuchungen über Wassertiere, welche periodisch aus dem Meerwasser in Süßwasser wandern und umgekehrt. Bisher mußte man sich in dieser Hinsicht mit Resultaten indirekter Untersuchungen begnügen, die vermuten ließen, aber nicht den Nachweis führten, daß der osmotische Druck des Blutes der wandernden Fische (Salmo [Lachs], Aal, Petromyzon usw.) niedriger während des Lebens im Süßwasser, höher während des Lebens im Meere sei. So z. B. beobachtete A. Mosso[2]), daß die Widerstandsfähigkeit der roten Blutkörperchen gegen die hämolytische Wirkung des Wassers und verdünnter Salzlösungen größer bei den Fischen ist, die im Süßwasser leben. Allgemein weiß man (siehe die oben angeführten Zahlenangaben), daß der osmotische Druck des Blutes der Süßwasserfische geringer ist als der des Blutes der Meerfische von verwandter Gattung. Ferner fand Balland[3]), daß das Fleisch von Aalen aus Meerwasser einen beträchtlich höheren Prozentgehalt an Asche aufwies als das von Aalen aus frischem Binnenwasser. Ähnliche Unterschiede im Chlorgehalt beobachtete Summer[4]) bei mehreren Arten. Im ganzen hat sich gezeigt, daß der Prozentgehalt an Salzen größer bei den im Salzwasser als bei den im Süßwasser lebenden Fischen ist. In analoger Weise ergibt sich aus dem Vergleich des Salzgehaltes des Blutes von Süßwasser- und Salzwasserfischen, den Quinton[5]) vorgenommen hat, daß der Salzgehalt (wenigstens das Verhältnis der Chloride) des Blutes das Mehrfache desjenigen des Körpers als Ganzes betrachtet beträgt und bei im Salzwasser lebenden Arten um mehr als 50% größer ist als bei den im Süßwasser lebenden. Zu ähnlichen Schlüssen gelangte Fredericq (l. c.) bei seinen Untersuchungen über Organsäfte.

Es fehlte jedoch, wie schon betont, an direkten Untersuchungen über den osmotischen Druck des Blutes, bis Greene die wenigen Angaben veröffentlichte, die er erhalten hatte. Greene[6]) fand einen bedeutenden Unterschied zwischen dem osmotischen Druck des Blutes von in Salzwasser gefangenen Lachsen und von Fischen, die weiter stromaufwärts an den Laichplätzen gefangen worden waren. Die mittleren Werte für Δ, die Greene angibt, sind: 0,762 bzw. 0,628°, was einer Abnahme von 17,6% bei den Süßwasserfischen gleichkommt. Dagegen fand Greene nur eine unbedeutende Herabsetzung des osmotischen Druckes (um 3,3%) im Blute von Lachsen, die in schwach salzhaltigem Wasser in der Nähe der Mündung des Flusses (Sacramento) gefangen worden waren.

Nach einer Beobachtung Dakins (l. c.) zeigte die Eierstockflüssigkeit eines im Süßwasser gefangenen Lachses einen Wert von $\Delta = 0,56°$.

Besondere Beachtung verdient eine Beobachtung, die Burian[7]) vor kurzem gemacht hat. Er fand für das Blutserum von *Petromyzon marinus* einen Wert von $\Delta = 0,586°$ und fügt hinzu: „Er kommt merkwürdigerweise den bei den Süßwasser- und Landvertebraten beobachteten Zahlen ganz nahe und entfernt sich mithin vom Gefrierpunkt des Seewassers (für das Mittelmeer durchschnittlich —2,30°) weiter als selbst die Werte der marinen Teleostier. Offenbar ist also bei Petromyzon die osmotische Konzentration des Blutes von der des äußeren Milieus in hohem Grade unabhängig. Diese Unabhängigkeit, die sich auch darin ausspricht, daß *Petromyzon marinus* ohne Schädigung aus See- in Süßwasser überzugehen vermag, muß bei einem zu den niedrigsten Vertebraten gehörenden Tiere entschieden als sehr auffällig bezeichnet werden: ist doch bei den Myxinoiden, die man mit den Petromyzonten zu der Ordnung der Cyklostomen vereinigt, das Blut noch durchaus seewasserisotonisch."

---

[1]) S. Schmidt-Nielsen, Norske Videnskabers Salskabs Skrifter **1909**, Nr. 2, S. 20; Biochem. Centralbl. **9**, 304 [1909].

[2]) A. Mosso, Biol. Centralbl. **10**, 570 [1890].

[3]) M. Balland, Compt. rend. de l'Acad. des Sc. **126**, 1728 [1898].

[4]) Fr. B. Summer, Biol. Bulletin **10**, 298 [1906]; Bulletin of the Bureau of fisheries at Woods Hole, Mass. **25**, 531 [1905]. (Issued May 22, 1906.)

[5]) R. Quinton, L'eau de mer milieu organique. Paris **1904**, S. 438—441.

[6]) C. W. Greene, Bull. U. S. Bureau of Fisheries **24**, 429 [1904].

[7]) R. Burian, Archiv f. d. ges. Physiol. **136**, 741 [1910].

2. Sekrete und Exkrete der Wasser-Wirbeltiere.

a) Verschiedene Sekrete.

	Δ	$K \cdot 10^4$
Lophius piscatorius und Orthagoriscus mola (Galle) [Rodier]	0,62—0,80°	—
Torpedo ocellata (Galle) [Bottazzi]	2,34°	272
Squatina angelus „ „	2,14°	194
Thalassochelys caretta (Galle) [Bottazzi]	0,605°	87
Salmo (aus Süßwasser; Eierstockflüssigkeit) [Dakin] . . .	0,56°	—
Centrophorus squamosus (Eierstockflüssigkeit) [Dakin] . .	2,070°	—
Acanthias vulgaris „ „	2,047°	—
Balaenoptera Sibbaldii (Glaskörper) [Portier]	0,70—0,71°	—
Phoca barbata (Galle) [Portier]	0,63—0,66°	—
„ foetida „ „	0,66—0,72°	—
Larus glaucus „ „	0,69°	—

b) Harn.

Was insbesondere den osmotischen Druck, die elektrische Leitfähigkeit und den Gesamtaschengehalt des Harnes im Vergleich zum Blut verschiedener Wasservertebraten anbetrifft, so sind die beiden folgenden Tabellen ungemein instruktiv, die Burian (l. c.) aus den Angaben verschiedener Autoren zusammengestellt hat; es sind noch einige Angaben von Portier (l. c.) und andere von Bottazzi und Dekhuyzen hinzugefügt.

Tabelle 16.

Untersuchungsobjekt		Gefrierpunkts-erniedrigung		Beobachter
		des Blutserums	des Harns	
Marine Teleostier	Lophius piscatorius	0,80°	0,78°	Rodier
	„ „	0,86°	0,80°	} Bottazzi
	„ „	0,80°	0,66°	
	Orthagoriscus mola	0,80°	0,69°	Rodier
	„ „	0,69°	0,63°	Bottazzi
	Anarrhichas lupus	0,681°	0,555°	} Dekhuyzen
	Gadus virens	0,760°	0,630°	
	„ morrhua	0,652°	0,644°	
Am-phibien	Rana esculenta	0,435°	0,170°	} Bottazzi
	Bufo vulgaris	0,445°	0,155°	
	Emys europaea	0,440°	0,096°	
Wirbel-tiere	Phoca barbata	0,64°	0,73°	} Portier
	„ foetida	0,72°	3,5°	
Cephalo-poden	Octopus macropus	2,318°	2,196°	} Bottazzi
	„ vulgaris	2,296°	2,240°	
Marine Teleostier	Cottus scorpius	1,159°	0,764°	} Dekhuyzen
	„ „	1,178°	0,774°	

Nur wenige von den Sekreten und Exkreten der Seetiere sind bis jetzt studiert worden. Die bis jetzt gesammelten Daten gestatten jedoch, die folgenden Schlüsse zu ziehen.

Die Sekrete der poikilosmotischen Tiere (Seeinvertebraten und Elasmobranchien) sind alle im Vergleich zum Blut isosmotisch: Galle, Gebärmutterflüssigkeit, Harn usw.

Was die Galle, den Humor vitreus usw. anlangt, so haben diese Flüssigkeiten sowohl bei den See- als auch bei den Landtieren einen osmotischen Druck, der sich wenig von dem des Blutes unterscheidet (er ist nur etwas höher, siehe später).

Von großem Interesse ist dagegen das Studium des osmotischen Druckes des Harnes. Es wurde schon gezeigt, daß er bei poikilosmotischen Tieren dem Blute gegenüber isosmotisch ist. Bei diesen Tieren hat die Niere wohl eine emunktorische Funktion, aber sie kann nicht als ein den osmotischen Druck des Blutes regulierendes Organ wirken. Diese regulierende Aufgabe übernehmen die Nieren bei den Wassertieren, deren innere Flüssigkeiten fortwährend eine andere Konzentration haben als die des umgebenden Milieus. So wirkt die

Niere auch bei den Landtieren, die sich ebenfalls gegen die mit ihrer Lebensweise und ihrer Ernährung verbundenen Einwirkungen schützen müssen, welche den osmotischen Druck ihres Blutes zu ändern bestrebt sind. Von den Landtieren soll später gesprochen werden. Was die Wassertiere anlangt, so ergibt sich aus den vorstehenden Tabellen ganz augenfällig, daß der osmotische Druck des Harnes stets geringer als der des Blutes ist, sowohl bei den marinen Teleostiern als bei den Amphibien und bei *Emys europaea*, die gewöhnlich in Süßwasser leben, und auch bei Thassalochelys, die an das Leben im Meere sich angepaßt hat. Ausnahme machen die marinen Säugetiere, deren Harn nach den Beobachtungen Portiers einen höheren Druck als das Blut hat, wie wir dies in analoger Weise von den Landsäugetieren wissen. Mir ist nicht bekannt, ob Untersuchungen über den Harn der Süßwasserfische angestellt worden sind; aber man muß a fortiori annehmen, daß der Harn dieser Tiere einen viel geringeren osmotischen Druck hat als ihr Blut. Bei allen diesen Tieren reguliert also das Nierenorgan den osmotischen Druck des Blutes, indem es Wasser aus dem Organismus ausscheidet und ein dem Blut gegenüber hypotonisches Sekret erzeugt. Da bei den Fischen, im Gegensatz zu den Wirbeltieren des Landes, eine Ausscheidung des Wassers durch das Atmungsorgan und durch die Haut unmöglich ist, so müssen die Nieren diese ganze exkretorische Funktion übernehmen. Ein tiefgehender Unterschied in der Konzentration des Urins ist zu konstatieren zwischen den Fischen und Schildkröten, die im Meere leben, und den Amphibien (vielleicht auch den Fischen) und

Tabelle 17.

Untersuchungsobjekt		Gefrierpunkts-erniedrigung		Spez. Leitfähigkeit $K \cdot 10^4$ (bei 25,5° C)		Gesamtasche (in Sulf. übergeführt)	
		des Blut-serums	des Harns	des Blut-serums	des Harns	des Blut-serums %	des Harns %
Conger vulgaris		1,025°	0,820°	277	226	—	—
Lophius piscatorius . . .	a)	1,040°	0,775°	274	222	—	—
	b)	0,978°	0,706°	268	219	—	—
	c)	0,770°	0,643°	227	217	—	—
Scorpaena scrofa	a)	0,705°	0,680°	187	219	—	—
	b)	0,711°	0,654°	199	218	—	—
Thalassochelys caretta		0,646°	0,607°	143	207	—	—
Bufo vulgaris und viridis . .		0,541°	0,420°	137	69	0,996	0,359
Testudo graeca		0,597°	0,190°	184	41	1,264	0,214
Octopus vulgaris		2,296°	2,240°	438	463	—	—
		2,29°	2,075°	438	452	—	—
Scyllium stellare		2,40°	2,23°	220	381	—	—
Rana esculenta		0,435°	0,170°	119	45	—	—
Bufo vulgaris		0,445°	0,155°	121	29	—	—
Emys europaea		0,44°	0,096°	69	9	—	—

Schildkröten, die in Süßwasser leben, insofern als der Harn der letzteren viel weniger konzentriert ist als der der ersteren; der Grund ist leicht ersichtlich, wenn man bedenkt, daß die Teleostier und die Seeschildkröten sich gegen hypertonische Angriffe schützen müssen, während die in Süßwasser lebenden Tiere sich gegen hypotonische Einflüsse verteidigen müssen. Was die marinen Teleostier anlangt, so scheint ein ungefähres Verhältnis zwischen dem osmotischen Druck ihres Blutes und dem ihres Harnes zu bestehen. Ein und dasselbe Tier, *Lophius piscatorius*, hat einmal (Tabelle 16) ein Δ des Blutes = 0,80 bis 0,86° und ein Δ des Harnes = 0,66—0,80°, ein anderes Mal (Tabelle 17) ein Δ des Blutes = 0,770—1,040° und ein Δ des Harnes = 0,643 bis 0,775°. Daraus ersieht man, daß die höheren Werte von Δ des Harnes den höheren Werten vom Δ des Blutes und die kleineren den kleineren des letzteren entsprechen. Es ist kein absolut konstantes Verhältnis, aber im allgemeinen kann man sagen, daß der osmotische Druck des Harnes der marinen Teleostier mit dem Wachsen und der Abnahme des osmotischen Druckes des Blutes zuund abnimmt, indem er stets niedriger als der letzte bleibt.

    Hinsichtlich der elektrischen Leitfähigkeit ergibt sich aus den Tabellen, daß sie bei den (poikilosmotischen) Seeinvertebraten im Harn etwas größer als im Blutserum ist, was offenbar davon abhängt, daß der Harn keine Kolloide und keine anderen, die Ionenwanderung hindernden Körper enthält. Die Konzentration der Elektrolyte ist also im Blut und Harn dieser Tiere annähernd die gleiche und beträchtlich niedriger als die des

Seewassers. Auch hier läßt sich der Unterschied nach unten — wenigstens teilweise — als Folge der Gegenwart von Nichtelektrolyten in größerer Menge im Harn, wie im Seewasser erklären. Das Verhalten der Werte der elektrischen Leitfähigkeit: Blut < Harn < Seewasser schließt also die Annahme nicht aus, daß bei den Seeinvertebraten stets ein Gleichgewicht zwischen den Elektrolyten der inneren Flüssigkeiten und denen des außerorganischen Milieus besteht. Aber schon das Blutserum und der Harn der Elasmobranchien zeigen eine so viel geringere elektrische Leitfähigkeit als die des Seewassers, daß man nicht glauben kann, daß der Unterschied ausschließlich durch Nichtelektrolyte bedingt ist. Diese Flüssigkeiten enthalten in der Tat, wie schon die analytischen Untersuchungen nachgewiesen haben, eine geringere Menge Elektrolyte als das Seewasser. Wenn also die inneren Flüssigkeiten der Elasmobranchien mit dem äußeren Medium in osmotischem Gleichgewichte sind, so sind sie es nicht hinsichtlich des Gehaltes an Elektrolyten. Wenn mithin die (relative) Unabhängigkeit von dem äußeren Milieu bei den Teleostiern, soweit es den osmotischen Gesamtdruck anbetrifft, sich kundzugeben beginnt, so zeigt sie sich schon bei den Elasmobranchien hinsichtlich der Konzentration (und auch zum Teil der Beschaffenheit) der Elektrolyte. Wie schon erwähnt, steigert der Harnstoff den osmotischen Druck des Blutes der Elasmobranchien, das sonst, d. h. infolge der in ihm enthaltenen Elektrolyte allein, im Vergleich zum Seewasser eine hypotonische Flüssigkeit sein würde. Einige von den Teleostiern (*Conger, Lophius*) zeigen eine geringere elektrische Leitfähigkeit des Harnes als die des Blutserums, andere (*Scorpaena*) eine größere. Die Unterschiede sind jedoch verhältnismäßig gering. Auch der Harn von *Thalassochelys* hat eine größere elektrische Leitfähigkeit als das Blutserum. Viel geringer als die des Blutes ist dagegen die elektrische Leitfähigkeit des Harnes der Amphibien (*Rana, Bufo*) und von *Emys europaea*. Vielleicht ist auch der Harn der Süßwasser-Teleostier sehr arm an Elektrolyten. Vergleicht man den osmotischen Druck und die elektrische Leitfähigkeit des Blutserums mit denen des Harnes bei den Amphibien und bei *Emys europaea* (vielleicht wird das gleiche bei den Süßwasserfischen der Fall sein), so gewinnt man den Eindruck, daß die Nieren (eigentlich die Glomeruli) fortwährend Wasser aus dem Blute nach außen pumpen, während es auf anderem Wege (namentlich durch die Haut, bei den Amphibien) in den Organismus eindringt.

Aus der Betrachtung dieser Tatsachen ergeben sich reizvolle physiologische Probleme für die experimentelle Forschung. Auf einige sei hier hingewiesen. Woher kommt es, daß sich bei den Elasmobranchien im Blute eine so große Konzentration des [nach Burian (l. c.) freien] Harnstoffes erhält, d. h. eines Krystalloids, dessem Durchgang durch die organisierten Membranen keine sehr großen Hindernisse entgegentreten, und das ganz oder fast ganz im Seewasser fehlt? Wenn die Elektrolyte des Seewassers in den Körper der Knorpel- und Knochenfische eindringen, durch welches Organ werden sie denn nach außen getrieben? Man kann nicht annehmen, daß sie durch die Nieren ausgetrieben werden, weil der Harn dieser Tiere eine geringere Konzentration an Elektrolyten hat, als sie dem Seewasser eigen ist, und bei einigen Teleostiern auch (wenn auch nur wenig) geringer als die des Blutserums ist. Um den niedrigen osmotischen Druck des Harnes der marinen Teleostier zu erklären, lassen sich zwei Hypothesen aufstellen: a) daß Meeressalze in den Körper eindringen, aber nicht durch die Nieren, sondern durch ein anderes Organ ausgeschieden werden; b) daß die Meeressalze nicht in den Körper eindringen, und daß der Harn durch das Wasser verdünnt wird, das sich durch Verbrennung im Organismus bildet und, da es auf keinem anderen Wege (analog den Lungen und Hautdrüsen anderer Tiere) austreten kann, durch die Nieren (die Glomeruli) austritt. Welche von diesen beiden Hypothesen entspricht den tatsächlichen Verhältnissen?

III. Osmotischer Druck und elektrische Leitfähigkeit der Körperflüssigkeiten der Landtiere.

Die Körperflüssigkeiten werden in zwei große Kategorien eingeteilt: Blut, Lymphe und Transsudate einerseits, eigentliche Sekrete und Exkrete andererseits.

I'. Blut, Lymphe und Transsudate.

Da schon über die Resultate der an Amphibien und Reptilien (Schildkröten) angestellten Untersuchungen berichtet ist, so müssen hier diejenigen noch angeführt werden, welche auf die Vögel und Landsäugetiere Bezug haben.

A. Vögel.

Tabelle 18.

Versuche	Δ des Blutes	Δ des Harns	$K \cdot 10^4$ des Blutserums bei 34,6-35,8°	$K \cdot 10^4$ des Harns bei 34,6-35,8°	Bemerkungen
I. Hamburger[1]) .	0,605°	—	—	—	Blutserum von 7 Hühnern.
I. D'Errico[2]) . . .	0,615°	0,790°	154	219	Mit Glaskugeln in offenem
II. „ . . .	0,610°	0,820°	155	242	Gefäß defibr. Blut, zentri-
III. „ . . .	0,620°	—	157	—	fug. Serum. Der Harn wurde
IV. „ . . .	0,620°	—	135	—	absetzen gelassen; die Be-
V. „ . . .	0,615°	—	135	—	stimmungen wurden an
VI. „ . . .	0,620°	0,715°	140	260	der klaren Flüssigkeit ge-
I. Gryns[3])	0,62°	—	—	—	macht.

Weitere Untersuchungen sind in jüngster Zeit von Atkins[4]) angestellt worden; die Mittel der Resultate sind in der folgenden Tabelle zusammengestellt.

Tabelle 19.

Vögel	Δ		Osmotischer Druck		Bemerkungen
	Blut	Eier	Blut	Eier	
Gallus bankiva . . .	0,607°	0,454°	7,31 Atm.	5,47 Atm.	Mittel aus 15 Best.
Meleagris gallopavo L. .	0,621°	—	7,48 „	—	„ „ 7 „
Anas	0,574°	0,452°	6,92 „	5,45 „	„ „ 8 „
Anser	0,552°	0,420°	6,65 „	5,06 „	„ „ 4 „
Rhea americana . . .	0,662°	—	7,97 „	—	1 Bestimmung.

Aus allen hier angeführten Untersuchungen ergibt sich klar, daß das Blut der Landvögel (mit alleiniger Ausnahme von *Anas* und *Anser*), namentlich der Hühner, einen viel höheren osmotischen Druck hat als das der Amphibien und Schildkröten, und auch einen etwas höheren als der der Landsäugetiere. [Es wurde schon gezeigt, daß der osmotische Druck des Blutes der Seevögel noch höher ist als der des Blutes der Landvögel, Portier (l. c.).]

Der osmotische Druck des Harnes ist, im Gegensatz zu dem der Säugetiere (siehe unten) nur wenig höher als der des Blutes. Zum Teil rührt dieses daher, daß ein großer Teil der Harnbestandteile bei den Vögeln sich im festen Zustande (Urate) befindet, während im Harn der Säugetiere der Harnstoff sehr zur Erhöhung seines osmotischen Druckes beiträgt.

Die elektrische Leitfähigkeit des Vogelharnes ist größer als die des Blutserums und der Unterschied ist derart, daß er nicht ganz den Kolloiden des Serums zugeschrieben werden kann; offenbar scheiden die Nieren der Vögel wie die der Säugetiere die im Blute im Überschuß vorhandenen Elektrolyte aus.

Interessant ist die Tatsache, daß der osmotische Druck der Vogeleier bedeutend geringer als der des Blutes ist; der Inhalt der Eier ist im Vergleich zum Blute desselben Tieres eine hypotonische Flüssigkeit; deshalb beginnt der Hühnerembryo sich in einem hypotonischen Medium zu entwickeln. Aber während der Bebrütung wächst der osmotische Druck der Eier bei *Gallus bankiva* von 5,5 auf ca. 7,3 Atm.; dieser Wert ist angenähert gleich dem des osmotischen Druckes des Blutes bei dem ausgewachsenen Tier [Atkins (l. c.)]. Aus der Originaltabelle des Autors ergibt sich, daß nach 4 Tagen und 17 Stunden der Bebrütung der Wert von Δ des Eies = 0,480°, und nach 18 Tagen und 17 Stunden der Bebrütung = 0,611° war.

---

[1]) H. J. Hamburger, Osmotischer Druck usw. **1**, 458—459.
[2]) G. D'Errico, Beiträge z. chem. Physiol. u. Pathol. **9**, 453 [1907]. — D'Errico hat von Hühnern und von zwei Kibitzen (*Vanellus vulgaris*) Blut aus dem peripheren Stumpf der Jugularis, Harn aus einer temporären Fistel der Kloake und Darmsaft aus einer temporären Darmfistel (nach intravenösen Injektionen hypertonischer Salzlösungen) gesammelt (Darmsaft: $\Delta = 0,890—0,990°$; $K_{34,6} \cdot 10^4 = 210—227$).)
[3]) G. Gryns, Archiv f. d. ges. Physiol. **63**, 86 [1896].
[4]) W. R. G. Atkins, The Scientif. Proceed. of the Roy. Dublin Soc. (N. S.) **12**, No. 13, 123, May 1909; Biochem. Journ. **4**, 840 [1909].

Hinsichtlich der Froscheier und ihrer Entwicklung haben Backmann und Rumström[1]) eine auffallende Erscheinung beobachtet, die sich klar aus folgenden Angaben ersehen läßt:

Flüssigkeiten	Δ
Blutserum des Frosches	0,465°
Nicht befruchtete Froscheier (aus dem Eierstock) .	0,48°
Befruchtete Froscheier	0,045°
Das die Eier umhüllende Gallert	0,015°
Embryonen, 5 Tage alt	0,23°
Embryonen, 25—30 Tage alt	0,405°

Erstens hätten also die nicht befruchteten Froscheier aus dem Ovarium, im Gegensatz zu denen der Vögel, einen gleichen oder etwas höheren osmotischen Druck als das Blut. Aber in denselben befruchteten Eiern zeigt sich der osmotische Druck sehr niedrig: veranlaßt also der Befruchtungsakt eine enorme Verdünnung des Inhaltes der Eier? Gewiß ist, daß beim Beginn der embryonalen Entwicklung die Eier das Bestreben zeigen, sich mit dem äußeren Medium in osmotisches Gleichgewicht zu setzen; aber mit dem Fortschreiten der Entwicklung steigt der osmotische Druck wieder, bis er sich dem des Blutes des erwachsenen Tieres nähert, ohne ihn bei den 25—30 tägigen Embryonen zu erreichen. „Nous avons donc là — schließen die Autoren — une poikilosmose se présentant pendant l'état embryonnaire d'un animal ordinairement homoioosmotique." (Die experimentellen Untersuchungen sollten jedoch wiederholt werden.)

D'Errico hat dann die Veränderungen des osmotischen Druckes und der elektrischen Leitfähigkeit des Hühnerblutes und -harnes nach intravenösen Injektionen von hypo- und hypertonischen NaCl-Lösungen studiert. Die Resultate sind in der folgenden Tabelle enthalten:

Tabelle 20.

Versuche	Δ des Blutes	Δ des Harns	Δ des Blutes	Δ des Harns	Experimentelle Bedingungen
I. 1.	0,615°	0,790°	154	219	Blut und Harn normal.
2.	0,585°	0,290°	107	107	Nach Injekt. v. 50 ccm 0,4 proz. NaCl-Lösung
3.	0,575°	0,260°	106	105	Nach Injekt. v. 100 ccm 0,4 proz. NaCl-Lösung
II. 1.	0,610°	0,820°	155	242	Blut und Harn normal
2.	0,550°	0,820°	102	118	Nach Injekt. v. 75 ccm 0,2 proz. NaCl-Lösung
III. 1.	0,620°	—	157	106	Normales Blut
2.	—	0,290°	—	98	Harn nach Injekt. v. 50 ccm 0,2 proz. NaCl-Lös.
3.	—	0,240°	—	—	
IV. 1.	0,620°	—	135	—	Normales Blut.
2.	0,680°	—	174	—	Blut nach Injekt. v. 40 ccm 5 proz. NaCl-Lös.
3.	—	0,640°	—	142	Harn nach Injekt. v. 70 ccm 5 proz. NaCl-Lös.
V. 1.	0,615°	—	135	—	Normales Blut
2.	0,725°	—	166	—	Blut nach Injekt. v. 16 ccm 10 proz. NaCl-Lös.
3.	1,065°	—	237	142	Blut u. Harn n. Inj. v. 75 ccm 10 proz. NaCl-Lös.
VI. 1.	0,620°	0,715°	140	260	Blut und Harn normal
2.	1,090°	0,950°	248	220	Nach Injekt. v. 75 ccm 10 proz. NaCl-Lösung.

Die intravenösen Injektionen von hypotonischen (0,2—0,4 proz.) NaCl-Lösungen wurden im allgemeinen von den Hühnern gut vertragen und riefen eine beträchtliche Verminderung des osmotischen Druckes des Blutes hervor; gleichzeitig trat eine Verminderung der elektrischen Leitfähigkeit des Serums ein. Die Injektionen von hypertonischen (5 bis 10 proz.) NaCl-Lösungen werden im allgemeinen sowohl von Säugetieren, z. B. von Hunden (Bottazzi und Onorato, siehe später) als von Hühnern schlecht vertragen (heftige Konvulsionen, Tod). Die Schnelligkeit der Harnsekretion nimmt zu, sowohl nach Injektion von hypotonischen als auch von hypertonischen Lösungen. Im ersteren Falle sinkt der osmotische Druck des Harnes plötzlich und wird beträchtlich geringer als der des Blutes, während das elektrische Leitvermögen ebenfalls, aber parallel dem des Blutes abnimmt. Im zweiten Falle erhält man in einem ersten Zeitabschnitt Verminderung des osmotischen Druckes und der elektrischen Leitfähigkeit des Harnes (wie bei Hunden) und dann eine Zunahme von beiden.

---

[1]) E. L. Backmann et J. Rumström, Compt. rend. de la Soc. de Biol. **67**, 414 [1909].

B. Säugetiere.

Hier müssen das Blut und die anderen Körperflüssigkeiten getrennt behandelt werden, da die vorliegenden Angaben sehr zahlreich sind.

1. Blut, Lymphe usw.

a) Normales Blut.

Zuvor sind bereits verschiedene Daten betreffend den osmotischen Druck und die elektrische Leitfähigkeit des Blutes verschiedener Säugetiere und des Menschen (siehe S. 1467 bis 1468) angeführt, und in den nachstehenden Abschnitten folgen weitere.

Wiedergegeben sei eine Tabelle von Durchschnittswerten, die Hamburger (l. c.) zusammengestellt hat.

Tabelle 21.

Blutserum von	$\varDelta$	Durchschnitt von
Mensch	0,526°	47 Beobachtungen
Ochs	0,585°	22 „
Pferd	0,564°	34 „
Kaninchen	0,592°	65 „
Schaf	0,619°	24 „
Schwein	0,615°	6 „
Hund	0,571°	55 „
Katze	0,638°	5 „

Der von Tammann vermittels der Präzisions-Kryoskopie gefundene Wert für das Blutserum des Pferdes war $\varDelta = 0,560°$.

Sehr genaue Untersuchungen sind vor kurzem von Simon (siehe Abschnitt IX) und von W. Frei[1]) angestellt worden, um mit der größtmöglichen Genauigkeit die physikalisch-chemischen Konstanten des Pferdeblutes und des Blutes anderer Säugetiere festzustellen. Vollständig sind nachstehende Tabellen mit Angabe über Volumprozent der roten Blutkörperchen, das spez. Gewicht des Blutes und des Serums und über die elektrische Leitfähigkeit.

Tabelle 22.

Volumprozent V[2]) der roten Blutkörperchen (nach W. Frei).

	Normale Esel	Normale Schafe	Pferde			
			Normal	Pferdesterbe	Immun und hyperimmun	Piroplasmosis
Anzahl der Untersuchungen . . .	18	8	100	100	40	30
„ „ untersuchten Tiere . .	8	8	100	72	37	15
Mittel	32,8	40,4	33,4	34	32,1	27,6
„ für normale Tiere . .	—	—	33,4	33,4	33,4	33,4
Abweichung vom normalen Mittel .	—	—	0	+1,8%	—3,9%	—17,5%
Maximum	41	43	43	58	42	34
Minimum	20,5	36	22	23	23	20
Abweichung über Mittel	25%	6,5%	29%	70,5%	31%	32%
„ unter „	37,5%	11%	34%	32,5%	28%	27,5%
„ total	62,5%	17,5%	63%	103%	59%	50,5%
„ über normalem Mittel	—	—	29%	74%	26%	1,8%
„ unter „ „	—	—	34%	31%	31%	40%
Anzahl Werte über Mittel	56%	37%	48%	46%	48%	57%
„ „ unter „	44%	63%	52%	54%	52%	43%
„ „ über normal. Mittel	—	—	48%	49%	45%	7%
„ „ unter „ „	—	—	52%	51%	55%	93%

[1]) W. Frei, Zeitschr. f. Infektionskrankh., parasit. Krankh. u. Hyg. d. Haustiere 6, 363, 446 [1909].

[2]) In Prozenten des Gesamtvolumens. Hämatokritverfahren. Genauigkeit: bis zu 1% des Resultates (= $^1/_3$% abs.).

Tabelle 23.

Spezifisches Gewicht s[1]) bei 37° C (nach W. Frei).

	Normal		Pferdesterbe		Immun und Hyperimmun	
	Blut	Serum	Blut	Serum	Blut	Serum
Anzahl der Untersuchungen . .	48	50	90	100	18	20
„ der untersuchten Tiere .	48	50	57	62	18	20
Mittel	1,0521	1,0261	1,0494	1,0233	1,0500	1,0262
Mittel für normale Tiere	1,0521	1,0261	1,0521	1,0261	1,0521	1,0261
Abweichung vom normalen Mittel	0	0	—0,26%	—0,27%	—0,20%	+0,01%
Maximum	1,0605	1,0306	1,0655	1,0300	1,0574	1,0296
Minimum	1,0447	1,0226	1,0412	1,0189	1,0444	1,0231
Abweichung über Mittel	0,80%	0,44%	1,53%	0,65%	0,70%	0,33%
„ unter Mittel . . .	0,70%	0,34%	0,78%	0,43%	0,53%	0,30%
„ total	1,50%	0,78%	2,31%	1,08%	1,23%	0,63%
„ über normal. Mittel.	0,80%	0,44%	1,27%	0,38%	0,50%	0,34%
„ unter normal. Mittel.	0,70%	0,34%	1,04%	0,70%	0,73%	0,29%
Anzahl Werte über Mittel . . .	46%	48%	42%	56%	50%	55%
„ „ unter Mittel . . .	54%	52%	58%	44%	50%	45%
„ „ über norm. Mittel .	46%	48%	23%	10%	28%	55%
„ „ unter norm. Mittel.	54%	52%	77%	90%	72%	45%

Tabelle 24.

Leitvermögen $K \cdot 10^4$ [2]) Serum bei 37° C (nach W. Frei).

	Normal	Pferdesterbe	Immun und Hyperimmun
Anzahl der Untersuchungen	50	100	20
„ „ untersuchten Tiere	50	62	20
Mittel	146,8	142,3	146,1
„ für normale Tiere	146,8	146,8	146,8
Abweichung vom normalen Mittel	0	—3,1%	—0,5%
Maximum	160,4	150,3	153,2
Minimum	140,5	130,9	141,9
Abweichung über Mittel	9,2%	5,6%	4,8%
„ unter Mittel	4,3%	80%	2,9%
„ total	13,5%	136%	7,7%
„ über normalem Mittel	9,2%	2,4%	4,4%
„ unter normalem Mittel	4,3%	10,8%	3,3%
Anzahl Werte über Mittel	40%	47%	45%
„ „ unter Mittel	60%	53%	55%
„ „ über normalem Mittel	40%	13%	35%
„ „ unter normalem Werte	60%	87%	65%

Da Frei aber auch am Blut und Serum derselben Tiere Bestimmungen der Viskosität[3]), der Oberflächenspannung[4]) und des Brechungsindex[5]) ausgeführt hat, so dürften auch die folgenden drei Tabellen erwünscht sein; aus ihnen ersieht man, wie sich die erwähnten physikalisch-chemischen Konstanten bei derselben Tierart (Pferd) gestalten.

---

[1]) Gemessen bei 37° C mit Hilfe des Pyknometers. Genauigkeit: $1/10$ °/₀₀.

[2]) Gemessen mit dem Apparat nach Kohlrausch. Genauigkeit: bis $1/10$ °/₀₀.

[3]) η von Blut und Serum wurde bestimmt mit dem Hessschen Viscosimeter. (Siehe Abschnitt IX: Viscosität.)

[4]) Zur Bestimmung der Oberflächenspannung (σ_{37^0}) diente ein Apparat eigener Konstruktion. Als Standardflüssigkeit diente H_2O, dessen σ_{37^0} 7,132 beträgt, und dessen Manometerhöhe bestimmt wurde. Genauigkeit: bis auf 1%.

[5]) Der Brechungsindex ($n_{D_{37^0}}$, für die Natriumlinie) wurde bestimmt mit Hilfe eines Pulfrichschen Refraktometers mit heizbarem Prisma. Genauigkeit: $1/10$ °/₀₀.

94*

Tabelle 25.

Normales Pferd Nr. 3682.

Durchschnittswerte und Schwankungen (nach W. Frei).

	Blut					Serum			
	Temperatur		V	η_{25}	s_{37}	s_{37}	$\dfrac{K_{370}}{10^4}$	η_{25}	$n_{D_{37}}$
	morgens	abends							
Anzahl der Untersuchungen .	20	20	20	10	20	20	20	10	8
„ „ Untersuchungstage	20	20	20	10	20	20	20	10	8
Mittel	37,4	38,6	32,8	3,60	1,0499	1,0250	146,0	1,76	1,34557
Maximum	37,9	39,0	39	4,43	1,0535	1,0266	151,2	2,01	1,34605
Minimum	36,9	38,1	29,5	3,15	1,0473	1,0236	141,2	1,58	1,34499
Abweichung über Mittel . . .	1,3%	1,3%	19%	23%	0,34%	0,16%	3,6%	14%	0,04%
„ unter Mittel . .	1,3%	1,0%	10%	12%	0,25%	0,14%	3,3%	10%	0 04%
„ total	2,6%	2,3%	29%	35%	0,59%	0,30%	6,9%	24%	0,08%
Anzahl Werte über Mittel . .	50%	40%	50%	40%	50%	50%	40%	60%	50%
„ „ unter Mittel . .	50%	60%	50%	60%	50%	50%	60%	40%	50%

Tabelle 26.

Normales Pferd Nr. 3685.

Durchschnittswerte und Schwankungen (nach W. Frei).

	Blut					Serum			
	Temperatur		V	η_{25}	s_{37}	s_{37}	$\dfrac{K_{370}}{10^4}$	η_{25}	$n_{D_{37}}$
	morgens	abends							
Anzahl der Untersuchungen .	36	35	36	15	36	36	36	15	7
„ „ Untersuchungstage	36	35	36	15	36	36	36	15	7
Mittel	37,1	37,8	36,9	3,50	1,0529	1,0236	149,9	1,60	1,34509
Maximum	37,6	38,3	41,5	4,48	1,0578	1,0248	153,2	1,68	1,34553
Minimum	36,1	36,9	33	2,88	1,0488	1,0226	145,7	1,54	1,34471
Abweichung über Mittel . . .	1,3%	1,3%	12,5%	28%	0,46%	0,12%	2,2%	5%	0,03%
„ unter Mittel . .	2,7%	2,4%	10,5%	18%	0,39%	0,10%	2,8%	4%	0,03%
„ total	4,0%	3,7%	23%	46%	0,85%	0,22%	5,0%	9%	0,06%
Anzahl Werte über Mittel . .	50%	67%	47%	47%	56%	53%	50%	53%	57%
„ „ unter Mittel . .	50%	33%	53%	53%	44%	47%	50%	47%	43%

Tabelle 27.

Normale Pferde.

Durchschnittswerte und Schwankungen (nach W. Frei).

	Blut			Serum			
	V	η_{25}	s_{37}	s_{37}	$K_{370} \cdot 10^4$	η_{25}	σ_{37}
Anzahl der Untersuchungen .	100	90	48	50	50	81	42
„ „ untersuchten Tiere	100	72	48	50	50	71	36
Mittel	33,4	3,80	1,0521	1,0261	146,8	1,83	5,95
Maximum	43	5,27	1,0605	1,0306	160,4	2,13	6,45
Minimum	22	2,95	1,0447	1,0226	140,5	1,55	5,37
Abweichung über Mittel . . .	29%	38,7%	0,80%	0,44%	9,2%	16,7%	8,4%
„ unter Mittel . .	34%	22,4%	0,70%	0,34%	4,3%	15,1%	9,8%
„ total	63%	61,1%	1,50%	0,78%	13,5%	31,8%	18,2%
Anzahl Werte über Mittel . .	48%	41,1%	46%	48%	40%	37%	57%
„ „ unter Mittel . .	52%	58,9%	54%	52%	60%	63%	43%

Die physikalisch-chemischen Eigentümlichkeiten von Blut und Serum, geordnet nach Maßgabe ihrer Schwankungsbreiten, ergeben die Reihe:

$$V > \eta \text{ Bl.} > \eta \text{ Sr.} > \sigma > K > s \text{ Bl.} > s \text{ Sr.},$$

d. h. — V und η Blut ausgenommen — ganz dieselbe Reihenfolge wie für die beiden ersten Pferde 3682 und 3685.

Das spez. Gewicht des Blutes ist auch hier hauptsächlich abhängig vom Gehalt an corpusculären Elementen, d. h. ein hohes V läßt ein großes spez. Gewicht erwarten.

Von beiden beeinflußt, besser gesagt, mit beiden in Kausalnexus stehend, ist die Blutviscosität; aber sie geht bei einer Reihe von Pferden parallel und erst von einer Viscosität von 4,0 (und einem s Blut von 1,050) an aufwärts kann man sagen: Je größer die innere Reibung des Blutes, desto höher sein spez. Gewicht und sein Gehalt an Erythrocyten.

In einer großen Zahl früherer Experimente hat der Autor indessen eine viel weitergehende Abhängigkeit der inneren Reibung des Blutes von V gefunden[1]).

Da die Viscosität des Serums hauptsächlich durch Kolloide bedingt ist, und die letzteren die elektrische Leitfähigkeit herabsetzen, ist eine Beziehung zwischen beiden zu erwarten. Tatsächlich steht in den meisten untersuchten Fällen neben einer hohen Viscosität eine geringe Leitfähigkeit und umgekehrt, ohne daß hingegen das Produkt $K \cdot \eta$ Konstanz innerhalb der Fehlergrenzen zeigte[2]).

Ähnliches ergibt sich für die Relation zwischen spez. Gewicht und innerer Reibung des Serums. Obgleich in der Mehrzahl die Werte der beiden gleichzeitig hoch und niedrig sind, ist es doch nur in wenig mehr als 50% der Fälle möglich, das eine aus dem andern mit befriedigender Genauigkeit zu berechnen.

b) Mütterliches und fötales Blut. Amnion- und Allantoisflüssigkeit.

Für das mütterliche und fötale Blut haben Krönig und Fueth[3]) beobachtet, daß das menschliche fötale Blut isotonisch mit dem mütterlichen ist, während dasjenige des Schaffoetus nach Jacqué[4]) einen höheren osmotischen Druck wie das mütterliche Blut aufweist. Gewiß ist, daß im fötalen Blut alle Veränderungen des mütterlichen Blutes parallel erfolgen. Das zeigt, daß die plazentare Membran sich nicht dem Wiederherstellen des osmotischen Gleichgewichtes bei Störungen widersetzt.

Die elektrische Leitfähigkeit des Blutserums des neugeborenen Tieres ist höher als diejenige des mütterlichen Blutes, was sich in manchen Fällen durch den geringeren Eiweißgehalt, in anderen durch einen größeren Gehalt an Elektrolyten erklären läßt.

G. Farkas und E. Scipiades[5]) haben wie aus den in folgender Tabelle zusammengefaßten Zahlen (Durchschnittswerte) hervorgeht, gefunden, daß während der Schwangerschaft der Gefrierpunkt des Serums sich hebt, d. h. daß die molekulare Konzentration sich verringert, und daß nach der Geburt im Kindbett das Blutserum wieder die normale Mittelkonzentration erreicht, oder sie allenfalls ein wenig übertrifft. Die nach den Angaben von Bugarszky und Tangl korrigierte elektrische Leitfähigkeit des Serums erleidet während der Schwangerschaft, während der Geburt und im Kindbett keine irgendwie bemerkenswerten Veränderungen, daher bleibt die Konzentration der Elektrolyte konstant. Die molekulare Konzentration der nichtleitenden Körper (außer dem Eiweiß), nämlich die Gesamtheit der nichteiweißhaltigen organischen Substanzen, ist also geringer gegen das Ende der Schwangerschaft und während der Geburt. Der Eiweiß- und Chlorgehalt erleidet keine wesentlichen Änderungen. Die Konzentration der Hydroxylionen entspricht auch im menschlichen Blute annähernd der neutralen Reaktion[6]). Die Autoren machten auch Angaben über die Amnionflüssigkeit, die später behandelt werden wird.

---

[1]) W. Frei, Transvaal med. Journ. April **1908**.

[2]) Vgl. L. Pissarjewsky u. E. Karp, Zeitschr. f. physikal. Chemie **63**, 257 [1908].

[3]) Krönig u. Fueth, Monatsschr. f. Geburtsh. u. Gynäkol. **13**, Heft 2, 177 [1901].

[4]) L. Jacqué, Mém. cour. et autres publ. par l'Acad. Roy. de Belg. **63** (Janvier 1903]; Arch. intern. de Physiol. **3**, 463 [1905—1906].

[5]) G. Farkas u. E. Scipiades, Archiv f. d. ges. Physiol. **98**, 577 [1903]. — S. auch: A. Falco, Ricerche fisico-chimiche sul sangue della vena ombelicale dei feti umani. Ann. di Ostetr. e Ginec. **30**, 735 [1908].

[6]) G. Farkas, Archiv f. d. ges. Physiol. **98**, 551 [1903]. Siehe auch Abschn. VII.

Tabelle 28.

(Nach Farkas und Scipiades).

Serum von	Δ	Elektrische Leitfähigkeit K	Korrigierte elektrische Leitfähigkeit K_c	Elektromotorische Kraft i.Volt	Stickstoff %	Stickstoff · 6,25 = Eiweiß %	NaCl %	Titrierbare Alkalien (in g-Äq.) pr.Lit.	Osmot. Konzen. (C_0) in Mol. %₀	Konzentration der Elektrolyte C_e	Konzentr. der Nichtelektrolyte C_{ne}	Konzentration d. Chlornatriums $C_{Chlor.}$	Konzentration der Achloride $C_{Achlor.}$	Konzentration der OH⁻ (in g-Äq.) pro Liter
Schwangeren .	0,541°	97,8·10⁻⁴	121·10⁻⁴	0,316	1,20	7,50	0,590	0,046	0,292	0,264	0,028	0,186	0,078	2,0·10⁻⁷
Kreißenden .	0,540°	95,7·10⁻⁴	120·10⁻⁴	0,313	1,22	7,60	0,588	0,046	0,292	0,261	0,031	0,185	0,076	1,6·10⁻⁷
Wöchnerinnen .	0,563°	98,3·10⁻⁴	120·10⁻⁴	0,317	1,18	7,35	0,580	0,049	0,304	0,261	0,043	0,182	0,079	1,9·10⁻⁷
Amnionflüssigkeit	0,475°	107·10⁻⁴	—	0,296	0,094	0,587	0,507	0,019	—	—	—	—	—	0,9·10⁻⁷

Diesen Daten über das mütterliche und fötale Blut mögen sich die Resultate der neuesten Untersuchungen über die Amnion- und Allantoisflüssigkeit angliedern.

Die folgenden Überlegungen, die vollständig nach der vor kurzem erschienenen Arbeit von Bruno Wolff[1] wiedergegeben sind, stützen sich im wesentlichen auf die Angaben verschiedener Autoren; sie sind in der folgenden Tabelle zusammengestellt.

Die Reaktion des menschlichen Fruchtwassers wird gewöhnlich als alkalisch angegeben, soll aber, nach Prochownik[2] (mit seltenen Ausnahmen) in ganz frischem Zustande neutral sein.

Das Amnioswasser der Wiederkäuer ist alkalisch, das des Pferdes neutral [Bonnet[3]]. Die Allantoisflüssigkeit soll beim Fleischfresser schwach sauer, bei den Huftieren dagegen neutral oder alkalisch reagieren [Bonnet (l. c.)]; jedoch fand Grünbaum[4]) die Allantoisflüssigkeit auch beim Rinde in den späteren Stadien sauer, und nur im Anfang der Schwangerschaft alkalisch oder neutral.

Das spez. Gewicht des menschlichen Fruchtwassers ist 1,0070—1,0081 [Zangemeister und Meißl[5])]; beim Rinde fand Döderlein[6]) für den Liquor amnii 1,008—1,009, für die Allantoisflüssigkeit 1,010—1,017.

Ein besonderes Interesse ist in neuerer Zeit dem Studium der molekularen Konzentration des Fruchtwassers gewidmet worden. Zahlreiche Untersuchungen liegen in dieser Hinsicht vor.

Durch Gefrierpunktsbestimmungen vieler Autoren ist festgestellt, daß das Amnioswasser des Menschen im Vergleich zum mütterlichen — und dem mit letzterem isotonischen fötalen — Blutserum stark hypotonisch ist. Diese Hypotonie besteht, einer Beobachtung Grünbaums[4]) zufolge, schon im ersten Drittel der Schwangerschaft.

Auch bei vielen bisher daraufhin untersuchten Tieren wurde das Amnioswasser im Vergleich zum mütterlichen Blutserum hypotonisch gefunden [vgl. die Angaben von Albano[7]) und Bottazzi[8])]. Doch liegen die Verhältnisse nicht überall gleich. So hat nach Grünbaum (l. c.) das Amnioswasser des Rindes[9]) bis gegen Ende der Trächtigkeit annähernd den gleichen Gefrierpunkt wie das Blut, um erst dann (in den letzten Perioden der Schwangerschaft) eine geringere molekulare Konzentration zu zeigen,

[1] Br. Wolff, Fruchtwasser. In C. Oppenheimers Handbuch der Biochemie 3, 709ff. [Jena 1909].

[2] L. Prochownik, Archiv f. Gynäkol. 11, Heft 2 [1877].

[3] Bonnet, Grundriß der Entwicklungsgeschichte der Haussäugetiere. Berlin 1881.

[4] D. Grünbaum, Deutsche med. Wochenschr. 31, Nr. 42, 1643 [1905].

[5] W. Zangemeister u. Th. Meißl, Münch. med. Wochenschr. 1903, Nr. 16.

[6] A. Döderlein, Archiv f. Gynäkol. 37, 141 [1890].

[7] L. Albano, Arch. di Ostetr. e Ginocol. 10, 550 [1903].

[8] F. Bottazzi, Osmotischer Druck und elektrische Leitfähigkeit der Flüssigkeiten usw. In Asher u. Spiros Ergebnisse d. Physiol. 7, 161 [Wiesbaden 1908].

[9] Zu anderen Resultaten als Grünbaum war Ubbels (Inaug.-Diss. Gießen 1901) beim Rinde gelangt. Am Ende der Schwangerschaft fand er den Gefrierpunkt des Amnioswassers 2mal höher und 2mal niedriger als den des Blutserums von Mutter und Frucht.

und beim Kaninchen ermittelte Bruno Wolff[1]) im Durchschnitt von 11 Untersuchungen sogar eine — allerdings nur geringe — Hypertonie des Amnioswassers gegenüber dem mütterlichen Blutserum.

Politi[2]) fand dagegen bei 3 Untersuchungen auch beim Kaninchen das Amnioswasser hypotonisch. Dieser anscheinende Widerspruch gegenüber den Resultaten Br. Wolffs erklärt sich aber wahrscheinlich folgendermaßen. Wie ich erwähnte, hatte Politi das Blutserum unter solchen Umständen erhalten, „daß es den höchsten Konzentrationsgrad besaß, nämlich vermittels spontaner Koagulation in geschlossenem Gefäß." Ich sagte daher auch, daß „der Unterschied des osmotischen Druckes zwischen mütterlichem und fötalem Blut eventuell geringer sein wird als derjenige, welcher aus der Tabelle von Politi hervorgeht."

In der Tat werden Bruno Wolffs Resultate, soweit es sich um die Amniosflüssigkeit des Kaninchens handelt, durch Politis Befunde lediglich bestätigt; denn ersterer fand für den Liquor amnii im Durchschnitt: $\Delta = 0,583°$ und Politi fand fast genau das gleiche, nämlich $\Delta = 0,580°$ bis 0,590°. Für das (von beiden Untersuchern in verschiedener Weise behandelte) Blutserum aber ermittelte Wolff $\Delta = 0,567°$, Politi dagegen $\Delta = 0,600°$ bis 0,620°.

Das Allantoiswasser zeigte sich im allgemeinen noch stärker hypotonisch als der Liquor amnii. Eine Ausnahme bildet hier das Schaf, dessen Allantoisflüssigkeit nach Politi (l. c.) hypertonisch im Verhältnis zur Amniosflüssigkeit ist. Nach Jacqué (l. c.) besteht diese Besonderheit aber nur in der letzten Periode der Tragezeit; im Anfang der Schwangerschaft fand dieser Autor auch beim Schaf das Allantoiswasser weniger konzentriert als den Liquor amnii.

Hinsichtlich der Allantoisflüssigkeit des Rindes ist bemerkenswert, daß sie — im Gegensatz zu der Konstanz, die der Gefrierpunkt des Amnioswassers aufweist — im Verlauf der Entwicklung große Schwankungen zeigt [Grünbaum (l. c.)].

Tabelle 29.

Autor	Mensch oder Tier	Grad des Gefrierpunktes			Bemerkungen
		mütterl. Blut	Amnioswasser	Allantoiswasser	
Zangemeister u. Meißl (l. c.) .	Mensch	—0,537	—0,482	—	
Farkas u. Scipiades . .	„	—0,541	—0,475	—	
	„	—0,537	—0,485	—	
	„	—	—0,495	—	Erstes Drittel der Schwangerschaft
Grünbaum (l. c.)	Hund	—0,574	—0,559	—0,545	
	Katze	—0,603	—0,586	—0,576	
Bruno Wolff (l. c.)	Kaninchen	—0,567	—0,583	—	
	Kaninchen {	—0,600 bis 0,620	—0,580 bis 0,590	—0,565 bis 0,575	} siehe oben
Politi u. Bottazzi (l. c.)	Hund {	—0,600 bis 0,620	—0,570 bis 0,590	—0,545 bis 0,570	
	Schaf {	—0,590 bis 0,605	—0,520 bis 0,530	—0,535 bis 0,560	
	„	—	—0,583	—0,443	Länge des Foetus 10 cm
Jacqué (l. c.) . . {	„	—0,569	—0,463	—0,543	Länge des Foetus 46 cm

Was die elektrische Leitfähigkeit des Fruchtwassers anbetrifft, so ergaben die Untersuchungen von Farkas und Scipiades[3]), daß beim menschlichen Fruchtwasser die

---

[1]) Bruno Wolff, Vergleichende Untersuchungen über den Einfluß der Nierenexstirpation auf den osmotischen Druck des Fruchtwassers und des Blutserums trächtiger Tiere. Berl. klin. Wochenschr. 1908, Nr. 5 (Festschrift f. James Israel).

[2]) G. Politi-Aloisio, Liquido amniotico. Ricerche sperim. sulla genesi, composizione chimica e funzione. Napoli 1908.

[3]) G. Farkas u. E. Scipiades, Archiv f. d. ges. Physiol. 98, 577 [1903].

Leitfähigkeit im allgemeinen tief unter der des Blutserums bleibt. „Im Fruchtwasser ist", dem Befund dieser Autoren zufolge, „nicht nur die gesamte molekulare Konzentration, sondern auch die Elektrolytenkonzentration niedriger und weniger konstant als im Serum." Nach der Angabe Bottazzis (l. c.) ist die elektrische Leitfähigkeit der Amniosflüssigkeit immer etwas höher als die der Allantoisflüssigkeit.

Schließlich sei hier noch erwähnt, daß „die aus der elektromotorischen Kraft berechnete Hydroxylionenkonzentration" des menschlichen Fruchtwassers, den Resultaten von Farkas und Scipiades (l. c.) zufolge, wie beim Serum, der neutralen Reaktion entspricht.

Die allgemeine Schlußfolgerung, die man aus dem oben Gesagten ziehen kann, ist, daß die Amniosflüssigkeit kein mütterliches oder fötales Transsudat, sondern ein Sekret, wahrscheinlich ein Sekret des amniotischen Epithels, ist. Sie ist eine im allgemeinen hypotonische Flüssigkeit im Vergleich zum mütterlichen Blut, namentlich in den ersten Zeiten der Entwicklung. Hier findet man also etwas Analoges, wie oben bezüglich der Hühner- und Froschembryonen — der Embryo ist, namentlich im Anfang seiner Entwicklung, von einem hypotonischen flüssigen Medium umgeben. Was für eine allgemeine biologische Bedeutung diese Tatsache hat, ist zurzeit schwer zu sagen.

Was die Allantoisflüssigkeit anlangt, so „machen es die chemische und die physikalich-chemischen Analysen in hohem Maße wahrscheinlich, daß die fötalen Nieren die hauptsächliche Quelle der Allantoisflüssigkeit sind. Die Möglichkeit, daß außer der Harnentleerung auch eine Transsudation aus dem Blute in die Allantoisblase hinein besteht, muß vorläufig zugegeben werden" [Br. Wolff (l. c., S. 737)]. Die Isotonie oder Hypotonie der Allantoisflüssigkeit gegenüber dem mütterlichen und fötalen Blut zwingt zu der Annahme, die Nierensekretion des Foetus der Säugetiere der der niederen Tiere (siehe oben) gleichzustellen, bei denen der Urin ihrem Blute gegenüber isotonisch oder hypotonisch ist.

c) Normale und pathologische Veränderungen des osmotischen Druckes und der elektrischen Leitfähigkeit des Blutes.

Sehr zahlreich sind die Veränderungen der Werte von Δ und K, die von verschiedenen Autoren unter verschiedenen Bedingungen des Organismus konstatiert worden sind. In dieser Beziehung sei an den Einfluß der Mahlzeiten, der Anämie, des verschiedenen Ursprungs (Blut der *Vena portae* und der *Vena hepatica*, arterielles und venöses Blut usw.), des trockenen Nahrungsregimes, des Hungers[1]) und der Inanition[2]), des Alkohols und der Anaesthetica[3]), der Fäulnis, des Ertrinkens im Meerwasser oder im Süßwasser, des Alterns, der Sauerstoffversorgung und der Asphyxie, des Aderlasses, der intravenösen Injektion von hypotonischen Salzlösungen oder Kolloiden usw., des Blutdruckes[4]) der verschiedenen Herz-, Lungen- oder Nierenkrankheiten usw. Es kann aber über die Resultate aller dieser Untersuchungen nicht im einzelnen berichtet werden; deshalb sei auf die betreffenden Arbeiten von Hamburger[5]), Bottazzi[6]) und Korányi[7]) verwiesen.

d) Lymphe und Transsudate, Ödemflüssigkeit usw.

In enger genetischer Beziehung zum Blute stehen die Lymphe und einige normale und pathologische Transsudationsflüssigkeiten[8]).

Was die Lymphe anlangt, so werden viele ihren osmotischen Druck und ihre elektrische Leitfähigkeit betreffenden Daten im Kapitel über die „Viscosität" (Abschn. IX) angeführt werden; sie beziehen sich entweder auf die normale Lymphe oder auf unter verschiedenen experimentellen Bedingungen gesammelte Lymphe.

---

[1]) P. Tria, Arch. di Farm. sperim. etc. **8**, Nr. 8 [1909].

[2]) G. D'Errico, Arch. di Fisiol. **8**, 177 [1910].

[3]) A. J. Carlson and A. B. Luckhardt, Amer. Journ. of Physiol. **21**, 162 [1908].

[4]) A. Benedicenti, Arch. di Fisiol. **1**, 403 [1904]; Arch. di Fisiol. **3**, 309 [1906]. — Siehe auch: M. Vaquez et J. Bousquet, Compt. rend. de la Soc. de Biol. **51**, 72 [1899].

[5]) H. J. Hamburger, Osmotischer Druck und Ionenlehre 1/2, Wiesbaden 1902/1904.

[6]) Fil. Bottazzi, Ergebnisse d. Physiol. **7**, 161 [1908].

[7]) A. Korányi, in Korányi-Richters Physikal. Chemie u. Medizin **2**. Leipzig **1908**.

[8]) Siehe in dieser Hinsicht: W. Cohnstein, Virchows Archiv **135**, 514 [1894]; Archiv f. d. ges. Physiol. **59**, 350 [1894]; **60**, 291 [1894].

Instruktiv sind die Resultate von Untersuchungen aus meinem Laboratorium[1]). In der folgenden Tabelle sieht man die Durchschnittswerte der Gefrierpunktserniedrigung, der elektrischen Leitfähigkeit [und der Viscosität (t = Abflußzeit)] verschiedener Lympharten und des Chylus gegenüber dem Blutserum.

Tabelle 30.

	Blutserum	Lymphe des Duct. thorac.	Lymphe des cerv.Lymph-ganges	Lymphe des brach. Lymphganges	Chylus
Δ	0,595°	0,615°	0,612°	0,623°	0,640°
$K_{36°\,C}$	$151 \cdot 10^{-4}$	$162 \cdot 10^{-4}$	—	$165 \cdot 10^{-4}$	$157 \cdot 10^{-4}$
$t_{37°\,C}$ (H_2O $t = 2'\,40''$)	3′ 15″	2′ 40″	—	2′ 10″	4′ 12″

Aus dieser Tabelle geht hervor, daß die Lymphe, woher immer sie auch stammt, stets einen höheren osmotischen Druck, eine höhere elektrische Leitfähigkeit und eine niedrigere Viscosität (mit Ausnahme derjenigen des Chylus, wahrscheinlich wegen der darin enthaltenen suspendierten Fettkörperchen) als diejenige des Blutserums desselben Tieres hat. Außerdem sieht man, daß die elektrische Leitfähigkeit nicht viel variiert, daß der osmotische Druck der aus dem Ductus thoracicus und dem cervicalen Lymphgange aufgesammelten Lymphe fast gleich ist, während derjenige des brachialen Lymphganges höher ist und der osmotische Druck des Chylus höher als alle anderen steigt. Das beweist, daß durch die Lymphgänge der Darmzotten beträchtliche Mengen löslicher Substanzen außer dem Fett resorbiert werden. Auch der Befund der relativ niedrigen elektrischen Leitfähigkeit des Chylus kann nicht als im Widerspruch zu dieser Behauptung stehend angesehen werden, da offenbar der niedrige Wert K von dem Vorhandensein der Fettkügelchen in der Flüssigkeit herrührt, ein Vorkommen, welches auch die Ursache des höheren Wertes t darstellt.

Es ist sehr wahrscheinlich, daß der osmotische Druck der Lymphe um so höher ist, je mehr sich die großen, in die Achse des Blutkreislaufes einmündenden Lymphgänge den Wurzeln des Lymphsystems nähern, nämlich den Interstitien der Gewebe und der Organe. Wie wir wissen, zeigen die Organsäfte, auf welche Weise man sie auch erhalten hat, immer einen viel höheren osmotischen Druck als das Blut. Sehr wahrscheinlich hängt dies teilweise von der Tatsache ab, daß ein Teil dieser Säfte interstitielle Lymphe ist. Wenn nun die Lymphe in Capillaren eingeschlossen in der Nähe des Blutes fließt und mit diesem in osmotischen Austausch tritt, erreicht sie dann jenen osmotischen Mitteldruck, welchen sie in den großen Gefäßen wie in dem Ductus thoracicus, cervicalis und brachialis zeigt.

Interessant sind auch die Resultate der mit postmortaler Lymphe angestellten Untersuchungen [G. Japelli und G. D'Errico[2])], was man deutlich aus den zwei folgenden Tabellen ersehen kann.

Nach Betrachtung der experimentellen Resultate kann man die folgenden beiden Schlußfolgerungen ziehen:

1. Die aus dem *Ductus thoracicus* erhaltene postmortale Lymphe ist merklich verschieden von der normalen, und zwar hinsichtlich:

a) des osmotischen Druckes, der allmählich zunimmt, bis er, und zwar beträchtlich, den des normalen Blutes übertrifft;

b) der allmählich abnehmenden elektrischen Leitfähigkeit;

c) besonderer Veränderungen in der Schnelligkeit des Ausflusses;

d) des bald mehr bluthaltigen, bald mehr chylusartigen, stets mehr trüben Aussehens.

2. Die (sehr spärliche) cervico-brachiale postmortale Lymphe ist im Vergleich zur normalen von gleichem Ursprung, konzentrierter, leitungsfähiger und viscöser; sie hat einen größeren Trockenrückstand und ist regelmäßig in höherem Grade bluthaltig.

---

[1]) G. D'Errico, Arch. intern. de Physiol. **3**, 168 [1905]. — G. D'Errico e D. Ranalli, Giorn. intern. d. Sc. med. **28**, 403 [1906]. — G. D'Errico, Zeitschr. f. Biol. **49** 283 [1907]. — G. Jappelli e G. D'Errico, Arch. di Fisiol. **4**, 315 [1907].
[2]) G. Jappelli u. G. D'Errico, Zeitschr. f. Biol. **50**, 1 [1908].

Tabelle 31.
Osmotischer Druck der postmortalen Lymphe.

Fortlaufende Nummer des Experiments	Δ des Blutes	Δ der normalen Lymphe		Δ der postmortalen Lymphe		Bemerkungen
		Lymphe des Ductus thoracicus	cervico-brachiale Lymphe	Lymphe des Ductus thoracicus	cervico-brachiale Lymphe	
1.	0,605°	0,605°	—	0,705°	—	—
2.	0,605°	0,605°	—	0,580°	—	—
	—	—	—	0,635°	—	—
	—	—	—	0,690°	—	—
	—	—	—	0,760°	—	—
3.	0,590°	0,600°	0,620°	—	0,640°	—
4.	0,605°	0,615°	0,630°	0,620°	0,635°	—
	—	—	—	0,650°	—	—
	—	—	—	0,730°	—	—
	0,690°	—	—	0,760°	—	—
5.	0,600°	0,615°	—	0,750°	—	—
6.	0,585°	0,595°	—	—	—	sogleich nach der hypertonischen Injektion.
	0,685°	0,655°	—	—	—	
	—	—	—	0,680°	—	

Tabelle 32.
Elektrische Leitfähigkeit der postmortalen Lymphe.

Fortschreitende Nummer des Experiments	Elektrische Leitfähigkeit des Serums ($K_{37°}$)	Elektrische Leitfähigkeit der normalen Lymphe ($K_{37°}$)		Elektrische Leitfähigkeit der postmortalen Lymphe ($K_{37°}$)		Bemerkungen
		Lymphe des Ductus thoracicus	cervico-brachiale Lymphe	Lymphe des Ductus thoracicus	cervico-brachiale Lymphe	
1.	$156 \cdot 10^{-4}$	$164 \cdot 10^{-4}$	—	$131 \cdot 10^{-4}$	—	—
	—	—	—	$127 \cdot 10^{-4}$	—	—
2.	$152 \cdot 10^{-4}$	$163 \cdot 10^{-4}$	—	$162 \cdot 10^{-4}$	—	—
	—	—	—	$159 \cdot 10^{-4}$	—	—
	—	—	—	$151 \cdot 10^{-4}$	—	—
	—	—	—	$149 \cdot 10^{-4}$	—	—
3.	$155 \cdot 10^{-4}$	$165 \cdot 10^{-4}$	$176 \cdot 10^{-4}$	—	$183 \cdot 10^{-4}$	—
4.	$160 \cdot 10^{-4}$	$165 \cdot 10^{-4}$	$166 \cdot 10^{-4}$	$163 \cdot 10^{-4}$	—	—
	—	—	—	$159 \cdot 10^{-4}$	—	—
	—	—	—	$151 \cdot 10^{-4}$	—	—
	—	—	—	$137 \cdot 10^{-4}$	$180 \cdot 10^{-4}$	—
5.	—	$160 \cdot 10^{-4}$	—	$140 \cdot 10^{-4}$	—	—
6.	$153 \cdot 10^{-4}$	$138 \cdot 10^{-4}$	—	—	—	—
	$186 \cdot 10^{-4}$	$190 \cdot 10^{-4}$	—	—	—	—
	—	—	—	$190 \cdot 10^{-4}$	—	30′ nach hypertonischer Injektion.

Ein anderes bemerkenswertes Resultat ist, daß ungefähr eine halbe Stunde, nachdem man eine intravenöse Injektion einer hypertonischen NaCl-Lösung gemacht hat, die Lymphe eine starke Steigerung des osmotischen Druckes und der elektrischen Leitfähigkeit, gleichzeitig eine Abnahme der Viscosität und des festen Rückstandes zeigt. Diese Tatsachen stimmen vollkommen mit den Resultaten der analytischen Untersuchungen vieler früherer Autoren überein, nach welchen das ins Blut injizierte NaCl nach einer bestimmten Zeit zum Teil in die Lymphe übergeht und hierdurch in derselben eine beträchtliche osmotische Wasserströmung veranlaßt, wodurch sie an Menge zunimmt und flüssiger wird.

In enger genetischer Beziehung zur Lymphe stehen die Flüssigkeiten des Ödems, des Hydrops und andere Transsudate, sowie Exsudate. Die folgende Tabelle enthält einige von verschiedenen Autoren gefundene Werte des Δ.

Tabelle 33.

Flüssigkeiten	Δ	Forscher
Lymphe vom Hunde	0,625°	Fano u. Bottazzi [1]
Lymphe vom Hunde	0,595—0,630°	D'Errico u. Jappelli (l. c.)
Menschlicher Chylus	0,510—0,560°	Strauß [2]
Chylus vom Hund	0,640°	D'Errico u. Jappelli (l. c.)
Ödematöses Transsudat vom Hund . .	0,78—0,81°	Galeotti [3]
Ascitesflüssigkeit vom Menschen. . . .	0,525—0,530°	—
Ascitesflüssigkeit vom Hund	0,600°	—
Peritonealflüssigkeit (Cirrh. hepat.). . .	0,500—0,525°	
Verschiedene seröse Flüssigkeiten . . .	0,500—0,570°	Winter [4]
Pleuritisches Exsudat	0,500—0,550°	—
Hydroceleflüssigkeit	0,550—0,600°	
Perikardialexsudat	0,600—0,610°	Dreser [5]
Seröse Flüssigkeit einer multilokulären Ovarialcyste.	0,552°	} Onorato (unver. Unters.)
Leichte und zähe Flüssigkeiten aus einer anderen Cyste desselben Eierstockes. .	0,557°	
Cerebrospinalflüssigkeit [7]	0,560—0,750°	
Cerebrospinalflüssigkeit bei Pottscher Krankheit	0,580—0,650°	} Widal, Sicard u. Ravaut [6]
Cerebrospinalflüssigkeit bei tuberkulöser Meningitis	0,470—0,500°	

Wie ersichtlich, sind mit Ausnahme der Lymphe, welche immer hypertonisch ist, und der cerebrospinalen Flüssigkeit [7] bei cerebro-spinaler Meningitis, welche hypotonisch ist, alle anderen in der Tabelle 33 aufgezählten Flüssigkeiten im allgemeinen entweder isotonisch in bezug auf Blut oder mehr oder weniger leicht hypotonisch.

Bezüglich der Ödemflüssigkeit muß auf die wichtigen von Galeotti (l. c.) in diesem Sinne gemachten Untersuchungen eingegangen werden.

Die Untersuchungen von Galeotti hatten den Zweck, den Ursprung des Ödems aufzuklären. Er machte intravenöse Injektionen von hypertonischen Lösungen (meistens NaCl), nachdem er die Vena cruralis des Hundes unterbunden hatte, und unter diesen Versuchsbedingungen folgte fast immer ein mehr oder weniger starkes Ödem des Gliedes. Die Durchsicht der folgenden Tabelle 34, in welcher die Werte der Gefrierpunktserniedrigung und der elektrischen Leitfähigkeit des Blutserums vor und nach der Injektion und des ödemartigen Transsudates berichtet werden, ist sehr instruktiv, auch weil sie deutlich zeigt, wie der osmotische Druck und die elektrische Leitfähigkeit des Blutserums infolge von intravenöser Injektion hypertonischer Lösungen modifiziert werden.

Aus den Versuchen von Galeotti folgt, daß eine schnelle Zunahme des osmotischen Druckes des Blutes und eine lokale Zirkulationsstörung, welche in einer leichten Blutstockung besteht, die notwendigsten Bedingungen für Hervorbringung des Ödems sind. Die Untersuchungen von Heidenhain über die Lymphagoga der zweiten Klasse lassen daran denken, daß in allen Geweben, nach erfolgter Hypertonie des Blutes, eine stärkere Transsudation durch die Wände der Blutcapillaren stattfindet; aber unter normalen Bedingungen wird das Plus des Transsudates, nämlich die Lymphe, schnell durch eine Zunahme der Geschwindigkeit des Lymphstromes entfernt.

[1] G. Fano et Jil. Bottazzi. Arch. ital. di biol. 26, 45 [1896].

[2] H. Strauß, Deutsche med. Wochenschr. 1902, Nr. 37—38 (Sep.-Abdr., S. 1—12).

[3] G. Galeotti, Lo sperimentale 55, 425 [1901].

[4] J. Winter, Arch. de Physiol norm. et path. [5] 8, 114, 287, 296, 529 [1896].

[5] H. Dreser, Archiv f. experim. Pathol. u. Pharmakol. 29, 303 [1892].

[6] Widal, Sicard u. Ravaut, zit. nach Hamburger, II, 74—75. — Siehe auch: S. Schönborn, Münch. med. Wochenschr. 52, 437 [1905].

[7] Über die Lymphe und die Cerebrospinalflüssigkeit siehe auch das Kapitel „Viscosität". — Achard, Loeper et Laubry, Arch. de méd. expérim. 1905. — Ch. Achard et M. Loeper, Compt. rend. de la Soc. de Biol., 53, 620, 621 [1901].' — H. J. Hamburger, Recueil des travaux chim. des Pays-Bas 13 [1894].

Tabelle 34 (nach Galeotti).

Hunde	Injizierte Lösung	Menge der Lösung pro kg des Tieres	Δ des normalen Blutes	Δ des Blutes nach der Injektion	Zunahme des Wertes Δ	Δ des ödematösen Transsudates	Elektrische Leitfähigkeit des normalen Blutes K	Elektrische Leitfähigkeit des Serums nach der Injektion K	Elektrische Leitfähigkeit des ödematösen Transsudates K	Vene, in welche die Injektion gemacht wurde	Unterbundene Vene und Zeit der Unterbindung	Bemerkungen
I.	NaCl 20%	15 ccm	0,594°	0,789°	0,195°	0,780°	(12°C) 102,2·10⁻⁴	(12°C) 162·10⁻⁴	(12°C) 141,5·10⁻⁴	Cruralis rechts	Cr. d. vor der Injektion	Beträchtliches Ödem des rechten Schenkels
II.	NaCl 10%	15 „	0,581°	0,709°	0,128°	—	(12°C) 94,3·10⁻⁴	(12°C) 131,3·10⁻⁴	—	do.	do.	Das Ödem nicht entwickelt
III.	NaCl 15%	12 „	0,580°	0,790°	0,210°	0,786°	(24°C) 119,1·10⁻⁴	(24°C) 150,8·10⁻⁴	(24°C) 122,2·10⁻⁴	do.	do.	Beträchtliches Ödem im rechten Schenkel u. Bein.
IV.	NaCl 10%	14 „	0,560°	0,714°	0,154°	—	(12°C) 87,6·10⁻⁴	(12°C) 125,9·10⁻⁴	—	do.	do.	Das Ödem nicht entwickelt.
V.	NaCl 10%	11,8 „	0,588°	0,730°	0,142°	—	(12°C) 92,0·10⁻⁴	(12°C) 123,0·10⁻⁴	—	Cruralis links	Cr. s. vor der Injektion	Ödem d. linken Schenkels und Beins.
VI.	NaCl 10%	15 „	0,596°	0,733°	0,137°	—	(24°C) 119,3·10⁻⁴	(24°C) 162,8·10⁻⁴	—	do.	do.	Vorübergehendes Ödem des linken Schenkels.
VII.	NaCl 15%	10,3 „	0,590°	0,810°	0,220°	0,810°	(12°C) 84,0·10⁻⁴	(12°C) 154,6·10⁻⁴	(12°C) 131,8·10⁻⁴	do.	Cr. d. 24ʰ vor der Injektion u. Cr. s. kurz vor der Injektion	Ödem d. linken Schenkels und Beins.
VIII.	NaCl 15%	13 „	0,580°	0,856°	0,270°	—	—	—	—	do.	Cr. s. vor der Injektion u. Cr.d.20' nach der Injektion	Ödem des linken Schenkels; rechter Schenkel normal.
IX.	Glucose 30%	20 „	0,574°	0,678°	0,104°	—	(12°C) 90,3·10⁻⁴	(12°C) 83,1·10⁻⁴	—	Cruralis rechts	Cr. d. vor der Injektion	Geringes Ödem des rechten Schenkels.
X.	Glucose 30%	20 „	0,590°	0,719°	0,129°	—	(24°C) 121,4·10⁻⁴	(24°C) 114,8·10⁻⁴	—	do.	do.	Ödem des rechten Schenkels.

Wenn hingegen zu der größeren Permeabilität der Capillarwände eine Zunahme des intracapillären Blutdruckes hinzukommt, dann wird das Transsudat so reichlich, daß die Lymphwege nicht mehr hinreichen, um alle durchsickernde Flüssigkeit hindurchgleiten zu lassen; sie bleibt daher in den Geweben und es entsteht das Ödem.

Bemerkenswert ist die Tatsache, daß die molekulare Konzentration des Transsudates nicht in wesentlicher Weise von derjenigen des Blutserums differiert; daher muß man annehmen, daß unter ähnlichen Verhältnissen die Transsudation fast ohne osmotischen Arbeitsaufwand geschieht, d. h. unter den Bedingungen der Isotonie auf beiden Seiten der Capillarenmembran. Interessant ist auch die Tatsache, daß sich das Ödem auch nach Traubenzuckerinjektionen entwickelt. Da nämlich der osmotische Druck des Blutplasmas steigt, aber nicht die elektrische Leitfähigkeit, diese vielmehr abnimmt, wird hierdurch bewiesen, daß nicht die partielle Konzentration der Elektrolyte, sondern die gesamte osmotische Konzentration den wesentlichen Einfluß auf die Ödembildung ausübt.

Schließlich besitzt das transsudierte Serum, obgleich es isotonisch mit dem Blutplasma ist, eine geringere elektrische Leitfähigkeit, d. h. es tragen vielleicht die aus den Gewebszellen stammenden Nichtelektrolyte zum Eintritt der Isotonie bei.

H. Strauß beobachtete folgendes Verhalten des osmotischen Druckes der durch Punktionsdrainage gewonnenen Ödemflüssigkeit beim Menschen:

Tabelle 35.

Zeit	Untersuchungsdauer 38 Stunden		Zeit	Untersuchungsdauer 38 Stunden	
	Δ			Δ	
6 Uhr nachmittag	0,56°	0,59°	6 Uhr vormittag	0,58°	0,62°
8 ,, ,,	0,57°	0,59°	8 ,, ,,	0,59°	0,63°
10 ,, ,,	0,58°	0,61°	10 ,, ,,	0,57°	—
12 ,, ,,	0,59°	0,63°	12 ,, ,,	—	—
2 ,, vormittag	0,62°	0,64°	2 ,, nachmittag	0,57°	—
4 ,, ,,	0,62°	0,60°	4 ,, ,,	0,61°	—

Niedrigster Wert $\Delta = 0,57°$
Höchster Wert $\Delta = 0,64°$.

Diese Schwankungen sind recht erheblich und sogar noch etwas größer als die Differenz im osmotischen Druck des Blutes verschiedener Gesunden, bei welchen Strauß Schwankungen zwischen $\Delta = 0,53°$ und $\Delta = 0,59°$ angetroffen hat.

Wenn diese Werte niedriger wie die von Galeotti gefundenen sind, so rührt dies daher, daß es sich bei den Versuchen von Galeotti um ein lokalisiertes und durch intravenöse Injektion von stark hypertonischen Lösungen hervorgerufenes Ödem handelte. Übrigens hat die Bildung der Ödeme eine regulatorische, kompensierende Funktion und deshalb kann die Flüssigkeit des Ödems unter den gewöhnlichen Bedingungen der Entstehung nur mehr oder weniger hypertonisch sein und muß beträchtliche Schwankungen ihrer molekularen Konzentration erleiden, wie auch aus den Untersuchungen von Ceconi und Micheli hervorgeht.

Tabelle 36.

Flüssigkeiten	Diagnose der Krankheit	NaCl °/oo	Δ
Blutserum	Herzkrankheit u. Nephritis	4,91	0,72°
Blutserum	,,	5,09	0,76°
Blutserum	Myokarditis	5,15	0,76°
Blutserum	Urämie	5,61	0,745°
Blutserum	,,	5,85	0,71°
Pleuraflüssigkeit	Mitralinsuffizienz	6,38	0,69°
Pleuraflüssigkeit	Urämie	6,43	0,74°
Blutserum	Pneumonie	6,79	0,71°
Ödem	Urämie	6,90	0,77°
Cerebrospinalflüssigkeit . . .	Typhoides Fieber	7,14	0,72°

Javal[1]) hat vor kurzem nicht nur das Blut, sondern auch bei verschiedenen pathologischen Fällen Transsudate und Exsudate untersucht. Die betr. Resultate sind in Tabelle 37 angeführt.

Die Höhe der Konzentration dieser Flüssigkeiten, die durch ihren NaCl-Gehalt nicht erklärt werden kann, erklärt sich durch die Zunahme ihres Gehaltes an Harnstoff, wenigstens zum größten Teil und in der Mehrzahl der Fälle. Natürlich kann es sich in einigen Fällen um Retention oder abnorme Bildung von anderen, osmotisch aktiven Körpern handeln.

Bei 150 Analysen verschiedenen Kranken entnommener Flüssigkeiten — sagt der Autor — wurde nur 11 mal Hypotonie mit einem Abweichungsmaximum von 0,05° und 65 mal Hypertonie mit einem Abweichungsmaximum von 0,24° beobachtet.

Wenn eine Körperflüssigkeit hypertonisch wird, konstatiert man im allgemeinen bei allen normalen Flüssigkeiten und bei vorhandenen pathologischen Transsudaten eine Hypertonie, die, wenn sie nicht die gleiche ist, so doch wenigstens im selben Sinne sich äußert. Es kann also Isotonie zwischen den Flüssigkeiten bestehen, welches auch der Grad ihrer Konzentration ist; aber diese Isotonie ist als allgemeine Hypertonie nicht so vollkommen wie die Isotonie, die man gewohnt ist, als normale Tonizität anzutreffen.

Nach den Untersuchungen von Winter[2]) hätte das Chlornatrium die Aufgabe, die Isotonie zwischen den normalen Flüssigkeiten des Organismus zu erhalten. Dies trifft aber für die pathologischen Flüssigkeiten nicht zu, welche die Isotonie bei einem Grad erreichen, der höher als der normale ist. Die folgenden Bestimmungen von Javal beweisen nämlich, daß der NaCl-Gehalt der pathologischen Flüssigkeiten variiert und daß kein Parallelismus zwischen dem NaCl-Gehalt und dem Werte von Δ besteht.

Tabelle 37.

Flüssigkeiten	Zahl der Analysen	NaCl°/₀₀ Maximum	NaCl°/₀₀ Minimum	NaCl°/₀₀ Häufigste Werte
Ovariencysten	2	8,48	8,21	—
Cerebrospinalflüssigkeit	10	7,37	6,66	7—7,25
Ödemflüssigkeit	13	6,90	5,85	6,25—6,50
Pleuraflüssigkeit	42	6,72	5,03	6—6,60
Ascitesflüssigkeit	15	6,67	5,56	6—6,50
Blutserum	49	6,79	4,68	5—6

II′. Sekretionsflüssigkeiten.

Der osmotische Druck der Sekretionsflüssigkeiten ist ziemlich verschieden und bei manchen von ihnen auch sehr variabel. Trotzdem ist es nicht unmöglich, sie zu klassifizieren.

α) Manche von ihnen differieren wenig in bezug auf den osmotischen Druck des Blutes, mit welchem man sie als angenähert isotonisch ansehen kann, wie Milch, Galle usw.

β) Andere sind im normalen Zustande augenscheinlich mehr oder weniger hypotonisch, wie z. B. der Speichel, Schweiß und Eiereiweiß (als Sekretionsprodukt der Eileiter betrachtet).

γ) Andere schließlich sind in der Norm allgemein hypertonisch, obwohl sie unter einigen Bedingungen, nicht nur pathologischer, sondern auch physiologischer Art, isotonisch und ebenfalls hypotonisch auftreten können, z. B. Darmsaft und Harn; konstant hypertonisch sind auch Glaskörperflüssigkeit, Kammerwasser und Tränen, diese letzteren mehr als das Kammerwasser und dieses in höherem Grade als der Glaskörper.

Nach dieser allgemeinen Klassifikation sei näher auf einige von diesen in die drei Klassen geteilten Flüssigkeiten eingegangen.

---

[1]) A. Javal, Compt. rend. de l'Acad. des Sc. **146**, 1328 [1908].
[2]) J. Winter, Arch. de Physiol. norm. et path. [5] **8**, 287, 296, 529 [1896].

α) Isotonische Sekrete.

a) Galle. — Osmotischer Druck.

Tabelle 38.

Galle von Kuh	. . . .	$\Delta = 0{,}54$—$0{,}56$ °	[Dreser (l. c.)]
Fistelgalle von Mensch	. . . .	$\Delta = 0{,}535$—$0{,}615$°	[Brand[1]]
„ „ „	. . . .	$\Delta = 0{,}54$—$0{,}61$ °	[Hamburger (l. c.)]
„ „ Ochs	. . . . . .	$\Delta = 0{,}61$—$0{,}86$ °	[Bousquet[2]]
„ „ Mensch	. . . .	$\Delta = 0{,}54$—$0{,}58$ °	[Strauß[3]]
„ „ „	. . . . .	$\Delta = 0{,}455$—$0{,}580$°	[Messedaglia und Coletti[4]]
„ „ „	. . . . .	$\Delta = 0{,}55$—$0{,}56$ °	[Bonanni[5]]
„ „ „	. . . . .	$\Delta = 0{,}57$—$0{,}71$ °	[Engelmann[6]]
„ „ „	. . . . .	$\Delta = 0{,}567$—$0{,}627$°	[Schönborn[7]]

Elektrische Leitfähigkeit.

Tabelle 39.

Fistelgalle von Mensch	. . . .	$K_{37°} \cdot 10^4 = 157$—233	[Brand (l. c.)]
„ „ „	. . . .	$K_{18°} \cdot 10^4 = 131$—133	[Engelmann (l. c.)]
Galle von Schwein	. . . . . .	$K_{18°} \cdot 10^4 = 141$	[Hamburger (l. c.)]

Die elektrische Leitfähigkeit der Galle ist also im allgemeinen größer als die des Blutes; da die Unterschiede jedoch verhältnismäßig gering sind, so kann man annehmen, daß sie zum Teil von dem verschiedenen Gehalt an Kolloiden abhängen.

b) Milch. — Osmotischer Druck.

Tabelle 40.

Milch von Kuh	. . . .	$\Delta = 0{,}55$—$0{,}57$ °	[Dreser (l. c.)]
„ „ „	. . . .	$\Delta = 0{,}56$—$0{,}57$ °	[Winter[8]]
„ „ „	. . . .	$\Delta = 0{,}551$—$0{,}574$°	[Hamburger[9]]
„ „ Frau	. . . .	$\Delta = 0{,}495$—$0{,}630$°	[Köppe[10]]
„ „ Kuh	. . . . . .	$\Delta = 0{,}44$—$0{,}56$ °	[Bordas u. Genin[11]]
„ „ „	. . . . . .	$\Delta = 0{,}532$—$0{,}586$°	[Beckmann[12]]
„ „ Ziege	. . . . . .	$\Delta = 0{,}611$°	[Köppe[10]]
„ „ Kuh	. . . . . .	$\Delta = 0{,}525$—$0{,}580$°	[Köppe[10]]

Elektrische Leitfähigkeit.

In bezug auf die elektrische Leitfähigkeit läßt sich aus den von Schnorf[13] zitierten Zahlen die folgende Tabelle zusammenstellen:

---

[1] J. Brand, Archiv f. d. ges. Physiol. **90**, 491 [1902].

[2] J. Bousquet, Recherches cryoscopiques sur le sérum sanguin. La plasmolyse et l'isotonie chez les êtres vivants. Paris **1899**.

[3] H. Strauß, In Korányi-Richters Physikal. Chemie u. Medizin **2**, 121 [Leipzig 1908]; Berl. klin. Wochenschr. **1903**, Nr. 12 (Sonderabdr., S. 1—9); Charité-Ann. **28** [1904].

[4] L. Messedaglia u. N. Coletti, Il Morgagni **44**, Nr. 5, 1 [1902].

[5] A. Bonanni, Arch. di Farm. sperim. **1**, 511 [1902].

[6] Fr. Engelmann, Münch. med. Wochenschr. **1903**, 41; Mitt. a. d. Grenzgeb. d. Med. u. Chir. **12** (2—3).

[7] S. Schönborn, Gefrierpunkts- und Leitfähigkeitsbestimmungen. Wiesbaden **1904**.

[8] J. Winter, Compt. rend. de l'Acad. des Sc. **121**, 696 [1895]; **123**, 1298 [1896]; **124**, 777 [1897].

[9] H. J. Hamburger, Recueil des travaux chim. des Pays-Bas **15** [1896]. Siehe auch Osmotischer Druck und Ionenlehre. **2**, 448ff.

[10] H. Köppe, Physikalische Chemie in der Medizin. Wien **1900**.

[11] L. Bordas et M. Genin, Compt. rend. de l'Acad. des Sc. **123**, 425 [1896].

[12] Beckmann, zit. nach Hamburger, l. c. und nach Schnorf, siehe später.

[13] C. Schnorf, Inaug.-Diss. Zürich **1904**.

Tabelle 41.

	$K \cdot 10^4$		
Kuhmilch (Jordis)	46,20—49,10	Mittel	46,26
„ (van der Laan)	54,33—62,46	„	57,35
	49,3 —62,5	„	56,77
„ (Köppe)	48,7 —55,1	„	50,8
	48,99—63,19	„	55,61
„ (Lesage et Dorgier)	43,29—50,66	„	47,62
	44,72—50,66		
„ (Hotz)	50,4 —53,55		
„ (C. Schnorf)	38,6 —62,9	„	50,28

Aus den systematischen Untersuchungen C. Schnorfs (l. c.) lassen sich die folgenden Schlüsse ziehen. Durch die Labgerinnung der Milch wird das Leitvermögen so lange nicht verändert, als der gebildete Käse in der Molke zurückbleibt. Erst nach Entfernen des Käsequarkes steigt K um 10—17%. Die Erhöhung ist einzig auf die Entfernung des Nichtelektrolyten als Hindernis für die Ionenwanderung zurückzuführen, und nicht auf eine Veränderung der Ionenkonzentration, da der Gefrierpunkt von Milch und Molke derselbe ist. Eine bemerkenswerte Veränderung des Leitvermögens einer auf 25° gehaltenen Milch tritt in den ersten 12 Stunden nicht auf. Durch die spontane Säuerung steigt allerdings das Leitvermögen; als Maximalwert hat Schnorf $K = 67,97 \cdot 10^{-4}$ gefunden. Die Höhe des Leitvermögens der Milch einzelner Viertel desselben Euters ist verschieden und verhält sich umgekehrt wie die entsprechenden Milchmenge. Der Gefrierpunkt ist annähernd gleich. Das Leitvermögen ist bei den gleichen gesunden Tieren zu verschiedenen Melkzeiten ziemlich konstant, verschieden jedoch nach Individuum, ohne aber durch Lactationsdauer, beginnende Gravidität, Fütterungsart gleichmäßig beeinflußt zu werden. Der Wert von K schwankt zwischen 38,6 und $62,9 \cdot 10^{-4}$ und beträgt im Mittel $50,28 \cdot 10^{-4}$. Niemals bewegt sich K bei normalen Verhältnissen über diese Grenze hinaus. Das Leitvermögen des Colostrums ist anfänglich normal, steigt schon beim zweiten Gemelk plötzlich in die Höhe und fällt in etwa 6 Tagen zur Norm. Die Gefrierpunktsdepression, anfänglich normal, vermehrt sich ebenfalls, um dann wieder zur gewöhnlichen Größe zurückzukehren, ohne aber mit dem Leitvermögen parallel zu gehen. Die Brunst hat keinen wesentlichen Einfluß auf das Leitvermögen der Milch, die Gefrierpunktsdepression ist jedoch vermehrt. Durch die Ovariotomie erfährt die Leitfähigkeit der Milch keine beträchtliche Veränderung. Die Milch von gesunden Eutern allgemein kranker Tiere zeigt zwar normales Leitvermögen, ist jedoch auch beim gleichen Individuum zu verschiedenen Melkzeiten relativ großen Schwankungen unterworfen. Wenig Erhöhung hat Tuberkulinimpfung mit Fieberreaktion zur Folge. Ohne Einfluß auf K ist die Impfung gesunder Tiere. Die Gefrierpunktsdepression ist bei kranker Milch oft vermehrt, bei einigen liegt sie jedoch innerhalb der Norm.

Osmotischer Druck und elektrische Leitfähigkeit.

Es sind in meinem Laboratorium Untersuchungen ausgeführt worden, nach denen der osmotische Druck und die elektrische Leitfähigkeit der Milch und des Milchserums unter verschiedenen natürlichen oder experimentellen Bedingungen beträchtlich variieren können.

Tabelle 42.

	$\varDelta$	$K_{37^0} \cdot 10^4$	
Schafmilch	0,615°	51,8	Untersuchungen von
Milch mit Lab	0,635°	53,2	G. D'Errico, angestellt in
Abgerahmte Schafmilch	0,615°	58,6	meinem Institut (1908).
Serum derselben Milch 3 Stunden nach der Gerinnung	0,590°	74,3	
Dasselbe Serum, 18 Stunden lang bei 37° im Brutofen in geschlossenem Gefäß gehalten, sehr sauer	0,890°	110	

Erstens existieren, wie schon angedeutet ist, bemerkenswerte Unterschiede zwischen dem Colostrum und der von demselben Tiere (Schaf) gemolkenen Milch, einige Zeit nach dem Geburtsakt. Nach Untersuchungen G. d'Erricos[1]), deren Resultate auf der folgenden Tabelle zusammengestellt sind, gewinnt man die Überzeugung, daß das Colostrum und

---

[1]) Siehe Fil. Bottazzi, Osmotischer Druck und elektrische Leitfähigkeit S. 325 ff.

Tabelle 43.

Physikalisch-chemische Eigenschaften der Milch und des Milchserums des Schafes zu verschiedenen Zeiten nach dem Geburtsakt.

Bemerkungen	Milch „in toto"			Milchserum		
	Gefrierpunktserniedrigung Δ	Elektrische Leitfähigkeit $K_{37°}$	Ausflußzeit (Viscosimeter von Ostwald) ($t_{37°}$ H_2O = 2'. 4")	Gefrierpunktserniedrigung Δ	Elektrische Leitfähigkeit $K_{37°}$	Ausflußzeit (Viscosimeter von Ostwald) ($t_{37°}$ H_2O = 2'. 4")
I. Colostrum	0,705°	$40 \cdot 10^{-4}$	—	—	—	—
48 Std.	0,650°	$44 \cdot 10^{-4}$	—	—	—	—
72 „	0,658	$46 \cdot 10^{-4}$	10', 4", $^2/_5$	—	—	—
II. Milch: 4 Tage	—	—	—	0,710°	$92 \cdot 10^{-4}$	2', 46", $^4/_5$
5 „	—	—	—	0,760°	$100 \cdot 10^{-4}$	2', 51", $^1/_5$
(Milchzucker g 4,47%) 8 „	—	—	—	0,660°	$89 \cdot 10^{-4}$	2', 45", 0
9 „	—	—	—	0,705°	$95 \cdot 10^{-4}$	2', 39", $^3/_5$
10 „	0,610°	$56 \cdot 10^{-4}$	4', 16", $^4/_5$	0,715°	$90,7 \cdot 10^{-4}$	2', 40", $^3/_5$
12 „	0,605°	$64 \cdot 10^{-4}$	4', 19", $^2/_5$	0,715°	$91 \cdot 10^{-4}$	2', 38", $^3/_5$
(Milchzucker g 4,80%) 13 „	—	—	—	0,730°	$103 \cdot 10^{-4}$	2', 43", $^1/_5$
14 „	0,615°	$44,5 \cdot 10^{-4}$	4', 43", $^2/_5$	0,695°	$100 \cdot 10^{-4}$	2', 44", $^2/_5$
15 „	0,615°	$45 \cdot 10^{-4}$	4', 46", $^1/_5$	0,595°[1]	$87 \cdot 10^{-4}$	2', 11", $^2/_5$
				0,680°[2]	$71 \cdot 10^{-4}$	2', 34", $^2/_5$

(Die Spalte zwischen den Tagesangaben ist mit „nach der Geburt" beschriftet.)

die in den allerersten Tagen nach der Geburt abgesonderte Milch einen beträchtlich höheren osmotischen Druck als die Milch der folgenden Tage aufweist.

Die Unterschiede, welche die elektrische Leitfähigkeit und die Viscosität betreffen, erklären sich leicht, wenn man sich Rechenschaft über die Veränderungen ablegt, welche der Gehalt der Milch an Fettkügelchen erleidet.

Zwecks Beurteilung der von D'Errico gefundenen Werte bei Serum muß man die Methode betrachten, mit welcher er sein Serum gewann. Er koagulierte die Milch immer mit derselben sehr wirksamen Lablösung und ließ dann das Serum spontan, während ungefähr 24 Stunden, auspressen. Natürlich ging in dieser Zeit, da keine aseptischen Vorsichtsmaßregeln getroffen waren, der Milchzucker in Gärung über, und diese Gärung muß die Ursache für die Δ-Werte des Serums sein, welche gewöhnlich höher als die der entsprechenden Milch sind.

Die elektrische Leitfähigkeit des Milchserums ist viel größer als die der Milch; dies kann teilweise von der Tatsache abhängen, daß das Serum fast frei von Fett und Casein ist und teilweise davon, daß das Serum bei den Versuchen von D'Errico durch H^+, welche von der elektrolytischen Dissoziation der durch Gärung des Milchzuckers gebildeten Milchsäure herstammte, bereichert wurde. Trotz dieser, die elektrische Leitfähigkeit steigernden Ursache bleiben die Werte, auch wenn sie sehr hoch sind, immer unter den Werten K des Blutserums bei derselben Temperatur (37° C), obwohl das Blutserum größere Mengen von Kolloiden als das Milchserum enthält. Obwohl demnach die Milch eine Flüssigkeit ist, deren totaler Gehalt an mineralischen Substanzen sehr groß oder sicherlich nicht geringer als der des Blutserums ist, unterscheidet sie sich von letzterem außer durch die Aschenzusammensetzung (größerer Gehalt der Milch in bezug auf das Blutserum an Calcium, Phosphorsäure und Kalium), auch durch den physiko-chemischen Zustand ihrer Mineralsalze, welche in der Milch weniger elektrolytisch dissoziiert zu sein scheinen als im Blute. Mit anderen Worten, die Konzentration der Ionen in der Milch ist geringer als im Blutserum.

Die Viscosität des Milchserums ist geringer als die der ganzen Milch, was nicht verwundern kann, wenn man bedenkt, daß dem Serum das Casein und die Fettklümpchen fehlen, welchen die ganze Milch ihre hohe Viscosität verdankt. Nach eigenen Beobachtungen hat die abgerahmte Milch eine geringere Viscosität als die natürliche.

Mundula[3] hat vor kurzem gefunden, daß die hämatokritische Methode zum genauen Studium der molekularen Konzentration der Frauenmilch ebensowohl als zur gleichzei-

---

[1] Serum vom Koagulum nach 6 Stunden getrennt und die Bestimmungen nach 24 Stunden ausgeführt.

[2] Dasselbe Serum 24 Stunden mit dem Koagulum zusammengelassen.

[3] P. Mundula, Arch. ital. de biol. **53**, 233 [1910].

tigen Bestimmung der molekularen Konzentration des Blutes und der Milch desselben Individuums dienen kann. Die Untersuchungen des Autors beweisen mit der größten Deutlichkeit, daß die beiden Flüssigkeiten vollständig isosmotisch sind.

Betrachtet man einige Tabellen von Hammarsten[1]) und von Völtz[2]) über die chemische Zusammensetzung der Milch verschiedener Tiere und vergleicht man den Gehalt an Zucker und Aschenbestandteilen einer jeden Milch, so erhält man den Eindruck, daß in vielen Fällen, vielleicht meistens einem größeren Prozentgehalt an Zucker ein geringerer Prozentgehalt an Aschenbestandteilen entspricht und umgekehrt, und daß mithin die annähernde Gleichheit des osmotischen Druckes der Milch bei verschiedenen Tieren durch einen die Absonderung des Zuckers und der Salze regelnden Mechanismus erreicht wird.

c) Pankreasaft. — Osmotischer Druck.

Tabelle 44.

Pankreassaft vom Menschen . . . . $\Delta = 0,46{-}0,49°$ [Gläßner[3])]
Pankreassaft des Hundes . . . . $\Delta = 0,61{-}0,62°$ [De Zylva[4])]

In letzter Zeit hat Pincussohn[5]) in einem Falle die Gefrierpunktserniedrigung des Pankreassaftes von einem mit permanenter Fistel operierten Hunde bestimmt.

Der Saft eines Hungertieres wurde dadurch erhalten, daß die Sekretion auf verschiedene Weise erzeugt wurde.

Erster Versuch . . . . Δ des Pankreassaftes = 0,64—0,66°
Zweiter Versuch . . . . a) Δ „ „ = 0,57—0,59°
Zweiter Versuch . . . . b) Δ „ „ = 0,58—0,61°

Abgesonderter Saft infolge Einführung von verschiedener Nahrung:

Milchnahrung . . . . Δ des Pankreassaftes = 0,57—0,63°
Ernährung mit Blumenkohl . . . . . . Δ „ „ = 0,58—0,63°
Ernährung mit Pferdefleisch . . . . . Δ „ „ = 0,62—0,63°

Es ergibt sich also, daß die molekulare Konzentration des Pankreassaftes beim Hunde fast stets die gleiche ist ($\Delta = 0,57{-}0,64°$); er ist scheinbar isotonisch gegen Blut. Besonders zu bemerken ist, daß, wie aus den Untersuchungen der Molekularkonzentration bei verschiedener Ernährung hervorgeht, der Gang der Verdauung irgendwelchen Einfluß auf die Molekulardepression des ausgeschiedenen Pankreassaftes nicht ausübt.

Wie man sieht, schwankt in diesen als blutisotonisch bezeichneten Flüssigkeiten der Wert von Δ um den normalen Mittelwert des Δ für Blut herum, indem er sich sowohl nach unten als nach oben nur wenig davon entfernt. Wahrscheinlich erklären sich diese Schwankungen zum größten Teil durch den verschiedenen Gehalt an Kohlensäure und in einigen Fällen, wie bei der Milch, durch Gärungsvorgänge, die sofort einsetzen, wenn nicht steril gemolken und aufbewahrt wird.

Es ist begreiflich, daß die elektrische Leitfähigkeit mancher Sekrete von der des Plasmas und des Blutserums verschieden ist. Unabhängig von der ungleichen Beschaffenheit und dem schwankenden Verhältnis der Elektrolyte in den Sekreten dem Blut gegenüber sind weitere Ursachen des Unterschiedes im verschiedenen Gehalt an Kolloiden, in der Gegenwart von suspendierten Körperchen usw. zu suchen.

Natürlich bleiben die hier aufgezählten Flüssigkeiten dem Blute gegenüber isosmotisch, solange es normal ist, d. h. solange die Konstanz seines osmotischen Druckes gesichert ist. Wird dieser aber experimentell oder aus pathologischen Ursachen geändert, so wechselt auch der osmotische Druck der Sekrete, und zwar, wie man leicht einsieht, nicht parallel dem des Blutes.

Anisosmotische Sekrete.

Wie früher gesagt, kann man bluthyposmotische und bluthyperosmotische Sekrete unterscheiden. Diese Unterscheidung gilt jedoch nur in gewissen Grenzen. Berücksichtigt man die normalen Durchschnittsverhältnisse des erwachsenen tierischen Organismus, so unterliegt es keinem Zweifel, daß es Sekretionsflüssigkeiten gibt, z. B.

[1]) O. Hammarsten, Lehrb. d. physiol. Chemie, 6. Aufl., S. 530, Wiesbaden 1907.
[2]) W. Völtz, C. Oppenheimers Handb. d. Biochemie 3, 1. Hälfte, S. 403 [Jena 1910].
[3]) K. Gläßner, Zeitschr. f. physiol. Chemie 40, 465 [1903—1904].
[4]) A. E. De Zylva, Journ. of Physiol. 31, 230 [1904].
[5]) L. Pincussohn, Biochem. Zeitschr. 4, 484 [1907].

Speichel, die konstant hyposmotisch und andere, z. B. Harn, die konstant hyperosmotisch sind. Es gibt aber noch andere, die man nur willkürlich zur Gruppe der hyposmotischen und hyperosmotischen Sekrete rechnen könnte. Auch unter normalen Verhältnissen kann nämlich der osmotische Druck, z. B. des Magensaftes und des Schweißes, viel geringer oder beträchtlich höher als der des Blutes sein. Wenn es zutrifft, daß der Harn gewöhnlich eine hyperosmotische Flüssigkeit ist, so ist nicht weniger wahrscheinlich, daß die Einführung einer großen Menge Wassers oder einer sehr hypotonischen Lösung in den Verdauungstrakt oder in die Venen genügt, um ihn in hohem Grade hyposmotisch zu machen. Der Darmsaft scheint konstant hyperosmotisch zu sein; man muß aber bedenken, daß er eine Flüssigkeit ist, die sich oft mit Darminhalt vermischt, in welchem die Fäulnisprodukte reichlich vorhanden sind, und daß er selbst sehr leicht in Fäulnis übergeht. Was die Augenflüssigkeiten betrifft, so haben Bottazzi und Scalinci sie immer leicht hyperosmotisch befunden. Untersuchungen über die Flüssigkeiten des inneren Ohres sind, soviel bekannt, nicht angestellt worden; wahrscheinlich sind sie aber blutisosmotische Flüssigkeiten.

Man muß sich jedoch an die normalen Verhältnisse des Organismus halten und nicht die von diesem oder jenem Forscher gefundenen extremen Werte, sondern die Mittelwerte berücksichtigen. Wenn man dies tut, so ist die Unterscheidung zwischen hyposmotischen und hyperosmotischen Sekreten gerechtfertigt. Sehr klar ist, daß der Harn dem Blut gegenüber sehr hypotonisch werden kann und daß der Magensaft und der Schweiß isotonisch, in einigen Fällen auch hypertonisch werden können; dies schließt aber nicht aus, daß unter normalen Durchschnittsverhältnissen die Nieren bei den erwachsenen Säugetieren die Aufgabe haben, eine hyperosmotische Flüssigkeit abzusondern, d. h. den Organismus vorwiegend von Krystalloiden zu reinigen, daß die Schweißdrüsen den Organismus hauptsächlich von Wasser befreien. Der Magensaft und mit ihm der Speichel erscheinen als zwei Flüssigkeiten, die, in den Magen sich ergießend, normaliter infolge ihrer Hypotonie diejenige Hypertonie des Mageninhaltes auszugleichen suchen, welche eine Folge der hydrolytischen Spaltungen der Nahrungsmittel ist. Dabei ist auch zu beachten, daß bei fast völligem Fehlen einer Resorption im Magen keine andere Möglichkeit besteht, den osmotischen Druck des Mageninhaltes herabzusetzen als die Ergießung hypotonischer Sekrete in den Magen. Im Darm dagegen wird eine übermäßige Hypertonie des Inhaltes durch die fortwährende Resorption der Verdauungsprodukte verhindert.

β) Hyposmotische Sekrete.

a) Speichel. — Osmotischer Druck und elektrische Leitfähigkeit.

Tabelle 45.

Speichel	Δ	$K \cdot 10^4$
von Mensch [Cohn[1])]	0,07—0,34°	—
„ „ (bei Nephritikern)	0,21—0,58°	—
„ „ (bei paral. Speichelfluß . . .	0,25°	—
„ „ [Nolf[2])]	0,11—0,27°	—
„ „ [Bönniger[3])]	0,16—0,24°	—
„ „ [Sommerfeld u. Röder[4])]. .	0,11—0,16°	—
„ „ [Strauß[5])]	0,26—0,32°	—
„ Hund [Nolf[6]), spont. sezern.] . .	0,109—0,266°	—
„ „ (Nolf, bei Reizung des Nerven) .	0,193—0,396°	—
„ „ [Fano u. Bottazzi, Reizung der Chorda]	0,362°	—
„ „ [Fano u. Bottazzi, Reizung des Symp.]	0,49	—
„ Mensch [Brand (l. c.)]	0,10	—
„ Hund [Jappelli[7])]	0,350—0,475°	121—147

[1]) M. Cohn, Deutsche med. Wochenschr. **26**, 68, [1900].
[2]) P. Nolf, Archiv d. Biol. **18**, 241 [1902].
[3]) Dr. Bönniger, Archiv f. experim. Pathol. u. Pharmakol. **50**, 76 [1903].
[4]) P. Sommerfeld u. H. Röder, Berl. klin. Wochenschr. **41**, 1301 [1904]
[5]) H. Strauß, in Korányi-Richters Handb. **2**, 106—107 [Leipzig 1908].
[6]) P. Nolf, Bulletin de l'Acad. Roy. de Belg. (Cl. d. Sc.) **1900**, Nr. 12, 960.
[7]) G. Jappelli, Zeitschr. f. Biol. **48**, 398 [1906]; **51**, 42, 127, 511 [1908]. — A. Jappelli, Zeitschr. f. Biol. **51**, 435 [1908].

Fortsetzung Tabelle 45.

Speichel	Δ	$K \cdot 10^4$
von Mensch [Brunacci[1])]	morgens 0,170—0,158°	—
	abends 0,183—0,180°	—
„ „ [Polara[2])]	morgens 0,185—0,205°	morgens 128—135
	mittags 0,077—0,087°	morgens 80—83
	nachm. 0,083—0,109°	nachm. 72—97
	abends 0,115°	abends 71—89

b) Magensaft. — Osmotischer Druck und elektrische Leitfähigkeit.

Tabelle 46.

Magensaft von	Gesamtacidität	Salzsäure %	Δ	$K \cdot 10^4$
Mensch [Strauß[3])]	—	—	0,35—0,50°	—
„ [Winter (l. c.)] . . .	—	—	0,37—0,55°	—
„ [Pfeiffer u. Sommer]	—	—	0,37—0,55°	—
„ [Friedenthal[4])] . .	—	0,577	0,61°	—
„ [Umber[5])]	—	—	0,15—0,82°	—
Hund [Sasaki[6])]	80—145	0,292—0,511	0,47—0,60°	—
Hündin [Rosemann[7])] . . .	—	—	0,490—0,638°	—
Mensch [Bickel[8])]	—	—	0,52—1,21°	195—518
„ [Bickel[8])]	—	—	{ Bluthypo- tonisch }	—
„ [Sommerfeld[9])] . .	—	—	0,47—0,65°	—
„ [Sommerfeld[9])] . .	80—139	—	0,353—0,660°	—
Mittel	**110,3** (= 0,4% HCl)	—	**0,488°**	—

Die Schwankungen des osmotischen Druckes und der elektrischen Leitfähigkeit des Magensaftes hängen im wesentlichen von der Menge der von den Drüsen abgesonderten Salzsäure ab. Man darf jedoch nicht vergessen, daß der Magensaft nicht aus einem Ausführungsgang gesammelt werden kann, und daß er auch bei Entnahme aus einem völlig leeren Magen immer über die Magenschleimhaut läuft, wo die Salzsäure durch Eiweißstoffe und Alkalicarbonate fixiert werden kann. Den Gehalt an Eiweißstoffen sollte man stets berücksichtigen, wenn man die Werte von Δ und K des Magensaftes schätzt.

[Hinsichtlich der wichtigen Beobachtungen von H. Strauß über die Schwankungen des osmotischen Druckes usw. des Mageninhaltes siehe die Arbeiten dieses Autors[10]).]

c) Schweiß.

(Siehe den Abschnitt: „Viscosität".)

[1]) B. Brunacci, Arch. di Fisiol. **6**, 153 [1909]; **8**, 421 [1910].

[2]) G. Polara, Arch. di Farm. sperim. e Sc. aff. **9** [1910].

[3]) H. Strauß u. F. Bleichröder, Untersuchungen über den Magensaftfluß. Jena 1903. Siehe auch H. Strauß, Über Osmodiätetik, Therapie der Gegenwart, Oktober 1902 (Sonderabdr., S. 1—7). — M. Nencki u. N. Sieber, Zeitschr. f. physiol. Chemie **32**, 291 [1901].

[4]) H. Friedenthal, Beiträge zur Kenntnis der Fermente. Archiv f. Physiol. **1900** (Arbeiten a. d. Gebiet d. experim. Physiol., Jena **1908**, S. 94).

[5]) F. Umber, Berl. klin. Wochenschr. **42**, 56 [1905].

[6]) K. Sasaki, Berl. klin. Wochenschr. **1905**, 1387 (Hund; Pawlowsche Operation; Scheinfütterung).

[7]) R. Rosemann, Archiv f. d. ges. Physiol. **118**, 467 [1907].

[8]) A. Bickel, Berl. klin. Wochenschr. **1905**, 60; Deutsche med. Wochenschr. **1906**, 1323; Münch. med. Wochenschr. **1904**, 1642—1643.

[9]) P. Sommerfeld, Sitzungsber. d. Berl. physiol. Gesellsch., 14. Juli 1905; Archiv f. Physiol. **1905** (Suppl.), 455; Biochem. Zeitschr. **9**, 352 [1908].

[10]) H. Strauß, in Korányi-Richters Handbuch **2**, 107.

γ) Hyperosmotische Sekrete.

a) Darmsaft. — Osmotischer Druck.

Darmsaft vom Menschen [Hamburger und Hekma[1])] $\varDelta = 0,620°$
„ des Hundes [Falloise[2])] . . . . . Mittel $\varDelta = 0,60°$
„ „ „ [Bottazzi und Gabrieli[3])] . . 0,577—0,989°
„ „ Huhnes [D'Errico (l. c.)] . . . . 0,890—0,990°

Nochmals sei betont, daß dieser hyperosmotische Druck des Darmsaftes nur scheinbar sein kann. Da es nicht möglich ist, den Darmsaft aus einem Ausführungsgang aufzufangen, so können die hohen Werte von $\varDelta$ Fäulnisprodukten zugeschrieben werden, die im allgemeinen osmotisch aktive Stoffe darstellen. Aus demselben Grunde kann die Bestimmung der Gefrierpunktserniedrigung des Stuhles [$\varDelta = 0,50$—1,20°, Strauß[4])] nur eine geringe Bedeutung haben.

b) Augenflüssigkeiten. — Osmotischer Druck und elektrische Leitfähigkeit.

Humor aqueus vom Rind [Dreser (l. c.)] . . . . . $\varDelta = 0,60$—0,61°

Von den Augenflüssigkeiten scheinen die Tränen die konzentriertesten zu sein. Sie enthalten nach Lerch[5]) ungefähr 1,3% NaCl. Der osmotische Druck ist angenähert dem einer 1,39 proz. NaCl-Lösung gleich.

Es mögen hier die von Bottazzi und Sturchio[6]) und von Scalinci erhaltenen Werte von $\varDelta$ und K folgen.

Tabelle 47.
Untersuchungen von Bottazzi und Sturchio[6]).

Versuche	Flüssigkeiten	$\varDelta$	$K \cdot 10^4$ [7])	Bemerkungen
I.	Humor aqueus . .	0,614°	—	Ochs
	Humor vitreus .	0,590°	—	„
II.	Humor aqueus . .	0,592°	—	Ochs
	Humor vitreus . .	0,590°	—	„
III.	Humor aqueus . .	0,598°	—	Ochs
	Humor vitreus . .	0,596°	—	„
IV.	Blutserum . . .	0,595°	156	Ochs (nicht mit Sauerstoff versorgtes Blut)
	Humor aqueus . .	0,588°	178	„
	Humor vitreus .	0,584°	178	„
V.	Blutserum . . .	0,582°	158	Ochs (mit Sauerstoff versorgtes Blut)
	Humor aqueus . .	0,609°	181	„
	Humor vitreus .	0,597°	180	„
VI.	Blutserum . . .	0,578°	159	Lamm (mit Sauerstoff versorgtes Blut)
	Humor aqueus . .	0,616°	178	„
	Humor vitreus .	0,597°	180	„
VII.	Blutserum . . .	0,575°	157	Ochs (mit Sauerstoff versorgtes Blut)
	Humor aqueus . .	0,596°	180	„
	Humor vitreus .	0,594°	179	„
VIII.	Blutserum . . .	0,578°	150	Ochs (mit Sauerstoff versorgtes Blut)
	Humor aqueus . .	0,598°	177	„
	Humor vitreus .	0,592°	177	„
IX.	Blutserum . . .	0,573°	117	Ochs (mit Sauerstoff versorgtes Blut)
	Humor aqueus . .	0,599°	138	„
	Humor vitreus . .	0,592°	136	„

[1]) H. J. Hamburger et E. Hekma, Journ. de Physiol. et de Pathol. génér. 4, 805 [1902].

[2]) A. Falloise, Arch. intern. de Physiol. 1, 261 [1904].

[3]) Fil. Bottazzi et L. Gabrieli, Arch. intern. de Physiol. 3, 156 [1905].

[4]) H. Strauß, in Korányi-Richters Handbuch 2, 127.

[5]) Zit. nach Hamburger, l. c. — S. auch: N. Nuel, Journ. méd. de Bruxelles 1906 (Sep.-Abdr., S. 1—11).

[6]) Fil. Bottazzi e E. Sturchio, Arch. di Ottalmol. 13, No. 5/6 [1906]; Arch. ital. de Biol. 45, 198 [1906].

[7]) Die elektrische Leitfähigkeit war in den Experimenten IV—VIII bei 37° und im Experiment IX bei 23° bestimmt.

Tabelle 48.

Untersuchungen von Scalinci[1]): Humor aqueus.

Versuche	Gewicht des Hundes	Δ	$K_{37,5^0} \cdot 10^4$	Versuche	Gewicht des Hundes	Δ	$K_{37,5^0} \cdot 10^4$
I.	17 kg	0,62°	172	VI.	12 kg	0,61°	174
II.	18 „	—	171	VII.	16 „	0,64°	170
III.	12 „	0,61°	175	VIII.	14 „	0,62°	175
IV.	10 „	0,64°	170	IX.	19 „	0,63°	174
V.	11 „	0,63°	171	X.	11 „	0,64°	176
				Mittel:		0,63°	173

E. v. Knape[2]) hat erst kürzlich Untersuchungen der elektrischen Leitfähigkeit und Viscosität der Kammerwasser gemacht und unsere Resultate (er kennt nur die Arbeit, welche Scalinci in meinem Laboratorium und unter meiner Leitung gemacht hat, aber nicht die von Bottazzi und Sturchio) ganz bestätigt, wie man aus der Tabelle 49 ersehen kann.

Tabelle 49.

Versuch	Serum			Humor aqueus	
	Leitfähigkeit ohne Korrektion $K \cdot 10^4$	Eiweiß in Proz.	Leitfähigkeit nach Korrektion $K \cdot 10^4$	O. D. $K \cdot 10^4$	O. S. $K \cdot 10^4$
I.	122,09	6,6	146,22	148,83	148,83
II.	122,09	6,7	146,74	148,83	152,57
III.	114,99	6,2	143,89	145,44	145,44
IV.	117,28	6,4	139,62	148,83	152,57
V.	142,64	6,2	147,50	148,83	152,57

Folgende allgemeine Schlußfolgerungen zieht der Autor aus seinen Experimenten: Die Augenflüssigkeiten besitzen einen höheren osmotischen Druck als das Blutserum desselben Tieres. Ein höherer Salzgehalt im Serum hat einen höheren Salzgehalt in den Augenflüssigkeiten zur Folge. Die Salzkonzentration im Humor aqueus wird weder in Atropinmydriasis noch in Eserinmyosis verändert, d. h. Salz und Wasser werden unter der Einwirkung von Atropin und Eserin in demselben Verhältnis abgesondert wie im normalen Auge. Die Viscosität des Kammerwassers ist in Atropinmydriasis normal, erhöht in Eserinmyosis, und die Erhöhung ist von dem gesteigerten Eiweißgehalte abhängig. Der totale Eiweißumsatz im Humor aqueus wird quantitativ nicht durch Atropin beeinflußt, wohl aber vergrößert durch Eserinmyosis.

c) Harn.

Untersuchungen über den osmotischen Druck und die elektrische Leitfähigkeit des Harnes der Säugetiere und des Menschen liegen auf dem physiologisch-experimentellen wie auf dem pathologisch-klinischen Gebiet heutzutage so zahlreich vor, daß nur die bedeutungsvollsten Ergebnisse hier mitgeteilt werden sollen.

α) *Normale Δ- und K-Werte des gemischten Harns (oder des Harns einer Niere).*

Wie aus der Tabelle 50 ersichtlich, ist der osmotische Druck des Harns sehr veränderlich, wenn man die erhaltenen äußersten Werte in Erwägung zieht. Immerhin sind die normalen Mittelwerte stets höher als die des Blutes, woraus sich schließen läßt, daß bei

---

[1]) N. Scalinci, Archiv f. Augenheilk. **57**, 214 [1907]; Gazz. intern. di Medic., 10 maggio **1907** (Sep.-Abdr., S. 1—41). — La cataratta discrasica. Napoli **1909**.

[2]) E. v. Knape, Über den Einfluß des Atropins und des Eserins auf den Stoffwechsel in der vorderen Augenkammer. Arbeit. aus dem Physiol. Inst. der Universität Helsingfors, dem königl. Karol. med.-chir. Inst. in Stockholm zu dessen Säkularfeier am 13. Dez. 1910 gewidmet. Leipzig **1910**, S. 215—276.

den höheren Säugetieren und beim erwachsenen Menschen der Harn eine dem Blut gegenüber konstant hyperosmotische Flüssigkeit ist.

Tabelle 50.

	Δ	Forscher[1]	$K \cdot 10^4$	Forscher[1]
Menschen	1,30° –2,20°	A. von Korányi	—	—
	1,402° –2,145°	Burgarszky	—	—
	1,30° –2,39°	Lindemann	—	—
	0,90° –2,73°	"	—	—
	0,80° –1,93°	Roth	—	—
	1,5° –2,0°	Albarran	—	—
	0,90° –2,0°	Kümmel	—	—
	0,08°–3,5°	Kövesi u. Roth-Schulz	—	—
	0,16°	Dreser	—	—
	0,075°	Macallum u. Bensson	—	—
Hunde	1,253° –2,185°	Galeotti	—	—
(eine Niere)	1,847° –4,299°	Bottazzi u. Onorato	—	—
(gem. Harn)	3,105° –3,638°	" " "	275—290	Bottazzi und Onorato
(eine Niere)	1,249° –3,645°	" " "	275—341	do.
(gem. Harn)	1,573° –1,972°	" " "	—	—
(eine Niere)	1,568° –1,973°	" " "	—	—
Kaninchen	0,547°–1,22°	Asher u. Waldstein	—	—
Katzen	5,0°	Dreser	—	—

Auf der folgenden Tabelle von Fisch und von Moricz[2]) sieht man, daß nur einmal an vielen aufeinanderfolgenden Tagen das Δ des Harnes dem Δ des Blutes beim Kaninchen gleich war.

Tabelle 51.

Harnmenge ccm	Δ des Harns	NaCl % des Harns	$\dfrac{\Delta}{NaCl}$	Δb (Δ des Blutes)	NaCl b (NaCl % des Blutserums)	$\dfrac{\Delta b}{NaCl\,b}$
140	1,67°	0,12	13,92	0,66°	0,53	1,25
75	1,60°	0,21	7,62	0,62°	0,52	1,19
75	1,21°	0,30	4,03	0,60°	0,51	1,18
100	1,60°	0,45	3,56	0,59°	0,52	1,13
50	2,88°	0,62	4,50	0,62°	0,56	1,11
180	0,60°	0,14	4,29	0,60°	0,54	1,11
45	2,56°	0,84	3,05	0,59°	0,53	1,09
60	3,00°	0,96	3,12	0,57°	0,53	1,08
35	2,97°	1,03	2,88	0,55°	0,52	1,06
60	2,06°	0,96	2,15	0,56°	0,54	1,04
35	3,28°	1,36	2,41	0,60°	0,59	1,02
70	1,95°	1,00	1,95	0,56°	0,56	1,00
40	2,32°	1,10	2,11	0,56°	0,56	1,00
160	1,89°	1,68	1,13	0,57°	0,66	0,86

Vergleicht man die Werte $\dfrac{\Delta}{NaCl}$ und $\dfrac{\Delta b}{NaCl\,b}$, so zeigt sich, daß beide parallel fallen und steigen. Während aber die Veränderungen von $\dfrac{\Delta}{NaCl}$ besonders groß sind, sind die- jenigen von $\dfrac{\Delta b}{NaCl\,b}$ gering. Mit anderen Worten ausgedrückt entspricht einer ver- hältnismäßig geringeren Veränderung in der Zusammensetzung des Blutes

---

[1]) Für die Literatur siehe: Hamburger, Osm. Druck usw. 2, 247ff. — Bottazzi, Osm. Druck und elektr. Leitfähigkeit usw. — A. v. Korányi, in Korányi-Richters Hand- buch 2, usw.

[2]) Zit. nach A. von Korányi, in Korányi-Richters Handbuch 2, 94.

eine große Veränderung des Harnes [Korányi (l. c.)]. Beim gesunden Menschen schwankt der Quotient $\frac{\Delta b}{NaCl\,b}$ etwa zwischen 0,92 und 0,96 und der Quotient $\frac{\Delta}{NaCl}$ (bei Genuß von 7—8 g Kochsalz und bei gemischter Nahrung) etwa zwischen 1,2—1,9.

β) Hyposmotischer Harn.

Nach Köppe[1]) liefern die Brustkinder einen Harn, dessen Δ-Wert zwischen 0,087 und 0,455° variiert.

In einigen Untersuchungen, welche in meinem Laboratorium von G. d'Errico gemacht worden sind, gelang es ihm, wenn er erwachsene und junge Hunde zuerst mit Brot und Milch und dann mit Milch allein fütterte, von ihnen Urin zu erhalten, welcher nicht hypotonisch, nicht einmal isotonisch mit dem Blut war, obgleich der osmotische Druck des Harnes während des Milchregimes bedeutend erniedrigt war.

Interessant ist die Tatsache, daß der osmotische Druck und die elektrische Leitfähigkeit des Harnes des mit konstanter Milchdiät ernährten Hundes in den 3—4 ersten Tagen eine schnelle und progressive Abnahme zeigen, dann auf einem fast konstanten Niveau bleiben, solange die Diät konstant bleibt, mit kleinen zu vernachlässigenden Schwankungen. Man könnte glauben, daß das Tier in den ersten Tagen Salze und krystalloide Nichtelektrolyte eliminiert, welche von der gemischten Kost der vorangehenden Tage im Organismus geblieben sind. Man sieht übrigens, daß der Zusatz von etwas Brot zur Milch genügt, um eine bedeutende Steigerung entweder des osmotischen Druckes oder der elektrischen Leitfähigkeit zu erzeugen[2]).

Köppe[1]) beobachtete, daß, wenn man einem erwachsenen Menschen große Mengen sehr verdünnter Getränke gab, man den Δ-Wert des Harnes von 2,546° auf 0,115° erniedrigen kann, und Kövesi und Roth - Schultz[3]) fanden bei analogen Untersuchungen eine Erniedrigung von 2,23 auf 0,12°.

Dreser (l. c.) beobachtete dann, daß ausschließlich mit Fleisch gefütterte Katzen einen ziemlich konzentrierten Harn ausschieden ($\Delta = 5,0°$), während, wenn man sie hungern ließ und ihnen viel Wasser beibrachte, sie einen ziemlich verdünnten Harn ausschieden ($\Delta = 0,6°$).

In letzter Zeit sind bei Hunden von De Bonis[4]) analoge Resultate erhalten worden, welchem es durch wiederholte Einführung von mit Wasser sehr verdünnter Milch in den Magen der Tiere gelungen ist, einen deutlich hypotonischen Urin (bis $\Delta = 0,256°$) zu erhalten.

Vor kurzem haben Macallum und Bensson[5]) ähnliche Resultate erhalten, wie sich aus der folgenden Tabelle 52 ergibt. Aus diesen am normalen Menschen gemachten Untersuchungen ergibt sich eine weitere Tatsache von großer Bedeutung.

In Harnen von niedriger Konzentration, die man durch Einführung von großen Mengen destillierten Wassers erhalten hat und deren Δ zwischen 0,30° und 0,075° schwankt, ist der Wert von $\frac{K}{Cl}$ nie der im Blutplasma bestehende; er ist gewöhnlich viel größer als der des konzentrierten, unmittelbar vor Beginn des Experimentes entleerten Urins. Diese Zunahme des Wertes von $\frac{K}{Cl}$ in verdünnten Harnen ist durch ein „Nachlassen“ in der Ausscheidung des Kaliums bedingt, verglichen mit dem Chlor während der Abnahme der Konzentration.

Hyposmotischen Harn kann man auch erhalten, wenn man nach der Methode von Bottazzi[6]) das Epithel der Nierenkanälchen [Bottazzi und Onorato[7]), De Bonis (l. c.)] mit Fluornatrium vergiftet, namentlich wenn man gleichzeitig Wasser in das Verdauungsrohr des Tieres einführt [De Bonis (l. c.)].

---

[1]) H. Köppe, Physikalische Chemie in der Medizin. Wien 1910.

[2]) Siehe: F. Bottazzi, Osmotischer Druck und elektrische Leitfähigkeit usw., S. 362 bis 364.

[3]) G. Kövesi u. W. Roth - Schultz, Pathologie und Therapie der Niereninsuffizienz bei Nephritiden. Leipzig 1904.

[4]) V. De Bonis, Archiv f. Physiol. 1906, 271; Giorn. intern. di Scienze med. 29 [1907] (Sep.-Abdr.).

[5]) A. B. Macallum and C. C. Bensson, Journ. of Biol. Chem. 6, 87 [1909].

[6]) Fil. Bottazzi, Arch. di Fisiol. 1, 413 [1904].

[7]) Fil. Bottazzi u. R. Onorato, Arch. di Fisiol. 1, 273 [1904]; Archiv f. Physiol. 1906, 205.

Tabelle 52.

Experimente von Macallum und Bensson am Menschen.

Menge des einverleibten dest. Wassers = 2000 ccm.

Nr.	Zeit Stunden	Harnmenge ccm	Δ°	Cl %	K %	Verhältnis von K zu Cl (Cl = 100)
1	12,45	—	1,36	0,6457	0,2336	36,17
2	3,00	136	1,00	0,3842	0,18206	47,38
3	3,20	—	0,18	0,02291	0,0117	51,07
4	3,30	75	0,185	0,02402	0,009965	41,48
5	3,42	91	0,145	0,02527	0,007406	29,30
6	3,50	130	0,135	0,02696	0,008945	33,17
7	4,02	168	0,095	0,02347	0,007544	32,14
8	4,10	111	0,15	0,02814	0,007955	28,26
9	4,20	129	0,185	0,03491	0,00967	27,69
10	4,33	137	0,115	0,02103	0,008416	40,02
11	4,53	—	0,205	0,02137	0,009106	42,60
12	5,13	218	0,13	0,02308	0,010796	46,77
13	5,33	211	0,17	0,02630	0,01433	54,48
14	6,53	226	—	0,02718	0,02052	75,53
15	7,40	261	—	0,03173	0,02463	77,62

Endlich beobachtet man hypotonischen Harn bei Tieren, bei welchen das Epithel der Nierenkanälchen auf andere Weise verändert worden ist [Galeotti[1])], und beim Menschen in Fällen von Nephritis. Auf diese letzteren Fälle sei etwas näher eingegangen.

Betrachtet man die absoluten Werte der maximalen und minimalen Gefrierpunktserniedrigungen des Harnes bei gesunden und nierenkranken Menschen, so ergibt sich, nach den Erfahrungen von A. von Korányi[2]) und denjenigen von Kövesi und Roth-Schultz (l. c.) folgende merkwürdige Tatsache:

Tabelle 53.

	Maximale Gefrierpunktserniedrigung	Minimale Gefrierpunktserniedrigung	Differenz
Nierengesunde Menschen	ca. 3,5°	0,08°	über 3°
Nephritis interst. chron.	0,63—2,0°	0,12—0,38°	0,34—1,88°
Nephritis parench. chron.	0,68—1,11°	0,36—0,47°	0,32—0,65°
Nephritis parench. subac.	0,75—1,27°	0,53—0,83°	0,22—0,44°

Aus den Versuchen folgt also, daß die Differenz zwischen Maximum und Minimum mit der Schwere der Erkrankung abnimmt, und daß diese Abnahme durch eine gleichzeitige Erniedrigung des Maximums und Erhöhung des Minimums, also durch eine gleichzeitige Annäherung beider an eine mittlere molekulare Konzentration erfolgt. Diese molekulare Konzentration ist die des Blutes. Die kranken Nieren werden zur Bereitung eines Harnes unfähig, dessen molekulare Konzentration von der des Blutes wesentlich abweicht [Korányi[2])].

Wenn man die „molekulare Diurese" (A. von Korányi) aus der Formel $\frac{\Delta V}{1,85}$ (worin

V das Harnvolumen für 24 Stunden bedeutet) berechnet, so findet man, daß sie bei gesunden Menschen großen Schwankungen (zwischen 0,8 und 1,7 Mol. pro die) unterworfen ist. Diese Veränderlichkeit der „molekularen Diurese" ist ein Postulat der Konstanz des „Milieu intérieur" bei der großen Veränderlichkeit der Menge und der Zusammensetzung der Nahrung und den mit diesen zusammenhängenden Veränderungen des Stoffwechsels. Bei Nierenkrankheiten nimmt die molekulare Diurese im Verhältnisse zur Schwere der Nierenerkrankung ab; sie wird nach oben begrenzt; sie wird vom Stoffwechsel unabhängig. Die pathologische Nierentätigkeit unterscheidet sich von der physiologischen durch die Unfähigkeit zur Ausscheidung einer großen Zahl von gelösten Molekülen [A. von Korányi (l. c., S. 139 bis 143)].

---

[1]) G. Galeotti, Archiv f. Physiol. **1902**, 200.
[2]) A. von Korányi, Korányi-Richters Handbuch **2**, 137—138.

Nun ergibt sich aber aus den Untersuchungen an den durch NaF veränderten Nieren (übereinstimmend mit den Ergebnissen nach zahlreichen anderen Methoden), daß das **Epithel der Nierenkanälchen hauptsächlich für die Sekretion der Krystalloide des Harnes, die Glomeruli dagegen für die Sekretion des Wassers bestimmt sind.** Anders läßt sich die von so vielen Forschern konstatierte Tatsache nicht erklären, daß man bei experimentellen oder pathologischen Läsionen des Nierenparenchyms in geringer oder großer Menge einen immer mehr dem Blut gegenüber isotonischen, sehr häufig auch hypotonischen (und bisweilen sehr hypotonischen) Harn erhält. Die Niere ist ein doppeltes Organ, das aus zwei Apparaten besteht, die nicht nur morphologisch und physiologisch verschieden sind, sondern auch phylogenetisch eine verschiedene Entwicklung zeigen (siehe oben): der Apparat der Glomeruli und der der Kanälchen. Ersterer hat die Funktion, Wasser (oder eine hypotonische Lösung) abzusondern, während der zweite die Aufgabe besitzt, die löslichen Bestandteile des Harnes (wahrscheinlich im Zustande einer stark konzentrierten Lösung) abzusondern. Da das Epithel der Kanälchen labiler ist und sich häufiger und leicht verändert, so beobachtet man immer bei Nierenkrankheiten einen dem normalen Harn gegenüber weniger hypertonischen oder isotonischen oder endlich hypotonischen Harn.

B u r i a n (l. c.) hat sich die Aufgabe gestellt, zu untersuchen, ob die Flüssigkeit der Glomeruli ein Produkt einfacher Filtration nach der Theorie von L u d w i g usw. sei. Da der Harn normalerweise keine Kolloide enthält, könnte die Flüssigkeit der Glomeruli als ein Ultrafiltrat betrachtet werden. Wie sich aber aus der folgenden Tabelle aus der Arbeit B u r i a n s ergibt, zeigen die Ultrafiltrate, wie sie auch experimentell erhalten sind, eine gleiche Gefrierpunktserniedrigung wie die des Filtrates, während, wie erwähnt, der Harn unter den oben angegebenen Bedingungen sehr oft einen viel niedrigeren Wert Δ als das Blut zeigt. Da aus vielen Gründen die Möglichkeit einer Verdünnung der Flüssigkeit der Glomeruli infolge Resorption der gelösten Stoffe in den Nierenkanälchen ausgeschlossen ist, so kann auch die Flüssigkeit der Glomeruli kein Produkt physiologischer Ultrafiltration sein.

Tabelle 54 (nach B u r i a n).

Nr.	Untersuchungs-objekt	Gefrierpunkt			Spezifische Leitfähigkeit (bei 25,5 °C)			Gesamtasche (in Sulfat übergeführt)		
		des Plasmas (Serum) °C	des Ultrafiltrats °C	des Filtrationsrückstandes °C	des Plasmas (Serums)	des Ultrafiltrats	des Filtrationsrückstandes	des Plasmas (Serums) %	des Ultrafiltrats %	des Filtrationsrückstandes %
1	Rinderserum . . { a)	−0,545	−0,546	−0,547	$123 \cdot 10^{-4}$	$142 \cdot 10^{-4}$	$113 \cdot 10^{-4}$	—	—	—
2	{ b)	−0,545	−0,546	−0,539	$124 \cdot 10^{-4}$	$144 \cdot 10^{-4}$	$109 \cdot 10^{-4}$	—	—	—
3	Pferdeplasma	−0,549	−0,553	−0,548	$128 \cdot 10^{-4}$	$150 \cdot 10^{-4}$	$103 \cdot 10^{-4}$	—	—	—
4	Eselplasma	−0,546	−0,546	−0,548	$120 \cdot 10^{-4}$	$144 \cdot 10^{-4}$	$115 \cdot 10^{-4}$	—	—	—
5	Schweineserum . . .	−0,618	−0,621	−0,622	$143 \cdot 10^{-4}$	$165 \cdot 10^{-4}$	$140 \cdot 10^{-4}$	1,163	1,173	1,186
6	Hühnerserum	−0,625	−0,630	−0,620	$141 \cdot 10^{-4}$	$164 \cdot 10^{-4}$	$114 \cdot 10^{-4}$	—	—	—
7	Serum von *Testudo graeca*	−0,597	−0,598	−0,594	$184 \cdot 10^{-4}$	$204 \cdot 10^{-4}$	$152 \cdot 10^{-4}$	1,264	1,258	1,254
8	Plasma von *Thalassochelys caretta* . . .	−0,646	−0,648	−0,649	$141 \cdot 10^{-4}$	$164 \cdot 10^{-4}$	$139 \cdot 10^{-4}$	1,132	1,130	1,130
9	Serum von *Bufo vulgaris* und *viridis*	−0,541	−0,536	−0,543	$137 \cdot 10^{-4}$	$153 \cdot 10^{-4}$	$136 \cdot 10^{-4}$	0,996	1,000	1,001
10	Serum von *Lo-* { a)	−1,040	−1,035	−1,038	$274 \cdot 10^{-4}$	$286 \cdot 10^{-4}$	$202 \cdot 10^{-4}$	—	—	—
11	*phius piscato-* { b)	−0,978	−0,977	−0,974	$268 \cdot 10^{-4}$	$279 \cdot 10^{-4}$	$247 \cdot 10^{-4}$	1,902	1,907	1,899
12	*rius* . . . . . . { c)	−0,770	−0,765	−0,773	$227 \cdot 10^{-4}$	$231 \cdot 10^{-4}$	$219 \cdot 10^{-4}$	1,556	1,550	1,569
13	Plasma von *Scyllium catulus* [1])	−2,321	−2,319	−2,320	$268 \cdot 10^{-4}$	$279 \cdot 10^{-4}$	$267 \cdot 10^{-4}$	2,043	2,038	2,036
14	Serum von *Petromyzon marinus* . . .	−0,586	−0,588	−0,584	$162 \cdot 10^{-4}$	$173 \cdot 10^{-4}$	$151 \cdot 10^{-4}$	—	—	—

Es bleibt also nur übrig anzunehmen, daß auch die Flüssigkeit der Nierenglomeruli ein Produkt der spezifischen Sekretionsfähigkeit ist.

---

[1]) Von zwei Exemplaren zusammengemischt.

Sechster Abschnitt:

Die Konzentration der Wasserstoff- und Hydroxylionen (Reaktion) in den Körperflüssigkeiten.

I. Einleitung.

1. Die saure oder alkalische Reaktion einer Lösung.

Heutzutage existieren Methoden, die es gestatten, die Menge eines in einer Lösung vorhandenen bestimmten Ions anzugeben; solche Methoden sind namentlich für die quantitative Bestimmung zweier Ionen: des Wasserstoffions und des Hydroxylions (Zeichen H˙ und OH′ oder H^+ und OH^-) entwickelt worden, Ionen, die aus mehreren Gründen wichtig sind. Ihre Konzentration ist nämlich das wichtigste Charakteristikum der physikalisch-chemischen Beschaffenheit einer Lösung.

Kennt man z. B. die H˙-Konzentration eines Harnes und seinen Gesamtgehalt an Phosphorsäure, so kann man ohne weiteres berechnen, wieviel Mononatriumphosphat und wieviel Dinatriumphosphat im Harn selbst vorhanden ist (s. später).

In diesem Abschnitte sollen die verschiedenen Methoden angeführt werden, welche die quantitative Bestimmung von H˙ und OH′ gestatten. Es folgen dann die Daten über die Konzentration der genannten Ionen in den Körperflüssigkeiten im normalen und pathologischen Zustand und endlich Angaben darüber, mit Hilfe dieser Daten einige Erscheinungen des Ionengleichgewichtes bei denselben zu erklären.

In jeder wässerigen Lösung sind H˙ und OH′-Ionen enthalten; sind sie in gleicher Menge vorhanden, so hat die Lösung neutrale Reaktion; ist die Konzentration des H˙ größer, so hat sie saure Reaktion; wenn dagegen die Konzentration des OH′ überwiegt, so hat sie alkalische Reaktion. Um diese Definition mit größerer Genauigkeit aufzustellen, muß man die Dissoziation des reinen Wassers kennen, welches die neutrale Flüssigkeit par excellence ist. Das reine Wasser ist eine sehr wenig dissoziierte Substanz und leitet deshalb die Elektrizität sehr wenig; die Ionen (H˙ und OH′), in die es sich spalten kann, sind nur in sehr spärlicher Menge darin enthalten. Infolge des Gesetzes der Gleichwertigkeit der Ionenladungen müssen diese beiden Ionen sich in vollkommen gleicher Konzentration vorfinden. Deshalb ist das Wasser der Typus einer neutralen Flüssigkeit.

Aus der Tatsache, daß die Wasserionen eine sehr geringe Konzentration haben, folgt ohne weiteres, daß sie nur in sehr geringer Konzentration nebeneinander existieren können. Mischt man die Lösung einer Säure (deren Kation H˙ ist) mit der Lösung einer Base (deren Anion OH′ ist), so vereinigen sich die beiden in den erwähnten Lösungen in großer Menge enthaltenen Ionen H˙ und OH′ und bilden H_2O: diese Reaktion heißt Neutralisation.

Das auf die Dissoziation des Wassers angewendete Massenwirkungsgesetz ergibt die einfache Beziehung, daß das Produkt der Konzentration der Wasserstoffionen [H˙] und der Hydroxylionen [OH′] proportional der aktiven Masse des nichtdissoziierten Wassers $[H_2O]$ sein muß, oder:

$$K[H_2O] = [H˙] \cdot [OH′],$$

worin K die wahre Dissoziationskonstante des Wassers ist.

Da aber die aktive Masse des nichtdissoziierten Wassers der Masse der H˙ und OH′ gegenüber unendlich groß ist und als konstant angenommen werden kann, so kann man ohne weiteres mit der größten Annäherung schreiben:

$$[H˙] \cdot [OH′] = Konstanz = K .$$

Den Wert dieses Produktes hat man willkürlich Dissoziationskonstante des Wassers genannt.

Es ist von großem Interesse, den genauen Wert dieser Konstanten zu kennen. Obgleich diese Bestimmung auf den ersten Blick sehr schwierig zu sein scheint, so sind doch verschiedene Forscher unter Verwendung verschiedener Methoden zu experimentellen Werten ·gelangt, die sehr gut miteinander übereinstimmen.

Bis jetzt hat man bei derartigen Messungen die folgenden Resultate erhalten: a) Die osmotische Lehre von den Konzentrationsketten (siehe S. 1533 ff.) gestattet, die Dissoziationskonstante des Wassers zu berechnen, da es möglich ist, die Konzentration des Wasserstoffions in einer Alkalilösung, deren Hydroxylionenkonzentration bekannt ist, experimentell zu finden. Das so ermittelte Produkt aus dem Wasserstoff- und dem Hydroxylion ist gleich der Dissoziationskonstanten des Wassers. Aus den experimentellen Daten von Ostwald[1]) und Arrhenius[2]) hat Nernst[3]) für die Temperatur 19° berechnet:

$$K = 0,64 \cdot 10^{-14} \quad \text{und mithin} \quad [H˙] = [OH′] = \sqrt{0,64 \cdot 10^{-14}} = 0,80 \cdot 10^{-7}\,[4]).$$

Nach derselben Methode fand Löwenherz[5]) bei 18°:

$$K = 0,74 \cdot 10^{-14}, \quad [H˙] = [OH′] = 0,86 \cdot 10^{-7}.$$

In jüngster Zeit hat Sörensen[6]) unter Anwendung derselben Methode für die Temperatur von 18° durch genaue Messungen gefunden:

$$K = 0,72 \cdot 10^{-14}, \quad [H˙] = [OH′] = 0,85 \cdot 10^{-7}.$$

b) Aus den Untersuchungen von Shields über die hydrolytische Spaltung des Natriumacetats berechnete Arrhenius[7]) für die Temperatur 18°:

$$K = 0,73 \cdot 10^{-14}, \quad [H˙] = [OH′] = 0,855 \cdot 10^{-7}.$$

Ebenfalls vermittels hydrolytischer Spaltung der Salze fand Kanolt[8]) bei 18°:

$$K = 0,46 \cdot 10^{-14}, \quad [H˙] = [OH′] = 0,68 \cdot 10^{-7}.$$

Lundén[9]) fand nach derselben Methode:

$$K = 0,61 \cdot 10^{-14}, \quad [H˙] = [OH′] = 0,78 \cdot 10^{-7}.$$

c) Aus der Verseifungsgeschwindigkeit des Methylacetats in reinem Wasser, die der Konzentration des H˙ und des OH′ proportional ist, leitet Wijs[10]) für die Temperatur 18°:

$$K = 0,83 \cdot 10^{-14}, \quad [H˙] = [OH′] = 0,91 \cdot 10^{-7} \quad \text{ab.}$$

d) Kohlrausch und Heydweiller[11]) berechneten aus der elektrischen Leitfähigkeit des Wassers im höchsten Grade der Reinheit bei 18°:

$$K = 0,63 \cdot 10^{-14}, \quad [H˙] = [OH′] = 0,79 \cdot 10^{-7}.$$

---

[1]) W. Ostwald, Zeitschr. f. physikal. Chemie **11**, 521 [1893].
[2]) S. Arrhenius, Zeitschr. f. physikal. Chemie **11**, 805 [1893].
[3]) W. Nernst, Zeitschr. f. physikal. Chemie **14**, 155 [1894].
[4]) Man beachte, daß:

$$a^{-n} = \frac{1}{a^n} \quad \text{ist, weshalb} \quad 0,8 \cdot 10^{-7} = \frac{0,8}{10^7} = \frac{0,8}{10000000} = 0,00000008 \text{ ist.}$$

[5]) R. Löwenherz, Zeitschr. f. physikal. Chemie **20**, 283 [1896].
[6]) S. P. L. Sörensen, Biochem. Zeitschr. **21**, 163 [1909].
[7]) S. Arrhenius, Zeitschr. f. physikal. Chemie **11**, 827 [1893].
[8]) Kanolt, zit. nach Sörensen, Biochem. Zeitschr. **21**, 165 [1909].
[9]) Lundén, zit. nach Sörensen, Biochem. Zeitschr. **21**, 165 [1909].
[10]) J. J. A. Wijs, Zeitschr. f. physikal. Chemie **11**, 492 [1893]; **12**, 514 [1893].
[11]) Kohlrausch u. Heydweiller, zit. nach Sörensen, Biochem. Zeitschr. **21**, 165—166 [1909].

Das arithmetische Mittel aus allen oben angeführten Messungen ist für die Temperatur 18°:

$$K = 0,685 \cdot 10^{-14}, \qquad [H^{\cdot}] = [OH'] = 0,83 \cdot 10^{-7}.$$

Da der von Kohlrausch und Heydweiller gefundene Temperaturkoeffizient (5,8%) gegeben ist, so würde der Wert K für eine andere von 18° nicht sehr abweichende Temperatur sich durch den Ausdruck:

$$K_t = 0,685 \, [1 + 0,058 \, (t - 18°)] \cdot 10^{-14}$$

ergeben.

Endlich ist der Neutralitätszustand für die Temperatur 18° durch die Konzentration des $H^{\cdot}$ oder des OH' gleich $0,83 \cdot 10^{-7}$ charakterisiert, mit einem Fehler von $\pm 5\%$. Dieser Fehler, der nach den mit verschiedenen Methoden erhaltenen Daten berechnet wird, ist natürlich größer als der bei Verwendung nur einer Methode erhaltene. Sörensen[1]) ist nämlich der Ansicht, daß bei der Methode der Konzentrationsketten der größte Fehler auch in den ungünstigsten Fällen 2% nicht übersteigen darf (mit der Indicatorenmethode beträgt gleichfalls nach Sörensen[2]) der bei Abschätzung der Neutralität begangene Fehler 3,5—7%).

Wird die Neutralität unter Berücksichtigung der Fehler definiert, so kann man die von Friedenthal[3]) gegebene Definition nicht annehmen, der die Neutralitätszone zwischen $[H^{\cdot}] = 1,10^{-6}$ und $[H^{\cdot}] = 1,10^{-8}$ begrenzen will. Dabei nimmt er implicite an, daß das Schwanken der Versuchsfehler so bedeutend sei, daß man keine genauere Definition geben könne.

Dies ist keine einfache Formfrage, da sich die Reaktion von Körperflüssigkeiten zwischen den Grenzen 10^{-6} (normaler Harn) und 10^{-8} (normales Blut) bewegt. Darum sind Friedenthal, Foà u. a. (s. später) der Ansicht, daß die Reaktion dieser Körperflüssigkeiten neutral genannt werden muß, während die Messungen nach den modernen Forschungsmethoden ergeben, daß diese Flüssigkeiten sehr schwach sauer (Harn) resp. sehr schwach alkalisch (Blut) sind[4]).

2. Unzulänglichkeit der titrimetrischen Methode für die Bestimmung der Reaktion der Körperflüssigkeiten.

α) Titration einer starken Säure.

Will man eine starke Säure, wie z. B. die HCl, in sehr verdünnter Lösung titrieren, so kann man annehmen, daß die ganze Säure in ihre Ionen $H^{\cdot}$ und Cl' gespalten ist. Verwendet man einen beliebigen Indicator[5]) und eine verdünnte NaOH-Lösung als Titrierflüssigkeit, so werden die vier Ionen $H^{\cdot}$, Cl', $Na^{\cdot}$ und OH' miteinander in Berührung gebracht; die Ionen $Na^{\cdot}$ und Cl' werden unverändert bleiben, weil das NaCl unter den erwähnten Bedingungen stark dissoziiert ist; die Ionen $H^{\cdot}$ und OH' dagegen werden sich zur Bildung von

---

[1]) S. P. L. Sörensen, Biochem. Zeitschr. **21**, 200 [1909].

[2]) S. P. L. Sörensen, Biochem. Zeitschr. **21**, 221 [1909].

[3]) H. Friedenthal, Arbeiten aus dem Gebiet der experimentellen Physiologie. Jena **1908**, S. 301.

[4]) Friedenthal sagt: „Führt man diese neutrale Zone nicht ein, so ist man gezwungen, auch das Wasser bald als alkalisch, bald als sauer zu bezeichnen." In der Tat ist das gewöhnliche reine Wasser nie neutral, weil keine andere Substanz ein so schwaches Basen- oder Säurebindungsvermögen hat. Deshalb ist es ein absolut unausführbares Unternehmen, wenn man im reinen Wasser die Konzentration der $H^{\cdot}$ mit der elektrometrischen oder mit der Indicatorenmethode messen will; man würde je nach den darin enthaltenen Verunreinigungen sehr voneinander abweichende Werte erhalten.

[5]) Indicatoren werden nach der Definition von Friedenthal-Salm alle diejenigen Farbstoffe genannt, welche infolge kleiner Überschüsse in der Konzentration des $H^{\cdot}$ oder des OH' die Farbe ändern und eben wegen dieser Labilität in der Färberei nicht verwendet werden können.

H_2O verbinden, d. h. die Neutralisation wird eintreten, die eine vollständige sein wird, wenn der Indicator durch seine Farbenänderung anzeigt, daß die Neutralität der Lösung beinahe erreicht ist. Auf diese Weise kann man genau und quantitativ $H^{\cdot}$ bestimmen, weil in der so verdünnten Lösung nur Ionen enthalten sind und die zugesetzte Menge NaOH ein genaues Maß des Wasserstoffionengehaltes ist. Der durch den Indicator verursachte Fehler ist um so größer, je weniger die Farbenänderung mit der absoluten Neutralität zusammenfällt; dieser Fehler kann jedoch immer unberücksichtigt bleiben, da minimale (nicht meßbare) Überschüsse der Säure oder Base genügen, um die Änderung der Farbe zu veranlassen; man erhält nämlich stets dasselbe praktische Resultat innerhalb der Fehlergrenzen, wenn man Titrierungen mit verschiedenen Indicatoren ausführt.

β) Titration einer schwachen Säure.

Als Beispiel für eine schwache Säure diene die Essigsäure; diese Säure wird schwach genannt, weil sie nur wenig dissoziiert ist. In der Lösung ist eine kleine Menge $H^{\cdot}$ in der Konzentration C_1, eine kleine Menge Acetation ($CH_3 \cdot COO'$) in der Konzentration C_2 (in diesem Falle $C_1 = C_2$) und viel undissoziierte Essigsäure ($CH_3 \cdot COOH$) in der Konzentration C enthalten. Zwischen den Ionen und dem nichtdissoziierten Teile existiert für eine bestimmte Temperatur ein gewisses Gleichgewicht, das bezüglich der schwachen Elektrolyte, wie Essigsäure, bekannt ist. Für sie gilt das sog. Ostwaldsche Verdünnungsgesetz oder Gesetz der Dissoziationsisotherme, das sich aus der Anwendung des Massenwirkungsgesetzes ergibt und folgendermaßen ausgedrückt wird: **Das Produkt der Ionenkonzentration ist proportional der Konzentration des nichtdissoziierten Teiles, wenn die Temperatur der Lösung konstant bleibt und nur die Verdünnung variiert wird;** für die Essigsäure wäre also:

$$C_1 C_2 = KC, \quad \text{folglich} \quad C_1 \cdot \frac{C_2}{C} = K \, .$$

Der Wert K heißt **Dissoziationskonstante** der Essigsäure und ist gleich 0,0018 in einem Konzentrationsgebiet, das sich von $\frac{1}{8}$n bis $\frac{1}{1000}$n erstreckt. Da die Gasgesetze für gelöste Stoffe nur dann gelten, wenn diese sich in einem Zustand genügender Verdünnung befinden, so wird die Konstante für starke Konzentrationen unregelmäßig. In zu sehr verdünnten Lösungen kann man die Konstante infolge technischer Schwierigkeiten und auch infolge Eintritts von Unregelmäßigkeiten wie bei starken Elektrolyten nicht experimentell feststellen. Dieses Grundgesetz gestattet, exakt zu berechnen, wie ein Gleichgewichtszustand sich verschiebt, wenn ein einziger oder mehrere der Faktoren C_1, C_2 oder C verändert werden.

Wenn man nun zwecks Neutralisation der Säure in einem ersten Zeitabschnitt eine minimale Menge NaOH hinzusetzt, so verbinden sich die OH' der letzteren mit den $H^{\cdot}$ der Säure, indem sie Wasser bilden; in diesem Falle wird C_1 in der vorstehenden Gleichung abnehmen, und da das Produkt $C_1 \cdot \frac{C_2}{C}$ konstant bleiben muß, so wird zum Ausgleich der andere Faktor $\frac{C_2}{C}$ zunehmen müssen; deshalb wird die Konzentration des Acetations C_2 auf Kosten der abnehmenden Konzentration des nichtdissoziierten Teiles C wachsen, mit anderen Worten: ein Teil der nichtdissoziierten Säure wird sich

**in Ionen spalten, um das gestörte Gleichgewicht wiederherzu-
stellen.**

Durch einen weiteren Zusatz von NaOH wird eine weitere Abnahme
der Konzentrationen C_1 und C und eine Zunahme der Konzentration C_2 eintreten, und wenn der Zusatz für die vollständige Neutralisation genügt, werden
C_1 und C fast ganz aus der Lösung verschwunden sein, und nur das Acetation
und das Natriumion werden darin zurückbleiben.

Wie man sieht, wird durch den Zusatz von NaOH das Gleichgewicht fortwährend gestört, und was bei dieser Neutralisation gemessen wird, ist nicht
die Konzentration der H˙-Ionen, die sich in der ursprünglichen Essigsäurelösung befanden, sondern die Gesamtmenge des ersetzbaren Wasserstoffes
der gelösten Säure. Die Menge des ersetzbaren Wasserstoffs einer Lösung
ist von Ostwald als potentielle Acidität bezeichnet worden, im Gegensatz zur Menge der in der Lösung enthaltenen H˙, die er aktuelle Acidität
genannt hat.

Der Ausdruck potentielle Acidität ist übrigens nicht geeignet, die Gesamtmenge
des ersetzbaren Wasserstoffes zu bezeichnen: diese Menge setzt sich nämlich aus zwei
Teilen zusammen, deren
erster aus der aktuellen,
deren zweiter aus der po-
tentiellen Acidität besteht.
Um Mißverständnisse zu
verhüten, wird im folgenden
die Gesamtmenge des er-
setzbaren Wasserstoffes Gesamtacidität genannt
werden, aktuelle Acidi-
tät die wahre Reaktion der
Flüssigkeit, die dem im
Ionenzustand enthaltenen
ersetzbaren Wasserstoff entspricht. Potentielle Aci-
dität ist der Teil des im
nichtdissoziierten Zustand
vorhandenen ersetzbaren
Wasserstoffes.

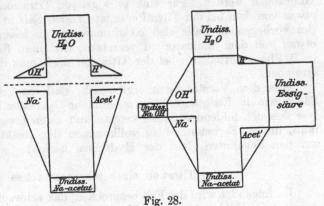

Fig. 28.

Übrigens wird auch die Gesamtacidität nicht genau bestimmt, wenn
keine besonderen Normen hinsichtlich des Gebrauchs des Indicators eingehalten werden. Der ideale Endzustand der Titration ist im eben beschriebenen Falle derjenige, bei welchem die Menge Natronlauge genau der
Menge der vorhandenen Essigsäure entspricht, oder, anders ausgedrückt, in
welchem die schließlich resultierende Lösung sich durch nichts von einer
wässerigen Lösung von reinem Natriumacetat unterscheidet. Nun ist in einer
Lösung von reinem Natriumacetat die Reaktion nicht neutral, sondern leicht
alkalisch (und die Alkalinität variiert auch je nach der Konzentration des Acetats), weshalb der zu wählende Indicator so beschaffen sein muß, daß er einen
Farbenumschlag gegen die alkalische Grenze der neutralen Zone hin anzeigt.
Die alkalische Reaktion des Natriumacetats erklärt sich leicht, wenn man an
das Gleichgewicht denkt, das zwischen den beiden Ionen des Acetats und den
beiden Ionen des Wassers eintritt.

In Fig. 28 ist ein solches Gleichgewicht schematisch dargestellt: die Ionen OH′, H˙,
Na˙ und Acet′ sind als Dreiecke, die nichtdissoziierten Moleküle H_2O, Natriumacetat,
NaOH und Essigsäure als Rechtecke gezeichnet. Im linken Teil der Figur wird angenommen,
daß das Gleichgewicht noch nicht eingetreten ist, im rechten, daß es eingetreten ist. Wie
man sieht, finden sich nach Eintritt des Gleichgewichts zugleich mit den vier Arten nichtdissoziierter Moleküle noch vier Arten von Ionen vor. Da aber von den beiden neuen Pro-

dukten (NaOH und Essigsäure), die sich bilden, die Essigsäure viel weniger dissoziiert ist als NaOH, so haben nach Eintritt des Gleichgewichts die OH' eine etwas höhere Konzentration als die H˙. Dadurch entsteht die alkalische Reaktion einer Natriumacetatlösung.

Einen solchen Fall von Gleichgewicht, in welchem es absolut nötig ist, die Ionen des Wassers zu berücksichtigen, nennt man Hydrolyse. Es ist jedoch naheliegend, daß mit dem Fortschreiten der Ionenanalyse und ihrer technischen Methoden die Definition der Neutralität viel genauer ausfallen wird als heutzutage. Dann wird es nötig sein, die Ionen des Wassers bei jedem beliebigen Gleichgewicht und in jeder beliebigen Lösung zu berücksichtigen; alsdann wird der Begriff Hydrolyse überflüssig werden.

Ist die Reaktion oder Hydrolyse einer bestimmten Lösung von reinem Natriumacetat richtig festgestellt (praktisch kann man diese Angabe für eine dezinormale Lösung festsetzen), so wird es nicht schwer halten, den richtigen Indicator auszuwählen. Aus den Untersuchungen von Salesky, Friedenthal, Salm und Sörensen läßt sich ersehen, bei welchen Reaktionen ein bestimmter Indicator eine Farbenänderung zeigt; für eine leicht alkalische Endreaktion müssen z. B. Tropäolin 000, Phenolphthalein oder Thymolphthalein vorgezogen werden. Für eine sehr genaue Titration ist es empfehlenswert, etwas von dem bei der Titration entstehenden Salz in einem besonderen Gefäß (im vorliegenden Falle also Natriumacetat) zu lösen und diese Lösung mit etwas von dem Indicator zu versetzen, den man für den geeignetsten hält (z. B. Phenolphthalein); bei der Titration muß man dann dieselbe Endnuance erreichen.

Aus dem Vorstehenden ergibt sich, daß die Titration einer schwachen Säure, wie die Essigsäure, keine so einfache Operation ist, weil man die Hydrolyse des sich bildenden Salzes kennen und einen geeigneten Indicator wählen muß, dessen Farbenumschlag vollkommen der Reaktion entspricht, die sich auf den bekannten Grad der Hydrolyse bezieht.

γ) Titration einer sehr schwachen Säure.

Im folgenden wird der Fall besprochen, daß schwache Säuren, wie Schwefelwasserstoff, Kohlensäure oder Mononatriumphosphat[1]) titriert werden sollen.

Auch hier wird die titrimetrische Methode keine genaue Messung der in der Lösung enthaltenen H˙ ergeben können. Der Fall ist von dem größten Interesse, weil die sehr schwachen Säuren (Mononatriumphosphat, Kohlensäure, Harnsäure), deren Dissoziationskonstanten von der Ordnung 10^{-6} und 10^{-7} sind, unter den Körperflüssigkeiten reichlich vertreten sind.

Hierbei begegnet man unüberwindlichen Schwierigkeiten.

An anderer Stelle wurde ausgeführt, daß bei einer derartigen Titration das ideale Ziel in der Erreichung der Konzentration der OH' besteht, welche die Lösung des betreffenden Salzes zeigt. Die Hydrolyse ist in diesem Falle sehr groß, und die vorhandene Reaktion ist stark alkalisch. Löst man in Wasser das Natriumsalz einer Säure auf, die eine der des Wassers nahekommende Dissoziationskonstante hat (z. B. Carbolsäure, für welche die Konstante $1,3 \cdot 10^{-10}$ ist), so erhält man beinahe eine reine Lösung von Na˙ und OH'; die sich bildende Säure, die eine nur wenig von der des Wassers verschiedene Dissoziation hat, bleibt wie das Wasser fast ganz undissoziiert. Nachdem also der Grad der Hydrolyse und die entsprechende Reaktion als bekannt

---

[1]) Das Mononatriumphosphat NaH_2PO_4 kann als eine sehr schwache Säure betrachtet werden, die, mit NaOH neutralisiert, sich in Dinatriumphosphat Na_2HPO_4 verwandelt.

angenommen sind, bleibt noch festzustellen, welches der geeignete Indicator ist; aber keiner der echten Indicatoren eignet sich für eine derartige quantitative Bestimmung. Man muß deshalb Farbstoffe wählen, welche bei hohen Konzentrationen des Hydroxylions ihre Farbe ändern. Bei dem gegenwärtigen Stand unserer Kenntnisse kann eine derartige Titration keinen Sinn haben.

δ) Titration der Basen.

Was bezüglich der Säuren gesagt worden ist, gilt auch für die Basen. Wenn man eine hinreichend verdünnte starke Base titriert, mißt man nicht nur die Konzentration des OH', sondern auch die Gesamtmenge des ersetzbaren OH, d. h. man ermittelt gleichzeitig die aktuelle und die Gesamtalkaleszenz. Titriert man eine schwache Base, wie Ammoniak, so kann man die aktuelle Alkaleszenz nicht ersehen; die Gesamtalkaleszenz oder das ersetzbare Hydroxyl kann man jedoch messen, wenn man die nachstehenden Vorschriften befolgt. Man muß untersuchen, welches die Konzentration des H· bei der Hydrolyse des betreffenden Salzes ist, das sich bei der Titration bildet, und man findet in den Tabellen Friedenthals, Salms und Sörensens (s. später), welcher Indicator im Gebiet dieser Konzentration seine Farbe ändert (Methylorange und verwandte). Versuchte man eine sehr schwache Base (darunter versteht man eine Base, bei der die Konzentration des OH' wenig von der des reinen Wassers verschieden ist und deren Dissoziationskonstante kleiner als 10^{-5} ist) zu titrieren, so wäre dies sinnlos, da man als Indicator einen Farbstoff wählen müßte, der bei starken Konzentrationen des Wasserstoffions seine Farbe ändert.

ε) Titration eines Gemisches von Säuren und Basen verschiedener Stärke.

Auch in diesem Falle ist es unmöglich, die Reaktion durch eine einfache Titration festzustellen. Um die Menge des ganzen ersetzbaren Wasserstoffes zu bestimmen, wird man vor allem die Konzentration des OH' im betreffenden Gemisch der in Wasser gelösten reinen Salze feststellen müssen.

Als Beispiel sei die Messung in einem Gemische aus $n/_{10}$-Salzsäure und $n/_{10}$-Essigsäure angeführt. Nach der vollständigen Neutralisation ist ein aus zwei reinen Salzen, $n/_{10}$-Natriumacetat und $n/_{10}$-Natriumchlorid, bestehendes Gemisch vorhanden; wenn durch allmählichen Zusatz von weiterer NaOH die absolute Neutralität erreicht ist, wird die Salzsäure vollkommen neutralisiert worden sein, die Essigsäure dagegen nur teilweise; um letztere ebenfalls zu neutralisieren, muß man eine weitere Menge NaOH zusetzen, bis die eigentliche Reaktion des Salzgemisches $n/_{10}$-NaCl + $n/_{10}$-Na-Acetat erreicht ist. Die Hydrolyse des Na-Acetats ist in diesem Falle etwas weniger ausgeprägt als in dem Falle, in welchem es sich allein in der Lösung befindet; durch die Anwesenheit des gemeinsamen Natriumions wird nämlich die Dissoziation des Acetats herabgedrückt und folglich nimmt die Konzentration des Acetations ab; dieser Abnahme entspricht eine Abnahme der Hydrolyse, denn da die Konzentration des Acetations geringer ist, so wird auch die Menge des in der entstehenden Essigsäure immobilisierten H· geringer sein. Das Problem wird jetzt sehr unbestimmt und relativ unlösbar, weil die Daten für die Berechnung eines so komplizierten Gleichgewichts noch nicht existieren. Die einzige Art und Weise, eine solche Titration praktisch durchzuführen, wäre, das Salzgemisch künstlich zu bereiten und seine Reaktion mit der Indicatorenmethode zu ermitteln; auf diese Weise würde man gleichzeitig den geeignetsten Indicator herausfinden und die für die Titration am besten passende Nuance feststellen.

In solchen Fällen kann man übrigens folgende Näherungsregel anwenden: Soll man mehrere Säuren titrieren, welche die gleiche Dissoziationskonstante haben, so kann das Gemisch ohne Zweifel betrachtet werden, als ob es aus einer einzigen Säure in einer der Summe der verschiedenen Konzentrationen gleichen Konzentration bestände. Auch das bei der Neutralisation sich ergebende Gemisch kann als aus einem einzigen Salze bestehend angesehen werden, dessen Grad der Hydrolyse und entsprechende Reaktion zu bestimmen leicht ist. Wenn es sich um verschiedene Säuren handelt, die in den Konzentrationen C_1, C_2, C_3 usw. mit den entsprechenden Dissoziationskonstanten K_1, K_2, K_3 usw. vorhanden sind, so kann man die Näherungsformel

$$C_1 + C_2 + C_3 + \ldots = C,$$

$$\frac{C_1 K_1 + C_2 K_2 + C_3 K_3 + \ldots}{C_1 + C_2 + C_3 + \ldots} = K$$

benutzen und kann annehmen, daß das Gemisch der Säuren aus einer einzigen Säure besteht, welche die Konzentration C und die Dissoziationskonstante K hat. Alsdann ist es leicht, die Hydrolyse der betreffenden Salze und die entsprechende Reaktion zu berechnen. Dasselbe gilt für ein Gemisch von Basen von verschiedener Stärke.

η) Titration der Körperflüssigkeiten.

Die Körperflüssigkeiten haben eine Reaktion, die von der absoluten Neutralität nicht weit entfernt ist. Sie bestehen aus einem Gemisch von neutralen Salzen starker Säuren und Basen, aus schwachen und sehr schwachen Säuren, sowie aus schwachen und sehr schwachen Basen. Später wird dargelegt werden, daß im normalen Blut z. B. nur eine minimale Menge Ammoniak ($K = 2{,}3 \cdot 10^{-5}$) oder β-Oxybuttersäure ($K = 1 \cdot 10^{-5}$) vorhanden sein kann. Im freien Zustand können daher in meßbarer Menge nur sehr schwache Säuren und ebensolche Basen mit einer kleineren Dissoziationskonstante als $1 \cdot 10^{-5}$ vorhanden sein. Im normalen Harn kann die Hippursäure (K von der Ordnung 10^{-4}) nur in minimaler Menge im freien Zustand vorhanden, und die freien Basen müssen schwächer als das Ammoniak sein; deshalb können im Harn in meßbaren Mengen nur Säuren mit einer kleineren Dissoziationskonstante als $1 \cdot 10^{-4}$ und Basen mit einer kleineren Dissoziationskonstante als $1 \cdot 10^{-6}$ auftreten. Hieraus geht hervor, daß also die im Blut und im Harn titrierbaren Basen und Säuren notwendigerweise alle sehr schwach sind.

Es könnte zunächst unmöglich scheinen, die Koexistenz von Basen und Säuren in einer und derselben Lösung anzunehmen. Aber folgendes möge zur Erklärung dieser Auffassung dienen. Wie oben angeführt, muß man, um eine schwache Base vollständig zu neutralisieren, einen Endzustand von beträchtlich saurer Reaktion erreichen. Obwohl schon vor diesem Stadium eine deutlich saure Reaktion eintritt, ist die Base noch nicht vollständig neutralisiert, d. h. sie befindet sich noch im freien Zustand, nicht mit Säuren verbunden. Dasselbe gilt für die schwachen Säuren. Deshalb können keine Schwierigkeiten für die Annahme vorhanden sein, daß in einem nicht weit von der Neutralität entfernten Reaktionsgebiete schwache Basen und schwache Säuren nebeneinander existieren können. Natürlich ist das Produkt $[\text{H}\cdot] \cdot [\text{OH}']$ stets ein ganz bestimmtes, und die Flüssigkeit hat eine saure oder alkalische Reaktion, je nachdem die $\text{H}\cdot$ oder die OH' vorwiegen. Die sog. amphotere Reaktion ist eigentlich ein Unding, das durch Irrtümer in den Methoden vorgetäuscht wird. Man trägt einigermaßen Bedenken, das gleichzeitige Vorhandensein von Basen und Säuren anzunehmen, weil die von der klassischen Chemie überlieferten Vorstellungen von Säure und Base zu fest eingewurzelt sind. Man muß jedoch daran festhalten, daß in den Lösungen Ionen und nichtdissoziierte Moleküle vorhanden sind, und während das gleichzeitige Vorhandensein der Ionen der Säuren und der Basen ohne Eintreten einer sofortigen Neutralisation eine Unmöglichkeit wäre, kann es nicht wundernehmen, daß gleichzeitig nichtdissoziierte Moleküle von schwachen Basen oder Säuren in Lösung vorhanden sein können.

Es ist bekannt, daß die Proteine und ihre Abbauprodukte sog. „amphotere" Elektrolyte darstellen, weil ein Eiweißmolekül als aus dem Komplex einer mehrwertigen Base und einer mehrwertigen Säure bestehend betrachtet werden kann. Derartige Körper und ihre Derivate schließen also verschiedene Säuren und Basen mit ungleichen Dissoziationskonstanten in sich ein. Aber die diesbezüglichen Untersuchungen sind noch nicht so weit fortgeschritten, daß man feststellen könnte, welches derartige Stoffe und welches die entsprechenden Dissoziationskonstanten sind. Kurz, das Problem der Titration ist von einem höheren Gesichtspunkte aus betrachtet zurzeit unlösbar.

Immerhin könnte es vielleicht möglich sein, durch Titration wenigstens eine Messung der in nichtdissoziierten sauren und basischen Molekülen ersetzbaren H und OH zu erhalten. [Die in der Flüssigkeit im Zustande von freien Ionen enthaltenen H und OH können im Vergleich mit den in den nichtdissoziierten Molekülen enthaltenen vollständig unberücksichtigt bleiben, was experimentell bewiesen ist durch gleichzeitige Bestimmung der Reaktion (elektrometrische Methode) und der Gesamtalkaleszenz (vermittels Titration), die für die beiden Mengen z. B. in einigen Fällen das Verhältnis $10000:1$ ergeben haben.]

Vor allem muß man wissen, welche Säuren und welche Basen vorhanden sind. Hier beginnt schon die Schwierigkeit des Problems, weil noch nicht genau festgestellt ist, welche Säuren und welche Basen in den Körperflüssigkeiten enthalten sind, und welches die betreffenden Dissoziationskonstanten sind.

Das Blut z. B. besteht aus einem Gemisch von sehr schwachen Säuren und Basen, deren Dissoziationskonstante kleiner als 10^{-5} sein muß. Da anzunehmen ist, daß im Blute Säuren und Basen existieren, deren Dissoziationskonstanten sich wenig von der des Wassers entfernen (Harnstoff z. B. ist eine sehr schwache Base, mit $K = 3,7 \cdot 10^{-14}$, und Alanin kann als sehr schwache Säure betrachtet werden mit $K = 9,0 \cdot 10^{-10}$), so ergeben sich aus der Formel

$$\frac{C_1 K_1 + C_2 K_2 + C_3 K_3 + \cdots}{C_1 + C_2 + C_3 + \cdots} = K$$

Werte von K_1, K_2, K_3 usw., die zwischen 10^{-5} und 10^{-14} liegen, und wo die Konzentrationen von C_1, C_2, C_3 usw. progressiv anwachsen, weil, je schwächer die Base oder Säure ist, sie in um so größerer Menge im nicht dissoziierten Zustand vorhanden sein kann. Der Wert von K wird sich infolgedessen näher an 10^{-14} als an 10^{-5} befinden; man kann also annehmen, daß das Blut (in grob angenäherter Weise) aus einer einzigen Säure oder einer einzigen Base besteht, welche die Konzentration $C_1 + C_2 + C_3$ usw. und eine Dissoziationskonstante gleich $1 \cdot 10^{-10}$ hat.

Wie aber schon früher ausgeführt ist, hat die Titration einer solchen Säure oder Base keinen Sinn.

Es soll hier nicht von den mehr oder weniger scharfsinnigen Versuchen sehr vieler Autoren gesprochen werden, die das Problem zu vereinfachen suchten, indem sie aus den Körperflüssigkeiten die extrem schwachen Basen und Säuren ausschieden, welche die Hauptschwierigkeit des Problems repräsentieren[1]). Bei Besprechung derartiger Versuche sagt Höber[2]): „Es sind noch bis in die letzte Zeit hinein immer wieder neue Vorschläge zur Bestimmung der Harnacidität gemacht worden, deren Willkürlichkeit nicht erst durch viele mühselige Versuche nachzuweisen nötig gewesen wäre, wenn das Massenwirkungsgesetz, besonders in seiner Anwendung auf die Gleichgewichte zwischen Ionen, schon Allgemeingut geworden wäre; es würden Methoden wie die von Freund, Lieblein, de Jager vom Physikochemiker ohne weiteres beiseite gelegt worden sein ohne lange Nachprüfung.“

Da also ausgeschlossen ist, daß die Titration der Körperflüssigkeiten zur Bestimmung der aktuellen oder der Gesamtalkaleszenz dienen kann, muß noch untersucht werden, ob sie irgendeinen anderen Zweck haben kann.

3. Zweck der Titration der Körperflüssigkeiten.

Das einzige Ziel dieser Untersuchung kann das sogen. Basen- oder Säurebindungsvermögen Friedenthals sein.

Die Untersuchung wird sich alsdann viel einfacher gestalten: statt der beiden Indicatoren, welche bei starken Konzentrationen des $H^{\cdot}$ oder des OH' ihre Farbe ändern, wählt man zwei Indicatoren, wie Methylorange und Phenolphthalein, welche die Farbe in zwei wenig von der Neutralität entfernten Zonen ändern, von denen eine nach der Säuregrenze hin ($H^{\cdot} = 10^{-4}$), die andere nach der Alkaligrenze ($H^{\cdot} = 10^{-9}$) liegt. Man führt also an derselben Flüssigkeitsprobe unter Verwendung des Phenolphthaleins eine erste Titration mit $^n/_{10}$-NaOH, und eine zweite mit $^n/_{10}$-HCl unter Verwendung von Methylorange als Indicator aus. Die Summe der ccm $^n/_{10}$-NaOH-Lösung und $^n/_{10}$-HCl-Lösung wird gleichzeitig das Säure- und das Basenbindungsvermögen repräsentieren oder die Menge Säure, welche die Flüssigkeit imstande ist mit einer kleinen Änderung ihrer Reaktion bei der Konzentration des Wasserstoffions (Rosafärbung des Phenolphthaleins — Orangefärbung des Methylorange), zwischen 10^{-9} und 10^{-4}, zu fixieren. Andererseits stellt sie gleichzeitig die Menge der Base dar, welche die Flüssigkeit mit einer kleinen Änderung ihrer Reaktion von der Ordnung 10^{-4} zur Ordnung 10^{-9} zu fixieren imstande ist. Diesen Wert nennt man mit einem einzigen Worte „Neutralisationsvermögen“.

Als Beispiel seien einige in diesem Sinne von Friedenthal[3]) am Harn ausgeführte Untersuchungen angeführt:

1. 5 ccm eines normalen menschlichen Harnes erforderten:

4,8 ccm einer $^n/_{50}$-NaOH-Lösung gegen Phenolphthalein,
4,1 ccm einer $^n/_{50}$-H$_2$SO$_4$-Lösung gegen Methylorange.

In diesem Falle ist also das Neutralisationsvermögen pro Liter Harn zwischen den Reaktionsgrenzen 10^{-4} und 10^{-9} gleich:

$$\frac{1000 \cdot 4,8}{5} + \frac{1000 \cdot 4,1}{5} = 1780 \text{ ccm}$$

einer $^1/_{50}$ n-Lösung einer Base oder Säure, oder gleich 0,0356 g-Äquivalent einer Base oder Säure.

2. 5 ccm eines anderen normalen menschlichen Harns erforderten nach einer reinen Pflanzendiät:

1,2 ccm einer $^n/_{50}$-NaOH-Lösung gegen Phenolphthalein,
4,9 ccm einer $^n/_{50}$-H$_2$SO$_4$-Lösung gegen Methylorange.

---

[1]) Hinsichtlich der Alkalimetrie der Körperflüssigkeiten siehe S. 1522.
[2]) R. Höber, Beiträge z. chem. Physiol. u. Pathol. 3, 525 [1903].
[3]) H. Friedenthal, Arbeiten aus dem Gebiet der experimentellen Physiologie. Jena 1908, S. 297.

Das Neutralisationsvermögen ist in diesem Falle geringer als im vorhergehenden, d. h. es entspricht 1220 ccm einer $1/50$ n-Säure- oder Basenlösung, oder 0,0244 g-Äquivalent einer Base oder Säure.

Das Neutralisationsvermögen ist ohne Zweifel ein interessantes Datum, das einigermaßen die physikalisch-chemische Zusammensetzung der untersuchten Flüssigkeit charakterisiert. Betrachtet man die graphische Darstellung Sörensens[1]) (siehe Tabelle 55, S. 1574), in welcher das Neutralisationsvermögen um so größer ist, je mehr die Richtung der Kurve den Ordinaten parallel geht, so erkennt man sofort den großen Unterschied, den in dieser Hinsicht im oben angegebenen Reaktionsgebiet Lösungen von Glykokoll, Citraten, Phosphaten usw. aufweisen.

Leider fehlt es an diesbezüglichen Untersuchungen, weshalb einstweilen nichts weiter darüber gesagt werden kann; es ist aber zu wünschen, daß alle Anstrengungen, die bisher fruchtlos dem widersinnigen Problem der vollkommenen Titration gewidmet wurden, von nun an auf dieses Ziel allein gerichtet werden. Dank den Arbeiten von Salm, Friedenthal und Sörensen ist ein sehr reichlicher Vorrat an Indicatoren mit Färbungsvarietäten und Nuancen für die verschiedensten Reaktionen vorhanden, und es dürfte sich lohnen, diese Untersuchung mit vielen Indicatoren und auf verschiedenen beschränkteren Reaktionsgebieten anzustellen. Auf diese Weise wird man zu einer graphischen Darstellung des Neutralisationsvermögens der Körperflüssigkeiten als Funktion der Reaktion gelangen können, ähnlich wie Sörensen sie für verhältnismäßig einfache Flüssigkeiten, wie die Lösungen von Glykokoll oder Mononatriumphosphat, konstruiert hat. Eine solche graphische Darstellung kann vielleicht die physikalisch-chemische Zusammensetzung eines Harns charakterisieren und für physiologische und klinische Untersuchungen von Nutzen sein.

Für das Blut hat das Neutralisationsvermögen offenbar eine tiefe physiologische Bedeutung, wie Henderson[2]) bemerkt:

„Es ist eine Titrationsmethode theoretisch möglich, die ein genaues Maß des physiologischen Neutralisationsvermögens des Blutes geben wird. Eine solche Methode würde darin bestehen, einen Indicator zu finden, welcher genau die während des Lebens höchstmögliche Konzentration der Wasserstoffionen angibt und gestattet, die Titration mit diesem Indicator in Gegenwart der Kohlensäure bei normaler physiologischer Spannung auszuführen. Das Resultat einer solchen Titration würde die Säuremenge angeben, welche das Blut im Körper zu bewältigen imstande ist.“

Wenn eine solche Anwendung gelänge, so würde sie vielleicht die interessanteste sein, welche die auf Körperflüssigkeiten angewendete Acidimetrie liefern kann.

4. Einige Übergangsmethoden zwischen den titrimetrischen und den physikalisch-chemischen Methoden zur Ermittelung der Reaktion der Körperflüssigkeiten.

α) Übergang von der titrimetrischen Methode zur eigentlichen Indicatorenmethode.

Schon die erwähnten Untersuchungen Friedenthals mit der doppelten Titration können eine wenigstens angenäherte Vorstellung von der Reaktion eines Harns im Verhältnis zu der eines anderen Harns geben. In der Tat kann man sagen, daß von den beiden obenerwähnten Harnen der zweite

---

[1]) S. P. L. Sörensen, Biochem. Zeitschr. **21**, 175 Tafel I [1909].
[2]) L. J. Henderson, Ergebnisse der Physiologie **8**, 308 [1909].

weniger sauer ist, der infolge seiner Reaktion näher daran ist, einen Farbenumschlag mit Phenolphthalein statt mit Methylorange zu liefern. Wenn nun für
jeden Harn, wie früher empfohlen, eine graphische Darstellung des Neutralisationsvermögens mit mehreren Indicatoren konstruiert würde, so würde
sich ein wahrer und eigentlicher Übergang von der titrimetrischen zur sog.
Indicatorenmethode ergeben; nach dieser Methode würde die Reaktion des
Harns genügend bestimmt, da sie zwischen den beiden ihr zunächst befindlichen Indicatoren liegen würde.

β) Die Methode der Kohlensäurebestimmung für das Blut.

Diese Methode kann zur Messung der Reaktion des Blutes dienen und
besteht einfach in der Ermittelung seines Gehalts an Kohlensäure.
Zwischen dem Gehalt des Blutes an Kohlensäure und der wahren Alkaleszenz
besteht nämlich eine sehr enge Beziehung. Diese Methode besitzt deshalb
der Titriermethode gegenüber viele Vorzüge. Sind zwei Blutproben zu vergleichen, die genau dieselbe CO_2-Spannung haben, so ist es klar, daß ein gewisser
Grad von Proportionalität zwischen dem Gesamtgehalt an CO_2 und der Alkaleszenz des Blutes bestehen muß, weil in solchen Fällen eine direkte Proportionalität zwischen der gefundenen CO_2-Menge und dem Natriumbicarbonat
vorhanden ist.

Das Natriumbicarbonat ist das wichtigste unter den Alkalisalzen des
Plasmas, und dessen Bestimmung besitzt auch deshalb einen weiteren Vorzug,
weil die Konzentration des Natriumbicarbonats des Plasmas parallel der
Konzentration derjenigen anderen Stoffe schwankt, welche imstande sind,
Säuren zu neutralisieren. Anders ausgedrückt, es besteht eine direkte Be-
ziehung zwischen dem Kohlensäuregehalt und dem physiologischen
Neutralisationsvermögen, und dieses Vermögen ist der wichtigste Punkt
für die Frage der Alkaleszenz des Blutes.

Die zwischen CO_2 und Alkaleszenz bestehende enge Beziehung ergibt sich klar aus
den folgenden theoretischen Überlegungen Hendersons[1]), welche auch die Grundlage
einiger für die Physiologie und Pathologie wichtigen Schlüsse desselben Autors bezüglich
des Gleichgewichts zwischen Basen und Säuren im Organismus sind; auf diese Schlüsse
wird im folgenden noch zurückzukommen sein.

Für das auf die schwachen Elektrolyte angewendete Massenwirkungsgesetz (Gesetz
von der Dissoziationsisotherme oder Ostwaldsches Verdünnungsgesetz) gilt bezüglich
einer schwachen Säure die Formel:

$$K' \cdot [HA] = [H^{\cdot}] \cdot [A'] , \tag{I}$$

worin K' die Dissoziationskonstante der Säure ist, $[H^{\cdot}]$ die Konzentration des $H^{\cdot}$, $[A']$ die
des Anions und $[HA]$ die der nicht dissoziierten Säure angibt. Bringt man in die Lösung
das Salz, welches dieselbe Säure mit einer starken Base bildet, so wird die Konzentration
der nicht dissoziierten Säure nur wenig geringer als die Gesamtkonzentration der Säure,
das Anion $[A']$ dagegen gleich der Konzentration des Salzes multipliziert mit seinem Dissoziationsgrad sein, der K'' genannt wird. Die Formel wird deshalb:

$$[H^{\cdot}] = \frac{K'}{K''} \cdot \frac{HA}{MA} = K \cdot \frac{\text{Säure}}{\text{Salz}} . \tag{II}$$

Daß K' konstant ist, unterliegt keinem Zweifel, weil bezüglich der schwachen Elektrolyte das Ostwaldsche Gesetz ziemlich strenge Gültigkeit hat; konstant kann dagegen
der Wert K'' nicht genannt werden, der dem Dissoziationsgrad des Salzes entspricht und
mit dem Schwanken der Konzentration variiert. Außerdem ist der wahre Wert von K''
schwer zu bestimmen, weil das gemeinsame Anion vorhanden ist, das seinen Dissoziationszustand herabdrückt. Trotzdem kann die von Henderson vereinfachte Formel, wie

---

[1]) L. J. Henderson, Ergebnisse der Physiologie 8, 309 [1909].

nur annähernd richtig sie auch bei nicht sehr engen Grenzen sein mag, sehr wichtige Anwendungen in der Physiologie erfahren, wie derselbe Autor nachgewiesen hat. Man beachte ferner, daß der Wert von K ein von Fall zu Fall bestimmter Wert ist, und daß unter den gewöhnlichen Bedingungen einer Körperflüssigkeit niemals solche Konzentrationsschwankungen eintreten (weil stets ein alle beliebigen Schwankungen regulierender Mechanismus vorhanden ist), daß die Konstanz des Wertes K'' und durch ihn die von K sehr abgeschwächt werden kann.

Im speziellen Fall der Kohlensäure und des Natriumbicarbonats des Blutes wird die vorstehende Formel:

$$[H^{.}] = 3{,}8 \cdot 10^{-7} \frac{H_2CO_3}{NaHCO_3} \, . \tag{III}$$

Die Konstante K ist also von Henderson gleich $3{,}8 \cdot 10^{-7}$ gesetzt worden und ergibt sich aus dem Quotienten

$$\frac{K'}{K''} = \frac{3 \cdot 10^{-7}}{0{,}8} = 3{,}8 \cdot 10^{-7} \, .$$

Folglich ist die Dissoziationskonstante der Kohlensäure gleich $3 \cdot 10^{-7}$ und der Dissoziationsgrad des Natriumbicarbonats ist gleich 0,8.

Man kann die absolute Richtigkeit beider Zahlen in Zweifel ziehen, aber sicher ist, daß der Wert $\dfrac{K'}{K''}$, von welcher Art er auch in absolutem Sinne sein mag, im Blute eine beträchtliche Konstanz aufweist, da die Konzentrationsschwankungen und die gegen die Dissoziation gerichteten Einflüsse der gemeinsamen Ionen insgesamt im Blute nicht in sehr weiten Grenzen differieren können.

Aus der Formel (III) ergibt sich ohne weiteres, daß, wenn man eine beträchtliche Konstanz in der Spannung der Kohlensäure annehmen könnte (und dies ist während des Lebens der Fall, und es kann auch während einer richtig angestellten Untersuchung behufs Bestimmung der Kohlensäure in verschiedenen Blutproben der Fall sein), nur zwei Variable übrigbleiben, nämlich das Wasserstoffion einerseits und das Natriumbicarbonat andrerseits, Variable, die einander umgekehrt proportional sind.

Aber aus der Formel:

$$[H^{.}] \cdot [OH'] = K_{H_2O}$$

oder

$$[H^{.}] = \frac{K_{H_2O}}{[OH']}$$

ergibt sich, daß auch die Konzentration des OH' der Konzentration des $H^{.}$ umgekehrt proportional ist, woraus folgt, daß im Blut die Konzentration der OH' dem in ihm enthaltenen Natriumbicarbonat proportional ist.

Die Bestimmung des gesamten CO_2-Gehalts des Blutes als Messung seiner Alkaleszenz wurde von Walter[1]) eingeführt und dann auch von Meyer[2]) angewendet, der diese Methode für die beste hält, die für die Bestimmung der Alkaleszenz des Blutes existiert.

Diese Bestimmung hat offenbar den großen Vorzug, daß die gemessene CO_2-Menge großen Schwankungen unterliegt, und dieses nach ihrer klaren theoretischen Bedeutung genügt, ihr einen großen Wert als Mittel zur Erkennung des wahren Gleichgewichts zwischen Basen und Säuren im Blute zu sichern.

γ) Methode von Bugarszky und Tangl.[3])

Auch diese Methode kann zur Bestimmung der Alkaleszenz des Blutes dienen; sie beruht auf physikalisch-chemischen Methoden, wenn sie auch den vorigen nahe steht, weil die Messung der Alkaleszenz indirekt vorgenommen wird. Bugarszky und Tangl gehen von der Annahme aus, daß die Achlorid-Elektrolyte zum größten Teil Salze von schwachen Säuren sind,

---

[1]) J. Walter, Archiv f. experim. Pathol. u. Pharmakol. **7**, 148—178 [1877].
[2]) H. Meyer (u. Feitelberg), Archiv f. experim. Pathol. u. Pharmakol. **17**, 304—328 [1883].
[3]) St. Bugarszky u. F. Tangl, Archiv f. d. ges. Physiol. **72**, 531 [1898].

namentlich das Natriumbicarbonat, und sie glauben deshalb durch Ermittlung der Konzentration dieser Elektrolyte die Alkaleszenz des Serums bestimmen zu können. Nach Messung der elektrischen Leitfähigkeit des Serums und quantitativer Bestimmung der in ihm enthaltenen Chloride berechnen sie den auf diese Chloride fallenden Teil der Leitfähigkeit; den restierenden Überschuß an Leitfähigkeit weisen sie den Achlorid-Elektrolyten zu, und aus der durch die letzteren bedingten elektrischen Leitfähigkeit endlich berechnen sie leicht deren Konzentration, wobei alle als Carbonate betrachtet werden. Diese Methode liefert offenbar nur ungefähre Näherungswerte.

II. Die Methoden zur Bestimmung der Reaktion der Körperflüssigkeiten.

1. Einleitung.

α) Art und Weise, wie man eine bestimmte Reaktion quantitativ ausdrückt.

Nach dem Vorgange H. Friedenthals hat man es allgemein als das zweckmäßigste und vernünftigste anerkannt, die Reaktion stets durch die Konzentration des H· in Gramm-Ionen auszudrücken, auch wenn die Lösung alkalische Reaktion hat. In der Tat gestatten die meisten Methoden, die nachher beschrieben werden, insbesondere aber die Methode, welche für alle anderen als Kontrolle dient, die der Konzentrationsketten, das Wasserstoffion direkt zu messen. Natürlich ist es vermittels der Gleichung

$$[H·] \cdot [OH'] = 0{,}685 \cdot 10^{-14} = K_{18°},$$

in welcher $0{,}685 \cdot 10^{-14}$ die sog. Dissoziationskonstante des Wassers bei $18°$ C ist, stets möglich, die Konzentration des OH' vermittels der Formel:

$$[OH'] = \frac{0{,}685 \cdot 10^{-14}}{[H·]}.$$

aus der des H· zu berechnen.

Es wurde aber schon erwähnt, daß bezüglich des Wertes der Konstanten des Wassers ein Beobachtungsfehler vorliegt, der größer ist als der, den man bei Bestimmung des H· in sauren oder basischen Lösungen begeht, und folglich bleibt die vorgeschlagene Art, die Reaktion auszudrücken, infolge ihrer Unabhängigkeit vom K-Wert des Wassers auch unabhängig von den möglichen Schwankungen, die eine mehr vervollkommnete Technik bei diesem Wert verursachen kann.

Da nun auch bei nur leicht alkalischen Reaktionen die Konzentration der H· so klein ist, daß man, um sie auszudrücken, wenigstens 10 Nullen hinter das Komma setzen muß, so hat man anfangs folgende Methode der Bezeichnungsweise angewendet:

$$0{,}000\,000\,000\,31\,\text{n}\,H· = \frac{3{,}1}{10\,000\,000\,000}\,\text{n}\,H· = \frac{3{,}1}{10^{10}}\,\text{n}\,H· = 3{,}1 \cdot 10^{-10}\,\text{n}\,H·.$$

Diese Bezeichnungsweise ist auch nicht sehr bequem; dies fällt sofort in die Augen, wenn man graphische Darstellungen konstruieren will, indem man die Reaktion auf der einen Achse eines Koordinatensystems einträgt. Die Bezeichnungsweise $3{,}1 \cdot 10^{-10}$ besteht nämlich aus zwei wohl zu trennenden Teilen: nimmt der erste Teil (3,1) zu, so ist dies ein Zeichen einer Zunahme der Konzentration des H·; nimmt dagegen der Exponent des zweiten Teiles (10^{-10}) zu, so ist dies ein Zeichen einer Abnahme der Konzentration des H·. Wenn man mit den in solcher Weise ausgedrückten Werten eine Kurve konstruieren will, so hat man nicht mehr die Anordnung der Zahlen in Dezimalstellen, da

$$10 \cdot 10^{-10} = 1 \cdot 10^{-9} \quad \text{ist.}$$

Der schwerste Übelstand endlich, der solche Werte direkt unbrauchbar für graphische Darstellungen macht, ist der folgende: für eine bestimmte Reihe unterscheiden sich die fortschreitenden Werte um einen konstanten Betrag; geht man aber zu der folgenden Reihe über, so ändert sich der Wert der Differenz plötzlich und wird das Zehnfache des vorigen Wertes; nun kann man aber auf einer Koordinate nur gleich weit abstehende Werte verzeichnen.

Wählt man z. B. die Reihe von Werten:

$7 \cdot 10^{-2}$	$8 \cdot 10^{-2}$	$9 \cdot 10^{-2}$	$10 \cdot 10^{-2}$ oder $1 \cdot 10^{-1}$	$2 \cdot 10^{-1}$	$3 \cdot 10^{-2}$
oder 0,07	0,08	0,09	0,10	0,20	0,30
Differenz 0,01	0,01	0,01	0,10	0,10	0,10

so unterscheiden sich die aufeinanderfolgenden Werte um das Zehnfache, wenn man von der Reihe 10^{-2} zur Reihe 10^{-1} übergeht.

Es ist also durchaus wünschenswert, daß alle Autoren sich nunmehr der vor kurzem von Sörensen[1]) eingeführten Bezeichnungsweise anpassen. Diese besteht aus dem sog. **Wasserstoffexponenten**, der nichts anderes ist als der **Briggsche Logarithmus der absoluten Konzentration der H·** mit verändertem Zeichen.

Hier folgen Beispiele für diese Bezeichnungsweise:

1) $[H·] = 1 \cdot 10^{-2} = 0,01$ n; $0,01 = 10^x$;

$x = \log 0,01 = -2$; also Wasserstoffexponent $= C_H = +2$.

2) $[H·] = 4,5 \cdot 10^{-4} = 0,00045$ n; $0,00045 = 10^x$;

$x = \log 0,00045 = -4 + 0,653 = -3,347$;

also Wasserstoffexponent $= C_H = +3,347$.

Sörensen bemerkt dazu, man erhalte durch Verwendung dieses Wertes immer regelmäßige graphische Bilder; es ist unerklärlich, daß einige Forscher unter Verwendung der obenerwähnten Werte graphische Linien haben konstruieren können, da man in diesem Falle bei jeder Änderung der Reihe unstetige Kurven erhalten muß. Sörensen bemerkt ferner in dieser Hinsicht: „Ob diese Zweckmäßigkeitsgründe, welche mich die hier erwähnte Bezeichnungsweise der Wasserstoffionenkonzentration zu benutzen bewogen haben, eine wirkliche Ursache decken, ob, mit anderen Worten, die Wasserstoffionenkonzentration nicht mit ihrem absoluten Betrag, sondern mit ihrem Logarithmus in den mathematischen Ausdruck des Zusammenhanges zwischen dem Geschwindigkeitsverlauf des Prozesses und der Ionenkonzentration der Versuchsflüssigkeit eintritt, das wird sich erst entscheiden lassen, wenn wir über ein weiter ausgedehntes Versuchsmaterial verfügen als das zurzeit vorliegende."

β) Die Stabilität des Beobachtungsmaterials.

Es ist auch von Interesse zu untersuchen, welchen Einfluß auf die Genauigkeit der Messungen — nach welcher Methode sie auch vorgenommen werden — die geringe Stabilität des Beobachtungsmaterials hat. Die größere oder geringere Stabilität des Beobachtungsmaterials hängt vor allem von drei Faktoren ab:

a) Die Stabilität steht in direktem Verhältnis zum Neutralisationsvermögen. Mißt man z. B. die Ionenkonzentration des Wassers, des Stoffes, der das geringste Neutralisationsvermögen besitzt, so wird man gänzlich falsche Werte erhalten. Minimale Spuren von Unreinlichkeiten nämlich, in Lösung gegangene Substanzen aus dem Gefäßmaterial, Absorption

---

[1]) S. P. L. Sörensen, Biochem. Zeitschr. **21**, 133 u. 138 [1909].

von Kohlensäure der Luft, genügen, um dem Wasser eine deutlich saure oder alkalische Reaktion zu erteilen. Mißt man dagegen ein Gemisch von 0,1 n einbasischem und 0,1 n zweibasischem Phosphat zu gleichen Teilen, das ein enormes Neutralisationsvermögen hat, so haben die Verunreinigungen keinen Einfluß; derartige Lösungen lassen sich jahrelang aufbewahren, indem sie ihre Reaktion unverändert beibehalten. Ähnliche Lösungen wie diese verwendete Sörensen und bezeichnete sie treffend als „Puffer". Die Körperflüssigkeiten sind in dieser Hinsicht ideale „Puffer"; aus Hendersons Untersuchungen ergibt sich, wie schwer es ist, eine Lösung herzustellen, die ein so großes Neutralisationsvermögen wie das Blut hat. Diese Eigenschaft ergibt sich auch augenfällig aus den mit der titrimetrischen und elektrometrischen Methode ausgeführten Paralleluntersuchungen, bei denen die Werte der aktuellen und die der potentialen Alkaleszenz bedeutend voneinander abweichen (1 : 10 000; Höber, von Rohrer usw.).

b) Die Stabilität wird in hohem Grade beeinflußt durch den chemischen Austausch mit der Umgebung. Während in erstgenannter Hinsicht die Körperflüssigkeiten als sehr stabil betrachtet werden können, sind sie dagegen in dieser zweiten Richtung wenig stabil. Das Blut z. B. gibt an die Umgebung CO_2 in großer Menge ab, namentlich während der Defibrinierung an der Luft oder während des Durchgangs von Luft, Sauerstoff oder Wasserstoff; in diesem Falle findet man eine Reaktion, die mehr alkalisch ist als die wirkliche. Höber[1] hat nämlich nachgewiesen (siehe unten), daß, wenn die Kohlensäurespannung des Blutes variiert, in gleicher Weise auch die Reaktion schwankt.

Auch Michaelis und Rona[2] haben untersucht, welchen Einfluß Änderungen des Kohlensäuregehaltes des Serums ausüben könnten. Um die Kohlensäurespannung zu vermindern, leiteten sie durch das Serum einen Strom reiner Luft, und wenn sie sie erhöhen wollten, leiteten sie einen Strom von Kohlensäure hindurch. Durch elektrometrische Messungen fanden sie, daß die absolute Alkaleszenz des frischen menschlichen Blutserums durch Behandlung des letzteren mit CO_2 40mal geringer wird, dagegen 10mal größer, wenn eine Stunde lang ein leichter Luftstrom hindurchgeleitet wird. Ferner konstatieren die Autoren: „Geringe Änderungen im CO_2-Gehalt werden entsprechend geringere Ausschläge machen, und es zeigt sich, daß es überhaupt kein Problem ist, die Reaktion des Blutserums allgemein bestimmen zu wollen, sondern daß es immer nur Sinn hat in bezug auf einen bestimmten CO_2-Partialdruck, mit dem das Serum sich ins Gleichgewicht gesetzt hat." Neuerdings hat Hasselbalch[3] den Einfluß der Kohlensäureentfernung aus der Untersuchungsflüssigkeit eingehender studiert und eine neue elektrometrische Methode (s. später) ersonnen, wodurch dieser Einfluß ausgeschaltet wird.

c) Die Stabilität wird endlich beeinflußt durch die Entwicklung von Bakterien. Deshalb ist es ratsam, die Messungen der Reaktion an den Flüssigkeiten sofort nach ihrer Entnahme auszuführen; auch muß man sie aseptisch entnehmen und in diesem Zustand aufbewahren. Es scheint jedoch während mehrerer Stunden nach der Entnahme die Bakterienentwicklung keine beträchtlichen Schwankungen der Reaktion zu verursachen.

γ) Einfluß der Temperatur.

Dieser Einfluß ist ziemlich groß. Er ändert vor allem die Definition der Neutralität, da ja das Wasser einen sehr hohen (5,8%) thermischen Dissoziationskoeffizienten hat, so daß infolge des Ansteigens der Temperatur um nur 20° (von 18°, Temperatur der Umgebung, auf 38°, auf Körpertemperatur) die absolute Konzentration des H˙ in der Neutralität um 116% zunimmt. Die

---

[1] R. Höber, Archiv f. d. ges. Physiol. **99**, 581 [1903].
[2] L. Michaelis u. P. Rona, Biochem. Zeitschr. **18**, 325 [1909].
[3] K. A. Hasselbalch, Biochem. Zeitschr. **30**, 317 [1910].

Körperflüssigkeiten sollten also während der Messungen bei Körpertemperatur erhalten werden. Diese Vorschrift kann aber infolge technischer Schwierigkeiten oft nicht befolgt werden, und bei einigen Methoden (Konzentrationsketten, Indicatoren) werden die Messungen bei der Temperatur der Umgebung vorgenommen. (Sehr gering an Zahl sind die bisher bei Körpertemperatur erhaltenen Werte, darunter die von Michaelis und Rona und die von Henderson, von denen noch gesprochen wird.) Für die katalytischen Methoden hingegen sind die höheren Temperaturen sehr günstig, um meßbare Reaktionsgeschwindigkeiten zu erhalten. Höhere Temperaturen als 38° wären sogar vorzuziehen, wenn nicht einige dieser Methoden infolge der damit verbundenen unvermeidlichen Zersetzung unbrauchbar würden; so z. B. zersetzt sich bei mehr als 37° der Harnstoff des Urins merklich in NH_3 und CO_2, wie Jolles[1]) beobachtet hat.

2. Die Methode der Reagenspapiere.

Um annähernd die Reaktion der Körperflüssigkeiten zu erkennen, verwendet der praktische Arzt in ausgedehntem Maße rotes und blaues Lackmuspapier. Je nach der Intensität der roten oder blauen Färbung, die das Papier annimmt, bildet er sich ein Urteil über die mehr oder minder starke Acidität der Flüssigkeit. Diese Methode ist natürlich sehr oberflächlich. Auf diese schwache Grundlage stützt sich die widersinnige Erscheinung der sog. amphoteren Reaktion, die durch Fehler der Beobachtung und der Methode zu erklären ist. In Flüssigkeiten, die mehr oder weniger Kohlensäure enthalten, wie die Körperflüssigkeiten, führt nämlich die Verwendung von Lackmuspapier zu einander widersprechenden Resultaten, weil zwischen Kohlensäure und Lackmussäure infolge Massenwirkung ein spezielles Gleichgewicht eintritt, da die beiden Säuren bezüglich ihrer Affinitätsgröße nicht sehr voneinander abweichen, und da je nach den betreffenden Verhältnissen Herabsetzung der Dissoziation der einen oder der anderen eintritt.

Es läßt sich leicht zeigen, daß in gewissen Fällen, insbesondere wenn es sich um Körperflüssigkeiten handelt, das Lackmuspapier eine falsche Alkaleszenz angibt, d. h. blau wird, wenn die Reaktion der Flüssigkeit in Wirklichkeit sauer ist. Nimmt man eine schwache Lösung von Natriumbicarbonat (0,4%) und setzt wenige Tropfen Lackmustinktur hinzu, so färbt sich die Lösung blau. Nun leite man Kohlensäure hinein, bis man saure Reaktion erhält. Die Flüssigkeit wird nun rot. Taucht man nun ein Stück rotes oder violettes Lackmuspapier in die auf diese Weise angesäuerte Flüssigkeit, so färbt sich dann das an die Luft gebrachte Papier langsam blau, als wenn es in eine Sodalösung getaucht worden wäre. Dies kommt daher, daß die Kohlensäure, während das Papier an der Luft trocknet, entweicht und infolgedessen die Färbung des Lackmuspapieres einer alkalischen Reaktion entspricht. Dieses Experiment beweist also, daß eine mit Lackmuspapier geprüfte Flüssigkeit alkalisch erscheint, wenn das in diese Flüssigkeit getauchte Papier trocknet, und die Acidität der Flüssigkeit von einer flüchtigen Säure, wie der Kohlensäure, herrührt.

Es ist zu hoffen, daß auch in den Händen des praktischen Arztes diese Methode mit den Fortschritten der Untersuchungen durch die ebenso einfache Indicatorenmethode verdrängt wird.

3. Methode der Konzentrationsketten.

α) Geschichtliches.

Seit den klassischen Untersuchungen Voltas ist bekannt, daß, wenn zwei verschiedene Metalle (Leiter erster Klasse) in eine oder mehrere elektrolytische Lösungen (Leiter zweiter Klasse) getaucht werden, zwischen ihnen ein Unterschied des elektrischen Poten-

---

[1]) A. Jolles, Biochem. Zeitschr. **13**, 178 [1908].

tials entsteht. Verbindet man die beiden Metalle durch einen Leitungsdraht, so äußert sich dieser Unterschied des elektrischen Potentials durch die Bildung eines galvanischen Stromes, und das von ihnen gebildete System mit der Lösung, in die sie eintauchen, heißt galvanisches Element oder galvanische Kette. Anfangs glaubte man, die elektromotorische Kraft dieser Ketten würde im wesentlichen durch den einfachen Kontakt der beiden Metalle erzeugt, der durch den sie verbindenden Leitungsdraht bewirkt wird. Die Anwendung des Gesetzes von der Erhaltung der Kraft auf die galvanischen Ketten wies aber nach, daß bei Schließen des Stromkreises sich chemische Prozesse abspielen, und daß die chemische Energie, die bei solchen Prozessen entwickelt wird, sich in eine gleichwertige Menge elektrischer Energie umwandelt; deshalb ist die galvanische Kette nur ein Energietransformator. Nachdem Helmholtz auf Grund thermodynamischer Überlegungen nachgewiesen hatte, daß die Berechnung der elektromotorischen Kraft einer umkehrbaren[1]) galvanischen Verbindung möglich ist, wenn man die Affinität der den Strom erzeugenden Reaktion kennt, blieb der wahre Mechanismus der Erzeugung des galvanischen Stromes noch unbekannt, und es ist das unsterbliche Verdienst Nernsts[2]), die Theorie Helmholtz' bedeutend vereinfacht zu haben, indem er die van 't Hoffschen Gesetze der verdünnten Lösungen anwendete und eine genaue experimentelle Untersuchung durch Einführung der umkehrbaren Elektroden zweiter Art ermöglichte. Die enorme Wichtigkeit dieser Entdeckung besteht namentlich darin, daß man aus der Messung des Potentials die vorhandene Menge eines einzelnen Ions in einer komplizierten Lösung berechnen kann; ein zu einer solchen Messung bestimmtes Element heißt Konzentrationskette. Die Methode der Konzentrationsketten ist infolge dieser klassischen Untersuchungen die wichtigste Methode für die quantitative Ionenbestimmung geworden.

Erst nach 9 Jahren wurde eine physiologische Anwendung dieser Methode versucht: dieses große Verdienst gebührt Bugarszky und Liebermann[3]), welche die Verbindungen des Albumins mit Säuren und Basen vermittels der elektrometrischen und kryoskopischen Methode studierten. Ferner hat Höber zum ersten Male im Jahre 1900[4]) diese Methode zur Bestimmung der Reaktion des Blutes angewendet; die von Höber gefundenen Werte erwiesen sich aber später als zu hoch, weil er keine Vorkehrungen getroffen hatte, um das Entweichen der Kohlensäure zu verhindern. Kurz nachher, 1901, verwendete von Rhorer[5]) dieselbe Methode zur Bestimmung der Reaktion des normalen Harns. Nachdem Höber 1902[6]) die Vorteile der Anwendung dieser Methode in der Physiologie betont hatte, wurden einige Untersuchungen veröffentlicht, die speziell die Reaktion des Blutes betreffen und zu einer bemerkenswerten Verbesserung der experimentellen Technik geführt haben, insbesondere was die Anfertigung der Wasserstoffelektrode und die Zusammensetzung der Kette betrifft.

---

[1]) Wenn man, nachdem ein Element eine bestimmte Menge elektrischer Energie geliefert hat, die Richtung des Stromes umkehrt und dem Element dieselbe Energiemenge wiedergibt, die es geliefert hat, so kann zweierlei eintreten: 1. das Element kehrt zum nämlichen ursprünglichen Zustand zurück (reversibles Element). Ein Beispiel dafür ist die Daniellsche Kette: $Cu^+ | CuSO_4 | ZnSO_4 | Zn^-$, weil in diesem Falle das Metall an einer Elektrode in Lösung geht und sich an der anderen Elektrode ablagert, so daß während des Durchgangs des Stromes nur die Dicke der Elektrode und die Konzentration der Lösungen sich ändern und diese Änderungen in umgekehrter Richtung bei Richtungsänderungen des Stromes wieder in entgegengesetztem Sinne eintreten. 2. Das Element kehrt nicht zum ursprünglichen Zustand zurück (irreversibles Element); ein Beispiel dafür ist die Voltasche Kette: $Cu^+ | H_2SO_4 | Zn^-$. In diesem Falle tritt Entwicklung von Wasserstoff am Kupfer ein, und wenn man den Strom umkehrt, so tritt statt Aufsaugung des schon entwickelten Wasserstoffes Entwicklung von Wasserstoff am Zink ein). Damit ein Element reversibel ist, müssen beide Elektroden reversibel sein, oder die sich an ihrer Oberfläche abspielenden chemischen Prozesse müssen es sein. Das ist der Fall bei der Elektrode $Cu | CuSO_4$, bei welcher entweder Kupfer in Lösung geht oder Kupfer sich ablagert. Die reversible Elektrode kann erster oder zweiter Art sein; sie ist erster Art, wenn der elektrische Transport durch das Kation ($Zn | ZnSO_4$) ausgeführt wird, zweiter Art, wenn der Transport durch das Anion $Hg + HgCl | KCl$ ausgeführt wird, wobei $Hg + HgCl$ eine Chlorelektrode darstellt.

[2]) W. Nernst, Zeitschr. f. physikal. Chemie 2, 613 [1888]; 4, 129 [1889].
[3]) St. Bugarszky u. L. v. Liebermann, Archiv f. d. ges. Physiol. 72, 51 [1898].
[4]) R. Höber, Archiv f. d. ges. Physiol. 81, 522 [1900].
[5]) L. v. Rhorer, Archiv f. d. ges. Physiol. 86, 586 [1901].
[6]) R. Höber, Physikalische Chemie der Zelle und der Gewebe. 1902, S. 218.

Diese die Reaktion der Körperflüssigkeiten mittels Konzentrationskette behandelnden Arbeiten sind, nach der Zeit ihres Erscheinens geordnet, die folgenden:

1900 — Höber: Reaktion des Blutes[1]);
1901 — von Rhorer: Reaktion des Harns[2]);
1903 — Fränkel: Reaktion des Blutes und des Blutserums[3]);
1903 — Farkas: Reaktion des Blutserums[4]);
1903 — Farkas und Scipiades: Blutserum der Schwangeren[5]);
1903 — Höber und Jankowsky: Normaler und pathologischer Harn[6]);
1903 — Höber: Blut[7]);
1904 — Tedeschi: Normales und pathologisches Blutserum[8]);
1905 — Foà: Die verschiedenen Körperflüssigkeiten[9]);
1905 — Pfaundler: Blut der Kinder[10]);
1906 — Szili: Menschliches Placentablut[11]);
1906 — Benedict: Blut der Diabetiker[12]);
1906 — Tangl: Magensaft[13]);
1906 — Agazzotti: Reaktion des Blutes bei niederem Luftdruck[14]);
1906 — Szili: Reaktion des Blutes in der künstlichen Säurevergiftung[15]);
1908 — Henderson: Reaktion des Blutes bei verschiedenen Temperaturen[16]);
1909 — Szili: Reaktion des Blutes in der künstlichen Säurevergiftung[17]);
1909 — Michaelis und Rona: Blut und Blutserum[18]);
1909 — Rossi: Reaktion des Harns im Fieber[19]);
1910 — Löb und Higuchi: Placentaserum und Fruchtwasser[20]);
1910 — Hasselbalch: Reaktion des Blutes[21]).

β) Theorie.

a) Die Nernstsche Theorie der galvanischen Stromerzeugung.

Die Metalle lösen sich im Wasser meistens in sehr geringen Mengen; die Nernstsche Theorie gründet sich auf die Hypothese, daß die Metalle nur in Lösung gehen können, wenn sie mit positiver Ladung versehen sind, oder daß sie sich nur im Zustande von positiven Ionen auflösen können. Zum Unterschied jedoch von allen anderen Arten von Löslichkeit spielen im Falle der Löslichkeit der Metalle elektrische Kräfte[22]) eine Rolle. Die Kraft, welche das Metall in Lösung zu bringen versucht, heißt wegen der damit verbundenen elektrischen Erscheinungen elektrolytischer Lösungsdruck. Man versteht leicht, daß wegen der enormen elektrostatischen Kapazität der Ionen zwischen Metall und Wasser ein großer Unterschied des elektrischen Potentials eintritt, obgleich

1) R. Höber, Archiv f. d. ges. Physiol. 81, 522 [1900].
2) L. von Rhorer, Archiv f. d. ges. Physiol. 86, 586 [1901].
3) P. Fränkel, Archiv f. d. ges. Physiol. 96, 601 [1903].
4) G. Farkas, Archiv f. d. ges. Physiol. 98, 551 [1903].
5) G. Farkas u. E. Scipiades, Archiv f. d. ges. Physiol. 98, 577 [1903].
6) R. Höber, Beiträge z. chem. Physiol. u. Pathol. 3, 525 [1903].
7) R. Höber, Archiv f. d. ges. Physiol. 99, 572 [1903].
8) Tedeschi, La clinica medica 1904.
9) C. Foà, Compt. rend. de la Soc. de Biol. 58, 865, 867, 1000 [1905]; 59, 2, 51 [1905]; Arch. di Fisiol. 3, 369 [1906].
10) G. Pfaundler, Archiv f. Kinderheilk. 41, 174 [1905].
11) A. Szili, Archiv f. d. ges. Physiol. 115, 72 [1906].
12) H. Benedict, Archiv f. d. ges. Physiol. 115, 106 [1906].
13) F. Tangl, Archiv f. d. ges. Physiol. 115, 64 [1906].
14) A. Agazzotti, Rendiconti R. Accad. dei Lincei (5) 15, 481 [1906].
15) A. Szili, Archiv f. d. ges. Physiol. 115, 97 [1906].
16) L. J. Henderson, Amer. Journ. of Physiol. 21, 440 [1908].
17) A. Szili, Archiv f. d. ges. Physiol. 130, 139 [1909].
18) L. Michaelis u. P. Rona, Biochem. Zeitschr. 18, 317 [1909].
19) L. Rossi, Napoli 1909, 14.
20) W. Löb u. S. Higuchi, Biochem. Zeitschr. 24, 92 [1910].
21) K. A. Hasselbalch, Biochem. Zeitschr. 30, 317 [1910].
22) Daß die Metalle übrigens eine von der anderer in Wasser löslichen Stoffe ganz verschiedene innere Beschaffenheit haben, folgt daraus, daß sie den elektrischen Strom sehr gut leiten, während die anderen Stoffe dies im trockenen Zustande nicht tun.

sich nur ein minimaler Teil des Metalls gelöst hat; ferner ist es natürlich, daß, da die Ionen positive Ladung haben, das eingetauchte Metall zum Ausgleich gleichzeitig eine gleiche, aber negative Ladung annimmt. Der Prozeß der Lösung eines Metalles kann von zwei verschiedenen Erscheinungen begleitet sein: 1. wird ein wahres und eigentliches Gleichgewicht erreicht, oder die der Lösung mitgeteilte positive elektrische Ladung erreicht nach und nach eine solche Intensität, daß keine neuen Teile des Metalles in Lösung gehen können; in einem 2. Falle dagegen werden positive Ionen anderer Art ununterbrochen aus der Lösung verdrängt, um ihren Platz den neu hinzugekommenen Metallionen abzutreten. Ist nur Metall und reines Wasser vorhanden, so ist das positive Ion, das durch das neu hinzugekommene verdrängt werden kann, das Wasserstoffion; eine derartige Erscheinung tritt in allen Fällen von Wasserstoffentwicklung ein, wenn Metalle mit Wasser in Berührung kommen; in anderen Fällen werden aus der Lösung andere Kationen verdrängt, z. B. beim Eintauchen einer Eisenplatte in eine Kupfersalzlösung: das Kupfer wird aus der Lösung verdrängt und schlägt sich auf dem Eisen nieder.

Im folgenden wird an Hand des Daniellschen Elementes erklärt werden, auf welche Weise die Bildung des Stromes vor sich geht. Wie bekannt, wird bei diesem Element die aus einer Zinkplatte gebildete Elektrode in eine Lösung von Schwefelsäure oder besser von verdünntem Zinksulfat eingetaucht. Das poröse Tongefäß enthält eine konzentrierte Kupfersulfatlösung, in welche die Kupferelektrode taucht. Das Zink wird wegen seines großen Lösungsdruckes eine gewisse Zahl positiver Ionen in die Lösung senden; ferner befinden sich wegen der großen Konzentration der Lösung des Kupfersalzes viele Kupferionen innerhalb der Zelle in Lösung; da aber der Lösungsdruck des metallischen Kupfers, der schon an und für sich gering ist, eine so hohe Kupferionenkonzentration nicht überwinden kann, so lagern sich diese im Metallzustand auf der Elektrode ab und verleihen ihr folglich eine positive Ladung.

Der ursprüngliche Zustand würde erhalten bleiben, wenn das Element offen bliebe, oder wenn die beiden Metalle nicht durch einen außerhalb des Elementes befindlichen Leitungsdraht verbunden wären; alsdann tritt nämlich sowohl in der Kupfer- als auch in der Zinkelektrode ein Gleichgewicht ein, das dadurch herbeigeführt wird, daß die in der Lösung und in dem betreffenden Metall entstandenen elektrischen Ladungen sich dem Fortschreiten der Reaktion widersetzen. Wenn aber die beiden Pole in Verbindung mit einem leitenden Metalldraht treten, so gleichen sich die Ladungen der beiden Metalle aus, indem ein galvanischer Strom entsteht, der außerhalb des Elementes vom Kupfer zum Zink geht, deshalb kann der Prozeß der Lösung des Zinkes und der Ablagerung des Kupfers seinen Fortgang nehmen.

Mithin rührt die Entstehung des galvanischen Stromes im Daniellschen Element daher, daß der Lösungsdruck des Zinkes größer als der des Kupfers ist. Die Lösungen, in welche die Elektrolyten tauchen, sind absichtlich so gewählt, daß der Lösungsdruck des Kupfers dem des Zinkes gegenüber noch mehr vermindert wird. Der Strom wird um so schwächer sein, je konzentrierter die Lösung des Zinksalzes und je verdünnter die Lösung des Kupfersalzes ist; die Kraft, welche das Zink in Lösung zu bringen sucht, ist nämlich um so schwächer, je größer die schon vorhandene Menge der in Lösung befindlichen Zinkionen ist; andrerseits ist die Kraft, welche das Kupfer niederzuschlagen sucht, um so größer, je mehr Kupferionen in Lösung vorhanden sind.

b) Theorie der Konzentrationsketten.

Die vorstehenden Überlegungen führen ohne weiteres zu einem einfachen Ausdruck für den Potentialunterschied zwischen einem Metall und einer Lösung, die eine mehr oder minder große Menge Ionen desselben Metalls enthält. Die Theorie der Konzentrationsketten wird jedoch durch den Ausdruck eines solchen Potentials nicht vollständig erklärt; auch im Innern der Kette oder genauer ausgedrückt an der Grenze zwischen zwei aneinander stoßenden Lösungen zeigen sich Potentialunterschiede. Da sie jedoch durch die Diffusion der Elektrolyten entstehen, so heißt ein solches Potential Diffusionspotential, zum Unterschied von dem ersten, das Elektrodenpotential genannt wird.

α) Quantitativer Ausdruck des Elektrodenpotentials[1]).

Das Elektrodenpotential hängt quantitativ ab von der Größe des Lösungsdruckes und der Größe des osmotischen Druckes des schon in der Lösung befindlichen Ions. Wenn im ersten Falle angenommen wird, daß für ein bestimmtes Metall der osmotische Druck geringer als der Lösungsdruck ist, so geht während des Stromdurchganges Metall vom

---

[1]) F. Förster, Elektrochemie wässeriger Lösungen. Leipzig **1905**, S. 102 u. 103.

höheren Niveau des elektrolytischen Lösungsdruckes auf das niedere des osmotischen Druckes herab, und diesem Druckunterschied entspricht der höchste Betrag an elektrischer Arbeit, welcher bei unveränderten äußeren Bedingungen, zumal bei konstanter Temperatur und unter Ausschluß aller Energieverluste durch den Lösungsvorgang eines Metallatoms zu gewinnen ist. Sind diese Voraussetzungen erfüllt, so ist es möglich, unter Aufwendung des gewonnenen Arbeitsbetrages, also der gewonnenen Strommenge und Spannung, die vorher in den Ionenzustand übergegangenen Metallteile wieder quantitativ auf das Niveau des Metallzustandes emporzuheben. Einen so verlaufenden Vorgang nennt man einen **vollkommen umkehrbaren**.

Ein Analogon zu dem gedachten Vorgange ist ein solcher, bei welchem ein Gasmolekül mechanische Arbeit leistet, indem es vom Druck p_1 auf den Druck p_2 herabgeht. Schließt man auch hier alle Energieverluste aus und wird die Temperatur konstant gehalten, arbeitet man also unter isothermen Bedingungen, so ist die dann vom Gase vollbrachte Arbeit die höchste, welche dasselbe bei einem Energieübergang zwischen den Drucken p_1 und p_2 leisten kann. — Genau dieselbe Arbeit muß wieder aufgewendet werden, soll bei gleich bleibender Temperatur, isotherm, das Gas vom Druck p_2 auf den Druck p_1 wieder zusammengedrückt werden.

Der maximale Arbeitsbetrag A, welcher bei dem gedachten vollkommen umkehrbar verlaufenden Gasvorgang zu gewinnen ist, läßt sich folgendermaßen berechnen:

Wenn das Gas vom Druck p_1 auf den Druck p_2 herabgeht, vermehrt es sein Volumen von v_1 auf v_2. Denkt man sich diese Volumenvermehrung in eine sehr große Anzahl kleiner Intervalle zerlegt, jedesmal um den Betrag dv fortschreitend, so wird im ersten dieser Intervalle anfangs der Druck p_1 herrschen. Nun kann dv so klein gewählt werden, daß nach erreichter Ausdehnung um dv immer noch annähernd der Durck p_1 herrscht. — Dann ist die vom Gas durch diese Ausdehnung geleistete Arbeit $a = p_1 \cdot dv$. In den folgenden Intervallen wird aber dies immer weniger genau gelten, da ja der Druck des Gases mit seiner Ausdehnung immer kleiner wird und stetig von p_1 auf p_2 abnimmt. Bezeichnet man diese veränderlichen Drucke mit p, so wird die während des ganzen Prozesses zu gewinnende Arbeit A die Summe der sehr vielen kleinen Beträge $p\,dv$ sein, in denen p von p_1 auf p_2 abnimmt. — Will man also vom Volumen v_1 zum Volumen v_2 gelangen, so leistet hierbei das Gas die Gesamtarbeit

$$A = \int_{v_1}^{v_2} p \cdot dv .$$

Um das Integral aufzulösen, muß man berücksichtigen, daß nach den Gasgesetzen $p\,v = R\,T$ ist, wo T die absolute Temperatur, R die Gaskonstante ist, welche einen bestimmten Wert erhält, wenn v das Volumen von 1 Mol eines Gases ist. — Nun mache man die Annahme, daß es in der Tat 1 Mol eines Gases war, welches von p_1 auf p_2 herabging.

Setzt man nun in dem für A entwickelten Integral

$$p = \frac{R\,T}{v} ,$$

so ergibt sich

$$A = R\,T \int_{v_1}^{v_2} \frac{dv}{v} = R\,T \ln \frac{v_2}{v_1} .$$

Da nun aber bei gleicher Temperatur für Gase $\dfrac{v_2}{v_1} = \dfrac{p_1}{p_2}$ ist, so folgt:

$$A = R\,T \ln \frac{p_1}{p_2} .$$

Dies ist der maximale Arbeitsbetrag, welchen man gewinnen kann, wenn ein Mol eines Gases vom Druck p_1 isotherm und umkehrbar auf den Druck p_2 herabgeht. — Will man nun den analogen Fall betrachten, wenn elektrische Arbeit gewonnen wird dadurch, daß ein Metallatom vom elektrolytischen Lösungsdruck des Metalles P auf den osmotischen Druck der Ionen p herabsinkt, so wird $A = \varepsilon \cdot b$, wo ε die bei diesem Vorgange zu gewinnende Spannung, b die beim Übergang eines Metallatoms in ein Ion auftretende Ladungsmenge bedeutet[1]. Es wird also $\varepsilon \cdot b = R\,T \ln \dfrac{P}{p}$.

---

[1] Die elektrische Arbeit wird in analoger Weise gemessen wie die Arbeit, die Wasser beim Übergang von einer höheren Niveaufläche zu einer tieferen leistet. Letztere wird

Will man ε in Volt messen, so ist b, wenn das Metall n-wertig ist, gleich nF, wobei F das elektrochemische Äquivalent 96540 Coulomb bedeutet. R ist die Gaskonstante gleich 1,98507 cal. für ein Grammolekül eines Gases. — Da ein Grammion eines Metalles das völlige Analogon einer Gasmolekel ist, so hat man diesen Wert für R nur in elektrisches Maß umzurechnen. — Da 1 Volt · 1 Coulomb = 0,23872 cal. ist, so ist 1,98507 cal. = 8,316 Volt · Coulomb. Setzt man diese Werte in die obige Gleichung ein und geht man durch Division mit 0,4343 von den natürlichen Logarithmen zu den dekadischen über, so ergibt sich:

$$\varepsilon = \frac{8,316\,T}{0,4343 \cdot n \cdot 96540} \cdot \log \frac{P}{p}\ \text{Volt} = \frac{0,00019833\,T}{n} \cdot \log \frac{P}{p}\ \text{Volt}. \tag{I}$$

Nimmt man eine bestimmte Temperatur, z. B. die gewöhnliche Temperatur von $18°\,C = 273,09 + 18°$ abs. an, so wird für diese

$$\varepsilon_{18°} = \frac{0,057732}{n} \cdot \log \frac{P}{p}\ \text{Volt}. \tag{II}$$

Hierdurch ist bei 18° das Potential eines n-wertigen Metalles vom elektrolytischen Lösungsdruck P gegeben gegenüber einer Lösung, in welcher der osmotische Druck seiner Ionen den Betrag p besitzt.

Bis jetzt wurde der Fall betrachtet, daß P größer als p ist; ist dagegen P kleiner als p, so gelangt man durch dieselbe Beweisführung wie vorher zu der anderen Formel

$$\varepsilon_{18°} = \frac{0,057732}{n} \cdot \log \frac{p}{P}\ \text{Volt} = - \frac{0,057732}{n} \cdot \log \frac{P}{p}. \tag{III}$$

b) Quantitativer Ausdruck des Diffusionspotentials.

1. Diffusionspotential zwischen zwei verschieden konzentrierten Lösungen eines und desselben Elektrolyten (Nernstsche Formel).

Bringt man zwei verschieden konzentrierte Salzsäurelösungen in Berührung, so daß sie sich nicht vermischen (indem man z. B. zuerst die konzentriertere Lösung eingießt und die weniger konzentrierte vorsichtig darüber schichtet), so wird nach einer mehr oder minder langen Zeit die konzentriertere Lösung in die weniger konzentrierte diffundieren und man erhält schließlich eine Salzsäurelösung, die eine zwischen den beiden ursprünglichen Konzentrationen liegende mittlere Konzentration hat.

Diese Diffusion ist von elektrischen Erscheinungen begleitet, weil zwischen den beiden Lösungen ein Potentialunterschied besteht. Man stelle sich vor, daß die beiden Lösungen nur H·- und Cl′-Ionen enthalten (was in Wirklichkeit der Fall ist, wenn sie genügend verdünnt sind): die Kraft, welche in ganz gleicher Weise die H· und Cl′ aus der konzentrierteren nach der mehr verdünnten Lösung hindrängt, besteht aus der Differenz der osmotischen Drucke der beiden Lösungen. Übrigens haben nicht alle Ionen dieselbe Beweglichkeit; um sich zu bewegen, müssen sie sehr starke Widerstände überwinden. Wenn man bedenkt, wie lange es dauert, bis der feine Bariumsulfatniederschlag sich vollkommen zu Boden gesetzt hat, obgleich die suspendierten Teilchen sehr schwer sind, und daß die Niederschlagsgeschwindigkeit um so geringer ist, je kleiner die suspendierten Teilchen sind, so wird man sich leicht vorstellen können, daß die Ionen, die eine außerordentlich kleine absolute Masse haben, um sich zu bewegen, durch enorme Kräfte angetrieben werden müssen, die imstande sind, die beträchtliche Reibung zu überwinden. Aus diesen Gründen kann man die Ionen als in Bewegung befindliche Stoffteilchen betrachten, die eine sehr große Reibung zu überwinden haben, und infolge des bekannten mechanischen Gesetzes müssen sie sich mit gleichmäßiger Geschwindigkeit bewegen, da diese der sie vorwärts treibenden Kraft proportional ist. Durch das Studium der Konzentrationsveränderungen an den Elektroden während der Elektrolyse, die durch die verschiedene Beweglichkeit der Ionen verursacht werden, war es möglich, die Beweglichkeit der Ionen selbst zu berechnen. Es ergab sich, daß das bei weitem beweglichste Ion das Wasserstoffion ist;

---

nämlich gemessen, indem man die Menge des in der Zeiteinheit gefallenen Wassers mit der motorischen Kraft multipliziert, die durch die Höhe des Falles repräsentiert wird. Bei Messung einer beliebigen Arbeit erhält man stets das Produkt aus zwei Faktoren, dem Faktor Intensität (motorische Kraft) und dem Faktor Kapazität (Wassermenge). So wird auch die elektrische Arbeit gemessen, indem man die elektromotorische Kraft (Faktor Intensität), die man in Volt ausdrückt, mit der Elektrizitätsmenge (Faktor Kapazität), die man in Coulomb ausdrückt, multipliziert.

zunächst folgt das Hydroxylion, das sich mit einer Geschwindigkeit bewegt, die etwas größer als die Hälfte der Geschwindigkeit des Wasserstoffions ist. Alle anderen Ionen haben eine wenig verschiedene Beweglichkeit, die $1/5$—$1/10$ von der des Wasserstoffions beträgt.

Demgemäß bewegen sich die Wasserstoffionen, obgleich dieselbe Kraft die H'- und Cl'-Ionen aus der konzentrierteren nach der weniger konzentrierte Lösung treibt, mit einer fast 5 mal größeren Schnelligkeit als die Chlorionen, und demzufolge findet an der Grenze, wo sich die beiden Flüssigkeiten scheiden, wirklich eine partielle Trennung der beiden Ionen statt. Dies kann übrigens nur in unmeßbarer Weise eintreten. Da nämlich die Wasserstoffionen sich mit größerer Geschwindigkeit aus der konzentrierteren Lösung entfernen, so ergibt sich daraus, daß die verdünntere Lösung infolge des nicht neutralisierten Überschusses der darin enthaltenen Wasserstoffionen positiv elektrisch wird; die konzentriertere Lösung dagegen wird negativ elektrisch, weil sie einen nicht neutralisierten Überschuß an von den Wasserstoffionen zurückgelassenen Chlorionen enthält. Da aber gleiche elektrische Ladungen sich abstoßen, so widersetzt sich die in einem zweiten Zeitabschnitt von der verdünnteren Lösung erworbene positive Ladung der weiteren Bewegung der Wasserstoffionen, indem sie ihre Geschwindigkeit bedeutend verlangsamt; ebenso hat die von der konzentrierteren Lösung erworbene negative Ladung die Tendenz, die überschüssigen Chlorionen abzustoßen und die Bewegung nach der verdünnteren Lösung hin zu beschleunigen. Daraus ergibt sich, daß eine wirkliche Trennung der beiden Ionen (die so gering ist, daß sie experimentell nicht bestimmt werden kann) nur in den ersten Momenten, nachdem die Lösungen miteinander in Berührung getreten sind, stattfindet. Tatsächlich werden nach einer gewissen Zeit sowohl die Wasserstoff- als auch die Chlorionen der beiden Lösungen infolge des Diffusionspotentials, d. h. der beiden verschiedenen Ladungen, gezwungen sein, mit derselben Geschwindigkeit aus der konzentrierteren nach der verdünnteren Lösung zu wandern. Dieses Gleichgewicht tritt ein, wenn die treibende Kraft der Chlorionen (die aus dem Unterschied zwischen den osmotischen Drucken der beiden Lösungen, vermehrt um die durch die negative Ladung der konzentrierteren Lösung bedingte abstoßende Kraft, besteht) ca. 5 mal größer als die treibende Kraft der Wasserstoffionen geworden ist (die aus demselben Unterschied zwischen den osmotischen Drucken, vermindert um dieselbe abstoßende Kraft, besteht). Eine wirkliche Trennung der beiden Ionen kann nur eintreten, wenn man die durch die anfängliche Diffusion der Ionen verursachten elektrischen Ladungen neutralisiert oder die Lösungen der Elektrolyse unterzieht und den negativen Pol in die weniger konzentrierte Lösung eintaucht.

Will man nun die qualitative Seite der Erscheinung erklären, so folgt, daß, wenn zwei Lösungen ein und derselben Säure sich miteinander in Berührung befinden, der elektrische Strom von der verdünnteren zur konzentrierteren Lösung geht; bei zwei verschieden starken Lösungen einer Base wird dagegen, weil in diesem Falle das mit negativer Ladung versehene Hydroxylion das schnellste Ion ist, das Entgegengesetzte eintreten, d. h. der Strom wird von der konzentrierteren zur verdünnteren Lösung gehen; bei zwei Lösungen eines Salzes wird, wie im Falle einer Säure, ein galvanischer Strom von der verdünnteren zur konzentrierteren Lösung gehen, wenn das Kation beweglicher als das Anion ist, und ein umgekehrter Strom, wenn, wie im Falle einer Base, das Anion beweglicher als das Kation ist.

Die vorstehenden Überlegungen genügen für die Berechnung des Diffusionspotentials. Nehmen wir an, wir haben zwei verschieden konzentrierte Lösungen eines binären Elektrolyten bei dem, wie im vorigen Falle, die Beweglichkeit des Kations größer als die des Anions ist, so daß die verdünntere Lösung eine elektropositive Ladung erhält. Nehmen wir ferner an, daß die Grenzzone zwischen den beiden Lösungen enorm vergrößert ist, so daß man in ihr eine unzählige Menge aufeinanderfolgender kleiner Schichten unterscheiden kann, von denen die aus der konzentrierteren Lösung bestehende erste das elektrische Potential P_1, den osmotischen Druck pro Oberflächeneinheit p_1 und die Konzentration η_1 in Grammionen hat (die Lösung ist so verdünnt, daß der Elektrolyt als vollständig in seine Ionen gespalten betrachtet werden kann), und deren letzte aus der verdünnteren Lösung bestehende Schicht die Werte P_2 resp. p_2 und η_2 hat. In einer Mittelschicht seien die Werte P, p und η enthalten, und die kleinsten Unterschiede zwischen diesen Werten und denen der verdünnteren folgenden Schicht seien durch die Differentiale dP, dp und $d\eta$ ausgedrückt.

Man ersieht, daß nach einem ersten kleinen Zeitabschnitt, den man jetzt als schon vergangen betrachten kann, die die Ionen treibenden Kräfte sich ins Gleichgewicht zu setzen bemüht sind, so daß gleichzeitig aus der konzentrierteren Schicht in die verdünntere und umgekehrt gleiche Mengen Anionen resp. Kationen diffundieren, d. h. es ist alsdann: die diffundierte Menge des Kations gleich der diffundierten Menge des Anions.

Wenn nur die Differenz der osmotischen Drucke dp und mithin pro Grammkation die Differenz $\dfrac{dp}{\eta}$ einwirkt, so würde die Menge des diffundierten Kations durch das Produkt

$$U \frac{dp}{\eta}$$

ausgedrückt werden, in welchem U die absolute Beweglichkeit des Kations bezeichnet. Wirkt dagegen nur der Potentialunterschied dP pro Grammkation ein, so würde das Kation in umgekehrter Richtung, von der verdünnteren zur konzentrierteren Schicht, in der Konzentration $U\,dP$ diffundieren. Da die beiden Kräfte zusammen einwirken, so ist die Menge des Kations, die wirklich diffundiert, gleich der ersten Menge vermindert um die zweite:

$$\text{diffundierte Menge des Kations} = U \frac{dp}{\eta} - U\,dP.$$

Die diffundierte Menge des Anions würde, wenn die einzige treibende Kraft der Unterschied der osmotischen Drucke dp wäre, $V \dfrac{dp}{\eta}$ sein; wenn dagegen die einzige Kraft der Potentialunterschied dP pro Grammanion wäre, so würde sie $V\,dP$ sein (V bezeichnet die absolute Beweglichkeit des Anions). In diesem Falle wirken die beiden Kräfte in Übereinstimmung, weil beide danach streben, daß das Anion aus der konzentrierteren in die verdünntere Schicht diffundiert, und mithin die Menge des Anions, die wirklich im kleinsten betrachteten Zeitabschnitt diffundiert, gleich der Summe dieser beiden Mengen ist:

$$\text{diffundierte Menge des Anions} = V \frac{dp}{\eta} + V\,dP.$$

Da, wie oben gesagt, nach Eintritt des Gleichgewichtes die diffundierte Menge des Kations gleich der diffundierten Menge des Anions ist, so erhält man:

$$U \frac{dp}{\eta} - U\,dP = V \frac{dp}{\eta} + V\,dP$$

oder:

$$(U - V) \frac{dp}{\eta} = (U + V)\,dP, \quad \text{und daraus} \quad dP = \frac{U - V}{U + V} \cdot \frac{dp}{\eta}.$$

Für die auf verdünnte Lösungen anwendbare fundamentale Gleichung der Gase aber ist:

$$p\,v = p \cdot \frac{1}{\eta} = RT, \quad \text{und daraus} \quad p = \eta\,RT.$$

Durch Differentiation erhält man $dp = RT\,d\eta$, und durch Substitution:

$$dP = \frac{U - V}{U + V} RT \frac{d\eta}{\eta}.$$

Da U und V oder die absoluten Beweglichkeiten der Ionen den relativen Beweglichkeiten oder molekularen Leitfähigkeiten der Ionen selbst (u und v) proportional sind, so erhält man:

$$dP = \frac{u - v}{u + v} RT \frac{d\eta}{\eta}.$$

Integriert man zwischen den beiden Potentialen P_2 und P_1 die beiden Konzentrationen η_1 und η_2, so erhält man:

$$\int_{P_1}^{P_2} dP = \frac{u - v}{u + v} RT \int_{\eta_2}^{\eta_1} \frac{d\eta}{\eta}, \quad \text{daraus:} \quad \varepsilon = P_2 - P_1 = \frac{u - v}{u + v} RT \ln \frac{\eta_1}{\eta_2},$$

oder (vgl. S. 1536):

$$\varepsilon = \frac{u - v}{u + v} 0{,}00019833\, T \log \frac{\eta_1}{\eta_2}.$$

Für die Temperatur 18° erhält man:

$$\varepsilon_{18^\circ} = \frac{u - v}{u + v} 0{,}057732 \log \frac{\eta_1}{\eta_2}. \tag{IV}$$

Diese Formel hat eine ganz allgemeine Bedeutung; da nämlich der Logarithmus einen positiven Wert hat (weil $\eta_1 > \eta_2$ ist), wobei das Kation eine größere Beweglichkeit als das Anion hat ($u > v$, folglich hat $u - v$ einen positiven Wert), oder der Strom geht von der verdünnteren zur konzentrierteren Lösung; hat dagegen das Kation eine geringere Beweglichkeit als das Anion ($u < v$, folglich hat $u - v$ negativen Wert), so hat ε einen negativen Wert, oder der Strom geht von der konzentrierteren zur verdünnteren Lösung.

Aus der Formel ersieht man, daß der Potentialunterschied ε oder das Diffusionspotential dem Unterschied der Beweglichkeit des Kations und der des Anions proportional ist; folglich hat das Diffusionspotential einen ziemlich großen Wert, namentlich im Falle saurer Lösungen, dann im Falle alkalischer Lösungen und endlich im Falle neutraler Lösungen, bei welchen nie ein bedeutender Unterschied der Beweglichkeit zwischen dem Anion und dem Kation vorhanden ist.

2. Diffusionspotential zwischen Lösungen verschiedener Elektrolyte (Plancksche Formel).

Auch das zwischen Lösungen verschiedener Elektrolyte eintretende Diffusionspotential läßt sich auf dieselbe Weise wie vorhin, d. h. auf rein mechanische Weise, erklären. Bringt man z. B. eine Salzsäurelösung mit einer Lithiumbromidlösung in Berührung, so diffundieren aus der ersten Lösung mehr Wasserstoffionen, welche der zweiten Lösung positive Ladung mitteilen, und aus der zweiten Lösung mehr Bromionen (die schneller als die Lithiumionen wandern), was die positive Ladung der zweiten Lösung noch verstärkt.

Max Planck[1]) gebührt das Verdienst, die Größe des elektrischen Potentials zwischen in Berührung gebrachten Lösungen verschiedener Elektrolyte, die man sich, wie im vorigen Falle, im Zustand vollständiger Dissoziation vorstellt, bestimmt zu haben.

Die von Planck aufgestellte Formel, welche die Berechnung dieser elektromotorischen Kraft gestattet, ist folgende:

$$\varepsilon_{18^0} = 0,057732 \log \xi \ .$$

ξ läßt sich aus folgender transzendentalen Gleichung berechnen:

$$\frac{\xi U_2 - U_1}{V_2 - \xi V_1} = \frac{\log \dfrac{C_2}{C_1} - \log \xi}{\log \dfrac{C_2}{C_1} + \log \xi} \cdot \frac{\xi C_2 - C_1}{C_2 - \xi C_1} \ . \tag{V}$$

Die einzelnen Werte dieser Gleichung werden durch die Zeichen 1 und 2 unterschieden, je nachdem diese Werte zur ersten oder zweiten Lösung gehören.

In dieser Gleichung ist ferner:

$U_2 = u_2 c_2 + u_4 c_4 + u_6 c_6 + \cdots$ } Summe der Wanderungsgeschwindigkeiten der einzelnen
$U_1 = n_1 c_1 + u_3 c_3 + u_5 c_5 + \cdots$ } Kationen, multipliziert mit ihren Konzentrationen.

$V_2 = v_2 c_2 + v_4 c_4 + v_6 c_6 + \cdots$ } Dieselbe Summe für die Anionen.
$V_1 = v_1 c_1 + v_3 c_3 + v_5 c_5 + \cdots$ }

$C_1 = c_1 + c_3 + c_5 + \cdots$ } Summe der Ionen-Konzentrationen in beiden Lösungen.
$C_2 = c_2 + c_4 + c_6 + \cdots$ }

Wie ersichtlich, ist das Berechnen der Grenzpotentiale ziemlich kompliziert.

In zwei Fällen wird jedoch die Formel sehr einfach: Erstens, wenn $C_2 = C_1$, d. h. die Gesamtkonzentration der Ionen in beiden sich berührenden Lösungen die gleiche ist[2]); dann wird:

$$\xi = \frac{U_1 + V_2}{U_2 + V_1} \quad \text{und} \quad \varepsilon_{18} = 0,057732 \log \frac{U_1 + V_2}{U_2 + V_1}, \tag{VI}$$

und wenn in beiden Flüssigkeiten nur je ein Elektrolyt gelöst ist:

$$\varepsilon_{18} = 0,057732 \log \frac{u_1 + v_2}{u_2 + v_1} \ . \tag{VII}$$

---

[1]) M. Planck, Wiedemanns Annalen **39**, 161; **40**, 561 [1890].

[2]) Die Lösungen heißen in diesem Falle isohydrisch, wenn sie ein gemeinsames Ion haben.

Wenn sich ferner zwei Lösungen verschiedener Konzentration derselben Elektrolyten berühren, so wird:

$$U_2 = u\,c_2\,; \qquad U_1 = u\,c_1\,;$$
$$V_2 = v\,c_2\,; \qquad V_1 = v\,c_1\,;$$

folglich:

$$\varepsilon_{18} = 0{,}057732\,\frac{v-u}{v+u}\log\frac{C_2}{C_1}\,, \tag{VIII}$$

eine Formel, die der (IV) ganz ähnlich ist.

Wenn dann in letzterer Gleichung noch $c_2 = c_1$ wird, so wird natürlich: $\varepsilon = 0$.

Von dieser Vereinfachung der Planckschen Formel hat man bei physiologischen Untersuchungen vielfachen Gebrauch gemacht, wie im folgenden gezeigt werden wird.

c) Quantitativer Ausdruck des vollständigen Potentials einer Konzentrationskette.

Da die elektromotorische Kraft einer Konzentrationskette sich aus der algebraischen Summe der Elektrodenpotentiale und der Diffusionspotentiale ergibt, so ist es jetzt, nachdem die Berechnungsweise für die letztere im voraufgehenden dargelegt ist, leicht, die erwähnte elektromotorische Kraft zu messen.

Eine Konzentrationskette besteht aus einem speziellen galvanischen Element, in welchem zwei aus demselben chemischen Element (z. B. aus demselben Metall) gebildete Elektroden in zwei aneinandergrenzende Lösungen eintauchen, die in verschiedener Konzentration das nämliche Ion enthalten, welches das chemische Element in Lösung senden kann (z. B. in zwei verschieden konzentrierten Lösungen eines Salzes desselben Metalles).

Ein Beispiel von Konzentrationsketten mit Elektroden erster Art ist das folgende:

$$\underset{\varepsilon'\quad\;\eta_1\quad\;\varepsilon''\quad\;\eta_2\quad\;\varepsilon'''}{\text{Ag} \mid \text{AgNO}_3 \mid \text{AgNO}_3 \mid \text{Ag}}\,.$$

Die vertikalen Linien in diesem Schema bezeichnen die Kontakte für zwei verschiedene Leiter und gleichzeitig den Sitz der Potentialunterschiede ε', ε'' und ε'''.

Ein Beispiel von Elektroden zweiter Art ist das folgende:

$$\underset{\eta_1\qquad\quad\;\eta_2}{\text{Hg bedeckt mit HgCl} \mid \text{NaCl} \mid \text{NaCl} \mid \text{Hg bedeckt mit HgCl}}\,.$$

In dem Potential der ersten Kette muß man drei Kontakte zwischen verschiedenen Leitern, entsprechend den vertikalen Linien des Schemas, unterscheiden. Diesen Kontakten entsprechen drei einzelne Potentialunterschiede; ein jeder dieser Unterschiede kann für sich berechnet werden; die Summe dieser drei Potentiale wird das Gesamtpotential der Kette ausmachen.

Es sei p_1 der der Konzentration η_1 und p_2 der der Konzentration η_2 entsprechende osmotische Druck. Beim ersten Kontakt (bei 18°) für (II) erhält man:

$$\varepsilon' = 0{,}057732\log\frac{P}{p_1}\,,$$

beim zweiten Kontakt für (IV):

$$\varepsilon'' = \frac{u-v}{u+v}\,0{,}057732\log\frac{\eta_1}{\eta_2}$$

und endlich beim dritten Kontakt für (III):

$$\varepsilon''' = -0{,}057732\log\frac{P}{p_2}\,.$$

Addiert man, so folgt:

$$\varepsilon' + \varepsilon'' + \varepsilon''' = 0{,}057732 \log \frac{P}{p_1} + \frac{u-v}{u+v} 0{,}057732 \log \frac{\eta_1}{\eta_2} - 0{,}057732 \log \frac{P}{p_2}$$

$$= 0{,}057732 \log \frac{p_2}{p_1} + \frac{u-v}{u+v} 0{,}057732 \log \frac{\eta_1}{\eta_2} \, ;$$

und da $\dfrac{p_2}{p_1} = \dfrac{\eta_2}{\eta_1}$ ist, weil die osmotischen Drucke den Ionenkonzentrationen proportional sind, so erhält man:

$$\left.\begin{aligned}
\varepsilon &= 0{,}057732 \log \frac{\eta_2}{\eta_1} + \frac{u-v}{u+v} 0{,}057723 \log \frac{\eta_1}{\eta_2} \\
&= - 0{,}057732 \log \frac{\eta_1}{\eta_2} + \frac{u-v}{u+v} 0{,}057732 \log \frac{\eta_1}{\eta_2} \\
&= \left(\frac{u-v}{u+v} - 1\right) 0{,}057732 \log \frac{\eta_1}{\eta_2} = - \frac{2v}{u+v} 0{,}057732 \log \frac{\eta_1}{\eta_2} \, .
\end{aligned}\right\} \quad \text{(IX)}$$

Wenn das Diffusionspotential durch einige im folgenden zu beschreibende Kunstgriffe fast gleich Null ist, so wird die elektromotorische Kraft der Kette durch die einfachere Formel:

$$\varepsilon = \varepsilon' + \varepsilon''' = 0{,}057732 \log \frac{\eta_2}{\eta_1} \qquad \text{(X)}$$

ausgedrückt werden.

Aus der Formel ersieht man, daß, damit das Potential einen positiven Wert haben kann, $\eta_2 > \eta_1$ sein muß.

γ) Die Beobachtungsmethode.

Bei der Beschreibung dieser Methode werden die am meisten von den Physiologen verwendeten Apparate berücksichtigt werden. Bezüglich eventueller Abarten sei auf ausführlichere Abhandlungen (Ostwald - Luther, Kohlrausch) verwiesen; deshalb soll hier nur „Poggendorffs Kompensationsverfahren" beschrieben werden, das von Du Bois Reymond vervollständigt worden ist; die nur von Höber verwendete Fechnersche Methode wird unberücksichtigt gelassen. Ebenso wird auf das Messungsverfahren mit den Rheostaten nicht näher eingegangen, und nur die Beschreibung des ganz allgemein anwendbaren Verfahrens der Meßbrücke soll ausführlich beschrieben werden. Aus demselben Grunde wird auch nur das Capillarelektrometer beschrieben, dessen Anwendung ganz einfach ist, während die verschiedenen Arten von Galvanometern, die auch von mehreren Physiologen als Nullinstrument verwendet werden, unberücksichtigt gelassen werden.

Vorausgeschickt sei eine allgemeine Beschreibung der Methode, um dann zu den Einzelheiten überzugehen.

a) Allgemeines Schema der Methode.

Es handelt sich darum, die elektromotorische Kraft ε_K der Konzentrationskette zu messen. Zu diesem Zweck setzt man der elektromotorischen Kraft ε_K eine bekannte elektromotorische Kraft ε_A entgegen (d. h. die betreffenden gleichnamigen Pole werden einander gegenüber gebracht) und verschiebt den Schleifkontakt auf der Meßbrücke, bis das Capillarelektrometer Null zeigt (Nullstellung). (Siehe Fig. 29.) Alsdann wird das folgende Verhältnis bestehen:

$$\frac{\varepsilon_K}{\varepsilon_A} = \frac{AX}{AB}, \quad \text{aus dem man berechnet} \quad \varepsilon_K = \frac{AX}{AB}\,\varepsilon_A.$$

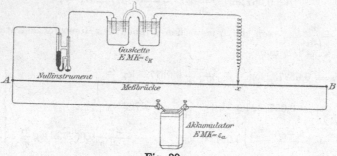

Fig. 29.

Fig. 30 erklärt die Messungsmethode in eingehenderer Weise.

Die ganze Vorrichtung besteht aus den folgenden Apparaten (siehe die schematische Fig. 30):

a) Konzentrationskette,
b) Meßakkumulator,
c) Meßbrücke,
d) Kommutator (oder Stromschalter),

e) Normalelement,
f) Capillarelektrometer,
g) Stromtaster (oder Elektrometertaster).

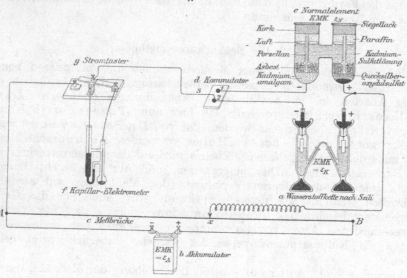

Fig. 30.

Beim Ausführen einer Messung wird der freie Leitungsdraht s in das Quecksilbernäpfchen 2 des Stromschalters getaucht, darauf drückt man auf die Taste des Stromtasters; alsdann hat man den folgenden Stromkreis: [Kommutator — Konzentrationskette — Schleifkontakt — Meßbrücke — Stromtaster — Elektrometer — Kommutator].

Nun verschiebt man X längs AB, bis das Elektrometer den Durchgang des Stromes nicht mehr anzeigt. Dem früher Gesagten zufolge erhält man alsdann:

$$\varepsilon_K = \frac{AX}{AB}\,\varepsilon_A.$$

Der Wert $\dfrac{AX}{AB}$ wird direkt auf der Meßbrücke abgelesen; ε_A ist zunächst nur annähernd bekannt; die elektromotorische Kraft eines gewöhnlichen Akkumulators ist ca. 2 Volt. Diese elektromotorische Kraft muß übrigens mit der größten Genauigkeit bekannt sein; zu diesem Zweck vergleicht man den Akkumulator, statt mit der Konzentrationskette, mit einem Normalelement, d. h. mit einem Element, dessen elektromotorische Kraft ε_N man genau kennt. Deshalb taucht man den freien Leitungsdraht s in das andere Quecksilbernäpfchen 1 des Kommutators und erhält alsdann folgenden Stromkreis: [Kommutator — Normalelement — beweglicher Kontakt — Meßbrücke — Stromtaster — Elektrometer — Kommutator]. Verschiebt man nun wieder den beweglichen Kontakt längs der Meßbrücke, so wird man einen anderen Punkt X' finden, bei dem das Elektrometer keinen Strom erzeugt. Alsdann erhält man die Gleichung:

$$\varepsilon_A : \varepsilon_N = AB : AX' \quad \text{und daraus} \quad \varepsilon_A = \frac{AB}{AX'}\,\varepsilon_N.$$

Setzt man diesen Wert ε_A in die vorige Gleichung ein, so hat man:

$$\varepsilon_K = \frac{AX}{AB} \cdot \frac{AB}{AX'}\,\varepsilon_N = \frac{AX}{AX'}\,\varepsilon_N.$$

Mit Hilfe der drei bekannten Werte AX, AX', ε_N ist es leicht, ε_K zu berechnen.

Man setzt das Normalelement nicht an die Stelle des Akkumulators, weil die Aufsuchung des Punktes X eine gewisse Zeit erfordert und das Normalelement verschlechtert sich, wenn es gezwungen ist, dauernd Strom zu liefern; andererseits bleibt der Punkt X' gewöhnlich während einer ganzen mit demselben Akkumulator gemachten Versuchsreihe ziemlich konstant, weshalb seine Aufsuchung in sehr kurzer Zeit erfolgt. Es empfiehlt sich übrigens in Ausnahmefällen, in welchen nur eine oder zwei Messungen genügen, das kürzere Verfahren zu wählen, namentlich wenn Normalelemente verwendet werden, die man selbst konstruiert und oft erprobt hat.

b) Einzelheiten der Methode und die wichtigsten Fehlerquellen.

α) Die Konzentrationskette.

Wenn man ein beliebiges Ion nach der elektrometrischen Methode quantitativ bestimmt, muß die verwendete Elektrode aus demselben chemischen Element bestehen, aus dem das Ion selbst besteht. So z. B. muß man, um das Zinkion quantitativ zu bestimmen, Zinkelektroden verwenden; zur quantitativen Bestimmung des Chlorions muß man eine Elekrode der zweiten Art, wie z. B. eine von einer Schicht Chlorsilber bedeckte Silberplatte oder eine von Quecksilberchlorid bedeckte Quecksilberschicht (Kalomelelektrode) verwenden. Mithin muß man, um die Reaktion oder die Konzentration des Wasserstoffions zu bestimmen, eine Wasserstoffelektrode verwenden. Eine solche Elektrode ist leicht herzustellen. Wie bekannt, gehen manche Metalle, insbesondere aber Platin, Iridium und Palladium eine Art von Legierung mit dem Wasserstoff ein; deshalb genügt es, reinen Wasserstoff mit dem Metall in Berührung zu bringen, um die betreffende Legierung zu erhalten; diese Legierung wirkt wie eine feste, metallische Wasserstoffelektrode. Man kann aber auch, um die Reaktion zu ermitteln, das Hydroxylion quantitativ bestimmen, und hierzu muß man eine Sauerstoffelektrode verwenden, weil diese Elektrode indirekt Hydroxylionen in die Lösung sendet, infolge der Reaktion:

$$\tfrac{1}{2}O_2 + H_2O = 2\,OH'.$$

Da diese Reaktion schließlich ein Gleichgewicht hat, das dem elektrolytischen Lösungsdruck des OH'-Ions entspricht, so verhält sich eine Sauerstoffelektrode wie eine feste OH-Elektrode.

Sauerstoffelektroden kann man auf zwei Arten herstellen: indem man das Platin mit Sauerstoffgas ladet oder ein beliebiges Metall mit seinem betreffenden Oxyd überzieht. Nun haben aber derartige Elektroden bis heute sich bei physiologischen Untersuchungen sehr schlecht bewährt. Im ersten Falle, in welchem die Elektrode aus mit Sauerstoff gesättigtem Platin besteht, erreicht man schwer ein konstantes Potential, wenn man Messungen an Körperflüssigkeiten vornimmt.

Höber hat erkannt, daß der störende Einfluß durch die Chlorionen bedingt ist, die stets reichlich in den Körperflüssigkeiten enthalten sind; Smale[1]) hatte schon vorher diese Erscheinung erkannt, welche er dadurch erklärte, daß das Chlorion sich an der Sauerstoffelektrode in Chlorgas umwandelt; in diesem Falle ladet sich das Platin auch mit Chlor und wird halb Chlor-, halb Sauerstoffelektrode. Im zweiten Falle, wenn die Elektrode aus einem von dem betreffenden Oxyd bedeckten Metall besteht, gelangt man sehr bald zu einem konstanten Potential, aber es werden daraus ganz falsche Werte berechnet. Man erhält nämlich, wie Fränkel erkannt hat, der mit gelbem Quecksilberoxyd bedeckte Elektroden für eiweißhaltige Flüssigkeiten von den verschiedensten Reaktionen verwendete, stets ein und denselben Wert, was sich dadurch erklärt, daß das Metalloxyd mit dem Albumin reagiert und an der Elektrode „eine feste, schmierige Masse" entsteht.

Die Wasserstoffelektroden dagegen ergeben, wenn sie gut geladen sind, ein konstantes Potential, aus dem durchaus brauchbare Werte zu berechnen sind; aus diesen Gründen haben die Physiologen die Verwendung der Sauerstoffelektroden ganz aufgegeben.

Alle weiteren Angaben über Konzentrationsketten beziehen sich also einfach auf eine Wasserstoffkette.

a) Die beiden allgemeinen Schemata der Wasserstoffkette.

Die verschiedenen Untersuchungsmethoden zur Bestimmung der Reaktion der Körperflüssigkeiten werden in zwei große Kategorien eingeteilt, je nachdem die Kette aus zwei Wasserstoffelektroden oder aus einer Wasserstoffelektrode einem Normalelement gegenüber besteht (Kalomelelektrode).

Im Falle der zwei Wasserstoffelektroden mißt man den Potentialunterschied zwischen den beiden Elektroden, von denen eine in eine Flüssigkeit von bekannter Wasserstoffionenkonzentration (z. B. in eine 0,01 n Salzsäurelösung), die andere in die zu untersuchende Flüssigkeit eintaucht.

Im anderen Falle, dem einer Wasserstoff- und einer Kalomelelektrode, mißt man den Potentialunterschied zwischen einer in die zu untersuchende Flüssigkeit eintauchenden Wasserstoffelektrode und einer normalen Kalomelelektrode, deren elektromotorische Kraft man ganz genau kennt.

Im ersten Fall ist die Berechnung der elektromotorischen Kraft sehr einfach; es genügt nämlich, die Gleichung (X) anzuwenden:

$$\varepsilon_{18^0} = 0{,}057732 \log \frac{\eta_2}{\eta_1},$$

worin η_2 die bekannte Konzentration der Wasserstoffionen, η_1 die unbekannte Konzentration der Wasserstoffionen in der zu untersuchende Flüssigkeit ist. Es könnte auch η_1 die bekannte Konzentration und η_2 die unbekannte Konzentration sein, ohne daß die Formel ihre Gültigkeit verliert; da aber bei physiologischen Untersuchungen die bekannte Konzentration stets größer als die unbekannte ist, so muß man die vorige Bezeichnungsweise vorziehen, um einen positiven Wert von ε zu erhalten. Die vorige Formel gilt natürlich nur für den Fall, daß das Diffusionspotential durch besondere Kunstgriffe, die im folgenden beschrieben werden sollen, auf Null reduziert ist. Andernfalls muß man den Wert des Diffusionspotentials, je nach Beschaffenheit der Fälle, nach der Nernstschen bzw. Planckschen Formel algebraisch addieren.

Im zweiten Falle wird der Potentialunterschied nach (II) berechnet:

$$\varepsilon_{18^0} = \frac{0{,}057732}{n} \cdot \log \frac{P}{p}.$$

---

[1]) F. J. Smale, Zeitschr. f. physikal. Chemie **14**, 577 [1894].

Da der Wasserstoff einwertig ist, so ist in unserem Falle $n = 1$; da ferner P der elektrolytische Lösungsdruck und p die osmotische Spannung einer neuen Konstante C, die Konstante der elektrolytischen Sättigung genannt werden kann, und der Konzentration der Wasserstoffionen c in der Lösung proportional sind, so kann man schreiben:

$$\varepsilon_{18^0} = 0{,}057732 \cdot \log \frac{C}{c}\,.$$

Den Wert ε_{18^0} erhält man, indem man von der gemessenen elektromotorischen Kraft ε_m die der Normalelektrode ε_n zukommende abzieht, d. h.

$$\varepsilon_{18^0} = \varepsilon_m - \varepsilon_n = 0.057732 \cdot \log \frac{C}{c}\,.$$

Um c zu berechnen, muß man den Wert C kennen; dieser Wert wird ein für allemal bestimmt, indem man Lösungen mit bekannter Konzentration der H˙ verwendet, so daß in der vorigen Formel C die Unbekannte und c der bekannte Wert wird. In den Fällen, in welchen das Diffusionspotential nicht unberücksichtigt bleiben kann, muß man es ebenfalls nach der Nernstschen oder Planckschen Formel berechnen und zum Wert ε_{18^0} addieren.

Die Berechnung ist verschieden, je nach dem verschiedenen Gepräge, das die Wasserstoffkette annimmt. Im folgenden werden deshalb die Arten der Berechnung, je nach den verschiedenen verwendeten Ketten, eingehender beschrieben; diese Ketten sind fast bei jedem Autor verschieden, namentlich infolge der Kunstgriffe, die man anwendet, um die Plancksche Formel zu vereinfachen oder das Diffusionspotential auf Null zu reduzieren, sodann auch infolge der Beschaffenheit des Metalles, aus dem die Elektrode besteht. Es verwendeten platiniertes Platin: Höber, Farkas, Szili; palladiiertes Palladium: Fränkel; palladiiertes Gold: Foà und infolge der Art, sie mit Wasserstoff zu laden (ununterbrochener Wasserstoffstrom: Höber, Asher; einfaches Eintauchen der Elektrode in eine Wasserstoffatmosphäre und darauffolgendes Verbringen in das Versuchsgefäß: Fränkel; oder Laden der Elektrode im Versuchsgefäß selbst; in einem Falle unter Vertreibung der Luft über der zu untersuchenden Flüssigkeit durch einen kurzdauernden Wasserstoffstrom: Foà, in einem anderen Falle unter Vertreibung der zu untersuchenden Flüssigkeit, die das Gefäß vollständig erfüllt und die Elektrode umgibt, durch kleine Wasserstoffmengen: von Rhorer, Farkas, Szili).

b) Die Einzelheiten der Wasserstoffkette und die in Betracht kommenden Fehlerquellen.

Zuerst sollen die Elektroden beschrieben werden, dann das zwischen den beiden Elektroden zur Herstellung des Kontaktes eingeschaltete Verbindungsstück; drittens werden die verschiedenen Kunstgriffe angeführt werden, die man anwendet, um das Diffusionspotential zu eliminieren oder leicht zu berechnen, und zuletzt werden einige spezielle Fehlerquellen angegeben werden, die durch die allgemeine Anordnung der Wasserstoffkette zu erklären sind.

1. Die Wasserstoffelektrode.

Einfluß des Gasdruckes auf das Potential der Elektrode. Aus den Untersuchungen von Hoitsema[1]) und Bose[2]) ergibt sich, daß der von einem Metall absorbierte Wasserstoff sich nach dem Gesetz richtet, das durch die Formel:

$$\sqrt[n]{p}\,v = K$$

ausgedrückt wird. Darin ist n ein zwischen 1 und 2 liegender Wert; er ist gleich 1 und die Formel wird die von Boyle und Mariotte ($p\,v = K$), wenn das Gas sich im Molekularzustand auflöst (wie es bei starkem Druck der Fall ist); er ist gleich 2 und die Formel wird $\sqrt[2]{p}\,v = K$, wenn das Gas sich im Atomzustand auflöst (sehr schwache Drucke); bei mittleren Drucken erhält man also einen Mittelwert von n, und es findet eine Absorption von Wasserstoff teils im Molekular-, teils im Atomzustand statt.

---

[1]) C. Hoitsema, Zeitschr. f. physikal. Chemie **17**, 1 [1895].
[2]) E. Bose, Zeitschr. f. physikal. Chemie **34**, 701 [1900].

Nun hat man aber gleichfalls erkannt, daß der elektrolytische Lösungsdruck einer Wasserstoffelektrode proportional $\sqrt[n]{p}$ ist, oder:

$$C = K' \sqrt[n]{p}.$$

Substituiert man deshalb in (II) (nach Berücksichtigung der S. 1545):

$$\varepsilon_{180} = 0,057732 \log \frac{C}{c},$$

so erhält man:

$$\varepsilon_{180} = 0,057732 \log \frac{K' \sqrt[n]{p}}{c} = 0,057732 \left(K'' + \frac{1}{n} \log p - \log c \right),$$

worin K'' eine neue Konstante gleich $\log K'$ ist. Aus dieser letzten Formel leitet man unmittelbar ab, daß die elektromotorische Kraft der Elektrode proportional dem Logarithmus des Gasdruckes ist, mit dem die Elektrode selbst geladen wurde. Es ist deshalb wichtig, daß man die Elektrode stets unter einem gleichmäßigen Wasserstoffdruck ladet, der für alle Versuchsreihen, die miteinander verglichen werden sollen, gleich sein muß. Aus dem Gesagten ergibt sich auch, daß bei verschiedenen Drucken geladene Elektroden, wenn sie auch in eine identische Lösung eintauchen, einen Potentialunterschied zeigen; in diesem Falle werden nämlich die beiden Lösungsdrucke (C_1 und C_2) nicht identisch sein, und zwischen den Werten $\log \frac{C_1}{c}$ und $\log \frac{C_2}{c}$ wird ein gewisser Unterschied bestehen, der sich in einem Potentialunterschiede zu erkennen gibt. Mit dem Einfluß des Druckes hat sich ganz speziell Foà beschäftigt, dessen Apparat (siehe unten) in dieser Hinsicht nichts zu wünschen übrig läßt, da der Wasserstoff infolge eines besonderen technischen Kunstgriffes genau bei atmosphärischem Druck angewendet wird. Bei den anderen Apparaten hingegen ist die Korrektur des Druckes mehr oder weniger unberücksichtigt geblieben, sowohl bei den Apparaten, bei welchen der ununterbrochene Wasserstoffstrom verwendet wird (nicht konstante Drucke, die höher als der atmosphärische Druck sind), als auch bei den anderen mit eingeschlossenem Wasserstoff (von Rhorer usw.), bei welchen der Druck gewöhnlich veränderlich ist. Bei diesen ist er höher oder geringer als der Atmosphärendruck, je nach dem Niveauunterschied in den beiden flüssigen Säulen des Elektrodengefäßes.

Einfluß der Beschaffenheit und Dicke des Metalles, aus dem die Elektrode besteht. Zwei verschiedene Metalle, die mit Wasserstoff unter demselben Druck geladen wurden, müssen dasselbe Potential haben; nimmt man nämlich einen Potentialunterschied zwischen zwei Elektroden aus verschiedenem Metall an, die mit Wasserstoff geladen und in eine und dieselbe Salzsäurelösung eingetaucht wurden, so kann man sich eine einfache Vorrichtung denken, die imstande ist, ununterbrochen elektrische Energie zu erzeugen, indem sie sie aus nichts erzeugt. In einem ersten Zeitabschnitt wird nämlich, wenn man die beiden Elektroden aus verschiedenem Metall eintauchen läßt und den Strom schließt, ein Strom erzeugt werden, sobald die beiden Elektroden einen Potentialunterschied (oder besser ausgedrückt einen Unterschied im elektrolytischen Lösungsdruck) haben. Demzufolge wird sich die saure Lösung an einem Pol konzentrieren und sich am anderen verdünnen (Erscheinung der Elektrolyse); in einem zweiten Zeitabschnitt kann man mit zwei Elektroden aus demselben Metall, die mit Wasserstoff unter demselben Druck geladen sind, die so erhaltenen Konzentrationsschwankungen ausnutzen, und man wird einen dem ersten entgegengesetzten Strom erhalten, indem das System zum ursprünglichen Zustand zurückkehrt. Wiederholt man den Austausch der Elektroden mehrmals, so könnte man enorme Mengen elektrischer Energie ohne irgendwelchen Aufwand anderer Energie erhalten, was ein Unding ist [siehe Le Blanc[1]), Neumann[2]), Bose[3])]. Trotzdem schienen die mit Elektroden aus verschiedenem Metall ausgeführten Messungen anfangs nicht mit diesem theoretischen Gesetz übereinzustimmen. Späterhin hat man jedoch eingesehen, daß diese experimentelle Schwierigkeit dadurch zu erklären ist, daß mit Wasserstoff behandelte verschiedene Metalle in sehr verschiedenen Zeitabschnitten ihren Endzustand der Sättigung erreichen. Die Geschwindigkeit der Sättigung hängt vor allem ab von der mehr oder minder großen Löslichkeit des Wasserstoffes im Metall (sie ist z. B. größer für Gold, das nur 0,4 Vol. Wasserstoff auflöst, geringer für Platin, das 10, und noch geringer für Palladium, das 500 Vol. auflöst); ferner hängt sie ab von der Ent-

[1]) M. Le Blanc, Lehrbuch der Elektrochemie. Leipzig **1903**.
[2]) B. Neumann, Zeitschr. f. physikal. Chemie **14**, 193 [1894].
[3]) E. Bose, Zeitschr. f. physikal. Chemie **34**, 701 [1900].

wicklung der Oberfläche des Metalles im Vergleich zu seiner Masse (eine massive Platte wird z. B. langsamer zu einem Sättigungsgleichgewicht gebracht als eine dünne; das im Zustand feinster Verteilung elektrolytisch gefällte Metall, das Platin- oder Palladium-schwarz, zeigt die günstigste Bedingung für eine rasche Sättigung infolge der Größe seiner Oberfläche im Vergleich zu seinem Volumen).

Bei Untersuchung der verschiedenen Sättigungsgeschwindigkeit bei Elektroden aus verschiedenem Metall fand Foà[1]), daß am schnellsten die schon von Böttger[2]) vorge-schlagene Elektrode gesättigt wird, die aus einer mit einer dünnen Schicht von elektrolyti-schem Palladiumschwarz belegten dünnen Goldplatte besteht; in diesem Falle erhält man nämlich eine Elektrode mit einer breiten, sehr absorbierenden Oberfläche und mit einem inneren Kern, der imstande ist, sich schnell zu sättigen, weil minimale Mengen Wasser-stoff für diesen Zweck genügen.

Die von der Mehrzahl der Physiologen verwendete Elektrode ist aus einer sehr feinen Platte aus platiniertem Platin konstruiert; Fränkel hat Platten aus palladiiertem Pal-ladium verwendet, und nur wenige Autoren (Foà, Aggazzotti, Rossi) haben die Platte aus palladiiertem Gold verwendet, obwohl diese Elektrode für die schnellste gehalten werden muß.

Platinieren der Elektrode. Das Platinieren der Elektroden geschieht elektrolytisch, indem eine Platinlösung zwischen die beiden Elektroden gebracht wird. Die Platinierungs-flüssigkeit besteht nach Lummer und Kurlbaum aus 3 g Platinchlorid und 0,02—0,03 g Bleiacetat auf 100 g Wasser. Man verwendet zwei Akkumulatoren nacheinander (4 Volt) und reguliert die Stromstärke so, daß eine mäßige Gasentwicklung eintritt. Der Strom wird zeitweise kommutiert, so daß jede der Elektroden abwechselnd als Kathode und als Anode dient. Die Gesamtdauer bei erstmaligem Platinieren beträgt etwa 10—15 Minuten; beim Nachplatinieren bereits mit Platinschwarz bedeckter Elektroden genügen meist 1 bis 2 Minuten. Die Elektroden müssen vor dem Platinieren gut gereinigt werden; am besten verwendet man hierfür konz. Schwefelsäure und Kaliumbichromat. Die Verwendbarkeit der Elektroden zu den elektrometrischen Messungen hängt vor allem von der Gleichmäßig-keit und Güte des Platinierens ab; sie sind stets nach dem Gebrauch zu reinigen und müssen immer im Zustand der Sättigung in einer Wasserstoffatmosphäre über destilliertem Wasser aufgehängt bleiben: zu diesem Zweck kann natürlich das Elektrodengefäß selbst dienen. Die Elektroden werden oft von neuem platiniert, nachdem man sie gehörig mit kochendem destillierten Wasser und mit konz. H_2SO_4 + Kaliumbichromat gereinigt und in der Flamme ausgeglüht hat.

Das Elektrodengefäß. Wirft man einen Blick auf die Figuren 33—41, so sieht man, daß die Form des Gefäßes bei den einzelnen Autoren eine ganz verschiedene ist. Die ver-schiedenen Elektrodengefäße werden später beschrieben werden.

Bereitung und Reinigung des Wasserstoffes. Der Wasserstoff kann in einem Kippschen Apparat entwickelt werden, indem man ganz reines Zink und ganz reine 10 proz. Schwefelsäurelösung verwendet. Das in dem Apparat entwickelte Gas wird ge-reinigt, indem man es durch 4 Waschflaschen leitet, von denen die erste 20 proz. Lösung von übermangansaurem Kali, die zweite eine gesättigte Quecksilberchloridlösung, die dritte a 5 proz. Ätzkalilösung und endlich die vierte destilliertes Wasser enthält. Sörensen[3]) hat den durch die Elektrolyse einer 10 proz. Ätzkalilösung entwickelten Wasserstoff verwendet, indem er Elektroden aus Eisen benutzte; diese Methode, sich reinen Wasserstoff zu verschaffen, ist sehr zu empfehlen, weil für die gewöhnlichen Mes-sungen ganz kleine Mengen Wasserstoff genügen.

Ladung der Elektrode. Bei den Apparaten von Höber und Asher (Fig. 36 und 38) wird der Wasserstoff vermittels einer gemeinsamen Röhre unter gleichem Druck auf beide Elektroden verteilt; da diese Apparate aus zwei Wasserstoffelektroden bestehen, so werden die letzteren beide unter einem höheren Druck als dem atmosphärischen geladen; dadurch verlieren die Messungen nichts von ihrer Genauigkeit, weil die elektrolytischen Lösungs-drucke in beiden Elektroden um dieselbe Menge zunehmen, und die elektrolytischen Drucke C nicht in der Formel erscheinen, welche die Berechnung des Potentials gestattet. Der Wert C dagegen erscheint, wenn man die Normalelektrode verwendet; daher eignet sich die von Foà bei seinem Apparat (Fig. 40) befolgte, noch zu beschreibende Anordnung gut für diesen Zweck, da sie gestattet, die Elektrode stets unter atmosphärischem Druck zu laden. Foà leitet oberhalb der zu untersuchenden Flüssigkeit einen Wasserstoffstrom hindurch und läßt den Durchgang des Gases aufhören, wenn sicher alle Luft verdrängt ist. Die Methoden von Höber und Asher eignen sich wenig für Körperflüssigkeiten, die

[1]) Foà, Arch. di Fisiol. **3**, 383 [1906].

[2]) W. Böttger, Zeitschr. f. physikal. Chemie **24**, 252 [1897].

[3]) S. P. L. Sörensen, Biochem. Zeitschr. **21**, 152 [1909].

meistens reich an Kohlensäure sind; diese wird durch den Wasserstoff verdrängt und man erhält deshalb zu hohe Werte für die Alkalinität. Auch die Foàsche Methode ist hinsichtlich der Ladung der Elektrode wenig zu empfehlen, weil man entweder nicht sicher weiß, ob man die ganze im System enthaltene Luft ausgetrieben hat, oder mit dem Übelstand zu schaffen hat, den die Höbersche Methode zeigt.

Wegen der Schwierigkeit, die man zu überwinden hat, um eine Elektrode vollständig mit Wasserstoff zu sättigen, wollte Fränkel die Methode der partiellen Sättigung anwenden, indem er nicht gesättigte Elektroden verwendete, die bei einer vorhergehenden Probe, in ein und dieselbe Lösung eingetaucht, keine Potentialunterschiede zeigten und deshalb einen identischen Lösungsdruck hatten; diese Methode könnte man für ausgezeichnet halten, da es durch leichte Erwärmung an der Flamme möglich ist, die Ladung einer Elektrode nach Belieben zu schwächen. In Wirklichkeit ist sie aber ganz unbrauchbar, weil die beiden Elektroden sich sofort in sehr verschiedener Weise entladen, so daß zwei vor der Messung vollkommen gleich geladene Elektroden nach der Messung einen Potentialunterschied zeigen. Deshalb ist das Fränkelsche Verfahren oder die Methode der partiellen Sättigung ganz zu verwerfen.

Auch Hamburger verwendet die Methode der partiellen Sättigung, da er die vor der Verwendung als ungleich befundenen Elektroden durch Erwärmen korrigiert; von den beiden Elektroden korrigiert er die am meisten gesättigte, indem er die andere unverändert läßt. Diese Technik erfordert große Geduld und ist mit vielen Übelständen verbunden. Beim Laden der Elektroden sollte man das Prinzip befolgen, daß die Elektroden, von welcher Form, von welcher Dicke und wie platiniert sie auch sein mögen, stets für elektrometrische Bestimmungen geeignet sind, wenn sie nach Verlauf einer mehr oder weniger langen Zeit die vollständige Sättigung erreicht haben. Die Sättigung ist der wahre, unveränderliche Endzustand, der sicher in den beiden Elektroden gleich ist, vorausgesetzt, daß sie unter gleichem Druck geladen worden sind. Bei dickeren und schlecht platinierten Elektroden muß man natürlich längere Zeit warten, aber durch Ausschluß derartiger Elektroden erreicht man in wenigen Stunden die Konstanz der Messung; dies ist die einzige Methode, die anzuraten ist. Sie wird angewendet bei den Apparaten von v. Rhorer (Fig. 34), Farkas und Szili (Fig. 49). Diese Apparate könnte man solche mit eingesperrtem Wasserstoff nennen. Man füllt das Elektrodengefäß mit der zu untersuchenden Flüssigkeit oder mit der bekannten Salzsäurelösung und führt vermittels einer Capillarröhre in den weitesten Schenkel der Röhre Wasserstoff ein, der die Flüssigkeit verdrängt und die Elektrode vollständig umgibt; man hört mit der Einführung des Wasserstoffes auf, wenn die ganze Elektrode vom Gas umgeben ist; infolge der darauffolgenden Absorption des Wasserstoffes (die Platinelektrode absorbiert davon das Zehnfache ihres Volumens) steigt die Flüssigkeit im weiten Schenkel des Gefäßes und auf diese Weise bleibt die Elektrode mit ihrem unteren Drittel in die Flüssigkeit eingetaucht. Um zu bewirken, daß die Ladung unter gleichem Druck in den beiden Gefäßen erfolgt, ist es ratsam, dafür zu sorgen, daß entweder die Flüssigkeiten in den beiden Schenkeln auf gleichem Niveau (atmosphärischer Druck) bleiben, oder daß die Ungleichheit im Niveau in beiden Schenkeln für die beiden Gefäße annähernd gleich ist.

Es besteht auch die Gefahr der Übersättigung der Elektrode; übrigens scheint es, daß die Übersättigung ausschließlich in dem Falle eintritt, wenn die Elektrode geladen wird, indem man sie bei der Elektrolyse des angesäuerten Wassers als Kathode verwendet. Mittels dieser Methode erkannte Bose[1]), daß die Sättigung der Elektrode sehr rasch erfolgt, aber daß ihre Übersättigung ebenfalls sehr leicht eintritt; der Vorteil der schnellen Sättigung wird also dadurch aufgehoben, daß man lange warten muß, bis die übersättigte Elektrode zur gewöhnlichen Ladung der Sättigung zurückkehrt.

Gegenwart von Luft, Sauerstoff und Kohlensäure im Gasraum. Es ist von Höper[2]) gezeigt worden, daß, wenn man zwei elektromotorisch wirksame Gase an einer Gaselektrode vereint, ein „Mischpotential" [Lorenz[2])] auftritt, das bis zu gewissem Grade das arithmetische Mittel der reinen Gaselektrodenpotentiale darstellt, so daß eine Gaskette dieser Art „wie ein System von zwei verschiedenen, parallel geschalteten elektromotorischen Kräften aufzufassen wäre"[2]). Die in unserem Falle in Betracht kommenden Gase sind Stickstoff und Sauerstoff auf seiten der Luft, der Sauerstoff und die Kohlensäure auf seiten der zu untersuchenden Flüssigkeit; die Luft kann sich infolge verschiedener Umstände dem Wasserstoff beimischen, sowohl wegen schlechter Füllung des Elektrodengefäßes, als wegen mangelhafter Herstellung des Wasserstoffes selbst usw.; die Gase der zu untersuchenden Flüssigkeit und namentlich die des Blutes, Sauerstoff und Kohlensäure,

---

[1]) E. Bose, Zeitschr. f. physikal. Chemie **38**, 1 [1901].

[2]) Höber, Zeitschr. f. anorgan. Chemie **20**, 427 [1899]. — Lorenz, Zeitschr. f. angew. Chemie **21**, 275 [1902]; zit. von Höber.

müssen an der Elektrode unvermeidlich in die Atmosphäre von reinem Wasserstoff entweichen (wo ihr Partialdruck gleich Null ist), und zwar in einer Menge, die nicht ganz unbeachtet bleiben darf. Der Stickstoff scheint elektromotorisch inaktiv zu sein; er wirkt also wie ein einfaches Verdünnungsmittel und kann keine erheblichen Fehler verursachen. Die speziellen Untersuchungen Höbers[1] über den Einfluß, den die Kohlensäure haben kann, beweisen, daß auch dieses Gas der Wasserstoffelektrode gegenüber vollständig unwirksam ist, so daß es gleichfalls wie ein einfaches Verdünnungsmittel wirkt. Über den Einfluß, den der Sauerstoff ausübt, liegen keine speziellen Untersuchungen vor, obgleich sie sehr wünschenswert wären, da der Einfluß des Sauerstoffes unbedingt berücksichtigt werden muß. Es ist unbestreitbar, daß eine gewisse Menge Sauerstoff aus dem Blute in die die Elektrode umgebende Atmosphäre von reinem Wasserstoff, wie auch in den leeren Raum diffundieren muß, weil sein Partialdruck in dieser gashaltigen Atmosphäre gleich Null ist. Andererseits hat der Sauerstoff eine beträchtliche elektromotorische Aktivität, die der des Wasserstoffes entgegengesetzt ist, so daß seine Gegenwart die Tendenz hat, den beobachteten Potentialunterschied im Vergleich mit derjenigen, welche man mit Elektroden aus reinem Wasserstoff erhalten würde, zu verringern. Diese Verminderung des beobachteten Potentialunterschiedes bewirkt, daß die für die Reaktion des Blutes berechneten Werte in letzterem eine Acidität anzeigen, die größer als in Wirklichkeit ist. Solange keine speziellen Untersuchungen angestellt werden, welche diesen Einfluß besser feststellen, kann die Meinung gerechtfertigt sein, daß die bisher für die Reaktion des Blutes gefundenen Werte mit einem und demselben Irrtum behaftet sind und eine geringere Alkalescenz als die wirkliche angeben.

Ein zugunsten dieser Meinung sprechender Umstand ist, daß das an Kohlensäure weniger reiche Arterienblut und das an dieser Säure reichere Venenblut bei elektromotorischen Messungen dieselben Reaktionswerte ergeben; dies ließe sich dadurch erklären, daß das Arterienblut mehr Sauerstoff abgibt und demzufolge saurer erscheint, als es in Wirklichkeit ist.

In dieser Hinsicht ist auch folgende von Michaelis und Rona[2] bemerkte Tatsache von Belang: Zwischen den am Serum und den am Blute ausgeführten elektrometrischen Messungen besteht der charakteristische Unterschied, daß die ersteren konstanter bleiben, während bei den letzteren (mit der fortschreitenden Diffusion des Sauerstoffes in den Gasraum) der Anfangswert der elektromotorischen Kraft im Verlauf der ersten 24 Stunden beträchtlich abnimmt (z. B. von 0,332 Volt auf 0,274 Volt), und dann viele Tage hindurch, solange Fäulnis nicht eintritt, konstant bleibt.

Eintauchen der Elektrode. Während Fränkel die Elektroden fast vollständig eintauchen ließ, haben die meisten anderen Forscher es vorgezogen, die Elektrode nur bis zur Hälfte oder bis zu einem Drittel einzutauchen. In einer jüngst veröffentlichten Arbeit betonen Michaelis und Rona[3] den großen Vorteil, den man hinsichtlich der Geschwindigkeit der Sättigung und der Konstanz der Kette erzielt, wenn man die Elektrode so wenig als möglich, d. h. 1—2 mm, in die bekannte Flüssigkeit eintaucht, und sie die zu untersuchende Flüssigkeit gerade knapp berühren läßt (zur Herstellung des Kontaktes genügt nämlich der durch den Durchgang des Wasserstoffes in der Flüssigkeit erregte Schaum). Die Autoren drücken sich folgendermaßen aus: „Auf diesen scheinbar ganz unbedeutenden Kunstgriff möchten wir mit aller Schärfe besonders hinweisen. Es ist durchaus notwendig, so zu verfahren, daß die Platinelektrode kaum merklich in das Serum eintaucht. Die Erfahrung hat uns gelehrt, daß die Einstellung der elektromotorischen Kraft zum Gleichgewicht hierbei fast augenblicklich, und also sehr viel schneller erfolgt, als wenn etwa, wie gewöhnlich angegeben, ein Drittel der Elektrode eintaucht. Kontrollversuche mit gewöhnlichen eiweißfreien Salzlösungen zeigten, daß es für das definitive Gleichgewicht völlig gleichgültig ist, ob die Elektroden ein wenig mehr oder weniger eintauchen, daß dagegen die Einstellung des Gleichgewichtes fast momentan erfolgt, wenn die Elektroden die Flüssigkeit gerade knapp berühren." Auf die Bedeutung des geringeren Eintauchens der Elektrode hat neuerdings Hasselbalch[4] besonders hingewiesen.

Prüfung der Elektroden vor dem Gebrauch. Die Prüfung der Elektroden vor dem Gebrauch ist unerläßlich, weil einige Elektroden sowohl wegen des schlechten Platinierens als aus anderen Gründen sich nicht schnell mit Wasserstoff sättigen und verworfen oder wieder platiniert werden müssen. Die Prüfung kann auf zweifache Weise vorgenommen werden: 1. man bildet eine Kette mit einer bekannten elektromotorischen Kraft; das gefundene Potential muß dann dem berechneten in den Grenzen der experimentellen Fehler

[1] R. Höber, Archiv f. d. ges. Physiol. **99**, 573—574 [1903].
[2] L. Michaelis u. P. Rona, Biochem. Zeitschr. **18**, 331 [1909].
[3] L. Michaelis u. P. Rona, Biochem. Zeitschr. **18**, 320 [1909].
[4] K. A. Hasselbalch, Biochem. Zeitschr. **30**, 319 [1910].

(2—5%) entsprechen; 2. man taucht die beiden Elektroden in dieselbe Säurelösung ein; die Ladung ist richtig, wenn man kein meßbares Potential erhält. Diese zweite Probe ist viel einfacher. Man muß alle Elektroden, die eine mangelhafte Ladung zeigen, ausschalten und nur diejenigen verwenden, welche schnell dasselbe Potential erreichen. Bei sehr genauen Untersuchungen muß man die Gleichheit der Ladungen auch nach dem Gebrauch kontrollieren.

2. Die Kalomel-Normalelektrode.

Zwei verschiedene Formen einer Kalomel-Normalelektrode sind in Fig. 31 dargestellt. Auf den Boden der Gefäße bringt man ganz reines, trockenes Quecksilber, darüber einen ca. 1 cm hohen Brei aus Kalomel und Quecksilber und füllt das Gefäß ganz mit einer Normal- oder $1/10$ n-KCl-Lösung, die gehörig mit Kalomel und Quecksilber vermischt worden ist. Der Brei und die Lösung werden auf folgende Weise bereitet (Ostwald - Luther): „Man schüttelt oder verreibt das Kalomel mit Quecksilber und der Chlorkaliumlösung, bis das Quecksilber mit dem Kalomel einen gleichförmigen, zähen, grauen

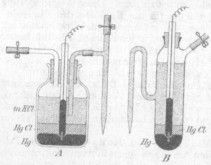

Fig. 31.

Brei bildet, der beim Stehen nicht mehr auseinandergeht. Man läßt absitzen, gießt die überstehende Flüssigkeit ab, gießt neue Lösung auf und wiederholt das Auswaschen in dieser Weise 2—3mal. Zuletzt schüttelt man mit einer größeren Portion der Chlorkaliumlösung und bewahrt die abdekantierte Flüssigkeit zu weiterem Gebrauch auf." Die Verwendung der Elektrode ist sehr einfach. Um einen Kontakt herzustellen, bringt man in das zugespitzte Ende (oder den Schnabel) der Elektrode einen kleinen Wattepfropfen, bläst über die andere Röhre und stellt auf diese Weise den Kontakt her. Nach Beendigung der Messung nimmt man die Watte fort, öffnet einen Hahn und läßt etwas von der Lösung auslaufen; bei einer neuen Messung braucht man nur den Wattepfropfen wieder einzustecken.

Die mit der normalen Chlorkaliumlösung hergestellte Kalomelelektrode hat eine elektromotorische Kraft von —0,5600 Volt für die Temperatur 18°. Für eine andere Temperatur $t°$ wird die elektromotorische Kraft angegeben durch den Ausdruck: —[0,5600 + 0,0006 ($t°$ — 18°)] Volt. Das Quecksilber nimmt einen positiven, die Lösung einen negativen elektrischen Zustand an. Im Falle der mit einer $1/10$ n-KCl-Lösung hergestellten Elektrode wird die elektromotorische Kraft durch den Ausdruck —[0,6117 + 0,0008 ($t°$ — 18)] angegeben.

3. Verbindungsstück zwischen den beiden Elektrodengefäßen.

Im allgemeinen werden die Flüssigkeiten, in welche die beiden Elektroden eintauchen, nicht in unmittelbare Berührung miteinander gebracht; meistens wird eine dazwischen befindliche Lösung eingeschaltet, welche speziell dazu bestimmt ist, das Diffusionspotential aufzuheben oder seine Berechnung zu erleichtern. Wichtig ist, daß an der Grenzzone zwischen zwei Flüssigkeiten nicht nur keine Vermischung eintritt, sondern auch daß die Diffusion möglichst auf ein Minimum reduziert wird. Dieses Ziel ist schwer zu erreichen bei Vorrichtungen, bei denen nicht hermetisch verschlossene Elektroden verwendet werden, wie bei denen von Höber und Fränkel (bei denen von Asher wird diesem Übelstand einigermaßen durch eine besonderen Kunstgriff abgeholfen). Denn ein minimaler Niveauunterschied in den beiden Gefäßen (der unvermeidlich ist) genügt, um eine Verschiebung der Flüssigkeit in der einen oder anderen Richtung herbeizuführen. Vorzuziehen sind also die hermetisch verschlossenen Elektroden, die auch am häufigsten verwendet werden; bei ihnen kann die Verbindung vermittels eines gebogenen und in einer Capillarspitze endenden Rohres erfolgen, das, wie im Falle der Kalomelelektrode, aus dem Elektrodengefäß herausgeht und in die Zwischenflüssigkeit eintaucht. Oder die Verbindung erfolgt mittels eines Heberrohres, das mit gereinigter und von der Zwischenflüssigkeit durchtränkter Watte ausgestopft ist, oder auch mittels einer mit der Zwischenflüssigkeit gefüllten gebogenen Capillare, oder endlich mittels eines ziemlich starken Baumwollenfadens, der ebenfalls von der Zwischenflüssigkeit durchtränkt ist (wie Michaelis und Rona ihn verwendet haben). Die Anordnung muß derart sein, daß die Verbindung unmittelbar vor der Messung erfolgt und danach unterbrochen wird; werden mehrere Messungen an derselben Kette ausgeführt, so ist es ratsam, jedesmal die Zwischenflüssigkeit und die Verbindung zu erneuern.

4. Kunstgriffe, welche angewendet werden, um das Diffusions- potential zu eliminieren oder leicht zu berechnen.

Die Bugarszkysche Methode. [1]) Man kann das Diffusionspotential an der Be- rührungsgrenze zwischen zwei Lösungen von verdünnten Elektrolyten auf ein Minimum reduzieren, wenn man beiden einen Überschuß eines indifferenten Salzes zusetzt; in diesem Falle wird die Diffundierbarkeit bedeutend reduziert, weil sie dem Gefälle der os- motischen Spannung proportional ist und außerdem die Stromleitung fast ausschließlich vermittels des indifferenten Elektrolyten erfolgt. Diese Methode ist aber für die Körper- flüssigkeiten unbrauchbar, weil Zusatz von beträchtlichen Mengen eines Salzes ihre Zu- sammensetzung tiefgehend verändern würde.

Die Towersche Methode. [2]) Nach Tower wird das Diffusionspotential fast ganz aufgehoben, wenn man als Zwischenflüssigkeit eine fast gesättigte (ca. 3,5 n) KCl-Lösung verwendet.

Die Bjerrumsche Methode. [3]) Die Bjerrumsche Methode ist eine Modifikation des Towerschen Verfahrens. Bjerrum hat vielfache Untersuchungen behufs Kontrolle der Planckschen Formel angestellt und nachgewiesen, daß der Fehler der Towerschen Methode sehr reduziert wird, wenn die Messung des Potentials in zwei aufeinanderfolgenden Manipulationen ausgeführt wird: zunächst schaltet man als Zwischenflüssigkeit eine ge- sättigte (oder 3,5 n) KCl-Lösung ein, wie bei der vorigen Methode; hierauf schaltet man statt dieser eine halbgesättigte (1,75 n) KCl-Lösung ein. Der Unterschied zwischen den beiden Messungen gibt vor allem eine genaue Vorstellung von dem durch Anwendung der Towerschen Methode begangenen Fehler; addiert man aber die gefundenen (positiven oder auch negativen) Unterschiede zu dem bei der ersten Messung gefundenen Werte, so ist sicher, daß das Diffusionspotential ziemlich gut ausgeschaltet wird. Diese Methode kann empfohlen werden und wurde in letzter Zeit auch von Sörensen angewendet.

Kunstgriffe, die man anwendet, um die Berechnung mittels der Planckschen Formel zu vereinfachen. Wie schon bemerkt, ist es möglich, die Plancksche Formel zu vereinfachen, wenn die Ionenkonzentration in den beiden sich berührenden Flüssig- keiten die nämliche ist. Diesen Kunstgriff wendete Höber an, um das Diffusionspotential zwischen einer HCl- und einer NaCl-Lösung leicht berechnen zu können: die Zwischenflüssig- keit besteht bei der Höberschen Kette für die Messungen des Blutes aus einer 0,125 n-Koch- salzlösung; die bekannte Salzsäurelösung war eine 1,0 n-Lösung; da aber das Diffusions- potential für eine 1,0 n-HCl- und eine 0,125 n-NaCl-Lösung nur nach der Planckschen Integralformel hätte berechnet werden können, schaltete Höber zwischen diesen beiden Lösungen eine weitere 1,4 n-NaCl-Lösung ein, die denselben Ionengehalt wie eine nor- male HCl-Lösung hat. (Diese beiden Lösungen heißen isohydrisch.) Demzufolge war die Kette Höbers die folgende:

$$H_2 \mid Blut \mid \underset{\varepsilon_1}{0{,}125\,n\text{-}NaCl} \mid \underset{\varepsilon_2}{1{,}4\,n\text{-}NaCl} \mid \underset{\varepsilon_3}{1\,n\text{-}HCl} \mid H_2 \ .$$

Von den drei Diffusionspotentialen ist das erste (ε_1) fast Null, das zweite (ε_2) läßt sich nach der Nernstschen Formel (IV) und das dritte (ε_3) nach der vereinfachten Planckschen Formel (VII) berechnen.

5. Isolation des Systems.

Hinsichtlich der Isolation des Systems orientieren vortrefflich die folgenden inter- essanten Ausführungen Sörensens [4]): „Bei Messungen dieser Art ist eine möglichst voll- ständige Isolation aller benutzten Apparate von wesentlichem Belang. Wenn auch dies selbstverständlich sein mag, mache ich doch darauf aufmerksam, weil uns während dieser Arbeit eine Reihe von Schwierigkeiten begegnet sind, die offenbar von einer mangelhaften Isolation herrühren. Wir beseitigten dieselben erst, indem wir alle Teile des Meßapparates auf Paraffinklötze stellten und den Wasserstoff auf dem Wege vom elektrolytischen Entwicklungsapparat nach dem Elektrodengefäß zwei Chlorcalcium- röhren mit einem zwischenliegenden Glasrohre passieren ließen. Durch diese letztere An- ordnung erreichten wir jedenfalls, daß kein Häutchen von Feuchtigkeit an der Innenseite des Rohres als Leiter der Elektrizität auftreten konnte. Früher konnten wir bisweilen einen größeren oder kleineren Ausschlag des Capillarelektrometers wahrnehmen, wenn wir

[1]) St. Bugarszky, Zeitschr. f. anorgan. Chemie **14**, 150 [1897].
[2]) O. F. Tower, Zeitschr. f. physikal. Chemie **20**, 198 [1896].
[3]) N. Bjerrum, Zeitschr. f. physikal. Chemie **53**, 428 [1905].
[4]) S. P. L. Sörensen, Biochem. Zeitschr. **21**, 158 [1909].

den Kurzschluß unterbrachen oder wiederherstellten, selbst wenn das Elektrometer in einen Stromkreis nicht eingeschaltet war. Nachdem aber diese Vorsichtsmaßregeln zur Anwendung gekommen waren, haben wir niemals einen sicher wahrnehmbaren Ausschlag des Elektrometers konstatieren können, wenn der Stromkreis unterbrochen war."

b) Der Akkumulator (siehe Fig. 32, r).

Die elektromotorische Kraft ε_A muß größer als die elektromotorische Kraft ε_K und ε_N sein. Ein gewöhnlicher Akkumulator ($\varepsilon_A = 2$ Volt) genügt in der Mehrzahl der Fälle. Im entgegengesetzten Falle muß man zwei Akkumulatoren hintereinander schalten. Da der Akkumulator, wenn er eine gewisse Zeitlang in Ruhe war, anfangs einen stärkeren Strom gibt, so ist es ratsam, mit den Messungen ca. 10 Minuten nach Schluß des primären Stromkreises (oder des Kreises von Akkumulator + Meßbrücke) zu beginnen und während einer ganzen Reihe von Messungen diesen Stromkreis stets geschlossen zu halten. Ferner ist anzuraten, einen Akkumulator zu verwenden, der schon Strom zu anderem Zweck nach der Ladung geliefert hat, weil die elektromotorische Kraft eines frisch geladenen Akkumulators anfangs Tendenz zur Abnahme zeigt.

c) Die Meßbrücke (siehe Fig. 32, t).

Mit einer gewöhnlichen, 1 m langen Meßbrücke kann man die elektromotorische Kraft bis zu einigen Millivolt genau messen. Diese Meßbrücke genügt also für gewöhnliche Untersuchungen. Will man eine größere Genauigkeit erreichen, so kann man die Walzenbrücke verwenden, deren Gesamtlänge 3 m beträgt und die durch eine einfache Vorrichtung bis auf 30 m verlängert werden kann. Die Wahl einer längeren Brücke hängt natürlich von der speziellen Empfindlichkeit des Capillarelektrometers oder des verfügbaren Galvanometers ab[1].

d) Der Kommutator (siehe Fig. 30, d).

Man kann ihn selbst herstellen, indem man zwei Näpfchen in einen Holz- oder Paraffinblock legt; im letzteren Falle legt man, um eine Durchbohrung durch die Leitdrähte zu verhindern, auf den Boden der Näpfchen Holz- oder Korkscheibchen. Die beiden Näpfchen werden zur Hälfte mit Quecksilber gefüllt.

e) Das Normalelement (siehe Fig. 30, e u. Fig. 32, o).

Man richtet es auf folgende Weise (Ostwald - Luther) her: In einen der beiden Schenkel eines H-förmigen Gefäßes gießt man Quecksilber und in den anderen Cadmiumamalgam. — Das Cadmiumamalgam wird durch Zusammenschmelzen in einem reinen Reagensglas von 1 Gewichtsteil käuflichem reinen Cadmium und 7—8 Gewichtsteilen reinem Quecksilber hergestellt. Hierauf bereitet man sich eine gesättigte Cadmiumsulfatlösung durch etwa halbstündiges Verreiben von käuflichem reinen krystallisierten Cadmiumsulfat ($CdSO_4 + \frac{8}{3} H_2O$) mit Wasser in einer Reibschale. Man läßt das ungelöste Cadmiumsulfat einigermaßen absitzen und gießt die gesättigte Lösung zu weiterem Gebrauch ab. — Von dem Cadmiumsulfatbrei wird ein Teil etwa 5 mm hoch auf das Cadmiumamalgam geschichtet. Ein anderer Teil wird mit Mercurosulfat, etwas Quecksilber und der gesättigten Cadmiumsulfatlösung verrieben, worauf man absitzen läßt, die gesättigte Cadmiumsulfatlösung abgießt, durch eine neue ersetzt, wieder verreibt und auf diese Weise das Mercurosulfat von allen leichter löslichen Verunreinigungen sowie Mercurisulfat nach Möglichkeit befreit. Mit dem Brei von Mercurosulfat, Quecksilber und Cadmiumsulfat (der sog. Paste) wird das Quecksilber etwa 5 mm hoch bedeckt. Die beiden Schenkel und das Verbindungsrohr werden hierauf mit etwa erbsengroßen Cadmiumsulfatkrystallen und der gesättigten Cadmiumsulfatlösung angefüllt. Die beiden Schenkel werden mit Paraffin ausgegossen, wobei man Sorge trägt, daß ein kleines Luftbläschen bleibt, da andernfalls in heißen Sommermonaten das Gefäß gesprengt werden kann. Man vergießt zu diesem Zweck zunächst den einen Schenkel, bringt durch Neigen etwas Luft darunter und vergießt erst darauf den zweiten. Auf das Paraffin kommt ein rundes Korkscheibchen und auf dieses ein Siegellackverschluß.

---

[1] An Stelle der Meßbrücke kann ein gewöhnlicher Widerstandssatz (Gesamtwiderstand 10 000 Ohm, Einzelwiderstände von 5000 bis 1 Ohm) gute Dienste leisten. Die Leitungsverbindungen sind in ähnlicher Weise wie für eine Meßbrücke einzustellen. Trotzdem in diesem Falle eine größere Genauigkeit der Einstellung, als bei den gewöhnlichen Meßbrücken, erreicht werden kann, erfolgt die Nullstellung nicht so schnell, und die Rechnung der Messungen wird etwas umständlicher.

Die elektromotorische Kraft des Cadmiumelementes beträgt:

bei 0°   5°   10°   15°   20°   25°   30°
1,0189   1,0189   1,0189   1,0188   1,0186   1,0184   1,0181 intern. Volt.

Bei Anwendung von käuflichen „chemisch reinen" Reagenzien betragen die durch Verunreinigungen bedingten Abweichungen vom Normalwert höchstens ± 0,0002 Volt. Die gefährlichste Verunreinigung ist die des Cadmiums durch Zink, wodurch die elektromotorische Kraft zu groß ausfällt. Um in jedem Moment die elektromotorische Kraft dieser selbstgefertigten Westonkette zu kontrollieren, muß man sich eine (als Muster eingetragene) käufliche Westonkette verschaffen, um die nötigen Vergleiche anstellen zu können.

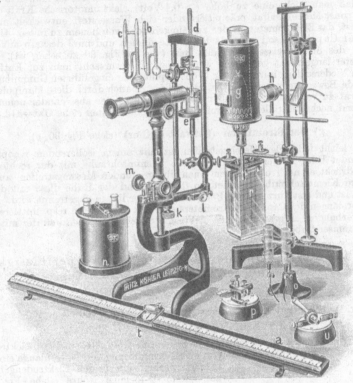

Fig. 32.

f) Das Capillarelektrometer (siehe Fig. 30 u. Fig. 32, b, c, d).

Das Lippmannsche Capillarelektrometer ist das für elektrometrische Messungen am besten geeignete Nullinstrument: es läßt sich sehr leicht montieren und kann ohne viel Mühe erneuert werden; ferner zeigt es die Schwankungen um die Ruhestellung herum nicht, die bei der galvanometrischen Beobachtung so unangenehm sind. Es beruht auf folgendem Prinzip: An der Grenze zwischen einer Quecksilberschicht und einer Schicht von verdünnter H_2SO_4-Lösung zeigt sich der gewöhnliche Potentialunterschied, der durch den elektrolytischen Lösungsdruck des Quecksilbers und den osmotischen Druck der Ionen des gebildeten Mercurosulfats bedingt ist. Läßt man einen elektrischen Strom hindurchgehen, so gehen, je nach seiner Richtung, entweder neue Quecksilberionen in Lösung, oder schon in Lösung befindliche Quecksilberionen verlieren ihre Ladung und werden wieder zu metallischem Quecksilber. Infolge dieses Stromdurchgangs ändert sich also der betreffende elektrische Zustand des Quecksilbers oder der Lösung und auch der Potentialunterschied. Mit dem Variieren des elektrischen Zustandes des Quecksilbers variiert aber auch seine Oberflächenspannung, und wenn das Quecksilber in einer engen Capillare enthalten ist, so strebt es danach, je nach den Schwankungen seiner Oberflächenspannung ein verschiedenes Niveau anzunehmen. — Das Capillarelektrometer besteht aus zwei Quecksilbermassen, zwischen denen sich eine verdünnte (1 : 6 nach dem Volumen) Schwefelsäurelösung befindet. Eine Hg-Masse berührt die Säure mit einer ausgedehnten Oberfläche, die andere Masse dagegen, die in eine Capillare eingeschlossen ist, berührt die Säure mit einer minimalen Fläche; deshalb bewirken Schwankungen der Oberflächenspannung infolge Schwankungen des elektrischen Zustandes des Quecksilbers, daß die Bewegung des Quecksilbers nur im Capillarrohr sichtbar ist. Um das Instrument empfindlicher zu machen, beobachtet man die Bewegung des Meniscus auf einer nach 0,2 mm graduierten Skala vermittels eines kleinen Mikroskops, wie Fig. 32 zeigt. Während des Intervalls zwischen den Messungen muß das Elektrometer stets in sich selbst geschlossen sein; diesen Zweck erreicht man mittels eines besonderen Stromtasters. Ferner muß man wohl darauf achten, daß man nicht eine zu hohe ($> 0,4$ Volt) elektromotorische Kraft einschaltet, weil sich sonst Mercurosulfat präcipitiert oder sich Wasserstoff entwickelt und man gezwungen ist, das Elektrometer wieder zu reinigen oder von neuem zu füllen. Das Quecksilber der Capillare soll nur als Kathode dienen und muß deshalb mit dem negativen Pol des Stromkreises verbunden sein (wie in Fig. 30 zu sehen ist). Wenn das Elektrometer lange nicht gebraucht worden ist, so verursacht man zur Entfernung des gebildeten Niederschlags mittels einer in das Capillarrohr eingeführten Gummibirne hin und her gehende Bewegungen der Capillarsäule; gelingt es auch durch diese Manipulation nicht, den Apparat zu verbessern, so muß man das Elektrometer auseinander nehmen, wieder reinigen und nochmals füllen. (Betreffs weiterer Einzelheiten siehe Ostwald - Luther.)

g) Der Stromtaster (Ostwald-Luther) (siehe Fig. 30, g).

„Ein leicht federnder Messingstreifen ist mit einem isolierenden Knopf versehen und verbindet beim Niederdrücken die linke Klemmschraube mit der rechten. In der Ruhelage drückt er nach oben gegen einen übergreifenden Messingstreifen, an dem sich die mittlere Klemmschraube befindet, so daß während der Ruhe diese mit der rechten verbunden ist und erst kurz vor der Berührung mit der linken abgetrennt wird. Die beiden Quecksilbermengen des Capillarelektrometers sind mit der rechten resp. mittleren Klemmschraube verbunden. Die anzulegende elektromotorische Kraft wird zu der mittleren und linken Klemmschraube geführt."

c) Die für die Messung der Reaktion von Körperflüssigkeiten verwendeten Apparate und Ketten.

α) Erste Reihe: Zwei Sauerstoffelektroden.

Höber. [1]) Schema der Kette (Messungen des Blutes, 1900):

$$O_2 \mid 1,0 \text{ NaOH} \mid 1,1 \text{ NaCl} \mid 0,125 \text{ NaCl} \mid \text{Blut} \mid O_2 .$$

Höber verwendete zwei mit konstantem Sauerstoffstrom geladene Platinelektroden; eine der letzteren wurde in Blut, die andere in eine Normallösung von Natronlauge eingetaucht;

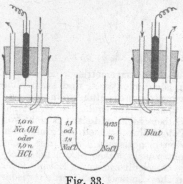

Fig. 33.

in die zwischen den beiden Elektrodengefäßen eingeschaltete U-förmige Röhre (siehe Fig. 33) war Baumwolle gestopft, der der Lauge zunächst liegende Schenkel war mit 1,1 n-NaCl-Lösung, der dem Blut zunächst liegende Schenkel mit 0,125 n-NaCl-Lösung durchtränkt. Diese NaCl-Lösungen dienen dazu, das Diffusionspotential genau zu berechnen; das Diffusionspotential zwischen der 0,125 n-NaCl-Lösung und dem Blute kann nämlich unberücksichtigt bleiben aus folgenden Gründen, die mit Höbers Worten angeführt seien, weil man nach seinem Vorgang diesen Kunstgriff allgemein angewendet hat. „Der Gehalt des Blutes an Elektrolytenmolen, die Ionen mit als Moleküle gerechnet, ist nach den Untersuchungen von Bugarszky und Tangl 0,229; über die Hälfte davon ist Kochsalz, Na$\cdot$ und Cl′, der Rest größtenteils Na_2CO_3 und seine Ionen, dazu kommen geringe Mengen von K$\cdot$, Ca$\cdot\cdot$, Mg$\cdot\cdot$, SO_4″, PO_4‴ und OH′. — Die Wanderungsgeschwindigkeiten aller dieser Ionen, abgesehen von der der OH′, sind nicht sehr verschieden voneinander und von der des Na$\cdot$ und des Cl′, so daß man

[1]) R. Höber, Archiv f. d. ges. Physiol. **81**, 522 [1900].

die 0,229 Elektrolytenmole hinsichtlich ihres elektrochemischen Verhaltens als allein von Kochsalz herrührend rechnen kann. Dementsprechend kann man annehmen, daß an der Berührungsfläche von Blut mit einer Kochsalzlösung von diesem Gehalt kein Potentialsprung zustande kommen wird; eine Kochsalzlösung vom Molgehalt 0,229 enthält aber tatsächlich nur 0,125 abgewogene Gramm-Moleküle in einem Liter, weil in dieser Verdünnung das Kochsalz zu 82% dissoziiert ist." Es ist übrigens zu bemerken, daß diese Überlegungen Höbers nicht für ganz genau gehalten werden können: damit nämlich das Diffusionspotential gleich Null wird, müssen die Lösungen eines und desselben Elektrolyten isoionisch sein, und sie brauchen nicht ebenfalls isoosmotisch zu sein; die Diffusion nichtdissoziierter Moleküle ist nicht von elektrischen Erscheinungen begleitet, weshalb zwischen zwei wahren Nichtelektrolyten kein wahres und eigentliches Diffusionspotential vorhanden sein kann; später hat Höber (für den Harn) isoleitende Lösungen verwendet, welche dieser Anforderung besser entsprechen.

Andererseits wurde in der Nähe der 1,0 n-NaOH-Lösung eine 1,1 n-NaCl-Lösung eingeschaltet, und da die beiden Lösungen isohydrisch sind oder in der Volumeinheit dieselbe Menge Na-Ionen enthalten, so ist das Diffusionspotential nach der vereinfachten Planckschen Formel leicht zu berechnen. Endlich läßt sich das Diffusionspotential zwischen den beiden verschieden konzentrierten NaCl-Lösungen ebenfalls nach der ursprünglichen Nernstschen Formel leicht ableiten. Die Berechnung des Hydroxylions erfolgte mittels der Formel:

$$\pi = 0{,}058 \log \frac{C_{NaOH}}{x} + 0{,}058 \log \frac{u_{Na} + v_{Cl}}{u_{Na} + v_{OH}} + 0{,}58 \frac{u_{Na} - v_{Cl}}{u_{Na} + v_{Cl}} \log \frac{C'_{NaCl}}{C''_{NaCl}}$$

oder in Zahlen:

$$\pi = 0{,}058 \log \frac{1{,}0 \cdot 0{,}72}{x} + 0{,}058 \log \frac{41 + 63}{41 + 165} + 0{,}058 \frac{41 - 63}{41 + 63} \log \frac{1{,}1 \cdot 0{,}66}{0{,}125 \cdot 0{,}82} \, .$$

In diesen Formeln bezeichnet π die gemessene elektromotorische Kraft, x die unbekannte Konzentration der OH′, und die Buchstaben C bezeichnen die Ionenkonzentrationen.

Durch diese Untersuchungsmethode hat Höber Werte erhalten, die eine zu starke alkalische Reaktion angeben; der wichtigste Übelstand liegt darin, daß die Sauerstoffelektroden nicht in Gegenwart von Chlorionen verwendet werden können, weil wahrscheinlich gasförmiges Chlor frei wird und die Elektroden sich entladen[1]); ein anderer Übelstand besteht darin, daß der zur Ladung der Elektrode dienende Gasstrom während seines Durchganges durch die Flüssigkeit ihr beträchtliche Mengen Kohlensäure entzieht und so ihre Alkalität erhöht.

Fränkel.[2]) Fränkel hat ebenfalls Sauerstoffelektroden versucht, indem er metallisches Quecksilber mit gelbem Quecksilberoxyd bedeckte. In diesem Falle funktioniert die Elektrode als Sauerstoffelektrode. Mit diesem System erreichte er sehr schnell eine konstante elektromotorische Kraft; während aber die Messungen sehr genau waren, wenn sie sich auf bekannte Sodalösungen bezogen, mußten sie hinsichtlich des Blutes als ungenau bezeichnet werden, da sie stets nicht nur für die verschiedenen Blutarten, sondern auch für Blut, dem eine Säure oder starke Base zugesetzt worden war, die gleichen Werte ergaben. Man erkannte, daß dieser Übelstand durch eine zwischen dem Quecksilberoxyd und den Eiweißstoffen der untersuchten Flüssigkeit eintretende chemische Reaktion bedingt ist, da sich im Oxyd „eine feste schmierige Masse" bildet (vgl. S. 1544).

b) Zweite Reihe: Zwei Wasserstoffelektroden.

Höber I[3]) (Messungen am Blut, 1900). Das Schema der Kette ist das folgende:

$$H_2 \mid 1{,}095 \; HCl \mid 1{,}4 \; NaCl \mid 0{,}125 \; NaCl \mid Blut \mid H_2 \, .$$

Der verwendete Apparat und die Art der Berechnung sind genau dieselben wie die bei den Sauerstoffelektroden beschriebenen. Um die Genauigkeit der Messung zu kontrollieren, verwendete Höber noch die Kette:

$$H_2 \mid 1{,}0 \; NaOH \mid 1{,}1 \; NaCl \mid 0{,}125 \; NaCl \quad Blut \mid H_2$$

und erhielt Werte, die etwas höher als die vorigen waren.

---

[1]) In Anbetracht der überaus hohen Werte Höbers muß man sich sehr darüber wundern, daß Hekmann in Hamburgers Laboratorium einen optimalen Wert $[H^{\cdot}] \cdot [OH']$ $= 0{,}77 \cdot 10^{-14}$ für $t = 22°\,C$ gefunden hat, als er bei demselben Harn direkt $H^{\cdot}$ mit Wasserstoffelektroden und OH' mit Sauerstoffelektroden maß (vgl. Hamburger, Osm. Druck **2**, 387 [1904]).

[2]) S. Fränkel, Archiv f. d. ges. Physiol. **96**, 601 [1903].

[3]) R. Höber, Archiv f. d. ges. Physiol. **81**, 522 [1900].

Die von Höber benutzte Kette ist vollkommen richtig und rationell zusammengestellt; nur zeigt sich der schwere Übelstand, daß der Wasserstoffstrom die Kohlensäure aus dem Blute verdrängt und deshalb zu hohe OH'-Konzentrationen gefunden werden. Aus demselben Grunde schwanken die Werte einigermaßen, je nachdem Wasserstoff längere oder kürzere Zeit hindurchgeleitet wurde.

v. Rhorer [1]) (Messungen an Harn, 1901). Das Elektrodengefäß, welches von v. Rhorer verwendet wurde (dargestellt in Fig. 34), ist dasselbe wie das zuerst von Löwenherz verwendete und dann von Bugarszky und Liebermann ein wenig modifizierte Elektrodengefäß. Sein einziger Übelstand besteht darin, daß es selbst und die in ihm enthaltene Elektrode schwer zu reinigen sind. Die von v. Rohrer verwendete Kette hat folgendes Schema:

$$H_2 \mid 0.01 \text{ resp. } 0.001\,n\text{-HCl} + {}^n/_5\text{-NaCl} \mid {}^n/_5\text{-NaCl} \mid \text{Harn} \mid H_2 .$$

Das Diffusionspotential zwischen einer 0,01 resp. 0,001 n-HCl + $^1/_5$ n-NaCl und einer $^1/_5$ n-NaCl-Lösung schätzt v. Rohrer auf 0,0025 resp. 0,0003 Volt; deshalb bleibt es in

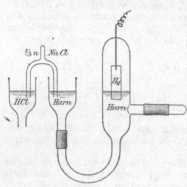

Fig. 34.

den vom Autor bestimmten Grenzen der experimentellen Fehler und wird von ihm nicht berücksichtigt. Auch die anderen Potentialunterschiede, die dadurch bedingt sind, daß der Harn nicht aus NaCl allein besteht, läßt er unberücksichtigt, da ja die anderen wichtigeren Ionen des Harns (Cl', SO$_4$'', K', NH$_4$') eine nur wenig verschiedene Beweglichkeit haben. Als Zwischenflüssigkeit hat er eine $^1/_5$ n-NaCl-Lösung gewählt, weil dieser Konzentration der Gehalt der Elektrolyte des Harns annähernd entspricht und es nicht der Mühe wert ist, von Fall zu Fall eine genaue Ziffer festzustellen; denn angenommen z. B., der Harn hätte eine nur einer 0,1 n-NaCl-Lösung entsprechende Konzentration, so würde das berechnete Diffusionspotential kaum 0,0017 Volt betragen und von entgegengesetzter Richtung zu dem Potential sein, das der Grenze der bekannten (0,0025—0,0003 Volt) HCl-Lösung zukommt, so daß sie sich, wenigstens teilweise, gegenseitig aufheben.

Die Art der Berechnung der Acidität ist die folgende: Nach der allgemeinen Nernstschen Formel ist:

$$\pi = \frac{0.0581}{n} \log \frac{C_1}{C_2} ,$$

worin n die Valenz des Wasserstoffions ($n = 1$) und C_1 gleich der H'-Konzentration in einer 0,01 n-HCl-Lösung ist; nimmt man eine vollständige Dissoziation an, so ist C_1 gleich 0,01 (diese Annahme v. Rhorers ist kaum richtig, weil die 0,01 n-HCl-Lösung in ihrem Dissoziationszustand von der $^1/_5$ n-NaCl-Lösung herabgedrückt wird, die mit ihr ein Ion gemeinsam hat, und der angenommene Wert 0,01 um mehr als 10% größer ist als der wirkliche). Setzt man diese Werte ein, so erhält man:

$$\pi = \text{gemessener Potentialunterschied} = 0.0581 \log \frac{0.01}{C_{H\,(\text{im Harn})}}$$

$$= 0.0581(-2 - \log C_{H\,(\text{im Harn})}),$$

aus dieser Formel berechnet man:

$$\log \text{Acidität des Harnes} = \log C_{H\,(\text{im Harn})} = \frac{\pi}{0.0581} - 2 .$$

Fränkel [2]) (Messung der Reaktion des Serums, 1902). Die von Fränkel verwendete Kette war die folgende:

$$H_2 \text{ teilw. gesätt.} \mid 0.01\,n\text{-HCl} + 0.125\,n\text{-NaCl} \mid 0.125\,n\text{-NaCl} \mid \text{Blutserum} \mid H_2 \text{ teilw. gesätt.}$$

Das Diffusionspotential bleibt, wie im vorhergehenden Falle, ganz unberücksichtigt, weil es einen minimalen Wert hat, und die Formel, aus der man die unbekannte Konzentration der H' des Blutes (C_{Blut}) berechnet, ist die folgende:

$$\pi = 0.0577 \log \frac{C_{HCl}}{C_{Blut}} .$$

---

[1]) L. von Rhorer, Archiv f. d. ges. Physiol. **86**, 586 [1901].
[2]) S. Fränkel, Archiv f. d. ges. Physiol. **96**, 601 [1903].

Das Charakteristische der von Fränkel angewendeten Methode besteht in der Art, wie er die Elektroden mit Wasserstoff ladet. Um dem Übelstand der Höberschen Methode abzuhelfen und den Durchgang des Wasserstoffes durch die zu untersuchende Flüssigkeit zu vermeiden, ging Fränkel von einem von Prof. Coehn in Nernsts Laboratorium zu Göttingen aufgestellten Prinzip aus, „daß zwei Wasserstoffelektroden zur Messung einer Wasserstoffionen enthaltenden Konzentrationskette auch dann geeignet sein müssen, wenn sie eine, obwohl nicht bestimmte, so doch für die Zeit der Messung in beiden Elektroden gleiche Lösungstension für Wasserstoff besitzen."

Die Palladiumelektroden wurden mit Wasserstoff geladen, indem sie als Kathoden bei der Elektrolyse des angesäuerten Wassers verwendet, vor und nach jeder Messung, um die Gleichheit ihrer Ladung zu kontrollieren, in das nämliche mit angesäuertem Wasser gefüllte Gefäß eingetaucht und dann in den nämlichen Stromkreis gebracht wurden; nachdem sie zweimal mit den betreffenden Flüssigkeiten, in die sie eingetaucht werden sollten, abgewaschen worden waren, wurden sie in zwei Bechergläser gebracht, von denen eines das Serum, das andere die Flüssigkeit von bekannter Konzentration der H· enthielt (siehe Fig. 35). Zwischen diese beiden Bechergläser, welche die zwei Elektrodengefäße darstellen sollten, wurde ein drittes, größeres, mit 0,125 n-NaCl-Lösung gefülltes eingeschaltet; durch zwei mit 0,125 n-NaCl-Lösung gefüllte Heberrohre wurde die Kette geschlossen. Nach kaum einer Viertelstunde konnten konstante Messungen ausgeführt werden. Die Messungen blieben unberücksichtigt, wenn der Potentialunterschied der beiden Elektroden, blank gemessen, mehr als ein Zentivolt betrug. Der Autor selbst bemerkt, daß es sehr schwer hielt, vor der Messung die beiden Elektroden auf dasselbe Potential zu bringen, was durch Erwärmen der stärker geladenen Elektrode direkt über der Flamme geschah.

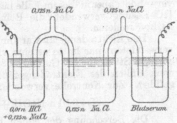

Fig. 35.

Ohne Zweifel ist bei diesem System die elektromotorische Kraft nach wenigen Minuten konstant, was mit den anderen Methoden nicht erreicht wird, bei denen man eine viel längere Zeit warten muß; man muß aber andererseits zugeben, daß es sehr schwer hält, eine gleiche partielle Ladung der beiden Elektroden zu erreichen, weshalb Fränkel sich mit einem Unterschied von 1 Centivolt begnügen mußte. Ferner entladen sich die beiden Elektroden an der Luft nicht auf vollkommen gleiche Weise, so daß zwei Elektroden, die vor der Messung keinen Unterschied des Potentials zeigten, ihn nachher aufweisen können. Außerdem ist es sehr wahrscheinlich, daß während der Messung der Sauerstoff der Luft depolarisierend in verschiedenem Maße auf die beiden Wasserstoffelektroden einwirken konnte.

Höber-Jankowsky [1]) (Messungen der Reaktion des Harnes, 1903).
Für den Harn hat Höber die folgende Kette verwendet:

$$H_2 \mid HCl \mid NaCl \mid Harn \mid H_2.$$
$$\underbrace{}_{\substack{\text{iso-}\\\text{hydrisch}}} \underbrace{}_{\substack{\text{iso-}\\\text{leitend}}}$$

Der Apparat ist von derselben Art wie der früher von demselben Autor verwendete; die Elektroden werden durch einen Wasserstoffstrom gesättigt. Höber geht von dem Gedanken aus, daß das Potential zwischen Harn und NaCl-Lösung mit gleicher Leitungsfähigkeit gleich Null ist, während das Potential zwischen isohydrischen HCl- und NaCl-Lösungen mittels der vereinfachten Planckschen Formel leicht berechnet werden kann. Mithin wurde die Kette praktisch auf folgende Weise zusammengestellt:

Zunächst wurde die Leitfähigkeit des Harns gemessen und eine NaCl-Lösung bereitet, welche dieselbe Leitfähigkeit hatte (zu diesem Zweck genügt eine vermittels der Landoltschen Tabellen konstruierte Kurve); dann wurde eine HCl-Lösung bereitet, die mit der NaCl-Lösung isohydrisch war (ebenfalls mit Hilfe der Landoltschen Tabellen). Höber gibt zu, daß diese Methode komplizierter als die von v. Rhorer verwendete ist, aber er behauptet, sie sei sicherer in einigen Fällen von pathologischem Harn, in denen die Konzentration des NaCl auf sehr niedrige Werte sinkt; berechnet man für solche Fälle das Diffusionspotential, so erhält man Werte von 0,01 Volt, die durchaus nicht unberücksichtigt bleiben können (z. B. zwischen einer 0,2 n- und einer 0,01 n-NaCl-Lösung beträgt der Potentialunterschied 0,014 Volt; ein derartiger Fall kann z. B. mit Harn bei Diabetes

¹) R. Höber, Beiträge z. chem. Physiol. u. Pathol. **3**, 525 [1903].

verus oder bei Diabetes insipidus eintreten). Die zur Berechnung dienende Formel ist die folgende:

$$\text{gemessenes Potential} = \pi = 0{,}0575 \log \frac{\alpha\, C_{HCl}}{x} - 0{,}031 \,,$$

worin C_{HCl} die Konzentration der HCl, α der entsprechende Dissoziationsgrad, x die Acidität des Harns und 0,031 das Diffusionspotential zwischen den isohydrischen HCl und NaCl ist.

Farkas[1]) (Messung am Serum, 1903). Bei der von Farkas verwendeten Kette:

$$H_2 \mid 0{,}01\,\text{n-HCl} + 0{,}125\,\text{n-NaCl} \mid 0{,}125\,\text{n-NaCl} \mid \text{Blutserum} \mid H_2$$

wendet man zur Eliminierung des Diffusionspotentials denselben Kunstgriff an, den schon Bugarszky und Liebermann, v. Rhorer und Fränckel angewendet haben. Farkas meint, das Diffusionspotential würde bedeutend reduziert werden, wenn man eine der Konzentration des NaCl gegenüber nicht in Betracht kommende Konzentration des HCl verwendet; aber in diesem Falle hält es schwer, wenn man z. B. nach v. Rhorer eine 0,001 n-HCl-Lösung verwendet, die Reinheit und den Gehalt dieser zu sehr verdünnten Lösung zu kontrollieren.

Das Elektrodengefäß war ähnlich dem von Löwenherz, Bugarszky und v. Rhorer verwendeten; nur hatte es eine viel geringere Kapazität (1 ccm) und bestand aus einem einzigen Stück, um die Gummiverbindung zu vermeiden. Die Messung wurde 6—24 Stunden nach Füllen des Elektrodengefäßes mit Blutserum und Einleiten von Wasserstoff ausgeführt. Zur Kontrolle verwendete Farkas nach Höber auch noch die weitere Kette:

$$H_2 \mid 0{,}01\,\text{n-NaOH} + 0{,}125\,\text{n-NaCl} \mid 0{,}125\,\text{n-NaCl} \mid \text{Serum} \mid H_2 \,.$$

Die Berechnung der ersten Kette erfolgt mittels der gewöhnlichen Formel:

$$\pi_{18^0} = 0{,}0581 \log \frac{C_{H\,(\text{in HCl})}}{C_{H\,(\text{im Serum})}} \,,$$

oder, da $C_H = \dfrac{0{,}64 \cdot 10^{14}}{C_{OH}}$ und $C_{H\,(\text{in HCl})} = 10^{-2}$ ist, so erhält man:

$$\pi_{18^0} = 0{,}0581 \log \frac{10^{12}\, C_{OH\,(\text{im Serum})}}{0{,}64}$$

und für die zweite Kette gleichfalls:

$$\pi_{18^0} = 0{,}0581 \log \frac{C_{H\,(\text{im Serum})}}{C_{H\,(\text{in der Lauge})}} \quad \text{oder} \quad \pi_{18^0} = 0{,}0581 \log \frac{C_{OH\,(\text{in der Lauge})}}{C_{OH\,(\text{im Serum})}} \,,$$

und da $C_{OH\,(\text{in der Lauge})} = 10^{-2}$ ist, so erhält man:

$$\pi_{18^0} = 0{,}0581 \log \frac{10^{-2}}{C_{OH\,(\text{im Serum})}} \,.$$

Das nach der Planckschen Formel berechnete Diffusionspotential ist für

$$0{,}01\,\text{n-HCl} + 0{,}125\,\text{n-NaCl} \mid 0{,}125\,\text{n-NaCl} = 0{,}0056 \text{ Volt}$$

und für

$$0{,}01\,\text{n-NaOH} + 0{,}125\,\text{n-NaCl} \mid 0{,}125\,\text{n-NaCl} = 0{,}0030 \text{ Volt}.$$

Diese Werte wurden bei allen Messungen hinzugefügt.

Wie im Falle Höbers ergibt die zweite Kette für C_{OH} Werte, die fast doppelt so groß sind wie diejenigen, welche die erste Kette liefert. Nach Vornahme der geeigneten Korrekturen bleibt der mit der zweiten Kette erhaltene Wert stets höher (ca. 60%) als der mit der ersten Kette erhaltene. Nach einer durch mannigfache Versuche erläuterten Erörterung, auf die wegen weiterer Einzelheiten verwiesen sei, gelangt Farkas zu dem Schlusse, daß die Ursache der besprochenen Differenz zwischen Säuren- und Laugenketten in den mit NaCl-Lösung bereiteten NaOH-Elektroden zu suchen ist. Die Einwirkung des Chlors auf die in die alkalische Lösung eingetauchte Elektrode läßt sich nicht durch die einfache Depression des Dissoziationszustandes der NaOH erklären und ist vielleicht derjenigen analog, welche es auf die Sauerstoffelektrode ausübt. Auch die alkalischen Elektroden können ohne Fehler verwendet werden, wenn man annimmt, daß die 0,01 n-NaOH-Lösung in einer 0,125 n-NaCl-Lösung eine OH'-Konzentration gleich 0,0063 Gramm-Äquivalente hat statt 0,01, wie zu erwarten wäre, wenn man sich vorstellt, daß sie ganz dissoziiert

---

[1]) G. Farkas, Archiv f. d. ges. Physiol. **98**, 551 [1903].

wäre. Farkas hat durch seine Versuche nachgewiesen, daß die zu hohen Alkaliwerte Höbers durch die beim Wasserstoffdurchgange erfolgenden Verluste an Kohlensäure des Blutes zu erklären sind, während das einfache Füllen der Elektrode mit H_2 keinen bemerkbaren Verlust an CO_2 bedingt. Farkas verhinderte, daß das Blut mit der Luft in Berührung kam, indem er es unter Paraffinöl auffing und spontan gerinnen ließ, um dann das klare Serum auszupipettieren; aber auch wenn er diese Kautele nicht beobachtete, d. h. das Blut in Gegenwart von Luft auffing, änderten sich die Werte der Reaktion nicht. Farkas glaubt deshalb, daß die von Höber vorgenommene Defibrinierung auch zum Verluste der Kohlensäure beigetragen hat. Die mehr oder minder kurze Zeit, die zwischen dem Auffangen des Blutes und der Messung verflossen ist, hat keinen Einfluß, wenn sie weniger als 48 Stunden beträgt; aber vom 3. oder 4. Tage ab wird die Reaktion saurer.

Höber II[1]) (Messung der Reaktion des Blutes, 1903). Die neue von Höber verwendete Kette arbeitet mit demselben Kunstgriff, dessen sich schon v. Rhorer, Fränkel und Farkas bedient haben, um das Diffusionspotential auszuschalten; sie ist die folgende:

$$H_2 + CO_2 \mid 0{,}01\,\text{n-HCl} + 0{,}125\,\text{n-NaCl} \mid 0{,}125\,\text{n-NaCl} \mid \text{Blut} \mid H_2 + CO_2 \,.$$

Höber nimmt an, daß das Diffusionspotential unberücksichtigt bleiben kann und wendet die einfache Formel

$$\pi = 0{,}0575 \log \frac{C_H}{x}$$

an, in der $C_H = 0{,}01$ ist und x die Konzentration der $H^\cdot$ im Blute angibt. Die platinierten Platinelektroden werden mit einem konstanten Strom von mit Kohlensäure vermischtem Wasserstoff geladen; aus vorhergegangenen Versuchen folgert Höber, daß die Kohlensäure als einfaches Verdünnungsmittel des Wasserstoffes wirkt und den durch den besonderen Partialdruck des Wasserstoffes selbst bedingten Lösungsdruck auf keinen Fall ändert. — Der von Höber bei diesen Untersuchungen verwendete Apparat ist in Fig. 36 dargestellt und ist im Vergleich mit dem früher von demselben Autor verwendeten sehr verändert; die Dimensionen der Gefäße sind kleiner, da 6 ccm Flüssigkeit schon ausreichend sind. Zuerst wird das

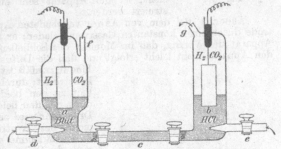

Fig. 36.

Verbindungsstück c, das von den Gefäßen a und b durch Hähne abgesperrt werden kann, mit 0,125 n-NaCl gefüllt und der Überschuß der Lösung nach Schließung der Hähne mit Watte aus a und b herausgetupft; dann werden die Rohransätze an a und b, die durch die Hahnbohrungen mit c kommunizieren können, mit etwas Blut resp. 0,01 n-HCl + 0,125 n-NaCl gefüllt und mit in den betreffenden Flüssigkeiten getränkter Watte so vollgestopft, daß der Einschluß von Luftblasen vermieden wird, und schließlich wird a mit ca. 6 ccm Blut, b mit der Salzsäure-Kochsalzlösung bis zur selben Höhe (!) wie a gefüllt, so daß der Flüssigkeitsstand etwa dem in der Figur angegebenen entspricht. Die Elektroden sind in die Gefäßdeckel eingeschmolzen und diese durch Schliffe genau in die Gefäße eingepaßt[2]). Seitlich in a und b hineinragende, an der Spitze fein ausgezogene und durch Hähne verschließbare Rohrstücke d und e dienen zur Zuleitung des Gases, das, in kleinen Blasen durch die Flüssigkeiten aufsteigend, die Elektroden umgibt, die Luft, die sich anfangs über den Flüssigkeiten befindet, mit der Zeit völlig verdrängt und aus den in den Deckel eingelassenen Röhren f und g entweicht. Das Gas wird mit Schläuchen in ein Wasserbad geleitet, damit nicht Luft von außen in die Gefäße hineingeraten kann. — Um den durch den Durchgang des Gases durch das Blut erzeugten Schaum zu vermeiden, mußte auf letzteren durch die Öffnung f etwas Olivenöl gegossen werden. In einer 10 l haltenden Flasche wurde das Gemisch aus Kohlensäure und Wasserstoffgas bereitet und dann eine Probe davon analysiert. Die mit solchen Gemischen geladenen Konzentrationsketten ergeben schneller (nach ca. 4 Stunden) einen konstanten Wert des Potentials, im Vergleich mit den mit reinem Wasserstoff geladenen.

[1]) R. Höber, Archiv f. d. ges. Physiol. **99**, 572 [1903].
[2]) Leider kann man in der Fig. 36 diese Schliffe nicht sehen.

Der Apparat und die Messungen Höbers sind sehr wichtig, da sie gestatten, die Reaktion des Blutes für jede beliebige Spannung der Kohlensäure zu ersehen. Die hinsichtlich der normalen Kohlensäurespannung des Blutes gefundenen Daten zeigen eine geringere Alkalinität an als die früheren desselben Autors und stimmen mit den Daten von Fränkel und Farkas überein.

Hamburger.[1]) Der von Hamburger verwendete Apparat ist in Fig. 37 dargestellt. Das Elektrodengefäß besteht aus einem U-förmigen Rohr, dessen kürzerer Schenkel dazu

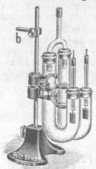

bestimmt ist, die platinierte Platinelektrode durch einen Gummistopfen aufzunehmen, während der längere Schenkel durch einen anderen Gummistopfen mit einem Heberrohr verbunden ist, das im Moment der Messung dieses Gefäß mit einem anderen vollkommen gleichen verbindet, das daneben steht. Um die Elektrode zu laden, wird sie vermittels des Gummistopfens im kurzen Schenkel passend befestigt; dann füllt man das ganze U-förmige Rohr, indem man die zu untersuchende Flüssigkeit durch den offen gebliebenen langen Schenkel eingießt. Nachdem dies geschehen ist, leitet man vermittels einer gekrümmten kleinen Glasröhre Wasserstoff in den kürzeren Schenkel; der Wasserstoff verdrängt die Flüssigkeit, die im längeren Schenkel aufsteigt und der Gasstrom hört auf, wenn die Elektrode ganz vom Gase umgeben bleibt. Infolge der Absorption des Wasserstoffes durch die Elektrode steigt die Flüssigkeit wieder im kurzen Schenkel; wenn sie die Elektrode zu weit überragt, muß noch etwas Wasserstoff eingeleitet werden. Wie man sieht, ist der Apparat sehr einfach und kann leicht selbst konstruiert werden.

Fig. 37.

Asher.[2]) Bei dem von Asher verwendeten Apparat (siehe Fig. 38) wird die Elektrode durch einen konstanten Gasstrom geladen; er hat vor dem ähnlichen Höberschen Apparat den Vorzug, daß im Moment des Schließens ein Übertreten von Flüssigkeit in den Apparat nicht leicht erfolgt und daß die Diffusion besser reguliert wird. Das Verbindungsgefäß ist nach dem Prinzip der Spritzflasche konstruiert; durch Druck tritt die Verbindungsflüssigkeit zu den beiden Spitzen aus, welche die Verbindung mit den beiden Gaselektroden herstellen; an das Druckrohr wird ein Schlauch angebracht, der im Moment des Austretens der Flüssigkeit durch eine Schlauchklemme geschlossen wird. An der Kontaktstelle der Spitze des Verbindungsgefäßes mit der Gaselektrode befindet sich eine besondere Einrichtung zur Erschwerung der Diffusion. Das Endstück der Gaselektrode ist mit einem durchbohrten Kautschukstopfen verschlossen; in diesem Kautschukstopfen steckt unten ein ausgehöhlter Meerschaumkonus. Die Höhlung wird mit derselben Flüssigkeit gefüllt, wie sie in die Gaselektrode selbst kommt. Das zugespitzte Endrohr des Verbindungsgefäßes wird in den oberen Teil der Bohrung des Stopfens gesteckt; auf diese Weise ist eine kontinuierliche Verbindung hergestellt, das ganze System aber geschlossen, so daß es in einen Thermostaten versenkt werden kann.

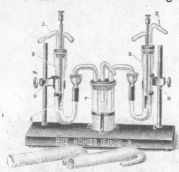

Fig. 38.

Szili.[3]) Die Kette ist ähnlich der von der Mehrzahl der Autoren verwendeten, nämlich:

$$H_2 \mid 0{,}01\,n\text{-HCl} + 0{,}125\,n\text{-NaCl} \mid 0{,}125\,n\text{-NaCl} \mid \text{Serum} \mid H_2 \,.$$

Auf Grund der Berechnungen von Farkas addiert Szili für alle für π gefundenen Werte die Zahl 0,0056 Volt, welche das Diffusionspotential zwischen der HCl und NaCl repräsentiert. Das von Szili verwendete Elektrodengefäß, das nur eine Modifikation des von v. Rhorer, Farkas und Pfaundler verwendeten darstellt, ist vielleicht das beste von allen Elektrodengefäßen, sowohl weil es so leicht zu reinigen ist als wegen des vollkommenen Verschlusses; es ist in Fig. 39 wiedergegeben. „Der Fassungsraum beträgt

[1]) H. J. Hamburger, Osmotischer Druck und Ionenlehre in den medizinischen Wissenschaften 2, 347 [1904].

[2]) L. Asher, Handbuch der physiologischen Methodik, herausgeg. von R. Tigerstedt I. Bd., 2. Abt. **1908**, S. 191.

[3]) A. Szili, Archiv f. d. ges. Physiol. **115**, 32 [1906].

1—3 ccm. Die obere Öffnung wird durch einen gut eingeschliffenen Stöpsel luftdicht verschlossen; die Dichtung sichert die trichterförmige Rinne, welche mit Quecksilber gefüllt wird. In den Glasstöpsel ist der Platindraht eingeschmolzen, der die platinierte Platinplatte trägt und mit seinem oberen Ende in die röhrenförmige Fortsetzung des Glasstöpsels reicht, wo Quecksilber die Verbindung mit den Leitungsdrähten vermittelt. Der Fußteil, der mit dem Innern der Elektrode nicht kommuniziert, ist hohl und mit Quecksilber gefüllt, um die Stabilität der Elektrode zu sichern. Der Seitenast, welcher einerseits zur Einleitung des Wasserstoffes, andererseits zur Aufnahme des die elektrolytische Verbindung mit der anderen Elektrode herstellenden Capillarhebers dient, ist, wenn nicht gemessen wird, in seinem freien Ende mit einem gut eingeschliffenen Glasstöpselchen verschlossen, das übrigens auch durch einen Gummistöpsel ersetzt werden kann. Beim Füllen mit der Flüssigkeit werden beide Stöpsel entfernt, die Flüssigkeit bis zum Überlaufen eingefüllt und die Stöpsel eingesetzt; dann erst wird der Seitenast gefüllt und neuerdings verstöpselt. Es darf im senkrechten Teil der Elektrode nicht die geringste Luftblase bleiben, was übrigens sehr leicht zu erreichen ist. Nun wird in die Rinne Quecksilber gegossen und durch den Seitenast mit Hilfe einer feinen Capillare, die bis auf den Boden der Elektrode eingeführt wird, vorsichtig in langsamer Blasenfolge H eingeleitet, so lange, bis etwa $^2/_3$ der Platinplatte von Wasserstoff umgeben sind. Die durch letzteren verdrängte Flüssigkeit fließt neben der H zuführenden Capillare durch den Seitenast leicht ab, der dann mit der Flüssigkeit bis an sein oberes Ende vollgefüllt und zugestöpselt wird. Die auf diese Weise mit Flüssigkeit und Wasserstoff beschickte Elektrode bleibt dann mindestens 6 Stunden ruhig stehen. Früher erhält man nicht sicher konstante Potentialunterschiede."

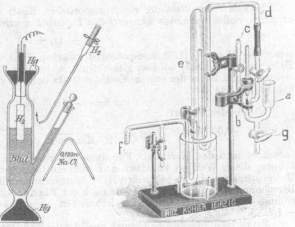

Fig. 39.   Fig. 40.

Michaelis und **Rona.**[1]) Diese Autoren verwenden dieselbe Kette wie **Farkas** und **Szili**, mit dem einzigen Unterschied, daß sie bei der Berechnung das Diffusionspotential gleich 0,0059 setzen statt 0,0056, wie **Farkas** es berechnet hat. Ferner machen sie den für H· in der 0,01 n-HCl + 0,125 n-NaCl-Lösung angenommenen Wert gleich 0,0095 statt 0,01, wie die anderen Autoren angenommen haben; der von **Michaelis** und **Rona** angenommene Wert ist ohne Zweifel genauer. Die Elektrode ist mit den primitivsten Mitteln konstruiert und ungefähr eine Wiederholung der Konstruktion **Hamburgers**. Für minimale Mengen von Flüssigkeiten ist sie brauchbar. Die Verbindung der beiden Elektroden geschieht mittels eines 6 cm langen Gummischlauches, der eine solche Dichtung hat, daß er im offenen Ende des Elektrodengefäßes gut eingeführt werden kann; durch diesen Schlauch führt man einen doppelten Baumwollfaden, der mit der Zwischenflüssigkeit (0,125 n-NaCl) wohl durchtränkt ist.

Wie schon früher bemerkt, haben diese Autoren die interessante Tatsache gefunden, daß die elektromotorische Kraft in kaum 2 Stunden konstant wird, wenn die Elektrode gerade vom Blutserum nur gestreift wird (S. 1549).

c) Dritte Reihe: eine Wasserstoffelektrode gegen eine Kalomelelektrode.

Foà[2]), **Agazzotti**[3]), **Rossi.**[4]) In Fig. 40 ist der von **Foà** verwendete Apparat oder vielmehr nur seine Wasserstoffelektrode dargestellt, während die normale Kalomelelektrode nicht in der Figur zu sehen ist. Die zu untersuchende Flüssigkeit wird in ein U-förmiges Rohr *b g a* gebracht, dessen Kapazität sich auf 1 ccm reduzieren läßt. Im Schenkel *a*

[1]) L. Michaelis u. P. Rona, Biochem. Zeitschr. **18**, 322 [1909].
[2]) C. Foà, Arch. di Fisiol. **3**, 369 [1906].
[3]) A. Agazzotti, Rendiconti R. Accad. dei Lincei **15**, 481 [1906].
[4]) L. Rossi, l. c.

schwimmt direkt die Spitze der Kalomelelektrode; im Schenkel b taucht die Elektrode zur Hälfte in die Flüssigkeit ein. Vermittels des kleinen Hahnes c leitet man reinen Wasserstoff ein, der durch d austritt; nachdem er das über einem mit Wasser gefüllten Gefäß umgekehrt stehende Reagensglas gefüllt hat, geht er durch das Rohr f und strömt in das Wasser eines anderen in der Figur nicht sichtbaren Gefäßes. Wenn alle Luft aus dem System verdrängt und durch Wasserstoff ersetzt ist, schließt man den Hahn c, läßt den Hahn d offen und hebt das Reagensglas e etwas, so daß man den im System enthaltenen Wasserstoff auf den atmosphärischen Druck bringt, was geschehen ist, wenn die Flüssigkeit in den beiden Schenkeln des U-förmigen Rohres $b\,g\,a$ dasselbe Niveau hat. Der Hahn g dient zur Reinigung des Apparates.

Die von Foà für das Blut verwendete Kette ist folgende:

$$\underset{\pi}{H_2} \mid \underset{\pi_1}{Blut \mid 0{,}125\,n\text{-NaCl} + HgCl} \mid \underset{\pi_2}{HgCl + Hg}$$

und für den Harn:

$$\underset{\pi}{H_2} \mid \underset{\pi_1}{Harn \mid 0{,}2\,n\text{-NaCl} + HgCl} \mid \underset{\pi_2}{HgCl + Hg}\;.$$

Nachdem der Wert der elektromotorischen Kraft dieser Kette, den wir mit ε bezeichnen wollen, gefunden ist, wird das Potential π offenbar

$$\pi = \varepsilon - (\pi_1 + \pi_2)$$

sein. Der Wert π_1 (Diffusionspotential zwischen Blut und $0{,}125\,n$-NaCl oder zwischen Harn und $0{,}2\,n$-NaCl) ist fast gleich Null; π_2 ist das Potential der normalen Kalomelelektrode und ist in der ersten Kette $= 0{,}606$ Volt, in der zweiten $= 0{,}600$ Volt. Folglich ist für das Blut:

$$\pi = \varepsilon - 0{,}606 \; \text{Volt}.$$

Mittels der Formel:

$$\pi = \varepsilon - 0{,}606 = 0{,}0577 \log \frac{P\;(\text{Lösungsdruck})}{C_H\;(\text{H}^{\cdot}\text{-Konzentr. der zu untersuchenden Flüssigkeit})}$$

berechnet man den Wert C_H. Für diese Berechnung braucht man nur den Wert P zu kennen; dieser Wert ist konstant und wird ein für allemal durch vorhergehende genaue Untersuchungen, die an bekannten HCl-Lösungen angestellt werden, und durch jedesmalige Berechnung des Diffusionspotentials nach der Planckschen Formel gefunden; den Logarithmus dieses Wertes für den gewöhnlichen atmosphärischen Druck fand Foà gleich $-4{,}7385$.

Mithin ist die allgemeine Formel, nach der die Resultate abgeleitet werden, die folgende:

gemessenes Potential $- 0{,}606 = \varepsilon - 0{,}606 = -0{,}0577\,(4{,}7385 + \log C_{H\,\text{Lösung}})$,

daraus:

$$\log C_{H\,\text{Blut}} = \frac{0{,}606 - \varepsilon}{0{,}0577} - 4{,}7385\;.$$

Für den Harn wird die Formel

$$\log C_{H\,\text{Harn}} = \frac{0{,}600 - \varepsilon}{0{,}0577} - 4{,}7385\;.$$

Rossi[1]), der unter Anwendung derselben Foàschen Methode Messungen an Fieberharnen ausgeführt hat, setzte gewöhnlich, um dem schon von Höber beklagten Übelstand abzuhelfen, d. h. um die beträchtlichen Fehler zu vermeiden, die daraus entstehen können, daß man das Diffusionspotential zwischen Harn und NaCl für Null hielt, dem Harn NaCl in Substanz zu, so daß er das gesamte Chlor auf eine konstante Ziffer brachte.

Henderson.[2]) Die Kette Hendersons besteht aus einer Kalomelelektrode vom Typus: $Hg + HgCl \mid 1\,n$-NaCl $+ HgCl$ und aus einer in das defibrinierte Blut eintauchenden Wasserstoffelektrode. Die Elektrode aus platiniertem Platin wird mit einem Gemisch aus 95 T. Wasserstoff und 5 T. Kohlensäure gesättigt. Dieses Gemisch geht durch das Blut in ununterbrochenem Strom bis zur Sättigung der Elektrode. Die Messungen sind, wie der Autor selbst erklärt, unsicher, nicht nur wegen der Unvollkommenheit der Wasserstoffelektrode, sondern auch wegen der schlechten Bestimmbarkeit der Diffusionspotentiale. Diese Messungen können einen relativen Wert haben und dienten Henderson dazu, den Einfluß der Temperatur auf die Reaktion des Blutes zu bestimmen.

---

[1]) L. Rossi, l. c.
[2]) L. J. Henderson, Americ. Journ. of Physiol. **21**, 440 [1908].

Sörensen.[1]) Sörensen hat die Reaktion von Körperflüssigkeiten nicht gemessen, aber seine Methode ist hier trotzdem anzuführen wegen der besonderen Art, wie er das Diffusionspotential berechnet (Methode Bjerrum).

Die verwendete Kette ist die folgende:

1. Messung:

$$H_2 \mid \text{zu untersuchende Flüssigkeit} \mid 3{,}50\,\text{n-KCl} \mid 0{,}1\,\text{n-KCl} + HgCl \mid HgCl + Hg\,.$$

2. Messung:

$$H_2 \mid \text{zu untersuchende Flüssigkeit} \mid 1{,}75\,\text{n-KCl} \mid 0{,}1\,\text{n-KCl} + HgCl \mid HgCl + Hg\,.$$

Wenn das Diffusionspotential unberücksichtigt bleiben kann, ergeben die beiden Messungen wenig voneinander abweichende Werte; ist dagegen das Diffusionspotential einigermaßen bedeutend, so ist es nach der Bjerrumschen Methode möglich, einen ziemlich genauen Wert abzuleiten, wenn man zu dem bei der ersten Messung angetroffenen Werte die Differenz zwischen dem Wert der ersten Messung und dem der zweiten algebraisch addiert. Diese Methode ist ohne Zweifel sehr dazu geeignet, das Diffusionspotential von Körperflüssigkeiten zu berechnen, da, wie bekannt, dieses Potential auf keine Weise genau berechnet werden kann. Die doppelte Messung wird bei jeder zu untersuchenden Flüssigkeit so ausgeführt, daß man sich stets auf einen hinlänglich korrekten Wert π verlassen kann. Außerdem berechnet Sörensen mit größter Sorgfalt die Dissoziationsgrade der verwendeten sauren Lösungen, um den Wert der bekannten Konzentration der H' mit größerer Genauigkeit festzustellen.

Bei einer ersten Reihe von Versuchen hat Sörensen den Potentialunterschied zu bestimmen gesucht, den eine Kette zeigt, in der die Wasserstoffelektrode in eine normale Wasserstoffionlösung eintaucht. Die Formel

$$\pi = 0{,}0577 \log \frac{P}{C_H}$$

wird in diesem Falle

$$\pi_o = 0{,}0577 \log \frac{P}{1}\,.$$

Nimmt man nun an, daß für eine bestimmte Wasserstoffionenkonzentration

$$C_p = \alpha\, C_{HCl}$$

ist, worin α der Dissoziationsgrad des HCl in der betreffenden Konzentration C_{HCl}, der für den Potentialunterschied gefundene Wert π_p ist, so erhält man für die vorige Formel:

$$\pi_p = 0{,}0577 \log \frac{P}{C_p}\,,$$

mithin:

$$\pi_o - \pi_p = 0{,}0577 \left(\log \frac{P}{1} - \log \frac{P}{C_p} \right) = 0{,}0577 \log C_p\,.$$

Vermittels der vorigen, folgendermaßen umgewandelten Formel:

$$\pi_o = \pi_p + 0{,}0577 \log C_p$$

berechnet man den Wert π_o mit Hilfe einer beliebigen Messung, die mit einer bekannten Wasserstoffionenkonzentration C_p ausgeführt wird. Durch eine Reihe von sehr genauen Messungen fand Sörensen:

$$\pi_o = 0{,}3377\,,$$

mit einem Fehler von wenigen Zehnteln Millivolt, obgleich die Werte in seinem Laboratorium von verschiedenen Experimentierenden und zu verschiedenen Zeiten gemessen worden waren. Die Formel wird also:

$$0{,}3377 = \pi_p + 0{,}0577 \log C_p$$

oder:

$$\frac{0{,}3377 - \pi_p}{0{,}0577} = \log C_p\,.$$

Setzt man $C_p = 10^{-p}$, so erhält man:

$$\log C_p = -p$$

---

[1]) S. P. L. Sörensen, Biochem. Zeitschr. **21**, 153 [1909].

und durch Substitution:

$$\frac{0,3377 - \pi_p}{0,0577} = -p \quad \text{oder} \quad p = \frac{\pi_p - 0,3377}{0,0577}.$$

Der Wert p ist der von dem Autor als **Wasserstoffionenexponent** definierte oder der **Briggsche Logarithmus der absoluten Konzentration der H·** in **Gramm-Äquivalenten mit verändertem Zeichen.**

Löb und Higuchi. [1]) Mit Hilfe der Untersuchungsmethode Sörensens haben in jüngster Zeit Löb und Higuchi die Reaktion des placentaren und retroplacentaren Blutserums und die der Amnionflüssigkeit mit einer normalen Kalomelelektrode gegen eine Wasserstoffelektrode gemessen. Das Diffusionspotential wurde vermittels der Bjerrumschen Methode berechnet, von dem oben die Rede war. Die Kalomelelektrode bestand aus einer normalen 0,1 n-KCl-Lösung. Die Wasserstoffelektrode war die von Luther-Brislee (Zeitschr. f. physikal. Chemie **45**, 222 [1903]) beschriebene, und das Elektrodengefäß war das von Ostwald-Dolezalek (Zeitschr. f. physikal. Chemie **35**, 291 [1901]) beschriebene. Die Elektrode wurde mit einem ununterbrochenen Wasserstoffstrom geladen, der elektrolytisch erhalten und durch zwei Waschflaschen mit alkalischer Pyrogallussäurelösung, eine Wasserflasche mit Wasser, ein mit Watte gefülltes Rohr und schließlich ein U-Rohr mit Chlorcalcium geleitet wurde; der Wasserstoffstrom wurde so lange unterhalten, als die elektromotorische Kraft der Kette nicht konstant blieb (ca. 2 Stunden). Die auf diese Weise erhaltenen Werte zeigen natürlich eine größere Alkalinität als die von den anderen Autoren erhaltenen. Die Autoren meinen jedoch, daß es vorzuziehen sei, vollkommen miteinander vergleichbare, bei gleicher Kohlensäurespannung erhaltene Werte zu haben als die wirklichen physiologischen Werte unter veränderlichem Druck der Kohlensäure. Die Formel, welche die Berechnung der Resultate gestattet, ist, da die Autoren den Wert p Sörensens (oder Wasserstoffexponenten) angenommen haben, die folgende:

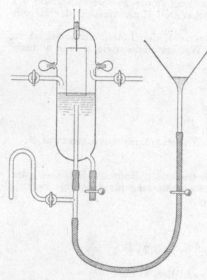

Fig. 41.

Hasselbalchsches Elektrodengefäß.

$$p = \frac{\pi_p - 0,3351}{0,0577}.$$

Die Formel Sörensens war dagegen

$$p = \frac{\pi_p - 0,3377}{0,0577}.$$

Aus Foàs Angaben erhält man durch einfache Berechnung

$$p = \frac{\pi_p - 0,331}{0,0577}.$$

Aus Galeottis [2]) Angaben erhält man

$$p = \frac{\pi_p - 0,382}{0,0577}.$$

Die Ursache der Divergenz der Werte ist wahrscheinlich in der verschiedenen Methode zu suchen, die verwendet wurde, um die Elektrode mit H_2 zu laden; es läßt sich nämlich annehmen, daß der Druck des Gases je nach dem Autor verschieden war.

Hasselbalch. [3]) Neuerdings hat Hasselbalch eine sehr schöne Methode ersonnen, um den **Einfluß der Kohlensäureentfernung aus dem Blut auszuschließen.** Er hat eine Kalomelelektrode gegen eine Wasserstoffelektrode verwendet. Das von ihm benutzte neue Elektrodengefäß findet sich in Fig. 41 abgebildet. Die Kapazität ist ca. 15 ccm, wovon die zu messende Flüssigkeit ca. 7 ccm einnehmen. Die Schliffe werden mit Vaseline geschmiert und mit federnden Klammern zusammengespannt. Vor der ersten Messung wird ca. $1/2$ Stunde lang Wasserstoff durch das leere Elektrodengefäß geleitet und so die Elektrode mit Wasserstoff gesättigt. Durch den Trichter wird die zu messende Flüssigkeit in das mit reinem Wasserstoff gefüllte Elektrodengefäß getan, so daß ein Teil

[1]) W. Löb u. S. Higuchi, Biochem. Zeitschr. **24**, 92 [1910].
[2]) G. Galeotti, Arch. di Fisiol. **1**, 512 [1904].
[3]) K. A. Hasselbalch, Biochem. Zeitschr. **30**, 347 [1910].

des Wasserstoffes durch die Flüssigkeit verdrängt wird und die Elektrode den Flüssigkeitsspiegel eben berührt oder doch nur wenige Millimeter eingetaucht ist. Gleichzeitig wird der Heber mit Flüssigkeit gefüllt und sein Hahn umgedreht.

Um den Diffusionsaustausch der Untersuchungsflüssigkeit mit dem Gasraum zu beschleunigen, werden jetzt mit geschlossenen Hähnen 200—600 Drehungen des Elektrodengefäßes vorgenommen, durch Schaukeln des Gefäßes, das auf dem Stativ befestigt und ganz einfach aus dem Stromkreise entfernt wird und mit der Hand 200—600 mal von der senkrechten Lage in die wagerechte gedreht wird und wieder zurück; die 200—600 Drehungen sind gewöhnlich in 2—6 Minuten beendigt. Die Ablesung des Potentials darf erst geschehen, nachdem die Flüssigkeit von den Seiten des Gefäßes gut heruntergeflossen ist, was bei Blut ungefähr 1 Minute dauert.

Soll zwecks einer neuen Messung die Lösung gewechselt werden, so geschieht dies am besten durch Verdrängung der alten Lösung mittels Wasserstoffes, worauf 2 Portionen der neuen Lösung nacheinander zur Abspülung des Gefäßes und der Elektrode verwendet und immer unter Wasserstoffdruck entfernt werden; das alles geschieht, um Zeit zu ersparen, damit die Elektrode ihre Sättigung mit Wasserstoff nicht verliert. Wenn man die Blutreaktion messen will, muß man mit einer ersten Portion Blut mindestens 600 Drehungen machen; nachdem somit der Gasraum in Gleichgewicht mit dem Untersuchungsblut gebracht ist, können die Messungen mit neuen Portionen desselben Blutes sehr schnell erfolgen, da unter solchen Bedingungen das Potential unverändert bleibt. Der Umstand, daß das Blut durch die Entfernung der Kohlensäure alkalischer wird, wird damit vollständig ausgeschlossen.

d) Kritik der von den Physiologen verwendeten verschiedenen Apparate und Typen von Ketten.

a) Die Reihe, die den Vorzug verdient.

Aus den früher dargelegten Gründen ist die erste Reihe, nämlich die der Sauerstoffelektroden, ganz zu verwerfen. Es handelt sich also noch darum, zu erörtern, ob zwei Wasserstoffelektroden oder eine Wasserstoffelektrode gegenüber einer Normalelektrode vorzuziehen sind. Letztere bietet den bemerkenswerten Vorteil einer großen Konstanz ihrer elektromotorischen Kraft, aber bei Verwendung dieses Systems ist die genaue Kontrolle des Sättigungszustandes der Wasserstoffelektrode nicht leicht; es ergibt sich nämlich aus den übereinstimmenden Versuchen aller Autoren, daß die Kontrolle der Wasserstoffelektroden unerläßlich ist, weil es nicht immer leicht ist, die Sättigung einer Elektrode zu erreichen und einige Elektroden aus zuweilen nicht recht erkennbaren Gründen sich schlecht oder sehr langsam laden. Verwendet man zwei Wasserstoffelektroden, so gelingt es leicht, sie wechselseitig zu kontrollieren, indem man sie in den nämlichen Stromkreis einschaltet. Bei Verwendung der Normalelektrode wird die Kontrolle umständlicher, weil man an derselben zu untersuchenden Flüssigkeit viele Messungen ausführen und jedesmal eine andere Elektrode verwenden muß, um sich auf den gefundenen Wert verlassen zu können, wenn die verschiedenen Messungen dasselbe Resultat ergeben. **Kurz, nach eigenen Erfahrungen, ist die Verwendung von zwei Wasserstoffelektroden vorzuziehen, die oft von neuem platiniert und vor dem Gebrauch nach den schon angegebenen Vorschriften geprüft werden.**

b) Die beste Wasserstoffelektrode.

Das von Szili verwendete Elektrodengefäß verdient den Vorzug vor allen übrigen. Kein anderes Gefäß bietet nämlich bessere Garantien für luftdichten Verschluß und sicheren Ausschluß von Luftblasen; außerdem ist seine Verwendung sehr einfach, und da sein Boden schwer ist (mit Quecksilber gefüllt), so hat es auch den Vorzug großer Stabilität, was bei mit Leitungsdrähten verbundenen Objekten höchst wünschenswert ist. Nur wenn man den speziellen Zweck im Auge hat, die Reaktion bei bestimmten Kohlensäuredrucken zu messen, kann man den zweiten Apparat Höbers oder den Aserschen verwenden; letzterer scheint den Vorzug zu verdienen, weil er leichter auseinanderzunehmen und zu reinigen ist und weil die Diffusion viel besser reguliert ist.

c) Die beste Zwischenflüssigkeit und die beste Lösung mit bekanntem H·-Gehalt.

Wie aus den vorhergehenden Ausführungen zu ersehen ist, war die von den meisten Forschern verwendete Kette die folgende:

H_2 | Körperflüssigkeit | isotonische NaCl-Lösung | isotonische NaCl-Lösung $+$ 0,01 n-HCl | H_2, und diese Kette scheint im allgemeinen die beste zu sein. Beim gegenwärtigen Stand unserer Kenntnisse erscheint es nicht möglich, eine bessere Methode zu ersinnen, um das Diffusionspotential zwischen der Zwischenflüssigkeit und der zu untersuchenden Flüssigkeit auf Null zu reduzieren. Von einem theoretischen Gesichtspunkte aus würde dagegen die Kette

$$H_2 \mid \text{Körperflüssigkeit} \mid \text{isoionische NaCl-Lösung} \mid \text{isoionische NaCl-Lösung} + 0{,}01 \, \text{n-HCl} \mid H_2$$

richtiger erscheinen, da zwischen isoionischen Lösungen mit ungefähr gleicher Beweglichkeit der Kationen und der Anionen das Diffusionspotential auf Null reduziert wird. Wahrscheinlich läßt sich die Bjerrumsche Methode an den Körperflüssigkeiten vortrefflich anwenden, wie schon die Untersuchungen Löb und Higuchis bewiesen haben.

Die bekannten alkalischen Lösungen sind, wie sich aus den speziellen Untersuchungen Farkas' ergibt, wenig brauchbar; deshalb muß man, wie im Schema angegeben ist, eine bekannte Säurelösung (0,01 n-HCl) verwenden. Nun wäre aber, um das Diffusionspotential zu eliminieren, oder vielmehr um es auf Werte zu reduzieren, die eher unberücksichtigt bleiben können, eine noch mehr verdünnte Säurelösung als die gewählte vorzuziehen. Verwendet man z. B. eine 0,001 n-HCl-Lösung (v. Rhorer), so wird das Diffusionspotential auf 0,0003 Volt reduziert. Derartige sehr verdünnte Lösungen sind jedoch sehr instabil und ändern leicht infolge der geringsten Einflüsse ihren Säuretiter; man kann sie also nur dann verwenden, wenn man ganz reines Wasser zür Verfügung hat, die Titration häufig vornimmt resp. die Lösung selbst oft erneuert. Verwendet man die 0,01 n-HCl-Lösung, so muß man das Diffusionspotential beachten, das nicht mehr unberücksichtigt bleiben darf und zum Werte der gefundenen elektromotorischen Kraft zu addieren ist; für den Fall des Blutes (0,01 n-HCl + 0,125 n-NaCl | 0,125 n-NaCl) fand Farkas nach der Planckschen Formel für dieses Potential den Wert 0,0056 Volt, Michaelis und Rona dagegen 0,0059 Volt.

4. Indicatorenmethode.

α) Einleitung.

Die Indicatorenmethode, die sich in den letzten 5 Jahren entwickelt hat, ist von sehr großer Bedeutung, da sie ohne komplizierte Apparate und mit verhältnismäßig einfacher Technik eine genaue Messung der Reaktionen gestattet und folglich sehr bald eines der wichtigsten Hilfsmittel für die Physiologie und die Klinik zu werden verspricht.

Wenn man die historische Entwicklung dieser Methode verfolgt, so wird gleichzeitig Gelegenheit geboten, sie rationell zu erklären.

In Nernsts Laboratorium bestimmte im Jahre 1903 Salesky unter Verwendung der elektrometrischen Methode die Konzentrationen der H·, bei welchen Lackmus und Phenolphthalein ihre Farbe ändern; schon damals war also die einfachste Anwendung der Methode gegeben, die darin besteht, mit verschiedenen Indicatoren eine Flüssigkeit von unbekannter Reaktion zu prüfen, um annähernd zu sagen, zwischen welchen Grenzen sich die Reaktion befindet. Wäre man im Besitze einer sehr großen Zahl von Indicatoren, die einen Umschlagspunkt für die mannigfachsten Reaktionen zeigten, so könnte diese Methode für die endgültige Methode gehalten werden. Man verfügt aber nicht über eine solche unbegrenzte Zahl von Indicatoren und muß sich deshalb nicht nur mit Färbungsänderungen, sondern auch mit einfachen Nuanceänderungen begnügen. Da aber solche Farbentöne unbestimmbar sind und unmöglich mit einem bestimmten Ausdruck bezeichnet werden können, so mußte man stets Standardlösungen von bekannter H·-Konzentration zur Hand haben, welche nach Belieben die gewünschten Nuancen ergaben.

Es ist das große Verdienst Friedenthals[1]), zuerst eine ununterbrochene Indicatorenreihe mit Färbungs- und Nuanceänderungen für jede Konzentration des Wasserstoffions aufgestellt zu haben; ihm und seinem Schüler Salm gebührt das Verdienst, die praktische Basis der Methode gefunden zu haben, indem sie stabile Standardlösungen bereiteten, welche die gewünschten Nuancen nach Belieben zu erzeugen gestatten. Aber trotz dieser Untersuchungen konnte die Methode damals nur bei Flüssigkeiten von einfacher chemischer Zusammensetzung verwendet werden; die Nuancen werden nämlich beträchtlich verändert durch die Anwesenheit von neutralen Salzen und der Eiweißstoffe, durch Trübungen und die eigene Farbe der untersuchten Flüssigkeiten. Infolgedessen konnte

---

[1]) H. Friedenthal, Zeitschr. f. Elektrochemie 8, 113 [1904].

diese Methode bis jetzt nur in sehr wenigen Fällen bei Körperflüssigkeiten Anwendung finden. In dieser Hinsicht ist eine genaue Abschätzung der verschiedenen Indicatoren nötig, um die passendsten auswählen zu können. Eine wichtige Arbeit über dieses Thema hat vor kurzem Sörensen[1]) veröffentlicht; sie kann als die Einleitung zu sehr wichtigen praktischen Anwendungen der Methode selbst betrachtet werden.

β) Beschaffenheit der Indicatoren.

Die Definition, die man in den Handbüchern der chemischen Analyse findet, ist die folgende: „Die Indicatoren sind besondere Farbstoffe, welche die geringste Entfernung von der Neutralitätszone erkennen lassen, weil sie in Gegenwart von Säuren und Basen eine verschiedene Farbe zeigen."

Diese Definition beschränkt jedoch die Zahl der Indicatoren sehr, da unter den erwähnten Bedingungen nur wenige Indicatoren zu finden sind, wie z. B. das Neutralrot, das Naphtholphthalein und die Rosolsäure, die bei fast absoluter Neutralität eine Änderung der Farbe zeigen. Dagegen sind eine ziemlich große Zahl von Farbstoffen bekannt, die in noch weit von der absoluten Neutralität entfernten Reaktionsbereichen die Farbe ändern und ebenfalls den Namen Indicatoren verdienen. Die Indicatoren könnten mithin definiert werden als besondere Farbstoffe, die bei ganz bestimmten, mehr oder weniger von der Neutralität entfernten Reaktionen eine Farbveränderung zeigen. Diese zweite Definition hätte jedoch einen entgegengesetzten Mangel, nämlich den, daß sie die Zahl der Indicatoren sehr vermehren und Farbstoffe umfassen würde, welche diesen Namen gar nicht verdienen, wie verschiedene eigentliche Farbstoffe, z. B. das Crocein, das Bittermandelölgrün, das Echtrot, die bei beträchtlichen Überschüssen des H˙ oder des OH′ die Farbe ändern. Es besteht also keine bestimmte Grenze der Unterscheidung zwischen Indicatoren und Farbstoffen, und man muß schließen, daß der Unterschied ein rein quantitativer ist, oder daß bei den Farbstoffen die für das Eintreten einer Farbveränderung erforderlichen Konzentrationen der OH′ und der H˙ größer sein müssen als bei den echten Indicatoren, die für die Titrimetrie verwendet werden. Nimmt man also eine zwischen den beiden oben angeführten liegende Definition an, so wären die Indicatoren auf eine besondere Weise labile chemische Verbindungen, welche infolge kleiner (nicht nur minimaler) Überschüsse in der Konzentration der H˙ oder der OH′ ihre Färbung ändern. (Eben aus diesem Grunde können diese Stoffe nicht praktisch als „Farbstoffe" verwendet werden [Friedenthal-Salm]).

Welches ist nun die Ursache der Farbenänderung? Zwei Theorien machen sich gegenwärtig den Rang streitig, aber die physikalisch-chemische Theorie (Ostwald) ist die am allgemeinsten angenommene. Nach dieser Theorie waren die Indicatoren schwache Säuren oder schwache Basen, die im nichtdissoziierten Zustand eine andere Farbe als im dissoziierten Zustand haben (Farbe der Ionen); demgemäß ist die Änderung der Farbe durch den Übergang aus dem nichtdissoziierten in den dissoziierten Zustand bedingt, und dies tritt ein, wenn die Säure oder die Base in Salze verwandelt werden, da ja, wie bekannt, die Salze der schwachen Elektrolyte hervorragend dissoziierbar sind. Das Phenolphthalein z. B. wäre eine im nichtdissoziierten Zustand farblose schwache Säure; sein Anion ist dagegen blauviolett gefärbt. Darum erhält man bei Verwendung eines Überschusses an Alkali, wobei sich das betreffende Phenolphthaleinat bilden kann, eine Menge blauviolett gefärbter Anionen. In Gegenwart von stärkeren Säuren kann sich jedoch die Phenolphthaleinsäure nicht dissoziieren; die gefärbten Anionen können sich nicht bilden, und deshalb bleibt die Flüssigkeit farblos.

Nach der anderen Auffassung, Chromophortheorie genannt, soll die Änderung der Farbe durch besondere intramolekulare Umlagerungen bedingt sein; die blauviolette Farbe des Phenolphthaleins z. B. soll nach einigen Autoren durch den Übergang von der

---

[1]) S. P. L. Sörensen, Biochem. Zeitschr. **21**, 131 [1909].

Lactonformel (farblos) zur Chinoidformel (blauviolett) zu erklären sein. Während der Ostwaldschen Theorie eine sehr große Zahl von Tatsachen zugrunde liegt, kann die Chromophortheorie sich bis jetzt nur auf eine geringe Zahl experimenteller Daten stützen.

Die wichtigsten Einwände gegen die Ostwaldsche Lehre sind die folgenden:

Erstens: Wie ist es zu erklären, daß die durch die Indicatoren gebildeten Salze, wie z. B. das Natriumphenolphthaleinat, im trockenen Zustand die Farbe des Anions beibehalten? In diesem Zustand ist eine elektrolytische Dissoziation nicht denkbar, für die ja die Gegenwart von Wasser unerläßlich ist. Man denke aber an die unzähligen Wassereinschlüsse, die in jeder beliebigen krystallinischen Substanz enthalten sind und bei mikroskopischer Untersuchung sichtbar werden — man denke ferner daran, daß wenn die erwähnten Substanzen so fein gemahlen sind, daß alle wässerigen Einschlüsse eliminiert werden, alsdann die Farbe der nichtdissoziierten Substanz zeigen. (Die Pikrinsäure z. B., deren nichtdissoziiertes Molekül farblos und deren Anion gelb gefärbt ist, zeigt, wenn sie trocken ist, eine schwache, gelbliche Farbe; wird sie dagegen sehr fein pulverisiert, so wird sie vollkommen weiß, ohne daß eine Spur der Farbe des Anions zurückbleibt.)

Ein zweiter Einwand besteht in folgendem: Einige Indicatoren ändern ihre Farbe mit einer verhältnismäßig geringen Geschwindigkeit. So z. B. entfärbt sich das Phenolphthalein in Gegenwart eines Überschusses von Alkali allmählich (wahrscheinlich infolge des Einflusses, den das gemeinsame Ion auf den Dissoziationszustand des Phenolphthaleinsalzes ausübt). In ähnlicher Weise verhält sich das Hämatein, das, in einer alkalischen Lösung sich selbst überlassen, rasch 5 oder 6 verschiedene Färbungen annimmt, indem es von einem schönen Rotviolett zu einer gelbrötlichen Endfärbung übergeht. Nun erhebt man den Einwand, es sei unfaßbar, daß die Reaktionen zwischen Ionen mit so geringen Geschwindigkeiten erfolgen. Auch dieser Einwand hat keine Berechtigung, weil es unzählige Reaktionen gibt, namentlich im Bereich der zwischen sehr schwachen Elektrolyten eintretenden, die mit sehr geringen Geschwindigkeiten verlaufen.

Ein dritter Einwand ist der, daß nach der Ostwaldschen Theorie die bei hohen Konzentrationen der $H^{\cdot}$ oder der OH' eintretenden Farbänderungen nicht zu erklären seien. Andererseits ist die Deutung dafür nicht leicht, daß saure und basische Indicatoren infolge derselben Reaktion eine Farbänderung erleiden können, da man erwarten sollte, daß die Säuren sich in der alkalischen und die Basen in der sauren Zone in Salze umwandeln müßten; man findet aber zahlreiche saure Indicatoren, die eine Farbänderung in der sauren Zone zeigen (Methylorange), und basische Indicatoren, die sie in der alkalischen Zone zeigen. Auch diese Einwände haben keinen Wert, wie aus folgender einfacher Überlegung leicht zu ersehen ist. Wendet man das Ostwaldsche Verdünnungsgesetz bei den schwachen Säuren an, so erhält man die Formel:

Wasserstoffion · Anion = Dissoziationskonstante der Säure · nichtdissoziierte Säure

oder:

$$ H^{\cdot} \cdot A' = K_a \cdot HA $$

oder

$$ H^{\cdot} = K_a \cdot \frac{HA}{A'} . \qquad\qquad (I) $$

Und wenn man dasselbe Gesetz bei einer schwachen Base anwendet, so erhält man:

Hydroxylion · Kation = Dissoziationskonstante der Base · nichtdissoziierte Base

oder:

$$ OH' \cdot M^{\cdot} = K_b \cdot MOH . $$

Wenn man dann für OH den der·Formel:

$$ H^{\cdot} \cdot OH' = 1 \cdot 10^{-14} $$

entnommenen Wert einsetzt (um die Berechnung zu vereinfachen, nimmt man für die Konstante des Wassers den Wert $1 \cdot 10^{-14}$, welcher der Temperatur 26° C entspricht), so erhält man nun:

$$ \frac{1 \cdot 10^{-14}}{H^{\cdot}} \cdot M^{\cdot} = K_b \cdot MOH $$

oder:

$$ H^{\cdot} = \frac{1 \cdot 10^{-14}}{K_b} \cdot \frac{M^{\cdot}}{MOH} . \qquad\qquad (II) $$

Nimmt man jetzt an, daß der Umschlagspunkt dem Punkt entspricht, an welchem das Ion, nachdem es sich zur Salzbildung freigemacht hat, eine 100 mal geringere Konzentration als die der Säure oder der nichtdissoziierten Base erreicht hat, so erhält man:

$$\frac{HA}{A'} = \frac{100}{1} = 10^2 \; ; \qquad \frac{M^{\cdot}}{MOH} = \frac{1}{100} = 10^{-2} \; .$$

Setzt man diese Werte in die Formeln (I) und (II) ein, so erhält man:

$$H^{\cdot} = K_a \cdot 10^2 \quad \text{und} \quad H^{\cdot} = \frac{1 \cdot 10^{-14}}{K_b} \cdot 10^{-2} = \frac{10^{-16}}{K_b}$$

oder:

$$H^{\cdot} = K_a \cdot 10^2 = \frac{10^{-16}}{K_b} \; . \tag{III}$$

Aus dieser Formel läßt sich also leicht berechnen, welches die Dissoziationskonstanten eines sauren und eines basischen Indicators sind, wenn beide bei derselben H-Konzentration die Farbe ändern. Es bleibt also nur übrig, bestimmte Werte für die H-Konzentration festzusetzen und die Dissoziationskonstante nach der Formel (III) zu berechnen. Auf diese Weise ist die folgende Tabelle zusammengestellt worden.

Umschlagspunkt bei der $H^{\cdot}$-Konzentration	Dissoziationskonstante des sauren Indicators	Dissoziationskonstante des basischen Indicators
10^{-2}	10^{-4}	10^{-14}
10^{-3}	10^{-5}	10^{-13}
10^{-4}	10^{-6}	10^{-12}
10^{-5}	10^{-7}	10^{-11}
10^{-6}	10^{-8}	10^{-10}
10^{-7}	10^{-9}	10^{-9}
10^{-8}	10^{-10}	10^{-8}
10^{-9}	10^{-11}	10^{-7}
10^{-10}	10^{-12}	10^{-6}
10^{-11}	10^{-13}	10^{-5}
10^{-12}	10^{-14}	10^{-4}
10^{-13}	10^{-15}	10^{-3}

Nun ist es sehr leicht, die obigen Einwände zu widerlegen. Vor allem ist es vollkommen richtig, daß zwei Indicatoren, von denen der eine eine Base und der andere eine Säure ist, den Umschlagspunkt bei derselben Reaktion haben können. Z. B. in der Neutralitätszone haben die Indicatoren ihren Umschlagspunkt, deren Dissoziationskonstante von der Ordnung 10^{-9} ist, mögen sie nun Basen oder Säuren sein. Ferner lassen sich die Umschlagspunkte bei den geringsten und höchsten Konzentrationen der $H^{\cdot}$ vollkommen erklären: bei den geringsten Konzentrationen der $H^{\cdot}$ zeigen nämlich die ziemlich starken basischen und die sehr schwachen sauren Indicatoren den Umschlagspunkt; bei den höchsten Konzentrationen der $H^{\cdot}$ zeigen den Umschlagspunkt die ziemlich starken sauren und die sehr schwachen basischen Indicatoren.

(Wenn man eine exakte Tabelle auf Grund einer genauen Definition des Verhältnisses $\frac{HA}{A'}$ oder $\frac{M^{\cdot}}{MOH}$ zusammenstellte, so könnte diese Tabelle zu einer annähernden Bestimmung der Dissoziationskonstante der Indicatoren dienen. Aus der grob aufgestellten vorhergehenden Tabelle läßt sich z. B. entnehmen, daß das Phenolphthalein, das seinen Umschlagspunkt bei $H^{\cdot} = 10^{-10}$ hat, eine sehr schwache Säure mit einer Dissoziationskonstante von dem Wert 10^{-12} ist, was vollständig mit den in der Literatur verzeichneten Daten übereinstimmt.)

Ein letzter Einwand gegen die Ostwaldsche Lehre ist neuerdings von Friedenthal[1] gemacht worden: Da die Neutralsalze Verschiebungen des Umschlagpunktes der Indicatoren herbeiführen, müßte dies bedeuten, daß die Indicatoren nicht in allen Fällen in ihrer Färbung von dem H-Ionengehalt der Lösung abhängen. Auch dieser Einwand kann leicht widerlegt werden: Die Neutralsalze (siehe später) beeinflussen wahrscheinlich die Dielektrizitätskonstante des Lösungsmittels und damit auch die Dissoziationskonstante der Indicatoren.

---

[1] H. Friedenthal, in Abderhaldens Handbuch der biochem. Arbeitsmethoden, Bd. 1, 540 [1910].

99

Neuberg.

Wenn die Farbenumschlagspunkte nicht reversibel sind, so muß man annehmen, daß ein tiefgehender chemischer Angriff mit Zersetzung des Farbstoffes stattgefunden hat; auf diesen Fall kann offenbar die Ostwaldsche Theorie nicht angewendet werden.

Betrachtet man endlich den Fall der Indicatoren, die mehr als einen Umschlagspunkt zeigen (wie z. B. das Hämatein), so sieht man, daß es nicht so leicht ist, das Vorhandensein so vieler chromophoren Gruppen anzunehmen, die sich zersetzen und wieder zusammensetzen, und es ist wohl richtiger, an Säuren oder mehrwertige Basen zu denken, die verschiedene Farben für die Ionen von verschiedener Wertigkeit haben.

γ) Veränderungen der Färbung und der Nuancen der verschiedenen Indicatoren bei den verschiedenen Wasserstoffionenkonzentrationen.

In der folgenden Tabelle von Salm sind die Farben von zehn verschiedenen Indicatoren für alle möglichen Reaktionsreihen von $H^{\cdot} = 2\,n$ bis zu $H^{\cdot} = 5 \cdot 10^{-15}$ angegeben; die dicken Linien bezeichnen die verwendbare Zone, für welche die Lösung des betreffenden Indicators benutzt werden kann, da sie eben in dieser Zone Farbänderungen zeigt; diese Linien bilden eine ununterbrochene gezackte Linie, die alle möglichen Reaktionen ausfüllt und also zeigt, daß es mit den zehn in der Tabelle angegebenen Indicatoren möglich ist, die verschiedensten Reaktionen zu bestimmen. Salm bereitete die Lösungen der Indicatoren, indem er reine Grüblersche Stoffe verwendete und durchschnittlich $^1/_{100}$ Mol. in 1 l Wasser resp. Wasser und Alkohol auflöste. Diese Lösungen werden in braunen Tropfflaschen aufbewahrt.

Sörensen[1] hat in dieser Hinsicht sehr genaue und vollständige Untersuchungen ausgeführt, namentlich was die Indicatoren der Azogruppe (Wasserstoffexponent = 1,2—5,7) betrifft: Er hat viele Indicatoren dieser Gruppe studiert, von denen er die meisten selbst herstellte: das Ergebnis dieser mühevollen Untersuchungen war die Auswahl von zehn Indicatoren der Azogruppe, welche die besten Vertreter der ganzen Reihe sind. Die Tabelle von Sörensen ist nach den Arbeiten von Sörensen selbst zusammengestellt in der Hoffnung, daß sie von großem Nutzen sein wird, da sie auch alle Angaben betreffs Bereitung der Lösungen, Einfluß der neutralen Salze, der Proteine usw. enthält (siehe Tab. 53). Wegen der Einzelheiten sei auf die Originalarbeit verwiesen, die jeder studieren muß, der die Indicatorenmethode anwenden will. Der vollständigste Teil dieser Tabelle ist natürlich derjenige, welcher die Indicatoren der Azogruppe betrifft, weil die zehn gewählten Indicatoren allen Anforderungen entsprochen haben; es wäre zu wünschen, daß auch die anderen Gruppen ebenso eingehend behandelt würden.

In jüngster Zeit haben Sörensen und Palitzsch[2] einen neuen Indicator hergestellt, das α-Naphtholphthalein, das sehr wertvoll ist, weil es in der Nähe des Nullpunktes, einer für physiologische Untersuchungen sehr wichtigen Zone, ausgezeichnete Nuancen ergibt. Es ist verwendbar vom Wasserstoffexponenten 7,26 bis zum Wasserstoffexponenten 8,68. Wie die beiden anderen Phthaleine (Phenol- und Thymolphthalein) ergibt es beträchtliche Fehler in Gegenwart von bedeutenden Mengen von Proteinen, während es in Gegenwart ihrer Spaltungsprodukte gut verwendbar ist.

δ) Standardlösungen mit bekannter Reaktion.

Sowohl Salm[3] als Michaelis[4] und Sörensen[5] haben spezielle Standardlösungen vorgeschlagen.

[1] S. P. L. Sörensen, Biochem. Zeitschr. **21**, 221—255 [1909].
[2] S. P. L. Sörensen u. S. Palitzsch, Biochem. Zeitschr. **24**, 381 [1910].
[3] E. Salm, Zeitschr. f. physikal. Chemie **57**, 471 [1906].
[4] L. Michaelis, in Abderhaldens Handbuch der biochem. Arbeitsmethoden, Bd. 3, II, 1337 [1910].
[5] S. P. L. Sörensen, Biochem. Zeitschr. **21**, 167 ff. [1909].

Tabelle 52. Tabelle von Salm zu Reaktionsmessungen.

Indicator	A $=2\,n$	B $=1\,n$	1 $H'=10^{-1}n$	2 $H'=10^{-2}n$	3 $H'=10^{-3}n$	4 $H'=10^{-4}n$	5 $H'=10^{-5}n$	6 $H'=10^{-6}n$	7 $H'=10^{-7}n$	8 $H'=10^{-8}n$	9 $H'=10^{-9}n$	10 $H'=10^{-10}n$	11 $H'=10^{-11}n$	12 $H'=10^{-12}n$	13 $H'=10^{-13}n$	14 $H'=10^{-14}n$	15 $H'=10^{-15}n$
1. Mauvein	gelb	grün	grün-blau	blau	violett	violett	violett	violett	violett	violett	violett	violett	violett	violett	violett	violett rot	gelb-rot
2. Kongorot	blau	blau	blau	blau	blau	violett	scharlach	scharlach	scharlach	scharlach	scharlach	scharlach	scharlach	scharlach	scharlach	scharlach	scharlach
3. Alizarinsulfosaures Natrium	gelb-grün	gelb-grün	gelb-grün	gelb-grün	gelb-grün	gelb-grün	braun	rot	rot	rot	rot	rot	lila	violett	violett	violett	violett
4. Rosolsäure	gelb	gelb	gelb	gelb	hell-bräunlich	hell-bräunlich	hell-bräunlich	hell-bräunlich	rosa	rot	rot	rot	rot	rot	rot	rot langsam heller	rot schnell farblos
5. Phenolphthalein	farblos	farblos	farblos	farblos	farblos	farblos	farblos	farblos	farblos	rosa	rot	rot	rot	rot	rot	rot, schnell farblos	rot einfallend, gleich darauf farblos
6. α-Naphtholbenzoin	bräunlich gelb	bräunlich gelb	bräunlich gelb	bräunlich gelb	bräunlich gelb	bräunlich gelb	bräunlich gelb	bräunlich gelb	bräunlich gelb	bräunlich gelb	bräunlich gelb	grün	grün-blau	grün-blau	grün-blau	grün-blau	grün-blau
7. Tropäolin O	gelb	gelb	gelb	gelb	gelb	gelb	grün-gelb	grün-gelb	grün-gelb	grün-gelb	grün-gelb	grün-gelb	grün-gelb	orange	rot-orange	rot-orange	rot-orange
8. Trinitrobenzol	farblos	farblos	farblos	farblos	farblos	farblos	farblos	farblos	farblos	farblos	farblos	farblos	farblos	farblos	orange	rot-orange	fast farblos
9. Benzopurpurin	blau-violett	blau-violett	violett	violett	rot-violett	rosa	gelb, Stich rot	gelb, Stich rot	gelb, Stich rot	gelb, Stich rot	gelb, Stich rot	gelb, Stich rot	gelb, Stich rot	gelb, Stich rot	gelb, Stich rot	rosa	rosa
10. Safranin	blau	lila	rosenrot	rosenrot	rosenrot	rosenrot	rosenrot	rosenrot	rosenrot	rosenrot	rosenrot	rosenrot	rosenrot	rosenrot	rosenrot	rosenrot	violett

a) Standardlösungen von Salm.

Salm hat zur Kontrolle die folgenden Lösungen verwendet, die mit der elektrometrischen Methode genau geeicht wurden:

Zusammensetzung	Gemessene H˙-Konzentration
0,001 n-HCl	$1,1 \cdot 10^{-3}$
0,0001 n-HCl	$1,0 \cdot 10^{-4}$
0,1 n-NaH$_2$PO$_4$	$9,3 \cdot 10^{-6}$
850 ccm 0,1 n-NaH$_2$PO$_4$ + 150 ccm 0,1 n-Na$_2$HPO$_4$	$3,7 \cdot 10^{-7}$
450 „ 0,1 n-NaH$_2$PO$_4$ + 550 „ 0,1 n-Na$_2$HPO$_4$	$1,5 \cdot 10^{-7}$
350 „ 0,1 n-NaH$_2$PO$_4$ + 350 „ 0,1 n-Na$_2$HPO$_4$	$1,0 \cdot 10^{-8}$
0,1 n-Na$_2$HPO$_4$	$1,3 \cdot 10^{-8}$
970 ccm 0,1 n-Na$_2$HPO$_4$ + 30 ccm 0,1 n-Na$_3$PO$_4$	$9,8 \cdot 10^{-11}$
860 „ 0,1 n-Na$_2$HPO$_4$ + 140 „ 0,1 n-Na$_3$PO$_4$	$1,3 \cdot 10^{-11}$
0,0102 n-KOH	$1,2 \cdot 10^{-12}$
0,104 n-KOH	$1,3 \cdot 10^{-13}$
1,38 n-KOH	$2,0 \cdot 10^{-14}$
6,8 n-KOH	$5,1 \cdot 10^{-15}$

Die 0,1 n-NaH$_2$PO$_4$-Lösung wird hergestellt, indem man 4,60 g NaH$_2$PO$_4$ + H$_2$O (= $^1/_{30}$ Mol) in 1 l Wasser auflöst, die Na$_2$HPO$_4$, indem man 11,943 g Na$_2$HPO$_4$ + 12 H$_2$O (= $^1/_{30}$ Mol) in 1 l Wasser auflöst, und die Na$_3$PO$_4$, indem man 12,67 g Na$_3$PO$_4$ + 12 H$_2$O (= $^1/_{30}$ Mol) in 1 l auflöst. Portionen von schon verwitterten Salzen sind auszuscheiden, da sie weniger Krystallwasser enthalten. Zur Bereitung derartiger Lösungen ist vielleicht die Methode von Michaelis[1]) vorzuziehen: einer x normalen Lösung von reiner Phosphorsäure (durch Wägung, nicht durch Titration herzustellen; man kann auch die von Kahlbaum hergestellte Lösung benutzen) sind x, $2x$ und $3x$ Molen NaOH hinzuzusetzen, indem man verdünnt, um die betreffenden drei dezinormalen Lösungen zu erhalten.

Die Lösungen Salms, die für das Reaktionsgebiet 10^{-5} bis 10^{-8} (Gemische des primären und sekundären Phosphates) ausgezeichnet brauchbar sind, sind ganz unzureichend und instabil für die anderen Reaktionsgebiete.

b) Standardlösungen von Michaelis[1]).

Michaelis schlägt folgende Standardlösungen vor, die nach der fortschreitenden Alkalinität geordnet sind.

Der Autor hat sie vermittels der folgenden angenäherten Formeln berechnet: der H˙-Gehalt der Essigsäurelösung mittels der Formel

$$[\text{H}˙] = \sqrt{1,8 \cdot 10^{-5} \cdot \text{Konzentration der Essigsäure,}}$$

der der Ammoniaklösungen mittels der (für die Temperatur von 20° gültigen) Formel

$$[\text{OH}'] = \frac{0,76 \cdot 10^{-14}}{[\text{H}˙]} = \sqrt{1,8 \cdot 10^{-5} \cdot \text{Konzentration des Ammoniaks,}}$$

und der der gemischten Lösungen von Essigsäure und Natriumacetat oder von Ammoniak und Ammoniumchlorid, oder von (saurem) Natriummonophosphat mit Natriumbisphosphat mittels der allgemeinen Formel (siehe S. 1526)

$$[\text{H}˙] = \frac{\text{Dissoziationskonstante der Säure}}{\text{Dissoziationsgrad des Salzes}} \cdot \frac{\text{Konzentration der Säure}}{\text{Konzentration des Salzes}}$$

resp. $$[\text{OH}'] = \frac{0,76 \cdot 10^{-14}}{[\text{H}˙]} = \frac{\text{Dissoziationskonstante der Base}}{\text{Dissoziationsgrad des Salzes}} \cdot \frac{\text{Konzentration der Base}}{\text{Konzentration des Salzes}}.$$

Für die HCl- und NaOH-Lösungen wird der H˙-Gehalt durch Berechnung unter Berücksichtigung der betreffenden Dissoziationsgrade gefunden. Mit α ist der Dissoziationsgrad einer x-normalen Lösung des betreffenden Salzes bezeichnet.

---

[1]) L. Michaelis, in Abderhaldens Handbuch der biochem. Arbeitsmethoden, Bd. 3, II, 1337 [1910].

Tropfenzahl (Tr.)	Bezeichnung / Herkunft	Lösung / Konzentration	Empfindlichkeit	Bemerkungen
Starke Lösung … Tr. / Schwache Lösung 10—4 Tr.	Methylviolett (6 B extra) Handelsware	Starke Lösung: 0,5 g in 1 Lit. Wasser / Schwache Lösung: 0,1 g in 1 Lit. Wasser	sehr empfindlich	Ändert sich besonders sehr sauren Lösungen
Starke Lösung … Tr. / Schwache Lösung 10—4 Tr.	Grübler, Leipzig	Starke Lösung: 0,5 g in 1 Lit. Wasser / Schwache Lösung: 0,1 g in 1 Lit. Wasser	sehr empfindlich	Ändert sich besonders sehr sauren Lösungen
15—6 Tr.	Rohmaterial von Meister Lucius	3mal aus 80proz. Alkohol umkrystallisiert. 0,1 g gelöst in 10 ccm n-HCl + 500 ccm Alkohol + 490 ccm Wasser	—	Farbstärke nimmt ab, w… der Farbstoff ausflockt
5—3 Tr.	K-Salz Tropeolin 00 Handelsware	3mal aus Wasser umkrystallisiert 0,1 g in 1 Liter Wasser	—	—
5—3 Tr.	Na-Salz Metaningelb extra Handelsware	3mal aus Wasser umkrystallisiert 0,1 g in 1 Liter Wasser	—	—
10—5 Tr.	Sörensens Darstellung	0,2 g in 10 ccm 0,1 n HCl + 500 ccm Alkohol + 490 ccm Wasser	—	Farbstärke nimmt ab, w… der Farbstoff ausflockt
6—3 Tr.	K-Salz. Sörensens Darstellung	0,1 g in 1 Liter Wasser	—	—
5—3 Tr.	Sörensens Darstellung	0,1 g in 1 Liter Wasser	—	—
10—5 Tr.	Handelsware	2mal aus absolutem Alkohol umkrystallisiert. 0,1 g in 1 ccm $^1/_{10}$ n-HCl + 800 ccm Alkohol + 199 ccm Wasser	—	Farbstärke nimmt ab, w… der Farbstoff ausflockt
5—3 Tr.	Na-Salz Tropeolin 0 Methylorange	Handelsware 3mal aus H_2O umkrystallisiert. 0,1 g in 1 Liter Wasser	—	—
20—10 Tr.	Sörensens Darstellung	0,1 g in 4 ccm $^1/_{10}$ n-HCl + 600 ccm Alkohol + 396 ccm Wasser	—	Farbstärke nimmt ab, w… der Farbstoff ausflockt
12—8 Tr.	Na-Salz. Sörensens Darstellung	0,1 g in 600 ccm Alkohol + 400 ccm Wasser	—	—
20—3 Tr.	Merck, Darmstadt	0,4 g in 60 ccm Alkohol + 940 ccm Wasser	—	—
20—10 Tr.	L. Cassella, Frankfurt a/M.	0,1 g in 500 ccm Alkohol + 500 ccm Wasser	empfindlich (nach Michaelis)	—
15—6 Tr.	Handelsware	0,4 g in 400 ccm Alkohol + 600 ccm Wasser	—	—
10—4 Tr.	Tropeolin 000 Grübler, Leipzig	0,1 g in 1 Liter Wasser	—	—
20—3 Tr.	Handelsware	0,5 g in 500 ccm Alkohol + 500 ccm Wasser	—	Entfärbt sich besonders sehr alkalischen Lösun…
10—8 Tr.	Grübler, Leipzig	0,4 g in 500 ccm Alkohol + 500 ccm Wasser	—	—
10—5 Tr.	Na-Salz Alizaringelb R Grübler, Leipzig	0,1 g in 1 Liter Wasser	—	—

Tabelle 54.

HCl-Säure 20°		Essigsäure von 0° bis 50°		Essigsäure + Na-Acetat		Primäres und sekundäres Na-Phosphat 18°	
Nor-malität	[H']	Normalität	[H']	$\dfrac{x\text{-norm.Essigsäure}}{x\text{-norm.Na-Acetat}}$	$[\text{H'}]\times\alpha$	$\dfrac{x\text{-norm. prim. Phosphat}}{x\text{-norm. sek. Phosphat}}$	$[\text{H'}]\times\alpha$
1,0	$0,78\cdot10^{0}$	1,0	$0,42\cdot10^{-2}$	32	$5,76\cdot10^{-4}$	32	$0,64\cdot10^{-5}$
0,1	$0,91\cdot10^{-1}$	0,1	$0,13\cdot10^{-2}$	16	$2,88\cdot10^{-4}$	16	$0,32\cdot10^{-5}$
0,01	$0,96\cdot10^{-2}$	0,01	$0,42\cdot10^{-3}$	8	$1,44\cdot10^{-4}$	8	$0,16\cdot10^{-5}$
0,001	$0,98\cdot10^{-3}$	0,001	$0,13\cdot10^{-3}$	4	$0,72\cdot10^{-4}$	4	$0,80\cdot10^{-6}$
				2	$0,36\cdot10^{-4}$	2	$0,40\cdot10^{-6}$
				1	$1,80\cdot10^{-5}$	1	$0,20\cdot10^{-6}$
				0,5	$0,90\cdot10^{-5}$	0,5	$1,0\cdot10^{-7}$
				0,25	$0,45\cdot10^{-5}$	0,25	$0,50\cdot10^{-7}$
				0,125	$0,22\cdot10^{-5}$	0,125	$0,25\cdot10^{-7}$
				0,0625	$0,11\cdot10^{-5}$	0,0625	$0,12\cdot10^{-7}$
				0,03125	$0,56\cdot10^{-6}$	0,0312	$0,61\cdot10^{-8}$
				0,01562	$0,28\cdot10^{-6}$		

Ammoniak + Chlorammonium 18°		Ammoniak 20°		Natronlauge 20°	
$\dfrac{\text{Chlorammonium } x\text{-norm.}}{\text{Ammoniak } x\text{-norm.}}$	$[\text{H'}]\times\alpha$	Normalität	[H']	Normalität	[H']
32	$1,02\cdot10^{-8}$	1,0	$1,8\cdot10^{-12}$	1,0	$0,99\cdot10^{-14}$
16	$0,51\cdot10^{-8}$	0,1	$0,57\cdot10^{-11}$	0,1	$0,854\cdot10^{-13}$
8	$0,26\cdot10^{-8}$	0,01	$1,8\cdot10^{-11}$	0,01	$0,800\cdot10^{-12}$
4	$0,13\cdot10^{-8}$	0,001	$0,57\cdot10^{-10}$	0,001	$0,776\cdot10^{-11}$
2	$0,64\cdot10^{-9}$				
1	$0,32\cdot10^{-9}$				
0,5	$0,16\cdot10^{-9}$				
0,25	$0,80\cdot10^{-10}$				
0,125	$0,40\cdot10^{-10}$				
0,0625	$0,20\cdot10^{-10}$				
0,0312	$1,0\cdot10^{-11}$				

Die wichtigste Verwendung, welche diese Lösungen nach Michaelis finden sollen, ist die, beliebigen Körperflüssigkeiten eine bestimmte Reaktion zu verleihen; wir glauben, daß die Lösungen diesem Zweck durchaus entsprechen, da eine große Genauigkeit nicht von Wichtigkeit ist. Für die Anwendung bei der Indicatorenmethode ist dagegen eine genauere Definition wünschenswert, und die von Michaelis vorgeschlagenen, nach angenäherten Formeln berechneten Lösungen können nicht immer wünschenswerter Genauigkeit entsprechen. Wir ziehen deshalb die folgenden experimentell geeichten Lösungen Sörensens vor.

c) Standardlösungen von Sörensen[1]).

Wir glauben, daß die von Sörensen vorgeschlagenen Standardlösungen, obgleich sie von komplizierterer Zusammensetzung als die vorigen sind, vor allen den Vorzug verdienen, nicht nur weil sie eine große Stabilität besitzen und so zusammengestellt sind, daß sie bei bequemen Mischungen einer beliebigen gewünschten Reaktion entsprechen, sondern auch weil die ihren Gehalt bestimmenden elektrometrischen Messungen sehr genau sind und es vermittels

---

[1]) S. P. L. Sörensen, Biochem. Zeitschr. 21, 167 u. ff. [1909].

der folgenden graphischen Darstellung möglich ist, aus den Kurven die Reaktion eines jeden Gemisches zu ersehen[1]).

Die verschiedenen Lösungen müssen mit ganz reinem, keine Kohlensäure enthaltendem destillierten Wasser (in Gefäßen aus verzinntem Kupfer gekochtem oder 12—18 Std. mit einem Strom von durch NaOH-Lösung gewaschene Luft behandeltem destillierten Wasser) bereitet werden. Es ist ratsam, jedesmal eine große Menge dieses destillierten Wassers (4—6 l für jede Lösung) herzustellen und die betreffenden Lösungen in großen Wulffschen Flaschen unter Beobachtung aller Kautelen (Abspülflaschen mit NaOH usw.) aufzubewahren, um den Eintritt der CO_2 in die Flaschen zu verhindern.

Erste Lösung: 0,1 n-HCl. Sie wird durch Verdünnung aus einer normalen HCl-Lösung bereitet, die man herstellt, indem man das Natriumoxalat als Urtitersubstanz verwendet.

Zweite Lösung: 0,1 n-NaOH. Sie wird durch Verdünnung aus einer mit der vorigen Lösung titrierten Flüssigkeit bereitet. Die Lauge muß von Carbonaten mittels der folgenden einfachen Methode befreit werden: 250 g Kahlbaumsches NaOH werden in 300 ccm Wasser in einem engen, mit einem Glasstöpsel versehenen Zylinder aufgelöst; nach zwei Tagen trennt sich die Flüssigkeit von dem ausgefällten Carbonat, das in einer so stark konzentrierten Lösung durch den Einfluß des gemeinsamen Ions unlöslich wird.

Dritte Lösung: 0,1 n-Glykokoll + 0,1 n-NaCl. 7,505 g Kahlbaumsches Glykokoll + 5,85 g ganz reines NaCl werden mit Wasser auf 1 l Lösung in einen Meßkolben gebracht.

Vierte Lösung: $^1/_{15}$ Mol. primäres Kaliumphosphat (9,078 g KH_2PO_4) Kahlbaum in 1 l wässeriger Lösung. (Das Salz muß eine klare Lösung ergeben und darf weder Sulfate noch Chloride enthalten; 24 Stunden im Trockenschranke bei 100° unter einem Druck von 20—30 mm getrocknet, darf es im Maximum 0,1% seines Gewichtes verlieren; bei dem folgenden Glühen im Platinschmelztiegel muß der Gewichtsverlust 13,23 ± 0,1% betragen. Das Kahlbaumsche Salz entspricht meistens diesen Anforderungen vollkommen.)

Fünfte Lösung: $^1/_{15}$ Mol. sekundäres Natriumphosphat (11,876 g Na_2HPO_4, 2 H_2O) in 1 l wässeriger Lösung. (Dieses Salz hat dem mit 7 Mol. und mit 12 Mol. Wasser gegenüber den Vorzug, daß es an der Luft nicht verwittert. Um es zu bereiten, verfährt man auf folgende Weise: Das gewöhnliche sekundäre Natriumphosphat mit 12 Mol. Wasser läßt man auf großen Papierbogen zergehen und an der Luft verwittern, indem man es gegen Staub schützt; spätestens nach ein paar Wochen kann man sicher sein, daß die Verwitterung vollständig eingetreten ist. Das so bereitete Salz muß eine klare Lösung ergeben und darf weder Chloride noch Sulfate enthalten; 24 Stunden bei 100° unter einem Druck von 20 bis 30 mm getrocknet und nachher vorsichtig calciniert, muß es 25,28 ± 0,1% an Gewicht verlieren.)

Vor kurzem hat Sörensen[2]) erkannt, daß das den obenerwähnten Merkmalen entsprechende sekundäre Natriumphosphat durchaus nicht rein ist, da es kleine Mengen von primärem Natriumphosphat enthält. Das sekundäre Phosphat kann leicht gereinigt werden, indem man es zwei oder dreimal aus reinem Wasser umkrystallisiert und dann auf die erwähnte Weise an der Luft verwittern läßt. Während die Lösung des sekundären Phosphates, wie sie zuerst hergestellt war, kaum eine leichte Rosafärbung mit Phenolphthalein ergab, nimmt die Lösung des reinen Salzes unter denselben Bedingungen eine entschiedene Rosafärbung an. Die graphische Darstellung Sörensens ist hier also einigermaßen ungenau, weil das bei den betreffenden Messungen verwendete sekundäre Phosphat nicht genügend rein war. Zur Korrektur der Tabelle können die folgenden, von Palizsch gemessenen Werte dienen:

10	ccm sek. Phosphat					. . . .		Wasserstoffexponent	9,182
9,9	,,	,,	,,	+ 0,1	ccm prim. Phosphat			,,	8,679
9,75	,,	,,	,,	+ 0,25	,,	,,	,,	,,	8,338
9,5	,,	,,	,,	+ 0,5	,,	,,	,,	,,	8,043
9	,,	,,	,,	+ 1	,,	,,	,,	,,	7,731
8	,,	,,	,,	+ 2	,,	,,	,,	,,	7,381
7	,,	,,	,,	+ 3	,,	,,	,,	,,	7,168

---

[1]) Da diese graphische Darstellung bei Vornahme der Messungen jeden Augenblick zur Hand sein sollte, so ist anzuraten, die vom Verlag Julius Springer, Berlin (Preis 1,60 M.) herausgegebene besondere Ausgabe dieser graphischen Darstellung an der Wand aufzuhängen.

[2]) S. P. L. Sörensen, Biochem. Zeitschr. **22**, 352 [1909].

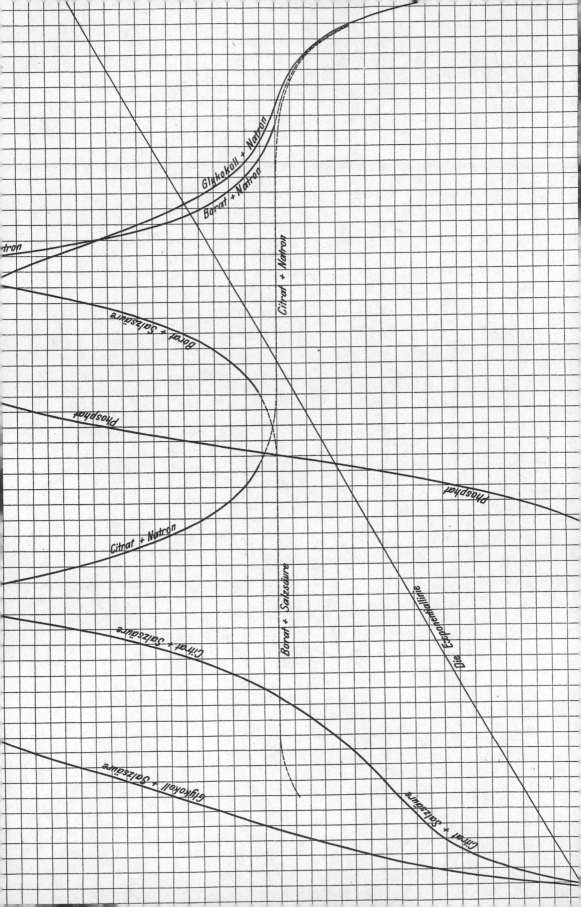

6	ccm sek. Phosphat	$+4$	ccm prim. Phosphat	Wasserstoffexponent	6,979
5	„ „ „	$+5$	„ „ „	„	6,813
4	„ „ „	$+6$	„ „ „	„	6,643
3	„ „ „	$+7$	„ „ „	„	6,468
2	„ „ „	$+8$	„ „ „	„	6,239
1	„ „ „	$+9$	„ „ „	„	5,906
0,5	„ „ „	$+9,5$	„ „ „	„	5,589
0,25	„ „ „	$+9,75$	„ „ „	„	5,288
0,1	„ „ „	$+9,9$	„ „ „	„	4,944
		$+10$	„ „ „	„	4,494

Sechste Lösung: 0,1 Mol. sekundäres Natriumcitrat: 21,008 g krystallisierte Kahlbaumsche Citronensäure und 200 ccm normale NaOH-Lösung werden mit Wasser zu 1 l gelöst. Die Citronensäurelösung muß eine klare Lösung ergeben und darf keine Chloride oder Sulfate enthalten. Der Gehalt an Asche muß minimal sein. Im Trockenschrank bei 70° und 20—30 mm Druck getrocknet, muß sie farblos bleiben und $8,58 \pm 0,1\%$ ihres Gewichtes verlieren. Die Acidität kann mit 0,2 n-Barytlösung und mit Phenolphthalein titriert werden, indem man bei entschiedenem Rot mit der Titration aufhört; die berechnete Menge der titrierten Lösung darf, wenn man im Durchschnitt 30 ccm verwendet, sich nicht um mehr als 0,1 ccm von der gefundenen unterscheiden. Die Kahlbaumsche Citronensäure entspricht diesen Anforderungen in befriedigender Weise.

Siebente Lösung: alkalische Borsäurelösung: 12,404 g Kahlbaumsche Borsäure (0,2 Mol.) + 100 ccm einer normalen NaOH-Lösung, mit Wasser auf 1 l Lösung gebracht.

Aus der graphischen Darstellung Sörensens kann man eine beliebige H'-Konzentration für gemischte Lösungen von Glykokoll und NaOH oder von Glykokoll und Salzsäure, von Citrat und NaOH oder von Citrat und Salzsäure, von Borat und NaOH und endlich von primärem Natriumphosphat und sekundärem Natriumphosphat ablesen; diese Kurven haben als Abszissen die Werte des Wasserstoffexponenten und als Ordinaten den Gehalt in Zehnteln an Glykokoll, Borat, Citrat und sekundärem Phosphat. Die „Exponentiallinie" genannte Kurve dient dazu, den (auf den Ordinaten angegebenen) Potentialunterschied zu ersehen, wenn man das einem bestimmten Werte des Wasserstoffexponenten zukommende Diffusionspotential abgezogen hat. Entnimmt man also das Diffusionspotential einer mit den Konzentrationsketten gemessenen elektromotorischen Kraft, so kann man diese Linie verwenden, um die Reaktion ohne Berechnung zu ersehen. Für genaue Messungen darf man nur die ausgezogenen Kurventeile verwenden und nicht die punktierten. Wo es möglich ist, zwischen zwei Kurven zu wählen, sollte man die mehr auf der Achse der Abszisse senkrecht stehende vorziehen, da diese dadurch eine größere neutralisierende Kraft anzeigt. Wenn die neutralisierende Kraft der Lösung sehr groß ist, so haben eventuelle Fehler bei der Verdünnung keinen bemerkenswerten Einfluß auf die Reaktion.

ε) Praktische Anwendung der Methode.

Die Anwendung der Methode ist einfach, erfordert aber, wenn sie genau sein soll, ziemliche Übung. Man prüft zunächst die zu untersuchende Flüssigkeit mit Lackmuspapier; reagiert sie darauf alkalisch, so prüft man mit Phenolphthalein, und wenn sie auch auf Phenolphthalein alkalisch reagiert (Rosafärbung), so versucht man Thymolphthalein oder die Indicatoren des alkalischen Wendepunktes. Reagiert sie sauer auf Lackmuspapier, so prüft man mit Paranitrophenol, und falls die Lösung gelbgrünlich gefärbt bleibt, verwendet man das Paranitrophenol; bleibt die Flüssigkeit dagegen farblos, so prüft man mit Methylorange oder mit anderen Indicatoren der Azogruppe und endlich mit den Indicatoren der Methylviolettgruppe. Eben diese vorhergehenden Proben verlangen eine gewisse Übung und eine genaue Kenntnis der verschiedenen Umschlagspunkte der verschiedenen Indicatoren. Anfängern ist zu empfehlen, daß sie die Salmsche Tabelle zur Hand haben, auf der die Umschlagspunkte und die Aufeinanderfolge der Indicatoren auf die Art, wie sie verwendet werden müssen, verzeichnet sind.

Nachdem man sich bezüglich des zu verwendenden Indicators, z. B. des Paranitrophenols, orientiert hat, bereitet man die derjenigen Konzentration der $H^{\cdot}$ entsprechenden Lösungen, bei welcher das Paranitrophenol gute Nuancen ergibt; aus Sörensens Tabelle ersieht man dann, daß diese Konzentrationen vom Wasserstoffexponenten 5 bis zum Wasserstoffexponenten 7 gehen. Aus der graphischen Darstellung Sörensens ersieht man, daß die zu bereitenden Standardlösungen durch gemischte Lösungen von 10 ccm Citrat + 0 ccm NaOH bis zu 6 ccm Citrat + 4 ccm NaOH für die Wasserstoffexponenten 5 bis 6, und durch gemischte Lösungen von 1 ccm sekundärem Phosphat + 9 ccm primärem Phosphat bis zu 6 ccm sekundärem Phosphat + 4 ccm primärem Phosphat für die Wasserstoffexponenten 6 bis 7 dargestellt werden.

Alsdann macht man unter Verwendung der betreffenden Stammlösungen, die stets zum Gebrauch bereit stehen und in den betreffenden, mit Büretten verbundenen Woulfschen Flaschen aufbewahrt werden müssen, die folgenden Mischungen in einer Reihe von Reagensgläsern aus farblosem Glas und mit einem möglichst gleichen Durchmesser (Kapazität 15—20 ccm):

1. Reagensglas 10 ccm Citratlösung . . . + 0 ccm NaOH
2.   „   8 „   „   „   . . + 2 „   „
3.   „   6 „   „   „   . . + 4 „   „
4.   „   2 „   sek. Phosphatlösung + 8 „   prim. Phosphat
5.   „   4 „   „   „   „   + 6 „   „   „
6.   „   6 „   „   „   „   + 4 „   „   „

Die sechs Reagensgläser mit den betreffenden Gemischen werden in ein Gestell gebracht, dessen Boden mit weißem Papier bedeckt oder besser noch mit weißem Lack angestrichen ist. Das Gestell wird an einen Platz gebracht, wo es gut beleuchtet ist.

In ein siebentes Glas gießt man 10 ccm der zu untersuchenden Flüssigkeit. Aus der Sörensenschen Tabelle ersieht man, daß das Paranitrophenol die Farbe mit der Zeit nicht ändert und in einer Menge von 20—3 Tropfen zugesetzt werden kann; je nachdem die Flüssigkeit sehr sauer (schwache Färbung des Paranitrophenols) oder wenig sauer (intensiv gelbgrünliche Färbung des Paranitrophenols) ist, setzt man zuerst 3 Tropfen des Indicators zu und dann noch weitere, wenn die Färbung nicht genügend intensiv ist. Da die Färbung des Indicators sich beim Stehen nicht verändert, können diese weiteren Zusätze ganz bequem gemacht werden.

(Der Indicator ist in einer Flasche aus dunklem Glas aufzubewahren, die mit einem Glaspfropfen mit Tropfenzähler versehen ist, wie die in der Bakteriologie für Farblösungen verwendeten Flaschen.) Dieselbe Zahl Tropfen, welche, wie man gesehen hat, am besten für die zu untersuchende Flüssigkeit paßte, gießt man in die anderen sechs Reagensgläser. (Wenn sich die Färbung des Indicators beim Stehen ändert, wie dies z. B. beim Mauvein in den sehr sauren Lösungen der Fall ist, kann man nicht so langsam vorgehen und muß daher so schnell als möglich aufs Geratewohl eine gleiche Anzahl Tropfen in alle Reagensgläser gießen; in diesem Falle kann man auch vorher einen Versuch mit einer kleinen Menge der zu untersuchenden Flüssigkeit machen.)

Hierauf vergleicht man die Färbungen der verschiedenen Reagensgläser miteinander, wobei man sehen wird, zwischen welchen Grenzen die von der zu untersuchenden Flüssigkeit gezeigte Färbung sich befindet. Es ist anzuraten, zwischen den auf dem Gestell in fortlaufender Reihe je nach der fortschreitenden H˙-Konzentration geordneten Gläsern ebenso viele Stellen leer zu lassen, damit man sogleich das Reagensglas mit der zu untersuchenden Flüssigkeit zwischen die ihr am meisten in der Färbung ähnlichen einschalten und so leichter Vergleiche anstellen kann.

Man nehme z. B. an, die zu untersuchende Flüssigkeit befinde sich hinsichtlich ihrer Farbe zwischen 4 sekundär und 6 sekundär, aber näher bei letzterem; alsdann wird man in 5—7 Reagensgläsern neue Verdünnungen vornehmen, und zwar in folgender Weise:

1. 4,6 ccm sek. Phosphat + 5,4 ccm prim. Phosphat
2. 4,8 „   „   „   + 5,2 „   „   „
3. 5,0 „   „   „   + 5,0 „   „   „
4. 5,2 „   „   „   + 4,8 „   „   „
5. 5,4 „   „   „   + 4,6 „   „   „
6. 5,6 „   „   „   + 4,4 „   „   „
7. 5,8 „   „   „   + 4,2 „   „   „

Alsdann wird es leicht sein, die genaue Färbung der zu untersuchenden Flüssigkeit in engere Grenzen einzuschließen. Nimmt man z. B. an, sie sei identisch mit der Färbung, welche die Lösung 5,4 ccm sek. Phosphat + 4,6 ccm prim. Phosphat zeigt; die graphische Darstellung Sörensens lehrt dann, daß sie der folgenden Reaktion: Wasserstoffexponent = 6,85 entspricht.

Für den Fall, daß noch genauere Messungen ausgeführt werden sollen (diese Genauigkeit ist übrigens nur in Ausnahmefällen und bei einigen Indicatoren mit sehr guten Nuancen zu erreichen), können weitere Zwischenlösungen (z. B. zwischen 5,4 sekundär und 5,5 sekundär) bereitet werden; aber in diesem Falle sind die Verdünnungen nicht herzustellen, indem man direkt die Mutterlösungen vermischt, sondern indem man schon bereitete Gemische mengt (z. B. im vorhergehenden Falle bereitet man etwa 50 ccm des Gemisches 5,4 sekundären Phosphates und ebensoviel des Gemisches 5,5; dann vermischt man diese Lösungen in verschiedenen Verhältnissen).

Wenn die im folgenden zu besprechenden Fehler ausgeschlossen werden können, oder wenn man wenigstens die erforderlichen Korrekturen vornehmen kann, ergibt die so angewendete Methode ausgezeichnete Resultate, wie dies die zahlreichen bis jetzt in der physiologischen Chemie gemachten Anwendungen beweisen.

ζ) Einfluß der Neutralsalze.

Die Neutralsalze haben, besonders wenn sie in bedeutenden Mengen zugegen sind, einen mehr oder minder großen Einfluß auf die Färbung aller Indicatoren. Die Ursachen dieses Einflusses sind noch nicht genügend geklärt. (Er ist durch Vergleich zwischen der Indicatorenmethode und dem elektrometrischen Verfahren konstatiert worden.)

Für Kongorot, das z. B. durch kleine Mengen neutraler Salze stark beeinflußt wird, scheint festzustehen, daß der Grund seiner Farbänderung darauf beruht, daß es weniger löslich wird und die Tendenz hat, in Gegenwart eines Überschusses an Salzen auszufallen. Diese Erklärung kann man jedoch nicht ohne weiteres auf alle die Indicatoren ausdehnen, deren Löslichkeit in keiner Hinsicht beeinflußt wird. Michaelis und Rona[1]) halten es für wahrscheinlich, daß die Ursache in einer Änderung der Dissoziationskonstanten des Indicators zu suchen ist; schon Euler und Arrhenius hatten nämlich nachgewiesen, daß die Essigsäure in einer Kochsalzlösung stärker dissoziiert ist als in reinem Wasser; diese Änderung der Dissoziationskonstanten führt offenbar, nach der Ostwaldschen Theorie, zu einer Verschiebung der Farbenänderung.

In allgemeinem Sinne kann man sagen, daß mit Ausnahme der Indicatoren der Methylviolettgruppe (Methylviolett, Mauvein, Gentianaviolett und Methylgrün), bei denen die Wirkung der Neutralsalze sehr stark ist und deshalb

---

[1]) L. Michaelis u. P. Rona, Biochem. Zeitschr. **23**, 66 [1909].

stets berücksichtigt werden muß, hinsichtlich der übrigen empfohlenen Indicatoren eine Konzentration von Neutralsalzen bis 0,3—0,5 n keine bemerkenswerten Änderungen der Resultate herbeiführt. Da bei den Körperflüssigkeiten die Konzentrationen der Elektrolyte sich weit unter dieser Grenze halten (Blut $\frac{1}{8}$ n, Harn $\frac{1}{5}$ n), so kann in dieser Hinsicht keine Schwierigkeit für die Anwendung der Methode entstehen.

η) Einfluß der Eiweißstoffe und ihrer Spaltungsprodukte.

Die Hauptursache dieses Einflusses der Eiweißstoffe ist in ihrer Eigenschaft zu suchen, sich chemisch mit dem Indicator zu verbinden; diese Stoffe können sich nämlich, da sie amphotere Elektrolyte sind, sowohl mit Basen als mit Säuren verbinden. Dabei entstehen neue Stoffe, die andere Farben haben, oder die neuen Verbindungen fallen als unlösliche Verbindungen aus unter Entfärbung der zu untersuchenden Flüssigkeit.

Von den verschiedenen Indicatoren können unter diesen Umständen und ohne Einschränkung das Methylviolett, das Mauvein und das Paranitrophenol verwendet werden. Das Naphtholphthalein, das Phenolphthalein und das Thymolphthalein können nur in Gegenwart der Spaltungsprodukte der Eiweißstoffe ohne Fehler verwendet werden.

Wenn die Proteine nicht in beträchtlichen Mengen vorhanden sind (Harn), so können mehr oder weniger alle Indicatoren benutzt werden, da der Fehler sich in diesem Falle auf ein Minimum reduziert; jedoch ist, da die Fehler verhältnismäßig bei verschiedenen Reaktionen dieselben sind, die Indicatorenmethode nur mit der Kontrolle der elektrometrischen Methode anwendbar.

ϑ) Kunstgriffe, die Sörensen gebraucht, um die Methode bei trüben und gefärbten Flüssigkeiten anzuwenden.

Wenn die zu untersuchenden Flüssigkeiten gefärbt sind, können Farbstoffe verwendet werden, die vollkommene Beständigkeit der Farbe für große Schwankungen der Reaktion besitzen, und zwar können diese Stoffe den Standardlösungen in einer solchen Menge zugesetzt werden, daß die Farbe der zu untersuchenden Flüssigkeit vollkommen nachgeahmt wird.

Derartige Farbstoffe können die folgenden sein: Bismarckbraun (0,2 g in 1 l H_2O), Helianthin II (0,1 g in 800 ccm Alkohol + 200 ccm H_2O), Tropäolin 0 (0,2 g in 1 l H_2O), Curcumein (0,2 g in 600 ccm Alkohol + 400 ccm H_2O), Methylviolett (0,02 g in 1 l H_2O), Baumwollblau (0,1 g in 1 l H_2O) .

Ist die zu untersuchende Flüssigkeit trübe, so kann man den Probierflüssigkeiten dieselbe Trübung vermittels einer frisch gefällten wässerigen Suspension von $BaSO_4$ erteilen (man vermischt eine 0,1 n - $BaCl_2$ - Lösung mit einer 0,1 n - K_2SO_4 - Lösung). Wenn durch Zusatz der Farbe und der wässerigen $BaSO_4$ - Lösung das Volumen der Probierflüssigkeit merklich verändert wird, so wird in demselben Verhältnis das Volumen der zu untersuchenden Flüssigkeit verändert, indem man destilliertes Wasser hinzusetzt.

ι) Bestimmung der Reaktion der Körperflüssigkeiten mittels der Indicatorenmethode.

Aus dem bisher Gesagten leuchtet sofort ein, daß die Indicatorenmethode ohne große Schwierigkeiten beim Harn angewendet werden könnte, da ja unter normalen Verhältnissen in dieser Flüssigkeit keine Eiweißstoffe enthalten sind und die letzteren auch in pathologischen Fällen keine hohe Konzentration erreichen können. Der einzige Übelstand besteht in der dem Harn eigenen Farbe, die, wenn sie auch wahrscheinlich mit Hilfe des Sörensenschen Kunstgriffes nachgeahmt werden könnte, unzweifelhaft die Verwendung des Paranitrophenols ausschließt, das ebenfalls eine gelbliche Färbung hat und gerade in dem Reaktionsgebiet, das unter normalen Verhältnissen der Harn besitzt, den passendsten Indicator abgibt. Es ist jedoch nicht ausgeschlossen, daß andere Indicatoren gefunden werden können, die sich für diese Reaktion eignen und eine andere Färbung haben.

Einen derartigen Versuch hat vor kurzem Henderson[1]) gemacht. Bei einem Blick auf die Tabellen von Salm und Sörensen sieht man sogleich, daß, wenn man Reaktionen messen will, die zwischen der absoluten Neutralität und $50 \cdot 10^{-7}$ liegen, das Neutralrot und das Paranitrophenol die geeignetsten Indicatoren sind; dies sind gerade die von Henderson verwendeten Indicatoren. Es war nun noch eine Schwierigkeit zu beseitigen: die dem Harn eigene Farbe macht die mit Paranitrophenol ausgeführten Messungen sehr schwierig, da letzteres bekanntlich ein Indicator mit gelbgrünlicher Färbung ist. Um diesem Übelstand abzuhelfen, mußte Henderson den Harn so verdünnen, daß die Intensität der ursprünglichen Farbe bedeutend abnahm. Aus diesem Grunde kann die Methode nur sehr oberflächliche Resultate liefern, die, im Gegensatz zu der Anschauung Hendersons, mit den nach der elektrometrischen Methode erhaltenen, unzweifelhaft genaueren Resultaten nicht verglichen werden können. Die Standardlösungen waren die Phosphatmischungen für das Neutralrot (Reaktion von $0,4 \cdot 10^{-7}$ bis $2 \cdot 10^{-7}$) und Mischungen von Essigsäure und Natriumacetat für das Paranitrophenol (Reaktion von $2 \cdot 10^{-7}$ bis $200 \cdot 10^{-7}$). Der durch die Verdünnung des Harnes bedingte Fehler wurde annähernd durch Messung der Reaktionsschwankungen korrigiert, welche Phosphatmischungen infolge einer solchen Verdünnung erleiden. Henderson selbst gesteht zu, daß diese Anwendung noch keine definitive ist, da sie bedeutend verbessert werden könne. Notwendig erscheint vor allem eine genaue Erklärung des Fehlers, die allein durch Parallelmessungen vermittels der elektrometrischen Methode möglich ist; nur auf diese Weise wird es möglich sein, Vertrauen zur Hendersonschen Methode zu fassen.

Vor kurzem ist endlich eine sehr wichtige Arbeit über dasselbe Thema veröffentlicht worden. Stanley Walpole[2]) hat in einer einzigen graphischen Darstellung alle Angaben Sörensens zusammengestellt, d. h. dessen graphische Darstellung wiedergegeben, indem er am Rande die geeignetsten Indicatoren bezeichnete; diese graphische Darstellung ist ohne Zweifel sehr praktisch für den Gebrauch, aber nicht so vollständig wie die von uns zusammengestellte und auf Seite 1572 angeführte Tabelle. Walpoles Arbeit ist aber insofern sehr interessant, als sie einen sehr praktischen Weg für die Anwendung der Indicatorenmethode bei Untersuchung des Harns angibt. Wie schon bei Besprechung der Arbeit Hendersons gesagt wurde, besteht die Hauptschwierigkeit der Anwendung darin, daß der Harn eine eigene Farbe hat, was bei derartigen Untersuchungen sehr störend wirkt. Walpole, der die Methoden Sörensens befolgt, erreicht es, die Farbe des Harns vollkommen nachzuahmen, indem man der Probierflüssigkeit wenige Tropfen Bismarckbraun und Primrosegelb hinzusetzt (in einem besonderen Falle z. B. gelang die Nachahmung mit 3 Tropfen Bismarckbraun und 1 Tropfen Primrosegelb).

Die von demselben Autor angegebene praktischste Anwendung ist folgende, die der größeren Deutlichkeit halber etwas abgeändert wiedergegeben wird. In einem Rohr aus geschwärztem dicken Papier werden übereinander zwei Reagensgläser angebracht, von denen das untere 10 ccm Harn enthält, die mit dem gewählten Indicator gefärbt sind (bei einem Versuch verwendet Walpole z. B. einige Tropfen Lackmus), das obere faßt 10 ccm destilliertes Wasser. In einem anderen Rohre aus ähnlichem Papier wie das erste werden ebenfalls übereinander zwei andere Reagensgläser vom selben Kaliber und von den gleichen Dimensionen angebracht, wie die vorigen; das untere enthält 10 ccm Harn ohne Zusatz eines Indicators, das obere 10 ccm der gewählten Probierflüssigkeit (für den Harn eignen sich Phosphatmischungen), der man dieselbe Menge des Indicators zugesetzt hat wie dem Harn im anderen Rohr. Wenn man durch die beiden Rohre auf einen gut beleuchteten weißen Hintergrund blickt, wird es leicht sein, die beiden Gesamtfärbungen zu vergleichen; durch diese Methode wird offenbar der störende Einfluß beseitigt, den die eigene Farbe des Harns ausübt. Auf diese Weise kann man jeden Indicator verwenden, das Paranitrophenol nicht ausgeschlossen, das so bedeutende Vorzüge besitzt. Damit die Anwendung der Walpoleschen Methode gut gelingt, muß man sich kurze Glaszylinder mit flachem

[1]) L. J. Henderson, Biochem. Zeitschr. **24**, 40 [1910].
[2]) G. Stanley Walpole, Biochemical Journal **5**, 207 [1910].

Boden verschaffen, deren Dimensionen und Kaliber vollkommen gleich sind; ferner muß das Glas vollständig durchsichtig sein. Andererseits muß man, damit der Vergleich der Färbungen mit einer gewissen Geschwindigkeit erfolgen kann, zunächst die verschiedenen Gläser mit den verschiedenen Probemischungen und dem ausgewählten Indicator herrichten; sie können nacheinander mit einer gewissen Geschwindigkeit in das obenerwähnte zweite Rohr eingeführt werden. Unserer Ansicht nach kann die Walpolesche Methode ohne weiteres und mit großem Nutzen von dem praktischen Arzte verwendet werden.

Die Indicatorenmethode ist auch auf das Blutserum anwendbar. Hieran hat Sörensen einige Messungen[1]) ausgeführt, die hier mitgeteilt seien:

Serum, mit 3 Vol. Wasser und HCl verdünnt, nach Gerinnung und Filtration (vollständig farblos): mit der elektrometrischen Methode, Wasserstoffexponent = 5,38; mit p-Benzolsulfonsäure-azo-α-naphthylamin, Wasserstoffexponent = 5,67.

Serum, auf dieselbe Weise mit Wasser und Essigsäure behandelt, geronnen und filtriert, nachdem die Färbung durch 1 Tropfen Helianthin II korrigiert worden war: die betreffenden Werte sind 5,30 und 5,46.

Defibriniertes Blut, auf dieselbe Weise behandelt wie vorhin, wobei die Färbung durch 2 Tropfen Helianthin II korrigiert wurde; die betreffenden Werte sind 5,66 und 5,78. — Endlich ergeben Serum und Blut entsprechend mit Paranitrophenol und Neutralrot noch bessere Resultate.

Es existieren jedoch noch keine Messungen des echten, keiner chemischen oder physikalischen Behandlung unterzogenen Blutserums.

Mit Hilfe der Rosolsäure hat Adler[2]) eine bequeme und schnelle Methode ausgearbeitet, um die Reaktion des Blutes zu ersehen. In den Fällen geringer Abnahme der Alkalinität, welche dem Auftreten des Coma diabeticum vorausgeht und es begleitet, zeigt ein mit Rosolsäure durchtränktes Stückchen Filtrierpapier, wenn ein einziger Blutstropfen es berührt, eine charakteristische Färbung, die ganz verschieden von derjenigen ist, welche normales Blut aufweist. Adler hat beobachtet, daß diese Färbung vollkommen den Werten entspricht, die man mit der elektrometrischen Methode erhalten hat.

5. Die katalytischen Methoden.

α) Einleitung.

Diese Methoden beruhen auf der Tatsache, daß sowohl die H˙ als auch die OH′ spezielle Reaktionen katalysieren können; die Geschwindigkeit dieser Reaktionen ist annähernd proportional der Menge (Konzentration) der H˙ oder OH′. Deshalb ist es verhältnismäßig leicht, die Reaktion einer Flüssigkeit zu berechnen, wenn man die Geschwindigkeiten der Reaktion vergleicht, die durch diese Flüssigkeit und durch eine andere von bekannter Reaktion (HCl und KOH) bedingt werden.

Die Körperflüssigkeiten haben jedoch charakteristische Merkmale, die sie ganz ungeeignet für solche Messungen machen. Vor allem entfernen sich in bezug auf ihre Reaktion sehr wenig von der absoluten Neutralität, weshalb man nie (ausgenommen beim Magensaft) auf eine bedeutende H˙- oder OH′-Konzentration rechnen kann; in diesen Fällen ist die katalytische Reaktion sehr schwach, und die Geschwindigkeit der Katalysereaktionen ist so langsam, daß sie nicht genau gemessen werden kann. Die Untersuchung müßte mindestens eine sehr lange Zeit dauern; die Reaktion der Körperflüssigkeiten ändert sich aber mit der Zeit bedeutend. Das einzige Mittel, diese technische Schwierigkeit zu beseitigen, besteht darin, daß man das System bis auf ziemlich hohe Temperaturen erhitzt, weil diese katalytischen Reaktionen einen hohen Wärmekoeffizienten haben; aber bei so hohen Temperaturen zersetzen sich die Körperflüssigkeiten, oder sie zeigen von der Norm verschiedene Reaktionen.

Ferner haben die Körperflüssigkeiten einen beträchtlichen Gehalt an Neutralsalzen, und diese Stoffe haben einen sehr großen Einfluß auf alle katalytischen Prozesse.

Endlich haben die Körperflüssigkeiten stets eine sehr komplizierte chemische Zusammensetzung, und die katalytischen Methoden sind nur bei verhältnismäßig einfachen Lösungen genau.

Schließlich haben sich diese Methoden als wenig passend für den speziellen Fall der hier interessierenden Untersuchung erwiesen; deshalb werden sie nur in aller Kürze behandelt werden.

---

[1]) S. P. L. Sörensen, Biochem. Zeitschr. **22**, 238, 244 [1909].
[2]) M. Adler, Amer. Journ. of Physiol. **19**, 1 [1907].

β) Die Methode der Invertierung der Saccharose.

Diese Methode ist die wichtigste und älteste der katalytischen Verfahren. Wie bekannt, wird die Saccharose durch Säuren hydrolysiert, und wenn die Säuren genügend verdünnt sind, so ist, wie Palmaer[1]) nachgewiesen hat, der H·-Gehalt der Menge der invertierten Saccharose direkt proportional. Da die Saccharose rechtsdrehend ist, während die Mischung der durch ihre Inversion gebildeten Produkte (Lävulose und Dextrose) linksdrehend ist, kann die Inversionsgeschwindigkeit mit dem Polarimeter gemessen werden. Wenn also die Inversionsgeschwindigkeiten gemessen werden, die man erhält, wenn man eine gleiche Menge Saccharose in der zu untersuchenden Flüssigkeit und in einer verdünnten HCl-Lösung mit bekanntem H·-Gehalt auflöst, so ist das Verhältnis zwischen den so erhaltenen Geschwindigkeiten gleich dem Verhältnis zwischen den betreffenden Konzentrationen der Wasserstoffionen.

Die einzige Flüssigkeit, bei der solche Messungen befriedigende Resultate ergeben können, ist der Magensaft, der eine beträchtliche saure Reaktion besitzt; in der Tat betrifft die erste physiologische Anwendung der Methode, die schon im Jahre 1889 Hoffmann[2]) versuchte, gerade die Messung der Reaktion des Magensaftes. Auch dieser Saft bietet jedoch besondere Schwierigkeiten, die darin ihren Grund haben, daß er nicht nur optisch aktive Stoffe, sondern auch Fermente enthält, welche die Inversion der Saccharose verursachen; es scheint also, daß auch in diesem einzigen Falle die katalytische Methode weniger sicher als die bis jetzt besprochenen Methoden ist.

In jüngster Zeit hat A. Jolles[3]) versucht, mit dieser Methode die Acidität des Harnes zu bestimmen. Die Saccharose wurde in hoher Konzentration (10%) verwendet; trotzdem waren bei der Temperatur 37° die invertierten Mengen stets, auch nach 12 Stunden, minimal und deshalb wenig für genaue Messungen geeignet. Erwärmt man den Harn auf 75 bis 80°, so zeigt sich eine etwas größere Inversionsgeschwindigkeit, und dies deutet einfach auf einen hohen Wärmekoeffizienten der Reaktion hin, weil in Wirklichkeit die titrierbare Acidität des Harns und seine aktuelle Acidität infolge der Zersetzung des Harnstoffes in flüchtige CO_2 und in Lösung bleibendem NH_3 beträchtlich abnehmen. Jolles betont, daß die Zersetzung des Harns schon bei der Temperatur 75° erheblich ist und durchaus nicht unberücksichtigt bleiben darf, wie man früher geglaubt hatte. Zum Schluß sagt Jolles, es sei unmöglich, mit dieser Methode die Reaktion des Harns zu bestimmen, und aus seinen Untersuchungen lasse sich nur folgern, daß die Reaktion des Harns sehr schwach sauer ist. Eine weitere Schlußfolgerung betrifft die Ursache der Acidität des Harns, die in der Anwesenheit des sauren Natriumphosphates bestehen soll; Versuche mit diesem Salz, das in Saccharoselösungen in einer Konzentration aufgelöst war, die derjenigen entsprach, in welcher es sich im untersuchten Harn befand, ergaben eine Inversion, angenähert gleich der durch den Urin verursachten.

γ) Katalyse der Ester.

Diese Katalyse ist von manchen Gesichtspunkten aus der vorigen verwandt und wird ebenfalls durch das Wasserstoffion verursacht. Die Ester spalten sich in verdünnter wässeriger Lösung und in Gegenwart von Säuren in Alkohol und die betreffende Säure; das Methylacetat z. B. wird in Essigsäure und in Methylalkohol zerlegt nach der Reaktion:

$$CH_3COO \cdot CH_3 + H_2O = CH_3COOH + CH_3OH .$$
Methylacetat   Wasser   Essigsäure   Methylalkohol

Demzufolge genügen zur Messung der Reaktionsgeschwindigkeit einfache titrimetrische Bestimmungen der Zunahme der titrierbaren Acidität, die nach der Zersetzung des Methylacetats eingetreten ist.

δ) Verseifungsgeschwindigkeit der Ester.

Von einem theoretischen Gesichtspunkte aus sollte diese Methode nicht bei den katalytischen Methoden angeführt werden; in diesem Falle nimmt nämlich der OH′, der der Katalysator sein sollte, ebenfalls aktiv an der Reaktion teil, wie sich aus der Gleichung ergibt:

$$CH_3 \cdot COO \cdot C_2H_5 + NaOH = CH_3 \cdot COO \cdot Na + C_2H_5OH .$$
Äthylacetat   Natron   Na-Acetat   Äthylalkohol

[1]) W. Palmaer, Zeitschr. f. physikal. Chemie 22, 492 [1897].
[2]) F. A. Hoffmann, Centralbl. f. klin. Medizin 10, 783 [1889]; 11, 521 [1890].
[3]) A. Jolles, Biochem. Zeitschr. 13, 177—184 [1908].

Auch hier geschieht die Messung der Geschwindigkeit auf sehr einfache Weise durch alkalimetrische Titrationen.

Diese Methode haben Auerbach und Friedenthal[1]) angewendet, um nachzuweisen, daß der nach Pflanzennahrung ausgeschiedene Harn nicht alkalisch ist; in der Tat war bei der Temperatur 38° auch nach 48 Stunden keine Verseifung des Äthylacetats zu beobachten. Nur verfaulte Harne, die Phenolphthalein rosa färbt, verseifen das Äthylacetat mäßig schon nach 2 Stunden.

ε) Umwandlung von Diacetonalkohol in Aceton.

Koelichen[2]) hat gefunden, daß die OH′ die folgende Reaktion beträchtlich beschleunigen:

$$CH_3 \cdot CO \cdot CH_2 \cdot C(OH) \cdot (CH_3)_2 = 2\,CH_3 \cdot CO \cdot CH_3 ,$$
$$\text{Diacetonalkohol} \qquad\qquad\qquad \text{Aceton}$$

die auch spontan und mit einer beträchtlichen Volumenzunahme eintritt, so daß die Geschwindigkeit mittels eines Dilatometers leicht gemessen werden kann. Die Volumenzunahme ist dadurch bedingt, daß bei 25° das spez. Gewicht des Acetons gleich 0,7863 ist, während bei derselben Temperatur das spez. Gewicht des Acetonalkohols gleich 0,9306 ist. Deshalb liefert ein Volumen Acetonalkohol durch Zerfall $\dfrac{0,9306}{0,7863} = 1{,}184$ Aceton-volumina.

T. Laitinen[3]) versuchte die Anwendung dieser Methode bei der Messung der Alkaleszenz des Blutes. Er hat vor allem die Dimensionen des Koelichenschen Apparates abgeändert, indem er ein sehr kleines Dilatometer konstruierte, das nur 2,5 ccm Flüssigkeit faßt. Ein Übelstand der Methode besteht darin, daß der Acetonalkohol das Blut verändert und zur Gerinnung bringt; Laitinen suchte dem aber abzuhelfen, indem er dem Blute ein gleiches Volumen einer 7 %₀ NaCl-Lösung und ebensoviel Diacetonalkohol zusetzte. Aus den für die Reaktion des Blutes gefundenen Werten, die durch die folgenden Konzentrationen der OH′ ausgedrückt sind: 0,02216—0,02220—0,02439—0,02407—0,06432—0,04504 (enorme Werte im Vergleich mit den nach den anderen Methoden erhaltenen), ergibt sich klar, daß die Methode beim Blut nicht anwendbar ist, vielleicht wegen der starken Veränderungen, die der Zusatz des Diacetonalkohols darin verursacht.

ζ) Spaltung des Diazoessigesters.

Dies ist die neueste der katalytischen Methoden zur quantitativen Bestimmung des Wasserstoffions, die Bredig und Fränkel[4]) auf die folgende von Curtius beschriebene Reaktion gegründet haben:

$$N_2 : CH \cdot COOC_2H_5 + H_2O = N_2 + CH_2OH \cdot COOC_2H_5 .$$

Diese Reaktion tritt in Gegenwart einer verdünnten Säure unter Entwicklung von freiem Stickstoff ein. Da der entwickelte Stickstoff leicht mit der größten Schärfe gemessen werden kann, die Reaktion genau in derselben Weise wie eine Reaktion erster Ordnung verläuft und ihre Geschwindigkeit der Konzentration der H˙ proportional ist, und da endlich die katalytische Einwirkung sehr intensiv ist, so daß auch schwache Konzentrationen der H˙ genau gemessen werden können, so ist diese Methode vielleicht die beste von allen katalytischen Methoden. Wenn man auch von den Veränderungen absieht, die der Diazoessigester in den Körperflüssigkeiten hervorruft [Bredig und Ripley[5])], so genügen jedoch kleine Mengen von Chlor- und Sulfationen, um die Methode unbrauchbar zu machen; in diesem Falle spielen sich sekundäre chemische Prozesse ab, welche die ursprüngliche Konzentration der H˙ verändern. Deshalb kann von einer Anwendung der Methode bei Messung der Reaktion der Körperflüssigkeiten keine Rede sein.

[1]) H. Friedenthal, Arbeiten aus dem Gebiet der experimentellen Physiologie, Jena 1908. S. 306.

[2]) K. Koelichen, Zeitschr. f. physikal. Chemie 33, 129 [1900].

[3]) T. Laitinen, Festschrift Olof Hammarsten. Wiesbaden 1906. Abh. Nr. 9. S. 1—27.

[4]) W. Fränkel, Zeitschr. f. physikal. Chemie 60, 202 [1907]; 62, 726 [1908].

[5]) G. Bredig u. P. F. Ripley, Berichte d. Deutsch. chem. Gesellschaft 40, 4015 [1907].

Siebenter Abschnitt:

Einige Daten
über die Reaktion der Körperflüssigkeiten.

I. Die Reaktion des Harns.

1. Normaler Harn.

Die Tabelle 56 faßt alle Daten zusammen, die bis jetzt hinsichtlich der Reaktion des normalen Harns bekannt sind; diese Daten sind noch nicht sehr zahlreich und, was noch wichtiger ist, nur wenige beziehen sich auf ein und dasselbe Individuum; trotzdem kann man auf Grund dieser Angaben folgende Überlegungen anstellen.

Tabelle 56.

Reaktion des normalen menschlichen Harns.

(t = titrierbare Alkaleszenz; C_H = Konzentration der H-Ionen.)

Quelle und Methode	t	$C_H \cdot 10^7$	Anmerkungen	Quelle und Methode	t	$C_H \cdot 10^7$	Anmerkungen
I. von Rhorer (Archiv f.d.ges.Physiol. **86**, 596 [1901]): 2 Wasserstoffelektroden; Titrierflüssigkeit: $1/_{10}$ n-KOH; Indicator: Phenolphthalein.	0,050 19 22 48 43 24 33 31 33 26 45 52	58,1 5,5 36,3 56,3 61,7 4,0 9,8 10,2 9,2 15,5 17,4 76,4	Harn von drei gesunden Menschen		0,039 18 47	100 87 68	} Morgenharne nach dem Frühstück
	Mittel: 0,0356	30,0			Mittel: 0,0405	49,6	
				III. Foà (Archivio di Fisiologia **3**, 392 [1906] u. Compt. rend. de la Soc. de Biol. **58**, 865 [1905]): Wasserstoff- u. Kalomelelektrode.		16,0 4,23 3,07 7,12 16,0	
					Mittel:	9,28	
II. Höber-Jankowsky (Beiträge z. chem. Physiol. u. Path. **3**, 539 [1903]): Titrierflüssigkeit: $1/_{10}$ n-NaOH; Indicator: Phenolphthalein.	0,039 52 25 25 28	83 61 13 12 4,7	} Abendharne	IV. Rossi (La reazione delle urine nelle forme febbrili, Napoli [1909]): H₂- u. Kalomelelektrode.		Schwankende Werte: 2—12	
	28	28	} Abendharn, über Tag keine Flüssigkeit	V. Henderson (Biochem. Zeitschr. **24**, 40 [1910]): Indicatorenmethode.			Fünfzig zwischen 40 und 0,4·10⁻⁷ schwankende Werte. Mittel 10·10⁻⁷. Frischer Harn von Studierenden.
	46 34 42 69 75	58 52 50 46 31	} Morgenharne vor dem Frühstück				

α) Die Reaktion des normalen Harns ist sehr schwach sauer.

Die Durchschnittswerte von v. Rhorer, Höber-Jankowsky und Foà: $30,0$; $49,6$; $9,28 \cdot 10^{-7}$ zeigen nämlich, daß die Reaktion des normalen Harns kaum 10—50 mal saurer ist als die Reaktion des reinen Wassers; anders ausgedrückt, die Reaktion des Harns ist ähnlich der einer 1—5 Millionstel n-HCl-Lösung.

Dies ist eine durchaus unerwartete Tatsache. Denn aus den bis vor 9 Jahren angestellten acidimetrischen Untersuchungen, welche bis dahin die einzige Möglichkeit zur Reaktionsbestimmung von Urinen bildeten, ist eine viel größere Acidität des Harns gefolgert, die der einer $1/_{25}$ n- bis $1/_{30}$ n-HCl-Lösung gleichwertig gewesen wäre. Hinsichtlich der sehr schwachen Acidität des Harns ist nicht der geringste Zweifel möglich; denn wenn man auch mit v. Rhorer und Höber annimmt, daß der Fehler der Bestimmungen 15% beträgt, besteht eine hinlänglich befriedigende Übereinstimmung zwischen den Angaben der verschiedenen Beobachter. Diese Daten werden übrigens auch durch die Untersuchungen Friedenthals und Hendersons mit den Indicatoren und durch die von Jolles mit der Invertierung der Saccharose bestätigt.

β) Die Reaktion des normalen Harns zeigt sehr ausgedehnte Schwankungen.

v. Rhorer z. B. findet 75,0 in einem Falle und $5,5 \cdot 10^{-7}$ in einem anderen; Höber u. Jankowsky 100,0 und $4,7 \cdot 10^{-7}$; Foà 16,0 und $3,07 \cdot 10^{-7}$. Derartige Schwankungen finden sich in den Grenzen von 2000 und 500%, während der größte Fehler, den die Messungen zeigen, ca. 15% beträgt. Durch solche individuelle Schwankungen erklärt sich vielleicht im wesentlichen die Verschiedenheit der Angaben der verschiedenen Autoren. Foà und Rossi haben niedrigere Werte als v. Rhorer und Höber-Jankowsky gefunden, aber ihr Mittel ist aus wenigen Werten gezogen, weshalb man in Anbetracht der obenerwähnten sehr starken Schwankungen diesen Durchschnittszahlen keinen großen Wert beimessen kann. (Wahrscheinlich hat aber auch die verschiedene Methode, die Rossi und Foà anwendeten, da sie eine Wasserstoffelektrode einer Kalomelelektrode gegenüber verwendeten, während v. Rhorer und Höber-Jankowsky mit zwei Wasserstoffelektroden experimentierten, einen gewissen Einfluß ausgeübt.)

Um ein Mittel der normalen Reaktion des Harns festzusetzen, sind viele weitere Messungen nötig; anderseits muß eine methodische Untersuchung an dem gleichen Individuum durchgeführt werden, um die Ursachen der sehr starken Schwankungen der Reaktion festzustellen.

γ) Vergleich zwischen der Reaktion des Harns und seinem Neutralisationsvermögen.

Es existiert eine gewisse Beziehung zwischen dem sog. Neutralisationsvermögen (unrichtig potentielle oder titrierbare Acidität genannt) und der Reaktion des Harns. Dies ergibt sich namentlich aus der Betrachtung der Angaben v. Rhorers. Nach den Angaben von Höber-Jankowsky dagegen scheint, wie Höber bemerkt, eine solche Beziehung nicht zu existieren. Wenn man aber aus ihnen die beiden Mittelwerte von C_H berechnet, die den kleineren und größeren als 0,035 Werten von t entsprechen, so findet man:

1. t Mittel $= 0,051$, C_H Mittel $= 62 \cdot 10^{-7}$,
2. t „ $= 0,026$, C_H „ $= 33 \cdot 10^{-7}$.

Man kann also behaupten, daß wirklich eine Beziehung besteht, daß sie aber beträchtlichen individuellen Schwankungen unterworfen ist.

Vielleicht wird sich für Harn ein neuer Wert aufstellen lassen, der aus dieser Beziehung abgeleitet werden kann, und den man als gesamten Dissoziationsgrad des Harns D bezeichnen könnte; diesen Wert kann man berechnen, wenn man annimmt, daß das Neutralisationsvermögen der gesamten titrierbaren Acidität gleich ist. Betrachtet man alsdann den Harn als aus einer einzigen Säure von der Konzentration t bestehend, so wäre, da C_H die absolute Konzentration seiner H· ist, dieser gesamte Dissoziationsgrad in Prozenten ausgedrückt:

$$D = \frac{100 \cdot C_H}{t} \% .$$

Aus den Mittelzahlen v. Rhorers ergibt sich:

$$D \text{ (gesamter Dissoziationsgrad)} = \frac{100 \cdot 30 \cdot 10^{-7}}{0,0356} = 0,0084 \,.$$

Aus den Mitteln von Höber-Jankowsky ergibt sich:

$$D \text{ (gesamter Dissoziationsgrad)} = \frac{100 \cdot 49,6 \cdot 10^{-7}}{0,0405} = 0,0122 \,.$$

Im ersten Falle kann der Harn als die 0,0356 n-Lösung einer sehr schwachen, nur zu 0,0084% dissoziierten Säure und im zweiten Fall als die 0,0405 n-Lösung einer nur zu 0,0122% dissoziierten Säure betrachtet werden.

Um eine Vorstellung von der Kraft einer solchen Säure zu erhalten, kann man die Dissoziationskonstante K_{Harn} den angenäherten Gleichungen entnehmen:

1. Fall: $0,0356 \cdot K_{Harn} = (30 \cdot 10^{-7})^2$, daraus $K_{Harn} = 2,5 \cdot 10^{-10}$,

2. Fall: $0,0405 \cdot K_{Harn} = (49,6 \cdot 10^{-7})^2$, daraus $K_{Harn} = 6,1 \cdot 10^{-10}$.

Die aus den Angaben v. Rhorers und aus denen von Höber-Jankowsky entnommenen Konstanten sind beide von ein und derselben Größenreihe und zeigen, daß, wenn man die Harnacidität als durch eine einzige einwertige Säure hervorgerufen betrachtet, diese Säure ein sehr schwacher Elektrolyt ist, ein viel schwächerer als die Kohlensäure ($K = 3 \cdot 10^{-7}$) oder H_2S-Säure ($K = 1 \cdot 10^{-7}$). Auf diese Werte wird bald gelegentlich der Ursachen der Acidität des Harns zurückzukommen sein.

Die Betrachtung der Tabelle ergibt ferner folgendes: Während einerseits die Reaktion sehr variiert, schwankt das Neutralisationsvermögen t, obgleich es diesen Schwankungen sehr unregelmäßig folgt, nicht in so ausgedehnten Grenzen; daraus ergibt sich, daß das obenerwähnte Verhältnis das Streben hat, infolge einer Zunahme der Konzentration der $H^{\cdot}$ und der gesamten titrierbaren Acidität zu steigen und infolge einer diesbezüglichen Abnahme zu sinken. Mit anderen Worten, dies bedeutet, daß, wenn die Reaktion sauer wird, der Harn als eine stärkere Gesamtsäure betrachtet werden muß, oder, die Zunahme der Acidität des Harns wäre stets durch die Ausscheidung der stärkeren Säuren, die er enthalten kann, bedingt; umgekehrt würde die Abnahme der Acidität einer Abnahme der Ausscheidung solcher stärkeren Säuren entsprechen.

δ) Die Ursache der Acidität des Harns.

Es existiert keine Darstellung der Harnanalyse, in welcher nicht versucht wird, diese Frage zu beantworten. Nach den Betrachtungen Hendersons ist sie überflüssig geworden und vom theoretischen Gesichtspunkt aus vollkommen gelöst: Wenn man für die Reaktion des normalen Harnes den Mittelwert $[H^{\cdot}] = 30 \cdot 10^{-7}$ annimmt, werden die starken Säuren, wie die HCl, die H_2SO_4 und die Oxalsäure, nur in Gestalt von neutralen Salzen ausgeschieden, wie auch alle Säuren, die eine größere Dissoziationskonstante als 10^{-4} haben; diejenigen Säuren, welche eine Dissoziationskonstante von der Ordnung 10^{-4} haben (Hippursäure, Milchsäure), werden zum größten Teil (98—99%) in Gestalt von neutralen Salzen ausgeschieden; die Säuren, welche eine Dissoziationskonstante von der Größe 10^{-5} haben (β-Oxybuttersäure), werden zu $^3/_4$ als neutrale Salze und zu $^1/_4$ als freie Säuren ausgeschieden; die Säuren, welche eine Dissoziationskonstante von der Ordnung 10^{-6} haben (Harnsäure), werden zu $^1/_4$ als neutrale Salze und zu $^3/_4$ als freie Säuren ausgeschieden; endlich werden Kohlensäure, Mononatriumphosphat (K von der Ordnung 10^{-7}) und alle Säuren, die eine kleinere Dissoziationskonstante als 10^{-7} haben, fast ganz in Gestalt von freien Säuren ausgeschieden. Von der Kohlensäure können nur 6% in Gestalt von Natriumbicarbonat ausgeschieden werden; was das Natriummonophosphat betrifft, so ist sein Verhältnis zum Natriumbiphosphat wie 95 : 5 [1]).

---

[1]) Diese theoretische Frage wird später, bei Besprechung des Ionengleichgewichts in den Körperflüssigkeiten, behandelt werden, wo weitere Einzelheiten mitgeteilt werden

Die Acidität des Harns ist also insgesamt durch alle diese Säuren bedingt, die im Harn im freien Zustande ausgeschieden werden können. Nach den quantitativen Verhältnissen der verschiedenen Bestandteile des Harns kann ohne weiteres die Auffassung als gerechtfertigt gelten, daß die Hauptursache der Acidität des Harns das saure Natriumphosphat ist, weil keine andere, ebenso schwache Säure in größerer Menge im Urin vorkommt.

Es bleibt noch eine Überlegung anzustellen. Es wurde gezeigt (S. 1585), daß auf Grund der bis jetzt gemachten Bestimmungen bezüglich der gesamten und aktuellen Acidität angenommen werden kann, daß der Harn aus einer Lösung einer einzigen monobasischen Säure bestehe, die eine Dissoziationskonstante gleich ungefähr 10^{-10} hat. Dagegen findet man bei Erörterung der Ursachen der Acidität des Harns, daß sie größtenteils durch das saure Natriumphosphat bedingt ist, das eine Konstante von der Ordnung 10^{-7} hat. Der Widerspruch läßt sich leicht erklären: Die Bestimmung der Gesamtacidität des Harns ist sehr unvollkommen und ergibt zu niedrige Werte für t, weshalb die mit solchen Werten gemachte Berechnung auch einen zu kleinen Wert für K_{Harn} ergeben muß. Diesen Umstand kann man benutzen, um zu berechnen, welches die titrierbare Acidität t hätte sein müssen, um eine Konstante von der Reihe 10^{-7} zu ergeben. Diese Berechnung ergibt:

$$\text{1. Fall: } t \cdot 10^{-7} = \left(\frac{t}{100} \cdot 0{,}0084\right)^2; \quad \text{folglich } t = 14{,}3;$$

$$\text{2. Fall: } t \cdot 10^{-7} = \left(\frac{t}{100} \cdot 0{,}0122\right)^2; \quad \text{folglich } t = 6{,}67.$$

Die durch Titration des Harns mit KOH oder NaOH gegen Phenolphthalein direkt gemessenen Werte von t waren 0,0356 resp. 0,0405 oder von $\frac{1}{400}$ bis $\frac{1}{165}$ kleiner als die so berechneten Werte von t. Dadurch würde die Ansicht bestätigt — wenn dies nach dem im vorigen Kapitel Gesagten noch nötig wäre — daß durch titrimetrische quantitative Bestimmungen die wahre Gesamtacidität nicht gemessen wird. Endlich sollte durch spezielle Untersuchungen folgender Punkt aufgeklärt werden: Wenn zugegeben wird, daß der Unterschied zwischen dem Neutralisationsvermögen (gefundenes t) und der wahren Gesamtacidität (berechnetes t) zu groß erscheint, so muß man auch zugestehen, daß entweder die von v. Rhorer und Höber - Jankowsky gemessenen H·-Konzentrationen im Vergleich mit den wirklichen zu klein sind, oder daß im Harn beträchtliche Mengen von anderen sehr schwachen Säuren mit kleineren Konstanten als 10^{-7} vorhanden sind. Welches können diese sehr schwachen Säuren sein? Ist es möglich, die Genauigkeit der Werte zu bezweifeln, die Höber und v. Rhorer für die normale Reaktion des Harns gefunden haben? Darüber müssen neue Untersuchungen Klarheit verschaffen.

2. Reaktion des pathologischen Harns.

α) Reaktion des Harns von Fieberkranken.

Aus den in der folgenden Tabelle 57 angegebenen Daten von HöberJankowsky ersieht man vor allem, daß sowohl die Werte von t als auch die von C_H sich gar nicht von den normalen Werten unterscheiden. Dieses ist auffallend, da unter den Klinikern die Meinung sehr verbreitet ist, daß der Harn von Fieberkranken saurer sei als der normale Harn (infolge Zunahme der Oxydationen organischer Substanzen sollte nämlich die Ausscheidung der Säuren zunehmen). Ferner bemerkt man dieselben beträchtlichen Schwankungen der Werte C_H, dagegen eine gewisse Stabilität der Werte t. Aus den reichlichen und genauen Angaben Rossis (Tab. 58) dagegen ergibt sich, daß der Harn von Fieberkranken wirklich saurer als der normale Harn ist; es läßt sich aus ihnen folgendes entnehmen:

Es ist eine enge Beziehung zwischen Fiebertemperatur und Reaktion in dem Sinne vorhanden, daß mit dem Steigen der Temperatur die Acidität des Harnes zunimmt, was in vollständigem Widerspruch zu den Angaben von Höber - Jankowsky steht. Jedenfalls lassen die Beobachtungen Rossis keinen Zweifel übrig, da sie bei einer großen Zahl von Fällen angestellt wurden. Daß jedoch die Temperatur nicht der einzige Faktor für die Reaktion ist, ergibt sich daraus, daß bei verschiedenen Krankheiten und auch bei derselben Krankheit gleichen Temperaturen oft verschiedene Werte der Reaktion entsprechen.

Tabelle 57.
Reaktion des Harns von Fieberkranken.

Quelle und Methode	t	$C_H \cdot 10^7$	Krankheit
Höber-Jankowsky	0,052	66	4. Dezember: Scharlach 38° C
(Beiträge z. chem.	52	66	5. „ „ 38° C
Physiol. u. Pathol. 3,	50	49	Sepsis
540 [1903]:	36	41	Typhus abdom. 39,5° C
Zwei H$_2$-Elektroden).	39	29	Pleuropneumonia fibrinosa 38,7° C
	40	26	Typhus abdom. 39,6° C
Titrierflüssigkeit:	42	18	„ „ 38,6° C
$^1/_{10}$ n-NaOH; Indi-	46	18	Sepsis 38,9° C
cator: Phenolphtalein.			
	Mittel	Mittel	
	0,0446	39,1	

Tabelle 58.

Quelle und Methode	Harn bei der höchsten Temperatur $C_H \cdot 10^7$	Morgenharn $C_H \cdot 10^7$	Harn des ganzen Tages $C_H \cdot 10^7$	Krankheit	Zahl der Beobachtungen
Rossi a. a. O.	54,69	51,47	46,26	Scharlach	12
	52,12	47,77	42,56	Pocken	5
	51,28	45,43	36,39	Typhus abdom.	34
(H$_2$-Elektrode	49,53	45,63	38,66	Nephritis acuta	21
und Kalomel-	44,94	41,28	36,51	Akuter Gelenkrheumatismus	9
elektrode).	39,48	35,80	28,88	Infektion der Schwangeren	9
	37,26	33,10	26,59	Malaria	28
	37,10	31,34	26,08	Darminfektion	26
Die angegebe-	36,00	33,55	27,15	Bronchopneumonia acuta	14
nen Zahlen sind	35,14	34,27	26,50	Pneumonia fibrinosa I	12
Mittel aus ver-	34,63	31,12	24,30	Masern	10
schiedenen Be-	33,70	32,57	26,37	Pleuritis exsudativa	22
obachtungen.	33,22	29,56	23,33	Erysipelas	7
Jeden Tag ist	31,80	26,60	21,37	Malaria (quartana)	28
eine Beobach-	31,47	26,72	21,22	Pneumonia fibrinosa II	9
tung für einen	31,32	26,78	20,24	Peritonitis tubercularis	25
und denselben	28,85	24,15	17,99	Varicella	8
Kranken ge-	28,48	24,89	17,92	Mumps mit Orchitis	13
macht worden;	27,24	24,37	18,82	Bronchitis acuta	12
die Zahl der	27,22	25,23	17,66	Maltafieber	27
Beobachtungen	21,81	21,83	16,48	Fieber nach Impfung	7
gibt also die	24,13	19,80	13,94	Keuchhusten	8
Dauer der	21,05	17,60	11,78	Influenza I	8
Krankheit in	23,35	19,20	10,64	Tuberculosis pulmonaris	35
Tagen an.	19,29	15,33	9,16	Influenza II	6

Wenn man, um die wechselseitige Abhängigkeit der Temperatur und der Reaktion besser hervortreten zu lassen, für jeden einzelnen Kranken individuelle Kurven konstruiert, in denen man als Abszissen die steigenden Temperaturen und als Ordinaten die wachsenden Konzentrationen der Wasserstoffionen verwendet, so beobachtet man, daß alle Kurven progressiv ansteigen (d. h. höheren Temperaturen entspricht eine höhere Acidität), indem sie etwas konkav gegen die Abszissenachse hin sind. (D. h. die Zunahme der Acidität ist merklicher bei der Erhöhung der Temperatur von 37 auf 38° als von 38 auf 39° und strebt mithin nach einer gewissen theoretischen Grenze hin, bei der einem weiteren Ansteigen der Temperatur keine Zunahme der Acidität entsprechen würde.)

Der vorigen ähnliche Kurven können für jeden Kranken drei konstruiert werden, die 1. mit den Werten des Morgenharns, die 2. mit den Werten des während der höchsten

Tagestemperatur entleerten Harns und die 3. mit denen des Gesamtharns von 24 Stunden. Nun ist aber die bemerkenswerte Tatsache zu konstatieren, daß immer die Kurve des Morgenharns die höchste (also die sauerste) ist, die Kurve des gemischten Harns die niedrigste (die am wenigsten saure) und die der höchsten Temperatur zwischen beiden liegt (mittlere Acidität). Anders ausgedrückt, bei einer und derselben Temperatur ist der Morgenharn saurer als der Mischharn des ganzen Tages. Dies weist offenbar auf einen anderen Faktor der Acidität hin, der von der Zeit der Entleerung abhängt (der Morgenharn wäre, ceteris paribus, saurer als der der übrigen Tagesstunden).

Wie leicht aus dieser Tabelle zu ersehen ist, besteht bei jeder beliebigen Krankheit zwischen dem Mittel der drei Aciditäten eine fast konstante Beziehung, da die Acidität der höchsten Temperatur ca. $3\!-\!4 \cdot 10^{-7}$ höher als die des Morgenharns und $8\!-\!11 \cdot 10^{-7}$ höher als die des Harns des ganzen Tages ist. Diese Regelmäßigkeit ist ganz unerklärlich.

Tabelle 59.
Reaktion der nephritischen Harne.

Quelle und Methode	Titrierbare Säure (0,1 n-NaOH und Phenolphthalein) $= t$	Wasserstoffionen-Konzentration $= C_H \cdot 10^7$	Datum	Krankheit
Höber-Jankowsky Zwei Wasserstoff-elektroden	0,019	234	28. Sept.	Nephritis interstitialis etwa 4 Wochen nach einer Urämie untersucht
	18	150	1. Okt	
	27	84	6. „	
	20	110	8. „	
	19	86	14. „	
	22	220	26. Nov.	Nephritis acuta
	20	210	29. „	
	22	210	3. Dez.	
	52	66	4. Dez.	Scharlach-Nephritis
	52	66	5. „	
	14	56	30. Sept.	Nephritis interstitialis chronica
	50	67	1. Okt.	
	11	13		Nephritis haemorragica chronica
Mittel	0,0266	121		

Tabelle 60.
Reaktion des Harns bei verschiedenen Krankheiten.

Quelle und Methode	Titrierbare Säure $= t$	Wasserstoffionen-Konzentration $= C_H \cdot 10^7$	Krankheit
Höber-Jankowsky Zwei Wasserstoff-elektroden	0,025	71	28. September: Insufficientia cordis; Menge 200 cmm
	37	45	Tetanus: am vorhergehenden Tage Krämpfe
	17	38	Insufficientia mitralis; starke Diurese; Menge 2400 ccm
	13	35	„ „ „ „ „ 2400 „
	30	33	Carcinoma ventriculi mit Anacidität des Magensaftes
	20	32	14. Oktober: Diabetes mellitus; Zuckermenge 2,2%
	23	27	21. November: „ „ „ 0,7%
	22	24	10. Oktober: „ „ „ 2,2%
	11	19	Insufficientia mitralis; starke Diurese; Menge 3600 ccm
	9	2,8	„ „ „ „ „ 3600 „
	14	1,9	Insufficientia cordis; Menge 600 ccm; 0,5% Eiweiß
	5	0,15	Insufficientia mitralis; Menge 4600 ccm

Bemerkenswert ist, daß in Fällen mit tödlichem Ausgang die Konzentration der H˙ keine merkliche Veränderung zeigt, wie man hätte erwarten können. Dieses deutet darauf hin, daß, wenigstens in den von Rossi beobachteten Fällen, dem Tode keine lange Periode tiefgehender Veränderungen des Stoffwechsels vorausgegangen ist.

Eine letzte bemerkenswerte Beobachtung, auf die der Autor selbst gar nicht aufmerksam gemacht hat, ist die folgende. Rossi hat an 35 aufeinanderfolgenden Tagen 35 Messungen bei demselben Individuum (Tuberculosis pulmonaris) vorgenommen. Nun kann man aus Tabelle 58 ersehen, daß die Schwankungen der Acidität bei verschiedenen Menschen sehr groß sind; dagegen aus den Untersuchungen Rossis geht deutlich hervor, daß die Schwankungen bei demselben Kranken sehr gering sind und den Änderungen der Temperatur sehr eng folgen, da sie mit letzterer beim Nachlassen der Krankheit abnehmen, bis sie Werte erreichen, die bei allen Kranken ungefähr die gleichen sind und infolgedessen als normale Werte der Harnreaktion betrachtet werden können; derartige konstante Werte wären die folgenden:

Harn der höchsten Temperaturen (wenig über 37°) $= 17,8 \cdot 10^{-7}$
Morgenharn . . . . $= 14,2 \cdot 10^{-7}$
24-Stunden-Harn . . . . $= 9,14 \cdot 10^{-7}$

β) Reaktion der nephritischen Harne.

Wie man aus Tabelle 59 ersieht, ist der Umstand vor allem eigentümlich, daß die Werte t und C_H wie gewöhnlich nicht allzusehr voneinander abhängen, daß das Mittel von t unter die Norm sinkt und die Konzentration der H˙ viel höher als die normale ist. Es ist also in diesem Falle von Wichtigkeit, den charakteristischen Wert zu berechnen, der der Gesamtgrad der sauren Dissoziation des Harns genannt wurde. Man erhält:

$$\frac{100 \cdot 121}{0,0266} \cdot 10^{-7} = 0,0455$$

Der Harn von Nephritikern würde also der Lösung einer zu 0,0455% dissoziierten 0,0266 n-Säure oder einer Lösung entsprechen, die viel saurer als unter normalen Bedingungen wäre. Die Dissoziationskonstante einer solchen Säure wäre: $\quad 0,0266 \cdot K_{Harn} = (121 \cdot 10^{-7})^2 = K_{Harn} = 5,5 \cdot 10^{-9}$.

Wenn eine solche Tatsache durch weitere Untersuchungen bestätigt würde, so wäre sie sehr wichtig für die Kenntnis der Nephritiden. Da diese Werte besonders charakteristisch in einem Fall von parenchymatöser akuter Nephritis sind, in welchem die Menge des Harns abnimmt, sowie für einen urämischen Anfall, so läßt sich daraus folgern, daß der Harn die Merkmale einer stärkeren sauren Lösung zum Schutze des Organismus angenommen hat.

γ) Reaktion des Harns bei anderen Krankheiten.

Aus Tabelle 60 ersieht man, daß die Angaben noch nicht allzu zahlreich sind, um allgemeine Schlußfolgerungen zu gestatten.

II. Reaktion des Blutes.

1. Normales Blut.

Aus Tabelle 61 lassen sich die folgenden Mittelwerte ersehen, die nach ihren abnehmenden Werten geordnet sind:

Michaelis und Rona . . . . $C_{OH} = 4,57 \cdot 10^{-7}$
Farkas und Scipiades . . . . $C_{OH} = 1,63 \cdot 10^{-7}$
Tedeschi . . . . $C_{OH} = 1,6 \cdot 10^{-7}$
Höber . . . . $C_{OH} = 1,5 \cdot 10^{-7}$
Szili . . . . $C_{OH} = 1,5 \cdot 10^{-7}$
Pfaundler . . . . $C_{OH} = 1,5 \cdot 10^{-7}$
Farkas . . . . $C_{OH} = 1,35 \cdot 10^{-7}$
Fränkel . . . . $C_{OH} = 1,17 \cdot 10^{-7}$
Foà . . . . $C_{OH} = 1,15 \cdot 10^{-7}$
Allgemeines Mittel . . . . $1,78 \cdot 10^{-7}$

Tabelle 61.

Reaktion des normalen Blutes und des normalen Blutserums.

(Die eingeklammerten Werte betreffen ein und dasselbe Tier. Die Beobachtungstemperatur, wenn nicht anders angegeben, ist immer 18° C. Die Berechnung der Werte C_H, wenn nicht anders angegeben, ist mittels der Formel $[H^\cdot] \cdot [HO'] = 0{,}64 \cdot 10^{-14}$ gemacht worden.)

Quelle und Methode	Tierart	Alter des Materials nach der Entnahme i. Std.	OH'-Konzentration = $C_{OH} \cdot 10^7$	Bemerkungen
I. Höber (Archiv f.d. ges. Physiol. 81, 531 [1900]): Zwei O₂-Elektroden, mit einem O₂-Strom geladen.	Rinderblut (defibriniertes)	4 4 4 4 1 1 3 5 2 50 50	4800 3400 3500 2200 2000 2000 2000 6000 4000 500 300	
II. Höber (Archiv f. d. ges. Physiol. 81, 532 [1900]): Zwei H₂-Elektroden, mit einem ununterbrochenen H₂-Strom geladen.	Rinderblut (defibriniertes)	5 2 0 24 48	11 20 50 4,4 6,0	18 St. H₂ durchgeleitet 18 St. H₂ durchgeleitet 7 St. H₂ durchgeleitet
III. Fränckel (Archiv f. d. ges. Physiol. 96, 616 [1903]): Zwei ungesättigte H₂-Elektroden.	Rinderblut	70 40 40 6-7 Tage 45 2¼ 26 20 20 1¼ 20 50	2,0 0,96 1,10 6,4 1,1 1,2 1,4 1,6 1,6 0,74 1,2 0,6	Serum Serum Defibr. Blut Serum. Fäulnisgeruch Defibr. Blut Defibr. Blut Defibr. Blut Defibr. Blut Serum mit Blut vermischt Defibr. Blut Serum davon Dasselbe Blut
	Schweineblut	8 19 19	0,86 1,1 0,32	Defibr. Blut Serum Defibr. Blut
	Pferdeblut	2 48	1,0 2,0	Serum Serum

Quelle und Methode	Tierart	Alter des Materials nach der Entnahme i. Std.	OH'-Konzentration = $C_{OH} \cdot 10^7$	Bemerkungen
IV. Farkas (Archiv f. d. ges. Physiol. 98, 558 [1903]): Zwei gesättigte H₂-Elektroden.	Pferdeblutserum	Im Mittel 24 Stunden	0,326 1,06 0,506 0,471 1,22 1,24 1,45 1,31 1,27 1,79 1,89	
	Hundeblutserum		3,69	
V. Farkas u. Scipiades (Archiv f. d. ges. Physiol. 98, 581 [1903]): Zwei gesättigte H₂-Elektroden.	Serum von Schwangeren		2,9 1,0 1,7 1,3 3,3	
	Serum von Kreißenden		1,9 1,3 0,2	Bei einer schweren, protrahierten Geburt
	Serum von Wöchnerinnen		1,9 1,1 2,1 2,5	
VI. Pfaundler (Archiv f. Kinderheilk. 41, 174 [1905]).	Kinderblut		1,5	Mittel aus verschiedenen Werten
VII. Foà (Archivio di Fisiol. 3, 390 [1906]): Eine H₂-Elektrode und eine Kalomel-Elektrode.	Defibr. Hundeblut		0,82 1,02 2,06	
	Hundeblutserum		0,90	
	Defibr. Kaninchenblut		1,36 1,00 0,78 0,78	
	Kaninchenblutserum		1,33	
	Defibr. Pferdeblut		1,33	
	Pferdeblutserum		1,33	

Fortsetzung der Tabelle 61.

Quelle und Methode	Tierart	Gasmischung Vol.-Proz. Wasserstoff	Gasmischung Vol.-Proz. Kohlensäure	OH'-Gehalt $= C_{OH} \cdot 10^7$	Bemerkungen
VIII. Höber (Archiv f. d. ges. Physiol. 99, 574 ff. [1903]: Zwei H₂-Elektroden mit einer Gasmischung von H₂ und CO₂ geladen.	Defibriniertes Rinderblut	100	0	52,5	18 St. alt
		100	0	42,0	24 „ „
		100	0	40,0	17 „ „
		100	0	35,5	17 „ „
		100	0	34,0	ganz frisch
		100	0	22,4	18 St. alt
		98,4	1,6	2,04	ganz frisch
		97,56	2,44	1,87	„ „
		96,82	3,18	1,74	„ „
		96,19	3,81	1,90	„ „
		95,85	4,15	1,31	„ „
		95,74	4,26	1,10	„ „
		93,49	6,51	0,806	„ „
		90,81	9,19	0,72	„ „
		90,05	9,95	0,865	„ „
		84,50	15,50	0,68	„ „
		73,65	26,35	0,413	„ „
		70,95	29,05	0,27	„ „
		42,14	57,86	0,21	„ „
	Defibriniertes Rinderblut	96,82	3,18	1,74 ⎫	
		95,85	4,15	1,31 ⎬	
		90,05	9,95	0,865 ⎭	
		97,56	2,44	1,37 ⎱	
		90,81	9,19	0,72 ⎰	
		98,4	1,60	2,04 ⎱	
		95,74	4,26	1,10 ⎰	
	Defibrin. Hundeblut	90,52	9,48	0,67	
		93,09	6,91	0,75	
	Defibr. Hammelblut	100	0	53	65 St. alt
	Defibrin. Kaninchenblut	100	0	58	
		100	0	18	
		100	0	12	
	Defibrin. Schweinsblut	100	0	64	24 St. alt
		100	0	11	24 „ „
		93,26	6,74	0,93	24 „ „
	Kaninchenblut	90,52	9,48	0,65	Defibrin. Hirudinlösung
		90,52	3,48	0,67	
	Hundeblut	93,09	6,91	0,75	Defibrin. Hirudinlösung
		93,09	6,91	0,75	

| | | | | OH'-Gehalt | |
Quelle und Methode	Tierart	Vol.-Proz. Wasserstoff	Vol.-Proz. Kohlensäure	Blut	Serum
	Rinderblut	100	0	52,5	48,5
		96,19	3,81	1,9	1,85
		93,49	6,51	0,81	0,75
		84,50	15,50	0,68	0,56
		73,65	26,35	0,41	0,30
		70,95	29,05	0,27	0,21
		42,14	57,86	0,21	0,14

Quelle und Methode	Tierart	OH'-Gehalt in dem gewöhnlichen Serum	OH'-Gehalt im mit H₂ behandelten Serum	OH'-Gehalt im mit CO₂ behandelten Serum
IX. Tedeschi (Clinica medica, 1904): Zwei H₂-Elektroden.	Menschenblutserum	$1,6 \cdot 10^{-7}$	$99,0 \cdot 10^{-7}$	$0,176 \cdot 10^{-7}$
		$0,625 \cdot 10^{-7}$	$64,2 \cdot 10^{-7}$	$0,130 \cdot 10^{-7}$
		$1,23 \cdot 10^{-7}$	$136,0 \cdot 10^{-7}$	$0,144 \cdot 10^{-7}$
		$2,00 \cdot 10^{-7}$	$127,0 \cdot 10^{-7}$	$0,150 \cdot 10^{-7}$
		$1,37 \cdot 10^{-7}$	$64,0 \cdot 10^{-7}$	$0,180 \cdot 10^{-7}$
		$3,28 \cdot 10^{-7}$	$119,0 \cdot 10^{-7}$	$0,144 \cdot 10^{-7}$
X. Szili (Archiv f.d. ges.Physiol. 115, 79 [1906]): Zwei H₂-Elektroden.	Serum von menschlichem Placentarblut (Nabelschnur) nach spontaner Gerinnung	$0,78 \cdot 10^{-7}$		
		$1,2 \cdot 10^{-7}$		
		$1,0 \cdot 10^{-7}$		
		$0,73 \cdot 10^{-7}$		
		$0,64 \cdot 10^{-7}$		
		$0,76 \cdot 10^{-7}$		
		$1,08 \cdot 10^{-7}$		
		$1,44 \cdot 10^{-7}$		
		$1,25 \cdot 10^{-7}$		
		$1,95 \cdot 10^{-7}$		
		$1,57 \cdot 10^{-7}$		
		$1,56 \cdot 10^{-7}$		
		$1,56 \cdot 10^{-7}$		
		$1,56 \cdot 10^{-7}$		
		$1,33 \cdot 10^{-7}$		
		$2,09 \cdot 10^{-7}$		
		$0,94 \cdot 10^{-7}$		
		$1,42 \cdot 10^{-7}$		
		$2,08 \cdot 10^{-7}$		
		$1,42 \cdot 10^{-7}$		
		$2,23 \cdot 10^{-7}$		
		$1,77 \cdot 10^{-7}$		
		$2,23 \cdot 10^{-7}$		
		$2,23 \cdot 10^{-7}$		
		$1,76 \cdot 10^{-7}$		
		$1,43 \cdot 10^{-7}$		
		$1,86 \cdot 10^{-7}$		
		$0,96 \cdot 10^{-7}$		
		$1,77 \cdot 10^{-7}$		
		$1,10 \cdot 10^{-7}$		

Fortsetzung der Tabelle 61.

Quelle und Methode	Tierart	OH'-Gehalt $= C_{OH} \cdot 10^{-7}$	H'-Gehalt $= C_H \cdot 10^{-7}$	Bemerkungen	Quelle und Methode	OH'-Gehalt im normalen Placentarserum (Nabelschnur)	OH'-Gehalt im normalen Retroplacentarserum	Bemerkungen
XI. Michaelis u. Rona (Bioch.Zeitschr. 18, 326 [1909]): für die Berechnung der OH'-Werte wird die folgende Formel benutzt: $[H'] \cdot [OH'] = 0{,}56 \cdot 10^{-14}$ bei 18° C.	Pferdeserum	3,1	0,18	Frisches Blut	XII. Löb u. Higuchi (Bioch. Zeitschr. 24, 102 [1910]): eine H$_2$-Elektrode und eine Kalomel-Elektrode; zur Vermeidung des Diffusionspotentials ist die Bjerrumsche Methode angewandt worden; zur Berechnung der OH'-Werte wird die Sörensensche Formel benutzt: $[H'] \cdot [OH'] = 0{,}72 \cdot 10^{-14}$ bei 18°C; die H$_2$-Elektrode wird mit einem unterbroch. H$_2$-Strom geladen.	$2{,}89 \cdot 10^{-7}$	$4{,}80 \cdot 10^{-7}$	bei 18 ° C
	Hammelserum	5,1	0,11	24 Std. alt		$4{,}80 \cdot 10^{-7}$	$9{,}00 \cdot 10^{-7}$	„ 19 ° C
	Hundeserum	2,8	0,20	Frisches. Temp.21°C		$2{,}32 \cdot 10^{-7}$	$5{,}62 \cdot 10^{-7}$	„ 18,5° C
	Hammelserum	4,3	0,13	„ „ 19°C		$2{,}77 \cdot 10^{-7}$	$8{,}00 \cdot 10^{-7}$	„ 18 ° C
	„ „	7,3	0,077	8 Tage gefroren		$3{,}60 \cdot 10^{-7}$	$8{,}00 \cdot 10^{-7}$	„ 19 ° C
	„ „	9,5	0,059	8 „ „		$2{,}40 \cdot 10^{-7}$	$8{,}00 \cdot 10^{-7}$	„ 18 ° C
	„ „	9,5	0,059	22 „ „		$4{,}80 \cdot 10^{-7}$	$10{,}00 \cdot 10^{-7}$	„ 19 ° C
	Menschenserum	16,0	0,036	Frisch. Normale Beobachtung		$2{,}89 \cdot 10^{-7}$	$6{,}00 \cdot 10^{-7}$	„ 17,5° C
	„ „	0,4	1,4	Beob. nach Einleitg. von CO₂ unter Druck		$2{,}32 \cdot 10^{-7}$	$7{,}20 \cdot 10^{-7}$	„ 18 ° C
	„ „	6,9	0,081	Frisch. Normale Beobachtung		$4{,}50 \cdot 10^{-7}$	$8{,}00 \cdot 10^{-7}$	„ 18 ° C
	„ „	68,0	0,0083	Beob., nachdem eine Stunde lang ein gelinder Luftstrom durchgeleitet wurde		$4{,}00 \cdot 10^{-7}$	$5{,}62 \cdot 10^{-7}$	„ 17 ° C
						$3{,}12 \cdot 10^{-7}$	$5{,}62 \cdot 10^{-7}$	„ 18 ° C
						$2{,}89 \cdot 10^{-7}$	$6{,}00 \cdot 10^{-7}$	„ 18 ° C
						$3{,}95 \cdot 10^{-7}$	$5{,}14 \cdot 10^{-7}$	„ 17 ° C
						$3{,}00 \cdot 10^{-7}$	$4{,}80 \cdot 10^{-7}$	„ 17 ° C
	Venöses Kaninchenblut	2,2	0,25	Aus der Ohrvene direkt in das Elektrodengefäß (geronnenes Blut)		Mittelwerte: $3{,}18 \cdot 10^{-7}$	$6{,}60 \cdot 10^{-7}$	
		3,2	0,17	Aus der Ohrvene direkt in das Elektrodengefäß, welches mit Hirudin versetzt wurde				
		2,2	0,25	Dasselbe wie oben	XIII. Hasselbalch (Bioch. Zeitschr. 30, 331 [1910]): eine Kalomelelektrode u. eine Wasserstoffelektrode.	OH'-Gehalt: $1{,}49 \cdot 10^{-7}$		Durch das Vermeiden d. Kohlensäureverlustes d. Blutes in d. Gasraum erhalt. Wert
			0,38	Dasselbe wie oben Temperatur 38° C				
			0,41	Dasselbe wie oben Temperatur 38° C			$1{,}88 \cdot 10^{-7}$	Ohne das Vermeiden d. Kohlensäureverlustes d. Blutes in d. Gasraum erhalt. Wert
	Arterielles Kaninchenblut	1,4	0,41	Aus der Carotis direkt in das Elektrodengefäß, welches mit etwas Hirudin versetzt wurde.				
		3,1	0,18	Dasselbe wie oben				

Während alle anderen Werte vermittels der Formel $[H'] \cdot [OH'] = 0{,}64 \cdot 10^{-14}$ gefunden wurden, ist der Wert von Michaelis und Rona vermittels der Formel $[H'] \cdot [OH'] = 0{,}56 \cdot 10^{-14}$ ermittelt (einer Formel, welche diese Autoren infolge ihrer speziellen Versuche aufgestellt haben); andernfalls wäre er noch höher (5,23).

Die Unterschiede der äußersten Werte können durch die verschiedenen Methoden erklärt werden (4,57 Michaelis und Rona; 1,15 Foà). Die Mittelzahlen beziehen sich auf sehr verschiedenes Untersuchungsmaterial, sowohl was die Tiergattung betrifft, der das Blut entstammt, als auch weil es sich um defibriniertes, geronnenes oder mit Hirudin versetztes Serum oder Blut handelt.

Aus der Gesamtheit der Werte läßt sich entnehmen, daß die Reaktion des Blutes sehr leicht alkalisch ist, da sie sich sehr wenig von der absoluten Neutralität entfernt. Aus der Prüfung der Tabellen ergibt sich ferner augenfällig, daß, obgleich die Mittelwerte der meisten Autoren sehr gut miteinander übereinstimmen, die individuellen Schwankungen bei den einzelnen Untersuchungen sehr groß sind. Es ist dieselbe Tatsache, die auch hinsichtlich des Harns konstatiert wurde, und es ist nicht sehr wahrscheinlich, daß diese Schwankungen durch grobe experimentelle Fehler erklärt werden können. Deshalb sind sie einstweilen als ein echtes physiologisches Phänomen zu betrachten.

Bei den Mittelwerten sind die ersten Daten Höbers nicht angeführt, weil sie offenbar viel zu hoch sind. Bei der ersten Reihe Höbers sind sie dies infolge der Verwendung der Sauerstoffelektroden, die für das Blut unbrauchbar sind, und bei den anderen Angaben, weil durch den 2—18 Stunden dauernden ununterbrochenen Wasserstoffstrom der größte Teil der Kohlensäure aus dem Blut ausgetrieben wurde.

Die späteren Angaben Höbers sind sehr interessant, weil sie augenfällig beweisen, welch großen Einfluß auf die Reaktion des Blutes die partielle Spannung der in ihm enthaltenen Kohlensäure hat. Man sollte mit Michaelis und Rona fragen, ob die gewöhnlich ausgeführte Bestimmung der Reaktion irgendeinen Sinn haben kann, wenn der Partiardruck der Kohlensäure nicht berücksichtigt wird.

Die ideale Bestimmung der Reaktion wäre natürlich die unmittelbare, der keine ungeeignete Behandlung der Flüssigkeit vorausginge. Aber die Methoden sind noch nicht so weit fortgeschritten, daß wir die Reaktion ohne weiteres, ohne irgendwelche Vorbehandlung (Defibrination, Stehenlassen an der Luft, Hindurchleiten von Wasserstoff) messen könnten, die ihren Gehalt an Kohlensäure mehr oder weniger ändert.

Es bleibt beim gegenwärtigen Stand der Dinge noch zweifelhaft, ob nicht die Methode, alle Blutproben auf denselben Partiardruck der CO_2 zu bringen, besser miteinander vergleichbare Werte liefern würde. In dieser Hinsicht muß die neue Methode von Hasselbalch, die das Diffundieren der Kohlensäure des Blutes in dem Gasraum vermeidet, als eine gute betrachtet werden. Mit einer solchen Methode findet man zwar andere Werte ($OH' = 1,49 \cdot 10^{-7}$, gegenüber $OH' = 1,88 \cdot 10^{-7}$ mit der gewöhnlichen Methode), aber der Unterschied ist nicht so groß, daß der angenommene Mittelwert geändert wird.

Von den bekannten Unterschieden der physiologischen Spannung der CO_2 im Venen- und Arterienblut ausgehend, hat Höber auf Grund seiner Versuche dem Arterienblut die doppelte Alkalinität des Venenblutes zuerkannt, und es darf nicht wundernehmen, daß dieser Unterschied der Reaktion nicht experimentell nachweisbar ist, da infolge der oben angedeuteten Ursachen das Venenblut durch die einfache Berührung mit der Luft zu Arterienblut wird. Auch ist die auf S. 1549 erörterte Möglichkeit nicht auszuschließen, daß der Sauerstoff des Blutes sich in dem die Elektrode umgebenden Gasraum verbreitet und depolarisierend wirkt; das Arterienblut würde mehr Sauerstoff diffundieren lassen und deshalb saurer erscheinen, als es in Wirklichkeit ist.

Das Serum hat eine ungefähr gleiche Reaktion wie das betreffende Blut, aber stets etwas niedriger.

Das defibrinierte Blut hat ungefähr dieselbe Reaktion wie das nichtdefibrinierte oder mit Hirudin behandelte Blut; und nach den Untersuchungen von Michaelis und Rona hat es auch den Anschein, als ob das im Elektrodengefäß geronnene Blut keine Werte ergibt, die sich von denen desselben defibrinierten oder mit Hirudin behandelten Blutes unterscheiden.

Das Alter des Blutes (oder die zwischen der Entnahme der Probe und ihrer Untersuchung verflossene Zeit) hat einen beträchtlichen Einfluß auf die Reaktion (Fränckel); in der Tat erlangt das Blut, wenn es in Fäulnis übergeht, eine größere Alkalinität; jedoch scheinen in den ersten 12—24 Stunden keine bemerkenswerten Veränderungen der Reaktion einzutreten.

Aus den Angaben von Farkas, Farkas und Scipiades und aus denen Szilis ergibt sich für das menschliche Blut:

Mit HCl und Lackmoidpapier titrierbare Alkalinität . . 0,046
Konzentration der OH′ . . . . $1,56 \cdot 10^{-7}$.

Auf Grund dieser Daten kann das menschliche Blut betrachtet werden als die 0,046 n-Lösung einer extrem schwachen, zu 0,00034% dissoziierten Base.

Berechnet man (wie für den Harn, siehe S. 1585) die Dissoziationskonstante dieser Base, so findet man:

$$K_{Blut} = \frac{(1,56 \cdot 10^{-7})^2}{0,046} = 5,3 \cdot 10^{-13}.$$

Das Blut wäre also zu betrachten als die Lösung einer Base, die wenig stärker als der Harnstoff ist. Dieser ist ein wahrer und eigentlicher Nichtelektrolyt, da er (bei 25°) $K = 1,5 \cdot 10^{-14}$ hat.

Es bleibt noch die wichtige Frage zu erörtern, die den Einfluß der Temperatur auf die Reaktion des Blutes betrifft. Die Mehrzahl der Autoren hat bis jetzt die Reaktion des Blutes bei 18°C gemessen. Kann man annehmen, daß der bei dieser Temperatur für die Alkalinität des Blutes gefundene Wert auch hinsichtlich der Körpertemperatur derselbe ist? Henderson[1] stellte folgende theoretische Überlegungen an:

Eine Lösung von Kohlensäure und Natriumbicarbonat in den annähernden Konzentrationen, wie sie sich im Blute vorfinden, erfährt mit dem Steigen der Temperatur eine beträchtliche Zunahme an Alkalinität. Diese Tatsache läßt sich theoretisch aus nachstehenden Beobachtungen folgern:

Aus den neuesten Messungen von Lundén[2] ergibt sich, daß die Dissoziationskonstante des Wassers (K_{H_2O}) die folgenden Werte (interpoliert) hat:

bei der Temperatur 18°C . . . . . . $K_{H_2O} = 0,58 \cdot 10^{-14}$
”   ”   ”   38°C . . . . . . $K_{H_2O} = 2,65 \cdot 10^{-14}$
”   ”   ”   42°C . . . . . . $K_{H_2O} = 3,30 \cdot 10^{-14}$.

Eine Lösung von Kohlensäure und Natriumbicarbonat, die bei 18° einen H′-Gehalt von $0,30 \cdot 10^{-7}$ besitzt, würde gemäß Thomsens Zahlen für die Ionisationswärme der Kohlensäure und der Rechnung von Henderson bei 38°C einen H′-Gehalt von $0,40 \cdot 10^{-7}$ und bei 42°C einen H′-Gehalt von $0,42 \cdot 10^{-7}$ haben. Der OH′-Gehalt kann folgendermaßen für eine solche Lösung berechnet werden:

Temperatur 18° [H·] [OH′] = $0,58 \cdot 10^{-14}$,   [H·] = $0,30 \cdot 10^{-7}$,

also
$$[OH′] = \frac{0,58 \cdot 10^{-14}}{0,30 \cdot 10^{-7}} = 2 \cdot 10^{-7};$$

Temperatur 38° [H·] [OH′] = $2,65 \cdot 10^{-14}$,   [H·] = $0,40 \cdot 10^{-7}$,

also
$$[OH′] = \frac{2,65 \cdot 10^{-14}}{0,40 \cdot 10^{-7}} = 6,6 \cdot 10^{-7};$$

Temperatur 42° [H·] [OH′] = $3,30 \cdot 10^{-14}$,   [H·] = $0,42 \cdot 10^{-7}$,

also
$$[OH′] = \frac{3,30 \cdot 10^{-14}}{0,42 \cdot 10^{-7}} = 7,9 \cdot 10^{-7}.$$

Diese Berechnung zeigt, daß bei 38°C jede mäßig verdünnte Lösung von Kohlensäure und Natriumbicarbonat eine ungefähr 3,3mal so große Alkalinität hat als bei 18°C, und bei 42° eine 4mal so große Alkalinität als bei 18°C. Wenn die Temperatur von 38° auf 42° steigt, beträgt ihre Zunahme an Alkalinität ungefähr 20%. Diese relativ großen und wichtigen Veränderungen der OH′-Konzentration rühren von der Tatsache her, daß die Dissoziationskonstante des Wassers mit steigender Temperatur viel schneller zunimmt

---

[1] L. J. Henderson, Ergebnisse d. Physiol., 8, 299 [1909]; Amer. Journ. of Physiol. 21, 440 [1908].

[2] H. Lundén, Journ. de chimie physique 5, 574 [1907].

als die Dissoziationskonstante der Kohlensäure. Wenn man sich das Blut also als aus Kohlensäure und Bicarbonat bestehend vorstellt, so muß man annehmen, daß auch seine Reaktion sich wie die der vorhin betrachteten Lösung verhält. Es blieb also noch übrig. durch direkte Experimente am Blut diese theoretische Schlußfolgerung zu bestätigen. Diese Versuche wurden von Henderson am Schweinsblut gemacht und ergaben die erwarteten Resultate. In der Tat blieb mit Zunahme der Temperatur von 20° auf 39° die mit der elektrometrischen Methode gefundene H'-Konzentration fast konstant; die OH'-Konzentration dagegen nahm stark zu, da offenbar das Produkt [H'] · [OH'] mit dem Steigen der Temperatur bedeutend wächst.

Genauere Messungen haben in dieser Hinsicht in jüngster Zeit Michaelis und Rona[1]) am Hundeserum ausgeführt und das vorhin erwähnte Resultat bestätigt. Es sind die folgenden:

Temperatur	H'-Gehalt, direkt gemessen	K_{H_2O}	OH'-Gehalt, berechnet
21°	$0,20 \cdot 10^{-7}$	$0,8 \cdot 10^{-14}$	$4,0 \cdot 10^{-7}$
32°	$0,27 \cdot 10^{-7}$	$1,8 \cdot 10^{-14}$	$6,7 \cdot 10^{-7}$
38°	$0,32 \cdot 10^{-7}$	$2,6 \cdot 10^{-14}$	$8,1 \cdot 10^{-7}$
42°	$0,35 \cdot 10^{-7}$	$3,2 \cdot 10^{-14}$	$9,1 \cdot 10^{-7}$
48°	$0,40 \cdot 10^{-7}$	$4,8 \cdot 10^{-14}$	$12 \cdot 10^{-7}$
52°	$0,49 \cdot 10^{-7}$	$6,0 \cdot 10^{-14}$	$12 \cdot 10^{-7}$
wieder zurück auf 21°	$0,31 \cdot 10^{-7}$	$0,8 \cdot 10^{-14}$	$2,6 \cdot 10^{-7}$

Wie man sieht, nimmt die H'-Konzentration nur wenig zu, während die Alkalinität des Blutes mit dem Steigen der Temperatur beträchtlich wächst. Man kann also annehmen, daß die Alkaleszenz des Blutes bei der Körpertemperatur 2—3 mal so groß wie die bei 18° gemessene ist, und daß zweitens diese Alkaleszenz noch um 15—20% zunimmt, wenn die normale Körpertemperatur (38°) zu der starken Fiebers (42°) übergeht. Da die Oxydationen im Organismus wahrscheinlich mit der Zunahme der Alkaleszenz zunehmen, so sieht man, daß diese Tatsache wegen ihrer möglichen pathogenetischen Bedeutung sehr wichtig ist.

2. Reaktion des Blutes unter besonderen experimentellen Bedingungen.

α) Reaktion des Blutes in verdünnter Luft.

Agazzotti[2]) hat mit der elektrometrischen Methode die Reaktion des defibrinierten Hundeblutes vor und nach dem Verweilen der Tiere unter einer großen pneumatischen Glocke gemessen, wobei er zu folgenden Resultaten gelangte:

Tabelle 62.

	Gesamtalkalinität, titriert mit $^{1}/_{25}$ n-Weinsäure und Lackmoidpapier	Konzentration der OH', nach: [H'] · [OH'] = $0,64 \cdot 10^{-14}$
1. Die Blutprobe wurde unter normalem atmosphärischen Druck vor dem Auspumpen entnommen (Mittel von vielen Untersuchungen).	0,074	$1,32 \cdot 10^{-7}$
2. Die Probe wurde während des Auspumpens der Luft entnommen (190—220 mm Hg).	0,061	$1,10 \cdot 10^{-7}$
3. Die Probe wurde wieder unter normalem atmosphärischen Druck entnommen, 1—2 Stunden nach Ende des Auspumpens.	0,069	$1,03 \cdot 10^{-7}$

¹) L. Michaelis u. P. Rona, Biochem. Zeitschr. 18, 322 [1909].
²) A. Agazzotti, Rendiconti R. Accad. dei Lincei (5) 15, 481 [1906].

Aus diesen Untersuchungen ergibt sich, daß die Alkaleszenz während der Verdünnung der Luft abnimmt, und daß diese Abnahme fortdauert und noch schärfer ausgeprägt ist in den ersten Stunden, nachdem das Tier wieder dem normalen atmosphärischen Druck ausgesetzt wurde.

Diese Erscheinung ist nicht leicht zu erklären; der Autor schreibt sie aber hauptsächlich der Bildung von nicht vollständig oxydierten Substanzen zu.

β) Reaktion des Blutes bei experimenteller Säurevergiftung.

Szili[1]) hat die Schwankungen der Reaktion des Blutes infolge Injektion verschiedener anorganischer Säuren bei Kaninchen und Hunden studiert. Er injizierte 2 ccm $1/_8$ n-HCl + $1/_8$ n-NaCl pro Minute und Kilogramm des Tieres ohne Unterbrechung bis zum Tode des Versuchstieres und fand, daß die OH'-Konzentration in dem unmittelbar vor dem Tode entnommenen Blute auf $0{,}06 \cdot 10^{-7}$ sinkt, d. h. im Vergleich mit der normalen Konzentration um ca. 96% abnimmt. Das Mittel des (mit $1/_{20}$ n-H_2SO_4 und Lackmoidpapier) titrierbaren Alkaligehalts sinkt auf 0,008 g-Äquiv. pro Liter, d. h. es nimmt im Vergleich mit dem normalen titrierbaren Alkaligehalt, der gleich 0,032 g-Äquiv. pro Liter gefunden wurde, um 75% ab. Kaninchen ertragen die ununterbrochene Injektion im Durchschnitt 55 Minuten lang, bis sie sterben, Hunde dagegen nur 35 Minuten.

In einer späteren Arbeit experimentierte Szili[2]) ausschließlich an Hunden, wobei er dieselbe Technik wie früher und starke Säuren verwendete. Er gibt die folgenden Resultate an:

Tabelle 63.

Art der Säure	Zeitdauer der Injektion	Titrierbarer Alkaligehalt des Serums	OH'-Gehalt des Serums
$1/_8$ n-H_3PO_4	70 Minuten	—	
$1/_4$ n-H_3PO_4	34 ,,	0,016	$0{,}06 \cdot 10^{-7}$
$1/_8$ n-H_2SO_4	50 ,,	0,008	$0{,}06 \cdot 10^{-7}$
$1/_8$ n-HNO_3	51 ,,	0,009	$0{,}09 \cdot 10^{-7}$
$1/_8$ n-HCl	35 ,,	0,008	$0{,}06 \cdot 10^{-7}$
$1/_8$ n-CrO_3	13 ,,	—	$1{,}20 \cdot 10^{-7}$

Die Dauer der Injektion gibt offenbar die Widerstandsfähigkeit des Tieres an, da die Injektion bis zu seinem Tode fortdauerte. Sie sagt uns, daß die Giftigkeit der Säure nicht ausschließlich von ihrem Dissoziationsgrad abhängt, und daß zur toxischen Wirkung des H˙ die spezifische Wirkung des Anions hinzutritt, wie sich in besonders deutlicher Weise aus dem Versuch mit Chromsäure ergibt.

Dies zeigt sich noch augenfälliger in folgender Tabelle, in welcher die mit organischen Säuren erhaltenen Resultate angeführt werden:

Tabelle 64.

Art der Säure	Dissoziationsgrad	Dauer der Injektion	Titrierbares Alkali des Blutserums	OH'-Gehalt des Blutserums
$1/_4$ n-Weinsäure	0,06	1^h 16'	0,013	$0{,}127 \cdot 10^{-7}$
$1/_4$ n-Ameisensäure	0,029	2^h 26'	0,016	$0{,}065 \cdot 10^{-7}$
$1/_4$ n-Essigsäure	0,0085	2^h 50'	0,019	$0{,}180 \cdot 10^{-7}$
$1/_4$ n-Buttersäure	0,0077	2^h 27'	0,020	$0{,}013 \cdot 10^{-7}$

[1]) A. Szili, Archiv f. d. ges. Physiol. **115**, 72 [1906].
[2]) A. Szili, Archiv f. d. ges. Physiol. **130**, 139 [1909].

Die Betrachtung der Tabelle ergibt, daß die organischen Säuren weniger giftig sind als die anorganischen, da sie, obwohl in doppelter Konzentration, den Tod erst nach einer viel längeren Zeit herbeiführen. Dies hängt davon ab, daß ein großer Teil der injizierten organischen Säuren durch die Oxydation im Innern der Organe unschädlich gemacht wird. Wichtig ist aber der Umstand, daß alle diese Säuren, mit Ausnahme der Ameisensäure, die Alkaleszenz des Blutes nicht in so augenfälliger Weise ändern wie die starken Säuren, weshalb ihre Giftigkeit nicht sowohl ihrem sauren Charakter (und folglich ihrem Dissoziationsgrad) als dem spezifisch toxischen Charakter des Anions zuzuschreiben ist.

Es darf deshalb nicht wundernehmen, daß beim Coma diabeticum und bei der Eklampsie trotz der schweren Vergiftungssymptome der Gehalt an OH′ und titrierbarem Alkali sich wenig vom normalen unterscheidet (siehe unten); in derartigen Fällen ist gewiß nicht die verminderte Alkalinität des Blutes die Hauptursache der Krankheitserscheinungen, sondern die spezifische toxische Wirkung der Anionen der Säuren, die sich im Organismus bilden und anhäufen.

3. Reaktion des pathologischen Blutes.

Die in Tabelle 65, S. 1598—1599 verzeichneten Angaben Tedeschis wären sehr interessant, wenn man ihnen einiges Vertrauen schenken könnte; aber unzweifelhaft enthalten einige Werte, wie z. B. die bei Coma uraemicum angetroffenen (C_{OH} im gewöhnlichen Serum 0,008—0,018 · 10^{-7}), beträchtliche experimentelle Fehler; in den Daten Szilis für die tödliche Säurevergiftung, z. B. mit Essigsäure, findet sich der Wert $C_{OH} = 018 · 10^{-7}$, d. h. ein 20—10mal größerer und auch bei der Vergiftung mit starken Säuren findet sich der Wert $C_{OH} = 0,06 · 10^{-7}$, d. h. ein 8—3 mal größerer. Nun müssen aber in Anbetracht der Technik Szilis, der ohne Unterbrechung bis zum Tode des Tieres Säure in seine Venen injizierte, und auch wegen der Vorstellung, die man sich von der Säurevergiftung des Blutes machen muß, die Werte Tedeschis für ganz unwahrscheinlich gehalten werden. Auch sind die das Blut der Diabetiker betreffenden Werte viel kleiner als die von Benedict.

Wenn man die Angaben Tedeschis ausscheidet, so ersieht man aus Tabelle 65, daß die das pathologische Blut betreffenden Daten noch zu spärlich sind, um für allgemeine Überlegungen geeignet zu sein. Es bleiben nur die sehr interessanten Angaben Benedicts über das Blut bei Diabetes übrig. In diesen Fällen ist die Reaktion beinahe der des normalen Blutes gleich; nur bei Coma diabeticum trifft man eine gewisse Abnahme der normalen Alkalinität an (bis $C_{OH} = 0,41 · 10^{-7}$).

Wenn man übrigens bedenkt, daß mehrere Autoren (Fränckel, Farkas, Farkas und Scipiades) bei normalen Tieren und bei gebärenden Frauen gleich niedrige Werte von C_{OH} angetroffen haben, die dennoch mit einem physiologischen Zustand vereinbar waren; wenn man andererseits daran denkt, daß bei den von Szili studierten Vergiftungen mit schwachen Säuren der größte Teil der toxischen Wirkung auf das Anion trifft und daß das Leben sogar mit einer sehr sauren Reaktion des Blutes vereinbar ist, so sieht man klar, daß die Resultate Benedicts durchaus kein Beweis für die Ansicht sind, daß das Coma diabeticum durch eine wahre und eigentliche Säurevergiftung hervorgerufen werde.

III. Reaktion der anderen Körpersäfte.

In Tabelle 66, S. 1600, sind die Reaktionen der anderen Körpersäfte angegeben. Was die Reaktion des Magensaftes betrifft, so sieht man, daß die Angaben von Tangl und Foà gut miteinander übereinstimmen, in Anbetracht der ziemlich beträchtlichen individuellen Schwankungen ($C_H = 0,016$—0,085 nach Tangl und 0,023—0,067 nach Foà), die nach Tangl einzig und allein durch die Vermischung des Magensaftes mit dem verschluckten Speichel erklärt werden können.

Tabelle 65.
Reaktion des pathologischen Blutes.

Quelle und Methode	OH'-Gehalt im gewöhnlichen Serum	OH'-Gehalt in dem mit H_2 behandelten Serum	OH'-Gehalt in dem mit CO_2 behandelten Serum	Krankheit
I. Tedeschi (Clinica medica [1904]).	$1,0 \cdot 10^{-7}$	$48,9 \cdot 10^{-7}$	$0,13 \cdot 10^{-7}$	Erysipelas. Temp. 39°.
	$0,63 \cdot 10^{-7}$	$13,7 \cdot 10^{-7}$	$0,13 \cdot 10^{-7}$	Typhus abdom. Temp. 39,5°.
	$3,21 \cdot 10^{-7}$	$127,0 \cdot 10^{-7}$	$0,14 \cdot 10^{-7}$	Typhus abdom. Temp. 38,5°.
	$0,36 \cdot 10^{-7}$	$23,8 \cdot 10^{-7}$	$0,13 \cdot 10^{-7}$	Typhus abdom. Temp. 38,8°.
	$1,21 \cdot 10^{-7}$	$22,2 \cdot 10^{-7}$	$0,18 \cdot 10^{-7}$	Typhus abdom. Temp. 39°.
	$0,18 \cdot 10^{-7}$	$0,63 \cdot 10^{-7}$	$0,18 \cdot 10^{-7}$	Pneumonitis adynamica vor dem Tod.
	$0,26 \cdot 10^{-7}$	$47,1 \cdot 10^{-7}$	$0,18 \cdot 10^{-7}$	Pneumonitis fibrinosa; geheilt.
	$0,19 \cdot 10^{-7}$	$0,60 \cdot 10^{-7}$	$0,18 \cdot 10^{-7}$	Pneumonitis fibrinosa; gestorben.
	$0,18 \cdot 10^{-7}$	$0,32 \cdot 10^{-7}$	$0,16 \cdot 10^{-7}$	Pneumonitis fibrinosa; gestorben.
	$0,96 \cdot 10^{-7}$	$45,6 \cdot 10^{-7}$	$0,14 \cdot 10^{-7}$	Pneumonitis fibrinosa; geheilt.
	$0,18 \cdot 10^{-7}$	$64,0 \cdot 10^{-7}$	$0,18 \cdot 10^{-7}$	Pneumonitis hypostatica. St. Dyspnöe.
	$0,39 \cdot 10^{-7}$	$1,41 \cdot 10^{-7}$	$0,18 \cdot 10^{-7}$	Insufficientia mitralis.
	$0,87 \cdot 10^{-7}$	$5,79 \cdot 10^{-7}$	$0,18 \cdot 10^{-7}$	Insufficientia mitralis.
	$0,18 \cdot 10^{-7}$	$0,60 \cdot 10^{-7}$	$0,13 \cdot 10^{-7}$	Insufficientia mitralis.
	$1,12 \cdot 10^{-7}$	$22,2 \cdot 10^{-7}$	$0,13 \cdot 10^{-7}$	Basedowsche Krankheit.
	$0,26 \cdot 10^{-7}$	$1,23 \cdot 10^{-7}$	$0,13 \cdot 10^{-7}$	Lebercirrhose; Koma.
	$1,20 \cdot 10^{-7}$	$48,9 \cdot 10^{-7}$	—	Diabetes insipidus.
	$0,09 \cdot 10^{-7}$	$0,63 \cdot 10^{-7}$	$0,018 \cdot 10^{-7}$	Diabetes mellitus. Sehr schwerer Fall.
	$1,41 \cdot 10^{-7}$	$64,3 \cdot 10^{-7}$	$0,18 \cdot 10^{-7}$	Menstruale Rückfall-Ödeme.
	$0,63 \cdot 10^{-7}$	$45,6 \cdot 10^{-7}$	$0,18 \cdot 10^{-7}$	Toxische (aus $HgCl_2$) Nephritis.
	$0,32 \cdot 10^{-7}$	$5,79 \cdot 10^{-7}$	$0,13 \cdot 10^{-7}$	Derselbe Kranke mit Anurie.
	$0,008 \cdot 10^{-7}$	$0,13 \cdot 10^{-7}$	$0,0054 \cdot 10^{-7}$	Nephritis interstitialis. Urämie. Koma.
	$0,018 \cdot 10^{-7}$	$0,14 \cdot 10^{-7}$	$0,0079 \cdot 10^{-7}$	Nephritis interstitialis. Urämie.
	$0,87 \cdot 10^{-7}$	$3,28 \cdot 10^{-7}$	$0,597 \cdot 10^{-7}$	Nephritis subacuta.
	$0,60 \cdot 10^{-7}$	$23,8 \cdot 10^{-7}$	$0,13 \cdot 10^{-7}$	Nephritis parenchymalis chronica.
	$0,96 \cdot 10^{-7}$	$64,0 \cdot 10^{-7}$	$0,176 \cdot 10^{-7}$	Nephritis parenchymalis chronica.
II. Farkas u. Scipiades (Arch. f. d. ges. Physiol. 98, 581 [1903]).	$0,4 \cdot 10^{-7}$			Eklampsie-Serum (nach dem 12. Anfalle).
	$1,2 \cdot 10^{-7}$			Eklampsie-Serum (nach der Heilung).
III. Michaelis u. Rona (Biochem. Zeitschr. 18, 326 [1909]).	$6,6 \cdot 10^{-7}$			Typhus abdom.
	$6,9 \cdot 10^{-7}$			Nephritis chronica.

	Placentar-Serum	Retroplacentar-Serum	Fruchtwasser	
IV. Löb u. Higuchi (Biochem. Zeitschr. 24, 105 [1910]).	$4,23 \cdot 10^{-7}$	—	—	Eklampsie.
	$3,41 \cdot 10^{-7}$	$8,09 \cdot 10^{-7}$	—	Eklampsie.
	$2,25 \cdot 10^{-7}$	$6,55 \cdot 10^{-7}$	—	Nephritis.
	$2,32 \cdot 10^{-7}$	$7,20 \cdot 10^{-7}$	$12,86 \cdot 10^{-7}$	Epilepsie.

Fortsetzung der Tabelle 65.

(Die eingeklammerten Werte betreffen einen und denselben Kranken.)

Quelle und Methode	Harn-menge ccm	Zucker im Harn g	Titrier-bares Alkali	OH-Ge-halt $C_H \cdot 10^{-7}$	Bemerkungen
V. Bene-dict (Arch. f. d. ges. Physio-logie 115, 113 [1906]): zwei H_2-Elektro-den: Diabeti-kerblutserum.	2800	211,2	0,0190	0,82 ⎫	Sehr schw. Fall. Koma. 17 St. vor dem Exitus.
	2800	211,2	192	1,25 ⎭	Nach einer Infusion von 60 g $NaHCO_3$; 14 St. vor dem Exitus.
	7250	413,3	168	1,34	Sehr schw. Fall. Somnolenz. Blutserum mit starkem Acetongeruch.
	9600	694,4	207	1,04 ⎫	Sehr schw. Fall. Reiche Menge Aceton.
	6200	310,5	192	1,80 ⎬	Nach 21 Tagen Lungenerkrankung. Aceton.
	4400	156,0	189	2,20 ⎭	Nach 23 Tagen Kavernenbildung. Pneu-mothorax. Nach 10 St. Exitus.
	3180	128,0	198	0,98	Schw. Fall. Aceton bloß bei Kohlenhydrate-entziehung.
	5620	361,5	195	1,89 ⎫	Schw. Fall mit Basedowscher Krankheit kompliziert.
	4990	289,4	195	4,10 ⎬	Kohlenhydrateentziehung.
	4300	249,4	219	4,04 ⎭	60 g $NaHCO_3$ pro die innerlich.
	1800	55,8	174	1,08	Schw. Fall mit Myocarditis chronica. Nach 5 Tagen Exitus.
	4730	287,6	200	3,32	Schw. Fall. Aceton.
	2400	8,4	168	2,64 ⎫	Leichter Fall. Aceton.
	2100	10,1	176	3,36 ⎭	Bei Zufuhr von 30 g $NaHCO_3$ pro die Harn alkalisch.
	6100	274,5	204	1,79 ⎫	Sehr schw. Fall. Reiche Mengen Aceton.
	5700	347,7	188	0,64 ⎬	Nach 15 Tagen trotz 70 g $NaHCO_3$ pro die Harn sauer.
	2200	125,4	116	0,41 ⎭	Nach 2 Tagen ausgesprochenes Koma. Nach 6 St. Exitus.
	—	—	148	0,99	Blutentnahme $1\frac{1}{2}$ St. vor dem Tode.
	6200	312,8	184	2,69 ⎫	Sehr schw. Fall. Reiche Menge Aceton.
	5750	295,6	184	2,25 ⎭	3 Wochen später. Täglich 100 g $NaHCO_3$. Harn schwach alkalisch.

Tangl hat nämlich bei zwei vollkommen gesunden Männern eine sehr geringe Acidität (0,00010 und 0,00042) und in einem Falle sogar alkalische Reaktion ($C_H = 0,000000012 = 1,2 \cdot 10^{-8}$) — ohne irgendeinen scheinbaren Grund — gefunden. Endlich sind die folgenden Werte Tangls sehr interessant (Mittel aus vier Messungen bei verschiedenen Individuen):

Mittlerer $H^{\cdot}$-Gehalt = 0,0290 Gramm-Äquivalent in 1 l:

mit $^1/_{10}$ n-NaOH und Kongorot titrierbare Acidität 0,0355
mit $^1/_{10}$ n-NaOH und Phenolphthalein titrierbare Acidität 0,0425

Der Unterschied zwischen den durch Titration mit Kongorot und mit Phenolphthalein erhaltenen beiden Werten ergibt wahrscheinlich, daß im Magensaft außer der Salzsäure noch andere schwächere Säuren enthalten sind.

In einer reinen HCl-Lösung hätten nämlich die beiden Werte fast gleich sein müssen. (Man darf jedoch nicht vergessen, daß das Kongorot wenig geeignet ist, weil es auch bei kleinen Konzentrationen neutraler Salze sehr empfindlich ist.) Diese Schlußfolgerung wird auch dadurch unterstützt, daß, wenn man den mit Phenolphthalein erhaltenen und wohl sichersten Wert als den normalen annimmt, der Magensaft als eine 0,0425 n-Lösung einer starken Säure mit dem Dissoziationsgrad

$$\alpha = \frac{0,0290}{0,0425} = 0,68$$

betrachtet werden kann. Eine 0,0425 n - Salzsäurelösung ist fast vollständig dissoziiert (α wenig verschieden von 1), und deshalb muß man entweder annehmen, daß die Salzsäure bei ihrer Dissoziation bedeutend durch gleichzeitig im Magensaft anwesende andere Produkte beeinflußt wird, oder man muß, falls man zur Titration mit Kongorot Vertrauen hat, zugeben, daß außer der HCl andere schwächere Säuren im Magensaft vorhanden sind.

Tabelle 66.
Reaktion der anderen Körpersäfte.

Quelle	H -Gehalt $= C_H$	Körpersaft
I. Fränckel (Archiv f. d. ges. Physiol. **96**, 616 [1903]): Zwei ungesättigte H_2-Elektroden.	$0,26 \cdot 10^{-7}$ $0,20 \cdot 10^{-7}$ $0,05 \cdot 10^{-7}$ $0,30 \cdot 10^{-7}$ $0,18 \cdot 10^{-7}$	Lebercirrhose. Ascites-Transsudat. Lebercirrhose. Cholämie. Ascites-Transsudat. Ascites-Transsudat mit stark. Fäulnisgeruch. Carc. ventr. et hep. Starkikt. Ascites-Exsud. Ascites-Transsudat.
II. Farkas u. Scipiades (Archiv f. d. ges. Physiol. **98**, 586 [1903]): Zwei H_2-Elektroden.	$0,8 \cdot 10^{-7}$ $0,6 \cdot 10^{-7}$ $1,1 \cdot 10^{-7}$ $0,71 \cdot 10^{-7}$	} Fruchtwasser.
III. Foà (Arch. di fisiol. **3**, 394 [1906]).	$0,78 \cdot 10^{-7}$	Fruchtwasser.
IV. Tangl (Archiv f. d. ges. Physiol. **115**, 66 [1906]): Zwei H_2-Elektroden.	$0,035$ $0,022$ $0,00010$ $0,00042$ $0,039$ $0,000000012$ $0,085$ $0,013$ $0,023$ $0,016$ $0,039$ $0,032$ $0,029$	Mageninhalt gesunder Menschen mittels der Boasschen Expression durch eine Magensonde um 8 Uhr morgens, 10—12 Stunden nach der letzten Nahrungsaufnahme, gewonnen.
V. Foà (Arch. di fisiol. **3**, 398 [1906]): Eine H_2-Elektrode und eine Kalomel-Elektrode.	$0,060$ $0,067$ $0,064$ $0,043$ $0,052$ $0,023$ $0,025$ $0,031$ $0,025$	} Magensaft von Hunden, nach Pawlow gewonnen. } Magensaft von Hunden, nach Frémont-Frouin gewonnen. Magensaft vom Menschen, durch eine Sonde gewonnen.
VI. Foà (Arch. di fisiol. **3**, 390 u. ff. [1906]).	$0,38 \cdot 10^{-7}$ $0,36 \cdot 10^{-7}$ $0,0103 \cdot 10^{-7}$ $0,60 \cdot 10^{-7}$ $0,74 \cdot 10^{-7}$ $0,64 \cdot 10^{-7}$ $0,70 \cdot 10^{-7}$ $2,05 \cdot 10^{-7}$ $1,13 \cdot 10^{-7}$ $0,95 \cdot 10^{-7}$ $0,96 \cdot 10^{-7}$ $2,53 \cdot 10^{-7}$ $0,22 \cdot 10^{-7}$	Seröse peritoneale Flüssigkeit des Pferdes. „ perikardische „ „ Blutlymphe der Schnecke. Cerebrospinale Flüssigkeit des Hundes. Tränen von einem alten Augenkranken. „ „ gesunden Knaben. „ „ „ Kuhmilch. „ „ „ Ziegenmilch. Eselsmilch.

Fortsetzung der Tabelle 66.

Quelle	$H^{\cdot}$-Gehalt $= C_H$	Körpersaft
VII. Foà (wie oben).	$0{,}20 \cdot 10^{-7}$	Colostrummilch einer Frau.
	$0{,}19 \cdot 10^{-7}$	„ „ „
	$0{,}19 \cdot 10^{-7}$	Frauenmilch, 10 Tage ⎫ nach dem Beginn
	$0{,}21 \cdot 10^{-7}$	„ 6 Monate ⎬ des Stillens
	$0{,}22 \cdot 10^{-7}$	„ 6 „ ⎭
	$98{,}2 \cdot 10^{-7}$	„ nach 3 Tagen spontan geronnen.
	$0{,}060 \cdot 10^{-7}$	Gemischter Speichel vom Menschen, vor dem Essen.
	$0{,}048 \cdot 10^{-7}$	Gemischter Speichel vom Menschen, nach dem Essen.
	$0{,}045 \cdot 10^{-7}$	Submaxillaris-Speichel vom Hund (Reizung der Chorda tympani).
	$3{,}44 \cdot 10^{-7}$	Parotisspeichel von Kuh (Fistel).
	$0{,}0060 \cdot 10^{-7}$ ⎫	Darmsaft von Hund (Fistel nach Thyry).
	$0{,}0046 \cdot 10^{-7}$ ⎬	
	$0{,}0110 \cdot 10^{-7}$	
	$0{,}0089 \cdot 10^{-7}$ ⎫	Pankreassaft von Hund, durch Injektion von Sekretin gewonnen.
	$0{,}0085 \cdot 10^{-6}$ ⎬	
	$0{,}0085 \cdot 10^{-7}$	
	$0{,}0082 \cdot 10^{-7}$	
	$0{,}0067 \cdot 10^{-7}$	Pankreassaft von Hund nach reichlicher Fütterung.
	$1{,}21 \cdot 10^{-7}$	Galle von Kalb.
	$13{,}0 \cdot 10^{-7}$	„ „ „
	$39{,}9 \cdot 10^{-7}$	Galle von Hund.
	$0{,}76 \cdot 10^{-7}$	Menschenschweiß, durch Heißluftbad gewonnen.
	$0{,}89 \cdot 10^{-7}$	Humor aqueus von 6 Pferdeaugen.
	$1{,}00 \cdot 10^{-7}$	Humor vitreus von Pferd.
	$7{,}92 \cdot 10^{-7}$	Humor aqueus von Pferd.
VIII. Löb u. Higuchi (Biochem. Zeitschr. 24, 104 [1910]): Eine H_2-Elektrode u. eine Kalomel-Elektrode.	$0{,}06 \cdot 10^{-7}$ ⎫ $0{,}08 \cdot 10^{-7}$ ⎬ $0{,}07 \cdot 10^{-7}$ ⎭	Normales Fruchtwasser.
	$0{,}056 \cdot 10^{-7}$	Epilepsie.

Was die anderen untersuchten Körperflüssigkeiten betrifft, so kann man sagen, daß mit Ausnahme der Galle, die ziemlich sauer ist, des Speichels und der Amnionflüssigkeit, die ziemlich alkalisch sind, die anderen Flüssigkeiten ungefähr dieselbe Reaktion wie das Blut aufweisen.

Achter Abschnitt:

Über das Gleichgewicht zwischen Basen und Säuren im Organismus.

I. Einleitung.

In seiner Gesamtheit betrachtet, stellt das Gleichgewicht zwischen Basen und Säuren eine der Grundbedingungen der physiologischen Vorgänge dar, d. h. die der Erhaltung der dem Blut und den Zellsäften eigenen Reaktion.

Alle Enzym- und Oxydationsreaktionen müssen, um eine bestimmte Geschwindigkeit zu haben, in einem Medium von ganz bestimmter und konstanter

Neuberg.

Reaktion vor sich gehen; andererseits erfolgt vermittels dieser Reaktionen eine fortwährende Erzeugung von Basen und Säuren, hauptsächlich der letzteren, so daß unter normalen physiologischen Bedingungen fortwährend Verhältnisse auftreten, welche die Reaktion der Körpersäfte zu ändern bestrebt sind. Auf diese Versuche reagiert der Organismus, indem er entsprechende Regulationsmechanismen von so außerordentlicher Vollkommenheit und Geschwindigkeit in Tätigkeit setzt, daß die geringsten Abweichungen vom normalen Zustand binnen kurzem ausgeglichen werden. Dies ist das Gesetz der Erhaltung der normalen Reaktion oder des Gleichgewichts zwischen Basen und Säuren in den inneren Körperflüssigkeiten. Es ist ein Gegenstück zu den Gesetzen der Erhaltung des normalen osmotischen Druckes, der chemischen Zusammensetzung derselben Flüssigkeit und der lebenden Gewebe, und der normalen inneren Körpertemperatur.

Das Blut kann sich augenblicklich gegen saure und alkalische Angriffe mittels der ihm eigenen chemischen Zusammensetzung und physikalisch-chemischen Beschaffenheit verteidigen, und dies ist der erste Schritt der Regulation; in einem zweiten Stadium greifen andere Triebwerke ein (Atmung und Absonderungen), die das Blut von allen Schlacken reinigen und mithin auch von den in ihm enthaltenen Überschüssen an Säuren oder Basen, die aber schon durch das Blut selbst inaktiv gemacht wurden.

Man muß also zwei Regulationsmechanismen unterscheiden, von denen man den ersten den innerlichen Regulationsmechanismus, den zweiten den äußerlichen Regulationsmechanismus nennt. Beim ersten wirken mit dem Blute alle Zellsäfte und die differenzierten Protoplasmagebilde, d. h. die Gewebe, zusammen. Es läßt sich nämlich nicht annehmen, daß die freien Zellen und die Zellen der Gewebe unempfindlich gegenüber den von Basen oder Säuren bedingten Veränderungen bleiben, oder daß jene den Reaktionen fremd gegenüberstehen, vermittels welcher das System zum normalen Gleichgewicht zurückkehrt. Da in den tierischen Zellen die Eiweißkolloide eine viel höhere Konzentration erreichen als im Blutplasma, und da die Proteine imstande sind, beträchtliche Mengen von Säuren und Basen zu „fixieren" (und folglich auch „freizumachen"), muß der den organisierten Proteinen, d. h. den Geweben, bei dem in Frage kommenden Regulationsmechanismus zukommende Anteil für sehr groß angesehen werden. Dieser erste oder innere Regulationsmechanismus ist im wesentlichen humoral (das lebende Protoplasma ist ebenfalls ein Körpersaft) und dadurch charakterisiert, daß er auf chemischen Reaktionen und physikalisch-chemischen Vorgängen beruht, die zum großen Teil, wenn nicht ganz, reproduziert werden können. Es handelt sich also um eine chemische Regulierung, und da sie von dieser Beschaffenheit ist, so begreift man, daß sie immer und schnell, mehr oder weniger wirksam je nach den im System vorherrschenden Bedingungen und in annähernd zu erwartender Weise eintritt.

Der zweite Mechanismus dagegen ist von anderer Beschaffenheit. Er ergibt sich aus einem Komplex von Funktionen besonderer Drüsenorgane, deren Funktionen wir nicht imstande sind, nachzuahmen, und die nicht immer regelmäßig und oft unvorhergesehen eintreten (wahrscheinlich weil sie teilweise vom Nervensystem abhängen); diese Funktionen setzen den Zustand vollständiger Integrität der betreffenden Protoplasmastrukturen voraus, weil sie nämlich nichts anderes sind als die Äußerungen von Reaktionen des Protoplasmas auf die veränderte Zusammensetzung der sie bespülenden Flüssigkeit. Letztere wirkt auf alle Zellen des Organismus ein und gibt ihnen so Anteil am Eintritt des ersten Regulationsmechanismus. Aber die Zellen einiger (Drüsen-) Organe beschränken sich nicht auf diese rein chemische und innere Beteiligung. Die eine derartige Beteiligung darstellenden chemischen Reaktionen offenbaren sich in jenen Drüsenzellen durch eine andere Reihe von Reaktionen, die man physiologische nennt und die man einstweilen nur zum geringsten Teil in elementare chemische und physikalisch-chemische Vorgänge aufzulösen imstande ist (wie sie in anderen differenzierten Zellen als physiologische Reaktionen von verschiedenem Typus: Muskelkontraktion, Seh- oder Gehörempfindung usw. eintreten).

Immerhin kommt, was das Gleichgewicht zwischen Basen und Säuren betrifft, der innerlichen Regulierung eine größere Bedeutung zu als der äußerlichen, welch letztere dagegen bei der Regulation des osmotischen Druckes und der chemischen Zusammensetzung der inneren Flüssigkeiten und der Gewebe vorherrscht.

Ehe wir zum Studium dieser Mechanismen übergehen, ist es von Wichtigkeit, die innere chemische Beschaffenheit der Körperflüssigkeiten einer kurzen Besprechung zu unterziehen.

II. Ionengleichgewicht im Blute und im Harn.

Der Hauptzweck einer jeden chemischen Untersuchung, die man an einer Lösung vornimmt, muß darin bestehen, eine vollständige Kenntnis der **wahren und eigentlichen chemischen Beschaffenheit** der Lösung oder des darin herrschenden **Ionengleichgewichts** zu erlangen.

Wegen der Unvollkommenheit und zum Teil auch der Unsicherheit der experimentellen Daten kennt man das Ionengleichgewicht des Blutes und des Harns noch nicht in allen seinen Einzelheiten; übrigens ist diese Unwissenheit nicht so groß, daß sie uns daran hindern könnte, ein annähernd richtiges Schema zu entwerfen, das als Wegweiser zu weiteren Untersuchungen dienen kann.

Nehmen wir an, alle chemischen Bestandteile des Blutes und des Harns seien quantitativ bekannt; da die hier betrachteten chemischen Reaktionen Ionenreaktionen sind, so werden auch die Resultate der Analyse in Gramm-Kationen und in Gramm-Anionen ausgedrückt sein. Es kann überflüssig erscheinen, aber es ist dennoch nicht unnütz, nochmals zu betonen, daß die Menge von Elementen oder Radikalen, welche die chemische Analyse in einer Lösung nachweist, in letzterer sich nicht vollständig im Zustand „aktueller Ionen", sondern oft zum großen Teil im Zustand „potentieller Ionen" vorfinden, mit anderen Worten, daß die chemische Analyse allein nicht die Menge der augenblicklich in einer Flüssigkeit vorhandenen Ionen noch ihre Beziehung zu den betreffenden nichtdissoziierten Molekülen angeben und folglich nichts über die chemischen Gleichgewichte sagen kann.

Nun ist aber die Kenntnis wichtig, welches die wirklichen Konzentrationen der einzelnen Ionen in der Lösung sind, und welches die Konzentrationen der betreffenden nichtdissoziierten Moleküle sind.

Alle starken Elektrolyte, für welche eine vollständige Dissoziation angenommen werden kann, sind von der Erörterung ausgeschlossen; wir werden uns also nicht mit den Salzen vom Typus $NaCl$, K_2SO_4 usw. beschäftigen, folglich auch nicht mit den betreffenden Ionen Cl', SO_4'', $K^{\cdot}$, $Na^{\cdot}$ usw. — Im Gegenteil sollen die schwachen Säuren und Basen betrachtet werden, und zwar sowohl die Salze, welche sie bilden, als auch die aus ihrer Dissoziation entstehenden Ionen, indem einerseits die betreffenden Dissoziationskonstanten, andererseits die absolute Konzentration des $H^{\cdot}$-Ions als bekannt angenommen werden, ein Wert, der mittels der auf S. 1528 ff. erörterten physikalisch-chemischen Methoden genau bestimmt werden kann.

Durch Anwendung des Massenwirkungsgesetzes auf die schwachen Elektrolyte erhält man für eine Säure:

$$[H^{\cdot}] \cdot [A'] = K_a [HA] \,,$$

worin $[H^{\cdot}]$ die Konzentration der Wasserstoffionen angibt, $[A']$ die der Anionen, K_a die Dissoziationskonstante der Säure und $[HA]$ die Konzentration der nichtdissoziierten Säure. Aus dieser Formel ergibt sich:

$$[H^{\cdot}] = K_a \frac{[HA]}{[A']} \,. \tag{I}$$

Für eine schwache Base erhält man auf dieselbe Weise:

$$[OH'] \cdot [M^{\cdot}] = K_b [MOH] \,,$$

worin $[M^{\cdot}]$ die Konzentration des Kations und $[MOH]$ die Konzentration der nichtdissoziierten Base darstellt. Aus dieser Formel ergibt sich in analoger Weise:

$$[OH'] = K_b \frac{[MOH]}{[M]} \,. \tag{II}$$

Mittels (I) und (II) kann man, da die Konzentration des $H^{\cdot}$ in den Körperflüssigkeiten und die Konzentration aller vorhandenen potentiellen Ionen, ferner die

Dissoziationskonstanten aller vorhandenen schwachen Basen und Säuren bekannt sind, berechnen, wieviel von dem betreffenden Ion im freien Zustand und wieviel im potentiellen Zustand in der Säure oder Base enthalten ist.

Nimmt man mit v. Rhorer (siehe S. 1583) an, daß der normale Harn die Reaktion $[H^{\cdot}] = 30 \cdot 10^{-7}$ hat; in diesem Falle werden die beiden Grundformeln auf folgende Weise umgestaltet:

$$30 \cdot 10^{-7} = K_a \frac{[HA]}{[A']}\,, \qquad \frac{0{,}685 \cdot 10^{-14}}{30 \cdot 10^{-7}} = 0{,}023 \cdot 10^{-7} = K_b \frac{[MOH]}{[M^{\cdot}]}\,.$$

Das in einem bestimmten normalen Harn ($C_H = 30 \cdot 10^{-7}$) enthaltene Uration sei gleich 0,03 Grammion pro Liter; die Dissoziationskonstante sei, wie sich aus den Untersuchungen von His und Paul ergibt, gleich $1{,}5 \cdot 10^{-6}$. Dann erhält man:

$$30 \cdot 10^{-7} = 1{,}5 \cdot 10^{-6} \cdot \frac{[HA]}{[A']} \quad \text{und daraus} \quad \frac{[HA]}{[A']} = \frac{30}{1{,}5} \cdot \frac{10^{-7}}{10^{-6}} = \frac{30}{15}\,.$$

Die 0,03 Grammionen des Urations sind also in zwei Teile zu teilen, die zueinander im Verhältnis 30 : 15 stehen; auf diese Weise wird man die im Zustande nichtdissoziierter Harnsäure enthaltene Menge und die im Zustand des freien Urations enthaltene Menge kennen lernen. Man erhält:

$$\text{Nichtdissoziierte Harnsäure} = [HA] = \frac{0{,}03 \cdot 30}{30 + 15} = 0{,}02 \text{ Mol pro Liter};$$

$$\text{freies Uration} = [A'] = \frac{0{,}03 \cdot 15}{30 + 15} = 0{,}01 \text{ Grammion pro Liter.}$$

Anders ausgedrückt: zwei Drittel des Urations sind an den Wasserstoff zur Bildung der nichtdissoziierten Harnsäure gebunden und ein Drittel ist im freien Zustand vorhanden.

Wendet man nun die zweite Formel auf den folgenden praktischen Fall an: Das in einem bestimmten normalen Harn ($C_{OH} = 0{,}023 \cdot 10^{-7}$) enthaltene Ammoniumion sei gleich 0,05 Gramm-Kationen pro Liter; die Dissoziationskonstante des Ammoniaks ist gleich $2{,}3 \cdot 10^{-5}$ nach Bredig. Man erhält also:

$$0{,}023 \cdot 10^{-7} = 2{,}3 \cdot 10^{-5} \frac{[MOH]}{[M^{\cdot}]} \quad \text{und daraus} \quad \frac{[MOH]}{[M^{\cdot}]} = \frac{0{,}023 \cdot 10^{-7}}{2{,}3 \cdot 10^{-5}} = \frac{0{,}00023}{2{,}3}\,.$$

Also ist:

$$\text{nicht dissoz. Ammoniak} = \frac{0{,}05 \cdot 0{,}00023}{2{,}3 + 0{,}00023} = 0{,}000005 \text{ Mol pro Liter},$$

$$\text{freies Ammoniumion} = 0{,}05 \text{ Grammion pro Liter.}$$

Das Ammoniumion findet sich also fast ganz im freien Zustande vor oder, wenn man das Bild der klassischen Chemie anwenden will, es ist vollständig in Gestalt von Ammoniumsalz zugegen, weil kaum $\frac{1}{10000}$ des durch die Analyse angegebenen Ammoniumions sich in Gestalt von nichtdissoziiertem Ammoniak und mithin im freien Zustande vorfinden kann.

Gibt man K_a und K_b von $1 \cdot 10^{-3}$ bis $1 \cdot 10^{-12}$ fortschreitende Werte, so kann man eine Tabelle zusammenstellen, aus der sich der Wert des angenommenen $\frac{[HA]}{[A']}$ resp. $\frac{[MOH]}{[M^{\cdot}]}$ für eine bestimmte Dissoziationskonstante entnehmen läßt.

Aus der Formel $\dfrac{30 \cdot 10^{-7}}{K_a} = \dfrac{[HA]}{[A']}$ berechnet man:

K_a = Dissoziationskonstante der Säure	$\dfrac{[HA]}{[A']} = \dfrac{\text{nichtdissoz. Säure}}{\text{betreffendes Anion}}$	Prozentgehalt der nichtdissoziierten Säure
$1 \cdot 10^{-3}$	$3 \cdot 10^{-3}$	0,3 %
$1 \cdot 10^{-4}$	$3 \cdot 10^{-2}$	2,9 %
$1 \cdot 10^{-5}$	$3 \cdot 10^{-1}$	23,0 %
$1 \cdot 10^{-6}$	$3 \cdot 10^{-0}$	75,0 %
$1 \cdot 10^{-7}$	$3 \cdot 10^{1}$	96,7 %
$1 \cdot 10^{-8}$	$3 \cdot 10^{2}$	99,6 %
$1 \cdot 10^{-9}$	$3 \cdot 10^{3}$	100,0 %
$1 \cdot 10^{-10}$	$3 \cdot 10^{4}$	100,0 %
$1 \cdot 10^{-11}$	$3 \cdot 10^{5}$	100,0 %
$1 \cdot 10^{-12}$	$3 \cdot 10^{6}$	100,0 %

In der 3. Reihe sind die Prozentsätze der nicht dissoziierten Säure berechnet (die Menge der mittels der Analyse gefundenen Grammionen als $= 100$ angenommen), nach der Formel:

$$[HA]\% = \frac{\dfrac{[HA]}{[A']} \cdot 100}{\dfrac{[HA]}{[A']} + 1}.$$

Aus der anderen Formel $\dfrac{0,023 \cdot 10^{-7}}{K_b} = \dfrac{[MOH]}{[M\cdot]}$ berechnet man:

K_b = Dissoziationskonstante der Base	$\dfrac{[MOH]}{[M\cdot]} = \dfrac{\text{nichtdissoz. Base}}{\text{betreffendes Kation}}$	Prozentgehalt der nicht-dissoziierten Base
$1 \cdot 10^{-3}$	$2,3 \cdot 10^{-6}$	$0,00023\%$
$1 \cdot 10^{-4}$	$2,3 \cdot 10^{-5}$	$0,0023$,,
$1 \cdot 10^{-5}$	$2,3 \cdot 10^{-4}$	$0,023$,,
$1 \cdot 10^{-6}$	$2,3 \cdot 10^{-3}$	$0,23$,,
$1 \cdot 10^{-7}$	$2,3 \cdot 10^{-2}$	$2,25$,,
$1 \cdot 10^{-8}$	$2,3 \cdot 10^{-1}$	$18,7$,,
$1 \cdot 10^{-9}$	$2,3 \cdot 10^{0}$	$69,7$,,
$1 \cdot 10^{-10}$	$2,3 \cdot 10^{1}$	$95,8$,,
$1 \cdot 10^{-11}$	$2,3 \cdot 10^{2}$	$99,6$,,
$1 \cdot 10^{-12}$	$2,3 \cdot 10^{3}$	$100,0$,,

Nimmt man für das Blut $C_{OH} = 1,78 \cdot 10^{-7}$ (vgl. S. 1589) und folglich

$$C_H = \frac{0,685 \cdot 10^{-14}}{1,78 \cdot 10^{-7}} = 0,385 \cdot 10^{-7}$$

an, so lassen sich mit Hilfe der beiden vorhergehenden Formeln die beiden ähnlichen hier folgenden Tabellen zusammenstellen.

K_a = Dissoziationskonstante der Säure	$\dfrac{[HA]}{[A']} = \dfrac{\text{nichtdissoz. Säure}}{\text{betreffendes Anion}}$	Prozentgehalt der nicht-dissoziierten Säure
$1 \cdot 10^{-3}$	$0,385 \cdot 10^{-4}$	$0,00385\%$
$1 \cdot 10^{-4}$	$0,385 \cdot 10^{-3}$	$0,0385$,,
$1 \cdot 10^{-5}$	$0,385 \cdot 10^{-2}$	$0,383$,,
$1 \cdot 10^{-6}$	$0,385 \cdot 10^{-1}$	$3,71$,,
$1 \cdot 10^{-7}$	$0,385 \cdot 10^{0}$	$27,8$,,
$1 \cdot 10^{-8}$	$0,385 \cdot 10^{1}$	$79,4$,,
$1 \cdot 10^{-9}$	$0,385 \cdot 10^{2}$	$97,5$,,
$1 \cdot 10^{-10}$	$0,385 \cdot 10^{3}$	$99,7$,,
$1 \cdot 10^{-11}$	$0,385 \cdot 10^{4}$	100 ,,
$1 \cdot 10^{-12}$	$0,385 \cdot 10^{5}$	100 ,,

K_b = Dissoziationskonstante der Base	$\dfrac{[MOH]}{[M\cdot]} = \dfrac{\text{nichtdissoz. Base}}{\text{betreffendes Kation}}$	Prozentgehalt der nicht-dissoziierten Base
$1 \cdot 10^{-3}$	$1,78 \cdot 10^{-4}$	$0,0178\%$
$1 \cdot 10^{-4}$	$1,78 \cdot 10^{-3}$	$0,177$,,
$1 \cdot 10^{-5}$	$1,78 \cdot 10^{-2}$	$1,75$,,
$1 \cdot 10^{-6}$	$1,78 \cdot 10^{-1}$	$15,1$,,
$1 \cdot 10^{-7}$	$1,78 \cdot 10^{-0}$	$64,0$,,
$1 \cdot 10^{-8}$	$1,78 \cdot 10^{1}$	$94,7$,,
$1 \cdot 10^{-9}$	$1,78 \cdot 10^{2}$	$99,4$,,
$1 \cdot 10^{-10}$	$1,78 \cdot 10^{3}$	100 ,,
$1 \cdot 10^{-11}$	$1,78 \cdot 10^{4}$	100 ,,
$1 \cdot 10^{-12}$	$1,78 \cdot 10^{5}$	100 ,,

Nach dem Beispiel Hendersons[1]) und Hendersons und Spiros[2]) sind nach den vorhergehenden vier Tabellen vier Kurven (siehe Fig. 42) konstruiert worden; diese Kurven stellen auf sehr anschauliche Weise das Ionengleichgewicht der schwachen Elektrolyte des Blutes und des normalen Harns dar. Auf den Abszissen ist die Dissoziationskonstante der Säure oder Base verzeichnet, und auf den Ordinaten findet man in Prozenten die Werte der Säure oder der freien Base (3. Kolumne der Tabellen). Am oberen Rand der Figur sind die wichtigsten Säuren und Basen angegeben, deren Dissoziationskonstanten hinreichend genau bekannt sind, und zwar an der ihnen zukommenden Stelle auf den Abszissen in Anbetracht des bekannten Wertes ihrer Konstante.

Nehmen wir z. B. den Fall der Harnsäure, deren Dissoziationskonstante gleich $1,5 \cdot 10^{-6}$ ist; aus der Figur ersieht man sogleich, daß sie im Harn im nichtdissoziierten Zustand in einer Menge von 66% (Wert der Ordinate) enthalten ist, und daß das freie Uration sich im Harn in einer Menge von 33% vorfindet; im Blute dagegen ist es im nichtdissoziierten Zustand in einer Menge von 15% enthalten, während das freie Uration sich darin in einer

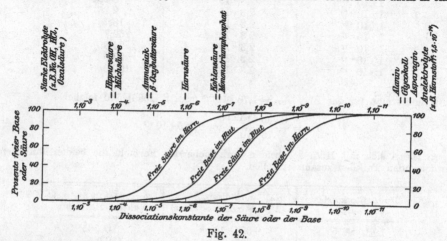

Fig. 42.

Menge von 85% vorfindet. (Will man die Begriffe der klassischen Chemie beibehalten, so kann man in diesem Falle nach Henderson, wenn man die auf S. 1526 gefundene Formel anwendet, sagen, daß von der gesamten Harnsäure des Harns z. B. 66% sich in Gestalt von freier Säure und 33% in Gestalt von Urat vorfinden. Denn infolge der minimalen Dissoziation der Harnsäure ist die Menge der nichtdissoziierten Harnsäure annähernd gleich der Gesamtmenge der freien Säure und die Menge des freien Urations annähernd gleich der Gesamtmenge des harnsauren Natriums, weil die Salze der Harnsäure stark dissoziierte Verbindungen sind.)

Diese Kurven können natürlich nicht für definitiv gehalten werden, da weitere Untersuchungen die für den Harn und das normale Blut angenommenen Reaktionen sowie die am Rand angegebenen Dissoziationskonstanten der Säuren und Basen einigermaßen abändern könnten. Außerdem sind unsere Kenntnisse bezüglich der anderen schwachen Säuren und Basen, die im Blut und im Harn gewiß vorhanden sind, noch unvollständig. Man kennt nämlich unter den sog. Nichtelektrolyten des Blutes und des Harns eine große Anzahl Körper, die unzweifelhaft schwache Säuren oder Basen sind, aber ihr Charakter und die betreffende Dissoziationskonstante sind uns noch voll-

[1]) L. J. Henderson, Ergebnisse der Physiologie 8, 298 [1909].
[2]) L. J. Henderson u. K. Spiro, Biochem. Zeitschr. 15, 110 [1909].

ständig unbekannt. Die Fig. 42 dient also nur dazu, eine annähernde schematische Vorstellung von der Art zu geben, wie man sich das Ionengleichgewicht genau darstellen kann, wenn alle erwähnten Stoffe mit den betreffenden Dissoziationskonstanten bekannt sein werden.

Das Mononatriumphosphat verhält sich wie eine schwache Säure, welche nach der Gleichung: $NaH_2PO_4 \leftrightarrows Na^{\cdot} + H^{\cdot} + HPO_4''$ dissoziiert. Die eigentliche Säure besteht also aus dem Ion H_2PO_4', das weiter nach der Gleichung $H_2PO_4' \rightleftarrows H^{\cdot} + HPO_4''$ dissoziiert. Für diese Säure gilt die Formel $[H^{\cdot}] \cdot [HPO_4''] = K_a[H_2PO_4'] = 2 \cdot 10^{-7} \cdot [H_2PO_4']$.

Aus Fig. 42 ersieht man die interessante Tatsache, daß das Ion H_2PO_4' im Blute im nichtdissoziierten Zustand (bzw. im Zustand eines Mononatriumphosphates, weil dieses Salz fast vollständig in $Na^{\cdot}$ und H_2PO' dissoziiert ist) in einer Menge von 25%, und der Rest, d. h. 75% der gesamten Phosphorsäure, im Zustand eines zweiwertigen Ions HPO_4'' (oder im Zustand eines Dinatriumphosphates Na_2HPO_4, das fast vollständig in $Na^{\cdot} + Na^{\cdot} + HPO_4''$ dissoziiert ist) enthalten ist. Im Harn dagegen ist das Mononatriumphosphat in einer Menge von 95% enthalten, während das Binatriumphosphat darin nur in einer Menge von 5% zugegen ist. So wird die Phosphorsäure durch den Harn mit einer gewissen Ersparnis an Basen ausgeschieden; während sie im Blute hauptsächlich im Zustand eines Dinatriumsalzes enthalten ist, erscheint sie im Harn im Zustand eines Mononatriumphosphates.

Die Kohlensäure ist gleichfalls im Blut im nichtdissoziierten Zustand oder frei in einer Menge von 20% enthalten, und der Rest von 80% besteht aus Natriumbicarbonat; im Harn dagegen besteht der größte Teil (93%) aus freier Säure, der Rest (7%) aus Alkalicarbonat.

Die Harnsäure findet sich im Harn, wie schon früher gezeigt wurde, zu 66% im freien Zustand, und der Rest findet sich darin als Mononatriumurat, während diese Säure im Blute fast nur als Mononatriumurat sich vorfindet.

Daraus ergibt sich, daß die Mononatriumphosphatsäure, die Kohlensäure und die Harnsäure nur zum kleinen Teil im Zustand von Alkalisalzen (Binatriumphosphat, Natriumbicarbonat und Mononatriumurat) ausgeschieden werden, indem auf diese Weise ein Verlust an Basen von seiten des Blutes und des Organismus vermieden wird. Von den durch den Harn ausgeschiedenen Säuren brauchen nur die starken Säuren, wie z. B. die Salzsäure, die Schwefelsäure, die Oxalsäure usw., eine äquivalente Menge Basen. Demzufolge bedeutet die Acidität des Harns einen enormen Vorteil für den Organismus; indem z. B. das Mononatriumphosphat statt des im Blute enthaltenen Dinatriumphosphates ausgeschieden wird, gewinnt der Körper ungefähr die Hälfte des Alkalis, das unter normalen Verhältnissen mit der Phosphorsäure verbunden ist.

Aus Fig. 42 ergibt sich auch, daß das Ammoniak im Blute nur in minimaler Menge im freien Zustand enthalten sein kann, während es sich im Harn ganz durch die Säuren neutralisiert vorfindet.

Die für die Reaktion des Blutes und des Harns angenommenen Werte sind nur das Mittel von beträchtlichen individuellen Schwankungen. Da es interessant ist, die Wirkungen der Schwankungen der Reaktion in pathologischen Fällen und in Fällen von experimenteller Säurevergiftung kennen zu lernen, so scheint, daß die folgende Art der Darstellung der von Henderson gewählten vorzuziehen ist: vermittels der vorhergehenden Formel berechnet man für eine bestimmte Säure oder für eine bestimmte schwache Base die Schwankungen im Prozentgehalt der Base oder freien Säure aus den Schwankungen des Wertes von $[H^{\cdot}]$ oder $[OH']$. Trägt man die Reaktion (Gehalt an

H˙ oder OH′) auf den Abszissen ein und die Prozentsätze auf den Ordinaten, so erhält man die Fig. 43, in der ebenso viele Kurven gezeichnet sind, als Basen und Säuren mit bekannter Dissoziationskonstante vorhanden sind; die am oberen Rand der Figur gezeichneten Rechtecke geben die Schwankungen der Reaktion des Harns und des normalen Blutes, der nephritischen Harne und des Blutes bei experimenteller Säurevergiftung an (Daten von Szili).

In der Figur sind auch zwei hypothetische Basen angegeben, von denen die eine eine Dissoziationskonstante gleich $0,4 \cdot 10^{-9}$, die andere eine solche gleich $0,7 \cdot 10^{-7}$ hat. Derartige schwache Basen sind noch nicht im Blute bekannt infolge der Unvollkommenheit unserer gegenwärtigen Kenntnisse, aber sie müssen wahrscheinlich darin enthalten sein. Man denke z. B. nur an die große Menge von Proteinen im Blute und daran, daß sie in ihrer Eigenschaft als amphotere Elektrolyte als Ergebnis der Vereinigung mehrerer Säuren (vom Typus des Mononatriumphosphats) und mehrerer verschiedenen Basen mit

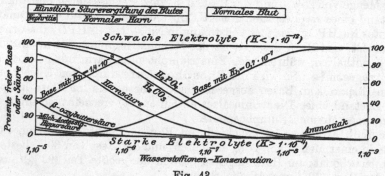

Fig. 43.

ebenso vielen Dissoziationskonstanten von verschiedener Größe betrachtet werden können, die noch nicht bekannt sind. Dann sieht man, wie richtig eine solche Ansicht sein kann. Schon infolge der einfachen Tatsache, daß wegen der Harnausscheidung in den Nieren und der Ausscheidung der CO_2 in den Lungen in diesen Teilen des Körpers eine beträchtliche Menge freier Basen ungedeckt bleibt, muß man annehmen, daß noch schwächere Säuren als die Kohlensäure und das Mononatriumphosphat vorhanden sind, an die die freigebliebene Base sich bindet.

Aus Fig. 43 ersieht man, daß im Gebiet der normalen Reaktion des Blutes beträchtliche Schwankungen im Gehalt an Basen und freien Säuren eintreten und daß Basen und Säuren im freien Zustand gleichzeitig existieren können (vgl. S. 1522); das Mononatriumphosphat z. B. kann von 30 bis 5% variieren, die Kohlensäure von 25 bis 2%, die Harnsäure von 5 bis 0%, ohne daß zu diesen Schwankungen eine beträchtliche Schwankung der Reaktion des Blutes hinzutritt; eine hypothetische schwache Base mit $K_b = 0,7 \cdot 10^{-7}$ kann von 50 bis 90% variieren. Derartige Schwankungen sind als vollkommen physiologisch anzusehen, und man kann deshalb annehmen, daß das Blut beträchtliche Schwankungen seiner chemischen Beschaffenheit erfahren kann, ohne daß seine Reaktion sich merklich ändert.

Beim Harn zeigen sich noch größere Unterschiede der Reaktion, und diesen entsprechen noch stärkere Schwankungen bei Mononatriumphosphat, bei Kohlensäure und Harnsäure; dies stimmt mit dem rein exkretorischen Charakter des Harns überein, dessen chemische Beschaffenheit und Reaktion so in geeigneter Weise, je nach den Verhältnissen, innerhalb der ausgedehntesten Grenzen variieren können. [Dies betont auch Henderson[1]) in seinen letzten Untersuchungen über die Reaktion des Harns.]

---

[1] L. J. Henderson, Biochem. Zeitschr. **24**, 40 [1910].

III. Der innerliche Regulationsmechanismus.

Untersuchungen aus jüngster Zeit haben bewiesen, daß die Fähigkeit des Organismus, die Reaktion seiner Flüssigkeiten fast unverändert beizubehalten, von mannigfachen Faktoren abhängt, von denen die wichtigsten die Phosphate und Carbonate[1]), sowie die Proteine sind. Die beiden Faktoren werden getrennt besprochen werden. Hinsichtlich der weniger wichtigen Faktoren sei auf die Originalarbeiten Hendersons verwiesen.

1. Der Hendersonsche Faktor (Phosphate und Carbonate).

In einer ersten Reihe von Versuchen hat Henderson[2]) eine schon theoretisch von ihm abgeleitete Schlußfolgerung bestätigt, daß nämlich die am meisten zur Erhaltung der Neutralität geeigneten Säuren diejenigen sind, deren Dissoziationskonstante der Größe 10^{-7} oder annähernd der dem Neutralitätszustand entsprechenden Konzentration der $H^{\cdot}$ gleich ist. Henderson verwendete bei diesen Versuchen die Indicatorenmethode. Er maß die Alkalimenge, die erforderlich ist, um Säuren von verschiedener Dissoziationskonstante — wie Phenol, Borsäure mit Konstanten kleiner als 10^{-7}, Schwefelwasserstoffsäure, Kohlensäure und Mononatriumphosphat mit Konstanten von der Ordnung 10^{-7}, sowie Picolinsäure und Essigsäure mit Konstanten größer als 10^{-7} — von einem ganz bestimmten, mit Rosolsäure erhaltenen [$H^{\cdot}$] = $2 \cdot 10^{-7}$) Farbpunkt auf einen anderen Farbpunkt mit demselben Indicator ([H^2] = $0.5 \cdot 10^{-7}$) zu bringen. Diese beiden Punkte wurden natürlich genau bestimmt vermittels Mischungen von bekanntem [$H^{\cdot}$] aus Mononatriumphosphat und Binatriumphosphat (Standardlösungen von Salm, vgl. S. 1572).

Durch diese Versuche wurde vollkommen bestätigt, was die Theorie vorausgesehen hatte. In der Tat waren zum Übergang von einer Reaktion zur anderen die erforderlichen Alkalimengen für äquivalente Mengen der verschiedenen Säuren die folgenden:

Säure	Dissoziationskonstante	Erforderliche Alkalimenge
Phenol	$0.0013 \cdot 10^{-7}$	0,01
Borsäure	$0.017 \cdot 10^{-7}$	0,08
Schwefelwasserstoffsäure . . .	$0.57 \cdot 10^{-7}$	1,10
Mononatriumphosphat	$2.0 \cdot 10^{-7}$	1,00
Kohlensäure	$3.0 \cdot 10^{-7}$	0,72
Picolinsäure	$18.0 \cdot 10^{-7}$	0,10
Essigsäure	$180.0 \cdot 10^{-7}$	0,03

Aus den theoretischen Folgerungen und aus den Versuchen ergibt sich also, daß die Säuren mit einer Dissoziationskonstanten gleich [$H^{\cdot}$] im Neutralitätszustand die größte Fähigkeit besitzen, mittels ihrer Salze die Neutralität in einfachen wässerigen Lösungen zu erhalten, während andere Säuren, die eine kleinere oder größere Dissoziationskonstante haben, sich in dieser Hinsicht als ungeeignet erweisen. Demzufolge muß angenommen werden, daß die Säuren, die am besten dazu befähigt sind, die Neutralität zu erhalten, Schwefelwasserstoff ($K_a = 0.57 \cdot 10^{-7}$), Natriummonophosphat ($K_a = 2.10^{-7}$) und Kohlensäure ($K_a = 3.10^{-7}$) sind.

Henderson[3]) hat nachgewiesen, daß in dem aus Kohlensäure und ihrem Mononatriumsalz, sowie aus Mono- und Dinatriumphosphat bestehenden Salzsystem die größte Neutralisationsfähigkeit vorhanden ist, wenn in diesem System die Konzentration des $H^{\cdot}$ gleich $0.3 \cdot 10^{-7}$ ist (oder wenn die Konzentration der OH' gleich $2 \cdot 10^{-7}$ ist). Dieses ist aber gerade die Reaktion des normalen Blutes ([OH'] = $1.78 \cdot 10^{-7}$).

---

[1]) Dieser Faktor wird der Hendersonsche Faktor nach dem Autor benannt, der zuerst seine Wirksamkeit studiert hat.

[2]) L. J. Henderson, Amer. Journ. of Physiol. **21**, 173—179 [1908].

[3]) L. J. Henderson u. O. F. Black, Amer. Journ. of Physiol. **21**, 420—426 [1908]. — L. J. Henderson, Amer. Journ. of Physiol. **21**, 263—276 [1908].

Aber noch mehr: die größte Neutralisationsfähigkeit in diesem System fällt nicht nur mit dieser Reaktion zusammen, sondern auch mit einem anderen Umstande. In demselben System findet sich nämlich die Kohlensäure dem Bicarbonat gegenüber im Verhältnis 1 : 15 oder genau in dem Verhältnis vor, das man im Blute antrifft. Dadurch ist jeder Zweifel ausgeschlossen, daß dieses System den wichtigsten Regulationsmechanismus des Organismus darstellt, um die Reaktion des Blutes stets unverändert zu erhalten. Es ist jedoch zu bemerken, daß hinsichtlich der Regulation des Blutes der wichtigste Faktor in der Kohlensäure und dem Natriumbicarbonat besteht, weil die Phosphate in Anbetracht ihrer spärlichen Konzentration im Plasma nur zu einem sehr geringen Teil dazu beitragen. Dagegen kommt wahrscheinlich im Muskelgewebe den Phosphaten eine spezielle Bedeutung zu, weil sie in hervorragendem Maße reichlich vorhandene Bestandteile des Muskels sind. Hinsichtlich der durch die Phosphate bedingten Regulation besteht ihr großer Vorteil durch ihre von Maly nachgewiesenen Diffundierbarkeit und die Leichtigkeit, mit der sie durch den Harn in Gestalt von Mononatriumphosphat ausgeschieden werden.

2. Die den Proteinen zukommende Rolle.

Aus der einfachen Überlegung, daß die Proteine des Blutes und der Gewebe als aus einem Komplex verschiedener Basen und Säuren mit einer vom Wert 10^{-8} nicht weit entfernten Dissoziationskonstante betrachtet werden können, ergibt sich, daß sie an der Erhaltung der Neutralität des Blutes und der Gewebe irgendwie beteiligt sein müssen. Andererseits aber müssen die Proteine, als amphotere Elektrolyte betrachtet, imstande sein, sowohl Säuren als Basen zu neutralisieren, und wenn man auch annimmt, daß dieses Neutralisationsvermögen nicht sehr groß ist, muß es doch immerhin wirksam sein, in Anbetracht der verhältnismäßig großen Menge von Proteinen im Blutplasma (ca. 8%) und namentlich in den Zellen.

Zwischen Henderson[1]) und Brailsford Robertson[2]) bestehen über diese Frage Meinungsverschiedenheiten.

IV. Der äußerliche Regulationsmechanismus.

Wie man gesehen hat, haben das Blut und die Gewebe in sich selbst sehr mächtige Reaktionsregulatoren; aber diese Regulatoren können offenbar ihre Tätigkeit nicht allzuweit ausdehnen, weshalb anderen außerhalb des Blutes befindlichen Mechanismen die endgültige Aufgabe zufällt, die Reaktion und mit dieser auch alle anderen chemischen Eigenschaften des Blutes zu regulieren, damit das letztere imstande ist, neuen sauren oder alkalischen Angriffen gegenüberzutreten.

Will man das in den vorausgehenden Erörterungen Gesagte in ein Schema bringen, so kann man bei der Regulierung drei chronologisch aufeinanderfolgende Stadien unterscheiden:

1. Stadium: Der saure oder alkalische Angriff geht unter normalen Verhältnissen von den Zellen aus (Stoffwechsel): die sofort wirkenden Regulatoren sind die Proteine und die Phosphate (in den Muskeln).

---

[1]) L. J. Henderson, Ergebnisse der Physiologie 8, 281—292 [1909]; Amer. Journ. of Physiol. 21, 169—172 [1908]; Journ. of biol. Chemistry 7, 29—36 [1909].
[2]) T. Brailsford Robertson, Journ. of biol. Chemistry 6, 313—320 [1909]; 7, 351—357 [1910].

2. Stadium: Durch die Proteine und Phosphate der Zellen wird der saure oder alkalische Angriff auf das Blut zurückgeschlagen; ein aus dem System $H_2CO_3 + NaHCO_3$ bestehender Regulationsmechanismus, der vollkommener und schneller ist, tritt an die Stelle des durch die Phosphate und Proteine dargestellten.

3. Stadium: Die ausscheidenden Drüsenfunktionen stellen die normale Reaktion wieder her (äußerlicher Regulationsmechanismus), indem sie die provisorische Arbeit der vorhergehenden Systeme zu Ende führen. Übrigens durchdringen und vervollständigen sich die drei Stadien untereinander derart, daß eine beträchtliche Schwankung der Reaktion an irgendeiner Stelle des Organismus nicht angenommen werden kann.

1. Die CO_2-Ausscheidung der Lungen.

In den Lungen wird das Blut von seinem Überschuß an Kohlensäure gereinigt: es wird aus Venenblut zu Arterienblut, indem es ungefähr $^1/_5$ der Kohlensäure verliert, die es enthielt. Da nun die mittlere Konzentration der Kohlensäure des Blutes ca. 15mal geringer als die des Bicarbonats ist, so muß man annehmen, daß ein Teil der fixierten Basen infolge des beträchtlichen Verlustes an Kohlensäure zur Verfügung anderer Bestandteile des Blutes selbst bleibt, und diese können keine anderen sein als die Phosphate und die Proteine; im ersten Falle haben wir die Hypothese Bunges, im zweiten die von Hoppe-Seyler, Sertoli, Zuntz.
Die Hypothese Bunges, daß die Reaktion sich nach der Gleichung vollziehe:

$$NaH_2PO_4 + NaHCO_3 \leftrightarrows Na_2HPO_4 + H_2O + CO_2 ,$$

die in den Lungen von links nach rechts und in den Geweben von rechts nach links vor sich gehen soll, läßt sich nicht aufrecht erhalten wegen der zu geringen Menge der Phosphate des Blutes, und auch weil bei einigen Tieren die Menge der im Blute enthaltenen Phosphorsäure praktisch gleich Null ist.
Dagegen ist die andere Hypothese (Hoppe-Seyler, Sertoli, Zuntz) viel wahrscheinlicher. Die Reaktion ist der vorigen analog, wenn man einfach an die Stelle des Mononatriumphosphats das Protein setzt:

$$H\text{-}Protein + NaHCO_3 \leftrightarrows Na\text{-}Protein + H_2O + CO_2 .$$

Auch in diesem Falle würde die Reaktion von links nach rechts in den Lungen und von rechts nach links in den Geweben vor sich gehen. Obwohl diese Reaktion wahrscheinlich ist, so liegen bis heute fast keine experimentellen Untersuchungen vor, die uns den sicheren Beweis dafür liefern. Die künftigen Untersuchungen werden nachweisen müssen, daß die infolge der Entfernung der Kohlensäure in den Lungen verfügbar gebliebene Base quantitativ ganz an den Proteinen fixiert wird und daß infolgedessen das alkalische Albuminat im Arterienblut in größerer Menge als im Venenblut enthalten ist, und zwar enthält es um so viel mehr, als der Abnahme des Gehaltes an Bicarbonaten entspricht.
Es ist nicht zu bezweifeln, daß die an den Proteinen fixierte Alkalimenge von dem Reaktionsunterschied der Arterien- und des Venenblutes sowie von ihrer sauren Dissoziationskonstante abhängt, und wenn es einerseits, wenigstens nach den bis jetzt angestellten Untersuchungen, nicht scheint, als ob die Reaktionen der beiden Blutarten sehr verschieden seien (S. 1549 und 1593), so scheint es andererseits nicht ausgeschlossen, daß die Proteine eine größere Dissoziationskonstante als 10^{-9} haben können; aus diesen beiden Umständen würde sich ergeben, daß die obenerwähnte Reaktion wahrscheinlich keine hervorragende quantitative Bedeutung hat. Es ist also nicht auszuschließen, daß sie eintritt; aber es ist wahrscheinlich, daß sie sich in ziemlich beschränkter Weise vollzieht.
Der Mechanismus der Ausscheidung der Kohlensäure muß also auf andere Weise erklärt werden; nach den neuesten Untersuchungen erscheint es sehr wahrscheinlich, daß dieser Mechanismus in dem charakteristischen heterogenen Gleichgewicht besteht, das zwischen Plasma und roten Blutkörperchen eintritt.
Schon 1868 hatte Zuntz beobachtet, daß, wenn man Kohlensäure in das Blut einführt, die titrierbare Alkalinität des Plasmas zunimmt, und daß letztere abnimmt, wenn man statt dessen Luft hindurchleitet; in Anbetracht dieser Verschiedenheit muß man annehmen, daß ein Austausch von Stoffen zwischen Plasma und roten Blutkörperchen stattfindet, eine Verschiebung von Alkali.

Spiro und Henderson[1]) haben nachgewiesen, daß diese Erscheinung auf rein physikalisch-chemische Weise erklärt werden kann, ohne daß man zur Hypothese einer selek-
tiven Funktion der Membran der Körperchen, wie Höber sie annimmt, seine Zuflucht
nehmen muß: indem sie nämlich eine Natriumbicarbonatlösung gegen eine Bicarbonat
und Globulin enthaltende Lösung dialysierten und durch beide Flüssigkeiten einen Strom
von Kohlensäure hindurchleiteten, brachten sie das Zuntz-Phänomen hervor; in der
ersten Lösung tritt nämlich Zunahme der titrierbaren Alkalinität ein, woraus deutlich
hervorgeht, daß alkalisches Bicarbonat aus der Lösung Globulin + Bicarbonat in die aus
einfachem Bicarbonat übergegangen ist. In diesem Falle, in welchem keine lebende Membran funktioniert, sondern eine einfache Dialysemembran, erklärt sich die Erscheinung
auf eine sehr einfache Weise.

Vor Einführung der Kohlensäure befanden sich die beiden Flüssigkeiten in osmotischem Gleichgewicht; nach dem Durchgang der Kohlensäure wird das Gleichgewicht
offenbar in dem Sinne gestört, daß der osmotische Druck der Lösung Globulin + Bicarbonat
im Vergleich mit dem osmotischen Druck der Lösung von bloßem Bicarbonat zunimmt,
denn wenn dies nicht einträte, so könnte der Übertritt des Alkalisalzes aus einer Lösung
in die andere nicht stattfinden. Um die Zunahme des osmotischen Druckes in der Lösung
Globulin + Bicarbonat zu erklären, muß man annehmen, daß das Globulin zu einem gewissen Teil sich in Zustand wenig dissoziierten alkalischen Globulinats befindet, und daß
die hinzugekommene Kohlensäure das Globulin aus seinem Salz verdrängt, um sehr weit
dissoziiertes Bicarbonat zu bilden; deshalb würde die ganze Erscheinung dadurch bedingt
sein, daß das alkalische Globulinat weniger dissoziiert ist als das Bicarbonat. (In der
Lösung von bloßem Bicarbonat kann der Durchgang der Kohlensäure keine anderen Veränderungen herbeiführen als die der Sättigung der Flüssigkeit mit Kohlensäure.) Damit
das Gleichgewicht des osmotischen Druckes wieder eintritt, muß also Bicarbonat aus der
Lösung Globulin + Bicarbonat in die Lösung von bloßem Bicarbonat übergehen, in welcher
es deshalb die titrierbare Alkalinität erhöht.

Leitet man durch die beiden Lösungen statt eines Stromes von Kohlensäure einen
Luftstrom, so erweist sich die Erscheinung als vollständig umkehrbar, und die titrierbare
Alkalinität der Bicarbonatlösung nimmt ab, oder in der Lösung Globulin + Bicarbonat
nimmt die Kohlensäurespannung ab und es bildet sich alkalisches Globulinat auf Kosten
des Bicarbonats, der osmotische Druck nimmt ab und alkalisches Bicarbonat muß durch
die Membran wandern, um den Unterschied des osmotischen Druckes auszugleichen.

Die Tatsachen beweisen, daß dieselbe Erscheinung, und zwar auf gleichfalls umkehr-
bare Weise, im Blute oder, besser gesagt, im Organismus eintritt, weshalb sie als biologische
Erscheinung von allgemeiner Bedeutung betrachtet werden kann, weil jeder minimalen
Veränderung des Partialdruckes der Kohlensäure an jeder beliebigen Stelle des Organismus,
wo sich ein heterogenes Gleichgewicht einstellen kann, ein Austausch von Stoffen zwischen
Blutplasma und Zellen (Zellen des Blutes und der Gewebe) entspricht.

Wenn das Blut aus Arterienblut zu Venenblut wird, tritt eine Zunahme der Kohlensäurespannung ein, und im Innern der Zellen, wo die Konzentration der Proteine der des
Plasmas gegenüber groß ist, erfolgt eine Spaltung des alkalischen Proteinats unter Bildung
von Protein und alkalischem Bicarbonat; zur Wiederherstellung des Gleichgewichts zwischen
dem im Innern des Blutkörperchens erhöhten osmotischen Druck und dem osmotischen
Druck des Plasmas erfolgt Übertritt von Wasser aus dem Plasma in das Innere der Zellen
(das infolgedessen an Volumen zunimmt) und Übertritt von Bicarbonat aus den Zellen
ins Plasma.

Nimmt dagegen die Kohlensäurespannung des Plasmas ab, so zeigt sich die umgekehrte Erscheinung; das Zellprotein verwandelt sich in Salz, und es erfolgt die Bildung
eines alkalischen Proteinates. Dies geschieht auf besondere Weise in dem Lungenepithel,
in welchem die hohe Kohlensäurespannung infolge des Diffundierens der Kohlensäure in
die Alveolen abnimmt.

Auf diese Weise kehrt man auf anderem Wege zur Hoppe-Seylerschen Reaktion
zurück: nach der neuen Hypothese soll die von der Kohlensäure verfügbar gelassene Base
nicht zu den Proteinen des Plasmas bzw. nicht ausschließlich zu diesen, sondern zu denen
der Blutzellen (und Gewebezellen) übertreten.

Nun ist es aber wahrscheinlich, daß sowohl die Bungesche als die Hoppe-Seyler-
sche Hypothese und die neue durch die Zuntzsche Erscheinung veranlaßte Hypothese
alle drei eine gewisse Bedeutung haben. In quantitativer Hinsicht ist anzunehmen, daß
der wichtigste Mechanismus im Übertritt der Base zu den Zellproteinen besteht; eine gewisse quantitative Bedeutung würde auch dem Übertritt der Base zu den Proteinen des
Plasmas zukommen, und der Übertritt der Base zu den Phosphaten wäre quantitativ fast

---

[1]) L. J. Henderson u. K. Spiro, Biochem. Zeitschr. **15**, 114 [1909].

belanglos. Diese Beziehungen müssen noch durch weitere Untersuchungen besser aufgeklärt werden. Nur ist die Reaktion, die in den beiden ersten Fällen sehr einfach ist, im dritten Falle ziemlich kompliziert infolge des Dazwischentretens von Zellelementen, deren physikalisch-chemische Eigenschaften noch gar nicht recht bekannt sind.

[Nimmt man einstweilen mit Gürber u. a. an, daß die roten Blutkörperchen nur für die Anionen durchlässig sind, so würde sich nach Henderson und Spiro die Zuntzsche Erscheinung durch die Annahme erklären lassen, daß das Ion HCO′₃ ins Plasma und eine äquivalente Menge Cl′ in das Blutkörperchen übertritt oder umgekehrt, je nachdem die Kohlensäurespannung des Plasmas zu- oder abnimmt. Aber wenn man das auch annimmt, so läßt sich nicht erklären, wie die Ausgleichung der osmotischen Drucke vor sich geht, da ja der Übertritt der Chlorionen ins Innere des Blutkörperchens danach streben würde, den schon durch andere Ursachen erhöhten osmotischen Druck eher zu erhöhen als herabzusetzen (und in der Tat sind die Chloride etwas mehr dissoziiert als die Bicarbonate). Die von Henderson und Spiro versuchte Erklärung der Erscheinung ist also durchaus unzulässig.

Die Zuntzsche Erscheinung würde also noch immer unaufgeklärt sein, wenn nicht neuere Untersuchungen von Hamburger und Bubanovic[1]) die Frage aufgeklärt hätten, indem sie die von uns angenommene Art der Erklärung der Erscheinung rechtfertigten. Die Hypothese der Undurchlässigkeit der Blutkörperchen für die Kationen stützt sich nur auf einige Untersuchungen Gürbers, von denen Hamburger und Bubanovic nachgewiesen haben, daß sie durchaus keine Beachtung verdienen, weil die Differentialanalysen an einer zu spärlichen Menge von Material ausgeführt wurden und die Fehler der Analyse die kleinen Unterschiede der chemischen Zusammensetzung des Plasmas übertrafen, die etwa anzutreffen waren. Dagegen beweisen die Untersuchungen von Hamburger und Bubanovic klar, daß die roten Blutkörperchen sowohl für die Anionen als für die Kationen durchlässig sind, und die von uns befolgte Art und Weise, die Zuntzsche Erscheinung zu erklären, entspricht vollkommen dem gegenwärtigen Standpunkt der Untersuchungen.]

2. Die Nierenabsonderung.

Es wurde schon gezeigt, daß im Harn die schwachen Säuren, wie das Mononatriumphosphat, die Kohlensäure und die Harnsäure im freien Zustand ausgeschieden werden, so daß das Blut die mit ihm verbundene Base ganz oder fast ganz behält. Nur die relativ starken Säuren (wie die Schwefelsäure, die Salzsäure, die Oxalsäure usw.) brauchen, um ausgeschieden zu werden, eine äquivalente Basenmenge. Dadurch wird die Funktion der Nierensekretion als Schutzmittel zur Erhaltung der Alkalinität des Blutes klar erwiesen, sowie die Analogie, die von diesem Gesichtspunkte aus zwischen ihr und der Funktion der Lungen besteht.

In beiden Fällen zeigt sich nämlich ein Zurückbehalten der Base: in den Lungen ist es die Kohlensäure; in den Nieren sind es andere, ebenfalls schwache Säuren, namentlich das NaH_2PO_4, die das Plasma verlassen, indem sie so eine Menge Base verfügbar machen.

Wahrscheinlich spielen hier dieselben Mechanismen eine Rolle, von denen schon oben gesprochen wurde; nur muß man offenbar auf denjenigen der drei Mechanismen verzichten, welcher der am wenigsten aktive ist, nämlich den Bungeschen Mechanismus. In diesem Falle tritt der dritte Mechanismus in Tätigkeit, nicht sowohl infolge der Abnahme der Kohlensäure im Plasma als infolge der Abnahme einer anderen Säure, die ihr in ihren dissoziativen Beziehungen vollkommen nahe steht, nämlich des Mononatriumphosphats. Die Reaktion würde in diesem Falle auf folgende Weise ausgedrückt werden müssen:

$$H — Protein + Na_2HPO_4 \rightleftarrows Na — Protein + NaH_2PO_4 .$$

[1]) H. J. Hamburger u. J. Bubanovic, Arch. intern. de Physiol. 10, 1 [1910].

Auch in diesem Falle, wie im vorigen, würde der Übertritt der frei gebliebenen Base zu den Zell- und Plasmaproteinen im wesentlichen infolge Ein-
tretens eines heterogenen Gleichgewichts, auf ähnliche Weise wie oben ausgeführt, stattfinden.

Außer den Nieren sind noch die Magen- und Schweißdrüsen vorhanden,
die imstande sind, eine Flüssigkeit von saurer Reaktion abzusondern. Durch
diese Organe befreit sich der Organismus ebenfalls von Säuren. Von dem
hier eingenommenen Gesichtspunkte aus kann jedoch nur der Schweiß einer
Besprechung unterzogen werden, weil, was den Magensaft betrifft, die durch
ihn stattfindende Ausscheidung von Säure ganz oder teilweise durch die Ausscheidung von Alkali aufgewogen wird, die durch den Pankreas- und Darmsaft
erfolgt. Außerdem werden alle diese Säfte, wie auch der Speichel usw., nachdem
sie auf die Nahrungsmittel eingewirkt haben, wieder fast vollständig resorbiert,
so daß sie, soweit es den ganzen Organismus betrifft, nicht berücksichtigt werden
können. Wahrscheinlich ist die Gesamtmenge von Säure, die den Körper mit
dem Magensaft verläßt, größer als die Gesamtmenge von Alkali, die er mit dem
Pankreassaft, dem Darmsaft und der Galle verliert. Aber die Säure des Magensaftes verbindet sich im wesentlichen mit den Proteinen der Nahrung und den
Produkten ihrer Pepsinverdauung, so daß, wenn der Magensaft in den Darm
gelangt, sich keine freie Säure mehr im Darminhalt befindet. Nur in den Fällen
übermäßiger Absonderung von Magensaft (Reichmannsche Krankheit), tritt
(wenn kein Erbrechen stattfindet) ein Überschuß von Salzsäure in den Darm
über, und die Darmsäfte haben die Aufgabe, diesen Überschuß zu neutralisieren
(reichliche Entwicklung von CO_2).

Die ausgeatmete Luft, der Schweiß und der Harn sind also im wesentlichen die drei Exkrete, durch welche der Organismus sich von den Säuren
befreit, die er während seines Stoffwechsels produziert.

V. Schluß.

Die verhältnismäßige Bedeutung der oben besprochenen Regulationsmechanismen ergibt sich aus folgenden Überlegungen. Die inneren Mechanismen
können nur provisorisch sein, weil die zur Neutralisierung der aus dem Stoffwechsel stammenden Säuren verfügbaren Alkalien im Organismus in verhältnismäßig geringer Menge vorhanden sind und die Zellproteine keine Entziehung
von Alkali dulden, die eine gewisse Grenze überschreitet. Es müssen also
sofort und unaufhörlich die absondernden Mechanismen eingreifen, die dem
Organismus in der Tat dort Säuren entziehen, wo die inneren Mechanismen
nur die genannten Säuren neutralisieren.

In den lebenden Organismen ist eine unaufhörliche Strömung von sauren
Stoffen gegen die Außenwelt hin vorhanden, weil diese sauren Stoffe aus Vorgängen stammen, die sich unaufhörlich abspielen, nämlich aus denen des Zell-
stoffwechsels.

Die verschiedensten physiologischen Vorgänge (organische Oxydationen
usw.), die physikalisch-chemischen Grundeigenschaften der Zellproteine sind
nur mit einer sehr schwach alkalischen Reaktion des inneren Mediums vereinbar. Aber diese Vorgänge selbst erzeugen saure Stoffe, die deshalb fortwährend die physiologische Integrität der Protoplasmen bedrohen, in denen
sie sich abspielen. Nun haben sich aber im Organismus Mechanismen von
verschiedenem Rang entwickelt, die dazu bestimmt sind, die Reaktion des

inneren Mediums konstant zu erhalten und folglich die Fortdauer des Lebens zu ermöglichen. Wenn die erörterten Mechanismen einmal zufällig versagen oder die Menge der vorhandenen sauren Stoffe die regulierenden Kräfte des Organismus übertrifft, so werden unvermeidlich die feinsten Tätigkeiten der Protoplasmen dadurch mehr oder weniger und auf verschiedene Weise verändert. Theoretisch könnte man auch einen Tod infolge Säurevergiftung annehmen; aber bis jetzt hat man einen tödlichen Ausgang infolge übermäßiger Acidität des inneren Mediums nur bei experimentellen Untersuchungen beobachtet, wahrscheinlich weil in den pathologischen Fällen von sog. Säurevergiftung der Tod nicht sowohl durch die Abnahme der normalen Alkalinität des Blutes, d. h. durch die Zunahme der Konzentration der Wasserstoffionen, als durch die spezifische toxische Wirkung der Anionen der organischen Säuren, die sich im Organismus gebildet haben, bedingt ist.

Neunter Abschnitt:

Die innere Reibung (Viscosität) der Körperflüssigkeiten.

I. Einleitung.

Die Definition derjenigen Eigenschaft der Flüssigkeiten und Lösungen, welche mit dem Namen „innere Reibung" oder „Viscosität" bezeichnet wird, ergibt sich aus folgenden Überlegungen. Der flüssige Aggregatzustand teilt mit dem gasförmigen die relativ leichte Verschiebbarkeit der Teilchen; doch ist die Arbeit, welche bei ihrer gegenseitigen Verschiebung, gemessen durch die innere Reibung, geleistet werden muß und in Gestalt von Wärme erscheint, im flüssigen Zustande immerhin sehr viel bedeutender wie im gasförmigen[1]). Soll die Form einer Flüssigkeit geändert werden oder eine Verschiebung der Teilchen einer Flüssigkeit gegeneinander stattfinden, so erfordert dies eine Arbeitsleistung, da die Teilchen der Flüssigkeit aneinander haften, und eine Kraft (Reibungskraft, innere Reibung, Viscosität, Zähigkeit, Klebrigkeit) überwunden werden muß, damit die Formveränderung bzw. Bewegung zustande kommen kann[2]).

„Eine in ihren Teilen bewegte Flüssigkeit (tropfbare oder gasförmige) kommt, wenn ihre Bewegung nicht durch Kräfte unterhalten wird, in längerer oder kürzerer Zeit in Ruhe. Ferner bringt eine Schicht einer Flüssigkeit, die in Bewegung versetzt ist, die benachbarten vorher ruhenden Schichten ebenfalls in Bewegung. Diese Erscheinungen legen die Annahme nahe, daß die Moleküle der Flüssigkeiten aufeinander mit gewissen Kräften wirken, vermöge welcher eben eine Schicht der benachbarten einen Teil ihrer Bewegungsenergie überträgt. ... Man nennt die angeführte Erscheinung Reibung, oder speziell innere Reibung von Flüssigkeiten (und Gasen) und nennt die Kräfte, durch welche Reibung hervorgebracht wird, Reibungskräfte, wobei man jetzt bei Gasen diese Kräfte größtenteils als kinetischen Ursprungs ansieht, während man sie bei Flüssigkeiten noch als besonderen Fall der Molekularkräfte betrachtet. Die Eigenschaft der Flüssigkeiten, innere Reibung zu besitzen, nennt man auch Zähigkeit, oder wenn sie sehr stark ist, Klebrigkeit. In jedem Falle bewirkt die Reibung einer Flüssigkeit, daß eine gewisse Kraft erforderlich ist, um eine Flüssigkeitsschicht mit bestimmter Geschwindigkeit an einer anderen vorbeizuschieben,

---

[1]) W. Nernst, Theoret. Chemie. 5. Aufl., S. 59. Stuttgart **1907**.
[2]) E. Cohen, Vorträge für Ärzte über physikalische Chemie. 2. Aufl., S. 97. Leipzig **1907**.

und diese Kraft bezeichnet man eben als Reibungskraft, aber auch häufig bloß als Reibung oder Zähigkeit.

Ferner aber zeigt die Erfahrung auch, daß eine gewisse Kraft dazu gehört, um eine Flüssigkeit an einer festen Wand vorbeizuschieben, ja daß in den meisten Fällen sogar die Flüssigkeiten an festen Wänden mit ihrer Grenzschicht haften. Diese Erscheinung bezeichnet man als äußere Reibung, und ebenso bezeichnet man die Kraft, die dazu gehört, um eine Schicht Flüssigkeit mit bestimmter Geschwindigkeit an einer festen Wand vorüber zu schieben. Haftet die Flüssigkeit an der Wand, so ist die äußere Reibung unendlich groß[1]".

II. Theoretisches.

Wenn eine Flüssigkeit sich mit einem ruhenden festen Körper in Berührung befindet und die Geschwindigkeit v der an die Oberfläche des festen Körpers anstoßenden und sich längs dieser Oberfläche verschiebenden flüssigen Schicht nicht gleich Null ist, so findet eine Reibung zwischen der Flüssigkeit und dem festen Körper statt. Die Kraft f, die in diesem Falle auf die betrachtete Schicht der Flüssigkeit einwirkt, ist der Oberfläche s der Schicht und der Geschwindigkeit v proportional. Man erhält also:

$$f = \varphi \, s \, v,$$

worin φ den Koeffizienten der äußeren Reibung der Flüssigkeit bezeichnet. Wenn die Bewegung der Flüssigkeit andauernd ist, d. h. wenn die Geschwindigkeit an irgendeinem Punkte der Flüssigkeit mit der Zeit nicht variiert, so kann man die Flüssigkeit als ein in Ruhe befindliches deformiertes Mittel betrachten, bei dem die Deformation einzig und allein in einem Gleiten der flüssigen Schichten übereinander besteht.

Die Flüssigkeiten betrachtet man allgemein als Körper, die imstande sind, eine beliebige Gestalt anzunehmen. Dies trifft zu, aber die Deformation der Flüssigkeiten schließt eine Arbeit in sich, eine innere Kraftanstrengung, zu gleiten, die durch ihre innere Reibung gemessen wird. Letztere ist meistens sehr klein; es gibt aber Flüssigkeiten, die große Werte der inneren Reibung ergeben. Je größer diese Werte sind, um so mehr nähern sich die Flüssigkeiten den festen Körpern, und man findet in dieser Hinsicht einen steten Übergang zwischen Substanzen, welche die Zusammensetzung des warmen Äthers haben, der außerordentlich flüssig ist, und solchen, welche die Konsistenz des Peches und des weichen Glases haben, die sich in mancher Hinsicht wie feste Körper verhalten.

Der Hauptfaktor, der die Viscosität einer Flüssigkeit bestimmt, ist die chemische Beschaffenheit der letzteren. Trotzdem haben sich aus den vielen Untersuchungen, die zu diesem Zwecke angestellt worden sind, durchgängige Beziehungen der Reibung zur chemischen Konstitution[2]) nicht ergeben. Immerhin seien einige Regelmäßigkeiten angeführt, welche die Autoren bezüglich einfacher (organischer und anorganischer) Flüssigkeiten beobachtet haben, nämlich:

1. In homologen Reihen soll die Zähigkeit proportional dem Quadrat des Molekulargewichtes variieren.

2. Bei den Siedetemperaturen der Flüssigkeiten Glycerin usw. sollen die Ausflußzeiten ziemlich genau proportional den Wurzeln aus den Dichtigkeiten sein (das gilt für sehr zähe Flüssigkeiten nicht).

III. Methoden zur Bestimmung des Reibungskoeffizienten für Flüssigkeiten.

Die bisher zur Bestimmung des Reibungskoeffizienten der Flüssigkeiten ersonnenen Methoden lassen sich alle in zwei große Kategorien gruppieren:

1. Methoden, welche auf dem Widerstand beruhen, den die Flüssigkeiten der Bewegung fester Körper entgegensetzen.

2. Methoden, welche die Zeit verwerten, die eine Flüssigkeit braucht, um unter bestimmten Bedingungen durch ein Capillarrohr zu fließen.

---

[1]) L. Graetz, Reibung. In A. Winkelmanns Handbuch der Physik, 2. Aufl., Bd. I, S. 1373. Leipzig 1908.

[2]) Siehe in dieser Hinsicht: R. Pribram, Über die Beziehungen zwischen innerer Reibung und der chemischen Zusammensetzung flüssiger Substanzen. In Graham-Ottos Lehrbuch der Chemie I, 3, 467—591. 1898 (3. Aufl.).

1. Die zur Kategorie 1 gehörenden Methoden haben wegen ihrer schweren praktischen Anwendbarkeit und wegen der komplizierten physikalischen Gesetze, auf denen sie beruhen, für die Biologen nur historischen Wert.

2. Methode der Strömung durch Capillaren (Transpirationsmethode).

Die Überlegenheit dieser Methode im Vergleich zu den vorigen besteht einerseits darin, daß ihre Theorie[1] heutzutage vollständig ausgebildet ist, andererseits in der Einfachheit und Leichtigkeit, mit der man nach ihr Bestimmungen von der größten Genauigkeit ausführen kann.

Definition: Der Koeffizient η der Viscosität oder inneren Reibung ist gleich der Kraft, die erforderlich ist, um parallel einer peripherischen Schicht von als unbeweglich betrachteter Flüssigkeit eine Schicht derselben Flüssigkeit, die 1 qcm Oberfläche hat, mit der Geschwindigkeit von 1 cm pro Sekunde um die Entfernung von 1 cm zu verschieben.

Nach der Formel[2]:

$$\eta = \frac{\pi \, p \, r^4 \, t}{8 \, v \, l} \tag{1}$$

(worin r der Radius und l die Länge der Capillare, v das Volumen der in der Zeit t und unter dem Drucke p ausfließenden Flüssigkeit) wird, wenn man p in Dynen pro qcm, l und r in cm, v in ccm, t in Sekunden berechnet, die Viscosität in absoluten Einheiten des Systems C. G. S. ausgedrückt werden.

Praktisch findet man den Wert der Konstanten eines bestimmten Apparates, d. h. den Wert $\frac{\pi \, p \, r^4}{8 \, v \, l}$, indem man die Zeit des Ausflusses t_1 des Wassers bestimmt, dessen Reibungskoeffizient η_1 mit genügender Genauigkeit bekannt ist. Alsdann erhält man:

$$\frac{\pi \, p \, r^4}{8 \, v \, l} = \frac{\eta_1}{t_1}.$$

Das gestattet ein für allemal die Konstante $K \left(= \frac{\pi \, p \, r^4}{8 \, v \, l} \right)$ eines bestimmten Apparates zu erkennen. Es ist bemerkenswert, daß dieser Wert, wenigstens praktisch, von der Temperatur unabhängig ist. Alsdann kann man die absolute Viscosität η einer beliebigen Flüssigkeit berechnen, indem man ihre Ausflußzeit t mit der Konstanten K des Apparates, den man verwendet, multipliziert:

$$\eta = K\,t,$$

oder noch einfacher:

$$\eta = \frac{t}{t_1}\,\eta_1. \tag{2}$$

---

[1] Siehe: O. D. Chwolson, Traité de Physique. Paris 1908, **1**, 670 ff. — M. Brillouin, Leçons sur la viscosité des liquides et des gaz. Paris 1907. — P. Duhem, Théorie thérmodynamique de la viscosité etc. Paris 1896.

[2] Diese Formel wurde schon 1842 von Poiseuille empirisch gefunden. Es gelang dann Stokes, Hagenbach u. a. dieses Gesetz den Prinzipien der Hydrodynamik der viscösen Flüssigkeiten und der Navierschen theoretischen Formel anzupassen. Später hat Hagenbach nachgewiesen, daß ein Teil des Druckes p der Flüssigkeit die lebendige Kraft überträgt, die sie an der Öffnung beim Austritt der Röhre besitzt. Hagenbach hat darum die aus diesem Grunde nötige Korrektur berechnet und ist so zu der Gleichung gelangt:

$$\eta = \frac{\pi \, p \, r^4 \, t}{8 \, v \, l} - \frac{d \, v}{10 \, \pi \, l \, t},$$

worin d die Dichtigkeit der Flüssigkeit ist.

Neuberg. 102

Deshalb ist es möglich, mittels der einfachen Bestimmung der Ausflußzeit des Wassers und einer beliebigen Flüssigkeit bei derselben Temperatur und unter demselben Druck die Viscosität der Flüssigkeit in Einheiten des Systems C. G. S. zu berechnen.

Man pflegt auch die Viscosität einer Flüssigkeit auszudrücken, indem man sie mit der des Wassers bei derselben Temperatur vergleicht, die gleich 1 angenommen wird. Die so erhaltenen Zahlenwerte drücken nur die Beziehung aus, die zwischen der Viscosität einer Flüssigkeit und der des Wassers bei derselben Temperatur besteht, und heißen deshalb Werte der relativen Viscosität, weshalb sie mit ϱ bezeichnet werden. Aus (2) ergibt sich

$$\varrho = \frac{t}{t_1} \, . \tag{3}$$

Es ist klar, daß sich aus dem Werte von ϱ leicht der von η ableiten läßt, weil zwischen den beiden Werten das Verhältnis

$$\eta = \varrho \, \eta_1$$

besteht, wobei η_1 die Viscosität in C.G.S.-Einheiten des Wassers bei der Temperatur angibt, bei welcher ϱ bestimmt wird.

Die Viscosität einer Flüssigkeit kann endlich mit der des Wassers bei $0°$ verglichen werden, die gleich 100 angenommen wird. Die so erhaltenen Werte heißen Werte der spezifischen Viscosität und werden mit z bezeichnet.

Wenn man die Viscosität des Wassers bei $0°$ durch $\eta_1°$ ausdrückt, so besteht zwischen η und z das Verhältnis:

$$\eta = z \, \frac{\eta_1°}{100} \, .$$

α) Viscosimeter und Technik der viscosimetrischen Untersuchungen.

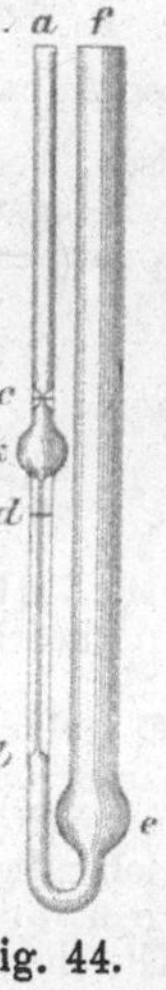

Zur Ausführung der Methode sind sehr viele Apparate ersonnen worden, die alle unter zwei Typen vereinigt werden können: a) die mit vertikaler Capillare, in der die Flüssigkeit durch das eigene Gewicht angetrieben fließt, und b) die mit vertikaler oder horizontaler Capillare, in der die Flüssigkeit infolge eines positiven oder negativen Druckes fließt, der von außen nach einem der beiden Enden der Capillare selbst hin ausgeübt wird. Es ist hier angezeigt, daran zu erinnern, daß man mit einem beliebigen Typus eines Viscosimeters bei konstanter Temperatur operieren muß, weil η ein Koeffizient ist, der von der Beschaffenheit der Flüssigkeit und von der Temperatur abhängt.

a) Als Beispiel eines Viscosimeters vom ersten Typus sei das von Ostwald[1]) angeführt, das in Fig. 44 dargestellt ist.

Durch das Ende f führt man in die U-förmige Röhre die zu prüfende Flüssigkeit ein, die sich in e sammelt. Aspiriert man mittels eines Gummischlauches durch a, so steigt dadurch die Flüssigkeit im Schenkel der U-förmigen Röhre, in welche die Capillare $b\,d$ eingefügt ist, bis über das Zeichen c. Hierauf läßt man die Flüssigkeit durch ihr eigenes Gewicht sinken und mißt die Zeit

Fig. 44.

¹) W. Ostwald, Lehrbuch der allgem. Chemie, 2. Aufl. Leipzig 1903. Bd. I: „Flüssigkeitsreibung", S. 544. — Siehe auch: W. Ostwald u. R. Luther, Hand- und Hilfsbuch zur Ausführung physiko-chemischer Messungen. 3. Aufl., herausgeg. von R. Luther und K. Drucker. Leipzig 1910, S. 230.

des Ausflusses, indem man mittels eines Chronometers die Augenblicke bestimmt, in welchen der Meniscus der zu untersuchenden Flüssigkeit die Marken c und d passiert, d. h. man mißt die Zeit, welche erforderlich ist, damit das in k enthaltene Volumen Flüssigkeit durch die Capillare b d hindurchgeht.

Das Ostwaldsche Viscosimeter wie im allgemeinen alle Viscosimeter von diesem einfachen Typus zur Messung der Ausflußzeit t haben bei ihrer Anwendung die Erfüllung folgender Bedingungen zur Voraussetzung:

1. daß man die Dichtigkeit der zu untersuchenden Flüssigkeit kennt;
2. daß man den mittleren Unterschied des Niveaus der Flüssigkeit in den beiden Schenkeln des Viscosimeters kennt.

Es ist nämlich, wenn die Flüssigkeit infolge ihres eigenen Gewichts fließt, $p = g\,d\,h$, worin g die durch die Schwerkraft bedingte Beschleunigung ist, d die Dichte der zu untersuchenden Flüssigkeit, h der mittlere Niveauunterschied. Nun ist aber g konstant, h kann konstant gemacht werden, indem man in das Viscosimeter stets dasselbe Volumen Flüssigkeit einführt und den Wert ein für allemal direkt oder indirekt mit dem Werte von v und r und l bestimmt[1]); es bleibt also noch übrig, jedesmal die Dichte der Flüssigkeit zu bestimmen.

Für die mit einem Viscosimeter von diesem Typus ausgeführten Messungen werden jedoch (2) und (3) bzw.

$$\eta = \frac{t\,d}{t_1\,d_1}\,\eta_1$$

und

$$\varrho = \frac{t\,d}{t_1\,d_1},$$

worin d die Dichtigkeit der zu untersuchenden Flüssigkeit und d_1 die des Wassers bei derselben Temperatur angibt.

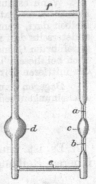

Fig. 45.

Ferner ist zu bemerken, daß in diesen Viscosimetern, da die Flüssigkeit stets unter einem geringen Druck (gewöhnlich unter dem von ca. 10 cm Wasser) fließt, die Capillarerscheinungen einen beträchtlichen Einfluß auf die Ausflußzeit haben können. Diese Fehlerquelle, die ebensowohl die absoluten als die relativen Messungen aus den oben erwähnten Gründen beeinträchtigt, wird um so bedeutender sein, je kleiner der Kolben ist, aus welchem die Flüssigkeit abfließt. Deshalb ist die Verwendung von Viscosimetern vom Ostwaldschen Typus mit zu kleinen Kolben (bis zu $1/3$ ccm), wie sie in jüngster Zeit für biologische Untersuchungen verwendet worden sind, wenig genau. In Fällen, in welchen die Menge der zur Verfügung stehenden Flüssigkeit gering ist, tut man besser daran, ein Viscosimeter vom zweiten Typus zu verwenden, bei denen der Einfluß des durch die Capillarerscheinungen bedingten Druckes unberücksichtigt bleiben kann.

b) Als Beispiel eines Viscosimeters vom zweiten Typus sei das in Fig. 45 dargestellte Viscosimeter von Scarpa[2]) beschrieben.

---

[1]) Wie schon oben bemerkt, ist die Konstante $K\left(=\frac{\pi\,p\,r^4}{8\,v\,l}\right)$ praktisch von der Temperatur unabhängig. Das ist richtig, wenn p von der Temperatur unabhängig ist. Aber bei den Viscosimetern vom Ostwaldschen Typus ist, da $p = g\,d\,h$ ist, auch wenn stets dieselbe Menge Flüssigkeit in das Viscosimeter eingeführt und der Wert von d bei verschiedenen Temperaturen berücksichtigt wird, der mittlere Niveauunterschied h stets eng an die Wärmeausdehnung der Flüssigkeit gebunden. Deshalb ist entweder die direkte Bestimmung von h oder die der Konstanten des Apparates bei verschiedenen Temperaturen erforderlich.

[2]) O. Scarpa, Determinazione della viscosità del fenolo allo stato liquido. Nuovo Cimento [5] 5, 117 [1903]. Sep.-Abdr. S. 1—16.

Es besteht aus einer kleinen Capillarröhre e, die in normaler Weise mit zwei Glasröhren von ca. 1 cm Durchmesser fest verbunden ist; in eine der letzteren ist der Behälter d eingefügt und in die andere der Kolben c zwischen zwei kleinen Röhren (vom inneren Durchmesser 0,12 cm), auf denen die Zeichen a und b eingeritzt sind.

Der für den Ausfluß der im Viscosimeter enthaltenen Flüssigkeit erforderliche Druck wird durch die Ungleichheit im Wasserniveau zweier miteinander verbundener Flaschen geliefert und durch ein Quecksilbermanometer gemessen. Die Ausflußzeit bestimmt man, indem man mittels eines Chronometers die Augenblicke ermittelt, in welchen der Meniscus der Flüssigkeiten an den Zeichen a und b vorüberkommt. Bei den Viscosimetern von diesem zweiten Typus wendet man meist ohne weiteres die Formel:

$$\eta = \frac{\pi \, p \, r^4 \, t}{8 \, v \, l}$$

an, indem man als Wert von p den direkt am Manometer abgelesenen Druck annimmt. (Dies ist übrigens nicht genau. Da in den beiden Schenkeln des Viscosimeters ein Unterschied im Niveau der Flüssigkeit vorhanden ist, so ist der Druck p, der in Wirklichkeit den Ausfluß der Flüssigkeit verursacht:

$$p = P \pm g \, d \, h \, ,$$

worin P den von außen wirkenden positiven oder negativen Druck und g bzw. d und h die Beschleunigung der Schwerkraft, die Dichtigkeit der Flüssigkeit und den in den beiden Schenkeln des Viscosimeters vorhandenen mittleren Niveauunterschied [Höhe] bezeichnen. Wenn es nun auch zutrifft, daß das Produkt $g \, d \, h$ stets P gegenüber einen relativ kleinen Wert hat, so ist nicht weniger richtig, daß er durchaus nicht unberücksichtigt bleiben darf, wenn man sowohl absolute als relative genaue Messungen machen will, und andererseits darf man zur Verminderung des Einflusses des Ausdruckes $g \, d \, h$ aus den oben angeführten Gründen den Wert von P nicht zu sehr erhöhen. Streng genommen wäre also auch bei diesem Typus des Viscosimeters die Kenntnis der Dichtigkeit der Flüssigkeit und des mittleren Niveauunterschiedes nötig.

Dagegen kann im Vergleich zu dem angewendeten Druck der durch die Capillarerscheinungen bedingte geringe Druck durchaus unberücksichtigt bleiben.)

β) Die gewöhnlich verwendeten Viscosimeter.

Es ist unnötig, alle von den verschiedenen Autoren zur Messung des inneren Reibungskoeffizienten benutzten Apparate zu beschreiben; sie lassen sich alle auf einen der beiden im obigen beschriebenen Typen zurückführen und es gilt deshalb für sie was von diesen gesagt worden ist.

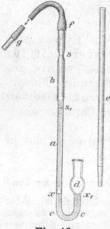

Fig. 46.

Es sei nur noch an das Viscosimeter von Hirsch und Beck erinnert, weil es sich zur Messung der Viscosität des lebenden Blutes eignet, sowie an das von Ostwald-Ubbelohde und an das letzte von Scarpa ersonnene Modell, weil sie wirkliche Vorzüge vor den früher erfundenen Apparaten besitzen.

a) Viscosimeter von Hirsch und Beck[1]).

Das eigentliche Viscosimeter (Fig. 46) besteht aus der Capillare a, die oben die röhrenförmige Erweiterung b besitzt und ein Zeichen s zeigt, während eine weitere Marke s_1 im oberen Teile der Capillare eingeritzt ist. Auch unten zeigt die Capillare eine röhrenförmige Erweiterung c, die U-förmig gebogen ist (mit zwei eingeritzten Zeichen x und x_1, die das zur Bestimmung nötige Blutvolumen angeben) und in eine Ampulle d mündet, in der das Blut direkt aus

[1]) C. Hirsch u. K. Beck, Münch. med. Wochenschr. 1900, Nr. 49; Deutsches Archiv f. klin. Medizin 69, 503 [1901]; 72, 560 [1901]; Archiv f. experim. Pathol. u. Pharmakol. 54, 54 [1905]. — K. Beck, Zeitschr. f. physikal. Chemie 48, 641 [1904]; 58, 409 [1907].

einem Blutgefäß aufgefangen wird. An der Ampulle d wird der Schenkel e des Viscosimeters mit eingeschliffenem Pfropfen eingefügt. Zum Zweck der Konstanz der Temperatur und des Druckes sind ein Thermostat und ein Manometer erforderlich. Das Ganze ist deutlich in Fig. 47 wiedergegeben. Um Messungen auszuführen, verfährt man folgendermaßen:

Man bringt den Thermostaten auf die konstante Temperatur von 38°, während die beiden Schenkel des Viscosimeters in einem Kästchen aus Metall auf dieselbe Temperatur erwärmt werden. Man treibt Luft in die Flasche F (während der Quetschhahn geschlossen und der Glashahn geöffnet ist), bis das Manometer einen Druck von 452 mm Benzol (= 400 ccm Wasser) anzeigt. Man schließt dann den Hahn.

Nunmehr schreitet man zur Entnahme des Blutes, das man direkt in die Ampulle d fallen läßt, bis das zur Bestimmung nötige Volumen Blut in der U-förmigen Biegung die zwei angegebenen Zeichen x und x_1 erreicht hat. Man

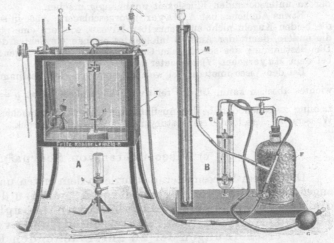

Fig. 47.

Viscosimeter von Hirsch und Beck.

v Viscosimeter; st Stativ zum Einspannen und Vertikalstellen der Meßröhre; r Rührvorrichtung; g Thermoregulator; b Mikrobrenner; t Thermometer; G Handgebläse; F Mariottesche Flasche mit Strahlungsschutzmantel; c Chlorcalciumrohr; M Manometer (Füllung: Benzol mit Farbstoff).

fügt rasch den vorher sorgfältig eingefetteten Schenkel e ein und bringt alles in den Thermostaten, indem man Sorge dafür trägt, daß das Viscosimeter eine genau vertikale Lage einnimmt. Vermittels eines bei f eingeführten Kautschukschlauches aspiriert man das Blut bis oberhalb des Zeichens s, verbindet rasch das Viscosimeter mit der Flasche F und öffnet die Klemmschraube. Mit einem Sekundenzähler notiert man die Zeit, die erforderlich ist, damit das zwischen den beiden Zeichen s und s_1 enthaltene Volumen Blut die Capillare a durchzieht, wobei es unter einem Druck von 452 mm Benzol bei einer Temperatur von 38° C steht. Die Capillare muß einen solchen Durchmesser haben, daß unter den erwähnten Bedingungen die Ausflußzeit des Blutes 30 oder 40 Sekunden nicht übersteigt; in diesem Falle ist es möglich, die Messung 3 oder 4 mal zu wiederholen, ehe Gerinnung des Blutes eintritt.

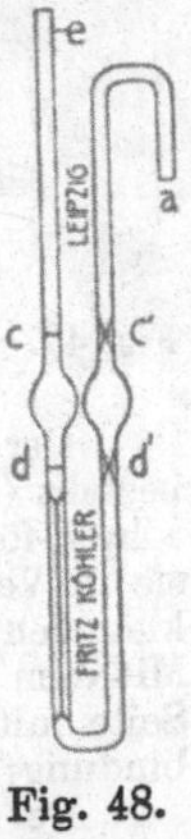

b) Viscosimeter nach Ostwald, Form Ubbelohde[1]).

Es besteht (Fig. 48) aus einer U-förmigen Röhre, welche im weiteren Schenkel in gleicher Höhe mit dem engeren Schenkel eine Kugel zwischen zwei Marken besitzt. Man füllt von e aus durch Saugen bei a derart, daß die Flüssigkeit von c bis d' reicht und mißt die Zeit, während welcher unter einem konstanten, bei e wirkenden Überdruck, die Kugel sich bis zur Marke c' füllt. Beim Beginn der Bestimmung und bis die Flüssigkeit in den beiden Kugeln dasselbe Niveau erreicht, wird die Flüssigkeit durch einen Druck p angetrieben, der gleich dem Druck P ist, der von außen wirkt, plus dem Druck $g\,d\,h$, der infolge des mittleren Unterschieds im Niveau der Flüssigkeit in den beiden Schenkeln des Viscosimeters erzeugt wird. Von diesem Augenblick an und bis zum Ende der Bestimmung wird der Ausfluß dagegen veranlaßt durch einen Druck p, der gleich $P - g\,d\,h$ ist. Deshalb kann man, da für eine Hälfte der Bestimmung

Fig. 48.

$$p = P + g\,d\,h$$

[1]) L. Ubbelohde, Zeitschr. f. chem. Apparate 3, 501 [1908].

und für die andere Hälfte

$$p = P - g\,d\,h$$

ist, als Wert des den Ausfluß der Flüssigkeit veranlassenden Druckes den am Manometer abgelesenen annehmen und so die Berechnung von der Kenntnis des spezifischen Gewichtes der zu untersuchenden Flüssigkeit unabhängig machen.

Etwas Ähnliches hat A. Mayer[1]) vorgeschlagen. Aber in seinem Viscosimeter waren die beiden Kugeln nicht auf demselben Niveau, sondern eine etwas tiefer angebracht als die andere, damit der Ausfluß infolge des eigenen Gewichtes der Flüssigkeit stattfände. Die Bestimmung des spezifischen Gewichtes war also im eigentlichen Sinne des Wortes bei dem Mayerschen Viscosimeter nötig.

Bei den Viscosimetern, bei welchen man von der Bestimmung des spezifischen Gewichtes absehen kann, ist der relative Reibungskoeffizient $\varrho = \dfrac{t}{t_1}$, d. h. gleich der Beziehung zwischen den beiden Ausflußzeiten der zu untersuchenden Flüssigkeit und des Wassers bei derselben Temperatur und bei demselben Druck.

c) Viscosimeter von Scarpa[2]).

Dies ist ein Viscosimeter, das zugleich dem ersten und dem zweiten Typus angehört. **Es hat vor allen anderen Apparaten den Vorzug, daß es die Messungen der Viscosität absolut unabhängig von der Dichtigkeit, vom Niveauunterschied und von den Capillarerscheinungen der zu untersuchenden Flüssigkeit macht.**

Der Apparat besteht im wesentlichen aus zwei Teilen: dem Apparat für den Druck und dem viscosimetrischen Gefäß.

Das letztere (Fig. 49) besteht aus einer durch eine 5—10 cm lange Capillare C gebildeten Pipette, die einen Durchmesser von ca. 0,2 mm hat und mit der in der folgenden Anordnung fest verbunden ist: eine Kugel von 1 ccm a, eine von 5 ccm b, eine von 10 ccm c und endlich eine weitere von ca. 1 ccm c_1. Zwischen ihnen sind ringsherum die Zeichen s_I, s_{II} und s_{III} eingeritzt. Unterhalb der Kugel a ist die Marke s eingeritzt. Die obere Kugel c_1 hat nur den Zweck, ein wenig Zeit zwischen dem Beginn des Ausflusses der zu untersuchenden Flüssigkeit und dem Augenblick, in welchem der Meniscus am Zeichen s_{III} vorbeikommt, vergehen zu lassen und hat, wie die folgenden, die Gestalt eines verlängerten Ellipsoids, um den Ablauf der Flüssigkeit zu erleichtern.

Die Pipette paßt in ein starkes Reagensgläschen d und wird durch einen Gummistöpsel mit zwei Löchern g festgehalten. Ein zweiter Stöpsel t aus leichtem Holz, gleichfalls mit zwei Löchern, der im Innern des Reagensglases angebracht ist, hat den Zweck, stürmische Luftbewegungen abzuhalten und mithin die Temperatur im ganzen Raum der Röhre, in der sich die Kugeln und die Capillare befinden, konstant und auf einer ganz bestimmten Höhe zu erhalten.

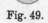

Fig. 49.

Der Apparat, der den für dieses Viscosimeter erforderlichen negativen Druck erzeugt, besteht (Fig. 50) aus einer großen Flasche B von einer Kapazität von ca. 15 l, die unten röhren-förmig ist und etwa 1 l Wasser enthält. Vermittels der unteren Röhrenleitung steht sie in Verbindung mit einer kleinen Kufe A, die mit Wasser gefüllt ist und einen nicht kleineren Durchmesser als die Flasche hat, von deren Boden sie ca. 20 cm entfernt ist. Mit dem Zapfen T der Flasche B ist eine T-förmige Röhre verbunden, die sie auf einer Seite mit einem Druckregulator R und auf der anderen mit einem Manometer M in Verbindung setzt.

Der Regulator besteht aus einem länglichen Gefäß von einer Kapazität von ca. 1 l, das oben durch einen Pfropfen verschlossen ist, durch den ein Trichter mit einem Hahn (J) geht, während es sich nach unten in einen durch eine Klemmschraube C zusammengepreßten und mit einem Glasansatz versehenen Gummischlauch fortsetzt. Darunter ist die ca. 50 ccm fassende graduierte Bürette D.

---

[1]) A. Mayer, Compt. rend. de la Soc. de Biol. **53**, 1138 [1901].
[2]) O. Scarpa, Atti del R. Istit. d'Incoraggiamento di Napoli [6] **7** [1906]; Arch. di Fisiol. **5**, 375 [1908].

Das mit Wasser oder Petroleum gefüllte Manometer kann Drucke bis zu 500 mm Wasser messen. Am oberen Teile trägt es in normaler Weise befestigt (siehe Fig. 51) eine kurze Glasröhre *b*, durch die es mittels eines dickwandigen Kautschukschlauches mit einem Schenkel der T-förmigen Röhre in Verbindung steht, in welcher oben der Pfropfen der Druckflasche *B* endet.

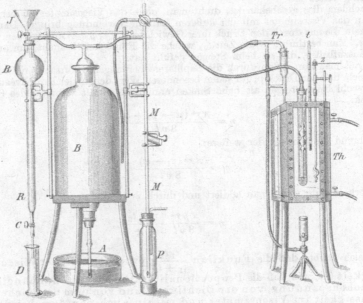

Fig. 50.

Weiter oben teilt sich die Manometerröhre in drei Schenkel (siehe Fig. 51): der obere *m* steht in Verbindung mit der äußeren Luft, der rechte *v* mittels eines Kautschukschlauches mit der Pipette des Viscosimeters, der linke *e* ebenfalls mit der äußeren Luft mittels eines langen Kautschukschlauches, der in eine Glaskanüle endet. An der Teilungsstelle befindet sich ein Doppelhahn *z*, der die folgenden Stellungen herbeizuführen gestattet:

1. Die Pipette des Viscosimeters steht in Verbindung mit der Flasche *B* (der Behälter *d*, Fig. 49, steht vermittels der beiden durchbohrten Pfropfen stets mit der äußeren Luft in Verbindung).

2. Die Pipette des Viscosimeters steht in Verbindung mit der äußeren Luft.

3. Das Manometer und mithin die Flasche *B* steht in Verbindung mit der äußeren Luft vermittels der Abzweigung *e* (und der Beobachter kann mittels des mit ihr verbundenen Gummischlauches den Druck in der Flasche *B* modifizieren).

Am unteren Ende taucht die Manometerröhre in ein Wasser oder Petroleum enthaltendes Reagensglas, das mit der äußeren Luft in Verbindung steht (*P*, Fig. 50). Der Behälter mit der Pipette des Viscosimeters wird natürlich in einen Thermostaten *Th* mit Wärmeregulator *Tr*, Rührer *z* und Thermometer *t* in ¹/₅ Graden (Fig. 50) gestellt.

Fig. 51.

Um die Messungen auszuführen, führt man zunächst in die Röhre *d* eine gewisse Menge der zu untersuchenden Flüssigkeit ein, und zwar so viel als genügt, um die Kugel der Pipette des Viscosimeters zu füllen, die man verwenden will (man kann Pipetten konstruieren, die nicht mehr als 2 ccm Flüssigkeit fassen). Nachdem man alle Verbindungen durch widerstandsfähige Gummischläuche durch geeignete Handhabung des Hahnes *z* (Fig. 51) hergestellt hat, bringt man zunächst das Viscosimeter mit der Flasche *B* in Verbindung.

Dann fließt die Flüssigkeit aus dem Behälter in die Kugeln, angetrieben durch einen Druck gleich dem Unterschiede zwischen dem von dem ungleichen Niveau des im Druckapparat enthaltenen Wassers ausgeübten Druck p und dem durch sein (veränderliches) ungleiches Niveau im Viscosimeter bedingten Druck p_1 ($= g d h$). Man bestimmt so die Zeit t_1, welche die Flüssigkeit braucht, um die Flaschen a, b oder c zu füllen, je nachdem sie sehr oder wenig viscös ist.

Nachdem dies geschehen ist, dreht man, ohne das Viscosimeter zu berühren, z so, daß man das Viscosimeter mit der äußeren Luft in Verbindung bringt. Dann sinkt die Flüssigkeit, die nur durch den Druck ihres Gewichtes p_1 ($= g d h$) angetrieben wird, in den Behälter. Man bestimmt so die Zeit t_2, welche die Flüssigkeit braucht, um aus derselben Kugel auszufließen, die sie beim Steigen gefüllt hat.

Nennt man nun c den durch die Capillarerscheinungen verursachten Druck und bedenkt noch, daß der Druck p_1 für jeden besonderen Wert des ungleichen Niveaus denselben Wert sowohl beim Steigen als beim Sinken annimmt, so gilt während des Steigens der Ausdruck:

$$\eta = \frac{\pi r^4 (p - p_1 + c)}{8 v l} t_1$$

und während des Sinkens der weitere:

$$\eta = \frac{\pi r^4 (p_1 - c)}{8 v l} t_2 .$$

Mithin erhält man, wenn man addiert und durch 2 dividiert:

$$\eta = \frac{\pi p r^4}{8 v l} \cdot \frac{t_1 t_2}{t_1 + t_2} , \tag{4}$$

woraus sich ergibt, daß die Funktion $\frac{t_1 t_2}{t_1 + t_2}$ proportional der Viscosität der Flüssigkeit ist, und daß die Proportionalitätskonstante unabhängig von der Oberflächenspannung, von der Dichtigkeit und von dem ungleichen Niveau der Flüssigkeit im Viscosimeter und mithin auch von dem bei der Untersuchung angewendeten Volumen der Flüssigkeit ist.

Es ist kaum nötig zu sagen, daß auch beim Scarpaschen Viscosimeter die Konstante des Apparates sowohl direkt als indirekt mit Wasser bestimmt werden kann; sie ist natürlich von der Temperatur merklich unabhängig.

Will man Messungen der relativen Viscosität ausführen, so wendet man die Formel an:

$$\varrho = \frac{\dfrac{t_1 t_2}{t_1 + t_2} \text{ zu untersuchende Flüssigkeit}}{\dfrac{t_1 t_2}{t_1 + t_2} \text{ Wasser bei derselben Temperatur}}$$

Wie man also sieht, braucht man praktisch nichts anderes zu tun als die Zeiten des Steigens und Sinkens des Wassers und der zu untersuchenden Flüssigkeit durch das Viscosimeter zu messen. Wenn man einen Druck anwendet, der ungefähr gleich dem Doppelten desjenigen ist, welcher der mittleren Ungleichheit des Niveaus im Viscosimeter entspricht, so ist t_1 wenig von t_2 verschieden und der Ausdruck $\frac{t_1 t_2}{t_1 + t_2}$ kann praktisch durch den weiteren $\frac{t_1 + t_2}{4}$ ersetzt werden. Der relative Fehler, der so begangen wird, entspricht dem Ausdruck $\frac{(t_1 - t_2)^2}{4 t_1 t_2}$; er beträgt deshalb z. B., wenn man $t_1 = 110$ und $t_2 = 100$ setzt, $\frac{1}{4000}$.

Aus der eingehenden Beschreibung der Methode Scarpas ersieht man klar, daß ihr wesentlicher Vorzug in der Anwendung einer Formel besteht, die gestattet η unabhängig von den Werten von d (Dichtigkeit der Flüssigkeit),

h (mittlerer Unterschied des Niveaus in den Schenkeln des Viscosimeters) und c (infolge der Capillarerscheinungen entstehender Druck) genau zu berechnen.

Ferner erfordert die Anwendung der Scarpaschen Formel keine komplizierten Vorrichtungen, da der Apparat wirklich ziemlich einfach ist. Aber dieselbe Formel kann bei fast allen heutzutage in wissenschaftlichen Laboratorien benutzten Apparaten bei leichten Modifikationen der Technik angewendet werden.

Auch z. B. bei dem sehr einfachen Ostwaldschen Viscosimeter läßt sich die Scarpasche Formel anwenden, vorausgesetzt, daß man über eine Vorrichtung zur Erzeugung eines bekannten negativen Druckes verfügt. Alsdann genügt es, das Steigen der Flüssigkeit im Behälter vermittels dieses negativen Druckes zu bewirken und sie durch ihr eigenes Gewicht sinken zu lassen. Wenn man nämlich die Zeit t_1, die zur Füllung des Kolbens, und die Zeit t_2, die zu seiner Entleerung erforderlich ist, bestimmt hat, besitzt man alle zur Berechnung von η vermittels der Scarpaschen Formel nötigen Elemente.

Daß man bei biologischen Untersuchungen häufig mit Flüssigkeiten sehr verschiedener Oberflächenspannung und mit geringen Mengen Flüssigkeit zu tun hat (was die Verwendung von Viscosimetern von geringer Kapazität bedingt) und da deshalb bei biologischen Untersuchungen die Capillarerscheinungen die Werte des Reibungskoeffizienten im höchsten Grade entstellen können — da andererseits die direkte experimentelle Bestimmung des durch die Capillarerscheinungen bedingten Fehlers außerordentlich mühevoll ist und lange dauert, so sieht man, daß die Scarpasche Formel namentlich

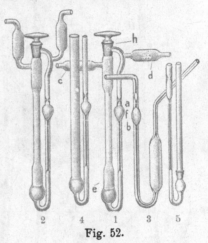

Fig. 52.

für biologische Untersuchungen einen wahren Fortschritt in der Technik der Viscositätsmessungen bedeutet.

d) Weitere Formen von Viscosimetern

sind die in Fig. 52 (Nr. 1, 2, 3) dargestellten. Nr. 1 und 2 sind Viscosimeterröhren nach Mac Intosh Steele und nach Ostwald, verschlossen, um Eindringen von Wasserdampf usw. zu verhüten. Die Meßröhre Nr. 1 z. B. wird in das Bad gebracht und eine bestimmte Menge der Flüssigkeit durch d hineindestilliert. Bei der Messung wird der Hahn geschlossen, die Flüssigkeit durch Hineinblasen in c nach f getrieben, bis sie etwa 1 cm über dem Zeichen a steht, der Hahn geöffnet und die Zeit gemessen, welche die Flüssigkeit braucht, um von a nach b zu sinken.

Nr. 3, Viscosimeterröhre nach Ostwald, Form Bingham. (Nr. 4 ist das gewöhnliche Ostwaldsche Viscosimeter, und Nr. 5 ist das Viscosimeter von Hirsch und Beck.)

Fig. 53 zeigt in kleinem Maßstabe die gewöhnlichste allgemeine Vorrichtung, um mehrere Viscosimeter (Form Ostwald) in einem und demselben Thermostaten unterzubringen.

Endlich sei noch an den Apparat von Guye und Bogdan[1]) zur Bestimmung der Viscosität von minimalen Flüssigkeitsmengen hingewiesen.

In diesen letzten Jahren sind noch neue Apparate zur Bestimmung der Viscosität des Blutes angegeben worden. Es sind die Apparate von Hürthle[2]), Heubner[3]),

---

[1]) Ph.-A. Guye et St. Bogdan, Journ. de Chim. et de Phys. **1**, 379 [1903].
[2]) K. Hürthle, Archiv f. d. ges. Physiol. **82**, 415 [1900].
[3]) W. Heubner, Archiv f. experim. Pathol. u. Pharmakol. **53**, 290 [1905].

Denning und Watson[1]), Burton-Opitz[2]), von Determann[3]) und von Heß[4]) (diese beiden sind viel verwendet), von Münzer und Bloch[5]), von Filippi[6]) usw.

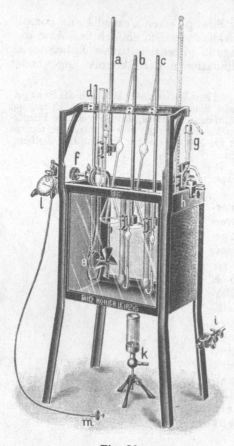

Fig. 53.

Viscosimeter nach Ostwald in durchsichtigem Thermostaten mit planparallelen Wänden.

e, f Rührer; *g* Toluolregulator; *i* Brennerventil; *h* Thermometer; *l* Sekundenzähler, welcher sich bei Messungen recht bequem und exakt durch *m* auslösen läßt; *a, b, c* Stützen zur Fixierung der Viscosimeterröhren.

IV. Viscosität des Wassers und Einfluß des Druckes und der Temperatur auf dieselbe.

Da das Wasser das gewöhnliche Lösungsmittel der physiologischen Flüssigkeiten darstellt, so ist es von großem Interesse, dem Studium der viscosimetrischen Eigenschaften dieser Flüssigkeiten und der kolloidalen Flüssigkeiten im allgemeinen einige Hindeutungen auf die Viscosität des Wassers und die Ursachen vorauszuschicken, die imstande sind, einen bemerkenswerten Einfluß auf dieselbe auszuüben. Von diesen Ursachen sind der Druck, die Temperatur und die Stoffe, welche im Wasser gelöst sind, zu nennen.

Unter den Flüssigkeiten ist das Wasser nicht diejenige, welche den geringsten Viscositätsgrad besitzt. Der Äther z. B. hat eine geringere Viscosität, desgleichen die flüssige Kohlensäure. Letztere hat bei 19° C eine 14,6 mal geringere Viscosität als das Wasser unter gleichen Bedingungen.

Druck und Temperatur modifizieren die Viscosität des Wassers bedeutend. Was den Druck betrifft, so weiß man, daß die Reibungskonstante des Wassers bei höherem Drucke kleiner wird, dagegen bei anderen Flüssigkeiten mit dem Drucke wächst. Die Änderung der Viscosität des Wassers ändert sich nicht dem Drucke proportional, sondern langsamer; trotzdem war kein Minimum der Viscosität (bei Drucken bis zu 900 Atm. und Temperatur bis zu 25°, Cohen) zu beobachten.

[1]) A. du Pré Denning u. J. H. Watson, Proc. Roy. Soc. of London (B) **78**, 328 [1906]. — Siehe auch die Beschreibung in L. Asher, Die Anwendung der physikalisch-chemischen Methoden in der Physiologie. Tigerstedts Handb. d. physiol. Methodik **1**, II, 215 [1907].

[2]) Zit. von Determann (siehe unten).

[3]) Determann, Die Viscosität des menschlichen Blutes. Wiesbaden **1910**

[4]) W. Heß, Münch. med. Wochenschr. **1907**, Nr. 32 u. Nr. 45; Wiener klin. Rundschau **1908**, Nr. 38; Deutsch. Archiv f. klin. Medizin **94**, 404 [1908].

[5]) Zit. von Determann.

[6]) E. Filippi, Lo Sperimentale **63**, 199 [1909].

Doch können die durch den Druck bedingten Schwankungen außer acht gelassen werden, da sie gewöhnlich keinen Einfluß ausüben können; dagegen seien die von der Temperatur abhängenden Schwankungen eingehender betrachtet. Der Einfluß der Temperatur auf die Viscosität scheint verschieden zu sein, je nachdem es sich um Wasser oder um andere reine Flüssigkeiten, um krystalloide oder kolloide Lösungen und um Suspensionen handelt. Alle Versuche über Reibung von Flüssigkeiten zeigen, daß die Reibung außerordentlich stark mit wachsender Temperatur abnimmt, pro Grad oft um 3—6%.

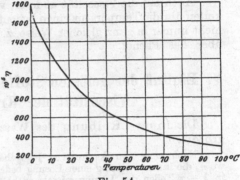

Fig. 54.

Beim Wasser und bei Salzlösungen beobachtet man jedoch mit wachsender Temperatur keine regelmäßige Abnahme der Viscosität; bei den wässerigen Salzlösungen nimmt die Viscosität bei höherer Temperatur schneller ab als bei niederer [Cohen (l. c. S. 104)].

Die für das Wasser bei verschiedenen Temperaturen erhaltenen Werte von η sind [Chwolson (l. c., S. 679)]:

	0°	10°	20°	30°	40°	50°	60°
$\eta =$	0,0181	0,0133	0,0102	0,0081	0,0066	0,0057	0,0049
$z =$	100	73,3	56,2	44,9	36,7	31,5	26,9

Wie man sieht, ändert sich die innere Reibung sehr schnell mit der Temperatur, durchschnittlich um 1—2% für jeden Grad. Es ist das beiläufig derselbe Wert, welchen der Temperaturkoeffizient der elektrischen Leitfähigkeit hat [Ostwald - Luther (l. c., S. 233)].

Man kann also nicht sagen, daß man bei wachsender Temperatur eine regelmäßige Abnahme der Viscosität des Wassers beobachtet, und daß die Abnahme dem Steigen der Temperatur parallel sei. In der Tat hat Pacher[1]) nachgewiesen, daß die Viscosität des Wassers bei etwa 4° eine Anomalie zeigt. Sie wächst zuerst langsam von 10° bis 7°, rascher von 7° bis 5°, wächst dann wieder langsam bis ca. 4° und steigt wieder beträchtlich an bis zu 2°; von 2° an bleibt sie konstant. Es zeigt sich also zwischen dem 4. und 5. Grad ein Maximum und ein Minimum des Temperaturkoeffizienten der inneren Reibung des Wassers. Pacher und Finozzi[2]) haben die-

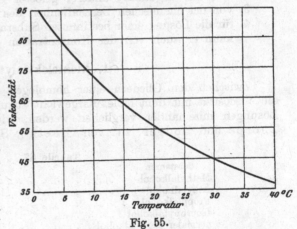

Fig. 55.

selbe Tatsache bei einigen Salzlösungen beobachtet. So ergibt sich auch klar, wenn man die Viscositätsschwankungen des Wassers als Funktion der Temperatur innerhalb sehr weiter Grenzen auf einem System von Koordinaten einträgt, daß keine direkte Propor-

---

[1]) G. Pacher, Atti del R. Istit. veneto di Sc., Lett. ed Arti [2] 58, 785 [1899]; Nuovo Cim. (4) 10, 368 [1899].

[2]) G. Pacher u. L. Finozzi, Atti del R. Istit. veneto di Sc., Lett. ed Arti [2] 59, 1033 [1900].

tionalität zwischen der Abnahme der Temperatur und der Zunahme der Viscosität besteht, da die Kurve, die man erhält, keine gerade Linie ist. Dies sieht man sehr gut in Fig. 54.

Mittels weiterer Daten von Ostwald[1]) ist die folgende Kurve (Fig. 55) konstruiert, die mit der vorigen große Ähnlichkeit hat.

Auch auf die Viscosität anderer, vom Wasser verschiedenen reinen Flüssigkeiten übt die Temperatur einen bedeutenden Einfluß aus, jedoch, wie es scheint, nicht immer in ganz gleicher Weise, z. B. nach den Untersuchungen Scarpas[2]) über das Phenol.

V. Einfluß der gelösten Stoffe auf die Viscosität des Wassers. Viscosität der Krystalloid-Lösungen.

Die innere Reibung des Wassers wird durch Zusätze fast stets vergrößert.

Nach einer von Arrhenius[3]) gegebenen empirischen Formel ist: $\eta_x = A^{1-x} \cdot B^x$, wo η_x die innere Reibung einer Lösung bedeutet, welche x Volumteile des gelösten Stoffes in $1-x$ Teilen des Lösungsmittels enthält. Für $x = 0$ wird $\eta = A$; die Konstante A ist somit die Reibung des reinen Lösungsmittels. B ist eine dem gelösten Stoffe eigentümliche Konstante. Diese Formel läßt sich für Salzlösungen so umformen, daß

$$\eta_x = A^x$$

gesetzt wird, wo x der Gehalt der Lösung an aufgelöster Substanz in Bruchteilen des Molekulargewichts ist. Für eine 1n (normale) Lösung ist $x = 1$n; A wird dadurch die Reibung der Normallösung. Die Reibung der Salzlösungen ist wichtig wegen ihres Einflusses auf die Wanderungsgeschwindigkeit der Ionen und darum oft Gegenstand eingehender Untersuchungen gewesen.

Der Reibungskoeffizient einer Lösung hängt, wie der Diffusionskoeffizient, im wesentlichen ab, außer von der Temperatur:

1. von der chemischen Beschaffenheit der gelösten Substanz;
2. von der Gegenwart anderer gelöster Substanzen in der Flüssigkeit;
3. von der chemischen Beschaffenheit des Lösungsmittels;
4. für die Lösung einer bestimmten Substanz in demselben Lösungsmittel kann er auch von der Konzentration abhängen.

1. Nichtelektrolyte.

Zwischen den Gliedern einer homologen Reihe scheint im allgemeinen die Viscosität mit dem Molekulargewicht zuzunehmen, wenn äquimolekulare Lösungen miteinander verglichen werden, wie die folgende Tabelle (nach Thorpe und Rodger, zit. von Graetz[4]), S. 1397—1399) beweist:

Tabelle 67.

Substanzen	%Gehalt	z bei 0° C
Methylalkohol	5	115,9[5])
Äthylalkohol	7,2	136,3
Propylalkohol	9,35	155,5
Isopropylalkohol	9,35	162,4
normaler Butylalkohol	11,5	166,3
Isobutylalkohol	11,5	176,2

---

[1]) Wo. Ostwald, Zoolog. Jahrb. **18**, 1 [1903].

[2]) O. Scarpa, Nuovo Cimento [5] **5**, 117 [1903]; **6**, 277 [1903]; Journ. de Chim. phys. **2**, 447 [1904].

[3]) S. Arrhenius, Zeitschrift f. physikal. Chemie **1**, 285 [1887].

[4]) L. Graetz, Reibung. In: A. Winkelmanns Handb. d. Physik, 2. Aufl., Bd. I, Leipzig **1908**, S. 1373. — Siehe auch: W. Ostwald, Lehrbuch **1**, 562ff.

[5]) Diese Viscositätswerte beziehen sich auf den Wasserwert bei 0° C, der gleich 100 angesetzt ist.

Fortsetzung der Tabelle 67.

Substanzen	%Gehalt	z bei 0° C
Methylformiat	5	105,6
Äthylformiat	6,17	111,7
Propylformiat	7,33	120,6
Glycerin	4,39	116,7
Dextrose	8,59	144,8
Mannit	8,69	153,2
Rohrzucker	16,32	292,3
Lactose	13,32	208,4

Bemerkenswert ist die für wässerige Lösungen flüssiger organischer Substanzen konstatierte Tatsache, daß zwischen der Viscosität der reinen Substanz und der ihrer Lösung keine einfache Beziehung besteht. So z. B. hat das Glykol bei 55° $\varrho = 12,11$, der Äthylalkohol hat bei 20° $\varrho = 1,20$ und der Methylalkohol $\varrho = 0,63$; nun zeigen aber die wässerigen Lösungen dieser Substanzen bei 0° die folgenden Werte von ϱ [zit. nach Bottazzi[1])]:

	1%	5%
Lösung von Äthylalkohol . . .	$\varrho = 1,045$	$\varrho = 1,241$
„ „ Glykol	$\varrho = 1,030$	$\varrho = 1,160$
„ „ Methylalkohol . . .	$\varrho = 1,029$	$\varrho = 1,159$

Nach Arrhenius besitzen fast alle von ihm studierten wässerigen Lösungen von Substanzen dieser Art einen größeren Reibungskoeffizienten als das Wasser, während viele der reinen gelösten Substanzen einen kleineren Reibungskoeffizienten besitzen als er dem Wasser eigen ist; so z. B. besitzt eine wässerige Ätherlösung eine größere Viscosität als das Wasser.

Prüft man verschiedenartige Lösungen, so beobachtet man, daß wenn keiner der Bestandteile das Vermögen hat, Molekularkomplexe zu bilden oder ihre Bildung zu veranlassen, die Viscosität derartiger Lösungen als eine additive Eigenschaft der letzteren auftritt; wenn dagegen ein einziger Bestandteil diese Fähigkeit besitzt, so zeigt die Viscositätskurve der Lösung ein Minimum, das im Falle des Systems Benzol + Äthylalkohol der Konzentration von ungefähr 6 T. Alkohol in 100 T. Lösung entspricht; haben endlich sowohl Lösungsmittel als Gelöstes dieses Vermögen, so zeigt die Viscositätskurve ein Maximum, das im Falle des Systems Wasser + Äthylalkohol der Konzentration von 55,8 T. Alkohol in 100 T. Lösung entspricht. Dunstan[2]), der diese Tatsachen beobachtet hat, bemerkt, daß im dritten Falle eine jede der beiden Substanzen, da sie die Aggregate der anderen dissoziiert, die Zahl der gelösten Teilchen erhöht, eine Hypothese, welche durch die Untersuchungen von Jones[3]) bestätigt sein soll. Oftmals sind die Erscheinungen jedoch komplizierter, weshalb Scarpa (l. c.) bei Versuchen am System Wasser + Phenol, das zur dritten der oben erwähnten Arten von Lösungen gehört, nicht nur Tendenz zu einem Viscositätsmaximum, sondern auch zwei Knickungen in der die Viscosität in Funktion der Konzentration darstellenden Kurve fand. (Diese Erscheinungen könnten übrigens auch mit der Hypothese von Dunstan im Einklang stehen, wenn man annimmt, daß bei äußersten Konzentrationen Komplexe zustande kommen, die bei mittleren Konzentrationen dissoziieren.)

Es besteht eine deutliche Beziehung zwischen der Konzentration der Lösungen der Nichtelektrolyte und ihrer Viscosität. Arrhenius (l. c.) hat nachgewiesen, daß die Viscosität dieser Lösungen als eine Exponentialfunktion der Konzentration erscheint, wie sich aus den folgenden Daten ergibt:

Tabelle 68.

Zuckerlösungen	Spezifisches Gewicht bei 15° C	Relative Viscosität ϱ bei 20° C
1%	1,00390	1,0245
5%	1,01978	1,1478
10%	1,04027	1,3312

---

[1]) Fil. Bottazzi, Chimica fisica. Milano 1906, S. 352. — Siehe auch: W. Ostwald, Lehrbuch 1, 562ff.
[2]) A. E. Dunstan, Zeitschr. f. physikal. Chemie 49, 590 [1904], 51, 732 [1905].
[3]) Zit. von Graetz (l. c.).

2. Elektrolyte.

Außerordentlich zahlreiche Untersuchungen sind über die Reibung der Lösungen von Salzen und Säuren angestellt worden. Euler[1]) hat nachgewiesen, daß die Viscosität der Elektrolyte durch die Viscosität der Ionen und durch die der nicht dissoziierten Moleküle bedingt ist und daß außerdem eine quantitative Beziehung zwischen den Viscositätskoeffizienten der Ionen und ihrer Wanderungsgeschwindigkeit besteht.

Wagner[2]) konstatierte die Abhängigkeit der Viscosität vom Atomgewicht, insofern als die Viscositätswerte mit dem Zunehmen der Atomgewichte periodisch abnehmen; so z. B. zeigen die Lösungen der Kaliumsalze eine geringere Viscosität als die der Natriumsalze. Nach diesem Autor hängt die Viscosität der Lösungen von der Stelle ab, die das Metall im periodischen System einnimmt. Ordnet man jedoch die verschiedenen Salze derselben Säure nach der Wassermenge, die ihre entsprechenden Normallösungen enthalten, so erhält man Zahlen, die in demselben Sinne wie die Viscositätskoeffizienten variieren. Deshalb darf man sich wohl fragen, wie weit die Viscosität der Lösung von der Stelle abhängt, die das Metall im periodischen System einnimmt, und wie groß der Einfluß des Wassergehaltes sein kann.

Von Wichtigkeit sind die zwischen der Viscosität der Lösungen und Dissoziierbarkeit der Elektrolyte entdeckten Beziehungen[3]). In den verdünnten Lösungen von äquivalenter Konzentration der Alkalisalze und der Erdalkalien ist die Viscosität um so geringer, je größer die elektrische Leitfähigkeit der Lösung ist, wie folgende Tabelle zeigt.

Tabelle 69.

Substanzen	z bei 17,6° C	Elektrische Leitfähigkeit
KJ	91,2[4])	$968 \cdot 10^{-8}$
KNO_3	95,9	$752 \cdot 10^{-8}$
KCl	97,8	$919 \cdot 10^{-8}$
NH_4Cl	97,7	$907 \cdot 10^{-8}$
$NaNO_3$	105,1	$617 \cdot 10^{-8}$
NaCl	109,3	$695 \cdot 10^{-8}$
$^1/_2 K_2SO_4$	110,1	$672 \cdot 10^{-8}$
$^1/_2 BaCl_2$	110,7	$658 \cdot 10^{-8}$
LiCl	114,7	$591 \cdot 10^{-8}$
$^1/_2 Na_2SO_4$	123,0	$475 \cdot 10^{-8}$
CH_3COOK	125,8	$594 \cdot 10^{-8}$
$^1/_2 Li_2SO_4$	129,9	$386 \cdot 10^{-8}$
$^1/_2 MgSO_4$	137,9	$270 \cdot 10^{-8}$

Wie man sieht, existieren Salze, deren Wert von z kleiner als 100 ist, d. h. die die Viscosität des reinen Wassers herabsetzen, oder deren Lösungen die sog. „negative Viscosität" zeigen. Das sind: KJ, KNO_3, KCl und NH_4Cl, während die anderen Salze, zu denen man alle Schwermetallverbindungen rechnen kann, eine größere Viscosität als die des reinen Wassers oder eine „positive Viscosität" zeigen.

Die Viscosität der wässerigen Lösungen ist also bald größer, bald kleiner als die des reinen Wassers. Wenn die Konzentration zunimmt, beobachtet man sowohl Maxima, als auch Minima der Viscosität.

---

[1]) H. Euler, Zeitschr. f. physikal. Chemie **25**, 536 [1898].

[2]) J. Wagner, Zeitschr. f. physikal. Chemie **5**, 30 [1890]; **46**, 867 [1903].

[3]) P. Walden, Zeitschr. f. physikal. Chemie **55**, 207 [1906]. — Weiter untersuchte A. Kanitz (Zeitschr. f. physikal. Chemie **22**, 336 [1897]) die Reibung von Salzlösungen und Mischungen, um additive oder logarithmisch additive Eigenschaften derselben zu finden, ohne durchschlagenden Erfolg.

[4]) Diese Viscositätswerte sind auf den Viscositätswert des Wassers bei 0° bezogen, der als gleich 100 angesetzt ist.

Die Viscosität der Lösungen von:

$$NaCl, \quad K_2SO_4, \quad NaBr, \quad NaJ, \quad NaNO_3, \quad Na_2SO_4, \quad BaCl_2, \quad MgSO_4,$$

der Salze der Schwermetalle usw. ist größer als die Viscosität des reinen Wassers.

Die Viscosität der Lösungen von:

$$KCl, \quad KBr, \quad KJ, \quad KNO_3, \quad KClO_3, \quad NH_4Cl, \quad NH_4Br, \quad NH_4J, \quad NH_4NO_3, \quad Ba(NO_3)_2$$

ist bei niederen Temperaturen geringer, bei hohen Temperaturen größer als die Viscosität des reinen Wassers [1]).

Die Erscheinung der „negativen Viscosität" beobachtet man nur bei sehr verdünnten Lösungen von stark dissoziierten Elektrolyten. Das führt auf den Gedanken, daß sie durch die Ionen bedingt ist, während die nicht dissoziierten Moleküle stets positive Viscosität verursachen. Damit stimmen die Tatsachen überein, daß: 1. die starken Elektrolyte in großer Konzentration; 2. meistens die schwachen Elektrolyte (z. B. die Sulfate, die Salze der alkalischen Erden, namentlich das $MgSO_4$); 3. die Nichtelektrolyte, positive Viscosität verursachen.

Lauenstein [2]) bestimmte die Reibung von Lösungen ($^1/_1$ bis $^1/_8$ Normallösungen) organischer Natronsalze (38 Salze) bei 25°. Beziehungen zur Konstitution ergaben sich nicht.

Der Reibungskoeffizient in den verdünnten Lösungen ist mithin durch dieselben Momente bedingt, die den Diffusionskoeffizienten beeinflussen.

Dies ist verständlich, wenn man bedenkt, daß die Unterschiede in der Diffusionsgeschwindigkeit gewöhnlich der verschiedenen inneren Reibung zugeschrieben werden, welche die Moleküle und Ionen bei ihren Verschiebungen in der Lösung überwinden müssen.

Deshalb können die Messungen der inneren Reibung dazu dienen, die Diffusionskonstanten zu kontrollieren, die genau zu erhalten schwerer hält.

Wichtig ist es, die Viscosität von Lösungen von NaCl zu kennen, des Salzes, das sich in größerer Menge im Meerwasser und im Blute vorfindet. Die innere Reibung des reinen Wassers bei 0° gleich 100 absoluten Reibungseinheiten setzend, erhielten Wo. Ostwald und Genthe (l. c.) die folgenden Werte der inneren Reibung für verschieden konzentrierte NaCl-Lösungen und bei wechselnden Temperaturen:

Tabelle 70.

In 100 Gewichts-teilen Lösung wasserfreies Salz g	Innere Reibung z (innere Reibung des reinen Wassers bei 0° = 100 gesetzt) bei			
	0°	+ 10°	+ 20°	+ 30°
1	100,32	72,85	56,58	45,36
5	104,20	77,308	60,21	48,727
10	111,91	84,536	65,945	53,945
15	126,18	95,02	75,235	60,73
20	150,31	112,02	87,44	70,628
25	183,48	134,64	103,63	83,74
26,52%	196,68	144,79	110,699	87,486

„Der Konzentrationseinfluß auf die innere Reibung — sagen die Autoren — ist ein stetig anwachsender. Ebenso wächst die Temperaturwirkung auf den Konzentrationseinfluß stetig, soweit dies durch die Messungen festgestellt werden konnte. Wollen wir einen Durchschnittswert für die Zunahme der inneren Reibung pro 1% haben,

---

1) Siehe: O. D. Chwolson, Traité de Physique. Paris **1908**. Tom. I: „Frottement à l'intérieur des liquides", S. 682. — E. Grüneisen, Abhandl. d. physikal.-techn. Reichsanstalt 4, 239 [1905]. — G. Rudorf, Zeitschr. f. physikal. Chemie **43**, 256 [1903]; Zeitschr. f. Elektrochemie **10**, 473 [1904].

2) C. Lauenstein, Zeitschr. f. physikal. Chemie **9**, 417 [1892].

so müssen wir konstatieren, daß derselbe infolge des Einflusses der Temperatur von 1,7 bis zu 3,6 schwankt. Den ersten 10° würde ungefähr eine Zunahme von 3 Einheiten entsprechen, den zweiten 10° eine solche von ungefähr 2,5 Einheiten und den Temperaturen von 20—30° eine Durchschnittszunahme von 2 Einheiten pro 1%.

Was den Temperatureinfluß anbetrifft, so betrug derselbe pro 1° ca. 2%, d. h. wenn wir die innere Reibung des Wassers bei 0° = 100 setzen, so beträgt dieselbe bei 25° nur 50, ist also nur halb so groß wie bei 0°."

Der Einfluß, den die anderen im Meerwasser sich findenden Salze auf die Viscosität ausüben, ergibt sich aus den folgenden Daten:

Tabelle 71.

	In 100 Gewichtsteilen Lösung wasserfreies Salz g	Innere Reibung z bei 20° C
$CaSO_4$	0,2	57,610
$MgSO_4$	0,25	57,454
$MgCl_2$	0,324	57,271
KCl	0,058%	56,363

Der Einfluß, den die Gase ausüben können, ergibt sich aus diesen weiteren Daten. Folgende Messungen wurden an gesättigten Gaslösungen angestellt:

Gase	Innere Reibung z bei 20° C
N	57,181
O	55,620
CO_2	56,571
CH_4	56,075

„Ausgekochtes destilliertes, also gasarmes Wasser hat bei 20° eine innere Reibung von 56,2 Einheiten. Der Vergleich ergibt also, daß der Einfluß der gelösten Gase im allgemeinen ein geringer ist, namentlich wenn wir berücksichtigen, daß es sich bei unseren Messungen um gesättigte Gaslösungen, also um Maximalwerte, handelt." [Ostwald und Genthe (l. c.).]

Übrigens ist das Verhalten der Viscosität der Lösungen (von Säuren, Salzen, Basen, Harnstoff, Zucker usw.) sehr unregelmäßig, was vielleicht von Polimerisation der gelösten Substanz oder von einer Verbindung des Gelösten mit dem Lösungsmittel herrührt.

Der Zusatz eines Nichtelektrolyten zu einer Salzlösung vermehrt die innere Reibung, nicht nur infolge der Beziehungen, in die er zum Lösungsmittel tritt, sondern auch weil die Beweglichkeit der Ionen und eventuell der Dissoziationsgrad abnimmt; in der Tat wird die elektrische Leitfähigkeit dadurch vermindert. Ebenso verhält sich die Diffusion eines Elektrolyten, wenn man der Lösung einen Nichtelektrolyten hinzusetzt.

Reyer[1]) fand eine Beziehung zwischen schwachen und starken Säuren einerseits und ihren Salzen andererseits in bezug auf die Viscosität. Nach ihm verursacht der Eintritt eines Metalles in eine starke Säure eine verhältnismäßig geringe und gleichmäßige Erhöhung des Dissoziationsgrades und der Viscosität; tritt das Metall dagegen in schwache Säure ein, so ist, da die Salze dieser Säuren stark dissoziieren, der Unterschied zwischen der Viscosität der Säure- und der Salzlösung größer.

Die Wichtigkeit dieser Tatsache wird noch ganz besonders weiter unten gelegentlich der Viscosität der Lösungen von Eiweißstoffen und Seifen erhalten.

Wie schon bemerkt wurde, zeigen andere, von Wasser verschiedene Flüssigkeiten ungleiche Viscosität. Man versteht daher, daß Lösungen, die dieselbe Menge gelöster Substanzen pro 100 ccm eines verschiedenen Lösungsmittels enthalten, verschiedene Viscosität zeigen, unabhängig von dem Einflusse des Lösungsmittels auf den Molekularzustand der gelösten Substanz.

---

[1]) R. Reyer, Zeitschr. f. physikal. Chemie 2, 744 [1888].

VI. Osmotischer Druck, elektrische Leitfähigkeit und Viscosität der Kolloide.

Wenn diese Eigenschaften der kolloidalen Lösungen zusammen behandelt werden, so geschieht es, weil die zwischen ihnen bestehenden Beziehungen äußerst nahe sind.

Unter dem gemeinsamen Namen Kolloide hat man jedoch irrtümlich ganz verschiedene Dinge zusammengefaßt, nämlich die wahren Kolloid-lösungen (homogene Lösungen von hydrophilen Kolloiden, wie von Proteinen, löslichen Seifen usw.) und die Suspensionen (heterogene, polyphasische Systeme mit großer Entwicklung der Trennungsfläche zwischen den beiden Phasen).

Die Suspensionen können solche von festen oder flüssigen (eigentliche Emulsionen) oder gasförmigen Teilchen sein (die letzteren sollen hier gar nicht in Betracht gezogen werden). Suspensionen sind sowohl die von groben Teilchen als auch die von Teilchen, die nur unter dem Mikroskop und Ultramikroskop sichtbar sind; deshalb bilden sowohl Tierkohle und frisch bereitetes Bariumsulfat als auch die elektrisch zerstäubten Bredig-schen Metalle, wie auch eine Öl- oder Lecithinemulsion wahre Suspensionen. Die kolloiden Lösungen (eigentliche Hydrosole) sind optisch leere Systeme; die Suspensionen zeigen stets bei Beobachtung mit dem Mikroskop oder Ultramikroskop sichtbare Teil-chen (Granula). Zwischen den wahren Kolloidlösungen und wahren Suspensionen lassen sich vielleicht einige flüssige Systeme rechnen, die aus Stoffen gebildet sind, die unter ge-wissen Bedingungen krystalloide Lösungen (Molekül-Ionenlösungen) bilden, ferner Lö-sungen, die man für Kolloidlösungen gehalten hat; solche sind die Sole von Eisenhydroxyd, Kieselsäure, Arsentrisulfid usw.

1. Osmotischer Druck und elektrische Leitfähigkeit der Suspensionen und der Kolloidlösungen.

α) Suspensionen.

Die physikalisch-chemischen Eigenschaften der Suspensionen unterscheiden sich nicht wesentlich von denen des reinen Dispersionsmittels, denn eine Wirkung zwischen Dispersionsmittel und disperser Phase soll ja in keiner Weise statt-finden. Die Dichte ist nur insofern anders, als ein kleiner Teil der Volumeinheit durch einen Stoff von anderer Dichte ausgefüllt ist[1].

Hinsichtlich des osmotischen Druckes sagt Freundlich (l. c., S. 335): „Es ist .... selbstverständlich, daß man bei Suspensionen und hydrophoben Solen keine Gefrierpunktserniedrigung und Dampfdrucksänderung beobachten kann."

Picton und Linder[2] führten Gefrierpunktsversuche an dem diffundierenden As$_2$S$_3$-Sol aus, Krafft[3] an Eisenhydroxyd- und Aluminiumhydroxydsolen, Bruni und Pappadà[4] an Solen von Berliner Blau, Eisen- und Chromhydroxyd, Whitney und Blake[5] an Goldsolen usw.

Versuche, die Linder und Picton[6] an Arsentrisulfid- und Eisenhydroxydsol mit Tonzellen und Pergamentpapiermembranen als halbdurchlässigen Wänden zur direkten Bestimmung des osmotischen Druckes anstellten, brachten schwankende und unsichere Ergebnisse; jedenfalls war die osmotische Wirkung sehr klein. Einige Versuche von Duc-

---

[1] H. Freundlich, Capillarchemie. Leipzig 1909, S. 310.
[2] H. Picton u. S. E. Linder, Journ. Chem. Soc. **61**, 148 [1892].
[3] F. Krafft, Berichte d. Deutsch. chem. Gesellschaft **32**, 1614 [1899].
[4] G. Bruni u. Pappadà, Rendiconti della R. Accad. dei Lincei [5] **9** (I), 354 [1900].
[5] Whitney and Blake, Journ. of the Amer. Chem. Soc. **26**, 1363 [1904].
[6] H. Picton u. S. E. Linder, Journ. Chem. Soc. **67**, 63 [1895].

Neuberg.

laux[1]) mit Kollodiummembranen, bei denen sehr merkliche osmotische Drucke erhalten wurden, geben zu gewissen Bedenken Anlaß[2]).

In jüngster Zeit ist die Frage des osmotischen Druckes der Suspensionskolloide von Bayliss[3]) und von Biltz und v. Vegesack[4]) behandelt worden.

Die strenge Schlußfolgerung aus diesen Versuchen ist, daß die Teilchen der Suspensionskolloide nur insofern einen geringen osmotischen Druck ausüben, als sie Elektrolyte adsorbiert enthalten.

Die elektrische Leitfähigkeit der Suspensionen ist stets größer als die des Wassers, das zu ihrer Herstellung benutzt wurde. [Freundlich (l. c., S. 337), Whitney und Blake (l. c., S. 1339).]

Diese elektrische Leitfähigkeit hängt gewiß zum Teil von durch die suspendierten Teilchen adsorbierten Elektrolyten ab, zum Teil von den Partikeln selbst, welche sich wie geladene Teilchen verhalten und zu einem gewissen Betrage auch den Stromtransport mit besorgen müssen[5]).

Noch eine sehr eigentümliche Eigenschaft der suspendierten Teilchen verrät sich unter dem Mikroskop oder dem Ultramikroskop; man beobachtet dann in den meisten Fällen, daß sie sich in einer unaufhörlichen zitternden Bewegung befinden. Es ist dies die Brownsche Bewegung[6]). Aber auch diese Erscheinung besteht nur so lange, als die Partikel elektrisch geladene Teilchen sind. Wenn elektrische Neutralität eintritt, hört jede oszillatorische Bewegung auf.

β) Kolloidlösungen.

a) Osmotischer Druck.

Im Gegensatz zu den Suspensionen üben die wahren Kolloidlösungen einen beträchtlichen osmotischen Druck aus. Die Ansichten der Autoren bezüglich des Ursprungs des letzteren stimmen nicht überein.

Aus den Originaluntersuchungen Grahams[7]) schien hervorzugehen, daß die Kolloide im allgemeinen einen hohen osmotischen Druck ausüben. Spätere Forscher schrieben aber diese Resultate einer Beimischung von Krystalloiden zu (siehe später).

Pfeffer maß mit seinem Osmometer die Drucke von Gummi- und Leimlösungen[8]) und fand deutliche Ausschläge (6,7—120 cm Druckhöhe).

Die Untersuchungen aber, welche mit größerer Sicherheit den osmotischen Druck der hydrophilen Kolloide beweisen, sind die von Starling, Rodewald und Kattein, Moore und Parker, Moore und Roaf, Lillie usw.

Starling[9]) hat versucht, den osmotischen Druck der Proteine im Blutserum direkt zu messen, indem er für sein Osmometer eine Membran verwendete, die für Salze durchlässig, aber für Proteine undurchlässig war. Auf diese Weise ermittelte er den osmotischen Druck der Proteine im Blutserum auf ungefähr 40 mm Hg, entsprechend einer Gefrierpunktserniedrigung von weniger als 0,005°.

Dann haben Rodewald und Kattein[10]) mit einem Kollodium- und Pergamentosmometer bei Jodstärkelösungen, die ca. 30 g im Liter enthielten, Steighöhen von etwa 20 cm Wasser gefunden. Aber die Stärke ergibt keine wahren Kolloidlösungen, deshalb

[1]) J. Duclaux, Journ. de Chim. phys. 5, 29 [1907].
[2]) A. Lottermoser, Zeitschr. f. physikal. Chemie 60, 451 [1907].
[3]) W. E. Bayliss, Proc. Roy. Soc. 81, 269 [1909].
[4]) W. Biltz u. A. v. Vegesack, Zeitschr. f. physikal. Chemie 68, 357 [1910].
[5]) Siehe A. Winkelmann, Handb. d. Phys. (2. Aufl.) 4, 2. Hälfte, 940—947. Leipzig 1905. — Fil. Bottazzi, Arch. di Fisiol. 7, 624 ff. [1909].
[6]) Siehe J. Perrin, Kolloidchem. Beihefte 1, H. 6/7, 221 [1910].
[7]) Th. Graham, Phil. Trans. of the Roy. Soc. of London 151, 183 [1861]. — Siehe auch: Annalen d. Chemie u. Pharmazie 77, 56, 129 [1851]; 80, 197 [1851]; 121, 1 [1862]; Annales de Chim. et de Phys. [3] 65, 129 [1862]; [4] 3, 121 [1864].
[8]) W. Pfeffer, Osmotische Untersuchungen. Leipzig 1877, S. 81.
[9]) E. H. Starling, Journ. of Physiol. 19, 312 [1896]; 24, 317 [1899].
[10]) H. Rodewald u. A. Kattein, Zeitschr. f. physikal. Chemie 33, 578 [1900].

waren die gefundenen Werte der Steighöhe zu niedrig. Moore und Roaf (siehe später) sagen nämlich: „Gewisse Kolloide, wie Stärke und wahrscheinlich Tragakantgummi, haben einen so hohen Aggregatzustand, daß sie selbst bei direkter Messung keinen osmotischen Druck zeigen ... Auf der Stufe der Hydrolyse der Stärke, wo die blaue Farbe mit Jod gerade verschwunden ist, ergeben die anwesenden Dextrine einen permanenten osmotischen Druck."

Schon 1902 veröffentlichten Moore und Parker[1]) Beobachtungen über die direkte Messung des osmotischen Druckes bei Eiereiweiß in natürlichem Zustand und nach verlängerter Dialyse, bei Serumprotein und aus ihm gebildetem Alkalialbumin und verschiedenen Seifen; sie bestätigten die von Starling erhaltenen experimentellen Resultate, daß die Serumproteine einen osmotischen Druck besitzen. Dann wiesen aber im Jahre 1907 Moore und Roaf[2]) mittels eines Osmometers eigener Konstruktion zwei Tatsachen nach, die von größter Bedeutung sind: 1. Gewisse Kolloide (Serumeiweißstoffe, Gelatine), bei denen osmotische Eigenschaften mittels der indirekten Methoden nicht nachzuweisen sind, zeigen einen sehr entschiedenen und leicht meßbaren osmotischen Druck, wenn im Osmometer eine für Krystalloide durchlässige Membran verwendet wird. 2. Irgendeine Behandlung, die bei den erwähnten Kolloiden eine Zustandsänderung ihrer Micelle veranlaßt, bewirkt eine Änderung des osmotischen Druckes. Besteht diese Änderung in einem höheren Grad der hydrolytischen Spaltung des Kolloids, so nimmt der osmotische Druck zu; besteht sie dagegen in einem höheren Grad der Aggregation der kolloidalen Teilchen, so nimmt der osmotische Druck ab. Anders ausgedrückt, der osmotische Druck der Kolloide hängt ab nicht nur von der Menge des Kolloids, sondern auch von dem Aggregatzustande.

Nun hängt aber der Zustand der Kolloide von den anwesenden Elektrolyten ab (namentlich vom Alkali in den physiologischen Flüssigkeiten). Wenn das Blutserum oder andere Kolloidlösungen lange dialysiert werden, oder wenn die Proteine gefällt und dann wieder in Wasser gelöst werden usw., so verlieren die Kolloide ihre Elektrolyte, mit denen sie normal verbunden sind, und einen Teil des Quellungswassers; sie zeigen nicht mehr den normalen Dissoziationsgrad, mehrere Kolloidteilchen vereinigen sich miteinander, um unter dem Ultramikroskop sichtbare Körnchen zu bilden, die Zahl der osmotisch aktiven Teilchen nimmt in der Flüssigkeit ab, die Beziehungen zwischen dem Lösungsmittel und den Teilchen des gelösten Kolloidstoffes werden weniger intim (Entquellung der Kolloidteilchen, Deshydratation). Man versteht also, daß der osmotische Druck abnimmt. Umgekehrt spalten sich, wenn man eine Suspension, z. B. von Globulin oder Casein, nimmt und genügend Alkali zusetzt, um das Protein in Alkalialbuminat umzuwandeln, die Kolloidkörnchen in elektronegative Teilchen, die unter dem Ultramikroskop nicht mehr sichtbar sind. Das Natriumalbuminat dissoziiert z. B. elektrolytisch in elektronegative Albuminionen und in Na-Ionen und der osmotische Druck nimmt zu. Aber diese Zunahme des osmotischen Druckes ist nicht unmittelbar durch den zugesetzten Elektrolyten bedingt; letzterer hat sich mit dem Globulin oder Casein verbunden, die als Säure fungieren, indem sie ein Albuminsalz bilden, und durch die Dissoziationsprodukte dieses Salzes ist der osmotische Druck der Lösung bedingt. Der Elektrolyt muß in diesem Falle nicht als eine Verunreinigung des Kolloids, sondern vielmehr als ein integrierender Teil der Kolloidmizelle betrachtet werden.

„Uns scheint — sagt Br. Robertson (siehe später) —, daß viele der den osmotischen Druck der Kolloide betreffenden Beobachtungen und Schlußfolgerungen durch die von Grund aus irrige Auffassung beeinträchtigt werden, daß die anorganischen Bestandteile, die sich mit Proteinen verbunden vorfinden, als Verunreinigung und nicht in einem Zustand chemischer Verbindung vorhanden sind." Man hat nachgewiesen, daß Basen und Säuren bestimmte Salze von konstanter Zusammensetzung mit Casein, Serumglobulin und Protamin bilden, und es kann gar kein Zweifel herrschen, daß ähnliche Verbindungen mit anderen Proteinen gebildet werden.

Die Untersuchungen von Waymouth Reid[3]) über die Serumproteine und seine Schlußfolgerungen sind eben durch dieses Vorurteil beeinträchtigt. In neueren Untersuchungen versichert derselbe Autor[4]), gelöstes Hämoglobin zeige im Gegensatz zu den Serumproteinen einen osmotischen Druck; aber das von ihm verwendete Hämoglobin war nicht so behandelt worden, daß es seine Löslichkeit und seine anderen normalen Eigenschaften verloren hätte.

---

[1]) B. Moore und W. H. Parker, Amer. Journ. of Physiol. 7, 261 [1902].

[2]) B. Moore und H. E. Roaf, Biochemical Journal 2, 34 [1907]. — Siehe auch: L. Adamson und B. Moore, Biochemical Journal 3, 422 [1908].

[3]) E. Waymouth Reid, Journ. of Physiol. 31, 438 [1904].

[4]) E. Waymouth Reid, Journ. of Physiol. 33, 12 [1905].

Lillie[1]) verwendete zu seinen Experimenten einen Kollodiumsack, der mit Eiweiß- bzw. Gelatinelösung gefüllt war und in den das Steigrohr hineinragte. Der Sack tauchte in ein größeres, mit reinem Wasser gefülltes Gefäß. Bei einer Eieralbuminlösung von 12,5 g im Liter ergab sich bei Zimmertemperatur eine Steighöhe von 20 mm Hg (Mittel aus zehn Versuchen, die zwischen 18 und 22,4 mm schwankten). Bei der Gelatine war die Steighöhe viel geringer; sie betrug für eine Lösung von 12,5 g im Liter ca. 6 mm Hg.

Übrigens konnte Brailsford Robertson[2]) den osmotischen Druck der Caseinate auch mit der kryoskopischen Methode nachweisen. Er erhielt Werte von Δ, die von einem Minimum von 0,015° bis zu einem Maximum von 0,1° variierten; er schließt, daß das „neutrale" (gegen Lackmus neutrale) und das „basische" (gegen Phenolphthalein neutrale) Kalium-, Lithium-, Ammonium- und Calciumcaseinat, wenn sie in Wasser gelöst werden, den Gefrierpunkt des Wassers herabsetzen, und diese Herabsetzung ist von bestimmtem Betrag und leicht meßbar. Natürlich verändert das reine Casein, das in Wasser unlöslich ist und sich den Basen gegenüber wie eine monobasische Säure verhält, den Gefrierpunkt des Wassers gar nicht.

Eine Erklärung des osmotischen Druckes bei den obenerwähnten Experimenten kann die sein, daß sich eine Salzverbindung des Proteins mit Säure oder Alkali bildet, deren Moleküle sich dann elektrolytisch dissoziieren, indem sie den osmotischen Druck bedingende Ionen erzeugen. Man kann jedoch einwenden, daß man eine Zunahme des osmotischen Druckes nicht erhalten kann, wenn nicht gleichzeitig mit der Ionisation des Proteinsalzes eine Spaltung der zuerst elektrisch neutralen Eiweißteilchen und dann eine Zunahme der Zahl der osmotisch aktiven Teilchen eintritt. Diese Spaltung der neutralen Eiweißteilchen in kolloidale Ionen wird von vielen Autoren angenommen, wie später bei Behandlung der Viscosität der Kolloidlösungen ausgeführt wird. In ähnlicher Weise stellt sich auch Lillie sie vor. Nach Pauli[3]) dagegen handelt es sich nicht um eine Steigerung der molekularen Konzentration durch Vermehrung der Eiweißteilchen, weil Gemische von Albumin mit Alkali oder Säuren eine Gefrierpunktserniedrigung zeigen, die wesentlich geringer[4]) ist, als sich aus der Summe der Wirkung von Eiweiß und Säure allein berechnen läßt (Bugarszky und Liebermann, 1898, l. c.). Die molekulare Konzentration wird also in diesem Falle anscheinend nicht erhöht, sondern verringert.

Warum nimmt nun der osmotische Druck bei den Experimenten von Lillie, Roaf usw. zu?

Nach Pauli (l. c.) ist die Zunahme des osmotischen Druckes einer Albuminlösung unter dem Einfluß von Säuren oder Basen analog der Zunahme der Quellbarkeit der Gelatine, die unter ähnlichen Bedingungen von Spiro, Wo. Ostwald usw., der der Muskeln (Loeb), der Linse (Bottazzi und Scalinci) und des Fibrins (Fischer) usw. beobachtet wurden; dies hängt ab von einem größeren Wasserbindungsvermögen der Eiweißteilchen im Zustande von Eiweißionen, die sich auf die nachher zu erklärende Weise bilden, während die elektrisch neutralen Eiweißteilchen ein Anziehungsvermögen für Wasser in viel geringerem Grade besitzen. Der bei den Versuchen von Lillie usw. gemessene osmotische Druck ist also sozusagen eine Art Quellungsdruck, dessen Verhalten nicht dem des osmotischen Druckes der Krystalloidlösungen gleich ist.

Diese Erklärung Paulis schließt jedoch die andere oben angeführte nicht absolut aus. Die mit Elektrizität geladenen Kolloidteilchen, die aus der Spaltung der elektrisch neutralen Granula entstehen, sind ebenfalls unfähig, durch die Kollodiummembran zu gehen, und üben deshalb einen osmotischen Druck aus. Andererseits kann es sehr leicht der Fall sein, daß die Zunahme der Zahl der Kolloidteilchen, obwohl sie ausreicht, um die Druckzunahme im Osmometer zu erklären, nicht genügt, um eine Gefrierpunktserniedrigung des Lösungsmittels zu veranlassen, die höher sei als der der kryoskopischen Methode anhaftende Fehler. Der Beweisgrund, auf den Pauli sich stützt, um die Konzentrationszunahme der Kolloidteilchen zu leugnen, scheint also nicht so stichhaltig zu sein, daß er uns zwingt, die erste Erklärung vollständig aufzugeben.

Man könnte deshalb annehmen, daß der osmotische Druck der Säure- und Laugenproteine im Vergleich zu dem von elektrisch neutralen Proteinen zum Teil durch eine Konzentrationszunahme der Kolloidteilchen, zum Teil durch eine Zunahme des Quellungsdruckes (Anziehungsvermögen für das Wasser) bedingt sei.

[1]) R. S. Lillie, Amer. Journ. of Physiol. **20**, 127 [1907].

[2]) T. Brailsford Robertson, Journ. of biol. Chemistry **6**, 105 [1909]; siehe auch: Univ. of California Publicat. in Physiology **3**, Nr. 16, S. 115 [1909] (Lecture IV, S. 157).

[3]) W. Pauli, Archiv f. d. ges. Physiol. **136**, 483 [1910].

[4]) Dasselbe hatte Bottazzi schon 1897 für Gemische von Eiweißstoffen mit HCl und FeSO$_4$ gefunden. Siehe: Fil. Bottazzi, Lo Sperimentale **51**, Fasc. 3 [1897].

Moore (l. c.) nimmt an, daß die Elektrolyte (im allgemeinen die Krystalloide) mit den Kolloiden molekulare Vereinigungen, nicht Ionenverbindungen, bilden. Mischt man neutrales Protein mit Salzsäure, so vereinigen sich nach Moore beide Ionen der Säure mit den Eiweißteilchen; dies steht im Widerspruch zu der Anschauungsweise anderer Autoren (Pauli usw.), nach welchen die Säure mit dem Protein ein Salz bildet, das sich in elektropositives Albuminion und Cl⁻ dissoziiert (siehe später). Die Vereinigung ist jedoch nach Moore derart, daß sie die bekannten Eigenschaften der Elektrolyte (osmotischen Druck auszuüben, Elektrizität zu leiten usw.) unverändert läßt.

Der osmotische Druck einer Salzsäure-Albuminlösung wäre also nicht bedingt durch den der elektropositiven Albuminionen und den der Chlorionen (außer dem der Ionen der nicht vereinigten Salzsäure), sondern durch die Wasserstoffionen und Chlorionen, die sich mit den Kolloidteilchen vereinigt vorfinden. Diese werden durch sich selbst nicht Kolloidionen infolge Ionisation eines Albuminsalzes, sondern bleiben an und für sich passiv, und wenn sie die Elektrizität leiten, so tun sie es durch die Ionen der Säure, mit der sie vereinigt sind, und wenn sie sich im elektrischen Feld gegen die Kathode hin verschieben, so geschieht es nicht, weil sie elektropositive Ionen sind, sondern weil sie passiv der Bewegung desjenigen der beiden Ionen folgen, mit denen sie vereinigt sind, und das die größere Geschwindigkeit hat, d. h. der des Wasserstoffions.

Ferner vereinigt sich nach Moore dort, wo Aggregate z. B. von 50 Albuminmolekülen vorhanden sind, jedes Aggregat mit 50 Molekülen Salzsäure, und die Wirkung ist dieselbe, wie wenn die 50 Eiweißmoleküle frei wären.

Diese Anschauungsweise Moores entfernt sich von der aller anderen Autoren, namentlich von der Paulis und seiner Schüler. Indem B. Moore das Vorhandensein von Ionenreaktionen zwischen Albumin und Säuren oder Basen leugnet, nähert er die Kolloidteilchen einer Eiweißlösung denen einer Suspension von hydrophoben Kolloiden, was wohl die schädlichste Konsequenz seiner Hypothese ist.

Bemerkenswert ist nun, daß Roaf[1]) in zwei jüngst veröffentlichten, sehr wichtigen Arbeiten ebenfalls zeigt, daß er ein Anhänger der Lehre von den wahren chemischen Verbindungen des Proteins mit Säuren und Basen und der elektrolytischen Dissoziation dieser Proteinsalze ist.

Die Erklärung der Resultate soll, wie Roaf glaubt, die Bildung ionisierender Proteinsalze mit Säuren und Basen sein. Ein Überschuß an Elektrolyten vermindert die Ionisation und verursacht auch Aggregation des Kolloids. Entfernung des Überschusses an Elektrolyten fördert die Ionisation und verringert die Aggregation (Granulabildung). Wenn hydrolytische Dissoziation eintritt, sinkt der Druck, da die anorganischen Ionen durch die Membran gehen, und gleichzeitig kann das Protein sich aggregieren. Im Verein mit den Resultaten betrachtet, die derselbe Autor mit Hämoglobin erhielt, wobei die Wirkung der Aggregation durch das bekannte Molekulargewicht des Proteids kontrolliert werden kann, scheint die Erklärung der Zunahme des Druckes, nämlich daß er hauptsächlich durch Ionisation der aus der Spaltung von größeren Granula stammenden Kolloidteilchen bedingt sei, gerechtfertigt, im Gegensatz zu der Ansicht Paulis, der den osmotischen Druck nur von einer Zunahme des Wasseranziehungsvermögens der ionisierten Eiweißteilchen abhängig machen möchte, indem er eine Konzentrationszunahme vollständig ausschließt.

b) Elektrisches Leitvermögen.

Die wahren Kolloidlösungen haben ein ihnen eigenes elektrisches Leitvermögen, das sich wesentlich in nichts von dem der Lösung einer Säure oder Base unterscheidet, wenn sie, wie viele Autoren behaupten, tatsächlich wahre kolloidale Ionen enthalten. Diese Ionen zeigen gleichzeitig sehr deutlich die Erscheinung der elektrischen Kataphorese. In Gegenwart von Säuren oder sauren Salzen sind die Kolloidionen elektropositiv und wandern gegen die Kathode, wo sie dann infolge Verlustes ihrer elektrischen Ladungen ausfallen, indem sie sich zu elektrisch neutralen Körnchen gruppieren, oder erstarren [direkte elektrische Gelbildung, Wo. Ostwald[2])], wenn es sich um Gelatine handelt [Bottazzi[3])]. In Gegenwart von Alkali oder alkalischen

---

[1]) H. E. Roaf, Quart. Journ. of exper. Physiol. 3, 75, 171 [1910].
[2]) Wo. Ostwald, Grundriß der Kolloidchemie. Dresden 1909, S. 467 ff.
[3]) Fil. Bottazzi, Arch. di Fisiol. 7, 613 ff. [1909].

Salzen sind die Kolloidionen, die sich bilden, elektronegativ und wandern gegen die Anode. In Gegenwart neutraler Salze nehmen die Proteine keine bestimmte elektrische Ladung an, solange die Elektrolyse des Salzes nicht eine saure Reaktion von seiten der Anode und eine alkalische von seiten der Kathode veranlaßt. In diesem Falle bildet sich Säurealbumin an der Anode und Alkalialbumin an der Kathode; das erstere wandert kathodisch (gegen die Kathode), das letztere anodisch (gegen die Anode); dort, wo sie sich begegnen, fallen sie nieder, indem sie sich gegenseitig neutralisieren (namentlich z. B. Globuline).

Auch die Seifen wandern in Kolloidlösung anodisch.

Bei den vorhandenen Kenntnissen bezüglich der chemischen Zusammensetzung der Proteine kann man sich leicht vorstellen, auf welche Weise sich die Eiweißionen bilden.

Das Eiweiß stellt im wesentlichen bei seinem überwiegenden Gehalte an Monaminosäuren eine schwache Säure vom Typus $R\diagup^{NH_2}_{COOH}$ dar, welche infolge der geringfügigen Dissoziation fast nur aus elektrisch neutralen Teilen besteht, neben einer minimalen Menge elektronegativer Eiweißionen und Wasserstoffionen. Durch Alkalizusatz entsteht ein gut dissoziierendes Salz: $K\diagup^{NH_2}_{COONa} \rightleftharpoons K\diagup^{NH_2}_{COO}- + Na^+$; durch Säurezugabe ein gleichfalls stark ionisiertes Salz: $K\diagup^{NH_3Cl}_{COOH} \rightleftharpoons K\diagup^{NH_3^+}_{COOH} + Cl^-$. In dem ersten Falle werden reichlich elektronegative, im letzteren elektropositive Eiweißionen gebildet. Das vollkommen dialysierte Albumin ist jedoch nie elektrisch neutral, wie ich[1]) im Gegensatz zu den Behauptungen Paulis nachgewiesen habe; es zeigt stets anodischen Transport, wahrscheinlich deshalb, weil, wie geringfügig sie auch sein mag, die Dissoziation des Eiweißmoleküls:

$$R\diagup^{NH_2}_{COOH} \rightleftharpoons R\diagup^{NH_2}_{COO}- + H^+$$

immerhin genügt, damit in 24 Stunden Verschiebung von Albumin in solcher Menge erfolgt, daß es im Anodengefäß nachweisbar ist.

Pauli[2]) hat die anodische Wanderung seines „neutralen Albumins" später anerkannt und Michaelis[3]), der nicht polarisierbare Elektroden verwandte, hat ebenfalls gefunden, daß in neutraler Lösung das Eiweiß stets eindeutig anodisch wandert. Einen sehr bedeutenden Fortschritt bei derartigen Untersuchungen erzielte Michaelis, der als Medium die schon von Salm und Friedenthal (s. Kap. VI) für die Indicatorenmethode verwendeten Standardlösungen gebrauchte. Diese Lösungen gestatten nämlich, ein stabiles und ganz bestimmtes Reaktionsmedium festzusetzen, weshalb es Michaelis gelang, mit Genauigkeit eine ganz bestimmte, sehr schwach saure Reaktion festzustellen, der entsprechend das Albumin sehr wenig sowohl anodisch als kathodisch wandert. Infolge einer mehr sauren Reaktion wandert das Albumin rein kathodisch, infolge einer weniger sauren und einer alkalischen rein anodisch. Mit dem schon von Hardy (l. c.) gebrauchten Ausdruck nennt Michaelis diese Reaktion „den isoelektrischen Punkt des Eiweißes". Es zeigt sich im isoelektrischen Punkt nicht etwa ein Stillstand des Eiweißes, wie man auf Grund der älteren Versuche annehmen mußte, sondern eine beiderseitige Wanderung. Bei isoelektrischer Reaktion fehlt also nicht die Ladung des Eiweißes, sondern es sind gleich viel positive wie negative Teilchen vorhanden. Aus einfachen technischen Über-

---

[1]) Fil. Bottazzi, Arch. di Fisiol. 7; 613 ff. [1909].

[2]) W. Pauli u. H. Handovsky, Biochem. Zeitschr. 18, 340 [1909].

— S. auch: L. Michaelis, Biochem. Zeitschr. 16, 81, 486; 17, 231 [1909].

[3]) L. Michaelis, Biochem. Zeitschr. 19, 181 [1909].

legungen, durch Anwendung des Verdünnungsgesetzes auf die amphoteren Elektrolyte, wie es die Proteine sind, folgert man, daß die in H^+ ausgedrückte isoelektrische Reaktion, dividiert durch die in OH^- ausgedrückte isoelektrische Reaktion, gleich dem Verhältnis $\dfrac{K_a}{K_b}$ oder gleich der sauren Dissoziationskonstante, dividiert durch die basische Dissoziationskonstante des Albumins ist. Außerdem folgert man durch Differentialrechnung, daß die Summe der negativen und positiven Ionen des Albumins ein Minimum erreicht, wenn die Acidität der Lösung den isoelektrischen Punkt darstellt[1]). Ferner fand Michaelis, daß auch andere physikalisch-chemische Eigenschaften des Albumins, wie z. B. die Gerinnbarkeit, charakteristische Werte bei isoelektrischer Reaktion haben. Das Optimum der Gerinnbarkeit entspricht der isoelektrischen Reaktion. Man braucht daher nur das Optimum der Reaktion bei der Gerinnung zu kennen, um leichter als mittels der Kataphorese den Wert des isoelektrischen Punktes zu erhalten. Mit der Methode der Kataphorese und mit der der Gerinnung studierten Michaelis und seine Mitarbeiter den isoelektrischen Punkt verschiedener Proteine[2]). Man kann sich leicht ein Urteil bilden, wie wichtig derartige Untersuchungen deshalb sind, weil der isoelektrische Punkt als die wichtigste physikalisch-chemische Konstante betrachtet werden muß, die man bis jetzt zur Kennzeichnung der einzelnen Proteine besitzt. Um durch das Experiment die zuvor angeführten theoretischen Gesetze über den isoelektrischen Punkt zu bestätigen, bestimmte Michaelis[3]) die isoelektrische Reaktion einiger amphoteren Elektrolyte, deren Dissoziationskonstanten K_a und K_b (m- und p-Aminobenzoesäure) vollkommen bekannt sind); das Ergebnis dieser Experimente bestätigt vollständig, was die Theorie vorausgesehen hatte.

Endlich sei noch auf folgenden Punkt verwiesen, der sich sowohl auf die Suspensionen als auch auf die Albuminlösungen bezieht. Bei Untersuchung der Suspensionen von reinem Glykogen beobachtete ich[4]), daß in Gegenwart eines Überschusses an Elektrolyten (Säuren, Basen oder Salze) die Glykogenkörnchen nicht mehr anodisch wandern, wie wenn sie sich in dem reinen Suspensionsmittel suspendiert befinden, aber auch nicht kathodisch; sie verschieben sich gar nicht mehr. Bei Wiederholung des Experiments an Eiweißlösungen zeigte sich[5]), daß man das Protein durch Zusatz von Säuren oder Alkalien elektropositiv oder elektronegativ machen kann, wenn der zugesetzte Elektrolyt nicht im Überschuß vorhanden ist, daß aber bei Anwesenheit eines Überschusses an den gesagten Elektrolyten das Protein sich nicht mehr, weder anodisch noch kathodisch, verschiebt. Man könnte meinen, daß unter diesen Bedingungen die Kolloidionen verschwinden und sich elektrisch neutrale Teilchen bilden. Diese Beobachtung stimmt mit dem überein, was Roaf (l. c.) hinsichtlich des osmotischen Druckes beobachtet hat und mit dem, was später bezüglich der Viscosität ausgeführt werden wird, wenn das Protein sich in Gegenwart eines Überschusses an Säure oder Alkali vorfindet.

2. Viscosität der Kolloidlösungen und der Suspensionen.

α) Suspensionen.

Alle bis jetzt gemachten Untersuchungen beweisen übereinstimmend, daß die Viscosität der Suspensionen und wahren Emulsionen (der „Suspensoide" oder „hydrophoben Sole", wie die meisten Autoren sich ausdrücken) nicht sehr

---

[1]) L. Michaelis u. B. Mostynski, Biochem. Zeitschr. **24**, 79 [1910].
[2]) L. Michaelis u. P. Rona, Biochem. Zeitschr. **27**, 38 [1910] ; **28**, 193 [1910].
[3]) L. Michaelis u. H. Davidsohn, Biochem. Zeitschr. **30**, 143 [1910].
[4]) Fil. Bottazzi, Rendiconti della R. Accad. dei Lincei [5] **18**, 87 [1909].
[5]) Fil. Bottazzi u. C. Victorow, Rendiconti della R. Accad. dei Lincei [5] **19** [2], 7 [1910].

verschieden ist, d. h. daß sie (immer) wenig höher als die des Wassers, wenigstens innerhalb der gewöhnlichen Grenzen der (im allgemeinen nicht großen) Konzentration der dispersen Phase ist[1]).

Als Suspensionen müssen auch die sog. Glykogen- und Stärkelösungen betrachtet werden. Wichtig sind die neueren Untersuchungen über die kolloidalen Eigenschaften und namentlich über die Viscosität der Lösungen von Stärkekleister.

Die Untersuchungen von Maquenne und Roux[2]) u. a. lassen keinen Zweifel mehr darüber bestehen, daß der „Stärkekleister" eine komplizierte kolloidale Lösung bildet, in der sich zusammen mit Mineralsalzen (namentlich Phosphaten) wenigstens zwei Polysaccharide vorfinden: ein verhältnismäßig einfaches, das eine vollkommene Lösung ergibt und Amylose genannt worden ist, das andere viel kompliziertere, das sich in dem unter gewöhnlichem Druck hergestellten Stärkekleister im Zustand einer mehr oder weniger groben Suspension findet und Amylopektin genannt worden ist; wahrscheinlich auch verschiedene Zwischengrade der Kondensation bis zu dem höchsten, der dem Material entspricht, aus welchem die Häutchen oder aufgeschichteten festen Kapseln des Stärkekorns bestehen. Es ist von Wichtigkeit, zu erkennen, welchen Einfluß diese verschieden komplizierten Polysaccharide auf die Bestimmung der kolloidalen Eigenschaften der Stärkelösungen ausüben.

Nach Wolff und Fernbach[3]) ist der Stärkekleister des Handels stets sauer gegen Phenolphthalein und verhält sich, als ob er primäre und sekundäre Phosphate enthielte. Wenn man zum Teil in destilliertem Wasser, zum Teil in Brunnenwasser (das Calcium enthält) Stärke aus Kartoffeln auf 120° C erhitzt, so findet man, daß die Viscosität der mit Brunnenwasser hergestellten Stärkekleisterlösung viel größer ist als die Viscosität der mit reinem Wasser hergestellten; dies hängt davon ab, daß das Calcium einen Teil der in der Stärke enthaltenen Phosphate neutralisiert. In der Tat ist die Viscosität der Lösung stets höher, wie man auch diese Neutralisierung vornimmt (z. B. mit Natrium- oder Kaliumcarbonat; mit Calciumcarbonat ist die Wirkung eine ausgesprochenere). Die entgegengesetzte Wirkung, nämlich Abnahme der Viscosität, beobachtet man, wenn man die Stärke in der Kälte mit sehr verdünnter Salzsäure behandelt, dann mit kaltem destilliertem Wasser wäscht und sie endlich in der Wärme in reinem Wasser auflöst. Die Autoren geben keine Erklärung der beobachteten Tatsache vom Gesichtspunkt der Kolloidchemie aus, aber sie hat hierfür eine große Bedeutung.

Offenbar erleichtern Alkalien den Übergang der Stärke in den Zustand kolloidaler Micelle und die Durchtränkung des Kolloides und gestatten die Bildung einer Kolloidlösung (daher Zunahme der Viscosität), während Säuren die Bildung von groben Körnchen und die Entquellung des Kolloides verursachen und bewirken, daß die Kolloidlösung sich in eine Suspension verwandelt. Die von Wolff und Fernbach gefundene Tatsache erinnert also an die Beobachtungen über die Lösungen der Seifen (s. später).

Später hat Fouard[4]) die Lösung entmineralisierter Stärke durch Kollodium filtriert. Das Ultrafiltrat zeigte die Durchsichtigkeit und flüssige Beweglichkeit des reinen Wassers; es war eine vollkommene Lösung von Stärke in Wasser. Es ergab die typische blaue Reaktion mit Jod, mit homogener Färbung der ganzen Flüssigkeit und ohne Niederschlag; es zeigte das Tyndallphänomen nicht; als es 4 Stunden lang der Wirkung eines starken elektrischen Feldes (22 Volt pro Kubikzentimeter) ausgesetzt wurde, zeigte sich kein Transport von Material; es zeigte sich eine sehr wenig höhere Viscosität als die in gleicher Weise konzentrierte Rohrzuckerlösung und eine bedeutend geringere als die einer ebenso konzentrierten gewöhnlichen Stärkekleisterlösung.

Da also die Amyloselösungen sich hinsichtlich ihrer Viscosität nicht bedeutend von den gleich konzentrierten Rohrzuckerlösungen unterscheiden, so ist es das Amylopektin, das den Stärkekleister schleimig macht und seinen Lösungen kolloidale Eigenschaften verleiht. Die Erscheinung ist aber noch komplizierter, weil die sog. „Stärkekleister-

---

[1]) Siehe: J. Friedländer, Zeitschr. f. physikal. Chemie **38**, 385 [1901]. — A. Du Pré Denning, Inaug.-Diss. Heidelberg **1904**. — G. Rossi u. O. Scarpa, Arch. di Fisiol. **2**, 246 [1905]. — H. Garret, Inaug.-Diss. Heidelberg 1903. — H. W. Woudstra, Zeitschr. f. physikal. Chemie **43**, 619 [1908]; Chem. Centralbl. **1908**, II, 1557. — H. Freundlich, Capillarchemie, S. 314. — N. Sahlbom, Kolloidchem. Beihefte **2**, 109—112 [1910].

[2]) L. Maquenne u. E. Roux, Annales de Chim. et de Phys. [8] **9**, 179 [1906].

[3]) J. Wolff u. A. Fernbach, Compt. rend. de l'Acad. des Sc. **140**, 1403 [1905].

[4]) E. Fouard, Compt. rend. de l'Acad. des Sc. **144**, 501 [1907].

lösungen" in Wirklichkeit nach dem oben Gesagten Suspensionen von festen Teilchen von Amylopektin in einer wahren Kolloidlösung von Amylose sein würden[1]).

Was das Glykogen anlangt, so hat Bottazzi[2]) gefunden, daß für verhältnismäßig verdünnte Lösungen (1,409%) die Viscosität nicht viel höher als die des Wassers ist, wenn man nach einem Vergleich der Ausflußzeiten urteilt, wie die folgenden Zahlen zeigen:

		Wasser	Lösung von reinem Glykogen
1.	t_{37^0}	1' 44''	1' 56'' $^1/_5$''
2.	t_{37^0}	1' 43'' $^2/_5$''	1' 55'' $^1/_5$''
3.	t_{37^0}	1' 43'' $^1/_5$''	1' 56''
4.	t_{37^0}	1' 43'' $^1/_5$''	1' 56''

Ferner wurde beobachtet, daß die Viscosität der Suspensionen von reinem Glykogen nach Zusatz von NaOH sich nicht in bemerkenswerter Weise verändert.

Schon früher hatten jedoch Bottazzi und D'Errico[3]) Untersuchungen über die Viscosität an Lösungen von (nach der Pflügerschen Methode bereitetem) reinem Glykogen angestellt. Von den Resultaten der Autoren sei nur erwähnt, daß die Viscosität der Glykogenlösungen, wie aus der folgenden Tabelle hervorgeht, mit der Zunahme ihrer Konzentration bis zu einem gewissen Wert der letzteren langsam zunimmt. Wird hierauf die Konzentration weiter erhöht, so zeigt die Viscositätskurve einen plötzlichen Anstieg, welchem eine besondere physikalische Änderung der Lösung andererseits entspricht.

Tabelle 72.

	Konzentration der Lösung	Ausflußzeit bei 37° C	$K_{36,1^0} \cdot 10^6$	Δ
1.	1%	2' 8'' $^3/_5$''	80	0,014°
2.	5%	2' 37'' $^1/_5$''	100	0,027°
3.	10%	3' 27'' $^4/_5$''	120	0,050°
4.	15%	4' 19'' $^1/_5$''	150	0,080°
5.	20%	7' 20'' $^1/_5$''	177	0,095°
		(Viscosim. α: Ausflußzeit f. Wasser bei 37° C = 2' 4'' $^4/_5$'')		
6.	25%	3' 36'' $^4/_5$''	212	0,115°
7.	30%	5' 12'' $^4/_5$''	31	0,125°
8.	35%	9' 32'' $^3/_5$''	27	0,140°
9.	40%	22' 44'' $^3/_5$''	23	0,160°
10.	45%	49' 17'' $^2/_5$''	19	0,175°
11.	45%	10' 15''		
	(3 ccm + 10 Tropfen H$_2$O)	(Viscosim. β: Ausflußzeit f. Wasser = 0' 48'' $^2/_5$'')		

Das elektrische Leitvermögen einer Glykogenlösung (welche nicht ganz frei von Elektrolyten war) nimmt zuerst mit der Zunahme der Konzentration zu; sodann aber, wenn die Konzentration einen gewissen Wert erreicht hat, nimmt das elektrische Leitvermögen zuerst plötzlich ab, um dann langsam mit der weiteren Zunahme der Konzentration tiefer zu sinken. Die plötzliche Abnahme des elektrischen Leitvermögens geht der schnellen Viscositätszunahme etwas voran.

Die Zunahme der Viscosität fällt mit dem Teigigwerden[4]) der Glykogensuspension zusammen. Daß dieses Phänomen jedoch nichts mit der Gelifikation einer Proteinlösung (siehe später) zu tun hat, wird gerade durch das Verhalten der elektrischen Leitfähigkeit

---

[1]) Die Tatsache, daß die Amylose durch eine Kollodiummembran hindurchfiltriert, schließt nicht aus, daß die Amylose ein Kolloid und also imstande ist, Kolloidlösungen zu ergeben. Solange das Saccharid nicht krystallisiert und noch die Reaktion mit Jod ergibt, kann es als ein Kolloid betrachtet werden.

[2]) Fil. Bottazzi, Arch. di Fisiol. 7, 608—609 [1909].

[3]) Fil. Bottazzi u. G. D'Errico, Archiv f. d. ges. Physiol. 115, 359 [1906].

[4]) H. Glaser, Annalen d. Physik [4] 22, 694 [1907].

bewiesen. Bei der Gerinnung oder Erstarrung [infolge Einwirkung von Enzymen oder Hitze usw., einer Eiweißlösung oder von Körperflüssigkeiten (Blutplasma, Milch)] beobachtet man keine bemerkenswerten Veränderungen der elektrischen Leitfähigkeit[1]), obwohl die Proteine, und im allgemeinen die Kolloide, die elektrische Leitfähigkeit eines Elektrolyten[2]) beträchtlich herabsetzen, während man beim Teigigwerden einer Glykogensuspension ein starkes Sinken des elektrischen Leitvermögens beobachtet. Diese Erscheinung hat gewissermaßen Ähnlichkeit mit der, die eintreten würde, wenn dem Blutserum die roten Blutkörperchen hinzugesetzt würden, die vermittels Zentrifugation davon getrennt worden waren: die elektrische Leitfähigkeit würde stark abnehmen. Man kann also annehmen, daß die Glykogensuspension stets eine Suspension bleibt, wie sehr man auch den Prozentgehalt an Glykogen erhöht, und daß sie nie eine Lösung wird.

Der Gefrierpunkt der Glykogensuspensionen ist um so niedriger, je konzentrierter die Suspension ist, infolge der Zunahme der Konzentration der Elektrolyte (KOH), die das Glykogen verunreinigen. Die Kurve der Δ-Werte zeigt keine bemerkenswerten Knickungen.

Die bis jetzt besprochenen Untersuchungen beziehen sich auf wahre Suspensionen oder diejenigen Systeme, welche zwischen den Suspensionen und den Kolloidlösungen in der Mitte stehen.

Über die wahren Emulsionen liegen nur wenige experimentelle Untersuchungen vor, so von Martiri[3]).

Ganz neuerdings ist eine wichtige Arbeit von Hatschek[4]) erschienen, die außer dem rein Experimentellen bezüglich der Viscosität der Suspensionen und Emulsionen wichtige theoretische Fragen behandelt.

Hinsichtlich der eigentlichen „Suspensoide" (feste Phase in flüssiger Phase suspendiert) ist das Problem verhältnismäßig nicht sehr kompliziert. Der Verfasser weist nach, daß die Arbeit, die erforderlich ist, damit ein derartiges System sich bewegen kann, durch die Summe der Arbeit gegeben ist, die zur Beweglichkeit der Flüssigkeit nötig ist, und der zur Verschiebung der festen Teilchen notwendigen Arbeit. Indem er die erstere auf Grund der allgemeinen Prinzipien der Physik berechnet und die letztere vermittels der Stokesschen Formel (Beweglichkeit einer Sphäre durch eine Flüssigkeit: die suspendierten Teilchen also immer als kugelförmig betrachtet), gelangt er zu dem folgenden Ausdruck für die Viscosität der Suspensoide:

$$\eta_1 = \eta(1 + \tfrac{5}{2} f),$$

worin η die Viscosität der flüssigen Phase (Dispersionsmittel) und f die Beziehung zwischen dem Volumen der festen Phase und dem des Systems in toto (Gesamtvolumen) ist.

Aus dieser Formel würde sich ein sehr wichtiges Prinzip ergeben, nämlich daß der Zuwachs an Viscosität dem Prozentsatze von fester Substanz proportional, von Teilchengröße und -abstand, also vom Dispersitätsgrade, aber unabhängig ist. Nach diesem Prinzip wäre es sehr einfach, die Viscosität einer beliebigen Suspension zu berechnen, wenn man die Viscosität der flüssigen und die Konzentration der festen Phase kennt.

Gegeben sei z. B. eine Suspension, die 10% (im Volumen) fester Substanz enthält, und die Viscosität der flüssigen Phase sei η_a; alsdann wird die Viscosität des Systems η_S sein:

$$\eta_S = \eta_a(1 + \tfrac{5}{2} \tfrac{10}{100})$$
$$= \eta_a \cdot 1,45 .$$

[1]) Siehe G. Galeotti, Lo Sperimentale 55, 759 [1901]; Zeitschr. f. Biol. 43, 289 [1901]; 45, 65 [1903]. — W. M. Bayliss, Biochem. Journal 1, 175 [1906]. — T. M. Wilson, Biochem. Journal 2, 377 [1907]. — D. Calugareanu, Compt. rend. de la Soc. de Biol. 65, 698 [1908]; Thèse de doctorat ès sciences. Paris 1902, p. 50 — E. G. Martin, Amer. Journ. of Physiol. 11, 171 [1904]. — R. T. Frank, Amer. Journ. of Physiol. 14, 466 [1905]. — S. Arrhenius, Zeitschr. f. physikal. Chemie 3, 316 [1892]. — T. M. Wilson, Amer. Journ. of Physiol. 13, 139 [1905]. — G. N. Stewart, Studies from the physiolog. Labor. of Owen's College. Manchester 1890, p. 124. — L. Zoja, Zeitschr. d. Kolloidchemie 3, 249 [1908].
[2]) Siehe ferner die Arbeiten von Bugarszky u. Tangl usw., zit. im III. Abschnitt; auch W. Frei, Zeitschr. d. Kolloidchemie 6, 94 [1910]. — L. Pissarjewsky u. E. Karp, Zeitschr. f. physikal. Chemie 63, 257 [1908]. — A. Dumanski, Zeitschr. d. Kolloidchemie 2 (Suppl.-Heft 1) [1907].
[3]) A. Martiri, Arch. di Fisiol. 4, 133 [1907].
[4]) E. Hatschek, Zeitschr. d. Kolloidchemie 7, 301 [1910]; 8, 304 [1911].

Die Grenze für die Anwendbarkeit dieser Formel würde nach dem Autor erreicht, wenn die suspendierten Kügelchen in die engste Berührung kommen, d. h. wenn eine jede von ihnen 12 andere berührt. Dies tritt ein, wenn die festen Teilchen ca. 74% des Volumens des ganzen Systems einnehmen.

Was die Emulsionen anlangt (flüssige Phase in flüssiger Phase suspendiert), so glaubt der Autor, solange die Konzentration der dispersen Phase ziemlich klein ist, derart, daß die Tröpfchen nicht untereinander in Berührung sind und die geschlossene Phase sich frei bewegen kann, sei die vorige Formel auch auf sie anwendbar. Wenn aber die Konzentration bis zu dem Punkte zunimmt, bei welchem die Tröpfchen untereinander die größte Berührung erreichen, dann sind die Dinge viel komplizierter.

Unter diesen Bedingungen verliert die suspendierte Phase wegen ihrer Deformabilität die Kugelform und nimmt die Dodekaedergestalt an. Das System wird infolgedessen bei einer hinreichenden Konzentration der dispersen Phase durch Dodekaeder dargestellt, die durch eine dünne Lamelle einer geschlossenen Phase getrennt sind. Unter diesen Bedingungen muß das Dodekaeder, damit die Flüssigkeit sich bewegt, seine Form in ein gleichwertiges rechtwinkliges Prisma verwandeln. Nun bedeutet aber diese Formveränderung eine Arbeit, die verschieden sein wird je nach der Viscosität der beiden Flüssigkeiten, der Größe der Tröpfchen und vor allem nach der Oberflächenspannung an der Trennungsfläche beider Phasen; sie ist die Kraft, die sich in höherem Grade der erwähnten Formveränderung widersetzt.

Der Autor gibt zu, daß es ungeheuer schwierig ist, die Prinzipien der Physik auf die Bewegung derartiger Systeme anzuwenden; dennoch versucht er sie theoretisch wenigstens innerhalb gewisser Grenzen anzuwenden, wobei sein Verfahren aber sehr kompliziert und nicht immer klar ist.

Wie dem auch sein mag, gewiß ist: 1. Die Viscosität der Suspensionen hängt, wenn die des Dispersionsmittels die gleiche ist, vom Prozentgehalte an disperser Phase ab. 2. Sie ist größer als die des reinen Dispersionsmittels, da zur inneren Reibung der Moleküle des letzteren die Reibung der dispersen Phase gegen das Dispersionsmittel und die Oberflächenspannung an der Trennungsfläche zwischen beiden Phasen hinzutreten. 3. Die Viscosität einer Emulsion ist, wenn die Viscosität des Dispersionsmittels und die Konzentration der dispersen Phase gleich sind, stets größer als die einer Suspension von festen Teilchen; denn die eigene Viscosität der die disperse Phase bildenden Flüssigkeit, die gewöhnlich größer als die des Wassers ist, tritt hinzu, und ferner ist die der Oberflächenspannung zwischen den beiden Phasen innewohnende Kraft größer als in dem Falle, in welchem die disperse Phase fest ist.

Wahrscheinlich erklärt sich auf diese Weise die Beobachtung Martiris[1]), daß der Viscositätskoeffizient einer Emulsion wächst mit der Zahl der Tröpfchen, die sie in der Volumeneinheit enthält, d. h. daß der Viscositätskoeffizient der Emulsionen um so größer ist, je geringer der Durchmesser der emulsionierten Tröpfchen ist. Ebenso ist wohl auch die weitere Beobachtung Buglias[2]) zu deuten, daß die Viscosität der homogenisierten Milch größer als die der ursprünglichen Milch ist. Im einen wie im anderen Falle ist, da der Prozentgehalt an emulsionierter Substanz der gleiche bleibt, das, was zunimmt, die Gesamtfläche der dispersen Phase und mithin auch die Oberflächenspannung zwischen den beiden Phasen.

Wie sich eine Suspension verhält, wenn die disperse Phase aus Teilchen besteht, die weder fest (starr) noch flüssig, sondern elastisch und deformierbar sind, wie bei den roten Blutkörperchen, ist nicht bekannt.

Bis jetzt wurden hauptsächlich die Fälle besprochen, in welchen sich das Dispersionsmittel der dispersen Phase gegenüber in so großer Menge vorfindet, daß die Teilchen der Phase sich frei inmitten des Dispersionsmittels bewegen können, d. h. sich in einer beträchtlichen Entfernung voneinander befinden. Wenn aber die Konzentrationsverhältnisse der dispersen Phase derart sind, daß die Teilchen miteinander in Berührung kommen müssen, dann machen sich die Adhäsionskräfte zwischen den erwähnten Teilchen geltend, und die Viscosität der Suspensionen muß verschiedene Merkmale darbieten.

Hierüber liegt außer der obenerwähnten Arbeit Hatscheks auch eine Arbeit von Wo. Ostwald[3]) vor. Ostwald sagt, in jeder Emulsion hänge der

---

[1]) A. Martiri, Arch. di Fisiol. 4, 133 [1907].
[2]) G. Buglia, Zeitschr. d. Kolloidchemie 3, 353 [1908].
[3]) Wo. Ostwald, Zeitschr. d. Kolloidchemie 6, 103 [1910].

Umstand, daß eine der beiden Flüssigkeiten in Form einer dispersen und die andere in der einer geschlossenen Phase vorhanden sei, nicht von der Natur der Flüssigkeit ab, sondern von ihrem volumetrischen Verhältnis.

Emulsioniert man z. B. Öl in Wasser, dann bildet das Öl die disperse Phase, das Wasser die geschlossene Phase. Setzt man weiter Öl hinzu, dann werden die Öltröpfchen einander immer näher sein, bis sie sich endlich berühren, verschmelzen und die geschlossene Phase bilden, während das Wasser die disperse Phase darstellt. Dies ist ein kritischer Punkt. Einen zweiten kritischen Punkt werden wir finden, indem wir Wasser in Öl emulgieren und so lange Wasser zusetzen, bis das Öl aus der geschlossenen in die disperse Phase übergeht. Wenn nun diese beiden kritischen Punkte nicht zusammenfallen, wird ein kritisches Gebiet vorhanden sein, in welchem jede von beiden Flüssigkeiten die eine oder die andere Phase bilden kann, je nach der Art, wie die Emulsion bereitet worden ist.

Der Autor berechnet stereometrisch den kritischen Punkt, d. h. denjenigen, in welchem die disperse Phase so dicht im System ist, daß sie in die geschlossene Phase übergehen kann. Unter der Annahme, daß die zerstreuten Tröpfchen sich in Kugelgestalt vorfinden, weist der Autor nach, daß die minimalste Berührung, die zur vollkommenen Verschmelzung genügt, eintritt, wenn drei derselben, die in derselben Ebene sich berühren, mit einem vierten in Berührung kommen. Unter diesen Bedingungen ist es leicht, die volumetrische Beziehung der beiden Phasen zu berechnen.

Der bequemeren Rechnung halber sei zur Berechnung das Tetraeder gewählt, das durch Verbindung der vier Kugelmitten entsteht. Das Volumen des Tetraeders mit der Seite $2r$ ist dann ein aliquoter Teil des von der Emulsion eingenommenen Volumens. Das Volumen der dispersen Phase im kritischen Punkte ist gegeben durch die Summe der vier gleichgroßen dreieckigen Kugelkeile, welche die Tetraederecken ausfüllen. Das Volumen der geschlossenen Phase im kritischen Punkt ist gleich der Differenz zwischen dem Tetraedervolumen und dem Gesamtvolumen der vier Kugelkeile — gleich dem durch die Kugelflächen und Tetraederflächen eingeschlossenen eigenartigen Raumgebilde.

Das Volumen des Tetraeders v_r ist $0,943\,r^3$, das der Tröpfchen v_d ist $0,734\,r^3$, das der geschlossenen Phase v_g ist deshalb $0,209\,r^3$. Daraus ergibt sich, daß an dem kritischen Punkte die geschlossene Phase sich zur dispersen Phase wie $0,729$ zu $0,221$ verhält:

$$v_d : v_g = 0,729 : 0,221.$$

Von diesem volumetrischen Verhältnis bis zum weiteren:

$$v_d : v_g = 0,221 : 0,729$$

befindet man sich, wenigstens theoretisch, in einem neutralen Konzentrationsgebiet, in welchem die beiden vermischten Flüssigkeiten ohne Unterschied die disperse und die geschlossene Phase bilden können.

Es ist wichtig, daß dieses Konzentrationsgebiet so umfangreich ist, daß ca. 56% von allen zwischen zwei Flüssigkeiten möglichen Mischungen ihm angehören.

Wie die Viscosität entsprechend dem Punkte variiert, wo, da die Konzentration der dispersen Phase zunimmt, die suspendierten Teilchen (einer Suspension von reinem Glykogen) untereinander in Berührung kommen, ergibt sich aus den folgenden Beobachtungen von Bottazzi und D'Errico (l. c.), die weder von Ostwald noch von Hatschek beachtet worden sind.

Diese Autoren schreiben folgendes darüber: „Beobachtet man die Kurve (siehe die Originalarbeit), so bemerkt man deutlich, daß die Viscosität, solange die Glykogenlösung nicht eine höhere Konzentration als 15% aufweist, langsam und beinahe der Konzentrationszunahme entsprechend zunimmt; von der 15 proz. bis zu der 20 proz. Lösung wird die Viscositätszunahme hingegen plötzlich höher ... Eine zweite brüsk einsetzende und noch deutlichere Viscositätszunahme beobachtet man dann bei den konz. Lösungen, und zwar wenn man von der 35 proz. zu der 45 proz. aufsteigt: zwischen den Ausflußzeiten dieser Lösungen besteht ein Unterschied von 30 Minuten.

Das erstemal, als wir dieses Resultat bekamen, glaubten wir an die Möglichkeit eines Versuchsfehlers; doch erhielten wir dann bei mehrmals wiederholten Untersuchungen immer dieselben Ergebnisse. Dadurch sind wir zur Annahme geführt, daß, wenn die Konzentration der Glykogenlösung gewisse hohe Grade erreicht, die Kolloidkörnchen sich sehr wahrscheinlich miteinander berühren, zu Granulis von größeren Dimensionen oder zu Gebilden zusammentreten, welche der

Flüssigkeit plötzlich eine höhere Viscosität erteilen; und die plötzliche Änderung (Zunahme) in der Viscosität wird durch die erhebliche Knickung der betreffenden Kurve bekundet."

Diese Hypothese wird durch eine andere von uns beobachtete, bisher von keinem der Forscher, welche sich vor uns mit den Eigenschaften des Glykogens beschäftigt haben, erwähnte Tatsache gestützt.

Die Glykogenlösungen haben bekanntlich ein opaleszierendes Aussehen mit einem Stich ins Blaue. Diese Opaleszenz der Lösungen nimmt nun nicht in einem deutlichen und fortschreitenden Maße mit der Lösungskonzentration zu, sondern nach einer Periode, in der sich die Opaleszenz mit der Konzentrationszunahme wenig ändert, beginnt dieselbe, von einem gewissen Konzentrationspunkte an, sich bis zum Verschwinden zu vermindern, indem zu gleicher Zeit die Lösungen ein leimartiges Aussehen gewinnen und dann völlig klar werden. Dieser Veränderung im physikalischen Zustande der Lösungen entspricht genau die erhebliche, obenerwähnte Knickung der Viscositätskurve.

Um noch einen Augenblick auf die Glykogenlösungen zurückzukommen, sei erwähnt, was M. Gatin - Gruzewska[1]) über die sehr konzentrierten Glykogenlösungen angibt. „Es sei auch hier gesagt" — schrieb sie — „daß es mir nicht gelungen ist, eine mehr als 26 proz. Glykogenlösung herzustellen; sie hat dann ein ölartiges Aussehen und eine eigentümliche Färbung." Die von uns beschriebene und, wie man sieht, auch von Gruzewska wahrgenommene Erscheinung läßt sich wohl auf folgende Weise erklären: Die verdünnten Glykogensuspensionen sind keine wahren kolloidalen Lösungen, sondern mikrogranuläre Suspensionen, die unter dem Ultramikroskop [Gatin - Gruzewska[2]), Bottazzi[3])] eine große Zahl glänzender Granula zeigen. Infolge der Zunahme der Konzentration strebt die Suspension danach, sich in ein System von halbflüssiger Konsistenz umzuwandeln. In diesem Zustand handelt es sich nicht mehr um eine Suspension der Kolloidgranula in Wasser, sondern um mit Wasser imbibierte Kolloidteilchen.

Wahrscheinlich findet sich das Glykogen in dieser Form von sehr hohem Konzentrationsgrad in den lebenden Zellen (z. B. in den Leberzellen) und die Stärke in den Stärkekörnern der Pflanzenzellen.

Die Zustandsveränderung ist umkehrbar. Es wurde versucht, den Augenblick genau festzustellen, in dem dieser halbflüssige oder teigige Zustand eintritt, indem in dem Viscosimeterrohr, welches 3 ccm einer 45 proz. Glykogensuspension enthielt (Ausflußzeit gleich etwa 50 Minuten), einige Wassertropfen hinzugefügt wurden und dann nach und nach die betreffende Ausflußzeit bestimmt wurde, bis zum Zeitpunkt, dem eine starke Verminderung der Viscosität entspricht. Wir erzielten genau unseren Zweck, als wir 10 Wassertropfen hinzugefügt hatten; bei diesem Verdünnungsgrad sank die Ausflußzeit der Lösung von 49 Minuten plötzlich auf 10 Minuten herab.

Durch Berechnung der erzielten Verdünnung aus dem hinzugesetzten Wasservolumen fanden wir, daß die 45 proz. Lösung auf 39% verdünnt wurde, d. h. sie wurde genau wieder auf dieselbe Konzentration gebracht, bei der in anderen Versuchen der Beginn des raschen Viscositätsanstieges, d. h. der Anfang der plötzlichen Kurvenknickung, stattfand.

Wir bemerkten ferner, daß die im Viscosimeterrohr enthaltenen 3 ccm der 45 proz. Lösung, welche ein klares gelbliches Aussehen hatte, nach dem Zusatz von 10 Wassertropfen begannen, das charakteristisch opaleszierende Aussehen der gewöhnlichen verdünnten Glykogensuspension zu zeigen.

Diese Beobachtungen lassen sich sehr wohl im Sinne der theoretischen Studien von Wo. Ostwald und Hatschek erklären; dies aber kann hier nicht weiter ausgeführt werden.

β) Kolloidlösungen.

Im folgenden ist die Viscosität der wahren Kolloidlösungen (Emulsionskolloide, Lösungen von hydrophilen Kolloiden, wahre Hydrosole) beschrieben.

---

[1]) Z. Gatin - Gruzewska, Archiv f. d. ges. Physiol. **102**, 569 [1904]; **103**, 285—286 [1904].

[2]) Z. Gatin - Gruzewska u. W. Biltz, Archiv f. d. ges. Physiol. **105**, 115 [1904]; Compt. rend. de l'Acad. des Sc. **139**, 507 [1904].

[3]) Fil. Bottazzi, Arch. di Fisiol. **7**, 579 [1909].

Es wurde nachgewiesen, daß die wässerigen Lösungen im allgemeinen eine höhere Viscosität haben als das reine Wasser; aber unter den Lösungen zeigen die kolloidalen stets eine größere Viscosität. Die Körperflüssigkeiten sind komplizierte Lösungen von Krystalloiden und Kolloiden; man versteht deshalb, daß ihre Viscosität stets größer als die des reinen Wassers sein muß, und daß der größte Teil ihrer Viscosität von den Kolloiden herrührt, die sie in Lösung enthalten.

Die Kolloidlösungen sind bei gleicher Konzentration viscöser als die Krystalloidlösungen, und zwar um so viscöser, je größer die Konzentration des Kolloids ist. Die größere Viscosität der Kolloidlösungen im Vergleich zu den anderen ist dadurch bedingt, daß sie viel umfangreichere Teilchen enthalten, die kolloidalen Teilchen, deren Verschiebung eben den höheren Viscositätsgrad verursacht. Da die Viscosität der Lösungen, wie oben bemerkt, von der Reibung abhängt, welche die gelösten Teilchen eines festen, flüssigen oder gasförmigen Körpers während ihrer Verschiebung (seien sie nun Moleküle, oder Ionen oder Micelle) gegen das Lösungsmittel ausüben, so braucht man sich nicht darüber zu wundern, daß, wenn die zwischen den Teilchen befindlichen Räume mit der Zunahme des Volumens der Teilchen und ihrer Zahl in demselben Volumen des Lösungsmittels abnehmen, d. h. mit der Zunahme der Konzentration einer bestimmten Art von Teilchen die Viscosität der Lösung ansteigt.

Henry Garrett[1]) hat die Viscosität der Lösungen von Gelatine, Kieselsäure und Eiereiweiß mit der Methode der Oszillationen (Grotrian) und mit der Capillarmethode studiert. Die wichtigsten Resultate, die er erhielt, sind die folgenden:

Verdünnte Gelatinelösungen haben, wenn sie bei der Herstellung immer auf dieselbe Temperatur erwärmt werden, oberhalb einer gewissen Temperatur (ca. 24°) eine konstante Viscosität, die von dem Alter der Lösung, von der Dauer der Erwärmung usw. unabhängig ist. Von dieser Temperatur bis zur Temperatur von ca. 21° C wächst die (bei konstanter Temperatur gemessene) Viscosität mit der Zeit, bis sie einen Maximalwert erreicht (während die elektrische Leitfähigkeit konstant bleibt). Unterhalb 21° C steigt die Viscosität andauernd mit der Zeit. Wird unterhalb dieser Temperatur die Lösung durch ein Stück fester Gelatine verunreinigt, so erfolgt die Viscositätszunahme rascher und die Gelifikation tritt schneller ein. Von dem Augenblick des Eintauchens der Scheibe in die Gelatinelösung an steigt die logarithmische Abnahme mit der Zeit (von der sie eine wahre Linearfunktion ist, wenn die Abkühlung der Lösung nach der Herstellung langsam erfolgte). Ferner verläuft die logarithmische Abnahme umgekehrt zur Weite der Schwankungen. Der mit der Capillarmethode bestimmte Viscositätskoeffizient ist stets kleiner als der mit der Methode der Oszillationen gefundene, und die Differenz ist um so größer, je niedriger die Temperatur ist, d. h. je näher die Lösung der Erstarrung ist.

In Eiereiweißlösungen wird, wie bei Gelatinelösungen, sofort nach der Einführung der Scheibe in die Lösung die logarithmische Abnahme eine Linearfunktion der Zeit. Es wächst die logarithmische Abnahme mit dem Anwachsen der Weite der Oszillationen. Bei gekochten Lösungen ist die logarithmische Abnahme konstant, von der Weite der Oszillationen und von der Zeit unabhängig. Kochen vermehrt die Ausflußzeit, verringert die logarithmische Abnahme. Schütteln einer gekochten Lösung verringert die Ausflußzeit.

Der Autor sucht nachzuweisen, daß alle von ihm beobachteten Tatsachen sehr leicht zu erklären sind, wenn man mit Quincke annimmt, daß die Kolloidlösungen (wie eine Emulsion) aus zwei flüssigen Phasen, einer an Kolloiden reichen und einer an Kolloiden armen, bestehen. In diesem Falle muß nämlich die an der Grenze der beiden Phasen eintretende Oberflächenspannung berücksichtigt werden; diese Kraft ist nicht konstant, sondern variiert mit der Art der Bereitung der Lösung, mit der Weite der Oszillationen, mit der Menge der

---

[1]) H. Garrett, Über die Viscosität und den Zusammenhang einiger Kolloidlösungen. Inaug.-Diss. Heidelberg 1903.

im System aufgelösten Luft usw.; deshalb kann die Viscosität dieser Lösung nicht bei einer bestimmten Temperatur eine konstante Größe sein.

Ich teile jedoch die Ansicht Quinckes über die Natur der wahren Kolloidlösungen nicht, die für mich monophasische, homogene Systeme sind, nichts anderes als eine beliebige Lösung von Elektrolyten, da nur die Dimensionen der gelösten Teilchen variieren.

Hier folgen einige von Garrett erhaltene Daten über Viscosität.

Gelatinelösung: 2% bei 20°C $\eta = 0,02432$, $\varrho = 2,384$
                           30°C $\eta = 0,01628$, $\varrho = 2$
                           35°C $\eta = 0,01468$, $\varrho = 2$
Eiereiweißlösung: 1,561% bei 17,5°C $\eta = 0,01152$, $\varrho = 1,05$.

Die Viscosität der kolloidalen Lösungen muß eingehender besprochen werden, weil die meisten physiologischen Flüssigkeiten zu ihnen gehören. Auch auf die Viscosität der Suspensionen soll genauer eingegangen werden, weil das Blut und die Milch Suspensionen sind.

Was die Viscosität der Kolloidlösungen betrifft, so ist „die Frage aufgeworfen worden, ob diese Viscosität ihrer Beschaffenheit nach der einer Krystalloidlösung ähnlich oder nicht vielmehr mit der Viscosität einer Suspension von festen Teilchen vergleichbar ist".

Robertson[1]) sagt (S. 127) zur Unterstützung der Ansicht, daß die Viscosität von Eiweißlösungen mit der einer Suspension von festen Partikeln vergleichbar sei, folgendes: „Bottazzis[2]) Messungen des Konzentrationseinflusses auf die Viscosität von Eiweißlösungen zeigen, daß die Viscosität dieser Lösungen sich nicht fortwährend mit dem Wechsel der Konzentration ändert, sondern sprungweise; dagegen findet Sackur[3]), daß die Viscosität von Lösungen der „basischen" Caseinate des Natriums und Ammoniums mit der Konzentration nach der Arrheniusschen Formel variiert ($\eta = A^n$, worin η die Viscosität ist, n die Normalität der Lösung und A eine Konstante, deren Zahlenwert von der Beschaffenheit der gelösten Substanz abhängt). Diese Formel gilt für die Abhängigkeit der Viscosität von der Konzentration einer Lösung einer krystalloiden Substanz (Arrhenius), und andererseits wurden Bottazzis Messungen bei verhältnismäßig wenigen und weit voneinander getrennten Konzentrationen vorgenommen, und spätere Beobachter haben seine Resultate nicht bestätigt."

Nun habe ich aber niemals die von mir erhaltenen Resultate in dem Sinne interpretiert, daß die von mir untersuchten Lösungen als Suspensionen zu betrachten seien. Ich stellte meine Untersuchungen (l. c.) an wässerigen Lösungen von Casein, Eieralbumin, Pepton usw. an, die eine gleiche Konzentration hatten. Bei diesen Untersuchungen konstatierte ich, daß die Lösungen von einfachen Proteinen eine geringere Ausflußzeit haben als die von Nucleoalbumin und von Nucleoproteiden, und daß die Lösungen von Produkten der hydrolytischen Spaltung der Eiweißstoffe eine noch geringere Viscosität haben als die einfachen Proteine. Eine Ausnahme macht das Hämoglobin, das, obgleich es ein sehr kompliziertes Proteid ist, verhältnismäßig sehr wenig viscöse Lösungen ergibt.

Aus meinen Untersuchungen ergab sich also zunächst ein Einfluß, den die Beschaffenheit des Eiweißstoffes auf die Viscosität der betreffenden Lösung ausübt.

Ein zweites Ergebnis derselben Untersuchungen betrifft den Einfluß der Konzentration der Eiweißlösungen auf ihre Viscosität.

In den wahren verdünnten kolloidalen Lösungen ist die Viscosität, die man beobachtet, vollkommen der der krystalloiden Lösungen vergleichbar, wie zuerst Sackur (l. c.) für Caseinlösungen, dann Hardy für Globulinlösungen, Schorr, Pauli und Handovsky usw. (siehe später) für Lösungen von Acid-

[1]) T. Brailsford Robertson, Univ. of California Publications in Physiology 3, 115 [1909].

[2]) Fil. Bottazzi, Arch. ital. de biol. 29, 401 [1898].

[3]) O. Sackur, Zeitschr. f. physikal. Chemie 41, 672 [1902].

albumin und Alkaliglobulin und Bottazzi[1]) für Lösungen von Alkaliglobulin und Proteinen des Blutes von niederen Tieren beobachtet haben.

Die Untersuchungen von Cavazzani[2]) über die Viscosität des Humor aqueus und des Humor vitreus haben gezeigt, daß diese Flüssigkeiten, obschon sie einen nicht sehr verschiedenen Gehalt an kolloidalem Material besitzen, doch einen beträchtlichen Viscositätsunterschied zeigen, $\eta = 1,370$ für den Humor vitreus, $\eta = 1,030$ für den Humor aqueus.

Diese Untersuchungen hatten den Zweck, nachzuweisen, daß die Gegenwart einer Mucinsubstanz in größerer Menge im Humor vitreus als im Humor aqueus und also die verschiedene Art des Eiweißstoffes die Ursache der Verschiedenheit ihrer inneren Reibung sei. Es scheint mir jedoch ratsam, bei der Aufstellung eines Vergleiches zwischen der Viscosität des Humor aqueus und der des Humor vitreus oder zwischen der Viscosität dieser Flüssigkeiten und derjenigen anderer kolloidalen physiologischen Flüssigkeiten zu bedenken, daß die Gegenwart der Mucoidsubstanz der Flüssigkeit besondere Eigenschaften verleiht, deren möglicher Einfluß auf die viscosimetrischen Merkmale der Flüssigkeit selbst noch nicht mit Sicherheit abschätzbar ist. Einige Beobachtungen von Fano[3]) an den sog. „fadenziehenden" Flüssigkeiten (wie z. B. Eiereiweiß, Speichel, Humor vitreus usw.) haben zur Evidenz erwiesen, daß sie nicht homogene Flüssigkeiten sind, aber eine gewisse Struktur haben, die oft durch ein Netz aus fester Substanz dargestellt ist, das wie ein Gerüst dem flüssigen Teil als Stütze dient und eben der Flüssigkeit den fadenziehenden Charakter verleiht. In der Tat werden die erwähnten Flüssigkeiten erst nach Schütteln, also Zerstörung der Fäden des Netzes, weniger oder gar nicht fadenziehend und können nun mit geringerer Schwierigkeit durch die Poren des Filters gehen als in ihrem natürlichen Zustande. Obwohl nun keine direkte Beziehung zwischen der Intensität der fadenziehenden Eigenschaft und dem Viscositätsgrade besteht, so ist es doch wahrscheinlich, daß die oben angedeutete besondere Struktur dieser Flüssigkeiten in irgendeiner Weise die viscosimetrischen Eigenschaften derselben beeinflußt.

Bei Experimenten[4]) an den Lösungen von einfachen Proteinen wurde eine bemerkenswerte Tatsache beobachtet. Der Zusatz von Alkali oder Säure verursachte stets, ob nun von neutralem dialysierten Albumin oder von Globulinsuspensionen ausgegangen wurde, eine Zunahme der Viscosität bis zu einem gewissen Punkte, nach dessen Überschreitung die weitere Konzentrationszunahme des Alkalis von neuem Verminderung der Viscosität verursachte. Dies läßt sich folgendermaßen erklären: Das neutrale Albumin oder das Globulin bestehen größtenteils aus nichtdissoziierten Molekülen, die geringe Affinität zum Wasser haben; das Alkali wandelt das Protein in Alkaliprotein um, d. h. in Salz, dessen Moleküle sich elektrolytisch dissoziieren, indem sie Eiweißionen bilden, durch die im wesentlichen die Viscosität der Lösung bedingt ist, vielleicht nur zum Teil, weil sie größere Affinität zum Wasser haben, sich deshalb damit imbibieren und eine Abnahme des zwischen den gelösten Teilchen befindlichen freien Wassers bewirken.

Ein Beweis für die Annehmbarkeit dieser Erklärung ist vor kurzem von Bottazzi und Victorow[5]) angeführt worden, die darauf hinweisen, daß mikrogranuläre Suspensionen von Fettsäuren und sauren Seifen, und Globulinlösungen (Bottazzi, l. c.) eine wenig höhere Viscosität als das Wasser zeigen, aber bis zu einem Maximum an Viscosität zu-

---

[1]) Fil. Bottazzi, Arch. di Fisiol. 7, 579 [1909] (siehe hier die Arbeiten der oben zitierten Autoren).

[2]) E. Cavazzani, Arch. di Farm. sperim. e Sc. affini 4, 401 [1905]. — Ferrara 1906.

[3]) G. Fano, Arch. di Fisiol. 5, 365 [1908].

[4]) W. B. Hardy, Journ. of Physiol. 24, 180 [1899]; 33, 281 [1905]. — O. Sackur, Zeitschr. f. physikal. Chemie 41, 672 [1902]. — W. Pauli u. H. Handovsky, Biochem. Zeitschr. 18, 340 [1909]; 24, 239 [1910]. — Fil. Bottazzi, Arch. ital. di Biol. 29, 401 [1898]. — G. Moruzzi, Biochem. Zeitschr. 27, 498 [1910]. — L. Zoja, Zeitschr. d. Kolloidchemie 3, 249 [1908]. — K. Schorr, Biochem. Zeitschr. 13, 173 [1908]. — E. Laqueur u. O. Sackur, Beiträge z. chem. Physiol. u. Pathol. 3, 193 [1903].

[5]) F. Bottazzi u. C. Victorow, Rendiconti della R. Accad. dei Lincei [5] 19 [1], 659 [1910].

nehmen infolge Zusatz von Alkali, das die Suspension in eine wahre kolloidale Lösung umwandelt, in der die Moleküle der normalen Seife dissoziiert sind.

Reyher[1] machte die analoge Beobachtung, daß, „während bei den schwachen Säuren (Ameisensäure, Essigsäure, Propionsäure, n-Buttersäure, Isobuttersäure, Milchsäure) durch Substitution eines H durch Na die innere Reibung um einen sehr bedeutenden, verschieden großen Betrag steigt, die innere Reibung der starken Mineralsäuren nur um einen geringen, aber recht konstanten Betrag vergrößert wird. Diese Verschiedenheit läßt sich durch die Arrheniussche Dissoziationshypothese in befriedigender Weise erklären." Während nämlich die schwachen (Fett-) Säuren sehr wenig dissoziieren, erfahren ihre Salze eine starke elektrolytische Dissoziation, wodurch die Zahl der Ionen in der Lösung und dementsprechend die Viscosität der letzteren zunimmt.

Die in diesem Falle als Säuren betrachteten Proteine und die Fettsäuren (oder sauren Seifen) sind an sich wenig dissoziierbar; Zusatz von NaOH wandelt sie in viel mehr dissoziierbare Salze um und bewirkt Bildung von (kolloidalen) Ionen in großer Zahl, durch welche die Viscosität der Lösungen bedingt ist.

Weniger leicht ist es, eine befriedigende Erklärung für die auf das Viscositätsmaximum folgende Abnahme zu geben, wenn die Konzentration des Alkalis eine bestimmte Grenze übersteigt. Man könnte annehmen, daß sie durch hydrolytische Spaltung der Eiweißmoleküle bedingt ist, infolge deren sich kleinere kolloidale Gebilde und krystalloide Spaltungsprodukte bilden. Es ist jedoch schwer, eine hydrolytische Spaltung des Proteins unter dem Einfluß von verhältnismäßig verdünnten alkalischen (oder sauren) Lösungen und bei der Temperatur der Umgebung oder auch bei ca. 37° anzunehmen. Sodann scheint es mir, daß man sich im Falle der Seifenlösungen nicht auf die hydrolytische Spaltung berufen kann. Berechtigter ist die Ansicht, daß die Viscositätsabnahme als eine durch das Alkali verursachte Wirkung sowohl eines Rückgangs der Dissoziation als auch der Dyshydratation, mithin einer progressiven Umwandlung der kolloidalen Lösung in Suspension, erklärt werden kann. Gewiß ist, daß die Erscheinung der Fällung des Kolloids [sowohl des Proteins (Pauli) als auch der Seife (Bottazzi und Victorow, l. c.)] vorausgeht, die man bei Zusatz eines Überschusses des Elektrolyts beobachtet.

Unter dem Einfluß von Säuren oder Alkalien (wie auch von Enzymen, Wärme usw., siehe später) gerinnen gewisse Proteine oder erstarren[2]. In allen diesen Fällen ist der Gelifikationsvorgang von einer progressiven Zunahme der Viscosität begleitet (während der Gefrierpunkt und die elektrische Leitfähigkeit des Systems, wie es scheint, sich nicht in bemerkenswerter Weise ändern).

Oben ist auf die Viscosität der Seifenlösungen hingewiesen. Nach Mayer, Schaeffer und Terroine[3] steigert der Zusatz einer Base die Viscosität von capronsauren Salzen von dem Moment an, wo man in neutraler Lösung eine ultramikroskopische Suspension hat. Der Minimumpunkt der Viscositätskurve ist ein kritischer Punkt, der genau dem Augenblick entspricht, in welchem die Lösung anfängt, ultramikroskopische Granula zu zeigen. Wie es scheint, haben die Autoren die Viscositätsabnahme nicht beobachtet, die auf den Zusatz eines Überschusses einer Base erfolgt.

Die Wichtigkeit dieser Untersuchungen besteht vor allem darin, daß durch sie nachgewiesen ist, daß die Salze der Fettsäuren (Seifen) eine veränderliche Struktur haben: wahre Lösungen, kolloidale Lösungen, Gele, Kleister sind abhängig von der Kompliziert-

---

[1] R. Reyher, Zeitschr. f. physikal. Chemie 2, 744 [1888].

[2] Siehe P. v. Schröder, Zeitschr. f. physikal. Chemie 45, 75 [1903]. — S. J. Levites, Zeitschr. d. Kolloidchemie 2, 101, 208, 277 [1907—1908]. — W. Flemming, Zeitschr. f. physikal. Chemie 41, 427 [1902]. — G. Quagliariello, Rendic. della R. Accad. d. Lincei [5] 18 [2], 217 [1909]. — Siehe auch die oben zitierten Arbeiten von Pauli, Zoja usw. und andere, die später noch zitiert werden, namentlich über die enzymatische und Wärmegerinnung der Proteine.

[3] A. Mayer, G. Schaeffer u. E. F. Terroine, Compt. rend. de la Soc. de Biol. 64, 356 [1908]; Compt. rend. de l'Acad. des Sc. 145, 918 [1907]; 146, 484 [1908]. — Siehe auch F. Krafft u. A. Stern, Berichte d. Deutsch. chem. Gesellschaft 27, 1747, 1755 [1894]. — F. Krafft u. H. Wiglow, Berichte d. Deutsch. chem. Gesellschaft 28, 2566, 2573 [1895]. — F. Krafft u. A. Strutz, Berichte d. Deutsch. chem. Gesellschaft 29, 1328 [1896]. — L. Kahlenberg u. O. Schreiner, Zeitschr. f. physikal. Chemie 27, 552 [1898]. — F. Krafft, Berichte d. Deutsch. chem. Gesellschaft 32, 1584 [1899]; Zeitschr. f. physikal. Chemie 35, 376 [1902]. — R. Funke, Diss. Heidelberg 1900. — M. Russo, Diss. Heidelberg 1904. — H. Freundlich, Capillarchemie. Leipzig 1909, S. 437.

heit der Moleküle und der Reaktion des Milieus. In der Tat ergeben die niederen Fettsäuren im Zustand von alkalischen Salzen krystalloide Lösungen, während die höheren Fettsäuren typisch kolloidale Lösungen liefern.

Meine Untersuchungen (l. c.) beschränkten sich auf die Seifen der höheren Fettsäuren (Stearinsäure, Palmitinsäure, Ölsäure), deren konzentrierte Lösungen, wie schon betont, deutlich kolloidale Eigenschaften haben. Die Resultate dieser Untersuchungen können folgendermaßen zusammengefaßt werden:

1. Die in der Wärme bereitete konzentrierte Seifenlösung ist ganz klar, sehr viscös und von gelblicher Farbe. Bei der Temperatur der Umgebung erstarrt sie in ihrer Masse nach Art einer konzentrierten Gelatinelösung. Das Gel ist weißlich, mehr oder minder durchsichtig. Wir haben nicht die geringste Konzentration festgestellt, die imstande wäre, Gelatinierung der Lösung zu bewirken. Wenn man das Gel zerbröckelt oder auspreßt, scheidet sich eine gelbliche Flüssigkeit ab, die für eine bei der Umgebungstemperatur gesättigte Lösung der Seife gehalten werden kann. Wir haben nicht untersucht, ob die Seife dieser Lösung, die sich vom Gel abtrennt, dieselbe Zusammensetzung wie die ursprüngliche Seife hat. Bei Untersuchungen an reinen Seifen kommt dies nicht in Betracht.

2. Unterzieht man die konzentrierte Seifenlösung der Dialyse in Pergamentschläuchen oder in „Viscose" (Leune) und wechselt das Außenwasser zweimal täglich, so beobachtet man folgendes:

a) Das Volumen der im Dialysator enthaltenen Flüssigkeit nimmt anfangs beträchtlich zu und ist nach ca. 3 tägiger Dialyse fast verdoppelt. Dies erklärt sich offenbar durch eine von der Lösung ausgeübte starke Wasseranziehung, die zum Teil durch das Seifengebilde bedingt ist, insofern als es elektronegative kolloidale Ionen bildet (siehe oben), zum Teil durch die Produkte der Hydrolyse der Seife zustande kommt, die in dem Maße zunimmt, wie das Wasser in den Dialysator eindringt.

b) Die anfangs klare Flüssigkeit wird allmählich opalisierend, trübe und zuletzt milchig. Dies ist eine Wirkung der fortschreitenden Hydrolyse der Seife mit gleichzeitiger rascher Diffusion des Alkalis ins Außenwasser. Infolge dieser fortschreitenden Diffusion und Ausscheidung des Alkalis wandelt sich die „normale" Seife in Fettsäuren und saure Seifen um, die zum Teil suspendiert bleiben, zum Teil auf den Boden des Dialysators präcipitieren. Die Ausscheidung des Alkalis und die Fällung der Fettsäuren und der sauren Seifen haben eine fortschreitende Abnahme des Wasseranziehungsvermögens zur Folge, wodurch zuletzt das Volumen der im Dialysator enthaltenen Flüssigkeit nicht mehr in merklicher Weise zunimmt. Gegen Ende der Dialyse zeigt die Flüssigkeit drei Schichten: eine an der Oberfläche schwimmende, eine zweite als Präcipitat am Boden, die aus Fettsäuren und sauren Seifen besteht, und eine dritte milchige Zwischenschicht, die eine mikrogranuläre Suspension von Tröpfchen von Ölsäure und Teilchen von Palmitin- und Stearinsäure und sauren Seifen in einer sehr verdünnten Seifenlösung ist.

3. Während der Dialyse diffundiert auch Seife in das Außenwasser; aber die Diffusion der Seife ist viel langsamer als die des Alkalis in derselben Richtung und die Verschiebung von Wasser von außen nach innen, so daß die Bildung und Fällung von freien Fettsäuren und sauren Seifen im Dialysator stets eine sehr reichliche ist, während der Verlust an Seife verhältnismäßig gering ist.

4. Die ursprüngliche konzentrierte Seifenlösung zeigt alkalische Reaktion auf rotes Lackmuspapier, nicht alkalische Reaktion auf Phenolphthalein. Wenn man diese Lösung stark mit Wasser verdünnt, und noch mehr, wenn man sie erhitzt, so zeigt sie deutlich alkalische Reaktion auch auf Phenolphthalein, eine Reaktion, die bei darauffolgender Abkühlung der Flüssigkeit wieder abnimmt.

Während der ersten Periode der Dialyse wird die Seifenlösung deutlich alkalisch gegen Phenolphthalein (Wirkung der wachsenden Hydrolyse); zuletzt wird sie deutlich sauer sowohl gegen Phenolphthalein als gegen blaues Lackmuspapier (Wirkung der Diffusion des Alkalis und der Bildung von freien Fettsäuren und sauren Seifen).

5. Die konzentrierte Seifenlösung zeigt sich unter dem Ultramikroskop optisch fast „leer". In dem Maße, wie sie infolge Wirkung der Dialyse opalisiert und trübe wird, erscheinen zahlreiche glänzende Körnchen, die immer mehr an Volumen zunehmen. Die trübe, milchige Flüssigkeit wird sofort auf Zusatz von Ätznatron hell; gleichzeitig nehmen in ihr die unter dem Ultramikroskop sichtbaren glänzenden Körnchen ab.

6. Elektrischer Transport. Sowohl die Seife in der ursprünglichen klaren, konzentrierten Lösung als auch die Körnchen der Suspension von Fettsäuren und sauren Seifen wandern konstant anodisch.

7. Viscosität. Die Untersuchungen wurden mit dem Ostwaldschen Viscosimeter angestellt, bei der konstanten Temperatur von 37° C und immer mit derselben Capillare und mit demselben Volumen Flüssigkeit, so daß die Werte der Ausflußzeit miteinander verglichen werden können.

Setzt man der klaren, nicht dialysierten, konzentrierten Seifenlösung Wasser oder $^n/_{10}$-NaOH hinzu, so beobachtet man eine konstant fortschreitende Viscositätsabnahme (Wirkung der Verdünnung der Lösung).

Setzt man der filtrierten Suspension (die deshalb eine geringe Menge von freien Fettsäuren und sauren Seifen in mikrogranulärer Form enthält) $^n/_{10}$-NaOH hinzu, so nimmt die Viscosität der Flüssigkeit zuerst zu, erreicht ein Maximum und nimmt hierauf ab, bis sie den ursprünglichen Wert erreicht.

Fügt man an diesem Punkte Wasser hinzu, so nimmt die Viscosität wieder zu, aber sehr langsam (Wirkung der Verminderung der Konzentration des Alkalis). Läßt man dagegen statt einer $^n/_{10}$-Lösung verdünntere ($^n/_{100}$) NaOH einwirken, so tritt die Viscositätszunahme auch ein, aber viel langsamer. Ist dagegen die NaOH-Lösung konzentrierter (1 n), so wird das Viscositätsmaximum sogleich überschritten und man beobachtet hauptsächlich die wachsende Abnahme der Viscosität.

Die hier beschriebene Viscositätszunahme hält gleichen Schritt mit einer Klärung der opalisierenden oder trüben Suspension.

Zusatz von NaOH im Überschuß zur Seifenlösung verursacht Fällung der Seife.

Die durch die verdünnte NaOH-Lösung in der Suspension von sauren Seifen und freien Fettsäuren verursachte Viscositätszunahme ist wahrscheinlich durch die Umwandlung der letzteren in normale Seifen und der Suspension in eine Lösung bedingt. In ähnlicher Weise nimmt die Viscosität einer Suspension von Globulin zu, wenn infolge Zusatzes von NaOH das suspendierte Globulin sich auflöst (siehe oben). Es tritt Salzbildung und Lösung des Globulins ein; dann zersetzt sich das Salz (Natriumseife, Natriumglobulinat) in elektronegative kolloidale Ionen, welche die Viscositätszunahme verursachen, da sie in intimere Beziehungen zum Wasser (Hydratation, Quellung) und zu Na-Ionen treten. Wenn dieselbe Materie sich im Zustand einer mikrogranulären Suspension vorfindet, so sind ihre Beziehungen zum intergranulären Wasser weniger intim; das Wasser ist frei und befindet sich zum großen Teile nicht im Zustande von Quellungswasser, und die Flüssigkeit hat nicht die Merkmale einer Kolloidlösung, sondern vielmehr die einer Suspension.

Bei diesen Versuchen an Seifen gewinnt man viel mehr als bei denen an Proteinen die Überzeugung, daß die besonderen Merkmale der wahren Kolloidlösungen von dem chemischen Zustand der Materie abhängen und von den Beziehungen, welche die letztere mit dem Lösungsmittel eingeht, d. h. von der Dissoziation der Moleküle in Ionen und mithin von den elektrischen Ladungen der gelösten Teilchen.

8. Die Gelatinierung der konzentrierten Seifenlösung und die Umwandlung des homogenen Systems in ein diphasisches, wie im Falle der Gelatine, die hohe Viscosität der Seifenlösungen und die Viscositätszunahme, die man während der Klärung der Suspension nach Zusatz von Alkali beobachtet, das sehr hohe Molekulargewicht, das die Seifen der höheren Fettsäuren in wässeriger Lösung zeigen usw. — das alles sind genügende Kriterien für die Annahme, daß die wässerigen Lösungen dieser Seifen wahre Kolloidlösungen sind, die sich infolge fortschreitender Entziehung von Alkali in mehr oder weniger grobe granuläre Suspensionen von Fettsäuren und sauren Seifen umwandeln.

Schließlich stammt die Viscosität der Eiweißlösungen zum Teil von der Konzentration und Größe der kolloidalen Gebilde, aber besonders vom Dissoziationsgrade der diese Micellen bildenden Moleküle und vom Quellungsvermögen der aus dieser Dissoziation sich ergebenden Teilchen. Den Einfluß der Konzentration bei Gleichheit der anderen Bedingungen versteht man leicht, wie auch den Einfluß, den bei Gleichheit der Konzentration usw. die Größe der kolloidalen Gebilde ausübt. Was den dritten Faktor anbetrifft, so sind die Ergebnisse an den mikrogranulären Suspensionen von Globulinen, Fettsäuren und sauren Seifen sehr beweiskräftig; man ersieht daraus, daß, wenn dieselbe Menge von Substanz in demselben Volumen Wasser vorhanden ist, ihr Übergang aus dem Zustand einer Suspension in den einer Kolloidlösung infolge Zusatzes von Alkali eine starke Zunahme der Viscosität bewirkt, während der Überschuß des Alkalis, nachdem das Viscositätsmaximum erreicht ist, von neuem die Viscosität der Lösung herabsetzt.

Zwei allgemeine Schlußfolgerungen können aus diesem Studium einiger physikalisch-chemischen Eigenschaften der Suspensionen und der Kolloidlösungen gezogen werden: die erste betrifft ein unterscheidendes Kriterium zwischen Suspensionen und Kolloidlösungen, die zweite die physikalisch-

chemischen Zustandsänderungen der kolloidalen Lösungen, die mit der Ionisation des Kolloids (Proteins) verbunden sind. Aus dem oben Gesagten ergibt
sich hinlänglich klar, daß die zwischen Dispersionsmittel und disperser Substanz bestehenden Beziehungen beträchtlich verschieden sind, je nachdem es
sich um „wahre Suspensionen" (wie fein auch die feste Materie zerstreut
sein mag: Suspensionen — oder die flüssige: Emulsionen) oder um „wahre
kolloidale Lösungen" handelt. Bei den ersteren sind die erwähnten Beziehungen viel weniger eng, so daß die physikalischen Eigenschaften des
Wassers (Gefrierpunkt, Dampfspannung usw., Viscosität und, wie im folgenden
Kapitel gezeigt werden wird, auch die Oberflächenspannung) wenig dadurch
modifiziert werden; bei den zweiten dagegen sind die Beziehungen, die
zwischen den ionisierten kolloidalen Gebilden und dem Wasser eintreten,
sehr nahe, von der Art derjenigen, welche die modernen Chemiker[1]) bei den
Krystalloidlösungen annehmen, und deshalb zeigen die wahren kolloidalen
Lösungen einen beträchtlichen osmotischen Druck und eine erhebliche elektrische
Leitfähigkeit, eine im allgemeinen viel größere Viscosität und eine gewöhnlich
(siehe das folgende Kapitel) geringere Oberflächenspannung als das Wasser.

Natürlich werden in den feinsten Suspensionen die physikalischen Eigenschaften des Wassers auch durch die Gegenwart der dispersen Phase modifiziert,
aber in so geringem Grade, daß die Veränderungen unberücksichtigt bleiben
können. Außerdem sind die Suspensionen gewiß polyphasische Systeme,
während dasselbe sich nicht von einer Lösung von Alkalialbumin (oder von
Blutplasma) sagen läßt, bei der das Ultramikroskop die Gegenwart von mit
Brownscher Bewegung ausgestatteten glänzenden Teilchen nicht enthüllt; die
wahren kolloidalen Lösungen (von Proteinen, Seifen usw.) sind monophasische Systeme, in demselben Sinne, in welchem man sagt, daß
die Lösungen von Zucker oder von Elektrolyten monophasische
Systeme sind. Daraus folgt, daß die Unterschiede zwischen Suspensionen und kolloidalen Lösungen viel tiefgehender sind als die
zwischen kolloidalen Lösungen und Krystalloidlösungen. Deshalb
werden mit Unrecht unter der allgemeinen Bezeichnung Kolloide und kolloidale
Systeme (disperse Systeme) die Suspensionen (Suspensionskolloide) und die
kolloidalen Lösungen (Emulsionskolloide) miteinander verwechselt, die untereinander viel weniger gemeinsam haben als die kolloidalen und die krystalloiden
Lösungen. Obendrein ist es einfach nicht angebracht, die Eiweißionen einer Albuminlösung als eine im Wasser suspendierte flüssige Phase zu betrachten[2]).

Es ist schon gesagt, daß das zu Salz gewordene Albumin sich elektrolytisch in Ionen dissoziiert. Diese Ionen sind nun durch eine mächtige Hydratation oder Quellung ausgezeichnet, und diese hochgradige Quellung der Eiweißionen bildet den Schlüssel für die physikalisch-chemische Zustandsänderung,
die mit ihrer Entstehung in einer Lösung eintritt[3]).

Eine reichlich eiweißionenhaltige Flüssigkeit zeigt einen gewaltigen Anstieg der inneren Reibung, der als gutes Maß der Eiweißionenkonzentration

[1]) G. Ciamician, Zeitschr. f. physikal. Chemie 69, 96 [1909].

[2]) Fil. Bottazzi, Atti d. Soc. ital. per il Progresso delle Scienze, 4. Riunione in
Napoli, Decembre 1910. Roma 1911.

[3]) Ich resümiere in Kürze die Eigenschaften der Eiweißionen mit den Worten
W. Paulis (Archiv f. d. ges. Physiol. 136, 483 [1910]), dem die allgemeine Chemie der
Kolloide einen großen Teil der Fortschritte verdankt, die sie in diesen letzten Jahren ge-
macht hat.

dienen kann. Zugleich wird das Eiweiß gegen alle dehydrierenden Maßnahmen resistent, indem es seine Alkohol- und Hitzekoagulierbarkeit einbüßt. Quellbare Eiweißkörper zeigen durch eine mit der Wage bestimmbare, bedeutende Wasseraufnahme, Eiweißsole durch einen entsprechenden Druckzuwachs im Osmometer die mit der Ionisation verbundene Hydratation an. Eine 1 proz. Serumalbuminlösung wird bereits durch 0,003 n-HCl in ihrer Viscosität gesteigert und in ihrer Alkoholfällbarkeit und Hitzegerinnung gehemmt. Alle Maßnahmen, welche zur Rückentstehung von elektrisch neutralen Eiweißteilchen führen, restituieren die Alkoholfällbarkeit und Hitzekoagulation und bewirken Entquellung oder Abnahme der inneren Reibung. Die mit Dehydratation verbundene Bildung elektrisch neutraler Proteinteilchen kann auf verschiedene Weise erfolgen: durch Entstehung der elektrisch neutralen Aminosäurenmole aus dem Säure- oder Laugenprotein, durch Bildung elektrisch neutraler Moleküle des Eiweißsalzes infolge Zurückdrängung von dessen Ionisation, oder durch Umsetzung in Eiweißverbindungen von geringer Dissoziation, z. B. mit gewissen amphoteren Elektrolyten. Einen besonderen Fall der Entstehung von elektrisch neutralen Partikeln aus den Eiweißionen bildet die Wirkung der Neutralsalze. Die Empfindlichkeit von ionisiertem Eiweiß gegen Neutralsalze ist eine sehr große. Die Viscositätsbestimmung zeigt bereits bei $1/10000$ n-Salzzusatz die Bildung neutraler Eiweißteilchen an. Alle diese Beobachtungen weisen auf die hervorragende Rolle, welche die Eiweißkörper je nach ihrem elektrischen Zustande bei der Wasserbindung in den Zellen und Geweben spielen. Dem Organismus steht in der Variation des Verhältnisses von ionischem zu neutralem Eiweiß ein Regulator der Wasserbindung in seinen Zellen zu Gebote.

VII. Verschiedene Einflüsse auf die Viscosität der Kolloidlösungen.

1. Einfluß der Salze.

Nicht geringes Interesse bietet die Kenntnis der Wirkung, welche andere Stoffe, namentlich Mineralsalze, auf die Viscosität der Kolloidlösungen ausüben.

Aus den Untersuchungen v. Schröders[1] über Gelatinelösungen ergibt sich, daß Chloride und Nitrate der Alkalien die Viscosität der Gelatinelösungen vermindern, während Sulfate sie erhöhen. Ferner fand er, daß die durch die hinzugesetzten Salze herbeigeführte Viscositätsänderung nicht fortwährend in einem bestimmten Sinne variiert wird, wenn mehr von den Salzen hinzugesetzt wird, sondern daß die Kurve, welche den Einfluß der Konzentration des Salzes auf die Viscosität der Lösung darstellt, sehr ausgeprägte Maxima und Minima zeigt.

In analoger Weise ergibt sich sowohl aus den Untersuchungen Paulis und seiner Schüler als auch aus den meinen, daß die neutralen Salze die Viscosität der vermittels Zusatzes von Alkali auf den höchsten Grad gebrachten Lösungen von Serumproteinen herabsetzen [Bottazzi (l. c.)]. Wenn man bedenkt, daß sich unter normalen Verhältnissen im Blutplasma elektronegative Proteine (Alkaliproteine) vorfinden, so versteht man leicht, daß in Abwesenheit der normal in dieser Flüssigkeit enthaltenen Salze die Viscosität derselben größer sein würde, als wir sie in der Tat antreffen, oder daß eine der Aufgaben der neutralen Salze des Blutes, speziell des Chlornatriums, das sich in größerer Menge darin vorfindet, eben darin besteht, die Viscosität des Blutplasmas zu regulieren.

Die erwähnte, durch die neutralen Salze bewirkte Viscositätsabnahme ist eine Abnahme der Dissoziation des Alkaliproteins (dasselbe läßt sich vom Säureprotein sagen), die sie verursachen. Und nicht anders wirkt der Über-

---

[1] P. v. Schröder, Zeitschr. f. physikal. Chemie 45, 75 [1903].

schuß von Alkali (Abnahme der Viscosität nach Erreichung des Maximums infolge weiterer Zusatzes von Alkali) sowohl auf die Eiweißlösungen als auf die wässerigen Lösungen von Seifen.

Übrigens hat Martiri (l. c.) bei direkten Untersuchungen gesehen, daß der Salzzusatz eine Abnahme der Viscosität von Natriumoleatlösungen hervorbringt.

2. Einfluß der Temperatur.

Bottazzi und D'Errico (l. c.) haben die Viscosität von Glykogenlösungen bei verschiedenen Temperaturen studiert. Aus diesen Versuchen ergibt sich folgendes: Die Viscosität einer Glykogenlösung hängt von der Temperatur ab, insofern sie zu- und abnimmt, je nachdem die Temperatur an- oder absteigt. Eine 20 proz. Glykogenlösung, die bei 10° C eine Ausflußzeit gleich etwa 15 Minuten zeigte, zeigte bei 70° C eine Ausflußzeit von wenig mehr als 4 Minuten, und eine 10 proz. Glykogenlösung, die bei 7° C einen t-Wert gleich 7 Minuten 9 Sekunden hat, zeigt bei der Temperatur von 70° C $t = 2$ Minuten. Die Viscositätskurven der Glykogenlösungen als Funktion der Temperatur zeigen aber niemals plötzliche Knickungen, was offenbar davon herrührt, daß diese Lösungen, im Gegensatz zu anderen Kolloidflüssigkeiten, vornehmlich denjenigen der Eiweißkörper, unter dem Einfluß äußerst hoher oder niedriger Temperaturen keine solchen Veränderungen in dem physikalischen Zustande des Kolloids erfahren, die der Gerinnung der genuinen Eiweißkörper oder der Gelifikation der Gallerte ähnlich wären. Endlich zeigen einige Bestimmungen, daß die t-Werte für ein und dieselbe Lösung annähernd dieselben sind, sowohl wenn man bei der Ausführung der Bestimmungen von den höheren Temperaturen zu den niederen übergeht, als auch wenn man in der umgekehrten Richtung vorgeht.

(Siehe später den Einfluß der Temperatur auf die Viscosität des Blutserums und anderer Kolloidlösungen.)

3. Einfluß der hydrolysierenden Wirkung der Fermente.

Die Viscosimetrie dient dazu, gewisse Vorgänge aufzuklären, die in einer kolloidalen Flüssigkeit sich abspielen, wenn sie von Schwankungen der Viscosität begleitet sind. Deshalb wurde die viscosimetrische Methode mit großem Nutzen beim Studium der Verdauung organischer Kolloide verwendet, bei denen infolge der hydrolysierenden Wirkung des Fermentes Erscheinungen von Spaltung und Zersetzung der Teilchen des Kolloides selbst eintreten.

Und da es leicht gelingt, aufeinanderfolgende viscosimetrische Bestimmungen an einer Flüssigkeit während der Verdauung auszuführen, so hat diese Methode es ermöglicht, den allgemeinen Verlauf der Erscheinung in den verschiedenen Zeitpunkten vom Anfang bis zum Ende festzustellen und mit Hilfe einer graphischen Darstellung die Verdauungsgeschwindigkeit unter den verschiedenen experimentellen Bedingungen darzustellen.

So hat Spriggs[1]) die Pepsinverdauung der Proteine verfolgt und gefunden, daß die Viscosität der Flüssigkeit zuerst rasch, dann immer langsamer abnimmt. Ferner hat er die Beziehungen zwischen den Fermentmengen und der Verdauungsgeschwindigkeit nachgewiesen. Bayliss[2]) hat, als er außer der elektrischen Leitfähigkeit die Viscosität einer Caseinogenlösung während der tryptischen Verdauung bestimmte, ähnliche Schwankungen wie Spriggs während der Pepsinverdauung beobachtet.

Herzog[3]) hat zuerst die Schwankungen der Viscosität untersucht, die in einer Mischung von Proteosen eintreten, wenn sich Plastein darin bildet. Dieser Autor fand, daß die proteolytischen Enzyme Zunahme der Viscosität in konzentrierten Lösungen der Spaltungsprodukte von Eiweißkörpern bewirken. Diese Zunahme wird gehemmt bei Zusatz von Ascarispreßsaft, und zwar im selben Verhältnis wie die Abnahme bei der abbauenden Tätigkeit der Fermente. Auch Papayotinwirkung wird gehemmt. Die Hemmung

---

1) E. T. Spriggs, Zeitschr. f. physiol. Chemie **35**, 465 [1902].
2) W. M. Bayliss, Arch. des Sc. biol. de St. Pétersbourg **11** [Suppl.], 261 [1904].
3) R. O. Herzog, Zeitschr. f. physiol. Chemie **39**, 305 [1903].

zeigt sich in einer bedeutenden Herabdrückung der Reaktionsgeschwindigkeit. Vollständige Aufhebung der Fermentwirkung konnte bisher nicht beobachtet werden. Durch Kochen des Ascarispreßsaftes wird die hemmende Wirkung auf die Proteolyse aufgehoben, ebenso die Hemmung der Zunahme der Viscosität.

In jüngster Zeit habe ich[1]) ebenfalls viscosimetrische Untersuchungen parallel mit Bestimmungen der elektrischen Leitfähigkeit an einer konzentrierten Peptonlösung ausgeführt. Ich sah bei der Plasteinbildung, daß es unmöglich ist, aus den Bestimmungen der elektrischen Leitfähigkeit den Augenblick der Gelifikation der Mischung zu erkennen, daß die Erscheinung der Gelifikation sich dagegen deutlich in den Viscositätskurven kundgibt, die durch Angabe der Ausflußzeit auf den Ordinaten und der Dauer der tryptischen Verdauung der Peptonlösung auf den Abszissen zustande kommen. Gegen die 5. Stunde oder etwas später zeigt die Viscositätskurve ein mehr oder minder rasches Ansteigen, je nach der Konzentration der Proteosen. Häufig beobachtete man jedoch, daß während der tryptischen Verdauung von Peptonlösungen die viscosimetrische Beobach-

tung nicht viele Stunden hindurch fortgesetzt werden kann, weil sich Tyrosin ausscheidet und die Capillare des Viscosimeters verstopft. Dies beobachtet man jedoch bei der Mehrzahl der Verdauungserscheinungen nicht.

Weiter sind die viscosimetrischen Untersuchungen zu erwähnen, die Quagliariello[2]) während der tryptischen Verdauung von Natriumcaseinat in Abwesenheit und Anwesenheit von Natriumglykocholat und Buglia[3]) bei Trypsineinwirkung auf gekochte Stärke angestellt haben, beide zum Zwecke, den Einfluß des Gallensalzes auf die hydrolysierende Wirkung des Fermentes kennen zu lernen. Um den Einfluß der Fermente auf die Viscosität der Lösungen von Eiweißkörpern zu zeigen, möge die graphische Darstellung einiger experimentellen Daten Quagliariellos folgen (Fig. 56).

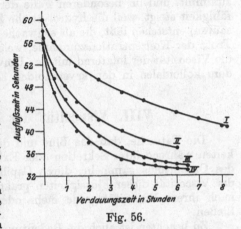

Fig. 56.

In dieser Figur ist auf den Abszissen die Zeit der Verdauung der verwendeten Caseinlösung in Stunden und auf den Ordinaten die Ausflußzeit in Sekunden angegeben. Die Kurven I, II, III und IV repräsentieren die Konzentrationen 0,02 resp. 0,04, 0,05 und 0,1% des benutzten Pankreatins.

Zanda[4]) hat ebenfalls die viscosimetrische Methode verwendet, um die Wirkung der Arzneimittel auf den Verlauf der Pepsinverdauung und Fuld[5]), um die Viscosität der Milch während der Einwirkung des Labfermentes zu studieren.

Endlich haben Bottazzi und D'Errico[6]) viscosimetrische Untersuchungen über die hydrolysierende Wirkung des Speichels an verschieden konzentrierten Glykogenlösungen angestellt. Aus ihnen ergab sich, daß die Viscosität von Glykogenlösungen in Anwesenheit von aktivem Speichel mit der Zunahme der Zeit abnimmt und die Abnahme um so bedeutender ist, je größer die Konzentration der Glykogenlösung war. In Gegenwart von unwirksam gemachtem Speichel nimmt dagegen die Viscosität nicht oder nur leicht ab.

Aus allen Untersuchungen über die Viscosität der kolloidalen Flüssigkeiten unter der hydrolysierenden Einwirkung von Enzymen ergeben sich also augenfällig die Änderungen des physikalischen Zustandes, welche das Kolloid selbst erfährt. Dies steht in Beziehung zu der Tatsache, daß die Verdauungserscheinungen sowohl im Falle der Eiweißkolloide als auch im Falle der nicht

1) Fil. Bottazzi, Arch. di Fisiol. 6, 169 [1909].
2) G. Quagliariello, Biochem. Zeitschr. 25, 220 [1910].
3) G. Buglia, Biochem. Zeitschr. 25, 239 [1910].
4) G. B. Zanda, Giorn. della R. Accad. di Med. di Torino 10 [1904]; Arch. ital. di biol. 43, 41 [1905].
5) E. Fuld, Beiträge z. chem. Physiol. u. Pathol. 2, 169 [1902].
6) Fil. Bottazzi u. G. D'Errico, Archiv f. d. ges. Physiol. 115, 359 [1906].

eiweißartigen organischen Kolloide im allgemeinen Vorgänge der Spaltung und Zersetzung verursachen, die notwendigerweise zu einer Verminderung der inneren Reibung der Flüssigkeit führen, weil sie das Volumen der in ihr gelösten Teilchen vermindern. Übrigens zeigt die viscosimetrische Untersuchung, auch wenn Gerinnungserscheinungen die hydrolytische Einwirkung bestimmter Fermente begleiten, gleich gut den Verlauf der Erscheinung an, weil in diesem Falle die innere Reibung der Flüssigkeit in einem bestimmten Augenblick zunimmt.

Hier sei darauf hingewiesen, daß infolge der hydrolytischen Zersetzung der kolloidalen Substanzen (Proteine, Stärke, Glykogen usw.) der osmotische Druck der Lösungen zunimmt, weil die Zahl der Moleküle in demselben Volumen Lösung zunimmt, und im besonderen Falle der Proteine auch deren elektrische Leitfähigkeit steigt, weil die hydrolytische Zersetzung der Proteine Stoffe (Aminosäuren) entstehen läßt, die als schwache Elektrolyte betrachtet werden können. Trotz der Konzentrationszunahme, welche die Flüssigkeit erfährt, nimmt also die Viscosität der letzteren mit der Umwandlung der in ihr gelösten Stoffe aus dem kolloidalen in den krystalloiden Zustand ab.

VIII. Viscosität der Körperflüssigkeiten.

Die Tatsache, daß das Blut und die Lymphe oder andere Körperflüssigkeiten während ihrer Sekretion oder Exkretion, d. h. ehe sie sich in Behältern des Organismus sammeln, durch Capillarröhren fließen, macht das Studium der Viscosität dieser Flüssigkeiten praktisch interessant, da sie bekanntlich je nach ihrem Viscositätsgrade mehr oder weniger leicht durch diese Röhren fließen.

Zu beachten ist auch die Bedeutung der Viscosität, speziell der des Blutes, für das Studium der mechanischen Arbeit des Herzens. Dieses Organ muß unter normalen Verhältnissen eine viel größere Arbeit leisten, als wenn die Viscosität der zirkulierenden Flüssigkeit geringer wäre. Es ist z. B. bekannt, daß das Hundeherz, um das Blut in den Blutcapillaren vorwärts zu treiben, eine mehr als viermal größere Arbeit verrichtet, als wenn statt Blut in den Gefäßen eine Flüssigkeit zirkulierte, welche die Viscosität des destillierten Wassers hätte.

1. Viscosität der keine suspendierten Bestandteile enthaltenden (homogenen) Flüssigkeiten.

α) Blutserum.

In der folgenden Tabelle 73 sind die ersten experimentellen Resultate zusammengestellt, die über die Viscosität des normalen Blutserums erhalten wurden [1]).

Aus den oben angeführten Zahlenangaben und aus anderen, später erhaltenen ergibt sich klar, daß die Viscosität des Blutserums bei Gleichheit der Temperatur beträchtlich größer als die des destillierten Wassers ist.

Es ergibt sich dann, daß für die verschiedenen Tierarten der Wert der Viscosität des Serums verhältnismäßig beträchtliche Schwankungen zeigt. Aber da in dieser Hinsicht die in der Tabelle angegebenen Daten spärlich sind und andererseits nicht weiter ergänzt wurden [Rossi[2])], so halte ich es für nützlich, über jüngst von mir[3]) gewonnene

---

[1]) Fil. Bottazzi, Chim. fis., S. 353.
[2]) G. Rossi, Arch. di Fisiol. 2, 599 [1905]; 3, 507 [1906].
[3]) Fil. Bottazzi, Rendiconti della R. Accad. dei Lincei [5] 17 [1], 707, 792 [1908].

Resultate bei Bestimmungen der Ausflußzeit (t) des „Blutserums" von vielen Tierarten, Wirbellosen und Wirbeltieren zu berichten (Tab. 74). Der Viscositätskoeffizient ist nicht bestimmt; da aber in allen Fällen dasselbe Ostwaldsche Viscosimeter verwendet wurde und die Temperatur zwischen ca. 16 und 20°C schwankte, so sind die Werte von t untereinander vergleichbar. Natürlich wird mit dem Namen „Blutserum" sowohl das defibrinierte oder das spontan geronnene und zentrifugierte Blutserum der Wirbeltiere als auch die durch die Gefäße eines Cephalopoden zirkulierende dichte Flüssigkeit oder endlich die wässerige Flüssigkeit bezeichnet, die man z. B. aus der Körperhöhle einer *Holothuria* oder eines *Sipunculus* auffängt.

Tabelle 73.

Blutserum von	bei 15°C ϱ	bei 39°C ϱ	bei 40°C ϱ	Autoren
Hund (Venenblut) . . . {	2,0233 2,0486	1,84 1,87	— —	} Fil. Bottazzi (1897)
Schwein . . . . {	—	—	1,68—1,72 1,69	
Schaf . . . . {	—	—	1,69—1,75 1,70	
Rind . . . . {	—	—	1,74—1,95 1,77	
Pferd . . . . {	—	—	1,64—1,77 1,72	} A. Mayer[1]) [1902]
Kaninchen . . . . . . {	—	—	1,41—1,46 1,43	
Mensch	—	—	1,56	
Hund	—	—	1,56	
Kalb	—	—	1,55	

Ordnet man die untersuchten Tiere nach der anwachsenden Reihe der Durchschnittswerte der Ausflußzeit (t) ihres „Serums", so erhält man die folgende Tabelle:

Tabelle 74.

Tiere	t
Cereactis aurantiaca	1'9''
Sipunculus nudus	1'10''
Aplysiae	1'12''
Asterias glacialis	1'13''
Holothuriae	1'13''
Astropecten aurantiacus	1'14''
Aves	1'30''
Rana esculenta	1'32''
Lepus cuniculus	1'33''
Crustacea	1'33''
Ovis (Lamm)	1'36''
Conger vulgaris	1'41''
Canis familiaris	1'54''
Selachier	1'57''
Bos taurus	1'59''
Sus domesticus.	2'10''
Bubalus buffelus	2'46''
Cephalopoden	3'40''

---

[1]) A. Mayer, Compt. rend. de la Soc. de Biol. **54**, 365 [1902]. — Siehe auch: A. Mayer, Compt. rend. de la Soc. de Biol. **53**, 1138 [1901]. (Die in dieser Arbeit geäußerten Anschauungen werden vom Autor nicht mehr vollständig aufrecht erhalten.) — A. Mayer, Compt. rend. de la Soc. de Biol. **54**, 767 [1902].

Aus dieser Tabelle ergibt sich folgendes:

1. Wenn man eine Klassifizierung der See- und Landtiere aufstellt, indem man als Kriterium den Wert der Ausflußzeit ihres Blutserums (bzw. ihrer Höhlenflüssigkeit) annähme, so würde die Klassifizierung der gewöhnlichen zoologischen durchaus nicht entsprechen; dies beweist, daß die Viscosität des Blutplasmas oder Blutserums nicht streng von der Organisation der Tiere abhängig ist.

2. Die Viscosität der Höhlenflüssigkeit der wirbellosen Seetiere, von den Celenteraten bis inklusive zu den Gastropoden, unterscheidet sich wenig von der des Meerwassers, sie ist jedoch stets etwas höher.

3. Unter den Mollusken unterscheiden sich die Cephalopoden nicht nur von den übrigen Mollusken, sondern auch von allen anderen Wirbellosen und Wirbeltieren insofern, als ihr Blut die größte bis jetzt gefundene Viscosität (die größte Ausflußzeit) zeigt.

4. Eine Zwischenstellung zeigen in obiger Tabelle, soweit es die Ausflußzeit betrifft, Tiere der verschiedensten Art: Vögel, Frösche, Crustaceen, Fische, Säugetiere. Und zwar zeigen die Vögel und Amphibien ein verhältnismäßig wenig viscöses Blutserum; dann folgen mit steigender Viscosität die Crustaceen, Fische, Säugetiere. Auffallend ist die Tatsache, daß bei den Säugetieren das Serum der Kaninchen und Lämmer eine geringere Ausflußzeit hat als das der anderen Säugetiere (sie ist auch geringer als die der Fische). Die Säugetiere, welche die größte Ausflußzeit aufweisen, sind das Rind und der Büffel (vielleicht auch die Katze). Das Hundeserum hat eine Viscosität, die zwischen der des Blutserums vom Kaninchen und Lamm und der des Rindes, Schweines und Büffels liegt. Immerhin zeigen, mit Ausnahme des Schweines und des Büffels, alle anderen in dieser Zwischengruppe angeführten Tiere ein Serum, dessen Ausflußzeit fortwährend, d. h. ohne bemerkenswerte Sprünge, von 1' 30'' bis 1' 59'' variiert.

5. Den ersten Sprung der Viscosität unter den Seetieren (wie schon bemerkt, zeigen die Cephalopoden eine Ausnahme) macht das Blutserum der Crustaceen (1' 33''), dem das der Fische nahe kommt, da das der Teleostier weniger viscös (1' 41'') als das der Selachier ist.

Aber gerade bei den Selachiern und Crustaceen haben wir ein Blutplasma, dessen Gerinnung bruchstückweise oder vielmehr in einer mehr oder minder langen Zeit erfolgt (im Gegensatz zum Blut aller anderen Tiere, dessen Gerinnung in wenigen Minuten und endgültig vor sich geht); deshalb ist es schwer, den Augenblick herauszufinden, in welchem die Gerinnung vollständig erfolgt ist, d. h. den Moment, in welchem man es mit einem Serum und nicht mit einem des Fibrins mehr oder weniger beraubten Plasma zu tun hat.

Die mit dem Blutplasma dieser Tiere (namentlich von *Homarus*) gemachten Experimente haben erwiesen, daß sein enzymatischer Gerinnungsvorgang von einer andauernden Zunahme der Viscosität begleitet ist, der mit der Gelatinierung und folglich mit der Unfähigkeit der Flüssigkeit endet, durch die Capillare des Viscosimeters zu fließen.

Weitere Experimente, bei denen mittels Gefrieren des Serums und darauffolgenden langsamen Auftauens ein Konzentrationsunterschied der Kolloide herbeigeführt wurde, zeigten, daß die konzentriertere untere Schicht eine viel größere Viscosität als die weniger konzentrierte obere Schicht hat, oder, wie vorauszusehen war, daß die Viscosität des Serums mit der Zunahme der Konzentration der Kolloide (Serumproteine) zunimmt.

Die an den verschiedenen Schichten entnommenen Proben ausgeführten Bestimmungen von Eiweißstickstoff lehrten, daß wirklich die größere Viscosität mit dem größeren Gehalt des Serums an Eiweißstickstoff zusammenfällt.

Nachdem diese (oberflächliche) Beziehung zwischen Viscosität und kolloidaler Konzentration des Blutserums festgestellt ist, wäre man versucht, sie auf alle anderen untersuchten Flüssigkeiten auszudehnen. Die Frage ließe sich auf folgende Weise stellen: Sind die beim Serum (bzw. bei Höhlenflüssigkeiten) der verschiedenen untersuchten Tiere beobachteten Viscositätsunterschiede (Ausflußzeit) durch die Unterschiede im Gehalt dieser Flüssigkeiten an Kolloiden (Proteinen) bedingt?

Die Antwort auf diese Frage wurde durch Paralleluntersuchungen zu geben versucht, bei denen der Gehalt an Proteinstickstoff der Flüssigkeiten bestimmt und die Ausflußzeit gemessen wurde[1]. Die Resultate dieser Untersuchungen sind in der folgenden Tabelle wiedergegeben.

---

[1] Fil. Bottazzi, Rendiconti della R. Accad. dei Lincei [5] **17** [2], 16 [1908].

Tabelle 75.

Tiere	Eiweißstickstoff des Blutserums g%
Sipunculus nudus . . . . ⎫	
Holothuria Poli . . . . . ⎪	
Holothuria tubulosa. . . . ⎪	
Sphaerechinus granularis . ⎬ Mittel	0,0089
Astropecten aurantiacus . . ⎪	
Asterias glacialis . . . . ⎪	
Aplysia limacina . . . . ⎪	
Aplysia depilans. . . . . ⎭	
Homarus vulgaris	0,5277
Anas domestica	0,5680
Conger vulgaris	0,6034
Rana esculenta	0,6034
Gallus domesticus	0,6084
Maja squinado . . . . ⎫ Mittel	0,6611
Maja verrucosa . . . . ⎭	
Scyllium stellare	0,6762
Felis domestica	0,8106
Lepus cuniculus	0,8348
Bos taurus	0,8512
Canis familiaris	0,9512
Sus domesticus	1,2300
Bufalus buffelus	1,3636
Eledone moschata. . . . . ⎫ Mittel	1,6599
Octopus vulgaris . . . . . ⎭	

Aus dieser Tabelle ergibt sich klar, daß, was den Gehalt an Eiweißstickstoff des Blutserums bzw. der Höhlenflüssigkeit der See- und Landtiere betrifft, diese in vier Gruppen eingeteilt werden können:

a) Diejenigen, welche sehr wenig Eiweißstickstoff enthalten, weniger als 0,5%; dies sind die Sipunculi, die Echinodermen im allgemeinen und unter den Mollusken die Aplysiae; die Höhlenflüssigkeit dieser Tiere und wahrscheinlich anderer niederer Wirbellosen des Meeres ist sehr arm an Eiweißstoffen.

b) Diejenigen, deren Höhlenflüssigkeit oder Blutserum 0,52—0,67% Eiweißstickstoff, d. h. (wenn man den Stickstoffgehalt ihrer Eiweißstoffe gleich 15% setzt) 3,35—4,18% Eiweißstoffe enthält. Diese Gruppe umfaßt Tiere, die zu sehr verschiedenen Arten, Wirbellosen und Wirbeltieren, gehören: die dekapoden Crustaceen, die Vögel, Frösche, Majae und die Selachier.

c) Diejenigen, deren Blutserum 0,8—0,9% Eiweißstickstoff, d. h. 5,06—5,93% Eiweißstoffe, enthält. Diese Gruppe besteht aus Säugetieren, pflanzen- und fleischfressenden Haustieren: Katzen, Hunden, Kaninchen, Rindern.

d) Endlich diejenigen, deren Blutserum am reichsten an Eiweißstickstoff ist, und zwar die Cephalopoden, deren Serum im Durchschnitt 1,66% Eiweißstickstoff, d. h. 10,37% Eiweißstoffe enthält.

Sehr reich an N ist auch das Büffelserum, das 1,3636% N, d. h. 8,5% Eiweißstoffe, und das des Schweines, das 1,23% Eiweißstickstoff enthält.

Wenn man diese Resultate, die sich auf den Gehalt an Eiweißstickstoff des Blutserums beziehen, mit den früher über die Viscosität angeführten vergleicht, so bemerkt man, daß im allgemeinen der Gehalt an Proteinen in der untersuchten Flüssigkeit mit ihrer Viscosität gleichen Schritt hält. Die Flüssigkeiten der Tiere der ersten Gruppe enthalten die geringste Menge Eiweißstickstoff und sind auch die am wenigsten viscösen; das Blut der Cephalopoden ist am reichsten an Proteinen und zeigt die größte Ausflußzeit usw. Man kann also behaupten, daß die größere oder geringere Viscosität des Blutplasmas durch den größeren oder geringeren Gehalt desselben an Proteinen bedingt ist.

Simon[1] hat mit besonderer Genauigkeit die physiko-chemischen Konstanten des Blutserums von normalen Pferden bestimmt, wobei er die in der Tabelle 76 zusammengestellten Resultate erhielt[2]:

---

[1] I. Simon, Boll. della Soc. med. di Parma [2] 1, Nr. 4 [1908]. (Sep.-Abdr., S. 1—6.)
[2] Die Zahlenangaben sind in der Tabelle nach der abnehmenden Höhe der Werte des spezifischen Gewichtes geordnet.

Tabelle 77.

Viscosität bei 25° C (nach Frei).

	Normale Schafe		Normale Ziegen	Normale Rinder	Normale Esel			Normale Pferde				Krank an Pferdesterbe		Immun gegen Pferdesterbe		
	Blut	Serum	Serum	Serum	Blut	Plasma	Serum	Blut	Def. Blut	Plasma	Serum	Blut	Serum	Blut	Plasma	Serum
Anzahl der Untersuchungen	10	19	8	4	18	18	18	90	9	16	81	85	83	14	8	14
Anzahl der untersuchten Tiere	10	19	8	4	8	8	8	72	9	11	71	58	67	12	4	14
Mittel	4,27	1,65	1,75	2,04	3,74	2,01	1,80	3,80	2,89	1,92	1,83	3,68	1,78	3,80	2,04	1,90
Mittel für normale Tiere	—	—	—	—	—	—	1,80	—	—	—	—	3,80	1,83	3,80	—	1,83
Abweichung vom normalen Mittel	—	—	—	—	—	—	—	—	—	—	—	-3,2%	-2,7%	0%	—	+3,8%
Maximum	4,80	1,87	1,98	2,15	4,83	2,50	2,30	5,27	3,45	2,25	2,13	7,39	2,77	4,70	2,27	2,18
Minimum	3,80	1,50	1,58	1,87	2,70	1,70	1,60	2,95	2,55	1,73	1,55	2,70	1,49	3,05	1,85	1,72
Abweichung über Mittel	12,4%	13,3%	13,1%	5,4%	29,2%	24,4%	27,8%	38,7%	19,4%	17,2%	16,7%	100,6%	56,1%	32,5%	12,4%	14,5%
„ unter Mittel	11,0%	9,1%	9,7%	8,3%	27,8%	15,4%	11,1%	22,4%	11,8%	10,2%	15,1%	26,7%	16,0%	11,0%	10,3%	9,5%
„ total	23,4%	22,4%	22,8%	13,7%	57,0%	39,8%	38,9%	61,1%	31,2%	27,4%	31,8%	127,3%	72,1%	43,5%	22,7%	24,0%
„ über normalem Mittel	—	—	—	—	—	—	—	—	—	—	—	94%	51%	32,5%	—	19%
Abweichung unter normalem Mittel	—	—	—	—	—	—	—	—	—	—	—	29%	19%	11,0%	—	6%
Anzahl Werte über Mittel	40%	52,5%	37,5%	50%	55,5%	50%	55,5	41,1%	44,5%	37,5%	37%	40%	51,8%	57%	87,5	43%
„ „ unter Mittel	60%	47,5%	62,5%	50%	44,5%	50%	44,5	58,9%	55,5%	62,5%	63%	60%	48,2%	43%	12,5	57%
„ „ über normalem Mittel	—	—	—	—	—	—	—	—	—	—	—	34%	35%	57%	—	36%
Anzahl Werte unter normalem Mittel	—	—	—	—	—	—	—	—	—	—	—	66%	65%	43%	—	64%

Tabelle 76 (nach Simon).

Nr. (a)	Datum (b)	Spezifisches Gewicht bei 25° (c)	ϱ [1] bei 25° (d)	Gerinnungs-temperatur in 30′ [2] (e)	Δ (f)	$K \cdot 10^5$ bei 25° (g)
1	28. III. 1908	1,0295	1,84	65,6°	0,546°	1184
2	8. IV. 1908	1,0291	1,84	64,7°	0,544°	1187
3	28. I. 1908	1,0290	1,77	65,1°	0,545°	1183
4	16. I. 1908	1,0289	1,77	64,8°	0,552°	1152
5	9. III. 1908	1,0284	1,79	64,1°	0,546°	1203
6	6. XII. 1907	1,0282	1,79	65,4°	0,546°	1179
7	14. II. 1907	1,0277	1,75	(63,3°)	0,537°	1184
8	31. III. 1908	1,0277	1,74	65,6°	0,550°	1208
9	27. III. 1908	1,0277	1,69	64,7°	0,553°	1221
10	19. XII. 1908	1,0272	1,69	64,8°	0,536°	1165
11	12. III. 1908	1,0264	1,61	65,5°	0,551°	1213
12	26. XI. 1907	1,0255	1,59	64,7°	(0,585°)	1226
	Mittel:	1,0279	1,74	65,0°	0,546°	1192

Auch Frei[3]) hat die physiko-chemischen Konstanten des normalen Serums verschiedener Säugetiere gemessen; in der Tabelle 77 sind die bezüglichen Resultate zusammengestellt.

Die Werte der Viscosität des normalen Pferdeserums befinden sich in einer ziemlichen Übereinstimmung mit den Zahlen von Simon (1,83 nach Frei und 1,72 nach Simon). Es ist auch zu bemerken, daß bei den verschiedenen Tierarten die Viscosität des normalen Blutserums in folgender Reihe abnimmt: Rinder, Pferde, Esel, Ziege, Schaf.

Tabelle 78.

Versuchsbedingungen	Lymphe des Ductus thoracicus			Lymphe des brachialen Lymphganges			Lymphe des cervicalen Lymphganges		
	Δ	K_{370}	t_{370} (t_{H_2O} = 2′ 4″)	Δ	K_{370}	t_{370} (t_{H_2O} = 2′ 4″)	Δ	K_{370}	t_{370} (t_{H_2O} = 2′ 4″)
Normaler gefütterter Hund	0,595°	—	2′ 54″	0,630°	$164 \cdot 10^{-4}$	2′ 14″	0,620°	$158 \cdot 10^{-4}$	2′ 28″
	0,600°	—	2′ 44″	—	—	—	—	—	—
	0,605°	$164 \cdot 10^{-4}$	3′ 24″	—	—	—	—	—	—
	0,610°	$159 \cdot 10^{-4}$	3′ 52″	—	—	—	—	—	—
	0,615°	—	2′ 48″	—	—	—	—	—	—
	0,620°	$140 \cdot 10^{-4}$	2′ 41″	—	—	—	—	—	—
Normaler Hungerhund	0,595°	$138 \cdot 10^{-4}$	2′ 55″	—	—	—	—	—	—
	0,600°	$165 \cdot 10^{-4}$	2′ 33″	0,620°	$176 \cdot 10^{-4}$	2′ 10″	—	—	—
	0,605°	$164 \cdot 10^{-4}$	2′ 41″	—	—	—	—	—	—
	0,615°	$160 \cdot 10^{-4}$	2′ 35″	0,630°	$166 \cdot 10^{-4}$	2′ 35″	—	—	—
	0,615°	$165 \cdot 10^{-4}$	2′ 56″	—	—	—	—	—	—
Während Bewegungen der Glieder	—	—	—	0,610°	$140 \cdot 10^{-4}$	2′ 15″	—	—	—
	—	—	—	0,615°	$142 \cdot 10^{-4}$	2′ 55″	—	—	—
	—	—	—	0,625°	$160 \cdot 10^{-4}$	2′ 22″	—	—	—
	—	—	—	0,635°	$165 \cdot 10^{-4}$	2′ 21″	—	—	—

[1]) ϱ = Beziehung zwischen der Ausflußzeit des Serums und der des destillierten Wassers durch dasselbe Ostwaldsche Viscosimeter und bei derselben Temperatur, nach dem Vorschlag A. Mayers.

[2]) Bestimmt nach der Methode und mit dem Apparat von L. Sabbatani und G. Buglia (Arch. di Fisiol. 3, 154 [1905]).

[3]) W. Frei, Zeitschr. f. Infektionskr., parasit. Krankh. u. Hyg. d. Haustiere 6, 363, 446 [1909].

β) Lymphe.

Über die physiko-chemischen Konstanten der Hundelymphe gibt es in der Literatur eine Reihe von Angaben; der Kürze halber werden nur einige durch eigene Messungen gewonnene Ergebnisse angeführt.

Die Tabelle 78 (S. 1661) zeigt, daß die aus dem brachialen Lymphgang entspringende Lymphe, während aktiver Bewegungen eines Gliedes, einen von dem normalen nicht sehr verschiedenen osmotischen Druck, elektrische Leitfähigkeit und Viscosität besitzt, vielleicht weil infolge der besonderen Verhältnisse der anatomischen Beziehungen der Blut- und Lymphcapillaren in den Muskeln sich die Stoffwechselprodukte dieser Organe direkt viel mehr in das Blut als in die Lymphe ergießen.

Über menschliche Lymphe liegen nur spärliche Angaben vor. Neuerdings haben Simon und Braga[1]) das Lymphserum einer Frau, die eine Fistel des Ductus thoracicus hatte, untersucht und die physiko-chemischen Konstanten ermittelt. Die ermittelten Werte sind in der folgenden Tabelle aufgeführt:

Tabelle 79.
Serum von menschlicher Lymphe (Simon und Braga).

Nr.	Datum	Stunden	Gesamt-lymphe ccm	Dauer der Entnahme in Minuten	Ausfluß-geschwindigkeit in 1ʰ ccm	Seit der Mahlzeit bis zum Beginn der Entnahme verflossene Zeit in Stunden	Aussehen des Lymph-serums	Spezifisches Gewicht bei 25°	Ausfluß-zeit bei 25°	ϱ	Gerinnungs-temperatur in 30′	Δ	$K \cdot 10^5$ bei 25°
I	17. IX. 1908	5ʰ 45′ bis 6ʰ 30′	—	—	—	?	wie Milchserum	1,0125	1′ 51″ ³/₁₀″	1,21	90°	0,525	1280
II	18. IX. 1908	6ʰ 30′ nachm. bis 7ʰ 10′	—	—	—	1	milchig	1,0117	2′ 2″	1,33	nicht geronnen	0,520	1224
VI	19. IX. 1908	10ʰ 45′ bis 11ʰ 30′	20	45	26	2	milchig	1,0126	1′ 53″ ³/₁₀″	1,24	94,5°	0,530	1245
IV	18. IX. 1908	1ʰ 20′ nachm. bis 1ʰ 40′	28	20	84	2	rosenfarbig	1,0101	1′ 49″ ⁹/₁₀″	1,20	nicht geronnen	0,538	1266
VII	20. IX. 1908	8ʰ 5′ ab. bis 9ʰ 5′	46	60	46	2	opal. rosenfarbig	1,0113	1′ 48″ ⁷/₁₀″	1,18	nicht geronnen	0,526	1288
VIII	20. IX. 1908	9ʰ 5′ ab. bis 10ʰ 5′	42	60	42	3	+ opal.	1,0119	1′ 49″ ⁹/₁₀″	1,20	nicht geronnen	0,519	1277
IX	20. IX. 1908	10ʰ 5′ ab. bis 11ʰ 5′	47	60	47	4	– opal.	1,0123	1′ 53″ ¹/₁₀″	1,23	98,4°	0,525	1265
X	20. IX. 1908	11ʰ 5′ ab. bis 12ʰ 5′	40	60	40	5	wie Milchserum	1,0127	1′ 52″ ⁴/₁₀″	1,23	90,5°	0,520	1273
V	19. IX. 1908	6ʰ 30′ bis 7ʰ 45′	23,5	75	18,8	6	weiß opal.	1,0123	1′ 56″ ²/₁₀″	1,27	95°	0,527	1217
XI	21. IX. 1908	8ʰ 10′ bis 9ʰ 10′	37	60	37	8	wie Milchserum	1,0127	1′ 53″ ⁵/₁₀″	1,24	96,5°	0,520	1220
III	18. IX. 1908	5ʰ 30′ bis 6ʰ 30′	—	—	—	12	wie Milchserum	1,0134	1′ 58″ ⁵/₁₀″	1,29	86°	0,546	1262
							Mittel:	1,0120		1,23	92,2°	0,526	1256

Diese Werte beweisen:

1. Daß das spezifische Gewicht des Lymphserums geringer ist als das des Blutserums [1,027—1,029 nach den klassischen Autoren; 1,0270 nach Braga (zit. nach Simon und Braga, l. c.)].

2. Daß die Viscosität geringer ist auch als die des menschlichen Blutserums [$\varrho = 1,80$ nach Braga (zit. nach Simon und Braga, l. c.)].

3. Daß die Gerinnbarkeit in der Wärme außerordentlich gering ist, viel geringer als die des menschlichen Blutserums [64,5° nach Braga (zit. nach Simon und Braga,

---

[1]) I. Simon u. A. Braga, Lav. e riv. di Chim. e Microsc. clin. **1**, [1909]. (Sep.-Abdr., S. 1—6).

l. c.), 68° nach Bertino[1])], für das Blutserum von gesunden Frauen und von gesunden schwangeren Frauen [65,2° nach Falco (l. c.)], für das den Nabelvenen des reifen Foetus entnommene Blutserum.

4. Daß der Wert von $\varDelta$ dem von Strauß[2]) gefundenen (0,51—0,56°) entspricht. Er ist im Durchschnitt bei diesen Untersuchungen geringer als der des Blutes.

5. Daß die elektrische Leitfähigkeit größer ist als die des Blutserums [$K_{25°} \cdot 10^5$ = 1134 nach Viola (l. c.)].

Die Unterschiede zwischen dem Lymphserum und dem Blutserum lassen sich sehr gut erklären (was das spezifische Gewicht, die Viscosität und die elektrische Leitfähigkeit anbetrifft), wenn man den geringeren Gehalt des ersteren an Proteinen bedenkt. Der Wert von $\varDelta$ ergibt sich bei diesen Untersuchungen als geringer als der des Blutserums der Säugetiere im allgemeinen und geringer als der der Lymphe der Tiere. Ferner nimmt man gewöhnlich an, daß die Gefrierpunktserniedrigung der Lymphe unter normalen Verhältnissen größer als die des Blutes sei (Hamburger, Jappelli und D'Errico usw.). Wie lassen sich diese Nichtübereinstimmungen der Resultate der verschiedenen Autoren erklären?

Die Lymphe, die man gewöhnlich von Tieren erhält, zeigt — sei es nun, weil diese sich häufig auf dem Aufspannungsapparat hin und her bewegen, sei es, weil sie oft an Atmungsstörungen leiden — eine abnorm hohe osmotische Konzentration, wahrscheinlich weil sich Kohlensäure und lösliche Produkte der Muskeltätigkeit darin anhäufen. Dagegen ist die Lymphe, die man aus einer Fistel des sonst gesunden Menschen erhält, eine Lymphe, die aus einem vollkommen im Ruhezustande befindlichen und normal atmenden Organismus ausfließt. Dies könnte die geringere osmotische Konzentration der menschlichen Lymphe im Vergleich zur Hundelymphe erklären.

Was sodann den Unterschied zwischen Lymphserum und Blutserum ein und desselben Tieres anbetrifft, so müßten die beiden obenerwähnten Faktoren auch in dem Sinne einwirken, daß die Konzentration der Lymphe größer als die des Blutes erschiene, weil, wie man annimmt, die Produkte des Stoffwechsels der Gewebe hauptsächlich und ganz unmittelbar gerade in die Lymphe abgegeben werden. Der hier geäußerte Zweifel ließe sich beseitigen, wenn man die Lymphe von curarisierten Tieren mit der derselben Tiere vergliche, wenn sie sich frei auf dem Aufspannungsapparat bewegen können; übrigens wird dies durch einige Untersuchungen von Jappelli und D'Errico[3]) wahrscheinlich gemacht, welche die physiko-chemischen Konstanten des Blutserums aus den Venen der Extremitäten, sowie der Lymphe des brachialen Lymphstammes während der passiven Bewegungen und während der rhythmischen Tetanisierung der Vorderextremitäten gemessen haben. Die erhaltenen Werte sind in der folgenden Tabelle 80 zusammengestellt.

Endlich ist der Unterschied im Eiweißgehalt zwischen Lymphe und Serum in Betracht zu ziehen. Nach den Untersuchungen von Starling[4]), Moore[5]), Lillie[6]) und Roaf[7]) zweifelt man heutzutage nicht mehr daran, daß die Proteine im Zustand elektronegativer Teilchen wie im normalen Serum einen osmotischen Druck ausüben. Deshalb muß die Lymphe aus dem einzigen Grunde ihres geringeren Gehaltes an Proteinen einen geringeren osmotischen Druck als das Blutserum haben.

Die normale Lymphe (die arm an Proteinen und mit Produkten des Stoffwechsels der Gewebe, besonders aber mit Kohlensäure nicht übermäßig beladen ist), sollte also sowohl aus diesem Grunde als aus dem früher angeführten theoretisch einen geringeren osmotischen Druck als das Blutserum desselben Tieres haben (selbstverständlich muß die Lymphe von hungernden Tieren oder mehrere Stunden nach der letzten Fütterung genommen werden).

---

[1]) A. Bertino, La Ginecologia 4 [1908]. Sep.-Abdr.

[2]) H. Strauß, Deutsche med. Wochenschr. 1902, Nr. 37—38.

[3]) Siehe oben V. Kapitel.

[4]) E. H. Starling, Journ. of Physiol. 19, 312 [1896]; 24, 317 [1899].

[5]) B. Moore and W. H. Parker, The osmotic properties of colloidal solutions. Amer. Journ. of Physiol. 7, 261 [1902]. — B. Moore and H. E. Roaf, Direct measurements of the osmotic pressure of certain colloids. Biochemical Journ. 2, 34 [1907]. — L. Adamson and B. Moore, Biochemical Journ. 3, 422 [1908].

[6]) R. S. Lillie, Amer. Journ. of Physiol. 20, 127 [1907].

[7]) H. E. Roaf, Quaterly Journ. of exp. Physiol. 3, 75, 171 [1910].

Tabelle 80.

Fortlauf. Nr. d. Experimente	Gewicht des Tieres	Zeitabschnitte d. Experimente	Experimentelle Bedingungen	Blutserum			Aus dem brachialen Lymphstamm erhaltene Lymphe				
				Δ	K_{360}	t_{370}	Entnommenes Gesamtvolumen	Ausflußgeschwindigkeit (in 10')	Merkmale	Δ	K_{360}	t_{370}
I	Jagdhund, Bastard, 21 kg schwer	I	Normale	0.615°	142·10⁻⁴	3'25"	9 ccm in 35'	2,57 ccm	gelb-rosa	0,630°	164·10⁻⁴	2'14"
		II	Tetanisierung d. Extremität	0,625°	135·10⁻⁴	3'36"	6 „ „ 45'	1,28 „	trüb rötlich	0,635°	160·10⁻⁴	2'21"
II	Jagdhund, Bastard, 18 kg schwer	I	Normale	0,610°	165·10⁻⁴	3'28"	7 „ „ 40'	1,75 „	durchsichtig,	0,620°	169·10⁻⁴	2'18'
		II	Tetanisierung d. Extremität	0,625°	146·10⁻⁴	3'37"	6 „ „ 40'	1,50 „	fast farblos trüb, rötlich	0,625°	165·10⁻⁴	2'22"
III	Fleischerhund, 24 kg schwer	I	Normale	0,605°	147·10⁻⁴	3'12"	10 „ „ 40'	2,50 „	durchsichtig, bernsteingelb	0,620°	166·10⁻⁴	2'12'
		II	Tetanisierung d. Extremität	0,630°	139·10⁻⁴	3'28"	8 „ „ 50'	1,60 „	trüb, kaum rosafarben	0,635°	140·10⁻⁴	2'30'
IV	Fleischerhund, sehr unruhig, Gewicht 24,500 kg	I	Normale	0,590°	160·10⁻⁴	3'10"	6 „ „ 50'	1,20 „	blutige Lymphe	0,600°	165·10⁻⁴	2'7"
		II	Tetanisierung d. Extremität	0,605°	150·10⁻⁴	3'	8 „ „ 35'	2,28 „	trüb, stark blutig	0,610°	155·10⁻⁴	2'15'
V	Pudel, 12 kg schwer	I	Normale	0,580°	150·10⁻⁴	3'	8 „ „ 35'	2,28 „	durchsichtig, fast farblos	0,590°	160·10⁻⁴	3'
		II	Tetanisierung d. Extremität	0,585°	145·10⁻⁴	3'20"	6 „ „ 40'	1,50 „	durchsichtig, rosa	0,600°	145·10⁻⁴	2'5"
VI	Wolfshündin, 15 kg schwer	I	Normale	0,595°	148·10⁻⁴	2'45"	6 „ „ 45'	1,32 „	klar, kaum rosafarben	0,600°	150·10⁻⁴	3'15
		II	Tetanisierung d. Extremität	0,600°	145·10⁻⁴	2'55"	6 „ „ 50'	1,20 „	trüb, rosa	0,590°	142·10⁻⁴	2'55

Tatsächlich nehmen jedoch, wie bemerkt, die meisten Autoren an, daß der osmotische Druck der Lymphe normal höher als der des Serums von Arterienblut ist. Es sind also noch weitere Untersuchungen anzustellen, damit diese so viel erörterte Frage endgültig gelöst wird.

γ) Harn.

Der Harn hat, wie viele andere eiweißarme Körperflüssigkeiten, einen sehr niedrigen Reibungskoeffizienten, der unter normalen Verhältnissen in verhältnismäßig geringen Grenzen schwankt. Abgesehen von einigen wenigen Werten der Viscosität des normalen Harns, die einige Autoren gelegentlich angeführt haben, existieren keine Daten bezüglich der Veränderungen, die er möglicherweise unter den verschiedenen physiologischen Bedingungen der Nierenfunktion erleidet. Es dürfte von Nutzen sein, wenn die bis jetzt in meinem Laboratorium erhaltenen Resultate in den folgenden Tabellen zusammengestellt werden.

Tabelle 81.

Hundeharn vor der Fütterung und in verschiedenen Zeitabschnitten nach der Fütterung.

Entnahme des Harns	Volumen ccm	N %	Spez. Gewicht	Δ	ϱ
Vor der Fütterung	84	0,786	1020,1	1,556°	1,11
3 Stunden nach der Fütterung . . .	30	0,972	1025,5	1,939°	1,164
6 „ „ „ „	91	0,365	1019,8	1,540°	1,071
9 „ „ „ „	60	0,306	1020	1,518°	1,071
24 „ „ „ „	90	0,758	1018	1,400°	1,085

Tabelle 82.

Hundeharn während des Hungers.

Tag d. Hungers	Gewicht d. Hundes g	Zugeführtes Wasser g	Harn						Bemerkungen
			Volumen ccm	N %	Spez. Gewicht	Δ	K	ϱ	
1.	6090	100	92	1,69	1025,7	2,141°	232·10⁻⁴	1,123	} Der Harn wird direkt der Blase entnommen und filtriert.
2.	6020	75	60	1,74	1033,2	2,220°	299·10⁻⁴	1,179	Der Hund läßt während der Nacht 20 ccm Harn, die mit den 50 ccm gemischt werden, die am folgenden Morgen der Blase entnommen werden.
3.	5910	50	70	1,5	1031,8	2,242°	358·10⁻⁴	1,168	
4.	5790	100	70	1,7	1031,9	2,219°	246·10⁻⁴	1,158	} Direkt aus der Blase
5.	5620	65	60	1,8	1035,8	2,418°	254·10⁻⁴	1,181	
6.	—	70	52	1,8	1036,8	2,656°	393·10⁻⁴	1,192	

Aus der ersten Tabelle ergibt sich, das die Viscosität des Harns sofort nach der Fütterung zunimmt, um dann in den folgenden verschiedenen Zeitintervallen abzunehmen, und daß das spezifische Gewicht, die molekulare Konzentration (Δ) und der N-Gehalt parallel den Viscositätsschwankungen folgen.

Aus der zweiten Tabelle ergibt sich, daß die Viscosität des Harns im Hunger parallel den anderen physiko-chemischen Konstanten, offenbar infolge seiner größeren Gesamtkonzentration, zunimmt. Obwohl aus diesen vorläufigen Untersuchungen keine sicheren Schlüsse gezogen werden können, so scheint doch klar zu sein, daß die viscosimetrischen Schwankungen in Beziehung zu der verschiedenen Menge ausgeschiedenen Harnstoffs zu bringen sind. Und was die Beziehungen zwischen den viscosimetrischen Eigenschaften des Harns und denen einer Harnstofflösung betrifft, so ist der Vergleich der in der folgenden Tabelle angegebenen Zahlen interessant, in der die Ausflußzeiten normalen menschlichen Harns (14 Stunden nach der Mahlzeit) und die Ausflußzeiten einer 1proz. Harnstofflösung bei verschiedenen Temperaturen angegeben sind. Die Bestimmungen wurden mit demselben Ostwaldschen Viscosimeter ausgeführt.

Tabelle 83.

Temperatur	Menschlicher Harn. Spezifisches Gewicht: 1,016. Ausflußzeit	Harnstofflösung. Spezifisches Gewicht: 1,007. Ausflußzeit	Temperatur	Menschlicher Harn. Spezifisches Gewicht: 1,016. Ausflußzeit	Harnstofflösung. Spezifisches Gewicht: 1,007. Ausflußzeit
10°	3′36″ ⁴/₅ = 100	3′21″ ³/₅ = 100	29°	2′16″	—
11°		3′13″ ³/₅	30°	2′13″ = 61,2	2′6″ = 61,7
12°	3′24″ ³/₅		31°	2′11″	
13°		3′7″ ⁴/₅	32°	2′9″	—
14°	3′13″ ²/₅	—	33°	2′6″	
15°	3′7″ ²/₅ = 86,3	2′58″ ¹/₅ = 87,3	34°	2′3″ ⁴/₅	1′56″
16°	3′3″		35°	2′2″ = 56,2	1′53″ ⁴/₅ = 57,7
17°	2′59″	2′49″ ³/₅	36°	1′59″ ⁴/₅	
18°	2′53″ ²/₅		37°	1′56″ ⁴/₅	1′49″
19°	2′49″ ³/₅	2′40″	38°	1′54″	1′47″ ¹/₅
20°	2′45″ ³/₅ = 76,4	2′36″ ³/₅ = 79,7	39°	1′52″ ²/₅	
21°	2′42″		40°	1′50″ ²/₅ = 50,8	1′43″ = 50,5
22°	2′38″ ²/₅	2′29″	41°	1′49″	
23°	2′34″ ³/₅	—	42°	1′47″	1′40″ ²/₅
24°	2′31″ ⁴/₅	2′23″	43°	1′45″	
25°	2′28″ = 69	2′19″ ³/₅ = 68,4	44°	1′43″ ⁴/₅	1′37″ ²/₅
26°	2′24″ ³/₅	2′16″ ²/₅	45°	1′41″ ⁴/₅ = 46	1′35″ ²/₅ = 46,7
27°	2′22″		46°	1′39″ ²/₅	
28°	2′19″ ³/₅	2′10″	47°	1′38″ ³/₅	1′32″ ⁴/₅

Neuberg.

Fortsetzung der Tabelle 83.

Temperatur	Menschlicher Harn. Spezifisches Gewicht: 1,016. Ausflußzeit	Harnstofflösung. Spezifisches Gewicht: 1,007. Ausflußzeit	Temperatur	Menschlicher Harn. Spezifisches Gewicht: 1,016. Ausflußzeit	Harnstofflösung. Spezifisches Gewicht: 1,007. Ausflußzeit
48°	1′ 36″ $^1/_5$	—	61°	—	—
49°	1′ 35″ $^1/_5$	—	62°	1′ 18″ $^3/_5$	—
50°	1′ 33″ $^1/_5$ = 43	1′ 28″ $^1/_5$ = 43,2	63°	1′ 17″ $^3/_5$	—
51°	1′ 32″ $^4/_5$	—	64°	1′ 17″	—
52°	1′ 30″ $^2/_5$	—	65°	1′ 16″ $^1/_5$ = 35,1	1′ 12″ $^3/_5$ = 35,5
53°	1′ 29″ $^2/_5$	—	66°	1′ 15″ $^2/_5$	—
54°	—	—	67°	1′ 14″ $^2/_5$	—
55°	1′ 27″ $^1/_5$ = 40,1	1′ 21″ $^2/_5$ = 39,9	68°	1′ 12″ $^4/_5$	—
56°	—	—	69°	1′ 12″	—
57°	1′ 25″	—	70°	1′ 10″ $^4/_5$ = 32,7	1′ 8″ $^3/_5$ = 33,7
58°	—	—	75°	—	1′ 3″ $^3/_5$ = 31,1
59°	1′ 23″	—	80°	1′ 4″ $^2/_5$ = 29,6	1′ 0″ $^4/_5$ = 29,8
60°	1′ 21″ = 37,7	1′ 16″ $^2/_5$ = 37,4			

Setzt man den Wert der Ausflußzeit des Harns und der Harnstofflösung gleich 100, so erhält man aus den Zahlenwerten der angeführten Tabellen die folgenden Kurven (Fig. 57),

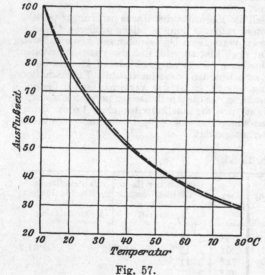

Fig. 57.

von denen die in ununterbrochener Linie sich auf den Harn, die in Strichen sich auf die Harnstofflösung beziehen.

Die beiden Kurven zeigen einen parallelen Verlauf und decken sich. Das beweist, daß der Viscositätskoeffizient des Harns mit dem Ansteigen der Temperatur um eine Menge abnimmt, die der einer Harnstofflösung von nahezu gleichem spezifischen Gewicht ungefähr gleich ist.

σ) Speichel.

Spärlich sind auch die Bestimmungen des Reibungskoeffizienten des Speichels.

Andererseits verliert die Untersuchung der eventuellen Viscositätsschwankungen in gewisser Hinsicht an Interesse, da es sich um eine an schleimiger Substanz reiche Flüssigkeit handelt, die deshalb zu den „fadenziehenden" Flüssigkeiten zu rechnen ist. Im allgemeinen sagt man, der Chordaspeichel (des Hundes) sei wenig viscös, weil er wenig Schleim enthalte; der Sympathicusspeichel sei viscöser und noch mehr der Sublingualisspeichel, weil er reicher an Schleim sei. Offenbar verwechselt man jedoch bei diesen oberflächlichen Urteilen sehr häufig die „fadenziehende" Eigenschaft mit der wahren Viscosität der Flüssigkeit.

H. Strauß[1]) hatte Gelegenheit, zwei Viscositätsbestimmungen an menschlichem Speichel auszuführen und fand, daß die Ausflußzeit zwischen 22″ und 33″ bei 38° C schwankte (mit einem Viscosimeter, das als Ausflußzeit des destillierten Wassers bei derselben Temperatur einen Wert gleich 16″ ergab).

---

[1]) H. Strauß, in F. Korányi-Richters Physik. Chemie und Medizin 2, 107.

Brunacci[1]) studierte den Einfluß, welchen die Beschaffenheit eines Reizes auf die physiko-chemischen Eigenschaften des Parotisspeichels ausübt. Er sondierte den Stenoneschen Gang seiner eigenen linken Parotisdrüse mit einer Kanüle von angemessenen Dimensionen und ließ die Reize im Munde (auf die Zunge usw.) einwirken; er sammelte den Speichel (stets zu denselben Tagesstunden) und führte daran Bestimmungen des osmotischen Druckes, der elektrischen Leitfähigkeit, des spezifischen Gewichts und der Viscosität aus. (Dabei wurde auch die Sekretionsgeschwindigkeit untersucht.)

Der Autor fand, daß der Parotisspeichel des Menschen verschiedene physiko-chemische Eigenschaften zeigt, wenn die Art der Reize variiert, die durch Reflexwirkung seine Absonderung verursachen. Die größten Unterschiede sind diejenigen, welche sich zwischen dem Speichel nach mechanischer Reizung und dem Speichel nach Säurereizung zeigen. Der erstere enthält nämlich eine geringere Menge von Elektrolyten und osmotisch aktiven Stoffen, mit anderen Worten, er zeigt eine kleinere elektrische Leitfähigkeit und einen geringeren osmotischen Druck; ferner hat er ein niedriges spezifisches Gewicht und eine minimale Viscosität. Der zweite hingegen ist der reichste an Elektrolyten, hat einen hohen osmotischen Druck, ein hohes spezifisches Gewicht und ist der am meisten viscöse. Endlich hat er eine geringere Oberflächenspannung als der erstere. Zwischen diese beiden Extreme fallen diejenigen Speichelmengen, welche man durch Reizungen mit bitteren, salzigen, alkalischen und süßen Stoffen erhält; die beiden ersteren Speichelsorten gleichen eher in osmotischem Druck und elektrischem Leitvermögen dem durch mechanischen Reiz erhaltenen Speichel, die beiden letzteren ähneln eher dem nach Reizung mit Säuren erhaltenen Speichel. Im allgemeinen variieren elektrisches Leitvermögen und osmotischer Druck parallel, und auch die Viscosität paßt sich den erwähnten beiden Eigenschaften an; man beobachtet aber auch Schwankungen, die von den Werten von Δ, K und ϱ unabhängig sind, namentlich wenn die Speichelabsonderung durch gleichzeitig einwirkende Reize von verschiedener Beschaffenheit hervorgerufen wird. Das Oehlsche Gesetz: — das spezifische Gewicht des Speichels ist der Absonderungsgeschwindigkeit umgekehrt proportional — wurde durch Brunaccis Experimente vollständig bestätigt. Das „Heidenhainsche Gesetz" dagegen würde dadurch auf folgende Weise modifiziert: — der Gehalt des Speichels an Salzen steht in direktem Verhältnis zur Absonderungsgeschwindigkeit, wenn derselbe Reiz angewendet ist.

Nach der Ansicht des Autors entsprechen die physiko-chemischen Eigenschaften des Speichels, den man durch Einwirkung von komplizierten Reizen erhält (nicht durch Nahrungsstoffe) der Summe der physikalischen und chemischen Qualitäten der Reize selbst. Was die Reize durch Nahrungsmittel anbetrifft, so äußert sich der Einfluß des Appetits nicht nur in einer Zunahme der Absonderungsgeschwindigkeit, sondern auch in einer Zunahme der Werte von K, Δ, ϱ und d.

Die von Brunacci gefundenen minimalen und maximalen Werte waren die folgenden:

Tabelle 84.

Physiko-chemische Konstanten		Minimalwerte		Maximalwerte	
Elektrische Leitfähigkeit . .	K_{37^0} = 0,00273	(mech. Reiz)	0,00547	(saurer Reiz)
Gefrierpunktserniedrigung .	Δ = 0,090°	„	„	0,230°	„ „
Spezifisches Gewicht. . . .	d = 1,00123	„	„	1,00560	„ „
Reibungskoeffizient	ϱ_{37^0} = 1,02	„	„	1,09	„ „

Nach dem Autor hat die Ermüdung der Parotis des Menschen die Absonderung eines viscöseren Speichels aber mit verminderter Geschwindigkeit zur Folge.

ε) Schweiß.

Tarugi und Tomasinelli[2]) haben durch eine im Laboratorium von Sabbatani ausgeführte Arbeit die Lücke in der Kenntnis der physiko-chemischen Eigenschaften des Schweißes ausgefüllt.

Tarugi und Tomasinelli experimentierten an jungen und gesunden Individuen (Studenten und Krankenwärtern). Sie erzeugten den Schweiß, indem sie sie in eine Zelle aus Holz einschlossen, die als „Lichtbad" diente (der Kopf blieb natürlich draußen); sie sammelten dann den Schweiß sehr sorgfältig, wobei sie geeignete Mittel verwendeten. Es handelte sich also um Schweiß, den sie durch Reflexwirkung der auf die Haut einwirkenden thermischen Reize erhalten hatten. Die Individuen nahmen häufig reinigende Bäder

---

[1]) B. Brunacci, Arch. di Fisiol. 8, 421 [1910].
[2]) B. Tarugi u. G. Tomasinelli, Arch. di Fisiol. 5, 581 [1908].

und wurden während derselben Tagesstunden dem Experiment unterzogen. Die Resultate der Untersuchungen sind in der folgenden Tabelle zusammengestellt.

Tabelle 85.

Experimente Nr.	Einem Lichtbade ausgesetzte Individuen	Temperatur d. Lichtbades (Mittel)	Volum. d. (Gesamt-) Schweißes ccm	Dichtigkeit (Mittel)	Trokkener Rückstand %/oo (Mittel)	Asche %/oo (Mittel)	ϱ_{250} (Mittel)	$\varDelta$ (Mittel)	$K_{250} \cdot 10^5$ (Mittel)
1	Gesunder Student, 19 Jahre alt, Gewicht 71 kg	47°	70	1,009	13,38	6,69	1,015	0,576°	1418
2	Derselbe (an einem anderen Tage)	39°	195	1,008	12,08	5,83	1,016	0,526°	1293
3	Derselbe (an einem anderen Tage)	45°	177	1,009	13,59	8,01	1,020	0,582°	1394
4	Derselbe (an einem anderen Tage)	44°	205	1,010	14,79	8,51	1,018	0,597°	1463
5	Gesunder Student, 22 Jahre alt, Gewicht 58 kg . . .	49°	231	1,008	10,09	7,35	1,018	0,542°	1437
6	Gesunder Student, 22 Jahre alt, Gewicht 65 kg	48°	106	1,007	12,32	6,42	1,022	0,507°	1165
7	Gesunder Krankenwärter, 30 Jahre alt, Gewicht 76 kg	45°	160	1,006	11,19	7,41	1,016	0,511°	1335
8	Derselbe Student Nr. 1, an einem anderen Tage	45°	186	1,006	12,34	5,16	1,024	0,416°	908
9	G. C., 27 Jahre alt, Gewicht 58 kg	45°	105	1,007	12,09	5,74	1,022	0,463°	969
		Mittel:		1,008	12,43	6,79	1,019	0,524°	1265

Wie man sieht, variiert das spezifische Gewicht von einem Minimum von 1,006 bis zu einem Maximum von 1,010; diese Werte sind höher als die von Ardin-Delteil[1]) gefundenen (1,001—1,006). Auch der feste Rückstand ist hoch. Die Viscosität ist natürlich verhältnismäßig niedrig. Sehr hoch aber sind in der Mehrzahl der Fälle die Werte von $\varDelta$ und K. Der Maximalwert von $\varDelta$ übertrifft beträchtlich den mittleren normalen des Blutes. Ohne Zweifel erleidet der auf die oben beschriebene Weise erhaltene Schweiß Verdunstung und konzentriert sich; aber auch der zur Zeit der schnellsten Absonderung erhaltene hat im Durchschnitt einen Wert von $\varDelta = 0,56°$. In dieser Hinsicht unterscheiden sich die Werte von Tarugi und Tomasinelli sehr von denen anderer Forscher. Die von anderen Autoren für $\varDelta$ gefundenen Werte sind nämlich 0,008—0,46° (Ardin-Delteil); 0,30° [Bogdan[1])]; 0,13—1,64° [Strauß[1])]. Aber auch Brieger und Diselhorst[1]) fanden verhältnismäßig hohe Werte von $\varDelta = 0,332—1,002°$ mit einem Durchschnitt von $\varDelta = 0,608°$.

Mit dem elektrischen Leitvermögen des Schweißes hatte sich vor Tarugi und Tomasinelli niemand beschäftigt. Es stellt sich nach den Untersuchungen dieser Autoren als recht hoch heraus, was mit den ebenfalls hohen Werten des Trockenrückstandes und des Aschengehaltes im Einklange steht.

Bemerkenswert ist, daß der Schweiß bei jedem Experiment wässeriger wird in dem Maße, wie die Absonderung vorschreitet, und im allgemeinen die Tendenz hat, bei demselben Individuum vom Winter bis zum Sommer noch wässeriger zu werden, wie die Werte des trockenen Rückstandes und des $\varDelta$ des Schweißes beweisen, der von ein und demselben Individuum und bei demselben Experiment in aufeinanderfolgenden Zeitabschnitten gewonnen wurde (siehe die Originalarbeit). Nur die elektrische Leitfähigkeit des während des letzten Zeitabschnittes gesammelten Schweißes ist nicht nur niemals geringer als die des zuvor abgesonderten Schweißes, sondern häufig sogar höher. Aber dieser scheinbare Widerspruch kann dadurch bedingt sein, daß mit dem Fortschreiten der Absonderung im Schweiß die Nichtelektrolyten abnehmen, ohne daß eine Verminderung der Elektrolyte erfolgt.

ζ) Galle.

Es ist allgemein bekannt, daß die Viscosität der Galle hoch ist; dennoch hält es schwer, einen auch nur annähernden Mittelwert dafür anzugeben, und

---

[1]) Zit. nach S. Tarugi u. G. Tomasinelli, Arch. di Fisiol. 5, 581 [1908].

zwar nicht sowohl, weil nur spärliche Bestimmungen existieren, als weil auch diese Bestimmungen untereinander bedeutende Unterschiede zeigen.

Im allgemeinen läßt sich annehmen, daß die Galle der Gallenblase dicker und viscöser als die der Leber ist, weil sie eine größere Menge Schleim enthält, der dazu beiträgt, ihr ein fadenziehendes Aussehen zu verleihen.

Als Beispiel der Viscositätsunterschiede zwischen der Galle verschiedener Tiere führe ich die folgenden Werte für [Bottazzi (l. c.)] die Galle der Gallenblase des Rindes und des Hundes an.

Tabelle 86.

| | t (Ausflußzeit) | | s. G. (spezifisches Gewicht) | |
	bei 15°	bei 39°	bei 15°	bei 39°
Rindergalle	32′ 53⁵/₁₀″	17′ 10⁵/₁₀″	1,010	—
Hundegalle	94′ 25⁹/₁₀″	52′ 38⁴/₁₀″	1,035	—
H_2O	18′ 41³/₁₀″	11′ 43⁴/₁₀″	—	—

Der bedeutende Unterschied in der Ausflußzeit der beiden Gallenproben findet seine Erklärung darin, daß die Hundegalle viel dichter und fadenziehender war, was einen viel höheren Gehalt an Eiweißstoffen (besonders „Mucin") anzeigte.

Kimura[1]) hat viscosimetrische Bestimmungen an der Galle der Gallenblase von Individuen ausgeführt, die an verschiedenen Krankheiten gestorben waren. Er fand, daß der Wert von ϱ, trotz starker Schwankungen, unter gleichen experimentellen Bedingungen stets höher als der des destillierten Wassers ist. Doch schwanken die Werte innerhalb sehr weiter Grenzen. Von den niedrigsten Werten, die der Autor erhielt, erwähne ich nur den für Galle eines an Typhus abdominalis gestorbenen Individuums ($\varrho = 1,55$) und den eines an Tuberkulose Verstorbenen ($\varrho = 2,89$). Bei einem Individuum, mit Gallenfistel nach einer Operation an Gallensteinen, fand er dagegen konstant den sehr hohen Wert 79,96.

Zeri[2]) hatte Gelegenheit, zwei Bestimmungen der Viscosität der aus Fisteln fließenden menschlichen Galle vorzunehmen. Die Viscosität der Flüssigkeit, welche ganz die gleichen Merkmale hatte wie die aus den Lebergängen ausfließende Galle, erwies sich als sehr gering; das Mittel von ϱ war in einem Falle 1,19, im anderen 1,20.

η) Augenflüssigkeiten.

Auch die Viscosität der Augenflüssigkeiten ist untersucht worden. Außer den Angaben Cavazzanis (l. c.), auf die ich schon hingewiesen habe, liegen noch die von Scalinci[3]) vor, welche in meinem Laboratorium vom Humor aqueus des Hundes erhalten wurden. Nach den Veröffentlichungen dieses Autors ist die folgende Tabelle 87 zusammengestellt, aus der man ersieht, daß die Viscosität des normalen Humor aqueus wenig höher als die des Wassers ist und wie die molekulare Konzentration und die elektrische Leitfähigkeit einen konstanten Wert repräsentiert.

Dieser Autor hat ferner gefunden, daß die Viscosität der endookularen Flüssigkeit bei zweiter Entnahme eine Stunde nach der ersten Entleerung der Vorderkammer eine Zunahme der Viscosität zeigt, die in Beziehung zu der bekannten Tatsache des Gehalts an Proteinen der genannten Flüssigkeit steht. Bei Glaukom dagegen und bei Hydrophthalmie zeigt sich keine merkliche Zunahme der Viscosität. Auch Mastrobuono[4]) hat viscosimetrische Bestimmungen am Humor aqueus verschiedener Tiere ausgeführt, wobei er keinen bemerkenswerten Unterschied zwischen der Ausflußzeit des Humor aqueus bei Kaninchen, Hund, Schwein und Rind konstatierte.

---

[1]) T. Kimura, Deutsches Archiv f. klin. Medizin 79, 274 [1904].

[2]) A. Zeri, Arch. di Farm. sperim. e Sc. affini 4, 279 [1905].

[3]) N. Scalinci, Gazz. intern. di Med. 10 [Maggio 1907]; Archives d'Ophthalmol., Septembre 1908 (Sep.-Abdr., S. 1—14).

[4]) L. Mastrobuono, Sulla viscosità dell'umore acqueo. Atti della R. Accad. dei Fisiocritici di Siena 1908, Nr. 7 (Sep.-Abdr., S. 1—35).

Tabelle 87.

Physiko-chemische Eigenschaften des Humor aqueus vom
normalen Hund (bei erster Entnahme).

Fortlauf. Nr.	Datum	Gewicht des Hundes	Δ	K	t bei 37° C	Bemerkungen
1	30. I. 1906	17 kg	0,62°	$172 \cdot 10^{-4}$	—	Die Bestimmung von K
2	31. V. 1906	8 „	—	$171 \cdot 10^{-4}$	—	wurde bei der Temperatur
3	31. V. 1906	10 „	0,64°	$170 \cdot 10^{-4}$	$1' 50^2/_5''$	von 35,5° C ausgeführt,
4	4. VI. 1906	11 „	0,63°	$171 \cdot 10^{-4}$	$1' 51^1/_5''$	außer bei dem zehnten Experiment, bei dem sie bei
5	11. VI. 1906	12 „	0,61°	$174 \cdot 10^{-4}$	$1' 51^2/_5''$	periment, bei dem sie bei
6	13. VI. 1906	16 „	0,64°	$170 \cdot 10^{-4}$	$1' 53^1/_5''$	37° C vorgenommen wurde.
7	15. VI. 1906	12 „	0,61°	$175 \cdot 10^{-4}$	—	
8	18. VI. 1906	14 „	0,62°	$175 \cdot 10^{-4}$	$1' 50^1/_5''$	
9	3. VII. 1906	19 „	0,63°	$174 \cdot 10^{-4}$	$1' 52^1/_5''$	
10	10. VII. 1906	11 „	0,64°	$176 \cdot 10^{-4}$	$1' 52''$	
Mittel der Werte			0,63°	$173 \cdot 10^{-4}$	$1' 51^2/_5''$	t des bidestillierten Wassers bei 37° wurde bei dem verwendeten Viscosimeter als gleich $1' 46^2/_3''$ gefunden.

ϑ) Mageninhalt.

Die wichtigsten Untersuchungen über die Viscosität des Mageninhaltes sind die von Strauß-Pasinetti[1]). Deshalb sei ohne weiteres angeführt, was Strauß sagt:

Über die Viscosität menschlicher Mageninhalte habe ich in der Literatur keine bestimmten Angaben finden können und habe deshalb Herrn Dr. Pasinetti[2]) zu Versuchen angeregt, welche derselbe mittels des von Hirsch und Beck benutzten Viscosimeters ausgeführt hat. In dem betreffenden Apparate betrug die Durchlaufszeit für destilliertes Wasser bei derjenigen Temperatur, die bei allen Versuchen beibehalten wurde (39° C) 16 Sekunden. Die Untersuchungen, die Herr Dr. Pasinetti an 20 verschiedenartigen, aus motorisch leistungsfähigen, $3/_4$ bzw. 1 Stunde nach Einverleibung des Probefrühstücks gewonnenen Mageninhalten ausführte, ergaben bei Vorhandensein von freier HCl 10 mal eine Durchlaufszeit von 18—23 Sekunden; 3 mal betrug sie zwischen 24 und 26,3 Sekunden und je 1 mal 28,30 und 32 Sekunden. Die drei letzten Befunde wurden bei Fällen von Ulcus ventriculi und von chronischer Obstipation erhoben. Bei Mageninhalten ohne freie Salzsäure schwankten die für die Durchlaufszeit beobachteten Werte zwischen 28 und 41 Sekunden. Es zeigte sich also im allgemeinen — die Beobachtungen an Mageninhalten ohne freie HCl bedürfen allerdings noch einer Erweiterung — ein Unterschied in der Durchlaufszeit der Mageninhalte, d. h. es war bei Anerkennung des Vorkommens von Ausnahmen im allgemeinen zu beobachten, daß bei den Mageninhalten ohne freie Salzsäure die Durchlaufszeit durchschnittlich größer war als bei den Mageninhalten mit freier Salzsäure. Bei einem Vergleiche der Durchlaufszeit mit dem spezifischen Gewicht zeigte sich die auch bei anderen Körpersäften gemachte Beobachtung (Hürthle, Hirsch und Beck), daß die Viscosität der Mageninhalte eine gewisse Beziehung zum spezifischen Gewicht erkennen läßt. Nach allem, was über das Verhalten der Kohlehydrate bei den verschiedenen Sekretionsgraden des Magens und über die Beziehungen des Kohlehydratgehalts von Mageninhalten zum spezifischen Gewicht bekannt ist, darf man vermuten, daß beim Zustandekommen einer Erhöhung der Viscosität des Mageninhalts gerade die Kohlenhydrate eine gewisse Rolle spielen. Eine solche Auffassung wird u. a. auch dadurch gestützt, daß Pasinetti für verschieden konzentrierte Traubenzucker- und Dextrinlösungen eine gewisse Beziehung zwischen der Konzentration und der Viscosität der Lösung feststellen konnte. Die hier mitgeteilten Beobachtungen über die Beziehungen der Viscosität zum sekretorischen Verhalten des Magens sind nicht ohne ein gewisses Interesse, insofern als sie zeigen, daß bei Subacidität die Bedingungen für die Weiterbeförderung des Mageninhalts im Magen selbst, sowie vom Magen in den Darm schwieriger sind als bei normaler oder bei gesteigerter Sekretion."

[1]) Siehe in: A. v. Korányi u. P. F. Richter, Physikalische Chemie und Medizin. Leipzig 1907—1908 Bd. II, S. 118—119.

[2]) C. Pasinetti, Zeitschr. f. experim. Pathol. u. Ther. **2**, 252 [1905].

ι) Cerebrospinalflüssigkeit.

Wie das spezifische Gewicht, so ist auch die Viscosität der Cerebrospinalflüssigkeit verhältnismäßig gering. Aus den Untersuchungen von Galletta[1]) über die menschliche Cerebrospinalflüssigkeit ergibt sich als Mittelwert des spezifischen Gewichts bei Männern 1005,9, bei Frauen 1005,6 und als Minimalbzw. Maximalwert der Viscosität (ϱ) 1,0080 und 1,0243.

Diese letzteren Werte entfernen sich nicht weit von denjenigen, welche früher Borelli und Datta[2]) für menschliche Cerebrospinalflüssigkeiten unter normalen Verhältnissen gefunden hatten: $\varrho = 1,0159$, 1,0493. Es ist überflüssig, hinzuzufügen, daß der niedrige Viscositätswert der Cerebrospinalflüssigkeit von ihrer geringen Menge an organischen Stoffen herrührt, sowie von ihrem großen Wassergehalt, wie aus folgender Tabelle von Galletta hervorgeht.

Tabelle 88.

Chemische Zusammensetzung der Cerebrospinalflüssigkeit.

.	Wasser $^o/_{oo}$	Trockenrückstand $^o/_{oo}$	Anorganische Stoffe $^o/_{oo}$	Organische Stoffe $^o/_{oo}$
I.	991,245 g	8,755 g	1,154 g	7,601 g
II.	990,368 „	9,632 „	3,676 „	5,956 „
III.	989,640 „	10,360 „	2,916 „	7,446 „
IV.	990,160 „	9,840 „	3,260 „	6,580 „
V.	990,241 „	9,759 „	2,312 „	7,444 „
VI.	990,041 „	9,959 „	2,817 „	7,142 „
VII.	990,166 „	9,834 „	1,564 „	8,270 „
VIII.	989,951 „	10,049 „	2,612 „	7,437 „

Es hat sich auch aus den Untersuchungen von Borelli und Datta[2]) ergeben, daß die Werte von ϱ für die Cerebrospinalflüssigkeit merklich anwachsen in allen Fällen von Meningitis, bei denen die Flüssigkeit eine größere Menge Eiweiß enthält.

In jüngster Zeit hat Ziveri[3]) Untersuchungen über die Viscosität des Blutes, des Blutserums und der Cerebrospinalflüssigkeit von Geisteskranken angestellt und dabei das Heßsche Viscosimeter verwendet. Ich führe die Resultate nur an, weil sie beweisen, daß die Cerebrospinalflüssigkeit viel weniger viscös als das Blutserum, und daß das Serum weniger viscös als das Blut desselben Individuums ist; die vom Autor erhaltenen Zahlenangaben können als Normalwerte für den Menschen betrachtet werden.

Tabelle 89.

Nr.	Name	Krankheit	Viscosität $\varrho =$		
			Blut	Serum	Cerebrospinalflüssigkeit
1	Ad.	I. Epilepsie	4,3	1,8	1,05
2	Rap.	„	4,3	—	—
3	Mor.	„	4	1,9	—
4	Pac.	„	4,3	1,8	1,05
5	Ras.	„	5,5	1,7	1,1
6	Cor.	„	4,1	1,7	1,1
7	Rid.	„	4,5	1,8	1,1
8	Fan.	„	4,8	1,8	1,05
9	Cin.	„	4,6	1,7	1,1
10	Ser.	„	4,1˙	1,8	1,1
11	Rip.	„	4	1,8	1,1
12	Gig.	„	5,7	1,8	1,1
13	Cap.	„	4,7	1,7	—

[1]) V. Galletta, Clinica Chirurgica 1908. (Sep.-Abdr., S. 1—44.)
[2]) L. Borelli und Datta, Clinica med. ital. **45.** 65 [1906].
[3]) A. Ziveri, Riv. ital. di Neuropatol., Psichiatria et Elettroterapia **2,** F. 12 [1909]. (Sep.-Abdr. S. 1—8.)

Fortsetzung der Tabelle 89.

Nr.	Name	Krankheit	Viscosität ϱ =		
			Blut	Serum	Cerebrospinal-flüssigkeit
14	Giov.	I. Epilepsie	4,5	1,7	1
15	Qua.	„	4,3	1,7	1,1
		Mittel:	**4,50**	**1,76**	**1,080**
14 bis	Giov.	II. Status	6,8	1,9	
15 bis	Qua.	„	6,8	2	
16	Pan.	III. Dementia praecox	5,7	2,1	1,05
17	Tob.	„ „	5	2	1,1
18	Gal.	„ „	4,8	1,7	—
19	Ben.	„ „	4,4	1,7	1
20	Roz.	„ „	3,9	1,6	1,1
21	Cap.	„ „	4,5	1,7	1,05
22	Gras.	„ „	4	1,7	1,1
23	Mar.	„ „	4,7	1,8	1,1
24	Luc.	„ „	4,3	1,8	1
25	Mas.	„ „	4,7	1,8	1
26	Tal.	„ „	4	1,7	—
27	Pia.	„ „	4,1	1,7	—
28	Pac.	„ „	4,3	1,7	1,1
29	Scar	„ „	3,6	1,8	1
30	Cot.	„ „	4,4	1,8	1,05
		Mittel:	**4,43**	**1,77**	**1,054**
31	Per.	IV. Depress. Manie	4,7	1,8	1
32	Tri.	„ „	4,4	2,1	1,1
33	Sar.	„ „	4,1	1,8	—
34	Fra.	„ „	5	2	1,05
35	Voi.	„ „	4	1,7	—
36	Pel.	„ „	3,9	1,6	1,5
37	Mon.	„ „	4,2	1,7	1
38	Buc.	„ „	4,1	1,7	1,05
39	Sci.	„ „	4,7	1,8	1,05
40	Mar.	„ „	4,3	1,7	1,05
41	Pen.	„ „	4,4	1,7	1,05
42	Bon.	„ „	4,8	1,8	1,1
43	Cap.	„ „	4	1,7	—
44	Mor.	„ „	4,3	1,7	1,1
45	Ros.	„ „	4,5	1,9	—
		Mittel:	**4,35**	**1,73**	**1,054**
46	Sest.	V. Psychosis alcoholica	5,6	2,1	1,1
47	Mil.	„ „	4,4	1,8	—
48	Gil.	„ „	4,4	1,8	—
49	Mor.	„ „	5	1,8	—
50	Pap.	„ „	4,8	1,5	—
51	No.	„ „	5,9	1,9	1,05
52	Cap.	„ „	5,6	1,8	1,05
53	Mor.	„ „	4,7	1,6	1
		Mittel:	**5,05**	**1,72**	**1,060**
54	Bell.	VI. Einfache Phrenasthenie	3,8	1,7	1
55	Cof.	„ „	4,5	1,9	—
56	Nat.	„ „	3,5	1,7	1,1
57	Mag.	„ „	4	1,8	—
58	Cap.	„ „	4,5	1,8	1,05
59	Ciur.	„ „	5,9	1,9	1,05
		Mittel:	**4,37**	**1,80**	**1,050**

ϰ) Pathologische Flüssigkeiten.

a) Exsudate und Transsudate.

Was die Viscosität dieser pathologischen Flüssigkeiten betrifft, so sei auf die Untersuchungen von Zeri[1]) verwiesen; nach diesem Autor unterscheiden sich die Exsudate von den Transsudaten dadurch, daß sie einen größeren Viscositätsgrad besitzen. Dieses Unterscheidungsmerkmal wurde jedoch durch weitere Untersuchungen von Borelli und Datta[2]) nicht bestätigt.

b) Flüssigkeiten aus Cystengeschwülsten.

Santi[3]) hat physiko-chemische Bestimmungen an Flüssigkeiten von Cystengeschwülsten der Uterusannexe ausgeführt und gefunden, daß die Viscosität der Flüssigkeit im Falle von Cysten des Parovariums, von Hydrosalpinx und von Cysten des Corpus luteum geringer als die des normalen menschlichen Blutserums ist, fast gleich im Falle des Cystoma luteinicum, viel höher (fast das Dreifache) im Falle von Cystoma glandulare.

2. Viscositätsschwankungen der homogenen (keine corpuscularen Elemente enthaltenden) Körpersäfte unter verschiedenen Bedingungen.

α) Einfluß der Temperatur.

Die Mehrzahl der hier angeführten Untersuchungen betrifft eigentlich den Einfluß der Temperatur nicht auf Lösungen von reinen Proteinen, sondern auf Blutserum.

Rossi (l. c.) hat beobachtet, daß bei allmählicher Erwärmung des Blutserums, ehe man den Punkt erreicht, an welchem die der Gerinnung vorausgehende Viscositätszunahme [A. Mayer (l. c.)] erfolgt, d. h. von 44—45° an, die Viscositätsabnahme mit der Temperatursteigerung parallel einherzugehen aufhört und geringer ist. Die Viscosität des Blutserums nimmt zwischen 15° und ca. 40° mit dem Ansteigen der Temperatur mehr ab, als dies bei der Viscosität des destillierten Wassers oder einer verdünnten Salzlösung der Fall sein würde [Bottazzi (l. c.)]; von 44—45° nimmt sie dann weniger ab [G. Rossi (l. c.)]; endlich erfährt sie bei Herannahen der Gerinnungstemperatur eine beträchtliche Zunahme, ehe eine beginnende Opaleszenz der Flüssigkeit das nahe Bevorstehen der Gerinnung anzeigt [A. Mayer (l. c.)].

β) Einfluß verschiedener Stoffe.

Das Studium des Einflusses, den verschiedene chemische Stoffe auf die Viscosität der verschiedenen Körperflüssigkeiten ausüben, hat sehr interessante Resultate ergeben.

a) Experimente in vitro.

Henri, Lalou, Mayer und Stodel[4]) fanden zuerst, daß der Zusatz wachsender Mengen von salzhaltigen Stoffen zu dem mit Natriumfluorid behandelten Pferdeplasma vor der Fällung der Proteine leicht konstatierbare Viscositätsschwankungen verursacht. Fano und Rossi[5]) haben beobachtet, daß Zusatz von NaCl und Glucose zu einer Lösung von Stärkekleister oder Gummi ihre Viscosität herabsetzt, während keine Wirkung eintritt, wenn die Stoffe in denselben Verhältnissen Blutserum oder verdünntem Eiereiweiß zuge-

---

1) A. Zeri, Il Policlinico, Sez. prat. **12**, 1373 [1905].
2) L. Borelli u. Dr. Datta, Riv. crit. di Clin. med. **7**, 181 [1906].
3) E. Santi, Lavori e Riv. di Chim. e Microsc. clin. **1**, F. 12 [1909].
4) V. Henri, S. Lalou, A. Mayer, G. Stodel, Compt. rend. de la Soc. de Biol. **55**, 1668 [1903].
5) G. Fano u. G. Rossi, Arch. di Fisiol. **1**, 492 [1904].

setzt werden. Nach denselben Autoren zeigt die Mischung mit gleichen Teilen von iso-viscösen Flüssigkeiten von der Art des Stärkekleisters und der Gummilösung eine Viscosität, die viel geringer ist als die einer jeden der beiden Flüssigkeiten, auch geringer als die Vis-cosität, welche eine jede der beiden Flüssigkeiten zeigt, wenn sie mit einem gleichen Vo-lumen Wasser verdünnt wird. Dagegen hat die Mischung von Serum und Eiereiweiß, die isoviscös gemacht wurden, eine Viscosität, die annähernd der einer jeden der beiden Flüssigkeiten gleich ist. Mischt man endlich eine Flüssigkeit der ersten Art mit einer der zweiten Art (z. B. Stärkekleister mit Blutserum), so erhält man eine Flüssigkeit, deren Viscosität Zwischenwerte zwischen denen der einer jeden der beiden gemischten Flüssig-keiten eigenen Viscosität zeigt.

Simon[1]) hat die Veränderungen studiert, welche die physiko-chemischen Eigenschaften des Pferdeblutserums infolge des Zusatzes von Salzen der Schwer-metalle in Lösung und in Substanz erleiden.

Die gemachten Beobachtungen betreffen das allgemeine Aussehen der Mischung von Serum und Salzlösung, die Dichtigkeit und Bildung eines Niederschlags, die Viscosität und Hitzegerinnbarkeit des Serums. Ferner hat Simon die Veränderungen des Gefrierpunkts und der elektrischen Leitfähigkeit des Serums unter denselben Bedingungen erforscht. Da die Resultate der kryoskopischen Bestimmungen und derjenigen der elektrischen Leitfähigkeit im Verhältnis zu den anderen eine geringere Bedeutung haben, so sei hier in wenigen Worten darüber berichtet.

Was den Gefrierpunkt des Serums anbetrifft, so hat Simon bei seinen Versuchen mit Silbernitrat und Bleinitrat beobachtet, daß man durch Zusatz des letzteren Salzes stets eine Zunahme des Wertes von Δ erhält; setzt man dagegen Silbernitrat zu, so erhält man zunächst eine Abnahme und dann eine Zunahme. Bei Beurteilung der Kurven des Ori-ginals muß man daran denken, daß sie bei der zweiten Bestimmung von Δ der betreffenden Tabelle an, d. h. bei der an der Verdünnung des Serums (25 ccm Serum plus 5 ccm H_2O) gemachten Bestimmung beginnen. Die beiden Kurven (die auf das Bleinitrat und die andere auf das Silbernitrat sich beziehende) zeigen zwei unterbrochene Stellen, auf die im folgenden zurückzukommen ist. Der Autor hat die Schwankungen des Gefrierpunktes des Serums nicht berücksichtigt, welche die Zink-, Kupfer- und Quecksilbersalze ver-ursachten, weil diese Schwankungen gering waren.

Was die spezifische elektrische Leitfähigkeit betrifft, so fand Simon, daß sie infolge Zusatzes von Zinksulfat stets zunimmt, und daß die betreffende Kurve ebenfalls zwei unter-brochene Stellen zeigt. Ähnlich sind die mit Kupfersulfat, Quecksilberchlorid und Blei-nitrat erhaltenen Kurven. Silbernitrat dagegen verursacht zuerst eine Abnahme, dann eine Zunahme der Leitfähigkeit.

Außerdem hat Simon[2]) in einer Reihe von sehr gut durchgeführten experimentellen Untersuchungen zu erforschen gesucht, welche Wirkung ver-schiedene Alkohole auf das Pferdeblutserum ausüben; er studierte die Ver-änderungen der Dichte, des Gefrierpunktes, der elektrischen Leitfähigkeit, der Gerinnbarkeit in der Wärme und der Viscosität, die das Blutserum infolge Zusatzes wachsender Mengen verschiedener Alkohole (Methyl-, Äthyl-, Propyl-alkohol usw.) erfährt.

Es hat sich dabei gezeigt, daß die Alkohole sich in ihrem Fällungsvermögen in die-selbe Reihe ordnen als hinsichtlich ihres Vermögens, die Leitfähigkeit des Serums zu erniedrigen und seine Viscosität zu erhöhen.

Das Koagulationsvermögen des Propylalkohols ist so groß, daß bei Zusatz von 25 ccm zu 100 ccm Serum die Mischung bei 25° in 2′ 30″ und bei Zusatz von 40 ccm bei 17° (d. h. bei Umgebungstemperatur) in 16′ erstarrt. Der Propyl- und der Allylalkohol verursachen eine langsame Gerinnung von gelatinösem, kompaktem Aussehen; Flockenbildung erfolgt nur bei großen Mengen.

Ferner ergab sich, daß die einfacheren monovalenten Alkohole eine sehr stark fäl-lende Wirkung haben, während die bivalenten Alkohole gar nicht koagulierend wirken. Bei den monovalenten Alkoholen nimmt das Koagulationsvermögen mit der Zunahme der Molekulargröße ab. Die präcipitierende Wirkung hängt jedoch nicht ausschließlich von

---

[1]) I. Simon, Arch. di Fisiol. 8, 361 [1910]. — Siehe auch: Atti della Soc. ital. per il Progr. des Sc. Congresso di Parma 1907; Bullett. del la Soc. med. di Parma [2] 2 [1909].

[2]) I. Simon, Arch. di Fisiol. 4, 594 [1907]; 5, 397, 402, 470, 477, 479 [1908].

der Alkoholfunktion ab. In der Tat sind Ketone, wie gewöhnliches Aceton, und Aldehyde, wie Formaldehyd und Acetaldehyd, sehr gute Gerinnungsmittel für Blutserum[1]).

b) Experimente in vivo über die Viscositätsschwankungen verschiedener Körperflüssigkeiten infolge verschiedener Ursachen.

Die Einführung von Salzlösungen in den Organismus verursacht im allgemeinen sehr beträchtliche Schwankungen der molekularen Konzentration
und elektrischen Leitfähigkeit des Blutserums, während die Viscositätswerte,
abgesehen von der Verdünnung, welche die Blutmasse durch Einführung der
Salzlösung in den Kreislauf erleidet, nicht besonders beeinflußt werden.

Aus den Untersuchungen von Lalou und Mayer[2]) über die „Epilepsie expérimen-
tale par augmentation de la concentration moléculaire du sang" hat sich ergeben, daß in
dem Augenblick, in welchem der Epilepsieanfall eintritt, der physikalische Zustand des
Blutes durch die Injektion verschiedener Salze und von Glucose so geändert wird, daß der
Gefrierpunkt des Blutserums konstant über dem Normalwert sich befindet, während
die Viscosität nur leichte Schwankungen erfährt.

Was aber die physiko-chemischen Schwankungen des Blutserums nach intravenösen
Injektionen hypo-, iso- und hypertonischer Lösungen betrifft, so erinnere ich an die Untersuchungen von Buglia[3]), welche in dieser Hinsicht die vollständigsten sind. Der Autor
studiert die Veränderungen der molekularen Konzentration, der elektrischen Leitfähigkeit und Viscosität des Blutserums und ihre Dauer infolge von Injektionen verschieden
konzentrierter NaCl- und Rohrzuckerlösungen. Dabei gelangt er zu nachstehenden Schlußfolgerungen:

1. Injektionen von hypertonischen NaCl-Lösungen verursachen eine Zunahme der
molekularen Konzentration und der elektrischen Leitfähigkeit, die um so größer und anhaltender ist, je konzentrierter die Lösung ist. Diese Wirkung dauert stets eine ziemlich
lange Zeit, während dieselben hypertonischen Lösungen eine nur vorübergehende Verdünnung der Blutmasse bewirken. Die Viscosität erfährt sofort nach der Injektion eine
rasche Erniedrigung, worauf eine Zunahme erfolgt, die in einigen Fällen jedoch den Normalwert nicht einmal in der 7. Stunde erreicht.

2. Injektionen von hypertonischen Rohrzuckerlösungen bewirken, wie die von NaCl,
eine Zunahme der molekularen Konzentration, die aber nicht anhält. Dagegen erleiden
Viscosität, elektrische Leitfähigkeit und der hämatokritische Wert eine starke Erniedrigung,
auf die bald eine so rasche Zunahme folgt, daß in sehr kurzer Zeit der Normalwert überschritten wird.

Diese vorübergehende Wirkung des Rohrzuckers im Gegensatz zur anhaltenden
Wirkung des Chlornatriums wird vom Autor als eine Folge der raschen Austreibung des
Rohrzuckers aus dem Organismus erklärt.

3. Injektionen von isotonischen NaCl-Lösungen führen nie bemerkenswerte Schwankungen in den physiko-chemischen Merkmalen des Blutes herbei.

4. Injektionen von hypotonischen Lösungen führen nicht nachweisbare physiko-
chemische Veränderungen des Blutserums herbei, vorausgesetzt, daß die Menge der injizierten Flüssigkeit oder die Injektionsgeschwindigkeit nicht zu groß ist.

Aus den angeführten Untersuchungen ergibt sich augenfällig die große Wirksamkeit
der Regulierungsmechanismen des Organismus, welche danach streben, den physikalisch-
chemischen Zustand des Blutes, das infolge Einführung in den Kreislauf von Lösungen
von Krystalloiden in verschiedener Konzentration künstlich verändert wurde, auf das
normale Gleichgewicht zurückzuführen.

Untersuchungen, welche die physiko-chemischen Veränderungen des Blutserums während der Einwirkung des Alkohols und der Anästhetica betreffen,
rühren von Buglia und Simon[4]) her. Diese Untersuchungen sind besonders in
pharmakologischer Hinsicht von Wichtigkeit, weil sie über neue Faktoren Licht
verbreitet haben, die bei dem Studium der allgemeinen toxischen Wirkung der

---

[1]) Bezüglich der durch die Dialyse im Blutserum verursachten Viscositätsschwankungen vgl. Fil. Bottazzi, G. Buglia u. A. Jappelli, Rendiconti della R. Accad. dei
Lincei [5] 17 [2], 49 [1908].

[2]) S. Lalou u. A. Mayer, Compt. rend. de la Soc. de Biol. 54, 452 [1902].

[3]) G. Buglia, Biochem. Zeitschr. 13, 400 [1908].

[4]) G. Buglia u. I. Simon, Rendiconti della R. Accad. dei Lincei [5] 16, 418 [1907].

genannten Stoffe auf den Organismus Beachtung verdienen. Den Tierexperimenten ging das Studium der physiko-chemischen Modifikationen voraus, die kleine Mengen Alkohol in vitro beim Blutserum verursachen. Die Autoren gelangen zu nachstehenden Schlußfolgerungen:

„Unter der Einwirkung des Alkohols beobachtet man im Blutserum der Hunde physiko-chemische Veränderungen, die vollkommen denen entsprechen, die man beim Experimentieren in vitro konstatiert. So finden wir eine Abnahme der Dichtigkeit, eine starke Zunahme der molekularen Konzentration und eine ebenfalls sehr beträchtliche Abnahme der elektrischen Leitfähigkeit. Namentlich diese beiden letzten Veränderungen haben eine große Bedeutung und sind, wie wir glauben, bei der pharmakologischen Wirkung des Alkohols bis jetzt nicht berücksichtigt worden. In dieser Hinsicht genügt es, wenn wir an die Gesetze der Isotonie der Körperflüssigkeiten und an die verhältnismäßig konstanten physiologischen Werte erinnern, die man für den osmotischen Druck und die elektrische Leitfähigkeit des Blutes erhält.

Hinsichtlich der Viscosität dagegen können wir nichts Bestimmtes behaupten, weil diese Konstante, während sie nach dem, was uns die Experimente in vitro mit dem Alkohol gelehrt haben, wachsen sollte, nach Aderlässen das Bestreben zur Abnahme zeigt; auch wissen wir nicht, welchen Einfluß die funktionellen Schwankungen der verschiedenen Teile des Organismus während der Einwirkung des Alkohols vielleicht ausüben. Es scheint, daß die Resultate der gleichzeitig einwirkenden verschiedenen Faktoren eine Viscositätsabnahme im Moment der größten Einwirkung verursacht, und diese Abnahme hat dann die Tendenz, mit der Einwirkung selbst zu verschwinden. In der Literatur existieren Experimente am defibrinierten Blut (Haro) und am zirkulierenden Blut (Burton-Opitz); diese Autoren finden beide, daß der Alkohol eine Zunahme der Viscosität bewirkt, aber ihre Experimente sind offenbar mit den unsrigen nicht zu vergleichen, weil die Viscositätszunahme unter ihren Bedingungen von Modifikationen abhängen kann, die der Alkohol bei den Blutkörperchen herbeiführt, sowie von anderen Ursachen. Auch läßt sich nichts Bestimmtes über die Gerinnbarkeit folgern, die hier beim lebenden Tiere wie die Viscosität schwankt, während sie bei den Experimenten in vitro parallel der Viscosität zunimmt. Vielleicht geschieht dies aus denselben Gründen, die wir hinsichtlich der Viscosität dargelegt haben, insofern als die direkt am Serum verursachte Veränderung durch den Einfluß der Aderlässe maskiert wird. In der Tat war die Gerinnbarkeit stark erhöht, wenn der Einfluß der Aderlässe nicht sichtbar sein konnte, und insbesondere sofort nach der Einführung des Alkohols.“

Diese durch Alkohol verursachten physiko-chemischen Veränderungen erscheinen noch größer, wenn man bedenkt, daß gewöhnlich unter physiologischen Bedingungen mit der Zunahme der molekularen Konzentration auch eine Zunahme der elektrischen Leitfähigkeit erfolgt und die Veränderungen hier in entgegengesetztem Sinne eintreten und eine sehr schwere Störung des Gleichgewichts herbeiführen.

Diese Veränderungen sind so stark, daß sie im Falle einer klinischen oder gerichtlich-medizinischen Untersuchung verwertet werden könnten, wie dies ja in ähnlicher Weise vermittels der Kryoskopie für die forensische Diagnose des Ertrinkens in Süß- oder Meerwasser geschehen ist.

Endlich ergibt sich aus weiteren Untersuchungen, daß Äther und Chloroform im Blutserum der narkotisierten Tiere unbedeutende physiko-chemische Veränderungen bewirken, und daß diese Veränderungen, die schon beim Äther sehr gering sind, beim Chloroform absolut unberücksichtigt bleiben können; Chloroform könnte deshalb von diesem Gesichtspunkte aus als weniger schädlich betrachtet werden.

Auch die Viscositätsschwankungen anderer homogener Körperflüssigkeiten, z. B. des Speichels, vor und nach intravenösen Injektionen von Salzlösungen sind untersucht worden. In der folgenden Tabelle sind die Werte der molekularen Konzentration, der elektrischen Leitfähigkeit und der Ausflußzeit des submaxillaren Chordaspeichels nach Jappelli[1]) zusammengestellt.

---

[1]) G. Jappelli, Zeitschr. f. Biol. 48, 398 [1906].

Tabelle 90.

Fortlaufende Nummern	Versuchszeiten	Δ des Speichels	Elektrische Leitfähigkeit	Viscosität (t) (Ausflußzeit aus ein und derselben Capillare)
Versuch I	1 Normal	0,410°	$K_{35,4^0} = 130 \cdot 10^{-4}$	10′ 3″
	2 Hyperton. Injekt. . .	0,480°	$K_{35,4^0} = 160 \cdot 10^{-4}$	7′ 8″
	3 Hyperton. Injekt. . .	0,480°	$K_{35,4^0} = 154 \cdot 10^{-4}$	11′ 9″
„ II	1 Normal	0,350°	$K_{36^0} = 90 \cdot 10^{-4}$	8′ 2″
	2 Hyperton. Injekt. . .	0,430°	$K_{36^0} = 114 \cdot 10^{-4}$	5′ 20″
	3 Hyperton. Injekt. . .	0,505°	$K_{36^0} = 130 \cdot 10^{-4}$	10′ 31″
„ III	1 Normal	0,430°	$K_{36^0} = 143 \cdot 10^{-4}$	—
	2 Hyperton. Injekt. . .	0,505°	$K_{36^0} = 168 \cdot 10^{-4}$	—
	3 Hyperton. Injekt. . .	0,620°	$K_{36^0} = 231 \cdot 10^{-4}$	—
„ IV	1 Normal	0,410°	$K_{30,3^0} = 137 \cdot 10^{-4}$	—
	2 Hyperton. Injekt. . .	0,550°	$K_{30,3^0} = 172 \cdot 10^{-4}$	—
	3 Hyperton. Injekt. . .	0,460°	$K_{30,3^0} = 192 \cdot 10^{-4}$	—
„ V	1 Normal	0,450°	$K_{36^0} = 145 \cdot 10^{-4}$	14′ 18″
	2 Hypoton. Injekt. . .	0,400°	$K_{36^0} = 147 \cdot 10^{-4}$	12′ 5″
	3 Hypoton. Injekt. . .	0,380°	$K_{36^0} = 132 \cdot 10^{-4}$	8′ 7″
„ VI	1 Normal	0,425°	$K_{36,5^0} = 137 \cdot 10^{-4}$	—
	2 Hypoton. Injekt. . .	0,420°	$K_{36,5^0} = 111 \cdot 10^{-4}$	—
	3 Hypoton. Injekt. . .	0,430°	$K_{36,5^0} = 131 \cdot 10^{-4}$	—
„ VII	1 Normal	0,380°	—	—
	2 Hypoton. Injekt. . .	0,410°	—	—
	3 Hypoton. Injekt. . .	0,510°	—	—
.. VIII	1 Normal	0,475°	$K_{36^0} = 131 \cdot 10^{-4}$	16′ 41″
	2 Hypoton. Injekt. . .	0,550°	$K_{36^0} = 180 \cdot 10^{-4}$	8′ 58″
	3 Hypoton. Injekt. . .	0,500°	$K_{36^0} = 140 \cdot 10^{-4}$	12′ 59″

A. Jappelli[1]) hat die physiko-chemischen Veränderungen des Blutes und des Speichels nach Injektionen von Nichtelektrolyt-Lösungen untersucht. Bei Hunden mit Speichelfistel wurden stark hypertonische Lösungen von Saccharose, Lactose, Glucose, Harnstoff, ferner Natriumsulfat in die Blutbahn injiziert.

Die Wirkung dieser Injektionen wurde dadurch untersucht, daß die Speichelabsonderung bei Chordareizung registriert wurde, daß ferner sowohl im Blut als im Speichel die Gefrierpunktserniedrigung, die elektrische Leitfähigkeit und einige andere Größen gemessen wurden.

Aus den Resultaten sei hier nur einiges hervorgehoben: Glucose geht nicht in den Speichel über, wohl aber tun dies in geringem Maße Saccharose und Lactose und in stärkerem Grade der Harnstoff. Injektion hypertonischer Lösungen von Nichtelektrolyten steigerte nicht nur den osmotischen Druck des Blutes, sondern auch die Konzentration an Elektrolyten, die durch Nichtelektrolyten zum Teil ersetzt werden. Dagegen verursachen Elektrolyte bei intravenöser Injektion, daß Nichtelektrolyte langsam ins Blut übertreten. Der Organismus scheint die Tendenz zu haben, nicht nur den osmotischen Druck des Blutes, sondern auch das Verhältnis zwischen Elektrolyten und Nichtelektrolyten konstant zu halten. Auf die Sekretion des Speichels wirken insbesondere solche Substanzen steigernd ein, die in den Speichel übergehen. Ein Überschuß von Na-Ionen wirkt hemmend auf die Speichelsekretion.

Was die Viscosität nach Injektionen hypertonischer Lösungen anbetrifft, so nimmt diese zuerst ab, um dann um so viel zuzunehmen, daß sie den normalen Wert übertrifft. Hingegen nimmt nach Injektionen hypotonischer Lösungen, die Verminderung des osmotischen Druckes und der elektrischen Leitfähigkeit des Speichels erzeugen, auch die Viscosität allmählich ab.

Nach Injektionen von Kolloiden (Pepton, Gelatine) ins Blut nimmt die Viscosität des Blutserums [Bottazzi, D'Errico und

---

[1]) A. Jappelli, Zeitschr. f. Biol. **51**, 435 [1908].

Jappelli[1])] und der Lymphe [D'Errico[2])] beträchtlich zu. So steigen auch nach intravenöser Injektion von Extrakten aus mesenterialen Lymphfollikeln und von Chylus [Jappelli[3])] die Viscosität des Blutserums und die Viscosität der Lymphe ein wenig.

Bemerkenswert hinsichtlich der physikalisch-chemischen Veränderungen (Viscosität) des Blutserums und des Harns nach intravenösen Injektionen von Gelatine sind die Untersuchungen von Buglia[4]). Der Zweck der Untersuchungen dieses Autors bestand hauptsächlich darin, die Modifikationen der Nierensekretion[5]), ferner die bei einigen physiko-chemischen Eigenschaften des Harns eintretenden Veränderungen und ihre Dauer im Verhältnis zur Dauer von analogen Veränderungen des Blutes kennen zu lernen.

Bezüglich der Nierenabsonderung ergab sich aus diesen Untersuchungen, daß sie je nach der eingeführten Gelatinemenge rasch abnimmt oder eine mehr oder minder lange Zeit hindurch ganz still steht. Die physiko-chemischen Veränderungen des Harns, die ebenfalls von der eingeführten Gelatinemenge abhängen, betreffen besonders die Ausflußzeit, die stark zunimmt, und die elektrische Leitfähigkeit, die abnimmt.

Nach der Intensität der physikalisch-chemischen Veränderungen des Harns konnte der Autor bei der Ausscheidung der Gelatine auf dem Nierenwege drei verschiedene Perioden erkennen: eine 1. Periode von ungefähr 1 stündiger Dauer, während welcher die Gelatine in sehr geringer Menge ausgeschieden wird; eine 2. Periode, in welcher die Ausscheidung groß ist und ihr Maximum erreicht; endlich eine im Vergleich zu den anderen sehr lange 3. Periode (von der 5. bis ca. 40. Stunde seit der Injektion), welche den Beweis dafür liefert, daß ein Teil der ins Blut eingeführten Gelatine lange im Organismus verweilt und spät und allmählich ausgeschieden wird. Die physiko-chemischen Veränderungen des Blutes (Zunahme der Ausflußzeit des Blutserums) bleiben auch nach der 40. Stunde seit der Injektion erheblich, was beweisen würde, daß die in den Kreislauf eingeführte Gelatine in verhältnismäßig großer Menge während der ganzen Zeit, die zu ihrer vollständigen Ausscheidung auf dem Nierenwege erforderlich ist, im Blute bleibt.

E. Gardella[6]) hat die Veränderungen studiert, welche die Viscosität des Hundeblutserums nach Abtragung des thyreo-parathyreoiden Apparates erleidet.

Die ersten Untersuchungen über die Viscosität des Blutserums bei Läsionen des thyreo-parathyreoiden Apparates wurden von Fano und Rossi[7]) angestellt. Diese Autoren fanden eine leichte Zunahme der Viscosität des Serums; dasselbe fand auch Segale (s. später). Nun fand aber Gardella, dessen experimentelle Bedingungen denen seiner Vorgänger überlegen waren, daß in den Fällen, in welchen die Symptome der Abtragung des thyreo-parathyreoiden Apparates akut und mit schwerem Charakter auftreten, die Viscosität des Blutserums leicht zunimmt, während die Gerinnbarkeit in der Wärme in beträchtlichem Grade verringert war.

Tria[8]) hat untersucht, ob bei andauerndem Hungern physiko-chemische Veränderungen des Blutserums eintreten. Aus den an Hunden gemachten Experimenten ergab sich, daß die Viscosität keine bemerkenswerten Veränderungen aufwies.

Physikalisch-chemische Veränderungen des Blutserums während des Lagerns wurden von Buglia[9]) beobachtet. Dieser Autor hat ferner gefunden, daß bei aseptischer Aufbewahrung im Pferdeblutserum erhebliche

---

[1]) Fil. Bottazzi, G. D'Errico u. G. Jappelli, Biochem. Zeitschr. **7**, 421 [1908].
[2]) G. D'Errico, Zeitschr. f. Biol. **49**, 283 [1907].
[3]) G. Jappelli, Zeitschr. f. Biol. **53**, 319 [1909].
[4]) G. Buglia, Biochem. Zeitschr. **23**, 215 [1909].
[5]) Auch Jacoby hat die eventuellen Beziehungen zwischen Viscosität des Blutes und Nierensekretion festzustellen versucht. Deutsche med. Wochenschr. **27**, 63 [1901].
[6]) E. Gardella, Arch. di Fisiol. **8**, 409 [1910].
[7]) G. Fano u. G. Rossi, Arch. di Fisiol. **2**, 589 [1905].
[8]) P. Tria, Arch. di Farm. sperim. e Sc. affini **8**, 8 [1909].
[9]) G. Buglia, Arch. di Fisiol. **4**, 56 [1906].

physikalisch-chemische Veränderungen vorkommen, welche jedoch je nach den experimentellen Bedingungen verschieden sind.

Wenn man Verdunstung ermöglicht, so beobachtet man im Serum eine Zunahme des osmotischen Druckes, der elektrischen Leitfähigkeit und der Viscosität; wenn man sie hingegen ausschließt, so findet man erst am 22. Tage eine Zunahme des osmotischen Drucks, begleitet von einer Abnahme der elektrischen Leitfähigkeit, einer Steigerung der Viscosität und einer deutlichen Abnahme der Koagulationsfähigkeit durch Wärme. Vom 50. Tage an verändern sich die Werte der Gefrierpunktserniedrigung und der elektrischen Leitfähigkeit nicht mehr beachtenswert, während die Koagulationsfähigkeit fortfährt abzunehmen und die Viscosität leicht steigt.

Auch unter pathologischen Bedingungen sind die physikalisch-chemischen Eigenschaften des Blutserums studiert worden. Von den neuesten Untersuchungen sind die von Ballerini[1]) zu erwähnen, welche dieser Autor über das Blutserum bei Eklampsie und Albuminurie angestellt hat.

Hinsichtlich der Viscosität fand er keine bemerkenswerten Veränderungen; das spezifische Gewicht aber zeigte im Durchschnitt niedrigere Werte als im Serum von normalen schwangeren Frauen. Die elektrische Leitfähigkeit und die molekulare Konzentration schwankten ebenfalls um den normalen Wert herum. Deshalb folgert der Autor in Übereinstimmung mit den Untersuchungen von Füth und Krönig[2]), daß die physikalisch-chemische Untersuchung als Element einer genetischen Erklärung der von ihm studierten Krankheiten keine Bedeutung hat.

Über die vielen anderen viscosimetrischen Untersuchungen, die am Blutserum und anderen Körperflüssigkeiten unter pathologischen Bedingungen angestellt worden sind, zu berichten, ist hier nicht der Ort[3]).

Zuletzt sei noch an die Veränderungen der Viscosität und anderer physikalisch-chemischen Eigenschaften erinnert, welche die „postmortale Lymphe" zeigt.

Jappelli und D'Errico[4]) haben beobachtet, daß die postmortale Lymphe sowohl des Ductus thoracicus als auch des Ductus cervico-brachialis eine größere Viscosität und auch einen größeren trockenen Rückstand als die normale Lymphe hat, wie sich aus folgender Tabelle 91 zeigt.

Diese Veränderungen der Viscosität und des Trockenrückstandes, die Jappelli und D'Errico in der postmortalen Lymphe gefunden haben, stimmen mit denen überein, die Vinci[5]) bei der experimentellen Lymphorrhoe beobachtet hat. In diesem Falle nehmen die Viscosität und der Trockenrückstand allmählich zu, bis sie ein Maximum erreichen, wenn der Tod des Tieres (nach 24—36 Stunden) eintritt. Es ist nicht unwahrscheinlich, daß, wie dieselben Autoren glauben, dies durch eine Modifikation der Durchlässigkeit des Endothels der Blutcapillaren bedingt ist, wobei ein Übergang von Erythrocyten und Eiweißstoffe aus dem Blut in die Lymphe stattfindet.

Es scheint nicht unangemessen, bei dieser Gelegenheit auf die Viscositätsveränderungen hinzuweisen, die Bellini[6]) beim Eiweiß und beim Dotter befruchteter Hühnereier, die nicht brüteten und kürzere Zeit an der Luft blieben, sowie bei den in der Entwicklung begriffenen befruchteten Eiern beobachtet hat. Im ersteren Falle konstatierte er ein Wachsen der Viscosität des Eiweißes und eine Abnahme der Viscosität des (gequirlten und filtrierten) Dotters. Im zweiten Falle dagegen beobachtete er im Eiweiß eine so rasche Zunahme der Viscosität, daß es am 4. Tage des Brutgeschäftes nicht mehr möglich war,

1) G. Ballerini, Ann. di Ostetr. e Ginecol. 1910 (Sep.-Abdr., S. 1—32).
2) R. Füth u. B. Krönig, Centralbl. f. Gynäkol. 1901, Nr. 25, 701. — Siehe bezüglich der klinischen Bedeutung der viscosimetrischen Bestimmungen Bachmann, Die klinische Verwertung der Viscositätsbestimmung (an Hand von vierhundert Bestimmungen). Deutsches Archiv f. klin. Medizin 94, 409 [1908].
3) Siehe: B. Melis, Boll. della Soc. tra i cult. di Sc. med. e nat. in Cagliari 11, 51 [1906]. — E. Samele, Clin. med. ital. 48, 162 [1909]. — C. Belgrano, Clin. med. ital. 48, 242 [1909] usw.
4) G. Jappelli u. G. D'Errico, Zeitschr. f. Biol. 50, 1 [1907].
5) G. Vinci, Arch. di Fisiol. 6, 41 [1908].
6) A. Bellini, Arch. di Fisiol. 4, 123 [1907].

sie zu bestimmen, im Dotter hingegen eine überaus intensive Abnahme, mit dem Maximum ebenfalls am 4. Tage, und eine kurze Zeit dauernde Tendenz an den folgenden Tagen, wieder zuzunehmen. Auch bei den befruchteten Eiern, die sich aber nicht entwickelten, beobachtete der Autor die nämlichen Erscheinungen, aber in viel weniger augenfälliger Weise. Es ist nicht unwahrscheinlich, daß die Viscositätsveränderungen während der Bebrütung, wie Atkins[1] sagt, „to the presence of an enzyme liquefying the reserve materials" zuzuschreiben sind.

Tabelle 91.
Viscosität und Trockenrückstand der postmortalen Lymphe.

Fortlaufende Nr. des Experimentes	Blutserum Ausflußzeit t_{37^0}	Trockenrückstand in g%	Normale Lymphe — Lymphe des Ductus thoracicus Ausflußzeit t_{37^0}	Trockenrückstand in g%	cervico-brachiale Lymphe Ausflußzeit t_{37^0}	Trockenrückstand in g%	Postmortale Lymphe — Lymphe des Ductus thoracicus Ausflußzeit t_{37^0}	Trockenrückstand in g%	cervico-brachiale Lymphe Ausflußzeit t_{37^0}	Trockenrückstand in g%	Bemerkungen
1	—	8,72	—	4,90	—	—	—	8,43	—	—	
2	3′ 24″	—	2′ 41″	5,01	—	—	2′ 44″	—	—	—	
	—	—	—	—	—	—	2′ 58″	—	—	—	
	—	—	—	—	—	—	2′ 59″	—	—	—	
	—	—	—	—	—	—	3′ 8″	9,02	—	—	
3	3′ 25″	—	2′ 33″	—	2′ 10″	3,77	—	—	2′ 13″	4,52	
4	3′ 28″	—	2′ 35″	6,10	2′ 35″	4,10	2′ 53″	—	—	—	
	—	—	—	—	—	—	3′ 3″	—	—	—	
	—	—	—	—	—	—	3′ 9″	—	—	—	
	—	—	—	—	—	—	4′ 9″	—	3′ 12″	6,05	
5	—	—	2′ 56″	5,0	—	—	3′ 10″	7.30	—	—	
6	3′ 2″	6,23	2′ 54″	4,05	—	—	2′ 30″	4.35	—	—	Injektion von hyperton. Lösung

3. Viscosität der nichthomogenen (Körperchen enthaltenden) organischen Flüssigkeiten.

Das Studium der Viscosität der nichthomogenen organischen Flüssigkeiten ist viel komplizierter als das der homogenen Lösungen. Dies versteht man leicht, wenn man bedenkt, daß bei den nichthomogenen Flüssigkeiten der Einfluß der Größe, der Gestalt und Zahl der Körperchen zu berücksichtigen ist, und daß auch die Veränderungen der Viscosität von bestimmten Ursachen abhängen, welche sowohl auf intercorpusculäre Flüssigkeit, als auch auf die Partikelchen oder auf beide gleichzeitig wirken können. Von den corpusculäre Elemente enthaltenden organischen Flüssigkeiten seien das Blut und die Milch einer Besprechung unterzogen. Die nichthomogenen Flüssigkeiten haben im allgemeinen eine viel größere Viscosität als die homogenen Lösungen.

α) Blut. [2]

Was das Blut betrifft, so ist schon vor Jahren (Bottazzi, l. c., 1897) festgestellt, daß die Ausflußzeit des defibrinierten Hundeblutes bei der Temperatur von 39°C ungefähr viermal größer als die des Serums desselben Blutes ist. Im Durchschnitt verhalten sich die Ausflußzeiten des Blutes und des Serums wie 5 : 1.

---

[1] W. R. G. Atkins, Biochem. Journ. **4**, 480 [1909].
[2] H. Roger, Arch. de méd. expér. et d'anat. pathol. **1908**, Nr. 5.

Nach den Untersuchungen von Poiseuille (l. c.), Aronheim[1]), Haro[2]), Ewald[3]), Lewy[4]) u. a., die im allgemeinen an dem aus dem Körper entnommenen Blut angestellt wurden, haben Hürthle[5]) und Burton-Opitz[6]) die Viscosität des Blutes intra vitam bestimmt. Um diesen Zweck zu erreichen, brachten sie die Capillare mit der Carotis des Tieres in horizontale Verbindung, indem sie den pulsierenden Blutdruck selbst als Druck verwendeten, der die Flüssigkeit durch die Capillare hindurchtrieb. Aber der Apparat dieser Autoren ist sehr kompliziert und läßt sich für gewöhnliche Untersuchungen nicht verwenden. Als absoluten Reibungskoeffizienten [k[7])] des Blutes in vivo fanden sie:

für den Hund . . . . 1011 (Mittel aus 6 Bestimmungen)
  „ die Katze 1128   „   „ 2   „
  „ das Kaninchen . . 1461   „   „ 4   „

Mit dem absoluten Reibungskoeffizienten des Wassers bei 38° C (= 4788) verglichen beweisen diese Werte, daß die Viscosität des Hundeblutes sich zu der des Wassers bei 38° verhält wie 4,7 : 1, des Katzenblutes wie 4,2 : 1, des Kaninchenblutes wie 3,3 : 1.

Hier finden sich also individuelle Unterschiede und auch Unterschiede bei den verschiedenen Tierarten analog denen, die dann Mayer (l. c.) für das Plasma, Rossi (l. c.) und Bottazzi (l. c.) für das Blutserum angegeben haben; diese Unterschiede werden um so auffallender, wenn man die folgenden Werte betrachtet, die Burton-Opitz[8]) bei den von ihm geprüften Tieren gefunden haben:

Absoluter Reibungskoeffizient (k)
des Froschblutes . . . . bei 20° = 1300; bei 37° = 1700
  „ Schildkrötenblutes . . . . „ 20° = 1285; „ 37° = 1800
  „ Kaninchenblutes . . . .   „ 37° = 1350

Man sieht, daß die Viscosität des Blutes der niederen Tiere geringer ist als die der Säuger, wenn man sie bei der den letzteren eigenen Temperatur in Erwägung zieht; betrachtet man sie dagegen bei der normalen Temperatur der ersteren (20°), so ist sie ungefähr die nämliche trotz der Unterschiede in Gestalt und Zahl der roten Blutkörperchen und im Eiweißgehalt des Plasmas.

Hirsch und Beck[9]) haben viscosimetrische Bestimmungen am nichtdefibrinierten menschlichen Blut ausgeführt, wobei sie ihren eigenen Apparat verwendeten. Ihre Beobachtungen bestanden in folgendem:

1. Einem geringeren spezifischen Gewicht des Blutes entspricht eine geringere Viscosität innerhalb sehr weiter Grenzen; aber innerhalb engerer Grenzen variieren spezifisches Gewicht und Viscosität nicht immer in gleichem Sinne.

---

[1]) F. Aronheim, Hoppe-Seylers Med.-chem. Untersuchungen **2**, 265 [1867].
[2]) M. Haro, Gazz. hebd. **1873**, Nr. 11; 7. Juli 1876; Compt. rend. de l'Acad. des Sc. **83**, 696 [1876].
[3]) C. A. Ewald, Archiv f. Anat. u. Physiol. **1877**, 208; **1878**, 536.
[4]) B. Lewy, Archiv f. d. ges. Physiol. **65**, 447 [1897].
[5]) K. Hürthle, Arch. f. d. ges. Physiol. **82**, 415 [1900].
[6]) Siehe unten.
[7]) Dem von Hürthle und Burton-Opitz benutzten Koeffizienten entspricht der sogenannte „Transpirationskoeffizient", welcher aus der ursprünglichen Poiseuilleschen Formel abgeleitet werden kann:

$$Q = k \cdot \frac{P D^4}{l} \qquad \text{oder} \qquad k = \frac{Q l}{P D^4},$$

worin P den Druck, D den Durchmesser und l die Länge des Capillarrohres bedeutet, wodurch das Volum Q von Flüssigkeit in der Zeiteinheit fließt. Da k direkt proportional Q ist, versteht man leicht, daß es umgekehrt proportional der Viscosität der Flüssigkeit sein muß.

Zwischen den Werten k und η (d. h. dem gewöhnlichen Viscositätskoeffizient) bestehen die folgenden Beziehungen:

$$k = \frac{\pi}{128\,\eta} \qquad \text{und} \qquad \eta = \frac{\pi}{128\,k} \cdot$$

[8]) R. Burton-Opitz, Amer. Journ. of Physiol. **7**, 243 [1902].
[9]) Hirsch u. Beck, l. c.

2. Die Viscosität des ganzen Blutes wird bestimmt nicht nur durch die Elemente der Blutkörperchen, sondern auch durch das Plasma oder Serum: beide beeinflussen die Gesamtviscosität.

3. Der Mittelwert von ϱ des menschlichen Blutes vom spezifischen Gewicht 1,045 bis 1,055 ist gleich 5,1 bei 38°, wenn man die Viscosität des Wassers gleich 1 setzt.

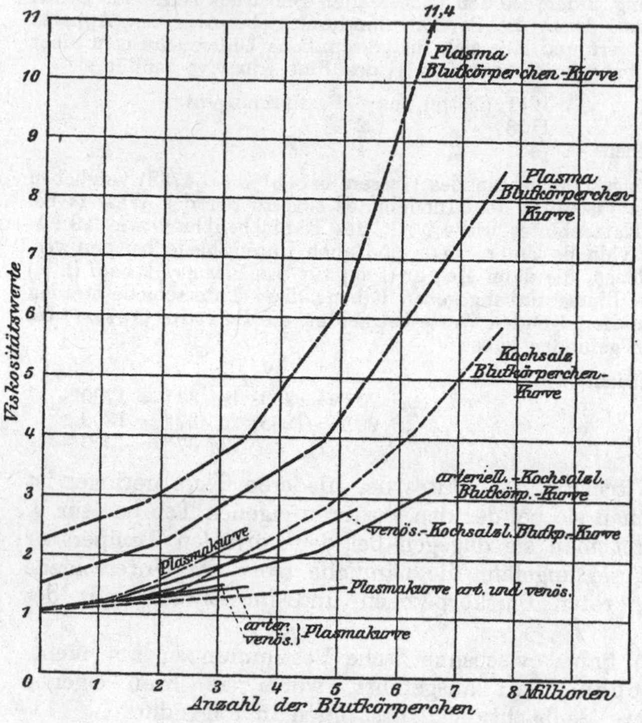

Fig. 58.

Diese Angaben werden zum Teil von anderen Experimentatoren bestätigt. Was den Einfluß betrifft, den einerseits die Blutkörperchen, andererseits die Flüssigkeit, in der sie suspendiert sind, auf die Viscosität des Blutes ausüben, so ist die schematische Figur 58 von Blunschy (zitiert nach Determann, l. c., S. 8, Fig. 1) sehr beweiskräftig.

Die Zunahme der Viscosität ist keineswegs proportional dem Blutkörperchengehalte, und der Verlauf der Kurven hängt in hohem Maße von der Art der Flüssigkeit ab, in der die Formelemente suspendiert sind. Determann[1]) hat auch Untersuchungen über Viscosität und Zahl der Blutkörperchen angestellt. Folgende Tabelle gibt darüber Aufschluß:

Tabelle 92.

	ϱ	Rote Blutkörperchen (in Millionen pro cmm)	Weiße Blutkörperchen	(Noch mit der modifizierten Hirsch-Beckschen Methode untersucht)
Perniz. Anämie	2,52	2,225	10000	—
Hämoglobinämie	2,57	1,95	7700	—
„	2,61	2,34	6000	—
„	2,75	2,5	7600	—
„	2,94	2,75	9290	—
„	3,24	3,47	6000	—
	3,53	3,45	5300	—
Perniz. Anämie in Besserung .	3,80	3,8		—
Vegetarier, nur Rohkost . . .	3,99	5,2	10000	—
Vegetarier, inklusive Milch . .	4,03	5,1	6000	—
Leukämie	4,04	2,5	500000	—
Vegetarier, nur Rohkost . . .	4,25	5,20	7500	—
Bronchit. Arteriosklerose . .	4,29	5,1	—	—
Rheumatismus	4,28	4,7	—	—
Vegetarier, inklusive Milch . .	4,30	5,75	4600	—
Arthrit. deformans	4,447	5,75	10000	—

[1]) Dr. Determann, Die Viscosität des menschlichen Blutes. Wiesbaden 1910; siehe auch Zeitschr. f. klin. Medizin **59**, 283 [1906].

Fortsetzung der Tabelle 92.

	ϱ	Rote Blut-körperchen (in Millionen pro cmm)	Weiße Blut-körperchen	(Noch mit der modifizier-ten Hirsch-Beckschen Methode untersucht)
Asthma bronch.	4,36	5,3	—	—
Bronchitis Pneumonoconiosis .	4,46	6,00	8000	—
Gesund, gemischte Kost . . .	4,51	5,18	10000	—
Abgelaufene Myelitis	4,55	6,00	—	—
Gesund, gemischte Kost . . .	4,787	4,9	7500	—
Rheumatismus	4,80	5,00	7000	—
Vegetarier, viel Milch, Nüsse .	4,99	5,25	6000	—
Gesund, reichlicher Fleischesser	5,00	5,5	5500	—
Leukämie	**5,12**	**2,5**	**550000**	—
Agenesie der einen Lunge . .	5,15	6,52	12500	—
do. . .	5,16	6,25	15000	—
Abgelaufene Myelitis	5,18	5,8	—	—
Agenesie der unteren Lunge . .	5,2	5,3	12500	Menstruation von 2 Tagen
Bronchit. Arteriosklerose . . .	5,24	6,00	—	—
Diabet. mellit.	5,44	5,2	10000	6% Zucker

Es geht aus der Tabelle zunächst die große Rolle auch der Leukocyten für die Viscosität des Blutes hervor; sodann fällt wiederum auf, daß gesunde Vegetarier eine hohe Zahl von Blutkörperchen mit relativ niederer Viscosität vereinen können. Auch Burton-Opitz[1]) und später Frei[2]) haben den großen Einfluß der Zahl der Blutkörperchen auf die Blutviscosität deutlich bewiesen. Frei hat, als er dem (Pferde-) Blutserum rote Blutkörperchen in verschiedener Menge zusetzte, die folgenden Werte erhalten:

Tabelle 93.

Prozentvolumen der Blutkörperchen	Zahl der Körperchen pro cmm berechnet aus dem Volumen	Viscosität der Suspension ϱ =
40	8 400 000	4,5
36,6	7 500 000	3,95
31,1	6 550 000	3,5
26,7	5 600 000	3,15
22,2	4 650 000	2,8
17,8	3 750 000	2,45
13,3	2 800 000	2,15
Serum allein		1,8.

Da die Viscosität des Blutes hauptsächlich von der Zahl der Blutkörperchen pro Kubikmillimeter abhängt, so versteht man, daß die Schwankungen der Viscositätswerte Schwankungen des Gehalts an Blutkörperchen anzeigen, wenn die Viscosität des Plasmas oder Serums unverändert geblieben ist.

In analoger Weise kann man das mögliche Vorhandensein einer Beziehung zwischen Viscosität und Gehalt des (nicht lackfarbenen) Blutes an Hämoglobin festzustellen versuchen. Dies hat Determann getan (siehe Tabelle 94).

„Es ist — sagt Determann (l. c.) — ein gleichsinniges Verhalten in vielen Fällen zu erkennen, jedoch gibt es zahlreiche Abweichungen. So bei der Leukämie, bei der die Vermehrung der weißen Blutkörperchen den teilweisen Ausfall der roten, wie es scheint, überkompensiert. Auch ist die bei Vegetariern relativ geringe Viscosität trotz des hohen Hämoglobingehalts bemerkenswert.

---

[1]) R. Burton-Opitz, Weitere Bestimmungen der Viscosität des Blutes. Archiv f. d. ges. Physiol. **119**, 539 [1907].
[2]) W. Frei, Physical Chemistry and veterinary Science. Ann. Report of the South African Associat. for the Advanc. of Science. Grahamstown Meeting. 1908 (S. 1—19).

Tabelle 94.

Viscosität und Hämoglobingehalt (noch mit der modifizierten Hirsch-Beckschen Methode untersucht).

	ϱ	Hämoglo-bingehalt in %		ϱ	Hämoglo-bingehalt in %
Hämoglobinämie	2,5	47	Bronchitis, Arteriosklerose	4,29	100
Perniz. Anämie	2,52	25	Gesunder Vegetarier . . .	4,30	107
Hämoglobinämie	2,75	50	Gesund, gemischte Kost .	4,51	106
„	2,9	69	Abgelaufene Myelitis . . .	4,55	97
„	3,24	82	Arteriosklerose	4,59	100
„	3,53	80	Rheumatismus	4,80	104
Perniz. Anämie in Heilung	3,8	90	Vegetarier, viel Milch, Nüsse	4,99	111
Gesunder Vegetarier . . .	4,03	100	Gesund, reichlich Fleisch-		
Leukämie	4,04	62	nahrung.	5,00	107
Gesunder Vegetarier . . .	4,17	118	Leukämie	5,12	60
Gesund, gemischte Kost .	4,23	100	Abgelaufene Myelitis . . .	5,18	100
Gesund, strenger Vegetarier {	4,25	114	Bronchitis, Arteriosklerose	5,24	110
	4,009	110	Diabetes mellitus 6% Zucker	5,44	100
Rheumatismus	4,28	97	Bronchitis	5,54	120

Bei Gesunden ist der Parallelismus zwischen Hämoglobingehalt und Viscosität viel ausgesprochener, wie Blunschy das festgestellt hat. Heß, unter dessen Leitung Blunschys Untersuchungen erfolgten, legt Wert auf den Quotienten Hämoglobinwert: Viscositätswert, der normalerweise ca. 19 beträgt und dessen Abweichungen auf pathologische Zusammensetzung des Blutes hinweisen."

Als Mittelwert der relativen Viscosität (ϱ) von menschlichem Blut der Gesunden wurde, wie v. Korányi (Korányi-Richter 2, 55) berichtet, bei 38° C angegeben:

in 19 Fällen von Hirsch und Beck . . . . . 4,50—5,89
„ 27 „ „ Bence . . . . 4,37—6,80
„ 29 „ „ Determann. . . . . 4,05—5,54
„ 3 „ „ Rotky . . . . 5,02—5,52

Es wurde auch eine gewisse Beziehung zwischen dem Hämoglobingehalt und der Viscosität des lackfarbenen Blutes (siehe unten) gefunden.

Die Viscosität des Blutes von Mutter und Foetus während der Schwangerschaft wurde von Rebaudi[1]) und dann in jüngster Zeit von Baffoni-Luciani[2]) studiert. Letzterer untersuchte gleichzeitig die Viscositätsschwankungen des Blutserums. Diese Autoren fanden, daß die Viscosität des fötalen Blutes größer ist als die des Blutes der Mutter, was leicht zu erklären ist, weil das fötale Blut eine größere Menge von Blutkörperchen als das der Mutter enthält.

Ohne Zweifel übt die Viscosität des Blutes einen sehr erheblichen Einfluß aus auf die Mechanik der Zirkulation und die Arbeit des Herzens. Damit haben sich viele der hier zitierten Autoren und neuerdings andere[3]) beschäftigt.

Ferner hat es den Anschein, als ob ein gewisser Viscositätsgrad der sog. physiologischen Flüssigkeiten (einen solchen Viscositätsgrad kann man erhalten, wenn man letzteren unschädliche kolloidale Stoffe zusetzt) für die Dauer

---

[1]) St. Rebaudi, La Ginecologia mod. 2, Nr. 2—3 [1909].
[2]) F. Baffoni-Luciani, La Ginecologia mod. 7, 1 [1910].
[3]) Siehe auch G. Jappelli, Arch. di Fisiol. 4, 101 [1907]. — Rubino. Gazz. della Osp. e di Clin. 1908, Nr. 14.

des Überlebens und die Tätigkeit des vom Körper getrennten Herzens [und wahrscheinlich auch der anderen Organe[1])] von Vorteil ist.

β) Milch.

Eine der Flüssigkeiten, an denen viele Viscositätsmessungen vorgenommen sind, ist die Milch [Bottazzi (l. c.), Fuld (l. c.), Cavazzani[2]), Lussana[3]), D'Errico, Buglia[4]), Burri und Nußbaumer[5])].

Wie zu erwarten war, hat man gefunden, daß die Viscosität der Milch stets größer als die des Wassers und der Lösungen von krystalloiden Stoffen von gleichem osmotischen Druck ist; auch ist sie sehr veränderlich, nicht nur von Art zu Art, sondern auch bei demselben Tiere. Die Viscosität der Frauenmilch z. B. kann von dem Verhältnis (zum destillierten Wasser) 1,21 : 1 bis zum Verhältnis 2,56 : 1 variieren. Die Viscosität der Ziegenmilch ist größer als die der Kuhmilch. Im allgemeinen ist die Viscosität größer nach der Geburt als nach einigen Monaten des Säugens.

Die Milch ist eine Flüssigkeit, die nicht nur beträchtliche Mengen von Kolloiden enthält, sondern auch von Formelementen; von diesem Gesichtspunkte aus kann sie nämlich als eine kolloidale Lösung und eine Emulsion betrachtet werden. Ihre Viscosität hängt also hauptsächlich ab sowohl von der Konzentration und von dem physikalisch-chemischen Zustand der Kolloide, als auch von der Zahl, Größe usw. der emulsionierten Fetttröpfchen usw., wenn die anderen Bedingungen gleich sind.

Schon im Jahre 1897 hat Bottazzi beobachtet, daß die Abflußzeit der abgerahmten Milch geringer als die der ganzen Milch ist, was durch die Entziehung der Fettkügelchen bedingt ist, obwohl es auch zum Teil davon herrühren kann, daß das Entrahmen der Milch einen Teil des Caseins entzieht.

Weitere von D'Errico[6]) angestellte Untersuchungen haben dann den Einfluß der Konzentration der Kolloide und der Zahl der Fettkügelchen auf die Viscosität zur Evidenz erwiesen. Aus der folgenden Tabelle 95 kann man die beträchtlichen Unterschiede zwischen der Viscosität der normalen Milch, des Colostrums und des Milchserums ersehen und miteinander vergleichen.

Bemerkenswert ist der größere Viscositätsgrad des Colostrums im Vergleich zur Milch und die Viscosität der letzteren im Vergleich mit Serum. Dies erklärt sich sehr leicht, wenn man bedenkt, daß das Colostrum am reichsten an Eiweißsubstanz und Fett, das Serum am ärmsten daran ist.

Neuerdings hat B. Kobler[7]) ausführliche Untersuchungen über die Viscosität der Milch (mit dem Heßschen Apparat) ausgeführt. Die Ergebnisse dieser Untersuchungen, die in ihren Hauptzügen mit denen anderer Autoren übereinstimmen, sind die folgenden:

Die Viscosität der Milch repräsentiert für jedes Tier während längerer Zeit eine charakteristische Konstante, die von Trächtigkeit, der Milchmenge und zum Teil auch von der Fütterungsart abhängig ist. Die Milch nicht trächtiger Tiere hat, solange die Milchmenge

---

[1]) Siehe in dieser Hinsicht A. Heffter, Archiv f. experim. Pathol. u. Pharmakol. 29, 41 [1892]. — M. Albanese, Archiv f. experim. Pathol. u. Pharmakol. 32, 297 [1893]; Arch. di Farm. e Terap. 4, 1 [1896]; Arch. ital. di biol. 25, 308 [1896]. — F. Tromsdorf, Archiv f. experim. Pathol. u. Pharmakol. 45, 297 [1893]. — A. Valenti, Arch. di Farm. sperim. e Sc. affini 3, 492 [1904].

[2]) E. Cavazzani, Centralbl. f. Physiol.18, Nr. 26, 841 [1905]. (Sep.-Abdr. S. 1—5.)

[3]) F. Lussana, Bullett. d. Sc. med. di Bologna 76 [1905]. (Sep.-Abdr., S. 1—6.)

[4]) G. Buglia, Zeitschr. f. Chemie u. Industrie d. Koll. 12, 353 [1908].

[5]) R. Burri u. T. Nußbaumer, Biochem. Zeitschr. 22, 90 [1909].

[6]) Nicht veröffentlichte, in Bottazzis Laboratorium im Jahre 1907—1908 ausgeführte Untersuchungen.

[7]) B. Kobler, Untersuchungen über Viscosität und Oberflächenspannung der Milch. Inaug.-Diss. Bonn 1908.

nicht abnorm klein ist, eine relativ niedrige Viscosität ($\varrho = 1{,}60$—$1{,}85$): mit der Trächtigkeit nehmen Viscosität und spezifisches Gewicht zu, um dann bei herannahender Geburt sehr hohe Werte anzunehmen (2—5 und noch höher). Die Viscosität des Colostrums ist in den ersten Gemelken sehr hoch, fällt dann aber schon beim zweiten rasch ab und kehrt in 4—6 Tagen wieder zur Norm zurück. Die Milch kranker Tiere zeigt fast in allen Fällen deutlich veränderte Viscosität und vor allem sehr starke Schwankungen in kurzer Zeit. Nach den vorliegenden Untersuchungsergebnissen scheinen schon kleinste Erkrankungen und Reizungen der Genitalsphäre die Viscosität auffällig zu verschieben, meist zu erhöhen. Die Viscosität der Sekrete kranker Milchdrüsen weicht erheblich von den normalen Verhältnissen ab. Sie ist bei der katarrhalischen Mastitis bedeutend größer als beim „Gelben Galt", nimmt bei dieser spezifischen Streptokokkeninfektion aber die gleichen Werte an, sobald Leukocytose eintritt. Die Viscosität der Milch ist nicht, wie bisher allgemein angenommen würde, hauptsächlich vom Fettgehalte abhängig, sondern wird auch sehr vom Casein beeinflußt, indem sie durch Ausscheidung dieses Eiweißkörpers aus der vollständig entrahmten Milch noch erheblich fällt. Sowohl Abrahmung als auch Wasserzusatz bedingen deutliche Abnahme der Viscosität der Milch; liegen beide Fälschungen zugleich vor, so summiert sich ihre Wirkung. Die Kolloide der Milch bilden beim Stehen Strukturen, die durch energisches Schütteln oder andere mechanische Einflüsse zerstört werden können. Dadurch sinkt die Viscosität stark. Durch Ruhe tritt Restitution der Strukturen ein und die Viscosität nimmt nach 12—24 Stunden wieder den ursprünglichen Wert an, wenn das Schütteln nicht zur Fetzenbildung geführt hat.

Tabelle 95.

Bemerkungen	Milch „in toto"			Milchserum		
	Gefrierpunktserniedrigung Δ	Elektrische Leitfähigkeit $K_{37^\circ C}$	Ausflußzeit (Viscosimeter von Ostwald) ($t_{37^\circ}\,H_2O = 2'4''0$)	Gefrierpunktserniedrigung Δ	Elektrische Leitfähigkeit $K_{37^\circ C}$	Ausflußzeit (Viscosimeter von Ostwald) ($t_{37^\circ}\,H_2O = 2'4''0$)
I. Colostrum	0,705°	40·10⁻⁴	—	—	—	—
48 Std.	0,650°	44·10⁻⁴	—	—	—	—
72 Std.	0,658°	46·10⁻⁴	10'4" 2/5	—	—	—
II. Milch: 4 Tage	—	—	—	0,710°	92·10⁻⁴	2'46" 4/5
5 „	—	—	—	0,760°	100·10⁻⁴	2'51" 1/5
(Milchzucker 4,47 g %) 8 „	—	—	—	0,660°	89·10⁻⁴	2'45"0
9 „	—	—	—	0,705°	95·10⁻⁴	2'39" 3/5
10 „	0,610°	56·10⁻⁴	4'16" 4/5	0,715°	90,7·10⁻⁴	2'40" 3/5
12 „	0,605°	64·10⁻⁴	4'19" 2/5	0,715°	91·10⁻⁴	2'38" 3/5
(Milchzucker 4,80 g %) 13 „	—	—	—	0,730°	103·10⁻⁴	2'43" 1/5
14 „	0,615°	44,5·10⁻⁴	4'43" 2/5	0,695°	100·10⁻⁴	2'44" 1/5
15 „	0,615°	45·10⁻⁴	4'46" 1/5	0,595°[1]	87·10⁻⁴	2'11" 2/5
				0,680°[2]	71·10⁻⁴	2'34" 2/5

(Spalte mit „(nach der Geburt)")

Eines der Verfahren, welches man bei der Milch anwendet, um sie, wie man sagt, leichter verdaulich zu machen und sie in einen Zustand beständiger Emulsion zu versetzen, ist das der „Homogenisation". Diese bewirkt eine so feine Verteilung des Fettes, daß die entstandene Emulsion nach Aufbewahrung unter aseptischen Bedingungen während vieler Monate ungeändert bleibt, so daß man nie eine Ansammlung des Fettes an der Oberfläche bemerkt.

Bei der Bestimmung der Gefrierpunktserniedrigung, der elektrischen Leitfähigkeit und der Viscosität (Ausflußzeit t durch die Capillare eines Viscosimeters von Ostwald) an der natürlichen Kuhmilch kurz nach dem Melken hat Buglia (l. c.) beobachtet, daß weder der osmotische Druck noch die elektrische Leitfähigkeit durch das genannte Verfahren in bemerkenswerter Weise modifiziert werden, nur steigt konstant die Viscosität bei der „homogenisierten" Milch gegenüber der natürlichen Milch; dies stimmt mit dem überein, was kürzlich seitens Martiris[3] bei den Ölemulsionen beobachtet worden ist,

---

[1] Serum vom Koagulum nach 6 Stunden getrennt und die Bestimmungen nach 24 Stunden ausgeführt.

[2] Dasselbe Serum 24 Stunden mit dem Koagulum zusammengelassen.

[3] A. Martiri, Arch. di Fisiol. 4, 133 [1907].

nämlich daß die Viscosität von Ölemulsionen bei gleichem Ölgehalt um so größer ist, je größer die Anzahl der darin enthaltenen Tröpfchen ist; d. h. je kleiner die Dimensionen sind, um so kleiner ist der Durchmesser der Emulsionskörperchen, nämlich in um so kleinere Teile ist das Öl gespalten. Tatsächlich befindet sich in der homogenisierten Milch dieselbe Menge von Fett, nur in einer feineren Zerteilung und daher in stabilerer Emulsion.

Es folgen hier die Resultate einiger von Buglia (l. c.) ausgeführten Untersuchungen:

Tabelle 96.

Nr.		Δ	$K_{37^\circ\,C}$	$t_{37^\circ\,C}$ (Ausflußzeit)
I	Normale Milch	$0{,}530^\circ$	$64{,}2 \cdot 10^{-4}$	$1'\,22''$
II	a) Normale Milch	$0{,}568^\circ$	$62{,}2 \cdot 10^{-4}$	$1'\,23''$
	b) Homogenisierte Milch	$0{,}558^\circ$	$63{,}1 \cdot 10^{-4}$	$1'\,29'\,{}^8/_{10}$
	c) Abgerahmte Milch	$0{,}558^\circ$	$65{,}0 \cdot 10^{-4}$	$1'\,12''$
III	Homogenisierte Milch	$0{,}540^\circ$	$58{,}3 \cdot 10^{-4}$	$1'\,48''$
IV	Homogenisierte Milch	$0{,}556^\circ$	$61{,}0 \cdot 10^{-4}$	$1'\,45''$
V	Homogenisierte und abgerahmte Milch .	$0{,}548^\circ$	$66{,}3 \cdot 10^{-4}$	$1'\,12''$
VI	Dieselbe Milch, aseptisch aufbewahrt, ungefähr 1 Monat später	$0{,}550^\circ$	$60{,}8 \cdot 10^{-4}$	$1'\,45''$
VII	Dieselbe Milch, noch 15 Tage später . .	$0{,}540^\circ$	$60{,}7 \cdot 10^{-4}$	$1'\,47''$

Schon aus diesen wenigen Bestimmungen geht deutlich hervor, daß der Zerfall der Fett-tröpfchen den osmotischen Druck und die elektrische Leitfähigkeit fast unverändert läßt, jedoch die Abflußzeit der Milch vergrößert. Wenn man die Werte von t der Milch II c und der Milch V gegenüberstellt, sieht man, daß der Homogenisationsprozeß nicht die Ausflußzeit modifiziert, wenn die Milch schon vorher abgerahmt worden ist.

Aus diesen Versuchen folgt auch, daß die elektrische Leitfähigkeit infolge der Abrahmung zunimmt; sie bleibt jedoch niedriger als die des Milchserums, weil die abgerahmte Milch immer Casein und deshalb größere Mengen von Kolloiden im Vergleich zum Serum enthält.

Wenn man schließlich die Werte von Milch IV, VI und VII vergleicht, so sieht man, daß das Altwerden der aseptisch aufbewahrten homogenisierten Milch eine Abnahme der molekularen Konzentration und der elektrischen Leitfähigkeit gleichzeitig mit einer leichten Zunahme der Viscosität hervorruft.

4. Schwankungen der Viscosität der nichthomogenen (Formelemente enthaltenden) organischen Flüssigkeiten unter verschiedenen experimentellen Bedingungen.

α) Blut.

Was die nichthomogenen Flüssigkeiten anbetrifft, so bezieht sich der größte Teil der anzuführenden Untersuchungen auf Blut.

a) Einfluß der Temperatur und der warmen und kalten Bäder.

Haro (l. c.) und Ewald (l. c.) hatten gefunden, daß die Viscosität des (defibrinierten) Blutes bei Temperaturerhöhung abnimmt, während Lewy (l. c.) angibt, daß sie von 27—45° nahezu konstant bleibt, und dann schnell abnimmt. Die Untersuchung von Burton-Opitz[1] ergab indes, daß zwischen 15° und 40° die Viscosität bei Temperatursteigerung abnimmt (wie dies auch bei einfachen Flüssigkeiten der Fall ist), daß aber die Abnahme pro Grad Temperaturunterschied nahezu konstant ist. Da diese konstante und regelmäßige Abnahme der Viscosität des Blutes in den homogenen Flüssigkeiten (Serum) nicht eintritt, so muß man annehmen, daß sie durch die Gegenwart der Blutkörperchen bedingt ist, welche solche Modifikationen erleiden würden, daß die rasche Viscositätsabnahme des Serums kompensiert und verdeckt wird. Um aber diese Frage zu entscheiden, müßte man Untersuchungen an reinen Suspensionen in Krystalloid- und Kolloidlösungen anstellen.

---

[1] R. Burton-Opitz, Archiv f. d. ges. Physiol. **82**, 464 [1900].

Burton-Opitz[1]) untersucht ferner, wie die Viscosität des Blutes als Funktion der Temperatur beim lebenden Tiere (Hund) variiert, wobei er die von Hürthle verwendete Technik befolgte. Aus diesen Untersuchungen ergab sich, daß die Viscosität des Blutes im Organismus mit dem Schwanken der Temperatur variiert, mit der Wärme abnimmt und mit der Abkühlung zunimmt. Wird jedoch die Temperaturzunahme nicht mittels Eintauchens des Tieres in ein warmes Bad, sondern in ein trockenes warmes Luftbad bewirkt, so beobachtet man eine Zunahme der Viscosität (offenbar infolge Wasserverlustes). Außerdem hat derselbe Autor[2]) bei dem experimentell (durch Injektion von Staphylokokkuskulturen) hervorgerufenen Fieber eine Zunahme der Blutviscosität gefunden. Ferner wurden in jüngster Zeit neue Untersuchungen über die Viscosität nach Bädern mit warmem oder kaltem Wasser angestellt von Heß, Brodig, Jakob und Adam, und nach Lichtbädern von Leukei [siehe Determann (l. c.)].

b) Einfluß verschiedener Stoffe.

Die Viscosität des Blutes steigt stark unter dem Einfluß der Kohlensäure, und zwar nicht nur in vitro [Haro (l. c.), Ewald (l. c.), Ferrai[3])], sondern auch im lebenden Organismus entweder durch experimentelle Einatmung von kohlensaurer Luft [Burton-Opitz[4])] oder unter anderen Bedingungen des gestörten Gasaustausches in den Lungen [Bence[5])] infolge von Herz- oder Lungenkrankheiten. Das Blutserum zeigt unter denselben Bedingungen keine erheblichen Viscositätsschwankungen und die beobachteten verschwinden unter der Einwirkung des Sauerstoffes, d. h. die Erscheinung ist umkehrbar. Die Viscosität des Blutes steigt und fällt also mit seinem Gehalt an Kohlensäure. Dieser Zusammenhang wird durch Veränderungen im Volumen und der Oberfläche der roten Blutkörperchen vermittelt, welche diese durch Kohlensäureeinwirkung erleiden. Aus diesen Beobachtungen ergibt sich eine wichtige praktische Tatsache, nämlich die, daß eine Kohlensäureüberladung des Blutes durch Vermittlung der zunehmenden Viscosität das Herz belastet, und wenn die Kohlensäureüberladung die Folge einer Herzinsuffizienz ist, so trägt sie ihrerseits zu einer weiteren Steigerung des Grades der Herzinsuffizienz bei.

Ausführliche klinische Untersuchungen über die Einwirkungen des Gasgehaltes des menschlichen Blutes auf die Viscosität desselben haben in letzter Zeit besonders A. v. Korányi und Bence[6]) angestellt, und zwar haben sie die Prüfung anderer physikalisch-chemischer Eigenschaften, wie die der Gefrierpunktserniedrigung des Serums, die des Refraktionskoeffizienten des Serums (also quantitative Prüfung auf gelöste Eiweißstoffe), endlich die des Chlorgehaltes des Serums zu den Viscositätsprüfungen des Blutes herangezogen. Die Untersuchungen ergaben zunächst, daß die bei Kohlensäureeinleitung in defibriniertes Hunde- und Schweineblut erfolgende Zunahme der Viscosität an die Blutkörperchen gebunden war, während diejenige des Serums unverändert blieb. In Ergänzung dazu muß die Feststellung Adams[7]) erwähnt werden, daß auch Einleiten von Kohlensäure und Sauerstoff in lackfarbenes Blut einen Einfluß auf die Viscosität hat. Es ist also wohl dieser Einfluß an das Hämoglobin gebunden. Auch fand Adam, daß die Viscosität des Plasmas abnimmt, wenn man Sauerstoff durch venöses Blut leitet. Adam meint, daß der Viscosität des Plasmas überhaupt ein großer Einfluß auf die Viscosität des Gesamtblutes zuzumessen sei, ja, daß die Plasmaviscositätswerte eindeutiger seien als die Werte des Gesamtblutes. Diese Ansicht scheint zu weit zu gehen; es ist vielmehr außer der gewiß sehr wichtigen Plasmaviscosität die des Gesamtblutes in allen Fällen von großer Wichtigkeit, selbst wenn ihre großen Schwankungen einstweilen nicht immer klar zu deuten sind.

---

[1]) R. Burton-Opitz, Journ. of experim. med. 8, 1 [1906].
[2]) R. Burton-Opitz, Archiv f. d. ges. Physiol. 112, 189 [1906].
[3]) C. Ferrai, Arch. di Fisiol. 1, 385 [1904].
[4]) R. Burton-Opitz, Archiv f. d. ges. Physiol. 119, 359 [1907].
[5]) J. Bence, Zeitschr. f. klin. Medizin 58, Nr. 3—4, 203 [1906]. — Siehe auch Serratrice, Il Policlinico (Sez. prat.) 1907, Nr. 1.
[6]) J. Bence, l. c.
[7]) H. Adam, Zeitschr. f. klinische Medizin 68, 177 [1909].

Außer diesen Untersuchungen am Menschen sind die an Tieren angestellten zu berücksichtigen. Folgendes schreibt z. B. Frei (l. c.) in dieser Hinsicht:

„Eine Kohlensäureüberladung des Blutes veranlaßt eine Zunahme der inneren Reibung. Im Organismus folgen Veränderungen des respiratorischen Stoffwechsels auf Herz- oder Lungenaffektionen. Bei der Pferdesterbe sind diese Organe in hervorragendem Maße affiziert und hier gibt die relative Viscositätszunahme des Blutes eine Vorstellung von dem Grad der Krankheit und eine Grundlage zur Prognose. Augenscheinlich sind die Geschwindigkeit der Blutzirkulation und die vom Herzen verrichtete Arbeit in hohem Grade durch die innere Reibung des Blutes bedingt. Diese drei Faktoren stehen zueinander in Wechselbeziehung (Heß). Herzschwäche verursacht infolge Kohlensäureüberladung eine Zunahme der Viscosität des Blutes und diese steigert wieder die Arbeit des Herzens, weil diese bei einer gewissen optimalen Konzentration der Blutbestandteile (Heß) ein Minimum ist und Kohlensäureüberladung eine Konzentrationszunahme des Eiweißes, Zuckers und Fettes verursacht (Hamburger)".

Pfeiffer[1]) beschäftigte sich mit der Viscosität des Blutes und des Blutserums in Beziehung zur Eigenschaft der roten Blutkörperchen, mehr oder minder schnell im defibrinierten Blut niederzufallen, also zur Erscheinung der Bildung der sog. Crusta phlogistica und zu der anderen Eigenschaft der „Geldrollenbildung".

A. Chistoni[2]) hat die Modifikationen studiert, welche die Viscosität des Blutes und des Blutserums von Hunden erleidet, die eine Zeitlang der Einwirkung des sowohl in organischer als anorganischer Form dargereichten Jods ausgesetzt wurden.

Die Frage ist schon von Müller und Inada, von Determann, Kottmann und von Bence studiert worden (siehe hinsichtlich dieser Arbeiten Korányi und Richter (l. c., II, S. 98ff.); Determann (l. c., S. 71) hat gefunden, daß, nach Verabfolgung von Jod in Form von Jodkali oder Sajodin (im Gegensatz zu den Resultaten der früheren Autoren) in 10 von 13 Fällen die Viscosität des Blutes zunahm (er machte seine Experimente nicht an Venenblut, sondern an Blut aus den oberflächlichen Capillaren der Haut!).

Dagegen hat Filippi[3]) nach 8 Tage hintereinander vorgenommenen Injektionen von 1 g Natriumjodid in die Peritonealhöhle eines Kaninchens eine beträchtliche Viscositätsabnahme konstatiert, welche durch eine Verminderung der Zahl der roten Blutkörperchen bedingt gewesen sein soll.

Chistoni hat Hunden das Jod in Form von „Jodipin" durch Injektion und in Form von „Sajodin" und Jodkalium per os dargereicht. Er bestimmte nicht nur die Viscosität des defibrinierten Blutes, sondern auch die des Serums bei 39° mit einem Ostwaldschen Viscosimeter, indem er stets dieselbe Flüssigkeitsmenge (4 ccm) verwendete; die Abflußzeit des destillierten Wassers bei 39° betrug 32 Sekunden in dem für das defibrinierte Blut und 65 Sekunden in dem für das Serum verwendeten Viscosimeter. Dieser Autor hat auch bei einigen Experimenten Bestimmungen der Zahl der roten Blutkörperchen mittels des Apparates von Thoma-Zeiß ausgeführt. Er fand bei allen Experimenten Viscositätsabnahme des defibrinierten Arterienblutes, und zwar eine konstante und ganz augenfällige Abnahme; aber er nimmt als Ursache derselben nicht eine Verminderung der relativen Zahl der roten Blutkörperchen an, wobei er sich auf die Daten der von ihm vorgenommenen Zählung der Körperchen stützt. Dieses Ergebnis stimmt vollkommen überein mit den Untersuchungen von Müller und Inada, die auch keine Abnahme des proz. Volumens der Formelemente beobachteten. Wenn es wahr ist, daß nach Darreichung von Jodpräparaten keine bemerkenswerte Verminderung der Zahl der roten Blutkörperchen pro Kubikmillimeter Blut eintritt, so ist es schwer, auf befriedigende Weise die Abnahme der Viscosität des Blutes zu erklären, um so mehr als, wie sich aus denselben Untersuchungen Chistonis ergibt, immer eine Viscositätszunahme des Serums zu beobachten ist, die übrigens sehr gering und gewiß nicht der Viscositätsabnahme des Blutes in toto proportional ist. Der Autor möchte die Viscositätsabnahme des Blutes als Wirkung einer Modifikation, insbesondere einer Zunahme der Elastizität der roten Blutkörperchen betrachten. Der Autor versteht darunter wahrscheinlich eine Zunahme der Dehnbarkeit und Biegsamkeit der Körperchen, infolgedessen sie leichter ihre Form ändern und leichter in die Capillarräume eindringen und hindurchgleiten können. Aber vielleicht könnte man sich auf einen anderen Faktor berufen. Bekannt ist die Tendenz der roten Blutkörperchen, sich in Rollen

[1]) Th. Pfeiffer, Zeitschr. f. klin. Medizin 33, H. 3—4, 215 [1897].
[2]) A. Chistoni, Arch. di Fisiol. 8, 193 [1910].
[3]) E. Filippi, Lo Sperimentale 63, Nr. 3, 373 [1909]. — Siehe auch L. Luziani, Lo Sperimentale (Arch. di Biol. n. e pat.) 64, Nr. 3 [1910].

zu ordnen, d. h. aneinander zu haften. Diese Anhäufung beeinflußt höchstwahrscheinlich die Viscosität der Flüssigkeit. Man müßte zusehen, ob die roten Blutkörperchen nach der Einwirkung der Jodpräparate die erwähnte Tendenz in höherem oder geringerem Grade zeigen und dies in Beziehung zu den Viscositätsänderungen bringen.

G. Moruzzi[1]) hat untersucht, wie die physikalisch-chemischen Konstanten des Rinder- und Pferdeblutes (Experimente in vitro) und des Kaninchenblutes (Experimente am lebenden Tiere) bei dem vermittels hypotonischer NaCl-Lösungen oder mit destilliertem Wasser herbeigeführten Vorgang der Hämolyse variieren.

Es ergab sich, daß die Hämolyse erheblich zu werden beginnt, wenn man dem Tiere Wasser im Verhältnis von 12 ccm pro kg Körpergewicht injiziert und daß sie dann mit der Zunahme der Menge des pro Kilogramm injizierten Wassers zunimmt. Die Viscosität des Serums variiert sehr wenig; dies muß aber die Wirkung eines Ausgleichs sein zwischen dem Faktor, der sie zu vermindern bestrebt ist (Verdünnung) und dem Faktor, der sie zu erhöhen bestrebt ist.

Was die Werte von Δ und K anbetrifft, so zeigen sie eine bemerkenswerte Abnahme nur dann, wenn das injizierte Wasser das enorme Verhältnis 50 und 100 pro Kilogramm des Tieres erreicht.

Es existiert ein tiefgehender Unterschied hinsichtlich der Wirkungen des destillierten Wassers auf das Blut zwischen den in vitro und den am lebenden Organismus gemachten Experimenten. Der Unterschied findet jedoch seine augenfällige Erklärung darin, daß, da alle Gewebezellen sich dem destillierten Wasser gegenüber im wesentlichen wie die roten Blutkörperchen verhalten, das injizierte Wasser sich unter alle Gewebezellen verteilt, als ob eine viel geringere Menge davon injiziert würde. Ohne Zweifel sind die ersten morphologischen Elemente, die den Einfluß des Wassers erfahren, die des Blutes und der Gefäßwände. Wenn aber diese Elemente alles Wasser, das sie absorbieren können, aufgenommen haben, bleibt der Rest nicht im Plasma, sondern geht in die Gewebezellen über; schreitet man nun zur Untersuchung des Serums, so findet man es deshalb in seinen physikalisch-chemischen Eigenschaften wenig oder gar nicht verändert. In Wirklichkeit entwickeln sich die Dinge nicht so schematisch. Die Wasserabsorption von seiten der Blutzellen geschieht nicht augenblicklich und deshalb geht während ihrer Dauer Wasser aus dem Plasma in die Gewebe über. Man muß annehmen, daß eine gewisse Zeit nach der Injektion das injizierte Wasser sich zwischen den inneren Flüssigkeiten und allen Zellen des Organismus und den nicht eigentlich cellulären Skelett- und Stützbildungen, je nach dem Wasseranziehungsvermögen einer jeden von ihnen, verteilt, welch letzteres im wesentlichen in dem Quellungsvermögen der erwähnten Zellen und Bindegewebsbildungen besteht. Nur wenn man enorm große Wassermengen injiziert, also nachdem die Zellen usw. ihr Quellungsmaximum erreicht und alles Wasser absorbiert haben, das sie aufnehmen können — nur dann wird ein Teil des injizierten Wassers notwendigerweise in den inneren Flüssigkeiten (nicht nur im Blutplasma) zurückbleiben, und das Serum wird die Zeichen einer progressiven Verdünnung (Abnahme der Werte von Δ, K usw.) darbieten. In vitro bleibt also die Verdünnung des Blutes stets dem hinzugesetzten Wasser proportional; im lebenden Organismus dagegen ließe sich das nur hinsichtlich des Blutes sagen, das in dem der Injektionsstelle zunächst gelegenen Gefäßsegment enthalten ist und bezüglich einer sehr raschen Injektion einer gewissen Wassermenge. Im großen ganzen jedoch und bei einer mäßigen Injektionsgeschwindigkeit ist die Verdünnung des Blutes durchaus nicht dem injizierten Wasser proportional, weil, wie bemerkt, das Wasser nicht im Gefäßsystem bleibt, sondern sich in kurzer Zeit über den ganzen Organismus verteilt. Man versteht, daß die Injektionsgeschwindigkeit einen großen Einfluß hat, wie sich aus den Unterschieden in den Angaben verschiedener Autoren für die tödlichen Dosen des in Venen injizierten Wassers ergibt.

Autoren	Tiere	Sofort tödliche Dosis von Wasser in ccm pro kg des Tieres
Maurel	Kaninchen	100
Bouchard	Kaninchen	122
Bosch und Vedel	Hund	190
Lamma	Hund	170—210
Contri	Meerschweinchen	147—155
Moruzzi	Kaninchen	100 (stirbt nicht).

[1]) G. Moruzzi, Arch. di Fisiol. **5**, 185 [1908].

E. Gardella[1]) hat in Fortsetzung einer Arbeit über die durch Alkali bewirkte Hämolyse die viscosimetrischen Veränderungen des defibrinierten Blutes von verschiedenen Tieren nach Zusatz von verschiedenen Mengen Ammoniak studiert.

Der Autor hat bei Ausführung von viscosimetrischen Bestimmungen in verschiedenen Zeitintervallen gefunden, daß die Viscosität zunächst zunimmt, ein Maximum erreicht und dann rasch sinkt, indem sie sich eine bestimmte Zeit hindurch auf einer gewissen Höhe erhält und dann von neuem die Tendenz zum Steigen hat. Mit dem Anwachsen der NH_3-Menge wird das Viscositätsmaximum innerhalb eines geringeren Zeitabschnittes erreicht und die folgende Erniedrigung tritt bei um so kleineren Werten ein, je stärker die Konzentration des NH_3 ist. Ferner hat der Autor gefunden, daß die Viscositätsschwankungen als Funktion der Zeit nicht gleichmäßig für das Blut von Tieren verschiedener Art fortschreiten, und daß im allgemeinen die Viscosität größer ist, wenn die hämatokritische Bestimmung einen höheren Wert ergibt. In der folgenden Tabelle sind die Maximalwerte von ϱ angegeben, die der Autor nach Zusatz von NH_3 zum Blute verschiedener Tiere gefunden hat.

Tabelle 97.

(6. Tabelle der Arbeit von Gardella.)

Blut von	Mittel der mit NH_3 g-Äquiv. erreichten Maximalwerte von ϱ															
	0,011	0,023	0,030	0,035	0,048	0,060	0,120	0,123	0,127	0,254	0,381	0,509	0,636	0,713	0,890	1,018
Esel	7,76	8,56	—	9,02	—	10,59	15,80	—	11,51	6,94	—	6,21	—	—	—	—
Pferd . . .	8,55	8,76	—	—	—	—	—	28,18	24,57	46,52	22,21	11,66	—	—	—	—
Hund . . .	—	—	20,20	—	21,93	25,05	—	—	—	—	—	—	—	—	—	—
Kaninchen	—	—	—	—	—	6,30	—	—	—	7,75	6,64	7,00	—	7,37	—	—
Rind . . .	—	—	—	—	—	—	—	—	—	—	10,48	11,82	12,15	10,69	10,46	10,66

Es variiert also der Widerstand gegen Ammoniak, gemessen nach der zum Eintritt der Hämolyse erforderlichen Zeit, merklich von Art zu Art; er ist minimal für das Esels- und Pferdeblut, nimmt allmählich leicht zu für das Hunde- und Kaninchenblut und stärker für das Rinderblut.

Die rasche Viscositätszunahme, die man im ersten Zeitabschnitt nach Zusatz des Ammoniaks zum Blute beobachtet, wird vom Autor in Beziehung zu Veränderungen gebracht, die den Vorgang der Hämolyse begleiten (Volumenzunahme des roten Blutkörperchens, Agglutinationserscheinungen), die folgende Zunahme damit, daß ein Gleichgewichtszustand in der neuen kolloidalen Flüssigkeit eintritt, die sich infolge der Auflösung der Blutkörperchenbestandteile im Serum gebildet hat; endlich nimmt der Autor an, die späte Zunahme, die man bald bei hohen, bald bei kleinen Dosen von NH_3, je nach der Blutart, beobachtet, könne durch eine chemische Einwirkung des NH_3 auf die Bestandteile der Formelemente und auf die Mischung, die sie mit dem Serum bilden, bedingt sein. Anders ausgedrückt, diese letztere Viscositätszunahme wäre durch die Bildung von Alkaliproteinen zu erklären.

Burton-Opitz[2]) fand bei Ermittlung der Viscosität des Blutes bald nach der Injektion von Dextrose, daß kleine Mengen von Dextrose die Viscosität erhöhen und große sie herabsetzen. Diese Unterschiede verschwinden, wenn die Messungen lange Zeit nach der Injektion vorgenommen werden.

Zanda[3]) hat gefunden, daß Zusatz von Glucose zum Blut in vitro konstant die Viscosität des Blutes erhöht, während eine solche Erhöhung nicht zu konstatieren ist, wenn Traubenzucker in die Vene eines Tieres injiziert wird (auch nicht, wenn die injizierte Lösung sehr konzentriert ist), oder wenn sie dem Tiere per os beigebracht wird.

Offenbar greifen im Organismus regulierende Mechanismen ein, welche die Viscosität konstant erhalten oder nur eine geringe Schwankung derselben (nach oben oder unten) zulassen.

---

1) E. Gardella, Arch. Internat. d. Pharmacodyn. et d. Thérap. 20, 131 [1910].
2) R. Burton-Opitz, Journal of experim. med. 8, 240 [1906].
3) G. B. Zanda, Arch. di Farm. e Terap. 12, 387 [1906].

Zanda[1]) hat auch untersucht, welche Veränderungen die Viscosität des Hundeblutes nach oraler Darreichung und nach hypodermischer sowie intravenöser Injektion von Coffein und Diuretin erleidet; er fand, daß die Viscosität zunimmt. Auch Blunschy[2]) beobachtete, daß das Coffein eine leichte Zunahme der Viscosität des Blutes verursacht. Was die Wirkung der Kardiokinetica anbetrifft (Strophantin, Digitalin usw.), so sei an die Untersuchungen von Herzog[3]) und von Blunschy (l. c.) erinnert. Ersterer fand Zunahme der Blutviscosität nach Injektion von Strophantin und auch von Adrenalin; letzterer fand nach Darreichung von Digitalis keine Veränderung. Es liegen zahlreiche Untersuchungen vor über die Viscosität des defibrinierten Blutes in vitro [Haro (l. c.)] und des zirkulierenden Blutes [Burton-Opitz[4])] unter Einwirkung des Alkohols, so von Blunschy (l. c.) und von Lindmann[5]). Aus allen diesen Untersuchungen hat sich ergeben, daß der Alkohol eine starke Zunahme der Viscosität des Blutes bewirkt.

Burton-Opitz[6]) fand bei leichter Narkose eine Herabsetzung, bei tiefer eine Steigerung der Viscosität. Es scheint, daß die Verschiedenheiten derselben auf Änderungen der Gasmenge im Blute beruhen. Es läßt sich jedoch nicht ausschließen, daß die durch die Anaesthetica bewirkte Viscositätszunahme eine Folge der physikalisch-chemischen Wirkung ist, die sie auf die Kolloide des Blutes ausüben. Nach chirurgischen Eingriffen, auch bei solchen ohne Narkose, will Bolognesi[7]) eine fast konstante Erhöhung der Viscosität gefunden haben.

Segale[8]) hat die innere Reibung des Blutserums von morphinisierten Tieren bestimmt.

c) Andere Schwankungen der Blutviscosität.

Burton-Opitz[9]) hat untersucht, wie die Blutviscosität gewisser Säugetiere sich unter verschiedenen Einflüssen verändert. Er fand, daß die Ernährung einen großen Einfluß auf die Viscosität ausübt: diese zeigt den geringsten Wert beim Hungern und nimmt nach Einführung von Kohlenhydraten, Fetten und Fleisch progressiv zu; im letzteren Falle tritt die hohe Viscosität durch die Zunahme von Formelementen ein.

Staehelin[10]), Breitner[11]) und Bence[12]) haben die Versuche nachgeprüft, und zwar am Menschen. Staehelin fand an vier Personen, daß Einflüsse der Ernährung auf die Viscositätswerte sich bisweilen geltend machen.

Breitner und Bence konnten die Befunde von Burton-Opitz nicht bestätigen. Bence hat die Viscosität des Blutes nach vorheriger Entziehung der Nahrung für 16—20 Stunden nach Darreichung von Fett-Kohlenhydraten und eiweißreicher Nahrung bestimmt. Die eiweißreiche Kost enthielt viel Fleisch. Einmal hat Bence außer der reichlichen Eiweißdiät noch 100 g „Nutrose" gegeben. Er hat gefunden, daß ein Einfluß der verschiedenen Nahrungsstoffe auf die Viscosität des Blutes innerhalb praktisch in Betracht kommender Grenzen der Kostzusammensetzung beim Menschen nicht nachgewiesen werden konnte (Methode Hirsch-Beck).

Vor kurzer Zeit hat Determann (l. c., S. 69) die Viscosität des Blutes von fünf Individuen, die mit Pflanzenkost, und von fünf weiteren Individuen, die mit Fleischkost ernährt wurden, bestimmt. Dabei fand dieser Autor:

---

[1]) G. B. Zanda, Arch. ital. de biol. **52**, 79 [1909]; Giorn. della R. Accad. med. di Torino **1907**, 120 usw.

[2]) Blunschy, Inaug.-Diss. Zürich 1908. (Zit. nach Determann).

[3]) K. Herzog, Inaug.-Diss. St. Petersburg 1908.

[4]) R. Burton-Opitz, Journ. of Physiol. **32**, 8 [1904].

[5]) Lindmann, Inaug.-Diss. Marburg 1908.

[6]) R. Burton-Opitz, Journ. of Physiol. **32**, 385 [1905]; Archiv f. d. ges. Physiol. **82**, 448 [1900].

[7]) G. Bolognesi, Centralbl. f. Chir. **34**, 1161 [1909].

[8]) M. Segale, Münch. med. Wochenschr. **54**, 1725 [1907].

[9]) R. Burton-Opitz, Archiv f. d. ges. Physiol. **82**, 452 [1900].

[10]) R. Staehelin, Korrespondenzbl. f. Schweizer Ärzte **1906**, 13; Zeitschr. f. Biol. **31**, 199 [1907].

[11]) Breitner, Folia haematol. **6** [1905]. (Referat.)

[12]) J. Bence, Zeitschr. f. klin. Medizin **58**, 203 [1906].

Tabelle 98.

Viscosität des Blutes ϱ =		Tägliche Eiweißaufnahme		Bemerkungen
von Vegetariern	von Fleischessern	von Vegetariern g	von Fleischessern g.	
7,04	5,84	35,5	60,8	Alles kräftige Männer. Blut-
6,52	6,81	90,0	80,0	untersuchung der Vegeta-
4,69	6,10	34,0	70,0	rier ergab mindestens nor-
6,54	6,30	28,3	65,0	male Beschaffenheit der
5,99	6,40	31,0	71,0	Blutkörperchenzahl und des
4,85	6,20	80,0	70,0	Hämoglobingehaltes.
	Durchschnitt			
5,93	6,27	49,9	71,0	

„Es zeigt diese Tabelle zwar eine geringere Viscosität bei den Vegetariern, jedoch ist der Unterschied nicht sehr groß. Auch ist der Viscositätswert an sich im Durchschnitt recht hoch."

Burton-Opitz[1]) sah auch, daß nach Blutentziehungen die Viscosität abnimmt, aber unregelmäßig, wahrscheinlich infolge Eindringens von Lymphe in den Strom des Kreislaufs. So fand er, daß die Exstirpation der Schilddrüse[2]) eine Verminderung der Viscosität des Blutes herbeiführt [siehe hierzu auch die Arbeiten von Fano und Rossi[3]), von Segale[4]) und von Gardella[5]) über das Blutserum]. Determann hat Untersuchungen über den Einfluß der Muskelarbeit auf die Blutviscosität angestellt. Er sagt (l. c., S. 67): „Über die Einwirkung der Muskelarbeit habe ich einige Untersuchungen angestellt. Mäßige Arbeit hatte keinen bedeutenden Einfluß, während schwere Arbeit (Kohlenschaufeln) mit starkem Schwitzen die Viscosität von 4,50 bis 5,75 steigerte. Blunschy hat nach mäßig schwerer, kurzdauernder (Marsch), sowie mäßig schwerer, langdauernder Arbeit (Skiübungen) eine Abnahme der Viscosität, nach schwerer Arbeit eine Zunahme gefunden."

Die bei Herz- und Lungenkranken von Blunschy gefundene schnell eintretende Steigerung der Viscosität bei forcierter Arbeit dürfte auf Änderungen des Gasgehaltes des Blutes beruhen. Blunschy und Bachmann möchten die Viscositätsprüfung nach körperlicher Anstrengung als objektives Maß für die funktionelle Prüfung des Herzens benutzen. Gegen die Anerkennung einer solchen Bedeutung der Viscositätsänderung ist jedoch bis jetzt noch sehr viel einzuwenden. Es wäre von Interesse, die Untersuchungen an Gesunden auszudehnen auf Plasma und Gesamtblut, sowie auf vergleichende Prüfung von Gasgehalt, Blutkörperchenvolumen und -zahl, Hämoglobingehalt, eventuell auf Bestimmung von Gefrierpunktserniedrigung und Refraktionskoeffizient des Plasmas. Wir würden so vielleicht einen noch weiteren Einblick gewinnen in die Abhängigkeit der Viscosität von Muskelarbeit, thermischen Reizen, Nahrungsaufnahme, Genuß von gewissen Giften, geistiger Arbeit usw., in Umstände, welche bei physiologischen Funktionen fast fortwährend in Betracht kommen.

Es versteht sich, daß Bäder einen bedeutenden Einfluß auf die Viscosität des Blutes ausüben müssen[6]).

---

1) R. Burton-Opitz, Archiv f. d. ges. Physiol. 82, 450 [1900].
2) R. Burton-Opitz, Zeitschr. f. Physiol. 18, Nr. 16 [1904].
3) G. Fano u. G. Rossi, Arch. di Fisiol. 2, 589 [1905].
4) M. Segale, Bollett. della R. Accad. med. di Genova 1906, F. 2/3, p. 274.
5) E. Gardella, Arch. di Fisiol. 8, 409 [1910].
6) F. Lommel, Deutsches Archiv f. klin. Medizin 80, 308 [1904].

d) Einfluß der Fäulnis.

Vor kurzem hat Ferrai[1]) die Viscosität des Blutes während der Fäulnis geprüft, indem er parallel mit den Viscositätsbestimmungen auch Bestimmungen der Gefrierpunktserniedrigung und der elektrischen Leitfähigkeit ausführte. Die von ihm erhaltenen Resultate scheinen mir wichtig genug, sie hier anzuführen (Tab. 99).

Die Viscosität des defibrinierten Blutes zeigte sehr kurze Zeit nach vorgenommener Infektion und nach Verbringen in den Thermostaten (7—8 Stunden bei 37° C) in den ersten Tagen eine so rasche Zunahme, daß, wie aus der folgenden Tabelle ersichtlich, ein 4- oder 5facher Wert dem Anfangswerte gegenüber erreicht wurde. Nachdem sie aber am dritten Tage der Fäulnis den Maximalwert erreicht hatte, fing die Viscosität an abzunehmen und erreichte schnell wieder den Anfangswert. Bemerkenswert ist, daß diese enorme Viscositätszunahme des Blutes in der allerersten Periode der Fäulnis eintritt, ehe der charakteristische Geruch usw. wahrzunehmen ist und ehe die Hämolyse eintritt; ja, mit dem Beginn dieser Erscheinungen fällt die plötzliche Viscositätsabnahme zusammen, so daß die enorme Viscosität einer Periode entspricht, während welcher die roten Blutkörperchen noch intakt sind.

Tabelle 99.

Tage (Jahr 1908)	$K_{25^0} \cdot 10^4$	$\varDelta$	Ausflußzeit des Blutes t_{39^0}
27. Februar: steriles Blut	38,3	0,594	2' 43''
28. „ Blut in Fäulnis.	—	—	4' 36''
29. „ „ „ „	38,29	0,616	10' 21''
1. März „ „ „	38,92	0,683	11' 20''
2. „ „ „ „	61,99	0,700	5' 25''
3. „ „ „ „	103,55	1,532	4' 50''
4. „ „ „ „	138,72	2,027	4' 19''
6. „ „ „ „	—	—	4' 12''
9. „ „ „ „	253,15	—	4' 10''
10. „ „ „ „	—	4,308	4' 18''

Die elektrische Leitfähigkeit und die Gefrierpunktserniedrigung bleiben in den ersten Tagen fast unverändert und nehmen dann rasch zu, wenn die Fäulnis schon sehr vorgeschritten ist. Die erheblichen Zunahmen der elektrischen Leitfähigkeit und des osmotischen Druckes fallen mit dem Beginn der Viscositätsabnahme zusammen. Offenbar trägt sehr viel zur Zunahme der Leitfähigkeit die Zerstörung der Blutkörperchen bei, während die Zunahme des osmotischen Druckes im wesentlichen davon abhängt, daß sich in der Flüssigkeit Stoffe anhäufen, die von den chemischen Reaktionen der Fäulnis herrühren. Da man weder in dem in Fäulnis befindlichen Serum noch im lackfarbenen Blute eine Viscositätszunahme beobachtet, so muß man daraus schließen, daß die von Ferrai beobachtete von der Integrität der roten Blutkörperchen abhängt, und wahrscheinlich auch davon, daß die letzteren in Körnchen, Klumpen und Ketten aneinander kleben.

e) Einfluß des Ertrinkens.

Magnánimi[2]) hat Hunde im Zustand der Chloroformnarkose (um die Dauer des Versinkens zu verlängern) ertränkt und den Gefrierpunkt, sowie die Ausflußzeit des Blutes bestimmt, das er der A. femoralis und anderen Gebieten des Kreislaufapparates während der aufeinanderfolgenden Phasen des Untertauchens entnommen hatte. Die erhaltenen Resultate sind in der folgenden Tabelle 100 zusammengestellt.

Aus dem Verlauf der Werte von t und $\varDelta$ mit dem Fortschreiten der Dauer des Untertauchens des noch lebenden Tieres ergibt sich augenfällig eine erhebliche Verdünnung des Blutes und mithin das Eindringen der äußeren Flüssigkeit durch die Lungen hindurch ins Blut. Die sofort nach dem Untertauchen eingetretene geringe Zunahme des Wertes von $\varDelta$ entspricht derjenigen, welche Jappelli u. a. (s. oben) wiederholt beobachtet

---

[1]) C. Ferrai, Il Policlinico **15** (M) [1908]. (Sep.-Abdr., S. 1—13.)
[2]) R. Magnánimi, Arch. ital. di biol. **52**, 132 [1909].

haben, die auf intravenöse Injektionen von mäßigen Mengen Wasser oder hypotonischen Lösungen folgt. Nach Eintritt des Todes findet man einen bedeutenden Unterschied des Wertes von $\varDelta$ zwischen dem Blut des linken und dem des rechten Herzens, ein Unterschied, der keinen Zusammenhang mit den Werten von t hat. Endlich unterscheidet sich das Blut der V. cavae, namentlich das der V. cava inferior, wenig oder gar nicht vom normalen Blute hinsichtlich seiner osmotischen Konzentration, sehr dagegen (und stets im Sinne einer starken Abnahme) hinsichtlich seiner Viscosität. Diese Tatsache kann nicht anders erklärt werden als durch die Annahme, daß die verhältnismäßig hohe Konzentration des Blutes in den V. cavae von seinem asphyktischen Zustand herrührt, d. h. von dem Überschuß an Kohlensäure, der auch eine Viscositätszunahme herbeiführt; dies ersieht man aus derselben Tabelle von Magnánimi; er ist aber nie so groß, daß er den Wert von t über den normalen steigert.

Tabelle 100.

Gefäß, dem das Blut entnommen wurde	Zeit der Blutentnahme	Ausflußzeit t	$\varDelta$
A. femoralis	vor dem Untertauchen	4′ 22″	0,62°
„ „	30—40″ nachher	3′ 27″	0,66°
„ „	90—120″ nachher	3′ 10″	0,56°
„ „	180—240″ nachher	2′ 25″	0,46°
Linker Herzventrikel	nach dem Tode	2′ 20″	0,43°
Rechter Herzventrikel	„ „ „	2′ 16′	0,50°
V. cava descendens	„ „ „	1′ 52″	0,58°
V. cava ascendens (portio intrathoracica)	„ „ „	2′ 48″	0,62°
V. cava ascendens (portio intraabdominalis)	„ „ „	2′ 36″	0,62°

Viele Untersuchungen über die Viscosität des Blutes sind in den letzten Jahren zu klinischen Zwecken angestellt worden; in einigen Fällen wurden Schwankungen beobachtet, die vielleicht von einigem diagnostischen Interesse sind. Im allgemeinen ist dies der Fall bei Krankheiten mit veränderter Blutbeschaffenheit, bei denen dann namentlich eine Änderung der Zahl und Form der Blutkörperchen eintritt.

Bezüglich dieser Frage sei auf die Arbeit von Korányi und Richter (l. c.) und von Determann (l. c) verwiesen.

β) Milch.

Der Zusatz einer $^1/_{10}$ n-NaOH-Lösung (0,5 ccm auf 2 ccm Milch) bewirkt, daß die Viscosität der Milch eines beliebigen Tieres stets mehr oder weniger zunimmt; die Zunahme kann in einigen Fällen sogar das Doppelte betragen; sie zeigt sich stärker ausgeprägt bei Kuhmilch, während sie in der Frauenmilch unerheblich ist.

Dieser Erscheinung will Cavazzani[1] den Namen „viscosimetrische Reaktion" geben. Aber es ist kein Grund vorhanden, diese Bezeichnung zu wählen, weil die Erscheinung beim Blutserum, bei Caseinlösungen im allgemeinen bei allen Eiweißlösungen eintritt; sie beruht einfach auf einer Zunahme der kolloidalen Ionen in der Lösung (Anionen), von denen hauptsächlich die innere Reibung abhängt. Die der Milch zugesetzten Zuckerarten erhöhen ihre Viscosität nicht, das Chlornatrium erhöht sie [Lussana[2]], wie auch Natriumhydroxyd.

---

[1] E. Cavazzani, Arch. di Fisiol. **2**, 513 [1905]; Arch. di Farm. sperim. e Sc. affini **5**, Nr. 5 [1906]. (Sep.-Abdr., S. 1—10.)
[2] F. Lussana, Bullett. della Soc. med. di Bologna **76** [1905].

Zehnter Abschnitt:

Die Oberflächenspannung.

I. Historisches.

Nach W. Ostwald[1]) waren die Erscheinungen, die wir heutzutage mit dem Namen Capillarerscheinungen bezeichnen, schon im 16. Jahrhundert Gegenstand der Beobachtung. Er sagt jedoch nicht, und auch Pockels[2]) scheint nicht zu wissen, daß derjenige, welcher sich zuerst mit diesen Erscheinungen beschäftigt hat, Leonardo da Vinci[3]) gewesen ist. Aber „exakte Versuche

---

[1]) W. Ostwald, Lehrb. d. allg. Chem., 2. Aufl., Bd. I, Stöchiometrie, S. 514. Leipzig 1903.

[2]) F. Pockels, Capillarität. In A. Winkelmanns Handb. d. Physik., 2. Aufl., Bd. I, S. 1119. Leipzig 1908.

[3]) Die Stellen der bis jetzt veröffentlichten Schriften, in denen Leonardo die Capillarerscheinungen behandelt, sind die nachstehenden, die ich wortgetreu wiedergebe.

„Delli stremi delle superfizie delle acque che son più alte nel contatto del vaso (bagnato) che nel suo mezzo, cioè altezza matematica. Ma quando il vaso è asciutto, ella è assai più bassa nelli stremi che nel mezzo" (Cod. Atl., Fol. 68r, Fasc. V, p. 128).

„Ogni liquido (acqu) participa di visciosità, e quel che fia più grosso sarà più viscioso, e per consequenza (pi) co'men facilità si separerà l'una parte dall'altra, e poi che saran separate, le parte si racorteran, che s'erano allungate, e ricomporran figura sperica nei loro stremi, la qual tanto si leverà in alto, ch'ella fia superata dal peso di sè medesima" (Ibidem).

„La gocciola di quel liquido fia di più perfetta spericità, la qual sarà di minore ...

„Perchè se due liquidi sperici di quantità ineguali venano al principio del contatto in fra loro, il maggiore tira a sè il minore, e immediate se lo incorpora, senza destruggere la perfezione della sua spericità? Questa è difficile risposta; ma per questo non resterò di dirne il mio parere. L'acqua vestita dall'aria naturalmente desidera stare unita nella sua spera, perchè in tal sito essa si priva di gravità, la qual gravità è dupla, cioè che 'l suo tutto à gravità attesa al centro delli elementi; la seconda gravità attende al centro d'essa spericità d'acqua, il che se così non fussi, essa farebbe di sè sola mente una mezza spera, (cioè) la qual è quella che sta dal [...], centro in su; ..." (Cod. Atl., Fol. 75v, Fasc. VI, p. 164).

„Delle gocciole e altre minute operazion dell'acque. Della tenacità e attrazion dell'acque" (Cod. Atl., Fol. 74r, Fasc. VI, p. 153).

Andere Stellen finden sich noch hier und da in den Manuskripten Leonardos zerstreut, der Kürze halber aber werden sie nicht angeführt.

Die Autoren, welche die Aufmerksamkeit auf die oben angeführten Bemerkungen Leonardos gelenkt haben, waren: Zuerst G. Libri (Histoire des sciences mathématiques en Italie depuis la Renaissance des lettres jusqu'à la fin du XVII siècle. Vol. III, p. 54. Paris 1838), der dem großen italienischen Künstler und Gelehrten die Entdeckung der Capillaritätserscheinungen zuschreibt; dann Ch. Henry (Léonard da Vinci et la capillarité. Rev. des ens. second. 1, No. 17, p. 778ff., 1 octobre 1884), G. B. de Toni (Frammenti Vinciani, Padova, 1900. IV: Osservazioni di Leonardo intorno ai feromeni di capillarità, p. 55 e seg.), P. Duhem (Léonard da Vinci et Villalpand. Bull. ital. 5, No. 3, p. 254—255. Bordeaux 1905), dessen Worte hier angeführt zu werden verdienen: „En démonstrant selon les principes d'Aristote et d'Adraste que l'eau, prise en grandes masses, doit être terminée par une surface sphérique, Léonard a eu soin de marquer que cette argumentation ne rendrait pas compte de la forme des masses d'eau très petites, des gouttes de rosée, par exemple (siehe in dieser Hinsicht: L. d. V., Cod. Atl., Fol. 75v, Fasc. VI, p. 165, und besonders Manuskript F der Bibl. de l'Inst. de France, Fol. 62v); ce n'est pas la pesanteur qui explique la figure de ces gouttes, mais une attraction mutuelle de leurs diverses particules, semblable à l'attraction que l'aimant exerce sur le fer ou l'acier sur la limaille. En posant cette distinction, Léonard marquait la frontière où confinent deux branches de la physique théorique: L'hydrostatique des liquides soumis à la seule action de la pe-

über das Ansteigen in Capillarröhren scheinen zuerst von Borelli[1]) und Jurin[2]) ausgeführt zu sein, welche die Fundamentalentdeckung machten, daß die Steighöhe dem Durchmesser der Röhre umgekehrt proportional ist" [Pockels, l. c.].

Dann waren es Clairault (1743) und später Segner (1751), welche eine Theorie der Capillarerscheinungen in Beziehung zu den zwischen den Teilchen der Flüssigkeit wirkenden Kohäsionskräften entwickelten. Aber die endgültige Theorie der Capillarerscheinungen gaben erst Th. Young[3]) durch die Zurückführung aller einzelnen Phänomene auf die Oberflächenspannung, und Laplace[4]); die Laplacesche Theorie erfuhr dann eine exaktere Begründung und Vervollständigung durch Gauß[5]). Was die folgenden Arbeiten anbelangt, siehe Ostwald (l. c.) und Pockels (l. c.). — Man sehe auch Chwolson[6]), die zahlreichen Arbeiten von van der Mensbrugghe[7]), die Arbeit von De Heen[8]), wie auch die von Lord Rayleigh[9]), und endlich außer denen, die später zitiert werden, die populär-wissenschaftlichen Publikationen von W. Thomson[10]) und Dubois-Reymond[11]).

II. Theoretisches.

1. Allgemeine Eigenschaften der Oberflächen.

Mannigfaltige Beobachtungstatsachen lassen unmittelbar erkennen, daß die freie Oberfläche einer Flüssigkeit oder die Grenzfläche zweier verschiedener, sich nicht mischender Flüssigkeiten sich möglichst zu verkleinern strebt, sich demnach so verhält, als wenn sie von einer gespannten, dehnbaren Membran (von konstanter, d. h. von der Größe der Oberfläche unabhängiger Spannung) gebildet wäre (Pockels, l. c., S. 1121).

---

santeur et la théorie de la capillarité; ce n'est pas une de ses moins profondes et moins prophétiques divinations."

Leonardo studierte auch das Steigen des Quecksilbers in metallischen Capillarröhren („per soctilissimo rame a uso di cicogniola") ähnlich wie das des Wassers in Glasröhren (S.: Cod. Atl., Fol. 35r a; Manuscr. G d. l. Bibl. de l'Inst. d. Fr., Fol. 44v und 48r).

Der Name Leonardos wird erwähnt von H. Freundlich in seiner Monographie: Capillarchemie. Leipzig 1909, S. 6.

[1]) G. A. Borelli, De motionibus naturalibus a gravitate pendentibus. Reg. 1670.

[2]) J. Jurin, Phil. Trans. **30**, 355, 363, 759, 1083 [1718].

[3]) Th. Young, Essay on the cohesion of fluids. Philos. Trans. of the Roy. Soc. of London **1**, 65 [1805].

[4]) P. S. Laplace, Théorie de l'action capillaire. Suppl. au Livre 10 de la: Mécanique celeste. Paris 1806, p. 1—65. Siehe: Suppl. à la théorie de l'action capillaire. Paris 1807. Siehe auch: P. S. Laplace, Oeuvres 4, p. 389—552. Paris 1845.

[5]) C. F. Gauß, Principia generalia theoriae figurae fluidorum in statu aequilibrii, in: Gauß' Werke **5**, 29. Göttingen 1867. Übers. von R. H. Weber, herausg. von H. Weber in: Ostwalds Klassikern d. experim. Wissensch., Nr. 135. Leipzig 1903.

[6]) O. D. Chwolson, Traité de Physique. Tome I. Paris 1908. Chap. IV.: „Tension superficielle des liquides", S. 590. Chap. V: „Phénomènes d'adhésion et de capillarité", S. 609.

[7]) G. L. van der Mensbrugghe, Ann. de l'Assoc. des Ingén. etc. **23** [1901]. Usw.

[8]) P. De Heen, Essai de Physique comparée. Mémoir. cour. et autres Mém. etc. Bruxelles **36**, 104 (Capillarité) [1882].

[9]) Lord Rayleigh, Phil. Mag. **30**, 386 [1890].

[10]) W. Thomson, Popular Lectures and Addresses. Vol. I, 2. Edit. London 1891, p. 1: „Capillary Attraction" [1886]; ferner: J. Thomson, On certain curious motions observable on the surfaces of wine and other alcoholic liquors [1855], p. 56. — W. Thomson, On the equilibrium of vapour at a curved surface of liquid [1870], p. 64. — Lord Rayleigh, On measurements of the amount of oil necessary in order to check the motions of camphor upon water [1890], p. 73.

[11]) R. Dubois-Reymond, E. Dubois-Reymonds Vorlesungen über die Physik des organischen Stoffwechsels. Berlin 1900.

Aus dem experimentell erwiesenen Vorhandensein einer konstanten Spannung in der Oberfläche (Oberflächenspannung) einer Flüssigkeit folgt unmittelbar, daß zur Vergrößerung dieser Oberfläche bei konstantem Volumen ein mit dieser Vergrößerung proportionaler Arbeitsaufwand nötig ist. Hieraus ist zu schließen, daß die Vergrößerung der Oberfläche einer Flüssigkeit auch mit einer Vermehrung ihrer Energie (Oberflächenenergie) verbunden ist.

Es scheint, daß die Flüssigkeitsteilchen in unmittelbarer Nähe der Grenzfläche sich unter anderen Zustandsbedingungen befinden wie im Innern[1]). Während im Innern jedes Teilchen frei beweglich ist, wird ein in der Oberfläche liegender Teil von seiten der Flüssigkeit festgehalten, und einer Bewegung aus der Flüssigkeit hinaus setzen sich erhebliche Kräfte entgegen. Denn im Innern der Flüssigkeit befindet sich jedes Teilchen nach allen Seiten unter gleichen Einflüssen und kann sich daher bewegen, als wenn es überhaupt keiner Wirkung unterworfen wäre. Liegt es dagegen in der Oberfläche, so ergibt die Wirkung der angrenzenden Teilchen eine Resultierende senkrecht zur Oberfläche[2]). Die Flüssigkeitsschicht, die an den Gasraum grenzt, wird also offenbar von der Resultierenden der Anziehungskräfte mit einem bestimmten Druck nach innen gezogen. Es folgt hieraus schon, daß die Oberfläche auf ein Minimum reduziert wird; denn es kostet Arbeit, Flüssigkeit aus dem Innern an die Oberfläche zu bringen. Der Druck, mit dem die Oberfläche nach innen gezogen wird, wenn die letztere völlig eben ist, wird Binnendruck genannt.

Aus dem von Young (1804) aufgestellten Prinzip, daß die Flüssigkeiten die kleinste Oberfläche zu bilden suchen, die mit den übrigen vorhandenen Bedingungen verträglich ist, kann man sämtliche entsprechenden Erscheinungen, die man Capillarerscheinungen zu nennen pflegt, theoretisch ableiten. In dieser Hinsicht muß man sich stets vergegenwärtigen, daß zur Bildung einer Oberfläche von bestimmter Größe Arbeit, d. h. Energie aufzuwenden ist, und umgekehrt daß, wenn eine Oberfläche verschwindet oder besser gesagt, abnimmt, Arbeit, d. h. Energie frei wird.

Man kann nicht ohne weiteres den Energiezuwachs einer vergrößerten Oberfläche dem Arbeitsaufwand, der nötig war, um diese Vergrößerung der Oberfläche zu erzeugen, gleichsetzen, denn man muß von vornherein die Möglichkeit zulassen, daß außer dem Arbeitsaufwand zur Herstellung einer isothermen Oberflächenvergrößerung auch eine Zufuhr oder Entziehung von Wärme erforderlich ist.

2. Die Oberflächenspannung.

Es ist:

$$\text{Oberflächenenergie} = \text{Oberflächenspannung} \cdot \text{Oberfläche}$$
$$= \sigma \cdot \omega;$$

aus dieser Gleichung folgt:

$$\text{Oberflächenspannung} = \frac{\text{Oberflächenenergie}}{\text{Oberfläche}}.$$

Man kann also die Oberflächenspannung als die pro Oberflächeneinheit gerechnete Oberflächenenergie ansehen, mit anderen Worten, sie ist numerisch gleich der mechanischen Arbeit, die aufgewandt werden muß, um die Einheit der Oberfläche zu erzeugen.

Die Oberflächenspannung σ einer Flüssigkeit oder die Grenzflächenspannung $\sigma_{1,2}$ zweier Flüssigkeiten besitzt die Dimensionen $\frac{\text{Energie}}{\text{Fläche}}$ oder $\frac{\text{Kraft}}{\text{Strecke}}$, d. h. in den bekannten Symbolen $[M \cdot T^{-2}]$; als Einheit für ihren zahlenmäßigen Ausdruck wird entweder $\frac{\text{Dyne}}{\text{cm}}$ oder $\frac{\text{Milligrammgewicht}}{\text{mm}}$ gewählt.

Um eine Anschauung von dem Betrage der vorkommenden Spannungen zu haben, stelle man sich vor, daß der Wert für Wasser bei 0°, der einer der

---

[1]) L. Boltzmann, Poggend. Annalen 141, 582 [1870]. — W. Gibbs, Thermodynamische Studien. Leipzig 1892.

[2]) W. Ostwald, Grundriß der allgemeinen Chemie, 4. Aufl. Leipzig 1909, S. 91.

größten ist, 77 in absoluten Einheiten beträgt, d. h. es sind 77 Erg aufzuwenden, um die Wasseroberfläche von 1 qcm zu erzeugen.

Die Oberflächenspannung σ ist eine kleine Größe (bei den meisten Flüssig-
keiten zwischen 20—100 $\frac{Dyne}{cm}$); der von ihr ausgeübte Druck ändert das
Volumen nicht merklich, wohl aber bedingt sie in entschiedener Weise bei der
Leichtbeweglichkeit der Flüssigkeiten die Gestalt der Oberfläche.

Der Binnendruck dagegen hat einen sehr großen Wert; es ergeben sich
nämlich seine Werte schätzungsweise zu 1000 und mehr Atmosphären. Dieser
Binnendruck ist es, der das Volumen der Flüssigkeiten bestimmt. Doch ist es
bis jetzt unmöglich gewesen, ihn unmittelbar und zuverlässig zu messen. Die
Oberflächenspannung hingegen kann mit einer der später beschriebenen
Methoden bestimmt werden.

Dennoch kann man die Existenz des Binnendrucks experimentell nachweisen. Der Binnendruck äußert sich direkt bei allen Versuchen, in denen man
versucht, die Teilchen einer Flüssigkeit voneinander zu entfernen, d. h. das
Volumen der Flüssigkeit durch Zug zu vergrößern. Die Zerreißungsfestig-
keit einer Flüssigkeit (ihre wahre Kohäsion) ist ein gewisses Maß für ihn[1].

3. Definition des Begriffs Oberfläche.

Zunächst muß der Begriff Oberfläche für das später zu Sagende richtig
definiert werden.

Am besten definiert man die Oberfläche als die Trennungsfläche zweier
Phasen. Der Begriff der Phase [W. Gibbs[2]] wird aus folgender Erörterung
am besten klar [L. Michaelis[3]]:

„Denken wir uns einen chemisch einheitlichen Körper, z. B. Wasser, und von diesem
eine bestimmte Masse, die nach außen hin z. B. zum Teil durch die Gefäßwände, zum Teil
durch die Luft abgeschlossen ist, so bezeichnen wir diese Wassermenge als ein chemisches
System. Denken wir uns nun dieses System durch zahlreiche Scheidewände in einzelne
Teile zerlegt, so ist die chemische und physikalische Zusammensetzung aller dieser Teilchen einander gleich.

Wir bezeichnen dieses System deshalb als ein homogenes. Wenn wir mit der Teilung
in immer kleinere Teile fortfahren, so hat schließlich diese Homogenität eine Grenze;
alle chemischen Substanzen bestehen ja zufolge der Molekularhypothese aus einzelnen
Molekülen, die sich aber nicht berühren, sondern durch leere Zwischenräume getrennt sind.
Wir werden daher bei immer fortgesetzter Teilung bei jedem Stoff zu ungleichartigen
Raumteilen gelangen müssen; die Teilchen bestehen zu einem Teil aus den einzelnen Molekülen, zum andern Teil aus leeren Räumen. In diesem Sinne gibt es also streng genommen
überhaupt kein homogenes System.

Denken wir uns aber die Teilung nicht gerade bis in diese allerfeinsten molekularen
Dimensionen fortgesetzt, so können wir in einem relativen Sinne das Wasser als ein homogenes System bezeichnen. Aber nicht nur chemisch einheitliche Stoffe wie das Wasser
können homogene Systeme bilden, auch eine Salzlösung ist ein solches, denn auch in dieser
ist jedes Teilchen, wofern wir es uns nur größer als von molekularer Dimension vorstellen, von überall gleicher chemischer Zusammensetzung und gleichen physikalischen
Eigenschaften.

Andrerseits ist es durchaus nicht notwendig, daß chemisch einheitliche Stoffe stets
homogene Systeme bilden. Der chemisch einheitliche Stoff Wasser kann in drei Aggregat-
zuständen nebeneinander bestehen, in Form von Eis, Wasser und Dampf. Denken wir
uns ein chemisches System, welches das Wasser in diesen drei Formen nebeneinander enthält, in kleine Teilchen zerlegt, so gibt es hier dreierlei Teilchen von verschiedenen physika-

[1] H. Freundlich, Capillarchemie. Leipzig 1909. S. 8—10; siehe auch: Capillarchemie und Physiologie. Habilitationsvorlesung. Dresden 1907.
[2] W. Gibbs, Thermodynamische Studien. Leipzig 1892.
[3] L. Michaelis, Dynamik der Oberflächen. Dresden 1909. S. 1—3.

lischen Eigenschaften: dieses System heißt deshalb ein heterogenes; jeden einzelnen in sich homogenen Bestandteil dieses heterogenen Systems nennt man nun nach Willard Gibbs eine Phase, und die Trennungsfläche der verschiedenen Phasen ist es nun, die wir als Oberfläche oder Grenzfläche bezeichnen wollen."

4. Die verschiedenen Trennungsflächen.

Es gibt vier Paare von Phasen: I. Flüssig - Gasförmig (Fl-G); II. Fest - Gasförmig (F-G); III. Flüssig - Flüssig (Fl-Fl); IV. Fest - Flüssig (F-Fl). Jedem Phasenpaare entsprechen nun Gebilde mit sehr stark entwickelter Trennungsfläche, wie es im folgenden Schema dargestellt ist:

    I. Trennungsfläche flüssig-gasförmig: Nebel, Schäume.
   II. Trennungsfläche fest-gasförmig: Rauch, feste Schäume.
 III. Trennungsfläche flüssig-flüssig: Emulsionen.
 IV. Trennungsfläche fest-flüssig: Suspensionen, Gele[1]).

Das Vorhandensein von Spannungen bei allen diesen Trennungsflächen ist durch eine Menge von Beobachtungen nachgewiesen. Wir werden in diesem Kapitel Gelegenheit haben, uns eingehend mit der ersten Trennungsfläche und der entsprechenden Spannung σ (Fl-G) zu beschäftigen. Der Einfluß der Oberflächenspannung (Fl-G) gibt sich auf den Dampfdruck der Flüssigkeiten kund; sie erhöht nämlich an konvexen Flächen, z. B. an Tropfen, den Dampfdruck um so mehr, je kleiner das Tröpfchen ist. An konkaven Flächen wird der Druck umgekehrt kleiner. Es ist leicht, sich von der Notwendigkeit eines solchen Einflusses zu überzeugen, wenn man überlegt, daß die Gesamtoberfläche zweier Kugeln größer ist als die Oberfläche der einen Kugel, die man aus der gleichen Stoffmenge bilden kann, und die daher das gleiche Volumen hat. Da die Oberflächenspannung die Gesamtoberfläche so klein als möglich zu machen strebt, so muß sie auch in solchem Sinne wirken, daß zwei nebeneinander befindliche Tropfen sich zu einem vereinigen, und daß sich ein größerer Tropfen auf Kosten eines kleineren vergrößern muß [Destillation vom kleinen Tropfen zum größeren[2])].

Analog findet man auch, was die zweite Trennungsfläche (F-G) anlangt, daß kleine Krystalle (von Schwefel, Schwefeltrioxyd u. a., die sich in einem evakuierten Gefäß befinden) verdampfen und einen größeren Krystall bilden. Auch diese Beobachtung läßt sich nach Ostwald[3]) dadurch erklären, daß die kleinen Krystalle sich durch Destillation zu größeren vereinigt haben. Da man den größeren Dampfdruck kleiner Tropfen — sagt Freundlich[4]) — durch den Einfluß der Oberflächenspannung erklären kann, so wird man ebenso zur Erklärung des größeren Dampfdruckes kleiner Krystalle eine Oberflächenspannung σ (F-G) annehmen müssen. [Andere Beweise siehe bei Freundlich (l. c.).]

Für die Trennungsfläche zweier nicht in allen Verhältnissen mischbarer Flüssigkeiten gilt dasselbe, was für die Trennungsfläche (Fl-G) gilt. Da beide Phasen leicht beweglich sind, kann die Trennungsfläche die Gestalt annehmen, welche die in ihr herrschende Spannung fordert. Eine Flüssigkeit in kleiner Menge (ein Wasser- oder Öltropfen) in einer zweiten (Öl oder Wasser) verteilt, zeigt ja die Gestalt einer Kugel; man beobachtet in Capillaren das Steighöhenphänomen; es lassen sich Oberflächenwellen erzeugen usw.

Wie die Erscheinungen an der Trennungsfläche (Fl-Fl) sehr weitgehend den an der Grenzfläche (Fl-G) gleichen, so gleichen die an der Trennungsfläche (F-Fl) denen an der Grenzfläche (F-G). Das Vorhandensein der σ (F-Fl) wird dadurch erwiesen, daß kleine Krystalle löslicher sind als große, eine Tatsache, die ganz der größeren Flüchtigkeit kleiner Krystalle entspricht[5]).

In dem hier Gesagten liegt der Grund dafür, daß Methoden (im wesentlichen dieselben) bekannt sind, um die Oberflächenspannung bei den Trennungsflächen (Fl-G) und (Fl-Fl) zu messen; sie können aber nicht zur Messung der

---

[1]) H. Freundlich, Capillarchemie. Leipzig 1909. S. 2.
[2]) W. Ostwald, Grundriß usw., S. 95. — Leonardo da Vinci hatte beobachtet, daß „se due liquidi sperici di quantità ineguali venano al principio del contatto in fra loro, il maggiore tira a sè il minore, e immediate se lo incorpora..." (Cod. Atl., Fol. 75v, Fasc. VI, p. 164).
[3]) W. Ostwald, Lehrbuch usw. 2, III, 89 [1906].
[4]) H. Freundlich, Capillarchemie, S. 90.
[5]) H. Freundlich, Capillarchemie, S. 126 u. 143.

Oberflächenspannungen σ (F-G) und σ (F-Fl) verwendet werden, da sie ja durchweg die Leichtbeweglichkeit der Phasenteilchen gegeneinander voraussetzen.

Eine weitere Eigenschaft der Oberflächenspannung ist, daß sie unabhängig von der Dehnung der Oberfläche ist; sie unterscheidet sich so wesentlich etwa von der Spannung einer elastischen Membran.

Die wichtigsten Erscheinungen, die an den Grenzflächen zweier verschiedener Phasen eintreten, sind die mit dem Namen „Adsorptionserscheinungen" bezeichneten. Die Phasenpaare, die hier besonders in Betracht kommen, sind, wie schon bemerkt: die Phasen: Fest-Gasförmig, in welchen Adsorption von Gas von seiten der festen Phase stattfindet; die Phasen: Fest-Flüssig, in welchen Adsorption von Flüssigkeiten stattfindet, oder von gelösten Stoffen, wenn die flüssige Phase eine Lösung ist, von seiten der festen Phase; die Phasen: Flüssig-Flüssig, in welchen Adsorption des Emulsionsmittels oder in ihm gelöster Stoffe von seiten der emulgierten Flüssigkeit stattfindet; und endlich die Phasen: Flüssig-Gasförmig, in welchen Konzentrationsänderungen des gelösten Stoffes an der Trennungsfläche eintreten.

Beweise dafür, daß die stofflichen Eigenschaften an den Grenzflächen zweier Phasen verschieden sind und daß die chemischen Prozesse sich hier anders als im Innern der betreffenden Phasen abspielen, sind in Wirklichkeit vorhanden, und später werden verschiedene Beispiele angeführt werden. Es wurde gezeigt, daß der Dampfdruck von ganz feinen Tröpfchen und ganz feinen festen Teilchen größer ist, während er geringer ist, wenn die Oberfläche der Flüssigkeit konkav ist, wie bei den in Capillarröhren gefüllten Flüssigkeiten.

Ferner muß, da die Oberflächenspannung auf eine Flüssigkeit in Kugelform einen Druck ausübt, der, wie geometrische Beobachtungen lehren, umgekehrt proportional dem Radius der Kugel und direkt proportional der Oberflächenspannung ist, ein sehr kleines Tröpfchen eine größere Dichte und auch sonst andere spezifische Eigenschaften haben als ein großer Tropfen. Die Oberflächenenergie beeinflußt daher die Beschaffenheit der Stoffe in ganz ähnlicher Weise, wie z. B. die Wärme, doch kommt dieser Einfluß erst zur Geltung, wenn die spezifische Oberfläche [nämlich die Oberfläche geteilt durch das Volumen (Wo. Ostwald 1905)] sehr erheblich wird, wenn die spezifische Oberfläche Werte oberhalb 10 000 annimmt (W. Ostwald, Grundriß usw., S. 532).

Der Einfluß, den die Oberflächenenergie auf die chemischen Prozesse ausübt, zeigt sich in den Wirkungen der Adsorptionserscheinungen, über die später kurz berichtet werden soll.

5. Die Mikronochemie und ihre Bedeutung für die allgemeine Chemie und die Physiologie.

Unter dem Einfluß von W. Ostwald ist von Wo. Ostwald, H. Freundlich usw. in letzter Zeit in der allgemeinen Chemie ein neues Kapitel begründet worden, die „Mikronochemie", deren Aufgabe darin bestehen soll, „die Zusammenhänge zwischen den Erscheinungen an Grenzflächen einerseits, den stofflichen Eigenschaften und chemischen Vorgängen andererseits darzustellen", wie Freundlich (l. c., S. 1) sagt. Andererseits fügt W. Ostwald (Grundriß, S. 529) mit dem Hinweis, daß die Bedeutung der Oberflächenenergie in der allgemeinen Chemie erst in diesen letzten Jahren, und namentlich für die Lehre von der Adsorption, von den Suspensionen, den Kolloiden usw. in Betracht gezogen worden ist, hinzu (S. 530):

„In jüngster Zeit entwickelt sich die Einsicht, daß dies alles einzelne Kapitel eines zusammenhängenden Gebietes sind, das durch die maßgebende Beeinflussung der Erscheinungen von seiten der Oberflächenenergie gekennzeichnet wird. Da diese Energie meßbare Werte erst annimmt, wenn wenigstens eine Dimension der betrachteten Gebilde mikroskopische Werte hat, und sich dabei in Schichtdicken von nur rund 10^{-7} cm betätigt, so soll das Gebiet Mikrochemie genannt werden."

III. Messung der Oberflächenspannung.

„Es gibt — sagt Freundlich (Capillarchemie, S. 14) — wenige physikalische Größen, für die so viele Meßmethoden vorhanden sind wie für die Oberflächenspannung an der Grenzfläche Flüssig-Gasförmig.

Die Ursache hiervon ist leicht ersichtlich: die Oberflächenspannung ist ein Faktor, der die Gestalt der Flüssigkeit in der Ruhe und in der Bewegung wesentlich mitbedingt. Prinzipiell kann man also aus jeder Gleichgewichtsgestalt und aus jeder durch bekannte äußere Einwirkungen erzeugten Bewegungsform einer Flüssigkeit die Oberflächenspannung bestimmen." Für die Trennungsfläche zweier nicht in allen Verhältnissen mischbaren Flüssigkeiten gilt dasselbe, was für die Trennungsfläche Flüssig-Gasförmig gilt; mithin sind die Methoden für die Messung der Spannung Flüssig-Flüssig im wesentlichen dieselben wie für die Messung der Spannung Flüssig-Gasförmig.

Es gibt viele prinzipiell brauchbare Methoden zur Bestimmung der Oberflächenspannung:

1. die Methode der schwingenden Strahlen,
2.   „   „   der schwingenden Tropfen,
3.   „   „   der Oberflächenwellen,
4.   „   „   der direkten Messung der Oberflächenkrümmung,
5.   „   „   der flachen Tropfen und Blasen,
6.   „   „   der Bestimmung des Tropfengewichts usw.

Drei Verfahren mögen ausführlich beschrieben werden:

a) die Steighöhenmethode[1]),
b) eine Methode, die eine Modifikation der „Methode des maximalen Blasendrucks" ist, und endlich
c) die Tropfenmethode.

Im allgemeinen bedient man sich, um die Größe der Oberflächenspannung zu messen, fast immer starrer Wände, welche von der Flüssigkeit benetzt werden. Sei eine solche

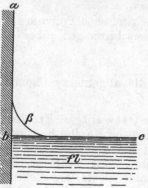

senkrecht stehende, benetzte Wand ab (Fig. 59) in eine Flüssigkeit fl getaucht, so wird die Oberfläche abc sich zu verkleinern streben und wird die Form $a\beta c$ annehmen. Gleichgewicht wird eintreten, wenn das längs der Wand gehobene Flüssigkeitsgewicht p dem Produkt aus der Oberflächenspannung σ und der Länge der Berührungslinie l gleich geworden ist. Aus $p = \sigma l$ folgt $\sigma = \dfrac{p}{l}$, oder in absolutem Maße, wenn g die auf 1 g wirkende Schwerkraft (rund 980 Dynen) ist:

$$\sigma = \frac{pg}{l}.$$

Fig. 59.

Hat die Wand zylindrische Gestalt, so haben wir den Fall der Steighöhenmethode für die Messung der Oberflächenspannung. Da für diese Methode Capillarröhren verwendet werden, so verdient in dieser Hinsicht die vor kurzem von Sahlbom[2]) beobachtete Erscheinung der Fällung der elektropositiven Kolloide beim capillaren Anstieg Erwähnung. Diese Fällung ist abhängig nur von der Weite der Capillaren: der kritische Durchmesser, den die Capillare höchstens besitzen darf, liegt zwischen 0,16

---

[1]) Es sei hier auch auf die eigenartige Methode von F. Goppelsroeder hingewiesen (siehe S. 1362—1395), die im wesentlichen darin besteht, die Höhe zu bestimmen, bis zu welcher eine Flüssigkeit steigt, und zwar mittels eines Streifens Filtrierpapier, der teilweise in sie eintaucht. Nur der Vollständigkeit halber sei erwähnt, daß Leonardo da Vinci eine ähnliche Methode verwendet hat „per chonosciere l'acque soctili". (Vgl. J. P. Richter, The literary works of L. d. V., I, Nr. 640, 323. London 1883).

[2]) N. Sahlbom, Kolloidchemische Beihefte 2, 79 [1910].

und 0,14 mm. Bei weiteren Capillaren findet keine Fällung, bei engeren Capillaren stets Fällung statt. Bezüglich der Erklärung dieser interessanten Erscheinung siehe bei Sahlbom.

Es muß darauf hingewiesen werden, daß im lebenden Organismus nichts dieser Fällung Ähnliches eintreten kann, weil die Kolloide der Körperflüssigkeiten alle elektronegativ sind.

1. Die Steighöhenmethode.

Die gebräuchlichste Methode ist die Messung der Steighöhe und beruht auf der Erscheinung, daß Flüssigkeiten in engen Röhren (allgemeiner in capillaren Räumen) ein anderes Niveau haben als in weiten Gefäßen. Die Benetzung ist hier von ausschlaggebender Bedeutung, insofern als nicht benetzende Flüssigkeiten, wie Quecksilber, in capillaren Räumen tiefer, benetzende dagegen höher als in weiten Gefäßen stehen.

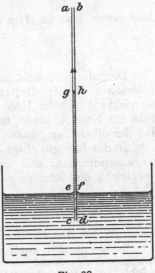

Fig. 60.

Es sei z. B. das Capillarrohr $a\,b\,c\,d$ in eine benetzende Flüssigkeit getaucht (Fig. 60). Diese wird, eben weil sie netzt, alle festen Oberflächen mit einer Flüssigkeitshaut überziehen. Im Innern des Rohres wäre also die Oberfläche $a\,b\,e\,f$ mit Flüssigkeit bedeckt. Die Oberflächenspannung jedoch strebt danach, diese große Oberfläche nach Möglichkeit zu verkleinern. Infolgedessen steigt die Flüssigkeit im Rohre empor, so daß jetzt nur die kleinere Oberfläche $g\,h\,f\,e$ mit Flüssigkeit überzogen ist. Gleichgewicht ist dann vorhanden, wenn die nach oben ziehende Kraft der Oberflächenspannung dem Gewichte der gehobenen Flüssigkeitssäule die Wage hält. Im Capillarrohr mit dem Radius r ist die Berührungslinie der Flüssigkeit mit der festen Wand $l = 2\,r\,\pi$ und die hebende Kraft $2\,r\,\pi\,\sigma$, wo σ die auf die Streckeneinheit wirkende Spannung ist. Das Gewicht p der Flüssigkeitssäule ist in absolutem Maß $p\,g = \pi\,r^2\,h\,d\,g$, wo g die durch die Schwerkraft bedingte Erdbeschleunigung, h die Steighöhe, $r^2\,\pi$ der Querschnitt der gehobenen Flüssigkeitssäule, $r^2\,\pi\,h$ somit ihr Volumen und d ihr spezifisches Gewicht ist. Es ist somit

$$2\,r\,\pi\,\sigma = r^2\,\pi\,h\,d\,g \quad \text{oder}$$

$$\sigma = \tfrac{1}{2}\,h\,r\,d\,g. \tag{1}$$

Aus dieser Formel folgt auch, daß

$$h = \frac{2\,\sigma}{r\,d\,g}$$

ist, d. h. die Steighöhe ist umgekehrt proportional dem Röhrenradius r und der Dichte und ist direkt proportional der Oberflächenspannung der Flüssigkeit.

Steigt, anstatt in einem Capillarrohr, die Flüssigkeit zwischen zwei Glasplatten, so wird die Formel:

$$\sigma = \tfrac{1}{2}\,h\,a\,d\,g,$$

wo a der Plattenabstand ist.

Bei der Steighöhenmethode muß man die Niveauhöhe der Flüssigkeit im Capillarrohr mit der in einem weiten Rohr vergleichen, was man mit Hilfe einer Skala oder eines Kathetometers ausführen kann. Ferner ist der Radius des Capillarrohres zu bestimmen, und wohlgemerkt für die Stelle, an der die capillare Meniscus steht, da sich der Flüssigkeitsdruck nach allen Seiten gleichmäßig fortpflanzt. Dann muß man das spezifische Gewicht der Flüssigkeit mittels des Pyknometers bestimmen.

Wie man sieht, ist die Methode sehr einfach, obwohl sie nicht von Fehlerquellen frei ist, z. B. müßte man eigentlich an Stelle des Röhrenradius den Krümmungsradius der Meniscusfläche im Capillarrohr bestimmen.

In praxi genügt es, wenn man die direkte Messung des Radius der Capillare r vermeiden will, mit derselben Capillare eine Messung für Wasser vorzunehmen, dessen Wert der Oberflächenspannung man mit genügender Genauigkeit Tabellen entnehmen kann. Bezeichnet man nämlich mit σ_0 die Oberflächenspannung und mit d_0 das spezifische Gewicht des Wassers bei der Versuchstemperatur, mit h_0 die direkt mit dem Kathetometer abgelesene Höhe des Wassers in der Capillare, so erhält man:

$$r = \frac{2\sigma_0}{h_0\,d_0\,g}.$$

Und wenn man in (1) r durch seinen Wert ersetzt, so erhält man

$$\sigma = \frac{h\,d}{h_0\,d_0}\,\sigma_0. \tag{2}$$

Deshalb berechnet man gewöhnlich die Oberflächenspannung σ einer beliebigen Flüssigkeit vermittels der einfachen . Messung ihres spezifischen Gewichts d und der Höhe h, bis zu welcher sie in der Capillare steigt, wenn man die Höhe h_0 kennt, bis zu der sich das Wasser in derselben Capillare und bei derselben Temperatur erhebt.

In der Biologie pflegt man die Oberflächenspannung einer Flüssigkeit auch so auszudrücken, daß man sie mit der Oberflächenspannung von Wasser vergleicht und letztere gleich 1 oder gleich 100 setzt. In diesem Falle wird

$$\sigma = \frac{h\,d}{h_0\,d_0}, \tag{3}$$

wo σ die relative Oberflächenspannung bedeutet.

Die auf die oben angegebene Weise gemachte Berechnung von r ist nur angenähert richtig, weil sie sich auf den Abschnitt der Capillare bezieht, bis zu dem das Wasser sich erhebt. Da es jedoch unmöglich ist, Capillaren von gleichförmigem Kaliber zu erhalten, variiert der Radius für die verschiedenen Flüssigkeiten, die untersucht werden und die sich zu verschiedener Höhe erheben, indem er für jede Flüssigkeit der des Abschnittes der Capillare ist, bei dem der betreffende Meniscus gebildet wird.

Für die Bestimmung der Oberflächenspannung nach dieser Methode hat man verschiedene Apparate vorgeschlagen.

Einer der besten, der aber sehr kompliziert ist, ist der von Ramsay und Shields[1]), von dem eine genügende Beschreibung in Bottazzis physikalischer Chemie, S. 362, gegeben ist. Ein anderer, einfacherer, ist der von Röntgen und Schneider[2]), der bei Ostwald - Luther, S. 234, beschrieben ist. Endlich sei an die Apparate von R. Schiff[3]) und von Frankenheim[4]) (siehe Ostwald - Luther[5]), S. 236, und Bottazzi, l. c. S. 365) erinnert.

Welchen von diesen und von den im folgenden für andere Methoden beschriebenen Apparaten man auch wählt, der wichtigste Punkt ist die Fürsorge für die Reinheit der Oberfläche im Meniscus[5]). Besonders Wasser und wässerige Lösungen sind gegen die geringsten Spuren einiger Stoffe (Fettsäuren, Äther, aromatische Kohlenwasserstoffe usw.) außerordentlich empfindlich.

---

[1]) W. Ramsay u. J. Shields, Zeitschr. f. physikal. Chemie **12**, 433 [1893]. — W. Ramsay u. E. Arton, Zeitschr. f. physikal. Chemie **15**, 89 u. 98 [1898].

[2]) W. C. Röntgen u. J. Schneider, Wiedemanns Annalen **29**, 165 [1886].

[3]) R. Schiff, Gazzetta chimica ital. **14**, 292 u. 368 [1884].

[4]) M. L. Frankenheim, Kohäsionslehre. Breslau **1835**. — Siehe auch: Poggend. Annalen **37**, 409 [1836]; **72**, 217 [1847].

[5]) Ostwald - Luther, Hand- u. Hilfsbuch zur Ausführung physiko - chemischer Messungen. 3. Aufl., S. 235.

In derartigen Fällen muß die Capillare, wie überhaupt jede Glasoberfläche, die mit der Lösung in Berührung kommt, sehr sorgfältig gereinigt werden, was am besten durch Erwärmen mit Kaliumbichromat und konzentrierter Schwefelsäure geschieht. Das Oxydationsgemisch wird durch längeres Durchspülen mit fettfreiem Wasser (Leitungswasser) entfernt. Trocknung der Röhren nach der Reinigung ist zu vermeiden. Man verdränge das Wasser mittels der zu untersuchenden Lösung, eventuell mittels Alkohol und dann wieder diesen (Ostwald - Luther).

Während der Messung muß man für häufige Erneuerung der Oberfläche sorgen, was man, je nach dem verwendeten Apparat, auf verschiedene Weise erreicht, im allgemeinen entweder durch Zusammendrücken der äußeren Flüssigkeit, so daß sie in die eintauchende Capillare steigt, oder indem man die Flüssigkeit durch die Capillare aspiriert.

Die Finger, welche immer etwas fettig sind, dürfen mit der Flüssigkeit und der Röhre nie unmittelbar in Berührung kommen.

2. Die Druckmethoden.

Eine weitere Gruppe von Methoden besteht im wesentlichen darin, daß man auf die in der Capillare gestiegene Flüssigkeit einen Druck ausübt, der genügt, um Blasenbildung zu veranlassen, oder die Flüssigkeit in der Capillare auf dasselbe Niveau zu bringen, auf welchem sich die äußere Flüssigkeit befindet. Diese Methoden könnte man insgesamt Druckmethoden nennen; es sind die von Simon[1]), modifiziert von Jaeger[2]), die von Monti[3]), Whatmough[4]) und die von Fano und Mayer[5]).

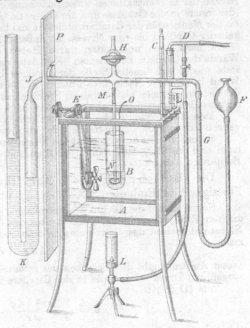

Die letzte Methode hat vor den anderen den Vorzug der Einfachheit des Apparates und der Schnelligkeit des Ablesens.

In einen Wasserthermostaten A (siehe Fig. 61) sind eingetaucht ein zylindrisches Gefäß B (das in der gewünschten Lage durch eine in der Figur nicht sichtbare Klemmschraube erhalten und in das die Flüssigkeit gebracht wird, deren Oberflächenspannung man bestimmen will), das Thermometer C, der Ostwaldsche Wärmeregulator D, der Rührer E. In der im Gefäß B enthaltenen Flüssigkeit schwimmt ein kleiner Platinrührer O, der jedoch nicht absolut unerläßlich ist.

Fig. 61.

Der wesentliche Teil jedoch besteht aus dem Druckapparat und der Capillare. Ersterer besteht aus dem mit Wasser gefüllten Druckgefäß F, das mit dem Stück H I vermittels des Gummischlauches G verbunden ist und längs eines Stativs in die Höhe gehoben

1) M. Simon, Annales de Chim. et de Phys. [3] **32**, 5 [1851].
2) Jäger, Wiener Berichte **100**, II, 245, 493 [1891].
3) V. Monti, Nuovo Cimento [4] **5**, 5 [1897].
4) W. H. Whatmough, Zeitschr. f. physikal. Chemie **39**, 129 [1901].
5) G. Fano u. M. Mayer, Arch. di Fisiol. **4**, 165 [1907].

und gesenkt werden kann[1]), aus dem horizontalen Rohr J, das oben den Hahn H hat, sich links in das Petroleummanometer K fortsetzt und unten ein kurzes Rohr hat, in das vermittels des Gummischlauches M die Capillare N eingefügt ist. Da es unbequem ist, wenn das Manometer mit dem horizontalen Rohr ein einziges Stück bildet, ist der Apparat so abgeändert, daß das Manometer K in das horizontale Rohr eingefügt wird vermittels des rechten Schenkels, der in ein geschliffenes, in das Ende J des horizontalen Rohres eindringendes Ende ausläuft. Desgleichen ist der Gummischlauch M beseitigt und sind Capillaren angefertigt, deren obere Enden eingeschmergelt sind und die in das überstehende Rohr eindringen. Das Petroleum, mit dem das Manometer gefüllt ist, wird lange gekocht, um eine darauffolgende Verdunstung zu vermeiden, bis es dunkel geworden ist. Das obere Ende des linken Schenkels des Manometers wird am besten durch einen Wattepfropfen verschlossen, um zu vermeiden, daß Stäubchen aus der Atmosphäre in das Petroleum eindringen. Die beiden Schenkel des Manometers sind sehr breit (ca. 12 mm Durchmesser) und liegen einander sehr nahe. Das Ablesen des Petroleumniveaus in den beiden Schenkeln kann mittels einer dahinter angebrachten Skala oder mit dem Kathetometer erfolgen. Ein zwischen Thermostaten und Manometer gestellter Amiantschirm P verhindert, daß das Petroleum dem Einfluß der Temperatur des ersteren ausgesetzt ist. Übrigens ist im Gegensatz zu dem, was man in der Figur sieht (die zum großen Teil schematisch ist), der linke Schenkel $H\,I$ des horizontalen Rohres länger als der rechte, wodurch das Manometer sich in einer beträchtlichen Entfernung vom Thermostaten befindet.

Will man eine Bestimmung ausführen, so fügt man die Capillare bei M ein und taucht sie mit dem unteren Ende in die Flüssigkeit von B; man schließt den Hahn H und hebt das Druckgefäß F', bis der so ausgeübte Druck, den man auf dem Manometer ablesen kann, so groß ist, daß er die schon in der Capillare gestiegene Flüssigkeitssäule bis zum Niveau der in B enthaltenen Flüssigkeit erniedrigt. Natürlich müssen die beiden Meniscen (der innere in der Capillare und der äußere im Gefäß B) übereinstimmen; man wartet etwas, bis der Meniscus in der Capillare stillsteht und liest am Manometer ab. Ehe man die Flüssigkeit der Capillare bis zum Niveau der äußeren Flüssigkeit erniedrigt, muß man die erstere öfters nach oben und unten durch Heben und Senken von F verdrängen, um die Wände der Capillare zu benetzen. Erst dann darf man ablesen. Um den inneren Meniscus stets wieder auf dieselbe Stelle der Capillare bringen zu können, ist es ratsam, auf ihre Wand in nächster Nähe ihres unteren Endes einen kreisförmigen Strich einzuritzen und die Capillare immer bis zu diesem Strich einzutauchen; will man dann den Durchmesser der Capillare messen, so nehme man ihn im Niveau dieses Striches.

Man kann zylindrische Capillaren mit von $350—450\,\mu$ variierendem Durchmesser verwenden, je nach Beschaffenheit der zu untersuchenden Flüssigkeiten.

Schon oben ist auf die Kautelen hingewiesen, die man anwenden muß, um die Capillaren und die Glasgefäße rein zu erhalten, mit denen die zu untersuchende Flüssigkeit in Berührung kommt.

Die Berechnung der Oberflächenspannung der untersuchten Flüssigkeit in Einheiten [CGS] erfolgt nun folgendermaßen:

Nennt man d die Dichte des Petroleums, g den Wert der durch die Schwerkraft bedingten Erdbeschleunigung, r den Radius der Capillare in der Höhe des Meniscus, h den Niveauunterschied des Petroleums im Manometer, σ die Oberflächenspannung, so erhält man:

$$\pi\, r^2 h\, d g = 2\,\pi\, r\,\sigma\,. \tag{1}$$

Dieser Ausdruck gibt die Gleichheit des gemessenen Druckes mit dem von der Flüssigkeit ausgeübten Druck wieder, die in der Capillare zu steigen bestrebt ist.

Aus (1) folgt:

$$\sigma = \frac{1}{2}\,\frac{\pi\, r^2\, h\, d g}{\pi\, r} = \frac{1}{2}\, r g d h\,. \tag{2}$$

Die dem Apparat anhaftenden möglichen Fehler haben Fano und Mayer berechnet.

Auch beim Apparat von Fano und Mayer kann man die direkte Messung des Radius der Capillare vermeiden, indem man den Niveauunterschied h_0 der Flüssigkeit im Manometer für das destillierte Wasser bei einer Temperatur bestimmt, bei der seine Oberflächenspannung σ_0 wohl bekannt ist. In diesem Falle wird man nämlich erhalten:

$$r = \frac{2\,\sigma_0}{h_0\, d\, g}\,;$$

---

[1]) Eine Mikrometerschraube dient dazu, dem Druckgefäß sehr kleine Abweichungen nach oben oder nach unten zu gestatten.

und wenn man in der Formel (2) r durch seinen Wert ersetzt, wird man erhalten:

$$\sigma = \frac{h}{h_0}\, \sigma_0 \, . \tag{3}$$

Die so gemachte Berechnung des Wertes von r kann bei Berechnung der Oberflächenspannung einer beliebigen Flüssigkeit mit aller Schärfe angewendet werden, wenn man nur Sorge dafür trägt, daß man die Capillare bis zur nämlichen Höhe in die Flüssigkeit eintaucht, die man untersucht: in diesem Falle ist, abweichend von der Steighöhenmethode, der Radius unabhängig von der Höhe, bis zu welcher die Flüssigkeit sich erhebt, da er sich stets auf denselben Abschnitt der Capillare bezieht.

Bei auf das als Einheit genommene destillierte Wasser bezüglichen Messungen wird (3):

$$\sigma = \frac{h}{h_0} \, .$$

Die Druckmethode und der Apparat von Fano und Mayer sind der Steighöhenmethode vorzuziehen, namentlich wenn es sich darum handelt, die Oberflächenspannung von sehr viscösen Flüssigkeiten (Blutserum, Gummilösungen usw.) zu messen, weil alsdann die Viscosität der Lösung ihr Steigen in der Capillare beeinflußt.

Fano und Mayer haben z. B. konstatiert, daß man bei Versuchen mit Blutserum nie einen konstanten Wert für das Steigen in der Capillare erhält. Im allgemeinen ist es nicht ratsam, auch wenn man den Apparat von Fano und Mayer verwendet, sehr enge Capillaren (von geringerem Durchmesser als 350 μ) zu gebrauchen, wenn man sehr viscöse Flüssigkeiten untersucht.

3. Die Tropfenmethoden.

Diese Methode für die Messung der Oberflächenspannung wird auf zwei verschiedene Weisen ausgeführt.

Im allgemeinen beruht die Methode auf der Tatsache, daß ein an einer horizontalen Kreisfläche gebildeter Tropfen abreißt, wenn sein Gewicht gleich dem Produkt aus der Oberflächenspannung und dem Umfang der Tropfenbasis geworden ist.

α) Ein an der Mündung einer Röhre hängender Flüssigkeitstropfen bleibt daran hängen, weil die Oberflächenspannung der Flüssigkeit der Wirkung der Schwerkraft (die den Tropfen herunterzuziehen und dabei seine Oberfläche zu vergrößern bestrebt ist) entgegenwirkt. Es hat sich nun nachweisen lassen, daß, wenn man stets dieselbe Abreißfläche benutzt, das Gewicht der abfallenden Tropfen der Oberflächenspannung der Flüssigkeit angenähert[1]) proportional ist. Man kann den abgefallenen Tropfen genau wiegen; besser ist aber, eine bestimmte Zahl in ein tariertes kleines Gefäß fallen zu lassen und dann die Wägung vorzunehmen, die so mit größerer Genauigkeit geschieht[2]).

Diese Methode zeigt jedoch Übelstände, weil niemals der ganze Tropfen abfällt, sondern stets eine Flüssigkeitsmenge an der Abtropffläche hängen bleibt, deren Betrag von der Flächengröße und der Oberflächenspannung abhängig ist. Um zu richtigen Werten zu gelangen, muß man nicht das Gewicht des abgefallenen, sondern das des hängenden Tropfens bestimmen. Diese Modifikation der Methode ist in Ostwald-Luthers Werk[3]) beschrieben. Das Gewicht des hängenden Tropfens verhält sich zu dem des abgefallenen meist nahe wie 5 : 4[4]).

---

[1]) T. Lohnstein, Annalen d. Physik [4] **20**, 237, 606 [1906]; **21**, 1030 [1906].

[2]) C. Forch, Wiedemanns Annalen **68**, 801 [1899].

[3]) Ostwald-Luther, Hand- und Hilfsbuch zur Ausführung physiko-chemischer Messungen. 3. Aufl. [Leipzig 1910], S. 238.

[4]) P. Guye u. A. Perrot, Compt. rend. de l'Acad. des Sc. **118**, 1193 [1894; **135**, 458, 621 [1902]; Arch. des Sc. phys. et nat. [4] **11**, 225 [1901]; **15**, 132 [1903]. — A. Leduc u. P. Sacerdote, Compt. rend. de l'Acad. des Sc. **135**, 95, 732 [1902]. — F. Kohlrausch, Annalen d. Physik [4] **22**, 191 [1907]. — T. Lohnstein, Annalen d. Physik [4] **22**, 767 [1907].

Wenn man das Tropfmundstück wie in Fig. 62 formt und bei a auf Hochglanz poliert, so ist das Gewicht des abgefallenen Tropfens sehr genau definiert und proportional der Oberflächenspannung. Man kann die Volumina von hängenden und abgefallenen Tropfen sowie vom hängenden Tropfenrest sehr genau mittels Capillarbüretten ermitteln[1]).

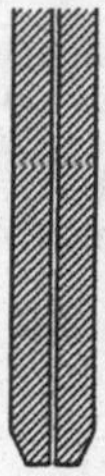

Diese Methode, die man Tropfengewicht-Methode nennen kann, wird im allgemeinen wenig in der Physiologie und in der Klinik verwendet.

β) Bei einem und demselben Tropfmundstück und zwei Flüssigkeiten von verschiedener Oberflächenspannung wird das Volumen eines jeden Tropfens, der fällt, direkt proportional der Oberflächenspannung der Flüssigkeit sein, d. h. die Tröpfchen werden annähernd um so kleiner sein, je geringer die Oberflächenspannung der Flüssigkeit ist; folglich wird die Zahl der Tropfen, die in der Zeiteinheit fallen oder die ein konstantes Flüssigkeitsvolumen ergeben kann, der Oberflächenspannung umgekehrt proportional sein.

Auf diesen Tatsachen beruht die stalagmometrische Methode. Diese Methode, die man auch Tropfenzahlmethode nennen kann, kann auf folgende Weise angewendet werden[2]).

Fig. 62.

a) Denken wir uns eine Pipette[3]), die zwischen zwei darauf angebrachten Teilstrichen ein bestimmtes Volumen v ccm faßt, und lassen wir die Flüssigkeit, deren Oberflächenspannung wir bestimmen wollen, daraus ausfließen, so ergibt sich deren Wert aus folgender Überlegung. Ist die Dichte der betreffenden Flüssigkeit bei der Versuchstemperatur $= d$, so ist das Gewicht der in der Pipette enthaltenen v ccm Flüssigkeit $= v\,d$. Ist die Zahl der Tropfen, die diese v ccm liefern, gleich n, so ist das Gewicht eines Tropfens $= \dfrac{v\,d}{n}$, und man kann dann den Satz, daß die Oberflächenspannung σ dem Gewichte eines Tropfens proportional ist, folgenderweise ausdrücken:

$$\sigma = K\,\frac{v\,d}{n}\,, \tag{1}$$

worin K ein Proportionalitätsfaktor ist, der unabhängig ist von der Art der untersuchten Flüssigkeit, nicht aber von dem benutzten Apparat.

Diesen Faktor kann man für einen bestimmten Apparat ein für allemal bestimmen, indem man aus der Pipette eine Flüssigkeit von bekannter Dichte d_0 und bekannter Oberflächenspannung σ_0 (Normalflüssigkeit) ausfließen läßt. Liefert diese Flüssigkeit, z. B. Wasser, n_0 Tropfen, so ist:

$$\sigma_0 = K\,\frac{v\,d_0}{n_0}\,,$$

somit:

$$K = \frac{n_0\,\sigma_0}{v\,d_0}\,. \tag{2}$$

Setzt man diesen Wert von K in (1) ein, so findet man:

$$\sigma = \frac{n_0\,\sigma_0}{v\,d_0} \cdot \frac{v\,d}{n} = \frac{n_0\,\sigma_0}{d_0} \cdot \frac{d}{n}\,. \tag{3}$$

Mittels dieser Gleichung kann man nun die unbekannte Oberflächenspannung einer beliebigen Flüssigkeit ermitteln, wenn man für diese Flüssigkeit n und d bestimmt[4]).

Für klinische Zwecke ist es bequem, die Oberflächenspannung der untersuchten Flüssigkeit in Prozenten der Oberflächenspannung der Normalflüssigkeit (z. B. Wasser) bei derselben Temperatur auszudrücken in folgender Weise:

$$\text{Proz. } \sigma = \frac{\sigma}{\sigma_0} \cdot 100 = \frac{n_0}{d_0} \cdot \frac{d}{n} \cdot 100\,.$$

---

[1]) J. Livingstone, Dr. Morgan u. B. Stevenson, Zeitschr. f. physikal. Chemie 64, 170 [1908].

[2]) E. Cohen, Vorträge für Ärzte über physikalische Chemie. 2. Aufl. [Leipzig 1907], S. 105—106.

[3]) Z. B. die tropfenzählende Pipette von O. Grünbaum, Trans. of the Path. Soc. of London 55 [I], 55 [1904]; siehe die Figur in Fil. Bottazzi, Chim. fisica [Milano 1906], p. 366, oder vielmehr die von W. D. u. F. G. Donnan, Brit. med. Journ. Nr. 2347, 1636 [1905]; siehe die Figur in Cohen (l. c., S. 106) oder in Donnan (l. c., S. 1638).

[4]) S. Guye u. A. Perrot, l. c.

Und wenn man die auf das Wasser, als Einheit genommen, bezügliche Oberflächenspannung ausdrückt, so wird, da σ_0 gleich 1 und d_0 auch gleich 1 ist, die Formel [3]:

$$\sigma = n_0 \frac{d}{n}.$$

b) I. Traube[1]) hat für die Anwendung der Tropfmethode ein Stalagmometer konstruiert (welches gleichzeitig auch zu Viscositätsmessungen[2]) brauchbar ist).

Das Stalagmometer S, S_1 besteht aus einem zweimal knieförmig gebogenen Rohre (Fig. 63), dessen oberer Schenkel sich zu einer Kugel a erweitert, durch welche ein bestimmtes, durch zwei Marken s und s_1 abgegrenztes Volumen v von 6—8 ccm Inhalt abgeteilt wird. Der mittlere und untere Schenkel des Rohres wird durch eine Capillarröhre gebildet, deren äußerer Durchmesser 6—8 mm beträgt, während der innere Durchmesser so gewählt wird, daß die Bildungszeit eines Tropfens wenigstens 4—5 Sekunden beträgt. Mit Hilfe einer Skala, die auf der Röhre oberhalb und unterhalb der Kugel eingeritzt ist, kann man noch Bruchteile eines Tropfens bis auf 0,05 Tropfen = 0,5 Dezitropfen schätzen, indem man durch einen Vorversuch bestimmt, wieviel Skalenteile oben und unten einem Tropfen entsprechen. Um scharf abzulesen, hält man, solange die Flüssigkeit sich auf der Skala fortbewegt, einen Finger oben auf die Öffnung, um beim Beginn des Versuches — indessen nur dann — den Abfluß zu verlangsamen. Die Abtropffläche muß völlig frei von Fett sein und vollkommen benetzt werden; es dürfen sich keine größeren Luftblasen im Tropfen bilden. Die Abtropfgeschwindigkeit, welche durch die Capillarröhre reguliert wird, darf nicht zu groß sein, da sie andernfalls die Tropfengröße nicht unwesentlich beeinflußt. Keinesfalls sollen mehr als höchstens 20 Tropfen in der Minute sich loslösen. Es ist ratsam, für Flüssigkeiten von sehr verschiedener Oberflächenspannung verschiedene Stalagmometer zu verwenden. (Es werden von der Firma Fr. Köhler Etuis mit drei Stalagmometern abgegeben, unter denen sich ein gerades Stalagmometer befindet wie das *(S)* der Fig. 63, für zähe Flüssigkeiten, während die beiden anderen rechtwinklig gebogenen Apparate sich nur durch die Größe des Flüssigkeitsvolumens unterscheiden. Hat man genügend Flüssigkeit zur Verfügung und

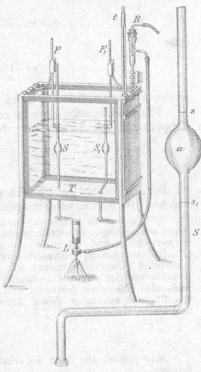

Fig. 63.

wünscht man eine möglichst große Genauigkeit, so gelangt das Stalagmometer mit größtem Volumen zur Verwendung.) Die Tropfenzahl für Wasser bei einer bestimmten Temperatur ist auf jedem Apparat eingraviert. Da mit zunehmender Temperatur, mit der Abnahme der Oberflächenspannung die Tropfenzahl etwas vergrößert wird, so ist es ratsam, den Apparat im Thermostaten bei konstanter Temperatur zu montieren, wie es die Fig. 63 zeigt.

Indessen wird auf je 100 Wassertropfen die Zunahme der Tropfenzahl bei einer Steigerung der Zimmertemperatur um 5° nur etwa 1 Tropfen betragen. Mithin kann man die Untersuchungen auch ohne Thermostaten vornehmen, in welchem Falle die Temperaturkorrektion im allgemeinen nur sehr gering ist. Die erforderlichenfalls filtrierte Flüssigkeit wird mittels des Mundes oder eines Gummiballes emporgesaugt; dann läßt man sie ausfließen, und zählt einfach die Zahl der Tropfen, welche in dem abgegrenzten Volumen enthalten sind. Bei Untersuchungen, für die keine große Genauigkeit verlangt wird, kann man die Flüssigkeit infolge des eigenen Gewichtes ausfließen lassen. In diesem Falle

[1]) I. Traube, Archiv f. d. ges. Physiol. **105**, 541, 559 [1904].
[2]) Auch der jüngst von E. Filippi (Lo Sperimentale **63**, 199 [1909]) angegebene Apparat dient gleichzeitig zur Messung der Viscosität und der Oberflächenspannung.

nimmt aber in dem Maße, wie das Niveau der Flüssigkeit in der Röhre niedriger wird,
der Druck, der sie ausfließen läßt, ab. Will man also eine größere Genauigkeit erreichen,
so muß man das Stalagmometer mit einem Druckapparat verbinden [wie in Fig. 39
von L. Asher[1])].

Bei dem Traubeschen Apparat werden, wie schon gesagt, nicht die
Tropfen gewogen, sondern die Zahl der Tropfen wird gezählt. Wenn Z die
Tropfenzahl bei 15° für die zu untersuchende Flüssigkeit und Z_w die Tropfen-
zahl des Wassers bei derselben Temperatur sind, so ist die in $\dfrac{mg}{mm}$ gemessene
Konstante der Oberflächenspannung

$$\sigma_{15^0} = 7{,}30\, d \cdot \frac{Z_w}{Z} \text{ Zentimetergramme}$$

oder

$$= 7158{,}4\, d\, \frac{Z_w}{Z} \text{ Ergs,}$$

worin d das spezifische Gewicht der betreffenden Flüssigkeit bei 15° bedeutet.

Für medizinische Zwecke genügt indessen meist die Angabe der relativen
Tropfenzahl von Wasser und der betreffenden Flüssigkeit. Der Quotient:

$$Q = 100\, \frac{Z}{Z_w}$$

ist die Tropfenzahl für die Flüssigkeit bezogen auf ein Normalstalagmometer,
welches 100 Normalwassertropfen bei 15° ergibt.

c) Vor kurzem hat Iscovesco[2]) ein Stalagmometer beschrieben, welches infolge
seiner sehr geringen Pipettenkapazität gestattet, eine geringe Menge Flüssigkeit (1,5 ccm)
zu verwenden, und, da es in eine Art von Scheidetrichter eingeschlossen ist, wird die
Oberflächenspannung bestimmt in einem Milieu, das mit den Dämpfen der zu untersuchenden Flüssigkeit gesättigt ist. Wenn mit diesem Apparat die Tropfenzahl N des
destillierten Wassers, das spezifische Gewicht D' und die Tropfenzahl N' der zu untersuchenden Flüssigkeit bestimmt sind, so erhält man durch eine einfache Berechnung die
Oberflächenspannung σ dieser Flüssigkeit bezogen auf das als Einheit genommene
destillierte Wasser:

$$\sigma = N \cdot \frac{P'}{N'}\,.$$

Multipliziert man dann die erhaltenen Werte mit 75, so kann man sie in $\dfrac{\text{Dyn}}{\text{cm}}$ ausdrücken.

Iscovesco gibt an, es sei ihm mit diesem Apparat[3]) gelungen, Werte zu finden,
die bis auf $^1/_{100}$ mit den bekannten absoluten Zahlen identisch sind; er glaubt daher, daß
die stalagmometrische Methode eine der besten ist, die zur Messung der Oberflächenspannung von Flüssigkeiten existieren.

IV. Resultate der Konstantenbestimmungen.

In den folgenden Tabellen sind einige der interessantesten Resultate der
Bestimmungen von Capillaritätskonstanten angegeben, die an verschiedenen
reinen Flüssigkeiten, an Lösungen von verschiedenen Stoffen, an kolloidalen
Flüssigkeiten usw. gemacht worden sind.

---

[1]) L. Asher in Tigerstedts Handbuch der physiologischen Methodik 1, II, 223 [Leip-
zig 1907].
[2]) H. Iscovesco, Compt. rend. de la Soc. de Biol. 69, 353 [11. Novembre 1910].
[3]) Die Firma Chenal & Douillet in Paris konstruiert den Apparat.

1. Oberflächenspannung reiner Flüssigkeiten gegen Luft oder gesättigten Dampf.[1])

Tabelle 101.

Flüssigkeiten	$\sigma = $ Oberflächenspannung Mittelwerte in $\frac{mg-Gew.}{mm}$	in $\frac{Dyn}{cm}$	Methoden, Bestimmungstemperatur und Autoren	
Wasser	7,205—7,496	—	Steighöhe	18° C (Quincke)
,, ...	7,410—7,46	73,1	Steighöhe	18° C (Volkmann)
,, ...	7,655—7,777	—	Druck in Blasen	18° C (Cantor, Forch)
,, ...	7,37	—	Tropfen	18° C (Lenard)
,, ...	—	73—75	Verschied. Meth.	20° C (Freundlich usw.)
Äthyläther . . .	1,68—1,71	16,5	Steighöhe	20° C (Ramsay u. Shields)
Äthylalkohol . . .	2,24	22,0	Steighöhe	20° C (Ramsay u. Shields)
Glycerin	6,65	65		18° C (Cantor)
Chloroform . . .	2,73	26	Steighöhe	16,6° C (Quincke) und 20° C (Magie)
Aceton	—	23		20° C
Essigsäure	2,39	23,5		20° C
n-Buttersäure . . .	—	26,3		20° C (Ramsay u. Shields)
Schwefelkohlenstoff	3,42	33,5		20° C
Benzol	2,97	28,8	Steighöhe	20° C (Volkmann)
Olivenöl	3,27	—	Steighöhe	20° C (Quincke)
Quecksilber	51,5	—	In Luft	15° C (Meyer)
Quecksilber	—	436	Im Vakuum	15° C (Stöckle)

Wie man sieht, ist die Oberflächenspannung aller hier erwähnten Flüssigkeiten (ausgenommen die des Quecksilbers) bedeutend niedriger als die des Wassers. Nur die des Glycerins nähert sich der letzteren mehr. Die Oberflächenspannung der Fettsäuren und des Öls ist ebenfalls viel geringer als die des Wassers.

2. Oberflächenspannung von Lösungen.

Es sollen ausschließlich wässerige Lösungen behandelt werden. Die in Wasser löslichen Stoffe können die Oberflächenspannung des Lösungsmittels entweder erhöhen oder verringern.

α) Einfluß der Verunreinigungen und der atmosphärischen Gase.

Daß die Oberflächenspannung des Wassers bei längerer Berührung mit der Luft eine Veränderung, und zwar eine Abnahme erfährt, ist oft beobachtet worden (G. Hagen 1845; Quincke 1877). In vielen Fällen handelte es sich um kleine Verunreinigungen, die auf die Flüssigkeitsfläche gelangten, zumal da andere Flüssigkeiten, z. B. Alkohol, jenes Verhalten nicht zeigten. Man weiß nämlich, daß es z. B. genügt, den Finger ins Wasser zu tauchen, um die Oberflächenspannung desselben um $1/3\%$ zu erniedrigen, vorausgesetzt, daß die Wasseroberfläche von vornherein sehr rein war; so stark erniedrigen kleine Mengen von Fett u. dgl. das σ des Wassers.

Aber unabhängig von den Verunreinigungen sind es die atmosphärischen Gase, die einen nicht gering zu schätzenden Einfluß auf die Oberflächenspannung des Wassers, das sie absorbiert, ausüben. Aus den Untersuchungen von Bönicke[2]) ergab sich nämlich konstant, daß die atmosphärischen Gase, namentlich der Sauerstoff, die Oberflächenspannung des Wassers erniedrigen, wie sich aus der folgenden Tabelle 102 ergibt, wo m die aus dem Absorptionskoeffizienten berechnete gelöste Gasmenge in Grammäquivalenten pro Liter, und $\Delta\sigma$ die entsprechende Änderung der Oberflächenspannung bedeutet [Pockels (l. c., S. 1173)]:

---

[1]) Die Daten stammen von Pockels, Freundlich usw.
[2]) K. Bönicke, Diss. Münster 1905.

Tabelle 102.

Gelöstes Gas	Temperatur	m	$\dfrac{\Delta\sigma}{\sigma m}$
CO_2	18°	0,041	—0,310
N_2O	18°	0,029	—0,307
H_2S	17°	0,127	—0,214
O_2	17°	0,00146	**—2,225**
N_2	17°	0,00073	—0,88
Luft	17°	0,00087	**—1,30**

Die in der letzten Kolumne angegebene „molekulare" Erniedrigung der Oberflächenspannung ist danach für die Gase von derselben Größenordnung wie z. B. für Ameisensäure und Essigsäure nach Beobachtungen von Forch[1]). Aus dem Werte für Luft folgt, daß die Oberflächenspannung des Wassers im luftleeren Raum (d. h. gegen gesättigten Dampf von 17°) um 0,11% oder 0,008 $\dfrac{\text{mg—Gew.}}{\text{mm}}$ größer ist als in Luft von Atmosphärendruck.

Von größerer Bedeutung muß jedoch der Einfluß der Verunreinigungen sein, die aus der Luft (Staub) oder von den Gefäßwänden stammen, im Vergleich zum Sauerstoff, da Nansen[2]) und A. Pockels[3]) nachgewiesen haben, daß bei Ausschluß dieser beiden Quellen der Verunreinigung die Oberflächenspannung reinen Wassers in Berührung mit Luft unverändert bleibt. Dasselbe gilt nach A. Pockels von reinen Salzlösungen oder Zuckerlösungen.

Um zu zeigen, welch großen Einfluß die Reinheit der Flüssigkeit, deren Oberflächenspannung bestimmt wird, und der Apparate, mit denen sie bestimmt wird, hat, möge das folgende Beispiel dienen [J. Traube[4]]. Ein Stalagmometer, das für Wasser bei 15° die Tropfenzahl = 100 ergab, führte für eine 2,5- bzw. 10 proz. Gallenlösung (die Galle erniedrigt die Oberflächenspannung des Wassers in hohem Grade) zu den Tropfenzahlen 149 bzw. 182. Darauf wurde die Abtropffläche mit einer dünnen Vaselinschicht überzogen. Die Tropfenzahlen waren nunmehr für Wasser = 213, für 2,5 proz. Galle = 210 und für 10 proz. Galle = 218. Und wie hier das Vaselin, so wirken die Lipoide lediglich durch ihre Gegenwart im Hautepithel.

Dieses Beispiel dient auch zum Nachweis einer anderen, die Oberflächenspannung betreffenden Tatsache, nämlich: wenn die Oberflächenspannung des Wassers oder einer Wasserlösung bereits auf ein Minimum herabgedrückt ist durch sehr kleine Mengen capillaraktiver Stoffe, dann wirken weitere Zusätze bei weitem nicht in dem Maße wie auf eine ganz reine Wasseroberfläche.

β) Statische und dynamische Oberflächenspannung.

Endlich ist eine weitere Ursache der Veränderung der Oberflächenspannung in Betracht zu ziehen, die namentlich die Lösungen beeinflußt. — Man sollte von vornherein erwarten — sagt Freundlich (Capillarchemie S. 49) —, daß sich das Oberflächengleichgewicht in einer Flüssigkeit mit der größten Geschwindigkeit einstellt. Tatsächlich findet man aber, daß die Oberflächenspannung einer Flüssigkeit nicht gleich den endgültigen Wert besitzt, sondern daß unter Umständen viele Minuten verstreichen können, bis die Krümmung der Oberfläche, die Steighöhe usw. ihren schließlichen Wert erreicht. Diese Eigentümlichkeit hängt mit der Tatsache zusammen, daß die Konzentration in der Oberflächenschicht einer Lösung im allgemeinen eine andere ist als in den räumlich homogenen Phasen. Nun erfordert aber die Veränderung der Konzentration eine gewisse Zeit, um ihren Endpunkt zu erreichen, da sie von der Diffusionsgeschwindigkeit des gelösten Stoffes und von vielen anderen Faktoren abhängt.

Gewiß ist, daß man als Folge der ebenerwähnten Eigenschaft eine statische und eine dynamische Oberflächenspannung unterscheiden muß. Eine statische Oberflächenspannung — diejenige, welche man gewöhnlich mit der oben beschriebenen Methode mißt —, die einem Gleichgewichtszustande entspricht, ist erst dann vorhanden, wenn die Konzentrationsänderung (die Adsorption, siehe später) sich vollzogen hat. Im ersten Augenblick nach der Herstellung einer frischen Oberfläche ist dieser Gleichgewichtszustand noch nicht ausgebildet, die Oberflächenschicht ist ebenso zusammengesetzt wie der Rest der Lösung. Da aber die Spannung von den Eigenschaften der Oberflächen-

---

[1]) C. Forch, Wiedemanns Annalen 68, 801 [1899].
[2]) F. Nansen, Scientific results of norweg. north polar exped. 10, 61 [1900].
[3]) A. Pockels, Annalen d. Physik 8, 859 [1902].
[4]) I. Traube, Biochem. Zeitschr. 24, 339 [1910].

schicht abhängt, so herrscht, bis der Gleichgewichtszustand erreicht ist, eine andere, labile, dynamische Oberflächenspannung, die, während die Konzentrationsänderung (die Adsorption) sich vollzieht, in die statische übergeht. Man versteht also, daß man mit den oben beschriebenen Methoden mit der Zeit veränderliche Werte von σ erhält, um so mehr, je größer die Zeit ist, welche die Erscheinung der Adsorption verlangt, um vollständig einzutreten. Die Oberflächen altern also [Freundlich (l. c., S. 55)], und was man schließlich mit den erwähnten Methoden mißt, ist die statische Spannung. Die Oberflächenspannung einer Seifenlösung z. B. erweist sich als viel geringer, wenn sie mit den oben beschriebenen Methoden gemessen wird, als wenn sie mit den Methoden[1] gemessen wird, die man bei der Messung der dynamischen Oberflächenspannung verwendet [Dupré, 1866; Rayleigh, 1890; Freundlich (l. c., S. 56)].

γ) Lösungen von Stoffen, welche die Oberflächenspannung des Wassers erhöhen.

Die meisten anorganischen Salze (Chloride, Nitrate, Carbonate, Sulfate von Na, K, NH_4, Li usw.) erhöhen die Oberflächenspannung des Wassers[2]), und zwar bei gegebener Temperatur in der Reihenfolge, die man nach den Werten des σ der geschmolzenen Salze vermuten möchte, falls man sie auf eine gegebene Temperatur beziehen würde.

Die geschmolzenen Salze haben eine sehr große Oberflächenspannung. Sulfate und Carbonate erhöhen das σ stärker als Chloride, Bromide, Nitrate. Auch das bei den geschmolzenen Salzen erkennbare additive Verhalten findet sich in wässeriger Lösung ausgesprochen wieder.

Ferner gelangte Quincke (1876) durch ausgedehnte Untersuchungen, die an Lösungen verschiedener Konzentration ausgeführt wurden, zu dem Resultat, daß die Oberflächenspannung wässeriger Salzlösungen eine lineare Funktion der Konzentration ist, wenn man letztere durch die Zahl der Äquivalente Salz auf 100 Äquivalente Wasser ausdrückt.

Andere Stoffe, welche die Oberflächenspannung des Wassers erhöhen, sind:

unter den Mineralsäuren die Schwefelsäure,
unter den organischen Säuren die Weinsäure,
die fixen Alkalien, wie NaOH, KOH usw.

Von den anderen organischen Substanzen beeinflußt der Zucker die Oberflächenspannung wenig in positivem Sinne (Forch, l. c.). (Hier ist daran zu erinnern, daß die sog. Lösungen von reinem Glykogen, die in Wirklichkeit jedoch ultramikrogranuläre Suspensionen sind, eine sehr wenig von der des Wassers verschiedene Oberflächenspannung haben [Bottazzi[3])], und daß die sog. kolloidalen Lösungen von Stärke und einiger Gummiarten eine etwas größere Oberflächenspannung im Vergleich zu der des Wassers [Zlobicki[4])] besitzen.)

---

[1]) Diese Methoden (Methode der schwingenden Strahlen usw.) sind nicht beschrieben, sowohl weil ihre Ausführung schwer ist als weil sie bis jetzt, soviel bekannt, bei Körperflüssigkeiten nicht angewendet worden sind.

[2]) Siehe M. L. Frankenheim, l. c. — O. Rother, Wiedemanns Annalen 21, 576 [1884]. — G. Quincke, Berichte d. Münch. Akad. d. Wissensch. 1, 3—19 [1876]; Poggendorfs Annalen 160, 377, 560 [1877]. — P. Volkmann, Wiedemanns Annalen 17, 353 [1882]; 28, 135 [1886]. — G. Jaeger, Sitzungsber. d. Wiener Akad. d. Wissensch. 100, II, 493 [1891]; 101, 103 [1892]. — H. Sentis, Journ. de Physique [3] 6, 183 [1897]; Thèse inaugur. Grenoble 1897. — E. Dorsey, Philos. Mag. 44, 369 [1897]. — W. H. Whatmough, l. c. — G. Pann, Diss. Königsberg 1906. — C. Forch, Wiedemanns Annalen 68, 801 [1899]; Drudes Annalen 17, 744 [1905]. — M. Mayer, Arch. di Fisiol. 4, 493 [1907] usw. usw.

[3]) Fil. Bottazzi, Arch. di Fisiol. 7, 609 [1909].

[4]) Zlobicki, zit. von Freundlich, Capillarchemie, S. 394.

δ) Lösungen von Stoffen, welche die Oberflächenspannung des Wassers erniedrigen.

Man versteht, daß Stoffe mit kleinem σ die Spannung des Wassers erniedrigen, wie die mit großem σ sie erhöhen. Es erniedrigen also die Oberflächenspannung:

> unter den Mineralsäuren HCl, HBr usw.,
> unter den organischen Säuren die Oxalsäure und Citronensäure, die Fettsäuren, die Oxysäuren usw.,
> unter den Alkalien das NH_3,
> unter den Salzen organischer Säuren: an erster Stelle sind anzuführen die Salze der Fettsäuren.

Diese Salze ändern das σ des Wassers nur wenig, erniedrigen es meist etwas, während die Fettsäuren selbst zu den sehr aktiven Stoffen gehören. Übrigens mag hier erwähnt werden, daß dies nur für die niederen Fettsäuren gilt; etwa von den Nonylaten an wird die Erniedrigung des σ sehr ausgesprochen, und die Oleate, Stearate usw. (d. h. die wahren Seifen) sind Stoffe, die besonders energisch das σ des Wassers erniedrigen[1]).

Von den wirksamsten Stoffen sind zu erwähnen die Salze der Gallensäuren (die Galle im allgemeinen).

Andere organische Substanzen[2]): Chloroform, Phenol, Alkohole, Aldehyde, Amine, Ester, Harze, Gerbsäure, Eiweiß und leimartige Substanzen, Albumosen und Peptone, Olivenöl, Mastix (wahrscheinlich infolge von Stoffen, die aus den suspendierten Körnchen ins Wasser übergehen), Saponin.

ε) Oberflächenspannung von kolloidalen Lösungen und Suspensionen.

Die Zahl der die Kolloide betreffenden Untersuchungen ist gewiß geringer, aber groß genug, daß man sich eine Vorstellung von der Oberflächenspannung der kolloidalen Lösungen und der Suspensionen bilden kann[3]).

Was die mikroskopischen und ultramikroskopischen Suspensionen anbelangt, so sei auf die folgenden Worte Freundlichs (Capillarchemie, S. 313) verwiesen: „Bezüglich der Oberflächenspannung (der Suspensionskolloide) gegen Luft liegen nicht gerade zahlreiche Messungen vor. Bei einem Arsentrisulfidsol, das 20 g As_2S_3 im Liter enthielt, fanden Linder und Picton eine Steighöhe von 38,75 cm, während sie für reines Wasser unter den gleichen Versuchsbedingungen eine von 38,77 cm berechneten; bei einem Eisenhydroxydsol mit 72,2 g $Fe(OH)_3$ im Liter betrug die gleiche Größe 37,90 cm,

---

[1]) J. G. Donnan, Zeitschr. f. physikal. Chemie **31**, 42 [1899]. — G. Billard u. L. Dieulafé, Compt. rend. de la Soc. de Biol. **54**, 245 [1902]. — Fil. Bottazzi u. C. Victorow, Rendiconti della R. Accad. dei Lincei [5] **19** (1), 659 [1910].

[2]) A. Pockels, Annalen d. Physik **8**, 854 [1902]; Nature **43**, 437 [1891]; **46**, 418 [1892]; **48**, 152 [1893]; **50**, 223 [1894]. — Fil. Bottazzi, Arch. di Fisiol. **7**, 593 e seg. [1909]. — H. Freundlich, Capillarchemie, S. 55—56, 58ff.

[3]) Mit dem Namen „kolloidale Lösungen" werden, wie schon ausführlich im vorigen Abschnitt auseinandergesetzt wurde, diejenigen Hydrosole bezeichnet, in welchen das Kolloid sich im Zustande einer wahren Lösung, im Zustande von kolloidalen Ionen vorfindet (Typus: eine Lösung von Albuminat oder Natriumglobulinat und ähnliche); diese Lösungen sind (unter dem Ultramikroskop) optisch homogen. Mit dem Namen „Suspensionen" dagegen werden nicht nur die Suspensionen und mikroskopischen Emulsionen, sondern auch die sog. Lösungen von kolloidalen Metallen, die sog. kolloidalen Lösungen von reinem Glykogen und von Stärke, von Arsensulfid und ähnliche bezeichnet; diese Flüssigkeiten sind (unter dem Mikroskop oder unter dem Ultramikroskop) optisch heterogene Systeme. Siehe Fil. Bottazzi, Arch. di Fisiol. **7**, 634 [1910]; bezüglich einer genaueren Definition der kolloidalen Systeme und der Systematik der Kolloide im allgemeinen siehe: Fil. Bottazzi, Atti del IV. Congresso della Soc. ital. per il Progr. delle Sc. Napoli, Dicembre 1910. Roma 1911.

die für Wasser berechnete 37,88 cm. Auch Zlobickis Versuche ergaben, daß bei Silber-, Gold- und Platinsolen die Oberflächenspannung von der des Wassers nicht verschieden ist. Da die suspendierten Teile die Oberflächenspannung nicht erniedrigen, bilden sich keine festen Häutchen oder zähen Schichten an der Oberfläche: diese Sole schäumen daher nicht." Ferner erinnert Freundlich (l. c., S. 394) an eine Beobachtung Quinckes, nach der das σ des Kieselsäuresols nicht wesentlich von dem des Wassers verschieden ist. Und vor kurzem hat Sahlbom[1]) gefunden, daß die Capillaritätskonstante der kolloiden Eisenoxydlösung nicht wesentlich verschieden ist von der des Wassers ist.

In den bis jetzt erwähnten Suspensionen ist die suspendierte (disperse) Materie metallisch oder mineralisch. Sehen wir nun, wie sich die Suspensionen und Emulsionen organischer Materien verhalten. Das reine Glykogen und die Stärke erniedrigen die Oberflächenspannung nicht (Bottazzi). Nach A. Pockels (l. c.) machen Olivenöl, Rapsöl, Talg, Stearinsäure, Ölsäure, Kolophonium, Mastix usw. die Oberfläche des Wassers anomal, dessen Oberflächenspannung sie deshalb etwas erniedrigen, woraus zu schließen ist, daß diese Substanzen von innen her in wachsender Menge an die Oberfläche des Wassers gelangen (siehe später). Hierauf beruht anscheinend die Möglichkeit, aus Emulsionen die suspendierten Teilchen durch Schütteln abzuscheiden (Prozeß der Butterbereitung). Nach Traube[2]) erniedrigen die Emulsionen von Lecithin und Mastix die Oberflächenspannung des Wassers nicht in bemerkenswerter Weise.

Was die wahren kolloidalen Lösungen betrifft, so ist schon bemerkt, daß die Eiweißstoffe, die Albumosen und Peptone die Oberflächenspannung des Wassers stark erniedrigen. Hier muß hinzugefügt werden, daß einige Eiweißstoffe, wie z. B. Globulin, Casein, einige Albumosen usw. mittels Dialyse aus dem Zustand einer Lösung in den einer mikro- und makrogranulären Suspension übergehen und aus diesem Zustand in den einer wahren Lösung infolge Zusatzes z. B. von Alkali zurückkehren können. Nun hat Bottazzi[3]) konstatieren können, daß ein und dasselbe Protein im Zustand einer Suspension die Oberflächenspannung des Wassers nicht erniedrigt, während es sie bedeutend erniedrigt, wenn es sich infolge Zusatzes von Alkali vollkommen löst.

Freundlich sagt (Capillarchemie, S. 393—394): „Die Oberflächenspannung der Emulsionskolloide ist auch eine merklich andere als die des reinen Dispersionsmittels, und zwar wird die des Wassers durch die Gegenwart der kolloidgelösten Stoffe oft beträchtlich erniedrigt. Nach Quincke ist das σ einer 10proz. Lösung von Gerbsäure um 29%, einer 20proz. von arabischem Gummi um 9%, einer sehr verdünnten Lösung von Hausenblase um 18%, von Gelatine um 12%, von Agar-Agar um 5% kleiner als die des reinen Wassers. Hühnereiweiß hat eine um 28% geringere Oberflächenspannung." Die Seifen der höheren Fettsäuren bilden wahre kolloidale Lösungen, deren Oberflächenspannung viel geringer als die des Wassers ist. Hier tritt eine Erscheinung ein, die mit der oben bei den Globulinen beschriebenen Ähnlichkeit hat. Vermittels der Dialyse kann man eine kolloidale Lösung von Natrium-Oleat-Stearat-Palmitat in ene Suspension von Fettsäuren und sauren Seifen umwandeln, und diese kann man durch Zusatz von NaOH wieder in den Zustand einer kolloidalen Lösung versetzen. Nun ist aber die Oberflächenspannung der Lösung von Seifen viel geringer als die des Wassers, während die der Suspensionen nur wenig geringer als die des Wassers ist[4]). Ferner gibt es einige Farbstoffe, die die Oberflächenspannung des Wassers erniedrigen.

Bei einigen Untersuchungen an Gelatinelösungen hat W. Frei[5]) gefunden, daß die Anionen SO₄, Cl, NO₃ die Oberflächenspannung der neutralen Gelatine genau in derselben Reihenfolge erhöhen, während die Kationen Na, K, Mg, Ca sie fast in derselben Ordnung steigern, in welcher sie die Oberflächenspannung des Wassers vermehren. Die Anionen Cl, CO₃, NO₃, SO₄, Acetate im Zustand von Na-Salzen in der Konzentration ¹/₆n vermindern in der Reihenfolge: CO₃ > NO₃ > SO₄ > Cl die Oberflächenspannung einer 1proz. Gelatinelösung (ausgenommen das Acetat), wenn die Lösung alkalisch ist, erhöhen sie (ausgenommen das Chlorid) in der Reihenfolge Acet > NO₃ > SO₄ > Cl, wenn die Lösung sauer ist. Die Oberflächenspannung der neutralen Gelatinelösung wird durch OH-Ionen erhöht, durch die H⁺ erniedrigt.

Es sind jedoch noch weitere Untersuchungen nötig, um besser, als es durch die wenigen Untersuchungen Freis möglich ist, festzustellen, welchen Einfluß die Anionen und

---

[1]) N. Sahlbom, Kolloidchemische Beihefte **2**, 79 [1910].

[2]) I. Traube, Archiv f. d. ges. Physiol. **123**, 432 (Note) [1908].

[3]) Fil. Bottazzi, Arch. di Fisiol. **7**, 593 ff. [1909].

[4]) Fil. Bottazzi u. C. Victorow, Rendiconti della R. Accad. dei Lincei [5] **19** (1° sem.), 659 [1910]. — Siehe auch A. Meyer, G. Schaeffer u. E.-F. Terroine, Compt. rend. de la Soc. de Biol. **64**, 356 [1908]; Compt. rend. de l'Acad. des Sc., **146**, 484 [1908].

[5]) W. Frei, The Transvaal Med. Journ., August 1908.

Kationen der neutralen Salze auf die Oberflächenspannung von sauren und alkalischen Eiweißlösungen ausüben.

Schließlich kann man sagen, daß die (mikroskopischen oder ultramikroskopischen) wahren Suspensionen die Oberflächenspannung des Wassers nicht in bemerkenswerter Weise ändern (die Suspensionen von Glykogen und Stärke verhalten sich in dieser Hinsicht wie die Zuckerarten), nicht einmal die Suspensionen jener Stoffe (Proteine), die im Zustand einer Lösung sie stark erniedrigen; dagegen zeigen die wahren kolloidalen Lösungen (Proteine, Seifen usw.) immer eine viel niedrigere Oberflächenspannung als reines Wasser. Die Lösungen von mineralischen Kolloiden (Eisenoxydhydrat, kolloidale Kieselsäure usw.) verhalten sich eher wie die Suspensionen; die Emulsionen verhalten sich mehr wie die kolloidalen Lösungen, weil sie, wenn auch wenig, die Oberflächenspannung des Wassers erniedrigen (hinsichtlich der Art und Weise, wie emulsionierte Stoffe die Oberflächenspannung des Wassers erniedrigen, siehe später).

Mehrere stalagmometrische Bestimmungen hat in letzter Zeit Iscovesco[1] an Lösungen von Eiweißstoffen, Lipoiden[2] und verschiedenen Körperflüssigkeiten ausgeführt. Er hat beobachtet, daß viele lyophile Kolloide eine Oberflächenspannung zeigen, die geringer als die des Wassers ist (Gummi arabicum, Stärke); wenn sie eine höhere zeigen, so ist dies durch die Gegenwart von Salzen bedingt, und wenn diese durch Dialyse abgetrennt werden, so wird die Oberflächenspannung der kolloidalen Flüssigkeit niedriger. Auffallend ist die von Iscovesco[3] beobachtete Tatsache, daß das mit 3 Vol. destillierten Wassers geschlagene Eiereiweiß eine höhere Oberflächenspannung als die des Wassers zeigt, und noch auffallender sind seine Behauptungen, daß das dialysierte reine Ovalbumin die Oberflächenspannung des Wassers stark erhöhe, während die mit Ovalbumin gemischten Globuline sie erniedrigen sollen. Wenn keine Fehler bei Anwendung der Methode vorliegen, so sind die von Iscovesco beobachteten Tatsachen wahrscheinlich die Folge einer Änderung (mikrogranuläre Fällung der Eiweißstoffe des Eiereiweißes; die Flüssigkeit war nämlich trüb), d. h. einer Verminderung der Dissoziation des normalen alkalischen Albuminats mit Aggregation der kolloidalen Ionen in Körnchen, mit anderen Worten einer Umwandlung der Lösung von Proteinen in Suspensionen.

Das Hämoglobin erniedrigt die Oberflächenspannung des Blutserums so sehr, daß infolge von Vorgängen der Hämolyse die Oberflächenspannung des Serums niedriger als die normale ist. Iscovesco[2] hat gefunden, daß die Oberflächenspannung bei 1—10 proz. Hämoglobinlösungen· fast eine lineare Funktion der Konzentration ist.

V. Allgemeine Überlegungen über die Veränderungen der Oberflächenspannung des Wassers, welche die in ihm gelösten oder suspendierten Stoffe bewirken.

Es wurde gezeigt, daß es Stoffe gibt, die, wenn sie gelöst werden, die Oberflächenspannung des Wassers erhöhen, und andere, die sie erniedrigen. Nimmt die Oberflächenspannung mit steigender Konzentration zu, so enthält die Oberfläche weniger gelösten Stoff, als wenn sie einfach ein Teil der Flüssigkeit wäre; nimmt die Oberflächenspannung umgekehrt mit steigender Konzentration ab, so reichert sich der gelöste Stoff in der Oberfläche an. Bezeichnet man die Konzentrationsänderung an einer Oberfläche als Adsorption, und zwar als positive, wenn eine Steigerung, als negative, wenn eine Verminderung der Konzentration in der Oberfläche stattfindet, so kann man sagen: Ein gelöster Stoff wird positiv adsorbiert, wenn er die Oberflächenspannung erniedrigt, negativ adsorbiert, wenn er sie erhöht (Freundlich, Capillarchemie, S. 51—52).

[1] H. Iscovesco, Compt. rend. de la Soc. de Biol. 69, 491 [1910].
[2] H. Iscovesco, Compt. rend. de la Soc. de Biol. 69, 537, 566 [1910].
[3] H. Iscovesco, Compt. rend. de la Soc. de Biol. 69, 622 [1910].

Nun gilt nach Gibbs[1]) der Satz, daß eine kleine Menge eines gelösten Stoffes wohl die Oberflächenspannung stark erniedrigen, sie aber nicht stark erhöhen kann. Wenn ein Stoff die Spannung erhöht, so ist die Lösung an ihm auf der Oberfläche ärmer; ist die Gesamtmenge des gelösten Stoffes sehr gering, so kann die Verarmung auch nur gering sein. Im günstigsten Falle ist reines Lösungsmittel an der Oberfläche. Wenn dagegen der gelöste Stoff die Oberflächenspannung erniedrigt, er also positiv adsorbiert wird, könnte im günstigsten Falle die ganze gelöste Menge an die Oberfläche gelangen. Das wäre bei der kleinen Menge der Oberflächenschicht eine sehr merkbare Konzentrationsänderung gegen die Konzentration in der Masse der Flüssigkeit.

Die Gründe, weshalb einige Stoffe die Oberflächenspannung des Wassers erhöhen, andere sie erniedrigen, sind uns ganz unbekannt. Alles, was wir sagen können, ist, daß diejenigen Stoffe, welche im flüssigen Zustand eine höhere Oberflächenspannung als die des Wassers haben, die Oberflächenspannung der betreffenden wässerigen Lösung bei derselben Temperatur zu erhöhen, und diejenigen, welche eine kleinere Oberflächenspannung als die des Wassers haben, die Spannung der betreffenden Lösung zu erniedrigen bestrebt sind.

Die Suspensionen sind also inaktiv, weil die suspendierte (disperse) Materie nicht eine wahre Lösung, d. h. ein homogenes System mit dem Lösungsmittel bildet. Die sog. Lösungen von mineralischen Kolloiden (Eisenoxydhydrat usw.) sind auch wenig aktiv, wahrscheinlich weil in ihnen das Kolloid sich nur zu einem sehr kleinem Teil im Zustand einer Lösung vorfindet, und zum größten Teil im Zustand einer submikronischen Suspension, die durch den gelösten Teil stabil gemacht wird.

Aber warum erniedrigen denn die Emulsionen die Oberflächenspannung des Wassers? Sie sind auch Suspensionen. Man muß jedoch bedenken, daß die emulgierten Stoffe meistens fette Substanzen, in Alkohol gelöste Harze (wie im Falle des Mastix) und ähnliche, d. h. meistens sehr unreine Stoffe sind, die Moleküle (von Fettsäuren, organischen Säuren usw.) freimachen können, die im Wasser löslich sind und die dessen Oberflächenspannung deshalb etwas erniedrigen. Was z. B. die Milch betrifft, so konzentrieren sich allerdings die emulgierten Teilchen an der Oberfläche, aber es ist klar, daß die Erscheinung zum Teil durch ihr geringeres spezifisches Gewicht bedingt ist, zum Teil durch die Oberflächenkonzentration der Proteine, welche die suspendierten Tröpfchen mit sich in die oberflächliche Schicht fortreißen. In anderen Fällen, z. B. bei den Emulsionen von Phenol in Wasser, kann bei geringerer Temperatur als die kritische, wenn die Oberflächenspannung sich ändert, der Fall eintreten, daß dies durch die Wirkung der ganz kleinen Menge Phenol eintritt, die sich bei verhältnismäßig niederen Temperaturen löst. Die Emulsionen, die bis jetzt zu Untersuchungen der Oberflächenspannung verwendet wurden, können also nicht ausschließlich als Suspensionen von absolut im Wasser unlöslichen oder absolut keine löslichen Stoffe enthaltenden flüssigen Teilchen betrachtet werden (die Lecithine können, wenn sie hydrolysiert werden, Moleküle von Glycerinphosphorsäure und Fettsäuren abgeben; an einer Emulsion von Triolein, das absolut keine Ölsäure oder andere Fettsäuren enthält, wäre es übrigens unmöglich zu experimentieren, weil sie sehr instabil sein würde); die erhaltenen Resultate bilden also keine Ausnahme von der Regel, daß nur die löslichen Stoffe imstande sind, die Oberflächenspannung des Lösungsmittels zu modifizieren.

Es bleibt aber noch ein anderer wichtiger Umstand zu erörtern: die Zuckerarten sind sehr löslich und verändern dennoch die Oberflächenspannung des Wassers sehr wenig. Man sollte deshalb meinen, es genüge nicht, daß ein Stoff löslich ist, sondern es sei auch noch erforderlich, daß er in Wasser elektrolytisch dissoziierbar sei. Die (positiv oder negativ) am meisten aktiven Stoffe sind zum größten Teil auch ionisierbar. Aber verschiedene Tatsachen sprechen gegen die Hypothese einer direkten Beziehung zwischen der Fähigkeit, die Oberflächenspannung des Wassers zu ändern und der elektrolytischen Dissoziierbarkeit. Erstens sind die am meisten dissoziierbaren Stoffe (Salze, Säuren und mineralische Basen) diejenigen, welche die Oberflächenspannung weniger stark ändern, während die am meisten aktiven Stoffe (Gallensalze, Seifen, Albumosen usw.) zu den am wenigsten elektrolytisch dissoziierbaren gehören. Zweitens erniedrigen die Salze der niederen Fettsäuren die Oberflächenspannung weniger als die betreffenden Fettsäuren bei derselben Konzentration, obwohl diese viel weniger elektrolytisch dissoziierbar sind als jene (Freundlich, Capillarchemie, S. 63). Die Seifen der höheren Fettsäuren erniedrigen sie viel mehr als die Säuren selbst, aber dies rührt daher, daß die letzteren sehr wenig löslich sind. Die Fähigkeit, die Oberflächenspannung zu ändern, hängt also nicht von der elektrolytischen Dissoziierbarkeit der löslichen Stoffe ab, sondern von der Beschaffenheit

---

[1]) W. Gibbs, Thermodynamische Studien, S. 321.

der letzteren, d. h., wenigstens zum Teil, von ihrer eigenen Oberflächenspannung im flüssigen Zustand oder von ihrem spezifischen Haftdruck (siehe später) im Sinne von I. Traube.

Man versteht ferner, was insbesondere die hydrophilen Kolloide anbelangt, daß ihre Lösungen eine gewisse Menge von freiem intermicellaren Wasser enthalten müssen, damit man bei ihnen von einer Oberflächenspannung reden kann und damit in verhältnismäßig kurzer Zeit eine Änderung der Oberflächenkonzentration der gelösten Stoffe eintreten kann; das Quellungswasser der kolloidalen Micelle kommt hier nicht in Betracht.

Was insbesondere die Ölemulsionen betrifft, so ist bekannt[1]), daß, um sie stabil zu machen, dem Wasser entweder ein Alkali (Natriumcarbonat usw.) zugesetzt werden muß, das mit den Fettsäuren des Öles Seifen bildet, d. h. Stoffe, welche die Oberflächenspannung des Wassers sehr erniedrigen, oder hydrophile Kolloide zuzusetzen sind, die ebenfalls die Oberflächenspannung des Wassers erniedrigen, und zwar sowohl an sich als auch vielleicht weil sie durch Verbindung mit den Fettsäuren[2]), mit den Seifen[3]) und mit den Fetten im allgemeinen[4]) Stoffe bilden, die ebenfalls imstande sind, die Oberflächenspannung des Wassers zu erniedrigen.

Wir haben gesehen, daß die Eiweißstoffe nach einigen Autoren die Oberflächenspannung des Wassers erniedrigen, nach anderen (I. Traube) sie wenig oder gar nicht verändern, nach anderen endlich (Iscovesco) sie sogar erhöhen könnten. Da diese anscheinende Nichtübereinstimmung bezüglich einer so hoch interessanten Frage vorhanden ist, so muß sie eingehend erörtert werden.

Unzweifelhaft sind die brauchbarsten Experimente die an wahren Lösungen von Proteinen gemachten, während diejenigen, bei welchen der Eiweißstoff sich wahrscheinlich im Zustande einer mikrogranulären Suspension vorfindet, keine Beweiskraft haben. Zu den ersteren sind die an natürlichen Eiweißlösungen (z. B. Blutserum) angestellten zu rechnen, oder die an reinen (dialysierten) Proteinen, die mit Säuren oder Alkalien in zur Lösung genügender Menge behandelt wurden; unter die letzteren sind zu rechnen alle Experimente an dialysierten oder übermäßig mit destilliertem Wasser verdünnten natürlichen Eiweißflüssigkeiten (Iscovesco), oder an Pseudolösungen von Proteinen, die gefällt oder sonstwie gereinigt oder auf irgendeine Weise der Elektrolyte (namentlich der Alkalien) beraubt wurden, welche ihren Zustand vollkommener Lösung bedingen.

Das Blutserum der Tiere und des Menschen hat auch unter normalen Verhältnissen eine beträchtlich niedrigere Oberflächenspannung als die des Wassers (siehe später). Nun ist aber das Blutserum eine wässerige Lösung in der Hauptsache von Elektrolyten (NaCl usw.) und krystalloiden Nichtelektrolyten (Harnstoff, Glucose usw.), die für sich allein bestrebt sind, die Oberflächenspannung des Wassers eher zu erhöhen; zeigt es also statt dessen eine beträchtlich niedrigere Oberflächenspannung, so ist es logisch, anzunehmen, daß diese hauptsächlich, wenn nicht ausschließlich, durch die Proteine bedingt ist, die sich darin im Zustand vollkommener Lösung in Form von Alkaliproteinen vorfinden. Man könnte jedoch auch annehmen, daß die Erniedrigung der Oberflächenspannung durch die kleine Menge Lipoide (und Lipochrom) verursacht wird, die das Blutserum stets enthält. Da jedoch die Lipoide sich

---

[1]) G. Quincke, Archiv f. d. ges. Physiol. **19**, 129 [1879]. — B. Moore u. C. J. I. Krumholz, Journ. of Physiol. **22** (Proc. of the Physiol. Soc., p. 54) [1898]. — J. Steiner, Archiv f. Physiol. **1874**, 286. — J. Gad, Archiv f. Physiol. **1878**, 181. — G. Quincke, Wiedem. Annalen d. Physik u. Chemie (N. F.) **27**, 219; **35**, 580 [1888]. — F. G. Donnan, Zeitschr. f. physikal. Chemie **31**, 42 [1899]. — G. Rossi, Arch. di Fisiol. **4**, 429 [1907]; sehr reiche Literatur. — A. Martiri, Arch. di Fisiol. **4**, 133 [1907].

[2]) A. Mayer u. G. Schaeffer, Arch. di Fisiol. **7**, 457 [1909].

[3]) A. von Korányi, Biochem. Zeitschr. (Festband, H. J. Hamburger gewidmet) **1908**, 82.

[4]) G. Mannsfeld, Archiv f. d. ges. Physiol. **129**, 46 [1909]; siehe hier die Literatur über diese Frage.

darin, wie es scheint, mit den Proteinen[1]) vereinigt vorfinden, so müßte man diesen Lipoproteinverbindungen die obenerwähnte Eigenschaft zuerkennen.

Es liegen jedoch Versuche vor, die eher zugunsten der anderen Hypothese erklärt werden könnten, daß nämlich die niedere Oberflächenspannung des Blutserums und anderer ähnlicher kolloidalen Flüssigkeiten im Vergleich zum Wasser oder zu Flüssigkeiten, die, wie der Humor aqueus, Lösungen von bloßen Krystalloiden sind, im wesentlichen durch die Proteine bedingt sei.

G. Buglia[2]) hat unter Anwendung der Methode von Fano und Mayer Untersuchungen über die Veränderungen angestellt, welche die Oberflächenspannung des Blutserums nach Zusatz von verschiedenen Elektrolyten erleidet (siehe seine Schlußfolgerungen im Original).

Die Proteine des normalen Blutserums können noch beträchtliche Mengen von Säure oder Base fixieren [Moore und Mitarbeiter (l. c.)]. Da unter dem Einfluß der Säuren oder der Basen die Ionisation der Serumproteine ansteigt, so nimmt auch ihr osmotischer Druck zu (Lillie, Moore, Roaf usw.) und die Viscosität der kolloidalen Lösung (Pauli u. Handowsky, Bottazzi usw.)., bis zu einem Maximum, jenseits dessen sowohl osmotischer Druck als Viscosität abnehmen. Unter denselben Bedingungen nimmt die Oberflächenspannung ab, bis sie ein Minimum erreicht, jenseits dessen infolge weiterer Konzentration der Säure die Oberflächenspannung wieder zunimmt. Die neutralen Salze haben, wie sie den osmotischen Druck der Kolloide nicht oder wenig beeinflussen, ebensowenig Einfluß auf die Oberflächenspannung. Viel aktiver sind sie der Viscosität gegenüber. Vergleicht man die Viscositätskurven von Pauli und Handowsky mit den Oberflächenspannungskurven Buglias, so bemerkt man sofort, daß diese umgekehrt verlaufen gegenüber dem Verlauf der ersteren.

Man kann schließen, daß die Proteine die Oberflächenspannung des Wassers um so mehr erniedrigen, je mehr sie ionisiert sind, hauptsächlich deshalb, weil die Löslichkeit der Proteine im wesentlichen von dem Grad ihrer Ionisation abhängt.

Konzentriert man Blutserum vom Rind in einem Exsiccator über Schwefelsäure, so erhält man (nach unveröffentlichten Untersuchungen Buglias) die nachstehenden Veränderungen der Oberflächenspannung:

					h
Normales Serum:	1. Probe				
	2. „	}	. . . .	37,0 mm
	3. „				
Verdunstetes Serum:	1. „	nach Verdunstung von 0,9175 g % H_2O	. .	36,8 „
	2. „	nach Verdunstung von 3,4530 g % H_2O	. .	35,7 „
	3. „	nach Verdunstung von 9,1600 g % H_2O	. .	34,3 „

Die größte Verdunstung erfolgte in weniger als 48 Stunden, bei der Temperatur von 14° C. Fäulnis konnte ausgeschlossen werden. Das Experiment beweist eine Beziehung zwischen der Oberflächenspannung und dem Gehalt des Serums an Proteinen, wenn man als erwiesen annimmt, daß letzteres keine anderen Stoffe enthält, die imstande sind, die Oberflächenspannung des Wassers zu erniedrigen[3]).

Nicht nur aus diesen, sondern auch aus anderen Tatsachen ergibt sich wohl in augenfälliger Weise, daß die Proteine im Zustand vollkommener Lösung die Oberflächenspannung des Wassers erniedrigen und daß die Erniedrigung in gewisser Weise ihrer Konzentration proportional ist.

---

[1]) W. Cohnstein u. H. Michaelis, Archiv f. d. ges. Physiol. **65**, 473 [1896]; **69**, 76 [1897]. — G. Mannsfeld, l. c.

[2]) G. Buglia, Biochem. Zeitschr. **11**, 311 [1908].

[3]) Siehe auch: E. Buffa, Arch. ital. di Biol. **40**, 111 [1903]; Arch. di Fisiol. **3**, 164, 168 [1906]. — C. Foà, Arch. di Fisiol. **1**, 201 [1904].

VI. Die „Haftdrucktheorie" von I. Traube und ihre biologischen Anwendungen.

In einer größeren Reihe von Veröffentlichungen hat J. Traube[1]) sich bemüht, nachzuweisen, daß die gelösten Stoffe die physikalischen, physikochemischen und physiologischen Eigenschaften der Lösungen bestimmen (Oberflächenspannung, Kompressibilität, Löslichkeitsverminderung, Gefrierpunktserniedrigung, Dampfdruckerniedrigung, elektromotorische Kraft, osmotische Geschwindigkeit, innere Reibung, Teilungskoeffizient, Eiweißfällung, Quellungsvermögen, Muskel- und Nervenerregbarkeit, Plasmolyse, osmotische Erscheinungen der Zellen und Gewebe, Resorptionsgeschwindigkeit durch Darmschlinge, Narkose, Parthenogenese usw.). Nach Traube wirken die gelösten Stoffe nicht nur, je nachdem sie ionisiert oder nicht ionisierbar sind, je nach ihrer molekularen Konzentration usw., d. h. gemäß den heutzutage herrschenden Theorien von der elektrolytischen Dissoziation (Arrhenius), vom osmotischen Druck (van 't Hoff) usw., sondern auch und vor allem in Abhängigkeit von einer je nach der Natur der gelösten Stoffe veränderlichen Eigenschaft der letzteren, die er Haftdruck nennt. „Wenn man — sagt Traube (Archiv f. d. ges. Physiol. **132**, 512 [1910]) — eine bestimmte Menge eines Stoffes, wie Zucker, in einer gegebenen größeren Wassermenge löst, so wird der Energieinhalt des Systems Wasser um eine bestimmte Größe geändert. Die Lösungsenergie des Zuckers ist nun einmal proportional der Anzahl der in Lösung gegangenen Zuckerteilchen (einem Kapazitätsfaktor), zweitens proportional (einem Intensitätsfaktor) dem Druck, welcher dem Anziehungsvermögen des Zuckers für Wasser entspricht. Ich nenne diesen Druck, pro Äquivalent des gelösten Stoffes gerechnet, den Haftdruck. Es liegt nahe, daß dieser Haftdruck mit der Natur der gelösten Stoffe und des Lösungsmittels sich ändert; um so auffallender ist es, daß in van 't Hoffs Theorie sowie derjenigen von Arrhenius derselbe nicht berücksichtigt wurde."

Die Oberflächenspannung und die Adsorptionserscheinungen werden, wie bekannt, durch das bekannte Prinzip von W. Gibbs beherrscht. Je mehr ein Stoff die Oberflächenspannung des Wassers erniedrigt oder erhöht, um so mehr hat der Stoff das Bestreben, in die Oberfläche zu wandern oder sich aus derselben zu entfernen. — Diesem Prinzip gab Traube die Form: Je mehr ein Stoff die Oberflächenspannung des Wassers erniedrigt oder erhöht, um so geringer oder um so größer ist sein Haftdruck. — Die Oberflächenspannung der wässerigen Lösung eines Stoffes gibt danach seinen Haftdruck an. Salze, welche fast immer die Oberflächenspannung des Wassers erhöhen, sind Stoffe mit relativ großem Haftdruck, während die meisten Nichtleiter, insbesondere die einwertigen Alkohole, Fettsäuren, Ketone, Äther, Ester Stoffe mit kleinem Haftdruck sind. Dagegen gibt es auch Nichtleiter mit relativ großem Haftdrucke, wie Rohrzucker, Glykokoll, Glycerin.

In zahlreichen Publikationen hat Traube nachgewiesen, daß, wie die Oberflächenspannung, so auch eine große Zahl der verschiedensten physi-

[1]) I. Traube, Archiv f. d. ges. Physiol. **105**, 541, 559 [1904]; **123**, 419 [1908]; **132**, 511 [1910]; Biochem. Zeitschr. **10**, 371 [1908]; **16**, 182 [1909]; **24**, 323, 341 [1910]; Berichte d. Deutsch. chem. Gesellschaft **32**, 2185 [1909]; **42**, 86, 1596, 2185 [1909]; Chem.-Ztg. **1910**, Nr. 26, S. 217; Ion **1**, Nr. 5, 312 [1909]; Journ. de Chim. phys. **8**, 515 [1910]. — I. Traube u. F. Blumenthal, Zeitschr. f. experim. Pathol. u. Ther. **2**, 117 [1905].

kalischen und physiologischen Eigenschaften zu einer ganz bestimmten Haftdruckreihe, zunächst der Ionen und dann auch der verschiedensten Nichtleiter und Kolloide, führen.

Dies sind in den allgemeinen Umrissen die Ansichten Traubes; sie stützen sich im wesentlichen auf die Beziehungen, welche die Teilchen der gelösten Stoffe mit dem Lösungsmittel eingehen und die man heutzutage geneigt ist, eher für Beziehungen von chemischer als von rein physikalischer Natur zu halten[1]). Diese Beziehungen verursachen ohne Zweifel in den gewöhnlichen Lösungen Abweichungen von den Gesetzen van 't Hoffs und Arrhenius', die nur für den beschränkten Fall von „Lösungen von unendlicher Verdünnung" gelten. Traube erkennt dieses nicht an und gelangt zu einer völligen Verwerfung jener Gesetze.

Nach van 't Hoffs Vorstellungen von der Analogie des Gaszustandes und des Zustandes der verdünnten Lösungen würden wir uns zu denken haben, daß, wenn mehrere Stoffe gleichzeitig in Lösung vorhanden sind, nach Analogie des Daltonschen Gesetzes der osmotische Druck sich einfach aus der Summe der Einzeldrucke zusammensetzt, also für den Gesamtdruck und das Verhalten bei der Osmose nur die Teilchenzahl maßgebend sein würde. Dem ist aber ganz und gar nicht so, sagt Traube (l. c., S. 526). Die Gesetze der Löslichkeitsbeeinflussung zeigen nach Traube zur Evidenz, daß stets eine gegenseitige Haftbeeinflussung stattfindet. In gewissen Fällen kann eine Haftfestigung eintreten, meist aber (bei Salzen und Nichtleitern, Salzen und Kolloiden) findet eine gegenseitige Haftlockerung nach Maßgabe der Haftdrucke statt.

Nun betreffen jedoch die Fälle, auf die Traube sich bezieht, Lösungen von Stoffen, die sich gegenseitig beeinflussen, die in sehr intime Beziehungen zum Lösungsmittel treten und sich in einer Konzentration vorfinden, die weit von derjenigen entfernt ist, für welche die van 't Hoffschen Gesetze gelten.

Nach Traube ist bei den Vorgängen der Diffusion und Osmose die treibende Kraft nicht der osmotische Druck, sondern die Oberflächenspannungsdifferenz der Flüssigkeiten[2]), d. h. der Haftdruck. Die Osmose erfolgt von seiten der Lösung mit geringer Oberflächenspannung zu derjenigen mit größerer Oberflächenspannung.

Nun bietet aber, solange es sich um Vorgänge von Hydrodiffusion handelt, der Ersatz der Nernstschen Auffassung durch die Traubesche vom Gesichtspunkt der wissenschaftlichen Ökonomie aus keinen Gewinn.

Wenn es sich dagegen um osmotische Vorgänge mit Trennungsmembran zwischen den Flüssigkeiten handelt, so übt die chemische Zusammensetzung und die physikalische Struktur der Membran einen Einfluß auf diese Vorgänge aus, wie Traube selbst anerkennt; er führt aber den ganzen Einfluß auf Haftdruckserscheinungen zurück. Er sagt nämlich: „Maßgebend für die Richtung und Geschwindigkeit der Osmose ist somit nicht nur der Haftdruck der diosmierenden Stoffe in den Lösungen, sondern auch der Haftdruck an oder in der Membran, oder mit anderen Worten: die Differenz der Oberflächenspannungen zwischen Membran und den Bestandteilen der Lösungen"[3]).

Indem Traube alle Faktoren, die den osmotischen Vorgang unter den erwähnten Bedingungen veranlassen, unter dem einzigen Begriff „Haftdruck" zusammenfaßt, läßt er jedoch unberücksichtigt, daß auf den Vorgang unzweifelhaft Quellungserscheinungen der Membran Einfluß haben, Vorgänge von einer chemischen Verbindung der gelösten Stoffe mit den Bestandteilen der Membran, Löslichkeitsvorgänge dieser Stoffe in der Membran und mithin Verteilungserscheinungen usw. — Der Einfluß dieser Faktoren macht sich hauptsächlich bemerkbar bei den physiologischen Prozessen der Resorption durch die Darmmembran und bei denen der Absonderung. Nun ist es aber gewagt, als Argumente gegen die Theorie der Lösungen, der elektrolytischen Dissoziation usw. experimentelle Resultate über so außerordentlich komplizierte und noch unbekannte Erscheinungen wie die der Resorption und der Sekretion geltend zu machen.

---

[1]) Siehe von den diesbezüglichen Arbeiten P. Walden, Riv. di Sc., Ann. 1, II, 256 [1907]. — G. Ciamician, Zeitschr. f. physikal. Chemie 69, 96 [1909].
[2]) Siehe auch: A. Batelli u. A. Stefanini, Nuovo Cimento [5] 10, 137 [1905]; Rendiconti della R. Accad. dei Lincei [5] 14 (2.), 3 [1905]; [5] 16 (1.), 11 [1907].
[3]) I. Traube, Biochem. Zeitschr. 24, 323 [1910].

Folgende Punkte sind besonders zu beachten.

α) Besonderes Interesse vom Standpunkte der hier vorliegenden Theorie — sagt Traube — beanspruchen die Toxine und deren Derivate. Wie Traube (Archiv f. d. ges. Physiol. **105**, 571 [1904]) schon hervorhob, läßt das schnelle Eindringen von Toxinen (wie Tetanustoxin, Diphtherietoxin usw.) in die Zellen, das schnelle Verlassen der Blutbahn, ihr Eintritt in die Lipoide, in Galle, Milch usw. keinen Zweifel, daß es sich hier um Stoffe von recht geringem Haftdruck handelt, und E. Zunz[1]) hat diese Annahme mit Hilfe der stalagmometrischen Methode für Diphtherietoxin und Kobragift bestätigt. (Wie die Toxine verhalten sich die Fermente.)

Demgegenüber — fügt Traube hinzu — spricht das Verhalten der Antitoxine, ihre schwere Diffusionsfähigkeit durch Membranen, ihr Verweilen gerade in den wässerigen, nicht lipoidreichen Körperflüssigkeiten, wie Blutserum und Urin, dafür, daß es sich hier um Stoffe handelt, welche, wie das Eiweiß, die Oberflächenspannung des Wassers wenig beeinflussen. Aber in späteren Arbeiten hat Zunz gemeinschaftlich mit Jacqué[2]) nachgewiesen, daß „si les modifications de la tension superficielle jouent assurément un rôle important dans 'les phénomènes d'adsorption, elles n'en constituent en aucune façon l'unique factur". Die weiter noch durch Jacqué und Zunz aufgeklärten Tatsachen sind Traube offenbar entgangen.

β) In Arbeiten, welche in diagnostisch - klinischer Hinsicht bedeutungsvoll [Traube (l. c., S. 526)] sind, haben Ascoli[3]) und Izar[4]) neuerdings gezeigt, daß die Verbindungen von Antitoxin und Antigen (Tuberkulose, Lues, Typhus, Krebs usw.) die Oberflächenspannung des Blutserums mehr erniedrigen als die freien Toxine und Antitoxine („Meiostagminreaktion") der Verfasser). Bertolini[5]) hat aber nachgewiesen, daß ein Zusammenbringen von Toxin mit Antitoxin die Bildung von Stoffen mit geringerem Haftdrucke nicht verursacht. Die sog. „Meiostagminreaktion" muß also von anderen Erscheinungen abhängen, welche die Immunitätsreaktionen begleiten.

γ) Traube[6]), Billard und Bayer[7]) haben mittels Capillaritätsuntersuchungen bewiesen, daß die Oberflächenspannung von wässerigen Lösungen von Stoffen mit geringem Haftdruck, wie beispielsweise Alkohol oder gallensauren Salzen, durch Zusatz von Kochsalz nicht etwa erhöht, sondern stark erniedrigt wird. Diese Wirkung von Salzen und Nichtleitern ist eine reziproke. Wie später gezeigt werden wird, hat die Galle eine sehr niedrige Oberflächenspannung und erniedrigt also, auch wenn sie in sehr kleiner Menge mit Wasser vermischt wird, die Oberflächenspannung des letzteren sehr (Billard und Dieulafé, siehe später). Wenn man nun den Galle enthaltenden Flüssigkeiten z. B. Natriumchlorid zusetzt, wird die schon niedrige Oberflächenspannung noch weiter erniedrigt[8]).

Diese Erscheinung läßt sich vielleicht durch die Annahme erklären, daß der zugesetzte Elektrolyt in dem Stoffe, der die Oberflächenspannung des Wassers erniedrigt, eine solche Modifikation veranlaßt, daß er fähig wird, eine größere Erniedrigung der Oberflächenspannung zu bewirken. Nehmen wir z. B. an, es handle sich um eine niedere Fettsäure, deren nichtdissoziierte Moleküle die Oberflächenspannung des Wassers mehr erniedrigen als die betreffenden Radikale im Zustand von Ionen. Wenn der zugesetzte Elektrolyt einen Rückgang der elektrolytischen Dissoziation und eine Zunahme der hydrolytischen Dissoziation des Salzes der Fettsäure verursacht, so muß die Oberflächenspannung der Lösung abnehmen. Wahrscheinlich tritt eine ähnliche Erscheinung in den Fällen ein, die Traube als Beweis für seine Theorie zitiert. Man bemerke, daß nach dem Gibbsschen Prinzip

---

[1]) E. Zunz, Arch. di Fisiol. **7**, 137 [1909].

[2]) L. Jacqué u. E. Zunz, Arch. intern. de Physiol. **8**, 227 [1909]. (Siehe hier die reichhaltige Literatur über dieses Thema.)

[3]) M. Ascoli, Münch. med. Wochenschr. **1910**, Nr. 2, S. 62.

[4]) G. Izar, Münch. med. Wochenschr. **1910**, Nr. 4, S. 182. — M. Ascoli u. G. Izar, Münch. med. Wochenschr. **1910**, Nr. 8, S. 403; Biochem. Zeitschr. **29**, 13 [1910].

[5]) A. Bertolini, Biochem. Zeitschr. **28**, 60 [1910].

[6]) I. Traube, Journ. f. prakt. Chemie (N. F.) **31**, 214 [1885]. Im Gegensatz zu den Beobachtungen des Autors bezüglich der Oberflächenspannung von alkoholischen Salzlösungen hat J. W. Cederberg (Journ. de Chim. phys. **9**, 3, 1911) in Übereinstimmung mit frühren Beobachtungen Quinckes [Poggend. Annalen **160**, 565 (1877)] angegeben, daß NaBr, NaJ und Kaliumacetat die Oberflächenspannung des reinen Äthylalkohols erhöhen.

[7]) G. Bayer, Biochem. Zeitschr. **13**, 215, 234 [1908].

[8]) G. Billard u. L. Dieulafé, Compt. rend. de la Soc. de Biol. **54**, 405 [1902]. — G. Billard, Compt. rend. de la Soc. de Biol. **58**, 370 [1905].

die Stoffe, welche die Oberflächenspannung des Wassers erhöhen, sie nur wenig steigern können, während die Stoffe, die sie erniedrigen, sie sehr bedeutend herabsetzen können. Man versteht also, daß der Einfluß der zugesetzten Elektrolyte im Vergleich zu dem der die Oberflächenspannung herabsetzenden Stoffe nicht in Betracht kommt. Wie dem auch sei, es müssen noch besondere Untersuchungen angestellt werden, um festzustellen, ob die im obigen vorgeschlagene Erklärung akzeptiert werden kann oder nicht.

δ) Die Giftigkeit einiger Flüssigkeiten (Lösungen von Alkaloiden, Körperflüssigkeiten usw.) soll nach Billard und seinen Mitarbeitern ihrer Oberflächenspannung umgekehrt proportional sein; man versteht also, daß alles, was eine weitere Erniedrigung ihrer Oberflächenspannung verursacht, ihre Toxizität erhöht. So z. B. erhöht nach Billard und Dieulafé[1]) Zusatz von Galle, gallensauren Salzen, Seifen, Alkohol die Toxizität einer in die Bauchhöhle des Meerschweinchens injizierten Lösung, weil diese Stoffe ihre Oberflächenspannung erniedrigen.

In analoger Weise nehmen G. Billard und Perrin[2]) an, daß der urotoxische Wert des Harns vom gesunden Menschen oder bei verschiedenen Krankheiten (Pneumonie, typhoides Fieber, Erysypelas, Pocken, Nephritis acuta usw.) proportional der Abnahme der Oberflächenspannung zunimmt, weshalb der Wert der letzteren der Ausdruck der Toxizität des Harns sein könnte. (Eine Ausnahme macht der Harn bei Ikterus.)

Nach Billard und Dieulafé[3]) ist auch die Giftigkeit der Lösungen von verschiedenen Alkoholen um so größer, je geringer ihre Oberflächenspannung ist.

Andere Beispiele, die Traube[4]) zitiert, sind: die Erhöhung der antiseptischen Wirkung von Quecksilbersalzen oder von Phenol durch Zusatz von Kochsalz, die verstärkte Adsorption von Diphtherietoxin durch Tierkohle [Zunz (l. c.)] bei Kochsalzzusatz, die Steigerung der Geschmacksempfindung in bezug auf die Süßigkeit des Zuckers bei Gegenwart gewisser Salzmengen, und die Erhöhung der Wirkung von Fermenten bei Salzzusätzen.

Eine Erklärung für alle diese Tatsachen wäre die folgende: Die Stoffe, welche die Oberflächenspannung des Wassers sehr erniedrigen, sind bestrebt, sich auf der Trennungsfläche der Lösung und der andern festen oder flüssigen Phase zu konzentrieren und werden von der letzteren adsorbiert; folglich wird, wenn sie toxische Stoffe sind, ihre Toxizität erhöht; wenn sie Heilmittel sind, wird ihre Heilwirkung gesteigert; wenn sie Nährstoffe sind, werden sie rascher und in größerer Menge von den Zellen resorbiert; wenn sie der Wirkung der Fermente ausgesetzte Stoffe sind (siehe später), werden sie von diesen adsorbiert und schneller angegriffen usw.

Alle diese Tatsachen stimmen mit der Lehre von den Adsorptionserscheinungen überein. Man darf jedoch nicht vergessen, daß das rein mechanische Gebiet der Adsorptionserscheinungen bei diesen und ähnlichen biologischen Experimenten heutzutage so eingeengt worden ist, daß vielleicht kein einziges mehr der Kritik standhält, nachdem Michaelis eine „elektrochemische Theorie der Adsorptionserscheinungen" entwickelt hat[5]).

ε) Wie dem auch sein mag, die Adsorption der gelösten Stoffe von seiten der Zellen (seien sie nun freie Zellen oder die des Darmepithels usw.) kann die Adsorption, d. h. das Eindringen der Stoffe in die Zellen, in die Membranen und durch dieselben und in die Gewebe nur begünstigen.

Was durch Adsorptionserscheinungen nicht erklärt wird, ist die Verschiebung der Lösung in toto, d. h. des Lösungsmittels und auch des gelösten Stoffes, z. B. durch die Membran des Darmrohrs. Traube erklärt auch dies mit Hilfe seiner Theorie.

Besteht die Membranoberfläche aus Lipoiden oder Protoplasma, so hat diese Zusammensetzung nach Traube natürlich einen außerordentlichen Einfluß auf die Membran-Haftdrucke der diosmierenden Lösungsbestandteile einschließlich des Lösungsmittels, d. h. des Wassers. Führt man also ins Darmrohr reines Wasser oder eine NaCl-Lösung ein, so muß diese, um absorbiert zu werden, d. h. um in die Zellen des Darmepithels einzudringen, eine geringere Oberflächenspannung als das Protoplasma haben. Wenn man auch annimmt, daß letzteres aus einer nicht mit dem Wasser mischbaren flüssigen Phase besteht, so ist doch die Schlußfolgerung bedenklich.

Bei Absorption der Lösungen von Stoffen, welche die Oberflächenspannung des Wassers erniedrigen, sagt Traube, handelt es sich nicht nur um einen Eintritt der gelösten

---

[1]) G. Billard u. L. Dieulafé, Compt. rend. de la Soc. de Biol. 56, 146 [1904].

[2]) G. Billard u. J. Perrin, Compt. rend. de la Soc. de Biol. 58, 85, 210, 752 [1905]; 59, 295 [1905].

[3]) G. Billard u. L. Dieulafé, Compt. rend. de la Soc. de Biol. 56, 452 [1904].

[4]) I. Traube, Archiv f. d. ges. Physiol. 132, 527—528 [1910].

[5]) L. Michaelis, Physikalische Chemie der Kolloide. In Korányi-Richters Handb. 2, 377 [1908].

Stoffe mit geringem Haftdrucke in die Membran, sondern das Wasser wird mit einer Geschwindigkeit mitgerissen, welche diejenige bei der Osmose destillierten Wassers und diejenige der Osmose von Salzlösungen erheblich übertrifft.

Dies kann nicht anders sein — sagt Traube —, denn die Haftdruckverminderung von Nichtleitern und Wasser ist ja eine reziproke (?). Aber wie sehr auch diese Nichtleiter die Oberflächenspannung erniedrigen, sie können sie nie geringer machen als die eigene und also auch nicht geringer als die des betreffenden Protoplasmas. Auf jeden Fall ist die Schlußfolgerung eine willkürliche, weil man die Oberflächenspannung an der Trennungsfläche: wässerige Lösung—Protoplasma nicht kennt, noch die Oberflächenspannung des Protoplasmas, betrachtet als eine Flüssigkeit gegen Luft; und wenn die gegen den Inhalt des Darmrohrs gewendete Fläche der Epithelialzellen analog der Oberfläche einer festen Phase ist, so ist es nicht möglich, praktisch den Wert von σ an der Trennungsfläche: Darmepithel—flüssiger Darminhalt zu bestimmen.

VII. Die Oberflächenspannung der Körperflüssigkeiten.

Die Körperflüssigkeiten haben im allgemeinen eine niedrigere Oberflächenspannung als das Wasser. Unter pathologischen Bedingungen kann ihre Oberflächenspannung beträchtliche Veränderungen erleiden. Da die Körperflüssigkeiten wässerige Lösungen von Elektrolyten, krystalloiden Nichtelektrolyten und Kolloiden sind, und obendrein in einigen von ihnen suspendierte feste oder flüssige Teilchen vorhanden sind, so versteht man, daß die Oberflächenspannung dieser Flüssigkeiten nichts anderes als die Resultante zahlreicher Faktoren sein kann, von denen einige die Oberflächenspannung des Wassers zu erhöhen, andere sie zu erniedrigen bestrebt sind, ferner der Einflüsse, welche die mit erhöhender Kraft ausgestatteten gelösten Körper auf die mit Oberflächenspannung herabsetzendem Vermögen ausgestatteten ausüben, und vice versa.

Wie man sieht, muß man also bei Beurteilung der mit verschiedenen Methoden erhaltenen Werte der Oberflächenspannung sehr vorsichtig sein, da man noch sehr weit von der Einfachheit der Bedingungen entfernt ist, welche reine Flüssigkeiten oder einfache Lösungen von reinen Körpern darbieten.

1. Blutserum und Blut.

Das Blut hat eine Oberflächenspannung, die stets geringer als die des Wassers ist. Da die Anwesenheit der roten Blutkörperchen die Oberflächenspannung des Serums nicht in bemerkenswerter Weise verändert, wie aus nachstehenden Daten hervorgeht, so sind gleichzeitig die Daten für Serum, defibriniertes Blut und Oxalatplasma angegeben.

α) Blut und Serum.

		Tropfenzahl bei 15° C
Kunoff[1]):	Wasser	44,0
	Menschenblut	49,2
	Blutserum von demselben Blut	49,0
	Blutserum von einem Pferd	49,0
Kascher[2]):	I. Wasser	46,8
	Natriumoxalatlösung	46,5
	Oxalatblut von Kaninchen	50,5—51,2
	Blutserum desselben Tieres	50,0—50,5
	II. Oxalatblut von Kaninchen	50,3—50,5
	Blutserum	50,0

---

[1]) K. Kunoff, Inaug.-Diss. Berlin 1907.
[2]) S. Kascher, Inaug.-Diss. Berlin 1907.

Das Blut und das Blutserum haben also praktisch dieselbe Oberflächenspannung. Die roten Blutkörperchen befinden sich im Blute im Zustand von suspendierten festen Teilchen und ändern als solche die Oberflächenspannung des Plasmas oder des Serums nicht bemerkenswert. Kascher (l. c., S. 12) fand nämlich, daß eine Suspension von Zinnober in Wasser dieselbe Oberflächenspannung (die gleiche Tropfenzahl) wie das reine Wasser hatte.

Auch aus einigen Untersuchungen von W. Frei[1]) ergibt sich, daß das Blut und das Serum praktisch die gleiche Oberflächenspannung haben.

β) Oberflächenspannung des Blutserums von verschiedenen (niederen und höheren) Tieren.

Die nachstehenden, nicht veröffentlichten, in Bottazzis Laboratorium von Buglia, Quagliariello und Costantino ausgeführten Untersuchungen beziehen sich auf viele Arten von See- und Landtieren. Bei einigen von ihnen wurden auch die Werte des spezifischen Gewichts, des Trockenrückstandes und der Asche ermittelt.

Die Oberflächenspannung wurde nach der Methode von Fano und Mayer bestimmt. Die in der Tabelle verzeichneten Werte von σ beziehen sich auf das reine Wasser, dessen Oberflächenspannung gleich 1 gesetzt ist.

Tabelle 103.

Tiere	σ bei 20°	Dichte	Trockenrückstand, % g Flüssigkeit	Asche-% der Flüssigkeit g	Asche-% des Trockenrückstandes g
Henne	0,621	—	—	—	—
Küchlein	0,641	—	—	—	—
Haifisch	0,644	1,028	6,327	1,755	27,74
Schwein	0,650	—	—	—	—
Lamm	0,658	—	—	—	—
Kaninchen	0,658	—	—	—	—
Hahn	0,660	—	—	—	—
Ente	0,665	—	—	—	—
Hund	0,670	—	—	—	—
Octopus macropus	0,682	1,052	12,03	2,971	24,71
Conger vulgaris	0,684	—	—	—	—
Frosch	0,692	—	—	—	—
Homarus vulgaris	0,701	1,033	—	—	—
Echinus	0,705	1,028	4,320	3,665	84,57
Maja Sqinado	0,713	—	—	—	—
Rind	0,716	—	—	—	—
Aplysia limacina . . .	0,754	1,029	4,334	3,599	83,03
Limulus poliphem. . . .	0,781	1,037	7,260	3,593	49,49
Sipunculus nudus	0,787	1,026	4,064	3,032	74,61
Aplysia depilans	0,804	—	—	—	—
Holothuria Poli	0,935	1,0285	4,091	3,421	83,60
(Seewasser aus den Bassins der Zoologischen Station zu Neapel)	0,982—1,003	1,0294—1,037	4,264[2])	3,185[2])	—

Aus dieser Tabelle ergibt sich, daß die Oberflächenspannung des Blutes oder der Höhlenflüssigkeit im allgemeinen viel höher bei See-Wirbellosen als bei Land-Wirbeltieren ist. Bei Aplysia und bei Holothuria nähert sich der Wert von σ sehr der Einheit. Die größten Unterschiede können nur durch die Unterschiede des Gehaltes an Eiweißstoffen bedingt

---

[1]) W. Frei, The Transvaal Med. Journ., August 1908.

[2]) Diese Werte verdanke ich der Freundlichkeit des Herrn Dr. W. Sulze der Zoolog. Station zu Neapel.

sein; man weiß nämlich, daß (siehe S. 1659) das Blut der niederen Seeinvertebraten (Gephyreen, Echinodermen usw.) sehr arm an gelösten Eiweißstoffen ist. Dennoch besteht kein vollkommener Parallelismus zwischen der Zunahme des Prozentgehaltes an Proteinen und der Abnahme der Oberflächenspannung. Z. B. ist das Blutserum der Knorpelfische weniger reich an Proteinen als das des Octopus, wie auch der enorme Unterschied des spezifischen Gewichtes und des Trockenrückstandes beweist; trotzdem ist der Wert von σ für den Octopus höher als der für den Hai gefundene. Das Blut des Limulus enthält ohne Zweifel eine größere Menge von Proteinen als das Blut des Echinus; trotzdem wurde die Oberflächenspannung des ersteren höher gefunden[1].

Wahrscheinlich wird also die Oberflächenspannung des Blutserums in einigen Fällen nicht allein durch den Gehalt an Proteinen bestimmt, sondern auch durch die Gegenwart einiger Lipoidsubstanzen und vielleicht durch einen wechselnden Gehalt an Lipochromen.

In der folgenden weiteren Tabelle sind die Werte von σ zusammengestellt, die Fano und Mayer (l. c.) erhalten haben.

Tabelle 104.
Oberflächenspannung des Blutserums von verschiedenen Tieren.

Tiere	Zahl der Bestimmungen	Temperatur	Oberflächenspannung in Dyn/cm
Rinder (7)	24	39° C	61—62
Hunde (3)	—	39° C	58,00—58,30
Meerschweinchen (2) . . .	—	39 und 39,2°	59—62
Kaninchen	—	39 und 39,5°	58,22—57,98
Frauen (2)	—	39 und 37°	58,20—59,89 und 59,77—60,00
Truthähne (3)	—	39 und 42,5°	52,60—56,00 und 49,50—53,75
Tauben (4)	—	39 und 42°	52,60—56,00 und 49,50—53,75
Hühner (3)	—	39 und 42,5°	54,77—54,05 und 52,10
Gans	—	39 und 42,5°	52,28 und 49,39
Testudo graeca	—	23,5 und 39°	66,51 und 58,11
Tinca vulgaris	—	20 und 39°	63,99 und 57,60

Aus dieser Tabelle ergibt sich:

1. Die Säugetiere zeigen Werte von σ, die zwischen 58 und 62 Dynen schwanken, bei der Temperatur von 39° C.

2. Bei den Vögeln variiert σ bei 39° C zwischen 52,28 und 56,00, während der bei der Innentemperatur des Tieres (von ca. 42° C) gemessene Wert zwischen 49,21 und 53,75 schwankt.

3. Die wenigen untersuchten poikilothermen Tiere zeigen bei der Temperatur von 39° C eine Oberflächenspannung, die zwischen der der Vögel und der der Säugetiere bei derselben Temperatur liegt; würde dagegen die Oberflächenspannung bei der Temperatur des Mediums, in welchem die Tiere lebten, bestimmt, so zeigte sie sich höher als die der homöothermen.

4. Die Oberflächenspannung des Blutserums der Vögel ist die niedrigste unter den bestimmten; das hängt nicht von der höheren Innentemperatur dieser Tiere ab, weil die geringere Oberflächenspannung des Blutserums der Vögel sich auch bei niederer Temperatur zeigt.

Dieses Ergebnis bestätigt die Vermutung, daß die Oberflächenspannung des Blutserums bei Vögeln infolge der Gegenwart einiger Lipoide so niedrig ist. Es ist nämlich bekannt, daß das Blutserum der Vögel im allgemeinen sehr pigmentiert, häufig infolge der Gegenwart eines reichlich vorhandenen Lipochroms von orangegelber Farbe ist.

Weitere wichtige Resultate der Arbeit Fanos und Mayers sind die folgenden:

Die Oberflächenspannung des Blutserums eines beliebigen Tieres und bei einer beliebigen Temperatur ist stets niedriger als die des Wassers oder die der isotonischen NaCl-Lösung.

---

[1] Die kleinen Unterschiede in den Werten von σ können nicht in Betracht kommen, weil die Bestimmungen zu verschiedenen Zeiten und nicht immer bei derselben Temperatur vorgenommen wurden.

Die Oberflächenspannung des Blutserums eines beliebigen Tieres wächst mit der Abnahme der Temperatur, wie man beim Wasser und in jeder beliebigen Lösung wahrnimmt. Bei derselben Temperatur aber ist die Oberflächenspannung des Blutserums der Säugetiere und der poikilothermen Tiere (Schildkröte und Schleie) annähernd die gleiche.

Nimmt die Temperatur des Serums auch über die Grenze hinaus zu, bei welcher die Gerinnung der Serumproteine gewöhnlich beginnt, so beobachtet man keine anomalen Änderungen der Oberflächenspannung.

Verdauung und Fäulnis bewirken im Blutserum eine Verminderung der Oberflächenspannung; dieselbe Wirkung beobachtet man, wenn dem Serum eine gewisse Menge seiner Salze entzogen wird.

Die folgende Tabelle von W. Frei[1]) umfaßt die mittleren Werte der Oberflächenspannung des Blutserums vom normalen Pferd und unter pathologischen Bedingungen, sowie die Abweichungen von den erwähnten Mittelwerten.

Tabelle 105.
Oberflächenspannung. Serum bei 37° C.

	Normal	Pferdesterbe	Imm. und Hyperimm.
Anzahl der Untersuchungen	42	23	10
„ „ untersuchten Tiere	36	23	10
Mittel	5,95	5,85	5,89
Mittel für normale Tiere	5,95	5,95	5,95
Abweichung vom normalen Mittel . .	0	—1,7%	—1,0%
Maximum	6,45	6,17	6,27
Minimum	5,37	4,98	5,44
Abweichung über Mittel	8,4%	5,5%	6,5%
„ unter Mittel	9,8%	14,9%	7,6%
„ total	18,2%	20,4%	14,1%
„ über normalem Mittel . .	8,4%	3,7%	5,4%
„ unter normalem Mittel . .	9,8%	16,3%	8,6%
Anzahl Werte über Mittel	57%	65%	50%
„ „ unter Mittel	43%	35%	50%
„ „ über normalem Mittel .	57%	48%	20%
„ „ unter normalem Mittel .	43%	52%	80%

Vor kurzem hat Iscovesco[2]) Bestimmungen der Oberflächenspannung mit seinem Stalagmometer ausgeführt und folgende Resultate erhalten:

Tabelle 106.

Serum von	Dichte	σ in Dyn/cm
Pferd	1,028	73,15
„	1,0284	72,84
„	1,0296	73,62
„	1,030	73,49
„	1,030	73,29
Schaf	1,029	72,82
„	1,0307	71,77
Mensch	1,019	69,97
„	1,022	70,12
(Wasser	—	75)

---

[1]) W. Frei, Zeitschr. f. Infektionskrankh., parasit. Krankh. u. Hyg. d. Haustiere 6, 363, 446 [1909].

[2]) H. Iscovesco, Compt. rend. de la Soc. de Biol. 70, 66 [1911].

Weitere in verschiedenen Publikationen zerstreute Daten sind die folgenden:

Tabelle 107.

Autoren	Blutserum oder Blut	Oberflächenspannung (σ) oder Tropfenzahl (Z) aus dem Stalagmometer
J. Traube[1]	Defibr. Menschen (Plaz.)-Blut .	$Z = 54,8$ (f. Wasser $= 48,3$) $\sigma = 6,42$
	Frisches Schweineblut	$Z = 56,0$ („ „ 48,3) $\sigma = 6,28$
	Dasselbe, Oxalatblut	$Z = 55,9$ („ „ 48,3) $\sigma = 6,33$
	Blutserum vom Schwein . . .	— $\sigma = 6,57$
Traube und Blumenthal[2]	Menschenblut aus Plazenta . .	$Z = 59,7$ (f. Wasser $= 53,0$)
	Frisches Blut v. Schwein . . .	$Z = 60,9$
	„ „ v. Kaninchen I.	$Z = 55,9$
	„ „ v. Kaninchen II.	$Z = 54,7$
	„ „ v. Meerschwein .	$Z = 57,9$
	„ „ v. Huhn	$Z = 57,9$
S. Kascher (l. c.)	Serum vom Rinde	$Z = 56,1$
	Sera normaler Kaninchen . .	$Z = 23,7$—$24,5$ (f. Wasser $= 21,1$)
	Sera normaler Hunde	$Z = 24,1$—$24,6$ („ „ $= 21,1$)
K. Kunoff (l. c.)	Menschenblut	$Z = 49,2$ („ „ $= 44,0$)
	Serum von demselben Blut . .	$Z = 49,0$ („ „ $= 44,0$)
Frenkel und Cluzet[3]	Menschliches Blutserum . .	$\sigma_{15^0} = 6,445$ mg/mm $= 63,825$ Dyn/cm

γ) Oberflächenspannung der sogenannten „physiologischen Salzlösungen".

A. Herlitzka[4] hat bereits auf die Möglichkeit hingewiesen, daß die günstige Wirkung eines Harnstoffzusatzes zu physiologischen Lösungen auf das Überleben der Gewebe ihre Erklärung in einer Erniedrigung der Oberflächenspannung durch den Harnstoff fände. In der Tat haben Frenkel und Cluzet (siehe später) beobachtet, daß eine 5proz. Harnstofflösung eine Oberflächenspannung von 71,966 Dynen hat, während die des destillierten Wassers 75,231 Dynen beträgt. Der Harnstoff ist also ein die Oberflächenspannung des Wassers erniedrigender Stoff. Nun hat Herlitzka[5] tatsächlich zeigen können, daß der Harnstoff dieselbe Wirkung hervorbringt, wenn er den physiologischen Lösungen zugesetzt wird:

Physiologische Lösungen	Oberflächenspannung in Dynen
Lösung von NaCl und NaHCO$_3$	73,87
Ringersche Flüssigkeit	73,54
Lockesche Flüssigkeit	73,39
Ringersche Flüssigkeit mit Harnstoff	71,98
Lockesche Flüssigkeit mit Harnstoff	72,57

Die Oberflächenspannung aller dieser Lösungen, mit oder ohne Harnstoff, ist übrigens immer beträchtlich höher als die des normalen Serums, die von Fano und Mayer gleich ca. 67 Dynen/cm (im Mittel, bei 17°) gefunden wurde. Es genügt also der bloße Harnstoffgehalt zur Erklärung dieser niedrigen Oberflächenspannung nicht. Herlitzka betont mit Recht, die niedrige Oberflächenspannung des Blutserums müsse anderen Stoffen zugeschrieben werden, die sich im normalen Serum und nicht in den künstlichen physiologischen Flüssigkeiten finden.

---

[1] I. Traube, Archiv f. d. ges. Physiol. **105**, 559 [1904].

[2] I. Traube u. F. Blumenthal, Zeitschr. f. experim. Pathol. u. Ther. **2**, 117 [1905].

[3] H. Frenkel u. J. Cluzet, Journ. de Physiol. et de Pathol. génér. **3**, 151 [1901].

[4] A. Herlitzka, Arch. di Fisiol. **6**, 369 [1909].

[5] A. Herlitzka, Arch. di Fisiol. **8**, 249 [1910].

δ) Änderungen der Oberflächenspannung des Blutes und des Blutserums.

Aus den mitgeteilten Tabellen ergibt sich, daß die Oberflächenspannung des normalen Blutserums und somit auch des Blutes eines und desselben Tieres eine auffallend konstante Größe darstellt; sie variiert jedoch etwas bei den verschiedenen Individuen derselben Art und noch mehr bei den Individuen verschiedener Arten.

Unter experimentellen und pathologischen Bedingungen sind die Änderungen der Oberflächenspannung erheblicher.

Verdünnung des Serums mit Wasser oder mit isotonischer Salzlösung bewirkt eine Erhöhung der Oberflächenspannung, jedoch erst von einem bestimmten Grade der Verdünnung an, der von den verschiedenen Autoren [Buglia (l. c.), Iscovesco (l. c.)] als verschieden befunden wurde. Die Erhöhung der Oberflächenspannung beginnt merklich zu werden, wenn das Serum mit Wasser im Verhältnis von ca. 60% (Buglia) oder von 30—60% (Iscovesco) verdünnt wird. Nach Iscovesco entsprechen die Maxima der Oberflächenspannung der Fällung der Globuline. Der Umstand, daß die Erhöhung nicht sofort mit der Verdünnung beginnt, beweist, daß die die Oberflächenspannung des Wassers herabsetzenden Stoffe sich im Serum in einer höheren Konzentration vorfinden als derjenigen, welche nötig ist, um den minimalen Wert von σ zu bestimmen.

Die Oberflächenspannung nimmt ab nach Nephrektomie, d. h. bei der experimentellen Urämie (Kascher), sie nimmt etwas zu bei anämischen Zuständen [Traube und Blumenthal (l. c., S. 121)], sie nimmt auch zu (?) infolge von Bluttransfusion und Aderlaß [W. Frei (l. c.)], sie nimmt ab bei Asphyxie und schweren Störungen des Kreislaufs und der Atmung [W. Frei (l. c.)] durch Einwirkung von CO_2 (die, wie bekannt, dagegen die Viscosität erhöht), sie nimmt auch ab beim Ikterus [Kascher (l. c., S. 20)] infolge Eindringens von Gallenbestandteilen ins Blut und bei den an „Pferdesterbe" erkrankten Pferden [W. Frei (l. c.)].

Wir haben früher (S. 1719) gesehen, welchen Einfluß die dem Blutserum zugesetzten Säuren und Alkalien ausüben [Buglia (l. c.)]. Frei (l. c.) fand, daß die Neutralisierung des Serums eine beträchtliche Abnahme der Oberflächenspannung bewirkt, und daß Ansäuerung (mit H_2SO_4) die Oberflächenspannung des Pferdeblutserums stark erniedrigt, während Zusatz von Alkali (KOH) sie etwas erhöht, aber nicht proportional der Konzentrationszunahme der OH-Ionen.

Was die Wirkung der Diphenole und verschiedener Arzneimittel betrifft, siehe die Untersuchungen von Luziani[1]) und Filippi[2]).

2. Lymphe.

Bestimmungen der Oberflächenspannung der normalen Lymphe, des Chylus usw. sind bis jetzt allem Anschein nach noch nicht ausgeführt worden.

Bei einigen stalagmometrischen Bestimmungen, die kürzlich in meinem Laboratorium ausgeführt worden sind (G. Buglia), haben wir folgende Werte (Temperatur 11,5—12,3°) erhalten (das Traubesche Stalagmometer gab bei 12° C 17,35 Tropfen Wasser):

Tabelle 108.

	Tropfenzahl	Dichte	$\sigma = 100 \dfrac{Z_w}{Z}$	$\sigma = 7{,}30 s \dfrac{Z_w}{Z}$
Hundelymphe (klar)	19,80	1,0164	87,62	6,50
Wenig chylöse Hundelymphe	20,35	1,0156	85,25	6,32
Chylus	23,30	1,0168	74,46	5,52

[1]) L. Luziani, Lo Sperimentale **64**, Nr. 3 [1910].
[2]) E. Filippi, Lo Sperimentale **63**, 373 [1909].

Neuberg.

109

Wie man sieht und wie auch zu erwarten war, hat der Chylus eine niedrigere Oberflächenspannung als die klare Hungerlymphe.

3. Transsudate und Exsudate.

Die Oberflächenspannung der Transsudate und Exsudate ist nicht wesentlich geringer als die des Blutes, wie sich aus der folgenden Tabelle ergibt:

Tabelle 109.

Autoren	Krankheit	Flüssigkeit	Z bei Zimmertemperatur
1. Traube u. Blumenthal (l. c.)	Schwerer Herzfehler	Blut	57,8
	Embolie	Ödem	53,2
2. „ „ „	Ovarialkrebs und	Blut	56,4
	Metast. i. d. Pleura	Pleurit. Exsudat	57,0—57,6
	„ „ „	Ascites	57,6
3. „ „ „	Tuberkulose	Pleurit. Exsudat	58,9
	—	Ascites	56,6
4. „ „ „	Lebercirrhose	Ascites	57,6
5. „ „ „	Pyämie	Pleurit. Exsudat	56,8
6. „ „ „	Lebercirrhose	Ascites	54,4

Auch S. Kascher (l. c.) hat einige wenige stalagmometrische Bestimmungen von Ascites und Gewebsflüssigkeit (Gewebspreßsäften) gemacht und die folgenden Resultate erhalten:

Tropfenzahl für destilliertes Wasser . . . . Z = 21,1
I. Ascites (Kaninchen) . . . . Z = 23,5
   Blutserum desselben Kaninchens . . . . Z = 24,4
   Ascites (Kaninchen) . . . . Z = 23,3
   Ascites (Kaninchen) . . . . Z = 23,5
II. Gewebspreßsaft (Handpresse) beim Kaninchen . . . . Z = 29,8—30,4
   Gewebssaft von urämischen Kaninchen (Buchnersche Presse) . . Z = 29,8—30,1

Diese Beobachtungen der Oberflächenspannung von Gewebesaft sind um so wertvoller, als sie wohl die einzigen in der Literatur existierenden sind. Sie beweisen, daß der Preßsaft der Gewebe und Organe eine bedeutend geringere Oberflächenspannung als Blut und Transsudate hat, was wohl hauptsächlich von der Anwesenheit von aus der Zerstörung der Zellen stammenden Lipoiden in diesen Säften abhängt.

4. Milch.

Zunächst seien einige stalagmometrische Messungen von Traube und Blumenthal (l. c.) angeführt. Die Untersuchungen wurden an Frauen- und Kuhmilch mit einem Stalagmometer ausgeführt, das 53,0 Wassertropfen ergab.

Der Wert von Z (Tropfenzahl) variierte von einem Minimum von 74,0 bis zu einem Maximum von 82,5 für Frauenmilch, und von einem Minimum von 73,0 bis zu einem Maximum von 76,8 Tropfen für die Kuhmilch. Aus diesen Untersuchungen ergeben sich ferner die folgenden Tatsachen:

Verdünnung der Milch mit Wasser bewirkt Zunahme der Oberflächenspannung nur dann, wenn sie enorm große Werte erreicht. Eine Frauenmilch z. B., die 75,7 Tropfen gab, ergab mit 4 Vol. Wasser verdünnt 71,2 Tropfen, und mit 8 Vol. Wasser verdünnt 68,3 Tropfen; eine Kuhmilch, die 74,4 Tropfen lieferte, gab mit 8 Vol. Wasser verdünnt 70,5 Tropfen, und mit 32 Vol. Wasser verdünnt 65,0 Tropfen.

Die Oberflächenspannung der Milch schwankt nicht parallel dem Fettgehalt: die Unterschiede zwischen unveränderter, abgerahmter, zentrifugierter Milch usw. sind sehr gering.

Auch das Casein soll nach den Autoren einen geringen Einfluß haben. Eine unveränderte Milch, die 74,5 Tropfen gab, gab nach Fällung des Caseins (die Autoren sagen nicht, wie es gefällt wurde) 74,0 Tropfen.

Traube und Blumenthal behaupten, die niedrige Oberflächenspannung der Milch müsse, da sie weder vollständig durch die Fette noch durch das Casein erklärt werden könne, durch die Gegenwart von Pepton erklärt werden. Aber normale frische Milch enthält kein Pepton!

Viel wahrscheinlicher ist, daß die Oberflächenspannung der Milch erniedrigt wird in erster Linie durch die anwesenden Glyceride der niederen Fettsäuren, die auch nach Gerinnung oder Fällung des Caseins und des Fettes stets gelöst bleiben, sodann durch andere Lipoide (Lecithin, Cholesterin usw.) und durch das Lipochrom des Serums, ferner durch die Milchsäure, falls diese sich darin befindet, in zweiter Linie durch Eiweißkörper (Casein und andere Proteine).

B. Kobler[1]) gelangte zu folgenden Resultaten: Die Oberflächenspannung der Milch ist bedeutend kleiner als diejenige des Wassers und beträgt bei 20° ca. 5 ($\sigma = 5,0$ in mg/mm). Analog ist die Capillarsteighöhe [Goppelsroeders Methode (siehe S. 1362—1395) der Milch erheblich niedriger als die des Wassers. Oberflächenspannung und Capillarsteighöhe sind unter normalen Bedingungen für jedes Tier auffallend konstant und hängen von Trächtigkeit, Milchmenge, Fütterung usw. ab. — Durch Abrahmung nehmen Oberflächenspannung und Capillarsteighöhe der Milch zu. Ebenso steigen Oberflächenspannung und capillare Steighöhe der Milch durch Ausfällen des Caseins durch die Gerinnung. Wird die geronnene Milch aber längere Zeit stehen gelassen, so sinkt die Oberflächenspannung infolge der sich bildenden Zersetzungsprodukte (Fettsäuren usw.) deutlich. Durch Zusatz von Wasser zur Milch nehmen Oberflächenspannung und Capillarsteighöhe langsam zu, während das spezifische Gewicht und die Viscosität schnell und linear sinken. Oberflächenspannung und capillare Steighöhe zeigen selbst auf sehr große Wasserzusätze nur eine geringe Beeinflussung mit diesen beiden Methoden. Das Colostrum hat in den ersten Gemelken, wo es noch sehr eiweißreich ist, eine Steighöhe von nur wenigen Zentimetern; sie nimmt nachher fortwährend zu, bis die Milch physiologisch wieder normal ist. Überhaupt bedingen Eiweißzusätze zur Milch starke Herabsetzung der Oberflächenspannung und speziell der Capillarsteighöhe (Viscosität). Bei pathologischen Verhältnissen weichen die Resultate beider Methoden nach beiden Richtungen hin stark von der Norm ab.

Die Resultate Koblers stimmen mit denen von Traube und Blumenthal nur soweit überein, als die Verdünnung der Milch mit Wasser in Betracht kommt. Hinsichtlich des Gehaltes an Fett und an Proteinen hat Kobler dagegen gefunden, daß die Abrahmung und die Gerinnung des Caseins einen nicht gering anzuschlagenden Einfluß auf die Oberflächenspannung der Milch ausüben. Es steht jedoch fest, daß die Oberflächenspannung der Milch stets, auch nach der Abrahmung und der Enzymgerinnung, eine sehr niedrige bleibt. Nun läßt sich aber diese Tatsache am besten auf die obenerwähnte Weise erklären. Nach der Abrahmung bleiben immer die Triglyceride der niederen Fettsäuren in der Milch, und nach der Enzymgerinnung bleiben immer die Proteine darin, die nicht unter der Einwirkung des Labes gerinnen: dies erklärt hinlänglich die verhältnismäßig immer sehr niedrige Oberflächenspannung der Milch. Wenn die Milch dann unter Bedingungen nicht absoluter Sterilität sich selbst überlassen wird, beginnen sofort Gärungsvorgänge, durch die Stoffe (Alkohol, Milchsäure, Buttersäure usw.) entstehen, welche die Oberflächenspannung des Wassers stark erniedrigen.

---

[1]) B. Kobler, Inaug.-Diss. Bonn 1908.

In jüngster Zeit haben Burri und Nußbaumer[1]) eine auffallende Tatsache beobachtet. Sie bestätigten die niedrige Oberflächenspannung der Milch. Sie konstatierten weiter, daß, wenn man die Milch auf 0—10° C auch nur kurze Zeit abkühlt, sie dann zur Temperatur von 20° C zurückkehren läßt und hierauf auf 37° C erwärmt, ihre Oberflächenspannung sich beträchtlich erniedrigt zeigt (Tropfenzahl bis ca. 90). Bemerkenswert ist, daß die Wirkung der Abkühlung auf die Oberflächenspannung ungefähr dieselbe ist, ob man 0° oder 10° wählt, und daß es belanglos ist, ob die Milch vor oder nach oder vor und nach der Kühlung selbst bis auf 37° erwärmt wird. Normale Kuhmilch erleidet, sich selbst überlassen, in den ersten 12 Stunden nach dem Melken eine merkbare Abnahme der Oberflächenspannung und eine geringe, aber deutliche Zunahme der Viscosität.

Die Autoren behaupten, daß die Milch in dieser kurzen Zeit keine wesentlichen Veränderungen durch Bakterienwirkung erleiden kann. Sie haben jedoch keine Bestimmungen der tatsächlichen Reaktion der Milch ausgeführt, und deshalb läßt sich ein leichter Grad der Ansäuerung nicht ausschließen, der vielleicht sowohl die Abnahme der Oberflächenspannung als auch die leichte Zunahme der Viscosität erklären würde. Was die durch die Abkühlung bewirkte Erniedrigung der Oberflächenspannung anbelangt, so glauben die Autoren, daß sie wahrscheinlich von einem Übergang der Fettkügelchen vom flüssigen in den festen Zustand abhängt. Man kann jedoch einwenden, daß bei allmählichem Erwärmen das Fett in den flüssigen Zustand zurückkehren müßte, und daß auf jeden Fall die Umwandlung der Milch aus dem Zustand einer Emulsion in den einer Suspension von festen Teilchen, wenn überhaupt, eine Erhöhung, keine Erniedrigung der Oberflächenspannung bewirken müßte. Die Erklärung der Erscheinung muß also in irgendeinem anderen, nicht umkehrbaren Vorgang gesucht werden.

In dieser Hinsicht sind die Ausführungen Pellats[2]) von Wichtigkeit. Nach ihm ist die Oberflächenspannung eine lineare Funktion der absoluten Temperatur der Flüssigkeit, solange nicht in der Flüssigkeit während der Temperaturschwankungen irreversible Erscheinungen oder chemische Reaktionen stattfinden, die von Veränderungen des Molekulargewichts der gelösten Stoffe usw. begleitet sind.

5. Speichel.

Traube[3]) sagt: „Leider ist mit Hilfe der stalagmometrischen Methode keine genauere Bestimmung der Oberflächenspannung des Speichels ausführbar, doch scheint dieselbe nach meinen Versuchen größer zu sein als die des Blutes."

Später gab S. Kascher (l. c., S. 31) für den menschlichen Speichel einen Z-Wert = 23,4—23,6 (Z für Wasser = 21,1) an.

Nach Frenkel und Cluzet (siehe später, S. 1740) wäre die Oberflächenspannung des Parotisspeichels eine sehr niedrige ($\sigma = 4,8$ mg/mm = 47,8 Dyn/cm), nach ihrer Ansicht wohl infolge der Gegenwart von Fettsäuren.

Gelegentlich hat Brunacci[4]) beobachtet, daß die Oberflächenspannung des direkt aus dem Ausführungsgange aufgefangenen menschlichen Parotisspeichels geringer, aber nicht sehr viel geringer als die des Wassers ist, und daß sie übrigens mit der Natur des Reizes schwankt, mittels dessen man seine Absonderung auf reflexem Wege bewirkt hat, wie die folgenden Zahlen zeigen:

Destilliertes Wasser	5,9 ccm	290 Tropfen	Stalagmometer in Gestalt
Speichel durch mechanischen Reiz	5,9 „	301 „	von tropfenzählender Pipette. Temp. 15,2° C.
Speichel durch sauren Reiz	5,9 „	308 „	

Es müssen wohl noch weitere Untersuchungen an direkt aus dem Ausführungsgang entnommenem Speichel ausgeführt werden, da der dem Munde entnommene Speichel gewiß dem reinen Sekret fremde Stoffe enthält.

[1]) R. Burri u. Th. Nußbaumer, Biochem. Zeitschr. **22**, 90 [1909].
[2]) H. Pellat, Compt. rend. de l'Acad. des Sc. **118**, 1193 [1894].
[3]) I. Traube, Archiv f. d. ges. Physiol. **105**, 567 [1904].
[4]) B. Brunacci, Arch. di Fisiol. **8**, 421 [1910].

6. Magensaft und Mageninhalt.

Der Mageninhalt hat schon in der Norm eine verhältnismäßig niedrige Oberflächenspannung ($Z = 63$—$66,2$; für Wasser $Z = 53,0$); sie ist durch die Anwesenheit von Säureproteinen und Peptonen bedingt. Unter abnormen Verhältnissen nun — mögen sich im Magen Milchsäure und niedere Fettsäuren bilden, sei es, daß Galle aus dem Duodenum usw. hineindringt — kann die Oberflächenspannung des Mageninhaltes nur noch weiter abnehmen ($Z = 69$ bis 74 in Fällen von Magencarcinom usw.; bis zu 77 Tropfen, wenn man Anwesenheit von Galle nachweisen kann). Die Bestimmung der Oberflächenspannung des Mageninhaltes kann also in der Klinik von Nutzen sein [Traube sowie Traube und Blumenthal[1])]; man muß aber gleichzeitig die wenigstens qualitative Untersuchung auf Milchsäure, Fettsäuren, Galle usw. vornehmen, da man sonst nicht genau weiß, welcher Ursache man einen eventuell übermäßig niedrigen Wert der Oberflächenspannung zuzuschreiben hat.

Bickel und Kascher[2]) haben beobachtet, daß das reine Sekret des Hundemagens eine geringere Oberflächenspannung als Blut hat, und daß die Oberflächenspannung nach einer Ätzung der Magenschleimhaut absank, um mit fortschreitender Besserung des Katarrhs wieder zur Norm zurückzukehren. Eine Konstanz der Oberflächenspannung des reinen Sekretes ist bei demselben Tiere an verschiedenen Tagen oder bei verschiedenen Tieren nicht zu beobachten. Dies hängt offenbar davon ab, daß der Magensaft auf seinem Wege über die Schleimhaut des Magens stets veränderliche Schleimmengen mit sich nimmt, welche die Oberflächenspannung viel mehr beeinflußen als Salzsäure.

Man versteht ferner, daß die Oberflächenspannung des Mageninhaltes auch unter vollkommen normalen Verhältnissen stets geringer als die des reinen Magensaftes sein muß. Infolge der Einwirkung des letzteren auf die Proteine der Nahrung bilden sich nämlich sowohl im Magen [Traube und Blumenthal (l. c.)] als im Reagensglase [Bickel und Kascher (l. c.)] Proteosen und Peptone, die die Oberflächenspannung des Wassers sehr erniedrigen.

S. Kascher (l. c., S. 21 ff.) hat die Oberflächenspannung (Tropfenzahl mit einem Stalagmometer, das für reines Wasser bei Zimmertemperatur 21,1 Tropfen ergab) des reinen Magensaftes von Hunden bestimmt, denen nach der Pawlowschen Methode ein sog. Magenblindsack angelegt worden war. Die vom Autor gefundenen Werte für Z sind die folgenden:

Tabelle 110.

Experiment	Saftmenge ccm	Tropfenzahl	$\varDelta$	$K_{25^0} \cdot 10^4$
1.	5,9	26,9	1,14°	195,9
	13,0	26,6	0,81°	433,0
2.	6,2	27,8	—	—
	10,0	26,0	—	—
	12,0	26,8	—	—
	11,0	27,0	—	—
	7,0	27,0	—	—
3.	—	25,7—28,9	—	310,3—323,7
4.	7,0	26,5	—	—
	7,0	26,7	—	—
	9,2	26,8	—	—
	7,6	26,9	—	—
	6,0	—	—	—
5.	—	27,9—29,6	0,50°	145,0—158,0
6.	3,0—8,2	25,7—26,0	—	—

---

[1]) I. Traube und Blumenthal, (l. c.). — I. Traube, Arch. f. d. ges. Physiol. **105**, 561 [1904].

[2]) A. Bickel und S. Kascher, Deutsche med. Wochenschr. **1905**, Nr. 28.

Aus den mitgeteilten Versuchen ergibt sich, daß unter normalen Verhältnissen die Oberflächenspannung des zu verschiedenen Phasen einer Verdauungsperiode abgesonderten reinen Magensaftes als keine konstante Größe angesehen werden kann, sondern innerhalb gewissen Grenzen schwankt. Die Art und Weise der Ernährung übt auf die Oberflächenspannung dieses Sekretes keinen nennenswerten Einfluß aus. Die Oberflächenspannung steht in keiner sicheren Beziehung zur elektrischen Leitfähigkeit und zum Gefrierpunkt. Der Eintritt von Galle in den Magen und die Bildung von Proteosen und Peptonen im Verlauf der Magenverdauung erniedrigt die Oberflächenspannung des Mageninhaltes stark. Zucker übt keine Wirkung aus.

Untersuchungen Buglias (s. später) illustrieren augenfällig den Einfluß der Verdauungsprodukte. Nach seinen Untersuchungen erniedrigt Witte-Pepton die Oberflächenspannung des Wassers auch in relativ kleinen Mengen sehr erheblich. Das Minimum der Oberflächenspannung erhält man bei der Konzentration von ca. 3% Pepton.

7. Pankreassaft.

Die beim Hunde vermittels Dauerfistel des Pankreasganges nach der Pawlowschen Methode erhaltene Oberflächenspannung des Pankreassaftes fand Kascher (l. c., S. 30—31) erheblich geringer als die des Wassers:

Tropfenzahl für Wasser . . . . $Z = 21{,}1$
„   „   Pankreassaft I . . . . . . $Z = 30{,}1—30{,}4$
„   „   „   II . . . . . . $Z = 28{,}9$
„   „   „   III—IV . . . . $Z = 27{,}0—30{,}4$

Aus diesen Beobachtungen erhellt, daß die Oberflächenspannung des reinen Pankreassaftes innerhalb gewisser Grenzen schwankt, und daß er sowohl wie der reine Magensaft und die Galle eine geringere Oberflächenspannung als Blut besitzt.

8. Die Galle.

Traube und Glücksam[1]) haben die folgenden Z-Werte gefunden:

Tropfenzahl für Wasser . . . . $Z = 76{,}6$
„   „   frische Rindergalle . . . . $Z = 104{,}5$ $\sigma = 5{,}35$
„   „   Kalbsgalle . . . . . . $Z = 120{,}0$ $\sigma = 4{,}66$
„   „   Schweinegalle I . . . . . $Z = 117{,}2$ $\sigma = 4{,}77$
„   „   Schweinegalle II . . . . $Z = 119{,}5$ $\sigma = 4{,}68$

Wie man also aus diesen Resultaten ersieht, ist die Oberflächenspannung der Galle sehr niedrig und man versteht, daß sie die einer jeden andern Flüssigkeit, mit der sie sich mischt (Blut, Mageninhalt, Darminhalt, Harn usw.), erniedrigen muß.

Analoge Beobachtungen hat S. Kascher (l. c., S. 30) gemacht, nämlich daß die Galle eines normalen Hundes 35,4—35,8 Tropfen mit einem Stalagmometer ergab, dessen Z-Wert für reines Wasser = 21,1 war.

Billard und Dieulafé[2]) haben beobachtet, daß die Oberflächenspannung der der Gallenblase entnommenen Galle bei den verschiedenen Tieren ungefähr gleich ist:

Mensch . . . . $\sigma = 4{,}70$ mg/mm
Rind . . . . $\sigma = 4{,}80$ mg/mm
Schaf . . . . $\sigma = 4{,}95$ mg/mm
Schwein . . . . $\sigma = 4{,}65$ mg/mm

und daß sie bei Verdünnung mit Wasser sehr wenig variiert, was beweist, daß sie ein sehr starkes Depressionsvermögen gegenüber der Oberflächenspannung des Wassers besitzt.

---

[1]) I. Traube, Archiv f. d. ges. Physiol. **105**, 563 [1904].
[2]) G. Billard u. L. Dieulafé, Compt. rend. de la Soc. de Biol. **54**, 325 [1902].

Aus Untersuchungen von Buglia[1]) und Quagliariello[2]) ergibt sich, daß die Bestandteile der Galle, die den so niedrigen Wert ihrer Oberflächenspannung verursachen, die gallensauren Salze sind.

9. Der Harn.

α) Normaler Harn.

Die Oberflächenspannung des normalen Harns ist stets geringer als die des Wassers; bei Krankheiten nimmt sie dann noch mehr ab.

Nach Frenkel und Cluzet[3]) kann die Erniedrigung der Oberflächenspannung des Harns allein durch „organische Stoffe" bedingt sein, die sich darin gelöst vorfinden, weil die Salze, insbesondere das Chlornatrium, eine entgegengesetzte Wirkung ausüben, d. h. sie nur erhöhen können. Nach denselben Autoren beträgt die durch die Salze bewirkte Erhöhung der Oberflächenspannung ca. 1—3 Dyn/cm, während die durch die „organischen Stoffe" bewirkte Erniedrigung bei 15° C von 2—18 und mehr Dyn/cm variieren kann. Somit kann die Oberflächenspannung des normalen Harns als die Resultante der Wirkung von Stoffen betrachtet werden, die bestrebt sind, die Oberflächenspannung des Wassers zu erhöhen, und von anderen Stoffen, die sie zu erniedrigen suchen.

Welches die „organischen Stoffe" sind, die wirklich die Oberflächenspannung des Harns (die des normalen Harns ist im Durchschnitt ca. 90% von der des Wassers, nach Donnan) niedriger als die des Wassers machen, weiß man nicht genau. Amann[4]) charakterisiert diese Stoffe auch nicht genauer als Frenkel und Cluzet, wenn er sagt, es seien die „Extraktivstoffe".

Viele Untersuchungen sind bezüglich der Oberflächenspannung des Harns, sowohl unter normalen Verhältnissen als bei den verschiedensten Krankheiten, angestellt worden.

Die Resultate der Untersuchungen von Frenkel und Cluzet finden sich in der Tabelle 114 auf S. 1740 zusammengestellt. Die von W. D. und F. G. Donnan[5]) erhaltenen gehören zu den besten, die wir besitzen. Die hier angeführten Werte, welche die Autoren mit ihrem auf S. 1708 beschriebenen Tropfenzähler erhielten, drücken die Oberflächenspannung in Prozenten derjenigen des reinen Wassers bei 16° C aus.

Tabelle 111.

Oberflächenspannung des vermischten Harns von 24 Stunden verschiedener normaler Individuen (nach Donnan).

Experimente	1	2	3	4	5	6	7	8	9
Dichte	1,026	1,026	1,022	1,016	1,033	1,018	1,017	1,025	1,017
Tropfenzahl. . . .	226	227$\frac{1}{2}$	223$\frac{1}{2}$	217	228	212	216	224	214
Oberflächenspannung	90,3	89,7	91,0	93,2	90,2	95,6	93,7	91,0	94,6

Wie man sieht, schwanken die Werte wenig um den mittleren Wert von 90% herum, der auch der von Amann (l. c.) angegebene ist. Aus der Tabelle ergibt sich ferner, daß die höchsten Werte der Oberflächenspannung den niedrigsten Werten der Dichte des Harns entsprechen, und daß im allgemeinen der Harn von niedriger Oberflächenspannung eine größere Dichte hat.

---

[1]) G. Buglia, Biochem. Zeitschr. **22**, 1 [1909].
[2]) G. Quagliariello, Biochem. Zeitschr. **25**, 220 [1910].
[3]) H. Frenkel u. J. Cluzet, Journ. de Physiol. et de Pathol. génér. **3**, 99 [1901].
[4]) Amann, zit. von Donnan, Brit. med. Journ. 1905, Nr. 2347, S. 1636.
[5]) W. D. Donnan u. F. G. Donnan, Brit. med. Journ. 1905, Nr. 2347, S. 1636.

Es scheint also eine gewisse Beziehung zwischen Oberflächenspannung und Dichte des Harns zu bestehen. Diese Beziehung ergibt sich noch augenfälliger aus der folgenden weiteren Tabelle derselben Autoren.

Tabelle 112.

Oberflächenspannung des in verschiedenen Stunden des Tages entnommenen Harns von einem normalen Individuum.

Datum	Stunde	Dichte	Tropfenzahl	Oberflächen-spannung
9. August	5ʰ 30′ nachmittags	1,026	224	91,1
10. „	morgens	1,029	235	87,1
15. „	morgens	1,027	247	82,7
15. „	4ʰ 30′ nachmittags	1,021	217	93,6
16. „	morgens	1,027	244	83,8
16. „	4ʰ 15′ nachmittags	1,024	222	91,8
17. „	von morgens bis abends . .	1,016	217	93,2
22. „	von morgens bis abends . .	1,033	242	84,9 [1])
23. „	morgens	**1,035**	250	**82,4**
24. „	von morgens bis abends . .	1,033	228	90,2
27. „	von morgens bis abends . .	1,025	224	91,0
28. „	morgens	1,033	248	82,9

Wie man sieht, ist der Morgenharn konstant durch eine hohe Dichte und eine niedrige Oberflächenspannung charakterisiert; beide Wirkungen sind wahrscheinlich eine Folge der größeren Konzentration des Morgenharns. Der Harn des Tages, an welchem das Individuum eine ungewöhnliche Muskelanstrengung machte, zeigt eine hohe Dichte und eine niedrige Oberflächenspannung, weil er infolge der Hautausdünstung konzentrierter war. Die Zunahme der Dichte des Harns ist im allgemeinen mehr durch eine größere Konzentration der organischen Stoffe als der Mineralsalze bedingt; die geringere Oberflächenspannung des Harns, der eine größere Dichte zeigt, steht also in vollkommener Übereinstimmung mit dem, was oben von dem überwiegenden Einfluß gesagt wurde, den die organischen Bestandteile des Harns auf seine Oberflächenspannung ausüben.

Die Untersuchungen Donnans haben bewiesen, daß weder der Harnstoff noch die Urate die niedrige Oberflächenspannung des normalen Harns im Vergleich zu der des Wassers erklären können. Dasselbe läßt sich von der Hippursäure für den Harn einiger Pflanzenfresser nach Billard[2]) behaupten.

β) Pathologischer Harn.

Die zumeist im Harne unter pathologischen Bedingungen angetroffenen Stoffe sind: der Zucker bei den verschiedenen Glucosurien, das Eiweiß bei der Albuminurie, die gallensauren Salze und Gallenpigmente bei Ikterus. Nun hat der Zucker die Tendenz, die Oberflächenspannung des Harns eher zu erhöhen, als zu erniedrigen; deshalb hat der Harn bei den reinen Glucosurien eine gleiche oder höhere Oberflächenspannung als der normale Harn.

Auch das Eiweiß hat einen geringen Einfluß auf die Oberflächenspannung des Harns; es erniedrigt sie nur wenig [von 93,1 auf 92,2%, Donnan (l. c.)].

In ähnlicher Weise verursacht bis zu einer Menge von 1% zugesetztes Aceton eine geringe Erniedrigung der Oberflächenspannung [von 91,0% auf 88,3%, Donnan (l. c.)].

Dagegen erniedrigen die gallensauren Salze und die Galle die Oberflächenspannung des Harns enorm, wie aus den nachstehenden Tabellen Donnans hervorgeht.

---

[1]) Nach einem langen Spaziergange.
[2]) G. Billard, Compt. rend. de la Soc. de Biol. **58**, 369, 750 [1905]. — G. Billard et J. Perrin, Action de l'acide hippurique. Compt. rend. de la Soc. de Biol. **58**, 404 [1905].

Tabelle 113.

I. Prozent Natriumtauro-cholat, zum normalen Harn zugesetzt	Dichte	Tropfenzahl	Oberflächenspannung in Proz. der Oberflächen-spannung des Wassers.
0,00000	1,026	227	89,9
0,00165	1,026	233	87,6
0,00495	1,026	244$^1/_2$	83,5
0,00990	1,026	257	79,4
0,01650	1,026	268	76,2
0,01980	1,026	272	75,1
0,03300	1,026	286	71,4
0,04950	1,026	297	68,7
0,08250	1,026	312$^1/_2$	65,3
II. Prozent Natriumglyko-cholat			
0,00000	1,022	223$^1/_2$	91,0
0,00166	1,022	235$^1/_4$	86,4
0,00498	1,022	255	79,8
0,00996	1,022	277	73,4
0,01660	1,022	295	68,9
0,03320	1,022	307	66,2
0,06640	1,022	326	62,4
III. ccm Galle in 100 ccm Lösung			
0,00	1,023	215	—
0,04	—	225	—
0,10	—	239	—
0,20	—	255	—
0,40	—	275	—
0,60	—	288	—
1,00	1,025	297	—
1,80	1,026	308	—

Wie man sieht, hat das Glykocholat eine stärkere Wirkung als das Taurocholat. Das Glykocholat war jedoch nicht ohne Pigment, denn seine wässerige Lösung (2%) war gefärbt. Die Glykocholatlösungen im normalen Harn waren sodann etwas trüb. Der Einfluß der Galle ist analog dem der gallensauren Salze.

Hiernach ist es klar, daß man durch Bestimmungen der Oberflächenspannung des Harns die Zunahme, die Abnahme und das Verschwinden der Gallenbestandteile im Harn der an Ikterus leidenden Kranken verfolgen kann. Mit dem Abnehmen dieser Bestandteile im Stadium der Heilung der Krankheit wird die Oberflächenspannung des Harns allmählich höher, bis sie den mittleren normalen Wert erreicht.

Der Einfluß der Gallenfarbstoffe und der reinen Harnpigmente (Bilirubin, Urobilin usw.) auf die Oberflächenspannung des Wassers im allgemeinen und des Harns im besonderen ist bis jetzt anscheinend nicht Gegenstand systematischer Untersuchungen gewesen.

Folgende Angaben liegen über die Oberflächenspannung des Harns unter verschiedenen, zum Teil pathologischen Bedingungen vor.

a) Harn von normalen Menschen oder solchen Kranken, deren Nieren nichts an ihrer Arbeitsfähigkeit eingebüßt haben [Traube und Blumenthal (l. c.)]. Tropfenzahl für Wasser = 53,0.

Krankheiten	Tropfenzahl
Harn, normal	Z = 54,3
Normal	Z = 56,0—59,7

Krankheiten	Tropfenzahl
Diabetes	$Z = 56,3\text{—}59,0$
Diabetes insipidus	$Z = 53,5\text{—}53,8$
Albuminurie, Scharlach	$Z = 54,8$
Polyurie, Schrumpfniere	$Z = 56,0$
Schrumpfniere usw.	$Z = 60,2$
Schrumpfniere	$Z = 54,6\text{—}54,9$
Asthma bronchiale	$Z = 53,9\text{—}54,0$
Pneumonie p. Krisis	$Z = 58,3\text{—}59,7$
Progr. Lungentuberkulose	$Z = 56,6\text{—}58,2$
Beginnende Tuberkulose	$Z = 55,8\text{—}58,0$
Gelenkrheumatismus	$Z = 54,7\text{—}56,5$
Scharlach, kein hohes Fieber	$Z = 58,1$
Chorea	$Z = 58,7$

Die Tabelle lehrt, daß bei einer gut sezernierenden Niere die Tropfenzahl des Urins von derjenigen des Blutes jedenfalls nicht sehr verschieden ist und die Tropfenzahl 60 kaum übersteigt; mit anderen Worten, daß die Oberflächenspannung des Harns nicht abnorm niedrig ist.

b) Bei Nierenkranken dagegen zeigt sich die Oberflächenspannung des Harns oft geringer als die normale, wie dies einige der folgenden, von Traube und Blumenthal (l. c.) erhaltenen Daten lehren:

Krankheiten	Tropfenzahl
Parenchym. Nephritis mit Eiweiß $4^0/_{00}$, dunkler Urin, Ödeme	$Z = 72,5\text{—}73,3$
Parenchym. „ „ „ $3^0/_{00}$, dunkler Urin, Ödeme	$Z = 68,6$
Akute „ „ „ $5^0/_{00}$, Blut im Urin	$Z = 67,2$
Akute „ „ „ $3^0/_{00}$, Erysipel	$Z = 67,7$
Chronische „	$Z = 63,1\text{—}71,5$
Albuminurie, ohne Eiweiß, Urin hellgelb	$Z = 59,4$
Nephritis mit amyloider Degeneration, hellgelber Urin, Eiweiß $8^0/_{00}$	$Z = 59,4$
Diabetes mit Albuminurie	$Z = 59,0\text{—}73,1$
Lebercirrhose mit schwerer Pneumonie (Peptone?)	$Z = 70,9\text{—}72,8$
Schwerer Scharlach, mit Albuminurie usw.	$Z = 63,7$
Schwere Tuberkulose	$Z = 54,5\text{—}64,4$
Eitrige Cystitis	$Z = 64,0$
Cerebrale Lues	$Z = 66,0$
Masern, Fieber 40,1°, keine Nierenkomplikation	$Z = 65,7$

c) Oberflächenspannung des Harns bei verschiedenen Krankheiten; stalagmometrische Methode; Tropfenzahl für Wasser $Z = 44$ [nach Kunoff (l. c.)]:

Krankheiten	Tropfenzahl
Normal	$Z = 50,6$
Normal	$Z = 47,1\text{—}53,0$
Abort	$Z = 50,8\text{—}52,2$
Lues	$Z = 52,2$
Aortenaneurysma	$Z = 49,7$
Mitralinsuffizienz	$Z = 49,4$
Gelenkrheumatismus	$Z = 47,9\text{—}49,0$
Gastritis chronica, Indican im Urin	$Z = 50,0$
Alimentäre Glucosurie	$Z = 45,9\text{—}48,7$
Diabetes mellitus	$Z = 46,8$
Nephritis acuta, im Urin viel Albumin	$Z = 53,9$
Nephritis parench. subacuta	$Z = 51,5\text{—}56,5$
Nephritis parench. chronica, mit Ascites und viel Albumin	$Z = 53,0$
Schrumpfniere	$Z = 53,8\text{—}55,2$
Malaria	$Z = 50,7\text{—}55,9$
Phthisis pulmonum	$Z = 54,4\text{—}60,5$
Schwere Pneumonie	$Z = 59,1$
Purgenvergiftung	$Z = 62,9$
Lebercirrhose	$Z = 68,1\text{—}70,4$

d) Oberflächenspannung des Harns bei verschiedenen Krankheiten, nach Untersuchungen von Donnan (l. c.):

Krankheiten	Dichte	Tropfenzahl	Oberflächen-spannung
Diabetes mellitus, Zucker 4%	1,030	226	90,7
Glucosuria bei Gicht, Zucker 5,2%	1,027	217	94,2
Albuminuria	1,020	248	81,8
Perniziöse Anämie	1,016	231	87,5
Anämia perniciosa suspecta	1,010	216	93,0
Anämia, 1 Monat später	1,016	242	83,5
Eierstockpapillom und Phthisis	1,017	228	88,8
Icterus catarrhalis	1,020—1,023	274—277	73,5—74,1
Icterus gravis	1,025	295	69,1
Icterus incipiens	1,015	248	81,4

Aus den mitgeteilten Zahlen ergibt sich augenfällig, daß nur beim Ikterus, d. h. wenn Gallenbestandteile in den Harn übergehen, eine starke Erniedrigung seiner Oberflächenspannung eintritt, während bei anderen Krankheiten, wenn sie nicht von einer großen Konzentration des Harns oder von Übergang erheblicher Eiweißmengen in letzteren begleitet sind, die Oberflächenspannung des Harns wenig um den mittleren Normalwert schwankt. Es ergeben, was z. B. die Nephritiden, den Diabetes usw. anbelangt, die Bestimmungen des Gefrierpunktes, der elektrischen Leitfähigkeit und des Brechungsindex viel wichtigere Resultate als die der Oberflächenspannung.

e) Wie bekannt, besteht die Haycraftsche Reaktion zur Untersuchung der Gallensalze im Harn in folgendem: Läßt man „Schwefelblumen" auf den in einem Glas enthaltenen Urin fallen, so sinken sie zu Boden, wenn er Gallensalze (oder Seife) enthält, und bleibt an der Oberfläche, wenn er keine enthält.

Die Reaktion ist sehr empfindlich und kann mit den besten rein chemischen Proben (Pettenkofersche Reaktion usw.) verglichen werden. Sie ist jedoch nicht charakteristisch, weil die Schwefelblumen auch dann im Harn zu Boden sinken, wenn dieser Essigsäure, Alkohol, Äther, Terpentin, Benzol und Derivate, Phenole, Toluol, Anilinverbindungen, Seifen, niedere Fettsäuren usw. enthält, mit anderen Worten, jedesmal, wenn er eine sehr niedrige Oberflächenspannung zeigt. Frenkel und Cluzet[1] haben tatsächlich nachgewiesen, daß die Schwefelblumen an der Oberfläche bleiben, wenn die Flüssigkeit eine höhere Oberflächenspannung als 50 Dyn/cm hat; ist sie dagegen niedriger als 50 Dyn/cm, so fallen die Schwefelblumen zu Boden und lagern sich dort ab in Schichten von mehr oder minder großer Dichte, je nach der Schwere z. B. des Ikterus. Ist die Oberflächenspannung ganz nahe an 50 Dyn/cm, so ergibt die Reaktion zweifelhafte Resultate. Das Pulver von Lycopodium gestattet, wenn es statt der Schwefelblumen verwendet wird, nahe an 30 Dyn/cm gelegene Oberflächenspannungen abzuschätzen.

Von den auf Tabelle 114 angegebenen Flüssigkeiten erhalten die der Gruppen I, II, III und IV die Schwefelblumen auf der Oberfläche, die der Gruppe V lassen sie zu Boden fallen; die letzteren haben nämlich eine geringere Oberflächenspannung als 50 Dyn/cm, während die anderen eine höhere haben.

10. Alle übrigen Körperflüssigkeiten.

Schließlich zeigen alle übrigen Körperflüssigkeiten[2]) eine Oberflächenspannung, die stets niedriger als die des Wassers ist, während sie immerhin zwischen einem Minimalwert von $\sigma = 5$ mg/mm und einem Maximalwert von $\sigma = 7,7$ mg/mm (56—58 usw. Dyn/cm) variieren kann. Ausnahmen davon machen einerseits der Humor aqueus (und wahrscheinlich auch die Tränen), der eine höhere Oberflächenspannung als das Wasser hat — ist er

---

[1] H. Frenkel u. J. Cluzet, Journ. de Physiol. et de Pathol. génér. 3, 99 [1901].
[2] E. Bardier u. J. Cluzet, Compt. rend. de la Soc. de Biol. 54, 119 [1902].

doch eine wässerige Lösung von Salzen, die unter normalen Verhältnissen fast gar keine Proteine enthält —, andererseits die Galle und der Parotisspeichel [Bardier und Cluzet (l. c.)], die eine noch niedrigere Oberflächenspannung haben, als dem oben angegebenen Minimalwert von σ entspricht (Galle σ = 3,58 bis 4,40 usw. mg/mm; Parotisspeichel σ = 4,8 mg/mm = 47,8 Dyn/cm, wie Bardier und Cluzet annehmen, infolge der eventuellen Anwesenheit von Fettsäuren im Speichel). In der folgenden Tabelle sind die Werte von σ von verschiedenen wässerigen Lösungen und von mehreren Körperflüssigkeiten nach Frenkel und Cluzet[1]) zusammengestellt:

Tabelle 114.

Flüssigkeiten	Temperatur	Dichte	Steighöhe mm	σ in mg/mm	σ in Dyn/cm
I. Destilliertes Wasser	16° C	0,999	86	7,732	75,231
Lösung von NaOH	16° C	1,023	71	6,537	64,128
Lösung von NH₃	16° C	0,921	77	6,382	62,607
Gesättigte NaCl-Lösung	16° C	1,147	80	8,258	81,010
3 proz. NaCl-Lösung	16° C	1,019	86	7,877	77,371
10 proz. Na₂CO₃-Lösung	16° C	1,048	76	7,175	70,387
II. 5 proz. Harnstofflösung	18° C	1,013	80,5	7,339	71,996
Glycerin	16° C	1,240	61,0	6,713	65,855
Normaler Harn	18° C	1,016	83,0	7,589	74,448
III. Harn 1	18° C	1,023	78	7,181	70,446
Harn 2	18° C	1,004	64	5,758	56,731
Harn 3	18° C	1,024	64,5	5,944	58,311
IV. Menschliches Blutserum	15° C	1,023	70	6,445	63,825
Galle plus Serum (1 : 500)	15° C	1,023	67	5,657	55,495
Seifenlösung (1 : 50000)	18° C	0,999	71,5	6,435	63,127
V. Menschliche Galle	18° C	1,008	48,5	4,40	43,164
Hundegalle (aus der Gallenblase) .	16° C	1,020	39	3,58	35,120
Hundegalle (aus der Gallenblase) .	18° C	1,020	40	3,672	36,622
2% Galle enthaltender Harn . . .	—	1,016	52	4,755	46,646
1% Galle enthaltender Harn . . .	—	1,016	55	5,029	49,334
1 proz. Seifenlösung	18° C	1,000	32	2,880	28,253
0,2 proz. Seifenlösung	18° C	1,000	35,5	3,195	31,343
0,1 proz. Seifenlösung	18° C	1,000	37,5	3,375	33,109
0,05 proz. Seifenlösung	18° C	1,000	44	3,960	38,848

11. Einfluß der gallensauren Salze, des Alkohols und der Seifen auf die Oberflächenspannung.

Aus der Tabelle 114 und aus dem oben Gesagten ergibt sich, daß keine Flüssigkeit von so niedriger Oberflächenspannung wie die Galle existiert und sich im Organismus nicht viele Stoffe finden, die mithin so sehr imstande sind, die Oberflächenspannung des Wassers und der Körperflüssigkeiten zu erniedrigen, als die Gallenbestandteile. Und doch gibt es andere Stoffe, welche das Vermögen besitzen, die Oberflächenspannung des Wassers usw. noch mehr zu erniedrigen als die Galle und die Gallenbestandteile: von diesen Stoffen sollen nur die am meisten interessierenden, nämlich die löslichen Seifen, der Alkohol und die Fettsäuren, angeführt werden.

---

[1]) H. Frenkel u. J. Cluzet, Journ. de Physiol. et de Pathol. génér. 3, 151 [1901].

Die beiden folgenden, der Arbeit Buglias (l. c.) entnommenen Kurven erläutern den Einfluß, welchen die Seife (Fig. 64) und der Alkohol (Fig. 65) ausüben. In beiden bezeichnet t die Niveaudifferenz im Manometer (in mm) und δ das spezifische Gewicht. Auf der Abszisse sind die Verhältnisse angegeben, in welchen in einem Falle die 1 proz. Seifenlösung und das Wasser, im andern das Wasser und der Äthylalkohol gemischt waren.

Interessant ist auch, daß sowohl die Gallensalze als die Seife die schon an und für sich niedrige Oberflächenspannung einer Peptonlösung noch mehr erniedrigen.

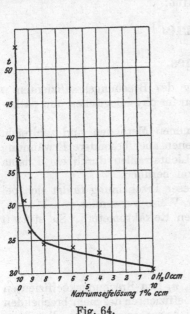

Fig. 64.

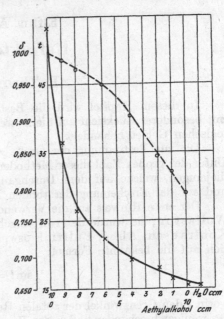

Fig. 65.

Es wurde gezeigt, daß der Mageninhalt eine relativ niedrige Oberflächenspannung hat. Wenn nun der Mageninhalt in das Duodenum eintritt und sich dort mit der Galle mischt und sich durch Einwirkung des Pankreassaftes auf die neutralen Fette der Nahrung im Darmrohr Seifen bilden, so muß die Oberflächenspannung des Darminhaltes noch weiter abnehmen. Anders ausgedrückt, es herrscht kein Zweifel daran, daß im Darmrohr eine sehr niedrige Oberflächenspannung herrscht, eine noch viel niedrigere als im Magen (mit Ausnahme des Falles, daß bedeutende Mengen Alkohol eingeführt worden sind).

12. Einfluß der Galle und der gallensauren Salze auf die Verdauung der Fette, der Stärke und der Eiweißstoffe.

Der Einfluß, den die Galle auf die Verdauung der Proteine, der Stärke und der neutralen Fette durch die Pankreasenzyme ausübt, ist das Thema zahlreicher Untersuchungen gewesen[1]; aber es herrscht unter den Resultaten der verschiedenen Autoren, die sich mit der Frage beschäftigt haben, keine Übereinstimmung.

Was die Verdauung der Fette betrifft, d. h. die hydrolytische Spaltung der neutralen Fette, so ist jetzt mit Sicherheit festgestellt, daß sie bedeutend durch die Galle, eigent-

---

[1] Siehe die Literatur in C. Oppenheimer, Die Fermente und ihre Wirkungen. 3. Aufl. Leipzig 1909. Spez. Teil: S. 18—19, 188. — Siehe auch H. Euler, Allgemeine Chemie der Enzyme. Wiesbaden 1910. S. 65—66 usw.

lich durch die Salze der Gallensäuren [Bruno[1]] erleichtert wird. Was den Einfluß der Galle auf die Pankreasverdauung der Stärke und der Eiweißstoffe anlangt, so bestehen zwischen den von verschiedenen Autoren erhaltenen Resultaten Widersprüche. Es muß auf die Originalarbeiten von Zuntz und Ussow[2]), Bruno[1]), Gläßner[3]), Gläßner und Popper[4]), v. Fürth und Schütz[5]), Wohlgemuth[6]), Buglia[7]) und Quagliariello[8]) verwiesen werden.

Elfter Abschnitt:

Refraktometrie.[9])

I. Theoretisches.

In diesem Kapitel wird die Bestimmung des Brechungskoeffizienten n mit besonderer Rücksicht auf die Anwendungen im physiologischen und pathologischen Gebiet behandelt.

Die zur Bestimmung der Größe n ersonnenen Methoden sind zahlreich. Unter der großen Zahl dieser Methoden verdienen aber besondere Erwähnung diejenigen, welche auf dem Durchgang der Lichtstrahlen durch ein Prisma und auf der Erscheinung der totalen Reflexion beruhen.

Der erste Hinweis auf die Verwendung dieser Erscheinung findet sich bei Wollaston; sie wurde dann in verschiedener Weise verwendet von Malus, Kohlrausch, Abbé, Pulfrich usw. bei ihren Refraktometern. Sie stützen sich auf die bekannte Formel:

$$\sin l = \frac{n_1}{n_2},$$

worin l den Grenzwinkel der totalen Reflexion, n_1 den Brechungskoeffizienten des weniger brechenden und n_2 den Brechungskoeffizienten des mehr brechenden Mittels ($n_1 < n_2$) bezeichnet. Es seien nur zwei Apparate angeführt, die wegen ihrer Einfachheit, leichten Handhabung und der Genauigkeit der Resultate in vielen Laboratorien heutzutage allgemein im Gebrauche sind: das Totalrefraktometer von Abbé und das Eintauchrefraktometer von Pulfrich. Der Abbésche Apparat gestattet den Grenzwinkel der totalen Reflexion, der von Pulfrich den Brechungsgrenzwinkel zu messen. Die Apparate sind in ihrer Anwendung auf ein begrenztes Messungsgebiet beschränkt, wie die Spektrometer. So kann man mit dem Abbéschen Refraktometer einen zwischen $n_D = 1{,}30$ und $1{,}70$ liegenden Brechungskoeffizienten mit einer Fehlergrenze von ca. zwei Einheiten der vierten Dezimalstelle messen, und mit dem Eintauchrefraktometer von Pulfrich einen Brechungsindex zwischen $n_D = 1{,}325$ und $1{,}367$ mit einer Fehlergrenze von $0{,}1$ Teilstrichen der Skala, gleich $1/3$ Einheiten der vierten Dezimalstelle.

---

[1]) G. Bruno, Arch. des Sc. Biol. de St. Pétersbourg 7, 87, 114 [1899].
[2]) N. Zuntz u. Ussow, Arch. f. Physiol. 1900, 380.
[3]) K. Gläßner, Zeitschr. f. physiol. Chemie 40, 465 [1903].
[4]) K. Gläßner u. H. Popper, Deutsches Archiv f. klin. Medizin 94, 46 [1908].
[5]) O. v. Fürth u. J. Schütz, Beiträge z. chem. Physiol. u. Pathol. 9, 28 [1906].
[6]) J. Wohlgemuth, Biochem. Zeitschr. 2, 264 [1906].
[7]) G. Buglia, Biochem. Zeitschr. 25, 239 [1910].
[8]) G. Quagliariello, Biochem. Zeitschr. 25, 220 [1910].
[9]) A. Winkelmann, Handbuch der Physik, 2. Aufl., 4, 583. Leipzig 1906. — O. D. Chwolson, Lehrbuch der Physik 2, 365. Braunschweig 1904.

II. Beschreibung der Apparate und Methoden zur Bestimmung des Brechungsindex.

1. Refraktometer von Abbé.

Die zur Bestimmung des Brechungskoeffizienten konstruierten Apparate haben verschiedene Gestalt; einer der einfachsten ist der in Fig. 66 dargestellte.

Der wichtigste Teil dieses Apparates besteht aus zwei rechtwinkligen Prismen aus Glas von hohem Brechungsexponenten, die mit ihren Hypotenusenflächen aneinander

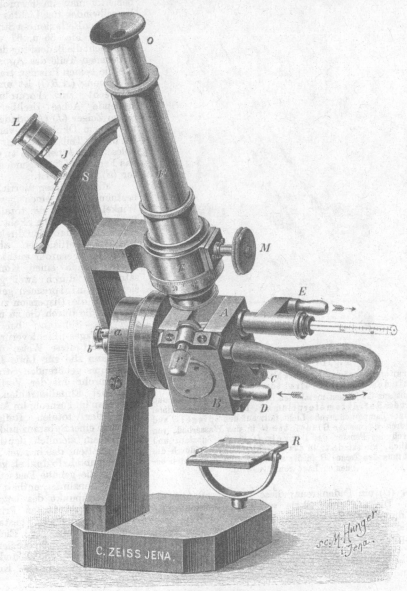

Fig. 66. Abbés Refraktometer.

gelegt sind. Sie sind so angeordnet, daß sie zwischen diesen Flächen einen Raum für die zu prüfende Flüssigkeit übrig lassen und zusammen ein Parallelepipedon mit ebenen und parallelen Flächen bilden. Im unteren Teil des Apparates befindet sich ein kleiner Spiegel, der parallel zur senkrechten Achse des Parallelepipedons Strahlen sendet, wenn das Ganze sich in der normalen Lage befindet. Unter diesen Bedingungen gehen die Strahlen durch die Prismenkombination, ohne abgelenkt zu werden, und können von einem im oberen Teile angebrachten Fernrohr aufgefangen werden. Alsdann ist das Feld klar; wenn man nun zwischen beiden Prismen einige Tropfen der zu prüfenden Flüssigkeit bringt und das Prismensystem herumdreht, bemerkt man im Fernrohr das Verschwinden des Lichtes wegen der totalen Reflexion der Strahlen.

Aus Fig. 66 u. 67 ersieht man leicht die Bedeutung der verschiedenen Teile des Apparates. Die die beiden Prismen tragende Einfassung (ABC) ist um eine senkrecht zur Fernrohrachse stehende Achse drehbar an einem Zeiger (J) (Alhidade), der mit einem Okular (L) versehen ist, um die Teilstriche einer Skala ablesen zu können, die an einem das Fernrohr (F) tragenden Sektor (S) befestigt ist.

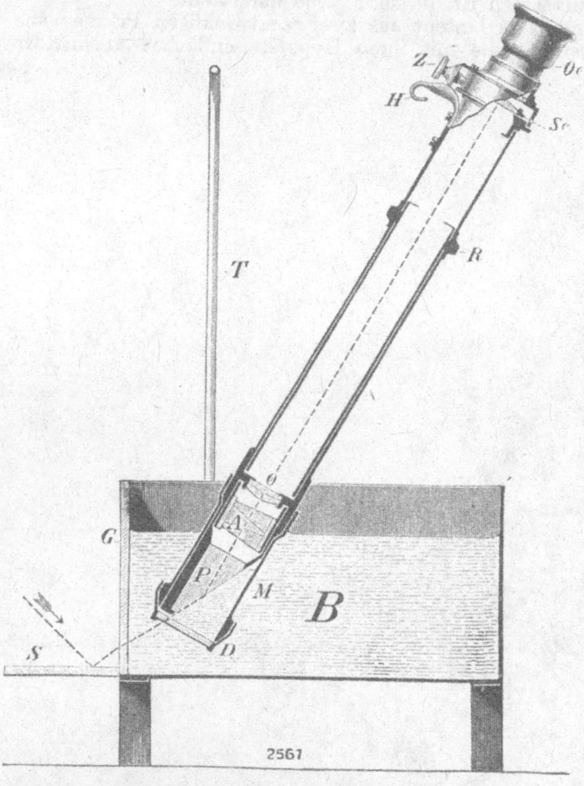

Mittels dieser Vorrichtung bestimmt man einen gewissen Winkel, bei dem die totale Reflexion erfolgt. Die Skala ist so eingerichtet, daß man direkt den Brechungskoeffizienten ablesen kann. Das Fernrohr enthält am unteren Ende einen Kompensator, der durch zwei geradsichtige Amici prismen gebildet wird, um die Dispersion zu vermeiden, die durch die zu untersuchende Substanz bei dem weißen (Tages-) Licht verursacht wird. Auf diese Weise finden sich dann die zur Linie D des Spektrums gehörenden Strahlen im Fernrohr auf der Verlängerung der Einfallsstrahlen. So kann man im Fernrohr im Augenblick der totalen Reflexion zwischen einer Substanz und dem Prisma ein ziemlich deutliches Feld erhalten, das in zwei Teile, halb hell und halb dunkel, geteilt ist. Für die genaue Festsetzung dieser Grenzlinie enthält das

Fig. 67 ($^1/_4$ nat. Größe).

Untersuchung einer Flüssigkeit unter Luftabschluß mit dem Eintauchrefraktometer und Trog B.

Die Substanz ist in dem metallenen Becher M eingeschlossen und berührt das Refraktometerprisma P. Das vom hellen Himmel oder einer Lampe kommende Licht fällt auf den Spiegel S und tritt durch die matte Glasplatte G in das Wasserbad, von da durch das Fenster des Deckels D in die Substanz und schließlich, wie skizziert, in das Refraktometer, das durch die Einrichtung des Troges B in der schrägen, zum Beobachten bequemen Lage gehalten wird.

Okular (O) ein Fadenkreuz; diese Linie muß über dem Kreuzungspunkt des letzteren gehen. Die mit einer Skala versehene Vorrichtung der beiden Amicischen Prismen dient dann auch zu Dispersionsmessungen. Eine besondere Einrichtung (DE) gestattet, um die beiden Prismen herum eine konstante Temperatur zu erhalten. Die Eichung des Apparates geschieht mit einer Flüssigkeit von bekanntem Refraktionskoeffizienten, besser mit destilliertem Wasser, dessen Koeffizient für 15° $n_D = 1,333339$ und für 17,5° = 1,33390 ist, oder mittels besonderer Glasplatten von bekanntem Koeffizienten.

2. Eintauchrefraktometer von Pulfrich.

Mit diesem Instrument mißt man den Brechungsgrenzwinkel. Die an der Trennungs-
fläche der beiden Medien (Prismenglas und Untersuchungsflüssigkeit) entlang gleitenden
Lichtstrahlen werden so eingestellt, daß sie einen Einfallswinkel gleich 90° bilden. Bei
Eintritt in das Prisma werden sie unter einem Brechungswinkel gebrochen, der gleich dem
Grenzwinkel ist, und können von einem Fernrohr aufgefangen werden, das im Innern

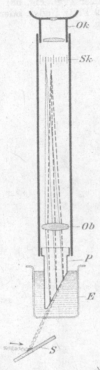

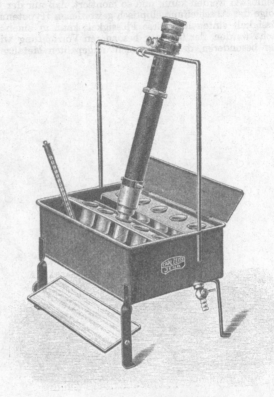

Fig. 68 (¹/₅ nat. Größe).
Schematischer Schnitt durch
das Eintauchrefraktometer,
das mit seinem Prisma *P* in
das Becherglas *E* taucht. Das
Amiciprisma (siehe Fig 67, *A*)
ist weggelassen.

Fig. 69 (¹/₅ nat. Größe).
Massenuntersuchungen von Lösungen in Bechergläsern mit dem Eintauchrefraktometer und Trog.
Das untere Ende des Refraktometers ist in das mittelste der
fünf Bechergläser der einen Reihe eingetaucht. Der längliche
unter dem eigentlichen Troge angebrachte Spiegel wirft das
Licht des hellen Himmels durch eine Glasplatte von unten in
die Bechergläser und durch die Flüssigkeiten in das Refraktometer. Dieses hängt mit zwei Haken an dem Bügel. Man
hat von oben in das Okular zu blicken und sieht im Gesichtsfeld einen hellen und einen dunkeln Teil sowie eine Skala.

eine Skala trägt. In diesem Falle kommen die Strahlen, statt aus dem mehr lichtbrechenden Medium (wie im Abbéschen Refraktometer), aus dem weniger lichtbrechenden Medium. Unter den oben erwähnten Bedingungen zeigt sich das Feld des Fernrohres
genau in zwei Teile geteilt: einem hellen und einem dunkeln, die in ihren Verhältnissen je
nach dem Brechungskoeffizienten des zu untersuchenden Mediums veränderlich sind. Die
Demarkationslinie des Feldes, die über einer im Okular des Fernrohres enthaltenen
Skala geführt wird, gibt eine Zahl an, die vermittels einer beigefügten Tabelle den
Brechungskoeffizienten n_D der untersuchten Substanz bis zur vierten Dezimalstelle liefert.
Dem Beobachtungsverfahren entsprechend besteht das Eintauchrefraktometer im
wesentlichen aus folgenden Teilen (vgl. Fig. 67):

Neuberg.

110

1. dem Prisma P aus widerstandsfähigem Glas, mit einem brechenden Winkel von ca. 63°;
2. dem mit dem Prisma unverrückbar fest verbundenen, aus dem Objektiv (O) und dem Okular Oc gebildeten Fernrohre mit der Skala Sc und der Mikrometerschraube Z und
3. dem zwischen dem Prisma P und dem Fernrohrobjektiv O angeordneten Kompensator A, der mittels des Ringes R um die Achse des Fernrohres gedreht werden kann.

Das Prisma ist zylindrisch abgeschliffen, so daß es unmittelbar ans Fernrohr angeschlossen werden kann, und so montiert, daß nur der Glasteil mit der schräg stehenden, infolge der Abschleifung elliptisch gewordenen Hypotenusenfläche in die zu untersuchende Flüssigkeit eintaucht. Diese Flüssigkeit kann in einen kleinen Becher (vgl. Fig. 68) gebracht werden, der in einer besonderen Vorrichtung wie in Fig. 69 Platz findet, oder in einer besonderen, dem Instrument angepaßten Metallzelle (vgl. Fig. 67).

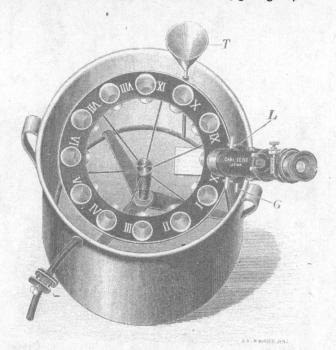

Fig. 70.
Blick von oben in das Temperierbad und Trog B.

Für die Wirkungsweise des Refraktometers ist es ferner wichtig, daß das (Tages- oder Lampen-) Licht in der Substanz parallel der äußeren Prismenfläche verläuft, wie z. B. in Fig. 67 und 68 der durch einen Pfeil gekennzeichnete Lichtstrahl; zu diesem Zwecke läßt man das Licht mittels des Spiegels S (Fig. 67 und 68) eindringen. — Auch hier, wie beim Abbéschen Refraktometer, befindet sich im Fernrohr ein Kompensator, um die Dispersion zu vermeiden, die die Grenze, welche den hellen Teil des Feldes des Okulars vom dunkeln Teile trennt, gefärbt und deshalb wenig deutlich macht. Läßt man den Kompensator sich vermittels eines in halber Höhe des Fernrohrs angebrachten geriefelten Rings R (Fig. 67) drehen, so macht man die Grenze farblos und deutlich.

Die Lage dieser scharfen Grenze in der Skala ist das Maß für den Brechungsindex der Substanz; die Tabelle gibt den jedem Skalenteile entsprechenden Brechungsindex n_D an.

Die ganzen Skalenteile werden ohne weiteres abgelesen und notiert; zur Ermittlung der Zehntel-Skalenteile dient die Mikrometerschraube Z. Durch Drehen an Z verschiebt man die Skala gegen die Grenzlinie, bis der soeben notierte Skalenteil sich mit der Grenze deckt. Der Index der Mikrometertrommel zeigt alsdann die Zehntel-Skalenteile an, die zu den Ganzen noch hinzuzufügen sind.

Tabelle 115. Tabelle für die Umrechnung der Skalenteile des Eintauch-refraktometers in Brechungsindices n_D und umgekehrt.

Skalenteil (a)	$n_D = 1{,}3\ldots$ (b)	(c)	Skalenteil (a)	$n_D = 1{,}3\ldots$ (b)	(c)
— 5	25,39		50	46,50	
— 4	25,78	**40**	51	46,87	**37**
— 3	26,18		52	47,24	
— 2	26,57	1 | 4,0	53	47,61	1 | 3,7
— 1	26,96	2 | 8,0	54	47,98	2 | 7,6
0	27,36	3 | 12,0	55	48,36	3 | 11,1
1	27,75	4 | 16,0	56	48,73	4 | 16,8
2	28,14	5 | 20,0	57	49,10	5 | 18,5
3	28,54	6 | 24,0	58	49,47	6 | 22,2
4	28,93	7 | 28,0	59	49,84	7 | 25,4
5	29,32	8 | 32,0	60	50,21	8 | 24,6
6	29,31	9 | 36,0	61	50,58	9 | 33,3
7	30,10	10 |	62	50,95	10 |
8	30,49		63	51,32	
9	30,87		64	51,69	
10	31,26		65	52,05	
11	31,65		66	52,42	
12	32,04		67	52,79	
13	32,42	**39**	68	53,16	**36**
14	32,81		69	53,52	
15	33,20	1 | 3,4	70	53,88	1 | 3,6
16	33,88	2 | 7,8	71	54,25	2 | 7,2
17	33,97	3 | 11,7	72	54,61	3 | 10,8
18	34,35	4 | 15,6	73	54,97	4 | 14,4
19	34,76	5 | 19,5	74	55,33	5 | 18,0
20	35,13	6 | 23,4	75	55,69	6 | 21,6
21	35,51	7 | 27,3	76	56,06	7 | 25,2
22	35,90	8 | 31,2	77	56,42	8 | 28,8
23	36,28	9 | 35,5	78	56,78	9 | 32,4
24	36,67	10 |	79	57,14	10 |
25	37,05		80	57,50	
26	37,43		81	57,86	
27	37,81		82	58,22	
28	38,20		83	58,58	
29	38,58		84	58,94	
30	38,96		85	59,30	
31	39,34	**38**	86	59,66	**35**
32	39,72		87	60,02	
33	40,10	1 | 3,8	88	60,38	1 | 3,5
34	40,48	2 | 7,6	89	60,74	2 | 7,0
35	40,86	3 | 11,4	90	61,09	3 | 10,5
36	41,24	4 | 15,2	91	61,45	4 | 14,0
37	41,42	5 | 19,0	92	61,81	5 | 17,5
38	41,98	6 | 21,8	93	62,17	6 | 21,0
39	42,37	7 | 26,6	94	62,52	7 | 26,5
40	42,78	8 | 30,4	95	62,87	8 | 28,0
41	43,13	9 | 34,2	96	63,23	9 | 31,5
42	43,50	10 |	97	63,54	10 |
43	43,88		98	63,94	
44	44,26		99	64,27	
45	44,63		100	64,66	
46	45,00		101	65,00	
47	45,37		102	65,35	
48	45,75		103	65,70	
49	46,12		104	66,05	
			105	66,70	

110*

Die Art der Verwendung der Tabelle 115 ist folgende:

Da das Messungsfeld des Refraktometers zwischen $n_D = 1,32539$ und $1,36640$ begriffen ist, so findet sich an der Spitze der Kolumne (b) die Zahl $1, 3 \ldots$, die als Grundlage für die Auffindung des Brechungsindex zu dienen hat.

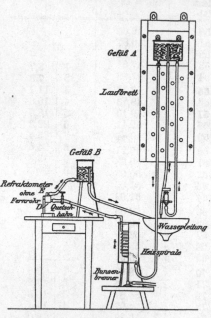

Auf diese Zahl läßt man die in derselben Kolumne enthaltenen Ziffern folgen, die den verschiedenen, von den ganzen Einteilungen der Skala angegebenen Werten entsprechen, welche in der Kolumne (a) zu finden sind. Die Zehntel - Teilstriche erhält man durch Interpolation zwischen den Werten von n_D, die der experimentell gefundenen ganzen Einteilung entsprechen, und der auf diese folgenden. Eine kleine Tabelle mit Proportionalteilen [Kolumne (c)] ergibt sofort den Wert von n_D, der den Zehntel - Teilstrichen der Refraktometer-Skala entspricht und den anderen Zahlen hinzuzufügen ist.

Beispiel:

Der direkt auf der Skala abgelesene Teilstrich sei	8
Die mittels der Mikrometerschraube abgelesenen Zehntel-Teilstriche seien . .	7
Die dem Teilstrich 8 in der Reihe n_D entsprechende Zahl	0,03049
Die auf 0,03049 folgende Zahl	0,03087
Unterschied	0,00038

Das Produkt $0,00038 \cdot 0,7$ erhält man direkt aus der folgenden Tabelle, in der man entsprechend der Zahl 7 die andere 26,6 findet, die das Produkt angibt.

Mithin ist der Brechungsindex gleich:

$$n_D = 1,3 + 0,03049 + 0,000266$$
$$= 1,330576 .$$

		38
1		
2		
3		
4		
5		
6		
7		26,6
8		
9		

Fig. 71.

Aufstellung der Heizspirale und des Wasserdruckregulalators in Verbindung mit dem Refraktometer usw. für die Regulierung der Temperatur. (Die Pfeile geben die Richtung des fließenden Wassers an.)

Bei den verschiedenen refraktometrischen Bestimmungen hat man als Normaltemperatur $17,5\degree$ C festgesetzt und das Refraktometer wird so reguliert, daß es den Normalwert für das destillierte Wasser (15,0 Teilstriche) bei $17,5\degree$ C angibt.

III. Verschiedenheit des Brechungsindex je nach dem Zustand der Stoffe.[1]

Nach Angabe der gebräuchlichsten Methoden zur Bestimmung des Brechungsindex sollen in Kürze die Resultate physikalisch-chemischer Art besprochen werden, die derartige Messungen ergeben.

1. Allgemeines.

Der absolute Brechungsindex ist keine konstante Größe, sondern hängt von verschiedenen Faktoren ab:

1. von der Beschaffenheit der isotropen Substanz;
2. von ihrem physikalischen Zustand (Druck, Temperatur, Aggregationszustand);
3. von der Beschaffenheit der Lichtstrahlen.

Indem man eine dieser Variabeln als konstant annimmt, d. h. indem man eine bestimmte Wellenlänge wählte, hat man untersucht, ob eine Beziehung zwischen dem

[1] W. Ostwald, Lehrbuch der allgemeinen Chemie, 2. Aufl., 1 (6. Kap.), 402. Leipzig 1903. — W. Nernst, Theoretische Chemie, 4. Aufl., S. 316. Stuttgart 1903. — James Walker, Introduction of physical Chemistry, 3 Edit., London 1903, p. 145.

Brechungsindex n und den Eigenschaften der brechenden Substanz bestehen kann. Man hat gesehen, daß bei Änderung der Temperatur einer Flüssigkeit ihr Brechungsindex variiert, gleichzeitig aber auch ihre Dichte. Beim Studium dieser Erscheinung gelangte man zu folgendem Resultat: Subtrahiert man vom Brechungsindex einer Substanz die Einheit und dividiert diese Differenz durch die Dichte (d) der Substanz, so verhält sich das Verhältnis:

$$R = \frac{n-1}{d} = \text{Konstante}, \tag{1}$$

das merklich konstant für jede Substanz ist.

Dieser Wert R wird spezifische Refraktion oder spezifisches Brechungsvermögen einer Substanz genannt.

Diese Formel wurde von Gladstone und Dale[1]) angegeben. Man kennt auch noch andere Beziehungen, nämlich die älteste Formel von Newton und die neueren von Lorenz[2]) (Kopenhagen) und H. A. Lorentz[3]) (Leiden), die diese Autoren gleichzeitig auf verschiedenen Wegen fanden:

$$\frac{n^2-1}{d} = R_1 \text{ (Newton)}, \tag{2}$$

$$\frac{n^2-1}{n^2+2} \cdot \frac{1}{d} = R_2 \text{ (Lorenz - Lorentz)}. \tag{3}$$

Die Newtonsche Formel führt nicht zu genauen Werten.

Welche von den beiden anderen mehr verwendeten Formeln (Gladstone und Lorenz - Lorentz) nun unter bestimmten experimentellen Bedingungen gewählt werden soll, ergibt sich aus experimentellen Daten; es ist nämlich für flüssige Substanzen, bei denen die Dichte je nach Temperatur und Druck variiert, die erstere vorzuziehen. Dagegen ist in dem Falle, daß man Vergleiche zwischen dem flüssigen und gasförmigen Zustand anzustellen hat, ausschließlich die dritte Formel zu verwenden. Lorenz[2]) und Prytz[4]) haben dies zur Evidenz erwiesen durch ihre Untersuchungen an verschiedenen Substanzen.

2. Brechungsvermögen von Mischungen und Lösungen.

Schon zur Zeit Laplaces[5]) wurde ein Versuch gemacht, diese Frage zu studieren, der allerdings nach den Arbeiten von Dulong wenig glücklich ausfiel. Später nahm Landolt[6]) unter Verwendung der Gladstoneschen Formel dieses Studium wieder auf und tat die Durchführbarkeit einer optischen Analyse klar dar. Man wollte bei diesen Untersuchungen sehen, ob das Brechungsvermögen einer bestimmten Mischung nichts anderes wäre als die Summe der Brechungsvermögen der die Mischung bildenden Teile, d. h. ob es sich um eine additive Eigenschaft handle.

In diesem Falle nehmen die drei obenerwähnten Formeln des spezifischen Brechungsvermögens folgendes Aussehen an:

$$P \frac{n-1}{d} = \sum P_i \frac{n_i-1}{d_i}, \tag{1}$$

$$P \frac{n^2-1}{d} = \sum P_i \frac{n_i^2-1}{d_i}, \tag{2}$$

$$P \frac{n^2-1}{n^2+2} \cdot \frac{1}{d} = \sum P_i \frac{n_i^2-1}{n_i^2+2} \cdot \frac{1}{d_i}, \tag{3}$$

worin P das Gewicht der Mischung ist ($P = \Sigma P_i$) und d ihre Dichte, P_i das Gewicht des Teiles der Mischung, auf welchen sich die Größen n_i und d_i beziehen.

1) T. P. Dale and J. H. Gladstone, On the influence of temperature on the Refraction of Light. Phil. Trans. 148, 887 [1858]. — J. H. Gladstone and T. P. Dale, Researches on the Refraction, Dispersion and Sensitiveness of Liquids. Phil. Trans. 153, 317 [1863].
2) L. Lorenz, Wiedemanns Annalen 11, 70 [1880].
3) H. A. Lorentz, Wiedemanns Annalen 9, 641 [1880].
4) K. Prytz, Wiedemanns Annalen 11, 104 [1880].
5) P.-S. Laplace, Mecanique celeste 4, livre 10, 237 [1805].
6) H. Landolt, Poggend. Annalen 122, 545 [1864]; 123, 595 [1864].

Ihre Anwendbarkeit ist aber auch hier beschränkt und brauchbarere Resultate ergibt die erste, ganz besonders aber die dritte Formel [Wüllner[1]), Schütt[2])].

Zuletzt sei noch die empirische Formel angeführt, die Beer und Kremers[3]), Hofmann[4]) und Börner[5]) bei wässerigen Salzlösungen anwandten:

$$n = n_0 + a\,p + b\,p^2 + c\,p^3$$

und die einfachere, deren Gebiet aber nicht so ausgedehnt ist, von Walter[6]):

$$n = n_0 + a\,p,$$

worin n der Brechungsindex der Lösung, n_0 der des reinen Wassers, p die Gewichtsmenge des in 100 T. Wasser enthaltenen Salzes ist, und a, b, c Konstanten sind.

3. Atom- und Molekularrefraktion.

Man nennt Atom- und Molekularrefraktionsvermögen das Produkt des Molekular- bzw. Atomgewichts mal spezifisches Brechungsvermögen einer Substanz. Bezeichnet man mit M das Molekulargewicht und mit m das Atomgewicht, so erhält man:

$$M\,\frac{n-1}{d} = Q, \qquad m\,\frac{n-1}{d} = q, \qquad (1)$$

$$M\,\frac{n^2-1}{d} = Q_1, \qquad m\,\frac{n^2-1}{d} = q_1, \qquad (2)$$

$$M\,\frac{n^2-1}{n^2+2}\cdot\frac{1}{d} = Q_2, \qquad m\,\frac{n^2-1}{n^2+2}\cdot\frac{1}{d} = q_2. \qquad (3)$$

Auch hier ist, wie bezüglich der Mischungen, die folgende Beziehung festgestellt worden. Die Molekularrefraktion einer Substanz ist gleich der Summe der Atomrefraktionen der Elemente:

$$Q = a\,q + b\,q_1 + c\,q_2\,;$$

a, b, c bezeichnen die Zahl der Atome, die in eine bestimmte chemische Verbindung eintreten, q, q_1, q_2 die betreffenden Werte der Atomrefraktion.

Was die Konstanz dieser Atomrefraktionen anbelangt, so ist es bewiesen worden, daß nur die einwertigen Elemente eine konstante Atomrefraktion zeigen, während die Refraktionen von mehrwertigen Elementen, wie Sauerstoff, Schwefel, Kohlenstoff, von ihrer Bindungsweise in einer bestimmten Verbindung beeinflußt werden. Insbesondere ist der Umstand, daß sich mehrere Bindungen zwischen Kohlenstoffatomen in einer organischen Verbindung vorfinden, die Ursache einer Erhöhung des Wertes der Molekularrefraktion und wird für jede doppelte Bindung für die erste Formel q gleich 2,4, für die dritte q_2 gleich 1,84 berechnet (Werte für die rote Linie des H).

Multipliziert man den Wert $\dfrac{n-1}{d}$ mit der Quadratwurzel des äquivalenten Gewichts des Elementes (z. B. $\sqrt{28}$ für das Eisen), so erhält man einen konstanten Wert; für alle einwertigen Elemente beträgt er 1,3 und für die mehrwertigen 1,01.

Ich führe hier die mittleren Werte einiger Atomrefraktionen nach der ersten und dritten Formel an.

$r_\alpha =$ Atomrefraktion für die rote Linie des H; r_0 Atomrefraktion für die gelbe Linie des Natriums.

[1]) A. Wüllner, Poggend. Annalen **133**, 1 [1868].
[2]) F. Schütt, Zeitschr. f. physikal. Chemie **9**, 349 [1892].
[3]) A. Beer u. P. Kremers, Poggend. Annalen **101**, 133 [1857].
[4]) K. Hofmann, Poggend. Annalen **133**, 575 [1868].
[5]) Börner, Diss. Marburg 1869.
[6]) B. Walter, Poggend. Annalen **38**, 107 [1889]; Annalen d. Physik [4] **12**, 671 [1903].

Tabelle 116.

		Gladstones Formel		Lorenz-Lorentz' Formel	
		r_α	r_0	r_α	r_0
Kohlenstoff in einfacher Bindung .	C	5,00	4,71	2,365	2,501
Wasserstoff.	H	1,30	1,47	1,103	1,051
Hydroxylsauerstoff	O	2,80	2,65	1,506	1,521
Carbonylsauerstoff	O''	3,40	3,33	2,328	2,287
Äthersauerstoff	O<	2,80	2,65	1,655	1,683
Chlor	Cl	9,79	10,05	6,014	5,998
Brom	Br	15,34	15,34	8,863	8,927
Jod	J	24,87	25,01	13,808	14,12
Äthylenbindung.	=	2,4	2,66	1,836	1,707
Acetylenbindung	≡	—	—	2,22	—

Diese konstitutive Veränderlichkeit der Atomrefraktionen bietet ein wertvolles Hilfsmittel zu Konstitutionsbestimmungen. Die Gültigkeit derselben bewahrheitet sich jedoch besonders im Falle derjenigen Stoffe, die ein geringes Dispersionsvermögen haben; für Substanzen, die eine starke Dispersion zeigen, wie der Zimtalkohol, sind sie nicht mehr anwendbar [Landolt[1]), Brühl[2]), Conrady[3])].

4. Brechungsvermögen sehr verdünnter Salzlösungen.

Wenn die Lösungen so verdünnt sind, daß die darin befindliche Substanz für ganz dissoziiert gehalten werden kann, so ist zu erwarten, daß das Brechungsvermögen vom positiven und negativen Ion des Salzes und nicht von den Molekülen des Salzes selbst abhängt. Demgemäß findet man, wenn man z. B. zwei Lösungen von NaCl und KCl von gleicher Konzentration und zwei andere ebenfalls gleich konzentrierte Lösungen von $NaNO_3$ und KNO_3 betrachtet, daß, da das Anion gemeinsam ist, der Unterschied zwischen dem Brechungsvermögen der beiden ersten Lösungen dem Unterschied zwischen dem Brechungsvermögen der zweiten gleich ist. So haben insbesondere Le Blanc[4]) und Rohland[5]) gefunden, daß der freie Wasserstoff (Ion) in den Lösungen ein größeres Brechungsvermögen hat als der in das nicht dissoziierte Molekül eintretende Wasserstoff.

Zuletzt sei die Molekulardispersion erwähnt, die nichts anderes ist als die Differenz der auf die violetten und roten Strahlen des Spektrums sich beziehenden Molekularrefraktionen. Sie findet hauptsächlich bei chemischen Untersuchungen Anwendung.

IV. Anwendungen der Refraktometrie in der Physiologie und Pathologie.

1. Anwendungen auf einige physiologisch wichtigen Substanzen.

Die refraktometrische Methode kann in der analytischen Chemie Anwendung zur Kontrolle der titrierten Lösungen finden und bei der quantitativen Bestimmung von Substanzen in wässeriger Lösung dienen.

---

[1]) H. Landolt, Poggend. Annalen **117**, 353; **123**, 595; [1864]; Berichte d. Deutsch. chem. Gesellschaft **1**, 64 [1882]; Annalen d. Chemie u. Pharmazie **213**, 75 [1882].
[2]) J. W. Brühl, Zeitschr. f. physikal. Chemie **7**, 140 [1891]; **12**, 681 [1893]; **16**, 193 [1895]; **21**, 385 [1896]; **22**, 373 [1897]; **23**, 564 [1897]; **25**, 577 [1898]; **26**, 47 [1898].
[3]) E. Conrady, Zeitschr. f. physikal. Chemie **3**, 210 [1889].
[4]) M. Le Blanc, Zeitschr. f. physikal. Chemie **4**, 553 [1889]; **10**, 433 [1892].
[5]) P. Rohland, Zeitschr. f. physikal. Chemie **19**, 261 [1896].

Auch in biologischer Hinsicht fand sie Verwendung; man verfolgte aber dabei meistens ein mehr praktisches als theoretisches Ziel und klinische Zwecke. Unter den Arbeiten theoretischen Inhalts sei die von Pregl[1]) erwähnt, die das Studium der Ursachen der Fluoreszenzreaktion behandelt, welche die Gallensäuren bei Zusatz von Schwefelsäure zeigen. Unter Verwendung einiger Sätze der Refraktometrie konnte er konstatieren, daß diese Reaktion durch eine oxydierende Wirkung der Schwefelsäure mit nachfolgender Veränderung der Bindungen zwischen den Kohlenstoffatomen (wobei eine den Benzolkern enthaltende Substanz entsteht) erklärt werden kann.

Hierhin gehört die Arbeit von M. Krause[2]), der vergleichende Untersuchungen zwischen den Pfeilgiftglucosiden und anderen Glucosiden der Digitalisgruppe mit Hilfe des Brechungsexponenten und der Dispersion eingestellt hat.

F. Obermayer und E. P. Pick[3]) studierten mit Hilfe der Veränderungen des Brechungsexponenten die Wirkung einiger Fermente, Säuren und Bakterien auf Substanzen von physiologischer Bedeutung. Aus ihrer an experimentellen Daten überaus reichen Arbeit folgt, daß die genannten Stoffe sich nach ihrem Einfluß auf das Brechungsvermögen einteilen lassen:

1. in solche, welche es unbeeinflußt lassen (Emulsin, Diastase, Pepsin, verdünnte Säuren bei niederen Temperaturen);
2. in solche, welche es erhöhen (Trypsin, Säuren bei hohen Temperaturen);
3. in solche, welche es vermindern (Bakterien).

G. Schorer[4]), der sich an die Arbeit von F. Obermayer und E. P. Pick anlehnte, verwendete die refraktometrische Methode zur Bestimmung der Verdauungskraft verschiedener Magensäfte bei Eiereiweißlösungen von bestimmter Konzentration. E. Reiß[5]) bemühte sich um die Prüfung, ob es mittels einer optischen Analyse möglich wäre, die verschiedenen mittels fraktionierter Fällung trennbaren Eiweißstoffe zu charakterisieren und so ein neues Hilfsmittel bei der Eiweißuntersuchung zu gewinnen. Hinsichtlich der bei Herstellung des Materials verwendeten Methode muß auf die Originalarbeit verwiesen werden.

Aus einer Tabelle von Reiß kann man ersehen, daß eine genaue quantitative Bestimmung vermittels der Brechungsexponenten möglich ist. Der Autor arbeitete an wässerigen Lösungen von krystallisiertem Serumeiweiß, indem er die Brechungsexponenten der Salze und des Leitungswassers berücksichtigte. Die Eiweißmenge wurde bestimmt durch Fällung mit 2—3 Vol. Alkohol, 1stündiges Erwärmen und Trocknen im Trockenschranke bei 80°. Hiernach wurde unter Abzug der Asche der Brechungsindex für 1% Eiweiß berechnet. Die folgende Tabelle gibt die Werte der Stammlösung und ihrer Verdünnungen auf $^2/_3$ und auf $^1/_3$ an.

Tabelle 117.

	n_D der Lösung	Differenz	Salzgehalt	n_D der Salze	Differenz	n_D des Eiweißgehalts	Eiweißgehalt	Differenz	n_D für 1% Eiweiß
Stammlösung . . .	1,33551		0,0420%	1,33333			1,0730%		
		0,00071			0,00004	0,00067		0,3240%	0,00201
Verdünnung auf $^2/_3$	1,33480		0,0312%	1,33329			0,7490%		
		0,00077			0,00002	0,00075		0,3745%	0,00200
Verdünnung auf $^1/_3$	1,33403		0,0232%	1,33327			0,3745%		
		0,00078			0,00002	0,00076		0,3745%	0,00203
Leitungswasser . .	1,33325		0,0162%	1,33325			0		

Die Resultate sind, wie man sieht, ausgezeichnet. Die in der letzten Kolumne angegebenen Werte zeigen nur sehr geringe Abweichungen. In gleicher oder ähnlicher Weise wurden sämtliche Eiweißfraktionen des Blutserums untersucht und folgende Resultate erhalten:

---

[1]) F. Pregl, Zeitschr. f. physiol. Chemie 45, 166 [1905].
[2]) M. Krause, Zeitschr. f. experim. Pathol. u. Ther. 1, 680 [1905].
[3]) F. Obermayer u. E. P. Pick, Beiträge z. chem. Physiol. u. Pathol. 7, 331 [1906].
[4]) G. Schorer, Inaug.-Diss. Bern 1908.
[5]) E. Reiß, Beiträge z. chem. Physiol. u. Pathol. 4, 150 [1904].

Tabelle 118.

	Euglobulin	Pseudo-globulin I	Pseudo-globulin II	Krystalli-siertes Albumin	Amorphes Albumin	Gesamt-eiweiß
Anteil von n_D für 1% Eiweiß	0,00230	0,00224	0,00230	0,00201	0,00183	0,00172
Spezifische Drehung . .	—52°	—	—	—61,5°	—33,3°	—

Diese Tabelle zeigt, daß die Globuline stärker lichtbrechend sind als das Albumin, und daß das letztere in krystallisierter Form mehr bricht als in amorpher (Unreinigkeiten). Eine optische Differenzierung zeigt sich bezüglich der Globuline nicht. Aus den Angaben dieser letzteren Tabelle ersieht man, daß die Gesamtheit der verschiedenen Eiweißstoffe einen kleineren Brechungsindex zeigen als die verschiedenen isolierten Substanzen, die in die Mischung eintreten. Der Autor versuchte nicht, eine Erklärung dieser Erscheinung zu geben.

Die Arbeiten von A. Herlitzka[1]) betreffen die Veränderungen des Brechungsindex der Eiweißlösungen nach Zusatz von Elektrolyten und die Wirkung der Temperatur auf den Brechungsindex. Aus diesen Untersuchungen folgt:

a) Für Gemenge von Eiweißlösungen und Elektrolyten in einer von den Fällungs-grenzen weit entfernten Konzentration ergibt sich der Brechungsindex aus der Ad-dierung der nach der Lorenz - Lorentzschen Formel berechneten partiellen Exponenten; in solchen Gemengen tritt keine Veränderung der molekularen Struktur und der Atom-zusammenhänge des Eiweißstoffes ein.

b) Nähern sich dagegen die Konzentrationen der Fällungsgrenze, so treten, wenig-stens bei vielen der nicht durch Verdünnung umkehrbaren Fällungen, Veränderungen des Brechungsvermögens ein, die eine Veränderung in den Eiweißmolekülen und in den Zu-sammenhängen der Atome andeuten.

c) Die Änderung des Brechungsexponenten für die Eiweißlösung ist keine geradlinige, sondern eine quadratische Funktion; ferner sind auch die Brechungsindices für das Ei-weiß und dessen Änderungen mit der Temperatur annäherungsweise bestimmt worden.

Eine Arbeit von W. Frei[2]) über den Brechungsindex von Kolloiden behandelt auch die obenerwähnten Fragen; aber der Autor stellte nur refraktometrische Messungen an. Er studierte an Gelatinelösungen den Einfluß, welchen die Konzentration auf den Brechungs-index ausübt, und mit Pferdeserum den von der Temperatur bewirkten Einfluß; er fand innerhalb gewisser Grenzen eine geradlinige Funktion. Im Falle der Einwirkung der Tem-peratur auf das Pferdeserum scheint die Erscheinung nicht umkehrbar zu sein, da eine Erniedrigung der Temperatur bis zum Ausgangspunkt zu höheren Werten führt als die bei Beginn der Versuche gefunden waren. Diesen Umstand erklärt der Autor durch strukturelle Veränderungen und glaubt kaum, daß er Veränderungen der Dichte des Kol-loids zuzuschreiben sei.

Arbeiten über die Eiweißstoffe im reinen Zustand (soweit die heutigen Behand-lungen dies gestatten) sind die jüngst erschienenen von T. Br. Robertson[3]) über das Casein, Ovomucoid, Ovovitellin, Paranuclein usw.

2. Anwendungen auf die Körperflüssigkeiten.

Außer diesen Arbeiten von mehr theoretischer als praktischer Bedeutung findet man in der Literatur eine ganze Reihe von Abhandlungen, welche die Körperflüssigkeiten unter normalen und pathologischen Bedingungen betreffen. Gefunden ist folgendes:

α) Homogene, keine Formelemente enthaltende Flüssigkeiten.

a) Blutserum.

Hinsichtlich dieser Körperflüssigkeit kann man durchaus mit E. Reiß[4]) sagen: „Der Brechungsindex gibt einen Anhaltspunkt für die Summe der im Blutserum gelösten

---

1) A. Herlitzka, Biologica 1 (Sep.-Abdr., S. 1—76) [1907]. Zeitschr. f. Chemie u. Industrie d. Kolloide 7, 251 [1910].
2) W. Frei, Zeitschr. f. Chemie u. Industrie d. Kolloide 6, 192 [1910].
3) T. Br. Robertson, The Journal of Physical Chemistry 13, 469 [1909]; The Journal of Biological Chemistry 7, 359 [1910]; 8, 287, 441, 507 [1910].
4) E. Reiß, Zeitschr. f. Elektrochemie 14, 613 [1908].

Bestandteile, deren weitaus größter Teil für den osmotischen Druck nicht in Betracht kommt." In der Tat spielt der Salzgehalt keine große Rolle bei den Änderungen des Brechungsindex, da er nicht nur eine große Tendenz hat, sich in konstanter Konzentration zu erhalten, sondern auch einen verhältnismäßig kleinen Brechungsindex hat. Obgleich einige von den übrigen Serumbestandteilen quantitative Änderungen zeigen und ein ziemlich großes Brechungsvermögen haben, wie der Zucker [Obermayer[1], Grober[2], Strubell[3]), Wagner[4]): 1% = 0,0014; Strauß und Chajes[5]): 0,0009—0,0015] und der Harnstoff [Strubell: 1% = 0,0014; Strauß und Chajes: 0,0010—0,0017], finden sie sich dennoch normal in so minimaler Menge im Blutserum, daß der Brechungsindex dadurch nicht sehr beeinflußt wird. Es bleiben nun ausschließlich die Serumproteine übrig, welche den größten Einfluß auf das Brechungsvermögen des Serums ausüben. Unter diesem Gesichtspunkt wird der Brechungsindex eine besonders für klinische Zwecke wertvolle Größe, die man mit einer minimalen Menge Material und großer Schnelligkeit erhalten kann.

Nach E. Reiß[6]) steigt der Brechungsindex für 1% Serumalbumin um 0,00172 und für den ganzen Komplex der anderen Nichteiweißstoffe des Serums um 0,00277. Subtrahiert man also vom Brechungsindex des Serums den auf die Nichteiweißstoffe entfallenden Teil (0,00277) und den Brechungsindex des Wassers (1,33320), so ergibt die Differenz, durch 0,00172 dividiert, direkt den Prozentgehalt an Serumalbumin.

Tabelle 119.

Tabelle von Reiß zur direkten Umrechnung der Skalenteile des Eintauchrefraktometers bei 17,5° C in Eiweißprozenten.

Brechungs-indices zu nebenstehenden Skalenteilen	Blutserum		
	Skalenteil	Eiweiß in %	Diff. von Eiweiß für 1 Skalenteil
1,33590	22	—	—
1,33628	23	—	—
1,33667	24	—	—
1,33705	25	0,63	
1,33896	30	1,74	0,220
1,34086	35	2,84	0,220
1,34275	40	3,94	0,220
1,34463	45	5,03	0,218
1,34650	50	6,12	0,216
1,34836	55	7,20	0,216
1,35021	60	8,28	0,216
1,35205	65	9,35	0,214
1,35388	70	10,40	0,210

Was den Brechungsindex des Serums unter normalen Ernährungsbedingungen betrifft, so zeigt er für eine gemischte Kost ziemlich verschiedene Werte. So fand E. Reiß[7]) zwischen 1,34873 und 1,35168 gelegene, 7,42—9,13% Eiweiß entsprechende Werte; Strauß und Chajes[8]) fanden: 1,3480—1,3510 und Engel[9]) 1,3487—1,3522. An Säuglingen konnte E. Reiß[10]) konstatieren, wie sich auch aus der folgenden Tabelle 120 ersehen läßt, „daß

[1]) F. Obermayer, Wiener Sitzungsber. **61**, 797 [1870].
[2]) J. A. Grober, Centralbl. f. inn. Medizin **21**, 201 [1900].
[3]) A. Strubell, Verein f. inn. Med. in Wien, Sitzung vom 19. Dez. 1901. Münch. med. Wochenschr. **1902**, 616. Siehe auch Verhandl. d. 18. Kongresses f. inn. Medizin, S. 47 [Wiesbaden 1900].
[4]) B. Wagner u. A. Rinck, Chem.-Ztg. **30**, 38 [1906].
[5]) H. Strauß u. D. Chajes, Zeitschr. f. klin. Medizin **52**, H. 5 u. 6 [1906].
[6]) E. Reiß, Archiv f. experim. Pathol. u. Pharmakol. **51**, 18 [1903—1904]; Diss. Straßburg 1902.
[7]) E. Reiß, Archiv f. experim. Pathol. u. Pharmakol. **51**, 35 [1903—1904].
[8]) H. Strauß u. B. Chajes, Zeitschr. f. klin. Medizin **52**, 536 [1904].
[9]) K. Engel, Orvosi Hetilap Nr. 24 [1905]; Magyar Orvosi Archivum **7**, 119 [1906].
[10]) E. Reiß, Jahrb. f. Kinderheilk. 3. Folge **20**, H. 3.

der Eiweißgehalt des Blutserums von Säuglingen durchschnittlich 6% beträgt, also rund 2% weniger als von Erwachsenen. Das Blutserum von Säuglingen ist also ärmer an festen Bestandteilen, d. i. reicher an Wasser, als das der Erwachsenen. Der Übergang von der Konzentration des Säuglings zu der der Erwachsenen findet etwa zwischen dem 6. und 10. Lebensmonat statt."

Tabelle 120. (Nach E. Reiß.)

Alter	Brechungs-index	Eiweiß-gehalt %	Alter	Brechungs-index	Eiweiß-gehalt %
1½ Tage alt (vor jeder Nahrungsauf-nahme).....	1,34746	6,7	22 Monate alt . . .	1,35110	8,8
			2 Jahre alt	1,34966	8,0
7 Tage alt.	1,34668	6,2*	3 „ „	1,35113	8,8
11 „ „ . . .	1,34648	6,1*	3 „ „	1,35006	8,2
13 „ „ . . .	1,34557	5,6*	4 „ „	1,34894	7,5
19 „ „ . . .	1,34693	6,4*	4 „ „	1,34919	7,7
6 Wochen alt . . .	1,34580	5,7*	5 „ „	1,34920	7,7
2 Monate „ . .	1,34654	6,1	6 „ „	1,35001	8,2
3 „ „ . .	1,34635	6,0*	7 „ „	1,34909	7,6
3 „ „ . .	1,34659	6,2*	8 „ „	1,35002	8,2
4 „ „ . .	1,34740	6,6*	8 „ „	1,35103	8,8
4½ „ „ . .	1,34627	6,0*	8 „ „	1,34966	8,0
5 „ „ . .	1,34722	6,5*	8 „ „	1,34877	7,4
5½ „ „ . .	1,34721	6,5*	9 „ „	1,34986	8,1
5½ „ „ . .	1,34802	7,0	9½ „ „	1,34978	8,0
8 „ „ . .	1,34976	8,0	11 „ „	1,34964	7,9
10 „ „ . . .	1,34733	6,6	12 „ „	1,35046	8,4
12 „ „ . . .	1,34920	7,7	13 „ „	1,34992	7,7
14 „ „ . . .	1,34895	7,5	14 „ „	1,35030	8,3
			18 „ „	1,35071	8,6

Die mit einem Sternchen bezeichneten Kinder sind Brustkinder.

Verwiesen sei hier noch auf die Arbeit von Schöneich[1]) über die Eigenschaften des Blutserums von jungen Hunden unter bestimmten Bedingungen. Dieser Autor stützt sich auf die schon erwähnten Resultate von Reiß und war bestrebt, mittels refraktometrischer Untersuchungen die Veränderungen des Eiweißgehaltes zu verfolgen.

Obgleich der Brechungsindex unter normalen Bedingungen für das Serum von verschiedenen Tieren derselben Art (bei jungen Hunden von 1,3451 bis 1,3472) innerhalb ziemlich weiter Grenzen schwankt, so konnte der Autor doch auch bei ein und demselben gesunden Tier konstatieren, daß der Brechungsindex und mithin der Eiweißgehalt des Serums bei gemischter Kost physiologische Schwankungen zeigt; außerdem ist der Brechungsindex vom Alter des Tieres abhängig.

Ferner studierte er das Verhalten des genannten Index während einer sehr herabgesetzten und während einer normalen Ernährung.

Aus den Angaben von Schöneich ergibt sich ferner:

1. Bei mäßiger Unterernährung tritt Zerfall des zirkulierenden Eiweißes ein.
2. Bei Wassermangel tritt eine erhebliche Eindickung des Serums ein.
3. Durch Vermehrung der Diurese kann man Entwässerung des Körpers und Eindickung des Blutserums erzielen.
4. Bei Überernährung mit festen Stoffen tritt Erhöhung der Refraktionswerte des Serums ein.
5. Nach der Blutentziehung tritt eine gewisse Verwässerung des Blutserums ein, aber nicht sofort und dann nur auf kurze Zeit.

Strauß und Chajes[2]) konnten auch an kranken, profusem Schwitzen ausgesetzten Menschen die Veränderungen des Serums mit Hilfe refraktometrischer Messungen verfolgen. In folgender Tabelle dieser Autoren sind außer den refraktometrischen Daten die im Serum enthaltenen Stickstoffmengen verzeichnet.

---

[1]) W. Schöneich, Zeitschr. f. experim. Pathol. u. Ther. **2**, 419 [1905]. .
[2]) H. Strauß u. B. Chajes, Zeitschr. f. klin. Medizin **52**, 536 [1904].

Tabelle 121.

Diagnose	Beginn	Vor Beginn Refr.	Vor Beginn N in 100 ccm mg	Zeit	Refr.	N in 100 ccm mg	Zeit	Refr.	N in 100 ccm mg	Zeit	Refr.	N in 100 ccm mg
Ischias. . Polyarthr.	11^h	1,3509	1296	$11{,}20^h$	1,3512	1320	$11{,}55^h$	1,3513	1330	$12{,}40^h$	1,3514	1340
chronica	11^h	1,3518	1460	$11{,}25^h$	1,3519	1480	$11{,}50^h$	1,3520	1500	$12{,}35^h$	1,3522	1520
Ischias. .	11^h	1,3508	1290	—	—	—	$11{,}45^h$	1,3510	1300	$12{,}15^h$	1,3510	1300
Ischias. .	10^h	1,3500	1260	$10{,}35^h$	1,3500	1260	—	—	—	$12{,}05^h$	1,3505	1280

Es ergibt sich daraus, daß durch das Schwitzen eine Eindickung des Blutes stattfand, indem der Refraktionswert sich um 0,0002—0,0005 in der Zeit von $1^1/_4$—$2^1/_4$ Stunden nach Beginn des Schwitzens erhöhte.

Eine Arbeit von mehr allgemeinem Inhalt ist die von A. v. Korányi und J. Bence[1], die den Einfluß des Durchgangs der Kohlensäure auf die physikalisch-chemischen Eigenschaften des Blutes behandelt.

Bezüglich des Brechungsvermögens konnten diese Autoren finden, daß das Blutserum unter solchen Bedingungen einen größeren Brechungskoeffizienten zeigte als in der Norm. Diese physikalische Größe in Verbindung mit anderen Bestimmungen, wie die der Viscosität, des Volumens der Blutkörperchen und der Leitfähigkeit führten zu der Annahme, daß „die Zunahme des Refraktionskoeffizienten des Serums bei zunehmendem Kohlensäuregehalte des Blutes bedeutend größer ist, als der Wasserverschiebung entsprechen würde, welche das Volumen der Blutkörperchen auf Kosten des Serumvolumens vergrößert. Daraus folgt, daß die Blutkörperchen dem Serum Wasser entziehen, gleichzeitig aber auch gelöste Stoffe abgeben, wenn der Kohlensäuregehalt des Blutes steigt."

Tabelle 122. [Nach W. Frei[2].]

Brechungsexponent. Serum für D-Linie bei 37°, verglichen mit ϱ, s und K.

Datum	Nr.	Zustand des Pferdes	n_{D37}	ϱ_{25}	s_{37}	$K_{37} \cdot 10^4$
10. VII. 08	3704	Pferdesterbe. Ende	1,34213	1,49	1,0193	144,7
29. VI. 08	3631	„ „	1,34226	1,56	1,0199	141,7
10. VII. 08	3662	„ Klimax	1,34264	—	1,0191	135,1
10. VII. 08	3663	„ Ende	1,34301	—	1,0191	139,5
10. VII. 08	3706	„ „	1,34308	1,62	1,0203	145,7
13. VII. 08	3663	„ Überstanden . .	1,34311	1,60	1,0218	148,0
10. VII. 08	3667	„ Ende	1,34324	—	1,0193	138,1
10. VII. 08	3702	„ „	1,34358	1,58	1,0212	147,4
10. VII. 08	3705	„ „	1,34366	1,63	1,0198	140,8
14. VII. 08	3706	„ „	1,34372	1,68	1,0217	147,7
13. VII. 08	3704	„ „	1,34374	1,67	1,0218	144,3
10. VII. 08	3668	„ „	1,34395	—	1,0209	138,5
29. VI. 08	3338	„ „	1,34419	1,70	1,0228	142,1
2. VII. 08	3457	„ „	1,34423	—	1,0201	135,7
2. VII. 08	3475	„ Überstanden . .	1,34456	—	1,0242	147,8
13. VII. 08	3668	„ „ . . .	1,34473	1,69	1,0232	140,7
2. VII. 08	3627	„ „ . . .	1,34473	—	1,0243	149,0
29. VI. 08	3450	„ „ . . .	1,34481	1,96	1,0245	146,2
	3685	Normal. Mittel aus 6 Werten . .	1,34502	1,62	1,0238	149,2
10. VII. 08	3707	Pferdesterbe. Ende	1,34529	1,79	1,0239	141,3
	3682	Normal. Mittel aus 6 Werten . .	1,34549	1,69	1,0247	148,9
8. VII. 08	3634	Pferdesterbe. Überstanden . . .	1,34576	—	1,0243	150,9
8. VII. 08	3465	„ „ . . .	1,34642	—	1,0259	146,0
8. VII. 08	3340	„ Ende	1,34653	—	1,0257	141,8
10. VII. 08	3701	„ Überstanden . . .	1,34689	1,85	1,0259	147,0
13. VII. 08	3701	„ „ . . .	1,34743	1,99	1,0274	138,4
10. VII. 08	3400	„ „ . . .	1,34784	2,06	1,0274	140,3

[1] A. v. Korányi u. J. Bence, Archiv f. d. ges. Physiol. **110**, 513 [1905].
[2] W. Frei, Zeitschr. f. Infektionskrankh., paras. Krankh. u. Hyg. d. Haustiere **6**, 363, 446 [1909].

Einige Beziehungen zwischen Brechungsindex und anderen aus Pferdeserum erhaltenen physikalischen Größen werden in der Tabelle 122, S. 1756 angeführt.

Diese Tabelle zeigt einen sehr guten Parallelismus zwischen Brechungsindex (n_D) und Viscosität (ϱ_{25}). Das war vorauszusehen, weil beide physikalische Größen in hohem Grade durch den Eiweißgehalt des Serums beeinflußt werden. Die sich auf die Leitfähigkeit (K_{37}) und das spezifische Gewicht (s_{37}) beziehenden Werte zeigen keine regelmäßigen Veränderungen in Übereinstimmung mit den anderen Eigenschaften.

Aus dem Gesagten ergibt sich, daß der Brechungsindex beim Blutserum in praxi verwendet werden kann. Diese Methode wird ergänzt durch andere Bestimmungen, wie die des Trockenrückstandes, des spezifischen Gewichts (obwohl hinsichtlich des letzteren kein strenger Parallelismus mit dem Brechungsindex besteht), die auch zum selben Ziel führen. Man kann der refraktometrischen Methode den Vorzug geben wegen der Schnelligkeit der Bestimmung und wegen des geringen Verbrauchs an Material. Der Brechungsindex kann als Maß der Menge der Substanzen mit hohem Molekulargewicht dienen und ist deshalb gewiß von großem Nutzen für angenäherte Bestimmungen, wie sie in pathologischen Fällen zur klinischen Beurteilung dienen können. So zeigt der Brechungsindex des menschlichen Blutserums in Fällen von Herzfehler nach Engel[1]) Werte von 1,3450—1,3506, d. h. niedrigere als in der Norm. Bei Magen-Darmkrankheiten kann man mit Strauß und Chajes[2]) sagen, daß bei einfachen krankhaften Störungen der Verdauung der Brechungsindex nicht von den normalen abweicht, wohl aber bei schwereren Krankheiten, wie z. B. Carcinom, Tuberkulose und auch bei Kachexien; er kann erhöht sein bei vermehrter Flüssigkeitsabgabe oder bei verminderter Flüssigkeitszufuhr. Die Dinge liegen hier also ähnlich wie beim spezifischen Gewicht.

Bei einigen Nephritikern ohne Hydrops fanden Strauß und Chajes (l. c.) als Brechungsindex des Serums: 1,3456—1,3513; Engel bei einigen Nephritikern 1,3438—1,3518. Im Falle von wassersüchtigen Nephritikern muß man daran denken, daß eine Zurückhaltung vieler intermediären Stickstoffverbindungen stattfindet, die durch die Spaltung des Eiweißmoleküls entstehen („Reststickstoff") und gewiß zu einer Erhöhung des Brechungsindex führen. Bleibt jedoch der Brechungsindex niedriger als normal, so kann man von einer Konzentrationsabnahme der Eiweißstoffe sprechen.

Die von S. Oppenheimer und E. Reiß[3]) unternommenen Versuche, mittels refraktometrischer Werte die Prodrome einer Scharlachnephritis entdecken zu können, ehe die wahre nephritische Form beginnt, haben noch keine brauchbaren Resultate für die Praxis geliefert.

Der Vergleich der refraktometrischen Daten mit den den Austausch des NaCl und die Gewichtsveränderungen des Tieres usw. betreffenden zeigt nach E. Reiß[4]), daß der Brechungsindex geeignet ist, gewisse Fragen zu lösen. Eine wichtige Frage besteht darin, zu erfahren, welche Faktoren während der Gewichtsschwankungen eines Tieres eine Rolle spielen, ob diese in einer wahren Zunahme bzw. Abnahme der konstituierenden festen Stoffe oder in einer Zurückhaltung oder übermäßigen Ausscheidung von Wasser ihren Grund haben. Da der Brechungsindex eine Funktion des Gehaltes des Serums an Eiweißstoffen ist, d. h. ein Maßstab der Wassermenge, in der sie sich gelöst finden, so ist er ein getreuer Ausdruck der Veränderungen, die im Wassergehalt des Blutes eintreten. So konnte E. Reiß feststellen, daß bei einer größeren Reihe von Nephritiden und in Fällen von Diabetes mellitus die Gewichtsveränderungen des Individuums zum größten Teile auf Schwankungen im Wassergehalt zurückzuführen sind[5]).

---

[1]) K. Engel, Orvosi Hetilap Nr. 24 [1905]; Magyar Orvosi Archivum 7, 119 [1906]; Berl. klin. Wochenschr. 1905, 1364.

[2]) H. Strauß u. B. Chajes, Zeitschr. f. klin. Medizin 52, 536 [1904].

[3]) S. Oppenheimer u. E. Reiß, Deutsches Archiv f. klin. Medizin 96, 464 [1909].

[4]) E. Reiß, 26. Kongreß f. inn. Medizin, Wiesbaden 1909, S. 150; Deutsches Archiv f. klin. Medizin 96, 419 [1909].

[5]) Siehe auch: F. Vidal, R. Benard u. E. Vaucher, Semaine méd. 31, Nr. 5, p. 49 [1911].

b) Seröse Flüssigkeiten.

Andere Körperflüssigkeiten wurden dann von Grober, Strubell, Strauß, Reiß, Strauß und Chajes untersucht. Es sind dieses die serösen Flüssigkeiten im allgemeinen. Die folgenden Tabellen von Strauß und Chajes sind geeignet, die Verschiedenheiten in bezug auf den Brechungsindex zwischen dem Blutserum und serösen Flüssigkeiten zu veranschaulichen, die nach Strauß zum großen Teil durch Unterschiede im Eiweißgehalt bedingt sind.

Tabelle 123.
Blutserum.

Diagnose	Gewonnen durch	Temp.	Refrakt.	Refrakt. 17°	N nach Kjeldahl in 10 ccm in mg
Ischias	Schröpfkopf	16,5°	1,3461	1,3461	1025
Bleineuritis	"	16°	1,3469	1,3468	1036
Chron. Nephritis	Venenpunktion	17°	1,3472	1,3472	1037
Carcinoma ventriculi. . .	"	17°	1,3472	1,3472	1048
Typhus abdominalis . . .	"	20°	1,3485	1,3487	1156
Idiop. Ösophagusdilatation	"	16,5°	1,3487	1,3487	1166
Phthisis pulmonum . . .	"	16,5°	1,3492	1,3492	1176

Tabelle 124.
Seröse Flüssigkeiten.

Diagnose	Material	Temp.	Refrakt.	Refrakt. 17°	N nach Kjeldahl in 10 ccm in mg
Carcinoma	Ödemflüssigkeit	16,5°	1,3352	1,3352	120
Ascites chyliformis . . .	Ascitesflüssigkeit	17°	1,3381	1,3382	339
Urämie.	Hydrothoraxflüssigkeit	17°	1,3391	1,3391	469
Pleuritis exsud.	Pleuraflüssigkeit	16°	1,3392	1,3392	579

Diese Daten zeigen, daß ein wahrer Unterschied zwischen den genannten Flüssigkeiten besteht.

Aus der folgenden Tabelle 125 von E. Reiß (l. c.) über die Ex- und Transsudate kann man den Prozentgehalt an Eiweißstoffen berechnen. Hier wird der Eiweißgehalt aus dem Brechungsindex der untersuchten Flüssigkeit abgeleitet, indem man den des Wassers: 1,33320 und der Nichteiweißstoffe 0,00214 subtrahiert und den Rest durch 0,00184 (Erhöhung des Brechungsindex pro 1% Eiweißstoffe) dividiert.

Tabelle 125.
Ex- und Transsudate.

Skalenteil	Eiweiß in %	Diff.v.Eiweiß pro 1 Skalenteil	Skalenteil	Eiweiß in %	Diff.v.Eiweiß pro 1 Skalentel
22	0,14		40	3,86	
23	0,35	0,210	45	4,89	0,206
24	0,56	0,210	50	5,90	0,202
25	0,77	0,210	55	6,91	0,202
30	1,80	0,206	60	7,92	0,202
35	2,83	0,206	65	8,92	0,200
40	3,86	0,206	70	9,91	0,198

c) Cerebrospinalflüssigkeit.

E. Reiß[1]) hat in einigen Fällen die Ausbeute von Lumbalpunktionen untersucht. Der Berechnung des Eiweißgehaltes wurde der für das Blutserum festgestellte Wert zugrunde gelegt. Der gefundene Eiweißgehalt ist in allen Fällen höher als normal und entspricht der Intensität der bei der Kochprobe erhaltenen Ausflockung.

Tabelle 126.

Diagnose	Kochprobe	Diff. von n_D vor u. nach dem Kochen	Berechneter Eiweißgehalt in %
Hirnabsceß	mäßige Trübung	0,00018	0,10
Mening. cerebrospin. zweifelhaften Ursprungs	einige Flocken	0,00021	0,12
Mening. cerebrospin. tuberculosa . .	starker Niederschlag	0,00026	0,15

d) Mageninhalt.

Nach H. Strauß und J. Leva[2]) ergaben sich für den Brechungsindex die höchsten Werte (bis 1,3480) bei Fällen von Subacidität, deren Probefrühstücksfiltrat — an diesem waren die refraktometrischen Untersuchungen ausgeführt — hohe Werte für gewisse rechtsdrehende Substanzen (bis 16,8% R) zeigte; Werte unter 1,3400 finden sich nach eigenen Beobachtungen, jedoch nicht ausschließlich, in nüchternen Mageninhalten mit freier Salzsäure, in welchen die Kohlenhydrate vergoren waren, so daß die betr. Mageninhalte eine mehr oder weniger starke Linksdrehung (bis 3,2% L) zeigten. Der niedrigste Wert (1,3369) war am Filtrat eines Probefrühstücks zu beobachten, das freie Salzsäure enthielt, eine Gesamtacidität von 47, ein spez. Gewicht von 1,013 und eine Rechtsdrehung von 4,4% zeigte. Nach dem Ergebnis der polarimetrischen Untersuchungen und einiger ad hoc ausgeführter Versuche scheint dem Kohlenhydratgehalt des Mageninhaltes eine große Bedeutung für eine Erhöhung des Refraktionswertes zuzukommen. Indessen spielen hierbei noch andere Substanzen eine Rolle, da man niedere Werte auch in kohlenhydratreichen Mageninhalten vorfindet, wenn auch hohe Werte ohne größeren Kohlenhydratgehalt nur selten vorkommen. Es besteht also wenigstens im allgemeinen eine gewisse Beziehung zwischen Zuständen von sekretorischer Insuffizienz und hohen Refraktionswerten.

e) Harn[3]).

Schon in einer Arbeit von H. O. Ellinger[4]) wird auf die Verwendung der refraktometrischen Methoden beim Studium dieser Körperflüssigkeit hingewiesen. Wenn man aber nach den in jüngster Zeit veröffentlichten Arbeiten urteilt, muß man der Ansicht sein, daß die erhaltenen Resultate, wenn auch eine gewisse Anwendbarkeit der Methode zu praktischen Zwecken zuzugeben ist, immerhin noch nicht befriedigen. Grober[5]) hat eine Arbeit veröffentlicht, in der er den Zucker und das Eiweiß auf refraktorischem Wege zu bestimmen suchte. Ferner stellte A. Strubell[6]) zahlreiche Untersuchungen an Harn an und bestimmte die refraktometrischen Werte bei normalen und pathologischen Harnen. Er stellte Vergleiche mit Daten anderer Autoren über spezifisches Gewicht und Gefrierpunktserniedrigung an und konnte einen gewissen Parallelismus zum Brechungsindex konstatieren. So z. B. stellte er für ein spezifisches Gewicht normaler Harne von 1,003 bis 1,028 Brechungsindices von 1,33436—1,34463 und Gefrierpunkte von —0,30 bis —2,30° fest. Unter Anwendung der Formel von Gladstone und Dale über die Mischungen und der von Obermayer[7]) bezüglich den Salzlösungen $\left(\dfrac{n_c - n}{c \cdot d_c} = K, \right.$

---

[1]) Siehe l. c. S. 35.
[2]) H. Strauß u. J. Leva, Deutsche med. Wochenschr. 1907, Nr. 27.
[3]) S. Goldammer, Zeitschr. f. Urologie 1, 869 [1907].
[4]) H. O. G. Ellinger, Journ. f. prakt. Chemie [2] N. F. 44, 256 [1891].
[5]) J. A. Grober, Centralbl. f. inn. Mediz. 21, 201 [1900].
[6]) A. Strubell, 18. Kongreß f. inn. Medizin, Wiesbaden 1900; Münch. med. Wochenschr. 49, 616 [1902]; Deutsches Archiv f. klin. Medizin 69, 521 [1901].
[7]) F. Obermayer, Sitzungsber. d. Wiener Akad. 61, 797 [1870].

worin n_c der Brechungsexponent einer Lösung von der Konzentration c ist, n der Brechungs-exponent des Wassers, d_c die Dichte der Lösung, K eine Konstante ist), führt der Autor in die allgemeine Formel:

$$\frac{N-1}{d} = \frac{n_1-1}{d_1} + \frac{n_2-1}{d_2} + \frac{n_3-1}{d_3}$$

bekannte Größen ein, um unbekannte zu erhalten. Er drückt sich folgendermaßen aus: „Habe ich durch quantitative Bestimmung den Prozentgehalt einer Lösung, sagen wir von Kochsalz, Harnstoff, Zucker, so kann ich durch Subtraktion der den Komponenten entsprechenden Refraktionsdifferenz einen Schluß auf die übrigbleibenden Substanzen des Gemisches ziehen."

Der von Strubell gefundene Parallelismus zwischen Brechungsindex, spezifischem Gewicht und Gefrierpunkt wurde von E. Reiß[1]) einer scharfen Kritik unterzogen, besonders was den Brechungsindex und den Gefrierpunkt betrifft. Diese beiden Größen verhalten sich fast vollständig verschieden. Während für den Brechungsindex die Natur der in einem bestimmten Gemisch befindlichen Stoffe in Betracht kommt, ist der Gefrierpunkt unabhängig von ihr und hängt nur von der Konzentration der osmotisch aktiven Teilchen ab. Andererseits findet man, was das spezifische Gewicht anbelangt, daß Stoffe von geringem spezifischen Gewicht (Albumin) hohe Brechungskoeffizienten zeigen, und umgekehrt.

Diese Überlegungen lassen sich gleichfalls auf die Arbeit von E. Riegler[2]) anwenden; dieser Autor will vermittels einiger Formeln refraktometrisch das spezifische Gewicht, den Gehalt an festen Stoffen und den Gefrierpunkt des Harns erhalten.

Die Formel für die Bestimmung des spezifischen Gewichtes ist:

$$S = \frac{(N-n)}{1000} + 1,$$

worin S das spezifische Gewicht bezeichnet, N den Brechungsindex des Harns, n den Brechungsindex des destillierten Wassers, welche in Teilstrichen der refraktometrischen Skala ausgedrückt sind. Es sei z. B. $N = 22{,}9$, $n = 15{,}0$, $(N-n) = 8{,}9$, so ist diese Differenz, durch 1000 dividiert, gleich 0,0089 und um 1 vermehrt = 1,0089, eine Zahl, welche das spezifische Gewicht des Harns ausdrückt.

Um den Gehalt an gelösten Bestandteilen zu erhalten, verwendet er einen konstanten Faktor (0,0024), der multipliziert für die Refraktometerdifferenz $(N-n)$ das Gewicht (P) der in 1 ccm Harn enthaltenen festen Stoffe gibt.

Ist nun das Volumen des in 24 Stunden entleerten Harns V, so ist das Gewicht der festen Bestandteile, welche darin enthalten sind:

$$P = (N-n) \cdot 0{,}0024 \cdot V;$$

zum Beispiel:

$$V = 1400 \text{ ccm}$$
$$N = 30{,}2 \text{ Skalenteile}$$
$$n = 14{,}8$$
$$(N-n) = 15{,}4$$

demnach:

$$P = 15{,}4 \cdot 0{,}0024 \cdot 1400 = 51{,}66 \text{ g}.$$

Utz[3]) hat nach dem Vorgang Strubells und Rieglers eine große Zahl von Untersuchungen gemacht, die gleichfalls den Zweck verfolgten, eine Beziehung zwischen dem Brechungsindex und der Dichte festzustellen; er hebt hervor, daß die Pigmente des Harns einen nicht gering zu veranschlagenden Einfluß auf die Erhöhung des Brechungsindex ausüben. F. Arena[4]) traf ebenfalls in einigen Fällen keinen strengen Parallelismus zwischen Brechungsindex und spezifischem Gewicht. Er hebt vielmehr hervor, daß Stoffe, welche das spezifische Gewicht wenig erhöhen (Peptone, Salicylsäure), ein sehr starkes Brechungs-vermögen zeigen, und daß solche, welche die Dichte bedeutend vermehren, wenig lichtbrechend sind. Es ergaben nämlich Harne von der Dichte 1,0331 am Refraktometer 38,5 Teilstriche, während andere vom spez. Gewicht 1,0290 deren 40,7 ergaben.

---

[1]) E. Reiß, Inaug.-Diss. Straßburg 1902.

[2]) E. Riegler, Bericht in der Zeitschr. f. angew. Chemie **19**, 918 [1906]; VI. Congresso Internazionale di chimica applicata, Roma 1906, p. 167.

[3]) Fr. Utz, Pharmaz. Post **40**, 455 [1907].

[4]) F. Arena, Atti della R. Accad. Medico-chirurg. di Napoli **64**, No. 1, 39 [1910].

Herzog,, R. O. 250, 352, 605, 608, 734, 735, 1654.
Heß 1491, 1671, 1684, 1685, 1688, 1689.
—, O. 420, 520, 523.
—, L. 140.
—, W. 1626.
Hesse 520, 523.
Hessenland 402.
Heubner, O., 1138, 1139, 1156, 1260, 1334.
Heubner, W., 144, 1625.
Heumann 896, 899.
Heuß, E. 245.
Heydweiller 1516, 1517.
Heyer 453.
Heymann, F. 350, 411, 655, 1026.
Heymans v. d. Bergh 43, 45, 508.
Heynsius, A. 46, 952.
Heyse 41, 1321.
Higgins 1330, 1331.
Higuchi 1553, 1564, 1566, 1592, 1598, 1601.
Hilbert 440, 443, 833.
Hildebrandt 120, 204, 205, 221, 270, 285, 433, 434, 438, 439, 440, 441, 442, 444, 446, 448, 451, 452, 453, 457, 458, 459, 823, 904, 916, 1056.
Hilditch 497.
Hildesheimer 362, 475, 478.
Hilger 127, 128, 129, 276, 279, 354, 390, 408, 517, 944, 947.
Hill 418, 922, 1388, 895.
Hiller 924.
Hirayama 845, 847, 848.
Hirsch 1670, 1681, 1682, 1683, 1684, 1692.
—, C. 507, 1620, 1621, 1625.
—, R. 426, 459, 495, 587.
Hirschberg, E. 201, 208, 470, 483, 484, 521, 658.
—, M. 1269, 1273.
Hirschberger 346, 353, 402.
Hirschfeld 1058, 1139.
Hirschl 359.
Hirschler 59.
Hirschlaff 519, 887.
Hirschstein 573.
Hirschsohn 524.
His 221, 677, 680, 687, 714, 904, 1369, 1604.
Hlasiwetz 494, 1187.
Höber 14, 958, 1396, 1478, 1524, 1530, 1532, 1533, 1541, 1544, 1545, 1547, 1548, 1549, 1550, 1551, 1554, 1555, 1556, 1557, 1558, 1559, 1560, 1562, 1565, 1583, 1584, 1585,

1586, 1588, 1589, 1590, 1591, 1593, 1612.
Hobohm 307.
Hochsinger 903.
Höckendorf 204, 205, 206, 212, 236.
Hödlmoser 178, 803.
Hoehnel 1148.
Hoessli 660.
v. Hoesslin 210, 228, 229.
Hofbauer 309.
van 't Hoff 1396, 1403, 1409, 1410, 1414, 1417, 1421, 1444, 1445, 1461, 1532, 1720, 1721.
Hoffmann 547, 836, 849, 941, 1021.
—, A. 40, 390, 1127.
—, F. A. 1581.
—, K. 1750.
Hofmann, K. A. 291.
—, K. B. 246.
Hofmeister 46, 221, 324, 387, 412, 420, 423, 599, 602, 619, 736, 737, 755, 759, 798, 969, 970, 985, 1048, 1305.
Hohlfeld 1043.
Hohlweg 881, 882, 992, 996, 1002.
Hoitsema 1545.
Holborn 1396, 1448.
Holdefleiß, 1142.
Holleman 497, 585.
Hollinger 970, 1006.
Holmberg 219.
Holmgren 359, 1088, 1316.
Holobut 297.
v. Holst 937, 1020, 1129, 1217, 1264.
Holzmann, S. 240.
Hönig 388, 1184.
Hondo 806.
van Hoogenhuyze 617, 619, 620.
Hopkins 231, 251, 309, 310, 678, 686, 690, 716, 717, 718, 719, 720, 721, 722, 723, 754, 773, 888, 910, 911, 912, 913, 914, 917, 990, 1008, 1034, 1199.
Hoppe, J. 289, 827.
Hoppe-Seyler, F. 2, 46, 57, 59, 222, 231, 246, 247, 248, 284, 366, 431, 515, 655, 710, 749, 750, 751, 883, 885, 896, 910, 920, 1117.
—, G. 326, 440, 443, 456, 489, 725, 726, 731, 823, 902, 911, 916, 917, 927, 928, 933, 949, 953, 967, 975, 996, 1009, 1015, 1018, 1024, 1026, 1030, 1079, 1099, 1112, 1119, 1149,

1152, 1153, 1163, 1170, 1171, 1174, 1188, 1196, 1202, 1203, 1207, 1208, 1224, 1252, 1258, 1611, 1612.
Horbaczewski 244, 689, 700, 703, 704.
Hörmann 386.
Horn 1405.
Horodynski 1000.
Hoshiai 714.
Hottinger 854.
Hotter 745.
Hotz 1147, 1504.
Houdé 840.
Howald 811.
Howard 1245.
Howell 995.
Hoyer 1239.
Huber, A. 42, 244.
—, F. O. 916, 1172.
—, P. 214.
Hübl 1168, 1169.
Hübner 277.
Hüfner 642, 791, 922, 923, 924, 925, 939, 941, 943, 944, 945, 946, 947, 948, 1112, 1314, 1315.
Hugershoff 948.
Hugounenq 97, 681.
Huiskamp 983, 984, 990.
Humnicki 1182, 1183, 1185.
Humphrey 56, 63.
Hunaeus 1040.
Hüne 273.
Hundeshagen 552.
Hunt 199.
Hunter 127.
Hupfer 496.
Huppert 159, 318, 511, 513, 687, 693, 743, 886, 912, 917, 918, 932, 933, 938, 949, 951, 953, 954, 955, 1110, 1204, 1206, 1207, 1262.
Hüppe 1028.
Hürthle 1009, 1010, 1625, 1670, 1681, 1688.
Hurtley 154, 512, 514, 628.
Husemann 843.
Hutzler 234, 235.
Hybbinette 223, 242.
Hyde 390.

Ibrahim 1082, 1266, 1274, 1276.
Igersheimer 834.
Ignatowski 569, 584.
Ihl 327, 333, 343.
Imabuchi 907, 908.
Imbert 814.
Immisch 1047.
Inaba 242, 1160, 1161.
Inada 87, 308, 1689.

Sachregister.

Printed in the United States
By Bookmasters